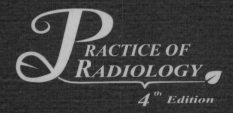

PRACTICE OF
RADIOLOGY
*4*th Edition

实用放射学

PRACTICE OF RADIOLOGY

第 4 版

主编　郭启勇

顾问　刘玉清　戴建平

人民卫生出版社

图书在版编目（CIP）数据

实用放射学/郭启勇主编. —4 版. —北京：人
民卫生出版社，2020
ISBN 978-7-117-28542-1

Ⅰ.①实… Ⅱ.①郭… Ⅲ.①放射医学 Ⅳ.①R81

中国版本图书馆 CIP 数据核字（2020）第 075375 号

| 人卫智网 | www.ipmph.com | 医学教育、学术、考试、健康，购书智慧智能综合服务平台 |
| 人卫官网 | www.pmph.com | 人卫官方资讯发布平台 |

ISBN 978-7-117-28542-1

实用放射学

第 4 版

主　　编：郭启勇
出版发行：人民卫生出版社（中继线 010-59780011）
地　　址：北京市朝阳区潘家园南里 19 号
邮　　编：100021
E - mail：pmph @ pmph.com
购书热线：010-59787592　010-59787584　010-65264830
印　　刷：三河市宏达印刷有限公司（胜利）
经　　销：新华书店
开　　本：889×1194　1/16　印张：108
字　　数：3497 千字
版　　次：1993 年 11 月第 1 版　2020 年 9 月第 4 版
　　　　　2020 年 9 月第 4 版第 1 次印刷（总第 11 次印刷）
标准书号：ISBN 978-7-117-28542-1
定　　价：439.00 元

打击盗版举报电话：**010-59787491**　E-mail：WQ @ pmph.com
质量问题联系电话：010-59787234　E-mail：zhiliang @ pmph.com

作者名单 （按篇先后顺序排列，每篇中作者排列以姓氏笔画为序）

=== 第一篇 总 论 ===

分篇主编 郭启勇

参加编写人员

于 兵（中国医科大学附属盛京医院）

尹建东（中国医科大学附属盛京医院）

全 宇（中国医科大学附属盛京医院）

刘兆玉（中国医科大学附属盛京医院）

孙宝海（中国医科大学附属盛京医院）

辛 军（中国医科大学附属盛京医院）

范国光（中国医科大学附属第一医院）

岳 勇（中国医科大学附属盛京医院）

郭文力（中国医科大学附属盛京医院）

郭启勇（中国医科大学附属盛京医院）

韩 杰（中国医科大学附属盛京医院）

=== 第二篇 中枢神经系统 ===

分篇主编 冯晓源

参加编写人员

于铁链（天津医科大学总医院）

冯晓源（复旦大学附属华山医院）

朱 珍（复旦大学附属儿科医院）

吴 天（天津市第三中心医院）

何慧瑾（复旦大学附属华山医院）

余 俊（复旦大学附属华山医院）

初曙光（复旦大学附属华山医院）

张云亭（天津医科大学总医院）

张晓龙（复旦大学附属华山医院）

陆荣庆（首都医科大学附属北京天坛医院）

周林江（复旦大学附属华山医院）

耿道颖（复旦大学附属华山医院）

高培毅（首都医科大学附属北京天坛医院）

黎 元（复旦大学附属华山医院）

戴建平（首都医科大学附属北京天坛医院）

=== 第三篇 头颈部系统 ===

分篇主编 王振常

参加编写人员

王 虎（四川大学华西口腔医院）

王振常（首都医科大学附属北京友谊医院）

刘中林（首都医科大学附属北京同仁医院）

杨本涛（首都医科大学附属北京同仁医院）

肖家和（四川大学华西医院）

吴 宁（中国医学科学院肿瘤医院）

张征宇（首都医科大学附属北京同仁医院）

罗德红（中国医学科学院肿瘤医院）

周纯武（中国医学科学院肿瘤医院）

赵鹏飞（中国医科大学附属盛京医院）

鲜军舫（首都医科大学附属北京同仁医院）

魏 懿（四川大学华西医院）

=== 第四篇 循 环 系 统 ===

分篇主编 李坤成

参加编写人员

刘 明（应急总医院）

刘加立（徐州医科大学附属医院）

杜祥颖（首都医科大学附属北京宣武医院）

李永忠（博鳌恒大国际医院）

李坤成（首都医科大学附属北京宣武医院）

张立仁（泰达国际心血管病医院）

郑 宏（中国医学科学院阜外医院）

赵希刚（首都医科大学附属北京宣武医院）

=== 第五篇 呼 吸 系 统 ===

分篇主编 马大庆

参加编写人员

马大庆（首都医科大学附属北京友谊医院）

王振光（青岛大学附属医院）

严洪珍（北京协和医院）

李　辉（北京市顺义区医院）

李铁一（首都医科大学附属北京友谊医院）

吴　宁（中国医学科学院肿瘤医院）

宋　伟（北京协和医院）

陈步东（首都医科大学附属北京友谊医院）

陈启航（北京医院）

赵长江（天津医科大学总医院）

黄　遥（中国医学科学院肿瘤医院）

第六篇　乳　腺

分篇主编　刘佩芳

参加编写人员

刘佩芳（天津医科大学肿瘤医院）

第七篇　消 化 系 统

分篇主编　郭启勇

参加编写人员

马全美（中国医科大学附属盛京医院）

王　玉（中国医科大学附属盛京医院）

卢再鸣（中国医科大学附属盛京医院）

任　克（厦门大学附属翔安医院）

刘　鑫（中国医科大学附属盛京医院）

孙应实（北京大学肿瘤医院）

李雪丹（中国医科大学附属第一医院）

辛　军（中国医科大学附属盛京医院）

张景荣（中国医科大学附属第一医院）

徐荣天（中国医科大学附属第一医院）

高玉颖（中国医科大学附属盛京医院）

唐　磊（北京大学肿瘤医院）

谢敬霞（北京大学第三医院）

廖　伟（中国医科大学附属盛京医院）

第八篇　泌 尿 系 统

分篇主编　白人驹

参加编写人员

孔令琦（青岛大学附属医院）

白人驹（天津医科大学总医院）

孙浩然（天津医科大学总医院）

李　欣（天津市儿童医院）

徐文坚（青岛大学附属医院）

第九篇　生 殖 系 统

分篇主编　张　军

参加编写人员

马斯琪（无锡市妇幼保健院）

王　彤（中国医科大学附属盛京医院）

王　晨（河南医学高等专科学校附属医院）

王　婷（唐山市妇幼保健院）

朱晓曼（中国医科大学附属盛京医院）

邹　略（中国医科大学附属盛京医院）

张　军（中国医科大学附属盛京医院）

程宇宁（抚顺市中心医院）

第十篇　骨骼、肌肉系统

分篇主编　孟悛非

参加编写人员

王仁法（华中科技大学同济医学院附属同济医院）

王德杭（南京医科大学第一附属医院）

刘吉华（青岛大学附属医院）

刘斯润（暨南大学附属第一医院）

沈　君（中山大学孙逸仙纪念医院）

张朝晖（中山大学附属第一医院）

屈　辉（北京积水潭医院）

孟悛非（中山大学附属第一医院）

黄仲奎（广西医科大学第一附属医院）

梁碧玲（中山大学孙逸仙纪念医院）

程晓光（北京积水潭医院）

第十一篇　介入放射学

分篇主编　卢再鸣

参加编写人员

王　硕（中国医科大学附属盛京医院）

王希海（中国医科大学附属盛京医院）

毛晓楠（中国医科大学附属盛京医院）

卢再鸣（中国医科大学附属盛京医院）

仪　娜（中国医科大学附属盛京医院）

刘　臻（中国医科大学附属盛京医院）

刘兆玉（中国医科大学附属盛京医院）

孙　巍（中国医科大学附属盛京医院）

纪东华（大连医科大学附属第一医院）

李明华（上海交通大学附属第六人民医院）

邹英华（北京大学第一医院）

张跃伟（清华大学附属北京清华长庚医院）

邵海波（中国医科大学附属第一医院）

赵　罡（中国医科大学附属盛京医院）

曹　乾（中国医科大学附属盛京医院）

梁宏元（中国医科大学附属盛京医院）

温　锋（中国医科大学附属盛京医院）

滕皋军（东南大学附属中大医院）

第 4 版序

近 20 年来,在科学技术快速发展的背景下,各种新的影像检查设备和检查技术不断涌现,医学影像学成为医学领域发展最快的学科之一,影像诊断已从单一依靠形态变化进行诊断发展成为集形态、功能和代谢改变为一体的综合诊断,同时介入放射学发展成为各大、中型医疗机构普遍设置的临床专业学科,扩大了医学影像的应用范围,因此医学影像学在疾病诊断和治疗中发挥越来着越重要的作用,对诊疗模式的变革也起着重要的促进作用,影像学的发展更是促进了其他临床学科的发展。

在此非常高兴地看到由我国著名影像学专家郭启勇教授主编的《实用放射学》第 4 版的出版,同时也对本书的各分篇主编和参与编写的各位专家同道们付出的辛勤努力表示衷心的敬意和感谢!

影像诊断是高度理性思维的过程,需要有科学的思维方式和鉴别问题的能力,本书正是基于此点出发,所含各系统病种齐全、信息丰富、内容翔实、深入浅出,具有很强的临床学习性、实用性和指导性,同时本书在前 3 版的基础上,注重影像技术的更新,病例丰富、图像清晰,相信《实用放射学》第 4 版将会成为医学影像工作者、临床医生、医学影像专业学生及住院医师规范化培训的重要工具书。

戴建平

2020 年 1 月

第3版序

时隔8年,《实用放射学》第3版问世,甚感欣慰。谨此对新版主编郭启勇教授、各分篇主编和参与编写的各位专家及同道们为此付出的辛勤劳动和努力表示衷心的敬意和谢忱。

近年来,我国医学影像学发展迅速,在普通放射学——X线和各种造影基础上,CT、MRI、放射性核素和超声成像、数字X线成像等与介入放射学共同形成了诊治兼备的现代医学影像学,已成为临床医学医疗体系中的重要组成部分。

新版《实用放射学》对篇、章作了适当的调整和补充,尤其新增了"介入放射学"作为重要一篇,同时对CT、MRI、超声、核医学等不但增加了内容并评价了有关新的知识和进展。实际上新版书是一部医学影像学高级参考书。

该书共十一篇,300余万字,在线条图的基础上增加了2 000余幅影像、实物图片,更有助于读者对照阅读,增强感性认识和提高诊治效益。参加新版《实用放射学》编写的主编、分篇主编都是我国目前在第一线工作的专家学者,通过他们的努力,本书新版的问世,将会促进我国现代医学影像学医、教、研工作的发展。同时,我也借此对本书第1、2版已故主编陈炽贤教授所作出的开创性工作表示深切怀念和崇敬,对第2版《实用放射学》的各位分篇主编过去所作出的工作和成绩表示敬意和感谢。

祝愿并相信,《实用放射学》第3版的出版发行不仅有馕于医学影像学医、技、护广大专业人员,对相关的临床科室的专业人员也是有益的参考书。

刘玉清院士
2006年12月

第 4 版前言

《实用放射学》第 3 版自出版以来,深受医学影像学界同仁及临床医生的认可和厚爱,书中涵盖疾病较广,而且各疾病均有临床概述、影像学表现、诊断与鉴别诊断等内容,同时还有超声及核医学相关知识等,内容较丰富、翔实,文字流畅、图文并茂,侧重于实用,信息量全面、参考价值高。

随着医学影像学科的迅速发展,影像设备硬件和软件快速更新换代,影像诊断及治疗技术发生了不断革新,诊疗模式也因此发生了较大改变,因此建立和创新规范化诊疗制度,客观、仔细、全面地培养影像诊断科学思维过程显得尤为重要。基于此出发点,《实用放射学》第 4 版仍定位于为医学影像学专业规范化培养住院医师、主治医师和临床医师应用的高级参考书,新版书基本保持原有的框架不变,仍分为十一篇,340 余万字,图像近 2 300 幅,适当删减了中英文索引,并在文中充分体现了设备的进步和理论技术的更新,精炼文字并大量更新了典型图像。

为了方便读者阅读,书中图像尽量采用经典病例,同时考虑到篇幅问题,《实用放射学》第 4 版采用纸数融合出版形式,部分图像以二维码方式呈现,让图像信息量最大化,实现信息快速获取,其中纸质图像与二维码图像比例约为 1∶1,二者内容互不重叠。

参与第 4 版《实用放射学》编写的各位分篇主编冯晓源、王振常、李坤成、马大庆、刘佩芳、白人驹、张军、孟悛非、卢再鸣教授都是国内各自研究领域的知名专家学者,对他们以及各位编者在编写过程中所付出的辛勤劳动深表敬意和感谢!对于本书修订及编写过程中给予深切关怀的刘玉清、戴建平 2 位资深顾问表示深深的敬意!本书的修订得到了人民卫生出版社的大力支持和指导,在此向出版社各位编辑为本书的顺利出版付出的辛苦表示衷心感谢!

由于内容较多、各篇章作者分散,本书一定还存在很多不足及疏漏之处,恳请广大读者和专家批评指正,以便在今后工作中不断修改和完善。

主编　郭启勇
2019 年 12 月

第3版前言

《实用放射学》第2版自1998年出版以来，深受医学影像学界同仁及临床医生的认可和厚爱，发行量一直位于同类书中的前茅。随着时代的进步和影像技术的快速发展，为了更好地把握新技术、新知识，适应目前临床工作的需要，分别于2003年2月、2004年7月由人民卫生出版社组织新的分篇主编和相关人员召开了两次编委会，会议明确了新版的修订宗旨，在原有两版的基础上，将本书定位为医学影像学专业住院医生、主治医生和临床医生应用的高级参考书。新版的《实用放射学》共分为十一篇，在第2版基础上增加了乳腺放射学，介入放射学独立成篇，将原第2版书中的五官系统分篇改为头颈部系统分篇，骨关节系统分篇改为骨骼、肌肉系统分篇。新版《实用放射学》在内容上作了较多更新，全书约300余万字，除保留了第2版中较有价值的普通放射学内容外，根据我国医学影像的现况，更新并增加了大量CT、MRI的内容，尤其是近几年迅速发展的多层CT和MRI相关知识，并且从广义影像学出发，增加了必要的超声、核医学等相关内容。

为了方便读者理解和加深印象，第3版在保留部分精彩的线条图基础上，增加了大约2 000余幅实物影像图片，考虑到篇幅问题，采用书及光盘同时出版发行的形式，其中书与光盘中图像比例约为1：2，二者内容互不重叠。书中加网线的图号，读者可在所附光盘中查到。

参与第3版《实用放射学》编写的各位分篇主编冯晓源、王振常、李坤成、马大庆、刘佩芳、白人驹、黎凤媛、孟悛非、徐克教授都是目前国内各自研究领域的知名专家学者，对他们编写过程中所付出的辛勤劳动深表敬意，对于本书修订策划及编写过程中给予深切关怀的刘玉清、吴恩惠、李铁一、刘赓年、潘恩源、颜小琼、曹来宾、张景荣8位资深顾问表示深深的敬意。

本书的第1、2版主编陈炽贤教授已经故去，在此不仅表示深切悼念，更希望第3版的出版是对终生从事影像医学、一生敬业的陈炽贤老师的告慰。同时也对《实用放射学》第1、2版的各位分篇主编过去所作出的工作和成绩表示崇敬和感谢。

本书在修订过程中，各位作者投入了大量的时间、精力。协助编写人员同样付出了艰辛的劳动。中国医科大学附属盛京医院陈丽英教授在介入放射学一篇作了大量的审校工作；天津医科大学总医院放射科郭宏技师、张乐技师及研究生席艳丽参与了泌尿系统篇后期整理工作；中国医科大学附属第一医院邵海波及李红医生参与了介入放射学一篇整理工作；中国医科大学附属盛京医院孙洪赞医生、研究生牛洪涛及护师冯红燕在全书整理中做了大量的工作；作为总主编助理的中国医科大学附属盛京医院辛军医生在全书编写的协调、协助、整理工作中，付出了辛勤的汗水。本书的修订还得到了人民卫生出版社的支持和指导。谨向以上人员表示衷心感谢！

由于编写内容较多、各篇章作者分散，难以做到互审和外审，加之时间紧迫，缺点、错误和疏漏之处在所难免，诚恳希望广大读者提出批评和改进意见，以期再版修订时完善。

主编　郭启勇
2006年12月

第 2 版前言

本书的第 1 版分为上、中、下三册,陆续出版后至今最久者已过五年,晚者亦已三年。影像医学的发展日新月异,正如哲学家所云:"人类发展的历史就是在宇宙中,用不断完善的眼睛看见更多事物的历史。"医学影像学的发展无疑完善了人们的眼睛,促进了医学的发展。本书自第 1 版发行以来,承蒙广大读者的厚爱,提出不少宝贵意见,这大大地鼓舞了编者。有鉴于此,特于 1996 年 9 月由人民卫生出版社召开部分主编及有关人员会议。会议决定本书改为合订本再版,增加一些新的内容,再次明确本书的性质,为医学影像专业学生和放射科住院医生的学习和参考用书,书名更改为《实用放射学》。考虑到本书在下一世纪的要求,增加一些年轻有为、学有专长的跨世纪人才作为编写的梯队人选,参加部分章节的编写。为反映技术新进展,内容及字数略有增加,并力争保持本书的实用性、科学性、先进性和逻辑性。为使读者阅读和学习方便,每篇之后增设"参考文献"一栏,并在全书之后按各系统增添英汉对照检索栏目。

本书各位分篇主编,如刘玉清院士、吴恩惠、刘赓年、曹来宾、李铁一、颜小琼、张景荣、潘恩源教授等均为我国第二代国内外知名专家,对他们热心教学、参加撰写,关心本专业的人才培养和成长,表示敬意。

本书第 1 版编写、出版过程中及出版后,有几位参加编写的专家,如李益群、叶瑛、杭俊德教授,王序主任技师不幸相继逝世,在此,谨致深切的悼念。

本书在修订过程中,得到人民卫生出版社的支持和指导,参加编写的各位专家的努力,山东临沂地区医院高士伟主任绘制骨关节疾病的 MRI 模式图;天津医科大学放射科郭宏、齐桐两位同志协助整理稿件及绘制草图;中国医科大学教务处医美室的同志协助制图;为减轻总主编的负担,编委会一致推荐郭启勇教授为总主编助理,协助及协调编写工作,使各项工作得以顺利进行。谨致衷心感谢。

由于水平有限,加之时间紧迫,缺点、错误和疏漏之处在所难免,希望广大读者提出批评和改进意见。

陈炽贤
1998 年春

第1版前言

近几年医学影像学有了日新月异的发展,国家教委先后批准在一部分高等医学院校一设立医学影像学专业,并招收本科生。本书即为此专业教学参考用的专业课教材。

1989 年 11 月、1990 年 4 月、1991 年 5 月、1991 年 8 月曾先后在天津、沈阳、泰安和北京共召开四次开办医学影像专业院校的领导和放射学界专家参加的会议,确定专业课和教材的名称、参考学时数和教材编写大纲,并组成编写小组确定教材编写的分工。

本书共分上、中、下三册共九篇,上册包括总论、呼吸系统和循环系统,中册包括消化系统、泌尿系统和生殖系统,下册包括骨关节系统、中枢神经系统和五官系统。根据教学计划的安排,超声和影像核医学不包括在本书内,而另行编写专门教材,但为评价各种不同成像手段的优缺点,本书有关章节也略有涉及。

本书总论是按各种不同成像手段作纵向介绍,而各论中各系统疾病的放射诊断则为横向介绍,并对各种成像手段的作用进行评价。介入放射学内容在各系统的有关疾病中亦作了叙述。这样,可以使读者对某一疾病从影像诊断流程和优化选择原则到必要和可能的介入放射学技术的选择及应用,有一个全面的、系统的了解。

本书教学参考学时数为 450 学时±10%,具体学时数由各校根据本校具体情况自行决定,推荐的讲授与实习比例为 1:1 或 1:1.5。

本书编写过程中得到人民卫生出版社的热情帮助和具体指导,中国医科大学教务处在组织联系出版,以及中国医科大学教务处医美室为本书绘制插图,做了大量工作。在此,致以衷心谢意。总论第六章 CR 和 PACS 内容承日本奈良医科大学放射科打田日出夫教授、前田要副技师长提供资料,谨致谢忱。

本书邀请了许多国内知名的放射学专家亲自参加和组织写稿。在编写过程中,由于时间紧,任务急,内容多和作者分散,难以做到互审和外审。因此,遗漏或错误在所难免。诚恳希望使用本教材的教师、医师和学生批评指正,为修订本书时参考。

编者

1992 年 6 月

目　　录

第一篇　总　　论

第二篇　中枢神经系统

第三篇　头颈部系统

第四篇　循　环　系　统

第五篇　呼　吸　系　统

第六篇　乳　腺

第七篇　消　化　系　统

第九篇　生　殖　系　统

第十篇　骨骼、肌肉系统

第十一篇　介入放射学

第一篇

总　　论

影像诊断学（image diagnostics）是阐明利用影像表现的特点在临床医学上进行诊断工作的一门临床科学。在现代医学的临床诊断工作中，除了询问病史和以视诊、触诊、听诊和叩诊为基础的体检之外，还要采用许多其他检查方法，如实验室检查、影像学检查和病理组织检查等，以便迟早作出正确的诊断。不同的检查方法所要解决的问题不同。了解每种检查方法的特点及其应用原理、应用范围、诊断效果和发展方向，对于正确选择和运用这些方法以解决诊断上的问题具有重要意义。

影像学检查是一种特殊的检查方法，它是借助于不同的成像手段使人体内的器官和结构显出影像，从而了解人体解剖与生理功能状况以及病理变化，以达到诊断的目的。因此，影像学检查是一种特殊的"视诊"，可以看到人体内部的解剖结构，如脑、脊髓、心肺、肝胆胰、胃肠道、泌尿器官和骨关节等，包括其部分生理功能，因此，它有特殊的诊断效果。影像学检查是观察活体器官和组织的形态及功能最好的方法。所以，它已广泛应用于临床诊断工作之中。

影像诊断学是一门年轻的临床学科，在临床医学中应用才 100 多年。自伦琴（Wilhelm Conrad Röntgen）发现 X 线以后不久，在医学上就被用于对人体检查，进行疾病诊断，从而形成了 X 线诊断（X-ray diagnosis）的新学科，并奠定了影像医学的基础。X 线诊断直到目前仍是影像医学中的主要内容，应用普遍。20 世纪 50~60 年代开始应用超声与核素扫描对人体进行检查，出现了超声成像（ultrasonography，USG）和 γ 闪烁成像（γ-scintigraphy）。70 年代以后又相继出现了计算机体层成像（computed tomography，CT）、磁共振成像（magnetic resonance imaging，MRI）和发射体层成像（emission computed tomography，ECT）如单光子发射计算机体层成像（single photon emission computed tomography，SPECT）与正电子发射体层成像（positron emission tomography，PET）等新的成像技术。这样，就形成了包括 X 线诊断的影像诊断学。这些成像技术的成像原理与方法不同，诊断价值与限度亦各异，但它们互为补充。

20 世纪 70 年代在影像诊断的基础上，在影像工具的监视下，从病变区采集标本或对某些疾病进行治疗迅速兴起，形成了介入放射学（interventional radiology）。这样，就使影像诊断学发展为影像医学的新局面。使本学科的工作内容大大扩展，成为临床医学中离不开的重要支柱。

学习影像医学的目的在于了解这些成像技术的基本成像原理、方法和图像特点，掌握图像观察、分析与诊断方法及不同成像技术在疾病诊断中的价值与限度，以便发挥不同的成像技术在诊断中的优势，并尽早地作出正确的诊断。

本书将重点介绍 X 线、CT、MRI 和介入放射学等内容。

第一章

X线成像

一、X线的发现

X线是德国物理学家伦琴（Wilhelm Conrad Röntgen）在1895年11月8日发现的。当时，他在暗室内用高电压电流通过低压气体克鲁克斯管（Crookes tube）作阴极射线的研究，克鲁克斯管附近的一块表面涂有铂氰化钡结晶的纸板上发生荧光。进一步研究证明，荧光是由高电压电流通过克鲁克斯管时产生的一种看不见的新射线所引起。这种射线能穿透普通光线不能穿透的纸板，并能作用于荧光屏而产生荧光。进一步实验发现这种射线也能透过木板，即使一本厚书，也能透过而使荧光屏发亮。对重金属如铜、铁、铅等则不易透过。当伦琴将手放在管和荧光屏之间时，在荧屏上看到肌肉透亮，而骨骼则为黑影。他还发现这种新的射线具有摄影作用，可将手放在照相玻璃板上摄成照片。伦琴将他的发现于1896年1月23日正式公布于世，由于不明了这种射线的性质，所以伦琴把这种射线称为X线，科学界又称之为伦琴线。X线的伟大发现，无论是在近代科学理论上还是在应用技术上，特别是对医学科学领域内的不断创新和突破都有十分重大的意义。

二、X线的产生

X线是由高速运行的电子群撞击物质突然被阻时产生的。因此，它的产生，必须具备以下3个条件：①自由活动的电子群；②电子群以高速运行；③电子群在高速运行时突然受阻。

X线机的类型虽不同，但基本构造则不外X线管、变压器和控制器三部分。

1. **X线管**（X-nay tube） 近代X线管是热阴极真空管。阴极多是钨制灯丝，阳极为钨靶。以低电压电流（6~12V），通过阴极灯丝，灯丝发热而产生电子

群。阳极的钨靶用以阻挡快速运行的电子群。在X线管的两极加以高电压（40~50kV，一般为40~90kV），则电子群以高速从阴极向阳极运行，撞击钨靶，突然受阻，而产生X线和大量的热量。钨原子序数和原子量高，具有高度放射X线性能，且可容大量的热能（熔点为3 400℃）。钨靶嵌在铜制阳极体上，使热能更快散失，因为铜的热传导率很高。

2. **变压器**（transformer） 变压器主要由一个铁心、一个初级线圈和一个次级线圈所构成。当交流电向初级圈输入时，则次级线圈输出的电压可按照两个线圈的比例升高或降低。在X线机中，以高压变压器供应高压电于X线管两极，并以降压变压器即灯丝变压器，供应低压电流于阴极灯丝。

3. **控制器**（console） 使用X线机时，必须有一定的控制装置，有许多电钮、电表、电阻和自偶变压器（autotransformer），主要用以调节通过X线管两极的电压和通过阴极灯丝的电流，分别控制X线的质和量。控制器内还装有调节曝光时间的计时器（timer）。

X线的质决定于电子运行的速度及其撞击钨靶后动能所耗损的程度。改变高压变压器的电压，即可调节电子运行的速度。电压越高，电子的运行速度越快，动能消耗越多，则由X线管发射的X线波长越短，穿透力也越强。通过X线管的电压很高，以kV计。X线的量则取决于通过X线管的电流大小，亦即撞击在钨靶上的电子数量。改变灯丝的热度，即可调节电子发生的数量（灯丝的热能是由灯丝加热变压器的电流所供应）。电流越大，则灯丝越热，电子越多，撞击在钨靶上的电子数量也越多。通过X线管的电流很小，以毫安（mA）计。

在X线管、变压器和控制台之间以电缆相连。X线机主要部件及线路见图1-1-1。

X线的发生程序是接通电源，经降压变压器供X线管灯丝加热，而产生自由电子并云集在阴极附近。当升压变压器向X线管两极提供高电压时，阴极与阳极间的电热差陡增，处于活跃状态的自由电子，受强

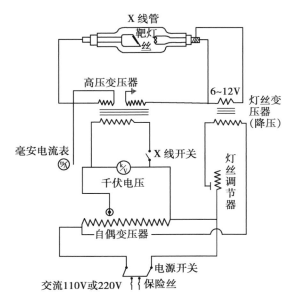

图 1-1-1　X 线机主要部件及线路示意图

有力的吸引,成束以高速由阴极向阳极行进,撞击阳钨靶原子结构。此时发生了能量转换,其中约 1% 以下的能量形成了 X 线,其余 99% 以上则转换为热能。前者主要由 X 线管窗口发射,后者由散热设施散发。

三、X 线的特性

X 线是波长很短的电磁波,以光的速度沿直线前进,其波长范围为 0.000 6 ~ 50nm。目前 X 线诊断常用的 X 线波长范围为 0.008 ~ 0.031nm(相当于 40 ~ 150kV),在电磁辐射谱中,居 γ 射线与紫外线之间,比可见光的波长要短得多,肉眼看不见。

除上述一般物理性质外,X 线还具有以下几方面与 X 线成像相关的特性:

1. **穿透性**　X 线波长很短,具有很强的穿透力,能穿透一般可见光不能穿透的各种不同密度的物质,并在穿透过程中受到一定程度的吸收。X 线的穿透力与 X 线管电压密切相关,电压越高,所产生的 X 线的波长越短,穿透力也越强。反之,电压低,所产生的 X 线波长长,其穿透力也较弱。另外,X 线的穿透力还与初照体的密度和厚度相关。X 线穿透性是 X 线成像的基础。

2. **荧光效应**　X 线能激发荧光物质(如硫化锌镉及钨酸钙等),使之产生肉眼可见的荧光。即 X 线作用于荧光物质,使波长短的 X 线转换成波长较长的荧光,这种转换叫做荧光效应。这个特性是进行透视检查的基础。

3. **摄影效应**　涂有溴化银的胶片经 X 线照射后,可以感光,产生潜影,经显影、定影处理,感光的溴化银离子(Ag+)被还原成金属银(Ag),并沉淀于胶片

的胶膜内。此金属银的微粒,在胶片上呈黑色。而未感光的溴化银在定影及冲洗过程中,从 X 线胶片上被洗掉,因而显出胶片片基的透明本色。依金属银沉淀的多少,便产生了黑和白的影像。所以,投影效应是 X 线摄影的基础。

4. **电离效应**　当 X 线通过任何物质而被吸收时,都将产生电离作用,使组成物质时分子分解成为正负离子。X 线通过空气时,可使空气产生正负离子而成为导电体。因为空气的电离程度,即其所产生的正负离子量同空气所吸收的 X 线成正比,所以可以利用测量电离的程度来计算 X 线的量。

X 线射过机体而被吸收时,就同体内物质产生相互作用,由属于物理性质的电离作用开始,随即在体液和细胞内引起一系列的化学作用,最终使机体和细胞产生生理和生物方面的改变。X 线对机体细胞组织的生物效应主要是损害作用,其损害的程度依吸收 X 线量的大小而定。微量或少量的 X 线可以对机体不产生明显的影响;超过一定的剂量将引起明显的改变,但仍然可以恢复;大量或过量的 X 线则导致严重的不可恢复的损害。X 线对机体的生物效应是用以进行放射治疗的基本原理。同时 X 线的生物效应也要求 X 线检查和放射治疗时应采取防护措施。

第二节　X 线影像形成的原理和密度

一、X 线影像形成的原理

X 线之所以能使人体在荧光屏上或胶片上形成影像,一方面是基于 X 线的特性,即其穿透性、荧光效应和摄影效应;另一方面是基于人体组织有密度和厚度的差别。由于存在这种差别,当 X 线透过人体各种不同组织结构时,它被吸收的程度不同,所以到达荧光屏或 X 线片上的 X 线量即有差异。这样,在荧光屏或 X 线片上就形成黑白对比不同的影像。

因此,X 线影像的形成,应具备以下三个基本条件:第一,X 线应具有一定的穿透力,这样才能穿透被照射的组织结构;第二,被穿透的组织结构,必须存在着密度和厚度的差异,这样,在穿透过程中被吸收后剩余下来的 X 线量,才会是有差别的;第三,这个有差别的剩余 X 线,仍是不可见的,还必须经过显像这一过程,例如经 X 线照片或荧光显像,才能显示出具有黑白对比或层次差异的 X 线影像。

X 线穿透密度不同的组织时,密度高的组织吸收的 X 线多,密度低的组织吸收的少,因而剩余 X 线量就出现差别,从而形成黑白对比的 X 线影像(图 1-1-2)。

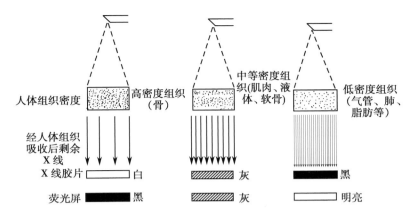

图 1-1-2　不同密度组织（厚度相同）与 X 线成像的关系

X 线穿透低密度组织时,被吸收少,剩余 X 线多,使 X 线胶片感光多,经光化学反应还原的金属银也多,故 X 线胶片呈黑影,使荧光屏产生荧光多,故荧光屏上也就明亮。高密度组织恰恰相反

X 线穿透厚度不同的组织或器官时,厚的部分吸收 X 线多,薄的部分吸收 X 线少,因而剩余的 X 线量就出现差别(图 1-1-3)。

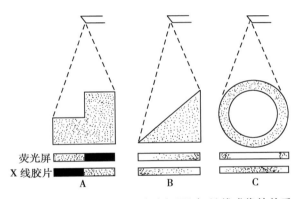

图 1-1-3　不同厚度组织（密度相同）与 X 线成像的关系

A. X 线透过梯形体时,厚的部分 X 线吸收多,透过的少,照片上呈白影,薄的部分相反,呈黑影。白影与黑影界限分明。荧光屏上,则恰好相反。B. X 线透过三角形体时,其吸收及成影与梯形体情况相似,但黑白影是逐步过渡的,无清楚界限。荧光屏所见相反。C. X 线透过管状体时,其外周部分 X 线吸收多,透过的少,呈白影,其中间部分呈黑影,白影与黑影间分界较为清楚。荧光屏所见相反

事实上,密度和厚度这两个因素经常是综合地影响 X 线成像的。

二、密度

(一) 物质密度与影像密度

物质密度即单位体积中原子的数目,取决于组成物质的原子种类。物质密度与其本身的比重成正比例。物质的密度高,比重大,吸收的 X 线也多,影像在照片上呈白影,在荧光屏上黑暗。反之,物质的密度低,比重小,吸收的 X 线也少,影像在照片上则呈黑影,在荧光屏上明亮。由此可见,照片上的白影与黑影或荧光屏上的暗与明都直接反映物质密度的高低。

在术语中,通常用密度的高与低来表达影像的白与黑。例如用高密度、中等密度和低密度或不透明、半透明、透明等术语表示物质的密度。人体组织密度发生改变时,则用影像的密度增高或密度减低来表达。由此可见,物质密度及其影像密度是一致的。

但是,X 线照片上的黑影与白影,还与被照器官及组织的厚度有关,即影像密度也受厚度的影响。

(二) 天然对比与人工对比

1. 天然对比　根据密度的高低即比重的大小,人体组织可概括分为骨骼、软组织(包括液体)、脂肪和存在于人体内的气体四类。这种由人体不同组织间天然存在的密度差别所显示的对比,称为天然对比。兹将它们的比重和 X 线吸收比例列行如表 1-1-1 所示。

表 1-1-1　人体组织的比重和 X 线吸收比例

组　　　织	比重(以水的比重为1.0计算)	吸收比例(以应用电压60kV所产生的X线计算)
骨骼	1.9	5.0
各种软组织(包括液体)	1.01～1.06	1.01～1.10
脂肪	0.92	0.5
气体	0.001 3	0.001

关于它们的显影和密度对比情况,详述如下:

(1) 骨骼:骨骼含有 68% 钙质,而钙($_{20}Ca^{40}$)的原子序数为 20,原子量为 40,所以骨骼比重最高,吸收 X 线最多,同其他三种组织都形成明显的对比。在 X 线上,骨骼的骨皮质感光最少,因而显示为密度高的阴影,简称致密阴影。由于骨骼中骨皮质的结构较松骨质排列为密集,因而其阴影更为致密。

（2）软组织和液体：人体结构大部分由软组织和液体所组成。软组织包括皮肤、肌肉、结缔组织、淋巴组织、内脏组织（心、肝、脾、肾、脑等）和软骨等；液体包括血液、淋巴液、脑脊液、体液和分泌液（胃液、尿等）。这些都是由不同成分的氢（$_1H^1$）、碳（$_6C^{12}$）、氮（$_7N^{14}$）和氧（$_8O^{16}$）等原子所组成。它们的比重和吸收比例都同水大致相似，在 X 线上都呈同等的中等密度或半透明阴影，与骨骼和气体呈明显的对比。

（3）脂肪组织：脂肪组织是软组织的一种，也是由不同成分的氢、氧、碳等原子所组成。但由于在每个单位体积内的原子数目较少，排列较其他各种软组织为稀疏，因此在密度和比重上有一定的差别。不过由于这个差别不大，故只有应用适当的 X 线，才能使它同"软组织"显示出较为明显的对比，但其密度仅较"软组织"稍低。

（4）气体：气体也是由上述几种原子组成，但由于非常稀疏，所以吸收 X 线最少，与其他组织都有明显的对比，呈密度低或透明阴影。

在人体各部结构中天然对比现象以胸部最为明显。在 X 线上，胸部周围软组织显示中等密度的半透明阴影，肌肉与皮下脂肪稍有差别，肋骨呈致密阴影，肺野呈密度低的透明阴影。由软组织组成的心脏阴影的密度比肋骨还要高，这是由于心脏的厚度比肋骨大很多倍所致。在四肢中，密度高的骨骼阴影与其周围由肌肉所形成的中等密度阴影也存在着明显的天然对比。

2. **人工对比** 虽然人体各部具有不同程度的天然对比，在胸部和四肢较为明显，在腹腔或颅腔则较差，但是，在胸部和四肢的部分组织、器官或结构也不能完全依靠天然对比显影。这是由于人体各部组织或器官内或它们之间大都是由多种密度大致相同的软组织和液体所组成，要使这些组织或结构分别显影，就必须应用特殊方法，加入对比物质而予以"造影"。所以人工对比法也称造影法，对比物质称对比剂或造影剂（contrast media）。

人工对比的应用：按人工方法将一种对比剂——可用比重低的气体，也可用比重高的钡或碘剂——导入所要检查的结构或器官内或其周围，使之周围的结构产生对比而显影，造影检查的应用，使人体多数结构和器官显影，从而大大地扩展了 X 线检查的范围。

第三节 X 线检查方法

X 线检查方法可分为普通检查、特殊检查和造影检查三类。普通检查包括透视和 X 线摄影，是 X 线检查中最早应用和最基本的方法。后来，在普通检查方法的基础上又创造了多种特殊摄影和各种造影检查方法，特别是近些年来更为突出，从而为人体各部位的结构和器官显影，开辟了新的途径。分别叙述如下：

一、普通检查

（一）透视

透视（fluoroscopy）是一种简便而常用的检查方法。透视时，需将检查的部位置于 X 线管和荧光屏之间。除观察形态外还可观察器官的活动，如呼吸运动、心脏和大血管的搏动、胃肠道的蠕动和排空等。

一般透视在荧光屏上所显示阴影的亮度不够强，较轻微和细致的结构或改变不易显示，较厚和较密实的部位则基本不易透过而显影不清，所以透视最适用于胸部以观察肺、心脏和大血管。在骨骼系统一般限于观察四肢骨骼的明显病变如骨折、脱位等；对颅骨、脊柱、骨盆等均不适用。对腹部病变，除观察膈下积气和胃肠道梗阻、积气、积液以及致密的异物外，一般不做透视，但在进行胃肠钡餐检查和钡剂灌肠时就必须用透视。

透视的优点在于比较经济、方便，而且当时即可得出初步结果，还可以直接观察器官的运动功能。其主要缺点为不能显示轻微改变和观察厚部位，而且不能留有永久的记录，以供随时观察或复查时比较。

一般透视工作在暗室中进行，故在工作开始前应充分做好眼的暗适应，否则轻微改变会被遗漏。暗适应需时 10min 左右。使用影像增强装置，荧光屏亮度大大提高，透视可不在暗室中进行。

在检查前，应简单告诉被检查者透视的步骤和目的，并尽量脱去有扣子或较厚的衣服，除去一切外物如饰物、膏药、敷料等，以免产生混淆阴影引起误诊。

（二）摄影

摄影（radiography）也是一种常用的主要检查方法。摄影时，需将受检部分置于 X 线管与胶片之间，并贴近胶片，固定不动。胸部和腹部摄片时需停止呼吸，否则影像模糊。摄片时，也须将外物如饰物和敷料等除去，以免造成混淆的阴影。

摄影可用于人体任何部位。常用的投照位置为正位，其次为侧位；在不少部分如四肢和脊柱等，需要同时摄正、侧位。其他的投照位置包括斜位、切线位和轴位等。

摄影的优点在于能使人体厚、薄的各部结构较清晰地显示于 X 线片上，并可作永久记录，以便随时研究或在复查时作对照、比较，以观察病情的演变。缺点是检查的区域为胶片大小所限制，不能观察运动功能而且费用较高。

在实际工作中,透视和摄影是相互辅助而应用的,一方的优点即是另一方的缺点,因此,常常两者并用,取长补短,以使诊断更为全面、正确。

二、特殊摄影检查

(一) 体层摄影

普通 X 线照片是 X 线投照路径上所有影像重叠在一起的总和投影。有兴趣层面上的影像因与其前、后影像重叠,而不能清晰显示。体层摄影(tomography)则可通过特殊的装置和操作获得某一选定层面上组织结构的影像,而不属于该选定层面的结构则在投影过程中被模糊掉。其原理如图1-1-4所示。体层摄影常用于明确平片难于显示、重叠较多和处于较深部位的病变,多用于了解病变内部结构有无破坏、空洞或钙化,边缘是否锐利以及病变的确切部位和范围显示气管、支气管腔有无狭窄、堵塞或扩张;配合造影检查以观察选定层面的结构与病变。

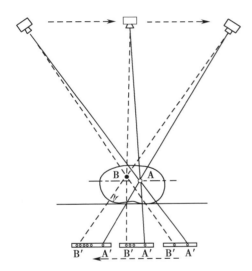

图1-1-4　体层摄影原理示意图

在曝光时,X线管与胶片作相反方向运动,而移动的轴心即在选定层面的平面上。结果,在被检查的部位,只有选定的一层结构始终投影在胶片的过定位置,从而使该层面的结构清楚显示,而其前后各层结构则因曝光时,在胶片上投影的位置不断移动而呈模糊影像

(二) 荧光缩影

荧光缩影(间接摄影,fluororadiography)是将被检查部位的阴影显示于荧光屏上,再以照相机将屏上的影像摄成缩小的照片。在荧光屏上产生明亮的影像需要毫安较大的 X 线机(100~500mA)。缩影片大小可为 35mm、70mm 和 100mm。在 35mm 和 70mm 的小片上,不易看到细节,须用适当的放大设备来观察。在缩影片上发现问题,还须摄大片详细研究。

荧光缩影最常用于大量的肺部集体检查,这种方法可以代替常规透视检查,包括医院和诊疗机构中的胸部透视。它不仅比透视的效率高,使被检查者和工作人员所受的射线量远为减少,并且还可留作记录。

(三) 放大摄影

放大摄影(magnification radiography)是根据投影学原理,将检查部位和 X 线片之间的距离增加,使投照的影像扩大,但较模糊、失真。应用小的 X 线管焦点(0.3mm),可以减少 X 线束的扩散作用,使扩大的阴影比较清晰。摄片时,X 线管与胶片的距离为 100~150cm,检查部位与胶片间距依所需要的放大率而定。放大率可以列公式计算(式1-1-1):

$$放大率 = \frac{靶片距}{靶物距} \qquad 式1-1-1$$

这种放大摄影可用于显示细致结构,从而观察有无早期和细微的改变。

(四) 记波摄影

常规 X 线摄片只能记录器官某一瞬间的状态,而不能显示其活动情况。记波摄影(kymography)的目的是使器官的活动如心脏大血管的搏动、膈的升降、胃的蠕动等在片上成为波形而加以观察。记波摄影的特殊装置是一个由许多横行宽铅条所组成的格栅,每个铅条宽12mm,中间隔有 0.4mm 的裂隙(木条)。将此格栅置于身体和胶片之间,摄片时胶片在格栅后等速均匀向下移动11mm 距离(图1-1-5A)。这时格栅前的器官活动如心脏大血管的搏动,在每裂隙间都呈现为锯齿状波记录在 X 线片上。这种方法称为阶段性记波摄影,常用于心脏大血管的检查。对胃肠蠕动、膈运动也可应用。

另一种记波方式是胶片固定而格栅移动,称为连续性记波摄影(图1-1-5B)。它所记录的波形为不同时期不同点综合而成。因此不能用以观察同一点在不同时期的改变。

(五) 高千伏摄影

高千伏摄影(highkilovoltage radiography)是用高于120kV 的管电压进行摄影。常为 120~150kV。需用高电压、小焦点 X 线管,特殊的滤线器和计时装置。由于 X 线穿透力强,能穿过被照射的所有组织,可在致密影像中显示出被隐蔽的病变。

(六) 软 X 线摄影

软 X 线摄影(soft ray radiography)是用钼靶、铜靶或铬靶 X 线管,用低的管电压以产生软 X 线进行摄影。由于波长长,软组织的影像分辨率高。软 X 线摄影多用于女性乳腺摄影,显影效果好。

(七) 硒静电 X 线摄影

硒静电 X 线摄影(seleniumcoated plate radiography)又称干板摄影(xeroradiography),是利用半导体硒的光

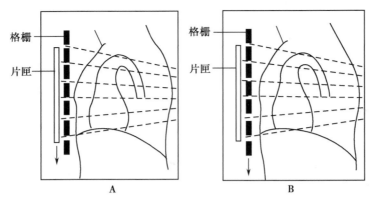

图 1-1-5 记波摄影
A.胶片移动式记波摄影,格栅固定胶片移动 11mm;B.格栅移动式记波摄影,胶片固定格栅移动 11mm

电导特性进行摄影。用充电的特制硒板代替胶片,然后进行摄影。用特制的显影粉显影,再转印在纸上,加温固定,即于纸上出现与 X 线片上影像相似的影像。对观察软组织如乳腺等较好。由于手续烦琐、不稳定、受辐射线量大且效果不如胶片,而未被推广使用。

(八) 立体 X 线摄影

立体 X 线摄影(stereoradiography)是应用两眼同时视物而产生立体感的原理来摄一对照片,再通过立体镜进行观察。应用较少。

三、造影检查

普通 X 线检查是依靠人体自身的天然对比。造影检查(contrast examination)则是将对比剂引入器官内或其周围,人为地使之产生密度差别而显影的方法。造影检查显著地扩大了 X 线检查的范围。

对比剂可分为两类,即:①易为 X 线透过的气体,常称之为阴性对比剂;②不易为 X 线透过的钡剂和碘剂,常称之为阳性对比剂。

对比剂引入人体的途径与方法有直接引入和生理积聚两种。

(1) 直接引入:除胃肠钡餐造影可以口服外,大多需要借助工具,如导管、穿刺针等,将对比剂引入管道或空腔脏器中。例如经气管内导管将碘剂注入支气管内,以行支气管造影;经尿道内导尿管将碘水剂注入膀胱中以行膀胱造影;经肛管将钡剂注入结肠中,以行钡剂灌肠;经心室内导管注入碘水剂以行心血管造影;穿刺血管或向血管内插入导管注入碘水剂以行血管造影;穿刺脑室,注入对比剂以行脑室造影;行腰穿,向脊柱蛛网膜下腔中注入对比剂以行脊髓造影等。

(2) 生理积聚:生理积聚是对比剂在体内的生理吸收与排泄。也就是将碘剂通过口腔或经血管注入体内后,使其选择性地从一个器官排泄,暂时存于其实质或其通道内而显影。经静脉肾实质或肾盂造影,口服胆囊造影和静脉胆道造影是常用的利用生理积聚的造影方法。

四、X 线检查方法的选择和综合应用

X 线检查方法繁多,如何选择和综合应用以达到诊断目的十分重要。检查方法选择的原则应以临床要求和检查部位为依据,一般是先简单、后复杂,但也有灵活性,根据具体情况综合应用。透视是最简单的方法,如胸部检查可首先采用。又如肠梗阻,往往需要透视与摄片结合采用。在厚度大的部位,如颅骨、脊椎等,应该摄片。特殊摄影应在其他检查方法的基础上作进一步研究时应用,如胸部体层摄影。

某些疾病,仅做普通检查(透视或摄片)即可作出诊断,如长骨骨折。另一些疾病则需采用特殊检查或造影检查才能达到诊断目的,例如检查胆囊需做胆囊造影。有时需采用特殊检查与造影检查相结合,例如胆囊造影时,并用体层摄影。在选择检查方法和综合应用时,必须从实际出发,既要解决诊断问题,又要减少患者负担,诊断一经确定,就无需再做多种检查。

第四节 对 比 剂

理想的对比剂(又称造影剂)应符合下列要求:①无毒性,不致引起反应;②对比度强,显影清楚;③使用方便,价格低廉;④易于吸收和排泄;⑤理化性能稳定,久储不变。但目前所用对比剂不能完全满足上述要求。

兹将对比剂简述如下。

一、气体

除常用的空气外,还可用氧、二氧化碳及笑气

（N_2O）。空气在人体内较其他气体吸收为慢,便于追随观察,但所引起的反应也较长。空气和氧气进入血液循环后,可引起气体栓塞,故应加以注意。二氧化碳反应小、溶解度大,即使进入血液循环,也不致产生气栓,但因吸收快,必须尽快完成检查。气体造影主要用于蛛网膜下腔、关节腔、腹腔、腹膜后等。

二、钡剂

钡剂是由医用硫酸钡(barium sulfate)粉制成的钡糊和混悬液,亦可制成胶浆。钡糊(稠钡剂)黏稠度高,含有硫酸钡70%左右,用于食管或胃的黏膜造影。硫酸钡混悬液(稀钡剂)含有硫酸钡50%左右,用于胃肠道造影。钡胶浆则可用于支气管造影。纯净硫酸钡为白色粉末,无毒性。目前多制成高浓度、低稠度、涂布性良好的钡胶浆,与产气剂、消沫剂共用,行胃肠道双重对比造影。

三、碘剂

碘制对比剂大体分油脂类和碘水制剂两类,简介于下:

1. 油脂类　早年使用的碘化油(oleum iodinatum)为碘与植物油的加成物,一般含碘30%~40%,直接引入造影部位,用于支气管子宫输卵管、脓腔或瘘道造影等。用量为2~40ml,依部位而不同。

碘苯酯(iophenylatum),化学名为10-碘苯-十一酸乙酯。为无色或淡黄透明油状液,不溶于水。含结合碘约为30%。过去主要用于脊髓造影,用量一般为3ml,最多不超过6ml,需直接引入。也可用于淋巴造影。由于碘水剂的应用,已少用它做脊髓造影。

2. 碘水制剂　系含碘的水溶性对比剂,种类繁多。可分为无机碘剂和有机碘剂,后者根据排泄方式不同而分为尿排泄型和胆排泄型。在尿排泄型中,依对比剂有无离子化而分为离子型和非离子型两类。在胆排泄型中,依给药方式不同而分为口服性和静脉性两种。兹分述如下:

(1) 碘化钠(sodium iodide):为无机碘剂。可用于逆行肾盂造影、膀胱造影和尿道造影以及胆管造影等,常用12.5%的水溶液。膀胱造影时,稀释一倍,以免密度过高,遮蔽病变。不能用于静脉注射。现在应用越来越少。

(2) 尿排泄型有机碘剂:为水溶性,经肾排泄,用途广泛,种类繁多。注入静脉或动脉可行血管造影,经肾排泄,在尿路存积过程中可行尿路造影。分离子型和非离子型两类。

1) 离子型对比剂

泛影酸盐:泛影酸(acidum diatrizoicum)系含三个碘原子的三碘苯甲酸,其分子结构式如下:

$$3 = 5 = -NHCOCH_3$$

泛影钠(hypaque)为其钠盐,泛影葡胺(urografin)为其葡胺盐。以不同比例的泛影钠与泛影葡胺混合而成复方泛影葡胺,是国内目前常用的对比剂。

本制剂适用于静脉性尿路造影,心血管、脑血管、腹内血管和周围血管造影,也可用作逆行性尿路造影,口服时可做胃肠道造影(称之为胃影葡胺,gastrografin)。还可用于CT增强检查。用量则依不同部位和目的而异。

异泛影酸盐:异泛影酸(acidum iothalamicum)是泛影酸的同分异构体,其分子结构式如下:

$$3 = -CONHCH_3$$
$$5 = -NHCOCH_3$$

可制成异泛影钠或碘他拉葡胺(conray)。其水溶性更大,黏稠度较低,可作更高浓度的快速血管内注射,更适宜于心脏大血管的造影。但异泛影钠不宜用于脑血管造影。此外,也可用于其他部位的血管造影、静脉性尿路造影、逆行性尿路造影以及CT增强检查。

碘卡明酸盐:碘卡明酸(acidum iocarmicum)是异泛影酸的二聚体。其分子结构式如下:

$$R = -CH_2CH_2CH_2CH_2-$$
$$5 = -CONHCH_3$$

其葡胺盐为碘卡明葡胺(myelotrast, dimer-X, bis-conray),溶于水后电离,只生成两个阳离子和一个酸根离子,所以在相似的碘浓度时,溶液的渗透压较低,可减轻神经组织和血-脑屏障的损伤,从而减少、减轻神经症状。适用于脑室造影和腰段脊髓造影。对尿路造影,心、脑血管造影无突出优点,无需采用。这种对比剂已因有非离子型对比剂而被淘汰。

上述三类对比剂在溶于水后都发生电离,故都是离子型对比剂,渗透压高,反应较常见,有时严重。

2) 非离子型对比剂:非离子型对比剂是三碘苯甲酸酰胺类结构的衍生物。采用多醇胺类,以取得高溶度和高亲水性。其优点是由于不是盐类,水溶液中不产生离子,故可降低渗透压,对神经和血-脑屏障的损害均明显低。20 世纪 70 年代初首先合成甲泛糖胺(metrizamide)。为了提高亲水性,增加水溶度,提高稳定性和降低溶液的黏稠度而在分子结构中引入醇基(OH)。这类对比剂如碘海醇(iohexol)、碘帕醇(iopamidol)和碘普罗胺(iopromide),渗透压进一步降低,但仍高于血浆渗透压。近年又合成了非离子型二聚体,使其渗透压与血浆相同,如碘曲仑(iotrolan),适用于全段脊髓造影。

甲泛葡胺:选用的多醇胺为葡糖胺(glucosamine)。由于葡糖基易水解,致水溶液不稳定,不能制成溶液,已为其他非离子型对比剂所代替。

碘海醇:其分子结构式如下所示。

$$1:3 = —CONHCH_2CHOHCH_2OH$$
$$5 = —N—CH_2CHOHCH_2OH$$
$$COCH_3$$

分子结构中有六个醇基。适用于血管内注射以行心血管造影、CT 增强检查和脊髓造影。反应发生率低而轻微。

碘帕醇:其分子结构式如下所示。

$$1:3 = —CONHCHCH_2OH$$
$$CH_2OH$$
$$5 = —NHCOCHOH—CH_3$$

分子结构中有五个醇基。用途与碘海醇相同。

碘普罗胺:其分子结构式如下所示。

$$1 = —CONHCH_2CHOHCH_2OH$$
$$3 = —CON—CH_2CHOHCH_2OH$$
$$CH_3$$
$$5 = —NHCOCH_2OCH_3$$

分子结构中有四个醇基,并加一个氧原子,而 1、3、5 三位上取代基均不同,苯环无对称性,增加了水溶性。可用于心血管造影和 CT 增强检查。厂家建议不用于脊髓造影。

碘曲仑:为非离子型二聚体,有两个苯环、六个碘原子和十二个醇基。碘含量高,在高浓度时(例如 300mgI/ml),与血浆也是等渗的。适用于全段脊髓造影和脑池造影 CT 扫描。用量可高达 4.5~6.0g,很少发生反应。生物安全性高。

非离子型对比剂,由于生物安全性高,反应发生率低且轻,所以越来越受到重视。根据文献报道,反应发生率在离子型对比剂为 12.66%,而非离子型对比剂仅为 3.13%,重度反应在前者为 0.22%,而后者只为 0.04%。但由于成本高,售价贵,使其应用受到限制,只在必要时选用。考虑效用/价格比的原则,结合我国当前的实际,在以下情况采用非离子型对比剂为佳。

从患者情况考虑,根据病史与病情,属于高危因子的患者应使用非离子型对比剂。其中包括过敏体质,如有对比剂、药物和食物过敏史,患有哮喘、荨麻疹、湿疹、花粉症等过敏性疾病;糖尿病、多发性骨髓瘤、失水和休克状态;心脏病,如心力衰竭、重度心律失常、冠状动脉粥样硬化性心脏病(冠心病)、肺动脉高压和发绀型先天性心脏病;严重的肺气肿与支气管疾病;肾功能衰竭;65 岁以上和 1 岁以下患者。从造影方面考虑,动脉内注射,包括四肢动脉、冠状动脉、脊髓动脉及左心室和蛛网膜下腔与脑室内注射均应选用非离子型对比剂。蛛网膜下腔和脑室内注射不能用离子型对比剂。

(3)胆排泄型对比剂:胆影酸(adipiodonum)用于胆管检查。它的分子结构工是双苯环以不同的链连接。其分子结构式如下:

$$R = —CH_2CH_2CH_2CH_2—$$

可以是钠盐,也可是葡胺盐,前者为胆影葡胺(iodipamide)。这种对比剂由于⑤位为空位,易与血浆中白蛋白结合而载运到肝,由胆排泄,而不易经尿排泄,不像经尿排泄的对比剂没有空位,易经尿排出。

胆影酸类对比剂需缓慢经静脉注入,一般为 2~4ml/min,用量为 20% 20ml,不能用于血管造影。

经胆排泄对比剂还有经口服,由小肠吸收,由胆排泄的,为口服胆系对比剂。如碘番酸(acidum iopanoicum)。也是含三碘的苯环,其分子结构式如下:

$$1 = —CH_2CHCOOH$$
$$C_2H_5$$
$$3 = —NH_2$$

⑤为空位,便于同血浆白蛋白结合。为片剂,每片为 0.5g,一般用 3~6g。

由于超声与 CT 的应用,胆道造影的临床应用减少,因此,胆排泄型对比剂的使用也减少。

四、水溶性碘对比剂反应的防治

1. 水溶性碘对比剂的反应　常用的三碘苯甲酸衍生物，化学性质稳定，无亲脂性，几乎不与蛋白结合，不渗入组织，毒性低，但临床上确可发生反应，甚至死亡。轻度反应可有荨麻疹、面色潮红、喷嚏、恶心、呕吐等。重度反应可出现面部水肿、咽喉及肺部水肿、支气管痉挛、哮喘或呼吸困难、癫痫、晕厥、瘫痪、心悸、血压突降、循环衰竭，乃至死亡。死亡可由于心肌梗死、心肌纤维颤动和脑梗死等引起。应用离子型对比剂，在不同造影术的反应发生率与死亡率见表1-1-2。

表1-1-2　不同造影术反应率与死亡率

造影类型	反应率/%	死亡率/%
静脉尿路造影	5.89	0.001
静脉胆管造影	8.53	0.000 7
一般血管造影	2.83	0.007
脑血管造影	2.98	0.02
心血管造影	2.16	0.1

反应的发生原因是多方面的，可能与以下因素有关：

（1）给药方式：对比剂的浓度、剂量、速度和注入部位与反应的发生有关。超过允许的浓度与剂量，又注射过快，将增加反应发生的机会。

（2）对比剂本身：对比剂反应与对比剂的离子化、对比剂的渗透压、黏稠度以及对比剂毒性有关。研究证明阳离子可引起对比剂的反应。葡胺盐比钠盐好，但也有缺点，它的黏稠度大，可在微血管内形成异物团，造成局部缺血、缺氧，造成组胺的释放也较强。同时，黏稠度也给快速注射带来困难。对比剂渗透压较高，高者可比血液高8倍，可引起血细胞变形、丧失弹性，改变血流动力学。最后，对比剂分子可引起血清补体的激活，促使释放过敏毒素、组胺等引起平滑肌收缩，微血管增渗等反应。

（3）患者体质：与反应的发生及其程度有关。除过敏体质外，患者的年龄，有无慢性病，乃至精神状态都有重要关系，诸如高血压、动脉硬化、冠心病、癫痫、甲状腺功能亢进、肾与肝功能不良、水盐代谢平衡失调等症。在患者处于恐惧、紧张状态下进行造影，也易发生反应。因此，有人认为对比剂对中枢神经系统的作用是引起严重反应的外因，而恐惧心理则是其内因。

2. 对比剂使用前的注意事项　已如上述，水溶性碘对比剂可引起反应，因此，在使用这类对比剂前要做好准备。

对比剂的使用方法与药物治疗不同，常是剂量大、浓度高、给药快而且直接注入心血管内。因此，操作要熟练并熟悉对比剂的性能，特别要注意造影及使用该对比剂的禁忌证。

对患者的准备要着重于对比剂过敏的防治：

（1）了解过敏历史与做过敏试验：了解有无食物和药物过敏历史非常重要。有人统计有过敏历史患者严重反应的发生率比无过敏历史患者高4倍。如对碘、麻醉剂、抗生素有过敏或有哮喘、荨麻疹、狼疮等变态反应疾病均应注意。

过敏试验，在我国现仍列为常规。用静脉注射法，即用该对比剂1ml静脉注射后观察15min，如无反应，即认为过敏试验阴性，可行造影。如出现荨麻疹、唇舌水肿等则为阳性，不应造影。对于过敏试验，在20世纪70年代初的第一届欧洲放射学会已通过决议废弃这一试验。因为过敏试验并不反映实际问题，有些患者在试验时，即发生严重反应，甚至死亡，而有些患者过敏试验虽为阳性，但在采取预防措施下进行造影，可顺利完成检查。因此，最好是在过敏试验以前即给预防措施，并做好抢救准备。

预防药物可用肾上腺皮质激素，如地塞米松（dexamethasone）10mg与10%葡萄糖液20ml混合后静脉注射或用泼尼松（prednisone）1次50mg，口服，每日4次，共服3天。造影前肌内注射苯海拉明（benadrly）50mg，可抗组胺。在开始注入对比剂时要慢，以便随时停注，2~3min后，如无反应可稍快注入，并严密观察患者。

（2）严格掌握禁忌证：对碘过敏、甲状腺功能亢进症（甲亢）、心、肾功能代偿不足者应禁忌造影。肝功能严重损害及多发性骨髓瘤患者，进行造影应慎重，并权衡利弊。

（3）对比剂的选择：根据造影不同，应选择适当的对比剂，并注意浓度与剂量。脑血管造影应用60%以下的泛影葡胺或碘他拉葡胺，勿用钠盐，如泛影钠。冠状动脉造影应用76%复方泛影葡胺，即内含10%的钠盐，而不用纯泛影钠或纯泛影葡胺。用非离子型对比剂则更为理想。做脑池造影或脊髓造影，则必须用非离子型对比剂如碘曲仑或碘海醇。

3. 严重反应的急救措施　对比剂严重反应常是突然发生，如无准备，就可能措手不及，故在造影前，应做好充分准备。应准备好必要的设备、材料、药物等。在给对比剂时和以后的一段时间内应不断观察患者，如有反应则立即采取措施。如在注射过程中发现应立即停止注射，速用氧气面具进行抢救。严重反应可有以下四种类型：

（1）过敏反应型包括荨麻疹、支气管痉挛、鼻咽、口、舌及肺部水肿等，可使呼吸困难达窒息程度。可静脉注射氯苯那敏 10mg；皮下注射肾上腺素 0.5mg 及皮质激素类药物，如静脉注射氢可琥钠（sodium hydro-cortisone succinate）100mg，甲泼尼龙琥珀酸钠 40mg 或地塞米松 10mg 等。必要时可气管插管给氧。最近报道有加用抗 H_2 受体的药物，如西咪替丁 300mg。

（2）神经系统障碍，表现为抽搐、癫痫。可静脉注射地西泮注射液 10mg，重复多次给药，也可给皮质激素类药及补充血容药物。

（3）循环系统可有血压下降、循环衰竭等。应使患者仰卧，足部抬高，静脉注射甲氧明 5mg，可每 3min

注射 1 次。也可给皮质激素类，还可重复给药。

（4）严重者出现心脏停搏。抢救时要抬高足侧，进行心脏按压。呼吸困难，可进行口对口人工呼吸给氧等。

其他症状，可针对性地给予治疗。

在对心脏骤停和呼吸停止进行抢救时，为了帮助记忆，可记住 A、B、C、D。A 为 airway（气道），需保持通畅，拉出舌以免舌根阻塞气道，要清除咽内黏液；B 为 breathing（呼吸），可口对口行人工呼吸，并给氧；C 为 circulation（循环），心搏骤停时，应行体外心脏按压；D 为 drugs（药物），根据情况给以药物治疗（表 1-1-3）。

表 1-1-3 对比剂重度过敏反应急救药物参考表

反应类型	药物	给药方法	剂量
休克	去甲肾上腺素	静脉注射	0.5～1mg
	去氧肾上腺素	静脉注射或肌内注射	10mg
惊厥	异戊巴比妥	静脉注射	0.3～0.5mg
	副醛	静脉注射	1～2mg
	副醛	肌内注射	2～5mg
喉头、支气管痉挛	肾上腺素	皮下注射	0.5～1mg
	氨茶碱	静脉注射	250mg
	异丙嗪	肌内注射	25mg
喉头水肿	肾上腺素	静脉注射	0.5～1mg
	异丙嗪	肌内注射	25mg
肺水肿	肾上腺素	静脉注射	0.5～1mg

注：①任何反应均应及早注射地塞米松 10mg+10% 葡萄糖液 20ml；②氨茶碱须和葡萄糖液一同静脉注射

第五节 X 线诊断原则和步骤

X 线诊断是临床诊断方法之一，为了诊断正确，必须遵循一定的诊断原则和步骤，才能全面、客观地作出结论。同样，影像诊断也要遵循这些原则。

一、X 线诊断原则

X 线诊断原则是，观察所检查部位内的器官和组织在荧光屏或 X 线片上所显示的影像，研究其解剖和生理状态，判断是正常还是异常。如发现异常，则对异常进行全面分析，再综合所见，进而推测它的性质，然后结合临床资料作出诊断。因此，X 线诊断是以分析影像为基础，但最后诊断则需要结合临床。为了能对影像作出正确判断并提高 X 线诊断水平，需要熟悉正常解剖和生理的 X 线表现；熟悉不同疾病在不同阶段（包括进展和愈合）的病理及生理变化的 X 线表现；

还需了解病史、症状及体征以及其他与诊断有关的临床资料。

二、X 线诊断步骤

X 线诊断可按下列步骤进行：在观察 X 线片时除应注意照片的技术条件包括投照位置的正确性、黑白对比的鲜明性和器官组织轮廓的清晰度以外，在具体分析影像时，要养成良好的习惯，按一定顺序进行，以免遗漏。例如分析胸片时，可按胸廓、纵隔、膈、肺部、胸膜等顺序观察，但也应有重点。在分析肺部表现时，可从肺尖至肺底，从肺门到外带逐一观察。又如分析四肢长骨时，可按骨的密度、松质、骨髓腔和骨膜先后进行。

分析病变时，应注意下列要点①病变的位置和分布：某些疾病有一定的好发部位，如在肺部，位于肺尖的渗出性病变多为肺结核，而在肺底部则常为肺炎。又如在长骨的肿瘤中，骨肉瘤多位于长骨的干骺端，骨巨细胞瘤则常位于干骺端和骨骺。②病变的数目：病变单发或多发对诊断有一定价值。肺内多发球形病变，绝大多数病例是转移瘤，单发的球形病变则可能是肿瘤，也可能是其他病变。③病变的形状：在肺内，片状及斑点状影多为炎性病变，以结核常见。圆形影多为肿瘤或结核球。④病变的边缘：一般良性肿瘤、慢性炎症和病变愈合期，边缘锐利；恶性肿瘤、急性炎症和病变发展过程则边缘多模糊。⑤病变的密度：可高于或低于周围组织，如在骨骼中，密度高表示骨质增生，常见于慢性化脓性骨髓炎。密度低又代表骨质疏松和破坏，常见于急性化脓性骨髓炎。⑥邻近器官和组织的改变：对诊断是有帮助的，例如肺野大片高密度影像，难于判断其性质时，可以根据胸廓扩大或下陷、肋间隙加宽或变窄、膈的下降或升高以及纵隔的推移或牵拉等表现来推测其为膨胀性病变，如胸腔积液或萎陷性病变，如肺不张、胸膜肥厚粘连等。⑦器官功能的改变：观察心脏大血管的搏动、膈的呼吸运动和胃肠道的蠕动改变均对诊断有所帮助，而且往往是疾病早期发现的主要依据，例如在胸膜炎的早期，可只出现患侧膈运动受限。

通过以上的分析步骤对病变进行观察和分析，可作出初步的判断，此后需结合临床进行综合分析。因为病变具有特征性X线改变者不多，大多数情况，X线表现并无特征，同样的X线影像可以在不同的疾病中出现，即所谓"异病同影"。如在胸部照片上，肺炎和浸润性肺结核均为渗出性病变，呈密度高、边缘模糊的片状影，两者表现可完全相同。另外，同一疾病也可因阶段不同而出现不同的X线表现，即所谓"同病异影"。如肺癌可呈小结节状，也可出现薄壁空洞。因此，X线诊断必须结合临床。还应指出，X线检查虽然是重要的临床诊断方法之一，但也有其限度。例如在疾病的早期，X线检查往往发现不多或无所发现，如急性化脓性骨髓炎，在起病后10天内，甚至2周内，虽然临床症状已很明显，但从X线照片上仍不能作出诊断。另一种情况是X线检查不能使病变显影，如支气管内膜结核，尽管痰菌阳性，但也不能从照片上作出诊断。因此，对X线的诊断价值与限度必须有正确认识。

X线诊断与临床结合，除应了解病史、体征和治疗经过外，还应注意以下要点①年龄：年龄对疾病性质的判断有重要性，如肺门淋巴结增大是儿童原发性肺结核的典型表现，但发生在老年人，则常为肺癌的X线征象；②性别：有些疾病的发生率常有性别上的差别，如胃癌的发生，男性多于女性；③职业史和接触史：职业史和接触史是诊断职业病的主要依据，如硅沉着病（矽肺）、工业性氟中毒的诊断，均应具

备特殊的职业史和接触史；④生长和居住地区：这在诊断地方病时有重要价值，例如在我国包虫病多发生于西北牧区；大骨节病以东北为常见；血吸虫病则以华东和中南湖区一带较常见；⑤结合其他重要检查：如其他影像学检查、病理组织检查，以达到准确的诊断。

第六节　X线检查中的防护

X线检查应用很广，接触X线的人越来越多，因此对其防护的意义应有充分的认识。同时对防护的方法和措施也应有了解并遵循。

一、防护的意义

由于X线对机体的生物作用，因此，在照射过量时，可产生不同程度的损害，其中一部分是累积性的，可产生不同程度的损害，在以后还可发生严重影响，甚至成为不可恢复的慢性放射病。但若防护适当，使所接受的X线量限于容许范围以内，则其影响是不重要的。因此，在X线诊断工作中，必须采取防护措施，包括工作人员和患者的防护。防护的意义在于更好地发挥X线检查的作用，而避免不必要的损害。在注意防护时，也应避免对X线检查工作产生顾虑或恐惧心理。

二、防护的方法和措施

在暗室透视时，对X线的防护包括一次射线和散射线的防护。一次射线的阻挡物为隔光器及荧光屏上的铅玻璃。在任何情况下，均不可使从X线管窗口射出的一次射线超出铅玻璃的范围，亦不可以使无防护的身体部分暴露在一次X线照射之下。透视之前，工作人员须有良好的暗适应，电压与电流均应调节适当，同时工作人员必须穿戴好铅橡皮围裙、铅橡皮手套，并使用活动的防护椅等。透视使用脚闸时，应有短暂而规律的间隔时间。按常规顺序操作，避免不必要的反复检查，以便缩短曝光时间。这些措施均可达到防护散射线的目的。应该注意胃肠造影检查，或其他复杂的造影检查透视时间比一般胸部透视长得多，容易过量而产生损害。对患者的防护，亦在于减少接受X线剂量。由于X线量与距离的平方成反比，越接近X线管窗口，剂量率越高。所以，在透视时，需使患者与X线管间保持一定的距离，至少为35cm。同时在X线管窗口下需有一定厚度的铝过滤板以减少长波、穿透力不强、实际上无效但又能引起人体损伤的X线。自从有了影像增强器和遥控装置以来，透视可在隔室进行，使接受的X线量明显减少。

摄影时,利用隔光器或聚光筒可减少散射线的产生。在做特殊检查和造影检查时,曝光次数不宜过多,亦不应于短期内过于频繁地进行检查。还应特别注意保护生殖器及胎儿,这对我国当前提倡的计划生育和优生学具有非常重要的意义。工作人员要注意利用铅屏和有防护的控制室。检查室的大小可影响散射线的强度,应按国家规定的要求建造。一般不应小于 25m²,高度不应低于 3.5m,检查室向走廊或邻室开放的门窗,亦应加强防护,X 线可能影响到室外,因此不能忽视检查室的四壁、顶壁及地板的防护。X 线机安装时,应注意在水平投照时 X 线管应朝向室外空旷处。防护检查工作甚为重要,必须加强,应定期用放射剂量计对防护设备的标准作出鉴定,加强防护制度执行情况的检查。工作人员须有就业前检查、定期体格检查(至少半年 1 次)和血象检查。

以上各方面,如发现问题,应及时处理,以免造成不良后果。

(郭启勇 辛军)

第二章

计算机体层成像

第一节　CT 发展概况

自伦琴（Wilhelm Conrad Röntgen）1895 年发现 X 线以来，这种不可见的射线逐步被人们认识，广泛地应用在医学领域。普通 X 线影像是把具有三维立体解剖组织的结构和密度，借助于某种介质（如胶片、荧光屏、影像板、探测器等）以二维影像的方式表现出来。其实质是，X 线透过被曝射物体时，借助其内部组织的厚度和密度产生了射线对比，而形成了重叠影像。但相邻的器官或组织之间厚度和密度差别较小时，边缘不锐利，对 X 线的吸收差异不明显，不能形成对比而构成有诊断意义的图像。使用人工对比剂进行造影检查可使普通 X 线检查不能显示的器官显影，但存在一定的局限性，一些器官或组织，特别是由软组织构成的器官仍不能显影。影像的分辨力不高。

计算机体层成像（computed tomography，CT）装置的出现实现了影像诊断的一个飞跃，解决了普通 X 线摄影不能解决的很多问题。通过对被曝射物体进行扫描，可以测量出正常组织与病变组织或者不同的病变组织之间的 X 线吸收系数（或衰减系数），用于定量分析，可以把组织间的微小 X 线差异表现在图像上，即不仅有不同密度的器官、组织或病变的横断面影像，而且有反映各自对 X 线吸收多少的数据，即吸收系数，最终以 CT 值的形式量化了某一组织对 X 线吸收的多少。由于图像是来自吸收系数的转换，因此，通过计算机进行图像处理，使图像的密度或灰度可调节到近于对某些组织或病变进行观察的密度，不像 X 线照片各部位影像的灰度不能调节。CT 诊断的特点是检查方便、迅速而安全，检查时只要患者不动地卧于检查床上，即可顺利完成检查，易为患者所接受，而且随访方便；CT 存在 X 线辐射问题，以前认为一般 CT 辐射剂量不超过容许剂量，与所得到的影像诊断资料相比，可以忽略不计，但最近以美国和欧洲为核心的一系列研究认为应该通过改善检查方式和慎重选择病例的方法控制患者所接受的辐射剂量；CT 图像是真正的横断面图像，近期发展的多排 CT 甚至可以直接提供任意斜面的图像，密度分辨力高，可直接显示 X 线照片无法显示的器官和病变。与核素扫描和超声图像相比，CT 图像相对空间分辨率高，解剖关系明确，病变显影更好。近几年随着 CT 技术的不断发展，CT 的检查范围迅速扩大，体内的某些动态器官如心脏、动脉、冠状动脉及中空性器官如胃肠等均可进行 CT 扫描检查，采用各种成像技术，取得清晰的断面、三维图像供临床诊断和治疗所用，因此，病变的检出率和诊断的准确率不断提高。

一、单排 CT

1969 年英国 EMI 研究中心从事计算机和重建技术研究工作的 Hounsfield 在研究模型识别技术时认识到，如果 X 线从各个方向通过一个物体后，对所有经过物体衰减后的 X 线能量进行测量，那么就有可能得到这个物体内部的信息。并且，该信息通过某种数学转换后可用图像的形式表示出来。经过大量的实验与研究，终于在 1971 年 9 月设计成计算机横断体层成像装置，并安装于 Atkinson-Morley 医院，在神经放射诊断学家 Ambrose 医生的指导下做临床实验。受当时成像装置及计算机处理能力的限制，处理一幅头部的图像约需 20min，后来借助微处理器使处理时间减少到 4min 左右，至此 CT 的临床实验获得成功，应用于临床，取得了满意的诊断效果。它使对 X 线吸收差别小的脑组织和脑室以及病变本身在图像中显示出来，并真正获得了颅脑横断面图像。这种检查方法称为计算机体层成像。这一成果于 1972 年 4 月在英国放射学研究年会上由 Hounsfield 和 Ambrose 发表，同时宣告 EMI 扫描机诞生。1973 年在《英国放射学杂志》上报道，引起人们极大的关注。这种图像质量好、诊断价值高而且又无创伤、无痛苦、无危险的诊断方法是放射诊断领域中的重大突破，促进了医学影像诊断学的发展，实现了医学影像诊断的一次飞跃。由于对医学的重大贡献,Hounsfield 和从事 CT 图像重建研究工作的 Cormack 教授一起获得了 1979 年的诺贝尔生理学或医学奖。但是,受到当时探测器、计算机及机械结构的限制,CT 检查只能应用于头部。1974 年美国 George Town 医学中心的工程师 Ledley 通过进一步研究,设计成全身 CT 扫描装置,可以对全身各个解剖部位进行 CT 检查,扩大了检查范围。此后,CT 装置在设计上有了更大的发展,临床应用也日趋普遍。

单排 CT 根据探测器排列方式和扫描方式的不同分为四代,分别介绍如下。

(一) 第一代 CT

如图 1-2-1A 所示,第一代 CT 为旋转-平移扫描方式。X 线管是油冷固定阳极,X 线束呈笔形束,探测器只有 2~3 个。扫描时 X 线管和探测器环绕被检体作相向往复平移运动,X 线管每次旋转 1°角,同时沿旋转反方向作直线运动扫描。下一次扫描,再旋转 1°并重复前述扫描过程直至完成 180°以内的 180 个平行投影值。第一代 CT 扫描时间极长,X 线利用率很低,一个断面图像需要 35min,一般只能应用头颅扫描。

(二) 第二代 CT

如图 1-2-1B 所示,第二代 CT 仍为旋转-平移扫描方式。X 线源为具有一定夹角的扇形束,例如 10°角,探测器数量相对增加到数十个,有 16 个或 30 个探测器,与第一代相比旋转的角度较大,例如转 10°角,这样扫描 18 次,即可完成一个层面的扫描。由于探测

器较多,获得信息多,扫描次数相对减少,扫描时间缩短到 20~90s。与第一代 CT 装置相比缩小了探测器的孔径,加大了矩阵及提高了采样的精确性,图像质量明显改善,初期的全身扫描装置即用这种扫描方式。

(三) 第三代 CT

如图 1-2-1C 所示,第三代 CT 改变了扫描方式,为旋转-旋转式(rotate/rotate,R/R)。也可称为旋转式。X 线源呈 30°~45°较宽的扇形束,探测器的数目明显增加,可达几百个。被检体位于扇形束中,X 线管与探测器相对同时运动,以被检体长轴为中心,行 90°或 180°旋转,旋转同时进行扫描。这样,可由多个方向获得信息。由于探测器数目多,所得信息多。旋转又与扫描同时进行,使一个层面的扫描时间进一步缩短,可以秒计,为 2~4s。在旋转扫描过程中 X 线管产生 X 线,透过人体进入探测器,能获得更多信息。在滑环技术未出现之前,旋转-旋转方式当 X 线管作 360°旋转扫描后,X 线管和探测器系统仍需反向回到初始扫描位置。20 世纪 90 年代初出现的螺旋 CT 扫描方式,按其基本结构仍然归类为第三代 CT,但是由于采用了滑环技术,取消了往复式的旋转,呈单向的连续旋转,使扫描的时间更短,应用最多。

(四) 第四代 CT

如图 1-2-1D 所示,第四代 CT 扫描方式为旋转-静止式(rotate/stationary,R/S)。X 线束的扇形角度比第

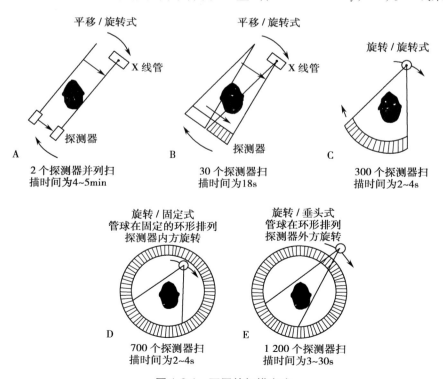

图 1-2-1 不同的扫描方式
A.第一代 CT;B.第二代 CT;C.第三代 CT;D、E.第四代 CT

三代 CT 更大,探测器增加到几千个,固定排列在 360° 的圆周上呈环形,被检体的长轴在环形的中心,X 线管可在环形排列的探测器内作 360° 的旋转,而探测器不动。X 线管旋转同时进行扫描,同 X 线管所发射的扇形束相对的探测器接受透过被检体的 X 线。扫描时间可缩短到 2~5s。

第四代 CT 的另一种扫描方式如图 1-2-1E 所示,探测器排列成环状,X 线管在环形排列的探测器外边,当旋转扫描时,对着线束的探测器同时作垂头运动(nutation)。扫描方式为旋转-垂头式(rotate/nutation,R/N)。探测器可达 4 000 多个,完成一个层面的扫描时间为 3~30s。

二、螺旋 CT

20 世纪 90 年代初,对 CT 装置又作了改进,出现了螺旋 CT 扫描(spiral CT scan,helical scan)。它是在旋转式扫描的基础上,依赖于滑环技术与扫描床匀速移动而实现的。滑环技术的出现改变了以往的 CT 供电方式,使得 X 线发生系统的供电只经电刷和滑环完成,克服了传统 CT 扫描时球管作往复旋转运动,电缆易缠绕的弊端,可使 X 线管作单向连续旋转并进行连续扫描,明显提高了扫描速度。在扫描期间,机器连续旋转,X 线连续产生,在连续取样的同时床以一定的速度沿纵轴匀速前进或后退。球管旋转和连续移床同时进行,使 X 线扫描的轨迹呈螺旋形,并且是连续的,没有间隔时间(图 1-2-2),使整个扫描时间大大缩短。由于是连续扫描,可得到扫描区域的容积数据,不再是某一层面的采集数据。螺旋 CT 的一个重要特点是可作回顾性重建,可重建任意层面的图像,而且重建的三维图像比普通 CT 清晰。

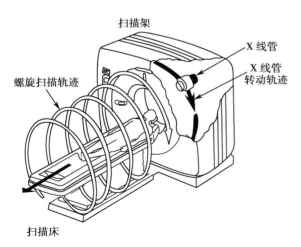

图 1-2-2　螺旋 CT 扫描示意图

螺距(pitch)是螺旋 CT 出现以后提出的一个重要的扫描参数,即 X 线管螺旋扫描一周期间进床距离与扫描层厚或射线束宽度的比值。该比值是扫描旋转架旋转一周床运动的这段时间内,运动和层面曝光的百分比。它是一个无量纲的量,并可由式 1-2-1 表示:

$$螺距(P) = \frac{s(mm/R)}{W(mm)} \qquad 式\ 1\text{-}2\text{-}1$$

式中 s 是扫描旋转架旋转一周床运动的距离,W 是射线束的宽度,即扫描的层厚,R 是扫描旋转架旋转的周数。

螺旋 CT 扫描螺距等于零时与非螺旋 CT 相同,通过被检体的曝光层面在各投影角也相同。螺距等于 0.5 时,层厚数据的获取,一般采用两周扫描架的旋转及扫描;在螺距等于 1.0 时,层厚的数据采用扫描架旋转一周的扫描;在螺距等于 2.0 时,层厚的数据只得到扫描架旋转半周的扫描。因此,增加螺距使探测器接收的射线量减少,并使图像的质量下降,而相反在同一扫描范围的射线量增加,图像质量改善。在单层螺旋 CT 扫描中,床运行方向(Z 轴)扫描的覆盖率或图像的纵向分辨率与螺距有关。由于单层、双层、多层螺旋 CT 的数据采集与重建算法各有不同,因此在不同发展阶段螺距被赋予了不同的概念。单层扫描的螺旋 CT 以 1:1 的螺距扫描时重建图像的质量最好,大于 1:1 时突出了时间分辨力,图像质量则有所衰减;多层螺旋 CT 曾提出以 3:1 的螺距扫描可获最好的图像质量,以 6:1 的螺旋扫描时则可获较好的时间分辨力及可接受的图像质量。事实上,由于多层螺旋 CT 容积性采集的数据量已足以重建各种可满足诊断要求的图像,可根据扫描范围和指定的完成时间由设备自动设置最佳的螺距。为了防止螺距概念的混乱,国际电工协会(IEC)规定,多层螺旋 CT 螺距的概念仍为扫描旋转架旋转一周检查床运行的距离与全部射线束宽度的比值。

螺旋 CT 由于扫描时间明显缩短,所以对不合作的患者易行扫描,对于任一个部位一次屏气即可完成扫描,从而容易清除呼吸运动带来的层面位置变化,避免层面遗漏或重叠。适合于运动器官如肺与肝的动态扫描(dynamic scanning),还可进行 CT 血管造影(CT angiography,CTA),在使用静脉注射对比剂后应用三维重建的后处理功能,可以去除皮肤、肌肉、骨骼等不需要显示的结构,清晰显示三维的血管和内脏结构,用于诊断脑血管瘤、大动脉瘤、大动脉炎、肺动脉血栓或瘤栓、动脉狭窄及内脏血管异常。CT 骨三维成像(3D bone reconstruction)可以去除皮肤、肌肉、血管、内脏等结构,清晰显示骨的结构,适用于肋骨、骨盆、股骨、颅骨、脊柱等部位的复杂性和隐匿性骨折的诊断,对显示骨肿瘤、骨病、骨髓炎的病变范围、累及程度和临床分期有重要的帮助。CT 仿真内镜（CT virtual endoscopic）将螺旋三维容积数据经过转换后处理,可以模仿光学纤维内镜观察方式,适用于胃、结肠、气管等病变的检查。

三、电子束 CT

电子束 CT（electron beam CT,EBCT）,是 CT 的一种特殊类型,于 1983 年首先应用于临床。X 线源用电子枪发射电子束（electron beam）,射向一个环形钨靶,环形排列的探测器收集信息,故又称电子束 CT（图 1-2-3）,使扫描时间缩短到 50ms,适用于检查心血管的

快速扫描。EBCT 与常规 CT 的主要区别在于 X 线源。常规 CT 是用一个 X 线球管来发射 X 线,将此 X 线球管装入扫描架,由扫描架环绕患者做机械性的往复运动来实现 X 线对患者的扫描;而 EBCT 则是由电子枪发射电子束,在聚焦线圈的作用下聚集成高能的电子束,通过电子枪内的偏转线圈使电子束按照一定的方向轰击扫描床下的靶环,由靶环产生往返运动的 X 线,以对患者进行扫描。所以 EBCT 的扫描速度要远远高于普通 CT,使成像时间明显缩短。因而用 EBCT 检查运动的器官（如心脏大血管等）能得到清晰的图像,实现了电影 CT,带来了 CT 技术的一次革命。

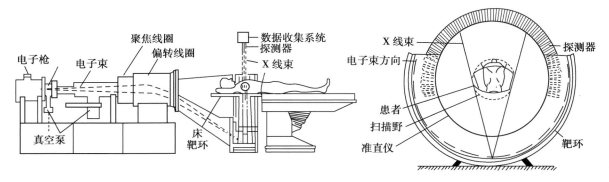

图 1-2-3 电子束 CT 扫描方式

电子束 CT 主要应用于心脏和常规容积扫描。心脏检查有钙化及斑块检查、冠状动脉造影、心肌灌注、心脏功能分析等。可提供高质量的空间分辨率和时间分辨力的图像,能清楚显示主动脉、肺动脉、冠状动脉及左、右心房、室结构,可获得器官、组织的灌注及血流动力学资料,有助于评价心脏功能,为精确诊断得到更详尽的心血管病理材料,实现了实时电影对心脏大血管的检查。对先天性、后得性心血管疾患的诊断有重要作用。而且只用一次屏气就可以完成检查,扫描时间短,对小儿、老年和急症病例有重要价值。常规容积扫描如连续容积扫描（continuous volume scanning,CVS）是采集连续数据,获得组织连续的断面图像的检查方式,扫描速度快、图像质量高、剂量低,应用于全身扫描。

四、多层螺旋 CT

多层螺旋 CT（multi slices helical CT,MSCT）出现在 1998 年,是基于多排探测器技术的成熟而出现的球管一次曝光可以同时获得多个层面（4~640 层）图像数据的成像系统（图 1-2-4）。多层螺旋 CT 与单层螺旋 CT 的根本差异在于探测器的排数及其排列方式。单排螺旋 CT 的探测器在 Z 轴方向只有单行排列,层面的厚度单纯依靠准直器调节。多层螺旋 CT

沿 Z 轴方向探测器呈多行排列,数以千计的探测器与多个数据系统相连,因此,也称多排螺旋 CT。

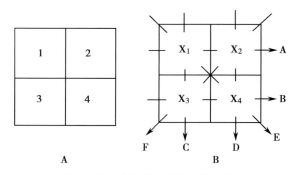

图 1-2-4 多层螺旋 CT 扫描方式

在多层螺旋 CT 近三十年的发展过程中,探测器从 4 排、16 排、64 排增加到 320 排;出现了两个 X 线球管的双源 CT;近年来进入能量成像阶段,CT 技术从解剖成像向功能成像及对物质定性、定量检查迈进,更加关注图像质量、辐射剂量和拓展临床应用范围。在驱动系统上多层螺旋 CT 多采用磁悬浮技术电磁驱动使扫描机架的旋转速度明显增快,最快的旋转速度可以达到 0.25s/周,提高了时间分辨率。多层螺旋 CT 能够轻松完成全身大范围扫描,速度快、层数多、切层薄,图像空间分辨力高、图像质量高,后处理功能强

大,解决了运动器官、多期相动态增强扫描及功能成像问题,实现了高清血管成像、冠心病的常规筛查和多器官的灌注成像。能量成像技术是近年来 CT 领域里的热点技术,可以分离部分组织成分,显示更微小的病变,具有广阔的应用前景。降低辐射剂量一直是 CT 设备和技术追求的目标和努力的方向。从智能滤线栅技术、自动毫安技术、智能管电压扫描技术到前门控轴位扫描技术等,业界一直不断尝试并取得了较大进步。近年 CT 低剂量技术研究的热点是迭代重建技术,这种技术可以在保证图像质量的前提下,有效降低 CT 的辐射剂量,必将普及应用。

CT 设备和技术的发展日新月异,产品更新换代速度加快,临床应用更加广泛,临床诊断价值日益凸显。

五、PET/CT 与图像融合

由于 CT 具有检查方便、图像空间分辨率高等优点,而其他影像学手段有各有不同的优势,如磁共振扫描能反映组织器官化学信号改变,但又存在空间分辨率低的缺点,因此人们就想到将不同影像手段相互融合,产生能够克服各自缺点的方法。其中比较成功革新就是 PET/CT 的出现。

正电子发射体层成像(positron emission tomography,PET)是一种利用放射性核素示踪技术,分析组织生物化学及器官的功能、血流和代谢变化情况的影像技术,近几年应用于核医学影像的诊断。PET 又可称为湮没光断层成像,采用共线对置探测器并采用符合探测技术来探测正负电子湮没事件中释放的光子,由计算机将收集到的数据进行处理,重建图像,再现衰变核素的放射性分布。PET 的显著特点是可以在分子水平进行功能成像,灵敏度高、特异性好,能够反映器官功能改变。但是,解剖结构不是很清楚,单纯依靠 PET 图像不能对肿瘤病灶进行精确定位,尤其位于腹部、盆腔及头颈部的病灶定位更为困难。而 CT 具有较高的空间分辨率,能够清晰显示人体解剖结构,提供严格的解剖位置信息,将二者图像融合在一起,会得到很好的互补。

1999 年,宾夕法尼亚匹兹堡大学 Ton nsend 博士等研制了 PET/CT 装置,将 PET 与具有高空间分辨率的螺旋 CT 安装在同一机架上,PET 的 2 个锗酸铋(BGO)探测块安置于螺旋 CT 的支架上,在探头连续旋转的过程中获取数据并通过光电滑环系统读取数据,一次扫描可同时获得 PET、CT 及 PET 与 CT 的融合图像。对定位诊断肿瘤、指导肿瘤放疗计划、选择活检部位及监测疗效有重要的临床价值。例如在目前开展的冠心病检查中,我们利用 CT 空间分辨率高的特点进行冠状动脉成像,显示冠状动脉狭窄的部位、性质和程度,再利用 PET 功能成像的特点显示相应动脉供血区的缺血程度,对于判断心肌存活和侧支循环建立情况就可以有深入了解,并进一步指导病例的治疗方式。今后,PET/CT 将进一步提高探测灵敏度、减少发射的扫描时间、增加显像的轴向视野、改善 CT 质量,提高 PET/CT 图像融合的精度。

第二节 CT 基本结构

CT 装置主要由扫描装置、计算机系统和图像显示与存储系统组成。

一、扫描装置

(一)X 线管

作为 CT 扫描用的 X 线管基本结构与一般 X 线管相同,但球管的热容量远远大于普通 X 线机的球管。螺旋 CT 采用大功率 X 线管,为了适应多层螺旋扫描,提高热容量,采用各种技术加快散热和增加球管效率:增加靶面的直径和厚度;靶面的形态也有新的变化,采用节段阳极,承载功率负荷,消除局部过热膨胀造成的阳极龟裂,提高阳极寿命;靶面使用不同的材料;采用液体轴承来替代过去的滚轴轴承,液体轴承的主要成分是液态的镓基金属合金,可以增加球管的散热率,减少噪声和振动;采用"飞焦点"技术,即 X 线管阴极发出的电子束,曝光时交替使用,其变换速率约 1.0ms,利用锯齿形电压波形的偏转,导致电子束的瞬时偏转,使高压发生时电子的撞击分别落在阳极靶面不同的位置上,从而提高了阳极的使用效率,并能相应提高球管的热容量,目前最大的热容量已经达到 10 兆。

(二)高压装置

CT 装置与普通 X 线机的高压发生器基本结构相同,均是给球管提供高电压的装置,可以将交流单相 220V 或三相 380V 的低电压提高或变换到直流 50～150 千伏(kV)的直流高电压,有三相全波整流和逆变两种方式,分为连续式和脉冲式两种高压发生器。CT 装置对高压的稳定性要求很高,高压值的变化直接反映 X 线能量的变化,因此,在 CT 装置的高压系统中需要采用高精度的反馈稳压措施。为了减小高压发生器和高压滤波电容的体积,提高电压的转换效率和可控精度,目前 CT 装置中广泛使用逆变方式的高压发生器。它的工作原理是将低频、低压的交流电源经整流滤波后变为几百伏的直流电源,经直流逆变,转换成高频、高压电源,输送给高压变压器初级。这种高压发生器产生的直流高压波形平稳,其电压波动范围小于 1%,工作效率大为提高。

（三）探测器

探测器是一种光电转换元件，是 CT 装置数据采集系统中的关键元件。其作用是 X 线扫描时，探测器可以探测 X 线的辐射强度，将接受到的透过被检体的射线能量不失真地转换为可供记录的电信号，X 线强度与电流信号之间存在着确定的关系。探测器作为换能器件应满足以下基本要求：①工作性能稳定，有良好的再现性。稳定性指探测器响应的前后一致性，如果探测器的稳定性较差，则 CT 机必须频繁地校准来保证信号输出的稳定。②具有良好的线性转换特性，即探测器将 X 线光子俘获、吸收和转换成电信号的能力。③大的动态范围，动态范围指在线性范围内接收到的最大信号与能探测到的最小信号的比值。即对较大范围的 X 线强度具有良好的反应能力及均匀性。④具有高的检测效率。⑤体积小、灵敏度高，在较少 X 线辐射时能够获得足够大的信息强度。⑥残光少而且恢复常态的时间快。

探测器的种类很多，根据 X 线通过一定物质所产生的效应分为两种探测器。一种是收集电离电荷的探测器，分为气体探测器和固体探测器；另一种是收集荧光的射线探测器，称为闪烁探测器。目前已出现多排探测器以及正在研发的平板探测器，分别进行介绍。

1. 气体探测器 气体探测器的基本结构由高压极板、信号电极、绝缘极板和一个充有一定压力气体的密封容器组成，气体多采用化学性能稳定的惰性气体氙气（Xenon，符号 Xe）、氪气（Krypton，符号 Kr）。气体的压力一般在 20 个大气压左右。气体探测器的基本工作原理是收集电离室内的气体被 X 线电离后形成的电荷记录辐射强度，当 X 线光子入射时与气体相互作用，产生成对的光电离子，由收集电极集中后产生与 X 线强度成比例的电流。该电流由其他元器件经过一系列转换作为扫描信息输入计算机最终形成影像。第三代 CT 装置的探测器主要用氙气。气体探测器的稳定性好、响应时间快、无余辉产生，但由于检出效率低，空间分辨率较差，需要定期充气等缺点，目前 CT 装置中已很少应用。

2. 闪烁探测器 闪烁探测器的基本结构由闪烁晶体、光导及光电倍增管组成，整个装置外部用铅屏蔽。闪烁探测器的基本原理是利用一些无机晶体对 X 线（或 γ 射线）的光子吸收特性，产生与 X 线（或 γ 射线）辐射强度成比例的荧光，将荧光经光电转换元件转换成电流信号。由于闪烁探测器对 X 线强度吸收和转换效率高，在 CT 装置中大量使用。常用的闪烁晶体材料有碘化钠晶体（NaI）、碘化铯晶体（CsI）、锗酸铋晶体（$Bi_4Ge_3O_{12}$，BGO）、氟化钙晶体（CaF_2）、钨酸镉晶体（$CdWO_4$）。晶体中常常放入微量的增光或

减少余辉的激活物质如铊（Tl）。碘化钠晶体的密度大，具有较高的能量转换能力和分辨能力，其缺点之一是余辉较大，在遮断 X 线后 0.1s 内，其强度与原来的强度相比，还有 $10^{-2} \sim 10^{-3}$ 的余辉；另一缺点是容易潮解，一旦发生潮解，探测 X 线效率急剧下降，以致完全不能使用。第一、二代 CT 装置的探测器由碘化钠晶体与光电倍增管组成。碘化铯晶体相对不容易发生潮解，但发光效率仅为碘化钠晶体的 30%～40%，而且价格昂贵。锗酸铋晶体与碘化钠晶体及氟化钙晶体相比优点较多，应用广泛。铋原子序数较高（83），比重较大，能量吸收系数比碘化钠高 3 倍左右。检出效率较高，无余辉，不潮解。第四代 CT 装置常应用。

3. 固体探测器 固体探测器主要是指半导体探测器，由闪烁晶体和光电二极管组成。光电二极管的基本结构与半导体元件的 PN 结相似，其工作原理与常用的 PN 结二极管相似，当光照射光电二极管时在 PN 结空间电荷区产生空穴和电子即载流子，在 PN 结处形成 P 区和 N 区的少量载流子作定向运动，形成光电流。照射光的强度与形成的光电流的大小成正比，光强度越强，形成的光电流越大。光电二极管的光电转换效率与照射光的强度近似呈线形关系。光电二极管具有结构简单、光电变换的线性较好等优点，容易实现微型化，可以做成体积较小的探测器。其缺点是容易受外界环境的温度、电场、磁场等干扰，应用时需要进行适当的屏蔽或电子电路补偿。最新的固体探测器是采用两种新型的闪烁晶体材料耦合光电二极管做成，它们分别是钨酸钙和高纯度的、稀土氧化物陶瓷。稀土氧化陶瓷实际上是掺杂了一些像钇、钆之类金属元素的超快速氧化陶瓷，其采用光学方法使这些材料和光电二极管结合在一起。钨酸钙的转换效率和光子俘获能力是 99%，动态范围为 1 000 000∶1；而氧化稀土陶瓷的吸收效率也是 99%，闪烁晶体的发光率却是钨酸钙的 3 倍。

4. 多排探测器 随着科技的发展，在 1980 年左右出现了多排探测器，即在 Z 轴（人体长轴）方向增加了探测器的排数，4～320 排，球管旋转一周可以同时得到 4～640 层图像。最大 Z 轴覆盖的宽度可以达到 160mm。按照探测器排列方式的不同分为等宽型（对称排列）和不等宽型（非对称排列）。多数是由稀土陶瓷材料制成的固体探测器。目前最先进的多层螺旋 CT 机的探测器都采用超高速稀土陶瓷材料做成。

5. 平板探测器（flat panel detector，FPD） 平板探测器目前已应用在直接数字化摄影和数字减影血管造影中。探测器多数应用非晶硒（a-Se）为光电材料，当 X 线照射非晶硒层时，由于光电导性按照 X 线曝光量产生一定比例的正负电荷，将 X 线转换成电子

信号。这种平板探测器 Z 轴最大覆盖宽度可达到 300mm，远远超过任何一种探测器。球管旋转一周可以获得整个 Z 轴宽度区域的图像，但是由于采集的数据量极大，重建一幅图像需要十几分钟，同时受 X 线锥形线束和计算机运算能力的制约，目前不能应用于临床，随着研发的深入，在不远的将来会很快应用在 CT 装置中。

（四）准直器

准直器位于 X 线管射线的出口端（前准直器）和探测器接收 X 线的入口端（后准直器），可以减少散射线的干扰，决定扫描的层厚，提高图像的质量。X 线管侧准直器需要更精确的设计。受 X 线管焦点几何投影的半影影响，焦点越大，半影越大，所以球管前常采用多层准直器。探测器侧的准直器用于减少散射线并限制层厚，但不能决定像素的长和宽，像素的长和宽与扫描野的尺寸、采样间隔及计算机软件有关。狭窄的前准直器可以提高图像的 Z 轴空间分辨率，但是，由于进入探测器的光子相对减少，噪声加大，要得到满意的图像需要增加扫描的条件。前准直器的宽度即 X 线扇束的宽度，平行扫描时等于扫描层厚，螺旋 CT 容积扫描时代表扫描轨迹的厚度，对 Z 轴的空间分辨率起主要决定作用。在非螺旋和单层螺旋扫描方式时，所采用的准直器宽度决定了层厚的宽度，即层厚等于准直器宽度。多层螺旋 CT 的前准直器的作用是设定射线束宽度、层数和层厚的组合范围。

（五）检查床

CT 扫描检查床具有将患者送进扫描机架内，精确固定在欲扫描位置的功能，同时严格受控于计算机匀速前进或后退，完成平行扫描和螺旋扫描。检查床应能够升降运动，以方便患者上下，同时还能够纵向移动。CT 扫描检查床的移动精度要求很高，绝对误差小于±0.5mm，高档 CT 应小于±0.25mm。根据 CT 检查的需要，检查床有承重和床面材质两个方面的要求，承重是确保特殊体型患者的检查需要；床面材料必须由易被 X 线穿透、能承重和易清洗的碳素纤维组成。

（六）扫描机架

机架是一个与检查床相垂直安装的框架，里面安装各种成像部件。如滑环、X 线球管、高压发生器、准直器、探测器和数据采集系统等。

机架的孔径和倾斜范围两项性能指标在应用中较为重要，孔径指机架的开口大小，CT 机的机架孔径为 70~78cm。以前的 CT 机架都能够倾斜，以适应不同患者情况和各种检查的需要，倾斜角度通常为±12°~±30°。随着探测器宽度不断增加，机架内部结构复杂精密，近年出现的双源 CT、256 层 CT 的机架已不具备倾斜功能，转而推崇容积螺旋扫描。

二、计算机系统

（一）主机系统

CT 扫描所用计算机系统应具有高速运算、大容量数据储存和检索的功能，由中心处理装置（central process unit，CPU）、主储存装置、辅助储存装置、显示装置和操作台等组成。

中心处理装置与主储存装置是计算机的中心，进行数据的收集和运算。完成控制和监视扫描过程，进行数据管理、图像重建、故障诊断及分析等。

辅助储存装置主要用光盘和磁盘，用于储存图像的数据。磁盘储存的图像数据受中心处理装置所控制，可即时依指令显示图像。磁盘容量多少不等。

显示装置用阴极射线管。用黑白电视显示装置，目前多应用高分辨率的专业显示器，也可用彩色显示及液晶显示装置。

操作台可输入扫描参数、患者资料；发出开始或停止采集数据的指令，控制扫描；显示和储存图像；系统故障诊断。

（二）工作站

工作站（workstation）原指一类电子计算机，其系统规模比微型机大，一般运行 UNIX 操作系统，具有三维图像处理功能，如 Sun、HP、SGI 等。现在由于微型机的硬件功能增加，许多医学三维图像处理的计算机系统基于微型机也能够处理三维图像，均称作工作站。工作站与扫描系统的计算机连接，具有独立完成图像处理、三维重建、影像分析、图像的排版打印、图像的网络传输等功能，医生可以独立进行诊断。

（三）网络应用（数字影像与通信接口）

在临床中，数字成像设备的不断应用，数字成像技术日趋成熟，计算机技术飞速发展，CT 扫描层厚已经达到 0.6mm，较单排 CT 层数以百为单位增长，信息采集量越来越大，这种变化决定了放射影像诊断应该建立在资源共享、综合分析的基础上，所以网络应用势在必行。图像存储与传输系统（picture archiving and communications system，PACS）是建立在医学成像、图像处理、工作站及网络设计、数据库、软件工程基础之上的技术含量高、操作性很强的高新技术，能够全面解决医学图像获取、显示、存储、传送和管理的综合系统。

系统借助网络不但可以将数字图像传送到影像科诊断医生的显示器进行诊断，而且还可以传送到临床医生的显示器里进行调阅，协助临床诊疗。

目前在 CT 及其他影像信息的传播中，普遍采用数字影像与通信 3.0 标准作为信息格式基础，它是医学影像和相关的数字信息在计算机之间通信的一个工业标准。美国放射学会（American College of Radiology，ACR）与美国国家电子制造商协会（National Electrical Manufacturers's Association，NEMA）共同组成的联合委员会在1993年11月发布了数字影像与通信（digital imaging and communications in medicine，DICOM）3.0标准，其中包括了一致性、信息目标定义、服务分类的技术指标、数据词典、信息交换、网络通信、点对点通信、介质存储及文件格式，允许建立多种文件夹且可存入多幅图像。它能够支持几乎所有的数字化影像设备、医院信息管理系统（hospital information system，HIS）和信息放射学系统（radiology information system，RIS）。医学影像设备只有采用该标准或把不符合此标准的影像通过某一种转换方式转换成该标准的影像格式才能完成影像设备之间的相互传输或存储等。

三、图像显示与存储

（一）图像显示

CT扫描后经过处理得到的图像除在显示工作站上显示外，仍然需要使用照片直接显示图像。将图像信息转换成照片所使用的设备为多幅照相机和激光照相机两种，后一种设备目前应用广泛。

多幅照相机又称为阴极射线管（cathode radiation camera，CRT）照相机，由成像系统、胶片储存、传片系统及控制系统组成。其工作原理是依靠电子束的阴极射线管把视频信号转变为图像信号，显示在照相机内部的视频显示器屏幕上，该显示器与诊断台面的显示器通过视频电缆相连，进行同步显示，再通过光镜折射和透镜系统把视频显示器屏幕上的图像聚焦后投影在胶片上，使胶片感光。根据所选的幅式设定，每选择一幅图像，通过微机处理器控制，使显示器和聚焦透镜系统移动，把屏幕图像投影到胶片相应的位置。快门启动一次，曝光一幅图像。由于受到阴极射线管扫描方式的限制及操作的不便，得到的照片质量不高，该种照相机逐渐被淘汰，已经很少应用。

激光照相机目前应用较多，分为干式和湿式两种。干式激光照相机不使用显定影剂，通过照相机内部的热鼓成像，较为环保，目前应用较多。湿式激光照相机仍然使用显定影剂冲洗照片。激光照相机基本结构由信号处理系统、激光打印系统、胶片传送系统和控制系统组成。其基本工作原理是使用激光发生器发出的激光束，经过调制器调制和发散透镜发散后投影到多棱光镜，激光束经过多棱光镜镜面折射，聚焦成点状光源直接照射到胶片上。多棱光镜是在沿胶片X轴面方向上高速旋转，所以，点状光源在胶片上沿X轴方向移动，完成"行式打印"。胶片同时在

高精度电机带动下，精确地在Y轴方向上均匀地向前移动，完成整张胶片的幅式打印。调制器的调制受图像数字信号控制。主成像装置把图像像素单元的灰度值以数字方式输入激光照相机的存储器中，并且以此值直接控制每一像素单元的激光强度。如果由计算机按顺序输出与激光束在胶片上的位置的同期信号，就可以将相应的电信号作为平面影像由激光照到胶片上。曝光后的胶片经过显影、定影处理，即可获得一张激光照片。目前，医用激光照相机采用两种类型激光发生器，一种是使用波长为633nm的氦氖（He-Ne）激光器，另一种是使用波长为780～830nm的半导体激光器。应分别使用相应波长的激光胶片，不能混用以免影响图像的质量。

（二）图像的存储

CT图像的数据可储存于磁盘、光盘、磁光盘、硬盘及PACS网络等介质中，作长期存储，需要时可以随时调阅。在硬件的设置上，硬盘、磁盘和光盘等是分列的。通常一次扫描后，由数据采集系统采集的原始数据先存储于硬盘的缓冲区，待扫描完成后，经重建处理后的图像，再存入硬盘的图像存储区，从磁盘、光盘等存取图像往往也通过硬盘作中介。磁盘存储量相对较小，已经不适应现代CT装置采集的数据量要求，基本被淘汰。光盘以其容量大、存储方便快捷、价格低廉而广泛应用。硬盘兼有存储容量大和存储速度快而稳定的特点，是目前应用最普遍的图像存储器。PACS存储容量更大而且具有可拓展功能，已经应用于临床，但是受医院条件限制，在基层医院发展较慢。随着多层螺旋CT装置的广泛应用，CT图像调阅、传输形式的改变，应用PACS势在必行。

第三节　CT成像原理

CT装置利用X线的特性，以X线束环绕被检体某一选定体层层面进行扫描，利用探测器测定透过被检体具有信息的剩余X线量，转变为可见光，通过光电转换转变为模拟的电信号，借助模数转换器（analog-to-digital converter，A/D converter）将电信号转换为数字信号，送给计算机进行数字化处理，得出该层面组织各个单位容积的吸收系数，然后重建形成图像。重建后的图像由数模转换器（digital-to-analog converter，D/A converter）转换成模拟信号，以不同的灰阶形式在显示器上显示或直接传输给各种载体打印照片、存储等。CT装置成像原理基于物理原理和数学原理，前者利用X线的特性使被检体的组织、器官产生不同的衰减射线投影。后者利用数学原理，即任何物体均可通过其无数投影的集合重建图像。

一、CT 装置成像的物理原理

根据物理学可知，X 线束具有一定的能量和穿透能力，当 X 线穿过被检体时射线强度呈指数规律衰减，即物体对 X 线的吸收和散射，吸收和散射的多少与物体的密度、厚度、原子序数及 X 线能量的强度有关。在 CT 成像中物体对 X 线的吸收占主导地位，而散射作用可以忽略。当 X 线穿过单一（假定均匀物体）的物体时，遵循以下衰减规律，即朗勃-比尔（Lambert-Beer）吸收定律在 X 线学中的表达式。$I = I_0 e^{-\mu l}$，I_0 为入射的 X 线强度；I 为衰减后的 X 线强度；μ 为衰减系数，l 为物体的厚度。负号表示入射的 X 线强度被物体吸收而减少。对于均匀的物体其衰减系数是一定的。实际人体的组织或器官由多种成分和不同的密度构成，各点对 X 线的吸收系数是不同的，CT 装置就是要测量出这些点的不同吸收系数，为了便于理解，采用数学中矩阵的概念假定将沿着 X 线束通过的物体分割成许多小的单元（n 个），以至于每个小的单元接近于单质均匀的密度体，其吸收系数接近常值，则朗勃-比尔表达式应为：$I = I_0 e^{-(\mu_1 + \mu_2 + \mu_3 + \cdots \cdots \mu_n)l}$。通过数学方法即可将式中的不同 μ 值即各个小单元的衰减系数计算出来，重建处理成图像。

二、CT 装置成像的数学原理

图像的数学原理可以简单地理解为由计算机求解上述各个小单元的 μ 值过程。数学中采用数字矩阵的方式将选定层面分割成若干个体积相同的小的立方体即体素，根据被检体不同组织吸收系数不同，通过各个不同方向的扫描获得每个体素的衰减系数，排列成不同衰减系数的数字矩阵，应用计算机对矩阵内的数据进行处理，转换成由黑到白连续的灰阶方块即像素，最终形成图像。

（一）矩阵、像素与体素

矩阵（matrix）：是一个数学的概念。表示一个横成行、纵成列的数字方阵，如同把一个被测体的选定层面加上一个栅格。CT 装置中分为采集矩阵和重建矩阵。矩阵大小决定图像的分辨率，受到计算机容量的限制，采集矩阵越大，选定层面内分割的体素越多，组织内的密度越接近单一均匀密度，计算的衰减系数越准确，图像的空间分辨率就越高。CT 装置的矩阵实际是衰减系数的矩阵。

像素（pixel）：又称为象元，具有空间上二维的概念，是组成图像矩阵的基本单位。像素的大小受选择重建矩阵大小的限制，矩阵增大，像素增多变小，图像空间分辨率提高。

体素（voxel）：体积单元的略语，具有空间上三维

的概念，是构成 CT 图像的最小体积单元。代表图像中被检体某一部位的一定厚度。当体素变小即层面选择较薄时探测器接收的光子数相对减少，为保证 CT 图像的质量，必须增加 X 线的剂量。

（二）图像重建方法

早在 1917 年澳大利亚数学家 Radon 就从数学原理上证明了二元或三元物体由投影的无限集合可重建图像。物体断层层面的各个单位容积从多个方向 X 线扫描所得的投影数据，经计算机快速运算，即可经图像重建的处理过程而重建图像。重建图像的数学方法有多种，包括：①直接矩阵法（direct matrix method）或逆矩阵法（matrix inversion method）；②单纯重合法（linear superimposition method）或逆投影法（back projection method）；③逐次近似法（iterative approximation method），或称为迭代法。其中又分为代数复元技术（algebraic reconstruction technique，ART），或称为代数重建法、同时逐次复元技术（simultaneous iterative reconstruction technique，SIRT）或称为联立迭代重建法、最小逐次近似技术（least iterative technique，LSIT）或称为迭代最小重建法；④解析法，其中又分为二维傅里叶变换重建法、空间滤波反投影法、褶积反投影法。

反投影法又称总和法或线性叠加法。它是利用所有射线的投影累加值计算各像素的吸收值，从而形成 CT 图像，或者说是某一点（像素）的（吸收）值正比于通过这一点射线投影的累加。直接反投影法的主要缺点是成像不够清晰，需要花费大量的计算时间并且分辨率不高，目前已不采用这种算法成像。但这种方法却是 CT 其他成像算法的基础。

代数重建法首先对一幅图像的各像素给予一个任意的初始值，并利用这些假设数据计算射线束穿过物体时可能获得的投影值，然后用这些计算值和实际投影值比较，根据两者的差异获得一个修正值，再用这些修正值修正各对应射线穿过物体后的诸像素值。如此反复迭代，直到计算值和实测值接近并达到要求的精度为止。目前的临床用 CT 扫描机已不采用这种重建方法。

滤波反投影法的成像方法是在反投影之前，对所有的投影数据进行滤过或卷积，使图像没有所谓的"星月状"（starlike）晕伪影。其成像的过程大致可分成三步：首先是获取全部的投影数据并作预处理。在这一过程的开始是先取得各投影数据的衰减吸收值并将其转换成重建所需的形式，如果数据中有射线硬化产生，同时将其校正。经过预处理的数据又称为原始数据（raw data），该原始数据可存入硬盘，在需要时可再取出为重建图像用。其次是将所得数据的对数

值与滤波函数进行卷积,其间需通过大量的数学运算,同时采用的滤波函数还需考虑图像的分辨率和噪声等。通常,高分辨率的算法可使解剖结构的边缘得到增强并改善分辨率,但噪声也相应增加。最后,进行反投影,可以根据系统显示的区别选定矩阵大小(如 512×512 和 1024×1024 等),经滤波后的原始数据被反投影成像并可通过监视器显示。通常,重建后图像的大小与是否采用放大(zoom)有关;图像的亮度与 X 线通过物体后的衰减有关。

傅里叶重建法也是解析法之一。傅里叶重建的基本方法是用空间和频率的概念表达一幅图像的数学计算方法。假定有一张 X 线照片,可以将该照片看成一幅空间图像,就是说,在空间概念中不同的解剖结构是由灰阶来表示的。一幅 X 线照片的空间图像可由 f(x,y)表示,并可用傅里叶变换的方法转换成由频率 F(u,v)表示的图像,经过运算再将频率图像用反傅里叶变换的方法转换成空间图像。采用傅里叶方法重建的图像可以使一幅频率图像通过改变频率的幅度来做图像的处理,如边缘增强、平滑处理等。频率信号便于图像质量的测试,如采用调制传递函数(MTF)的方法测试图像的质量。

迭代重建算法在 CT 发展的早期就已出现,但由于重建模型和算法实现相对复杂,计算量巨大,在实际应用中停滞不前。近年来,得益于计算机技术和图像重建算法的不断发展以及低剂量成像的需求,迭代重建技术又逐步在 CT 领域受到广泛关注。迭代重建算法的基本原理是:首先对 X 线光子分布进行原始估计,在此基础上估算每个投影方向上探测器获得的可能计数(即正投影),再将正投影数据与探测器实际采集的投影数据进行比较,用于更新原始估计数据;不断重复此过程,直至下一次迭代结果无限接近。目前各公司已推出并改进了多种迭代重建算法,技术还在不断更新完善中。

三、CT 值

(一) CT 值的概念

如前所述,CT 图像的形成如同对被检体某一选定层面分成若干体积相同的体素进行扫描,根据被检体不同组织对 X 线衰减(吸收)系数不同,经过计算机以一定的方式进行计算获得每个体素的 X 线衰减系数(μ 值),排列成数字矩阵,经过数模转换器把数字矩阵中的每个数字转换成由黑到白不同灰阶的小方块,即像素,显示在显示器上,构成 CT 图像。就是说 CT 扫描可以通过图像形式进行诊断,也可以通过测量 μ 值来区分不同组织的密度进行诊断。但是由于用 μ 值来直接表示不同组织的量十分不方便,记忆十

分困难。所以 Hounsfield 重新定义了一个 CT 值来表达该物理量,以作为表达组织密度的单位,应用方便。CT 值定义为被测的各种物质吸收系数 μ_M 与水对 X 线吸收系数的相对比值。即将被检体的受测物质衰减系数 μ_M 与水的衰减系数 μ_W 作为比值计算,并以骨皮质和空气的衰减系数分别作为上下限进行分度,从 −1 000 到 +1 000 约 2 000 个分度,这样就可以得出 CT 值。

CT 值的计算公式如式 1-2-2 所示:

$$\text{CT 值} = \frac{\mu_M - \mu_W}{\mu_W} \times \alpha \qquad \text{式 1-2-2}$$

α 为分度因数(scaling factor)。应用 EMI 单位,分度系数为 500,现在均用亨氏单位,符号为 Hu(Hounsfield),分度因数为 1 000

μ_W 系水的衰减系数,为 1

μ_B 系骨的衰减系数,为 1.9～2.0

μ_A 系空气的衰减系数,为 0.001 3,近于 0,代入上述公式

$$\text{水的 CT 值} = \mu_W - \mu_W / \times 1\,000$$
$$= 1 - 1/1 \times 1\,000$$
$$= 0$$
$$\text{空气的 CT 值} = \mu_A - \mu_W / \mu_W \times 1\,000$$
$$= 0 - 1/1 \times 1\,000$$
$$= -1\,000$$
$$\text{骨的 CT 值} = \mu_B - \mu_W / \mu_W \times 1\,000$$
$$= 2 - 1/1 \times 1\,000$$
$$= +1\,000$$

每一个亨氏单位的变化相当于 0.1% 衰减系数的变化。因此可以看出 CT 值是反映物质衰减系数的另外一种形式,由于用整数表示了 μ 值的大小,便于记忆,应用方便。但 CT 值并不是绝对值,而是以水的 CT 值为 0 的相对值。人体组织的 CT 值界限可分为 2 000 个分度。上界是骨的 CT 值,为 +1 000Hu,下界是空气的 CT 值,为 −1 000Hu。这种分度包括了由密度高的骨到密度最低的器官内所含气体的 CT 值。

但是 CT 值并不是绝对不变的数值,它与 X 线管电压有关。由 X 线的结构可知 X 线源是一束波长不等的连续光谱,并非单一波长的射线,在组织内的光电吸收和康普顿吸收的比例不同,因此,CT 值会随着管电压的高低而改变,在某种管电压下扫描 CT 值会有差异。尽管这种差别对临床应用并无明显影响,但在进行定量分析,比较不同 CT 装置所得同一组织的 CT 值时,应该了解所用的管电压,否则也会造成误差。此外,某一正常或病理组织的 CT 值还会受到部分容积效应的影响,因此,在组织密度的定量分析上 CT 值虽有很大的价值,但也有一定的限度。

（二）部分容积效应与周围间隙现象

CT 图像上，各个像素所示数值是代表相应单位组织容积整体的 CT 值。如在像素内有两种以上横行走行的组织结构时，则不能如实地反映各个组织结构的 CT 值。如 EMI MK1 型装置。扫描用 X 线束宽为 3mm，对 24cm 正方形一边以 1mm 为间隔，测量 240 个点的透过 X 线量。这样透过相邻部分的 X 线束必有重叠，所测 CT 值也有重叠。因此判断各个 CT 值时，需经常考虑此点。

1. 部分容积效应　在同一扫描层面内含有两种以上不同密度横行走行而又互相重叠的物质时，则所测得的 CT 值不能如实反映其中任何一种物质的 CT 值。这种现象即为部分容积效应或称部分容积现象（partial volume phenomenon）。在诊断中，由于部分容积效应的存在，致使小于层面厚度的病变虽可显示影像，但所测 CT 值并不能真实反映该图像所代表的病变组织的 CT 值。病变组织如比周围组织密度高而其厚度小于层面厚度，则测得的 CT 值比实际组织的小。反之，病变组织密度比周围组织的密度低时，而其厚度小于层面厚度，则测得的 CT 值比实际组织的 CT 值高。因此，对于小的病灶 CT 值的评价要注意，以免误诊。

采用薄层扫描或部分重叠扫描和加大重建矩阵，可以减少部分容积效应的影响，提高图像水平和诊断质量。图 1-2-5 是在 1cm 层厚的层面内不同厚度物体所测 CT 值的情况。

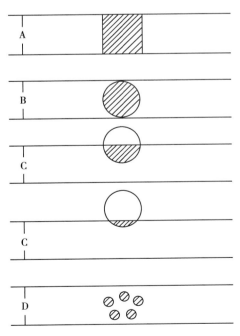

图 1-2-5　部分容积效应

扫描厚度为 1cm，不同厚度的物体以▨表示

A. 厚度等于 1cm 无题，其 CT 值准确；B. 直径为 1cm 球体全部在扫描层面中，中心部 CT 值真实；C、D. 球体部分在扫描层面内（C），物体小于层面厚度（D），两者均不能得到真实的 CT 值

由于部分容积效应的影响，层面内不同结构物体边缘如被斜行横断，则其轮廓由于 CT 值的不准确而显示不清。例如侧脑室侧壁，与层面内斜行走行的导水管和没有扩大的侧脑室下角轮廓显示不清就是这种原因（图 1-2-6）。眼眶横断层面图像中，视神经的 CT 值不真实也是该原因。

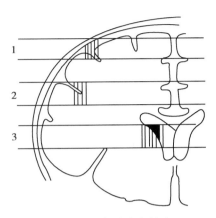

图 1-2-6　部分容积效应

图内 1、2、3 层面的脑质 CT 值由于部分容积效应的影响而不能准确测出

2. 周围间隙现象　在一个层面内，与层面垂直两个相邻且密度不同的物体，其物体边缘部的 CT 值不能准确测得，结果在 CT 图像上，其交界的影像不能清楚分辨，这种现象为周围间隙现象（peripheral space phenomenon），这是因为扫描 X 线束宽，透过 X 线测量的间隔和像素大小之间不一致的缘故（图 1-2-7）。例如 MK1 型 CT 装置，扫描线束为 3mm 宽，透过 X 线测

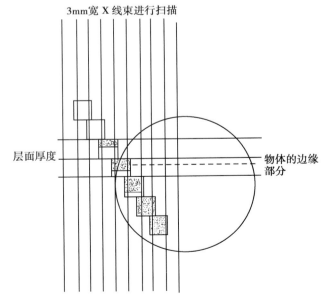

图 1-2-7　周围间隙现象

纵线代表 3mm 宽的 X 线束进行扫描，透过的 X 线每间隔 1mm 进行测量，每个像素为 1.5mm×1.5mm 大小，使物体边缘的吸收值测量不准确，出现边缘模糊现象

量间隔为 1mm,而像素大小为 1.5mm×1.5mm。结果是相邻接的测量值相互重叠。

周围间隙现象的存在,使密度不同的物体交界处,在密度高的物体边缘,其 CT 值小,而在密度低的物体边缘,其 CT 值大。例如扫描水中的苏合香烯(styrol)圆柱模型,其 CT 值为 60U(EMI 单位),而其边缘的 CT 值小 60U。如圆柱直径小于 4mm,则不能显示出其本来的 CT 值,而明显小于本来的 CT 值。密度差别小的物体相邻时,交界处影像不清,图像上辨别不出密度上的差别。另外,密度较周围物质高的物体,其影像大,而且密度差别大,则影像也越大。

基于上述原因,CT 图像上所示某一结构或病变的形状、大小和 CT 值并不一定与它本身的真实情况相一致。各个像素所示 CT 值也不一定能准确代表相应组织容积的 CT 值。

四、窗宽与窗位

窗口技术是 CT 检查中用以观察不同密度的正常组织或病变的一种显示技术,包括窗宽(window width)和窗位(window level)。由于各种组织结构或病变具有不同的 CT 值,CT 本身能够分辨约 2 000 个甚至更多的灰阶,而人眼在上述全灰度标尺范围内,只有当两个像素的灰度相差 60Hu 时才能分辨出它们之间的黑白差,这相当于在全灰度范围内把从全黑到全白的灰阶只分成 33 个级差。所以,必须有一种技术来调节人眼与灰阶显示之间的差别,这种方法在 CT 中被称为窗口技术或窗宽、窗位调节。欲观察某一组织结构细节时,应选择适合观察该组织或病变的窗宽和窗位,以获得最佳显示。

窗宽是 CT 图像上显示的 CT 值范围,在此 CT 值范围内的组织和病变均以不同的模拟灰度显示。采用窗宽技术使 CT 值高于此范围的组织和病变,无论高出程度有多少,均以白影显示,不再有灰度差异;反之,低于此范围的组织结构,无论低的程度有多少,均以黑影显示,也无灰度差别。这样用白或黑覆盖了不需要观察部位的 CT 值。增大窗宽,则图像所示 CT 值范围加大,显示具有不同密度的组织结构增多,但各结构之间的灰度差别减小,对比度降低,观察图像的层次相对增多。减小窗宽,则显示的组织结构减少,然而各结构之间的灰度差别增加,对比度明显增加,相应观察图像的层次减少。如观察脑质的窗宽常为 -15 ~ +85Hu,即密度在 -15 ~ +85Hu 范围内的各种结构如脑质和脑脊液间隙均以不同的灰度显示。而高于 +85Hu 的组织结构如骨质及颅内钙化,其间虽有密度差,但均以白影显示,无灰度差别;而低于 -15Hu 组织结构如皮下脂肪及乳突内气体均以黑影显示,其间

也无灰度差别。

窗位是窗的中心位置,可以理解为打开不同窗宽的钥匙。采用不同的窗位,可以相应得到不同位置的窗宽。同样的窗宽,由于窗位不同,其中所包括 CT 值范围内的 CT 值也有差异。例如窗宽同为 100Hu,当窗位为 0Hu 时,其 CT 值范围为 -50 ~ +50Hu;如窗位为 +35Hu 时,则 CT 值范围为 -15 ~ +85Hu。通常,欲观察某一组织结构及发生的病变,应以该组织的 CT 值为窗位。例如脑质 CT 值约为 +35Hu,则观察脑组织及其病变时,选择窗位以 +35Hu 为妥。

由上可见,同一 CT 扫描层面,由于选择不同的窗宽和窗位可获得各种观察不同组织结构的灰阶图像。例如同一 CT 扫描层面用两个不同窗技术所取得的两幅颅脑图像。当选择窗宽 100Hu、窗位为 +35Hu 时,脑质结构及其病变显示最佳,而骨质变化显示不清。但提高窗位为 +300Hu,窗宽为 800Hu 时,则可清楚显示出颅壁的骨质破坏和增生,而脑质结构及其病变显示不佳。因此,为显示欲观察的组织及其病变,应在 CT 操作台上选择适当的窗宽与窗位,并用多幅照相机加以记录。一旦摄成胶片,图像的灰度即不能改变。

五、CT 分辨率

CT 的分辨率是判断 CT 性能和图像质量的重要指标,掌握 CT 的各种分辨率,有利于了解 CT 的各种性能和提高图像的质量。

(一)空间分辨率

空间分辨率(spatial resolution)又称高对比分辨率,是指某一物体与其周围介质的 X 线吸收差异较大时,CT 装置对该物体结构微小细节影像的识别能力。常用的表示方法是能分辨最小圆孔的直径的大小(mm),或者用每厘米内的线对数的多少(LP/CM)。空间分辨率与探测器孔径的宽窄及相互之间排列的距离大小有关,探测器的孔径愈窄和相互之间排列的距离愈小,扫描后得到图像空间分辨率愈高。另外,空间分辨率还与图像重建中采用的卷积滤波函数形式、像素大小、被检物体吸收系数的差别以及 CT 装置本身的噪声等因素有关。通过选择较薄的扫描层厚、采用较大的扫描矩阵减小像素可以相应地提高空间分辨率,但是,由于选择层面较薄,探测器接受到的 X 线光子数减少,需要适当提高 X 线剂量。

(二)密度分辨率

密度分辨率(density resolution)又称低对比分辨率。是指某一物体与其周围介质的 X 线吸收差异较小时,CT 装置对该物体的密度微小差别的识别能力。常用百分数表示。如某设备的密度分辨率为 0.35%,

即表示两物质的密度差大于 0.35% 时,该设备能够将它们分辨出来。密度分辨率与被检物体的大小、X 线剂量、噪声等因素有关,通过加大 X 线剂量,即增加探测器吸收的光子数,提高其信噪比,相对降低其噪声或者增大被检物体的几何尺寸可以提高密度分辨率。CT 装置的密度分辨率明显高于 X 线照片,它可以分辨 X 线照片所无法分辨的组织,虽然两个相邻的软组织密度差别不大,仍可以产生密度对比而形成影像。

空间分辨率和密度分辨率密切相关且相互制约,空间分辨率与像素的大小有关。矩阵大、像素小、数目多、图像清楚,空间分辨率提高,但是在 X 线源总能量不便的条件下,每个单位容积(体素)所得的光子却按比例减少,致使密度分辨率下降,噪声加大,使密度差异微小的组织不易区分。如果保持原来的密度分辨率,则需要增加 X 线源的能量。这样,就需要提高 CT 的 X 线发生装置的性能和考虑患者所接受的射线剂量。

(三) 时间分辨率

时间分辨率(temporal resolution)为单位时间内可采集影像的最多帧数,反映为单一层面的成像时间及可连续采集影像的能力,由于多层螺旋 CT 的出现,旋转一周的时间缩短到 250~500ms,重建算法相应改变,计算机的重建速度和容量的加大,时间分辨率已经提高到几十毫秒。随着时间分辨率的不断提高,CT 装置真正可以扫描心脏、大血管等为动态器官,得到高质量的图像。如在多层螺旋 CT 心脏成像时,时间分辨率的高低则决定了 CT 机在这方面临床应用的适应性和范围。

(四) Z 轴分辨率及 Z 轴覆盖率

在 CT 扫描方式出现螺旋扫描后,由于多平面和三维的成像质量提高,出现了应用上的一个新的概念即纵向分辨率,也可以称为 Z 轴分辨率。纵向分辨率的含义是扫描床移动方向或人体长轴方向的图像分辨细节的能力,它表示的是 CT 机多平面和三维成像的能力。扫描的最薄层厚决定 Z 轴方向的分辨能力,目前最薄的采集层厚已经达到 0.4mm,选择最薄的层厚扫描目的在于真正实现各向同性体素采集,从而达到最佳的各类重建效果。纵向分辨率的高与低,其结果主要涉及与人体长轴方向有关的图像质量,例如矢状或冠状位的多平面图像重组。目前,4 层螺旋 CT 的纵向分辨率约 1.0mm,16 层螺旋 CT 的纵向分辨率是 0.6mm,而 64 层螺旋 CT 的纵向分辨率达到 0.4mm,64 层以上 CT 设备已经可以做到 0.3mm 各向同性。

Z 轴覆盖率可以理解为球管旋转一周在 Z 轴方向上所覆盖的扫描范围,随着多层螺旋 CT 的出现,Z 轴方向探测器的排数增加,使得 Z 轴覆盖宽度最大已经达到 1 600mm,由于 Z 轴覆盖宽度的增加明显缩短了扫描时间,加快了扫描的速度。还在研发的平板探测器应用于 CT 后会明显增加 Z 轴的覆盖范围,单周旋转一次可能覆盖整个人体器官。

六、CT 伪影

CT 图像是扫描被检体后由计算机处理而得到的图像。有时由于各种因素的影响会产生被检体本身不存在的假象,这种在被检体中不存在而出现在重建的 CT 图像上所有不同类型的图像干扰和其他非随机干扰影像统称伪影。在图像上多表现为不同条纹或干扰痕迹,可通过一定的方法加以克服。伪影产生的原因大体可归结以下几种。

(一) 物理原因

主要是由于 X 线质量引起。如量子噪声、散射线、X 线硬化效应等。各种电子元器件工作时产生的量子噪声,通过增加 X 线剂量可以削弱其影响。一般 CT 装置都有 X 线硬化校正,但当物体成分之间对 X 线衰减能力相差很大时,超出装置硬化校正的范围,会产生图像质量下降。适当增加采样频率以及改变算法,可以在一定程度上克服该种伪影。

(二) 被检体原因

①运动伪影:运动伪影是在扫描过程中被检体的自主与非自主运动所造成,如体位移动、躁动、呼吸、心脏搏动、肠蠕动等均可引起伪影的发生。主要表现在图像上条纹状伪影。影响 CT 图像质量。在实际使用过程中训练好患者,做好检查前心理准备,提高扫描速度,缩短扫描时间可以克服运动伪影的产生。②体内高密度异物伪影:如医用硫酸钡、人工关节、金属异物等均可造成放射状、带状或线状的高密度条纹状伪影。通过调整扫描基线角度或调整窗宽与窗位有可能减少伪影的干扰,提高图像质量。体内高密度异物伪影对图像后处理如血管三维重建、冠状动脉扫描重建的图像影响极大,一般情况下不能完成该项检查。

(三) CT 装置原因

①数据处理参数选择不当。②图像重建算法不完善。③扫描系统装置不稳定。如 X 线发生装置高电压波动、测量电子电路的温度漂移以及探测器的灵敏度不一致等。④数据采集系统重复性不良。⑤显示装置不稳定,如灰阶不良,阴极射线管性能较差。⑥环境因素如温度、湿度。由于 CT 装置的原因而产生的典型伪影常为环状伪影。常见于第三代 CT 机。多数是由于探测器灵敏度的不一致性造成,通过空气

的校准可以克服。少数是由于探测器损坏造成,空气校准无效,更换损坏探测器后方能去掉伪影。

从伪影产生的原因可以看出,伪影产生的原因极其复杂,形态多种多样,影响因素广泛,不但影响图像中的某一部分,而且有可能影响整个图像,甚至延误诊断。在临床应用时,要针对不同形态伪影,具体分析影响因素,采取有效措施加以改善。在克服伪影过程中除部分典型伪影外没有更具体的措施和较好的办法,需要在实践中不断摸索,积累经验,才能更好地提高图像质量。

第四节　CT 检查方法

一、平扫

即非增强扫描。这种扫描适用于观察自然对比度比较高的器官,如肺部、骨骼等。尽管没有使用造影剂,但平扫根据不同的部位和目的仍有许多参数选择余地。

首先在扫描方式上可以有轴位扫描(axial scan)和螺旋扫描(spiral scan)两种选择。轴位扫描是在扫描瞬间检查床处于停止状态,球管旋转进行扫描,完成一个层面后停止扫描,将检查床移动到下一层面进行扫描。螺旋扫描则是在扫描的同时进床。两种扫描方式各有其优点,轴位扫描是非连续扫描,可以使用较大的球管电流,因此可以得到较高的图像质量,但扫描速度较慢,在进行长距离扫描需要的时间较长,有时患者难以配合。因此这种扫描方法目前多用于观察小范围、需要较高分辨率的场合,如胸部的高分辨扫描等。螺旋扫描的速度快,得到的是连续容积图像,得到的图像可以不同的层厚和间距重建,有些扫描机甚至可以从原始采集的数据中直接提取数据进行三维重建。因此这种扫描方式多用于扫描运动的器官或需要进行三维重建观察的器官,如心脏的扫描、消化道的扫描等。

按照扫描的体位,除了最常用的标准水平面断层扫描外还可在头部使用冠状面扫描,在脊柱间盘使用斜面扫描,有时还使用多种体位扫描,如胸腹部某些病变为了观察其重力依赖性改变而使用仰卧位和俯卧位扫描。

为了提高局部分辨力,可以使用高分辨率扫描。高分辨率扫描一般要求使用轴位或螺旋扫描方法,使用较高的 X 线量,较薄的层厚,一般在 1.5mm 以下,以减小部分容积效应。使用高分辨算法进行图像重建。

CT 的影像噪声与放射剂量的平方根成正比(图1-2-8),同时与检测对象的吸收率成反比。应用这一原理,对于对 X 线吸收率比较低的扫描,如肺扫描或儿童的扫描,可以适当降低放射剂量,即进行低剂量扫描。实验研究表明,在上述部位的扫描,即使把辐射剂量减少到标准剂量的 1/4 ~ 1/3,图像的密度分辨率下降仍不明显。在对密度分辨率比较低的扫描中,如肺部的体检扫描,还可以把辐射剂量降得更低。这样就大大减少了患者受到的辐射损伤,使患者可以在短期内进行多次复查。

另外,随着多层 CT 心脏检查技术的开展,门控扫描应用越来越广泛。门控扫描有心电门控和呼吸门控,即分别以心电图信号或呼吸肌电信号作为门控基础。心电门控又有前置门控和后置门控两种。前置门控是根据前 3~5 个心动周期的搏动,预测下一个心动周期 R 波的位置并在相应时相触发扫描。CT 进行的实际是轴位扫描。由于探测器宽度的限制,需要在下一个心动周期进行移床,扫描方式为步进式轴位扫描。这种方法扫描速度慢,图像容易受心率变化和环境因素干扰,不适用于心率快和心律失常的患者。后置门控是在 CT 螺旋扫描过程中同步记录心电图,然后根据心电图期相回顾性提取相应层面的扫描数据重建图像。这种方法获得的数据量较大,可以重建心动周期任何期相的影像,但患者受到的辐射剂量也较大。

二、造影扫描

造影扫描与普通扫描的区别是在扫描前或扫描中需要向体内引入造影剂。

就像普通 X 线检查中一样,CT 检查也使用阴性造影剂,如空气等,或阳性造影剂,如碘剂等,来增加靶器官与周围的对比。但与普通 X 线检查不同的是,CT 还在某些情况下使用中性造影剂,如水等,其目的是使靶器官,如胃肠道等空腔器官充分扩张,避免由于褶皱折叠造成的诊断困难,同时又不至于遮盖由其他阴性或阳性造影剂造成的改变。

在 CT 扫描中也经常使用两种以上的造影剂,以充分显示靶器官的改变。如在胃肠道检查中联合应用阴性和阳性造影剂,或联合应用中性和阳性造影剂,以充分显示胃肠道壁的改变。在腹部其他器官的检查中,也经常联合应用中性和阳性造影剂,以避免胃肠道影像对靶器官的干扰。

造影剂的引入方式也可以分为直接引入和间接引入,直接引入即造影剂不经过代谢而直接到达靶器官,如口服、灌肠、静脉注射等;间接引入是指造影剂需要通过体内代谢后才能到达靶器官,如胆道造影剂、肾盂造影中的碘剂等,胆道造影很多情况下造影

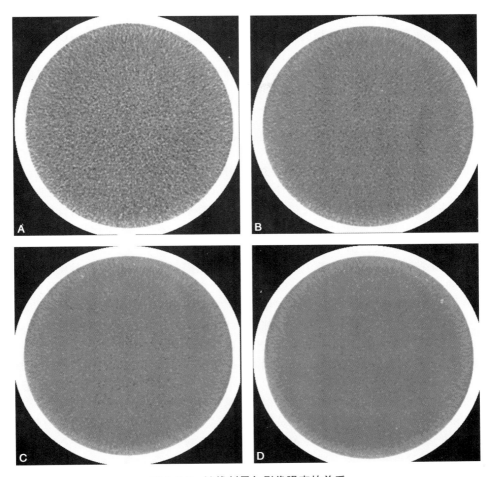

图 1-2-8　X 线剂量与影像噪声的关系

标准水模扫描。使用 120kV 相同层厚和影像算法的图像。A 为 20mAS，B 为 200mAS，C 为 350mAS，D 为 600mAS。可以看出随着 X 线剂量增大，图像噪声减小

剂需要经静脉给药。需要注意的是，一般的碘剂在体内存在泌尿系和胆系的竞争性代谢情况，如胆道造影剂有少量经过肾脏排泄，当胆道出现严重梗阻时，大部分造影剂可能都通过肾脏排泄，从而使胆系无法显影，同样的道理，当出现严重肾功能障碍时，经泌尿系统排泄的造影剂也可能无法得到满意的强化。

静脉给药的方法常用的为静脉滴注和快速推注（又称团注法）两种。静脉滴注方法一般是在需要观察造影剂在体内的代谢过程或体内的血管分布时使用，如在进行胆道增强 CT 扫描中，造影剂需要通过缓慢的代谢过程才能在胆系内汇集，汇集后又不会很快流走，这时使用慢速滴注即能达到满意的效果，又能减少体内的碘剂负荷，降低副作用的发生概率。而快速推注法则体现血流在靶器官进入和流出的情况，并进一步反映靶器官的血管分布，例如在夹层动脉瘤的观察中，短时间内快速推注扫描，可以观察到造影剂首次流经病灶部并在真腔内通过，随着血流循环稀释后可以进入假腔的情况。

目前在 CT 扫描中最常用的是静脉快速推注的增

强扫描。其原理是经静脉快速注射造影剂，由于造影剂注射速度较快，可以在血管内完全取代血液，形成高对比段。随着注射结束，血流速度减慢，造影剂逐渐被稀释，与周围对比减低。经过若干次循环后，造影剂均匀分布于全血并进入血管外间隙，并逐渐随代谢排出体外。当我们对靶器官进行扫描时，会发现器官内动脉在短期内迅速强化，并持续一段时间，这就是造影剂首次通过靶器官时的强化情况，我们把这段造影剂持续强化的时间称为窗口时间。在窗口时间内完成扫描，就能得到满意的靶器官的动脉相影像。窗口时间的长短取决于注射的方法、注射时间的长短及患者的血流动力学状况；窗口时间内的强化程度与造影剂的浓度和注射速度呈正相关。造影剂从动脉经过毛细血管进入静脉系统，这时扫描就会得到静脉相。有些器官，如肝脏等，具有双重血供，其主要供血来自门静脉系统，它的强化时间与静脉相相似。当造影剂均匀分布于全血后扫描，就得到所谓实质相或称平衡相。

在团注扫描中，为了节省造影剂用量和减轻副作

用,应在静脉注射后迅速达到窗口期并维持其浓度,这就要求静脉注射速度远远高于普通药物的静脉注射速度。目前多使用高压注射器来完成这一任务。高压注射器一般由操作台、推进器、注射针筒和连接管构成。操作台可以完成注射参数的设置、注射的启动,有些操作台还允许与CT扫描机连接,由CT机来完成扫描的启动,这样使扫描时相的把握更准确。推进器除推进装置外一般还附带有针筒加热装置,可以把造影剂加热至与人体温度接近,这样既减少了患者的不适感,又降低了造影剂的黏度系数,使注射更加顺利。高压注射器的参数设置,一般包括压力限制、注射速度、注射时间或总给药量。有些高压注射器允许设置多个时相,即在扫描不同阶段分别以不同的速度注射。某些高压注射器配备了两个针筒,可以分装不同的造影剂分别注射。如在一支针筒内装入碘剂,另一支装入生理盐水,在注射过程中先注入造影剂,然后以同样的速度注入生理盐水,使生理盐水推动造影剂前进,避免造影剂因血流速度减慢而被很快稀释,延长窗口期时间,减少造影剂用量。

使用高压注射器推注造影剂可以严格控制注射的速度、注射时间和注射药量,也避免了工作人员接受辐射。但是它也有一些缺点,其中最重要是可能出现造影剂外渗。因为注射速度极快,如果造影剂注射至血管外,则可在瞬间出现较大水肿区,如果没有及时发现并停止注射,则可造成大量造影剂外渗,局部形成软组织高度肿胀,严重者形成局部皮肤软组织损伤,甚至造影剂进入肌肉间隙,造成血管压迫而形成远端血运障碍。出现这种情况,多数是由于注射压力过大,造成注射过程中针头移位、穿过血管壁、退出血管腔或者造成血管破裂。其危险因素很多,患者的血管脆性增加,如患有糖尿病血管病、周围血管病,如雷诺病、多次反复静脉注射造成的静脉炎等;患者是否应用激素类或抗凝药物,是否正在进行化疗等都可以增加其发生概率。对于轻度造影剂外渗,无需特殊处理就会很快吸收,较重的情况可以局部冷敷或同时局部应用激素类药物以减轻炎症反应,对于怀疑出现软组织坏死或血运障碍者,应与外科会诊,必要时手术治疗。

在团注造影增强中,造影剂的用量取决于注射速度和注射时间。注射的速度又取决于所需要的对比度大小和使用造影剂的浓度。注射速度越快,与周围对比越高。一般高压注射器允许的注射速度从 1ml/s 到 20ml/s 甚至更高,但我们常用的注射一般为 2~8ml/s。造影剂的注射时间,取决于扫描所需要的窗口期时间长短,而需要窗口时间的长短取决于扫描范围大小和CT机的扫描速度。扫描范围越长,扫描时间越长,消耗造影剂量越大;CT机的扫描速度越快,扫描时间越短,造影剂消耗越小。为了减少造影剂副作用的发生,减少患者所受辐射剂量,我们应该在保证影像质量的条件下,尽量减小扫描范围、使用快速扫描方法。

对于团注增强扫描,根据不同的扫描目的、不同的器官及CT扫描条件的限制,可以使用不同的扫描方案。对于了解一个期相就足够,或者扫描速度较慢,仅仅能完成一次扫描时,可以使用单次增强扫描。例如对于主动脉的扫描,或者怀疑大动脉狭窄进行的扫描,进行一个动脉相扫描就可以完成诊断。而对于多数实质性病变,最好能完成动态多时相扫描。动态扫描就是在造影剂通过靶器官的动脉期、静脉期及实质期分别进行扫描。这种扫描的理论依据是多数肿瘤和炎症性病变都存在血供异常。肿瘤因为肿瘤因子的作用而产生大量新生的畸形肿瘤血管,这样就是肿瘤的血供异常丰富,而且血液在这样的血管内滞留时间延长。在动态增强扫描中,肿瘤显示为血供丰富的病变,而且肿瘤的静脉和实质期表现为持续强化。在炎症性病变,由于炎症因子的刺激,使动脉充血,血供增加。在增强扫描中,也表现为病变的血供丰富和持续强化。而在良性肿瘤或肿瘤样病变,动态扫描往往表现为动脉相和延迟相的持续低水平强化。

为了进一步区别肿瘤和炎症性病变,或者早期发现缺血性病变,还可以经静脉团注造影剂后,在造影剂首次通过受检组织的过程中对选定层面进行快速扫描,从而得到一系列动态图像,然后分析造影剂首过过程中所对应体素的密度变化,从而得到反映血流灌注情况的参数,并组成新的数字矩阵,通过数模转换,以相应的灰度或颜色表现出来,即可得到灌注图像,这就是所谓CT灌注扫描。CT灌注常用参数有组织血流量(CBF),即单位时间内流经一定体积组织的血容量(ml/min);组织血容量(CBV),即一定体积的组织内的含血量(ml);平均通过时间(MTT),即指血液流过组织的毛细血管床所需要的时间(s);峰值时间(TTP),即造影剂通过组织的峰值时间(s)。灌注扫描不仅对良、恶性病变的鉴别有一定意义,而且还可以应用于脑血管急性病变的早期检出、急性梗死组织或移植器官的存活情况监测等。

现在随着多层螺旋CT的推广应用,完成单个扫描方案的时间已经很快,这样就允许在单次注射后完成两个部位以上的复合扫描。例如对于怀疑为肺栓塞的患者,对肺动脉进行单个动脉期扫描就足以确定诊断,但是考虑到在我国下肢静脉血栓脱落是造成肺栓塞的最主要原因之一,为了确定深静脉血栓的有无,可能需要再进行一次扫描,这时如果 CT 扫描的速度足够快,就可以在肺动脉扫描后直接加扫下肢静脉期。对于肺癌或体部其他恶性肿瘤患者,脑转移有无是决定患者预后的重要因素,对于这类病例,可以在靶器官的动态扫描完成后进行一次脑部的增强延迟扫描,这样对转移灶的检出率远远高于非增强扫描。复合扫描的优点是可以省略一次造影剂注射,既减少了副作用的发生,又减轻了患者的负担。

尽管增强检查有很多优点,但由于需要注射造影剂,并不适合所有患者。对碘剂存在严重过敏反应者应为绝对禁忌证;存在肾功能损伤或心功能不全者,造影剂注射均有可能加重病变,应视为相对禁忌证。存在其他不适合快速注射造影剂者,也应该结合临床慎重考虑使用增强检查。

第五节 CT 扫描的放射损伤及放射防护

自从 CT 出现以后,由于其对影像诊断的重大影响,它的应用越来越普遍,在很多领域甚至被认为是不可替代的。但是,随着 CT 检查数量的增多,其对患者造成的辐射损伤也越来越大。根据英国的一项调查,从 1989 年到 1999 年的 10 年间,CT 检查的数量占所有放射线检查数量的比例从 2% 增加到 4%,而其辐射剂量比例也从 20% 增加到 40%,按照这种发展速度,到 2009 年,CT 的辐射剂量可能占到所有辐射剂量的 80%。这种快速增长大大增加了 CT 对患者造成的损伤。根据调查,患者所承受的辐射剂量每增加 10mSv,其发生恶性肿瘤的可能性就增加 1/2 000。更为严重的是,儿童的组织器官对放射损伤的敏感性要比成年人高 10 倍。另外,CT 的放射剂量与普通照相有很大区别,它不是一成不变的,由于 CT 扫描的方式不同,同一部位扫描的放射剂量从最小到最大的变异系数可以高达 10~40。这说明我们有可能通过改变扫描方式来减少放射剂量。因此,我们在进行必要的 CT 检查时,必须考虑到患者的放射防护问题。

由于 CT 扫描过程中,球管是围绕身体转动的,位于边缘部分的 X 线束可能并未照射到人体。因此,CT 的辐射剂量与人体接受的剂量并不相同,在同样的检查中,受检者体格越大,接受的辐射剂量也越大。同时,在身体边缘和中心部分受到的辐射剂量也不同,从边缘到中心,辐射剂量呈线性下降。再者,不同年龄段人群对同等剂量辐射的敏感程度不同,儿童的敏感度要比成人高 10 倍。在相同人体内,不同器官对辐射的敏感度也不同。以上因素使评估 CT 的辐射损伤变得非常复杂。

在 CT 表征 X 线辐射剂量的参数中,最重要的是 CT 剂量指数(computed tomography dose index,CTDI)。CTDI 表征的是沿 Z 轴方向 CT 单层扫描所吸收的辐射剂量除以相应的层厚。将模体内垂直于断层平面方向(Z 轴)上 Z 点的辐射剂量 D(Z)沿 Z 轴从 $-\infty$ 到 $+\infty$ 对剂量曲线积分,除以标称层厚 T 与扫描断层数乘积,其表达式即 $CTDI = \dfrac{1}{T} \int_{-\infty}^{+\infty} D(Z)\,dz$。其单位是 J/kg,即毫戈瑞(mGy)。在多层 CT 扫描中,使用多层扫描平均剂量(multiple scan average dose,MSAD)作为剂量测量参数。在轴位扫描中,MSAD 与层厚及层数相关,在螺旋扫描中,MSAD 与螺距相关。

CTDI 及 MSAD 与扫描设备及扫描方式有关,可以通过笔式离子室、热光剂量计或胶片等设备分别测量模型表面($CTDI_P$)和核心($CTDI_C$)的 CTDI 值,并计算出在标准扫描条件下的 CTDI 权重($CTDI_W$)。$CTDI_W = 1/3CTDI_C + 2/3CTDI_P$,在非标准扫描条件下,$CTDI_W$ 根据扫描条件进行矫正,并表示为 $CTDI_{vol}$。在多层 CT 中,这个参数为 $MSAD_W$。$CTDIw$ 代表了单个标准扫描方案的辐射强度,它与扫描长度的乘积,就表示该扫描方案的全部吸收剂量,表示为计量长度乘积(dose length product,DLP)。DLP 的计算公式为:$DLP = CTDI_W \cdot N \cdot T$,其中 T 代表标准层厚,而 N 在轴位扫描中表示扫描层数,在螺旋扫描中代表球管转数,其单位是 mGy·cm。

不同组织器官在吸收同样的辐射剂量后所产生的损伤是不同的。器官受辐射所产生的损伤剂量称为有效剂量,单位是毫希沃特(mSv),其量纲与辐射剂量相同,为 J/kg。一个部位各个器官在单位长度所受辐射与产生的损伤的比值称为转换系数。一次扫描人体所受到的损伤,即有效剂量,可以通过公式:有效剂量=转换系数×DLP 来计算。表 1-2-1 给出欧洲测量的各部位的转换系数。

表 1-2-1　人体各部位转换系数

部位	转换系数/ (mSv·mGy^{-1}·cm^{-1})
头部	0.002 3
颈部	0.005 4
胸部	0.017
腹部	0.015
骨盆	0.019

在实际工作中,我们应该在保证扫描质量的前提下,努力减少辐射剂量。具体方法上可以考虑:①扫

描前应明确目的,使扫描区域集中在感兴趣区,减少不必要的扫描长度。②改变扫描条件,使用低剂量扫描。CT 扫描中降低扫描剂量会增加影像噪声,但是为了减少患者损伤,必须在影像质量和辐射剂量间寻找平衡。尤其是在儿童,由于其对辐射敏感度高,更不能为了追求质量而盲目增加扫描剂量。一般认为图像质量保持在对于普通患者群体在不同医院之间能够进行正确观察的最低水平即可。③减少不必要的重复扫描,尤其是在增强动态扫描中,应尽量减少不能明显提高诊断价值的重复扫描。表 1-2-2 给出了欧洲对常见扫描的推荐剂量。

表 1-2-2 CT 扫描的诊断推荐剂量

扫描部位	CTDI$_W$/ mGy	DLP/ (mGy. cm)
头部常规	60	1 060
鼻窦及颜面	35	350
脊椎损伤	70	460
胸部常规	30	650
肺高分辨率 CT	35	280
腹部常规	35	780
肝脾	35	900
骨盆常规	35	570
骨性骨盆	25	520

第六节 CT 数据分析

传统的对 CT 影像的分析主要是对扫描完成后的横断面图像的分析,包括图像伪影和噪声的分析、不同影像代表的可能组织状态等。随着 CT 成像技术的飞速发展和多层螺旋 CT 的应用,对于图像的提取和计算方法日益丰富,各种三维重建技术广泛应用,使得 CT 的诊断结果分析可以从图像的提取重建就开始进行,从而把传统意义的图像分析变成了数据分析。数据分析应该包括以下几个方面:图像的提取重建、图像的三维重建分析和影像的诊断分析。

数据的重建,就是把 CT 探测器采集到的信息重建成用来诊断或进一步进行其他分析的断层图像。

对于轴位扫描而言,各个层面之间采集到的原始数据是不连续的,因此在数据提取中只能得到层厚与采集时一致的成倍的横断面图像。而对于螺旋扫描而言,原始数据的采集是连续的。这时我们就可以把原始数据按照大于原始采集厚度的任意值分割,得到任意层厚和任意间隔的图像。某些扫描机还允许直接从原始数据中重建矢状面、冠状面和任意斜面的断层图像,这样能在不损耗原始信息的前提下得到最高分辨率的非水平断面图像。

在图像的提取过程中,采用不同的滤过系数会得到不同质量的图像。常用的滤过算法包括平滑算法、标准算法和高分辨算法(骨算法)。各个 CT 生产商又根据不同的扫描目的增加了许多不同的算法。一般来说,不同的算法对断层图像的影响是通过改变图像的噪声和组织对比度表现出来的。图像的组织分辨率越高,其噪声就越大,感官图像质量越差(图 1-2-9)。但是对于有很好自然对比度的组织,如骨组织和肺组织,我们在观察时往往采用比较大的窗宽,这是较大的噪声会湮没在较大的窗宽里,而较高的组织分辨率则会给我们提供更多的信息。相反,如果对这类组织进行平滑重建,则器官的轮廓边缘就会模糊不清。同样道理,对于自然对比比较差的部位,如脑部、腹部等,过分使用高分辨算法会使组织噪声过大,甚至无法分辨。在实际工作中,我们应该根据观察图像的窗宽和下一步分析的目的采用适当的算法进行图像提取。

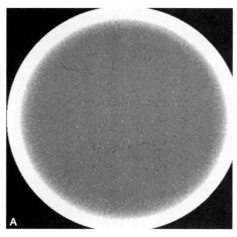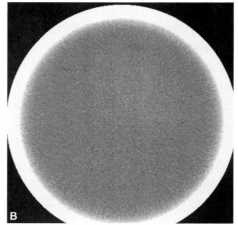

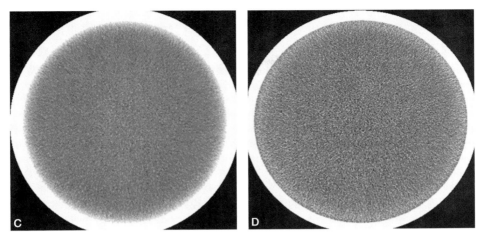

图 1-2-9 图像算法对质量的影响

同一次扫描的标准水模,通过平滑算法(A)、标准算法(B)、细节算法(C)和高分辨算法(D)重建得到的图像。可以看出随着图像锐利度的提高,图像的噪声也明显增大

第七节 三维重建原理与方法

人体是由不同的组织按照复杂的三维结构组合而成的,这些结构相互毗邻、缠绕或者包含,形成人们难以想象的关系。X线平片因为前后重叠而难以分清不同组织、器官的这种相互关系,使其诊断价值低于断层影像。断层影像通过把三维关系转化为二维关系而使人们更容易理解。在诊断过程中,我们需要通过经验、知识和想象把二维的图形在大脑中还原成三维关系,从而对病变的大小、毗邻关系进行判断。在相对简单和粗略的位置关系中,这一点不难做到。但当我们需要对复杂关系进行判断,或者对病变大小或位置关系必须做出精确判断时,单凭人脑是很难做到的,这时就需要计算机进行三维重建。三维重建的目的,主要是直观显示目标内部或其与周围的三维关系,同时可以通过测量体积、长度、距离及角度等进行准确判断,也可以应用于进行对目标的介入治疗或手术治疗的引导及某些疾病的进展定量分析。随着计算机技术的不断发展,三维重建的技术也越来越完善,目前我们常用的三维重建方法有多平面重组、表面遮盖重建显示、最大(最小)密度投影、容积再现和仿真内镜技术。

多平面重组(multi-planar reformation,MPR)是将多个连续的平面断层图像组成三维模型,再将模型沿冠状面、矢状面或者任意斜面甚至曲面断开,并形成的新的断层图像。这个新的断层图像与标准的水平断层图像一样,也是由不同的像素组成的,不同的是原始图像不同断层之间的距离决定了这个新断层的像素大小,也就是空间分辨率。所以,原始断层的纵向距离越小,MPR图像的空间分辨率越高。如果原始图像的纵向距离过大,在MPR断层上就会出现阶梯状伪影。如果原始图像的纵向分辨率与水平分辨率相同,即图像里的每个体素的三维大小相同,我们称这样的体素为各向同性(isotopic)。由这样的数据形成的MPR断层在任何方向上都具有相同的分辨率。MPR图像仍然是二维图像,但是它能从不同角度反映目标的解剖关系,而且保留了像素的CT值信息,可以进行密度测量。曲面的MPR图像可以了解复杂目标的解剖结构。其缺点是没有直接展示三维模型,因此不能直接进行三维测量。

表面遮盖显示(shaded surface display,SSD)是将连续平面图像形成的三维模型,以不同CT值或CT值范围为界限形成多组界面,并以光照和投影的方式,显示不同界面之间的关系。SSD的优点是目标的三维关系明确清晰,不易混淆。各个组织和器官都有确切的边界,容易进行三维关系的测量,如不同目标之间距离的测量、角度的测量及病变或器官容积的测量等。其缺点是在大量的原始数据中仅保存了简单的界面关系,而内部信息丢失,无法进行内部结构的进一步分析。同时由于器官的界面是由人为规定的CT值或范围确定的,造成明显失真,不能反映形态复杂器官的实际情况,形态受主观影像较大,因此可重复性差。

最大(最小)密度投影(maximum/minimum intensity projection,MIP/MinIP)方法应用比较广泛,它是在三维的数据库中,根据密度变化的比率,提取与周围密度对比最大(最小)的部分构建实体的三维模型,投影到显示屏的结果。因为造影剂和骨组织与周围密度明显高于周围,使用最大密度投影可以自动提取上述目标加以显示。同样,如果要观察气体或脂肪组织等比周围密度低的目标,就可以使用最小密度投影方法。这种方法由于使用了计算机自动提取模型,使目标的形态准确,失真小,可信度高。通过使三维目标简化,突出目标与周围的对比,使目标的三维关系显示清楚。由于具有以上优点,最大(最小)密度投影方法曾广泛应用于磁共振、超声和 CT 等影像学数据的三维重建。这种方法的主要缺点是对于与周围对比度不高的实体目标,如脑、腹部器官等,很难提取准确的影像;另外,由于这种方法一般仅使用灰度对比,对于微小病变有时会受周围物体遮盖而被忽略;而且这种方法在显示相对简单的三维关系时比较可靠,对于复杂的关系,由于相互遮盖,很难做出准确的判断。最大(最小)密度投影方法主要应用于增强 CT 的血管显示,富血供肿瘤和含气结构的显示(图 1-2-10)。

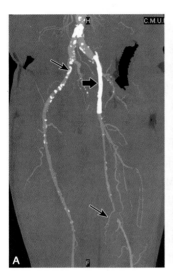 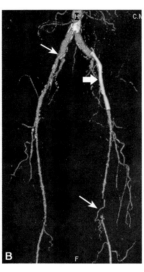

图 1-2-10　最大密度投影(MIP)与容积再现(VR)

MIP(A)与 VR(B)都能够发现动脉闭塞、侧支循环及动脉壁钙化(细箭),但 VR 立体感更强,通过为彩色观察对动脉内支架(粗箭)更准确

容积再现(volume rendering,VR)又称容积渲染重建,这种方法收集全部体素,并给特定 CT 值体素赋予相应的颜色、亮度、对比度和透明度。并把相应结果映射到显示平面上。人为改变体素的亮度和对比度,可以在不失真的情况下改变组织与周围的对比度,突出目标的形态。通过不同的颜色可以更好地区分不同的组织和器官。通过改变透明度可以更形象地显示不同组织和器官的三维相互关系。容积再现保留了全部原始的断层数据,使目标的三维现实层次更丰富,形态准确、逼真(图 1-2-10),不仅可见显示与周围有较高对比度的增强血管、骨组织和空气组织,而且对于对比度不高的软组织器官之间的关系有很好的显示,这种方法也适合于展示复杂组织或器官之间的关系,如肿瘤对周围组织的侵犯等。但是,也正是由于容积再现采用了全部数据,没有给特定目标确定表

面界限,使得三维的距离、角度和容积的测量无法实现;同时,复杂结构的显示也增加了因不同组织或器官之间相互遮盖而产生的错误判断;另外,容积再现使用实际体素作为显示的基本构成要素,如果体素不具有各向同性,则不同角度观察到的图像质量就会有显著差别。

仿真内镜(virtual endoscope,VE)技术并不是一种三维重建的方法,而是一种三维显示技术。普通的显示方式是把不同方法建立的三维模型旋转并投射到显示平面上进行观察,而仿真内镜方法则是将视点沿一定线路进入三维模型内部飞行(fly through),将内部结构的投影显示在平面上。仿真内镜可以像普通纤维内镜那样沿空腔脏器(如肠道、气管)内部飞行(图 1-2-11),也可以沿着具有固定边界的非空腔脏器(如血管、输尿管、骨骼围成的腔隙)内部飞行。这种方法的优点是有利于了解目标的走行及内部有无狭窄或隆起、凹陷性病变。仿真内镜的三维模型可以用表面遮盖显示方法建立,也可以用容积再现方法建立,前者的优点是管腔具有明确的边界,计算机可以自动计算飞行路线,三维关系也比较清楚,缺点是受主观控制边界,失真较大;后者的优点是目标内壁形态逼真,可以发现微小病变,缺点是信息过多,容易出现干扰。目前常用的建立模型方法是综合使用两种方法。无论采用何种技术,由于受到视距、视野和视角变化的影响,仿真内镜显示的影像经常出现畸变,因此很少用作精确的测量诊断。与纤维内镜相比,仿真内镜具有检查无痛苦、无需麻醉、可以观察阻塞部位以远的情况等优点,同时也有患者需承受辐射、无法进行活检和无法观察黏膜充血、出血等颜色改变等缺点。对于 1cm 以上的病变,仿真内镜与纤维内镜的检出率相似。

以上介绍的是三维重建的基本方法,在实际工作中,每种方法都有各自的优缺点。我们在选择三维重建方法时,应注重比较各种方法的直观性、可行性和可信性。对于多数目标,容积再现的直观性和可信性比较高,但这种方法对计算机要求高,成像速度慢,在某些机器中还不包括在标准配置中,这时应考虑用其他方法取代。最大(最小)密度投影方法简单易行,在多数机器中都是标准配置,在增强检查中对血管的显示与容积再现方法的直观性和可信性相似,是很好的取代方法。以上两种方法都很难对目标体积和空间关系进行测量,同时,对扫描的精度要求较高,对于层厚比较大的图像成像质量差。在这种情况下,表面遮盖显示方法能解决上述问题。但是,应当注意表面遮盖显示方法受主观影像大,观察和测量结果的可信性要比前两者差。多平面重组方法可以对目标直接进

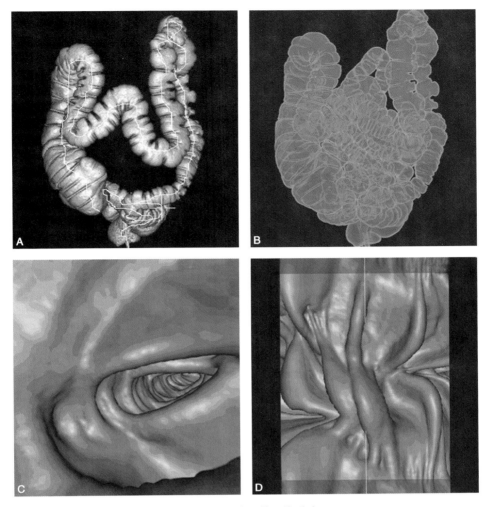

图 1-2-11 结肠的三维重建
通过表面遮盖显示(A)、容积再现(B)及仿真内镜(C、D)观察结肠黏膜改变

行 CT 值的测量,但其对三维显示的直观性较差。当需要对管腔类器官内部形态做出判断时,仿真内镜是有力的方法,但是这种方法针对不同器官和不同的病理生理状态需要设定不同的显示阈值,而阈值的变化会对显示形态产生巨大影响。因此,不能把仿真内镜观察到的影像等同于纤维内镜所见。在实际应用中,为了发挥各种方法的优点,一些软件同时使用两种或多种方法进行三维重建。例如同时使用表面遮盖显示方法和容积再现方法进行重建,称为表面容积再现(surface volume rendering,SVR)。

第八节 图像的诊断分析

当我们获得了有关器官的二维和三维的影像学信息后,就进入了对患者病情进行具体分析和判断的阶段,这一步骤目前主要是基于影像诊断医生的相关知识和经验通过人工来完成,但也有部分开始尝试通过计算机完成或计算机辅助完成。

在进行人工诊断分析时,诊断与图像的提取和三维重建可以连续完成,但目前多数是在不同部门进行,在这种情况下,对资料的分析应首先进行。资料的分析包括资料的准确性和对资料价值的评估。

资料的准确性不仅仅要核对患者的姓名、性别、年龄和序号是否准确,而且要检查扫描的部位、范围、方式及扫描的条件,包括 kV、mA、扫描层厚、图像矩阵,观察中是否使用了恰当的窗宽、窗位等,例如,不恰当的窗宽、窗位可能隐藏或夸大某些病变。表 1-2-3 给出常规检查使用的窗宽和窗位。影响影像准确程度的另外一项因素是图像伪影的存在。在 CT 影像中,经常出现各种各样的伪影,其形成原因前文已述,在观察影像过程中,必须能够识别伪影的存在,并排除其对诊断的影响。机械伪影的出现有一定规律,形态固定,通过对机器的校准一般可以排除;技术因素造成的伪影一般出现在固定部位,如骨嵴、钙化或金属异物周围,一般无法校正,可根据周围情况分析伪影的影响,有时可以通过改变扫描方式减少其影响;

人为因素造成的伪影一般表现为图像清晰度下降，通过调整扫描方案或给予适当的辅助方法可以降低其影响。

表 1-2-3 常用的窗宽和窗位

部位	窗宽/Hu	窗位/Hu
成人脑	20~40	50~80
儿童脑	20~30	50~60
眶部	30~50	180~240
鼻窦	350~400	1 500~2 000
内耳	500~700	3 500~4 000
咽喉	40~60	200~300
胸部肺窗	−500~−700	1 200~1 500
胸部纵隔窗	0~40	350~450
腹部	30~50	250~350
肝脏	60~80	150~250
盆腔	35~55	300~400
脊柱	40~60	300~350
骨	450~800	1 500~2 000

当我们确定各种信息准确无误并排除伪影的影响后，可以结合患者病史及临床症状、体征对 CT 扫描的价值进行判断。影像学诊断仅仅是临床诊断工作的一个侧面，它不能代替其他方法。CT 检查在有些疾病中至关重要，而在另一些疾病中却仅占次要地位。我们在了解临床资料后首先要清楚 CT 检查的目的是什么。是为了完善诊断、鉴别诊断，还是为了了解病情进展程度或治疗效果，抑或是确定并发症的有无。明确上述问题之后我们就应该了解 CT 检查应该做出何种恰当的诊断，避免诊断不足或过度诊断。

在以上资料满足要求时，可以确定是否需要对资料进行必要的三维重建等后处理工作，具体要求前文已述。得到了完整的扫描资料、三维重建资料和临床参考资料后，进入影像诊断步骤。

在影像诊断过程中，主要观察两种改变，即形态改变和密度改变。两类改变可能单独存在，但多数情况下会同时产生。

影像形态的改变可以分成增大、减小、扭曲、缺失和新生等。增大可以是实质器官的整体增大，如脾功能亢进时脾脏会整体增大；也可以表现为器官局部的增大，如肝脏肿瘤时在非增强扫描可能表现为肝脏局部增大，甚至突出到肝脏轮廓之外，称为占位效应；还可能表现为空腔脏器的扩张，如肠梗阻时肠管显著扩张。减小多出现在一些缺血、萎缩或纤维化性改变，如脑萎缩、肝硬化等；但也可以出现在空腔脏器内容减少时，如肺不张时肺体积会明显减小。结构的扭曲主要表现为血管和支撑结构的改变，如慢性肺疾病造成肺血管和间质结构的扭曲，很多恶性肿瘤都会出现肿瘤供血动脉的扭曲、增粗。结构缺失可能是先天因素造成，如孤立肾；也可能由后天因素产生，如手术切除。新生结构通常是最应该引起我们注意的情况，肿瘤、淋巴结增大等都具有这种表现。要准确认定形态变化，必须熟练掌握人体正常解剖和各种变异情况。对于在人体内对称出现的器官，双侧对比往往是认定形态改变的好方法，如在确定脑内、双肾、四肢的病变时。但是也应该注意，有些器官可以出现双侧明显非对称的变异，如双侧颈静脉形态可以有很大差别，但是没有病理意义。

密度改变可以表现为普通扫描时密度变化，或者表现为增强扫描中器官的密度变化明显表现异常。CT 检查的优势之一是每种组织类型都具有相对固定的 CT 值范围。我们通过测量 CT 值的变化确定组织内的变化。表 1-2-4 给出在平扫中常见组织的 CT 值范围。另外，不同组织在注入造影剂后呈现的强化程度、时相有很大差别，这正是利用增强检查提高对病变检出和定性诊断的原理。例如在肾脏的增强检查中，造影剂首先进入肾皮质区，由于皮质区存在及丰富且迂曲的毛细血管网，皮质表现为长时间、高强度的强化。随后造影剂经血尿屏障进入肾髓质区，肾髓质毛细血管远远少于皮质，所以其强化程度也远远低于皮质区。最后造影剂经浓缩后进入肾盂，造影剂浓度再次显著提高。

表 1-2-4 常见组织的 CT 值范围

组织	CT 值范围/Hu
脑灰质	30~40
脑白质	20~30
肌肉	40~60
脂肪	−60~−100
肝脏	60~80
脾	50~60
骨皮质	600~1 500
钙化	200~1 000
浆液	0~30
气体	−600~−1 000

由于计算机技术的突飞猛进，使其在诊断领域发挥一定作用成为可能。利用计算机辅助进行病变分析的技术成为计算机辅助诊断（computer aided diagnosis,CAD）。目前 CAD 完成的主要有对病变的检测和分析两种功能。

计算机检测是在对各种影像的数据化后,通过计算机分析影像资料,并找出可疑的病变以供医生进一步分析。这种软件的检测基础是计算机人工智能技术。在给定一定数量的病例训练后,计算机可以根据已知病例归纳出病变的影像特点,并以这些特点为基础分析新的病例。这种技术首先出现于对胸部平片的分析和对乳腺平片的分析,目前在 CT 诊断中技术比较成熟的是对肺内结节的检出和对仿真结肠内镜下结肠息肉样病变的检出,目前还尝试应用于肝脏等实质性器官病变的检出。计算机检测的优点是可以大大减少读片医生的工作量,加快工作进程,同时计算机工作不受主观因素干扰,不易忽略微小病变。但目前这项技术还存在准确性差,对各种干扰因素无法灵活处理等缺点。

计算机分析包括对病变形态、密度的分析,也包括对病变性质的分析。计算机可以根据病变的特点对其主要特征进行描述。例如在胸部 CT 诊断中,CAD 系统可以根据人类经验中对各种肺内基本病变的特点描述出它们在肺内的出现权重,并给出可能的诊断。CAD 也可以对客观数据进行准确分析,例如根据骨骼的 CT 值变化分析骨质密度异常。CAD 描述分析的主要优点是客观性强、可重复性好。例如在胸部小结节的诊断中,肿瘤倍增时间是重要分析参数。在以往的经验中,医生根据肿瘤的直径大小确定倍增时间,然而肿瘤的体积增加是径线变化的三次方,就是说一个球形病变如果直径增加一倍,其实际体积已经增加到八倍。而且在主观测量中,测量的准确性会受到观察采用的窗宽、窗位及医生的观察习惯影响。而在 CAD 测量中,计算机直接计算出病变的三维体积并加以对比,测量不受主观因素影响,其敏感度及准确度都有所提高。

尽管 CAD 诊断具有诸多优点并具有较大发展潜力,但是由于目前计算功能能力所限及伦理学因素的限制,它还远远不能取代人类在疾病诊断中的作用。我们在使用 CAD 系统时,必须对其优缺点,尤其是其可能造成谬误之处有深入了解。

第九节　CT 诊断价值及限制

一、CT 与其他影像检查手段的比较

CT 检查与其他影像学手段相比具有独特的优势,但是也具有不足。其主要优点是对各种检查部位不存在盲区,影像的空间分辨率较高,影像指标客观,可重复性好,受设备影响较小。其缺点是存在辐射损伤,很多场合需要增强检查,对患者存在一定风险。

与普通 X 线摄影相比,CT 的密度分辨率大幅度提高,具有多平面的断层解剖显示能力,提供的解剖信息大大丰富。但是,CT 的空间分辨率低于普通摄影。所以,在需要提供局部的细节影像时,平片能提供很大帮助。另外,平片的优点还有检查方便、成本低廉、辐射剂量少、对患者的损伤小。对于自然对比良好的部位,如胸部和骨骼,普通摄影能完成大部分诊断工作。所以,在所有适合的部位,平片检查仍然是初步筛查的首选。

血管造影检查通过注射造影剂弥补了平片检查密度分辨率低的缺点,尤其是通过数字化影像处理产生的数字减影血管造影(digital substraction angiography,DSA),使得血管和富含血管的组织显示非常满意。但血管造影同时也增加了检查的风险和对患者的损伤,检查成本的优势也消失了。相反,CT 的增强检查也应用了与血管造影相同的原理,但风险和对患者的损伤却大大减少,通过三维重建可以显示直径在 $2\sim3mm$ 的血管。因此,CT 血管造影可以取代大部分以诊断为目的的血管造影检查。CT 血管造影的缺点是一般无法进行动态观察,因此很难同时完成对动脉和静脉系统的观察,CT 的空间分辨率也低于血管造影检查,对微细病变的观察有时较困难。另外,CT 血管造影检查只能进行诊断,无法进行治疗性操作,所以在以治疗为目的的造影检查中,直接血管造影仍然必不可少。

磁共振成像(MRI)检查通过显示体内的组织化学信号,从而比 X 线检查大幅度提高了组织分辨率。通过调整磁场变化而产生的不同序列,MRI 可以特异性对不同组织产生特定的信号,大大提高定性诊断的水平。其优势还有患者在检查中无需接受放射辐射;由于流空效应的存在,无需造影剂就可以显示大血管影像。因此,MRI 检查目前多应用于复杂病变的定性诊断、心脏和大血管疾病的诊断,以及针对辐射敏感人群的检查,如新生儿、幼儿甚至产前检查。与 CT 相比,MRI 检查的缺点是影像的空间分辨率较低,对病变的细节显示不佳;检查时间一般较长,不适合进行急诊应用;患者在检查中处于强磁场内,不适合体内有金属异物者,如金属支架、起搏器等;骨皮质、钙化和肺组织等含水量少的组织成像较差等。对于上述不适合 MRI 检查的情况,CT 均可以补充其不足。另外,MRI 设备的运营和保养成本较高,尤其是目前普遍采用的超导型 MRI,一般初级医院难以维护,对于复杂病变的诊断主要依靠 CT 完成。

超声(US)检查通过观察超声波在体内不同组织

间的反射和折射情况来进行诊断。超声检查是目前应用最广泛的影像学检查手段之一。其优点是设备小巧、检查方便。体积小巧的手提式超声甚至可以随时进行床边检查;检查方式灵活,多数检查对患者无特殊要求,可以通过改变探头随时观察任意切面的改变;利用多普勒原理进行血管检查,无需造影剂就可以准确观察心脏及大血管血流速度和方向;患者不接受辐射损伤;诊断速度快,多数情况下检查和诊断同时进行;实时动态成像,适合观察器官的变化;检查成本较低。综合以上优点,超声检查特别适合进行急诊检查、心脏大血管病的诊断和实质器官疾病的初步筛查。与CT相比,其主要缺点是对于颅内及胸部病变,由于超声波无法进入或传播而难以观察,因此存在检查盲区;对于邻近骨骼和肠管部位存在干扰,影响诊断准确性;检查和诊断的主观性较强,诊断水平受检查者水平影响较大;检查的可重复性较低,病变前后对比的精确性差;影像较粗糙,对病变的定性诊断水平和细节显示水平较低。综合以上特点,超声检查更适合进行实质性脏器疾病和心脏、大血管疾病的初步筛查及急诊检查。

核医学检查利用同位素标记的特定示踪剂来显示特定物质在体内聚集和代谢过程。由于标记物如相同分子的其他物质一样参与代谢过程,所以核素检查可以反映特定器官的功能异常,这种功能改变可能早于形态学改变之前出现,这样就是核素检查对疾病检出的敏感度高于其他影像学手段。核素检查还能在分子水平检测异常代谢产物的改变,是一种分子影像学检查手段。与CT检查相比,核素检查的主要缺点是特异性差,各种病理过程,如慢性炎症、肿瘤等都可能存在类似的代谢改变,通过核素手段难以区分;核素检查的另一个缺点是图像的空间分辨率较差,在发现核素的异常聚集区后往往很难确定病变的准确位置和范围,这就大大降低了其单独使用的价值;核素检查还存在着放射性同位素的使用和管理问题,如不能妥善处理则容易造成放射性污染。通常同位素的半衰期越长越容易造成污染,而半衰期短的同位素则需要特殊制备,其成本会大大提高。上述缺点严重限制了核医学检查的适用范围,而CT恰恰填补核素检查图像分辨率差、特异性差的缺点,所以目前研制的新兴手段将CT与PET相结合,产生了PET/CT,同时弥补了两种检查方法的不足。

二、CT在不同部位的应用价值和限制

了解了CT检查与其他影像学手段比较的长处和缺点,我们就可以针对不同部位和检查目的优化检查手段,合理利用CT检查。

颅脑病变的检查是CT最早应用的部位。在急性脑血管病变中,CT平扫即可及时准确发现出血性病变。对缺血性病变的诊断,CT平扫不如MRI诊断准确及时,近年开展的脑灌注检查可以发现超急性期病变,虽然诊断的敏感度提高,但辐射剂量偏大,应用尚待普及。颅脑外伤的诊断中CT也具有重要地位,它不仅能及时发现血肿、出血,而且对骨折的诊断也高于其他方法。对于脑炎症、肿瘤、血管畸形和寄生虫等疾病的诊断,CT平扫的价值不如磁共振检查,因此多数需要进行增强检查以准确定性。对于脑血管畸形和动脉瘤等病变,增强检查辅以三维重建可以取代大部分血管造影检查。

在颅面部及颈部疾病的诊断中,CT对于急诊诊断具有重要作用。螺旋CT扫描及三维重建对于颅底及颌面部复杂骨折的诊断直观而准确,三维重建对气道疾病的诊断也有一定价值。多数颅面部和颈部肿瘤的诊断需要增强检查。同时,三维重建可以更加明确诊断病变范围及对周围血管和器官的侵袭程度。针对中耳和内耳的高分辨率扫描及三维重建对于诊断听小骨病变和内耳畸形有很大帮助。在颌骨外伤和畸形的修复中,往往需要精确测量矫形的程度,三维重建测量为上述手术提供帮助。

随着低剂量扫描技术和三维重建技术的广泛应用,人们对CT在呼吸系统中的应用价值已经有了新的认识。在CT扫描没有被广泛应用以前,一般认为平片能够发现和确定多数肺内病变,因此被普遍应用于体格检查和病变初步筛查。但目前研究证实平片对于肺内多数小病变可能漏诊,而CT可以把肺内小结节的检出率提高5~10倍。因为肺内含空气量较大,对射线吸收小,所以使用低剂量扫描影像质量下降不明显,而患者的辐射损伤和经济负担都大为减轻,这样就使低剂量CT检查成为针对可疑人群的筛选手段,从而可能改变早期肺癌患者的预后。除低剂量扫描外,肺动脉的增强扫描结合三维重建也成为肺栓塞检查的重要手段,CT可以准确发现肺动脉三级甚至更细分支内的栓塞,在很大程度上取代了传统的核素通气灌注扫描。由于双肺野内是MRI和超声检查的盲区,所以对于肺内肿瘤、肺弥漫性病变等的准确定性,平扫及增强CT仍然是最佳的影像学手段。对于胸膜和胸壁病变,超声检查具有方便快捷的特点,但对于复杂病变,则需要CT和MR确定性质。纵隔肿瘤的诊断,CT可以提示病变来源和内部特征,MRI检查对于确定组织成分可能更有意义。对于胸部外伤,由于其往往同时合并多个系统损伤,而短时间内通过其他检查又难以确定病情,尤其是在怀疑出现心脏、大血管损伤而危及患者生命时,应避免一切

不必要的检查,用最短的时间获得最准确的诊断,这时 CT 检查往往能提供最大的帮助。

心脏领域的检查是近年来 CT 进展最快的领域。CT 的心脏检查主要用于心脏冠状动脉。通过外周静脉注射对比剂后,借助心电门控装置短时间内对整个心脏进行扫描采集,然后采用图像后处理工具作多平面、曲面和三维的图像显示。

目前,多层螺旋 CT 对心脏的检查成像主要采用了前瞻性心电门控和回顾性心电门控两种方法。前瞻性心电门控(图 1-2-12A)是根据患者心电图 R 波的出现预先设定一个扫描时相然后曝光扫描,心脏容积数据的采集是用序列扫描的"步进/单次、曝光"技术;回顾性心电门控(图 1-2-12B),心脏容积数据的获取则是采用螺旋扫描连续采集全部心脏的容积数据,同时记录患者的心电图,供回顾性重建时选择。这方面最成功的应用是对冠状动脉的 CTA 检查(图 1-2-13)。这项技术不仅能够使我们观察到冠状动脉狭窄的有无和程度,而且对了解狭窄形成的原因也有很大帮助。对于冠心病患者,CTA 资料还可能用于了解心肌缺损范围和程度及侧支循环形成,心脏功能分析,并进一步指导冠心病的个体化治疗。心电门控的心脏扫描还可以应用于先天性心脏病和心脏瓣膜性的诊断。通过高质量的三维重建可以了解心脏发育异常的部位和程度、心脏瓣膜的形态等。以上检查必须具有多层螺旋 CT 或超高速 CT 才能完成,超声检查和最新的 MRI 技术也可应用于相同领域,在具体应用中,应该根据病情需要和单位设备条件选择合理的方法。

CT 在腹部疾病诊断应用时,在消化系实质性器官、消化系空腔性器官和非消化系器官各有不同的特点。消化系实质性器官包括肝脏、脾脏、胰腺等器官。

这类器官的共同特点是与门静脉系统关系密切,我们在诊断中不仅要观察平扫时轮廓、密度的变化,而且更重要的是在动态增强过程中观察其灌注状态的改变,这样就要求 CT 设备能够完成快速动态扫描。同时,动态扫描及三维重建已经成为移植手术前了解血管变异情况的重要手段之一。CT 对空腔性脏器,如胃、小肠、结肠等的诊断是目前 CT 诊断的前沿。平扫 CT 辅之以三维重建,尤其是仿真内镜重建已经成为了解消化管病变的重要方法,其准确程度取决于扫描精度,通过多层螺旋 CT 的高分辨率扫描能够发现多数 5mm 以上的病变。增强扫描可以进一步了解肿瘤造成的黏膜破坏,对于确定病变性质有帮助。增强 CT 扫描应用于肠梗阻的诊断,不仅可以了解梗阻的部位,而且对梗阻部的血运状况和原因也可能进行较为准确的诊断,对于治疗方案的制定有一定帮助。对于阑尾炎的诊断,螺旋 CT 扫描已经逐渐成为诊断的最佳影像学手段。在常见的急腹症中,超声对肝胆系统及胰腺病的诊断方便快捷,但有部分患者因剧烈腹痛可能拒绝检查,这时 CT 可以实现无痛苦检查。对胃肠道穿孔的检查,一般腹部立位平片就足够,CT 检查一般不能进一步提高诊断精度,但对于少量气体外溢,CT 有较高的敏感性。腹部外伤经常伴有多脏器损伤,CT 检查一般要求患者具有较为稳定的生命指标,相对于超声检查,CT 可以在一次扫描中完成胃肠道穿孔、实质脏器撕裂、破裂和出血等诊断。CT 对泌尿系统病变的诊断也有一定价值。动态增强 CT 可以确定肾实质的灌注情况,延迟扫描可以显示集合系统、肾盂、输尿管、膀胱改变,尤其是三维重建后可以得到与肾盂输尿管膀胱造影相似的结果。三维重建还可以应用于腹部血管疾病的诊断,如肾动脉狭窄、

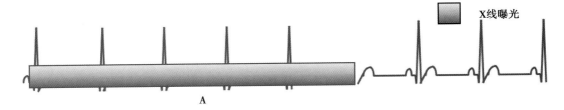

A

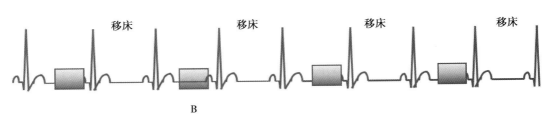

B

图 1-2-12　心电门控
A.回顾性心电门控(螺旋)模式;B.前瞻性心电门控(步进)模式

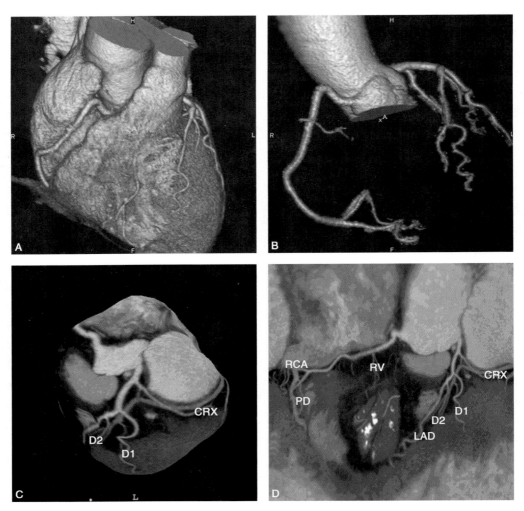

图 1-2-13　冠状动脉 CT 检查
通过后置门控重建得到清晰的心脏舒张中期图像,通过三维重建显示冠状动脉走行及其腔内情况
CRX:回旋支;D1:第一对角支;D2:第二对角支;RCA:右冠状动脉;PD:右侧支;LAD:左前降支;RV:右心室

门静脉高压、巴德-吉亚利综合征(Budd-Chiari 综合征)等。

　　CT 在运动系统的主要应用是复杂外伤的诊断。这些外伤包括脊柱、四肢外伤、颅脑部外伤和多发复合外伤等。这些病变在普通平片中容易被遮盖或与正常骨间隙重叠,判断比较困难。CT 三维重建应用于骨骼的测量和力学分析,可以提高传统方法的准确性,例如对于先天性髋脱位的诊断,前倾角测量是重要指标,传统方法是在平片测量,而 CT 三维重建测量比平片测量更接近于手术测量结果。这种方法还可以用于骨折愈合的分析等。脊柱疾病,如寰枢椎半脱位,通过 CT 三维重建可以提高诊断的准确性。CT 对脊椎损伤、腰椎间盘病变及椎管内狭窄的诊断比较可靠。对于软组织肿瘤,CT 平扫的价值一般不如 MRI扫描,多数病变需要增强检查。CT 影像也可应用于骨质密度测量,比平片分析更为准确。

　　血管疾病及介入治疗领域里 CT 也得到越来越广泛的应用。在血管畸形、动脉瘤和动脉夹层及血管闭塞、狭窄、栓塞的诊断中,增强 CT 可以准确了解病变范围、程度,对于介入或手术治疗前的准备非常重要,在管腔器官,如消化道、血管的成形术前,可以结合造影 CT 判断所需要的支架或成形器材的长度、粗细,溶栓术前,可以利用 CT 判断栓子长度和位置,预防并发症。在栓塞术前,可以利用增强 CT 三维重建判断血管有无变异或侧支循环形成情况。另外,在胸部或骨骼系统的穿刺术中,CT 是比较理想的引导设备,尤其是肺内病变的穿刺活检和治疗,因为它避免了超声的盲区,无疑是最佳的引导设备。利用 CT 断层影像且图像密度分辨率高的特点,结合血管造影检查可以进行血管造影 CT 检查。例如肝动脉造影 CT(CTA)及经动脉的门脉造影 CT(CTAP),是诊断肝脏肿瘤最可靠的影像学方法之一。

　　CT 目前还在应用于放射治疗定位中并逐渐应用于外科手术引导。随着放射治疗技术的进展,目前针对很多病例开展适形治疗,即使 X(γ)射线、电子束或质子束等治疗的放射剂量在三维分布上与病变(靶区)的形状一致的方法。在放射治疗之前,必须通过与治疗设备同轴或匹配的断层影像来了解病变的范围,并准确设计放射治疗的方案。CT 在空间分辨率和密度分辨率上都能够满足这种要求,因此成为最常用的定位装置。影像引导的外科治疗首先开展于手术视野狭窄,解剖复杂,手术难度较大的部位,如脑科手术。在手术前,可以通过 CT 了解病变的准确部位、范围及周围的重要区域,然后通过三维成像设计手术径路并在影像设备的引导下完成手术。

由于目前 CT 技术发展迅猛,在国内不同地区和单位的水平也很不平衡,所以,在临床应用中,我们不仅应该了解 CT 的优势和缺点,而且应该结合具体的检查部位和检查目的以及患者的病情、医疗单位的设备水平而选择适当的检查手段和合理的检查流程。

(郭文力 岳勇)

第三章

数字减影血管造影

现代医学影像学的一个主要组成部分即数字放射学，这是一组把影像信息数字化，然后行计算机处理和图像重建的技术。数字减影血管造影（digital substraction angiography，DSA）即为数字放射学的内容之一，是 20 世纪 80 年代继 CT 之后出现的一项医学影像学新技术，是电子计算机与常规 X 线血管造影相结合的一种新的检查方法。它的发展过程离不开血管造影术的本身。

1895 年 11 月 8 日 Röntgen 发现了 X 线。几个星期之后，Haschek 和 Lindenthal 就在尸体上进行了手的动脉血管造影的实验研究。1923 年 Berberich 和 Hirsh 首次在人体上作了血管造影检查。1931 年 Forsmann 报道了心脏的 X 线造影。20 世纪 30 年代中期，一些学者报道了经腰部穿刺施行主动脉、颈动脉及周围血管造影的方法。20 世纪 50 年代初期，Seldinger 对动脉插管的方法做了改进。近年来，选择性动脉造影得到广泛应用，血管造影的设备和技术也不断进步和完善。

传统方法的血管造影存在着两个问题。第一，传统的动脉血管造影是一种侵入性的检查方法，从动脉穿刺插入导管，可能导致局部并发症，如穿刺或切开部位的血肿、假性动脉瘤、动-静脉瘘等，插管时可能损伤动脉内膜，引发血栓形成和栓塞。还可以导致中枢神经系统并发症，如脑卒中偏瘫、失语、永久性的视野缺损等。此外，传统方法的动脉造影需要注入高浓度、大剂量的对比剂，个别病例可能发生呼吸困难、血压下降、神志模糊、喉痉挛、心律失常、惊厥，甚至呼吸、心搏骤停等严重的毒性反应。采用高压注射器注入对比剂还可能发生其他意外事故，例如行腹主动脉造影时，导管放入动脉瘤或动脉粥样硬化处注药，可能发生血管破裂大出血的危险。大剂量和高浓度的对比剂可导致肾功能损害。高浓度对比剂如果进入脊髓动脉可能造成截瘫的严重后果。第二，由于欲检查部位的各种组织，如肌肉、骨骼、脏器等互相重叠，特别是身体较厚、骨结构较多、解剖较复杂的部位，血管影像难以辨认，因而给临床诊断带来困难。

传统血管造影是一种操作烦琐、检查时间较长、对患者有一定痛苦和损伤，需要消耗较多人力和物力的检查方法。对于小儿、年老体弱和危重的患者往往是一个很大的威胁。因此，寻找一种操作简便、比较安全、影像显示更清楚的血管造影方法，一直是医学界多年努力寻找的目标，这也是发明 DSA 的最初动机。

为了减少传统血管造影的侵入性和降低并发症的发生率，Castellanos 等和 Robb 及 Steinberg 分别于 1937 年和 1939 年报道了经静脉注入对比剂施行心脏和动脉血管造影的方法。与经动脉穿刺插管、注入对比剂造影的方法比较起来，这种方法损伤性小，操作比较简便，但由于对比剂很快被血液稀释，即使从两侧肘静脉或股静脉同时快速注入大剂量对比剂，所获得的血管影像对比度仍然很差，难以满足临床诊断要求。

为了获得清晰的血管影像，人们就设想出一种方法，除去与血管重叠的背景结构保留血管影像，这种方法称之为减影。"减影"不是一个新的概念。早在 1934 年，Ziedsesdes Plantes 即提出利用 X 线照片进行光学减影的方法。此方法是，在未注射对比剂时先摄取一张欲检查部位的 X 线照片，即平片，也是一张负片。然后，将这张负片拷贝正片。如果将这张正片与原来的负片重叠对齐，再透过光线来加以观察，那么我们就什么也看不到了。这是因为原来第一张 X 线负片上所有透明的地方，在拷贝所得的正片上都是不透明的，而原来不透明的地方都变成了透明的。如果将这张正片置于注入对比剂后所摄得的同一部位的 X 线造影片上，在其下方再放置一张未感光胶片，做光学曝光，使这张胶片感光。这样，在这张胶片上就只剩下含有对比剂的血管影像，所有背景影像都被除去了。这种去除可造成干扰的骨影和其他无关结构影像，改善血管结构显示的方法一直沿用到 70 年代末，严格来说，直到由 DSA 取代为止，尤其是在脑血管造影中应用很多。

胶片间的光学减影方法是基于胶片所含的固有信息。胶片兼有收集 X 线信息与显示影像两方面职能,二者均依赖于胶片感光材料的性能。迄今,感光材料的发展仍不允许在常规 X 线摄影中捕捉到更高量级的信息。此外,胶片减影是依赖胶片间灰度的抵消实现的,这样在减影过程中只会丢失而不会增加固有信息量。胶片减影的另一个缺点是增加胶片的消耗,操作烦琐、费力、费时。

随着电视技术的发展,出现了电子减影法。在电视系统中,将影像进行黑白互相翻转,采用电视系统还可对影像进行加、减影处理和储存。其原理是将原来的 X 线平片及血管造影片分别置于观片灯上,视频摄像机将 X 线平片摄下来,通过电子装置使灰度翻转,变成正像。另一台摄像机将血管造影片摄下来,仍保持负像,两台摄像机的信号送到电视系统,在这里两张影像进行合成,结果与胶片减影法一样,只含有对比剂的血管影像显示在电视监视器上。

数字减影血管造影是在模拟影像减影的基础上发展起来的。近年来,由于电视技术、影像增强装置、数字电子学、计算机技术、图像处理技术的发展诞生了数字减影血管造影。1978 年 Wisconsin 大学 Kruger 领导的一个研究小组最先设计出了数字视频影像处理器,从而奠定了数字减影血管造影的基础。DSA 是由美国 Wisconsin 大学的 Mistretta 小组和 Arizona 大学的 Nudelman 小组首先研制成功,于 1980 年 11 月在芝加哥召开的北美放射学会上公布于世,在后来的布鲁塞尔召开的国际放射学会上受到推崇。接着,许多研究者采用这种数字视频影像处理器,在动物和人体上进行了时间减影和能量减影的研究。在此期间,Arizona 大学和 Kiel Kinder Klinik 的研究者们又各自对数字视频成像程序进行了补充和完善。至 1980 年 2 月 Wisconsin 大学已对 10 例患者进行了数字减影血管造影。Arizona 大学也进行了大量的临床应用。1980 年 3 月在 Wisconsin 大学和 Cleveland Clinic 医院安装了数字减影血管造影的商用原型机。1980 年 11 月在北美放射学会会议上展示了三种商用数字减影血管造影装置。

此后,许多国家加强了对 DSA 的进一步研究,在机器性能上,成像方式、方法和速度,图像的存取、处理与显示,组织器官的形态和功能的定性定量分析,自动化智能化程度等方面取得了明显的进展,各家 DSA 产品陆续投放市场。这种方法减少了对比剂的用量和浓度,消除了血管的背景结构,具有高灵敏性的密度检测力,从而使血管造影术有了重大的突破。事实上数字减影技术也不限于血管造影,目前已有大多数关节造影、数字喉造影、数字脊髓造影、数字乳房摄影、数字脾门静脉造影等多种应用的报告。随着数字减影技术的完善,它可取代大多数常规血管造影,并不断扩大应用领域。

第一节 数字荧光成像及其物理学基础

数字减影血管造影影像的形成是基于数字荧光成像(digital fluorgraphy;digital fluoroscopy,DF),因此 DSA 成像原理的讨论主要涉及的是 DF 的物理学。

一、数字荧光成像的发展

在传统的透视设备中,当进行胸部透视时,用 $60 \sim 90kV$、$2 \sim 2.5mA$ 的条件,荧光屏的影像亮度约为 $0.003cd/m^2$(cd/m^2 称作坎德拉每平方米,为亮度单位)。人类眼睛正常视觉亮度为 $3 \sim 30cd/m^2$。在这个范围内视网膜上的锥状细胞(又称亮觉细胞)工作,此时人眼对影像的分辨力可达 $0.30 \sim 0.25mm$ 直径细节。当影像亮度低于 $0.8cd/m^2$ 时,锥状细胞便丧失功能,由杆状细胞(又称暗觉细胞)开始工作。由锥状细胞(锥体状)过渡到杆状细胞(杆状体)工作时,需 $15 \sim 20min$ 的转化时间。杆状体必须要有这个时间适应,此称为"暗适应"。而杆状体在 $0.003cd/m^2$ 的亮度下,最佳分辨力只能达到 $0.8mm$ 直径的细节。

在满月月光照耀下的野外景色,其景色亮度为 $0.01cd/m^2$。也就是说,满月月光照耀下的野外景色亮度比荧光透视下的影像亮度强 3.5 倍。可见荧光的影像亮度是何等的微弱。欲使其影像亮度达到人眼正常亮度,必须将荧光屏亮度增加 $10^3 \sim 10^4$ 倍即增强到 $3 \sim 30cd/m^2$ 的亮度。

20 世纪 40 年代,开始在增加荧光屏影像亮度和降低 X 线管输出方面开展研究工作。Langmuir(1940)、Coltman(1948)、Morgan 和 Sturm(1951)等对此做出了重要贡献,开发了影像增强管(image intensifier,I.I)。X 线穿过人体后不由荧光屏而由 I.I 的输入屏接收,形成 X 线可见的光子影像,当输入屏产生光子影像后,与其紧密结合的光电阴极产生与光子影像亮度相对应的电子,形成不可见的电子影像。电子影像在阳极电场的作用下,通过静电透镜聚焦,加速奔向阳极而投射在输出屏上。涂有硫化锌镉荧光粉的输出屏,由于受到电子的冲击而产生荧光,每一点的荧光亮度和电子数相对应,因而又使电子影像转换为荧光(光子)影像,而这个影像的亮度比输入屏的影像亮度增强了 $10^3 \sim 10^4$ 倍。亮度的增加导致了曝线量降低和实现了明室透视。

20世纪50年代末、60年代初完成了I.I的下一步改进，即将影像增强器输出屏一端联接一台电视摄像机上，在电视监视器上显示影像。60年代末，在I.I结构上的另一个重要改进是开发了碘化铯（CsI）作为输入荧光体。应用CsI可增加50%~60%的检测量子效率。70年代中期，一些研究者就是将高检测量子效率的I.I检测到的、由电视屏显示的视频影像与计算机技术结合，发展了最初的DF系统。

一些研究小组从70年代中期开始独立地开发DF系统。他们分别对DF成像链的构成；图像的快速处理和实时成像；减影中应用的不同变量及减影方式以及在不同临床领域中的应用做了各自的贡献。

二、数字荧光成像的成像链

DF影像形成的基本过程与传统的利用X线成像相同，即X线透射成像。当X线照射物体时，一部分X线被物体吸收，另一部分X线穿透了物体，谓"剩余射线"，此剩余射线已具有物体对X线吸收后的差异，或叫做射线对比，它照射到荧光屏上，可以激发荧光物质发出可见的荧光，显示出物体内部结构影像，其荧光亮的部分，表示该部结构密度低，如空气、脂肪等组织，对X线吸收量少，X线透过的多；黑影部分表示该部结构密度高，如金属、骨骼等，对X线吸收的多，透过的X线量少。这种以暗的部分表示组织密度大，亮的部分表示密度低的影像称为正像。在荧光屏上观察人体内部结构，即医学上的X线透视检查。

有两类X线光子与成像有关，即未被人体屏蔽的X线光子与散射线的X线光子。二者统称原发辐射光子。检测到这些原发辐射光子即形成影像。原发辐射的强度与以下因素有关：入射辐射强度（I）和组织的有效总体衰减系数（μ），可以式1-3-1表示：

$$I = I_o e^{-\mu pt} \tag{式1-3-1}$$

式中I为入射到检测器的原发辐射强度，Io为出射X线强度，pt代表线束穿过的组织总体长度（t）与有效组织密度（p）乘积，e为自然对数底。因此，检测器检测到的原发辐射强度分布即可提供组织成分相关的信息。

但是，式1-3-1的关系要受散射光子的干扰，因为散射光子的途径是无法预期的，检测到散射光子无助于影像形成，却构成了影像噪声。因而，成像中希望检测到尽可能少的散射光子。

假定人体组织含软组织和密实骨两种成分，第三种成分为注射的碘剂。表1-3-1列举了三种成分衰减系数的能量依赖性关系，表中可见到，软组织（μT）和密实骨（μB）的总体衰减系数随X线能量增加而逐渐减小，碘（μI）的总体衰减系数在40keV能级以下也呈类似关系，但在33keV处其总体衰减系数突然增加6倍。此即碘的K-缘，是由于入射的X线能量与附着于碘原子核的电子的束缚能量精确地匹配时特殊的相互作用引起。因此，在33~70keV间碘是比铅更强的衰减材料。

表1-3-1 在DSA中有重要性的一些X线能量总体衰减系数

能量/keV	总体衰减系数/(cm² · gm⁻¹)			总体衰减系数比	
E	μI	μI	μB	$\mu I/\mu T$	$\mu I/\mu B$
32	6.7	0.33	0.85	20	8
K-缘 33.16	36.0	0.33	0.85	109	42
40	21.4	0.26	0.63	82	34
50	12.5	0.22	0.49	57	25
60	7.7	0.20	0.41	38	19
70	5.1	0.19	0.31	27	16
多色射线					
60kVp,1.5mmAl	17	0.25	0.55	68	30

I=碘　T=组织　B=骨

在DF成像链中，最重要的元件是X线源和检测器。基于上述与DF成像有关的物理学因素，DF成像链的设置需兼顾所有要求，但又必然是所有要求的折衷。因此，除非在理论上，理想的成像链实际是不存在的。

（一）X线源

理想的X线源应具有三种重要的性质：

1. 可提供高能量 碘浓度越低，或观察的结构越小，需要的能量越大。理想的X线源应能提供用于任何成像目的的能量。

2. **点源**　X线源应为理想的点光源,焦点任意小,从而获得成像结构的最佳锐度。

3. **单色辐射**　成像性能依赖于X线能量,故理想的X线束应由单一能量的光子构成。

（二）X线检测器

理想的检测器性质包括:

1. **X线源能量100%的检测效率**　检测器应能检测到穿过患者的所有具有一定能量(Es)的X线光子。

2. **非X线源能量0%的检测效率**　由射线散射,发出的小于Es的X线能量也可激发检测器。检测器应对非Es能量不产生响应,从而检测不到散射X线。

3. **无噪声检测**　检测器不应提供伴随量子统计学噪声以外的其他噪声。

4. **无限的空间分辨力。**

5. **大视野**　可以同时观察所有有关的解剖结构,不必分解为若干部分。

6. **无失真**　检测器应可精确反映解剖学的大小和形态。

实际的成像链当然不仅包括X线源和检测器,其他的原件可以被归入二者的范畴,如X线管和滤波器可归入X线源,光栅、I.I、光学系统和电视摄像机可归入检测器。

X线源:X线管发出的X线不是单一能的,而是跨越从0到很大能量范围的连续能谱。X线能级由管电压调节。此外,X线从阳极逸脱后还可受到X线管窗的固有滤过及附加滤过材料的滤过。这些滤过可以使最初的X线能谱再塑形,使之适用于降低辐射剂量和增加影像中碘的对比双重目的。图1-3-1为管电压调节到60kV时,三种材料滤过的X线能谱;①1.5mm铝(Al);②5.5mm铝;③1.5mm铝+0.2mm钐(Sm)。图中可见三种能谱极为不同,碘的总体衰减系数(μI)为能量的函数(图1-3-1)。

DSA中可能使用60kV和1.5mm铝的能谱,其中至少有半数X线的能量低于碘的K-缘(33keV),这部分光子只增加了患者的附加曝光而几乎不影响碘的对比。若应用5.5mm铝,则可有75%的X线超过碘的K-缘,而若应用1.5mm铝+0.2mm钐则可获得更理想的改善,因为钐可选择性地屏蔽低能X线及47keV(钐的K-缘)以上的X线,而获得与剖面峰值较好重叠的X线能谱。假定患者软组织厚度为10~20cm,显示相同的DSA影像时患者对①②③三种能谱需要的曝线量应为1.0、0.78和0.6,或从另一方面讲,碘的对比率为1.0∶1.12∶1.28。即在能谱①再加上0.2mm钐则使碘的对比增加28%,X线曝线量减少40%。

但是滤过也消耗部分有用的X线光子,这需要加大X线管电流补偿。上述三种能谱需要的管电流大

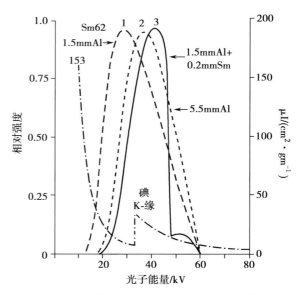

图1-3-1　X线管电压为60kV时,三种材料滤过的X线能谱

致比率为1∶2∶3,即当管电流增加3倍时,患者曝线量才能减少40%。对大部分成像装置讲,这在技术上是不现实的。

X线检测器:检测器的第一个元件是光栅,其结构和原理与传统的滤线栅相同。光栅衰减散射的X线,增加原发与散射光子的比率。但光栅也要滤过一部分原发辐射,特别是70keV以下能级者。通常,光栅只能透过原发辐射的50%~60%,即需要牺牲大约半数原发辐射才能达到减少散射X线的目的。

影像增强管为检测并转换X线为二维光学影像的部件。其输入端有一层对X线敏感的荧光体。目前通常用碘化铯(CsI)晶体。CsI具有较高的X线吸收效率和可减少光线侧向传播的晶体结构,被认为是一种成功的荧光体。CsI的晶体晶格倾向在平行于晶格表面的方向传导光线光子,形成的光线强度剖面图比非晶体荧光体者窄得多,这意味着可以形成更优良的空间分辨力。

I.I和胶片/增感屏检测比较有根本的区别。胶片的灰度与检测到的辐射量相关,因此仅可检测到有限范围内的辐射。过低的辐射量可低于胶片的敏感性。过高的辐射量则使胶片一致变暗,均不能形成影像。I.I反映在电视屏上的影像亮度,与激发电视靶的光线强度相关,而不直接与特定的辐射水平相关。检测到的辐射强度通过光学系统及应用的光学孔隙与电视靶上的光线强度相联系,改变孔隙大小即可改变电视影像亮度。因此,I.I系统可在比胶片/增感屏宽得多的X线强度范围内形成可用的影像。I.I输入端因是一薄的玻璃或金属封套支撑一高真

空度,故不是平的而是凸面的,以增加强度。其后果是造成影像失真,称"枕形畸变"。该后果类似于将一规则的沙网投射为地图上的经纬线。这种失真可造成测量的不精确性及图像外周部分分辨力下降。若用平面封套结构,则需增加封套的厚度,结果是降低检测效率。

由于影像检测各阶段的缺陷,影像内各部分之间的信息有微弱的联系,该作用称"遮蔽闪烁"(veiling glare),代表光线散射现象,光学系统组合内之光线散射和 I.I 内电子散射的总和。引起的影像质量衰减作用与检测到的散射辐射大致相同。

成像链上另一个重要的原件是电视摄像机。事实上,电视摄摄像机是最常限制分辨力的元件。分辨力部分地取决于 I.I 视野,若电视有 512 线的分辨力,则 14、9、6、4in(1in = 2.54cm)视野的分辨力分别为 0.7、1.1、1.8、2.5 线对(LP/mm)。不过,整个成像链分辨力还与 X 线管焦点大小有关。随几何学放大,焦点模糊增加,在放大达一定范围后,焦点分辨力限与摄像机分辨力限的曲线交叉,后者则变得不那么重要,前者将决定整个链的分辨力。

基于以上估计,目前的 DF 成像链要达到完美的理想的标准,需要增加 X 线曝线量 12～23 倍。或言之,当前的 DF 系统仅以理想者的 3%～8% 效率运行。尽管如此,成像链中每一环节的改进都要付出昂贵的代价。因此必须容忍目前成像链的各种限度,并根据本书述及的物理学原理作出小而有意义的改善。

三、数字荧光成像的视频信号

与 DSA 有关的几个视频信号特征有:

(一)亮度响应

摄像机拾波管为一种换能器,即把能转换为电流。测量到的电流应与光学影像的亮度相关,并进一步与 X 线强度精确相关。这种量度-电流转换即为拾波管的亮度响应。若以 γ 表示亮度响应特征,则 γ 与入射亮度(B)和信号电流(I)有关,用式 1-3-2、式 1-3-3 表示为:

$$I = B^{\gamma} \qquad 式 1-3-2$$

$$Log = \gamma logB \qquad 式 1-3-3$$

将测量到的 B 和 I 值在对数表示上制图,则连线的斜率是 r。标准的三硫化锑(SbS_3)光导摄像管的 r 值约为 0.7,而通常用于 DSA 的氧化铅(PbO)光导摄像管的值 r 约为 1。即信号电流与亮度的关系是线性的。

(二)动态范围

亮度响应并非从 0 水平开始,也不会持续到无限大的亮度。设最大与最小亮度值分别为 B_{max} 和 B_{min},则最大和最小的有用的亮度值比率即动态范围(D)(式 1-3-4)。

$$D = \frac{B_{max}}{B_{min}} \qquad 式 1-3-4$$

以氧化铅光导摄像管为例,其 D 值大致为 1 000。为满足 DF 成像的需要,摄像机的动态范围必须适应(超过)入射到它的亮度值的动态范围。在 DSA 检查中,这一值可能相当小,如腹部检查时由于患者的厚度与结构的均匀性,D 值可仅为 3,头颅检查可能会大于 10。所以 DF 中拾波管的动态范围不是一主要限制,在 15 以上即可满足需要。

(三)信噪比

理想的检测器自身对检测到的信号不应增加不精确性或噪声,但是如果检测到的 X 线自身误差小,则来自检测器的噪声可潜在地衰减信号。信噪比(signal noise ratio,SNR)在这里特指成像系统采用的信号值最大差别的大小,即 SNR 与两个信号间可被分辨的最小差别有关。与动态范围相比,足够高的 SNR 要重要得多。DSA 中,由于动态范围通常较低,较高的噪声水平与信号重叠时可以遮蔽相对微弱的减影影像信号,则相应部位的含碘的血管影像将会混入噪声背景之中。理想的用于 DF 的摄像机 SNR 应大于 200:1。

(四)迟滞

迟滞是摄像机对输入给它亮度快速变化响应速度的测量。摄像机拾波管内每间隔一段时间(如 1/30s)可读出一个视频帧。在形成一理想的视频影像之前,摄像机需要读出若干视频帧幅来达到平衡,这个现象称"建成迟滞"。另一种迟滞是当摄像机消隐,即无信号电流读出期间光导靶上有电荷建成,当摄像机开始读出时,靶上的残存电荷可形成可感知的信号水平,称"余辉迟滞"。

摄像机的迟滞若明显,可限制 DF 系统的时间分辨力,这对某些动态观察,特别是心脏的 DSA 检查尤为不利。对于广泛用途的 DF 系统来讲,拾波管的迟滞应低于 10% 以下。

四、噪声

广义上讲,任何妨碍观察者解释的影像结构或特征都可以认为是噪声。DF 中严格地规定的噪声定义为:影像上观察到的亮度水平中随机出现的波动。这就是说,从本质上讲噪声主要是统计学的,而不是检测性的。

有很多妨碍 DF 影像解释的现象,但不应以为是噪声。如 DSA 检查的移动伪影;能量减影影像中来自非碘材料的残存信号对血管影像的遮蔽;窗宽不当使影像亮度增溢过小,妨碍血管结构的显示等。

DF 中检测到的 X 线量与泊松统计学法则有关。当已知给定量的 X 线,如为 100 时,由检测器反复读出多次,可得出作为检测器读出次数函数的曲线波形。曲线的宽度即统计学波动量,也即噪声量的大小。根据泊松分布法则,波动量的标准差 σ 大致等于曲线半宽或平均量(N)的平方根(式 1-3-5):

$$\delta = \sqrt{N} \qquad \text{式 1-3-5}$$

随检测到的 X 线量增加,影像中亮度的随机波动会减小,也即噪声量降低。根据噪声形成中遵循的法则,检测到的曝线量增加 4 倍时观察到的噪声水平减少 2 倍。随成像对象固有对比减少和/或大小减小,为达到理想的影像质量必须增加曝线量。

根据体模实验的结果,可揭示 DSA 中另一统计学特征:需要增加的曝线量为对比减少倍数的平方,可用式 1-3-6 表示:

$$N(\text{曝线量}) \alpha \frac{1}{C^2(\text{对比的平方})} \qquad \text{式 1-3-6}$$

DSA 检查中,若静脉注射(IV)比动脉注射时对比减少 4/5 倍,为达到相同的影像质量,静脉注射则需把曝线量增加 16 倍。即静脉注射 DSA 的曝线量不可能减少到动脉注射时的水平。

还可根据体模的曝光实验揭示 DSA 中第三个统计学特征:曝线量需要以与空间分辨力改善的平方成正比增加。即同样清晰地显示较小的物体需要增加曝线量。可以式 1-3-7 表示:

$$N(\text{曝线量}) \alpha \frac{1}{d^2(\text{物体长度平方})} \qquad \text{式 1-3-7}$$

若某一血管的直径减少了 $3\sqrt{3}$,则为使获得与原来相同的影像质量需将曝线量增加 3 倍。

上述关系可纳入 Rose 检测模型,归纳为式 1-3-8:

$$N = \frac{1}{p^2 c^2 d^2} \qquad \text{式 1-3-8}$$

这样,即可根据预期的对比水平(c)、血管大小(d)和理想的精确性(p)估计形成理想的影像需要的曝线量(N),从而获得具有可接近的噪声水平的影像。DSA 检查中,减影步骤已消除了很多无关的背景结构,因而,可在相对均匀的噪声背景中勾画出充盈对比剂的血管。从这个意义上说,并非重叠的结构,而是噪声成为影像质量的主要制约因素。

五、数字图像显示

(一) 模拟与数字

模拟是以某种范畴的表达方式如实地反映另一种范畴。例如地球围绕着太阳不停地旋转,地球与太阳之间的距离随时间而连续地变化。在 X 线摄影范围内,荧光屏的记录或显示从几乎完全透明(白色)到几乎不透明(黑色)的一个连续的灰阶范围,它是 X 线透过人体内部器官的投影,这种不同的灰度差别即为任何一个局部所接受的辐射强度的模拟,或从另一角度讲为相应的成像组织结构对射线衰减程度的模拟。影像像素的亮度可以取任何一个不确定的值,它的像素亮度具有连续的分布,只受亮度最大值和最小值的限制。

另一类成像方法是采用非常高度的结构逼进法。最大与最小这些极值之间的系列像素的亮度值是离散的而不连续,每个像素都具有确定的数值,这种影像就是数字影像。数字在这里不仅意味着数码,数字的概念是以某种人为规定的量级且定量化地反映另一种概念范围。数字图像是不同亮度或颜色的点组成的二维点阵,当一个点阵含有足够多的点,并且点与点之间足够近时,看起来就是一幅完整的图像。图像每个点的亮度或颜色也是数字化的,即它的亮度或颜色取一个亮度等级或彩色序列中的一个不连续变化。数字图像显示为二维点阵。数字图像的表达有两个要素,点阵的大小和每个点的灰度值,即表示该点的亮度在给定的亮度或色彩序列中次序的数值。存贮一幅数值图像只要记录下点阵的大小和每个点的灰度值即可。这些数值可存贮在计算机的各种记录介质上,显示时将这些数值取出,并借助计算机的显示器显示成一幅数字图像。数字图像的处理方法中用二无函图像 f(x,y) 表示一幅数字图像,(x、y) 是图像上某一点在点阵中的位置坐标;f(x,y) 是该点的灰度值。一般计算机显示器所显示的就是一幅数字图像,常见的显示器上水平方向 320 点,垂直 200 点的数字图像,每个点可以具有不同的颜色或亮度。

(二) 模数转换

把模拟信号转换为数字形式是将模拟信号量化,为下步行计算机处理的基本步骤之一,这种转换的元件称为模数转换器(A/D 转换器)。目前的成像设备,如 CT、DSA、MRI 等均应用原理上类似的原件完成这一转换。

模数转换器是把连续的模拟信号分解为彼此分离的信息,并分别赋予相应的数字量级。从数字成像的实际转换来看,即把视频影像从"白"到"黑"的连续灰度色调分解为不连续的"灰阶",并赋予每个灰阶相应的数字。模数转换器产生的灰阶水平数目越大，数字化处理导致的误差就越小。然而在数字影像的形成中，灰阶水平数不是无限，数字化样本数也不是无限的，存在由数字化处理引起的量化误差，使数字信息丢失。

（三）数模转换

DSA 中数字化处理的完成意味着经过模拟信号数字化和减影处理后获得了由每一像素值组成的数字影像。但是，数字影像极难直接用于诊断目的，必须使之再转变为模拟影像显示在电视屏幕上。这个过程称数模转换，完成这个转换的原件称为数模转换器（D/A 转换器）。

D/A 转换器的工作实际上是 A/D 转换器的逆转，它把二进制数字转变为视频电压水平，形成视频影像。由于原始影像是以有限的样本率被数字化（取样），故经 D/A 转换器转换后的模拟影像将会是由一系列不同亮度的点组成。为了使重建的模拟影像失真度尽可能地小，通常滤过系统将周围许多点的值加权总和，来填补灰阶的间隙。这样复制的影像可能显得比未经滤过的影像模糊，但可更忠实地代表原始影像。

（四）图像的容量

图像容量反映了图像含有信息的多少，它与图像点阵的大小、图像灰度值变化范围即灰度级成正比。习惯上用表达一幅数字图像所需的二进制数的位数表示图像容量。图像容量之所以与灰度级数成正比，是因为灰度级数越多就越能表示各点之间灰度的细微差别，即图像层越多，所含信息越多。

像素是构成影像的最小单元，影像是由许许多多这种基本单元构成的。电视影像中的像素一般呈方形，大小相等，它们按一定规则一行一行地排列着，呈格栅状陈列，即像素矩阵，矩阵越大，图像容量越大。影像在垂直方向上像素的数目等于水平扫描线数。国际标准电视规定的水平扫描线为 625 行，宽高比为 4:3，整幅影像的像素总数约为 52 万多个。在 50.8cm（20in）的电视影像中，当水平扫描线数为 625 时，每个像素约为 0.5mm×0.5mm，这个数值大于人眼能够分辨的最小细节。像素的亮度值用一系列的"0"和"1"构成二进制数来表示，像素最大亮度值与最小亮度值形成的范围称为影像深度，即比特（bit）。

六、数字图像处理

当图像的数据储存在计算机的存储器中时，就可以进行各种处理。处理的目的就是为了改变图像的特征或者从一幅图像或一组图像中获得一定数据。

（一）减少噪声

为了减少由于光子密集程度的统计起伏而产生的噪声，可以用交融单个像素的值与邻近一些像素的值的方法予以减少。对此有多种数学处理方法。如九点平滑处理法。用此方法，计算机根据旧图像可以算出一张新图像，而每个新像素的值就是旧像素及其周围 8 个像素的加权平均值。用图像平滑来减小噪声，一般来说是一个图像模糊化的过程，它降低了细微结构的清晰程度和可见度。

（二）增强

增强的目的是改善图像的视觉效果使之适合人的视觉性。增强的数字处理方法有多种，这里仅讨论一些常用的方法。

1. 对比度增强 这种方法是利用灰度线性扩展的手段达到增强的目的。适用于处理对比度差，即图像像素都具有相近的灰度值，没有占满全部允许的灰度范围。具体的算法是对灰度值进行线性变换，把原来灰度分布的小范围内的一幅图像，变换成灰度在整个允许范围内分布的图像。由于是线性变换，原来灰度值大的像素变换后仍然大，即这种变换是一一对应的单调变换，不会改变原图像的含义，但像素间灰度异变大，有利于人眼观察，其效果类似于在电视机上增加对比度的效果。

2. 直方图改善图像增强 这种方法是先计算出原图像的直方图，再根据需要选择一个变换后图像的直方图。根据这两个直方图确定所采用的灰度变换方法，使变换后的图像的直方图达到所希望的直方图。这种变换仍然保持变换前后两幅图像灰度次序的一致性，即原来具有较大灰度的像素仍然具有较大的灰度值，从而不会影响图像表达的含义。最常用的直方图改善方法是尽量使变换的图像具有尽可能均匀的直方图。直方图改善实质上是拉大了相邻像素的灰度差，使人的视觉更易观察到像素之间的差异。

（三）图像积分法

积分法是在一定时间内对一系列图像的平均的过程。因为图像噪声的大多数类型相对于时间来说是随机分布的，图像积分法能相当有效地使一个图像平滑化，并减少噪声的内涵。原则上讲，积分法是相对于时间而言使图像出现模糊，而不是对空间或区域上来模糊图像。应用这种方法的主要局限性是在时间积分间期内患者运动的影响。

积分法需要有储存或记忆图像的能力，至少在一段时间内应有此功能。医学成像中用于图像积分法的有好几种。

1. 人的视觉 人眼对大约在 0.2s 间期内的平均光强度做出反应。这种积分或平均法在观察荧光透视图像时特别有用。

常规荧光透视显示的是一系列的单个视频图像，每个图像显示 1S/30。因为，使用相当低的接收器曝光量（小于 $5\mu R$）来形成每个独立的图像，图像的噪声是比较显著的。然而人眼并不是看每个独立的图像，而是看到几个图像的平均。这样噪声的可见度就降低了，事实上，眼睛在任何一段时间内对约为六个视频图像进行了积分或平均。人眼实际看到的噪声不决定于单个荧光透视图像的接收器曝光量，而决定于系列积分图像的总曝光量。

2. 视频摄像管 某些类型的高频摄像管具有固有的延迟性或慢响应，会引起图像中有改变。这种延迟在光导管中尤为显著。延迟的结果是对噪声起伏进行了平均或积分，形成较为平滑的图像。荧光透视使用这种摄像管的主要缺点是对移动物体会在图像中留下短暂的痕迹。

3. 数字处理 当得到一系列图像并储存在数字存储器中时，这些图像可被平均化以减少噪声内涵。这种方法经常在 DSA 中使用。

（四）其他

1. 锐化 锐化是用来突出图像的细节、边缘，便于分辨轮廓和细节。数字处理方法是用微积分、差分的手段考察图像相邻像素灰度变化的大小。在边缘及细节部分这种变化相对较大，并把它反映到变换后的图像中去。就突出了边缘和细节。此外，高通滤波处理也可起到锐化的作用。

2. 滤波 滤波既可以用来消除图像上的噪声，也可用来突出图像细节。采用适当的滤波函数对原图像进行处理，就可以实现上述两种不同的目的。在算法上，滤波既可以在空间域中直接把图像与滤波函数进行卷积实现，也可以把图像先进行傅里叶变换，然后在频域中处理。

3. 边界检测 度量图像某些参数时经常需要划定某一区域的边界。通常各区域之间，感兴趣区与区域之间的灰度存在差异。划定边界时先确定一些截止灰度值，按像素灰度所处的灰度值范围把图像划分成不同区域，这样灰度值最接近截止灰度的像素就构成了边界，寻找边界的过程可以由机器自动完成。有时也借助跟踪球在屏幕上划定。

4. 突出轮廓 为了增强边缘的视觉形象，将提取出的图像上的轮廓信息作为另一幅图像显示出来的技术。通常采用微分或差分计算原图上各点的灰度变化率，从这个变化率构成一幅图像。因为边缘处具有较大的变化率，在构成的新图像上相应于原图像边缘处有较大的灰度值，直接显示了图像的轮廓。

第二节 数字减影血管造影影像的获取和处理

一、数字减影血管造影的成像变量

数字减影意味着在视野内发生某些特定改变的前后分别获得影像，通过数字化影像处理，实施减影来突出特定结构（含碘剂血管）。DSA 影像形成过程中可借以作减影处理的物理学变量有时间、能量和深度。

（一）时间减影

时间减影（temporal subtraction）是 DSA 的常用方式，在注入的对比剂团块进入感兴趣区之前，将一帧或多帧图像作掩膜（mask）像储存起来，并与时间顺序出现的含有对比剂的充盈像一一地进行减影。这样，两帧间相同的影像部分被突出地显示出来。因造影像和 mask 像两者获得的时间先后不同，故称时间减影。它的不足是在摄影过程中，由于患者自主或不自主的运动而使 mask 像与充盈像不能精确地匹配，以致图像出现配准不良的伪影或模糊不清。鉴于减影中所用的 mask 和充盈像的帧数及时间不同，又可分为下列方式。

1. 常规方式 常规方式（normal mode）是取 mask 像和充盈像各一帧，然后相减。在确立这两帧图像时，有手动和自动方式供选择。手动时由操作者在曝光期，根据监视器上显示的造影情况，瞬间摄制 mask 像和充盈像。mask 像的选定尽可能在血管充盈前的一瞬间，充盈像的选定以血管内对比剂浓度最高为宜，自动时由操作者根据导管部位至造影部位的距离，患者的血液循环时间，事先设定注药至 mask 像间的时间，以及注药到充盈像的时间。这样，mask 像和充盈像的确立并作减法运算。mask 像与充盈像的确立也可根据诊断的需要分别进行选定，以获得不同时期的减影像（图 1-3-2）。

2. 序列（脉冲）方式 脉冲方式（serial mode or pulse mode）为每秒进行数帧的摄影，即图像频率为每秒数幅，X 线脉冲曝光，脉冲持续时间（脉冲宽度）在几毫秒到几百毫秒之间变化。同时，DSA 系统在对比剂未注入造影部位的血管前和造影剂逐渐扩散的过程中对 X 线图像进行采样和减影，最后得到一系列连续间隔的减影图像（图 1-3-3）。

此方式与间歇性 X 线脉冲同步，以一连串单一的曝光为其特点，射线剂量较强，所获得的图像信噪比较高，图像质量好，是一种普遍采用的方式。这种方式适用于活动较少的部位。

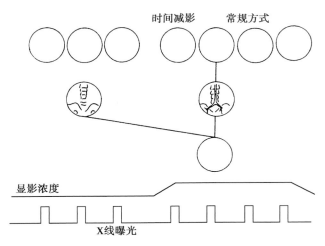

图 1-3-2 DSA 常规检查方法

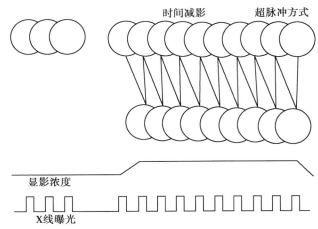

图 1-3-4 DSA 超脉冲方式图

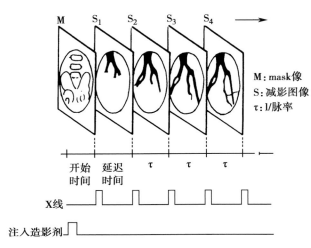

M：mask 像
S：减影图像
τ：1/脉率

图 1-3-3 DSA 脉冲方式图

当然,用脉冲方式采集图像时,前后各帧图像所接受的 X 线剂量必须恒定,这要求 X 线机高压发生的稳定性,脉冲时序的稳定性以及采样时间的确定性和合理性。

3. **超脉冲方式** 超脉冲方式(super pulse mode)是在短时间进行每秒 6～30 帧的 X 线脉冲摄像,然后逐帧高速重复减影,具有频率高、脉宽窄的特点。在同 X-TV 匹配上,X 线曝光脉冲必须与视频均同步保持一致,其曝光信号有效时间应保持在场消隐期内。因此,对 CCIR 和 RSI/70 制式,曝光脉冲频率分别应为 50Hz 和 60Hz,曝光脉冲宽度约在 3ms 或 4ms 的时间宽度范围内。这样,可以实现视频的速度,连续观察 X 线数字影像或减影图像,具有动态解像率。

这种方式的优点能适应心脏、冠状动脉等活动快的部位,图像的运动模糊小。但对 X 线机要求较高,它使 X 线管的负荷增大,需用大电流的大容量 X 线管以及极少延时的快速控制电路(图 1-3-4)。

4. **连续方式** 连续方式(continuous mode)与透视一样,X 线机连续发出 X 线照射,得到与电视摄像机同步,以 25～50 帧/s 的连续影像的信号。亦类似于超脉冲方式,能以电视视频速度观察连续的血管造影过程或血管减影过程,也同样应根据数字图像帧存体容量选择数字 X 线图像。

这种方式往往给人以错觉,可以用透视方式进行减影。实际上,X 线透视状态,除在一些特殊情况下(无运动的部位),通过一些处理,能获得类似减影图像外,基本上得不到有诊断价值的减影图像。因为透视时,X 线管的电流仅 2mA 左右,这么小的管电流,产生的 X 线散射线较大,形成图像信噪比较低,即使通过增加对比剂浓度来调整血管的黑化度,仍不能满足 DSA 高信噪比原始图像的要求。

这种方式图像频率高,能显示快速运动的部位,如心脏、大血管,单位时间内图像帧数多,时间分辨率高(图 1-3-5)。

5. **时间间隔差(time interal difference,TID)方式** 前面所说的减影方式,都以未注入对比剂的血管图像作 mask 像,用含有对比剂序列图像作为充盈像进行减影。而该方式则是 mask 像不固定,顺次随机地将帧图像取出,再与其后一定间隔的图像进行减影处理,从而获得一个序列的差值图像。mask 像时时变化,边更新,边重复减影处理。TID 方式相减的两帧图像在时间上相隔较小,因此能增强高频部分的变化,降低由于患者活动造成的低频影响,同时对于类似心脏等具有周期性活动偏移的部位,适当地选择图像间隔帧数,进行 TID 方式减影,能够消除由于相位偏差造成的图像运动伪影,TID 既可以作减影方式,又可以作为后处理方式(图 1-3-6)。

6. **路标方式(road map mode)** 路标技术(pathfinder technique)的使用为介入放射学的插管安全、迅

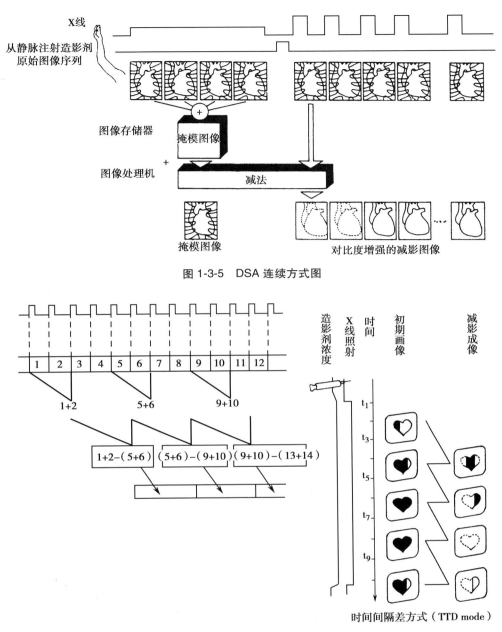

图 1-3-5　DSA 连续方式图

图 1-3-6　DSA 的时间间隔差方式图

速创造了有利条件。具体方法是:先注入少许对比剂后摄影,再与透视下的插管作减影,形成一幅减影图像,作为一条轨迹,并重叠在透视影像上。这样,就可以清楚地显示导管的走向和尖端的具体位置,使操作者顺利地将导管插入目的区域。

这种方法分为三个阶段:①活动的数字化透视图像。踩脚闸到松开脚闸,最后的图像-辅助 mask 像形成。②活动的减影透视。减影开始于一幅 mask 像形成之后,只要没有注入对比剂,监视器上就没有图像。注射了少量对比剂后,血管开始显影,血管充盈最多时,对比度最高,此时充盈像代替了辅助 mask 像。③活动的图像与透视 mask 像相减,显示差值部分。

当血管内仍然充满对比剂作 mask 像时,减影图像无信号显示;当血管内对比剂排空,被含对比剂的 mask 像减影,血管显示最大的对比度,这时能使导管沿着轨迹准确地进行操作。

7. 心电图触发脉冲方式(EGK mode)　心电图触发 X 线脉冲与固定频率工作方式不同,它与心脏大血管的搏动节律相匹配,以保证系列中所有的图像与其节律同相位,释放曝光的时间点是变化的,以便掌握最小的心血管运动时机。外部心电路信号以三种方式触发采集图像:①连续心电图标记。连续方式采像,在心电图信号发生的画面上作记号,这种方式最小频率为 5 帧/s。②脉冲心电图标记。脉冲方式采像,在最接近心电图信号发生处的画面上作记号,其最小帧率亦为5帧/s。③脉冲心电门控,当心电图信号一发生,启动发生器,门控采像在每个触发器上储存一帧,在采像画面上标记以作触发点。

在系列心电图触发工作方式中,由于避免了心电图搏动产生的图像运动性模糊,所以在图像频率低时也能获得对比度和分辨率高的图像。此方式主要用于心脏大血管的检查。

此外,在DSA检查,经常使用最后图像固定(last image hold)功能。此方式使透视信息数字化后再积分,图像不储存。透视影像在松开脚闸后被固定在监视器上,踩脚闸透视时影像又消除,如此循环,便于图像参考和对照,利于操作。由于透视图像的积分,其影像质量较普通透视影像清晰,常用于介入放射学的操作中。

（二）能量减影

能量减影(energy subtraction)也称双能减影,K-缘减影。即进行感兴趣区(region of interest, ROI)血管造影时,几乎同时用两个不同的管电压,如70kV和130kV获得两帧图像,作为减影对进行减影,由于两帧图像是利用两种不同的能量摄制的,所以称为能量减影。本法是利用碘与周围软组织对X线衰减系数,在不同能量下有明显差异这一特点进行的。在质量衰减系数与能量的曲线上,碘在33keV时,其衰减曲线具有锐利的不连续性,此临界水平称K-缘。而软组织衰减曲线是连续的,没有碘的特征,并且能量越大,其质量衰减系数越小。图1-3-7是K吸收缘原理图,图上有三条吸收系数随X线量而变的曲线,分别为碘、骨组织和软组织的吸收系数曲线。所谓K-缘概念

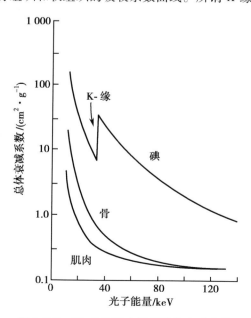

图1-3-7 碘、骨和肌肉能量依赖衰减曲线

是指碘在33keV能量水平时其射线吸收系数(衰减系数)显示锐利的锯齿形不连续性。碘的这种衰减特征与碘原子在K层轨迹上的电子有关,若将一块含骨、软组织、空气和微量碘的组织分别用略低于和略高于33keV的X线能量(分别为70kV和120~130kV)曝光,则后一帧图像比前一帧图像的碘信号大约减少80%,骨信号大约减少40%,软组织信号大约减少25%,气体则在两个能级上几乎不衰减。若将这两帧图像相减,所得的图像将有效地消除气体影,保留少量的软组织影及明显的骨影与碘信号。若减影前首先将130kV状态时采集的影像由大约1.33的因数加权,则减影处理后可以很好地消除软组织及气体影,仅留下较少的骨信号及明显的碘信号。

能量减影还可以把同吸收系数的组织分开,把骨组织或软组织从X线图像中除去,得到仅含软组织或骨组织的图像。具体方法是用两种能量的X线来获得两幅图像,一幅在低能X线下获得,另一幅在高能X线下获得,所获得的图像经过对数变化,相减后得到了消除软组织的图像。

从原理上能量减影方法不失为一种好的数字减影方法。但实际的实施中,能量减影技术对X线机的要求与普通X线有所区别,它要求X线管的电压在两种能量之间进行高速切换,增加了设备的复杂性,同时这种减影不易消除骨骼的残影。所以,到目前为止还未达到临床应用水平。

（三）混合减影

混合减影(hybrid subtraction)是1981年Bordy提出的一种技术,它基于时间与能量两种物理变量,是能量减影同时间减影技术相结合的技术。

基本原理是:对注入对比剂以后的血管造影图像,使用双能量K-缘减影,获得的减影像中仍有一部分骨组织信号。为了消除这部分骨组织信号,得到纯含碘血管图像,须在对比剂未进入前先做一次双能量K-缘减影,获得的是少部分的骨组织信号图像,将此图像同血管内注入对比剂后的双能K-缘减影图像作减影处理,即得到完全的血管图像,这种技术即为混合减影技术。

混合减影经历了两个阶段,先消除软组织后,再消除骨组织,通过几次减影碘信号有所丧失,信噪比大约减少到1/3~2/5,这对碘信号强的血管影响不大,但影响细小的血管观察。其补救方法有:①加大曝光量;②利用匹配滤过法,将混合减影第二步,即时间减影中的碘信号加权、滤过,这样得到的碘信号将有增强。

混合减影要求在同一焦点上发生两种高压,或在同一X线管中具有高压和低压两个焦点。所以混合

减影对设备及 X 线球管的要求都较高。

（四）电视减影

电视减影（television subtraction）又称电子减影，是利用电子学技术减影检查的一种新技术。早在 1961 年 Ziedeo Des Plantes 和 1963 年 Holman 就报道了这种检查方法，1979 年我国上海试制成功了电子减影仪。

1. 电视减影仪的构造与功能　电视减影仪的构造：①观片灯。②电子摄像机。摄像机镜头对准观片灯，用来拍摄被观察的照片。电子箱与摄像机相连，将观片灯上的照片进行正、负影像翻转，供减影用，对影像进行同步放大或缩小，以致改变影像的对比度和亮度。③监视器。用来显示经过电子信箱处理后的影像。④操作盘。具有各种功能的按键。如减影、谐影、放大、缩小、影像翻转等。

2. 减影原理　电子减影的操作过程是：①拍摄被减影部位的平片及造影片，这两张照片在位置、照射条件和对比度等方面均须相同。②进行减影，把平片放在观片灯另一边，用作正影，按下减影键，则监视器上出现没有骨骼及软组织的减影像。③进行谐影，将照片放在观片灯上，按下谐影键，则监视器上出现类似浮雕的影像，达到突出细致结构，去掉模糊影像的目的，从而使影像具有立体感。

（五）体层减影

体层减影是利用"深度"这个物理变量，DSA 体层减影原理与常规体层摄影近似，只是 DSA 体层通过减影过程除掉了血管以外的结构，突出了血管结构。

DSA 体层系统包括一台 X 线机，它具有圆周扫描体层成像的功能，附加一台影像增强器和电视系统以及减影系统。被照体中任何断面，只要它平行于 X 线管的运动方向，都会合成该断面的体层图像，X 线管可以作任何方位的运动，检测器将通过某断面衰减的不同模拟信号输入计算机经模数转换后将数据安排处理，再经数模转换，使体层面的影像在监视器上显示出来。

体层 DSA 对于血管成像是通过减影过程消除血管外影像的，由于使用计算机处理，图像具有快速而精确的特点，同时弥补一般 DSA 的血管重叠的患者活动的限制。主要缺点是分层不完全。

（六）光学减影

1963 年 Ziedes Des Plantes 在 *Acta Radiologica* 杂志上发表了光学减影（optice subtraction）技术用于脑血管造影的论文。具体方法是：①在脑血管造影前，摄制一张颅内平片（负片）。②用光学方法将该片翻拍成颅内正片，相当于 mask 像。③使用同体位同摄影条件摄制脑血管的造影片（负片）。④用颅内正片与脑血管造影的负片对准完全重合。在这两片下方放一未感光的底片。用可见光曝光，冲洗后就可以得到一张只含血管像的脑血管减影像。

在颅内正片上骨骼呈黑影，而在造影负片上骨骼与血管均为白影。二者相重叠光之后，骨骼的黑白影相互抵消，只有血管影像，此为光学减影技术。

此外，还有立体减影（solid subtraction），它利用不同角度 X 线的两个焦点进行投影，接收的信号按同样的方法进行减影处理，用立体镜观察两个影像，可获得立体的减影像。

颜色减影法是将造影片用红染液染色，含对比剂的白色影像随染料浓度的增加，颜色更加分明，其他结构呈现出黑色和灰色影像，这样相对地突出造影血管，类似减影效果。但减影不彻底，骨骼与含对比剂血管均呈白色，影响血管的观察。

非血管性减影主要用于研究声带的变化，不需注射对比剂，利用声带的开启和闭合运动进行减影。

上述介绍的减影方式中，有的并非减影，有的并非数字减影，有的还在研究之中，之所以提出的目的是使我们对减影有一个全面了解。在 DSA 减影中，以时间减影最为常用，其中又以连续方式、脉冲方式、路标方式应用为多。

（七）CO_2-DSA

尽管目前有多种新的血管成像手段，包括血管镜、血管内超声、三维 CT 和 MRI 等，但传统的血管造影和碘水 DSA 仍是以上各种方法的参照标准。水溶性碘剂血管造影以其显影清晰、图像真实见长。但即使用非离子型碘对比剂仍有 3.13% 的患者出现过敏反应，其中严重反应占 0.04%，因其价格贵，使用受到一定限制。一定量 CO_2 注入人体后可快速地被血液吸收且又能很快经肺排出体外，因其密度低被称为阴性对比剂。早在 20 世纪 20 年代就被用于纵隔和腹腔造影，50 年代 CO_2 用作静脉造影诊断心包积液和心包肥厚，后又被用以门静脉和肝静脉造影，1982 年 Harkims 将其首先用于外周和内腔动脉造影。随着 DSA 技术的发展，CO_2 血管造影可得到清晰的图像，其安全性也得到证实。

1. CO_2 在血管内的特性　CO_2 是无色、无味的气体，分子量为 44，它在血液中的溶解度是 CO_2 的 20 倍，且它能与血液中缓冲碱结合促进自身溶解吸收，因此血液可快速吸收大量 CO_2，当血液流经肺毛细血管时又能经肺排出体外。已有研究表明，动脉或静脉内注射一定量的 CO_2（50～100ml/次）极少有形成气栓的危险，即使是较大剂量注射也不会引起血 pH、PCO_2、PO_2 和血流动力学明显变化。与碘不同的显影机制是：当它被注入血管后并不立即被血液吸收，而是与血液形成界面并排开血液充盈血管。以适当的剂量快速注入CO_2气体可完全充盈血管。但注射速度过慢或剂量过小时，气体难将血液完全排开，或CO_2还未到达造影血管即被溶解吸收，此时血管造影图像可显示血管直径较正常小，甚至显影不良。有人给10只狗分别用CO_2和碘剂行腹主动脉、肾动脉和股动脉造影，根据二者注射参数计算出充盈率（CO_2/碘剂）继续增加CO_2量只会充盈更多血管，并不能增加图像的清晰度。CO_2的黏度较碘对比剂小，仅为76%泛影葡胺的1/400，因而易通过较小的动脉-静脉（A-V）短路和侧支，易显示狭窄或闭塞血管及其远端血管。动静脉畸形（AVM）和小量出血部位，它能通过微导管快速注射。由于气体上浮的特性，位于注射部位水平以上的血管分支较易充盈而且显示较好。

2. CO_2的注入方法　造影需要医用纯CO_2，任何一种注射方法都尽量避免混入空气以防形成气栓。气体可被压缩的特性，手推和常规高压注射器均难以保证气体的线性注射。

（1）手推法：有人曾用35ml或60ml塑料注射器通过阀门直接从CO_2罐中抽取CO_2，以手推法进行造影。CO_2比重较空气大，装有CO_2的注射器应乳头向上稍排气后，可连接导管注射。这种注射法难以使气体均匀注入。大部分CO_2在最后半秒进入血管，并有误入空气造成气栓的危险。最近有人介绍一种封闭式手推CO_2注射系统，该装置采用两个单向阀门连接CO_2气袋、注射器及导管，可避免混合空气和血液反流，使气体定量，近似匀速注入。

（2）普通高压注射器：有人曾用三通连接高压注射器在封闭条件下注射CO_2造影，用注射器抽得所需注射量后，在不打开开关的情况下将气体压缩，使压力稍高于患者收缩压，接通导管后注射器内的压力自动将导管内气体挤入血管，使得CO_2能被较为均匀地注入。这种方法减少了空气注入的危险，减少了手推注入的人为因素和盲目性，但仍难确保线性注入，操作麻烦，目前也较少使用。

（3）程控CO_2注射器：采用电脑程序控制的注射器可较好地解决非线性注入等问题，目前国外已有多种程控气体注射器。两者均可同时控制注射压力、容量和时间，使CO_2线性注入血管。在注气前还能自动将造影血管近端球囊充盈膨胀，使靶动脉血流暂时阻断，CO_2完全充盈造影血管。

CO_2用量应随造影血管及其血流情况而定，术前准备和术中要求与常规造影并无差别，做肠系膜动脉造影时，为了避免肠管运动的干扰应静脉注射胰高血糖素或抑制肠道运动的药物。

由于CO_2在血管内趋于上浮的特性，高于靶血管平面以上的靶器官或血管易于充盈，反之即使是超选择血管造影，CO_2也可能反流入动脉，采用改变体位使靶器官抬高可得到清晰真实的图像，根据腹腔脏器供血的方向采用仰卧位、俯卧位或斜位。对下肢动脉造影者抬高下肢15°～20°，结果血管显影质量显著改善。肾动脉造影时患侧抬高，常能改善肾动脉显影效果。

3. 临床应用

（1）CO_2-IADSA：CO_2现主要用于除头、颈、胸以外血管造影，尤其是腹主动脉及其分支和下肢的血管造影，不仅可得到较为清晰的图像，且可介入治疗。有人做过统计，128例腹主动脉、肾动脉、髂动脉、股动脉、胫动脉与碘剂造影的符合率为95%，其中有92%患者可根据CO_2造影结果作出明确的诊断，且对血管狭窄程度和侧支情况的显示优于碘剂造影。但对胫骨下血管因血流缓慢，CO_2的溶解而显示不清。此时应用"Staking"后处理软件将多帧数字图像叠加成一帧复合图像，可使图像质量明显改善。

目前，CO_2-IADSA对实质器官血管仅能显示到段或亚段水平，但显示肿瘤血管及肿瘤染色不及常规造影清晰。其原因可能是：①尽管CO_2可通过小动脉或毛细血管，但不能清楚显示；②CO_2在前窦状隙或毛细血管前受阻而溶解于血液；③CO_2可通过潜在的A-V通道进入静脉系统。

目前CO_2能否用于脑血管造影仍有争议。有人向鼠颈内动脉注入CO_2引起显著的神经症状，血-脑屏障破坏和脑多灶性坏死，且梗死范围与注入CO_2量大致成正比关系。但也有人给14只狗主动脉和颈总动脉内注入3ml/kg CO_2，没有神经症状，脑电图和脑部病理改变，随访6个月也未见异常症状。因此，在问题还未弄清楚之前，不要用CO_2行心脑血管造影。

（2）CO_2静脉造影：CO_2可用于四肢及腹部的静脉造影。CO_2静脉造影可显示上肢A-V瘘，也能清楚显示下腔静脉的狭窄、闭塞、血栓及其侧支的情况，并可借导管经皮血管内成形术和下腔静脉过滤器放置术。

CO_2在经颈静脉肝内门体分流术（TIPS）中可用于肝静脉造影，楔入法肝静脉-门静脉造影和支架放置术前、后的门静脉造影。因CO_2的低黏度，在楔入法静脉造影或用细穿刺针直接楔入肝实质造影时均能显示门静脉及其分支，在门静脉穿刺困难时指导穿刺的方向，此法可减少术后出现肝肾综合征的机会。

4. CO_2血管造影的并发症和不良反应　一般CO_2血管造影是安全的，并发症少见。有人通过800例CO_2造影临床观察，仅一例出现腹泻，该患者在不到1h内接受约2 000ml CO_2腹主动脉造影，根据内镜特征性改变,确定为左半结肠缺血,说明短时间内注射大量CO_2可因气体未及时溶解而造成气栓。因此,静脉造影时CO_2每次注射不应多于50ml,动脉注射应少于100ml,且因注入CO_2完全溶解需要一定时间,所以重复注射应间隔1~2min的时间。

少数病例CO_2血管造影有不良反应,包括一过性下肢灼热感或针刺感,下腹灼热感或疼痛、恶心等,极少数病例出现阵发性一过性呼吸困难和心动过速。

CO_2无过敏,几乎没有肾毒性,有人报道17例因高血压控制不住或肾动脉恶化而行肾动脉旁路手术的患者术后用CO_2肾动脉造影随访1.5年,没有发现肾功能有显著变化。

(八)三维数字减影血管造影

三维数字减影血管造影(3D digital substraction angiography,3D DSA)是近年DSA设备的最新改良,有两种基本方法:①复杂轨迹两次摄影法,即在注射对比剂前先作复杂轨迹摄影摄取蒙片,然后注射对比剂,再摄同样轨迹的充盈照片,经减影和计算机处理,显示三维的DSA影像。在两次的摄片间,任何运动均可造成配准不良,衰减影像质量。②复杂轨迹一次摄影法,从注射开始后摄取一个复杂影像序列,通过类似常规体层摄影原理,使非血管结构模糊,并经计算机处理显示3D DSA影像。

3D DSA方式目前尚未普及。

目前,因时间减影对设备的特殊要求最少,因此是最普遍应用的方法。实际工作中,可以对这些基本的减影方式作一系列改良,还可基于不止一种物理学变量作减影。

二、数字减影血管造影检查中的基本概念

数字成像技术中涉及的基本概念在各种成像手段中是类似的,但概念的内涵可有轻微的区别。随着从传统放射学向影像医学过渡,传统的概念也要更新。下面讨论与DSA有关的基本概念。

(一)像素

像素(pixel)是构成图像的基本单位,也即模拟影像被分解成的孤立信息。在所有数字成像方式中,像素的大小都是由设备的设计规定的。而在胶片成像方式中,每一银盐颗粒即为一个像素,像素的大小是由银盐颗粒的大小决定的。迄今所有的成像方式除三维重建以外均系二维成像,故像素的概念也是二维的,即只有长和宽两度空间。

(二)体素

体素(voxel)又称体元。体素是像素代表的相应体积的组织单位。体素与模拟影像上的像素是对立的,决定像素在模拟影像上的有关参数,如灰度值。

体素的概念与像素不同,是三维的,即有长、宽、高三度空间。

和CT、MRI成像方式不同,DSA不应用层面成像方式,因此相同大小的像素对应的体素可完全不同。在减影最后的影像上,每一像素覆盖的血管厚度(直径)也不同。

(三)矩阵

矩阵(matrix)是构成图像的像素阵列。数字成像方式中,矩阵的大小(即包含的像素数目)通常是由数字化设施的存贮能力和计算机的功能决定的,矩阵大小也从初始的64×64、80×80、128×128、逐步提高到256×256、512×512。目前,数字成像设备的矩阵可为1024×1024或更高。

(四)空间分辨力

空间分辨力(spatial resolutioro)为图像中可辨认的邻接物体空间几何尺寸的最小极限,即对影像细微结构的分辨能力。空间分辨力是衡量影像质量的重要参数之一,与图像矩阵大小相关,即与单位面积内,含有的像素数目成正比。因此,在同样的面积内,任何数字成像设备的图像像素数目均远不及胶片含有者,即数字成像方式所获的CT、DSA、MRI等影像的空间分辨力,均不及胶片影像。

DSA影像是由影像增强管采集的,影像的空间分辨力还与增强管的尺寸有关,可以用电视屏的线对(line pair,LP)表示。增强管尺寸越大,覆盖的视野越大,空间分辨力越低。如35.56cm(14寸)增强管的分辨力为0.7LP/mm;22.86cm(9寸)者为1.1LP/mm;15.24cm(6寸)者为1.8LP/mm;10.16cm(4寸)者为2.5LP/mm。

(五)密度分辨力

密度分辨力(density resolution)为图像中可辨认的密度差别的最小极限,即对密度差别的分辨能力。密度分辨力是衡量影像质量的另一个重要参数,与图像中每一像素接受的光子数目成正比。

如前所述,单位面积内胶片影像所含的像素数目远多于数字影像者。当以相同的光子数目入射时,同样面积内数字影像的像素接受的光子数目要远多于胶片影像的像素者。这种情况说明,数字影像具有更高的密度分辨力;或换言之,数字影像是牺牲了部分空间分辨力,换取了较高的密度分辨力;或笼统地说,胶片影像具有较高的空间分辨力,数字影像具有较高的密度分辨力。DSA中对于含碘量比常规血管造影低得多的血管的检测能力即部分地归因于设备的高密度分辨力。

(六)时间分辨力

时间分辨力(temporal resolution)为单位时间可采

集影像的最大帧数。在 CT、MRI 等层面成像设备,时间分辨力反映为单一层面的成像时间及可连续采集影像的能力,而在 DSA 中则反映为单位时间的成像帧数称帧频(frame frequency)。和 CT、MRI 等不同,因为 DSA 要进行血管内(包括心脏)对比剂的动态观察,故对于设备的时间分辨能力有专门的要求,特别是在心脏和大血管的观察以及动静脉异常交通部位的观察中通常需要高帧频。用于类似目的的检查通常需要 30~60 帧/s 的帧频。

DSA 的时间分辨力与影像的采集和处理的各个环节有关,特别是和摄像机的迟滞、图像矩阵的大小及计算机的运算处理速度有关。

(七) 伪影

伪影(artifact)泛指影像失真。数字成像方式中,出现伪影的原因及伪影的形式不同。DSA 中,对影像造成干扰的主要原因是组成减影对的两帧影像不能精确重合,系因为在两帧影像形成的间期,检查部位发生了移动。不能精确重合的减影对,称"配准不良"(misregistration)。因移动使减影对配准不良在影像上形成的伪影称"移动伪影"(motion artifact)。DSA 检查中,很多自主和不自主运动均可导致移动伪影,如呼吸、心搏、吞咽、肠蠕动等。轻微的移动伪影可不影响诊断或可通过后处理方式补救之,严重的移动伪影将使减影影像无诊断价值。移动伪影有几个特征:①在结构的边缘处最明显,近结构的中心部相对轻微;②伪影的量随结构边缘密度陡度增大而增大;③伪影的量随移动的结构衰减系数增加而增大。

DSA 中另一较常见的伪影由视频信号的动态范围增大引起。当视野内某些部位对射线衰减极小时,如头颅检查时前后位投照中的鼻旁窦,腹部检查时较大量的肠气,可使局部视频信号饱和成为均匀亮度的无信号区,妨碍与之重叠的有用结构的观察,称"饱和伪影"(saturation artifact)。饱和伪影可经调整准直或在相应区域放置补偿滤过材料(如铅片)消除,后者称平野滤过(field-flattening filters)。

(八) 后处理

后处理(post-processing, reprocessing)是指借助计算机功能对获取的影像作进一步的完善。数字成像设备均具有后处理功能,但不同成像手段后处理的内容不完全相同。DSA 影像的后处理通常用于改善配准和增加影像的信噪比,如像素移动、再配准、边缘增强、帧幅积分、匹配滤过、递推滤过、混合减影及三维显示等,将于 DSA 影像处理节内专门描述。大部分后处理可在获取影像后联机处理,也可用专门的软件作较复杂的脱机处理。

三、数字减影血管造影成像方式

DSA 成像方式分静脉 DSA 和动脉 DSA,静脉 DSA 分外周静脉法和中心静脉法,动脉 DSA 分选择性动脉 DSA 和超选择性动脉 DSA。现阶段随着介入放射学的发展及广泛的临床应用,以选择性和超选择性动脉 DSA 为主。

(一) 静脉注射数字减影血管造影(IVDSA)

发展 DSA 最初的动机是希望从简单的静脉注射方式显示动脉系统,因此,最早应用的 DSA 检查采用外周静脉(如肘静脉)注射大量对比剂。但是,实验与临床应用的结果很快证实,即使是显示较大的血管,也需作对比剂团注。团注(bolus injection)概念是在单位时间内血管内注入一定量的对比剂,其量略大于同期血管内的血流量,从而取代该节段血管内的血液。当这部分血流流经兴趣血管时,其中的对比剂仍保持密实、稀释较少,从而达到较高的对比。

但是,静脉内团注的对比剂在到达感兴趣区动脉之前要在各心腔与肺循环被稀释。稀释程度可以用简单的流量理论估计静脉造影时的被稀释情况。静脉内团注的对比剂在到达兴趣动脉之前要在各心腔与肺循环被稀释,稀释的碘的平均动脉浓度(P)是所注射碘的总量(mg)除以造影团块通过期间的血容量(ml),即式 1-3-9:

$$P = \frac{对比剂浓度 \times 注射时间}{团块通过期间总血量} = \frac{Pc \times R \times T}{V}$$

式 1-3-9

在外周静脉法中,对比剂离开左心室时需要 8s,R 为 20ml/s,T 为 zs,假设心输出量为 100ml/s,将此值代入上式:

$$P1 = Pc\frac{20ml/s \times 2s}{800ml} = \frac{Pc}{20}$$

这就是说,当对比剂从外周静脉到达动脉系统时,其原来的平均碘浓度已被稀释为 1/20。

另外,还可以用指示剂稀释法或 Stewant-Hamilton 关系式来描述对比剂衰减的时间-浓度曲线,估计对比剂的稀释情况(式 1-3-10、式 1-3-11)。

$$曲线的峰值碘密度 \propto \frac{注射碘总量}{中心血容量} \qquad 式 1-3-10$$

$$对比剂团曲线宽 \propto \frac{中心血容量}{心输出量} \qquad 式 1-3-11$$

Stewant-Hamilton 是对染料稀释技术感兴趣的生理学家。IVDSA 也可以认为是一种首次通过的染料稀释检查,染料即为对比剂。中心血量是指注射部位与感兴趣区之间的所有血量,对比剂在此过程中被稀释。兴趣血管的显示和显影峰值碘浓度及对比剂团廓清曲线宽度有关。

Stewant-Hamilton关系式对IVDSA有很多的提示:

1. **对比剂的浓度和剂量**　动脉内碘浓度与对比剂的碘浓度成正比。对比剂浓度与影像质量的对照观察证实,在30mgI/ml的对比剂浓度差别,影像质量的对比差别都有统计学意义。

感兴趣区血管内峰值碘浓度还与注射的对比廓清曲线峰值高度成正比,但不影响曲线宽。因而,IVDSA检查中若希望得到较理想的高而窄的对比廓清曲线(时间-浓度曲线),一般要每次注射大剂量对比剂,一次典型的IVDSA检查大约需要注射40g碘甚至更多。所以说静脉给对比剂时,动脉内的碘浓度大大降低,实际应用中IVDSA需要对比剂的量大而浓度高。

2. **注射速率和持续时间**　IVDSA时,动脉内碘浓度取决于所给的碘总量,与注射速率无关。例如,20ml/s速率注射2s与以30ml/s速率注射1.3s所得结果相同,这与我们在较短的注射时间内提供较高浓度的主观愿望相反。因为对比剂团块必须流经体循环,且循环路径长。在心血管的弹性限制和耐受范围内,对比剂的流率是很难改变患者原有的血流速度的。在对比剂团块通过诸心腔和肺动脉过程中,无论速度如何,均会被稀释,对比剂从上腔静脉到动脉系统的典型循环时间为4～5s只要注射时间小于或等于这个时间(在一定注射流率下),就会产生大致相同的血管内涂布。每次注射40ml对比剂时,意味着以15ml/s的速度对对比剂廓清曲线影响极小,这已在实验和临床观察中证实。即注射速率既不影响IVDSA对比剂的曲线的峰值,也不影响其宽度。

3. **注射部位**　IVDSA可行中心或外周注射对比剂,前者是指把导管顶端送到右心房或上、下腔静脉开口附近,后者只需在肘部穿刺后使导管沿正中或贵要静脉上行10cm以上。和中心注射相比,外周注射较方便。但是对比剂注射速度相应较低,中心血容量较大。比如以10ml/s速度注射40ml对比剂,则注射时间已长达4s,大致相当于肺循环时间,中心血容量为心输出量与平均通过时间的积,即对比剂在其中被稀释的血量。中心血容量增加导致对比剂团廓清曲线的峰值降低,宽度增加。和中心注射相比,外周注射时碘信号值大约减少20%。DSA中,血管显示需要的最低限度的碘量与血管直径成反比,故低的碘信号值对于小血管的显示极为不利。

倘若将中心静脉法改为外周静脉法,若干因素使对比剂团块离开左室时变得更为稀释。包括:①降低了注射速率。为了减少外渗的可能性及血管内皮细胞的损伤,外周静脉注射对比剂其速度明显低于中心静脉法。②稀释。外周静脉法时,注射的部位与心脏距离较远,对比剂与血液随机混合,对比剂团块到达心腔之前就产生了涂布,在血流中逐渐扩散。③较大的中心血量。在外周静脉法时,含有对比剂团块的血容量增加,加之对比剂本身的渗透效应和对血管壁的刺激,也会增加中心血量,使对比剂的时间-浓度曲线和图像质量进一步衰减,峰值动脉碘浓度下降。

4. **心输出量**　心功能差的患者,心输出量低,而中心血容量增高。这样,将降低时间-浓度曲线的峰值,并延长曲线宽度。心功能太差的患者,不宜做IVDSA,原因是大剂量的造影剂加重了患者的负荷,高渗性的离子型对比剂也使血容量增加,图像质量差。

综上所述,IVDSA中的外周静脉法,动脉显影的碘浓度是所注射对比剂浓度的1/20,对比剂团块特性曲线的峰值与注射碘的总量成正比,与心输出量成正比,与中心血量成反比。所以,IVDSA是一种高剂量的造影检查,每次检查需要注入大量对比剂,方能显示感兴趣区的全貌。

(二) 动脉注射数字减影血管造影(IADSA)

IADSA的发展是对最初IVDSA的改良,而选择性动脉DSA和超选择性动脉DSA与IVDSA的图像质量,对比剂的用量和浓度相比,真是发生了极大的改变,以致现在的IADSA与初衷的IVDSA相比出现了根本的改观。目前,IADSA的应用相当广泛,它使用的对比剂浓度低,对比剂团块不需长时间的传输与涂布,并在注射参数的选择上有许多灵活性。同时影像重叠少,图像清晰质量高,DSA成像受患者的影响小,对患者的损伤也小。DSA的一个极为重要的特性是,DSA显示血管的能力与血管内碘浓度和曝线量平方根的乘积成正比。比如,欲使一直径2mm的血管及内径1mm的狭窄,与一直径4mm的血管及其内径2mm的狭窄成像一样清晰,可有两种选择:将血管内碘浓度加倍或将曝线量提高4倍。在这种情况下,大大提高曝线量,从设备的负荷与患者的辐射剂量方面讲都是不现实的。当然以提高血管内的碘浓度更为可取,因而动脉DSA及其亚型(选择和超选IADSA)的方法应运而生。

IADSA时,对比剂直接注入兴趣动脉或接近兴趣动脉处,对比剂稀释要轻微得多。比如,在颈总动脉于1s内注入8ml 15%的对比剂(75mgI/ml),同时典型的血流速度为8ml/s,那么由于注射的压力,对比剂可潜在地置换血流达1s。即使有些轻微的稀释,动脉内的碘浓度在此期间也仍会有50～70mgI/ml。比用较高剂量,较高浓度注射的IVDSA可在同一部位达到的碘浓度仍高约 3~4 倍,可明显改善小血管的显示。

由于 DSA 对于对比剂的对比信号很敏感,当血管内对比剂浓度太高时,重叠血管就不易观察。IADSA 与血管造影相比,对比剂的用量将降低 1/4~1/3。在实际工作中,对比剂的用量、注射速率,要根据兴趣动脉的内径流量及注射部位至靶器官的距离做适当的调整。

对于 IADSA 时血管内碘含量的计算,可通过时间-视频密度曲线和时间-浓度曲线对感兴趣区进行测量与推算,可得到对比剂出现和消失的时间,对比剂在血管内循环过程及流率、对比剂时间-浓度曲线的波幅、波宽、斜率等。这些指标对选择对比剂的量、浓度、流率有参考价值,同时对疾病的诊断提供科学的依据。

综上所述,IVDSA 有以下缺点:①静脉内注射的对比剂到达感兴趣区动脉之前要经历约 20 倍的稀释;②需要高浓度和大剂量的对比剂;③显影血管相互重叠对小血管显示不满意;④并非无损伤,特别是中心静脉法 DSA。IADSA 通过临床实践有以下优点:①对比剂用量少、浓度低;②稀释的对比剂减少了患者不适,从而减少了移动性伪影;③灵活性大,便于治疗,无大的损伤。

(三) 动态 DSA

DSA 的影像是从蒙片与含造影片相减的过程中分离出来的。在造影过程中,由于肢体移动,就会出现蒙片与造影片配准不良,而产生运动伪影的 DSA 图像。然而,随着 DSA 技术的发展,对于运动部位的 DSA 成像,以及 DSA 成像过程中球管与检测器同步运动而得到的系列减影像,均已成为了事实。所以,将 DSA 成像过程中,球管、人体和检测的规律运动的情况下,而获得 DSA 图像的方式,称之为动态 DSA。常见的是数字电影减影。旋转式血管造影减影和步进式血管造影减影或摇控对比剂跟踪技术。

1. 数字电影减影 数字电影减影(digtal cine mode,DCM)以数字式快速短脉冲进行采集图像,实时成像,每秒 25~50 帧,一般双向 25 帧/s,单向可达 50 帧/s。注射对比剂前先采集数帧蒙片与注药时采集的图像相减,得到仅含血管的减影像。

2. 旋转式 DSA(roational DSA) 旋转式 DSA 是新型 C 形臂所具有的一种三维图像采集方法。DSA 系统开始采集图像的同时,C 形臂支架围绕患者做旋转运动,对某血管作 180° 的参数采集,人体保持静止,X 线管与增强器同步运动,从而获得一个三维图像程序。有一个用于选择这个方法和特定参数的系统采像程序。注射对比剂前第一个旋转行程采集蒙片,随即模仿第一旋转行程、速度采集造影像,快速实时

减影,以此获得一系列的全方位的减影像,旋转的开始和结束位置可由操作者自由选择,由曝光手闸控制启动,旋转速度为 30°/s,图像帧频为每秒 8~50 幅可调。有一个用于选择方法和特定参数的采像程序,在做旋转式 DSA 时,需要做两个采像序列,在第一个序列(mask)之后 C 形臂自动地回到它的开始位,再做第二个(DYE)序列。

3. 步进式 DSA DSA 采用快速脉冲曝光采集图像,实时减影成像。在注射对比剂前,把被检部位分步(分段)进行蒙片采集,随后用同样的步长、步数采集造影片,进行快速减影。在脉冲曝光中,球管与增强器保持静止,导管床携人体自动匀速地向前移动,以此获得该血管的全程减影像。该方式一次注射对比剂而获得造影血管全貌,解决了肢体血管行程长,增强器视野小,需要多次曝光系列和多次注药的矛盾。主要用于四肢动脉 DSA 的检查和介入治疗。

(四) DSA 的曝光条件

由于存在许多变量,难以规定 DSA 中标准的患者曝线量。DSA 的曝光剂量的选择应根据感兴趣区血管的大小、噪声情况、病变部位及病变观察的细致程度决定。一般来说,感兴趣区血管越小,对比越低,所需曝光量越大。采像期间辐射剂量依赖 kV 的设置,遮光器的设置,成像的几何学,滤线栅的应用及均帧的程度。采集的影像越多,曝线剂量就越高。每次采集的曝线剂量与帧频成正比。为了减少 X 线剂量,可在对比剂到达感兴趣区前使用低帧频,对比剂到达感兴趣区期间改用高帧频。

DSA 的另一个特性是,减影步骤虽然消除了来自静止背景结构的信号,但增加了图像噪声。如 mask 像和充盈像的各自具有噪声等级为(δ),那么它们的差值图像具有 $\sqrt{\delta^2+\delta^2}=1.4\delta$ 的噪声幅度,或者说噪声增加了 40%。有时我们误认为 DSA 提高了信噪比,恰恰相反,DSA 的差值图像的信噪比比未减影的含对比剂图像差。

下面我们来看看曝光与噪声等级、对比信号和物体尺寸之间的关系。即 Rose 模型计算公式(式 1-3-12):

$$N = \frac{2}{p^2 c^2 d^2} \qquad 式 1\text{-}3\text{-}12$$

式中 c 是预期的对比等级,d 是物体尺寸,p 是所需要的精度,N 是增强器输入屏检测的曝光量,附加系数 2 是补偿上述差值图像中所增加的 40% 噪声。在 DSA 中,需求最小对比 c 为 1%,血管尺寸 d 为 1mm,如果要求噪声等级不大于最小对比的一半时 p 为 0.5,那么:

$$N = \frac{2}{p^2 c^2 d^2}$$

$$= \frac{2}{0.5^2 \times 0.1^2 \times 0.01^2}$$

$$= 8\,000\,000 \text{ 检测 X 线/cm}^2$$

即每平方厘米应检测到 800 万的 X 线流量。这个数值可直接转换成辐射曝光单位，对于标准 DSA X 线光谱，1mR 曝光量相当于 2 500 万 X 线流量/cm²，那么，

$$X = \frac{8\,000\,000/cm^2}{25\,000\,000/cm^2} = 0.3 \text{（mR）}$$

即被检测到的曝光量是 300μR（微伦），但由于影像增强器典型的检测效率最多为 50%，所以，检测入射到增强器的曝光量必须是 600μR，一个严格的计算应包括 X 线散射、患者厚度范围、调制转换函数在空间频率中的衰减等，这样又会使曝光线量增加 2～3 倍。

四、受检患者的辐射剂量

上节讨论了对于规定的参数获得理想的影像需检测到的曝线量。DSA 检查中可能需要摄取几个曝光序列，每个序列可以包括 15～20 帧甚至更多帧幅。这样，每次 DSA 检查患者接受的辐射将远远大于一个减影对者。DSA 检查中，患者接受的辐射主要有三个来源，即透视、实验性曝光和采集影像。

（一）透视

透视检查是获得影像必要的定位步骤。透视时间是每次曝光时间与总曝光次数的乘积。在不合作的患者或需设法获得最佳体位而多次调整时，累积的曝线剂量必然增多。不应该使用高 kV 作透视检查。表面上看高 kV 似乎可以减少患者的辐射剂量，但当 X 线管的电流强度低于一定值时，停止透视后可发生电缆放电，这是因为电缆在高电压时积蓄了电荷。电缆放电可对检查者与被检者产生额外的辐射，故透视时管电流不应小于 0.2mA。

（二）实验性曝光

为获得电视监视器上最佳的视频饱和，每个曝光序列之前平均至少要做三次实验性曝光，每次检查将包括几个曝光序列。这样，每次检查中实验性曝光累积的皮肤剂量为 $3.87 \times 10^{-4} \sim 11.61 \times 10^{-4}$ c/kg。即使尽量压缩实验性曝光的次数，每次检查的皮肤剂量也至少为 5.16×10^{-4} c/kg。

（三）采集影像

采集影像期间，受检者的辐射剂量与 kV 的设置、遮光器的设置、成像的几何学、视野的大小、滤线栅的应用等有关。

根据最简单的逻辑，摄取的影像越多，可获得的信息越多，曝线的剂量也越大。因此，在可能的情况下，宜采用低帧频和程序曝光，后者是指在对比剂团到达兴趣血管前使用低帧频，廓清的晚期仍改为低帧频。曝光的程序可先规定，由设备自行调节。以每个曝光序列摄 8 帧，每次检查摄 5 个曝光序列计算，40 帧的总的皮肤剂量为 $10.32 \times 10^{-4} \sim 30.96 \times 10^{-4}$ c/kg。

DSA 中的曝光是由计算机指令控制的，在计算机发出指令至实施曝光之间会有一些延迟（如 60ms），而指令至停止曝光之间，也会有更长的延迟。若指令程序规定的曝光时间为 200ms，实际曝光时间则为 290ms。延长的曝光时间势必增加辐射剂量。

DSA 检查的视野大小，受制于影像增强管的大小及放大率。视野越大，对受检者的辐射剂量越高，辐射剂量的增加为视野直径的平方。故检查的视野宜尽可能减少到最小。

五、数字减影血管造影的影像处理

常规血管造影时，一旦获取了显影的影像序列，从技术上讲检查即告完成。DSA 检查则不同，获取的影像还将作不同类型的处理，以得到最佳的影像或突出影像的某些特征。

（一）减影对的选择与再配准

在每一时间减影序列中，实际上仅选择两帧影像组成最理想的减影对。但是若该序列含有 25 帧影像，从理论上讲则需要组合成 300 对供选择，这是不现实的。幸好并非所有的帧幅都值得考虑。若将选择范围缩小到具有 50% 最大碘对比（C_{max}）以上的帧幅，仍将有 115 对影像供选择；限制 C_{max} 为 80% 以上时将少到 40 对；C_{max} 为 100% 时只有 5 对。

一旦在蒙片与选择的减影帧幅曝光期间患者发生了移动，则该减影对的影像不能精确重合，即产生配准不良。一个简单的补救方法是改变（调换）减影对。为了得到配准尽可能理想，通常选择两帧在时间上较接近的影像组成减影对，称再配准（reregistration）或再蒙片（remasking）。再配准的减影对，可能不包含显影最高峰的帧幅，但可消除移动伪影或减少移动伪影的干扰。

（二）像素移动

像素移动（pixel shifting）是通过计算机内推法程序来消除移动伪影的技术。为了改善减影对的配准，可以将蒙片的局部或全部像素向不同方向移动一定距离，使之与对应的像素更好地配准。尽管一个影像中可有数十万个像素，像素移动对影像改善能力似乎是无限的，但是在一个配准良好的部位，几分之一的

像素移动即可产生明显的伪影。此外,患者移动的方式可能很复杂,系多维的,因此像素移动改善伪影的能力是有限的。

(三) 标记

DSA 的一个基本效果是在减影像上消除了背景结构,突出了血管的显示。但是在诊断中可能遇到一个意外的不利因素,即由于完全消除了解剖学标志而无法对血管结构作准确的定位。一个解决方法是在需要定位时,把减影影像先作亮度放大,再与一个未减影的影像重合。这样得到的影像可同时显示减影的血管与参考结构,即标记(landmarking)影像。这个处理是相对简单的。

(四) 空间滤过

影像增强电视系统在检测中的敏感性,随物体尺寸的减小而降低,这可由调制转换函数(MTF)来定量地表示。为了弥补 MTF 下降的不利结果,可以选择性地放大空间频率。当电子束扫描画面时,遇有密度改变陡峭的部位(如显影血管的边缘)即作选择性的增强,空间滤过(spatial filtering)又称边缘增强(edge enhancement)。

空间滤过的缺点是噪声也同时增强,这意味着选择作边缘增强的同时必须耐受较高的噪声。实际工作中,常常是选择二者间适当的折中。

(五) 积分蒙片减影

时间减影法似乎有一个潜在的缺点,即每个曝光序列的十几帧至数十帧影像中,用作减影的仅为其中一对或几对,其他帧幅都被浪费掉了。若将若干帧蒙片积分,并作一个负数加权(如-1);若干帧显影帧幅积分,并作一个正数加权(如+1),再用这两个分别经积分和加权后得到的影像作减影,则可得到积分蒙片法的减影影像。积分蒙片减影(integrated mask subtraction)又称均帧(averaging frames),意味着最终用于减影的影像之若干帧幅总和的平均。

积分蒙片减影主要的优点是改善信噪比(SNR)。若使用了几帧影像积分,则减影后 SNR 的改善等于 n 的平方根。

(六) 匹配滤过

匹配滤过(matched filtering)与信号处理的方式类似,即当一组权数系数与感兴趣区信号形态对称或匹配的话,形成的滤过影像将会有最高的信噪比。

在获取一段时间的减影影像后,从感兴趣区提取时间-视频密度曲线并由最小平方的方法配合为一光滑的曲线。在配合曲线的诸点减去一常数值,该值应使减去该常数后曲线各点的平均值为 0。将减去该常数后(经加权的)曲线正负值分别积分,然后形成一帧减影影像。

上述处理中,从曲线的诸点减去一个常数,可以消除相当比例的残留噪声及背景结构。尽管在个别影像上碘信号也会有些减弱,但在最终的影像上碘的信号通过积分将增强。匹配滤过也可以使用经剪辑的影像,删除含移动伪影的帧幅。匹配滤过过程可使噪声减少 50%,这意味着在同等条件下对比剂的浓度可减半。匹配滤过的主要限制仍为移动伪影,尽管剪辑影像可在一定程度上弥补之。

(七) 递推滤过

递推滤过(recursive filtering)的施行需借助两个递推滤器。递推的概念是指把正从电视摄像机上读出的影像与前一段时间内的帧幅积分。两个递推滤器施行积分的时间不同,比如一个积分以往 2s 内的帧幅,另一个积分 8s 内的帧幅,前一个主要积分的是血管显影高峰的影像,后一个积分的帧幅还包括许多对比剂到达前者。在每一规定时间把两个滤器输出的影像加权,使权数的总和为 0。而选择的加权系数沿时间轴滑动前移,这样,尽管两个滤器在同一时间的输出均含背景结构、碘信号、噪声及伪影,但前一个滤器积分的帧幅系列碘信号较强,后一个滤器积分的帧幅系列碘信号较弱,二者减影后可遗留碘信号。

第三节　数字减影血管造影的临床应用

一、数字减影血管造影在头部的应用

(一) 检查方法

除临床上不允许者(如:碘过敏,严重的心、肝、肾疾患,严重的血管硬化,高热,急性炎症,穿刺部位感染等)外,IVDSA 和 IADSA,均可在门诊施行,IVDSA 检查结束后只需观察 1~2h 即可离院,而 IADSA 检查后为防止穿刺部位出血、血肿、感染等并发症需观察 12~24h。

术前做碘过敏和麻醉药过敏试验,查心、肝、肾功能及出血时间、穿刺部位备皮、术前 4h 禁食、饮,向患者作好解释,争取术中配合,建立静脉通道,造影结束后 24h 大量饮水,目的在于加速碘对比剂从肾排出。

1. IVDSA　做 IVDSA 时,导管一般从肘前的贵要或正中静脉穿入,可仅上行 10cm 以上作外周注射,也可由导丝导向,使导管顶端达上腔静脉开口或右心房作中心注射。如上节所述,中心注射可比外周注射产生更理想的对比剂廓清曲线,即具有较高的峰值及较窄的宽度。由于导管技术的普及,外周注射的应用越来越多由中心注射技术取代。此外,需要时也可经股静脉穿刺插管。一般使用 5~6F 聚四氟乙烯导管或

16 号血管造影导管。导管需有端孔和多个侧孔，以利对比剂团注。进入腔静脉或右心房者，宜用猪尾形导管。猪尾形导管末端卷曲，利于在较宽阔的空间使高压注射时产生的反作用力不致引起导管明显的退缩和移位。儿童可使用较小的 3~4F 导管。

IVDSA 宜用高浓度碘对比剂，一般为 76% 者，成人每次注射量约为 30~40ml，总的注射次数不应多于 4~5 次，即总量不宜超过 160ml。注射速度 15~20ml/s。儿童可依 1ml/kg 估计剂量，注射速度略减。

曝光条件视设备能力而定，在时间减影方式中，要根据欲检部位的循环时间确定开始曝光时间，曝光序列包括对比剂到达兴趣血管之前的一至数帧蒙片。头颈部位检查一般在开始注射对比剂后 2~4s 开始曝光，若仅拟观察静脉结构则可在 7s 开始，但也要利用程序式曝光获取数帧蒙片。曝光的帧频可为 1~2 帧/s，若拟观察动静脉瘘或高分流量动静脉畸形则以至少 6 帧/s 为宜。曝光序列的持续时间，取决于在该感兴趣区对比剂的廓清时间，通常要包括动静脉期、实质期、静脉期和静脉窦期几个时相。但不必要地延长曝光时间，会增加患者的辐射剂量。

因为每个曝光序列都需要注射一次对比剂，且曝光期间不能移动患者，所以必须事先确定感兴趣区血管的位置。为减少注射对比剂的次数和总量，条件允许时应尽可能使用双向成像设备。与常规血管造影不同，DSA 检查中因感兴趣区内的血管，均同时显影，投照位置的选择必须兼顾使感兴趣区的血管尽可能地重叠。

2. IADSA 由于应用较少量稀释的对比剂即可获得颅内较小血管更好的对比，IADSA 当前已比 IVDSA 应用更为普遍。神经介入放射学的开展，也是 IADSA 广泛应用的重要原因之一。

IADSA 通常取股动脉进路的 Seldinger 经皮穿刺插管技术。在腹股沟处选定穿刺部位后作常规消毒及局麻，为了插管方便，可作一 0.5cm 左右的小切口及适当扩张。使用 6F 套管针穿刺股动脉，一旦穿刺成功即拔出针芯，送入 0.89mm（0.035in）导丝，在透视导向下，上行达主动脉弓下水平。拔出套鞘，沿导丝送入 5F 或 6F 导管。若要同时显示颅内颈动脉和椎动脉系统，可将导管顶端推进主动脉根部，拔出导丝后注射对比剂，事实上，由于希望避免非兴趣血管的重叠，更愿意作选择性插管，即将导管分别导入每一侧颈内或颈外动脉开口或一侧椎动脉开口。在熟练者手中，一次检查分别显示双侧颈动脉和椎-基底系统不需较长时间。

选择性插管除使用的导管相应较细外，通常使用专门的导管或根据术者的偏爱自制的预成型导管，一般不需可控导丝导向。在更熟练者手中，可将经过适当预成型的更细的导管送入大脑前、中动脉开口及较大分支。除完成超选择造影外，还可同时作介入放射学处理，如治疗性栓塞等。

IADSA 宜用稀释的对比剂，对比剂浓度的选择主要依赖于拟观察的血管直径，血管直径越细，选择的浓度宜越高。但是超过需要的水平以上的浓度使血管影像与背景结构间产生过高的对比，反会遮蔽很多有用的信息，比如无法分辨血管交叉处的影像与病变结构等。使用较低浓度而不是较小容量对比剂的另一个原因是较少的高浓度对比剂在 IADSA 时可产生混合不均及流动效应，从而影响影像的分析。由于 IADSA 每次注射的总碘量较低，因此注射的次数及曝光序列较少受对比剂剂量限制，可以选择更恰当的投照角度。

由于 IADSA 中注射对比剂的部位距兴趣血管近，所获对比剂廓清曲线宽度比 IVDSA 者要窄，故 IADSA 中曝光开始时间也要提前。此外，持续曝光时间也相应缩短。但 IADSA 的帧频宜适当增加，以在较短的曝光时间内获得必要的供选择的减影对。

（二）存在问题

1. 头颈部 DSA 检查中主要的移动伪影是吞咽伪影。是因离子型对比剂引起的烧灼感造成的不自主吞咽所致。使用非离子型对比剂则无此现象。

2. 颅内，甚至还有颅外血管的重叠，可使病理血管难于分辨，需进行多种体位检查，但血管重叠仍为诊断中的主要困难之一。

3. 脉壁上的粥样斑随搏动而运动，造成的伪影目前尚无法消除。

4. 患者不合作形成的移动伪影常需增加后处理程序，但明显的移动伪影不能完全消除。

二、数字减影血管造影在胸部的应用

肺部 DSA 支气管动脉造影在常规局部消毒后，采用 Seldinger 技术穿刺股动脉，将导管导丝送至第 5、6 胸椎水平时，在左支气管与胸主动脉交叉处，顺序缓慢上、下推拉和左右旋转搜索，有病变的支气管一般都扩张，导管较容易进入，一旦导管端落入血管开口内，会有暂时固定的感觉。由于支气管动脉开口的特殊解剖，造影导管要与主动脉宽度相适应，随主动脉管径大小适当改变导管前段的臂长和角度，以便使导管进入降主动脉后其顶端能轻轻抵住主动脉壁，又保持垂直。左侧支气管动脉插管，应使导管端指向腹侧，右支气管动脉插管则要指向右侧或稍向背侧。一旦导管进入血管内随即用手推对比剂 0.5~1ml，在电视下确认支气管动脉显影后，开始造影，若是插管到大咯血的支气管动脉供养血管,则应小心地进行栓塞。造影完毕拔出导管压迫股动脉至少15min,然后局部加压包扎。

支气管动脉造影因心脏的运动可选用脉冲方式采集,屏气曝光,每秒15帧,直至显示实质期。对比剂选用非离子型,浓度300mg/ml碘海醇,用量6~8ml,流率1.5~2ml/s,也可手推对比剂行DSA采集。

支气管动脉造影常摄取正位像,必要时加摄斜位。

三、数字减影血管造影在腹部的应用

(一)肾动脉的DSA

尽管早期认为IVDSA能够很好地显示肾动脉及其较大分支,但至少有两个主要原因限制IVDSA在肾动脉检查中的应用:一是腹部血管同时显影,可遮蔽或妨碍肾动脉的观察,二是大剂量高浓度对比剂的应用受肾功能限制,在肾功能不良者,对比剂可诱发急性肾功能衰竭,概率可较肾功能正常者多两倍。目前,IVDSA多用于随访及因其他原因不能作IAFDSA者。IVDSA的检查方法和对比剂剂量与头颈部检查相同。

1. 检查方法 IADSA拟同时显示双侧肾动脉时,可将经Seldinger法由股动脉进路的5F或6F猪尾导管的顶端置于肾动脉开口上方5~10cm的腹主动脉内。对拟重点观察的肾动脉可酌情调换成适当型号与大小的导管作选择性肾动脉插管。肾动脉狭窄拟行扩张治疗者也可借导丝将调换的球囊扩张导管导入作介入性治疗。

成像期间患者需屏息,帧频15帧/s通常可满足大多数需要。一般取前后位或适当斜位。少数人也可取俯卧位投照。肾移植患者宜作过斜位观察,主-肾动脉旁路术后及高血压因探查患者则在不同阶段成像时,依不同观察目的,选择适当体位。

肾动脉及其他腹部血管的DSA检查中,主要的伪影是肠气和蠕动。可在检查前0.5~2min已置入动脉或静脉的导管注入胰高糖素(glucagon)0.5~1mg,以减少肠蠕动,并随后用5%葡萄糖溶液或生理盐水冲刷导管,以防止胰高糖素与对比剂接触产生反应。

DSA检查后期,特别是已多次注射了对比剂后,可以显示肾盂、输尿管及膀胱。若拟仔细观察肾盂与集合系统,可类似于肾盂造影方法在下腹部加一压迫带,注射对比剂后1~2min后加压压迫输尿管,从而得到清晰的肾盂影像。

2. 存在问题

(1)血管重叠:与肾动脉易同时显影造成干扰的主要是肠系膜动脉和腰动脉,即使改进投照方法,有

时也不易观察小小的肾副动脉。多种体位观察势必增加对比剂用量及患者曝光量。

(2)成像质量受肠蠕动、血管搏动、呼吸及移动伪影的影响:肠蠕动抑制剂、呼吸训练及后处理功能可在一定程度上改善影像质量,但不能挽救所有的影像。

(二)肝动脉DSA

DSA应用的早期,由于血管造影对肝疾病定性诊断的价值较小,应用并不广泛。自从近年肝肿瘤的介入放射学治疗广泛开展以来,对肝血管造影的兴趣,已大为增加,DSA已成为肝疾病检查的常规手段。

由于可能需作介入性处理,通常采用IADSA,理论上只要把管顶端送入腹腔动脉,即可作肝动脉及其所属分支的造影。当需进一步作放射学处理,如治疗性栓塞或局部化疗时,或肝动脉存在明显解剖学变异时,则可将导管进一步送入肝动脉或作超选择性插管。每次注射对比剂为碘海醇300 16~20ml,注射流率为4~5ml/s,作门静脉延时观察时用较大剂量,总量28ml,注射流率为7ml,即可获得满意的影像。

不推荐高浓度对比剂,因高浓度可以诱发血管痉挛,且具有高的渗透压与黏稠度,不利于肝实质毛细血管的充盈。一些实验证实,以稀释的对比剂注入肠系膜上动脉时,肝实质显影最好,因为稀释的对比剂可以更快、更广泛地弥散入肠系膜毛细血管,继而在门静脉内形成较高的碘浓度,从而使肝实质获得更好显示。

(三)脾动脉的DSA

和肝动脉一样,只需在腹腔动脉注射对比剂即可显示脾动脉。但单纯显示脾动脉临床意义不大,造影的目的多为显示脾门静脉系统,以了解食管静脉曲张的存在及循环模式;在拟行门静脉系统分流前,证实肝血管流向的存在及通畅性。近年来内科性脾截除,即部分性脾栓塞疗法的兴起,脾动脉选择性插管及造影又有了新的意义。

四、数字减影血管造影在心脏和大血管的应用

(一)检查方法

造影前禁食,小儿术前常规给予镇静剂。为保证屏气,可予先训练过度换气或检查前适当吸氧。

心脏大血管检查可借助静脉的回心血流将对比剂送至心脏,故多数检查借助IVDSA,大多数检查在上、下腔静脉或右心房注射对比剂。对冠状动脉及一些特殊目的的检查可用IADSA,作左心室内或主动脉弓部注射,或冠状动脉开口的选择性注射。

IVDSA一般用300碘海醇非离子型碘对比剂,注

射剂量随观察部位不同而异,如观察肺动脉可用12ml/次(6ml/s);主动脉用 20ml/次(10ml/s);较大分支用 30ml/次(20ml/s)。左心室内注射宜用稀释的对比剂(20%),可以 12~15ml/s 速度注射。正常大小的左心室每次注射 30ml,增大的左室则需注射 45ml。

开始曝光时间,根据观察部位决定。开始注射对比剂后曝光开始的时间:肺动脉 1~2s;主动脉 5~9s(均为 IVDSA);其他部位可类推。对比剂到达欲查血管前需获不止一帧蒙片,且应与充盈像保持相同的屏息状态,以便在减影中酌情更换。曝光帧频在作心腔观察时,可为 30~60 帧/s,通常需作心电图(ECG)门控,曝光持续 2~8s;主动脉与肺动脉观察时帧频可降至 1~3 帧/s,也宜伴 ECG 门控,曝光时间需延长至 5~15s,但有明显血流动力学异常者宜加快帧频。

为避免与几乎同时显影的肺动脉影像重叠,胸主动脉检查采用 40°~60° 左前斜位;腹主动脉摄正位即可;心腔的观察宜取四腔位,又称改良的肩-锁成角仪投照,即身体取左前斜位 50°~60°,X 线管向足侧成角 30°~35°,该位置可满意地同时显示四心腔与房、室间隔;左心室造影可取 30° 右前斜位或 60° 左前斜位。

影像增强管的选择,可依检查部位调换,可选用较大尺寸者覆盖整个区域,再换较小尺寸者重点观察兴趣部位。

(二)检查分类

根据检查目的,可将心脏及大血管的 DSA 检查分为功能性检查与形态学检查两类。

1. 功能性检查

(1)左心室大小测量:作腔静脉开口处注射的 IVDSA,摄 30° 右前斜位(或 10°~15° 左后斜位),借 EKG 门控技术和视频密度计测量协助确定左心室收缩期末与舒张期末的影像,并根据面积-长度公式分别计算二者的体积。

(2)左心室射血分数(式 1-3-13):

$$左心室射血分数 = \frac{舒张末期体积 - 收缩末期体积}{舒张末期体积}$$

式 1-3-13

这一传统公式可直接用于 DSA 检查。一些材料已证实 DSA 测量的精确性与常规心室造影和放射性核素心室造影结果间不具有统计学意义的差别。不过对于有瘢痕的、扩张的和经手术改变了心腔结构者则不够精确。

(3)局部左心室壁的功能:可用几何学方法、功能性成像法和参数成像评定疑有冠状动脉疾病患者的局部室壁运动。几何学方法是在右前斜位投照中根据辐径短缩的原理作左心室局部室壁运动的定量

性分析;功能性成像则是通过舒张末期和收缩末期影像减影产生射血轮廓(ejection shell)影像并发现功能性矛盾运动,在动物实验中已见到冠状动脉回旋支完全闭塞时,功能性成像显示相应的整个后下段心室产生矛盾运动;参数性成像系利用左心室边缘各个像素、舒张与收缩期的相对振幅值、左心室部分的部分像素与 EKG 的 QRS 波间相位角测量、左心室收缩的同步性测量及利用时间-视频密度曲线作的有关测量。

(4)心肌体积测量:使用视频密度计勾画的心肌的内缘和外缘轮廓,由计算机计算二者体积的差即为心肌体积。

(5)DSA 在心脏功能性检查中的限度:除患者移位和呼吸运动等因素外,影响结果精确性的一个重要因素是心脏收缩期间的复杂运动,包括左心室的横向与旋转运动,很难用已知的方法完全矫正。另一个因素是离子型对比剂可改变血流动力学,包括左心室的负荷系数。此外,不应忘记,对心脏功能性检查尚有另一些非损伤性手段,如超声学、放射性核素等。DSA 不是唯一的,有时也不是首选的检查手段。

2. 形态学检查 DSA 和常规血管造影一样可用于先天性心脏病、冠心病、心脏肿瘤、肺栓塞、主动脉夹层、主动脉瘤、大动脉瘤等疾病的形态学诊断。

(1)左冠状动脉造影:一般是多角度多方位,增强器左前斜 40°~60°,右前斜 30°~50°;左前斜 20°~25°,足倾位 20°~35°;右前斜 65°~70°,头倾位 20°~25°;右前斜 45°~55°,足倾位 15°~20°。上述方位曝光采像,基本解决了左冠状动脉主干及分支的满意显示,使其病变充分暴露出来。

(2)右冠状动脉:常取左前斜 45°~55°;右前斜 35°~45°。

冠状动脉造影用头倾位和足倾位复合角度采像,其理由是:①冠状动脉呈立体分布在心脏各处,其主干和大分支都在心脏表面走行并包绕心脏,任何一个方向投照都只有一部分血管段能与 X 线垂直而展开,另一些血管则与 X 线倾斜,甚至平行,投影缩短、变形严重,其病变被掩盖。②冠状动脉主干和大分支在任何一个平面上的投影都会有重叠或交叉,一些短小的狭窄段有恰好被掩盖的可能。

冠状动脉造影一般取左前斜位和右前斜位。旋转的角度要在透视下选择决定,决定倾斜的角度多少,与心脏大小、左右心室增大情况和比值、冠状动脉开口位置等因素有关。因此标准倾斜角度的多少是相对的,应根据患者的情况具体决定。

五、数字减影血管造影在外周血管的应用

(一)上肢血管 DSA

检查方法:造影方法有穿刺法、直接插管法和经

皮穿刺插管法。目前常采用的方法是经皮穿刺插管法、选择锁骨下动脉或肱动脉或腋动脉作穿刺部位。常规消毒皮肤，选择穿刺点和做局麻；用金属套管针穿刺，进入血管后退出针芯，插入导丝，将针套沿导丝退出；经导丝将扩张器前端插入血管，扩张皮肤、皮下组织和血管穿刺孔。然后退出扩张器；顺导丝将导管插入血管，导管进入靶血管后，退出导丝，透视下试注对比剂；位置确定后行 DSA 检查。

上肢动脉造影，对比剂浓度不超过 40%，因为肢体血管对对比剂的敏感性较高，高浓度的刺激可引起患者剧烈疼痛。对比剂流率 6~8ml/s，总量 10~15ml，采用先曝光后注对比剂（注射延迟）。对于血管阻塞或狭窄性病变而需观察前臂或手掌时，应先注射对比剂后再曝光（采集延迟）。以免有限的曝光时间不能满足手端血管的显示，或出现运动性伪影使血管模糊不清。

上肢静脉造影，对比剂浓度 30%~40%，手背穿刺时注射流速 1~2ml/s；肘正中静脉或贵要静脉穿刺或插管时，注射流率 3~6ml/s，总量 2~12ml；采用先曝光 0.5s 后再注药。对于静脉栓塞性病变，而观察前臂和上臂时，应先注药后曝光。

上肢动脉造影可选用 DSA 的脉冲方式成像，曝光采集图像至毛细血管期显示为止。对于狭窄和闭塞性血管病变而观察手指端血管曝光采集可达 15~20s。

（二）下肢血管 DSA

检查方法：下肢动脉可选用经皮穿刺插管法，即 Seldinger 法，采用搏动明显的股动脉作穿刺点。具体操作步骤与上肢动脉造影相同，首先将导管端放置髂总动脉处，作双侧髂内外动脉造影，然后再作选择性的单侧肢体动脉造影。

IADSA 对比剂浓度不超过 40%，髂总动脉造影，对比剂总量 15~20ml，注射流率 12~15ml/s，髂外动脉造影，对比剂总量 15~18ml，注射流率 10~12ml/s。若将造影导管端置于股动脉上段行小腿动脉和足背动脉造影，则对比剂总量 20~24ml，注射流率 5~6ml/s。

IADSA 一般选用脉冲方式成像，曝光至感兴趣区的毛细血管期显示为止。

下肢动脉 DSA 的重要问题是注射延迟还是曝光延迟，延迟的时间为多少，正确的决定关系到 DSA 检查成败。而选择何种延迟，延迟时间为多少，则根据不同病变而决定。不同类型的血管病变对动脉血流的影响很大，正常对比剂在下肢动脉内流动速度约每秒 5~15cm，根据正常下肢的血液灌注时间，可大致确定不同部位的合适采像时间。

在实际工作中，较难确定的是动脉阻塞性病变注射对比剂的提前时间。病变因人而异，动脉有不全狭窄和完全闭塞，病变有局限性和广泛多发性，造影导管前端有的置于股动脉上段，有的置于股动脉中段，有的置于股动脉下段，所以，对于下肢动脉阻塞性病变的提前注射对比剂的时间，则应根据当时的情况而定。比较先进的 DSA 成像，如步进式血管造影、对比剂跟综血管造影技术、实时平滑蒙片 DSA 技术（real-time smoothed mask，RSM-DSA），对下肢动脉阻塞性病变成像质量有很大的改观，由于上述新技术血管具有程序性曝光装置，可从近端开始追踪对比剂行程，在不同节段应用不同曝光条件，直到远端。一次注射对比剂即可获得全程血管显示，和 DSA 相比大大减少了对比剂剂量及曝线量。

存在问题：肢体 DSA 检查的主要问题是检查中肢体不自主运动造成的移动伪影，另外，由于对比剂的刺激，常产生肢体剧痛及血管痉挛现象，这是下肢动脉造影经常遇到的问题。

六、数字减影血管造影在盆腔的应用

检查方法：最常用的方法是经皮股动脉穿刺插管，穿刺应在股动脉搏动明显侧进行，穿刺针向头侧，导管插入后顶端置于腹主动脉端，双髂总动脉汇合平面以上，行两侧髂总动脉造影，再行单侧髂总动脉造影。继而进行髂内动脉或髂外动脉造影，必要时进行膀胱动脉或子宫动脉等超选择性造影，便于介入治疗。

膀胱肿瘤时，一般采用单侧股动脉进路，两侧髂内动脉选择性或膀胱供血动脉超选择性插管造影及介入治疗，这对治疗膀胱癌非常有益。

妇科的盆腔肿瘤也可采用单侧股动脉穿刺插管，行双侧髂内动脉选择或子宫动脉或卵巢动脉超选择性插管，在造影证实供养动脉后行化疗药物灌注和栓塞治疗。

盆腔大出血可发生于严重外伤或手术后，以及泌尿生殖系肿瘤的并发症，大多数盆腔出血是来自髂内动脉分支，实践证明，髂内动脉的任何一支或所有的分支出血，都能施行栓塞治疗，而没有大的危险和并发症，先进行腹主动脉下段造影，了解双侧髂总动脉及从腹主动脉下段分支到盆腔的血管情况，再分别进行两侧髂动脉造影，继而行单侧髂内动脉及分支的造影，造影证实出血部位后再进行介入治疗。

对比剂浓度 40% 或 200mgI/ml。腹主动脉下端注射对比剂，总量为 20~30ml，注射流率 15~18ml/s；髂总动脉造影，总量 18~20ml，注射流率 10~14ml/s，髂内或髂外动脉造影，总量 12~16ml，注射流率 3~4ml/s。盆腔血管造影毛细血管显示。介入治疗过程中可采用 DSA 的血管路径图方式，以便于操作及节省曝线时间。

七、数字减影血管造影剂量的实用控制措施

在放射诊断中,与其他放射诊断程序相比,介入放射学程序不管是对患者还是医护人员所造成的剂量都是比较大的。因此,在介入放射学中尤其要控制剂量,加强防护。

1. 患者受照射剂量的控制

(1) 将曝光时间降至最低是控制医生、患者受照射剂量的首要措施。

(2) 肥胖患者的照射剂量率会变大,积累也较快。

(3) 尽量保持较高管电压(kVp),以降低管电流,以便在图像质量和减少患者剂量之间达到适当的平衡。

(4) X线球管离患者身体越远越好。

(5) 影像接收器离患者越近越好。

(6) 尽量避免过度使用图像放大技术。

(7) 患者体重较轻者或影像接收器不能靠近其身体时,不使用滤线栅系统。

(8) 合理并充分利用缩光器,减少原发射线。

(9) 尽量将X线束对准感兴趣区。

(10) 当介入操作时间非延长不可时,尽可能想办法变换患者体位,改变X线照射野,或使用其他措施,以改变X线照射角度,避免同一皮肤区域持续受到照射。

(11) 许多设备在介入透视操作中的剂量率不断变化,透视时间只是估计是否会出现辐射损伤的一个大概指标,当某项操作总的透视时间不变时,患者体重以及相关操作等因素如投照位置、角度、患者与球管间的距离以及影像采集帧数等因素都可以使患者的皮肤所受剂量数增加。

2. 医护人员的辐射剂量控制

(1) 操作人员必须穿防护衣、使用防护屏。

(2) 监控透视剂量,并且清楚如何操作设备及站在何处才能使受辐射剂量降至最低。

(3) 如果X线束为水平方向或接近水平方向,操作人员应站在影像接收器一侧,以减少受辐射剂量。

(4) 如果X线束为垂直方向或接近垂直方向,应保持球管在患者身体下方。

（韩杰　刘兆玉）

第四章

磁共振成像

磁共振成像（magnetic resonance imaging，MRI），是利用原子核在强度磁场内发生共振所产生的信号经图像重建的一种成像技术。

核磁共振（nuclear magnetic resonance，NMR）亦称磁共振（magnetic resonance，MR），是一种已经应用了50年的化学分析技术。近年来，核磁共振成像技术发展十分迅速，并日臻完善。检查范围基本上覆盖了全身各系统。为准确反映其成像基础，消除该项检查使用核素材料的错误联想，现称之为磁共振成像。参与MRI成像的因素较多，技术较为复杂，不同于现有的各种影像学成像，在诊断中有很大的优越性和应用潜力。因此，用较多篇幅加以介绍。

第一节　MRI 发展概况

自100年前发现X线至今，MRI被认为是医学诊断中最重要的进展。它已成为放射学主要的新技术之一，目前几乎被应用于人体任何部位的检查。MRI的出现，使放射医师不得不从已发展了几十年的、以X线作为成像基础的模式步入了一个以量子物理学为成像基础的崭新领域。因此，我们有必要对MRI的发展历史及其现状有一个清晰的认识。

1946年美国斯坦福（Stanford）大学的Felix Bloch和哈佛（Harvard）大学的Edward Purcell各自独立进行研究，也几乎同时发表了他们的研究成果。从此以后，他们共同发表的核磁共振这一物理现象被广泛应用。在实验室中，用来研究分子水平的物质特性。这一发现的重要性，使他们荣获1952年诺贝尔物理学奖。

他们研究成果的影响非常深远，MRI的应用逐渐从物理和化学领域，扩大到更为广泛的学科，特别是在医学方面，近十年的发展非常迅速。

在生物学方面，最早的实验是在Felix Bloch发现核磁共振现象后不久，他将手放入波谱仪的射频线圈中，获得了一个强质子磁共振信号。20世纪50年代至60年代期间，瑞典的妇科医生Erik Odeblad研究了红细胞、宫颈黏液、子宫肌层、人奶、唾液、齿龈黏膜和眼液体的质子磁共振特性。1972年Damadian提出癌组织的T_1、T_2弛豫时间可能长于相应的正常组织。

在医学影像学方面，1973年Lauterbur研究出MRI所需要的空间定位方法，即利用梯度场（gradient field）。他的研究成果是获得水模型的图像，这一发现的意义很深远。继之，在以后的十年中，人们进行了大量的研究工作来制造磁共振扫描机，并产生出人体各部位的高质量图像。1976—1978年间许多学者，如Mansfield、Maudsley、Andrew、Damadian和Clow等先后通过MR扫描，获得手、胸、头和腹部的图像。从此以后，MRI质量、分辨率和组织特性的研究不断地取得了大幅度的进展，从而奠定了目前MRI技术的发展。

从20世纪80年代中期MRI扫描仪开始引进我国，进一步完善和丰富了影像学检查和诊断手段。从最初的永磁型磁体到目前广泛应用的超导型磁体；从0.5T到3T不过十余年，我国医学磁共振成像的研究和临床应用经历了发展、更新和普及的过程。与其他影像学检查手段如CT设备不同，MRI设备与技术的发展并未显示在硬件与理念方面的几次换代性更新，而是以一种稳定、持续的方式完善和发展。近年来MRI设备的发展有以下几个特点：

磁体及场强的定位趋势：目前磁体及场强的定位显示了强烈的两极化趋势。高场设备中，超高场设备已经成为MRI技术发展的标志。3T磁共振已经成为成熟产品；2017年美国食品药品监督管理局（FDA）已经批准7T MRI用于临床扫描。1.5T设备在磁共振设备家族中实际上已处于"中档机型"的地位，具有非常全面的临床应用价值和优良的性价比。低场设备由于大量移植了高场设备中的先进技术，具有了很好的性能和影像质量，目前低场设备中已基本上为开放型设备。另外，为强化低场设备的性能，超导技术已引入到低场设备中。

专用机：专用机由于用途明确，可以集中体现设计目标方面的优势,已经确定了在 MRI 家族中的地位。如近年来推出的介入专用 MRI 扫描仪;肢体扫描专用磁共振设备等。但目前在我国配置较少。

扫描参数的改进与扫描速度的加快:进入 21 世纪后,随着软硬件系统的不断改进,扫描速度不断加快,几种、几十种成像序列不断地产生并不断地得到完善。过去困扰人们的成像时间长、分辨率低等已不再是主要问题。

伴随着 MRI 设备的发展,有关 MRI 技术研究的发展主要经历了四个阶段:20 世纪 70 年代中到 80 年代初是第一阶段,也是其发展成熟和自我完善的阶段;从 80 年代初到 90 年代初是第二阶段,在这近十年中,成熟的磁共振成像技术开始被广泛应用于临床诊断和生物医学的基础研究中,但此时磁共振成像主要还局限于剖面成像,所以它更多地被用于观测生理和病理条件下生物体在解剖结构以及形态学上的变化;磁共振成像技术发展的第三阶段是在 90 年代,90 年代初,随着快速成像技术的发展,弥散成像、灌注成像、磁共振血管成像、磁敏感加权成像、磁化传递成像及化学位移成像,以及磁共振波谱等先进的技术发展与成熟,磁共振成像已不再仅仅局限于观测生物体的解剖结构,而是开始被用于研究生物体的功能与活动机制;90 年代末开始,磁共振成像技术的发展进入了第四阶段,即弥散张量成像、脑功能成像技术的进一步成熟与发展;目前研究的热点已从形态学过渡到功能学,并进一步向分子影像学发展。

第二节 MRI 基本原理

磁共振现象涉及很多量子力学的原理,不易为广大初学者所理解,本节应用经典物理学、力学和电磁学原理阐述磁共振这一物理现象最基本的理论知识,使之较易理解和掌握。

一、原子核及其在磁场内的特性

自然界中的物质是由分子组成,分子由原子组成,原子包括原子核和周围的电子,原子核则由带正电荷的质子和不带电的中子组成。理论上,任何一个原子核,只要其所含的质子或中子为奇数时,就具有磁性,就可以产生磁共振信号用来成像。但是用作磁共振成像的元素,一方面要有较高的磁敏感性,另一方面还要存量丰富,这样,所产生的磁共振信号更强,更利于形成高质量的图像。

水是人体重要的组成部分,水的含量占人体重的70%,水分子是由两个氢原子(或氢原子核)和一个氧原子组成。作为有机体,人体内包括脂肪、蛋白质等

有机成分也含有大量的氢。因此,人体氢元素的含量十分丰富(表 1-4-1),每立方毫米软组织中含有约 10^{19} 个氢原子核。同时氢核(^1H)只有一个质子,没有中子,结构较为简单,对磁共振信号的敏感性最高,其旋磁比高达 42.58MHz/T,所产生的磁共振信号要比其他元素强 1 000 倍,因此,MRI 主要应用氢核成像。由于氢原子核(^1H)只有一个质子,所以,氢核成像又称为质子成像。氢核的特性之一是它含有一个不在中心的正电荷,另一个是它能自旋(spin)因而具有角动量(angular momentum)。自旋的氢核其正电荷围绕中心轴沿着一个进似椭圆的轨道运行,犹如电流通过环形线圈一样,根据法拉第电磁感应定律可知,在氢核的轴线两端产生一磁场(图 1-4-1A、B),此磁场的大小和方向用磁矩 μ 来表示,形成一个微观的偶极子(microscopic magnetic dipole),如同一个小磁针。

表 1-4-1 与诊断有关的元素磁共振特性

原子核	旋磁比/($MHz \cdot T^{-1}$)	相对含量	相对敏感性
^1H	42.576	99.985	1
^2H	6.536	0.015	0.009 6
^{13}C	10.705	1.108	0.016
^{14}N	3.076	99.635	0.001
^{15}N	4.315	0.365	0.001
^{17}O	5.772	0.037	0.029
^{19}F	40.055	100	0.834
^{23}Na	11.262	100	0.093
^{31}P	17.236	100	0.066
^{39}K	1.987	93.08	0.000 5

振动是常见的一种自然现象,即某质点沿着一平衡位置循环往复的运动,当施加外力的频率与物体的固有频率相同时振幅最大,即发生共振。以我们熟知的指南针为例,在地磁场的作用下指南针在地球表面作定向排列,即在静止状态下指北,用手指轻击指南针,使之来回摆动,如果手指作用力的频率与磁针摆动的频率一致,磁针充分吸收能量,其摆动幅度会越来越大,此时,小磁针就处于共振状态。待其释放掉所吸收的能量后,最终又回到原来的位置。如果在小磁针附近放置一个闭合的线圈,小磁针的摆动使得穿过线圈的磁通量发生了变化,那么,变化的磁通量必然在线圈中产生感应电流,将此电流接收下来并加以处理,就可以得到小磁针的一些信息。

小磁针摆动频率与地磁场强度成正比。地球表面的磁场是不均匀的,地球的两极最强,为 0.7×

10^{-4}T，赤道最弱，为 0.3×10^{-4}T。在赤道和两极之间，磁场强度逐渐变化，称梯度磁场简称梯度。假设指南针在赤道摆动的频率为 1 周/s，越向北其摆动的频率越快，在北极摆动的频率为 2.5 周/s。这是因为北极磁场强度较赤道大 2.5 倍。由此我们了解到磁共振成像中的基本要点：指南针在磁场中沿磁场方向定向排列；需要给小磁针施加一个作用力；小磁针摆动频率与磁场强度成正比；当有梯度磁场时，根据磁针的摆动频率变化可以判断其磁场中所处的位置。

如前所述，众多的氢核（质子）就是许多微观的偶极子，在自然状态下，它们的磁矩是任意指向、杂乱无章地排列着。因此，在这种情况下的组织标本中的净磁化矢量为零（图 1-4-1C）。如果将这些杂乱无章的

氢质子置于强大的静磁场（B_0）中时，质子群的磁矩将会沿静磁场的方向作定向排列。略超过半数的质子与静磁场的方向相同，略少于半数的质子与静磁场的方向相反（图 1-4-1D）。低能量级的、和静磁场同方向的质子与高能量级的、和静磁场反方向的质子来回翻转，相互抵消，而产生一平衡的磁化量 M_0，也就是在一定量的组织中，所有氢核的磁化量的总和，这一静平衡磁化量（net equilibrium magnetization）指向与外加静磁场是一致的。要使在静磁场中的组织标本达到磁化，需要足够的时间（约为 5~8s）。

二、磁共振的发生

从物理学中我们得知，当某一物体绕自身轴旋

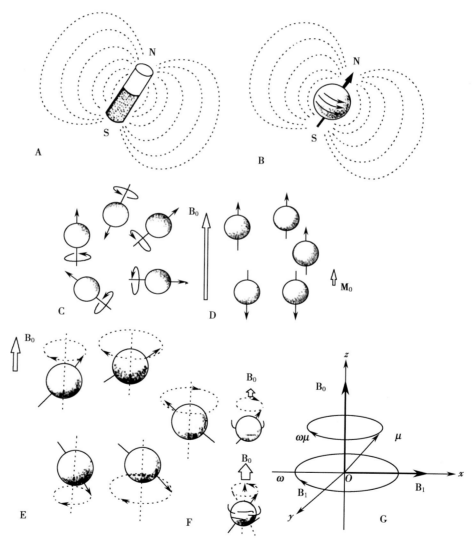

图 1-4-1 磁场

A、B.自旋的质子如同小磁棒一样，其磁场大小与方向用磁矩 μ 来表示；C.无外加磁场时，质子的排列是杂乱无章的；D.在外加静磁场 B_0 的影响下，质子顺外加磁场方向排列，多数为平行方向低能量状态，少数为反平行高能量不稳定状态（箭头朝下）；E.自旋中的质子在外加磁场 B_0 的作用下进动；F.其进动频率取决于外磁场强度，磁场强度 B 高，进动频率 ω 也高；G.在静磁场 B_0 中，静磁化矢量沿 z 轴并围绕 z 轴进动

转,同时又围绕某一轴线转动称为进动(precession),进动是一种特殊的运动形式。从前述已知,每个质子为细小的自旋磁体(spinning magnet),具有一定的自旋角动量及核磁矩,在静磁场的作用下,质子的磁矩将发生扭转(torque),使得质子以静磁场的方向为轴旋转(图1-4-1E),如同旋转的陀螺受地心引力一样,称为自旋核的进动。进动的速度即为进动频率(周/s)(precession frequency),又称共振频率(resonant frequency),该频率取决于外加静磁场的场强,场强越大,进动频率越高,其关系以Larmor方程表示(式1-4-1):

$$\omega_0 = \gamma B_0 \qquad 式1\text{-}4\text{-}1$$

ω_0:质子的共振频率(MHz)(进动频率)

B_0:外加静磁场场强,单位是Tesla,简称T

γ:旋磁比(表1-4-1),是一个常数,氢核的旋磁比为42.58MHz/T。例如:对场强为1.0T MRI系统中的氢核(^{1}H)来说,共振频率即为42.58MHz。

Larmor方程是磁共振的最基本公式,它规定了自旋核在一定磁场中引起共振的必要条件。为了观察磁共振现象,人们在实验中使用了很多方法,包括扫场法、扫频法和脉冲法等。所谓脉冲法,即固定磁场,并以一个能量很高的、含有各种频率成分的宽带脉冲去覆盖所选区域,使全部同类原子核被激发。医用磁共振实际上所采用的是一种脉冲激励的定核(^{1}H)检测方法,磁共振成像过程中不仅固定静磁场强度B_0,而且固定了扫描频率ω_0。因此,只有满足$\gamma = \omega_0/B_0$的核在射频脉冲的作用下才发生磁共振。MRI系统是用体内^{1}H成像的,因此ω_0和B_0的设置必须满足^{1}H的共振条件,即ω_0/B_0在数值上要等于氢的磁旋比(gyromagnetic ratio)。

当给一定磁场中的组织标本施加一个射频脉冲激发时,从而在垂直于B_0的平面上产生一个旋转磁场B_1,如果其角频率符合^{1}H的Larmor频率,则氢核吸收能量而从低能级跃迁到高能级状态,这就是磁共振现象,因此,磁共振又叫共振吸收。当射频脉冲停止后,氢核又将吸收的能量以相同频率的无线电波形式释放出来,而从高能级回归到低能级。氢核吸收能量的过程称为激励(excite),在满足Larmor频率的条件下,氢质子吸收及释放能量,完成能量交换,RF脉冲与共振频率不一致,则无能量交换,也不产生共振。因此,Larmor频率非常重要,RF脉冲及MRI信号接收器的频率都必须与共振频率一致。我们说的核磁包括原子核及磁场,这里的磁场是指外加主磁场B_0和射频磁场B_1,两磁场的区别在于,其一,B_0的场强大约是B_1的10 000倍;其二,B_0是恒定不变的,方向与

磁体轴线平行,故又称为静磁场,B_1磁场是旋转的,方向与B_0垂直(图1-4-1F)。

用射频线圈作天线接收器,将释放的能量转换为电信号,经过复杂的数学计算从而获得检查区域的病变信息。在进行人体MRI时,信号的强弱取决于氢质子的数量,即质子密度。人体各种组织包括脂肪、肌肉、血液、骨骼等所包含的氢质子数量不同,决定了磁共振图像中各种组织信号的强弱和对比,这种图像称为质子密度图像(proton density image)。

另外,除了质子中氢质子的含量的不同对成像起作用外,组织磁化的弛豫时间对磁共振图像的信号有更为重要的影响。

三、弛豫和弛豫时间

在旋转射频磁场B_1的作用下,平衡状态下的氢质子发生共振吸收,结果氢质子宏观净磁化矢量吸收能量由低能级(平行主磁场的位置)跃迁到高能级(垂直主磁场的位置)。当射频脉冲停止后,该磁化向量又从高能级回到低能级,我们就把这种由高能状态回到低能状态的过程称为弛豫(relaxation),所用时间就是弛豫时间。

与X线和CT等成像原理不同,MRI主要是利用质子密度和质子的弛豫时间的差异成像,尤其弛豫时间更为重要。因为质子在人体中的差异仅10%,但弛豫时间却各不相同。它可反映分子水平上的差别,从而发现人体生物化学与生理学的早期病变。这样就不仅能从传统病理解剖学的基础上表达疾病,而且能更早期发现人体内生理、生化的改变。

质子弛豫的种类很多,生物系统的弛豫就更复杂。通常根据氢质子与外界交换能量的形式,只考虑与医学有关的T_1弛豫和T_2弛豫。

(一)T_1弛豫

在磁共振中,氢质子在射频脉冲的激励下,吸收能量。射频脉冲结束后,纵向磁化开始恢复,质子释放能量。此时,将在接收线圈中产生射频信号。纵向磁化的恢复率是以纵向弛豫时间T_1来表示的,一般将T_1定义为沿主磁场方向的纵向磁化恢复约2/3(63%)所需的时间。不同的组织具有不同的T_1值:脂肪为150~250ms,脑脊液为2~3s。在T_1加权像中,组织的对比度就是由组织的T_1值决定的,T_1较短的组织信号较强,如脂肪,而T_1较长的组织信号较弱,如脑脊液。

T_1弛豫(T_1 relaxation)又称为纵向弛豫(longitudinal relaxation)、热弛豫(thermal relaxation)或自旋-晶格弛豫(spin-lattice relaxation)。它是纵向磁化恢复过程,在此过程中氢质子以热的形式向周围分子体系

（晶格）传递能量。它又反映了分子运动频率与Larmor频率之间的关系，如果组成晶格的分子运动频率等于Larmor频率，则受激质子发生T_1弛豫，释放射频信号，如果不同，T_1弛豫无效。

（二）T_2弛豫

在射频脉冲的作用下，所有氢质子以相同的频率和相位进动，即相位一致（in-phase），射频脉冲结束瞬间，横向磁化向量M_{xy}达到最大值，这时的信号最强。射频脉冲停止后，质子由同步旋进很快变为异步，旋转方位也由同变异，相位由聚合一致变为失去相位，称为失相位（dephase）。在理想的均匀磁场中，所有的氢质子的进动频率都应相同并保持相位的一致性。但是外加主磁场都不够均匀，并且有梯度磁场，此外，人体组织的固有特性，即磁化的质子之间的相互作用，以及由于分子和巨分子所建立的磁环境的相互作用，这进一步加剧了局部磁场的不均匀，从而使一个体素内各质子的进动频率各不相同。一些质子进动快，另一些则进动慢，逐步失去相位一致性，其结果是净横向磁化衰减。此时，在线圈中所得到的信号减少，以至完全丧失。质子横向磁化向量衰减63%所需的时间，即横向磁化向量衰减至原有值的37%所需的时间，即为T_2弛豫时间（图1-4-2A、B）。

T_2弛豫（T_2 relaxation）又称横向弛豫（transverse relaxation）或自旋-自旋弛豫（spin-spin relaxation）。所谓自旋，表示自旋体系中的质子相互作用，低能级和高能级质子彼此进行能量交换，但并不向晶格传递能量。T_2弛豫时间主要与人体的小磁场有关。大分子比小分子的T_2弛豫时间快，在生物组织中T_2的范围为50~100ms，游离水的T_2值比结合水长得多。T_2总是比T_1短，约为T_1的10%~20%（表1-4-2）。

表1-4-2 正常人体组织的T_1、T_2参考值（1.5T）

单位：ms

组织名称	T_1值	T_2值
脑白质	350~500	90~100
脑灰质	400~600	100~120
脑脊液	3 000~4 000	1 200~2 000
肾皮质	350~420	80~100
肾髓质	450~650	120~150
肝脏	350~400	45~55
脾脏	400~450	100~160
骨骼肌	500~600	70~90
皮下脂肪	220~250	90~130

（三）磁化强度矢量 M 的弛豫过程

磁化强度矢量 M 的弛豫包括两个方面：一方面是纵向磁化分量M_z的恢复，即T_1弛豫；另一方面是横向磁化分量M_{xy}的消失，即T_2弛豫。我们应用空间坐标系x-、y-、z-加以叙述。M 代表人体宏观磁化矢量。参见图1-4-2C。

当人体被置于静磁场B_0中，M 沿z轴取向，与静磁场B_0方向一致。箭头长短表示磁化矢量的大小。当施加一个90°脉冲，M 就偏离Z轴，转90°至xOy平面。当90°脉冲停止后，弛豫过程即刻发生，M 在z轴与z轴垂直的平面（xOy）平面上投影形成的纵向分量M_z和横向分量M_{XY}随着时间增加（T_1弛豫）和减小（T_2弛豫），由于静磁场的不均匀性，以及分子间、分子与原子间又存在复杂的局部磁场，M_{xy}衰减速度较快。

控制射频脉冲的强度和持续时间（或脉冲宽度），可得到任意角度的脉冲，从而可控制磁矢量与z轴的夹角，使磁矢量 M 偏离90°和180°的射频脉冲分别称为90°和180°脉冲，180°脉冲使磁矢量 M 转180°，从z轴的正端转到负端，它不产生横向磁化矢量，因此不产生信号。

四、自由感应衰减及T_2^*

90°脉冲结束后，横向磁化矢量垂直并围绕主磁场以Larmor频率进动，该变化的磁化矢量使人体周围的线圈产生感应电流，即MRI信号。这时如果外磁场是绝对均匀的，那么横向弛豫或相位发散过程的速度就完全由氢质子体系的弛豫时间T_2决定，但是，由于空间磁场的非均匀性，氢质子的进动频率是略有差异的，这样，必然加速横向弛豫的过程，此时，磁共振信号以指数曲线的形式衰减，称为自由感应衰减（free induction decay，FID）。FID速度很快，由于没有足够的时间使梯度场起作用，获取空间定位信号，因此这一信号不能被MRI直接利用。

为了取得MRI中有用的信号，需要延长FID信号存在的时间，工程上是在一定的间隔时间再给一个180°脉冲，以获取一个自由感应衰减的回波信号，即自旋回波信号。这180°脉冲就相当于一座山或一堵墙将信号碰回，如同在回音壁或山谷中听到回音一样。于是人们将由此而形成的更强一些的信号称为回波或自旋回波。如果没有180°脉冲，氢质子就会在90°脉冲停止后，受外磁场不均匀性的影响很快失去相位一致性，从而使信号很快衰减。为了区别于180°脉冲后的T_2，我们将此较短的弛豫时间称为T_2^*。其效应称为T_2^*效应，在梯度回波序列等快速扫描回波序列自由感应衰减成像中有重要作用（图1-4-2D）。

T_2^*与T_2的区别在于T_2的衰减主要取决于自旋-自旋相互作用，所以其为固定值；而T_2^*的衰减除了受

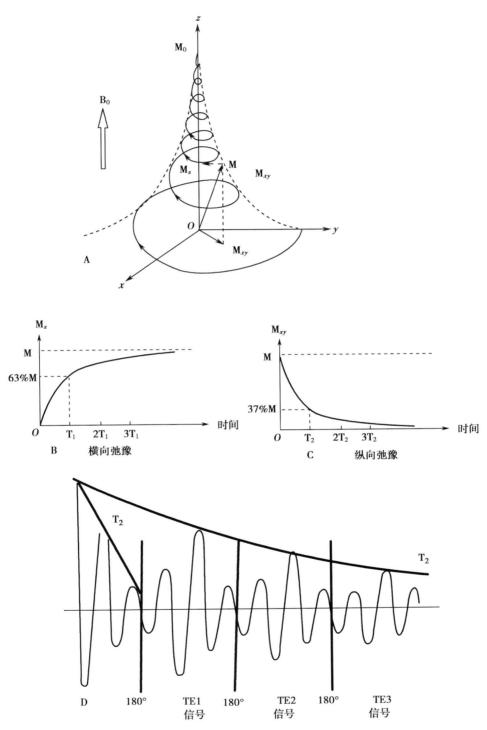

图 1-4-2　磁化强度矢量 M 的弛豫

A. 磁化矢量向 x-y 平面的螺旋形运动;B. T_1 弛豫时间为已知组织在 90°脉冲后,纵向磁化恢复 63%所需时间;
C. T_2 弛豫时间为已知组织在 90°脉冲后,横向磁化衰减至其原有值的 37%所需时间;D. 给 180°再聚焦脉冲
后,于 TE1 是产生一个较强的自旋回波信号,很快质子的相位又失去一致性,间隔一定时间可重复给第二个、
第三个 180°脉冲,产生第二个及第三个回波。由于 T_2 效应的影响,一个回波比前一个回波信号低,连接各回
波信号强度的曲线为 T_2 曲线,如果没有 180°再聚焦脉冲,信号迅速衰减,连接此信号强度的曲线为 T_2^*

自旋-自旋相互作用的影响以外,还受外磁场不均匀性的影响,所以并不是固定的,可随主磁场均匀性的变化而变化。T_2^* 总是小于 T_2;T_2^* 衰减总是快于 T_2 衰减。下面的等式表明了二者间的关系(式1-4-2):

$$1/T_2^* = 1/T_2 + \gamma \Delta B \qquad 式1-4-2$$

式中 $1/T$ 项为弛豫率,单位为 s^{-1};ΔB 为外磁场的变化;γ 为旋磁比常数。

从式1-4-2中可以看出,弛豫率 $1/T_2^*$ 取决于组织的弛豫率 $1/T_2$ 和外磁场的不均匀性。如果我们有一个均匀的理想磁场,则 $\Delta B = 0$,$T_2^* = T_2$。新型的MRI系统磁场不均匀性较低,使得 T_2^* 效应明显减低。但完全均匀的磁场是不可能的,因此总是存在一定程度的 T_2^* 效应。

五、影响 T_1、T_2 的物理因素

人体组织中的水分子始终在作无休止的布朗运动,分子间互相碰撞使水分子运动速度及方向有所改变,每个质子的小磁场也在随时变化。所以,组织内由于水分子的剧烈运动,导致局部内磁场的变化极其复杂,正是这种复杂变化的内磁场决定了氢质子在90°脉冲结束后其能量丧失的速度,以及失去相位一致性的速度。T_1、T_2 弛豫时间受以下因素的影响。

(一) 温度的影响

温度升高会加剧布朗运动,但在正常体温下,水分子的运动频率已远远高于一定场强下质子的 Larmor 频率。如果温度降低,水分子的运动频率减慢,可以接近 Larmor 频率,使 T_1 弛豫时间缩短。由于人体的温度是相当恒定的,因此,可以忽略温度的影响。

(二) 大分子的影响

自由水的分子小、运动快,其运动频率远高于氢质子的 Larmor 频率,因此,纯水的 T_1 弛豫时间很长。大分子如蛋白质分子的运动则很缓慢,由于体积和质量的原因,大分子表面可以吸附很多水分子,这些水分子形成束缚(结合)水,其运动速度大为减慢。如果该蛋白质的分子大小适中,束缚水的进动接近于 Larmor 频率时 T_1 弛豫有效,T_1 缩短。如果与 Larmor 频率不一致,T_1 延长。脂肪是中等大小的分子,其共振频率接近于特定场强下质子的共振频率,故其 T_1 短,图像上呈高信号。脑脊液如同自由水,因此 T_1 长,图像上呈低信号。含蛋白质的液体(例如,脓肿、坏死的肿瘤)其结合水的含量较高,因此 T_1 短。

(三) 组织含水量的影响

水是人体的主要成分,水在人体中以自由水(游离)和束缚(结合)水的形式存在,水中氢质子的密度大大超过机体中其他有机分子中的氢质子。所以成像所用的磁共振信号主要来自于水。正常情况下,组织中的自由水和束缚水处于动态平衡之中,水的含量是比较恒定的。但是在病理情况下上述平衡会发生紊乱,例如,肿瘤及邻近的水肿区,其结合水释放、游离水增加,因而呈长 T_1 和长 T_2 信号。脑梗死及炎症也呈长 T_2 信号。影响人体含水量的因素较多,如健康水平、营养、气候和年龄等。

(四) 顺磁性物质的影响

某种元素其外层电子数决定其化合价及化学特性,外层电子为偶数者,该原子即不是顺磁性的,在外面的两层中任意一层电子为奇数时即为顺磁性原子。例如二价的铁(Fe^{2+}),为非顺磁性的,而三价铁(Fe^{3+})则为顺磁性原子,钆原子核外层轨道上有七个不成对电子,因此顺磁性很强。

将铁磁性原子置于磁场中,它能顺着外磁场定向排列,当去除外磁场后,在一段时间内该原子仍保持这种排列,即仍保持磁性(剩磁)。高饱和度铁磁性材料即所谓软铁,在磁场中的特性与上述原子类似,所不同的是,当外磁场移走后,软铁的磁性也随之消失(无剩磁)。顺磁性原子的特性与软铁相同,即在磁场中定向排列,并随磁场去除而消失。在正常体温的溶液中,顺磁性的原子或分子与其他原子及分子一起作无规则的运动,在磁场中由于它们有很强的顺磁性,因而产生的磁性也很强,即使很低的浓度也会对周围磁性较弱的原子有较大的影响。当受到频率为 Larmor 频率的90°脉冲激励时,即以相同的频率翻转到与主磁场垂直的方向,90°脉冲停止后,随即以 Larmor 频率弛豫,由于它们的磁性很强,因此对各种不同频率的波动均起强化作用,如同强有力的小磁体吸引周围更多的磁性较弱的原子或分子参与 Larmor 进动,促使更多的氢核释放能量,使 T_1 缩短,在图像上呈高信号。同样,任何频率的波动均可使氢核的进动失去相位一致性,由于顺磁性原子的存在,对邻近原子或分子的磁场引起波动,从而使之更快地失去相位一致性,T_2 缩短,在图像上呈低信号。

急性脑出血时,在新鲜血液血红蛋白中的铁为 Fe^{2+},为非顺磁性的,所产生的信号为等信号,与周围脑组织不易区分。数日后,血红蛋白还原成正血红蛋白,其中的铁为 Fe^{3+},为顺磁性的,使 T_1 缩短,在 T_1 加权图像上呈高信号。正因如此,临床上对怀疑急性脑出血的患者,首选的检查是CT而非磁共振,亚急性脑出血则以磁共振为主。

常用的顺磁性物质为钆类(gadolinium,Gd-DTPA)对比剂,因为它主要使 T_1 明显缩短,又称为 T_1 增强剂。此外,还有超顺磁性或铁磁性粒子类对比剂,它们主要缩短组织 T_2,使其信号降低,故称为阴性

对比剂。

第三节　MRI 成像技术

一、MRI 信号的空间定位

体素(voxel)为产生磁共振信号的最小体积元。许多排列整齐的体素构成 MRI 的成像层面(slice)。体素是一个空间概念,常用体积或容积(voxel volume)表示。像素(pixel)则是图像的最小单位,图像是由许多像素构成的。每一帧磁共振图像代表着人体的一个层面,但是射频线圈所接收的是整个扫描部位所有体素的信号,在成像过程中,来自每个体素的 MRI 信号必须与来自其他体素的信号相分离,方可转换成相应像素的亮度信号。为了确定每个体素的空间位置,我们在静磁场内沿 x-y-z 轴三个互相垂直的方向各施加一个梯度磁场来完成,称之为 G_x、G_y、G_z(图 1-4-3A)。与指南针在地球不同纬度的振动频率各不相同类似,在叠加梯度磁场的静磁场内,每个体素中氢质子的共振频率也有微小的差别,即氢质子的共振频率与所处位置的磁场强度相对应。梯度磁场场强远小于静磁场强度,它启动的时间必须与射频脉冲相配合。

(一) 层面的选择

MRI 有非常灵活的选层方式,可以进行矢状面、冠状面和横轴位乃至任意斜面的成像。主要有两种方法,一是二维成像(2D),另一种是三维成像(3D)。后者又称体积成像,即在给射频脉冲激励时,不施加梯度场,层面的形成是在图像重建过程中形成的。二维成像是最常见的选层方法,又称选择性激励(selective excitation),即用一个窄带射频脉冲仅对共振频率在该频带范围的质子进行共振激发的技术,它是通过三维梯度的不同组合来实现的,下面以横轴位成像为例来说明二维成像层面选择方法。

采集横断面图像时,应以 G_z 作为选层梯度,即沿人体长轴(z 轴)在静磁场内施加一个线性的梯度磁场,使磁场强度从足侧向头侧逐渐增强。根据 Larmor 方程,这时沿 z 轴各平面质子的共振频率为 $\omega_0 = \gamma(B_0 + G_z)$,即垂直于 z 轴的所有层面均有不同的共振频率,但在一个层面内所有的质子的共振频率都相等。以 1.0T 磁场为例,施加梯度磁场后,在磁体的两端形成 0.002 5T 的磁场差,一端为 1.002 5T,另一端为 0.9975T,中心为 1.0T。位于 1.0T 处氢质子的共振频率为 42.577 1MHz,位于较高场强端氢质子的共振频率为 42.683 5MHz,位于较低场强端氢质子的共振频率为 42.470 6MHz。此时,选用不同频率的射频脉冲去激励相应位置的质子,就可以达到选层的目的。例如射频脉冲的频率为 42.577 1MHz,则只有在 1.0T 处一个层面的氢质子能受激励,邻近层面内的氢质子不受激励(图 1-4-3A)。

理想的射频脉冲仅包含一种频率,但实际上是无法产生的,通常都有一个偏差范围($\pm\Delta\omega$),即带宽。与之相对应,在一定磁场强度的氢质子的共振频率也有一个偏差范围,在射频脉冲的作用下时只有符合 $\omega_0 \pm \Delta\omega$ 范围的氢质子才受激励,产生磁共振信号。每个层面厚度取决于梯度磁场强度与射频脉冲的带宽。当 $\Delta\omega$ 不变时,梯度磁场越强,层面的厚度越薄,反之层面越厚(图 1-4-3B)。当梯度磁场恒定时,$\Delta\omega$ 越大,层面越厚,$\Delta\omega$ 越小,层面越薄(图 1-4-3C、D)。

以上我们解决了从一个层面采集信号的问题,但是还不知道发射这些信号的质子在层面上的确切位置。为此,需要应用新的梯度磁场,在选择的层面内进行二维定位,作质子频率编码和相位编码。

(二) 频率编码

频率编码(frequency encoding)是沿 x 轴叠加一个梯度磁场,简称 G_x,使磁场强度从人体的右侧至左侧,逐渐增强(图 1-4-3E)。当启动层面选择梯度 G_z 选出被激励的横断层面后,关闭选层梯度 G_z,然后再启动频率编码梯度 G_x,由于质子群在第二个梯度磁场的相对位置不同,因此各质子群按新的共振频率进行共振。在场强弱的一端,共振频率低,在场强高的一端,共振频率较高,从而将一个横断面内的组织分成若干个列,每一个列内的质子群共振频率相同。射频线圈将这一共振信号接收下来,再经过傅里叶变换区分出不同质子群的位置。在各种脉冲序列中,频率编码梯度是最后一个被启用的梯度,故又称之为读出梯度(read-out gradient)。

(三) 相位编码

相位编码(phase encoding)是在成像平面中,与频率编码方向呈 90° 的方向上施加一梯度,即 y 轴梯度 G_y,使磁场强度从人体的前方向后,逐渐减弱(图 1-4-3F)。在选层梯度 G_z 关闭后,频率编码梯度开启之前,应用另一个时间很短的相位编码梯度 G_y,G_y 的应用恰好是处于质子群在横断面上按同一速度和相位进动的时候,从而引起成像平面内不同位置的质子群以不同的速度进动,导致进动的质子在相位上有所改变,前排体素比后排体素处于较强的场强,质子进动速度快,相位不同。当 G_y 关闭后,所有体素又处于同一场强中,质子的磁矢量按相同的速度进动,但是相位仍保持 G_y 关闭时的位置,所有体素发出同一频率的信号,但每一行内的体素发出信号的相位与其他行内体素发出信号的相位不一致。G_y 关闭后,G_x 开通,

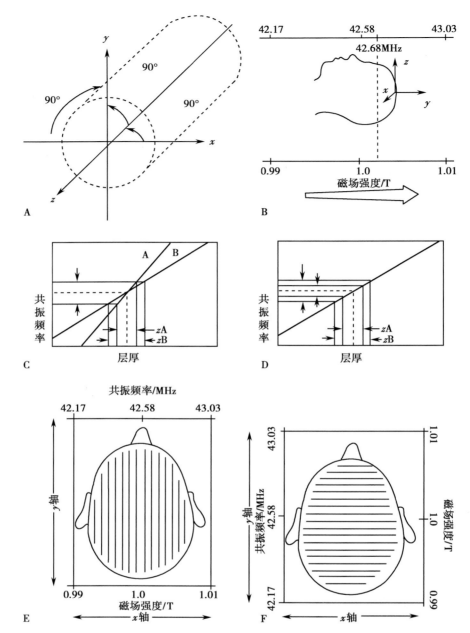

图 1-4-3 成像层面选择方法

A. z 轴与磁体静磁场方向平行, x 轴为水平方向, y 轴为垂直方向。B. G_z 梯度磁场是沿人体长轴从足侧向头侧场强逐渐加大, 如果给 42.68MHz 的 RF 脉冲, 只有头的一个横断面内的质子能受到刺激, 邻近层面内的氢质子不受激励。这样就可作层面选择。C. A 线代表较强梯度, 所选的层 ΔZA 较薄; B 线代表较弱梯度, 所选的层 ΔzB 较厚。D. 梯度磁场强度不变, 调节 RF 脉冲的带宽以控制层厚。较宽的 RF 带宽选择较厚的层。$\Delta zB > \Delta zA$, $\Delta\omega B > \Delta\omega A$ 分别为不同的带宽。E. 沿 x 轴, 从左至右梯场强逐渐加大, 在这一层内的每一行中氢质子的共同频率相等。F. 沿 y 轴, 从人体的前方向后场强逐渐减弱

射频线圈获取信号,并进行傅里叶变换,就可以把来自各体素的信息分配相应的像素。这样各体素发射的信号沿频率编码方向上有不同的频率,沿相位编码在不同的方向上有不同的相位,即各体素发射的信号有不同的频率和相位编码,使得成像平面信号的定位成为现实。

G_x、G_y、G_z 的功能可因层面选择的方向不同而改变。作冠状面和矢状面扫描时,G_y 和 G_x 分别作选层梯度,G_x 和 G_y 分别作相位编码梯度,G_z 为频率编码梯度。梯度选择与层面选择的关系见表 1-4-3。

表 1-4-3 梯度选择与不同方向层面选择之间的关系

梯度选择	横断面	矢状面	冠状面
层面选择	z	x	y
相位编码	y	y	x
频率编码	x	z	z

二、傅里叶变换与 MRI 图像重建

傅里叶变换是处理分析频率信号的重要数学模式，其主要功能是将信号从时间域值转换成频率域值。在二维 MRI 图像的重建过程中，用于将包含频率编码和相位编码及层面选择信息的空间定位编码信息变成简单的频率分布，并可以逆向变换。它不仅能分解出信号所包含的频率成分，并且也能计算出频率的幅度，从而重建成图像，因此傅里叶变换是 MRI 图像重建的最后步骤。

在傅里叶变换过程中，它分解了每个体素的相位和频率，形成由行和列组成的矩阵，每个体素具有不同的频率和相位的排列组合，由阵列处理器或重建计算机根据信号的强度，将 K 空间中的空间定位编码信息进行解码，从而获得一幅 MRI 图像。

K 空间也称傅里叶空间，是带有空间定位编码信息的 MRI 信号原始数据的填充空间。每一幅 MRI 图像都有其相应的 K 空间数据，把不同信号强度的 MRI 信息分配到相应的空间位置即各自的像素中，即可重建出 MRI 图像了。

三维傅里叶成像时所施加的是频谱较宽的射频脉冲，它是一种非层面选择成像方法，也称容积成像或体积成像，在给射频脉冲激励时，将激励整个容积，而不像二维 MR 成像只激励一个层面，然后在 G_y 和 G_z 两个方向进行相位编码，在 G_x 方向上做频率编码。

三、MRI 常用的脉冲序列与扫描参数

磁共振成像的脉冲序列（pulse sequence）是指在 MRI 检查中反复施加的射频脉冲、梯度场及其信号采集时间等各参数的设置及在时序上的排列。在 MRI 中，参数的测量是通过对 90°、180° 及梯度脉冲的时序适当编排来实现的，这些脉冲的幅度、宽度、间隔时间及施加的顺序等因素直接影响信号的产生和空间编码过程。在介绍 MRI 脉冲序列之前，有必要先了解一些与 MRI 脉冲序列相关的基本概念：①从一个脉冲序列到下一个脉冲序列的重复，其中间隔的时间，即脉冲序列执行一次所需的时间称为重复时间（time of repetition，TR）；②回波时间（time to echo，TE）也称为回波延迟时间，是指产生宏观横向磁化矢量的脉冲中点至回波中点的时间间隔。由于 MRI 的扫描参数有很多，对某一参数进行不同的调整将得到不同成像效果，改变 TR、TE 时间参数可以改变组织质子密度、T_1 弛豫时间、T_2 弛豫时间对图像亮度的影响以及组织间的信号对比。

MRI 脉冲序列的种类很多，目前临床上应用的脉冲序列有部分饱和（partial saturation，PS）、反转恢复（inversion recover，IR）、自旋回波（spin echo，SE）、快速自旋回波（fast spin echo，FSE）、梯度回波（gradient echo，GRE）以及平面回波成像（echo planar imaging，EPI）等序列。

（一）部分饱和脉冲序列

又称为饱和恢复序列，它是由一组 90° 脉冲组成（图 1-4-4A）。如果所设的 TR 时间长，两种不同 T_1 弛豫时间的组织在 90° 脉冲激励后，纵向磁化都已恢复，质子饱和，因此两种组织之间的信号没有多大差别，所得的图像为质子密度图像。如果所设的 TR 时间短，部分饱和，则两种不同组织的信号差别主要取决于各自 T_1 弛豫时间的不同，所得图像为 T_1 加权图像（图 1-4-4B）。

（二）反转恢复序列

典型的反转恢复序列包括一个反向的 180° 脉冲、一个 90° 脉冲和一个 180° 复相脉冲（图 1-4-4C）。在 180° 脉冲激励后氢质子磁化矢量转 180° 至负 z 轴。射频脉冲停止后，按其 T_1 弛豫时间逐渐恢复到正 z 轴，需要指出的是受 180° 脉冲激励，氢质子磁化矢量在横向平面并无变化，故不产生信号，同样其 T_1 弛豫也只是在正 z 轴上的再增长或恢复。要得到 MRI 信号，必须施加 90° 脉冲，所得信号强度取决于组织的 T_1 不同以及 180° 脉冲与 90° 脉冲之间的间隔时间，该时间即为反转时间（TI）。如图 1-4-4D 所示，90° 脉冲发生于时间 1，则长 T_1 组织的到达信号大于短 T_1 组织的信号。如果 90° 脉冲发生于时间 2，则短 T_1 组织可完全无信号，在图像上显示为黑色，此时两种组织的反差最大。在时间 4 给 90° 脉冲，两种组织信号相同，不能区分。在时间 6 给 90° 脉冲，长 T_1 组织无信号，因此两种组织的信号对比最强。选择适当的 TI，可使某种特定的组织在磁共振图像上表现为无信号。例如在选择 TI 值为脂肪 T_1 值的 0.69 时，此时脂肪将不发射信号。这样一方面可以消除伪影的来源，还可以用来发现被脂肪的高信号所掩盖的病变，如视神经的多发性硬化病灶；另一方面，又可以鉴别高信号的脂肪组织与亚急性出血形成的高信号。这种脉冲序列称之为短时反转恢复（short-time inversion recovery，STIR）序列。如果 TI 值选为液体 T_1 值的 0.69 时，则可以液体的信号进行压制，可用于发现脑室中的病变，对检查脑多发性硬化等脱髓鞘病变有一定价值，这种序列称为液体衰减反转恢复（fluid attenuated inversion recover，FLAIR）序列。STIR 序列所用的 TI 值，根据磁场强度有所不同，一般 1.5T 场强 TI 为 120~150ms，FLAIR 序列典型的 TI 值为 2s。

（三）自旋回波序列

在常规 SE 序列中，由一个 90° 脉冲激励选中的层

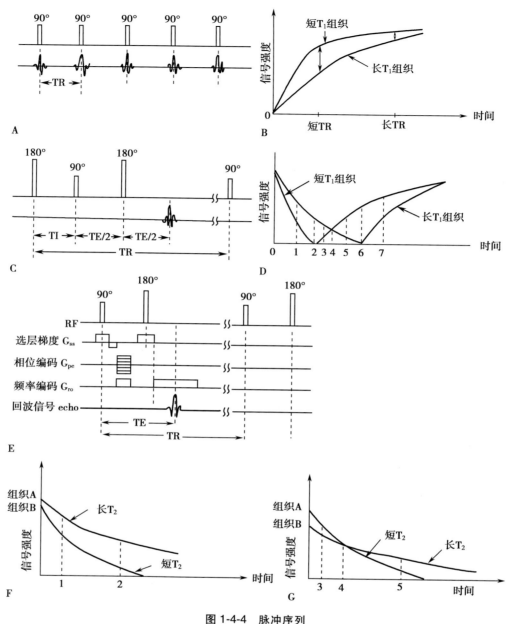

图 1-4-4　脉冲序列

A.是由一组 90°脉冲组成。B.不同 T_1 弛豫时间的组织其信号取决于所选的 TR。长 TR 为饱和恢复序列,图像的对比主要由质子密度决定,短 TR 为部分饱和序列,产生 T_1 加权图像。C.反转恢复脉冲序列。D.反转恢复序列中的不同 T_1 组织在不同 T_1 时间信号对比的变化。E.二维成像过程中,射频脉冲、G_z、G_x、G_y 的时序关系。F.组织 A 的 T_2 比组织 B 长,在时间 2 时组织的对比度要比时间 1 大。G.如果组织 A 的 T_2 较短,对比就会根据信号采集时间而变化,在时间 3 时组织 A 的信号较 B 大,在时间 4 二者信号相等,在时间 5 时组织 A 的信号低于组织 B

面,受激后的氢质子立刻从 z 方向倒向与 z 轴垂直的平面(xOy 平面)。由于受 T_2^* 的影响,使质子的进动速度不同,分成许多小磁矢量,以恒定的速度沿逆时针方向分散,最后失去相位一致性,横向磁矢量迅速衰减。在 90°脉冲后的 τms 施加一个 180°脉冲,众多小矢量朝反方向移动,再经过后 τms(90°脉冲后 2τ 时)这些小矢量又重聚在一起,此时出现一个回波信号。从 90°脉冲后至出现一个回波信号,其间的时间

间隔即为回波时间(time to echo,TE)。这个 180°脉冲即为再聚焦脉冲或相位重聚脉冲。

对于双回波和多回波序列,可以在相隔一定的时间重复给若干个 180°脉冲,产生第 2 个及多个回波(图 1-4-4E)。由于人体的内在磁场的不均衡,一个回波比一个回波信号低。在每一个回波信号出现时都采用了读出梯度(频率编码),而相位编码只在序列开始处应用一次,因此,每一个回波信号都是在同样的

相位编码下获得的,这些回波信号的数据被分别送往若干个原始数据文件,以便重建成多幅不同 TE 值的图像。显然,通过双回波和多回波 SE 序列可以根据需要能获得两幅乃至多幅具有不同 TE 值、而其他参数完全相同的图像。常用的以包括质子密度和 T₂ 加权图像的双回波序列较为常见。在应用 SE 技术时,组织间的信号对比取决于所选用的参数,即 TR 与 TE,以及组织的 T₁ 和 T₂ 弛豫时间(图 1-4-4F、G)。质子密度对信号强度及组织间信号的对比也有影响。

(四) 快速自旋回波序列

在 SE 序列中,扫描时间 = TR ×相位编码数×激励次数,由于 90°到 180°脉冲所需时间较长,且 TR 需较长才能保持良好的信噪比,并且在一个 TR 时间内只接收一次信号,一幅 192 ×256 矩阵的图像必须经 192 次 TR 周期的时间,这样就延长了扫描时间,获得 T₁ 加权图像需要几分钟,而得到质子密度和 T₂ 加权的图像则需要 8 ~ 12min 的时间。扫描时间长是 MRI 的一个显著缺点,因此,人们想尽办法缩短扫描时间,开发出一系列快速扫描序列,包括 FSE、GRE 和 EPI 等序列。

FSE 序列是在一个 90°脉冲激励后应用一系列 180°脉冲来产生多个回波信号,所生成的回波在 4 ~ 30,在每一个 TR 周期内有多个回波并有不同的相位编码(图 1-4-5A)。每个 TR 周期的回波次数称为回波链长(echo train length, ETL)。FSE 序列的扫描时间由式 1-4-3 决定:

扫描时间 = (TR ×相位编码数×激励次数)/ETL

式 1-4-3

显然 FSE 序列所花的时间只是常规 SE 序列的 1/ETL 倍。下面以 ETL 为 4 的 FSE 为例。

在传统双回波和多回波序列中,每个回波是在同一相位编码梯度下采样并送入不同的 K 空间(频率空间)以重建出多幅图像的。但在 FSE 序列,每个回波具有不同的相位编码,并且每次激得到的数条傅里叶线被送往同一个 K 空间以重建出一幅图像,因此,图 1-4-5A 所示的序列在每个 TR 周期将在同一个 K 空间中产生 4 条傅里叶线,如果 ETL 增加时,仅用一个或数个序列执行周期就可以填满整个 K 空间,重建出一幅完整的图像,因此 FSE 序列可以使扫描速度成倍增加。

图 1-4-5B 为常规 SE 序列和 FSE 序列数据采集方法的比较。设扫描矩阵为 128 ×256,则图像 K 空间由 128 个傅里叶行组成,每行 256 个点。由于相位编码步数为 128,常规 SE 序列需要重复执行 128 次。而 ETL 为 4 的 FSE 序列的重复执行次数为 128/4,即 FSE 序列实际的相位编码步数为扫描矩阵上的相位编码数除以 ETL,可见 FSE 序列的 ETL 越长,扫描速度越快,故人们又将 ETL 称为快速因子(turbo factor)。

为提高扫描速度,在 FSE 序列中还采用多层面成像的方法,即在同一个 TR 时间内去激发其他成像平面,以获得多层面的数据。例如采用 4 次激发、4 个层面的 FSE 序列,设 ETL 为 32,则各层面在每个 TR 内将获得 K 空间 32 条数据线,如果进行 256 × 256 的成像,则需要 8 个 TR 周期,即 4 个层面需要 8 个 TR 周期,可见多层面 FSE 序列扫描速度又有成倍提高。

快速 SE 序列在各公司命名有所不同,常见的名称有快速自旋回波(FSE)、超快速自旋回波(turbo spin echo, TSE)、自旋回波快速成像(rapid imaging spin echo, RISE)。随着软硬件技术的进步,FSE 序列也有了很大的改进,采集速度进一步加快。其中,以单次激发 FSE(single shot FSE, SS-FSE)为代表。与常规 FSE 不同,SS-FSE 有以下几个特点:①一次 90°脉冲激励后,利用连续的 180°脉冲采集填充 K 空间所需要的所有回波信号,ETL 更长,扫描速度加快,可达到亚秒级的成像速度,这样在体部成像时即使患者不能屏气也没有明显的呼吸运动伪影;②由于 ETL 很长,因此回波链中大部分回波的 TE 较长,得到的是程度较重的 T₂ 加权图像;③由于回波链太长,图像的模糊效应较为明显,对比度下降。

此外,人们还将 FSE 与半傅里叶采样技术相结合,从而创造了半傅里叶采样的单次激发 FSE 序列,即半数采集单次激发快速自旋回波(half acquisition single-shot turbo spin echo, HASTE)。

(五) 梯度回波序列

所谓梯度回波(GRE)就是通过有关梯度场方向的翻转而产生的回波信号,梯度回波又叫场回波(field echo)。GRE 序列包括基本 GRE、快速小角度激发成像(fast low angle shot, FLASH)、稳态进动快速成像(fast imaging with steady-state precession, FISP)和稳态自由进动成像(steady-state free precession, SSFP)序列等。

1. 基本 GRE 序列　90°脉冲可以激励组织产生横向磁化,并使组织纵向磁化变为零,如果使组织恢复纵向磁化,则需要等待很长时间,如果在此之前实施下一次激励,由于纵向磁化不能完全恢复,只有很少的纵向磁矢量受到激励,偏离 Z 轴,即所谓饱和现象,导致信号幅值变小甚至消失。因此各种成像只好采用较长的 TR 时间,而长 TR 又使得成像速度受到很大限制。

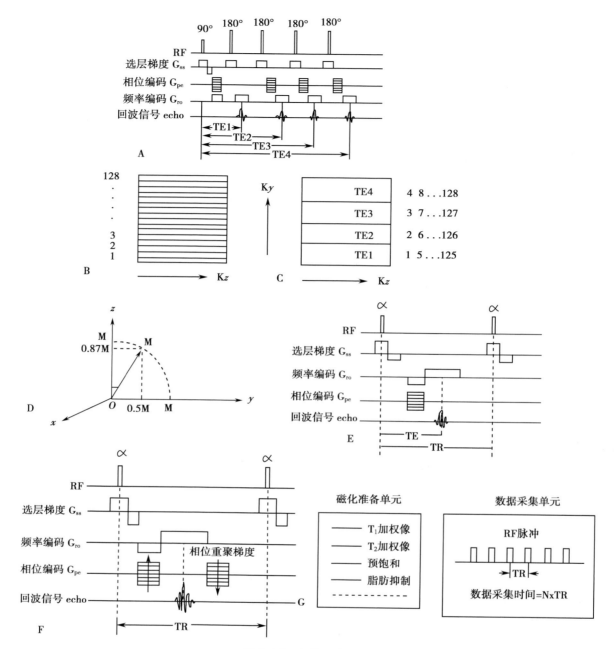

图 1-4-5 自旋回波序列

A. 快速自旋回波序列图。B、C. 常规 SE 序列与 FSE 序列数据采集方法的比较。D. GRE 序列用一个小于 90°的脉冲,组织只损失部分纵向磁化,当质子弛豫时,只需要较短的时间就可以恢复到原先最大的纵向磁化。E. 为基本 GRE 序列的时序。先施加激励角为 a(<90°)的射频脉冲,脉冲结束后选层梯度(Gss)方向立即反转并集于横向磁化矢量,同时施加一个负向的读出梯度(Gro)和一个相位编码梯度(Gpe)。在接收信号之前翻转 Gro,形成一个梯度回波。F. G turbo FLASH 序列由磁化准备和数据采集两部分组成,图中的 n 表示相位编码步数,TR 为重复时间

GRE 序列用一个小于 90°(如 30°)的脉冲,组织只损失部分纵向磁化,当质子弛豫时,只需要较短的时间就可以恢复到原先最大的纵向磁化(图 1-4-5C、D),这样就可以应用短 TR 来成像。翻转角越小,组织恢复纵向磁化越快,因而可以大幅提高 MR 成像速度。另外,GRE 序列不采用 180°再聚焦脉冲而用有关梯度场方向的翻转来产生回波信号,即在频率编码方向施加一个负向梯度,使该方向处于低场强的质子进

动变慢,而处于高场强的质子进动变快,使其进动失相;梯度翻转即正向梯度作用后,使刚才进动慢的质子加速,进动快的质子减速,随后,所有质子又会重聚在一起进动,从而产生回波信号。由于负向和正向梯度脉冲分别具有离散和会聚进动质子的作用,因此称为散相脉冲(dephasing pulse)和相位重聚脉冲(rephasing pulse)。

图 1-4-5E 为基本 GRE 序列的时序。先施加激励

角为 a(<90°)的射频脉冲,脉冲结束后选层梯度(G_{ss})方向立刻反转并集中于横向磁化矢量,同时施加一个负向的读出梯度(G_{ro})和一个相位编码梯度(G_{pe})。在接收信号之前翻转 G_{ro},形成一个梯度回波。

在 GRE 序列成像时,血管呈现高信号。如果选择较大翻转角(flip angle,>45°),而且 TE 短,则图像倾向为 T_1 加权图像;较小的翻转角(<20°),则为 T_2 加权图像;翻转角介于两者之间,则为质子密度加权图像。

2. 扰相 GRE 序列　在基本 GRE 序列中,由于由于采用短 TR($TR \ll T_2$),在下一个 a 脉冲出现时,组织的横向弛豫并不充分,仍保留相当的横向磁化,即剩余磁化,这种剩余磁化对 MR 成像造成严重的带状伪影干扰,当使用大的激励角及对长 T_2 的组织成像时,剩余磁化更多,图像中的伪影更严重。因此,人们在基本 GRE 序列中,信号读出后至下一周期的 a 脉冲出现之前,施加扰相梯度或相位破坏梯度(spoling gradient)以减少剩余磁化的影响。这种去除剩余磁化的 GRE 序列就是扰相 GRE 序列。

扰相梯度通常在选层方向加入,也可以从 3 个梯度方向同时加入。所谓扰相实际上可以看作加速横向弛豫的过程。破坏剩余磁化还可采用射频脉冲照射法及可变长 TR 等方式。采用扰相梯度的扰相 GRE 序列在不同的公司有着不同的名称,如快速小角度激发成像(fast low angle shot,FLASH)、扰相梯度回波(spoiled gradient recalled echo,SPGR)、快速梯度回波(fast field echo,FFE)等。

应用扰相 GRE 序列成像时,其参数与图像对应关系与基本 GRE 序列类似。

3. 稳态进动快速成像序列　与扰相 GRE 序列破坏横向剩余磁化不同,稳态进动快速成像(FISP)序列则是利用这种剩余磁化,使之在下一周期形成可利用的回波信号。通常的处理方法是,在数据采集结束后,在相位编码梯度方向施加一个与相位编码梯度大小相同的反向梯度脉冲(图 1-4-5E),在该脉冲的作用下,相位已经发散的质子又发生重聚,并一直得以保持,即稳定进动状态。这个反向梯度叫作相位重聚梯度(rephasing gradient)或相位补偿梯度(rephasing compensation)。所谓重聚就是促使进动质子的相位趋于一致。利用剩余磁化的序列名称包括 FISP、GRASS、FFE 等。

FISP 序列仅在相位编码一个方向加入相位重聚梯度,使该方向的质子在一个 TR 周期结束时保持相位一致,故可以有效去除剩余磁化所致的伪影,但由于对其他方向上的散相作用没有处理,使液体流动对成像的影响加大。为消除这种影响,人们在 FISP 序列中除了保持相位编码方向的相位重聚梯度外,还在读出和选层两个方向加入相位重聚梯度,这种序列就是真稳态进动快速成像(true FISP)序列。true FISP 序列可以从脑脊液或缓慢流动的血液获得很强的信号,因而更适用于脊髓及胆道造影等水成像,对内耳和脑神经成像也很有价值。FISP 序列对尿液、脑脊液等长 T_2 的组织图像为高信号,用该序列进行血管造影,也有良好的效果。

4. 稳态自由进动成像序列　稳态自由进动成像(SSFP)序列实际上是利用自旋回波信号,是一种比较复杂的序列。其扫描过程包括激发和相位重聚两个阶段,即两个 TR 周期。序列以一个频率编码梯度开始,然后依次施加相位编码梯度、选层梯度和射频脉冲,此为第一个 TR 周期,即激发周期。在相位重聚周期,第二个射频脉冲加入后,质子群横向磁化相位开始趋于一致,并产生回波信号,由于该回波信号是由射频脉冲产生的,因此应为自旋回波信号。SSFP 序列与 FISP 序列有特殊的关系,如果将 FISP 序列的时间轴反向,就得到该序列,因此,SSFP 也称为 PSIF 序列。

PSIF 的优点是能在较短的时间内获得很强的重 T_2 加权图像。但对运动的影响较为敏感则是其缺点,成像时高流速的液体有信号丢失,而慢血流时则为高信号。PSIF 可用于 3D 成像,图像为重 T_2 加权像,对病变显示较为敏感,但信噪比较低。

5. 磁化准备 GRE 序列　磁化准备 GRE 序列具有很短的 TR(4~8ms)、TE(2~4ms)时间,因此扫描速度大幅提高,一幅 128×256 的图像在不足 1s 的时间内就可以获得。这就是所谓超高速 FLASH(ultra-fast FLASH)序列,这类序列包括超快速 FLASH(turbo FLASH)、快速扰相梯度回波(fast SPGR,FSPGR)、超快速梯度回波(turbo field echo,TFE)等。下面我们以 turbo FLASH 为例进行介绍。

turbo FLASH 序列由磁化准备和数据采集两部分组成(图 1-4-5F、G)。图中的 n 表示相位编码步数,TR 为重复时间。改变磁化准备单元的脉冲特性就可以得到不同加权的图像。当序列用于脂肪抑制(抑脂)时,可在前面加入一个化学位移选择性准备脉冲;需要对血流信号压制时,则在序列开头加入一个空间选择性预饱和;当加入的准备脉冲为 180° 反向脉冲时,就可以得到 T_1 加权图像,这种序列就是 IR turbo FLASH 序列,与反转恢复序列一样,改变 T_1 就可以改变图像的对比度;如果在 turbo FLASH 数据采集前施加相应的脉冲还可以得到 T_2 加权图像。

与基本 GRE 序列类似,大翻转角的 turbo FLASH 容易使图像中出现带状伪影,所以 turbo FLASH 一般使用8°~16°的小翻转角。此外,为了获得更好的图像对比度,需要对相位编码进行重组,经常使用的一种叫作中心序(centric order)的方法来重组梯度脉冲。为了改善图像的信噪比,则应用分段采集技术。即当扫描时间过长或激发用的翻转角太大时,就需要将原始数据分为几部分扫描,每一部分都需要重复进行磁化准备和重复激发,这种扫描方式称为多激发扫描,与多激发扫描对应的数据采集方法就是分段采集。另外,应用可变翻转角射频脉冲技术在改善信号信噪比方面也可以收到理想的效果。

(六)平面回波成像

多年来人们在快速成像技术的研究方面已经取得很大成就。使成像时间达到了秒级(甚至达到亚秒级)。但是,如果要获取人体的功能信息,或消除运动对图像的影响,则需要更短的成像时间。与其他可以通过软件升级来实现的快速扫描技术不同,平面回波成像(echo planar imaging,EPI)需要调整硬件即需要高性能梯度的快速切换。

EPI的基本原理是在一次激发后得到的信号中包括所有空间信息,并以多条线(或螺旋线)的方式同时填满整个K空间,即在一次激发后获得图像重建的全部信息,故称为单激发的EPI(single shot EPI,SS-EPI)。它可以在30ms内采集一幅完整的图像,每秒获取的图像高达20幅,因此EPI是当今最快速的成像方法。如此高的成像速度,不仅可以有效地消除各种运动伪影,而且可以更好地实时显示心脏的动态图像,并且使脑功能成像、弥散张量成像和灌注成像的应用成为可能。

在早期EPI序列中,以读出方向连续施加梯度场的方法来产生多个梯度回波,这些回波被直接采样后填入K空间。读出梯度是一种按正弦波形式振荡的梯度场,称为振荡梯度(resonant gradient),其振荡频率在0.5~1kHz,另一组短脉冲作用于相位编码梯度上,以对获得的信号进行相位编码,使64~128条相位编码线可在30~100ms内采集。随着高场强和高切换率的非振荡梯度系统的出现,使FSE等快速序列的采集速度成倍提高,并使螺旋扫描、辐射扫描等新技术的应用成为可能,由此开发出了具有多样性的波形的新型脉冲序列。

EPI是在梯度回波的基础之上发展起来的,所以将梯度回波EPI称为基本EPI(GRE-EPI)(图1-4-6A)。如果在90°脉冲过后施加一个180°脉冲,则回波信号含有自旋回波成分,将这种EPI称为自旋回波EPI(SE-EPI)(图1-4-6B)。

由图1-4-6A和图1-4-6B可见,GRE-EPI和SE-EPI使用的激励方法有所不同,但两者应用的梯度脉冲却有共同之处,即读出梯度G_{ro}在高速切换中工作,每测量一条数据线切换一次;相位编码梯度G_{pe}在一个回波测量完后施加。快速填充的K空间迂回轨迹就是在G_{ro}和G_{pe}的相互配合下产生的,由于该轨迹中可对信号进行连续采样,使得EPI信号采集期间无死期出现,因而它的效率高,速度极快。

单激发的EPI对设备硬件,包括磁场强度,尤其梯度系统要求特别高,一般要求梯度场强在20mT/m以上,梯度切换率为80T/m·s,磁场强度为1.0T以上。

为了解决EPI对梯度系统要求过于苛刻的问题,人们对EPI的数据采集方法进行了改进,提出了多次激发EPI(multi shot EPI,MS-EPI)的解决方案。应用MS-EPI软件,即使在普通机器上也可以实施EPI成像。

MS-EPI的速度取决于机器在一次激发后能在K空间获取数据的能力。如果选择ETL=128~256就能在一次激发后收集所有的相位编码步,这种工作方式即为SS-EPI采集。如果ETL=16~64,则每次激发后只能采集部分相位编码步,这种工作方式即为MS-EPI采集。

SS-EPI的K空间只需要一次迂回扫描就能填满(图1-4-6C),而MS-EPI则要通过多次隔行扫描才能填满K空间(图1-4-6D、E),可见MS-EPI的扫描时间延长了。ETL越短,MS-EPI的速度越慢,但是,MS-EPI减少了SS-EPI图像中常见的伪影,使图像质量有所提高。

EPI的超高速扫描使其能够实时成像以最大限度地消除运动伪影,广泛应用于人体弥散成像、灌注成像等各种功能成像及功能研究。对早期脑梗死和肿瘤的鉴别(如肝血管瘤和转移癌的鉴别)等病变有很重要的价值。

四、MRI相关的重要成像技术及新技术

(一)磁共振血管成像

磁共振血管成像(magnetic resonance angiography,MRA)已成为MRI检查的常规技术之一。与DSA相比,具有无创、简便、无需对比剂等优点。

1. MRA的基本原理 MRA的基本原理是流体的流速效应,即常规SE和GRE序列中常见的流空效应和流入性增强效应。加快扫描速度,使快速流空现象变为相对慢速增强,利用相位效应增加血流与周围组织的对比度,抑制噪声和伪迹,即可以获得一幅明亮的断层血管影像,将许多断层血管像进行叠加,就可以重建成完整的血管影像。MRA是通过时间飞跃效应和相位效应,三维数据采集以及后处理技术等过

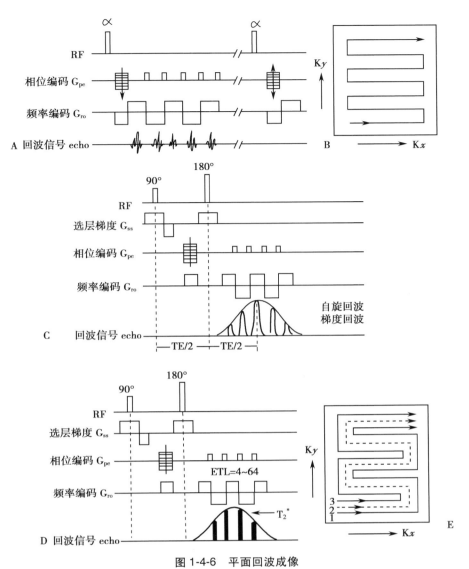

图 1-4-6 平面回波成像

A. EPI 序列图。B. 自旋回波 EPI(SE-EPI)在 90°脉冲过后施加一个 180°脉冲,回波信号中含有自旋回波成分。C. SS-EPI 序列图。D. MS-EPI 序列图。E. MS-EPI 要通过多次隔行扫描才能填满 K 空间

程重建成血管影像的。

在扫描层面已部分饱和的血液,其质子群由于能量未完全释放,不能充分接受下一个 90°脉冲所给予的能量,因而 MRI 信号较低。同样周围静止组织因曾受过脉冲激励而饱和,不再接受新的脉冲激励,其回波也表现为低信号。而新流入扫描层面的血液,由于其质子群已经完全弛豫,所以能更充分地接收新的 90°脉冲的激励,并释放出更多的能量而出现高信号。也就是说,成像区的血液因流入充分弛豫的质子群而形成较强的 MRI 信号。把这种超过静止组织并与流入有关的信号增强称为流入性增强效应。

射频脉冲激励与信号采集有一定时间间隔,而快速流动的血液受到激励后,当信号采集时,受到激励的血液已经流出采集层面,所以激励与信号采集并不发生于同一层面。而流入的血液未受到激励,故不产生 MRI 信号,这就是流空现象。采用快速扫描序列,使血流的激励与检测在同一层面进行,从而获得该层面的血流信号,称为时间飞跃效应(time of flight effect)。相位效应(phase effect)是指血流中的氢质子流过梯度磁场时失去相位一致性,而使信号减弱乃至消失,静止组织中的氢质子相位仍保持一致而使信号较强,于是血流与静止组织之间形成了对比。此外,利用预饱和技术可使流动的血液呈低信号,从而能可靠的辨别血管结构。

2. MRA 的成像技术 常用的 MRA 方法包括时间飞跃法(time of flight,TOF)、相位对比法(phase contrast,PC)及对比增强 MRA(contrast enhanced MRA,CE-MRA)。

(1) 时间飞跃法:是利用梯度运动相位重聚(GMR)技术,突出流入性增强效应的作用,减少相位

移动对图像影响的血管成像方法。它采用快速扫描技术,选择适当的 TR 与翻转角使静止组织处于稳定状态,几乎不产生 MRI 信号。刚进入成像容积的血流尚没达到稳定状态,因而吸收射频脉冲能量发出很强的 MRI 信号。如果血流速度足够快,在整个成像容积内会显示血管的高信号影。

时间飞跃法按数据的采集处理模式,可分为三维 TOF(3D-TOF)法和二维 TOF(2D-TOF)法。

两者均采用 GRE 序列,3D-TOF 是将整个容积分成几个层块进行激励和数据采集,然后利用最大密度投影(MIP)处理获得的数据。其优点是因为信号在更大的体积内采集,具有较高的信噪比,信号丢失少;具有较高的空间分辨率;适用于动脉瘤、动脉狭窄等病变,但 3D-TOF 对慢血流不敏感(图 1-4-7A)。2D-TOF 对单一层面一层接一层的激励和数据采集,然后将整个扫描区域以连续多层方式进行图像数据处理的。它对流动高度敏感,可通过设置 RF 脉冲对不显示的血管进行预饱和处理,同时还可以达到仅显示动脉或静脉的目的。2D-TOF 可以获取更快的扫描速度,扫描时间短;进行大容积成像;对很宽的流速均敏感,可显示动脉或静脉,对颅内小血管和矢状窦显示比 3D-TOF 好(图 1-4-7B、C)。

(2)相位对比法:也是采用快速扫描技术,用双极流动编码梯度脉冲使流体与静止组织的横向磁化矢量发生相位改变,而获得反转极性的相位信息。双极脉冲第一部分为负向,第二部分为正向。运动的氢质子在负向期进动较慢,在正向期进动较快,净相位改变为正值,因此,运动质子与静止组织产生一定的相位偏移,并与它的速度成正比(假定为恒定的血流),这就是 PC 法血流如何与静止的组织相区别。采用较小的双极流动编码梯度就足以使快血流成像,而为使慢血流成像则需采用大的双极流动编码梯度。

PC 法中流动质子的流动方式与信号强度密切相关。匀速前进的血流,相位位移集中,发出强信号;血液出现加速度或涡流等现象时,则相位位移分散,信号降低。PC 法也分为 3D-PC 和 2D-PC,3D-PC 是直接对三维空间采集图像数据,其优点是仅血流呈高信号;空间分辨率高;对很宽的流速敏感;可显示动脉或静脉;并能定量与定向分析。而 2D-PC 成像速度快,但空间分辨率较差(图 1-4-7D、E)。

PC 法的优点包括:能够产生大小和相位图像;具有非常好的背景抑制;对体素内的失相位或饱和效应不敏感。但该方法也有本身的缺点:需要较长的时间;对湍流产生的信号丢失和血管走行方向改变(如颈内动脉虹吸部)产生的失相位非常敏感(图 1-4-7F、G)。

(3)对比增强 MRA:CE-MRA 不同于前三种技术,因为 CE-MRA 主要取决于血管内钆对比剂的 T_1 特性,而不是依靠每周期内的流动效应来成像。此技术依赖于高性能梯度技术的进步才得以实现,它允许在使用顺磁性对比剂的情况下,进行非常快速的梯度回波成像,能够实现在钆缩短 T_1 的一过性峰值时间内的成像。因此,此技术非常依赖于所团注对比剂到达兴趣血管的精确时间的选择。与 2D-TOF 技术不同,CE-MRA 成像平面常与血管走行方向一致(通常是冠状面),而前者成像平面常垂直于兴趣血管的走行方向。采用这种成像方式可以在保持最大空间分辨力的情况下,增大扫描范围。由于此技术主要依赖于 T_1 特性而不是任何流动效应,因此它对在其他技术中所常见到的失相位伪影并不敏感,具有非常好的信噪比。其主要的缺点是易受时间的影响可能产生静脉的干扰;同时不能提供血流方向的信息(图 1-4-7H、I)。

(二)磁共振水成像

磁共振水成像(magnetic resonance hydrography)是近几年来磁共振成像重大进展之一,为含水器官疾病的诊断提供了有价值的信息。此项技术无辐射,非侵袭性,不需要插管和注射对比剂,安全可靠。MR 水成像应用于临床的历史虽然不长,但发展很快,应用范围日趋广泛,包括磁共振尿路造影(magnetic resonance urography,MRU)、磁共振胰胆管成像(magnetic resonance cholangiopancreatography,MRCP)、MR 脊髓成像(magnetic resonance myelography,MRM)、磁共振内耳水成像、磁共振涎腺管成像、磁共振输卵管成像等。

1. 磁共振水成像的基本原理 水成像技术的原理较为简单,主要是利用水的 T_2 权重效应,即长 TR(多大于 3 000ms)加特长 TE(多大于 150ms)。由于人体组织中水成分如脑脊液、尿液、胆汁等的 T_2 值远远大于其他实质性脏器,因此如采用序列重点突出组织的 T_2 特性使水成分由于 T_2 值延长而保持较大的横向磁化矢量,而其他含水成分少的组织横向磁化矢量几乎衰减为零,因而所采集的图像信号主要来自于水成分。实际上长 TR 主要是为了取得 T_2 效果;特长 TE 是为了增强 T_2 效果,水的 T_2 值(300~500ms)大于体内其他器官,也大于所使用的 TE 值,因此含水量少的邻近器官信号被压低,形成暗的背景,使含水信号更加突出,从而达到水成像的效果。

2. 磁共振水成像技术 水成像技术的正确实施取决于脉冲序列的合理选择。早期多采用梯度回波序列,而近年常用 FSE 或改进的 FSE 序列,主要有以下 3 个序列。

(1)FSE 序列:采用更好的成像设备和软件,成

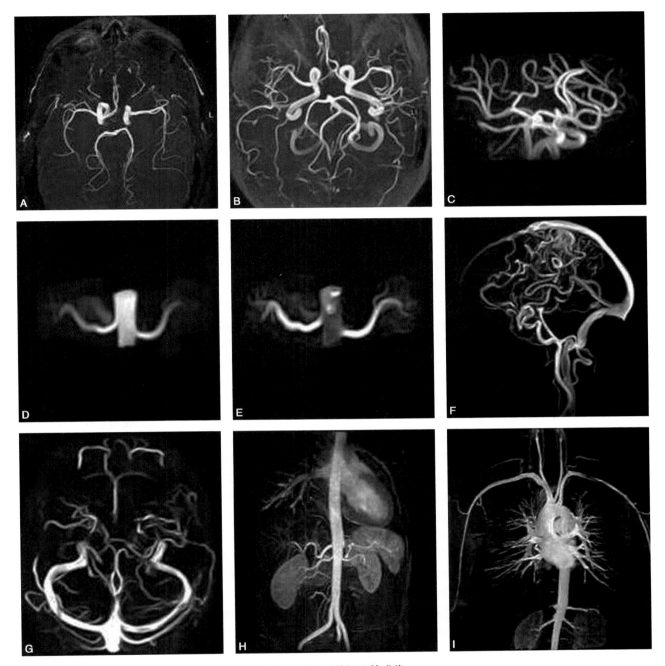

图 1-4-7 磁共振血管成像

A. 3D-TOF MRA 脑动脉血管成像;B、C. 2D-TOF MRA 脑动脉血管成像;D~G. PC MRA(DE 为肾动脉成像,FG 为脑静脉成像);H、I. CE-MRA(体部动脉成像)

像时间缩短,成像速度加快,信噪比提高。其中回波链的长度(ETL)的选择很关键,可使长 T_2 值的液体呈非常高的信号,而短 T_2 的周围组织以及流动的血液呈极低信号。FSE 对运动伪影不敏感,因此可在平静呼吸下采集。

(2) 单次激发 FSE:为改进后的 FSE,它提供了程度较重的 T_2 加权图像,压抑了所有 T_2 弛豫时间小于 500ms 的组织,而只有 T_2 弛豫时间大于 500ms 的组织(如脑脊液、尿液、胆汁等)显影。

(3) HASTE:也是改进后的 FSE,属超快速的 T_2 成像技术。单次激发后,所有回波顺序编码,它可在一个 ETL 内获得 K 空间的一半线条,另一半傅里叶重建,这就大大减少了成像时间。由于该方法图像质量好,不需要后处理,是理想的水成像方法。

3. 后处理重建技术 原始资源图像可转到工作站作后处理,常用的后处理技术包括:最大密度投影(MIP)、容积再现(VR)和仿真内镜(VE)等。目前多采用 MIP 重建,MIP 图像可经三维旋转显示病变区和避免结构重叠。

（三）脂肪抑制技术

MRI 的优势之一，特别是采用一些新的技术，能够在选择性"抑制"特定组织所产生的信号时进行身体某个部分的成像。脂肪抑制（简称"抑脂"）技术是 MRI 中非常重要的技术。合理利用该项技术可改善图像的质量，减少脂肪组织所引起的各种伪影如运动伪影、化学位移伪影等；有利于判断病变内脂肪成分的存在，易于与 T_1 上同样呈高信号的出血、含蛋白液体等相鉴别，为鉴别诊断提供帮助；同时可利于观察富含脂肪组织器官内病变对比剂的增强效果，增加图像的组织对比。

1. 脂肪抑制技术的基本原理 MR 脂肪抑制技术的种类较多，但基本上是基于两种机制，即脂肪和水的化学位移；脂肪与其他组织纵向弛豫的差别。

（1）化学位移现象：磁共振信号的频率取决于两个因素，其一是共振原子核的磁旋比，其二是共振原子核所处位置的磁场强度。磁场强度主要取决于静磁场场强（B_0）。但原子核并非孤立存在，其磁场也包含自身周围电子及邻近原子核周围电子的作用。这些电子与静磁场相互作用，势必改变原子核的局部磁场强度，而对于不同种类化学键上的原子核磁场改变程度也不尽相同，导致它们的共振频率略有差异。这种因分子环境（核外电子结构）不同引起的共振频率上的差异的现象称为化学位移（chemical shift）现象。常规 MRI 扫描时，由于质子的进动频率的差异，故也存在化学位移。典型的例子就是脂肪和水，脂肪和水中氢质子的进动频率存在一个较小的差异。实际上，水中质子的进动要稍快于脂肪质子的进动，这个差异仅为 3.5ppm，这就使得脂肪抑制技术成为可能。

（2）脂肪与其他组织纵向弛豫的差别：人体组织中，脂肪的纵向弛豫速度最快，T_1 值最短。当脂肪和其他组织的氢质子同时受到射频脉冲激励后，它们的弛豫时间不同，在不同的回波时间采集信号，脂肪组织和非脂肪组织表现出不同的信号强度。脂肪与其他组织纵向弛豫的差别也使得脂肪抑制技术得以实现。

2. 常见的脂肪抑制技术

（1）脂肪饱和法：脂肪饱和（fat saturation, FAT-SAT）法是一种射频频率选择性脂肪抑制技术，主要是利用脂肪和水化学位移效应。通过调节激励脉冲的频率和带宽，有选择地使脂肪处于饱和状态，脂肪质子不产生信号，从而得到只含水质子信号的影像。在 FATSAT 序列开始时，先对所选择的层面用共振频率与脂肪相同的 90° 射频脉冲（饱和脉冲）进行激励，使脂肪的宏观磁化矢量翻转至横向（XOY）平面，在激励脉冲之后，立即施加一个扰相（相位破坏）梯度脉冲，破坏脂肪信号的相位一致性，紧接着施加成像脉冲。由于回波信号采集与饱和脉冲之间时间很短（<100ms），使脂肪质子无足够时间恢复纵向磁化矢量，没有信号产生，从而达到脂肪抑制的目的。

FATSAT 技术是在常规成像脉冲序列之前，先用一频率和脂类质子共振频率相同的饱和脉冲对所选择的层面进行激励，因此，该技术可用在所有的 MR 成像脉冲序列中；FATSAT 序列的突出优点是只抑制脂肪信号，而其他组织信号不受影响，因此一般认为该序列对脂肪抑制具有特异性，可靠性较高，在中高场强下使用可取得良好的抑制效果；最适合显示解剖细节，在对比增强扫描中，可用于对脂肪信号与增强病变之间的鉴别，特别是在含有大量脂肪组织的区域。

该技术目前主要的缺点包括：①场强的依赖性较大，对于低场强磁共振系统，脂肪和水的共振频率差异很小，抑制效果受磁场非均匀性影响较大，因此在低磁场中很难得到比较好的脂肪饱和图像；②对磁场的均匀度要求较高，磁场强度不均匀时，脂肪和水的进动频率会受局部磁场的影响出现偏差，在这些区域，饱和脉冲的频率可能不等于脂肪共振频率，由此将导致成像区域的脂肪得不到均匀一致的抑制，某些局部的脂肪信号仍然存在，影响对病变组织的诊断与鉴别诊断；③射频脉冲频率和带宽选择不当会影响脂肪抑制效果；④使用表面线圈也会影响射频场的均匀性，使所选择的射频脉冲频率发生偏差，这是因为表面线圈只是接收线圈，射频脉冲来自于体线圈，在射频场内由于有表面线圈的存在，使射频脉冲频率受到干扰，偏离所选择的脂肪共振频率，以致脂肪信号得不到充分的饱和；⑤除技术因素的影响外，脂肪信号是否得到完全抑制还与脂肪组织内具体成分有关，如部分含水的脂肪组织、少量处于游离状态或以甘油三酯形式存在的脂肪酸等，由于它们与水的共振频率相近，信号得不到完全抑制。

（2）STIR 技术：STIR 技术原理已经在脉冲序列-反转恢复序列一节中作了介绍。其中，TI 值是影响脂肪抑制效果的关键参数，当 TR 比 T_1 足够长时，只要取 $TI = 0.69T_1$ 即可去除脂肪信号。该技术的主要优点是场强的依赖性较低，低场强磁共振系统也能取得较好的脂肪抑制效果；另外，与脂肪饱和法相比，STIR 技术对磁场的均匀度要求较低。然而，STIR 技术对脂肪信号的抑制缺乏特异性，当某些液体或组织的纵向磁化向量的绝对值与脂肪相近时，其信号也被抑制，例如黏液样组织、出血、蛋白样液体等。相反，脂肪浸润区域或含脂的肿瘤组织则因与纯脂肪组织的 T_1

值不一致,反而得不到充分抑制,因此 TI 值应根据脂肪结构、解剖部位及个体间差异合理选择。

（3）反相位成像:同相位（in-phase）和反相位（opposed-phase）成像统称为 MRI 化学位移成像技术。反相位成像是基于水和脂肪在外磁场的作用下,共振频率不一样,质子间的相位不一致,在不同的回波时间可获得不同相位差的影像这一基本原理而开发的脂肪抑制序列。所谓相位是指在横向平面磁化矢量的相位角。当脂肪质子和水质子处于同一体素中时,由于它们有不同的共振频率,在初始激发后,这些质子间随着时间变化相位亦发生变化,但在激励后的瞬间,脂肪质子和水质子处在同一相位,即它们之间的相位差为零,而水质子比脂肪质子进动频率快,经过数毫秒后,两者之间的相位差变为 180°,再经过数毫秒后,相对于脂肪质子,水质子完成 360°的旋转,它们又处于同相位,因此通过选择适当的回波时间,可在水和脂肪质子宏观磁化矢量相位一致或相位反向时采集回波信号。在同相位影像中,水和脂肪信号相加。而在反相位成像时,水和脂肪信号抵消,剩余信号的大小除了受序列的采集参数影响外还取决于该体素内水和脂肪的含量。假定信号采集参数提供质子密度像,如果体素内都是水,则该体素表现为高信号;如果都是脂肪,因为图像只提取幅度信息,并不区分信号的正负,该体素也表现为高信号;如果体素内水和脂肪的含量各占 50%,信号相减后幅度为零,则该体素表现为低信号。由上可见,反相位成像技术实际上不是一种真正意义上的脂肪抑制技术,但它包含的信息可以帮助有经验的医生有效地区分水和脂肪。一般来说,可以通过很多方法获得反相位的图像,目前临床上主要使用梯度回波序列,所以又通常称为反相位梯度回波技术（opposed-phase gradient echo technique）。

反相位成像技术简单、成像时间短,可用于腹部 MR 成像,其最大优点是可用于证实少量脂肪以及脂肪和水的混合组织。另外,反相位成像技术由于只与脂肪和水质子进动频率有关,与进动频率的绝对值无关,因此受静磁场非均匀性影响较小,因此,该技术可用在各种 MR 成像系统上。反相位成像最适合抑制含有等量脂肪和水的组织信号,在主要以脂肪或水的组织中,抑制效果较差,对于包含在脂肪组织中的小肿瘤,反相位脂肪抑制序列难于检测出来。例如:在以纯脂肪为主的病变组织中,成像体素中含有的脂肪酸酐和水信号比纯脂肪信号强度小得多,而脂肪信号相当高,反相位成像很难将脂肪信号抑制,因此,反相位成像通常用于抑制脂肪含量较少的病变组织,如肾上腺瘤、局限性脂肪肝及脂肪浸润、骨髓腔肿瘤、卵巢畸胎瘤等。

（4）Dixon 法:该技术方法是由 Dixon 提出,其基本原理与反相位成像法相似,分别采集水和脂肪质子的同相位和反相位两种回波信号,两种不同相位的信号通过运算,去除脂肪信号,产生一幅纯水质子的影像,从而达到脂肪抑制的目的。

Dixon 法的缺点是受磁场非均匀性影响较大,计算方法复杂并容易出现错误,近年来,随着磁共振成像技术的进展,特别是匀场技术的改进以及扫描信噪比的提高,Dixon 方法获得了广泛的应用,在扫描速度和图像质量方面达到了比较好的平衡。

理想的脂肪抑制技术应能根据脂肪含量及信号强度,鉴别该信号所代表的特定组织。脂肪饱和序列主要用于抑制有大量脂肪存在的部位和对比增强扫描中,它的主要缺点是对磁场非均匀性较敏感,不适用于低场强磁共振成像系统;STIR 技术对磁场非均匀性不敏感,可在低场强磁共振成像系统中使用,多用于抑制纯脂肪组织和球状脂肪组织,但该序列特异性较差,对具有长 T_1 和短 T_1 的组织信号强度难于区分;反相位成像是一种快速、有效的脂肪抑制技术,该序列被推荐用于鉴别含有少量脂肪的病灶,主要缺点是对被脂肪包围的小肿瘤检测可靠性差。Dixon 法可以有效地实现水脂分离,缺点是受磁场非均匀性影响较大,而且计算复杂。

（四）磁化传递对比成像

磁化传递对比（magnetization transfer contrast, MTC）成像技术是近几年来推出的 MR 成像新技术之一,该技术可以有效地调节组织对比、提高图像质量、改善病灶的显示。

目前磁共振成像系统以体内组织含量最丰富的氢质子作为成像元素,体内氢质子存在方式按其运动形式分为两种:存在于自由水和某些含脂组织内的自由氢质子,呈现自由运动状态,具有相对较长的 T_2 值,在 MR 波谱上为频宽 20Hz 左右的窄峰;另一种为运动受限状态,包括那些在结合水,大分子物质（如蛋白质、碳水化合物、核酸及脂类等）和细胞膜上的氢质子,T_2 值极短（通常<1ms）,在 MR 波谱上为对称分布于自由氢质子两边的频宽约 10kHz 的宽峰。其 T_2 值极短,普通 MRI 不能有效显示,但通过直接化学交换和偶极交联等机制与体内氢质子间存在磁量交换,影响其交叉弛豫率,两种质子间相互作用构成了组织特异的 T_1 和 T_2 值。目前较为公认的 MTC 成像原理为利用两型质子 MR 波谱上的差异,以偏离水共振频率的低能宽频脉冲选择性地激励处于饱和状态的自由氢质子,通过交叉弛豫使自由氢质子质子产生部分激励,使组织磁量产生改变而影响组织信号对比。

在某些疾病的早期，一些病变中自由水含量变化不大，因此常规 MRI 上常无明显的信号异常，但如果病变组织与正常组织间的蛋白和结合水含量出现差别，利用 MTC 技术则有可能发现病变。目前，MTC 技术主要用于神经系统，主要包括提高 MRA TOF 法背景组织信号的抑制；在增强扫描时，通过有效抑制未增强组织的信号，使得一些轻微强化的组织得以更好地显示；通过计算磁化传递率来定量分析一些脑白质疾病。

近年来，由磁化传递技术发展出了化学交换饱和转移（chemical exchange saturation transfer，CEST）技术。关于 CEST 技术比较经典的原理解释是两池模型，包括自由水池（溶液池）与可交换池（溶质池）。通过对可交换池预先施加饱和脉冲（radio frequence，RF），使可交换池中的氢质子得到饱和，进而与周围的自由水池中的氢质子进行化学交换，使水的磁共振信号降低，而通过测定水分子信号的变化，便可以间接获得大分子的浓度等信息。

目前这一技术用于对蛋白质、糖胺聚糖、糖原、谷氨酸以及葡萄糖等分子的检测，并且均取得良好的实验结果。例如酰胺质子转移（amide proton transfer，APT）MR 成像，它主要测定位于 +3.5ppm 的酰胺质子的化学转移特性，从而可以间接测定细胞游离蛋白和多肽类物质的含量水平。

（五）功能成像

功能磁共振成像（functional magnetic resonance imaging，fMRI）是近十余年来在常规磁共振成像基础上迅速发展起来的一种新的成像技术。理论上讲，以反映器官功能为成像目标的磁共振成像技术都应称之为 fMRI。

目前在临床上已较为普遍使用的广义的功能磁共振成像技术有：各种灌注加权成像（perfusion weighted imaging，PWI）技术、各种弥散加权成像（diffusion weighted imaging，DWI）技术、磁共振波谱（magnetic resonance spectroscopy，MRS）技术以及血氧水平依赖（blood oxygenation level dependent，BOLD）磁共振成像技术。但是，当我们特指以直接或间接观察神经元活动或神经通路的成像技术时，一般也称为 fMRI。狭义的 fMRI 特指 BOLD 成像。因此，广义的 fMRI 技术应包括三类：①脑血流测定技术，包括注射对比剂，灌注加权和血氧水平依赖磁共振成像；②脑代谢测定技术，包括 ^1H 和 ^{31}P 的化学位移成像；③神经纤维示踪技术，包括弥散张量成像和磁化转移成像。

下面就目前临床上常用的弥散成像、弥散张量成像、灌注成像、磁共振波谱和磁共振脑功能成像等几个方面加以介绍。

1. 弥散成像 又称为弥散成像或弥散加权成像（diffusion imaging；diffusion weighted imaging，DWI），是研究水分子微观运动的成像方法。

弥散运动即布朗运动（Brown motion），是指分子在温度驱使下无规则的、随机的、相互碰撞、相互超越的运动过程。在人体中含有 70% 的水，水分子处于不停的随机运动之中，这种运动即为弥散。

常规 MRI 序列中水分子弥散运动对信号的影响非常微小。DWI 是在常规 MRI 序列的基础上，在 X、Y、Z 轴三个互相垂直的方向上施加弥散敏感梯度，从而获得反映体内水分子弥散运动状况的 MRI 图像。其计算公式为（式 1-4-4）：

$$A = exp(-bD) \qquad 式 1\text{-}4\text{-}4$$

A 代表弥散运动引起的 MRI 信号衰减；D 为弥散系数（diffusion coefficient），反映弥散运动的快慢，单位为 mm^2/s；b 为弥散因子，单位为 s/mm^2，低 b 值（$<1\,000s/mm^2$）对快速弥散运动敏感，b 值与弥散敏感梯度持续时间、幅度、形状等有关。在 DWI 中通常以表观扩散系数（apparent diffusion coefficient，ADC）描述组织中水分子弥散的快慢，而不直接采用弥散系数。其原因是 DWI 所观察到的弥散效应除反映水分子自身弥散运动之外，还与使用的 b 值、患者呼吸、脉搏等运动的影响有关。ADC 的计算公式为（式 1-4-5）：

$$ADC = (lnS1/lnS2)/(b1-b2) \qquad 式 1\text{-}4\text{-}5$$

S1、S2 分别代表两个弥散加权的信号强度，b1、b2 为两个不同的弥散因子，通常 b2 值为 0，b1 值多为 $1\,000s/mm^2$（图 1-4-8A），b 值为 0 时相当于 T_2WI，具有较大 b 值的序列是较强弥散加权，因而引起较大的信号衰减。将每一像素的表观扩散系数值进行自然对数运算后即可得到 DWI 图（图 1-4-8B），因此同一像素在表观扩散系数图和 DWI 图中的信号强度通常相反，即弥散运动快的像素，其 ADC 值高，在 DWI 上低信号，反之亦然。但是 DWI 的信号强度除反映 ADC 值的大小以外，还受组织的 T_2 弛豫时间和质子密度的影响，这种现象称为透过效应（shine through）。

弥散成像已广泛用于早期脑梗死、肿瘤等疾病的诊断与鉴别诊断，对评估恶性肿瘤全身转移情况有很高的实用价值。

2. 弥散张量成像 在体外无限均匀的液体中，水分子在各个方向上弥散运动的快慢相同，称之为各向同性（isotropy），其运动轨迹近似一个圆球体。但是在人体生理条件下，水分子的自由运动受细胞本身特征及结构的影响，如组织的黏滞度、温度、分子的大小以及细胞膜、细胞器等生理性屏障，使其在三维空间内各个方向上弥散运动的快慢不同，以至于一个方向上的弥散比另一个方向受更多的限制,具有很强的方向依赖性,称之为各向异性(anisotropy),其运动轨迹近似一个椭球体。椭球体的半径称为本征向量(eigenvector),其数值大小为本征值。弥散各向异性在脑白质纤维束表现最为明显,由于疏水的细胞膜和髓鞘的作用,水分子的弥散运动在与神经纤维走行一致的方向受到的限制最小,运动最快,而在与神经纤维垂直的方向上受到限制最大,运动最慢。

由于 DWI 和 ADC 值只反映了三个施加弥散敏感梯度方向上弥散运动的快慢,不能反映弥散的各向异性。因此,为全面反映体内水分子的弥散各向异性就需要引入张量(tensor)这一物理概念。向量是不仅具有大小且具有方向的物理量。通常使用的矢量是具有 x、y、z 的 3 个方向向量,而张量是高阶的向量矩阵,具有 9 个方向(xx、xy、xz、yx、yy、zx、zy、zz),可以被排列成为一个矩阵。

其中,xx 被视为在 x 方向的运动,xy 则被视为 x 方向相对于 y 方向的运动,其他成分均依此类推。张量可以被想象成一个九维的向量,用于描述更为复杂的运动,即对水分子的运动可更精确进行描述。事实上,矢量即为 xy、xz、yx、yz、zx、zy 6 个成分均为 0 的张量。

弥散张量成像(diffusion tensor imaging,DTI)是在 DWI 的基础上在 6~55 个线性方向上施加弥散敏感梯度而获取的图像。应用单次激励弥散加权 SE-EPI,在 180° 脉冲前后于 G_x、G_y、G_z 3 个梯度通道上施加两个对称的斜方形梯度脉冲,至少于 6 个方向序贯施加弥散敏感梯度,并对基础 T_2WI-EPI 及 DWI-EPI 进行多次采集后信号平均,获取较高信噪比的弥散张量图像(图 1-4-8C)。每一方向上均使用相同的较大的 b 值,计算各个方向上的弥散张量。其主要参数包括:①平均弥散系数(average diffusion coefficient,DCavg),代表每一像素的各个方向弥散张量的本征值的平均值,能够更加全面地反映弥散运动的快慢;②各向异性,目前常采用的指标有各向异性分数(fractional anisotropy,FA)或称为部分各向异性、相对各向异性(relative anisotropy,RA)、容积比(volume rate,VR),均代表水分子弥散运动各向异性大小的参数,分别可建立 FA、RA、VR 图,即可对每个体素水分子弥散运动进行量化,又可描述弥散方向。

弥散运动主要方向就是椭球体本征向量的方向。通常情况下主本征向量与纤维素走行方向一致,因此根据主本征向量能在体外显示肌肉、心肌、脑和脊髓的白质纤维束的走行。目前最常用于显示脑白质纤维束,最初只能采用伪彩编码图以不同的颜色表示神经纤维的走行方向,如今已能用示踪技术三维显示白质纤维束的走行,即弥散示踪图,通过第一个体素主本征向量的方向寻找下一个与其最接近的体素,将这些体素连接起来而获得弥散张量纤维束成像(diffusion tensor tractography,DTT)(图 1-4-8D)。

自 1986 年 DWI 序列产生以来,经过 30 多年的快速发展,由 DWI 衍生出了弥散张量成像(diffusion tensor imaging,DTI),再发展到弥散峰度成像(diffusional kurtosis imaging,DKI)、体素内不相干运动(intravoxel incoherent motion,IVIM)、神经突方向分散度和密度成像(neurite orientation dispersion and density imaging,NODDI)、高角度分辨弥散成像(high angular resolution diffusion-weighted imaging,HARDI)以及扩散谱成像(DSI)等技术。上述成像技术的主要区别在于运用不同的模型描述组织内水分子的运动方式,这些模型越来越接近不同特性组织内水分子的真实运动状态,并向着探测更加细微组织微结构信息的方向快速发展着。DTI、DKI、HARDI 及 DSI 对于具备纤维束结构,可以形成水分子各向异性弥散的组织都可以进行研究,如脑白质纤维束、骨骼肌、心肌、前列腺等。

3. 灌注成像 灌注的定义为单位时间内通过指定组织内的血容积。灌注加权成像(perfusion weighted imaging,PWI)需要有高的时间分辨率和空间分辨率,可用来反映生理和病理情况下组织的血流动力学改变,是建立在流动效应基础之上的成像方法。该技术是采用快速静脉注射顺磁性对比剂,并同时进行快速成像的技术。根据随时间变化的信号上升或下降、恢复的规律得到时间-信号强度曲线。曲线下面积与组织的血容量呈正相关。

广义的 PWI 根据成像原理的不同,分为 T_1 PWI 和 T_2 PWI 两种方法。钆喷替酸葡甲胺(Gd-DTPA)是小分子对比剂,能通过毛细血管壁进入组织间隙,产生 T_1 增强效应,检测组织和病变在团注对比剂后早期 T_1 信号的变化,即为 T_1 PWI。它广泛用于颅外组织和器官,已表明在骨骼软组织和乳腺良恶性病变的鉴别中具有重要作用。其缺点为:①由于不能使用快速成像序列,成像时间长、时间分辨率低;②序列图像间有一定的延迟时间;③只能单层采集图像;④计算的参数主要反映对比剂从毛细血管进入组织间隙的漏出速率,而难以准确计算与组织学微血管密度密切相关的相对脑血流容积。

狭义的 PWI,特指 T_2 PWI,又称为动态磁敏感性对比剂增强磁共振成像(dynamic susceptibility contrast-enhanced MR imaging,DSC MRI),是应用 MRI 对比剂的 T_2 或 T_2^* 敏感性效应,显示显微镜下或组织水平的血流灌注情况。灌注成像有三个主要成像指标:平均通过时间(mean transit time,MTT)、局部脑血容量

（regional cerebral blood volume，rCBV）和局部脑血流量（regional cerebral blood flow，rCBF）。主要的成像原理为在血-脑屏障完整的情况下，对比剂通过脑组织时在血管周围出现梯度磁场，产生 T_2^* 效应，T_2^* PWI 即是采用对磁场不均匀性敏感的梯度回波检测对比剂首次通过脑组织时灰、白质和病变的 T_2^* 信号变化。由于使用快速成像序列，成像时间被极大地缩短，可提高时间分辨率或允许多层面成像。局部组织脑血流遵守中央容积定理：rCBV = rCBF/MTT，但其成立条件是组织内微循环保持稳定。利用定量计算得到的各个体素的血流动力学参数，可按照一定的灰阶比例再次成像，分别形成 rCBV 图、rCBF 图和 MTT 图（图 1-4-8E）。目前在颅脑主要采用 T_2 PWI。但其也存在不足之处：①肿瘤等病变当血-脑屏障破坏时，对比剂可进入组织间隙，产生 T_1 增强效应并使血管周围梯度磁场降低，从而使 rCBV 被低估；但由于首过期间漏出的对比剂量较小，且小翻转角（10°）极大地降低了 T_1 效应；②蛛网膜下腔内血管中对比剂的梯度磁场效应超过血管直径，使邻近正常脑组织信号改变被夸大，尤其是小脑半球和老年者；③T_2 PWI 尚不能用于颅外检查。

PWI 目前常用对比剂多为 Gd-DTPA。但 MR 灌注成像可以使用多种不同的示踪剂。因体内不常见的核子种类可以被 MR 轻易获得，许多研究者使用氟化合物、重水和 ^{17}O 进行研究。最近随超极化气体的研究发展使灌注测量使用超极化 Xe 也成为可能。尽管所有这些技术都是非常有趣和有潜力的，但它们均对临床通常使用的质子 MRI 技术缺乏敏感性。过去十年中，只有两种质子为基础的灌注技术得到了发展并证明对临床实用。其中最常用的即为上述应用外源性对比剂——Gd-DTPA 技术；另一种采用内源性对比剂技术（即动脉自旋标记技术），不需要注射外源性对比剂及另外的硬件，即可进行脑血流的定量测量。在这种技术中，流入动脉内的自旋被射频脉冲扰乱，这些被扰乱的自旋流入层内引起的图像强度改变可被检测到。然而，由于其成像时间相对较长，图像信噪比差，临床应用不广泛。

动脉自旋标记（arterial spin labelling，ASL）是一种利用患者自身的水分子作为示踪剂测量灌注的磁共振成像方法。与动态磁敏感对比成像（DSC）和动态对比增强成像（DCE）不同，ASL 不需要注射钆造影剂或任何其他的外源性对比剂。

ASL 的基本原理是，首先，采集感兴趣区图像作为"控制像"；然后，"标记"脉冲施加于成像平面的上游层面，使此层面中水分子的自旋方向反转。在接下来的几秒内，大部分血管中"磁标记"的分子会流向成像区域，这些标记的水分子会与静态组织中的水分子

交换磁化强度，使后者的平衡磁化强度略有降低（1%~2%）。感兴趣区被重新成像，称为"标记像"，"控制像"与"标记像"逐像素相减得到的图像就是灌注加权的图像。

ASL 对于所有涉及脑灌注异常，包括脑卒中、肿瘤、癫痫、痴呆等疾病，都有重要意义。最近，多个公司推出了 4D ASL 序列，可以通过不同延迟时间的多时相 ASL 扫描，在一次扫描过程中实现 MRA 以及多个灌注参数的获取。

4. 磁共振波谱 磁共振波谱（magnetic resonance spectroscopy，MRS）技术是现代科学强有力的工具之一。自磁共振波谱现象在 20 世纪 40 年代被系统研究以来，其应用由物理学界扩展到化学界、生物科学界、材料科学及医学界。至今，MRS 仍是测定分子结构方面不可缺少的技术。在医学界，MRS 技术可对细胞、体液和器官进行研究。随着磁共振硬件和软件的发展，临床 MRS 应用越来越表现其价值。目前多应用于神经系统疾病的诊断，在其他系统器官如肝脏、肾脏、前列腺、心脏、乳腺、肌肉等也正在开展和研发。

MRS 与普通磁共振成像的基本原理大致相同。其中，化学位移是 MRS 的关键。自旋耦合现象是原子核之间存在共价键的自旋磁矩的相互作用形成的耦合。化学位移和自旋耦合两种现象形成了波谱的精细结构。

MRS 需要良好的磁场均匀性，因此梯度磁场在 MRS 中无法采用。MRS 技术要求短的射频脉冲以激励原子核，然后需要一段采集信号的时间。再将收集到的自由感应衰减信号（FID）通过傅里叶变换，变成波谱。由于化学位移，不同化合物中相同原子的进动频率不同，在 MRS 频率编码不同位置形成不同的峰；又由于原子核的共振频率与外加磁场有关，同一原子核在不同的外加磁场下其共振频率不同，故化学位移一般不以频率作单位。然而，原子核的共振频率与外加磁场强度有很规律的关系，化学位移如果以外加磁场运行频率的百万分（parts per million，ppm）来作单位，同一原子核在不同的外加磁场下其化学位移的 ppm 值相同，因而，化学位移一般采用磁场强度运行频率（MHz）除以的化合物共振频率（Hz）的百万分（ppm）为单位。不同的化合物可以根据其在 MRS 频率编码上的共振峰的不同加以区别。

根据检测体素分类，MRS 有两种方法：单体素 MRS（single voxel MR spectroscopy）和多体素 MRS（multi-voxel MR spectroscopy）。单体素质子波谱可以选择性采集一个感兴趣区体素的谱线，而多体素质子波谱可以在一次采集中获得感兴趣区中多个体素的

谱线,可同时反映多个部位代谢物的空间分布。采集的多体素波谱可组成图像,通过计算机后处理,也可显示单一代谢物的分布图像,故多体素 MRS 常常又称为磁共振波谱成像(magnetic resonance spectroscopic imaging,MRSI),或磁共振化学位移成像(MR chemical shift imaging)。多体素波谱对设备要求高,每次检查时间也较单体素长,患者的移动会影响整个采集,但是它可以进行多个病变部位的比较及病灶与正常组织的比较。多体素 MRS 技术明显优于单体素 MRS,但目前有些技术问题尚需解决,可以预见,多体素 MRS 将来会得到广泛的应用。

MRS 技术是目前唯一的体外检测体内生化代谢变化的技术。MRS 和 MRSI 可以检测许多核元素,这些核元素包括^{1}H、^{31}P、^{13}C、^{19}F、^{23}Na、^{39}K、^{14}N、^{15}N 等,而氢核(^{1}H)和磷核(^{31}P)是最常研究的。因此,常用的MRS 包括质子 MRS(^{1}H-MRS)和磷 MRS(^{31}P-MRS)。由于磷的信号较弱,P-MRS 要检出足够的代谢变化需要较大的感兴趣区,通常感兴趣区大小为 15 ~ 30cm。^{1}H-MRS 不同,其敏感性可以检出个体内脑代谢 1mmol/L 的变化,需要的感兴趣区容积在 1 ~ 8cm^3。所以目前的研究,特别是神经系统的研究大多是基于^{1}H-MRS。但随着 3T 等高场强 MRI 的应用,多频谱(包括 P、Fe、F 等)的临床应用成为可能。

正常脑内^{1}H-MRS 可有以下几个高峰:NAA 即 N-乙酰天门冬氨酸以及不到 10% 的 N-乙酰基天门冬氨酸盐,其波谱位于 2.0ppm 处,主要存在于神经元内,是神经元的标志;胆碱(Cho)的波峰位于 3.2ppm 处,包括磷酸甘油胆碱、磷酸胆碱和磷脂酰胆碱,反映脑内总的胆碱量;肌酸(CR)波是总肌酸中的甲基组,包括肌酸与磷酸肌酸(CR+PCR),是能量代谢的物质,其波谱位于 3.0ppm 附近。在脑内不同代谢条件下,CR+PCR 的总量是恒定的。因此,可将 CR 作为参照的波峰,得出其他代谢物质与 CR 的相对比值,从而进行比较;肌醇(MI)波位于 3.5ppm 处,其功能尚不十分明确,有人认为 MI 是胶质细胞存在的标志。在正常脑组织中,细胞能量代谢以有氧氧化为主,脑内乳酸水平很低,位于 1.3ppm 附近的乳酸(Lac)波一般是不能测得的;谷氨酸及谷氨酰胺(Glu-Gln)两个代谢物的波峰位置相近,总峰的位置在 2.3 ~ 2.5ppm 处,二者作为兴奋性神经递质在脑内含量很少,但在维持线粒体的代谢中具有重要功能(图 1-4-8F)。

^{31}P-MRS 主要用于心肌、骨骼肌、肝脏等组织代谢产物的分析,可提供能量状态、膜翻转和葡萄糖分解/葡萄糖异生中间体的评估,以肝脏为例,临床上肝脏典型的^{31}P-MRS 常见的共振峰包括:磷酸单酯(PME)、无机磷(Pi)、磷酸二酯(PDE)、磷酸肌酸(PCr)和腺苷三磷酸(ATP)。在高分辨^{31}P-MRS 上,磷酸胆碱(PC)、磷酸乙醇胺(PE)、单磷酸腺苷(AMP)和糖酵解产物(如葡萄糖-6-磷酸)构成 PME峰;磷脂降解产物包括甘油磷酸胆碱(GPC)、甘油磷酸乙醇胺(GPE)和内质网构成 PDE 峰的主要成分;从Pi 和三种核苷酸三磷酸(NTP)共振可以得到组织分子能量学的信息。NTP 不仅包括 ATP,还有尿苷、鸟苷、肌苷和胞嘧啶三磷酸。同时,从一个 Pi 共振中的相对化学位移中可以计算出细胞内的 pH(图 1-4-8G)。但目前活体获得肝脏等腹部实质脏器的 MRS困难较多,主要需要解决呼吸和运动影响等技术问题。由于应用直肠内线圈,有关前列腺的 MRS 研究取得了可喜的进展,对于前列腺良恶性肿瘤的鉴别能够提供有价值的信息。

5. 磁共振脑功能成像 磁共振脑功能成像是利用与脑活动生理过程中,脑血流、脑血流容积、血液氧含量等微弱的能量代谢过程来成像的。与此相关的技术分别称为脑血流量(cerebral blood flow,CBF)成像技术、脑血流容量(cerebral blood volume,CBV)成像技术、血氧水平依赖(BOLD)成像技术。

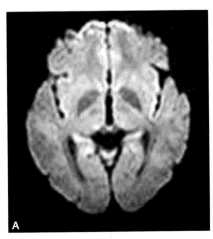
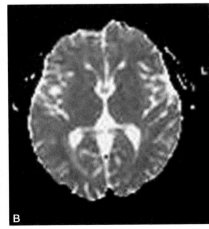
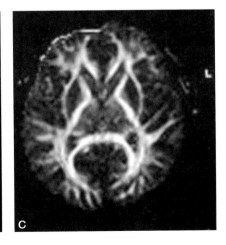

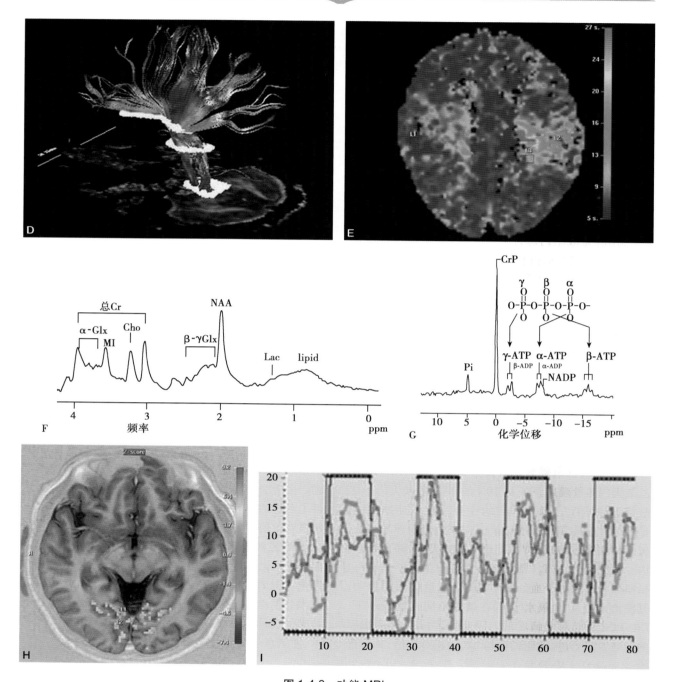

图 1-4-8 功能 MRI

A、B. 弥散成像，A 为 DWI 图，B 为 ADC 图。C、D. 弥散张量成像，C 为弥散张量图像，D 为弥散张量纤维束图像。E. 灌注成像 显示左颞叶 灌注异常。F、G. 波谱成像，F 为 ^{1}H-MRS，G 为 ^{31}P-MRS。H、I 为 BOLD-fMRI

NAA:N-乙酰天门冬氨酸；MI:肌醇；Lac:乳酸；Cho:胆碱；lipid:脂肪；Cr:肌酸；Glx:谷氨酸-谷氨酰胺；CrP:磷酸肌酸；ATP:腺苷三磷酸；ADP:腺苷二磷酸；NADP:烟酰胺腺嘌呤二核苷酸磷酸

脑功能成像方法主要有对比剂团注法和血氧水平依赖法。

早期脑功能的研究多采用所谓的对比剂团注（bolus injection of contrast agent）法，即利用平静状态和刺激状态下两次团注对比剂来检测脑血流的变化以获取脑活动信息的功能成像方法。通常采用对脑血容量或脑血流敏感的成像序列在团注前后分别进

行 MRI 扫描，从而产生的两组 CBV 或 CBF 图，将这两组图用特殊的软件分别进行减影处理，就可以得到施加功能性刺激所引起的信号变化。

由于正常大脑中血-脑屏障的限制，对比剂（Gd-DTPA）仅存于血管内，当它被大量注入静脉系统后，很快就可到达大脑，这时采用 EPI 等快速扫描序列，就可以抓拍到对比剂通过脑血管床的全过程。对图

像进行处理就能得到时间-信号强度曲线及对应的对比剂浓度-时间信号曲线。再对曲线作进一步分析，从而了解各部分脑组织的灌注情况并评估其功能。

Gd-DTPA 为顺磁性对比剂，当它一进入毛细血管便在血管内外建立起多个小的局部磁场，形成一定的磁敏感性差别，使得质子的失相过程加速，此时使用 T_2^* 敏感性序列进行扫描，就可观察到组织信号的显著减少，这也是时间-信号强度曲线未注药前为高信号，注药后变为低信号，然后逐渐恢复高信号的原因。

血氧水平依赖（BOLD）成像是 1990 年由 AT T Bell 实验室 Seiji Ogawa 等首先报道。BOLD 成像采用自身血液（血液中内源性血红蛋白）作为一种对比剂而不用其他对比剂，由相应的 MRI 敏感序列探测其在脑活动时的变化。通过 fMRI 检测患者接受刺激（视觉、听觉、触觉等）后的脑部皮层信号变化，从而用于皮层中枢功能区的定位（图 1-4-8H）。众所周知，人的大脑是最为复杂的系统，它能够将外界环境中接收到的信号同储存在脑中的先前经验相结合进行处理，作出判断并指导行为。这个过程包含了中枢神经系统内多处功能区域的有序激活及联系其间的神经网络中极为复杂的电信号和化学信号传导。fMRI 利用神经活动引起的血流动力学改变来进行大脑功能的定位。接受刺激使相应皮层中枢激活，皮层兴奋区血流量增加，而局部氧耗量增加不明显，从而使局部去氧血红蛋白的量减少。在 MRI 中，血液氢质子的有效横向弛豫时间 T_2^* 与血红蛋白的氧合状态紧密相关。氧合血红蛋白具有抗磁性而去氧血红蛋白具有顺磁性，去氧血红蛋白的减少使氢质子的有效横向弛豫时间 T_2^* 延长，所以在 T_2^* 加权像上皮层兴奋区的信号强度增高。这种由于血红蛋白的氧合状态改变引起的 MRI 对比称为"血氧水平依赖"对比（图 1-4-8I）。

以上只是对大脑活动引起的 MRI 信号改变作了一个定性的概述。事实上，从皮层中枢功能区神经元的激活到恢复安静状态其中发生的血流动力学和 BOLD 反应的改变非常复杂，大致有以下四个过程：

1）皮层功能区激活后很短时间内（几十至几百毫秒）可出现相应神经元的氧耗量增加；相关血管扩张；局部血流增加；以及非血管改变如细胞体积改变。总体来说，这些生理过程对 BOLD 信号的影响相互抵消，因而在信号曲线上表现为初始期的小凹或水平线。

2）激活后 2s 左右，功能区的血供超出了所需的氧量，去氧血红蛋白的含量下降，T_2^* 加权像上信号强度增高，曲线上升。

3）神经元激活停止后，血流下降而氧代谢仍处于高水平或氧代谢恢复平衡状态而血管仍然扩张，引起去氧血红蛋白的含量增高，T_2^* 加权像上信号强度减低，曲线下降。在氧代谢或血管扩张恢复正常状态之前，去氧血红蛋白的含量可以升高至基准线以上，BOLD 信号曲线上表现为恢复至基线前的小的负峰。

4）氧代谢和血管状态都恢复正常，BOLD 信号又回到基线水平。

BOLD 成像利用去氧血红蛋白作为自身对比剂，其引起的磁敏感效应使红细胞周围的无数氢质子所处的微磁场发生了改变，因而轻微的血氧含量的改变都可以产生明显的磁共振信号的改变，从而对探测血量和血流的改变非常敏感。但是，BOLD 成像也有一个明显的缺陷，即 BOLD 信号与局部脑血流量（rCBF）、局部脑血容量（rCBV）和局部脑氧耗量（rCM-RO₂）的关系十分复杂。rCBF 的增加可使 BOLD 信号减弱。因此，BOLD 信号的强弱取决于这两个相反作用之间的差异。对于健康的年轻人，BOLD 效应是普遍而又一致的；而对于婴儿，这种效应可以发生逆转；对于老年人，BOLD 效应随年龄的增长而下降。对于患有颈内动脉狭窄或闭锁的患者，血管扩张能力的下降可以使 BOLD 信号变弱甚至完全消失。由于我们临床研究的对象为患者，因而需要时刻注意验证 BOLD 效应反映神经活动的有效性。

目前，BOLD-fMRI 在神经科学领域的应用愈趋广泛，对疾病机制的研究、治疗方案的评估以及疾病恢复和预后的功能评估能够提供有价值的信息；在感觉运动活动、语言活动、记忆活动以及神经精神方面均显示出其他检查手段无法比拟的优势。

第四节 MRI 图像的特点

一、影响 MRI 信号强度的因素

影响 MRI 信号强度的因素很多，归纳起来主要有两个方向：一方面是组织本身的特性，包括质子密度、T_1 值、T_2 值等；另一方面是设备和成像技术参数，包括主磁场场强、所用的序列、成像参数（如 TR、TE、激发角度）等。另外，如果是流动液体，流动也将影响其 MRI 信号强度。下面先假设主磁场场强确定的情况下，以自旋回波序列为例介绍静止组织 MRI 信号强度的影响因素。组织的 MRI 信号强度（signal intensity, SI）可用式 1-4-6 来表示：

$$SI = K \cdot N(H) \cdot e^{(-Te/T2)} \cdot [1 - e^{(-TR/T1)}] \quad 式 1-4-6$$

式 1-4-6 中 SI 为信号强度；K 为常数；N(H) 是质子密度；e 为自然常数，等于 2.718 281 828 459 04；TE 为回波时间；TR 为重复时间；T_2 为组织的 T_2 值，T_1 为

组织的 T_1 值。从式中可以看出：

1）质子密度越大，组织信号越强。

2）T_1 值越短，组织信号越强。

3）T_2 值越长，组织信号越强。

4）TE 越短，组织信号越强。

5）TR 越长，组织信号越强。

6）当 TE 很短（$\ll T_2$），则 $e^{(-TE/T2)}$ 约等于1，这时组织信号强度不受 T_2 值的影响，即基本删除了 T_2 效应，得到的将是 T_1 加权像（T_1 weighted image，T_1WI）或质子密度加权像（proton density weighted imaging，PDWI）。

7）当 TR 很长（$\gg T_1$），则 $ee^{(-TR/T1)}$ 约等于1，这时组织信号强度几乎不受 T_1 值的影响，即基本删除了 T_1 效应，得到的将是 T_2 加权像（T_2 weighted image，T_2WI）或 PDWI。

8）如果 TR 很长（$\gg T_1$），同时 TE 很短（$\ll T_2$），则组织信号强度不受 T_1 值影响，也不受 T_2 值影响，而仅与 N(H) 有关，得到的将只能是 PDWI。

二、MRI 图像的特点

（一）灰阶成像与多参数成像

同 CT 一样，MRI 图像是重建的灰阶成像。具有一定 T_1 弛豫时间、T_2 弛豫时间和质子密度差别的各种器官组织，包括正常与病变组织，在 MRI 上呈不同灰度的黑白影。MRI 所显示的解剖结构逼真，在清晰的解剖影像背景上显出病变影像，使病变同解剖结构关系明确。

MRI 的图像虽然和 CT 图像一样也以不同灰度显示，但反映的是 MRI 信号强度的不同或弛豫时间 T_1 与 T_2 的长短，而 CT 图像，其灰度反映的则是组织密度。

MRI 的图像如主要反映组织间 T_1 的差别，为 T_1WI；如主要反映组织间 T_2 的差别，为 T_2WI；如主要反映组织间质子密度的差别则为 PDWI。这样，同一层面就有 T_1WI、T_2WI 和 PDWI 三种图像。因此，MRI 是多参数成像，而 CT 成像只有密度一个参数。分别获得 T_1WI、T_2WI 和 PDWI 有助于显示正常组织解剖细节和信号变化。

在 T_1WI 上，脂肪的 T_1 短，MRI 信号强，影像白（亮）；脑与肌肉 T_1 居中，影像灰；脑脊液 T_1 长，影像黑；骨与空气含氢量少，MRI 信号弱，影像黑（暗）。在 T_2WI 上，则与 T_1WI 不同，例如脑脊液 T_2 长，MRI 信号强而呈白影。表 1-4-4 列举几种正常组织在 T_1WI 和 T_2WI 上的灰度。

表 1-4-4 人体正常组织在 T_1WI 和 T_2WI 上的灰度

	脑白质	脑灰质	脑脊液	脂肪	骨皮质	骨髓质	脑膜
T_1WI	白	灰	黑	白	黑	白	黑
T_2WI	灰	灰白	白	白灰	黑	灰	黑

应当指出，在描述 MRI 图像的黑影与白影时，无论在哪种加权像上，都用信号的高低来表达，高信号表达白影，中等信号表达灰影，低信号表达黑影。也常用 T_1 或 T_2 的长短来描述。用短 T_1 和长 T_2 表达白影。短 T_1 指 T_1WI 上呈高信号的白影，而长 T_2 指 T_2WI 上呈高信号的白影。用长 T_1 和短 T_2 表达黑影。长 T_1 指 T_1WI 上呈低信号黑影，而短 T_2 则指 T_2WI 呈低信号黑影。

（二）血流成像

对一个层面施加 90° 脉冲时，该层面内的质子，包括血管内流动血液的质子，均受到脉冲的激发。中止脉冲后，接受该层面的信号时，血管内血液被激发的质子已流动离开受检层面，接收不到信号，这一现象称之为流空现象（flow void phenomenon）。血液的流空现象使血管腔不使用对比剂即可显影，是 MRI 成像中的一个特点。流空的血管腔呈黑影。

流动血液的信号还与流动方向，流动速度以及层流（laminar flow）和湍流（turbulent flow）有关（详见本节）。

（三）三维成像

MRI 可获得人体横断面、冠状面、矢状面及任何方向断面的图像，有利于病变的三维定位，普通 CT 则难做到直接三维显示，需采用重建的方法才能获得冠状面或矢状面图像以及三维重建立体像。

（四）质子弛豫增强效应与对比增强

一些顺磁性使局部产生磁场，可缩短周围质子弛豫时间，此现象为质子弛豫增强效应（proton relaxation enhancement effect）。这一效应使 MRI 也可行对比增强检查。Gd-DTPA 可用作 MRI 的对比剂，缩短其周围质子的 T_1 而改变信号强度。在 T_1WI 上，强化部分呈高信号。在体内血红蛋白的降解物，如正铁血红蛋白为顺磁性物质，在 T_1WI 上呈高信号。

三、正常组织的 MRI 信号特点

MRI 的信号强度变化是组织多种特征参数变化的结果，其反映的病理生理变化远比 CT 丰富得多，所获取的诊断信息更为客观和直接。不同病理组织的信号强度不同,在 MRI 上可以高信号和低信号来反映。但由于 MRI 图像的解释相对较为复杂,影响因素较多。因此在学习 MRI 诊断前,充分掌握人体疾病基本病理变化的 MRI 信号特点颇为重要。MRI 的信号强度是多种组织特征参数的可变函数,它所反映的病理生理基础较 CT 更广泛,具有更大的灵活性,MRI 信号强度与组织的弛豫时间、氢质子密度、血液或脑脊液流动、化学位移及磁化率有关,其中弛豫时间,即 T_1 和 T_2 时间,对图像对比起着重要的作用,它是区分正常组织、病理组织及组织特性的主要诊断基础。表 1-4-5 为在 MRI 上表现为高信号和低信号的不同组织。表 1-4-6 是常见的几种病理组织的信号高低。

表 1-4-5　MRI 表现为高信号和低信号的组织

高信号	低信号
高信号(短 T_1、长 T_2)	低信号(长 T_1、短 T_2)
蛋白	骨钙铁
亚急性出血	含铁血黄素
(正铁血红蛋白)	急性出血
脂肪	流空血管

表 1-4-6　病理组织信号强度

组　织	T_1WI	T_2WI
水肿	低	高
含水囊肿	低	高
瘤节	低	高
亚急性血肿	高	高
钙化	低	低
脂肪	高	高
胆固醇	中、高	高
三酸甘油酯	高	低

(一) 自由水和结合水

人体 MRI 主要对象实际上是水分子,人体组织中 80% 的水存在于细胞内,15% 存在于组织细胞外间隙,5% 存在于血浆中。MRI 对组织中水的变化非常敏感,因此有必要研究水的 MRI 信号特点。

人体组织中的水有自由水和结合水之分。所谓自由水是指分子游离而不与其他组织分子相结合的水,自由水的自然运动频率很高,明显高于质子的进动频率。而在大分子蛋白质周围也依附着一些水分子,形成水化层,这些水分子被称为结合水,结合水由于依附于大分子,其自然运动频率将明显降低而更接

近于质子的进动频率。因此自由水的 T_1 值很长,而结合水可使组织的 T_1 值缩短。

组织中如自由水的成分增加,在 T_1WI 将表现为信号强度降低,如脑水肿等。如果是结合水的比例增加,则可表现为信号强度相对增加,其至表现为高信号,如含黏液成分的囊肿、脓肿中黏稠的脓液等。脓肿或有些肿瘤如星形细胞瘤囊变中,因为囊液或脓液中除自由水外还有结合水存在,因此在 T_1WI 上其信号强度将不同程度高于基本由自由水构成的脑脊液。

认识自由水与结合水的特点,有助于认识病变的内部结构,有利于诊断的定性。例如:CT 检查由于囊性星形细胞瘤的密度与脑脊液密度近似而难以鉴别,而 MRI 检查由于囊性星形细胞瘤中的液体富含蛋白质,其 T_1 时间短于脑脊液,在 T_1WI 中,其信号高于脑脊液。又如:MRI 较 CT 更能显示脑软化,脑软化在显微镜下往往有较多由脑实质分隔的小囊组成,这些小囊靠近蛋白质表面的膜状结构,具有较多的结合水,故 T_1 缩短,其图像比 CT 显示得更清楚,所以 MRI 所见较 CT 更接近于病理所见。再如:阻塞性脑积水时,脑脊液是自由水,它渗漏进脑白质后变为结合水,在 T_1WI 中信号明显高于脑脊液,而在 T_2WI 中又低于脑脊液信号。病变内如蛋白含量高,结合水含量也较高,由于缩短了 T_1 时间,使病变如垂体脓肿在 T_1WI 中信号很强。

(二) 脂肪、骨髓

组织脂肪的 T_1 短、T_2 长、PDWI 高,根据信号强度公式,质子密度大和 T_1 值小,其信号强度大,故无论在 T_1WI、T_2WI 还是 PDWI 图像上均呈高信号,与周围长 T_1 组织形成良好对比,尤其在使用短 TR 检查时,脂肪组织的分界线明显,信号高,呈白色。但随着 TR 的延长,在 T_2WI 图像上脂肪信号有逐渐衰减降低的趋势,这是脂肪抑制技术的基础;倘若为质子密度加权像,此时脂肪组织仍为高信号,但周围组织的信号强度增加,使其对比度下降。

骨髓内因含有较多的脂肪成分,在 MRI 扫描图像上亦呈高信号,与脂肪组织信号有相似的特征。因此,MR 骨髓成像技术对于骨髓疾病,尤其是对于早期的骨髓转移或骨髓瘤等特别敏感,故临床上有着广泛的用途。

(三) 肌肉、肌腱、韧带

肌肉组织所含的质子明显少于脂肪和脊髓,它具有较长的 T_1 和较短的 T_1 值,根据信号强度公式,当 T_1 弛豫增加和 T_1 减少时信号强度较低,所以在 T_1WI 上,因使用的 TR 值较短,使质子的磁化恢复不完全,信号强度较低,影像呈灰黑色;随着 TR 的延长,信号强度增加,在 T_2WI 上,因具有短 T_2 的弛豫特点,信号

强度增加不多，影像呈中等灰黑色，故在 T_1WI、T_2WI 和 PDWI 上均呈中等强度信号（黑灰或灰色）。肌腱和韧带组织含纤维成分较多，其质子密度低于肌肉，其信号强度较肌肉组织略低，该组织也有长 T_1 和短 T_2，其 MRI 信号为等信号或较低的信号。

（四）骨骼、钙化

骨骼和钙化内含大量钙质，水分含量甚少、氢质子很少，根据信号强度公式，在 N(H) 值趋向于零时，I 值主要按 N(H) 值的变化而改变，而较少受到 TR、TE、T_1、T_2 的影响，故其 T_1 值很长、T_2 值很短、PD 很低，所以无论 T_1WI、T_2WI 还是 PDWI 图像上均呈信号缺如的无（低）信号区。特殊情况下，由于钙化颗粒与蛋白结合时，其 T_1WI 表现为高信号，故在 MRI 扫描图像上不易显示出早期的骨质破坏及较小的钙化灶是其缺点。

颅内钙化在 T_1WI 偶可表现为高信号。CT 扫描可见典型的钙化密度，MRI T_1WI 为高信号，T_2WI 为等或低信号，梯度回波序列扫描为低信号。实验证明，钙化在 T_1WI 上的信号强度与钙化颗粒的大小及钙与蛋白结合与否有关。当微小的钙化颗粒结晶具有较大的表面积，并且钙的重量百分比浓度不超过 30% 时，钙化即可表现出高信号。钙化颗粒表面积对水分子 T_1 弛豫时间的影响类似于大分子蛋白，距钙结晶表面近的水分子进动频率接近于 Larmor 共振频率时，其 T_1WI 表现为高信号。总之，发现钙化 MRI 检查不如 CT 敏感，小的钙化不易发现，大的钙化还需与铁的沉积等现象相鉴别。

（五）软骨

软骨组织分为纤维软骨和透明软骨，纤维软骨其组织内的质子密度明显高于皮质，且组织具有较长的 T_1 和较短 T_2 弛豫特征，该处信号强度比骨髓和钙化略高，但因其具有一定的质子密度，故在 T_1WI、T_2WI 上信号强度不高，呈中低信号；透明软骨含水 75% ~ 80%，且 T_1 和 T_2 较长，PD 高，故在 T_1WI 上因 T_1 值较长，呈较低信号；而在 T_2WI 和 PDWI 图像上因 T_2 值长，信号呈中等灰色信号。

（六）气体

根据信号强度公式，当 N(H) 趋向零时，其强度也趋向于零，故表现为黑色无信号区，这一点在任何脉冲，不管如何改变 TR、TE，都不会改变，因此信号强度已与 TR、TE、T_1 或 T_2 无关。在人体组织中没有比气体更黑的组织。气体的 T_1 值很长，T_2 值很短，PD 很低，故在各种成像图像上肺组织均呈较低信号。

在反转恢复序列中，若采集信号的时间过短，组织处于负磁化区，则长 T_1 组织可呈现类似气体的黑色无信号，其中无任何结构，但其与周围组织有白色边缘，这是在采集信号时仅根据信号的幅值，而致相位错位所致。

四、常见基本病理变化的 MRI 信号特点

病理过程随病程及治疗情况不同而表现各异，MRI 技术中其信号强度的特点，严格遵循信号强度公式所规定的参数变量关系，不同的病理及病变组织具有不同的质子密度、液体流速、T_1 和 T_2 弛豫时间，在实际技术中采用不同的脉冲序列，将表现为不同的信号强度，掌握这些变化特征有助于病变的定性诊断。

（一）水肿

无论何种类型水肿，细胞内或组织间隙内的含水量增加，均使 T_1 值和 T_2 值延长，PD 值降低，故在 T_1WI 和 PDWI 上水肿区呈较低信号，而在 T_2WI 图像上则呈明显的高信号，对比鲜明。脑水肿是脑部疾病最常见的基本病理变化之一，可见于多种脑组织疾病。因此认识脑水肿的 MRI 表现对于脑部疾病的 MRI 诊断非常重要。

病理学上把脑水肿分为三种类型，即血管源性水肿、细胞毒性水肿及间质性脑水肿。就脑水肿的三种类型分述如下。

1. **血管源性脑水肿** 血管源性水肿是最常见的脑水肿，发生机制主要是血-脑屏障的破坏，血浆从血管内漏出到血管外间隙。血管源性脑水肿常见于脑肿瘤周围、血肿周围、炎性、脑梗死、外伤等多种脑部疾病。发生于肿瘤或血肿周围的血管源性水肿多见于脑白质，脑灰质由于结构较为致密相对不易发生间质性脑水肿。但炎性、脑梗死及外伤等引起的间质性脑水肿在脑灰质和脑白质均发生。

血管源性脑水肿主要以自由水增加为主，因此在 T_1WI 上表现为低信号，在 T_2WI 上表现为高信号。T_2WI 反映间质性脑水肿比 T_1WI 更为敏感。存在于细胞外间隙的水分子扩散运动相对自由，因此 DWI 上间质性脑水肿不表现为高信号，测量得到的 ADC 值往往高于正常脑组织。

有时在 T_1WI 和 T_2WI 上，肿瘤不易与周围血管源性脑水肿完全区分，可进行增强扫描。肿瘤和血肿周围的血管源性水肿由于血-脑屏障破坏较轻微，Gd-DTPA 一般不易透过轻微破坏血-脑屏障，因此一般无强化。炎性和脑梗死可引起较严重血-脑屏障破坏，Gd-DTPA 可以通过，因此常有强化，且更多见于脑灰质区。

2. **细胞毒性脑水肿** 细胞毒性水肿多由脑缺血缺氧引起，神经细胞不能进行无氧酵解，因此对缺氧非常敏感。缺血后数分钟，神经细胞的 ATP 生成明显减少，依赖 ATP 工作的钠钾泵出现功能失常，钠将在

细胞内潴留,细胞内渗透压升高,细胞外间隙的水分子将进入细胞内,从而造成细胞肿胀,细胞外间隙变狭窄,这就是细胞毒性水肿。

细胞毒性水肿常见于超急性脑梗死或急性、亚急性脑梗死病灶的周围。实际上在脑梗死病变发生和发展的过程中,细胞毒性水肿和血管源性水肿往往同时存在,只是在病变不同阶段以某种水肿为主。在脑组织缺血的初期,往往以细胞毒性水肿为主,随后出现血管源性水肿,当细胞崩解和血-脑屏障严重破坏后将以血管源性水肿为主,最后出现脑软化灶。

细胞毒性水肿早期由于脑组织中总的水分仅有轻微升高,T_1WI 和 T_2WI 可无明显信号强度改变。有时急性脑梗死的信号强度仅有轻微变化,常规 MRI 方法有两点有助于病灶的发现:① T_1WI 虽然反映信号不如 T_2WI 敏感,但显示结构变化优于 T_2WI,皮层急性梗死在出现信号异常前在 T_1WI 上可出现脑沟变窄、脑回肿胀模糊等形态改变;② T_2WI 对水肿引起的信号变化比 T_1WI 敏感,但早期梗死脑灰质信号轻度增高容易被更高信号的脑脊液掩盖,这是采用 FLAIR 序列抑制脑脊液信号,有利于皮质异常信号的显示。

近年来在临床上推出的 DWI 技术是目前检出细胞毒性水肿更敏感的方法。细胞毒性水肿由于细胞外水进入细胞内,而细胞内的水分子受细胞膜等结构的束缚,扩散运动明显受限;同时细胞外间隙由于细胞肿胀而变窄,与正常组织相比,其中的水分子扩散也不同程度受到更多的限制。细胞毒性水肿在 DWI 由于水分子扩散受限,其信号衰减明显小于正常脑组织,因而呈现高信号,ADC 值明显降低。目前 DWI 技术已经广泛用于急性脑缺血的早期诊断。需要指出的是,其他一些病变如部分肿瘤、血肿、活动期多发性硬化灶、部分脓肿等在 DWI 上也表现为高信号,应结合病史和常规 MRI 及增强扫描等进行鉴别。

3. 间质性脑水肿 间质性脑水肿主要继发于各种原因造成的脑积水。由于脑室内压力升高,脑脊液透过室管膜进入脑室周围的白质内,自由水和结合水同时升高,在 T_1WI 上信号低于正常脑白质,但略高于脑脊液,在 T_2WI 上信号明显高于正常脑白质,但略低于脑脊液。在 DWI 上间质性脑水肿不表现为高信号,病变区 ADC 值常轻重度升高。

(二) 出血

出血在中枢神经系统疾病中常见,按出血部位可分为硬膜下、蛛网膜下腔、脑内及脑室内出血,它们均有一个基础疾病,如:外伤、变性血管病、血管畸形、肿瘤或炎症。MRI 在显示出血、判断出血原因以及估计出血时间方面有独特作用,其中以脑内血肿 MRI 信号演变最具有特征性。较多血液由血管内溢出后,在局部脑组织内形成血肿。随着血肿内血红蛋白的演变以及血肿的液化、吸收,MRI 信号也发生一系列变化。因此,探讨血红蛋白及其衍生物的结构对于认识与解释血肿 MRI 信号甚为重要。

血肿的信号强度随血肿期龄而发生变化,非外伤性出血 95% 为动脉富含氧血红蛋白,氧合血红蛋白释放出氧气后转化为去氧血红蛋白,血液去氧血红蛋白的含量增高。氧合血红蛋白与去氧血红蛋白中含有的铁均为二价还原铁,还原铁是血红蛋白携带氧气、释放氧气、行使其功能的物质保证。人体内维持血红蛋白铁于二价状态的关键在于红细胞内多种代谢途径,其结果阻止了有功能的亚铁血红蛋白变为无功能的正铁血红蛋白。血液从血管中溢出,血管外红细胞失去了能量来源,细胞内多种代谢途径丧失。同时由于红细胞缺氧,血肿内含氧血红蛋白不可逆地转化为去氧血红蛋白,最终变为正铁血红蛋白,还原铁转化为氧化铁,最后经吞噬后,形成含铁血黄素。故 MRI 表现为四期,即超急性期、急性期、亚急性期(早期、中期、后期)和慢性期。

(1)超急性期:是指出血的即刻,漏出的血液尚未凝固。实际上该期仅持续数分钟到数十分钟,临床上极少遇到。超急性期尚未凝固的血液表现出血液的长 T_1 和 T_2 特性,因此在 T_1WI 上表现为略低信号,在 T_2WI 上呈现高信号。

(2)急性期:一般为出血后 2 天内。在这一期红细胞的细胞膜保持完整,细胞内的氧合血红蛋白释放出脱氧血红蛋白。脱氧血红蛋白的顺磁性效应,造成局部磁场的不均匀,加快了质子失相位,因此血肿 T_2 值明显缩短,在 T_2WI 或 T_2^*WI 上表现为低信号。细胞内脱氧血红蛋白对 T_1 值的影响较小,因此该期血肿在 T_1WI 上信号变化不明显,常表现为略低信号或等信号。

(3)亚急性早期:一般为出血后第 3~5 天。该期红细胞的细胞膜仍保持完整,细胞内开始出现正铁血红蛋白,因此该期被称为正铁血红蛋白细胞内期,细胞内正铁血红蛋白的出现一般从血肿周边向中心逐渐发展。由于细胞内正铁血红蛋白具有较强的顺磁性,使血肿的 T_1 值缩短,因此在上血肿从周边向中央逐渐出现高信号。该期血肿在 T_2WI 上不表现为高信号,一般仍为低信号。

(4)亚急性中期:一般为出血后第 6~10 天。该期红细胞的细胞膜开始破裂,正铁血红蛋白溢出到细胞外,因此该期也称为正铁血红蛋白细胞外期。红细胞的破裂一般也是从血肿周边逐渐向中心发展。该期血肿在上仍表现为高信号,在 T_2WI 上表现为从血肿周边向中心逐渐蔓延的高信号。

（5）亚急性后期：一般为出血后 10 天到 3 周。该期红细胞完全崩解，血肿内主要以正铁血红蛋白为主，但血肿周边的巨噬细胞吞噬了血红蛋白并形成了含铁血黄素。细胞内的含铁血黄素具有明显顺磁性，将造成局部磁场的不均匀。因此该期血肿在 T_1WI 和 T_2WI 上均为高信号，但在 T_2WI 上血肿周边出现低信号环。

（6）慢性期：一般为出血 3 周乃至数月以后。血肿逐渐吸收或液化，病灶周边的巨噬细胞内有明显的含铁血黄素沉积。因此该期血肿逐渐演变为液化灶，在 T_1WI 上为低信号，在 T_2WI 上为高信号；周围的含铁血黄素在 T_2WI 上表现为低信号环，在 T_1WI 上为等信号或略高信号。

（三）变性

不同组织的变性机制不同，所以 MRI 表现不一。如脑组织变性中一种称为多发性硬化征者，系脑组织过早脱髓鞘脂，其变性部分水分增加，故 MRI 图像上呈长 T_1 和长 T_2 信号特征，即 T_1WI 上呈稍低信号，T_1WI 图像上呈明显的高信号；若变性组织内脱水，如椎间盘变性，富含蛋白质和水分的弹性椎间盘组织水分减少，且纤维结缔组织增多，组织内的质子密度减少，在 T_2WI 上其信号强度不升高反而降低。

（四）坏死

坏死组织的 MRI 信号强度随组织类型不同、坏死的内容物不同而异。坏死病变早期由于含水量增加，呈长 T_1 和长 T_2 信号改变，在 T_1WI 上呈低信号，T_2WI 上为高信号；修复期水肿消退，肉芽组织增生，肉芽组织内包含大量的新生血管和纤维结缔组织，其质子密度较正常组织高，且有稍长 T_1 和稍长 T_2 的信号特征，故表现在 T_1WI 上为低信号，T_2WI 上为高信号；晚期纤维化治愈后，由于质子密度降低，呈长 T_1 和短 T_2 信号特征，即在 T_1WI 和 T_2WI 图像上均呈低信号。

（五）囊变

囊内容物一种为纯水，另一种为含蛋白的结合水。含液囊肿 MRI 图像上呈边缘光滑的长 T_1 和长 T_2 信号特征，故在 T_1WI 上为低信号，T_2WI 上为高信号；囊肿内含丰富的蛋白质或脂类物质时，其内水分子受大分子蛋白的吸引作用进入水化层时，质子的进动频率明显减低，较外层频率慢，当此结合水分子的进动频率达到或接近 Larmor 频率时，其 T_1 弛豫时间达不到单纯水的长度，则呈短 T_1 和长 T_2，在 T_1WI 上表现为中等信号，在 T_2WI 上为高信号特征，故 MRI 图像上有助于分辨囊腔内容物的性质。

（六）梗死

梗死后由于血供中断，组织表现为缺血缺氧、继发水肿、变性、坏死和囊变等病理变化，晚期以纤维化、钙化而修复。急性期由于水肿使 T_1 和 T_2 均延长，所以 MRI 图像上在 T_1WI 上呈低信号，在 T_2WI 上呈高信号；亚急性期梗死在 T_1WI 上表现为高信号，多为不规则脑回状，可能是由于缺血使小动脉壁破坏，梗死后如血管再通或侧支循环建立，产生出血性变化，导致 T_1WI 出现高信号。后期纤维组织增生修复，水肿消退，则呈长 T_1 和短 T_2 信号改变，即在 T_1WI 和 T_2WI 上均呈低信号。

（七）肿瘤

MRI 图像上信号特征与肿瘤的组织结构类型相关，例如：含脂类肿瘤，像脂肪瘤、胆脂瘤、畸胎瘤等呈短 T_1 和长 T_2 高信号特征；钙化和骨化性肿瘤呈长 T_1 和短 T_2 的低信号肿块；含顺磁性物质的肿瘤，如黑素瘤则呈短 T_1 和短 T_2 的信号特征；而一般性肿瘤多数呈长 T_1 和长 T_2 的信号特征。富血管性肿瘤肿块内及附近可见扭曲扩张的流空血管影。

（八）铁沉积

铁是重要的金属元素，在人体代谢中扮演着重要的角色。人体代谢过程中可能会出现铁沉积过多的问题，铁沉积可以使生理性的，也可能是病理性的。

生理性铁沉积常发生于脑内，特别是在脑的神经核团沉积比较明显。研究表明，新生儿脑组织内无明显铁沉积，随着年龄增加，脑组织各部在不同年龄段开始生理性铁沉积。如苍白球的铁沉积开始于 6 个月的婴儿，黑质始于 9~12 个月的婴儿，红核始于 18~24 个月婴儿，小脑齿状核始于 3~7 岁。各部位开始出现铁沉积的年龄不同，发展速度也存在差异，如苍白球的铁沉积开始就比较明显，而壳核开始时铁含量很低，以后随年龄增加逐渐增多，一般直到 70 岁左右其铁含量才与苍白球接近。大脑和小脑的灰白质的生理性铁沉积很轻微，相对较高的为颞叶皮层下弓状纤维，其次为额叶脑白质和枕叶脑白质。在内囊后肢及视放射则几乎没有铁沉积。脑组织中这种铁选择性沉积的机制目前还不明了。

铁由小肠吸收之后，以亚铁血红蛋白形式（血红蛋白、肌球蛋白）与蛋白质结合，主要以铁蛋白形式沉着在脑细胞内，其中以少突神经胶质细胞与星形细胞含量最高。铁作为一个重要的辅因子，在氧化磷酸化、多巴胺合成和更新以及羟基自由根基形成之中起积极作用。血液中含有的转铁球蛋白不容易通过血-脑屏障。在铁沉积较多的上述解剖部位中，毛细血管内皮细胞中的转铁球蛋白受体并不比铁沉积较少或没有铁沉积的其他脑部多。

脑内一些疾病也可表现病理性铁沉积，如帕金森病（铁沉积于壳核、苍白球）、阿尔茨海默病（铁沉积于大脑皮层）、多发性硬化（铁沉积于斑块周围）、放疗后脑部(铁沉积于血管内皮细胞)、慢性出血性脑梗死(铁沉积于出血部位)、脑内血肿(铁沉积于血肿四周)等。

脑组织中的铁沉积主要在细胞内,细胞内的铁主要造成局部磁场的不均匀,从而加快质子失相位,因此在 T_2WI 或 T_2^*WI 上组织信号减低。在 T_1WI 上往往信号变化不明显,或可呈轻微高信号,严重铁沉积者在 T_1WI 上也可呈现低信号。

五、血流的 MRI 信号特点

在脉冲激发、空间编码、信号采集的 MR 成像整个过程中,静止组织内质子群的位置是相对固定的。然而人体内很多器官存在流动液体,例如:血管中的血液、蛛网膜下腔的脑脊液、尿路中的尿液等,这些液体特别是流动的血液在 MR 成像过程中,其位置都不断发生变化,这势必会影响 MRI 信号。本节将重点介绍血流的 MRI 信号特点。血流的信号比较复杂,与周围静止组织相比,血流可表现为高信号、等信号或低信号;信号的强度取决于血液流形式、血流方向、血流速度、脉冲序列及其成像参数等。

(一) 常见的血流形式

为了更好地理解血流的 MRI 信号特点,先了解一下血流动力学的相关内容是必要的。血液为黏性液体,而且由于血管形态和流行的不同,血流可以表现为多种运动形式。总的来说,血流有两种基本类型,即层流和湍流。

层流是指血流质点的运动方向均与血管长轴平行,但运动速度存在差别。于血管壁相接触的无限薄的血流层流速为零,越靠近血管壁的血流流速越慢,越靠近血管腔中心的血流流速逐渐递增,血管腔中心的血流速度最快,约为平均流速的 2 倍。这样实际上血流的速度呈抛物线分布。

湍流是指除沿着血管长轴方向流动外,血管质点还在其他方向进行迅速不规则的运动,形成大小不一的漩涡。

血管里的血流通常是层流和湍流同时存在或交替出现。血管里的血流是以层流为主还是以湍流为主受到很多因素影响:

1. **雷诺数** 雷诺数代表惯性力和黏滞度的比率,即 $NR = \rho DV/\eta$,式中为雷诺数,ρ 为血液密度,D 为血管直径,V 为血流平均速度,η 为血液黏滞度。$NR < 2\,000$,血流趋向于层流;$NR > 3\,000$,血流趋向于湍流;NR 介于 $2\,000$ 到 $3\,000$,则血流的变化比较复杂。从公式可以看出,管径大、血流快、低黏度容易导致层流的产生。

2. **血管其他因素** 如血管狭窄、血管壁粗糙、血

管分叉处、血管转弯或迂曲等势必将导致湍流的产生。

(二) 表现为低信号的血流

在常规 MR 成像时,特别是利用自旋回波序列或快速自旋回波序列成像时,血流常表现为低信号,其原因有:

1. **流空效应** 如果血流方向垂直或接近垂直于扫描层面,当施加 90°脉冲时,层面内血管中的血液和周围静止组织同时被激发。当施加 180°脉冲时(TE/2),层面内静止组织受到激发导致相位重聚产生回波;被 90°脉冲激发过的血液在 TE/2 时间内已经离开受激发层面,不能接受,不产生回波;而此时层面内血管中为 TE/2 时间内新流入的血液,没有经过 90°脉冲的激发,仅接受 180°脉冲的激发也不产生回波,因而血管腔内没有 MRI 信号产生而表现为"黑色",这就是流空效应。在一定范围内,TE/2 越长,流空效应越明显。

2. **扫描层面内质子群位置移动造成的信号衰减** 180°脉冲可以剔除主磁场恒定不均匀造成的质子失相位。尽管沿扫描层内的血流在 TE/2 时间段内仍在扫描层面内,但与 90°脉冲时相相比,质子群在层面的位置发生改变,其所在的主磁场环境发生了变化,180°脉冲不能纠正主磁场不均匀造成的质子群失相位,因此与静止组织相比,流动质子群的信号发生衰减。

3. **层流流速差别造成的失相位** 层面内沿着频率编码梯度场的血流将经历磁场强度的变化,如果血管中一个体素内所有质子群的流动速度一样,那么这些质子的进动频率将发生相同的变化,体素内的质子群并不失去相位,但由于层流的存在,一个体素内的质子由于层流的不同位置其流速将不同,经历梯度场强的变化就不同,进动频率将发生不同的变化,从而造成相位的不同,体素内的质子群将失相位,MRI 信号衰减。

4. **层流引起分子旋转造成的失相位** 由于层流的存在,一个体素内的不同位置的质子将具有不同的流速,不同的流速将使水分子发生旋转,相应的质子相位将发生变化,质子群失相位,MRI 信号强度发生衰减。

5. **湍流** 湍流的存在使血流出现方向和速度无规律的运动,因而体素内的质子群将失相位,MRI 信号强度明显衰减。湍流容易发生在血管狭窄处的远侧、血管分叉处、血管转弯处、动脉瘤等部位。

(三) 表现为高信号的血流

血流在某些情况下也可表现为高信号,具体原因如下:

1. **流入增强效应** 如果血流垂直于或基本垂直于扫描层面。同时所选用的 TR 比较短,这样层面内静止组织的质子群因没有足够的时间发生充分的纵向弛豫,出现饱和现象,即不能接受新的脉冲激发产生足够大的宏观横向磁化矢量,因而信号发生衰减。而对于血流来说,总有未经激发的质子群流入扫描层面,经脉冲激发后产生宏观磁化矢量,产生较强的信号,与静止组织相比较表现为高信号。流入增加效应既可以出现在梯度回波序列,也可出现在自旋回波序列。在多层面扫描时,血流上游方向第一层内血流的流入效应最强,信号很高,而血流方向的其他层面内由于血流中饱和的质子群逐渐增多,信号逐渐减弱。如在腹部梯度回波 T_1WI 横断面图像上,上方第一层腹主动脉血流信号很强,层面越往下,血流信号逐渐减弱;而腔静脉血流信号最强者出现在下方第一层,层面越往上,血流信号逐渐减弱。

2. **舒张期假门控现象** 动脉血流的速度受心动周期的影响很大,收缩期速度最快,舒张期血流速度逐渐减慢,到舒张中末期血流速度变得很慢。如果利用心电门控技术在舒张中后期激发和采集 MRI 信号,这时血液信号受流动影响很小,而主要受血液 T_1 值和 T_2 值的影响可表现为信号增高直至呈现高信号。另外如果当 TR 与心动周期刚好相吻合(如心率为 60 次/min,TR=1 000ms 或 2 000ms)且激发和采集刚好落在舒张中后期,则血管内的血液可表现为较高信号,这种现象称为舒张期假门控。

3. **流速非常缓慢的血流** 在椎旁静脉丛或盆腔静脉丛等血管内的血流非常缓慢,流动造成的失相位或流空效应表现得不明显,那么这些血管内的血流的信号与流动本身关系不大,而主要取决于血液的 T_1 值和 T_2 值,如果利用 T_2WI 则可表现为高信号。

4. **偶回波效应** 利用 SE 序列进行多回波成像时(TE 分别选择在 20ms、40ms、60ms、80ms),则在奇数回波的图像上(TE 为 20ms、60ms)血流的信号表现为低信号,而在偶数回波的图像上(TE 为 40ms、80ms)血流的信号表现为高信号。这种现象称为"偶回波效应"或称"偶回波相位重聚"。众所周知,质子的进动频率及相位与磁场强度有关,在梯度场中质子的位置改变将引起进动频率和相位的变化。如果质子沿着相位编码方向移动,则偶数次线形变化的梯度磁场可使相位已经离散的质子群又发生相位重聚,因而出现强度较高的血流信号。偶回波效应在肝脏 SE 多回波序列上常常可以看到,如肝静脉和肝内的门脉分支在第一回波(PD)表现为低信号,在第二回波(T_2WI)上表现为高信号。但实际上由于扫描时间过长,目前已经很少采用 SE 进行 PDWI 和 T_2WI 双回波成像,而多

利用快速自旋回波序列(FSE 或称 TSE),FSE 由于采用连续的 180°脉冲产生长短不一的回波链,实际上回波链中有一半回波属于技术回波,另一半为偶数回波,因此利用 FSE 进行 T_2WI,也会出现偶回波效应,如在肝脏 FSE T_2WI 上,肝静脉或肝内门脉分支常表现为高信号。

5. **梯度回波序列** 表现为高信号。在 SE 序列中,回波的产生利用层面选择的 180°脉冲激发,这样只要在 90°脉冲和 180°脉冲之间(TE/2)受 90°脉冲激发过的血液离开了扫描层面,则不能接受 180°脉冲而产生回波。与 SE 序列不同,梯度回波序列的回波是利用梯度场的切换产生的,而梯度场的切换是不需要进行层面选择的,因此受小角度激发产生宏观横向磁化矢量的血流尽管离开了层面,但只要不超出有效梯度场和采集线圈的有效范围,还是可以感受梯度场的切换而产生回波,因而不表现为流空而呈现相对高的信号强度。

6. **利用超短 TR 和 TE 的稳态进动梯度回波序列** 利用超短 TR 和 TE 的稳态进动梯度回波序列血流可呈现高信号。近年来推出的稳态进动快速成像序列,由于采用了超短 TR(<5ms)和超短 TE(<2ms),即便是较快的动脉血流,流动(包括层流和湍流)对图像的影响也很小。该序列图像上,组织的信号强度取决于 T_2^*/T_1,因此血液 T_2^* 较长的特点得以表现出来,因此无论是动脉血流还是静脉血流都呈现高信号。

7. **利用对比剂和超短 TR 及 TE 的梯度回波 T_1WI 序列** 可使血液呈现高信号。如果利用一个超短 TR 和超短 TE 的梯度回波 T_1WI 序列,血液的信号受流动影响很小,而主要取决于血液的 T_1 值。由于该序列的 TR 很短,一般的组织因饱和而呈现较低信号。这时利用静脉团注对比剂的方法使血液的 T_1 值明显缩短(明显短于脂肪的 T_1 值),血液即呈现很高信号。

六、MRI 常见的伪影

每一幅 MRI 图像都存在不同程度的伪影。伪影是指 MRI 图像中与实际解剖结构不相符的信号,可以表现为图像变形、重叠、缺失、模糊等。MRI 检查中伪影主要造成三个方面的问题:①使图像质量下降,甚至无法分析;②遮盖病灶,造成漏诊;③出现假病灶,造成误诊。因此正确认识伪影对于提高 MRI 临床诊断水平非常重要。

MRI 的伪影主要分为设备伪影、运动伪影及磁化率伪影等三大类。

(一)设备伪影

所谓设备伪影是指与 MR 成像设备及 MR 成像固

有技术相关的伪影。设备伪影主要取决于生产厂家的设备质量、安装调试等因素,成像参数的选择也是影响设备伪影的重要因素。下面主要讨论与成像参数有关的设备伪影。

1. 化学位移伪影 化学位移伪影是指由于化学位移现象导致的图像伪影。化学位移现象是 MRS 成像的主要原理;但也可造成常规 MRI 图像出现伪影。此种伪影常出现在脂肪与非脂肪(主要是含水的)器官之间。产生的原因是因为脂肪中的质子的进动频率要比水中的质子快(约为 3.5ppm)。此时,如果以水分子中的质子的进动频率为 MRI 的中心频率,则脂肪信号在频率编码方向上将向梯度场强较低(进动频率较低)的一侧错位,使邻近的两种像素信号重叠。结果在一侧脂肪-水界面出现高信号带,而另一侧水-脂肪界面出现低信号带。常见于肾-脂肪,膀胱-脂肪的交界面等(图 1-4-9A、B)。

化学位移伪影的特点包括:出现在频率编码方向上;脂肪组织的信号向频率编码梯度场强较低的一侧移位;场强越高,化学位移伪影也越明显。

2. 卷褶伪影 当受检物体的尺寸超出视场角(FOV)的大小,FOV 外的组织信号将折叠到图像的另一侧,这种折叠称为卷褶伪影。MRI 信号在图像上的位置取决于信号的相位和频率,信号的相位和频率分别由相位编码和频率编码梯度场获得。信号的相位和频率均有一定范围,这个范围仅能对 FOV 内的信号进行空间编码,当 FOV 外的组织信号融入图像后,将发生相位或频率的错误,把 FOV 外一侧的脑组织信号错当成另一侧的组织信号,因而把信号卷褶到对侧,从而形成卷褶伪影。实际上卷褶伪影可以出现在频率编码方向,也可以出现在相位编码方向上。由于在频率方向上扩大信号空间定位编码范围,不增加采集时间,目前生产的 MRI 仪均采用频率方向超范围编码技术,频率编码方向不出现卷褶伪影,因此 MRI 图像上卷褶伪影一般出现在相位编码方向上。在三维 MR 成像序列中,由于在层面方向上也采用了相位编码,卷褶伪影也可以出现在层面方向上,表现为第一层外的组织信号卷褶到最后一层的图像上(图 1-4-9C、D)。

卷褶伪影具有以下特点:由 FOV 小于受检部位所致;常出现在相位编码方向上;表现为 FOV 外一侧的信号组织卷褶并重叠到图像的另一侧。

3. 截断伪影 截断伪影也称环状伪影,在空间分辨力较低的图像上比较明显,表现为多条同中心的弧线状低信号。MRI 图像是由多个像素构成的,数字图像要想真实展示实际解剖结构,其像素应该无限小,但实际上像素的大小是有限的,因此图像与实际解剖存在差异,这种差异实际上就是截断差别,当图像较

大时其失真将更为明显,就可能出现肉眼可见的明暗相间的条带,这就是截断伪影。通过增加采集时间来增加图像的空间分辨力可克服此种伪影的发生。

截断伪影容易出现在两种情况下:①图像的空间分辨力较低(即像素较大);②在两种信号强度差别很大的组织间,如 T_2WI 上脑脊液与骨皮质之间。

截断伪影的特点有:①常出现在空间分辨力较低的图像上;②相位编码方向往往更为明显,因为为了缩短采集时间相位编码方向的空间分辨力往往更低;③表现为多条明暗相间的弧线或条带(图 1-4-9E、F)。

4. 部分容积效应 与其他任何断层图像一样,MRI 图像同样存在部分容积效应,造成病变的信号强度不能得以客观地表达,同时将影响病变与正常组织的对比。解决的方法主要是减薄层厚。

5. 层间干扰 MR 成像需要采用射频脉冲激发,由于受梯度场线性、射频脉冲的频率特性等影响,实际上 MRI 二维采集时扫描层面附近的质子也会受到激励,这样会造成层面之间的信号相互影响,这种效应称之为层间干扰(cross talk)或层间污染(cross contamination)。层间干扰的结果往往是偶数层面的图像整体信号强度降低,因而出现统一序列的 MRI 图像一层亮一层暗相间隔的现象。

(二)运动伪影

MRI 图像的运动伪影往往是指由于受检者的宏观运动引起的伪影。这些运动可以是自主运动如肢体运动、吞咽等,也可以是非自主运动如心跳、血管搏动。运动可以是随机的如胃肠道蠕动、吞咽等,也可以是周期性运动如心跳和血管搏动等。

运动伪影出现的原因主要是由于在 MRI 信号采集的过程中,运动器官在每一次激发、编码及信号采集时所处的位置或形态发生了运动,因此将出现相位的错误,在傅里叶变换时其信号的位置即发生错位,从而出现伪影。

运动伪影具有以下共同特点:①主要出现在相位编码方向上;②伪影的强度取决于运动结构的信号强度,后者信号强度越高,相应的伪影越亮;③伪影复制的数目、位置受基本正弦运动的相对强度、TR、脉冲重复激发次数(NEX)、FOV 等因素的影响(图 1-4-9G、H)。

下面是常见运动伪影的特点:

1. 随机自主运动伪影 随机自主运动伪影是指不具有周期性且受检者能自主控制的运动造成的伪影,如吞咽、眼球转动、肢体运动等造成的伪影。随机自主运动伪影的特点有:①主要造成图像模糊;②伪影出现在相位编码方向;③受检者可以控制。

2. 呼吸运动伪影 呼吸运动伪影主要出现在胸腹部 MRI 图像上,呼吸运动具有一定的节律性和可控

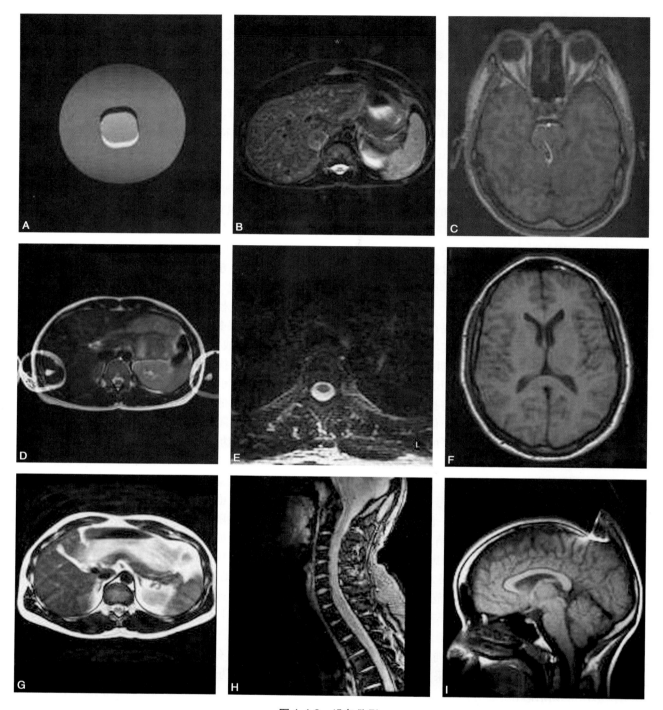

图 1-4-9　设备伪影

A、B.化学位移伪影;C、D.卷褶伪影;E、F.截断伪影;G、H.运动伪影;I.金属伪影

制性。特点为:①主要造成图像模糊;②伪影出现在相位编码方向上;③受检者可以在一定程度控制。

3. 心脏搏动伪影　心脏搏动伪影不仅可以造成心脏 MRI 图像的模糊,而且伪影将重叠于周围结构上。心脏搏动伪影具有以下特点:①具有很强的周期性;②受检者不能自主控制;③沿相位编码方向分布。

4. 大血管搏动伪影　大血管搏动伪影常见于以下几种情况:①腹部 MR 成像,特别是梯度回波快速成像序列;②增强扫描是由于血液信号增加,容易出现搏动伪影,梯度回波序列容易出现,SE T_1WI 也可以出现在来自静脉的搏动伪影;③其他临近大血管的部位,利用梯度回波成像或增强扫描均易出现搏动伪影。

大血管搏动伪影的特点为:①具有很强的周期性;②沿相位编码方向分布;③常表现为一串等间距的血管影;④血管信号越高,波动伪影越明显;⑤在成像区域靠血流上游的层面搏动伪影较明显,而腔静脉搏动伪影则以下层面较明显。

(三) 磁化率伪影及金属伪影

磁化率是物质的基本特性之一,某种物质的磁化率是指这种物质进入外磁场后的磁化强度与外磁场强度的比率。抗磁性物质的磁化率为负值,顺磁性物质的磁化率为正值,一般顺磁性物质磁化率很低,铁磁性物质的磁化率很高。MR 成像时,两种磁化率差别较大的组织界面上将出现伪影,这种伪影称为磁化率伪影。磁化率伪影表现为局部信号明显减弱或增强,常同时伴有组织变形。

磁化率伪影具有以下特点:①常出现在磁化率差别较大的组织界面附近,如脑脊液与颅骨间、气体与组织之间等;②体内或体外的金属物质特别是铁磁性物质可造成局部磁化率发生显著变化,出现严重的磁化率伪影;③梯度回波序列对磁化率变化较敏感,与自旋回波类序列相比更容易出现磁化率伪影,EPI 序列的磁化率伪影更为明显;④一般随 TE 的延长,磁化率伪影越明显,因此 T_2WI 或 T_2^*WI 的磁化率伪影较 T_1WI 明显(图 1-4-9I)。

七、MRI 对比剂

MRI 具有很强的组织分辨能力。在多数情况下,人体各组织间固有的生物化学方面的差别能够在 T_1 和 T_2 加权图像上产生良好的对比度,提供必要的诊断与鉴别诊断依据。但在某些情况下,MRI 平扫不能满足人们对诊断疾病高敏感性和特异性的要求,常需要借助对比剂来显示病变及其特性。

(一) MRI 对比剂概述

1. **使用 MRI 对比剂的目的**　使用 MRI 对比剂的目的在于:①提高图像的信噪比和对比噪声比,有利于病灶的检出;②通过病灶的不同增强方式和类型,帮助病灶定性;③提高磁共振血管成像的质量;④利用组织或细胞特异性对比剂获得特异性信息,可提高病灶检出率或定性诊断的准确率。

2. **MRI 对比剂的作用原理**　传统 X 线造影检查和 CT 增强扫描是利用对比剂本身对 X 线的衰减作用来达到造影增强目的。而 MRI 对比剂则不同,其本身不产生信号,信号仍来源于质子,对比剂通过影响质子的弛豫时间,间接地改变组织的信号强度。磁共振成像时,人体组织的信号强度取决于几种因素。其中与机器相关的因素有主磁场强度、梯度磁场强度及持续时间、采用的脉冲序列及成像参数等。患者体内的因素有体素内质子密度和 T_1 值及 T_2 值等。众所周知,某些物质进入人体组织靠近共振的质子时,能有效地改变质子所处的磁场环境,影响质子的弛豫时

间。有些物质(顺磁性物质)缩短质子的弛豫时间,而有些物质(逆磁性物质)则延长质子的弛豫时间。利用这些物质对质子弛豫时间的不同影响,可选择性地增加或减低组织的信号强度,通过人工对比的方法达到提高组织对比度的目的。

3. **MRI 对比剂的分类**　磁共振对比剂种类很多,可从不同角度进行分类。例如按其对 T_1 弛豫和 T_2 弛豫的影响可分为 T_1 加权对比剂和 T_2 加权对比剂;按其对信号强度的影响(增强或减弱)可分为阳性对比剂和阴性对比剂;按对比剂在体内的生物分布特点,可分为非特异性和特异性对比剂,前者为细胞外间隙对比剂,主要经肾脏排泄,故又称肾性对比剂,后者选择性分布于某些器官和组织,不经过肾脏或仅部分经过肾脏清除,也称为非肾性对比剂。根据不同的磁特性,MRI 对比剂可分为顺磁性、超顺磁性、铁磁性以及逆磁性四种对比剂,目前大部分使用和开发研制的 MRI 对比剂为顺磁性和超顺磁性物质。

(二) 离子型非特异性细胞外液对比剂

目前临床上最为常用的 MRI 对比剂为离子型非特异性细胞外液对比剂,即钆喷替酸葡甲胺(Gd-DTPA),是最早在临床上应用的磁共振对比剂。下面介绍 Gd-DTPA 的作用机制和临床应用。

1. **Gd-DTPA 的历史、理化性质及药代动力学**　1984 年 Carr 首次采用 Gd-DTPA 进行了人体脑肿瘤的增强显影研究。1987 年 Gd-DTPA 作为 MRI 对比剂正式被美国 FDA 批准。经大量药理和临床引用研究证明,Gd-DTPA 是一种安全、方便、增强效果良好的对比剂,可应用于全身所有器官和组织的检查。

Gd-DTPA 是一种钆的螯合物,螯合(chelate)是钳、爪的意思,是指带 3 个正电荷的钆离子(Gd^{3+})被带负电的螯合物包围,后者是二乙烯三胺五乙酸的二葡胺盐(DTPA),有 5 个带负电荷的羧基团。Gd-DTPA 离子带 2 个负电荷(+3-5=-2),伴 2 个正电荷葡胺离子,呈中性不带电。与游离的或非螯合的钆离子相比较,钆离子被 DTPA 包围的最大优点是 Gd-DTPA 使钆离子的毒性减小 10 倍,DTPA 与钆离子螯合还导致钆离子 7 个不成对电子的磁场轻度的屏蔽作用,使钆离子对体内质子的影响减弱。

Gd-DTPA 的药物动力学与水溶性碘对比剂相似,具有高度水溶性,与蛋白质的亲和力较小,细胞内的穿透性低。几乎全部分布于细胞外间隙,由肾小球排泄。肾小球滤过率正常时,Gd-DTPA 在血浆内的半衰期是 90min,75% 在 3h 以内经肾脏排出。

Gd-DTPA 与碘对比剂相似,在静脉注射下不能通过正常的血-脑屏障。当血-脑屏障受损(如脑肿瘤或

脑梗死)时,Gd-DTPA 漏出血管进入组织间隙。组织内的 Gd(钆)浓度较高,组织的 T_1 时间就越短。

2. Gd-DTPA 的作用原理 Gd-DTPA 是一种顺磁性物质,Gd^{3+} 具有 7 个不成对电子,其不成对电子与质子一样为偶极子,具有磁矩。电子质量很轻,但其磁矩约为质子的 657 倍。在无顺磁性物质的情况下,组织的 T_1、T_2 弛豫是由质子之间的偶极子-偶极子相互作用,形成局部磁场波动所引起的。在有不成对电子的顺磁性物质存在时,由于电子的磁化率约为质子的 657 倍,从而产生局部巨大磁场波动。此时,大部分电子的运动频率与 Larmor 频率相近,而使邻近质子的 T_1、T_2 弛豫时间缩短,即形成所谓质子偶极子-电子偶极子之间的偶极子-偶极子相互作用,引起所谓质子弛豫增强,其结果造成 T_1 和 T_2 弛豫时间缩短。在 Gd-DTPA 浓度较低时,由于机体组织的 T_1 弛豫时间较长,故对比剂对机体组织的 T_1 弛豫时间影响较大。然而,随着 Gd-DTPA 浓度增加,缩短效应渐趋明显,当 Gd-DTPA 浓度大大高于临床剂量,T_2 缩短甚著,以致增强作用掩盖了 T_1 增强作用,此时如采用 T_2 或 T_2^* 加权成像,含对比剂部分组织则显示为低信号,这种情况称为阴性造影。所以高剂量的 Gd-DTPA 也可用作阴性对比剂。由此可见,MRI 对比剂对组织信号强度的影响与其在组织中的浓度有非常密切的关系。

3. Gd-DTPA 的临床应用 Gd-DTPA 为离子型细胞外液对比剂,不具有组织特异性,但可用于全身 MRI 增强扫描。

Gd-DTPA 的临床应用常规剂量为每千克体重 0.1mmol,FDA 最大允许剂量为每千克体重 0.3mmol。

目前临床上 Gd-DTPA 主要用于以下几个方面:①脑和脊髓病变,由于 Gd-DTPA 不能透过完整的血-脑屏障,因此如果脑组织内出现强化提示血-脑屏障的破坏,如肿瘤、炎症、梗死等。增强扫描有助于发现病变和病变的鉴别诊断。②垂体腺瘤或微腺瘤的检查。③脑灌注加权成像,主要用于急性脑缺血的检查,也可用于肿瘤等病变的检查和研究。④腹部脏器如肝、胆、胰、脾及肾脏的动态增强扫描。⑤心脏灌注加权成像,可显示心肌缺血,延时扫描还可评价心肌活性。⑥对比增强 MRA(CE-MRA)。⑦全身其他部位病变的检查,特别是肿瘤病变的检出、诊断及鉴别诊断。

4. Gd-DTPA 的安全性及不良反应 Gd-DTPA 是非常安全的对比剂,半数致死量(LD_{50})为每千克体重 20mmol 左右,其常规应用剂量为每千克体重 0.1mmol,其安全系数(半数致死量/有效剂量)高达 200(碘对比剂的安全系数为 8~10)。

Gd-DTPA 的不良反应发生率很低,文献报道为 1.5%~2.5%,多出现为头晕、一过性头痛、恶心、呕吐、皮疹等。严重不良反应的发生率极低,约为 1/1 000 000~2/1 000 000,可表现为呼吸困难、血压降低、支气管哮喘、肺水肿,甚至死亡。出现严重反应者多原有呼吸系统疾病或过敏病史。

关于 Gd-DTPA 不良反应的发生及机制,仍不清楚,与水溶性含碘对比剂的副作用机制一样。目前,大多数作者认为主要与钆剂本身的化学毒性有关。Gd-DTPA 不良反应的高危因素及其不良反应的预防和处理均与水溶性含碘对比剂相仿。

(三)其他 MRI 对比剂

由于 Gd-DTPA 安全有效且价格便宜,在临床得到最广泛的应用。目前很多新型 MRI 对比剂处于研究阶段,有的开始在临床上应用,主要有:①非离子型细胞外液对比剂;②器官组织特异性对比剂,包括血池性对比剂,肝细胞特异性对比剂、网状内皮系统特异性对比剂、单克隆抗体对比剂等。

1. 非离子型细胞外液对比剂 一些厂家已陆续开发出非离子型细胞外液 MRI 对比剂,如 Gd-DO3A-butrol、Gd-DTPA-BMA 和 Gd-HP-DO3A 等,这些非离子型对比剂渗透压低,安全性得以进一步提高。

2. 网状内皮系统特异性对比剂 该类对比剂主要为超顺磁性氧化铁颗粒,颗粒直径 40~400nm,表面用碳氧葡聚糖包裹。由于血液中直径在 30~5 000nm 的颗粒主要经网状内皮系统清除,因而静脉注射后该类对比剂进入肝脏及脾脏的网状内皮细胞,产生短 T_2 效应,在肝脏库普弗细胞可摄取对比剂颗粒。由于正常肝脏存在库普弗细胞,而肿瘤内一般无或少含库普弗细胞,因此对比剂能增加肿瘤与肝实质间的对比,从而提高肝脏肿瘤的检出率。该类对比剂增强对小肝癌的检出敏感性接近经肝动脉 CT 扫描(CTHA),特异性高于 CTHA;与其他 MRI 技术结合使用能进一步提高敏感性和特异性,可取代 CTHA 和经动脉门静脉造影 CT 扫描作为肝癌的术前检查;肝硬化结节和局灶性结节增生含有库普弗细胞,因此它在诊断肝硬化结节和局灶性结节增生并与肝癌鉴别等方面有独特的优势。

3. 肝细胞特异性对比剂(靶向对比剂) 这类对比剂由于其特殊的分子结构,因而能被肝细胞特异性地摄取。目前,该类对比剂已经在临床上得到应用。临床上,肝细胞特异性对比剂主要用于提高肝脏肿瘤的检出,对鉴别肿瘤是否肝细胞来源也有较大价值,另外,还有作者报道利用肝细胞特异性对比剂进行肝脏 MR 功能成像。根据分子结构及作用机制的不同,肝细胞特异性对比剂又可分为 3 类。

(1)钆螯合物:钆与芳香环的螯合物有较高的亲

脂性,使组织的 T_1 值缩短。属于此类对比剂的有:Gd-EOB-DTPA 和 Gd-BOPTA 等。推荐使用剂量也为0.1mmol/kg,有较好的安全性。Gd-BOPTA 这种对比剂既可作为细胞外液对比剂进行动态增强扫描,注射后40~120min 扫描又可获得肝细胞特异性信息,还可进行排泌法 MR 胆管成像。

(2)锰螯合物:主要为锰二吡多醛二磷酸(Mn-DPDP),为肝脏阳性 MRI 对比剂,由肝细胞摄入经胆汁排出,被肝细胞摄取后分解出来的锰,能产生很强的缩短 T_1 的效应,使正常肝组织呈阳性增强并与肿瘤组织间形成对比,Mn-DPDP 的诊断特异性与网状内皮系统特异性对比剂相似,两种对比剂注射后需延迟成像以使正常肝组织充分摄取。

(3)肝细胞受体性对比剂:该类对比剂的核心成分为超微型超顺磁性氧化铁颗粒(ultrasmall superparamagnetic iron oxides,USPIOs)。最大直径不超过30nm,如 AMI-227(ferumoxtran)和 FeO-BPA 就属于这类制剂,前者平均直径只有 4~6nm,后者颗粒更小。该类对比剂可通过肝细胞表面的无唾液酸基糖蛋白受体转运到肝细胞内,进入肝细胞后,在肝细胞的微粒体内分解出氧化铁颗粒,产生很强的短 T_2 效应。

4. 血池性对比剂　血池性对比剂不易透过毛细血管基底膜,在血管内滞留的时间较长,适用于灌注加权成像和对比增加 MRA。血池性对比剂根据成分和结构不同可分为两类。

(1)钆与大分子的复合物:利用钆喷替酸葡甲胺(Gd-DTPA)与大分子物质如白蛋白、葡聚糖等连接,形成分子量超过2 000道尔顿的大分子复合物。该对比剂有两个优点,一个是在血管内停留时间延长,另一个是其短 T_1 效应较 Gd-DTPA 更强。

(2)较小超顺磁性氧化铁颗粒:其基本成分与网状内皮细胞性对比剂相仿,但直径要小得多(约为20~30nm),可以躲过网状内皮系统的廓清作用,因而在血液中的滞留时间明显延长,表现为短 T_1、短 T_2 效应,最后仍被网状内皮细胞吞噬,此时主要表现为短 T_2 效应。

第五节　MRI 的设备

一、磁共振成像系统的组成

MRI 系统包括5个部分:磁体子系统、梯度子系统、射频子系统、计算机和图像处理子系统、辅助设备。各系统的体系结构见图1-4-10A。图中每个方框均代表 MRI 系统的一个单元,箭头表示各单元之间的逻辑关系或信息流向,以下内容将陆续介绍各单元的作用和工作原理。

二、磁体子系统

磁体子系统是 MRI 系统的关键设备,它可以产生使原子核定向排列所必需的主磁场 B_0,它的性能直接关系到系统的信噪比,因而在很大程度上决定着图像的质量,所以获得具有良好的磁场均匀性和稳定性的高质量磁体一直是各厂家努力追求的目标。

（一）磁体的性能指标

1. 主磁场的强度　MRI 系统的主磁场又称为静磁场(static magnetic field)。根据有关公式在一定范围内增加其强度可以提高图像的信噪比,所以,主磁场的强度不能太低,但由于场强与磁体造价成正比,用户需要对整机价格和图像质量作出考量,选择性价比适中的机型。

常导型和永磁型磁体以低场强为主,一般为0.35T 以下。提高场强的唯一有效途径是采用超导型磁体。随着科学技术的进步以及超导材料和低温制冷费用的降低,各厂家相继推出了 0.5T、1.0T、1.5T、2.0T、3.0T MRI 系统,7T 和 9T 的超高场系统也已研制出来。目前超导型 MRI 系统已经被各医院普遍采用,1.5T 和 3T 系统以其较高的性价比逐渐成为最主要机型,7T 系统目前已经被批准应用于临床,9T 的超高场系统由于高静磁场对人体的生物效应的限制,目前仅限于动物实验。

高场强在提高图像信噪比的同时也会对图像质量带来不利的影响:在高场强中化学位移伪影较为明显,在水/脂肪交界线上由于两者共振频率不同,会形成一道薄线影。在高场强中的运动伪影严重,以 T_1WI 图像较明显,原因尚不清楚。RF 储热效应与场强的平方成正比,超高场强(7T)使神经系统图像的信噪比提高,但腹部图像并不十分满意,有待于进一步提高。

2. 磁场均匀性　所谓均匀性(homogeneity),是指在特定容积内磁场的同一性,即穿过单位面积的磁力线是否相同,这里的容积通常取一球形空间。

MRI 系统的磁体在其工作孔径内产生匀强磁场,即主磁场 B_0。在进行空间定位时,在 B_0 之上还需要施加梯度磁场 ΔB,单个体素上的 ΔB 必须大于磁场偏差,否则将会扭曲定位信号,降低成像质量,磁场偏差越大,表示均匀性越差,图像质量也会越低。所以磁场的均匀性是 MRI 系统的重要指标之一。

磁场的均匀性并非固定不变的,由于受周围环境中钢结构和移动设备的影响,其均匀性也会发生改变,因此,在现场进行匀场是提高磁场均匀性的重要步骤。

3. 磁场的稳定性　受磁体附近的铁磁性物质、环境温度或匀场电源漂移等因素的影响,磁场的均匀性或场值也会发生变化,即磁场漂移。稳定性就是衡量这种变化的指标。磁场或/和进动频率的不稳定,将会对图像的清晰度产生不利的影响。

磁场的稳定性分为时间稳定性和温度稳定性。时间稳定性是指磁场随时间而变化的程度。温度稳定性是指磁场值随温度变化而漂移的程度。永磁型磁体和常导型磁体的热稳定性比较差,因而对环境温度要求比较高,超导型磁体的时间稳定性和温度稳定性都能满足要求。

4. 磁体的有效孔径 磁体的有效孔径以足以容纳人体为宜,孔径过小容易使人产生压抑感,孔径大些使患者感到舒适,然而,增加磁体的孔径将会面临许多难以克服的技术难题。目前大多数磁体的孔径多为100cm,但这样大的孔腔还要装入匀场线圈、梯度线圈、体线圈和内侧防护板,所以,实际孔腔直径为60~70cm。

较短长度的磁体可以改善患者的幽闭感,近年来出现的开放式磁体则可以消除患者的恐惧心理,易为儿童或其他焦躁型患者所接受,并为开展MRI的介入治疗用户带来了很多方便。

除上述性能指标外,制冷剂(液氦)的挥发率、磁体液氦腔的容积和液氦的补充周期等因素也是超导型磁体的重要指标。

(二) 成像用磁体的分类

1. 常导型磁体 根据法拉第电磁感应定律,载流导线周围存在磁场,其场强与导体中的电流强度、导线的形状和磁介质的性质有关。常导型磁体(conventional magnet)正是根据这一原理,用线圈中的电流来产生磁场的,因此,常导型磁体实际上就是某种螺线管线圈(图1-4-10A)。由于绕制线圈的铜导线有一定的电阻,故又将这种线圈制成的磁体称之为阻抗型磁体(resistive magnet)。为了产生较高的场强,往往数个线圈并用。图1-4-10B是常见的四线圈常导型磁体。

常导型磁体有明显的电阻,电阻会消耗电能产热,产热量与电流强度的平方成正比,场强越高电流越大,过高的场强将使冷却系统无法承受。故常导型MRI系统的以低场强为主,通常为0.2T左右。

常导型磁体结构简单,造价及运行费用低,磁体重量较轻,磁场可关闭。但耗电量和产热量大,场强低,磁场的热稳定性较差,磁场的稳定性受线圈电源波动的影响。

2. 永磁型磁体 永磁型磁体(permanent magnet)是最早应用于MR全身成像的磁体。永磁型磁体的制作材料主要有铝镍钴、铁氧体和稀土钴3种类型,是将多块永磁材料固定在钢架上拼接而成。

图1-4-10C是永磁型磁体及其磁路示意图,图中两个磁极呈上下分布,磁场方向与被检者身体轴线垂直,称为横向磁场。在保证磁体孔径(磁极上下距离)的前提下,提高场强的唯一方法就是增加磁铁用量,但这样做又会增加磁体的重量。传统磁体的重量可达数十吨甚至上百吨,近年来改用稀土材料如钐钴和钕铁合金,可使产生的场强高而重量轻,用钕铁合金生产的永磁型磁体其场强为0.2T,重量仅为5000kg左右。

永磁型磁体场强一般最高可达0.35T。永磁型磁体具有结构简单,造价低、不耗电、无需冷却系统因而维护费用低;杂散磁场小,对周围环境影响小;磁力线垂直于孔洞可以做成开放型磁体。缺点是场强低,只能达到0.3~0.35T;磁场热稳定性较差,要求室温波动<1℃;磁场不能关闭。

3. 超导型磁体 超导型磁体(superconducting magnet)也是由导线中的电流产生磁场,与常导型磁体的区别在于导线是由某些超导材料如铌钛合金(超导温度8K,-265℃)制成,将这种导线制成的线圈放置于液氦(温度4.2K,-269℃)当中时,其导线电阻降为0,线圈呈超导状态,此时线圈中可以通过强大的电流而不产生任何能量损耗。励磁后切断电源,超导线圈中的电流恒定不变。只要磁体内有足够的液氦,磁体中的磁场将长久存在并基本保持不变。

图1-4-10D是超导型磁体示意图,由物理学有关结论可知,导电螺线管轴线上的磁场强度是匀强的,其场强仅与线圈的匝数和流经线圈的电流强度有关,在螺线管的两个端点处,场强将减少为其最大值即线圈中心场值的一半,因此,可在两端增加匝数即场强校正,使螺线管内场强处处相等。由图1-4-10D可知磁体内部的磁场方向为线圈的轴向,又称之为纵向磁场。磁体中心部为液氦腔即超导线圈所在的位置,其周围是真空绝热层,外面包绕着液氮腔和真空层。液氮的作用是为了减少液氦的挥发。所以早期的超导型磁体既消耗液氦也要消耗液氮,都需要定期补充。

目前的超导型磁体都已用外屏蔽式机械制冷器代替液氮制冷,因而无液氮消耗。氦压缩机和二级冷头组成的制冷系统工作效率高,使屏蔽制冷的温度更低,液氦的挥发率进一步降低。液氦的补充周期由1年延长至3年,少数型号的磁体甚至7年补充一次。而最新型的超导型磁体则完全由制冷机组代替液氮、液氦制冷,无需补充液氮、液氦,使超导型磁体的运行成本大大降低,但由于对制冷机组和电源的要求非常高,磁体的安全性尚待研究,故并未进入实用阶段。

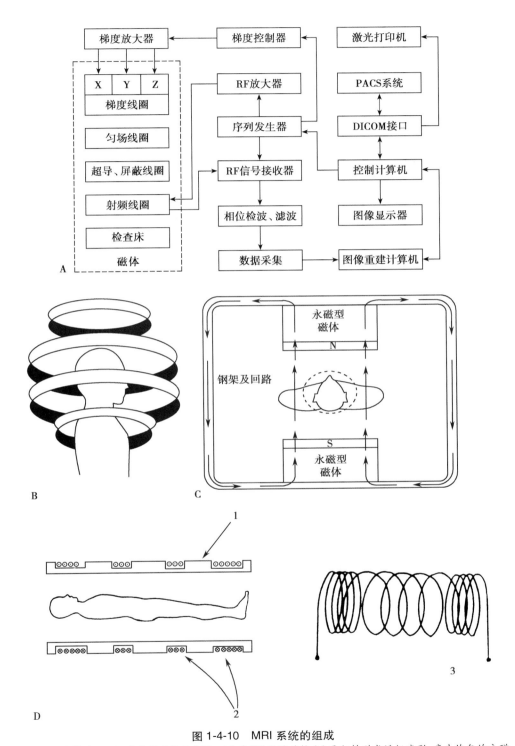

图 1-4-10　MRI 系统的组成

A.磁共振成像系统。B.常导型磁体示意图,四个线圈(两端的较小)平行排列成近似球形,产生均匀的主磁场。C.永磁型磁体示意图,磁铁块放于相对方形架上,磁场通过两极表面,并经钢架形成回路。D.超导型磁体示意图,线圈位于铝制作圆筒外面的沟内,圆筒两端的线圈转入,保持磁场均匀。1. 铝制线圈;2. 线圈;3. 铌钛合金线圈

超导型磁体可以获得较高的磁场强度,目前医用MRI系统的场强最高可达7T。但与永磁型磁体相比运行费用也相应增加。未来随着高温(液氮温区)超导材料的研究取得进展,新型液氮温区的超导型磁体必将涌现,从而极大地降低运行及维护费用。

超导型磁体具有场强高,9T甚至15.4T的产品已进入动物实验阶段;磁场的均匀性和稳定性好,尤其高场强磁体,可用于波谱分析、弥散张量和脑功能成像等研究项目;磁场可关闭。缺点是:工艺复杂,造价高;需要一套专用的制冷系统及消耗较昂贵的液氦,使日常维持费用增高;超导线圈及开关因材料内部应力的不均衡或液氦过少容易造成失超(quench)事故,导致液氦大量挥发,造成损失。

4. 混合型磁体 混合型磁体(hybrid magnet)一般是利用永磁型和常导型两种磁体技术制造出的磁体。在永磁型磁体的两个磁极绕上铜质线圈,使线圈产生的磁场与永磁场固有的磁场方向一致,这样两个磁场相互叠加,使场强大为增强。混合型磁体的优点是场强高(可达0.6T),并部分克服了永磁型磁体不稳定、重量大和常导型磁体功耗大的缺点,不足之处是结构复杂,且常导部分需要用液氦制冷,使造价增高。

典型的磁体系统除磁体本身之外,还包括匀场线圈、梯度线圈和射频体线圈,上述三个线圈由外向内依次套叠在磁体内腔。与上述线圈相连的是各自的电源,即磁体电源、匀场电源、梯度电源和射频电源。超导型磁体还应有制冷剂(液氦)液位计、超导开关、励磁和退磁电路、失超开关和安全保护电路等。

三、梯度子系统

梯度子系统(gradient system)是指与梯度磁场有关的一切电路单元。它的作用是产生线性变化的、可快速开启的梯度场,用于组织的空间定位。在梯度回波和其他一些快速成像序列中,梯度场的翻转还起着射频激发后自旋系统的相位重聚作用。因此,梯度子系统是MRI系统的核心部件之一。梯度子系统由梯度线圈、梯度控制器、数模转换器、梯度放大器和梯度冷却系统等部分组成。

(一)梯度磁场的性能

梯度磁场(gradient magnetic field,ΔB)简称梯度场。它的性能指标主要有有效容积、线性、梯度场强度、梯度场切换率、梯度场启动时间(上升时间)等。

梯度场有效容积又叫均匀容积。是指梯度线圈所包容的能够满足一定线性要求的空间区域。这一区域位于磁体中心,有效容积越大则成像范围就越大。

梯度场的线性是衡量梯度场平稳性的指标。线性越好,梯度场越精确,图像质量越好。

梯度场强度是指梯度场能够达到的最大值。梯度场越强,就可以扫描更薄的层面。

梯度场切换率和梯度场上升时间是梯度系统两个重要指标。梯度变化快,启动时间就短,就可以提高扫描速度。

由此可见,梯度子系统从扫描速度和空间分辨率上限制着整个MRI系统性能的改善,此外,一些复杂序列的实现也取决于梯度的性能。现代的临床扫描用MRI系统梯度场强度已经能达到60mT/m以上,部分梯度场强度已经达到80mT/m,使得一些复杂超快的扫描序列得以应用。

(二)梯度线圈

由 x、y、z 方向3个互相正交的梯度线圈组成。通常用两个环形线圈产生 z 向的梯度场 G_z,当两线圈分别通以相反的电流时,可使中间平面的磁场强度为0,而两侧产生的梯度场 ΔB 分别与主磁场 B_0 同向或反向,形成由负值到0再到正值沿斜线连续变化的梯度场,这样,ΔB 与 B_0 叠加,使得 z 轴方向每个平面的磁场强度都不相同,即平面与场强一一对应,从而确定平面在空间的位置。

x 轴、y 轴梯度线圈结构相同,彼此相差90°,均采用鞍形线圈,其产生的梯度场 G_x、G_y 与 z 轴的梯度场 G_z 正交,空间定位原理与Z轴梯度线圈相同。

传统梯度线圈,只有 x、y、z 一组线圈,近年来出现的双梯度线圈则具有两组。有的双梯系统设计了两套完全相同梯度线圈,在快速和薄层扫描时,两组线圈共同作用,其梯度场可达到80mT/m。有的则分别设计了一个大FOV和一个小FOV的梯度线圈,大的用于体部成像,小的则用于头部和高分辨率成像。

(三)梯度控制器和数模转换器

梯度控制器(gradient control unit,GCU)的任务是按照系统主控单元的指令,发出数模转换器(D/A转换器)所需要的标准输入信号。在梯度子系统中,GCU和D/A转换器共同完成对梯度放大器的各种精确控制。

(四)梯度放大器

梯度放大器是梯度子系统的核心部件,它是整个梯度控制电路的功率输出级,具有功率大、开关时间短、输出电流精确和系统可靠的特点。其输出的电流即梯度电流流过梯度线圈,梯度场正是在此电流的作用下产生的。

扫描过程中需要不断改变梯度场的强度和方向,所以,除了好的功率特性外,还要有良好的开关特性,梯度场的快速变化所产生的力与主磁场相互作用,使梯度线圈发生机械振动形成较强烈的噪声,这也是 MRI 系统有别于其他检查的特点之一,同时也是需要克服的难题。

一个梯度放大器通常有 3 个电流驱动放大器,在各自梯度控制单元的控制下输出需要的梯度电流,分别驱动 3 个梯度线圈。

(五) 梯度冷却系统

梯度子系统是大功率系统,梯度电流高达上百安培甚至数百安培,必然会在梯度线圈和梯度放大器中产生非常大的热量,因此,必须采取冷却措施,常用的冷却方式有风冷和水冷或者两者并用。

(六) 涡流的影响

变化的磁场会在其周围的金属体内产生感应电流,称之为涡电流(eddy current),简称涡流。同样梯度场的快速开关也必然在梯度线圈周围的金属材料中产生涡流,涡流的存在会大大影响梯度场的变化,使其脉冲波形严重畸变,因此,需要采取涡流补偿等方法来消除其负面影响。

四、射频子系统

射频子系统(RF system)主要由发射与接收两部分组成,其功能是发射射频脉冲,使检查区域磁化的氢质子吸收能量产生共振,并接收氢质子弛豫过程中释放的 MRI 信号。

(一) 射频发射单元

射频发射单元由射频振荡器、频率合成器、滤波放大器、波形调制器、射频功率放大器、终端发射匹配电路和 RF 发射线圈组成。其功能是:在射频控制器的作用之下,产生扫描序列所需的各种角度的射频脉冲,最常用的有 90° 和 180° 脉冲。

一般来说,射频脉冲的频率就是氢质子的共振频率,但是,在有波谱(包括磷、碳、等原子核)分析的系统中,还要求射频发射单元能产生其他频率的脉冲。

由振荡器产生的射频脉冲首先被送入频率合成器进行频率校正。然后符合频率要求的射频波进入调制器产生需要的波形。经过逐级放大由功率放大器输出一定功率的射频波,通过阻抗匹配网络进入射频线圈对被检区域的氢质子进行激励。

射频功率放大器(RF transmitter)是射频发射单元的关键组成部分,要求它既能够输出足够的功率,还要有一定的带宽和良好的线性及工作非常可靠。

(二) 射频接收单元

射频接收单元主要由前置放大器、混频器、中频放大器、相位检波器和低通滤波器组成。其功能是接收人体产生的磁共振信号,并适当放大处理后供数据采集单元使用。

前置放大器是射频接收单元的重要组成部分。由于接收线圈感应的 MRI 信号功率只有纳瓦级,所以要求它既要有很高的放大倍数,又要有很小的噪声,故又称为低噪声放大器。

MRI 信号经前置放大器放大后到达混频器,在这里被转换成较低的中间频率,再经中频放大器放大后送往相位检波器,然后,相位检波器输出两个相位差为 90° 的信号经两个低通滤波器送往数据采集子系统。

(三) 射频线圈

射频线圈(RF coil)是发射 RF 脉冲和接收 MRI 信号的设备。包括发射线圈和接收线圈。在射频激励过程中,RF 线圈将射频功率转换为在成像空间沿主磁场方向横向旋转的射频磁场 B_1,该磁场的旋转角速度或角频率与主磁场中的氢质子进动角速度或角频率相同,两者处于共振状态,于是,氢质子吸收能量,其自旋轴心偏离主磁场方向。在信号接收阶段,RF 线圈又将氢质子磁化矢量 M 的进动转化为电信号。

MRI 系统中使用的线圈种类很多,按线圈功能可分为发射线圈和接收线圈。接收线圈是只接收信号但不发射频脉冲的一类线圈,又称之为被动线圈,大部分表面线圈都是被动线圈,而射频激励任务则是由体线圈来完成,此时体线圈就是发射线圈,它提供的射频磁场 B_1 具有均匀性好、增益高和激励范围大的特点。有些线圈既能够发射 RF 脉冲,又能接收 MRI 信号,统称为主动线圈。最常用的主动线圈是体线圈(body coil),头线圈(head coil)和肢体线圈既有主动线圈也有被动线圈。

按适用范围可分为全容积线圈、表面线圈、部分容积线圈、腔内线圈和相控阵线圈。

全容积线圈(whole-volume coil),是指能够包容或包裹一定成像部位的柱状线圈,主要有鞍形、笼形和螺线管形式的线圈,如体线圈和头线圈。

表面线圈(surface coil)是一种紧贴成像部位放置的接收线圈,其结构既有固定形状(如扁平形)的线圈,又有软表面线圈,其种类繁多,主要有脊柱线圈、体部软线圈、关节线圈等。表面线圈成像局部信号强,信噪比高,但图像不均匀,目前已有厂家采取信号均匀技术,有效克服了上述缺点。

部分容积线圈(partial-volume coil)是综合了全容积线圈和部分容积线圈技术构成的线圈。通常包括两个成像线圈。

腔内线圈(intracavitary coil)是置于人体腔内的小型线圈。如直肠内线圈。

相控阵线圈(phased-array coil)是由两个以上的

线圈组成的线圈阵列,可以从较大范围内获取数据进行成像。常见的有全脊柱成像阵列线圈、体部阵列线圈、心脏专用阵列线圈和颞下颌关节(temporomandibular joint,TMJ)线圈等。

按极化方式可分为早期的线极化线圈和目前广泛使用的圆极化线圈。圆极化线圈又称为正交线圈(quadrature coil),它的两个线圈互相垂直放置,彼此独立互不干扰,可同时接收同一 MRI 信号,使获得的信息量增加,图像质量提高。此外,用正交线圈发射激励脉冲时,所需的发射功率较小,降低了患者所承受的射频功率。如体线圈、头线圈等。

另外,还有用于磁共振特定原子核波谱分析的特殊线圈,如磷谱和碳谱线圈。

近年来随着磁共振并行采集技术的出现,一些新型多通道线圈(如 6 通道或 8 通道头线圈)也被成功应用于磁共振成像,使得扫描速度更快,图像质量进一步提高。

五、信号采集和图像重建子系统

信号采集(data acquisition)单元的核心是 A/D 转换器。所谓信号采集指对相位检波后的两路信号分别进行 A/D 转换,使之成为数字信号的过程。这些数字信号经过累加和变换成为重建图像的原始数据。

图像重建单元的核心是专用图像处理计算机(阵列计算机),它将经 A/D 转换的数字信号加入图像重建所必需的其他信息,包括空间定位信息、生理信号门控数据等识别信息或标志信息,然后以直接存储器存储(direct memory access,DMA)方式高速存取数据并重建成图像。

六、主机算机和图像显示子系统

主机算机(host computer)由硬件和软件两部分组成,其功能是进行系统控制,产生脉冲序列,完成 MRI 系统的扫描,数据的采集,图像的重建、显示和存储。

(一)硬件部分

早期的 MRI 系统计算机一般采用 16 位或 32 位小型计算机,1~8MB 内存,硬盘 500MB 左右,如 PDP11/24、VAX11/750、MICRO VAXⅡ 等。采用磁带机存储图像和原始数据,显示器由字符终端和图像显示器组成,配键盘和轨迹球(track ball),照相机为模拟多幅相机。

目前 MRI 系统计算机普遍采用 64~128 位计算机工作站,如 SUN 工作站、SGIonyx 工作站及 DEC Alpha 工作站等,特别是近年来随着计算机技术的不断进步,微型计算机为众多厂家采用,小型电脑系统接口

(small computer standard interface,SCSI)的硬盘也由最初的 1~4GB 提高到现在的 18~120GB 以上,快速内存为 256M~3GB,并配有网络适配器和 DICOM3.0 接口及可擦写光盘(eraserable optic disc,EOD)驱动器用来在网络上存储图像及备份软件,微型计算机还配有 DVD 刻录机等设备,显示器采用大屏幕彩色专用显示器或液晶显示器,照相机采用湿式数字激光相机或干式激光相机。

(二)软件系统

磁共振计算机软件可分为系统软件和应用软件。

1. **系统软件** 包括操作系统(operation system,OS)、语言处理系统和例行服务程序等三个模块,由计算机厂家编制,用于计算机的管理、维护、控制和运行等功能。其中操作系统是系统软件的核心。早期计算机操作系统软件主要有 RT11、VMS 等,目前多采用 DOS、Unix 和 Windows 等。

2. **应用软件** 用于 MRI 系统的运行控制、患者数据的录入、扫描序列的选择和参数设定,患者扫描数据的采集、存储和图像重建,以及各种图像和数据的后处理。如磁共振血管成像(MRA)、磁共振胰胆管成像(MRCP)、电影回放(CINE)、脑功能分析和波谱(spectroscopy)分析等。此外,还包括系统维护软件和网络管理软件,维护软件用于 MRI 系统的故障检测、分析和调整,并随时监测系统的运行情况,以便根据错误信息及时排除故障。网络管理软件是通信控制软件,它主要提供上网登记、网络传输和管理等有关的协议。

七、辅助设备部分

(一)磁屏蔽

由于磁体有强磁场,一方面可以使附近磁敏感性强的精密仪器包括 CT、X 光机、心脏起搏器等设备产生磁化,其不能正常工作,造成严重后果;另一方面,扫描室外较大的铁磁性物体如汽车、钢瓶等从附近经过,也会影响磁场的均匀性,导致图像质量下降,所以必须有适当的屏蔽对磁体和磁场加以保护。

磁屏蔽(magnetic shielding)分为有源屏蔽和无源屏蔽两种。有源屏蔽(active shield)是由磁体外的一个线圈或线圈系统组成的磁屏蔽。无源屏蔽(passive shield)是用铁磁性材料来包容特定范围内的磁力线,包括房屋屏蔽、定向屏蔽和自屏蔽,屏蔽材料一般选用厚度约 2cm 的钢板,有的磁体自屏蔽则由厚达 8cm 的钢质材料构成。

早期的磁屏蔽通常采用房屋屏蔽,现代的磁体许多都具备有源屏蔽,一般不需要做房屋屏蔽。

鉴于扫描室的强磁场环境,绝对禁止带有心脏起搏器的患者进入,也不允许将其他铁磁性物体带入室内,以避免对磁体和患者造成伤害及影响图像质量。

(二) 射频屏蔽

射频发射器按照拉莫尔(Larmor)频率发射射频(radio frequency,RF)脉冲,接收器则在质子的弛豫阶段接收磁共振信号,由于发射器的功率高达数千瓦以上,且 RF 脉冲的频率又处于电磁波谱的米波段,极易干扰邻近的精密仪器,使其正常工作受到影响,同时,线圈接收的磁共振信号功率为纳瓦级,容易受到干扰而湮没,因此,磁体室安装射频屏蔽是非常必要的。射频屏蔽(radio frequency shielding)一般安装在磁体室的四壁、天花板和地板内,由薄铜板焊接成一个完整的屏蔽体;观察窗则应安装目数符合要求的双层铜网;磁体室门和墙壁之间的屏蔽层要贴合紧密;进出磁体室的电源线、信号线均应通过滤波板;所有进出磁体室的送风管、回风口和失超管等穿过射频屏蔽时必须通过相应的波导管。射频屏蔽应与周围地面绝缘,并通过一点接地,其接地电阻应小于规定值(如 1Ω 以下)。

(三) 其他辅助设备

除上述屏蔽以外,MRI 系统辅助设备还有匀场线圈,用于调整主磁场的均匀性;水冷系统,用于消减梯度子系统和磁体子系统产生的热量;空调系统和不间断电源等设备。

第六节　MRI 的临床应用

一、MRI 的生物安全性

目前,经过各国医药工业管理部门批准生产的 MR 成像仪都是安全的。均证明对人体没有不良作用。文献报道低于 20 000Gs 的磁场没有任何生物损害作用,虽然梯度磁场引起的场强变化可使受激励组织发生生物电流感应,但电流强度十分微弱,远远低于能够刺激心脏、神经细胞与肌肉纤维需要的强度。迄今为止,尚未发现医用磁共振设备引起人体基因的变异或婴儿发育异常。

尽管 MRI 检查被认为是安全可靠的,但是 MRI 的安全问题仍然不容忽视。MRI 的安全性是指处于 MRI 磁场环境中的物体对患者或其他人员不构成危险,但有可能影响诊断信息的质量。自 20 世纪 80 年代初 MRI 应用于临床以来,MRI 扫描机的软硬件经历了不断更新和改进,目前 3.0 T 扫描机已在我国医院广泛使用。与此同时,接受各种生物医学置入物和置

入设备治疗的患者数也越来越多,且这些置入体的构成成分、种类和复杂性也在不断变化,使得这些患者在接受 MRI 检查时的安全性问题再次引起人们的关注。例如,置入物受磁力相互作用引起的移动、被诱导产生电流与加热,以及保持生物医学置入设备的功能等问题。只有熟悉 MRI 相关的注意事项,才能更好更安全地使用 MRI 仪,使之发挥更大的功能:

(1) 磁共振检查时,要把人体置于强大的外加静磁场和变化着的梯度磁场内。这些磁场对磁铁性物质有巨大的吸引力,所以人体内或由于外伤后遗留在体内的金属弹片、碎屑,或因治疗需要而置于体内的植入体,如起搏器、人工关节和动脉瘤术后的金属夹等,都会受到巨大吸力而移动,从而造成危害。而且也会产生金属伪影,致使图像质量不良。

(2) 由于射频线圈的电流所致的电阻率丧失,组织中可产生热量,高场强的 MRI 扫描机比低场强者更有可能产生能被测到的体温升高。尽管证明没有危害,但对那些散热功能障碍的患者,高热的患者,必须谨慎处理,防止产生过多的热量,特别是在热而又潮湿的环境下更应注意过多的热量,特别是在热而又潮湿的环境下更应注意。

(3) 在临床 MRI 检查过程中,约有 2% ~9% 的患者会出现紧张、恐慌、焦虑等精神症状,不能忍受扫描腔狭小的空间,从而不能很好配合只得中止检查,即所谓的幽闭恐惧症(claustrophobia)。对这样的患者,检查前应耐心介绍 MRI 检查过程及可能出现的噪声等情况,尽量减轻患者的精神负担,必要时可辅以镇静剂或改用其他检查手段。

(4) 尽管目前尚无证据表明磁场对人体发育有危害,但为谨慎起见,对妊娠患者,尤其妊娠早期必须慎重对待。虽然目前已经开展了有关胎儿 MRI 的研究,但还是主张妊娠 3 个月以内的孕妇不宜接受 MRI 检查。

(5) 尽管 MRI 扫描速度已经明显加快,但与 CT 相比,MRI 采集时间仍相对较长;同时由于强磁场会干扰监护仪的正常工作,因此危重患者、无法控制的不自主运动及不合作的患者一般不宜进行 MRI 检查。

二、MRI 技术的优势与限度

(一) MRI 的优势

与 CT 相比,MRI 具有很多优势,具体表现在:

1. MRI 检查的生物安全性较高　MRI 图像信号的采集不是利用电离辐射,对人体无辐射损伤,MRI 增强扫描时所用的顺磁性对比剂无毒性反应,无需含碘的对比剂,同时在检查前也不用对患者进行特殊的

准备。因此,为一种无创伤性的检查,易被患者所接受。

2. 多参数、多方位成像提供更多的诊断信息　MRI可利用不同的技术来反映组织多参数信息。常规 MR T_1WI 可有利于观察组织的解剖结构;T_2WI 有利于观察病变的信号变化;弥散加权图像可获取水分子扩散等信息;MRS 可无创地获取组织代谢产物的信息;利用被检组织的物理和生物化学特性(如水、铁、脂肪、血管外血液及其降解后的产物等),通过调整不同的参数来显示和区分特定组织如关节软骨、血液等。同时,MRI 扫描时,无需移动患者即可作多方向的断面成像,无需后处理重建技术,对制定放射治疗和手术方案很有帮助。因此,MRI 所得到的组织信息远比 CT 要多得多。

3. 心脏和大血管成像的优势　MRI 通过流动效应来评价血流的流动,因此,无需使用对比剂即可使心脏和大血管清晰显示。MRA 技术可在不注射对比剂的情况下清晰显示血管的分支结构,其显示效果可与 DSA 相媲美。功能分析软件还可对心功能进行定量评价,可检测血流的流速和流量。

4. 避免骨伪影的干扰　自旋回波序列扫描时,骨皮质及钙不发射信号。因此,为骨骼所包围的组织,如小脑、脑干和椎管内的组织得以清楚显示,不像 CT 那样会受因骨产生的伪影所影响。

5. 软组织分辨力高　与 CT 相比,MRI 具有更高的软组织分辨力,对肌肉、半月板、关节软骨及脑灰白质等的清晰显示是 CT 所无法比拟的。

6. 形态与功能并重　近几年 MRI 技术已发展到能够对组织血流量或去氧血红蛋白水平的变化进行定位,而这些变化与被激活的脑活动直接相关。因此,功能磁共振成像与 PET 相似,可以探查与认知、感觉和运动功能相对应的神经元活动所在的脑活动区。与 PET 相比,功能磁共振成像的优势在于可以同时获取功能与形态图像,做到形态与功能并重。

(二) MRI 的限度

尽管 MRI 具备上述技术上的优势,但也有一定的不足之处,如:

1. 扫描时信号采集相对较慢,伪影相对较多　与 CT 相比,MRI 的采集时间相对较长,一些生理性活动,如心血管、脑脊液的搏动、呼吸动和胃肠道的蠕动等,均会产生一定程度的运动伪影,从而影响成像的清晰。尽管目前已开发出许多 MRI 超快速成像技术,但由于图像质量相对较差,因此还不能替代常规的 SE 或 FSE 序列。

2. 禁忌证相对较多　重危患者,不能很好合作和配合的患者,仍不能接受此项检查,或因监护系统及生命保障系统不能进入磁体房,或因扫描时间太长而不能耐受之故;带有心脏起搏器或体内带有磁铁性医疗装置的患者均受到限制,不能接受检查。

3. 对钙化及骨性结构显示效果欠佳　自旋回波成像时,钙常无信号,并与周围组织的对比不佳;同时钙盐的结晶形态不同可表现出不同的信号,如成熟的钙化 T_1WI 和 T_2WI 上多呈低信号;而不成熟的结合钙可在 T_1WI 上表现为高信号。因此,在诊断以病理钙化为特征的病变时,会受到影响。骨性结构由于质子的含量较低,使得在 MRI 上信号减低,分辨力下降。因此,对骨骼系统疾病的诊断常辅以 X 线或 CT 检查,以利于对细微骨小梁结构的观察。

4. 信号变化多样,图像的解释相对复杂　由于 MRI 为多参数、多序列成像,因此,在不同序列上同一组织可表现为不同的信号变化。同时,由于信号的影响因素较多,同一信号变化可由不同原因所引起,这就给我们的解释工作带来困难。因此,需要我们掌握 MRI 的基础理论知识,在影像诊断前应了解图像的扫描参数以及不同序列上组织的信号变化,对复杂的信号变化做出合理的解释。

5. 费用相对较高　MRI 仪为较精密的成像仪器,需要一定的技术力量和器材来维持其运转,因此费用相对较高。如超导型磁共振仪需要有一套专用的制冷系统及消耗较昂贵的液氦,使日常维持费用增高。

6. 噪声相对较大　MRI 的噪声主要来自梯度线圈中电流的开启和关闭切换所造成的振荡。噪声的强度与梯度场的强度及切换速度、所采用的序列及成像的参数有关。尽管新型 MR 仪采用所谓的"静音"降噪技术来减低噪声,但许多患者接受检查时仍难以忍受噪声的影响,因此,在 MRI 检查时,应做好患者的防护,主要是佩戴 MRI 专用耳塞。

三、MRI 的临床适应证

(一) 中枢神经系统

在神经系统应用较为成熟。三维成像使病变定位诊断更为准确,血流成像则可观察病变与血管的关系。对脑干、幕下区、枕大孔区、脊髓与椎间盘的显示明显优于 CT。

1. 脑肿瘤的诊断 MRI 优于 CT 之处在于图像对比及分辨率好,可行多方向平面扫描,而且无伪影。尤其在检查头顶部、后颅窝和颅底部等靠近骨壁的脑组织时,因无骨的干扰,明显优于 CT。三维成像的使用对脑肿瘤的定性、定位诊断更准确。

幕上胶质瘤及转移瘤,CT 和 MRI 都同样有效。

然而 MRI 因其具有多方向平面扫描功能,可提供更多的解剖学的信息;多参数图像可对有关瘤体的成分、囊变坏死等情况的判断提供帮助。肿瘤界限常因瘤周大量水肿而显示不清,但用增强扫描可以将二者区分开来;诊断幕下肿瘤,则 MRI 明显优于 CT。近年来的研究发现,应用弥散、灌注及 MRS 在判断胶质瘤瘤周浸润及其与单发转移瘤的鉴别方面能够提供有价值的信息,为指导治疗及其预后提供帮助。

脑膜瘤在 MRI 可有特征性的信号改变,根据 MRI 可判断瘤内的成分如脂肪、血管等,对病理类型的诊断可能有帮助,但观察邻近骨质增生、破坏及其病理性钙化,则 CT 优于 MRI。

听神经瘤中 MRI 可发现较小的管内肿瘤,可明确判断肿瘤与听神经的空间解剖关系,但对于内听道骨质的破坏情况则不如 CT。

对垂体瘤、鞍上及鞍旁肿瘤的诊断 MRI 明显优于 CT。MRI 则因具有多方向平面的扫描功能对病变扩展的精确范围及其对邻近器官的影响能提供更多的信息。对微小肿瘤的显示,特别是垂体微腺瘤的诊断极有价值,结合常规增强扫描及动态增强扫描可精确地显示肿瘤的大小,捕捉到肿瘤的早期强化。

2. 脑内非肿瘤性疾病对脑组织有任何损害时都会伴有含水量或髓鞘脱失等改变,这些改变的反映是 MRI 信号强度的变化。因此,MRI 对很多脑的非肿瘤疾病的诊断非常敏感,明显优于 CT。

脑缺血(ischemia)由于弥散、灌注及 FLAIR 序列等的应用,使得 MRI 诊断的敏感性、特异性均明显高于 CT。在血管闭塞后几小时或更短,脑梗死的改变即可通过 MRI 检查来发现。

脑出血(hemorrhage),在 24~48h 的急性出血,特别是蛛网膜下腔出血,不易为 MRI 所发现,而 CT 则可以诊断。MRI 对脑出血的价值在于其能对血肿进行准确分期。

脑血管病变,包括动脉瘤和动静脉畸形及其并发病如出血和脑血管闭塞的诊断有较高价值,更由于其无创性,使之更易于推广应用。MRI 对血流非常敏感,而且证明在发现血管畸形,特别是一些未被血管造影所发现的海绵状血管瘤及发育性静脉异常等都非常有效。当然在治疗前进行评估时,脑血管造影仍是不可少的。

炎症包括各种细菌、病毒、真菌性脑炎、脑膜炎与肉芽肿在 MRI 均可显示,注射顺磁性对比剂 Gd-DTPA 对定性诊断更有价值。对弓形虫脑炎、脑囊虫、脑包虫病可作定性诊断,并能分期分型。

脑退行性病变 MRI 能清楚地显示皮质性、髓质性及弥漫性脑萎缩。MR 还能诊断原发性小脑萎缩。协助诊断皮质下动脉硬化性脑病及阿尔茨海默病等疾病。

髓鞘脱失及髓鞘形成障碍(disorders of myelination)均很容易被 MRI 发现。MRI 被认为是诊断多发性硬化(multiple sclerosis, MS)最好、最敏感的方法。另外,MRI 对诊断肾上腺脑白质营养不良、中毒性脑病及肝豆状核变性等疾病都有重要价值。

脑先天性发育畸形 MRI 是显示畸形程度最敏感而准确的方法,如大脑及小脑发育不良、胼胝体发育不良、神经元移行异常、神经皮肤综合征、丹迪-沃克综合征(Dandy-Walker 综合征)及阿诺尔德-基亚里综合征(Arnold-Chiari 综合征,Chiari 畸形)等。特别是对复合畸形发生的判断具有重要价值。

3. 脑室与蛛网膜下腔病变 MRI 能清楚地显示孟氏孔和中脑导水管,能明确分辨梗阻性和交通性脑积水。MRI 显示蛛网膜囊肿、室管膜囊肿、脑室内肿瘤及脑室内囊肿等均很敏感。

4. 在评价肿瘤术后及放疗后的损伤等方面,MRI 也明显优于 CT。结合 MRS 等技术可以为肿瘤放疗后坏死与复发的鉴别提供帮助。

5. 脊髓与脊椎病变从矢状面、轴位与冠状面上直接显示脊髓与脊椎是 MRI 的突出贡献。脊柱骨折、椎间盘突出、脊髓受累在 MRI 上一目了然。MRI 还能对颈椎病进行分期、分型;MRI 椎动脉造影是唯一无创伤性的血管造影方法;MRI 还能直接显示脊髓空洞、脊髓动静脉畸形、髓内出血、硬膜下或硬膜外血肿以及蛛网膜囊肿等。MRI 还能明确肿瘤位于髓内或髓外,协助诊断和定位,增强扫描更能勾画出肿瘤侵犯的具体范围。

(二)　五官与头颈部

五官与头颈部病变由于 MRI 的软组织分辨力高,可进行矢、冠、轴多方位扫描,又无骨骼伪影的干扰,内耳水成像、颈部血管成像等技术的应用,在检查眼部、鼻窦、内耳、鼻咽、喉与颈部病变方面比 CT 有明显优势,例如水成像技术使膜迷路显示清晰,从而对内耳前庭、耳蜗及半规管显示清晰,有助于先天发育异常的诊断。

在头颈部肿瘤的发现、定位及制订治疗方案时,MRI 优于 CT,因它具有多方向平面扫描的功能,可确定组织特性并且无骨骼和牙齿伪影的干扰。而且由于流空效应 MRI 还可以很容易地区分血管断面与淋巴结。

在眼部检查中,MRI 能清楚显示视神经全貌,脂肪抑制技术更能明确眼部组织结构。对视网膜脱离、黑素瘤有特征性的信号改变。而鼻咽部、颞下颌关节及颈部软组织等复杂解剖部位的检查更能体现 MRI 的优越性。

（三）心血管系统

由于流动效应，MRI 对心脏和大血管的成像非常有用，无需对比剂即可看清心脏和大血管的内腔。但心脏的 MRI 检查需加心电门控。

1. **心脏缺血性疾病（ischemic heart disease）** MRI 可发现心肌梗死的瘢痕、室壁瘤和心腔内血栓。由于快速流空效应，心腔与大血管均呈无信号黑影，其内的肿瘤呈软组织信号；血栓呈正铁血红蛋白独特的高信号；急性与慢性心肌梗死区呈长 T_1 与长 T_2 异常信号。

2. **心肌病（cardiomyopathy）** 对于肥厚型心肌病及扩张型心肌病的诊断和鉴别诊断 MRI 能够提供有价值的信息。

3. **心脏瓣膜病（valvular heart disease，VHD）** MRI 能显示风心病瓣膜改变，并能显示前负荷增加所致的继发性改变。结合心脏电影技术及功能性分析软件还可对血流方向、流经瓣膜的血流速度、血流量等进行测定。

4. **心内和心旁肿块** MRI 能显示心包、心腔和心壁、大血管和纵隔，因此在诊断心内及心旁肿块时优于 CT，当然超声心动图因其简便易行，且费用便宜，可用作筛选检查。

5. **先天性心脏病** MRI 可提供一种非创伤性的不用对比剂的检查方法。对各种先天性心脏病变如心间隔缺损、法洛四联症、马方综合征等病理改变则须选择的层面才能显示。

6. **主动脉疾病** MRI 诊断主动脉夹层优于 CT，不用对比剂即可显示真、假腔及病变范围和发现内膜破口。

（四）胸部

1. 肺癌 MRI 的总体显示效果不如 CT，但对于决定有无纵隔或肺门淋巴结增大，MRI 比非增强的 CT 扫描优越。借助于流空效应能清楚与血管结构相区分；当中心型肺癌引起肺不张时，MRI 能清楚地显示肿瘤本身与不张的肺组织，有助于判断肿瘤的大小。

2. 纵隔肿瘤的诊断 MRI 优于 CT，这是因为它具备多方向平面扫描的特点，能揭示肿块与心脏大血管的解剖关系，提供手术切除可能性的信息。

3. 由于 MRI 流空效应和多平面成像的能力，故最适于诊断肺隔离症（pulmonary sequestration）。无需使用造影剂，就能极好地显示隔离肺的供血动脉和引流静脉，还可以观察隔离肺的内部结构变化及其与周围肺的关系。研究表明，MRI 可以代替创伤性血管造影来显示隔离肺的供血动脉，为手术提供准确的解剖信息。

4. MRI 对乳腺疾病特别是乳腺癌的诊断很有帮助。

（五）肝胆疾病

1. **肝脏疾病** MRI 对鉴别海绵状血管瘤与肝癌（包括转移瘤）有特别重要的价值，CT 动态增强扫描难以确诊的海绵状血管瘤在 MRI 重 T_2 加权像上可以与肝癌明确地加以鉴别。特异性的磁共振超顺磁性造影剂（SPIO）的使用，开辟了肝癌诊断的新途径。Gd-DTPA 的动态增强扫描改变了 MRI 只能靠信号改变，不能反映血流动力学变化的弱点。总之，MRI 对肝脏内局灶性病变有较高的诊断价值。

2. **急慢性胆囊炎** MRI 可以借用 CT 的诊断标准。不用造影剂 MRI 可以鉴定胆囊浓缩法的能力，有助于鉴别急慢性胆囊炎。

3. **梗阻性黄疸** MRI 的诊断作用优于 CT。对肝胆管扩张，MRI 可以直接区分呈流空低信号的肝内静脉与呈长 T_1、长 T_2 的淤滞的胆管。基于水成像技术的无创伤性 MRCP 已基本取代了 ERCP 的诊断价值。虽然 MRCP 不能取代 ERCP 的治疗作用，但作为无创伤、无痛苦，并可获得相关的肝脏 MRI 断面图像，能直接观察胆总管腔内外病变情况的新兴检查手段，MRCP 有着无比的优越性。

（六）胰腺疾病

胰腺疾病 MRI 可以沿袭 CT 的标准显示胰腺癌、胰岛细胞瘤、急性胰腺炎、慢性胰腺炎与假囊肿形成，但尚不如 CT 的影像清晰。

（七）泌尿系统

肾脏与泌尿系统器官位置相对较固定，受呼吸影响小，因此 MRI 能清楚地显示肾、输尿管、膀胱等组织结构。对泌尿系统所有疾病，炎症、结石、肿瘤、畸形、梗阻、血管性病变等均可获得清晰图像，使肾皮质髓质对比清晰，有效监测肾脏移植后排斥反应。磁共振血管成像可对肾血管性疾病作出明确诊断。方法简单、无创，磁共振尿路水成像对尿路梗阻可作出明确诊断。

（八）女性骨盆

MRI 主要用于妇科肿瘤分期。

1. **子宫内膜癌（endometrial carcinoma）** MRI 可作为一种非创伤性的肿瘤分期和制订治疗方案的依据。T_2 加权像可以发现肿瘤的存在，其敏感性可达 84%。对肿瘤分期的准确性可达 92%。

2. **子宫颈癌（cervical carcinoma）** MRI 通过直

接显示肿物,测量其体积以及对邻近器官的侵袭来分期。

3. 卵巢癌(ovarian carcinoma)　MRI 的作用为对肿瘤分期。但仍有限度。不能区分肿瘤的恶性程度。只能了解肿物是囊性还是实性,有无出血和判定肿瘤包膜的厚度及肿瘤的扩展。

4. 良性病变MRI检查的适应证　发育异常的分类,平滑肌瘤的诊断和定位,子宫内膜异位的诊断以及超声尚未确诊的盆腔肿块。

(九)男性骨盆

1. 前列腺　常规 MRI 虽然并不能对前列腺癌和前列腺肥大进行可靠的鉴别,但与常规 X 线、常规超声、肛门直肠内超声以及 CT 相比。它在了解肿物侵及范围及瘤体组织内的变化方面有一定优越性。近年研究表明,MRS 在二者的鉴别诊断方面能提供帮助。

2. 膀胱癌(carcinoma of bladder)　对膀胱癌的分期,MRI 的作用较 CT 优越。

(十)肌肉骨关节系统

MRI 对组织分辨力高的优势在骨骼肌肉系统的表现最为明显。因为肌肉、韧带、肌腱、软骨及液体的密度差别不大,在其他影像检查中难以区分,而它们的 T_1、T_2 弛豫时间不同,所以这些组织在 MRI 上显示清晰。任意方向成像更能显示肌腱、韧带的全貌。在传统放射学中,骨科疾病是诊断难点,肌肉、关节软骨内疾病的诊断几乎是空白,因此 MRI 现普遍应用于骨、关节疾病的诊断。在绝大多数骨、关节疾病的诊断如膝关节半月板的损伤、剥脱性骨软骨炎、软组织肿瘤、早期股骨头缺血坏死以及骨髓系统疾病等,MRI 都有无可替代的作用。

四、MRI 图像的分析与诊断

首先要了解 MRI 设备的类型、磁场强度和扫描技术条件,例如使用的脉冲序列,如 TR、TE 的长短,因为它们直接影响图像的对比,并有助于分辨 T_1WI、T_2WI 和 PWI。

观察 MRI 时需要对每帧图像进行分析,要结合冠状面、矢状面和横断面图像进行观察,以便获得立体的概念,便于对病变位置乃至起源作出判断。要结合 T_1WI、T_2WI 和 PWI,尤其对加权程度轻重不同的 T_2WI 进行分析,因为比较不同加权像上病变信号强度的演变,有助于对病变性质的判断。进行增强检查还要观察病灶有无强化和强化的形式与程度。

MRI 显示解剖结构清晰而逼真,可很好地观察器官大小、形状和位置等方面的情况,所以,引起器官形态变化的疾病有可能作出诊断。

在良好的解剖影像背景上显示病变是 MRI 诊断的突出优点。在观察病变时需注意病变的位置、大小、形状、边缘、轮廓以及与有关器官的关系等,还要观察病变 T_1、T_2 的长短或 MRI 信号的强弱与均匀性,因为这有助于病变性质的判断。例如脑水肿表现为长 T_1、长 T_2,多数脑瘤为长 T_1、长 T_2,含脂类病变表现为短 T_1 和不同程度的长 T_2。

血管由于流空现象而显影,故可分析病变与血管的关系以及观察血管自身的病变。此外,根据疾病的不同和成像技术的不同也要有针对性和重点地进行观察。例如 T_1WI 上发现肝内低信号病变,可考虑为肝血管瘤或肝细胞癌,为了鉴别二者,注意观察 T_2WI,特别是重 T_2WI 很有帮助。因为肝血管瘤在中度、重度 T_2WI 上,不仅呈高信号而且随着加重程度的增加,其信号强度也递增,重度 T_2WI 信号很强。肝细胞癌则不同,虽然 T_2WI 也呈高信号,但在重度 T_2WI 上其高信号强度反比中度 T_2WI 的信号强度为低。同时,也应注意病灶是否为多发,门静脉中有无瘤栓等。因为观察这些,不仅有诊断意义,对判断预后也有帮助。

观察内容与重点还依成像技术与方法的不同而异。例如对 MRA 的观察,则要了解 MRA 的成像方法,血管的形态是正常还是有局部扩张或狭窄或闭塞等。同样,水成像技术或功能成像也都有各自需要观察与分析的内容。

总之,在 MRI 图像的分析和诊断中,必须充分了解各种上述因素对图像形成的影响,并且正确选择和运用不同脉冲序列来最大限度地增加正常和病理组织间的对比,这样才能更好地利用这一新的成像手段。一般说来,T_1 加权图像基本上以发现病变为主,而 T_2 加权图像则一般可对病变性质进行评价。

第七节　MRI 的新进展与发展前景

一、MRI 的新进展对临床医学的宏观影响

1. 形态学信息显示方式的改变　目前显示的信息类型已经从简单的二维模拟影像转变为复杂的重组影像,可作二维、三维、四维显示、内镜显示、曲面重组、多平面重组、最大密度投影、最小密度投影、遮蔽表面显示、容积再现等。同时,除可获取形态学信息外还可作功能性信息和代谢性信息的显示。目前磁共振成像信息可以将相当于大体解剖学的形态学信息乃至远较大体解剖学信息丰富的各种信息直观地提供给临床医生,使临床医生免去解读常规的二维模

式信息及横断层面信息的困难,得到丰富的,很多是其他检查方法无法提供的信息类型。

2. 形态学信息显示时相的改变 信息显示中时间分辨率的提高已从早期的"实时重建"发展为动态器官的实时动态显示和多期相采集,从时间的概念上扩大了采集到信息的"质"和"量"。如肝脏的MRI动态扫描已经可以准确地分辨动脉早期、动脉期、动脉晚期、门脉流入期、门脉晚期等期相,从而可捕捉到以往不能显示的病变和表现。

此外,MR弥散成像、MR灌注成像等除特定应用外,也具有显示时相方面的优势,如可以显著地提早脑缺血病变的显示时间,从传统CT的发病后24h提早到发病后2h即可显示病变。

3. 新的信息模式的不断涌现 近年来开发并日趋完善的脑白质束成像是基于MR弥散成像发展的弥散张量成像的直接结果,对神经内、外科有重要的意义;脑功能性成像已开发了若干年,且已在广泛地应用于临床中;MR肿瘤灌注成像已逐步开展,以提供参数性诊断信息;心脏与其他实质性器官,如肝脏,灌注成像将提供相应器官微循环改变的更直观的信息;心脏的MR向量成像是研究心腔内循环状况的新方法;分子影像学与基因影像学的出现反映了医学影像学几乎同步地冲入了这些崭新的医学领域。这些还只是新的信息模式的一部分。这些新的信息模式给临床医生提供了大量新的有用的诊断信息,直接影响对疾病的病情与预后的判断。

4. 对医学基本理论的冲击 医学影像学的迅速进展和新的信息类型涌现,对临床医学乃至基础医学的冲击已经到了必须改写教科书的程度。如MR皮层功能定位研究已发现了传统的解剖学与生理学不了解、甚至描述不正确的神经反射投射路径;脑与心肌的灌注成像可直接提供缺血的脑或心肌存活状况,从而需要彻底修改传统的治疗方案。

二、主要应用领域的新进展与发展前景

1. 中枢神经系统 ①卒中:传统的CT检查对缺血性卒中诊断的时间盲区达24h或更久;传统的MRI诊断缺血性卒中的时间盲区也为12h左右;MR弥散成像及MR灌注成像可提早到发病后2h作出诊断。缺血性卒中的溶栓治疗是公认的介入性治疗方法,但该疗法的时间窗为发病后6h之内。MR扩散及灌注成像对缺血性卒中诊断的提早则为及时实施介入治疗提供了有效的时间窗。此外,缺血性卒中的部位、供血障碍的程度、侧支循环的发展等因素不同,具体病例在卒中发病后不同时间的可恢复性也有差别。

MR弥散成像中"缺血半暗带"的概念和MR灌注成像中的相关参数则可进一步指导介入性治疗与其他治疗措施的实施。②脑肿瘤:脑肿瘤的形态学改变已有很多的研究。MR灌注成像已用于脑肿瘤更精确的定位诊断,通过灌注成像中相关参数的改变,可进一步明确肿瘤的血管生成特征、血管结构与循环动力学,借以提示病变的性质。脑肿瘤是磁共振波谱(MRS)最早应用的领域,尽管目前尚不能单独对大多数不同病理类型的脑肿瘤作出定性诊断,但对区分原发与转移性肿瘤、肿瘤与非肿瘤性病变、肿瘤术后复发或残存与术后反应,以及通过检测某些特征性化学成分提高定性诊断的精确性等方面已有很多经验。MR弥散成像也已用于脑肿瘤的诊断。最近的研究已注意到,恶性肿瘤的实际范围并不完全与MR增强检查中的强化范围一致,在周围的水肿区仍可有肿瘤细胞,也即为日后复发的根源。MR弥散成像则可根据各部分的扩散行为和表观扩散系数(ADC)等各种参数值,对肿瘤的范围和性质作出更精确的诊断。在MR弥散成像基础上发展的弥散张量成像可在多个方向上采集水分子的扩散各向异性特征,目前可在多达6~128个方向上采集,从而可以极好地显示脑白质束的形态,即白质束成像或示踪成像(tractography)。示踪成像除显示白质束自身的特征外,还可明确显示脑肿瘤或其他病变与邻近白质束的关系及指导手术。BOLD法功能磁共振成像也可用于肿瘤的研究,如标记肿瘤与功能区之间的关系,其临床意义在于明确了功能区之后,可以在最大限度地切除肿瘤的同时使功能区得到保护。使用功能成像可以显示出功能区的个体化差异。功能区脑肿瘤常常是功能区受压移位,脑沟回的解剖出现变化,有时很难去确定某些沟回的位置。使用功能图像可以提示功能区的位置,为临床中个体化优化手术方法,尽可能地保护功能区,最大限度地切除肿瘤,提供了直接依据。在针刺活检中,功能成像对于提示临床医生如何回避功能区也可提供帮助。③癫痫:MRI可以确切地发现癫痫灶的结构性改变,对肿瘤、动静脉畸形,特别是对海马硬化和神经元移行障碍有很高的敏感性。斜冠状平面、薄层(≤2mm)全脑容积扫描伴高分辨和高对比的敏感序列可发现微小病变和海马硬化的表现。海马结构的容积测量可以客观地判断海马体积的细微变化,同时也有关于海马以外其他相关部位,如杏仁核和前颞叶体积改变的研究。海马的T_2弛豫时间测量可定量地评价T_2弛豫时间的变化,可以发现轻微的、进行性的和双侧海马硬化,而无需做双侧对比。弥散加权成像可反映癫痫急性期的能量代谢障碍与慢性期的神经元丢失而

导致的 ADC 值的变化;弥散张量成像(DTI)可望通过局部脑白质束的扩散各向异性与脑细胞电活动的密切关系,显示癫痫异常脑活动的神经传导通路。^{1}H-MRS 在癫痫的研究方面具有重要的价值,可检测各种化合物的变化,N-乙酰天门冬氨酸(NAA)的减低与神经元的减少有明显的相关性;胆碱(Cho)和肌醇(MI)的升高可反映胶质细胞的增生;乳酸(Lac)可反映癫痫发作时的能量代谢异常区域。更有意义的是,通过 MRS 技术可以检测脑内某些具有神经递质活性的小的氨基酸分子,如抑制性神经递质 γ-氨基丁酸(GABA)与兴奋性神经递质谷氨酸(Glu)的变化,对于二者的研究将更好地揭示癫痫造成的病理生理改变。最新的多体素 MRS 技术,利用相位编码技术可以同时进行多小体素的采集,从而可反映不同解剖结构间的代谢异常。脑功能成像(fMRI)是最新的应用于癫痫诊断的 MRI 技术之一,可测量神经元活动导致的氧消耗量和血流灌注量变化。研究显示,其可能在以下方面具有潜在价值:癫痫灶的定位;术前语言乃至记忆功能区在大脑半球的定位;切除癫痫灶前的功能区的定位。但其在准确性和可重复性方面尚需更多的研究,因而有其广阔的研究空间。

　　2. 心脏检查　磁共振的另外一个发展方向就是心脏和大血管成像。使用门控技术和快速 MR 实时成像,可以显示心脏的搏动状态,显示心脏和大血管的主动脉弓狭窄,左右侧冠状动脉和心肌运动,瓣膜开闭,血液的搏动,心肌病理状态下的反向运动;使用方格标记心肌的运动,观察心肌收缩时方格运动是否同步;使用心肌的灌注成像观察心肌缺血情况。从 1980 年磁共振的开始应用在心血管系统直到今天,应该说,我们经历了一个单纯的形态学、电影快速成像到灌注成像的过程,但目前仍未能完全满足临床的要求,需要进一步完善各项技术。①冠状动脉:MRA 可用于冠状动脉的成像,但目前与 CT 血管成像(CTA)相比,后者在冠状动脉的显示中具有更大的优势。软斑块为不稳定性粥样硬化,是发生急性心肌梗死的最危险的因素,同样,目前 MRA 仍不能对软斑块进行直接显示。最近的研究显示,血管腔内 MRI 在直接显示软斑块,评价斑块的危险因素,以及指导血管腔内斑块介入治疗等方面具有广阔的发展空间。②心肌灌注成像:应用 MRI 可实施心肌灌注成像,其基本原理是在注射对比剂后,通过提取一系列功能性参数,量化地反映心肌在毛细血管水平的灌注状况,尤其是在缺血状态下的灌注特征,以提示预后及治疗指征。由于心肌是运动的结构,灌注成像的实施要比相对静止的脑灌注成像困难得多,需要高时间分辨率的采集设

备及前瞻性触发或回顾性门控。③心腔成像:MRI 可直接在长轴面、短轴面或其他位置显示心腔,从而进一步显示血流状态、心瓣膜的形态与功能、心肌运动状况,以及人工瓣膜及其功能。④心脏功能分析:心脏功能的显示,如室壁厚度、每搏输出量、射血分数、心腔容量等,在若干年前即可施行,但实施这些功能对于采集速度、心脏的生理与病理状况及分析软件等因素依赖性很强,尤其是采集速度和相应的触发或门控方式,新一代的 MRI 可在极短的时间内采集,因而可实施更精确的心脏功能分析。同时,新一代 MR 成像系统及其专用的心功能软件包还可实施心脏向量成像,可反映瞬时心脏各腔内血流运动的向量。

　　3. 腹部检查　①肝脏检查:对于大多数应用目的来说,精确地反映肝的血供特征最为重要。因此,MR 动态增强扫描目前已经能够提供期相分明的肝脏血供特征。肝脏以及腹部其他实质脏器的 MR 灌注成像已经开始临床研究,希望相关的灌注参数提供更多的临床有用的信息。目前尚没有较为成熟的应用结果。已可应用磁共振胰胆管成像(MRCP)取代传统的经内镜逆行胰胆管造影(ERCP)行胰胆管成像。MRCP 已可在大多数 MR 设备上实施,除其无创性的优势以外,成像也不受 ERCP 检查中的技术与病理状况制约,尤适于重复检查。因 MRCP 系水成像技术,其成像效果要受胆系扩张、淤滞程度的影响,正常且已排空的胆系在 MRCP 影像上的显示则较差。②中空器官:胃和结肠、直肠近年来应用 MRI 的研究已经开展,主要是应用三维和透明化显示技术作宏观显示,也可作仿真导航内镜显示。在结肠成像中可使用黏膜展平技术更仔细地观察各部位的黏膜。但目前由于空间分辨率较低,尚不能取代常规 X 线胃肠道造影及内镜检查,但宏观显示即可同时显示腔内、外病变是其特点。迄今为止,中空器官的检查还需综合应用几种成像方式,以求信息互补。③妇科与盆腔病变:妇科与盆腔病变的 MRI 检查已有很长历史。由于 X 线剂量问题,CT 不适用于胎儿检查,但 MRI 在提高采集速度的基础上可克服胎儿的运动而行胎儿成像,其信息可与超声互补。④前列腺:前列腺形态学检查开展已久,除脑之外,前列腺是少数已经开展 MRS 研究且已临床应用的器官之一。体素体积减小及多体素 MRS、多核 MRS 研究是前列腺 MRS 应用日益增多的因素,超高场 MRI、直肠内线圈及以伪彩色作模拟显示的技术也使研究进一步深入。前列腺的 MRS 检查目前为热点研究的领域之一。

　　4. 胸部检查　由于 MRI 设备的高场强技术和快速成像序列的应用,肺部 MRI 应用范围,包括形态和

功能方面有了明显的增加。MRI 的多平面、多序列成像和增强扫描技术,可为肺部疾病的诊断提供更为充分和全面的信息。在 MRI 的初期应用阶段,临床及研究重点为纵隔、胸壁疾病。近十年来扩展到早期肺癌、肺内孤立结节和肺血管疾病的诊断,并开展了 MRI 在肺功能检查方面的动物实验研究和进行了初步的临床应用。肺 MRI 通气成像可采用吸入氧分子以减少 T_1 值的方法。动物实验研究表明,此法能够发现肺的通气异常,从而反映局部肺功能。MRI 通气成像可用于肺气肿、弥漫性肺间质性疾病、肺癌和肺栓塞等。MRI 还可反映局部的灌注情况。动态增强 MRI 可获取局部血流量的定量参数,如平均通过时间和血流量。肺的 MRI 功能性检查还处于研究阶段,临床应用的适应证和预期效果等还需要进一步的探讨。

(于兵 范国光 孙宝海)

第五章

信息放射学

近年来,伴随着电子计算机技术、网络通信技术和数字影像技术的飞速发展,各种医疗影像相关的协议、标准的制定,以及 PACS、远程影像诊断系统的日渐成熟,信息放射学系统(radiology information system, RIS)也从十几年前的萌芽阶段进入了一个快速成长的阶段。

第一节　数字化影像设备

自从 1895 年伦琴发现 X 线并把它应用于医学诊断领域以来,X 线成像已经经历了 100 多年的发展。在临床影像学检查中,X 线成像一直是最主要的影像检查手段。大量的非数字化的常规 X 线检查图像不能进入 PACS 中已成为 PACS 推广的最大难题。没有数字影像图像,PACS 就英雄无用武之地。要解决这个难题就要使常规 X 线检查图像数字化,目前使用最多的方法是使用计算机 X 线成像(computed radiography, CR)和数字化 X 线成像(digital radiography, DR)。此外,CT 检查及 MRI 检查所形成的大量数字图像也会传到 PACS 进行存储、传输和管理。

一、计算机 X 线成像

1. **工作原理**　X 线穿过人体各组织后会发生衰减,主要是因为能量被吸收(同时也有散射的缘故)。不同的组织会有不同衰减系数,也就是说不同的组织会有不同的 X 线衰减程度,所有应用 X 线的成像技术和模式都是以此为基础的。

CR 系统由成像板(imaging plate, IP)、影像读取系统、计算机影像处理系统组成。其工作分为 3 个步骤:

第一步是信息采集,X 线透过被照体被含有特殊荧光物质的 IP 吸收,在 IP 中形成潜影。

第二步是信息转换,IP 经 X 线照射后被激发形成潜影,经激发的 IP 上存储有空间上连续的模拟信息,为使该信息数字化,IP 上的潜影要由高精度激光束扫描,读出荧光信号转换为数字信号。

第三步是信息的处理与记录,由于 CR 已经是数字信号,因此其影像可以根据不同要求进行影像处理,在大范围内可以自由地改变影像特征,其处理主要分为协调处理、空间频率处理和减影处理。

CR 系统中,IP 被 X 线照射后被激发,形成潜影,它是以连续模拟信号形式记录下来,需要将其读出并转换成数字信号,IP 需由高精度激光束扫描读出。装在暗盒中的 IP 经曝光后,将其送入阅读器,激光束依次扫描整个 IP 表面,荧光体被一次激发后产生荧光。荧光的强弱与被 X 线激发时的能量呈线性关系。该荧光经光导器进入光电倍增管被转换成为电信号,馈入模数(A/D)转换器转换为数字信号。这一过程反复进行,扫描完成一张影像板后,则可得到一个完整的数字化影像。影像读取程序完成后,IP 将运行到一组强光灯下,IP 上的所余潜影可以通过强光下曝光完全被清除。之后被送入暗盒,使得 IP 可以重复使用。重复使用次数在 1 万次以上。

2. **CR 优势与临床应用**　CR 影像质量大幅度提高。由于 CR 是激光成像,较以往的胶片图像有根本的变化,图像清晰度高。传统的 X 线成像是经 X 线摄照,将影像信息记录在胶片上,在显定影处理后,影像才能于照片上显示。CR 则不同,是将 X 线摄照的影像信息记录在影像板上,经读取装置读取,由计算机计算出一个数字化图像,复经数模转换器转换,于荧屏上显示出灰阶图像。

CR 在诊断显示方面很大程度优于传统的 X 线成像。CR 对骨结构、关节软骨及软组织的显示优于传统的 X 线成像,还可行矿物盐含量的定量分析。CR 易于显示纵隔结构如血管和气管,对结节性病变的检出率高于传统的 X 线成像。CR 在观察肠管积气、气腹和结石等含钙病变优于传统 X 线图像,用 CR 行体层成像优于 X 线体层摄影。胃肠双对比造影在显示胃小区、微小病变和肠黏膜皱襞上,CR 优于传统的 X 线造影。

CR 摄照条件的宽容范围较大,患者接受的 X 线量减少。图像处理系统可调节对比及宽容度,故能达到最佳的视觉效果。

CR 减少因曝光过量或曝光不足而产生的重照。CR 系统的数字化动态调节可减少因曝光过量或曝光不足而产生的重照,减少不必要的浪费。并且可以减少患者的抱怨,提高患者的满意度。

CR 的图像信息可由磁盘或光盘储存,并进行传输,重复打印。由于 CR 不再像以前一样必须用胶片存储,而是通过光盘来进行存储,查找起来也十分方便和快捷,减少患者影像的丢失,同时把胶片提供给患者,以便在院外会诊,也减少借还片的手续,而且提高医院远程会诊及影像传输能力。

二、数字化 X 线成像

1. 成像原理 DR 系统由成像部分和计算机影像处理部分组成。成像部分包括 X 线源、X 线检测器。计算机影像处理部分包括 A/D 转换器、D/A 转换器、数字存储器、计算机处理单元以及其他一些外设。根据 X 线信号的采集与转换过程,DR 可以分为非直接转换技术(indirect conversion)和直接转换技术(direct conversion)两大类。

非直接转换类型平板探测器的表面是一层闪烁体材料,再下一层是以非晶态硅为材料的光电二极管电路,最底层为电荷读出电路。当 X 线射击到闪烁体材料后,闪烁体材料发出与所吸收 X 线成比例的可见光,然后由下层的光电二极管阵列将这些可见光转换为电荷信号,最后通过最底层的电荷读出电路将每个光电二极管所收集的电荷信号转换为数字信号。常见的闪烁体材料有碘化铯(CsI)、硫氧化钆(GdSO)。在间接转换系统中所使用的闪烁体材料的排列可以是结构化的也可以是非结构化的。对于非结构化的排列,例如我们常用的荧光屏,可见光散射可以使得邻近像素遭受影响,使得图像的空间分辨率降低,为了减少这种情况的影响,多数制造厂商采用结构化的闪烁体排列方式,因为结构化排列的闪烁体可以有效地减少光的散射并有比较高的 X 线吸收率,所以图像质量较好。同时采用结构化的排列方式可以增加 X 线与闪烁体发生作用的概率,使得产生可见光的强度更大。

直接转换类型平板探测器与非直接转换类型平板探测器都是采用薄膜晶体管(thin film transistor,TFT)的,所不同的是直接转换类型平板探测器没有闪烁体层,也不需要光电转换单元。它以光导半导体材料作为 X 线的吸收作用媒质,目前已经商品化的直接转换类型平板探测器都是采用非晶硒(a-Se)作为 X

线的吸收作用媒质。这种材料具有优良的 X 线吸收特性和本身所具有的极高的空间分辨率。直接转换类型平板探测器从外到内的结构依次是表层为设置偏置电压的电极板,下层为非晶硒材料,再下一层为电荷收集电极阵列,最底层为 TFT 阵列电荷读出电路。在 X 线曝光之前,通过位于硒层顶端表面的偏置电极向整个非晶硒涂层施加一个偏置电场。当探测器吸收 X 线后,在非晶硒所产生的与所吸收的 X 线成比例的电荷在偏置电场的作用下,直接向电荷收集电极阵列运动。每个像素的电荷在经过放大处理后,进行量化处理变为数字信号。在硒涂层中通过采用场成形技术有效地分离了探测器元件,同时整个硒层表面非常适用于 X 线-电荷的转换。因此通过合理地设计电荷收集电极,有效占空因数可以达到相当高的比率。

通过平板探测器采集到的 X 线数字化信号后就要使用计算机处理单元进行处理。计算机处理单元的灵魂是软件,包括两部分软件:图像处理和系统管理。图像处理部分主要是图像前处理功能,例如图像校正和不同解剖部位的预设影调处理参数。也有部分厂商把一些图像后处理功能放到 DR 系统的操作台上,例如动态范围控制(组织均衡)和一些影像增强功能等。DR 与 CR 和胶片相比的一大优势是工作流顺畅。但是如果没有相应软件的支持,就不能实现工作流程管理,要完成工作流程管理,DR 系统的软件至少需要支持 DICOM 任务清单、MPPS。

2. DR 优势与临床应用 数字化的图像质量与所含的影像信息量可与传统的 X 线成像相媲美。图像处理系统可调节对比,故能达到最佳的视觉效果;摄照条件的宽容范围较大,患者接受的 X 线量减少。图像信息可由磁盘或光盘储存,并进行传输。

数字化图像与传统 X 线图像都是所摄部位总体的重叠影像,因此,传统 X 线能摄照的部位也都可以用 DR 成像,而且对 DR 图像的观察及分析也与传统 X 线相同。所不同的是 DR 图像是由一定数目的像素所组成。

数字化图像能够很好地显示头颈部图像。通过对所获得影像解剖结构用不同的窗宽窗位观察,一方面可以观察到骨质的细微结构,另一方面可以观察到头颈部软组织、鼻咽部和气管组织。数字化图像对骨结构、关节软骨及软组织的显示优于传统的 X 线成像。

与 CR 相比,DR 的图像分辨率和工作效率更高,X 线量更低,一次摄片废片率更低,曝光宽容度大,动态范围广,且可通过 PACS 进行图像传输与资料共享,节约资源。随着成像速度的提高,DR 正在由静态向动态方向发展,使数字化透视成为可能。

三、CT 简介

1. **CT 原理**　CT 是用 X 线照射人体,由于人体内不同的组织或器官拥有不同的密度与厚度,故其对 X 线产生不同程度的衰减作用,从而形成不同组织或器官的灰阶影像对比分布图,进而以病灶的相对位置、形状和大小等改变来判断病情。

CT 系统主要包括扫描部分、计算机系统、图像显示和存储系统。扫描部分主要由 X 线管、探测器和扫描架组成;计算机系统,将扫描收集到的信息数据进行贮存运算;图像显示和存储系统,将经计算机处理、重建的图像显示在电视屏上或用多幅照相机或激光照相机将图像摄下。

X 线球管的作用是发射 X 线。高压发生器的作用是为 X 线球管产生 X 线提供稳定的直流高压,CT 球管需要 $120\sim140\text{kV}$ 的直流高压。准直器位于球管前方,通过可调节窗口决定 X 线宽度的装置,使 X 线呈有一定厚度的扇形束状,调节窗口的宽度可变换 X 线束的厚度,决定扫描的层厚。探测器的作用是接收衰减后的 X 线并将其转化为电信号。扫描架内装沿轨迹运动的 X 线球管,球管对面是成排的探测器(或与球管同时运动,或固定在扫描架上),二者之间是扫描孔,球管(或与探测器一起)围绕扫描孔旋转并发射 X 线,对位于扫描孔内的被扫描物体进行扫描。

CT 是用 X 线束对人体某部一定厚度的层面进行扫描,由探测器接收透过该层面的 X 线,转变为可见光后,由光电转换变为电信号,再经模数转换器转为数字,输入计算机处理。图像形成的处理有如对选定层面分成若干个体积相同的长方体,称之为体素(voxel)。扫描所得信息经计算而获得每个像素的 X 线衰减系数或吸收系数,再排列成矩阵,即数字矩阵(digital matrix),数字矩阵可贮存于磁盘或光盘中。经数模转换器把数字矩阵中的每个数字转为由黑到白不等灰度的小方块,即像素(pixel),并按矩阵排列,即构成 CT 图像。所以,CT 图像是重建图像,每个体素的 X 线吸收系数可以通过不同的数学方法算出。

2. **CT 优势与临床应用**

(1) CT 检查对中枢神经系统疾病的诊断价值较高,应用普遍。对颅内肿瘤、外伤性血肿与脑损伤、脓肿与肉芽肿、寄生虫病、椎管内肿瘤与腰间盘脱出和脑梗死与脑出血等病的诊断效果好,诊断较为可靠。螺旋 CT 扫描可以获得比较精细和清晰的血管重建图像,即 CTA,而且可以做到三维实时显示。

(2) CT 对头颈部疾病的诊断也很有价值。比如,对眶内占位病变、鼻窦早期癌、听骨破坏与脱位、内耳骨迷路的轻微破坏、鼻咽癌的早期发现和耳先天发育异常等。

(3) 对胸部疾病的诊断,CT 检查随着高分辨力 CT 的应用,日益显示出它的优越性。通常采用造影增强扫描以明确纵隔和肺门有无肿块或淋巴结增大、支气管有无狭窄或阻塞,对原发和转移性纵隔肿瘤、中心型肺癌、淋巴结结核等的诊断均很有帮助。肺内间质、本质性病变也可以得到较好的显示。CT 对平片检查较难显示的部分,比如同心、大血管重叠病变的显示,更具有优越性,对胸膜、膈、胸壁病变,也可清楚显示。

(4) 心脏及大血管的 CT 检查,特别是后者,具有更重要的意义。心脏方面主要是心包病变的诊断、心腔及心壁的显示。由于扫描时间一般长于心动周期,影响图像的清晰度,诊断价值有限。但冠状动脉和心瓣膜的钙化、大血管壁的钙化及动脉瘤改变等,CT 检查可以进行非常好的显示。

(5) 腹部及盆腔疾病的 CT 检查应用日益广泛,主要用于肝、胆、胰、脾、腹膜腔及腹膜后间隙以及泌尿和生殖系统的疾病诊断,特别是占位性病变、炎症性和外伤性病变等。肠胃病变向腔外侵犯以及邻近和远处转移等,CT 检查也有非常大的价值。

CT 具有很多优点:①扫描速度快,大多数检查可在患者一次屏气时间内完成;②容积数据可避免小病灶的遗漏;③可进行高质量的任意层面的多平面重组、最大密度投影、表面遮盖显示和容积显示技术、CT 血管造影等后处理,诊断准确性也有很大提高。

四、磁共振成像

1. **成像原理**　磁共振成像(MRI)是利用原子核在磁场内共振所产生信号经重建成像的一种成像技术。人体约 70% 是由水组成的,MRI 即依赖水中氢原子。利用人体中遍布全身的氢原子在外加的强磁场内受到射频脉冲的激发,产生磁共振现象,经过空间编码技术,用探测器检测并接受以电磁形式放出的磁共振信号,输入计算机,经过数据处理转换,最后将人体各组织的形态形成图像,以作诊断。

MRI 设备包括磁体、梯度线圈、供电部分、射频发射器及 MRI 信号接收器,这些部分负责 MRI 信号产生、探测与编码;模拟转换器、计算机、磁盘与磁带机等,则负责数据处理、图像重建、显示与存储。

磁体有常导型、超导型和永磁型三种,直接关系到磁场强度、均匀度和稳定性,并影响 MRI 的图像质量。通常用磁体类型来说明 MRI 设备的类型。常导型的线圈用铜、铝线绕成,磁场强度最高可达 $0.15\sim0.3\text{T}$,超导型的线圈用铌-钛合金线绕成,磁场强度一般为 0.35~3.0T,用液氦及液氮冷却;永磁型的磁体由用磁性物质制成的磁砖所组成,较重,磁场强度偏低,最高达 0.3T。

梯度线圈,修改主磁场,产生梯度磁场。其磁场强度虽只有主磁场的几百分之一。但梯度磁场为人体 MRI 信号提供了空间定位的三维编码的可能,梯度场由 x、y、z 三个梯度磁场线圈组成,并有驱动器以便在扫描过程中快速改变磁场的方向与强度,迅速完成三维编码。

射频发射器与 MRI 信号接收器为射频系统,射频发射器是为了产生临床检查目的不同的脉冲序列,以激发人体内的氢原子核产生 MRI 信号。射频发射器及射频线圈像一个短波发射台及发射天线,向人体发射脉冲,人体内的氢原子核相当于一台收音机接收脉冲。脉冲停止发射后,人体氢原子核变成一个短波发射台,而 MRI 信号接收器则成为一台收音机接收 MRI 信号。脉冲序列发射完全在计算机控制之下。

2. MRI 优势与临床应用

(1)颅脑与脊髓:MRI 由于具有强烈的软组织对比优势,所以是中枢神经系统影像学检查的首选。MRI 对脑肿瘤、脑炎性病变、脑白质病、脑梗死、脑先天性异常等的诊断比 CT 更为敏感,可发现早期病变,定位也更准确。对颅底及脑干的病变因无伪影可显示得更清楚。MRI 可不用造影剂显示脑血管,还可直接显示一些脑神经,可发现神经的早期病变。MRI 还可显示脊髓的全貌,因而对脊髓肿瘤或椎管内肿瘤、脊髓白质病变、脊髓空洞、脊髓损伤等有重要的诊断价值。

(2)头颈部:MRI 对眼、耳、鼻、喉部的肿瘤性病变显示好,如鼻咽癌对颅底、脑神经的侵犯,MRI 显示比 CT 更清晰、准确。MRI 还可做颈部的血管造影,显示血管异常。对颈部的肿块,MRI 也显示其范围及其特征,以帮助定性。

(3)胸部:MRI 可直接显示心肌和左右心室腔,可了解心肌损害的情况,并可测定心脏功能,对纵隔内大血管的情况可清楚显示。对纵隔肿瘤的定位、定性也极有帮助,还可显示肺水肿、肺栓塞、肺肿瘤的情况。

(4)腹部:MRI 对肝、肾、胰、脾、肾上腺等实质器官疾病的诊断可提供十分有价值的信息,有助于确诊。对小病变也比较容易显示,因而能发现早期病变。MRI 胰胆管造影可显示胆道和胰管。MR 尿路造影可显示扩张的输尿管和肾盂、肾盏,对肾功能差、静脉尿路造影(IVU)不显影的患者尤为适用。

(5)盆腔:MRI 可显示子宫、卵巢、膀胱、前列腺、精囊等器官的病变,可直接看到子宫内膜、肌层,对早期诊断子宫肿瘤性病变有很大的帮助,对卵巢、膀胱、前列腺等处病变的定位、定性诊断也有很大价值。

(6)后腹膜:MRI 对显示后腹膜的肿瘤以及与周围脏器的关系有很大价值。还可显示腹主动脉或其他大血管的病变,如腹主动脉瘤肾动脉狭窄等。

(7)骨骼、肌肉系统:MRI 对关节内的软骨盘、肌腱、韧带的损伤显示率比 CT 高。由于对骨髓的变化比较敏感,能早期发现骨转移、骨髓炎、无菌性坏死、白血病骨髓浸润等。对骨肿瘤的软组织肿块显示清楚,对软组织损伤也有一定的诊断价值。

事实上,相对传统基于 X 线成像的设备而言,MRI 具有如下优势:①与 DR、CT 检查相比,MRI 无辐射损害;②MRI 所显示的解剖结构逼真,使病变组织和正常组织均可清晰显示,具有高的软组织对比分辨力,无骨伪影干扰;③对膀胱、直肠、子宫、骨、关节、肌肉等部位的检查优于 CT;④通过调节磁场可自由选择所需剖面,能得到其他成像技术所不能接近或难以接近部位的图像,不像 CT 只能获取与人体长轴垂直的横断面;⑤不用对比剂即可进行血流成像;⑥对于椎间盘和脊髓,可作矢状面、冠状面、横断面成像,可以看到神经根、脊髓和神经节等。

第二节 图像存储与传输系统

图像存储与传输系统(picture archiving and communications system,PACS)是信息放射学的基础,也是医院信息系统中的一个重要组成部分,它使用计算机和网络技术对医学影像进行数字化处理的系统,其目的是用来代替传统的模拟医学影像体系。它主要解决数字化医学影像的获取、数字化医学图像的高速传输、数字化医学图像的存储、图像的数字化重现和处理、图像信息与其他信息的集成五个方面的问题。

一、图像存储与传输系统的发展背景

PACS 的概念提出于 20 世纪 80 年代初。早期的 PACS 主要采用的是专用设备,整个系统的价格非常昂贵。进入 20 世纪 90 年代后期,随着微型计算机性能的迅速提高,网络技术的快速发展,使得建设 PACS 的成本降低到可以被大多数医院接受的水平上。同时,随着现代医学科技的迅猛发展,各种医疗信息,特别是影像检查信息呈几何数级增长,我们得到的影像数据由原来以胶片为介质的静态图像发展到可以调整的动态数字化图像,单次检查的图像数量由原来的几幅、十几幅发展到现在的几千幅,信息孤岛随之出现,如何存储、管理和有效利用已成为医院管理的首要问题。显然,胶片结合阅片灯的传统阅片方式已经

不再适合现代医疗影像设备产生的数字化、海量的图像信息的阅读、诊断。因此，只有改变传统的阅片方式，使用PACS进行屏幕阅片才能满足数字化、海量图像数据的诊断需求。

二、图像存储与传输系统的原理与方法

(一) 医学影像数据的获取

从各种影像设备及时准确地获取图像及相关的其他信息(如患者信息、研究描述、图像采集参数和有关的图像处理等)一直是早期的PACS比较难处理的一个环节。虽然当时已经出现CT、MRI、CR等数字化的检查设备，但这些早期的数字化医学影像设备所产生的数字化图像都是由各个设备生产厂商自己确定的专有格式，别人无法利用。这就造成了不同设备生产厂商的设备产生的图像格式不兼容的问题。因此，早期的PACS多采用A/D(模数)转换技术，对胶片等介质上所记录的模拟信息进行数字化转换，得到数字化的医学影像，并输入PACS。但由于中间有一个A/D转换的过程，就不可避免地造成原有的医学影像中一些信息的丢失。同时，这种方法也没有得到图像相关的信息。这样就使通过A/D转换所得到的数字化医学影像的诊断价值大打折扣。这个问题极大地影响了PACS的发展，成为早期PACS发展的最大障碍。为了解决这些问题，数字影像与通信(digital imaging and communications in medicine, DICOM)标准就应运而生。

DICOM最初是由美国放射学会(ACR)和美国电器制造协会(NEMA)在1982年联合组织了一个研究组并在1985年制定出了一套数字化医学影的格式标准，即ACR-NEMA 1.0标准，随后在1988年完成了ACR-NEMA 2.0。1993年ACR和NEMA在ACR-NEMA 2.0标准的基础上，增加了通信方面的规范，同时按照影像学检查信息流的特点重新修改了图格式中部分信息的定义，制定了DICOM 3.0标准。此后，DICOM 3.0标准逐渐被世界上主要的医学影设备生产厂商接受，因此已经成为事实上的工业标准。DICOM 3.0标准解决了图像兼容和信息交换两大问题，为PACS扫清了发展道路上的最大障碍。目前的DICOM 3.0共由十几个部分来组成，满足了医学图像的发展，且各部分的内容还在不断发展中。

在遵从DICOM标准的环境中，PACS获取医学影像的过程大致如下：影像检查设备产生相应患者的检查图像；根据DICOM协议相关部分的定义生成包含患者基本信息、扫描或暴光信息以及检查图像的DICOM格式文；按照DICOM协议的规定以及事先设置的传输参数，通过网络系统把图像文件发送至PACS或者由PACS直接向设备查询并获取相关的检查图像。

正是由于DICOM协议的出现，使得PACS从影像设备中获取医学影像就变得非常便捷、可靠、灵活，表现如下：

首先，只要PACS和影像设备分别设置好DICOM相关的参数，并且保证设备与PACS间的网络连通就可以非常便捷地得到影像设备的影像数据。

其次，得到的影像数据中，除基本图像外还包括了患者基本信息、图像采集参数等非常重要的信息，这样就使获得到的数据更加可靠、全面。

再次，在DICOM标准中定义了两种不同的影像数据获取方式，PACS可以主动到设备中查找、取得相关患者的影像数据，也可以被动地等待接收设备发送过来的影像数据，这就使得影像数据的获取更加灵活。

最后，遵从DICOM标准的影像数据本身已经就是数字化的数据，并且使用普通的PC结合相应的软件就可以得到影像数据，早期普遍使用的昂贵的A/D转换设备(如激光读取系统)已无用武之地，这样影像数据的获取就变得更加经济。

(二) PACS数据的传输

医学影像数据的传输是连接PACS各部分之间的桥梁。由于当时网络技术和计算机技术水平的制约，早期的PACS传输环节是系统的一个瓶颈，最普遍的两个问题是：影像浏览终端取得图像时间过长和网络拥堵的问题。但伴随着技术的更新和发展，传输问题已经得到了很好的解决，影像浏览终端现在可以在很短的时间内得到图像并开始诊断工作。目前，主要使用以下技术解决传输问题：

1. 先进的网络技术　网络技术经过几十年的发展，性能已经有了大幅度的提高。就以目前医院内应用最为广泛的以太网(ethernet)为例，其传输速度已经由最初的标准以太网的10Mb/s到快速以太网的100Mb/s再到现在千兆以太网的1 000Mb/s甚至更高的10 000Mb/s；传输介质从以同轴电缆、3类双绞线为主发展到现在的以高速光纤传输为主干，结合高速双绞线(如超5类双绞线或者6类双绞线)的部署模式。这些技术的应用使得医学影像数据的传输速度有了百倍甚至千倍的提高。根据调查，医生不希望在终端前等待的时间超过4s。传输速度的提高就意味着可以大量减少在影像浏览终端浏览图像医生的等待时间，提高了医生的工作效率。例如，一个胸正侧位CR检查2幅图像共16MB，如果使用10M网络传输理想情况下需要20s完成传输，而100M网络只要2s。当然这是理论情况，在实际的应用中并不能达到这个理

论值,经过优化的网络其传输效率还是可以达到80%以上的。

此外,网络的高速传输距离也由1km左右,发展到现在的在保证高速传输的情况下不低于40km;网络类型的选择上,由于以太网的诸多优势,使得以前繁多的网络类型,例如,令牌环网、光纤分布式接口网络、异步传输模式网等逐步淡出局域网的舞台,使目前以太网几乎一统天下。长距离高速传输的保证以及网络类型的统一,使医院内部或者所有院区和分支部门间的网络互连互通变得十分简便,让PACS在医院内部网络逻辑结构复杂的情况下成功部署成为可能。

2. 图像压缩技术　　数字化的医学图像数据量是非常巨大的,单次检查的数据量少则十几MB,多则上百MB,更有甚者可以达到上GB。如此大的数据量在PACS中频繁传输,给网络带来非常大的压力,会造成传输网络的拥塞甚至瘫痪。因此,能够给医学图像数据"瘦身"的图像压缩技术就顺理成章地进入PACS领域中。图像压缩技术是一种选择性地减少图像数据中的冗余度,从而达到压缩图像数据体积、缩短传输时间的目的的软件技术。对图像进行压缩的好处是显而易见的,压缩后的图像容量可以成倍缩小,对存储来说可以节省大量的存储空间,更为重要的是图像容量的缩小使得传输所用时间更短,网络传输系统的压力大大减轻,可以较好地解决因为传输数据量的巨大而造成的网络的拥塞和瘫痪问题。

DICOM标准中推荐了多种图像压缩算法和压缩等级,来确保数字化医学图像压缩后的诊断价值。这些算法包括:JPEG image compression、JPEG-LS image compression、JPEG 2000 image compression、RLE Compression。

联合图片专家组(Joint Photographic Experts Group,JPEG)是作为国际标准化组织与电报电话国际协会的联合工作委员会专门致力于静止图片压缩。目前JPEG已开发三个图像标准。第一个直接称为JPEG标准,正式名称叫"连续色调静止图像的数字压缩编码"(digital compression and coding of continuous-tone still images)。JPEG算法共有4种运行模式,其中一种是基于空间预测(DPCM)的无损压缩算法,另外3种是基于离散余弦变换(DCT)的有损压缩算法。第二个标准是JPEG-LS,正式名称是"连续色调静止图像无损/接近无损压缩标准"(lossless/near-lossless compression standard for continuous-tone still images)。JPEG-LS仍然是静止图像无损编码,能提供接近无损的压缩功能。JPEG-LS算法的复杂度低,却能提供高无损压缩率,但它不提供支持扩缩、误差恢复等功能。

第三个标准是JPEG最新JPEG 2000标准。根据JPEG专家组的目标,该标准将不仅能提高对图像的压缩质量,尤其是低码率时的压缩质量,而且还将得到许多新功能,包括根据图像质量,视觉感受和分辨率进行渐进传输,对码流的随机存取和处理,开放结构,向下兼容等。与以往的JPEG标准相比,JPEG-2000压缩率比JPEG高约30%,它有许多原先的标准所不可比拟的优点。JPEG-2000与传统JPEG最大的不同,在于它放弃了JPEG所采用的以离散余弦变换为主的分块编码方式,而改为以小波变换(wavelet transform)为主的多分辨率编码方式。

行程长度编码(run-length encoding,RLE)是压缩一个文件最简单的方法之一。它的做法就是把一系列的重复值用一个单独的值再加上一个计数值来取代。这种方法实现起来很容易,而且对于具有长重复值的串的压缩编码很有效。例如对于有大面积的连续阴影或者颜色相同的图像,使用这种方法压缩效果很好。

除DICOM标准中推荐的这些压缩算法以外,目前一些厂商也在使用另外的一些压缩算法来解决医学图像数据问题。例如,心动超声波和心导管的动态图像,虽然DICOM中推荐了相应的压缩算法,但一些厂商使用运动图像专家组(Moving Picture Expert Group,MPEG-2)标准来对图像进行压缩,同样取得了比较好的效果。

但是,由于医学图像关系到医学诊断的准确性,影响非常之大。过高的压缩比率虽然会使影像数据体积减小到原来的几十分之一,甚至上百分之一,但势必造成原图像部分信息的丢失,从而影响图像质量,导致图像质量的退化,因此如何在图像压缩比率和图像质量之间谋求一个平衡仍然是一个有待解决的问题。目前在应用于诊断的环境中通常只使用无损压缩算法,压缩比率通常保持在4:1或者2:1。这样图像经过解压缩后可以完全还原到压缩前的状态,保证了数字化医学图像的诊断质量,并且可以作进一步进行处理(例如,三维重建)。只有在一些对图像质量不敏感或者对传输速度要求较高的环境中(例如,影像浏览、远程放射)才适当使用有损压缩算法。

（三）PACS 数据的存储

存储在PACS中的医学影像数据包含了丰富的病例及其影像学信息,并且这些医学影像数据可以随时按不同的要求完全重现出来,因此从医院的角度来看这些医学影像数据可以说是一个价值巨大的"金矿"。医院本身为了更好地管理、利用这些"金矿"就要求PACS能长时间保存医学数字化影像,以较短的等待时间调阅任意时期的历史影像资料,同时医学数字化影像自身文件大,不容许使用有损压缩算法,使得医学数字化影像的存储成为 PACS 最为重要的部分之一。

1. 存储结构　目前,应用较为广泛的存储结构有集中存储模式、分布式模式。

集中存储模式是由 1 个功能强大的中央管理系统(服务器)及中央影像存储系统服务于所有 PACS 设备和影像,提供集中的、全面的系统运行和管理服务。该模式有利于对系统资源和服务实施进行有效的管理,每个用户可以在 PACS 网络覆盖的范围内的任何地点、任何时间访问影像,但此种模式对网络带宽及传输速率、管理系统设备软件和硬件性能及稳定性要求较高。

分布式模式:PACS 由多个相对独立的子单元(系统)组成,每一子单元有独立的存储管理系统。可以设或不设中央管理服务器,但通常应具有一个逻辑上的中央管理系统/平台。该模式也可以由多个 mini-PACS 整合形成。分布式模式是早期 PACS 最为常见的存储模式,它有利于减轻网络负荷,结构的安全性比较好,但比较复杂,实现比较困难,资源和服务的管理、利用不及集中模式。

2. 存储方法　早期的 PACS 由于网络性能和存储技术的制约通常把整个存储系统分为三个级别:在线存储部分、近线存储部分、离线存储部分。

在线存储部分使用高性能的存储设备(例如,服务器直接挂接硬盘或高性能磁盘阵列),用来存储访问概率最大或者对访问响应速度要求高医学影像数据(通常为 6 个月以为内的医学影像数据)。近线存储部分使用性能一般的存储设备(例如,普通磁盘阵列),存储一定时期内被访问概率较低的医学影像数据。离线存储部分通常使用性能相对最差,但容量大、价格便宜的存储设备(例如,磁带库或光盘库),用来存储被访问概率非常小的医学影像数据,以保证影像数据的安全性和完整性,供以后需要的时候调阅。此外,存储系统中一般还应该有备份部分,用来防止灾难性的数据丢失,但也有一些厂商处于存储成本的考虑使用离线部分作为医学影像数据的备份。

但随着网络技术、存储技术发展,网络的性能、存储设备的性能都有了大幅度的提高,更为重要的是存储设备的价格快速下降。因此,目前的 PACS 存储系统已经从早期的三级存储,逐渐发展到现在的二级存储,即在线存储部分和备份部分。

目前,适合 PACS 使用的存储方案主要包括:磁盘类、光盘类和磁带类。磁盘类由于其拥有高性能,目前主要应用于在线存储部分。光盘类和磁带类因为性能相对较差多应用在备份部分。

磁盘阵列将多个磁盘进行统一管理,使它们能够并行操作,以提高整个磁盘设备的容量、传送能力及可靠性,其主要由阵列柜和放置在其中的硬盘组成。目前,磁盘阵列与于外部接口主要有小型计算机系统接口(small computer system interface,SCSI)和光纤通道接口(fibre channel,FC)。SCSI 接口的连接速率已经达到 640Mb/s,光纤通道接口更达到 2Gb/s 的高速度,从传输性能来看已经完全可以满足 PACS 的要求。同时,得益于廉价冗余磁盘阵列(redundant arrays of inexpensive disks,RAID)技术的应用,使得磁盘阵列的容量和安全性都达到了一个比较令人满意的程度。但是,由于阵列柜盘位的限制(一般多为 10~12 个硬盘位),其容量虽然可以超过 1TB,可是一旦所有盘位插满硬盘,阵列本身的扩展能力就达到极限,因此其扩展很差。

存储区域网络(storage area network,SAN)是一种类似于普通局域网的一种高速专用存储网络,它通过高达 2Gb/s 的光纤通道集线器、交换机和网关等连接设备建立起服务器和存储设备之间的直接连接。SAN 不是一种产品而是配置网络化存储的一种方法。这种网络技术支持远距离通信,允许存储设备真正与服务器隔离,使存储成为可由所有服务器共享的资源,并且可以近乎无限的扩充 SAN 的存储容量。虽然,目前 SAN 的性能和扩展能力对 PACS 来说非常适合,但其高昂的价格是大多数医院所承担不起的。

网络附属存储(network attached storage,NAS)是一种将分布、独立的数据整合为大型、集中化管理的数据中心,以便于对不同应用服务器和终端进行访问的技术。一个 NAS 可以是一个服务器或一组专门用来存储的服务器群,在这样的体系结构中,磁盘空间的扩展如同在网络上添加打印机一样的简单便捷,因此 NAS 的扩展性最佳。尽管 NAS 内部也组成了 RAID,但由于其附加于网络,其传输性能受网络因素的影响较大,单纯从性能参数看它的性能要较磁盘阵列和 SAN 差。

(四) PACS 数据的重现和后处理

数字化的医学影像信息进入 PACS 后,最终目的是为了对其在计算机屏幕上进行重现和处理,实现在计算机屏幕上阅片的"软阅读"方式(soft-copy reading),用这种诊断方式来取代传统胶片的硬拷贝(hard-copy reading)结合阅片灯的诊断模式。

1. 医学影像的重现　医学影像的重现是进行"软阅读"方式的基础。医学影像在计算机显示器屏幕上显示的质量对于影像诊断细节的观察是至关重要的,因此显示器就成为了"软阅读"的关键所在。

普通的彩色显示器的亮度只是灰度显示器(即日

常所说的医用显示器)的 1/8 左右,另外,由于彩色显示器是由红、黄、绿三个单元组成一个像素,它的空间分辨率同样不及灰度显示器,所以用于放射影像诊断的显示器应尽可能的使用灰度显示器。

2. 医学影像的处理 通常,PACS 的影像处理包含如下功能:缩放、移动、镜像、反相、旋转、滤波、锐化、伪彩、播放、窗宽窗位调节、提供 ROI 值、长度、角度、面积等数据的测量。这些都是为辅助医生诊断而提供的最基本的图像处理功能。近年来,随着技术的进步和新型影像检查设备的投入使用,PACS 的影像处理功能也在随之改变。

首先,三维重建技术得到了广泛的应用。通过三维重建后的影像,可以在一定程度上弥补设备的不缺陷,医生可以快速、准确地找到关键断面和病灶,准确、直观地了解到病灶和周围组织的关系。

其次,计算机辅助诊断功能越来越多。例如,自动计算出左右心室容量、喷射指数;有的标注出血管狭窄、钙化位置、乳腺癌可疑点、提供 PET 标准摄取值(standard uptake value,SUV)和 CT 值等。这些功能极大地减轻了医生阅片工作的劳动强度,节约了诊断时间,提高了工作效率。

(五) PACS 与其他医疗信息的交换

随着近年来医院管理信息化的程度不断加深,在 HIS 的各子系统之间医疗信息的交换日益成为人们关注的问题。PACS/RIS 作为在医院信息管理系统中医学影像信息的产生者以及其他医疗信息的使用者,成为医疗信息交换过程中一个重要的组成部分。在这样的环境中,PACS/RIS 已经不能再像以往那样作为一个相对独立的系统工作,它需要与外界进行大量信息交换。目前,需要与 PACS 进行大量信息交换的部分主要包括影像检查设备、RIS 以及 HIS。

在这个交换的过程中除 DICOM 标准起着重要作用外,HL7 协议扮演着重要的角色。HL7(Health Level Seven)组织的主要目的是发展和整合各型医疗信息系统间,如临床、检验、药店、保险、管理、行政及银行等各项电子资料的交换标准。HL7 已被全球多个政府机构及大型企业所采用。它致力于发展一套联系独立医疗计算机系统的认可规格,确保医疗卫生系统如医院信息系统、检验系统、配药系统及企业系统等符合既定的标准与条件,使接收或传送一切有关医疗、卫生、财政与行政管理等资料或数据时,可达到及时、流畅、可靠且安全的目的。

HL7 通信协议汇集了不同厂商用来设计应用软件之间接口的标准格式,它允许各个医疗卫生机构不同的系统之间,进行重要资料的通信往来。通信协议的设计同时保留相当的弹性,使得一些特定需求资料的处理维持兼容性。

HL7 已成为医疗信息交换协议的权威,容许不同系统在交换资料及数据时取得快捷、一致的效果。

1. 与影像检查设备间的信息交换过程 PACS 与影像检查设备间的信息交换,主要是医学影像的交换。与影像检查设备进行医学影像的交换是 PACS 同外界最基本的信息交换。信息的交换过程同 PACS 获取医学影像的过程相差无几,只是在这个交换过程中保存在 PACS 中的 DICOM 格式的影像文件也可以返回影像检查设备中,因此,PACS 与影像检查设备进行医学影像的交换是 PACS 的基本功能之一。

2. 与 RIS、HIS 间的信息交换过程 RIS 是用来优化、管理影像科室日常诊断工作流程的系统,它是 PACS 最重要的"伙伴",也是信息放射学中重要的组成部分。其主功能包括:预约登记功能、患者基本信息和检查信息的输入即分诊功能、诊断报告的生成和确认功能、患者相关信息的查询功能、影像科室工作量和其他管理信息的统计查询功能。

目前,RIS 主要有两种架构。一种架构是 PACS 与 RIS 相互分离,使用各自的数据库,各为独立的系统,欧美的 RIS 多采用这样的结构;另一种架构是 PACS 与 RIS 融合在一起,使用同一套数据库,PACS 与 RIS 是一个不可分割的整体,这种架构主要是国内厂家根据国内影像科室的工作流程以及工作习惯而设计,并在很多医院取得了很好的效果。

无论 PACS 和 RIS 如何组合,能够同 HIS 进行信息交换是现 PACS/RIS 最基本的也是最重要的要求。在不与 HIS 连接的环境中,RIS 要完成预约登记功能和分诊功能,就要靠操作人员录入很多信息,例如,患者的人口信息、患者本次检查的相关信息,这对于分诊操作员来说是个不小的负担。当 2 个系统进行信息交换后,RIS 识别相关的患者的识别码,通过 HL7 协议或者专门的接口可以直接得到这个患者的人口信息,甚至是本次检查的信息。这样,分诊操作人员几乎不用录入任何字符就可以完成预约或分诊操作,大大提高了工作的效率。另外,在通常的工作流程中,影像检查的诊断报告确认完毕后,胶片和报告由患者自己或影像科室的工作人员带到临床医生处,由临床医生完成临床诊断。在这个过程中可能由于多种原因造成临床医生得到患者影像信息不及时,进而延误诊断。在 PACS/RIS 与 HIS 可以进行信息交换的情况,患者的医学影像信息和影像诊断信息可以第一时间内出现在临床医生的工作站上,省去了胶片和诊断报告传递的时间,避免了一些人为的错误,节约了临床诊断的时间,同时也能在一定程度上确保了临床诊断的准确。

同时,无论何种架构的 RIS 都需要与 PACS 以及影像检查设备进行患者信息的交换,这对于 PACS 和影像检查设备都是十分有意义的。在传统的影像检查流程中,设备操作技师或医生不能及时了解到要为哪些患者进行检查,影像诊断医生也不能了解到要进行诊断的患者目前处于检查流程中的哪个步骤,这样就造成了影像检查、诊断过程中局部工作的无计划,而且,很多患者的信息分别存在于互不交换信息的 HIS、RIS 和 PACS 里面,许多信息需要在不同的系统和检查设备上重复输入,不能充分共享,更重要的是无法保证数据的一致性。但在 RIS 可以与 PACS 和影像检查设备进行信息交换的环境下,结合 RIS 与 HIS 的信息交换过程,可以很好地解决这些问题。当有一个新的患者信息进入 HIS 或原有某患者信息发生改变时,HIS 会自动通过 HL7 协议更新 RIS 的数据库,保存这些患者信息;每完成一次预约或分诊 RIS 会自动通过 HL7 协议通知 PACS 和影像检查设备有新的检查将要进行;检查开始时,影像设备会通过 DICOM 标准的相关部分由 RIS 查询患者和检验基本信息,提取到设备操作台,并自动填写影像设备所需信息;检查完成后,影像设备会通过 DICOM 标准的相关部分通知 RIS 检查完成;影像诊断医生会在 RIS 到相应的状态提示,并完成报告,然后 RIS 会通过 HL7 传送报告给 HIS。这样就形成了一个完整、顺畅的工作流程,避免了上述问题的出现,而且解决了患者基本信息的多次输入问题。

三、图像存储与传输系统的临床应用价值

PACS/RIS 在国外已经应用多年,在国内也普遍被医院所接受,国内的 PACS 进入了一个应用规模不断扩大、发展迅速的一个时期。

PACS/RIS 的使用可以带来的好处是显而易见的:

1. 计算机屏幕阅片方式取代传统的阅片方式,为医生提供更加丰富的影像信息,避免了因信息不充足而造成的漏诊和误诊。

2. 快捷、方便的历史图像的查询、调用。能够随时调阅不同时期和不同成像手段的影像数据,并可进行影像数据的再处理,便于对照和比较,为医生诊断带来了极大的方便。

3. 实用的查询功能。方便病例查找,并且可以按描述、诊断等方式,查找感兴趣病例;方便的计算工作量、病种量、病种分布等相关数据,掌握科室和每位医生的工作状况,极大地方便了科室管理和科研教学工作。

4. 影像数据及相关资料能够在全院范围内甚至院际间快速传递,做到资源共享,方便医师调用、会诊以及进行影像学对比研究,更有利于患者得到最好的诊断治疗效益。

5. PACS 采用了大容量存储设备,实现了无胶片化,减少了胶片使用量,减轻了胶片管理的工作压力,减少了激光相机和洗片机的磨损,降低了冲洗药品的消耗,大大降低了经营成本。而且,避免了胶片借调过程中易出现的问题,完善了医学影像资料的管理,提高了工作效率。

6. 使用 PACS/RIS 进行计算机辅助教学。运用 PACS 可长时间、无损失地储存影像资料的特点,可以让学生接触到大量珍贵的、罕见的病例,可以进一步提高教学质量。

7. PACS/RIS 与 HIS 的互联,减少信息的重复录入,大大提高了医院的医疗、急救的工作效率。

第三节　信息放射学展望

一、与信息放射学系统、医院信息管理系统结合更加紧密

信息放射学近年来的飞速发展很大程度上得益于 PACS/RIS 的发展,而其与 HIS 的紧密结合又是促进 PACS/RIS 的一个重要推动力。RIS 通常应用于影像科的患者登记、检查申请、检查时间及仪器安排,并用于影像学诊断的输入、存储和传输,将 PACS 与 RIS 相融合不仅意味着将医学图像与影像学诊断结论相关联,还意味着重新整合影像检查的过程,优化流程。HIS 是面向医院各部门实现患者诊疗信息和行政管理信息的收集、存储、处理、提取及传输功能的信息系统。PACS 与 HIS 整合后,影像医生可以获得患者的过往病史、病理诊断、手术诊断和出院诊断等信息,从而更合理地选择检查项目,更准确地进行诊断;临床医生可浏览患者的影像信息,作为下医嘱或诊断的参照。PACS 与 HIS 的结合提高医院的工作效率和管理质量,将是今后医院建设的重点。

二、影像处理功能更加丰富

随着医疗设备和计算机技术的发展,新的数字化影像设备和计算机技术不断出现。这就要求 PACS 的影像处理功能不断丰富。现代的影像技术可将数千个二维图像叠加在一起,进行三维重建,真实地展现患者的解剖和病理状态。这对 PACS 的硬件设备和运作能力都提出了更高的要求。

三、计算机辅助诊断工具有效嵌入

随着现代高科技的发展,以 DR、CT、MRI 为代表

的现代高清晰影像设备为临床疾病的诊断提供了极大方便。然而，尽管以 PET 为代表的功能影像对临床诊断有很大帮助，由于条件限制，在更多的情况下医生仍是依据现代影像提供的形态信息，根据自己的临床经验做出判断。由于患者的个体差异以及医生对影像信息观察掌握的局限性，有时不免会产生判断的失误或错误。计算机辅助诊断的过程包括患者一般资料和检查资料的搜集、医学信息的量化处理、统计学分析，直至最后得出诊断。

计算机辅助诊断分为三步：第一步是把病变从正常结构中提取出来；第二步是图像特征的量化；第三步是对数据进行处理并得出结论。因为计算机可以全面利用影像信息进行精确的定量计算，去除人的主观性，避免因个人知识和经验的差异而引起的"千差万别"的诊断结果；所以它的结果是不含糊的，是确定的，它使诊断变得更为准确、更为科学。

四、应用的范围不断扩大

PACS/RIS 最初是从处理放射科的数字医学影像发展起来的。然而随着 PACS/RIS 的不断发展，PACS/RIS 早已从放射科走出，扩展到几乎所有的医学影像领域，例如，超声科、核医学科等，甚至近几年牙科、整形外科也可以看到 PACS/RIS 的身影。PACS/RIS 应用的范围不断扩大可以说是一个必然的发展趋势。

五、远程放射学的研究与应用

远程放射学的研究与应用已经成为继 PACS/RIS 后信息放射学的另一个重点。远程放射学（tele-radiology）可以定义为通过从一个地方到另一个地方的电子传送放射影像，能及时分析放射影像，给出诊断意见，并对医生进行继续教育。不同地方的用户能同时浏览图像。合适地使用远程放射学系统，能够获得高质量的放射图像分析，提高医疗水平。

远程放射学的出现使传统的会诊观念发生了根本的变化，即放射科专家可以在千里之外的放射医学影像中心、办公室甚至家中观看通过通信网络传来的影像资料，从而为一些小医院、边远地区的诊所提供会诊服务。但由于各方面的原因，远程放射学的并不受到医疗资源匮乏的地区的欢迎。随着技术的进步，远程放射学从最早的过同轴电缆传送放射图像实现远程影像诊断服务发展到现在的利用 Internet 结合 PACS/RIS 实现远程影像诊断服务，从开始的点对点模式发展到现在的中心模型服务模式，使得远程影像诊断服务的实现越来越便捷，价格越来越便宜，远程放射学也逐渐成为热点，开始快速发展。

（全宇　尹建东　郭启勇　辛军）

参 考 文 献

［1］陈炽贤,郭启勇.实用放射学.2 版.北京:人民卫生出版社,1998.

［2］吴恩惠.医学影像学.5 版.北京:人民卫生出版社,2003.

［3］李果珍.临床 CT 诊断学.北京:中国科学技术出版社,1994:3-13.

［4］潘纪戍.肺部高分辨率 CT.北京:中国纺织出版社,1995:1-20.

［5］祁吉.数字减影血管造影的基本原理.北京:人民卫生出版社,1994.

［6］陈星荣,沈天真.中枢神经系统 CT 和 MR.上海:上海科学技术出版社,1992.

［7］高元桂,蔡幼铨,蔡祖龙.磁共振诊断学.北京:人民军医出版社,1993.

［8］吴恩惠,刘玉清,贺能树.介入治疗学.北京:人民卫生出版社,1994.

［9］Dondelinger RF,Possi P,Kurdziel JC,et al. Interventional Radiology. New York:Thieme,1990.

［10］Mitchell DG. MR imaging contrast agents-what's in a name? JMRI,1997,7:1-4.

［11］Brasch RC. New directions in the derelopment of MR imaging Contrast media. Radiology,1992,183:1-11.

第二篇

中枢神经系统

第一章

检 查 方 法

第一节 头颅平片

头颅平片检查操作简单,比较经济,又无痛苦,是常规的检查方法。近年来,DR 和 CR 技术的发展,使平片技术完全实现了数字化,便于图像的保存和传输,也有利于提高诊断的效率。头颅平片检查对头颅外伤、头颅先天性畸形和颅骨疾病等的诊断较为合适,对颅内疾病也有一定诊断价值。但在没有颅骨的改变和颅内可以观察到的异常密度时,颅骨平片的诊断价值不大。

头颅平片一般用正、侧位,以显示颅骨和颅腔全景。后前位片应使大脑镰所在的矢状面垂直于胶片,而侧位片应使蝶鞍骨皮质显示清晰,左右前床突、后床突重叠,眶板投影为一条线。根据病情的需要,也有加摄其他位置或体层摄影等特殊的方法来帮助诊断的。为了显示局部颅骨的详细情况,有时需补充一种或几种特殊投照位置,包括颏顶位、额枕位、眼眶位、局部切线位等。体层摄影主要用以检查颅底部骨质和钙斑情况。立体摄影用以检查颅内钙斑或异物与颅腔的空腔位置关系。放大摄影用以显示局部骨结构的细节。

第二节 气脑和脑室造影

1. **气脑造影** 是过去诊断颅内疾病常用的方法之一,现已极少应用。造影时将气体引入颅内脑脊液的通路上,使脑轮廓在气体对比下显示出来;同时也能使脑室和蛛网膜下腔显影。适用于脑退行性、萎缩性病变,颅内占位病变,颅脑损伤和颅内炎症疾患后遗症的诊断。造影一般取腰穿途径。应注意颅内高压、颅内急性出血及炎性感染者可有严重的并发症。

2. **脑室造影** 是将造影剂直接注入侧脑室后进行 X 线检查的方法。造影剂通常为阴性造影剂如空气、氧气及阳性非离子性水溶性碘造影剂如碘海醇

(ominipaque)、碘曲仑(isovist)等。经眶、经囟门或颅骨钻孔行侧脑室前角、后角或下角穿刺。用以诊断明显颅压增高且有脑疝前驱症状者、阻塞性脑积水、中线或后颅凹占位病变。可出现穿刺损伤组织、颅内出血、脑水肿加重等并发症。

3. **脑池造影** 是将造影剂经腰椎或小脑延髓池穿刺注入蛛网膜下腔,通过调节体位将造影剂导入脑池。所用造影剂可分为阴性造影剂如空气和阳性水溶性含碘造影剂(碘海醇、碘曲仑等)。当造影剂充满脑池后,可以多轨迹薄分层或 CT 检查方法来显示脑池及与邻近结构的关系。也可通过脑池造影的方法来明确脑池受压或阻塞的程度。通过调节体位,还可显示脑池和蛛网膜下腔与颅外交通的情况。适用于颅内占位病变、颅脑损伤、脑脊液鼻漏和颅内炎症疾患后遗症的诊断。

第三节 脑血管造影

脑血管造影是将含碘对比剂注入颈内动脉系统和/或椎动脉系统,使脑血管系统显影,根据脑血管的分布、形态、位置变化来判断颅内疾病。现有的脑血管造影设备绝大部分都可以进行数字减影造影,双向连续造影和旋转动态造影等。对改善造影效果,提高诊断正确率都有极大的帮助。现代的脑血管插管造影技术已不单纯用于脑内病变的诊断,更多地是用于介入诊断和治疗。因此,了解和掌握脑血管造影的检查方法和诊断十分重要。

脑血管造影技术中直接的穿插颈动脉或椎动脉的方法由于危险性大,成功率低,已经被淘汰。现代的脑血管造影技术均采用经股动脉的穿刺插管造影法(Seldinger 技术),如双侧股动脉均无法插管,也可采用经肘动脉的穿刺插管造影。

由于 CT 和 MRI 的普及,颅内大部分病变已经不再需要脑血管造影进行诊断,因此脑血管造影的适用大为缩小,目前下列情况可能还需要脑血管造影进行

诊断,它们包括:

1. 颅内各种血管性疾病:如动脉瘤、动静脉畸形、动静脉瘘、血管闭塞和烟雾病等。

2. 了解外伤性血肿和外伤后颅内血管的损伤情况。

3. 颅内占位病变的辅助诊断。

用于脑血管造影的造影剂种类很多,为安全起见,临床上常用的主要都已是非离子型造影剂。尽管非离子型造影剂不良反应比较少,但还是有些情况是属于禁忌症的,如:造影剂过敏;心、肝、肾功能严重不全者等。由于造影剂的过敏反应可能引起严重的后果,因此在脑血管造影过程中,必须严密观察患者的情况,及时处理各种过敏反应的预兆或早期的反应,避免产生严重的后果。

第四节　CT

自1895年伦琴发现了X线以来,X线就被广泛应用于医学影像诊断。随着科学技术的不断发展,医学影像诊断的技术和设备也不断改进和提高,特别是1969年Hounsfield等发明的计算机横断体层摄影装置,即计算机体层成像(computed tomography,CT)的问世,使医学影像诊断发生了重大突破,大大地促进了医学影像诊断学的发展。

CT检查简便、迅速、安全、无痛苦。CT图像是断层图像,密度分辨率高,解剖关系清楚,病变显示良好,对病变的检出率和诊断的准确率均较高。此外,可以获悉不同正常组织和病变组织的X线吸收系数,以进行定量分析。因此,CT得到越来越广泛的临床应用。

CT有很多检查方法,有的简单快速,有的复杂且费时较多。因此,根据病情的需要,选择合理的检查方法是临床医师和技术人员在实际运用CT时的重要步骤。也是获得理想的检查结果的重要保证。

一、CT平扫

不用造影剂增强的CT扫描称为CT平扫。绝大多数的CT检查都需先进行CT平扫,有些病变仅需要CT平扫即可做出初步的诊断,如脑外伤、脑梗死和脑出血的鉴别等。CT平扫的技术比较简单,通常有两种因素决定扫描的方式:扫描的平面和扫描的分辨率。扫描的平面一般有横断面(即轴位扫描)和冠状面,施行矢状面扫描的机会极少。横断面扫描应用最为广泛,在横断面扫描时可根据病变的需要改变扫描的角度进行斜位扫描,如椎间盘的扫描、眼眶的扫描等。冠状面扫描主要用于垂体和鞍区病变的诊断。

矢状面扫描很难进行,只有在很小的婴儿头颅检查有机会使用。扫描分辨率有普通分辨率和高分辨率两种(有的机器还有超高分辨率)。绝大部分CT扫描采用普通分辨率已经足够做出临床诊断。高分辨率扫描由于图像的信噪比下降,应用的范围有限,主要用于内耳、岩骨和其他颅底骨的扫描。

CT平扫的速度快、方法简单,因此它的用途主要在急症患者的病情诊断,如脑外伤、颅骨骨折、脑梗死和脑出血的鉴别等。CT平扫的另一个主要用途是作为CT增强扫描的基础,它既可为进一步的增强扫描提供准确的定位,又是病灶强化程度的根据。

二、CT增强扫描和动态增强扫描

由于CT平扫仅能反映病灶的密度与正常组织之间有无差别,有些疾病其病灶的密度与正常组织非常接近,CT平扫时往往容易漏诊。所以绝大部分的神经系统疾病都需要CT增强扫描来明确病变的性质。CT增强扫描是利用X线造影剂在通过神经系统各种正常组织结构和病变组织时,它的分布、浓集和扩散的规律不同而产生不同增强效果的原理来诊断病变的。正常脑组织因为有血-脑屏障,造影剂是无法通过的,也就是说,在造影剂通过时不会有增强效果。没有血-脑屏障的组织结构如垂体、脉络膜丛、鼻黏膜等是可以增强的。当有病灶破坏了血-脑屏障,造影剂就可通过破坏的血-脑屏障进入病灶,结果就有了病灶的增强。造影剂进入得越多,强化就越明显。病灶的增强除了造影剂进入的多少之外,还和血流的循环规律有关。开始增强后不同时相扫描,得到的结果是不一样的。因此在增强的不同时相连续进行扫描就可了解病灶的循环规律了,这种扫描方法称为CT动态增强扫描。CT动态增强扫描比CT普通增强扫描提供的诊断信息量大得多,它除了反映造影剂进入病灶内的数量,还反映了造影剂在病灶内的浓集和消退的过程,可以更加深入地反映病灶的病理本质。CT动态增强扫描对鉴别病灶的性质,了解病变的良恶性程度和血供的情况都有很大的帮助。

三、CT灌注扫描

CT灌注扫描与CT动态增强扫描虽然都是在造影剂增强后进行不同时相的扫描,但两者的侧重点是不同的。CT动态增强扫描主要反映造影剂在病灶内的浓集和消退的过程,它对时间分辨率要求不高。CT灌注扫描反映了造影剂从进入组织或病灶的瞬间开始一直到大部分离开组织或病灶为止。它反映的是组织或病灶内造影剂的灌注规律,也即在这些组织或病灶内的血流微循环规律。CT灌注扫描对时间分辨率要求很高,每次扫描之间的间隔不能大于 0.5~1s。造影剂的注射速度也要比 CT 动态增强扫描快,以保证造影剂在短时间内集团通过需检查的靶器官,避免后处理时的分析错误。CT 灌注扫描可以更直接地反映病变组织的循环规律,更加精确地计算组织的灌注量和描绘灌注曲线。对鉴别良恶性肿瘤和了解脑缺血病灶的血供情况都有很大的帮助。

四、CT 血管造影

CT 血管造影(CTA)是一种利用计算机三维重建方法合成的非创伤性血管造影术。它利用螺旋 CT 的快速扫描技术,在短时间内,即造影剂仍浓集于血管内时完成一定范围内的横段面扫描。将采集的图像资料送到图像工作站或 CT 机的图像重建功能区进行图像重建。重建技术一般采用 MIP 法或 VR 法,通过图像显示阈值的调整即可得到只有连续清晰的血管影而无周围的组织结构影。如果选择合适的重建方法和显示阈值还可获得同时显示血管和组织结构的三维图像,并可利用计算机软件对其进行任意角度的观察和任意方向的切割。

CTA 的优点是非创伤性的血管造影术,虽然 CTA 需要注射造影剂但它不需要穿刺和血管插管技术,危险性极小,除造影剂的不良反应外几乎无其他的并发症。CTA 在了解血管情况的同时,还可了解血管和周围组织或病灶的关系,这是普通血管造影所无法实现的。但是 CTA 也有它的不足,如小血管的显示仍不清楚、有时有图像重建的伪影和动静脉的连续动态显示仍不能实现等。

近来,多层 CT 的出现和图像工作站的性能改善,使 CTA 的质量水平不断提高。虚拟现实技术(virtual reality techniques)也已用到了图像重建的工作中。利用虚拟现实技术和导航技术,我们可以在 CTA 的基础上进行模拟血管内镜的图像重建工作。模拟血管内镜使我们能沿着血管腔做一番"旅行",可以发现血管腔内的粥样硬化斑块和动脉瘤内的血栓等。

五、三维图像重建

CT 三维图像重建的目的是在二维平面图像的基础上进一步详细地显示组织结构或病灶的三维空间分布情况。三维图像重建一般都在图像工作站中进行。重建最常用的方法是最大密度投影(maximum intensity projection,MIP)、表面遮盖显示(shaded surface display,SSD)和容积再现(volume rendering,VR)三种。最大密度投影是一种三维重建技术。选择观察的视角后,从该视角发出假定的投影光线,使该投影光线穿行轨迹上的兴趣结构信号强度以上的像素编码,形成二维投影影像。必要时还可切割掉明显高于兴趣结构的信号强度,以避免遮蔽兴趣结构。MIP 可变换投影角度连续施行,使观察者得到旋转的兴趣结构的立体显示。表面显示法也是三维重建技术之一。多用于对比强烈的组织结构的三维重建,如骨骼、明显增强的血管等结构的三维成像。它的基本方法是先确定选择感兴趣区的 CT 阈值,根据阈值取得成像容积内的二维影像,然后将 CT 阈值以上的连续性像素构筑为三维结构模型,再以一假想的光源投照于三维模型表面,以灰阶的方式或伪彩的方式显示三维结构模型的表面影像。此种三维显示方式赋予明确的立体感,尤其有利于显示重叠结构的三维空间关系。容积再现法是三维重建技术中较新的一种。在图像重建时,使假定的投影线从给定的角度上穿过扫描容积,对容积内的像素信息作综合显示的方法。该方法首先确定扫描体积内的像素-密度直方图,以直方图的不同峰值代表不同的组织,然后计算每个像素内各种组织的百分比,继而换算成像素的不同灰度。该重建技术显示容积的所有结构,故需结合多种三维图像重建技术共同施行。显示时,可赋予图像以不同的色彩与透明度,给人以近于真实三维结构的感受。

第五节 MRI

近年来磁共振成像(MRI)作为医学影像学的一部分发展十分迅速,已在世界范围得到推广。我国也开展了这方面的工作。MRI 提供的信息量不但大于医学影像学中的其他许多成像术,且它提供的信息也不同于已有的成像术,所以用它诊断疾病具有很大的优越性。

一、脑常规磁共振成像

常规磁共振成像包括各个成像平面的 T_1WI 和 T_2WI 成像。也包括增强前后的 MRI。

二、脑功能磁共振成像

脑功能磁共振成像(functional magnetic resonance imaging,fMRI)是近几年来 MRI 硬件和软件技术都有迅速发展后出现的一项新的检查技术。脑功能磁振成像技术,顾名思义,它不再是单纯的形态学检查方法,而是能反映脑功能状态的 MRI 技术。fMRI 所指的 MRI 技术各家的说法不一,有包括弥散加权成像(DWI)、灌注加权成像(PWI)、血氧水平依赖(BOLD)和磁共振波谱(MRS),也有仅指 BOLD 的。

1. 弥散加权成像(diffusion weighted imaging,DWI) 是建立在 MR 成像要素之一——流动效应上的

一种成像方法。MRA 观察的是宏观的血流流动现象，而弥散加权成像观察的是微观的水分子流动扩散现象。在均质的水中，如不设定水分子活动的范围，水分子的流动扩散是一种完全随机的热运动。但在人体组织中，由于存在各种各样的屏障物，水分子的自由流动扩散活动就会受到影响。这些屏障不单来自组织液本身的组成，也来自各种细胞结构的影响。在这样的环境下，水分子就不能自由自在地随机活动，而是只能在有限的环境和范围内活动。进一步讲，水分子的活动可能在某一方向上活动较多而在另一个方向上活动受到限制较多。例如，在脑白质的髓鞘中，水分子沿着髓鞘的流动扩散明显要多于横跨髓鞘的流动扩散。水分子的这种强烈依赖于扩散方向的活动称为各向异性。即在水分子活动的各个方向上其扩散规律不是随机均等的，而是有扩散方向上的不均匀性。在非均一的磁场（空间上不均匀的磁场）环境下，因水分子弥散而产生的质子随机活动会造成 MRI 信号的下降。因为 MR 成像机必须有一个用于空间定位的梯度磁场，它在空间上一定是不均匀的磁场。所以在 MRI 图像上由于水分子的弥散可造成 MRI 信号的下降，但是在梯度磁场较小时，它的作用是很微弱的。当在三维空间（X、Y、Z 轴）任一方向上使用一预先准备的高场强梯度磁场时，水分子的弥散造成的 MRI 信号改变就不再是微不足道的了，而是"可见的"了。MR 弥散加权成像实际时是在 MRI 原有图像对比上出现的一种新的独特的图像对比。

对水分子弥散活动敏感的 MRI 脉冲序列是 1965 年 Steijskal 和 Tanner 提出的脉冲梯度 SE 技术（PGSE）。PGSE 的特点是在 180° 重聚集脉冲的两侧各对称放置一梯度场（gradient lobe）。这对梯度场具有加速质子失相位的作用，对水分子的弥散特别敏感。

弥散加权成像在临床上主要用于早期诊断脑梗死，它在脑梗死发生后 $1\sim6h$ 内即可显示病灶所在，而常规 SE T_2WI 要到 $6\sim10h$ 后才能显示病灶，所以它要比常规 SE 方法敏感得多。

2. 灌注加权成像（perfusion weighted imaging，PWI） 灌注过程是指血流从动脉向毛细血管网灌注然后汇入静脉的过程。一般我们仅指涉及细胞外液的液体交换的灌注过程，而不涉及细胞内液的液体交换。为了测定这个过程，我们必须有一种媒体来代替血液，使我们能通过外部的仪器设备来跟踪媒体的流动过程。CT 上常用的是碘造影剂，在 MRI 灌注成像时常用 Gd-DTPA 造影剂作为媒体。当造影剂在短时间内高浓度通过某一区域的毛细血管网时，我们认为它基本上可代表血流通过的情况。由于顺磁性造影剂 Gd-DTPA 的磁化率效应，它不但大大缩短了 T_1 时间，也缩短了 T_2^* 时间。用对磁化率效应敏感的梯度回波成像序列进行检测时，不难发现组织内 Gd-DTPA 的分布和浓聚情况。可获得时间-浓度变化线性相关的曲线。定量观察到正常脑白质内的血容量（CBV）、平均通过时间（MTT）和相对局部血容量（rrCBV）。

在测定血流的灌注时，需要 MRI 机有快速成像的性能。常用的成像序列为 RF spoiled GE 即 SPGE 和 FAST 等梯度回波序列。但它们都必须在 EPI 技术的基础上进行，时间分辨率必须达到每 $1\sim3s$ 一次，每次 $6\sim8$ 层，连续 50 次以上。只有这样才能获得较为理想的结果。

灌注成像的定量分析比较复杂，一般都需在工作站上进行。在连续分析一系列不同时相获得的图像（大约有 $400\sim500$ 幅图像）中 MRI 信号改变的规律后，才能获得灌注的定量数据。一般地讲，当局部区域单位时间内通过的造影剂越多，即灌注量越大，信号下降就越多；反之亦然。在定量分析灌注时，一般用指示剂（媒体）扩散理论和技术来计算相对局部血容量（rrCBV，振幅-时间曲线内的区域）和平均通过时间（MTT，浓度-时间曲线的第一相）。

灌注成像在临床上用于脑梗死的预后推测，脑梗死的溶栓治疗效果和脑肿瘤的定性诊断等。

3. 血氧水平依赖（blood oxygenation level dependent，BOLD） 许多年前就有科学家发现在不同的活动刺激后，相应的脑皮层局部血流量会明显增加。他们把这归因于局部脑神经组织新陈代谢增加的缘故。在局部脑神经组织新陈代谢增加时，该区域的毛细血管和引流静脉的氧饱和度就会下降，而二氧化碳水平会升高。这将使局部的血流动力学有所反应，通过调节，局部的血流量将增加。$1\sim2s$ 后局部有关的区域会产生过度的血供，氧饱和度明显升高。总的结果是：在有局部过度血供发生时，局部区域内的小供血动脉和毛细血管，引流静脉中氧合血红蛋白水平升高而去氧血红蛋白水平下降。血流动力学的反应并不是瞬间的，需要一段时间逐渐形成。这就要求基于血容量改变的 MRI 成像必须以每 $4\sim5s$ 一次或更快的速度进行，以覆盖整个血流动力学反应期。

用于探测局部血流量的 MRI 方法较多，应用比较广泛即是 BOLD 技术。BOLD 技术是建立在局部去氧血红蛋白水平下降的基础上。去氧血红蛋白是一种强有力的顺磁性物质而氧合血红蛋白是抗磁性物质，与周围的脑组织相似。因此去氧血红蛋白就像内源性造影剂一样，在用对 T_2^* 敏感的 MRI 序列时，因成像体素内失相位的原因，可造成局部信号降低的结果。在刺激活动后,相应的脑皮层局部血流量增加,去氧血红蛋白水平降低。降低的去氧血红蛋白水平也减少了成像体素内失相位的程度,最后出现局部信号升高的结果。

BOLD 主要用于探测脑内各功能区的位置和对各种刺激反应程度。在可能涉及脑功能区的手术前,用 BOLD 技术可以预先知道是否会损伤相应的功能区。同时,BOLD 技术也是非损伤性评价和了解脑功能的最重要的方法之一。

4. 磁共振波谱(magnetic resonance spectroscopy,MRS) MRS 与 MRI 技术有较大的区别,它是以化合物或单质的频率分布曲线来表达的检查技术而不是以图像对比显示病变的方法。MRS 是一种测定人体内化合物的非损伤技术。尽管 MRI 和 MRS 采用了类似的基本原理,但两者间仍有许多重要差异。对临床医师来讲,最大的不同是 MRI 中得到的是一幅幅解剖图像,而从 MRS 中所获得的则是定量的化学信息,后者是以化合物化学位移的频率数值来表示的。随着磁共振波谱成像术(MRSI)的进展,使两者之间的区别变小了,MRSI 也能用图像形式来表达机体代谢的信息;对工程技术人员来讲,两者间的根本区别在于 MRI 需要采用梯度磁场才能获得信号,而 MRS 一定要在均匀的磁场条件下才能采集信号。

一般可以通过下述两个因素测定原子核的 MRI 信号频率:①旋磁比,它是原子核的一种固有性质(见表 1-4-1);②外加在所测物质原子核上的磁场强度。这种加在原子核上的强磁场对所测原子核周围的电子以及相邻原子中的电子都会产生影响,所以外加磁场对电子的作用会引起原子核位置的微小变化,即所谓的"化学位移",后者使原来具有固定空间的共振原子核所产生的频率发生少许变化,在 MRS 的波谱中将会出现不同的共振峰。这种产生化学位移的特征使 MR 波谱学家能在蛋白质中鉴别出个别变化的质子,从腺苷三磷酸(ATP)中区分出不同的磷原子的信号,还可从代谢中间体中鉴别出碳原子等。与 MRS 不同的是在 MRI 中非但不用化学位移获取信息,而是千方百计来抑制它,防止它对图像造成干扰和伪影。MRS 利用化学位移的微小变化来采集信息,因而要求外加磁场非常均匀。外加磁场的微小偏移将造成同一化合物出现不同的共振频率,这将使 MRS 中的共振峰增宽,从而对不同化合物中的特异性变得难以区别。为了获取 MR 波谱,需要外加磁场有非常好的均一性,相对于应用梯度磁场的 MRI 技术来讲其难度更大一些。即使不采用梯度磁场,MR 成像机仍可能有涡流存在,将影响外加磁场的均匀一致性。尽管存在这些问题,人们对由 MRI 提供的空间信息及由 MRS 提供的化学信息两者复合而得的 MRSI 技术仍有很大兴趣。

MRS 采用射频(RF)通过编定的顺序来依次激发原子核,该顺序使自由诱导衰减(FID)所得到的信息再通过傅里叶变换产生一个波谱。对溶液中的化合物来讲是由一组窄峰组成其波谱,各窄峰面积的大小与所测定原子核的数量成正比。在两次激发之间要求保证整个磁化过程完全恢复,因而这种测定进行较慢,即重复时间(TR)间隔很长。波谱的水平轴代表共振频率,用百万分之一(ppm)表示,它代表一个频率的微小改变与用于整个实验的共振频率之间的比例。

目前能应用于神经系统疾病诊断的 MRS 主要是 ^{1}H 和 ^{31}P 的波谱。^{1}H(质子)在体内含量最多。临床上已经用 ^{1}H-MRS 来监测脑组织中神经元的含量和脑梗死后血管再通的可能性,因为 N-乙酰天门冬胺酸(NAA)主要存在于脑组织的神经元中,如果大量的神经元被破坏,NAA 的峰值就会大大下降或与其他化合物的比值发生变化。而乳酸(Lac)是无氧酵解的产物,在脑梗死时,血供中断的脑组织只能进行无氧酵解,Lac 就会积累,^{1}H-MRS 的波谱上,Lac 的含量就会上升。一旦血供恢复,有氧氧化重新建立并逐步代替无氧酵解,Lac 的含量会下降。^{31}P 磁共振波谱主要反映的是体内能量状况。临床上 ^{31}P 的 MRS 波谱分析和应用不如 ^{1}H-MRS 的波谱广泛,它主要用于某些酶缺乏的肌肉代谢性病变的诊断和心肌病变的诊断。

5. 磁共振血管成像 磁共振血管成像(magnetic resonance angiography,MRA)是利用 MRI 特殊的流动效应而不同于动脉或静脉内注射造影剂再进行的血管造影,它是一种完全非损伤性血管造影的新技术。目前,MRA 至少可以显示大血管及各主要脏器的一、二级分支血管。MRA 最先用于血管性病变的诊断,如血管的栓塞、血栓形成、血管硬化的分期等。与 MRI 造影剂如 Gd-DTPA 联合使用,MRA 可显示与肿瘤相关的血管和肿瘤对一些血管结构的侵犯情况。MRA 的主要方法有两种:时间飞跃法(TOF)和相位对比法(PC)。两者有各自的特点和优缺点,适用的范围也略有不同。

MRA 应用于临床时间虽不很长,但也有近 10 年的历史了。颅脑和颈部大血管因为血流量大、没有呼吸等移动伪影的干扰,易得到质量较高的 MRA 图像,是最早应用于临床的 MRA,也是目前 MRA 应用最广泛的部位。颅脑和颈部 MRA 可诊断多种疾病。它可查出 90%~95% 的颅内动脉瘤,对无症状的患者可用 MRA 进行筛选,尤其对多囊肾和有动脉瘤家族史的患者 MRA 因无任何副作用常用作首选的筛选方法。但 MRA 对小于 5mm 直径的动脉瘤漏诊率较高,对于伴有颅内出血的动脉瘤患者,MRA 不能代替常规血管造影做介入治疗的作用。MRA 可检出颅脑和颈部血管的硬化表现,但 MRA 的分辨率尚不及血管造影,对检出小动脉的硬化情况和小血管的脉管炎等还有困难。MRA 除了利用流动原理成像之外,也可注射顺磁性造影剂,利用顺磁性造影剂明显缩短 T_1 时间的原理来提高血管的信号。注射造影剂的 MRA 一般都使用带序列脉冲的 3D GR 序列,如 3D-SPGR 等。增强 MRA 可以显示更细小的血管和更细微的血管病变。

（冯晓源）

第二章

头颅平片诊断

第一节　头颅平片正常表现

一、头颅大小与形状

头颅大小与形状,作一般观察即可。生长发育时期,头颅大小变化较大,头颅大小、形状个体差别也大。

二、颅骨厚度、密度与结构

生长发育时期,颅骨厚度、密度与结构变化较大。新生儿的颅壁薄而光滑,6 岁以前颅壁分不出内外板与板障,厚度与密度也均较小。

三、颅缝与囟门

颅盖骨在膜性基质上生出多个化骨核,在化骨核之间,隔以结缔组织,细者为缝,大者为囟。新生儿头颅有六个囟,居顶骨四角,即前囟、后囟或枕囟、前外侧囟或蝶囟后外侧囟或乳突囟。此外,还可有副囟位于矢状中线,如眉间囟、额囟和小脑囟等。脑膜膨出或脑膜脑膨出易由副囟处膨出。囟在 X 线上表现为边缘比较清楚的不规整多角形透明区。

颅缝在颅盖骨可见冠状缝、矢状缝和人字缝,X线上为线状或带状透明影像。

颅缝与囟随年龄增长而逐渐封合和变窄,封合速度因人而异。两侧相称之缝,封合速度亦可不同。

缝间骨亦称 Wormian 骨,系颅缝间之骨。儿童多见。好发于后囟附近和人字缝之间,数目不定。缝间骨系解剖变异,无病理意义。但在脑积水、成骨不全和颅骨锁骨发育不全时多见。

四、颅壁压迹

(一) 脑回压迹

脑回压迹是大脑半球的脑回压迫颅骨内板形成的局限变薄区,X 线上呈数目不等的圆形或卵圆形低密度区。脑回压迹的显著程度与年龄有关。

(二) 血管压迹

1. **脑膜中动脉压迹**　系脑膜中动脉对颅骨内板压迫所致。侧位上易于见到。正常两侧大小与分布对称,其后支常见于颞骨鳞部。

2. **板障静脉**　系板障的营养静脉。压迹粗细不均,走行方向不一,且可越过颅缝而至邻骨。

3. **脑静脉压迹**　偶可见于矢状窦两旁,表现为小的卵圆形低密度影像。系静脉压迫颅骨内板所致。

4. **导静脉压迹**　系贯穿颅骨的静脉。常见者在乳突后导入乙状窦,侧位上表现为短小弯曲的管状低密度影。

5. **蛛网膜粒压迹**　系蛛网膜粒在颅骨内板上的压迹,呈边缘不规则但比较锐利的低密度区,常对称位于额顶骨矢状窦两旁,居中线一侧约 2cm 范围内。压迹大小不定,直径多不超过 1cm。12 岁以前较少出现。压迹本身无病理意义。大而深的压迹需与脑膜瘤鉴别。

6. **硬膜静脉窦压迹**　常见者为上矢状窦及横突和乙状窦压迹。

五、颅底

颅骨侧位上,前、中、后颅凹底从前向后依次低下,呈阶梯状。

(一) 前颅凹

侧位上,前颅凹底位置较高,上突,上缘不平。蝶骨平面与筛板呈线状致密影,从鞍结节向前延伸,前部不清晰。

20°后前位片上眶顶常有横行致密线影,乃额骨水平部的脑回间嵴。鸡冠耸立于中线,比较致密。筛板与蝶骨平面呈横行线状致密影,居筛窦上方,两侧与蝶骨小翼相续。蝶骨小翼居眶内,呈横置三角形,密度较高。其下方为眶上裂。

(二) 中颅凹

侧位上,中颅凹底呈向前下突的弧线状致密影像,轮廓清楚。颏顶位可显示中颅凹底。可见破裂孔,卵圆孔及棘孔。

(三) 后颅凹

后颅凹前有枕骨斜坡,侧位上,由鞍背向下向后延伸,止于枕大孔前唇。后下为枕骨,突向下方。

(四) 蝶鞍

蝶鞍位于颅底中央,前以鞍结节,后以鞍背为界。侧位显示清楚。

1. **大小**　蝶鞍前后径平均为 11.7mm,确定蝶鞍增大,不能只依靠测量结果。

2. **结构**　蝶鞍在小儿松质骨较多,皮质不似成人那样形成良好,所以密度较低,边缘不清。鞍背常较厚、较短,边缘不清,且较直立。鞍结节与后床突较小或不显。蝶枕联合经常可以看到,成人骨质密度较大,皮质清楚,床突与鞍结节较大,蝶鞍后壁边缘清楚。

(五) 岩骨及内耳道

岩骨及内耳道可于标准后前位片上从眶内观察。仔细检查则应照 30°前后位和 45°后前斜位片。

岩骨包含中耳及内耳迷路。两侧大小、形状及密度对称。摄影位置不正,可使一侧岩骨尖密度较低,而对侧岩骨变短。不可误认为病理变化。

内耳道宽径平均为 5.5mm。内耳道形状可呈管状,宽度均匀;亦可呈腹壶状,管道膨隆,内口较小;或呈喇叭状,内口小,远端大。两侧内耳道形状对称。内耳道口居内耳道的内端,呈突向外的弧状,边缘清晰锐利。

六、颅内非病理性钙斑

松果体、大脑镰和床突间韧带可发生钙化。松果体钙斑易于在侧位上显影。正位像上钙斑位于中线,大小、形状及密度不同。钙斑出现率在成人为 40%,在 10 岁以下很少出现。可根据松果体钙斑移位情况粗略估计颅内占位性病变的大致位置。

大脑镰钙斑在正位上位于中线,呈带状或三角形,出现率低为 10%。

床突间韧带钙化或骨化,发现率为 4%。侧脑室脉络丛钙斑,发现率为 0.5%以下。

此外,偶可见岩床韧带、蛛网膜粒和上矢状窦钙化。

第二节　头颅先天畸形

头颅先天畸形常有一定特点,头颅平片多可诊断。

一、狭颅症

狭颅症(craniostenosis)或称窄颅畸形,是因先天性颅缝提早骨化,过早封合而致。有时于产前即可发生。病因不明,有家族性,且可伴有并指畸形、胆管闭锁及先天性心脏病等。头颅畸形的类型及程度与提早封合的颅缝数目及顺序有关。严重时,颅腔变小,阻碍脑发育,致使智力低下,且可出现颅内压增高表现。

临床及 X 线表现与头颅畸形类型及其程度有关,分述如下:

1. **舟状头畸形**　矢状缝与顶颞缝提早封合,头颅宽径生长受限,而长径生长显著。X 线片示头长而窄,矢状缝前部与后部升高,上颌骨窄小。临床上多无症状。少数人有智力障碍,多为男孩。

2. **短头畸形**　系冠状缝或伴有人字缝提早闭合,头颅前后径短,而横径及垂直径过长。颅底下陷,尤以中颅凹底为甚,X 线可反映这些改变。临床上,额与枕部扁平,前囟前移。可见眼睑下垂、斜视及视乳头水肿或视神经萎缩。

3. **尖头畸形**　也称塔头畸形。冠状缝与矢状缝提早封合。表现有额顶部向上隆突,头高而窄,眼、鼻及下颌突出,眼有下视或斜视,眼球运动障碍,视野缩小,视力减低或消失,且可因内耳道狭窄而有听力减退及鼻窦病变等。

X 线上,呈尖头畸形,前后径及横径短,垂直径增大。颅底低下,颅凹深而短。脑回压迹非常显著,呈鱼鳞状。颅壁薄而密度低,前囟膨隆,封合推迟。蝶鞍增大或正常。眶顶低,蝶骨大翼大而前移,眶窝浅,眶上裂短,视神经孔缩小,表现特殊。

4. **偏头畸形**　也称斜头畸形。一侧颅缝提早封合,另一侧正常,因而一侧生长受限,另一侧发生代偿性过度发育,致使头颅两侧不对称。临床上可有智力障碍。

5. **小头畸形**　所有颅缝均提早封合,致使脑发育受阻,智力低下。X 线上,头颅小,颅缝封合,脑回压迹显著增多,有颅内压增高表现。同脑小畸形的鉴别在于后者颅缝处有骨壁重叠,脑回压迹少,内板厚而平坦。

本病头颅平片可以诊断,一般无需特殊检查。CT或 MRI 检查可见脑室对称性缩小,蛛网膜下腔变窄。

狭颅症并有面骨发育不良,称为先天性颅面骨发育不良或 Crouzon 病,少见。除颅缝提早封合而致不同的头部畸形外,还有面骨发育不良,两眼分离,眼球突出、外展,视力进行性下降,鼻梁凹陷,硬腭高位,上颌小,下颌突出。上唇短,舌大而突出。常有颅内压增高表现。

X 线上,可见头颅畸形,颅缝封合,颅壁薄,脑回压迹显著。颅底短而深,尤以中颅凹为著。眼眶小,视神经孔窄小，鼻骨小。上颌骨发育不良、后缩、内含乳齿。鼻窦发育不良。

二、先天性尖头并指（趾）畸形

先天性尖头并指（趾）畸形（acrocephalosyndactylism）是很少见的一种狭颅症，迄今文献报道约100例。病因不明。本症头面部畸形特殊，并指畸形对称。智力多较差。可有颅内压增高。额部隆突，枕部扁平与颈平行。面扁而内陷，两眼分离，睑裂向外下方倾斜，眼球突出，鼻梁下陷，鼻腔窄，由于鼻阻塞而经常开口。口呈尖向上的三角形。腭弓窄而高，常有腭裂，有时有双悬雍垂。牙挤集、不整。手足有全部或部分并指（趾）畸形，发育短小，长短不一，或部分缺如。

X线上表现特殊，冠状缝提早封合，头颅呈短头畸形，前后径短，横径宽，垂直径明显增大，额骨向前上隆突，枕骨较平。颅底短，颅凹深，尤以中颅凹为著。颅壁薄，脑回压迹显著。蝶鞍常较大、较深，且有骨质吸收。面骨发育不良，颅与面骨不称。眶窝斜而浅，间距加大。蝶骨小翼向外上高耸。上颌骨小，下颌骨相对前突。指、趾呈部分或全部软组织或骨性并合、短小，发育不全，排列不整。CT或MRI检查可见脑室扩大。

三、颅骨陷窝

颅骨陷窝（craniolacuniaor lacunar skull）系新生儿少见的颅骨发育障碍。可见于胎儿，临床上无任何表现，发现靠X线检查。常并发脑积水、脑膜膨出、脑膜脑膨出、脊膜膨出。病因不明，或认为是代谢障碍后膜化骨发育上的迟缓。颅壁薄如皮革，一些部位可无钙盐沉着或明显缺钙。陷窝区围以纤细骨崤，显微镜下骨崤为骨板层，有哈弗斯系统，陷窝区有类骨组织、造骨细胞及退行骨细胞。陷窝大小、形状及分布因人而不同。颅骨陷窝区不与脑回对应，不是颅内压增高所致。

X线上，颅壁有多数蜂窝状或泡沫状低密度区，圆形或卵圆形，大小不定，直径由几毫米到几厘米，外围以致密线。切线位，陷窝区只有外板，没有板障及内板。外板也可缺如，形成缺损，称之为颅窗。严重时可形成颅裂及脑疝。陷窝可只累及顶骨，也可广泛累及顶额骨，而枕骨则不显著。陷窝排列无一定规律，多靠近矢状缝、冠状缝及人字缝。颅缝宽而前囟开放。蝶鞍正常。面骨无异常。

四、颅底陷入

颅底陷入（basilar invagination）是枕大孔周围骨，包括枕骨基底部、髁部和鳞部上升向颅腔内陷入的畸形。寰椎、枢椎也随之上升、突入。多属枕骨及寰枢椎先天性发育异常。常并发部分性或完全性寰枕融合，寰椎枕化，枕骨椎化，齿状突发育不全或缺如引起慢性寰枢关节滑脱，颈椎融合，下颈椎脊椎裂以及阿诺尔德-基亚里综合征（Arnold-Chiari综合征）和脊髓空洞症等。本病也可继发于引起颅底软化的疾病、成骨不全或佝偻病等。

颅底陷入应与扁平颅底（platybasia）区分，虽则二者可并发。前中后三个颅凹，正常时由前向后逐次低下如阶梯。在扁平颅底则失去这种关系，颅底变平，可以基底角作为判断依据。颅底侧位，此角大于148°，即可认为有扁平颅底。扁平颅底单独存在无临床意义。

临床上，常出现颈短，后发际低，头颈痛，活动受限。还可见有共济失调、眼球震颤、四肢与躯干运动及感觉障碍、颅内压增高及后组脑神经和颈段脊神经障碍等。乃因枕大孔缩小，后颅凹变窄，延髓、上段颈髓、小脑与脑神经受压、粘连和脑脊液循环受阻引起脑积水所致。应与后颅凹及高位颈髓肿瘤、蛛网膜粘连及脊髓空洞症鉴别。证实诊断主要靠X线检查。

X线检查主要用平片和体层摄影。X线上可见枕大孔变形、前后径变小，枕骨斜坡上升变平，岩骨升高、两侧不对称，寰椎与枢椎上升，寰枕区的正常解剖关系丧失。

为了诊断颅底陷入，有一些径线可供测量（表2-2-1）。测量方法大多以枢椎齿状突向上移位程度作为诊断依据。这些测量方法在轻微病变不够灵敏，可造成漏诊，也能出现假阳性结果。侧位照片应包括全部颅底和上段颈椎。颅底与颈椎均应是标准侧位。

表 2-2-1　颅底陷入的测量方法与诊断标准

方法名称	测量方法与诊断标准
Chamberlain 线	侧位上，硬腭后缘与枕大孔后缘连线。正常时齿状突不可高于此线3mm，超过3mm有诊断意义
McGregor 线	侧位上，硬腭后缘与枕骨鳞部外板最低点连线。齿状突在此线上方大于6mm有诊断意义
Klaus 高度指数	侧位上，鞍结节到枕内粗隆连线。齿状突到此线的垂直距离小于30mm有诊断意义
外耳孔高度指数	侧位上，外耳孔中心到枕大孔前后缘连线的延长线的垂直距离小于12mm有诊断意义
二腹肌沟线	标准正位上，两侧乳突内面和颅底交点间连线。正常时，齿状突顶低于此线2mm以上。如接近或高于此线则有诊断意义

应当指出,颅底陷入与症状严重程度并不平行。MRI 检查可见枕大池变窄和轻度脑积水,并可见并发的小脑扁桃体延髓畸形。

五、先天性皮样窦

先天性皮样窦(congenital dermal sinus)为头皮和颅骨先天性发育异常,多发生在枕区。临床表现为局部头皮凹陷,长期窦道并有分泌物,常发生周围蜂窝织炎,可有脑膜刺激症状。颅骨则表现窦汇区有一个小的骨缺损。为了确切显示枕骨缺损,必须摄 30°前后位和侧位片。

第三节　头颅外伤

头颅平片为急性头部外伤的常规检查。头部外伤检查要迅速、准确而又安全。依病情选择适当的摄影位置,如枕部外伤用 30°前后位,凹陷骨折用切线位等。受伤部位要靠近胶片,以使骨折显示清楚。怀疑颅底骨折时,应于伤势稳定后摄颏顶位。

头颅平片可以发现骨折和鼻窦特别是蝶窦混浊和液面,鼻咽腔顶部软组织肿胀,颅内积气等骨折的间接征象以及颅缝分裂、颅内外异物等。陈旧外伤,还可以发现颅血肿,慢性硬膜下血肿及软脑膜囊肿等。

一、颅骨骨折

比较常见。颅盖骨骨折以顶骨及颞骨多见,颅底骨折以中颅凹多见。

(一) 骨折的直接征象

骨折线是颅骨骨折的直接征象,分以下几型:

线样骨折:多发生在颅盖骨,颅底骨折也多为线样骨折。X 线表现为边缘清楚的线样透明影像,方向不定,长度和宽度不等。可有几条。有时,骨折线在内板与外板走行并不一致,分别成影,可出现两条骨折线。伤后数周,骨折边缘骨质吸收,软组织肿胀减轻,骨折线可显示得更为清晰。

线样骨折应与颅壁血管压迹鉴别,如脑膜中动脉、板障血管和少见的颅骨外板上的眶上动脉和颞中动脉压迹。血管压迹多有一定的部位与走行方向,压迹较宽,密度浅淡,而边缘光滑模糊,不似骨折那样清晰、锐利。其次应与颅缝,如顶骨乳突缝、枕骨乳突缝、上下纵裂、额缝及缝间骨间之缝区别。只要熟悉这些颅缝,则不难鉴别。

凹陷骨折:颅壁局部全层或仅内板向颅内凹陷。正面观,骨折线呈环状或星状。切线位观,环状者游离骨片常向下移位与骨缘重叠;星状者,则中心凹陷,

如乒乓球凹陷,而查不到骨折线。

凹陷骨折应加照切线位以观察凹陷深度。婴幼儿无神经症状或陷入不足 1cm,不需要手术复位外均需手术,以解除脑压迫和预防癫痫。

粉碎骨折:多见于颅盖骨,骨折多由一个中心分向他处。骨碎片分离、陷入或重叠,且可有骨碎片或异物进入颅内。

穿入骨折:多来自火器伤或锐器伤。颅壁可见骨缺损,常有颅内骨碎片和异物存留。直接伤及脑膜、脑及血管,伴发颅内血肿的机会较多,也易发生感染。

发现骨折时,应注意骨折是否横过血管或静脉窦压迹,如横过脑膜中动脉、静脉窦、导静脉压迹,则有可能撕破相应血管而引起脑外血肿;骨折是否通过鼻窦和中耳及乳突,通过者系内开放性骨折,可引起颅内感染;是否通过颅骨管孔,通过时可引起相应的神经或血管损伤。

(二) 骨折的间接征象

颅盖骨骨折大多可见骨折线,而颅底骨折则常不显示。但鼻窦或乳突气房积液和颅内积气可提示颅底骨折的存在。自然,没有这些征象并不排除颅底骨折。

1. 鼻窦或乳突气房积液　颅底骨折累及鼻窦或乳突气房,血液或脑脊液进入而形成积液。表现为窦腔或乳突气房混浊,密度增加,仰卧面向上侧位则可看到液面。有时,初为混浊,一二日后出现液面,多于几周后消失。这种表现说明颅底骨折,并累及有关鼻窦或乳突,属于内开放性骨折。根据积液位置可推断骨折所在,蝶窦积液,骨折多在中颅凹;额窦与筛窦积液,骨折多在前颅凹,乳突气房积液,骨折则多在岩骨。

2. 鼻咽腔顶软组织肿胀　中颅凹骨折时,鼻咽腔顶可出现软组织肿胀,在侧位上易于查出。它可提示中颅凹骨折的存在。但在儿童正常时鼻咽腔顶软组织较厚,应注意。

3. 颅内积气　鼻窦或乳突骨折可撕破脑膜及脑组织,并于颅内出现气体。气体可于伤后立即出现,或于伤后几天或几周内发生。颅内积气指明有骨折,如不是穿入骨折,则是鼻窦或乳突骨折。

硬膜外积气多因蝶窦骨折而脑膜完整,少见。气体少,呈窄带状,多局限并固定于鞍背后方。硬膜下积气多见于蝶、筛窦骨折并硬膜撕裂,气体在硬膜下腔中。气影的硬膜面光滑、清楚,蛛网膜面模糊。气体较多,可移动,且可出现液面。蛛网膜下积气,一如气脑造影表现,可见脑沟及脑池显影。颅内积气少见,呈散在囊状气影,多为单侧,不移动,也无液面,常见于前颅凹骨折。脑室内积气见于颅盖穿入骨折,提

示脑室穿通伤。

骨折愈合在婴幼儿较快,一般于数月后,X线即看不到骨折线。在儿童,骨折线的消失多不超过一年。但如有硬膜撕裂或有脑膨出,则骨折线反可随年龄增大而增宽,称之为生长性骨折,呈长条形、卵圆形或不整形骨缺损,边缘光滑,硬化。在成人,骨折线消失很慢。

开放性骨折,可发生颅骨骨髓炎。急性期无异常,亚急性和慢性期则出现局部骨质破坏,杂有致密区和死骨形成等。

二、颅缝分裂

颅缝分裂(sutural diastasis)较骨折少见,单独发生或与骨折并发。较常见于儿童及少年。好发于人字缝,如两侧相差1mm以上或宽度超过1.5mm即有诊断意义,若颅缝处有骨重叠或错位,即可确诊。颅缝分裂的意义与线样骨折相同。

三、内外异物

颅内异物并发于穿入骨折,属开放性外伤。应注意异物的数目和位置,并判断与周围组织的关系。判断异物是在颅外或颅内,可加照额顶位或切线位。多个异物定位较难,可在正、侧及额顶位像上,根据异物影像的方位、大小和形状,分别判断每一异物之所在。利器刺入颅内,应注意其位置及径路。对估计可能伤及的颅内组织有一定参考价值。

四、头颅外伤后遗症

(一)颅血肿

颅血肿(颅骨骨膜下血肿)(subperiosteal hematoma)是骨膜与外板间的包囊性积血,发生于新生儿产伤或幼儿头部外伤。颅血肿区常有骨折。早期表现为一软组织肿块,与骨对应,多在顶骨或枕骨,外缘清楚与骨缘对应,因为骨膜恰止于骨缘。晚期,有骨质增生,则局部为一骨性硬度的肿块。X线表现取决于患病日期。2周内,只见软组织块影,2周后,被抬起的骨膜有新骨形成,于血肿边缘开始,最后血肿被覆以骨壳。血肿一般于2~3周后吸收,但X线变化持续较久,颅骨外板常有不规则骨质增生。外板与骨壳之间隙可持续几年,以后变为板障。有时血肿区生出多数囊性骨缺损,持续数月或数年,需与骨增生病变区别。如无外伤历史,则比较困难。

(二)慢性硬膜下血肿

慢性硬膜下血肿(chronic subdural hematoma)如较大,可引起颅内压增高,头颅增大。有时,血肿邻近骨壁变薄,向外膨隆。中颅凹血肿可使中颅凹膨隆,蝶骨小翼上升。血肿偶可钙化,呈壳状,围绕于血肿周边或呈不规则的团絮状。

(三)软脑膜囊肿

软脑膜囊肿(leptomeningeal cyst)常发生于粉碎或凹陷骨折后数月或数年。由于脑膜撕裂,脑脊液流出而形成囊肿。囊肿压迫邻近颅壁,致形成一缺损。临床上可有头痛、癫痫、局部肿胀、哭闹时张力增高等。囊内含有黄色液体,下方为变性脑组织。

X线片上可见颅壁局限性骨缺损,多呈圆形,轮廓光滑或不整,边缘模糊或有硬化。常可发现陈旧性骨折,骨折线宽而长。

气脑造影可见脑室扩大,囊肿区可见多房性囊肿,与脑室不通,脑室常被牵向骨缺损处,气体吸收迟缓。CT观察上述变化极为清楚。

第四节 颅内疾病

颅内疾病头颅平片可出现一些变化,如颅内压增高和直接反映肿瘤或其他病变的改变。

一、颅内压增高

颅内压增高见于多种颅内疾病,比较常见。其发生原因之一是占位性病变本身如肿瘤和诱发的脑水肿,增大了颅内容物的体积和/或脑脊液循环阻塞,引起梗阻性脑积水。颅内静脉回流受阻,压力增高,有更多液体进入脑质加重脑水肿,颅内压可更加增高。常见的症状是头痛、恶心、呕吐、癫痫、视力障碍、复视、视乳头水肿或视神经继发萎缩等。X线表现如下:

1. **颅缝增宽** 是常见而又可靠的一种表现。年龄愈小愈明显。在儿童,颅盖诸缝均可增宽,以冠状缝为明显。颅缝间的齿状突吸收、变小、密度低。头颅可增大。颅缝增宽,在成人则不明显,以人字缝增宽为多见。

2. **蝶鞍改变可见后床突与鞍背骨吸收** 表现为密度减低、皮质模糊、变小与变薄,乃至消失。在儿童,因颅缝增宽,故蝶鞍骨吸收常较轻。蝶鞍可以增大,但在儿童多不明显。

3. **脑回压迹增多** 见于慢性长期颅内压增高。判断有无增多,要结合年龄。

4. **颅骨骨质吸收** 颅内压增高时间较长,可发生骨质吸收,表现为颅壁密度减低、变薄和内板模糊。在儿童常见,且较明显。

颅缝增宽、蝶鞍改变和脑回压迹增多,是确定颅内压增高的主要依据。出现颅内压增高征无助于疾病的定位与定性诊断,但可说明颅内有病变存在,应作进一步检查。

二、颅内肿瘤

颅内肿瘤在头颅平片上可表现正常;亦可出现颅内压增高征象,或其他反映肿瘤的征象。后者主要表现为钙化和颅骨局限性增生或破坏。钙化多只限于肿瘤的一部。颅骨改变则见于脑表面或靠近颅骨的肿瘤,如脑膜瘤、临近蝶鞍的垂体瘤、位于内耳道内或附近的听神经瘤。脑深部肿瘤则只有出现钙化时,才能反映肿瘤的存在。头颅平片诊断颅内肿瘤的可能性,一般接近30%,有时还可做出定性诊断。

脑肿瘤钙化比其他脏器肿瘤钙化常见,据文献报道为3%~15%。小儿比成人少见。大脑肿瘤钙化见于脑胶质细胞瘤和脑膜瘤,中线部位肿瘤中以颅咽管瘤最好发生钙化,幕下肿瘤除室管膜瘤外,很少发生钙化。钙斑可为片状、点状和弧线状,散在或密集,范围局限。

钙化对肿瘤定位诊断是粗略的,因钙化多只发生于肿瘤的一部分。钙斑的表现及位置对肿瘤的定性诊断有参考价值。大脑半球星形细胞瘤钙斑多呈密集的点状,少突胶质瘤呈条带状,交错排列,而脑膜瘤则呈团块状或为不定形钙斑。颅咽管瘤钙化呈点状、片状或弧线状,居鞍上区。第四脑室室管膜瘤钙化多呈比较分散的点状,居后颅凹内。大脑表面生长缓慢的肿瘤,例如脑膜瘤因靠近颅骨,故可引起颅骨局限性骨改变,如颅骨局部内板破坏或形成颅壁骨缺损和局限性骨质增生。这些变化对肿瘤定位诊断有帮助。

蝶鞍区肿瘤因临近蝶鞍,故可引起蝶鞍改变。垂体瘤生长于鞍内,体积够大,则常引起气球状蝶鞍增大。同时还可出现双鞍底及双鞍背、后床突游离孤立和前床突变尖等。颅咽管瘤居鞍上,肿瘤压迫蝶鞍,可使后床突变小,鞍背短,以至消失。蝶鞍多呈扁平形,前后径大,深径小而入口较大,前床突与鞍结节多

无变化。这种蝶鞍变形对诊断鞍上肿瘤有一定意义,若鞍上有钙斑出现,则可诊断为颅咽管瘤。视神经胶质瘤可使视束交叉沟增深,引起蝶鞍前后径增大并呈提琴样变形,对诊断有一定价值。蝶窦或后组筛窦黏液囊肿或肿瘤可引起部分或全部蝶鞍破坏和蝶鞍增大,但很少见。骨破坏边缘锐利,常有硬化带围绕。

听神经瘤生长在内耳道内或靠近内耳道口,可引起内耳道扩大与邻近骨质破坏,是诊断听神经瘤的有力根据。一侧比对侧稍大可能是正常表现。

松果体钙斑移位可帮助粗略做出定位诊断。一侧大脑半球肿瘤可使之向对侧移位,额叶肿瘤使之向后移位,顶叶肿瘤使之向下移位。明显移位不难判断,轻微移位需使用松果体定位图表或定位尺确定。

颅内肿瘤于颅骨平片上虽可出现改变,但诊断价值是有限的。

三、颅内其他疾病

颅内感染和脑血管疾病在头颅平片上引起的X线变化较少,也不都具有特征。病变引起颅内压增高时,于平片上能有所反映。引起颅骨变化者很少,有时出现钙化,对诊断可有帮助。

脑膜结核愈后可钙化,多见于颅底部位,临近蝶鞍。其表现为:钙化不规则,大小不等,分布不均,常为多发,范围较广。脑结核瘤钙化,多见于后颅凹和大脑半球,局限于一处或分散存在,呈破碎的壳状,密度多不均匀,大小亦不定。脑脓肿钙化少见,且无特点。

弓形虫病在国内少见,可于颅内发生钙化,但很少见。呈大小不一散在分布的斑点状钙化灶。新生儿常并发脑积水或脑发育障碍,有一定诊断意义。

斯德奇-韦伯综合征(Sturge-Weber syndrome,SWS),可发生弯曲而又平行的线状钙斑,表现特殊,有诊断意义。动脉瘤壁可钙化,呈囊壳或弧线状。

(吴　天)

第三章

中枢神经系统数字减影血管造影诊断

自应用 CT 与 MRI 诊断以来,脑室造影诊断的作用已减少,应用也减少;但数字减影血管造影(digital substraction angiography,DSA)在中枢神经系统血管性疾病诊断中的作用在逐渐增大,特别是随着介入神经治疗的迅速发展,DSA 已成为中枢神经系统血管性疾病诊断的"金标准"和介入治疗必不可少的重要手段。因此,脑室造影便不再介绍,重点介绍中枢神经系统数字减影血管造影诊断。

第一节 概 述

中枢神经系统数字减影血管造影诊断包括全脊髓血管造影和全脑血管造影。

全脊髓血管造影一般要求是:双侧椎动脉、双侧甲状颈干、双侧肋颈干、所有双侧肋间动脉、所有双侧腰动脉、双侧髂内动脉、骶正中动脉造影。

全脊髓血管造影的适应证有:

(1) 临床及 MRI 疑有脊髓血管性病变。

(2) 部分脑蛛网膜下腔出血而脑血管造影阴性者。

(3) 了解脊髓肿瘤与血管的关系。

(4) 脊髓富血管肿瘤的术前栓塞。

(5) 脊髓血管病变的复查。

全脑血管造影的基本要求依据不同的疾病而不同。

蛛网膜下腔出血:一般要求为双侧颈内动脉和双侧椎动脉造影,若结果阴性,再加作双侧颈外动脉造影。

脑内血肿:一般要求也为双侧颈内动脉和双侧椎动脉造影,若结果为烟雾病或位于脑表面的脑动静脉畸形,再加作双侧颈外动脉造影。

头面部富血性肿瘤和累及硬脑膜的病变:一般要求为双侧颈内动脉、双侧颈外动脉和双侧椎动脉造影。

闭塞性脑血管病变:一般要求为主动脉弓、双侧颈总动脉、双侧颈内动脉、双侧椎动脉造影。

全脑血管造影的适应证有:

(1) 疑有颅内外血管性病变。如出血性或闭塞性颅脑血管病变。

(2) 脑内或蛛网膜下腔出血病因检查。

(3) 头面部富血性肿瘤术前了解血供状况。

(4) 观察颅内占位病变的血供与邻近血管的关系及某些肿瘤的定性。

(5) 头面部及颅内血管性疾病治疗后复查。

(6) MRI 疑为颈髓血管性病变而全脊髓血管造影为阴性,考虑为硬脑膜动静脉瘘向脊髓静脉引流者。

第二节 脑膜瘤的数字减影血管造影和术前栓塞

典型的脑膜瘤大都有丰富的血供。其供血动脉多来自邻近的硬脑膜和与之相连的骨组织。对于颅内巨大的脑膜瘤,有时会有软脑膜血管供血。对某些脑膜瘤患者进行数字减影血管造影或术前栓塞已成为脑膜瘤诊治的重要手段之一。

关于脑膜瘤行 DSA 的指征,目前尚无统一要求。由于作者所在中心行全脑 DSA 时发生并发症的概率很低(<0.1%),因此,在权衡是否行全脑 DSA 时,较少考虑 DSA 并发症的问题,而主要从对肿瘤切除有无帮助来出发。一般来说,对于颅底部位较大的脑膜瘤,由于部位较深,周围重要神经结构复杂,手术难度较大,多行 DSA 检查,若血供丰富,可同时行栓塞治疗。对于累及颈内动脉或大的分支的巨大脑膜瘤,如蝶骨嵴内侧脑膜瘤,还需同时做同侧颈内动脉的球囊阻塞(BOT)试验。这对于术中较长时间闭塞受累颈内动脉的安全性评估有重要参考价值。对于大脑凸面较小的脑膜瘤,除非头颅 CT 或 MRI 提示肿瘤累及静脉窦,一般不行 DSA 检查。对于累及静脉窦的大脑凸面的脑膜瘤,建议行 DSA 检查,以动态观察静脉窦

的回流功能是否良好。由于 CTV 或 MRV 可以观察某些病例的静脉窦受累的情况，也可不行 DSA 检查。DSA 可以提供以下信息：①供血动脉情况，常见的如颈外动脉的脑膜中动脉、脑膜副动脉、圆孔动脉、翼管动脉、耳后动脉的脑膜支、咽升动脉的神经脑膜支、枕动脉的脑膜支、颈内动脉的脑膜支，垂体干的小脑幕缘支、眼动脉发出的脑膜支、椎动脉发出的脑膜后动脉、小脑下前动脉和小脑下后动脉的脑膜支、小脑上动脉和大脑后动脉的脑膜支。其典型的血管造影成像特点是呈放射状影像（图 2-3-1）。②重要血管，包括脑的大血管如颈内动脉和大脑前中后动脉和主要皮层引流静脉受累和移位情况。③静脉窦，如上下矢状窦，直窦，横窦乙状窦的受累、包绕和闭塞程度，主要动态观察受累静脉窦的静脉回流功能是否丧失，如果受累静脉窦的静脉回流功能已丧失，在手术切除肿瘤瘤体的同时，需将该受累的静脉窦，必要时连同受累的颅骨一并切除，以达到肿瘤全切。④肿瘤的血供是否丰富。⑤评价肿瘤术前栓塞的可行性。⑥显示颅内外危险吻合（ER2-3-1、ER2-3-2）。

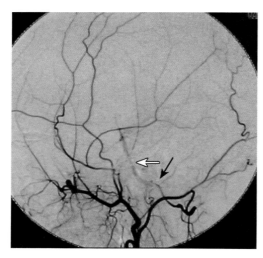

图 2-3-1 脑膜瘤颈外动脉造影
脑膜中动脉供血的脑膜瘤，肿瘤血管呈放射状影

ER2-3-1 颈外动脉造影示危险吻合

ER2-3-2 颈外动脉造影示危险吻合

脑膜瘤的术前栓塞：术前栓塞可使脑膜瘤变小、变软、血供减少，因此，可使手术时容易操作和切除肿瘤。理论上讲，这可使手术时间缩短，术中出血减少，减少由于牵拉和操作脑组织而引起的对脑组织的损伤。对于 CT 或 MRI 显示肿瘤占位明显，特别是瘤周水肿明显，引起中线结构移位或累及邻近重要功能区（如脑干、中脑导水管等）的，术前栓塞需特别慎重。因为栓塞后可加重瘤周水肿和占位效应，可引起脑疝形成及其他神经功能障碍。对于其他富血供的脑膜瘤，只要导管或微导管到位良好，都可根据具体情况行术前栓塞。目前，脑膜瘤的术前栓塞基本有两种方式：一种方式是将 4～5F 的造影导管选择致颈外动脉舌动脉以上或供血的咽升动脉或枕动脉，然后注入明胶海绵碎屑或明胶海绵条。主要目的是栓塞肿瘤的供血动脉而非肿瘤的血管床，这类似术中近端闭塞供血动脉。该种栓塞方式常在术前 3 天进行。其优点是手术费用较低，手术过程简单，神经系统并发症较少。缺点是栓塞效果不肯定，栓塞效果持续时间短（一般少于 5 天）。常用于经济较困难的患者和从事神经介入时间较短的医务人员。另一种方式是应用同轴导管技术，将微导管超选择至肿瘤血管，行微导管造影，证实为肿瘤血管和肿瘤染色，并除外有颅内外危险吻合和后组脑神经的营养血管（如咽升动脉的神经脑膜支）后方可行栓塞治疗。该种栓塞方式的目的是栓塞肿瘤的血管床而非仅仅栓塞肿瘤的供血动脉，是目前较常用的较好的栓塞方法。栓塞肿瘤的血管床较仅栓塞肿瘤的供血动脉对切除肿瘤的帮助更大，特别是位置较深的或位于功能区或邻近重要血管神经的肿瘤。栓塞肿瘤的血管床可使术者分块切除肿瘤而不必担心术中出血，这使得肿瘤的切除更加容易，对肿瘤周围的正常组织的损伤更加少，使肿瘤切除手术更加安全。仅仅栓塞肿瘤的供血动脉则很难达到这种效果。该种栓塞方法应用的栓塞剂多为多聚乙醇（polyvinyl alcohol，PVA）颗粒，直径多为 255～350μm，直径太大的 PVA 颗粒容易堵塞微导管，造成微导管的损坏，直径太小则容易进入潜在的颅内外危险吻合支引起严重的并发症。作者经验认为该直径大小的栓塞剂既安全，又达到了栓塞肿瘤血管床的目的，同时应用较方便，可很顺利地通过 1.8F 甚至 1.5F 的微导管。不足之处是该种方法费用较高，操作技术较复杂，需有较熟悉的神经血管解剖知识和较熟练的神经介入操作技术。有作者认为生物胶或可脱性弹簧圈也可用来栓塞脑膜瘤的供血动脉，这与作者的临床经验不同。作者认为，生物胶和可脱性弹簧圈不适合用来作为脑膜瘤术前栓塞的栓塞剂。首先，浓度小的生

物胶容易通过潜在的颅内外危险吻合进入颅内,从而引起严重的手术并发症,手术风险较高。权衡手术风险与手术效果后则会放弃稀胶作为栓塞剂;高浓度的生物胶则几乎无法到达肿瘤的血管床;而且应用生物胶也无法一次将所有肿瘤血管全部栓塞。分别栓塞肿瘤的每一支供血动脉则需应用多根微导管,这将大大增加手术的费用。可脱性弹簧圈则无法到达肿瘤的血管床,只能栓塞肿瘤的供血动脉。应用可脱性弹簧圈逐支栓塞肿瘤的供血动脉是几乎无法实现的,且花费巨大,可达到 5 万~7 万元,其效果与应用造影导管和明胶海绵栓塞几乎相同,因此,我们一般不应用可脱性弹簧圈。

　　有作者认为肿瘤的颈内动脉供血分支不能行栓塞治疗,以避免栓塞剂进入颈内动脉。作者认为,只要微导管能够进入肿瘤的供血动脉分支,微导管造影提示到位良好,无造影剂颈内动脉反流或其他正常颅内血管分支显影,即可行 PVA 栓塞(ER2-3-3~ER2-3-5)。但栓塞治疗过程中须经常微导管造影,以决定是否继续栓塞以及栓塞时推注 PVA 的速度,以免 PVA 反流入正常的血管。只要栓塞过程中注意以上要点,栓塞治疗的并发症是可以避免的。

ER2-3-3　颈内动脉分支供血的肿瘤(栓塞前)

ER2-3-4　颈内动脉分支供血的肿瘤(栓塞前)

ER2-3-5　颈内动脉分支供血的肿瘤(栓塞后)

(张晓龙)

第四章

中枢神经系统 CT 的正常表现

横断面 CT 扫描成像是脑、脊髓检查的最常用方法。脑横断面扫描常以听眦线为基线，患者多取仰卧位，自基线向上连续扫描 10 个层面，层厚、层距一般为 8~10mm。必要时可加扫冠状面。对血管结构的显示采用静脉注射造影增强法进行扫描。

第一层面为颅底层面(ER2-4-1A)：中线部可见鸡冠、筛窦、蝶窦和斜坡。后颅窝内含延髓、小脑半球及两者间的第四脑室。筛窦的两侧为眼眶，内有眼球，向后为视神经、眶上裂。蝶窦两侧中颅窝，可见颞叶。

ER2-4-1　第一及第二层面

第二层面(ER2-4-1B)：显示额窦、眼眶、直回、蝶鞍、前床突、蝶骨小翼、垂体、鞍背、颞叶、侧脑室下角、桥池、基底动脉、脑桥上部、小脑上脚、第四脑室、小脑半球。脑额叶底面直回、颞叶、脑桥上部及小脑呈灰色影像，直回位于颅前窝中部，有时隐约可见；颞叶位于蝶骨小翼后缘的颞极的后方，其内可见侧脑室下角；垂体位于蝶鞍内；脑桥位于岩锥斜坡后方；再后方为小脑半球。两者之间为第四脑室，与桥池、鞍上池及侧脑室下角一样均呈低密度黑色影。

第三层面(ER2-4-2)：该层最前面的脑组织为额叶，直回清晰可见；它的后外侧为大脑外侧裂起始部；中脑腹侧隆起为大脑脚，背侧为顶盖；额叶后方、颞叶内侧、中脑大脑脚围成低密度结构称鞍上池，多呈五角星或六角形，内容纳视束、视交叉、垂体柄等结构；

ER2-4-2　第三层面

第三脑室下部可突入其间，呈低密度黑色影。脚间池、环池环绕中脑；四叠体池位于顶盖的后方。该层面上还有小脑上蚓部，其后外侧方是大脑枕叶。

第四层面(ER2-4-3、ER2-4-4)：大脑纵裂呈细长纵行的低密度黑影，位于两侧额叶之间的中线上，内含大脑镰；基底节始出于该层面，为大脑中间的灰质核团，包括尾状核、豆状核、杏仁核及屏状核。豆状核位于岛叶的深面，呈楔形略高密度。第三脑室位于大脑中间的纵形裂隙，其外侧为丘脑，呈稍高密度灰质核团。大脑大静脉位于小脑上池。小脑上蚓部于小脑上池内隐约可见。两侧脑室后角位于枕叶，脑岛位于大脑外侧裂池深面。

ER2-4-3　第四层面(1)

ER2-4-4　第四层面(2)

第五层面(ER2-4-5)：显示大脑纵裂、额叶、扣带回、胼胝体膝、侧脑室额角、尾状核头、内囊前支、内囊后支、壳核、透明隔、穹窿、第三脑室、丘脑、脉络膜丛、侧脑室三角区、胼胝体压部、顶枕裂、顶叶、枕叶和上矢状窦。该层面见尾状核位于侧脑室前角的外侧，呈灰白色影；内囊位于丘脑、尾状核与豆状核之间，呈黑灰色影。松果体位于胼胝体压部后方，呈钙化高密度影。

第六层面(ER2-4-6)：显示额叶、大脑镰、扣带回、胼胝体膝、侧脑室中央部、透明隔、尾状核、胼胝体压部、顶叶和枕叶。该层面侧脑室因含脑脊液，故呈低密度黑色影；透明隔呈线样灰色影；尾状核头、体部呈

ER2-4-5　第五层面

ER2-4-6　第六层面

密度稍高的条状灰白色影。

　　第七层面（ER2-4-7）：前为大脑前纵裂及其两侧的额叶；可见两侧脑室顶部层面，之间为胼胝体，双侧室旁为白质纤维放射冠和顶叶；后方中间为大脑后纵裂及枕叶；在半球表面可见中央沟，位于大脑半球外凸面相当于侧脑室体前 1/3 处。

ER2-4-7　第七层面

　　第八层面（ER2-4-8）：显示位于中部的大脑镰，可见中央沟位于大脑外凸面前 1/4 及后 3/4 交界处。此层侧脑室体部消失，枕叶基本消失；可见额顶叶，前者小，后者大。此层灰白质境界清楚，白质为半卵圆中心。

ER2-4-8　第八层面

　　第九层面（ER2-4-9）：大脑镰为界限可清楚显示双侧半球之额顶叶。大脑镰旁脑实质脑沟清楚显示，额叶较小，顶叶为大部分。

ER2-4-9　第九层面

　　脊髓平扫，由于脊髓周围蛛网膜下腔脑脊液的衬托在 CT 上用合适的软组织窗可以看到上颈段脊髓的大致轮廓，而下颈段、胸腰段脊髓难于分辨。脊髓在横断面上呈椭圆形，位于蛛网膜下腔的中央，前腹面稍平直，中央形成凹陷的正中裂，其后缘稍圆，后中央沟也形成稍凹。在 CT 横断面上测量颈髓的前后径，从 $C_3 \sim C_7$ 前后径大致相似，平均为 $6 \sim 7mm$。胸髓在横断面上呈圆形，与椭圆形的颈髓稍不同，前中央沟在胸髓腹侧形成的凹在 CT 上可显示，但后中间沟和后外侧沟一般不能显示。胸髓的前后径平均为 $7.5 \sim 8.5mm$，在 $T_9 \sim T_{12}$ 椎体节段胸髓前后径可稍增粗，在腰膨大后脊髓变细形成脊髓圆锥。止于 L_1 或 L_2 水平。其下方形成的终丝止于 S_2 水平。在椎管碘液造影 CT 中可清楚显示椎管内的解剖结构。勾画出脊髓、神经根、终丝的形态，脊髓中央沟也常可显示，并可对脊髓和蛛网膜下腔等进行准确测量。在椎管碘液造影 CT 中，脊髓居中，两侧对称，在下颈段偏后而在胸段则偏前，与脊椎生理曲度有关。脊髓在寰枕区呈近圆形，向下随其前后径减少而椭圆形。颈髓其周围的蛛网膜下腔较宽。胸腰脊髓呈类圆形，其前后径和横径最小。在 T_6 水平以下脊髓在椎管内稍偏前。脊髓圆锥各径线稍增大，以后变细而形成终丝，终丝和马尾不能区分，在蛛网膜下腔呈匀称的多个圆点状低密度影。蛛网膜下腔在腰段较宽，在 L_2 平面以下更为宽广。在颈段脊髓有时可见前缘中间内凹的前正中裂及发出和进入的前后神经根，居脊髓蛛网膜下腔中，在脊髓前后并与脊髓相连，呈对称八字或反八字形条带状低密度影。脊髓 CT 值在各脊段密度差异较大，在诊断中价值不大。

　　颅脑各种病变可在 CT 上显示为不同的密度。例如钙化、出血、血肿的密度高于脑实质的密度，我们称为高密度病灶。而水肿、梗死、囊肿、脓肿等病灶的密度低于脑实质，我们称为低密度病灶。与脑实质密度相似的病灶称为等密度病灶。除了病灶之外，CT 还可清楚地显示其附近的脑室、脑池和脑沟发生的形态、大小和位置的改变等。因此 CT 对颅脑疾病的定性和定位诊断具有很高的价值。在下面的各章节中将详细介绍中枢神经系统疾病的 CT 诊断原理和影像表现。

（冯晓源　耿道颖）

第五章

中枢神经系统 MRI 的正常表现

MRI 脑、脊髓横断面成像：①颅底层面（ER2-4-1A）显示颅中窝的颞下回，后颅窝见延髓上部或脑桥下部及借其后方的第四脑室下部与小脑相隔。脑桥前方为脑桥池，有时在 T_1 加权像上可见其内细线状的展神经，呈等信号，自脑桥沟出脑。脑桥池向外侧延伸为桥小脑角池。其常见等信号的听、面神经通过。第四脑室的后方为小脑半球。T_2 加权能区分较高信号的小脑灰质和较低信号的小脑白质。MRI 清晰且无骨伪影干扰，是后颅窝神经系统检查最理想的方法。②蝶鞍层面（ER2-4-2）显示中颅窝的颞叶，后颅窝的第四脑室呈横置的卵圆形，其前方和后方分别为脑桥、小脑蚓部；其后外侧方为小脑中脚和半球。在 T_2 加权图像上于第四脑室的腹侧可显示左右各一三叉神经。脑桥前方的基底动脉成流空信号。③鞍上池层面（ER2-4-3）在下丘层面以"五角星"的鞍上池为标记，前为大脑半球前间裂、脑额叶及直回。鞍上池的两侧为颞叶沟回。额叶和颞叶之间的裂为大脑外侧裂池。鞍上池后方为大脑脚。脚间池、环池环绕中脑；环池外侧为海马回。在中脑后缘中线可见裂隙状大脑导水管。中脑后方为小脑蚓部，外侧方为颞叶上、中、下回。在鞍上池内可见的结构有视交叉、视束、垂体柄、两侧颈内动脉和基底动脉，在 T_1 加权图像上，视束自视交叉后方向后向外环绕大脑脚走行。视束止于丘脑后部的外侧膝状体。在上丘层面以"六角星"的鞍上池为标记，鞍上池前方为额叶，两侧是颞叶沟回。池内有一对乳头体。脚间池比下丘脑部扩大。在 T_1 加权图像上可见自脚间窝出脑的线状动眼神经。在 T_2 加权图像上大脑脚中的皮质脊髓束为低信号的新月形区，其背侧黑质在高磁场为高信号区。红核的信号强度与脑白质相似，低于脑灰质。红核背外侧为较低信号呈短条状的内侧丘系。内侧丘系的外侧为是丘脑后部的外侧膝状体，呈类圆形较高信号区。可见位于内侧膝状体之前外侧的外侧膝状体。大脑导水管呈裂隙状。中脑背侧为隆起上丘。中脑后方为小脑上蚓部。中脑和上蚓部外侧为颞叶。上

蚓部外后侧为枕叶下极。④第三脑室下层面（ER2-4-4）显示脑中间自前向后的结构有脑前纵裂、第三脑室，有时隐约可见小脑上蚓部、脑后纵裂和上矢状窦。脑前纵裂的两侧为额叶下回。额叶后外侧为脑外侧裂。第三脑室是间脑内的腔，向上经室间孔与侧脑室通，向下经中脑导水管与第四脑室相通，其底由乳头体、灰结节、漏斗和视交叉组成。第三脑室的外侧壁的卵圆形的灰质块称丘脑，从室间孔前方向后下伸展。丘脑外侧见外囊后支、豆状核。后连合位于中脑导水管上口后侧壁内，由横行纤维构成。后纵裂外侧是枕叶。两侧脑室后角伸入枕叶，又称枕角。⑤第三脑室上层面（ER2-4-5）可见大脑纵裂及其两侧的额叶。侧脑室前角位于额叶内。胼胝体膝向前外侧伸展形成胼胝体前钳。两侧脑室前角后部之中线上可见穹窿柱和室间孔。室间孔向下与第三脑室相通。第三脑室两侧为丘脑，其后部可见侧脑室的三角区及与之相连的侧脑室后角。尾状核位于侧脑室的外侧，尾状核及丘脑的外侧是内囊的前肢、膝部、后肢。在内囊的外侧是豆状核。豆状核壳的外侧是外囊，外囊的外侧是屏状核，最外侧是岛叶皮质及环沟，在 T_2 加权图像上岛叶皮质呈灰白色影，环沟内大脑中动脉呈黑色流空信号影。大脑基底节由尾状核、豆状核、屏状核和杏仁核组成，为埋在脑白质内的致密核团。在该层面上内囊呈"><"形，在 T_2 加权图像上信号强度低于相邻的基底节和丘脑。侧脑室三角区的前外侧为颞叶上、中回，侧脑室三角区的后内侧为旁海马回。海马内侧及第三脑室后方为小脑上池。小脑上池的后外侧方为脑枕叶。两侧枕叶中间的线条状影为后纵裂。纵裂旁的枕叶沟回为距状裂。⑥侧脑室体层面（ER2-4-6）：该层面显示前方的脑纵裂及位于两侧的额叶，在 T_2 加权成像上，额叶的灰质依然是灰白质影，而白质呈黑灰色影。在前纵裂后可见胼缘动脉，呈流空信号。在侧脑室前角的前面为胼胝体膝部，呈灰黑色影。两侧脑室内侧呈线条状灰色或灰白色影，称透明隔。侧脑室外侧可见尾状核头、体部，呈灰白

色影像。再外侧为顶叶，其灰、白质信号与脑额叶成像相同。两后角后方为胼胝体压部，其信号强度与胼胝体膝部相近。大脑后方正中为后纵裂，其两侧为枕叶。上矢状窦位于后纵裂后。⑦侧脑室顶部层面（ER2-4-7）：该层面可显示前面的半球间裂以及额上回、额中回和位于半球内的大脑前动脉、胼缘动脉。中部可见两侧脑室体及其之间的胼胝体，两侧脑室呈"）（"形。胼胝体前为膝部，后为压部。侧脑室外侧为大脑顶叶。大脑后方中间为脑后间裂和上矢状窦。其两后外侧为枕叶。⑧大脑皮下部层面（ER2-4-8）：该层面脑间裂贯穿前、后中线。脑灰质和脑灰质显示得更清楚，脑沟和脑回明显。可见中央沟，位于大脑半球凸面前 1/4 和后 3/4 交界处。此层额叶变小，顶叶比例扩大，枕叶甚小。⑨大脑皮质上部层面（ER2-4-9）：该层面几乎被枕叶占据，额叶范围很小，枕叶消失。脑间裂旁灰质和脑沟显示较清楚。

在 T_1 图像上，脊髓呈中等信号影，位于低信号的蛛网膜下腔内。高磁场 MRI 可以显示蝴蝶状的中央灰质，颈髓为明显。颈髓前后径约为 $6 \sim 9mm$。颈髓背侧和腹侧神经根向外侧走行连接于脊神经节，其位于侧隐窝内。胸髓呈圆形，直径约 $7 \sim 9mm$。脊神经自胸髓发出后向外下行走通过神经孔。

磁共振脑、脊髓冠状面成像，①胼胝体前层面：该层面大脑纵裂、额上回、额上沟、额中回、额中沟、额下回、扣带沟、扣带回及大脑前动脉和分支。大脑前动脉呈黑色流空信号。②胼胝体膝部层面：此层面可显示大脑间裂、额上回、扣带回、扣带沟。额上回外下方为额中回及额下回。脑间裂下方为胼胝体膝部。胼胝体膝部下为侧脑室额角，额角外侧为尾状核头部、岛叶。颅底中线两侧是额叶直回和嗅束。可见胼周、缘动脉黑色流空信号影及颞叶前部。③视交叉、垂体层面（ER2-4-9）：该层面显示额上回、胼周动脉、胼胝体干、侧脑室、透明隔、尾状核头、内囊、豆状核、第三脑室、视交叉、漏斗、垂体、大脑外侧裂、脑岛及颞叶。在质子像加权图像上，额上回呈灰白色影。胼胝体干构成侧脑室顶，呈中等程度灰白色影。透明隔和穹窿位于侧脑室内侧壁。尾状核位于侧脑室外侧，呈灰白色影。第三脑室两侧是丘脑，丘脑外侧依次为内囊、豆状核、外囊、屏状核、岛叶、外侧裂及岛盖。外侧裂上、下方分别为额叶和颞叶。④外耳道及内耳道第 7、8 脑神经层面：此层面可见上矢状窦、大脑纵裂及其两侧的额叶、扣带回、旁中央小叶、穹窿、第三脑室、脚间池、脑桥、大脑外侧裂及颞叶上、中、下回和海马回。在 T_1 加权成像上，旁中央小叶呈灰白色影，位于额叶内侧面上部。穹窿位于两侧脑室之间，其下方为第三脑室，再向下显示脚间池。脑桥在脚间池的下方，呈

灰白色影像。大脑半球外侧凸面有大脑外侧裂，其下方有颞叶，自上向下为颞上回、颞中回、颞下回，三者均呈灰白色影。海马位于颞叶下内侧，呈灰白色影。⑤松果体层面：该层面显示扣带回、中央后回、胼胝体压部、侧脑室、穹窿、侧脑室下角、丘枕、四叠体池内的松果体、上丘、中脑导水管、小脑上半月裂、小脑中脚、小脑水平裂、小脑绒球、小脑下半月裂和延橄榄核。在 T_1 加权图像上，扣带回和胼胝压部均呈灰白色影，后者构成大脑纵裂底。侧脑室下角位于颞叶中央。丘枕位于四叠体池的两边，呈灰白色影。松果体位于四叠体池内，呈中等信号强度灰色影。上丘、下丘共同构成四叠体。⑥第四脑室平面：此层面显示扣带沟、缘上回、侧脑室脉络丛、毯、胼胝体压部、四叠体池、海马、侧副裂、小脑小舌、前髓帆、小脑上脚、第四脑室、第四脑室外侧隐窝、扁桃体、乙状窦。在 T_1 加权图像上，扣带沟呈灰色影。缘上回位于大脑半球外侧的顶下小叶，呈灰白色影。侧脑室脉络丛呈中等信号强度的灰色影。位于两侧脑室之间的胼胝体压部呈灰白色影。海马呈灰白色影，位于侧脑室下角的内下缘，突向侧脑室的结构。侧副裂位于海马的下方。小脑小舌和前髓帆呈中等信号强度灰色影，位于小脑半球之间的上方，四叠体池的下方。第四脑室位于两侧小脑半球之间，呈菱形黑灰色影其外侧角为第四脑室的侧隐窝。乙状窦位于小脑半球外侧，上接横窦，下连颈内静脉。⑦齿状核层面：该层面显示上矢状窦、顶上小叶、楔前叶、角回、直窦、禽距、舌回、梭状回、距状裂、小脑水平裂、小脑齿状核、小脑扁桃体。在 T_1 加权像上，上矢状窦位大脑镰缘的上矢状沟内，接收来自脑上部静脉以及部分硬脑膜静脉和颅骨的静脉血，呈三角形流空信号影。顶上小叶位于上矢状窦两侧，呈灰白色影。楔前叶位于顶叶的内面，呈灰白色影。角回位于那脑半球外侧面的顶下小叶，呈灰白色影。舌回位于距状裂与侧副裂之间，呈灰白色影。禽距陷入侧脑室后角的内侧面，呈灰白色影。大脑半球的底部有梭状回，位于侧副叶与颞下沟之间的部分，呈灰白色影。小脑水平裂呈低信强度黑色影，将小脑分为上、下两面。齿状核位于小脑髓体的中部，呈灰色影，与顶核、球状核及栓状核共同构成小脑中央核。小脑半球下部之内侧近中线处有小脑扁桃体，呈灰白色影。

颈髓冠状面用于观察其两侧的神经根和证实在矢状面上显示的梭形膨大，$C_3 \sim T_2$ 的颈膨大在冠状面比矢状面更为显著。在 C_7 水平其横径可达 $12mm$，脊髓在 $T_9 \sim L_2$ 的生理性膨大不如颈膨大显著。冠状面可显示脊神经的走行方向，颈部水平走行通过神经孔；胸段的脊神经向侧下方走行。腰椎冠状面可以显

示脊神经向尾侧走行。

磁共振脑、脊髓矢状面成像：①矢状正中线层面（ER2-4-8）：此层可见脑正中部弓形胼胝体，其前、中、后分别为胼胝体膝部、体部和压部。胼胝体的下方是侧脑室。侧脑室借穹窿与第三脑室相隔。穹窿体的前下方可见前连合孔。孟氏孔的后方为丘脑。脑干从上到下依次为中脑、脑桥和延髓。脑干前方是脚间池和脑桥前池。脚间池内可见动眼神经。脑桥前池内可见椎动脉和基底动脉。中脑背侧、后连合和四叠体的前方可见大脑导水管，其上通第三脑室，下连第四脑室。松果体居于四叠体后方的四叠体池内。大脑半球内侧面位于胼胝体的前上后方，依次为直回、额上回、旁中央小叶、楔前叶、枕裂沟、楔叶、距状沟和舌回。脑干后方可见小脑半球。此层面可见蝶鞍内的垂体、垂体柄。②半卵圆中心层面：该层面显示额中回、半卵圆中心、侧脑室、侧脑室后角、内囊、豆状核壳、部分扣带回灰质、大脑中动脉、小脑半球和小脑髓质。③脑岛回和颞横回层面：此层面可见中央前沟、中央前回、中央沟、中央后回、中央后沟、额中回、脑岛回、颞横回、颞上回、颞中回、颞下回、枕外侧回、小脑水平裂、小脑下半月叶。

脊髓矢状面成像不受脊椎生理曲度的影响，可以充分连续地显示脊髓的全长，始于枕骨大孔平面，终于圆锥。颈髓边界清楚，在 $C_3 \sim T_2$ 之间的前后径较大，为生理性膨大。胸髓呈厚度均一的带状向下延伸，偏向椎管的前方。圆锥的位置通常不低于 L_2 上缘水平，其在矢状面上显示良好，远侧的马尾神经呈带状影，靠近椎管的后缘。在 T_2 加权矢状面成像上，脊髓呈均匀的中等信号或低信号，周围的脑脊液为高信号。在脊髓的中线可见一纵行的高信号细线状带影，宽约 1mm，为包绕中央管的中线灰质。中央管见不到。在 T_1 矢状面成像上不能显示与 T_2 像上相对应的纵行细带。在有些情况下脊髓中心可出现纵行低信号或高信号带的伪影。在有流动补偿的情况下，高分辨率的矢状面 T_1 加权所显示的脊髓后部的纵行低信号带，与横断面 T_1 加权所见白质柱所显示的低信号相符。

在正常的大脑灰质中含水量较脑白质多，含脂肪较脑白质少，所以脑灰质的 T_1 和 T_2 弛豫时间均较脑白质长。在 T_1 加权图像上脑灰质的信号强度较低，脑白质的信号强度较高。在 T_2 加权图像上脑灰质的信号强度较高，脑白质的信号强度较低。质子密度加权成像时，灰质和白质的信号强度非常相似。脑脊液的 T_1 和 T_2 弛豫时间明显长于脑组织，故在 T_1 和 T_2 加权图像上，分别呈现为低和高信号区。头皮含大量脂肪组织，在所有成像脉冲程序均呈高信号区。颅骨板障内所含脂肪也较多，且血流缓慢，故也显示为高信号区。颅内板、外板、硬脑膜（如大脑镰和小脑天幕等）、乳突气房和鼻旁窦腔等不含质子或所含甚少，为无信号区或信号甚低区。脑垂体的信号强度一般高于脑白质，动脉常显示为无信号区。静脉血流较慢有时可呈现为高信号区。

MRI 诊断颅脑疾病已经相当成熟，目前已取代了大多数 CT 的任务。随着 MRI 设备的发展和经验的累积，特别是 MRI 对比剂应用之后，利用 MRI 诊断中枢神经系统疾病将更为有效，应用范围更为广泛。

（冯晓源）

第六章

颅 内 肿 瘤

第一节 胶质类肿瘤

一、星形细胞瘤

【概述】

星形细胞瘤(astrocytoma)占脑内肿瘤的5.6%,占星形细胞瘤的10%~15%。20~40岁为发病高峰。好发于额叶、额顶叶、额叶中央前回、颞叶、颞顶叶和脑桥等。临床主要症状为癫痫,不同部位的肿瘤可产生不同的临床症状和体征,发生于大脑半球者,常见的症状为精神改变、感觉障碍、对侧肢体瘫痪和同向偏盲等;发生于中线者,早期可引起颅内压增高的症状;发生于脑干者,主要症状为头晕、复视、后组颅脑神经和锥体束损害引起的声音嘶哑、吞咽困难、眼球外展麻痹、角膜反射消失和肌力减退等症状;发生于小脑者,也可引起明显的颅内压增高症,多伴有小脑体征如步态不稳、眼球震颤等。

星形细胞瘤为常见的星形细胞瘤,新WHO分类将其归为Ⅱ级,Kazner分类为Ⅰ级,Kernohan和华山神经病理分类均将它归为2级。巨检多为灰色、质地较硬的实质性病灶,常见囊变,坏死、出血少见。组织学上多为分化良好的纤维型,少数为原浆型,细胞分化较好,异形核细胞较少,有丝分裂少见,血管内皮增生、出血罕见。细胞免疫测定发现神经胶质纤维酸性蛋白(GFAP)强阳性,VIM反应阴性或弱阳性。

【影像学表现】

1. CT 平扫多为均匀低或等密度病灶,少数为低等混合密度病灶。多呈圆形或椭圆形,大小不等,边缘清楚或部分清楚,瘤周水肿轻或无,少数为中度,占位效应多较轻。15%~20%的肿瘤可见钙化、坏死、出血少见。增强后扫描大多数肿瘤无或轻度强化。

2. MRI T_1WI多呈等或略低信号,T_2WI呈均匀高信号,少数T_1WI呈低等混合信号,T_2WI呈不均匀高信号,MRI显示病灶范围常大于CT,瘤周水肿无或为轻度,占位效应多较轻。增强后扫描多数无或轻度强化,少数可见中度强化(ER2-6-1,图2-6-1)。

ER2-6-1 右侧额颞叶星形细胞瘤

【诊断与鉴别诊断】

星形细胞瘤为低度恶性星形细胞瘤,CT平扫多呈边界较清的均匀等密度或略低密度病灶,T_1WI多呈低或等信号,T_2WI多呈均匀高信号,瘤周水肿多无或为轻度,占位效应较轻,注射造影剂后多数为无强化或均匀强化,肿瘤内常见囊变,坏死、出血较少见。一般诊断不难。

不典型者需与下列病变相鉴别:①新鲜脑梗死:多与脑血管分布范围一致,急性起病,治疗后可见病灶缩小。②轻度脑挫伤:表现为局限性脑水肿,外伤史有助于诊断。③脑内血肿吸收期:多有外伤史,增强后强化不明显,灶周水肿轻。④无钙化的少突胶质瘤:多发生于额顶叶,影像学上无法区别。⑤少血供、强化不明显的转移瘤:多发生于40岁以上,起病急,病灶小而水肿明显,其发病部位较具特征性。⑥脑膜瘤伴广泛瘤周水肿:增强后病灶明显均匀强化为其特征。⑦蜂窝性脑炎:范围广泛,分界不清,增强后强化不明显,治疗后病灶明显吸收。⑧脑脓肿:增强后可见环状强化,其环均匀、连续、边界清楚为其特征,追问感染史,或抗感染治疗后病灶缩小或消失。⑨多发性硬化症:多发生于侧脑室周围脑白质区,以20~40岁为发病高峰,临床上以反复发作多组脑神经侵犯为特征,急性期病灶可多强化。

二、间变性星形细胞瘤

【概述】

间变性(恶性)星形细胞瘤占脑内肿瘤的4%,占

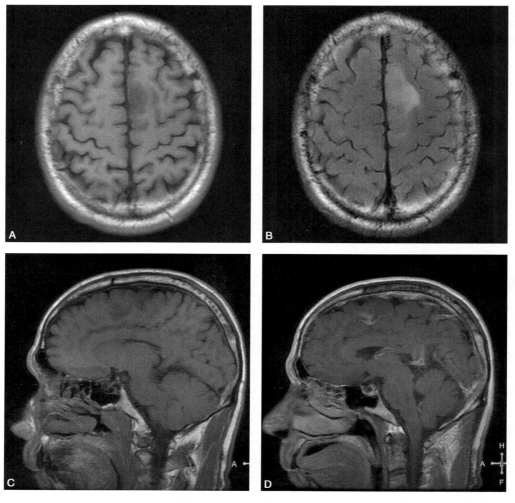

图 2-6-1 左额叶星形细胞瘤
A. MRI 横断面 T₁WI 病灶呈低信号；B. MRI 横断面 FLAIR 病灶呈高信号，周边见水肿区；C. MRI 矢状面 T₁WI 病灶呈低信号；D. MRI 矢状面 T₁WI 增强病灶结节状、条状强化

星形细胞瘤的 1/3。多见于 35~45 岁，男性居多。肿瘤好发于额叶、颞叶、额顶及颞顶的脑白质区，有时也可累及顶叶、下丘脑和脑桥，小脑罕见。临床主要症状为癫痫发作和局部神经元损害症状，肿瘤生长迅速，预后不良，平均生存期为 2 年。

间变性星形细胞瘤（anaplastic astrocytoma）为一种弥漫性浸润性纤维型星形细胞瘤，也可混有原浆型和肥胖型星形细胞成分，属 Kernohan 3 级，新 WHO 分类也将其归为Ⅲ级，华山神经病理分类也属 3 级。巨检为边界不清的弥漫性浸润性肿块，少数可见边界，病灶内常见囊变，有时可见出血，坏死较少见。镜下多为恶性纤维型，细胞分化较差，常见有丝分裂和血管内皮增生。10%~20% 的间变性（恶性）星形细胞瘤可见肥胖细胞，此细胞可呈瓜子型，常排列成车轮状，胞质呈丰富的嗜伊红染色，细胞核可为一个或多个，常伴细胞增生活跃、密集等间变或恶性征象。少数可见星形细胞伴微细突起形成珊瑚状的原浆细胞。

【影像学表现】

1. CT 平扫时，多数呈不均匀低等混合密度，少数为等密度或低密度。形态不规则，轮廓多不清，瘤周水肿多为中度，少数为重度，占位效应较明显。有些间变性（恶性）星形细胞瘤可呈弥漫性浸润，也可跨叶或跨中线生长。肿瘤内钙化少见，囊变和出血多见。增强后扫描多呈不均匀强化，形式多样，主要为环状伴结节样强化。

2. MRI 平扫时 T₁WI 多呈低等混合信号，T₂WI 上呈高等混合信号；T₂WI 上常见中心高信号区周围绕以等信号环，环周可见高信号指样水肿征象。病理观察发现中心低信号为坏死/囊变的组织，两者在 CT 甚至 MRI 上均无法区别；等信号环为肿瘤组织。增强后扫描多呈不规则环状强化，少数为结节状、斑片状强化（ER2-6-2，图 2-6-2）。同胶质母细胞瘤一样，间变性（恶性）星形细胞瘤也可沿白质通道传播及沿室管膜、软脑膜和脑脊液种植。病理证实强化病灶周围

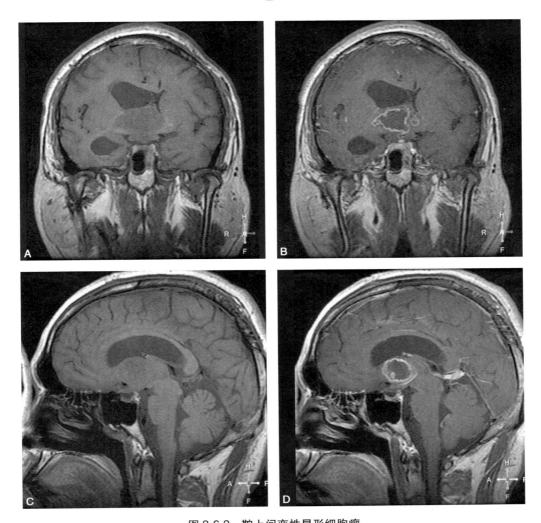

图 2-6-2 鞍上间变性星形细胞瘤

A、C. MRI 冠状面、矢状面 T_1WI 病灶呈等低混合信号;B、D. MRI 冠状面、矢状面 T_1WI 增强病灶不规则环状、结节状强化

及瘤周水肿区,甚至瘤周正常 MRI 信号区可见孤立或成簇肿瘤细胞存在。少数间变性(恶性)星形细胞瘤可呈囊性非强化病灶或累及皮层,累及皮层者表现与脑梗死或脑炎相仿。

ER2-6-2 左侧顶叶间变性星形细胞瘤

【诊断与鉴别诊断】

间变性星形细胞瘤介于高度恶性胶质母细胞瘤与低度恶性星形细胞瘤之间,CT 和 MRI 平扫多呈边界不清的不均匀混合密度/信号病灶,瘤周水肿多呈中度,占位效应多较明显,增强扫描多数呈形态不一、程度不同的不均匀强化。

1. 发生于幕上的间变性星形细胞瘤,当肿瘤为囊型时,需与星形细胞瘤和无钙化的少突胶质瘤相区别,有时,影像学上作出判断较困难。当肿瘤为实质伴囊变型肿瘤则需同星形细胞瘤、胶质母细胞瘤、脑脓肿、转移性肿瘤等相鉴别。实质型肿瘤则需与恶性淋巴瘤、脑血管畸形、室管膜瘤、白血病脑浸润、脑膜瘤和急性播散性脑脊髓炎等相鉴别。

2. 发生于幕下者,应与小脑半球出血、髓母细胞瘤、血管母细胞瘤、转移瘤和室管膜瘤相鉴别。

三、胶质母细胞瘤

【概述】

胶质母细胞瘤(glioblastoma)是成人最常见的脑内肿瘤,占脑内肿瘤的 12%~20%,占星形细胞瘤的50%。好发年龄为 40~65 岁,男女比例为 2:1。好发部位为额、颞叶深部白质区,基底节和后颅窝也可累及。

临床主要表现为头痛、呕吐、视力下降等颅内压增高征象及神经元损害体征,由于肿瘤恶性度高、生长迅速、传播速度快且呈弥漫性浸润性生长,预后甚差,术后平均生存率为 8 个月,5 年复发率为 100%。

胶质母细胞瘤又称多形性胶质母细胞瘤,是最常见的弥漫性星形细胞瘤,具有高度恶性的生物学行为,Kerhan 及 WHO 分级属 4 级,华山神经病理分类将其归为 Ⅳ 级。可以发生时即为胶质母细胞瘤;也可从良性的星形细胞瘤恶变而来。

【影像学表现】

1. CT 平扫显示肿瘤多呈低密度为主或等密度为主的低等混合密度病灶,CT 平扫常难以区分肿瘤和水肿区的边界。病灶较大,形态以不规则形多见,少数呈圆形或椭圆形。边缘不整,轮廓不清。100%伴有瘤周水肿,多为中重度。肿瘤区出血并不少见,显示为局限性片状的高密度区。肿瘤通过跨中线结构侵及两侧大脑半球时,可形成所谓蝴蝶状生长,颇为典型,具有一

定特异性,但此征也可见于其他肿瘤。该肿瘤的占位效应明显,其严重程度与肿瘤大小、水肿范围和肿瘤部位有关,常见的占位效应为中线结构移位,邻近脑室、脑池受压闭塞,可出现不同程度的脑积水,甚至脑疝。增强扫描显示实质部分常明显强化,占 96.5%,强化形式表现为花圈状或环状占 83.9%。偶尔无或轻微强化,广泛侵犯半球不形成明显肿块。

2. MRI 平扫时,T_1WI 多呈低等混合信号,其次部分可呈低等高混合信号,少数为均匀低或等信号。T_2WI 肿瘤的实质部分呈现为高信号区、等信号区或高等混合信号区。瘤周水肿为高信号区。肿瘤形态多不规则形,少数可见圆形或椭圆形,边缘不整,轮廓不清,瘤周水肿多为中重度,占位效应常较明显。增强后扫描病灶多呈不均匀强化,其强化形式多样,可呈斑片状、不规则环形和环伴结节型。肿瘤可穿越中线,侵犯胼胝体和对侧半球,也可形成多发多位病灶(ER2-6-3,图 2-6-3)。

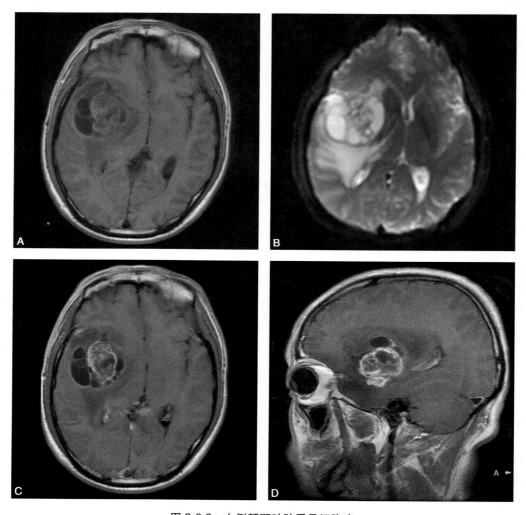

图 2-6-3 右侧额颞叶胶质母细胞瘤
A. MRI 横断面 T_1WI 病灶呈等低高混合信号,见囊变区;B. MRI 横断面 T_2WI 瘤周见水肿区;C、D. MRI 横断面、矢状面 T_1WI 增强病灶呈斑片状、不规则环形强化

ER2-6-3 左侧颞叶胶质母细胞瘤

近来,MRI 的动态增强扫描及 MR 血管造影也用于评价肿瘤的血供和血-脑屏障破坏情况。

【诊断与鉴别诊断】

绝大多数胶质母细胞瘤具有典型的 CT 和 MRI 表现,CT 平扫表现为边界不清、形态不规则的低等混合密度病灶,瘤周水肿为中重度,增强扫描后多为不均匀强化;T_1WI 多呈低等混合信号,T_2WI 多为不均匀性高信号,增强扫描多见不均匀明显强化,常呈环伴结节型或花圈状强化;瘤内常见坏死/囊变、出血。

鉴别诊断:

1. 幕上大脑半球的单发病灶,除与其他神经上皮肿瘤(间变性星形细胞瘤、星形细胞瘤、少突胶质细胞瘤、室管膜瘤)相鉴别外,应与恶性脑膜瘤、淋巴瘤、脑脓肿和动-静脉血管畸形等加以区别。

2. 胶质母细胞瘤发生于后颅凹时应与血管母细胞瘤鉴别。后者好发于小脑半球,瘤周水肿轻,增强后典型者呈大囊小结节样强化,瘤周可见粗大血管引入为其特征性表现。

3. 多发性胶质母细胞瘤应与转移性肿瘤相鉴别。后者发病年龄较大,起病急,病灶大多较小,瘤周水肿显著,增强后病灶多呈环状或结节状强化,临床上原发肿瘤史可提供线索。

4. 胶质母细胞瘤弥漫性侵犯大脑半球未形成明确肿块时应与肿瘤样脑炎相鉴别。后者是脑部炎症性病变的一种特殊类型,以脑内单发炎性肿块为主,其 CT 和 MRI 特征为:①病变好发于额顶部灰白质交界区,边界不清;②CT 呈低密度,T_1WI 为低信号,T_2WI 为高信号,增强后可见结节状、斑片状或沿血管壁袖套样增强,极少数伴病灶邻近脑膜线性强化;③病变周围水肿广泛但占位效应与之不成比例;④抗感染治疗或适当应用激素后短期病灶缩小。

四、毛细胞型星形细胞瘤

【概述】

毛细胞型星形细胞瘤(pilocytic astrocytoma)占脑内肿瘤的 3%～6%,占星形细胞瘤的 5%～10%;约占小儿星形细胞瘤的 1/3。多见于儿童和青少年(10～20 岁),男女发病均等。好发部位为视交叉、下丘脑、小脑半球、蚓部、第四脑室、脑桥、四叠体区。大脑半球较少见,可位于颞中部和基底节区。发生于视交叉

和下丘脑者占 50%,发生于小脑蚓部或半球占 33%。临床表现为头痛、呕吐、共济失调、视觉损害及下丘脑功能减退,发生于幕上者可引起癫痫。该类肿瘤一般为局限性、侵袭性和缓慢生长的肿瘤,5 年生存率为 85%～100%,10 年生存率为 83%,20 年生存率为 70%。肉眼全切肿瘤生存率为 100%,未切除的视交叉-下丘脑区肿瘤 5 年、10 年生存率各为 93%、74%。

毛细胞型星形细胞瘤为一种有局限性倾向的星形细胞瘤,WHO 归为Ⅰ级,华山神经病理分类亦将其归为 1 级。巨检肿瘤呈灰红色或灰黄色,边界清,无包膜,质地较硬,常伴囊变,有时囊变部分可大大超过瘤体本身,而将瘤体推向一侧形成壁结节。镜下肿瘤细胞多细长,自细胞一端或两端发出呈毛发丝状 Rosenthal 纤维突起和嗜酸小体。

【影像学表现】

1. CT 平扫约 1/3 病灶呈低密度,1/3 呈等密度或稍高密度,1/3 呈低等混合密度。肿瘤多为圆形或椭圆形,边界规整,轮廓清楚,瘤周水肿轻或无,占位效应视部位而异。可见钙化占 10%。发生于视交叉者多为实质性肿块,肿瘤可向前侵犯视神经,向后阻塞孟氏孔引起单侧或双侧脑积水;发生于小脑者,多为囊性,CT 表现为边界清楚的低密度灶,第四脑室常受压移位;发生于脑干者多为实性,以局限型为多见。增强后扫描实性者多呈均匀或不均匀增强,囊性者多为带有附壁结节的环状强化,有时仅为单个结节强化,囊性部分无增强;发生于幕上半球者较为少见,典型者呈囊性伴壁结节强化。

2. MRI 囊性部分 T_1WI 显示为低信号,T_2WI 显示为高信号,较为均匀;实质部分则呈现为均匀或不均匀相对等信号区。增强后扫描肿瘤实质部分均匀强化,囊性部分无强化。MRI 对显示肿瘤空间位置和相邻结构关系,尤其矢状面对显示视交叉池或第三脑室闭塞或梗阻情况等方面优于横断面(图 2-6-4,ER2-6-4)

ER2-6-4 左侧脑室毛细胞型星形细胞瘤

【诊断与鉴别诊断】

毛细胞型星形细胞瘤好发于儿童、青少年,以视交叉、小脑和脑干为好发部位。CT 和 MRI 显示多为实性病灶,少数可为囊性,肿瘤边界清,瘤周水肿较轻,占位效应与部位密切相关,增强后扫描实质部分

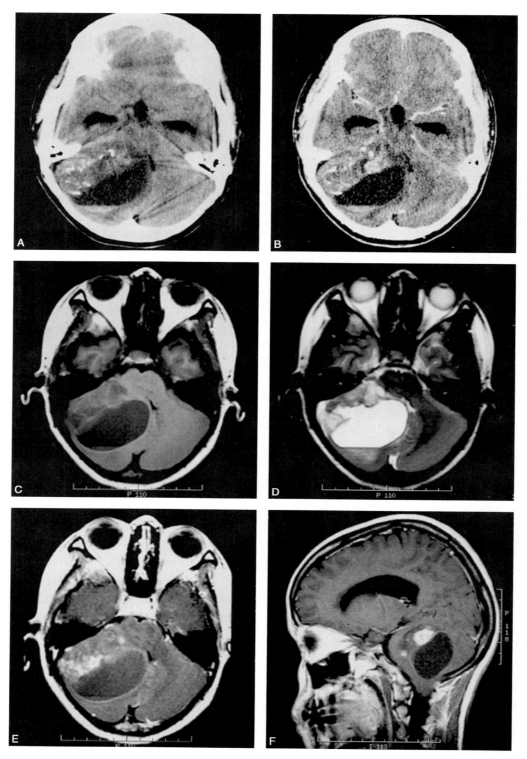

图 2-6-4　右侧小脑半球毛细胞型星形细胞瘤

A. CT 平扫肿瘤呈等高低混杂密度,实质部分伴有多发斑点状钙化;B. CT 增强肿瘤实质部分不均匀强化,囊性部分无强化;C. MRI 断面 T_1WI 肿瘤呈等低混杂信号;D. MRI 横断面 T_2WI 肿瘤呈等高低混杂信号,实质部分信号明显不均;E. MRI 横断面 T_1WI 增强肿瘤实质部分不均匀强化;F. MRI 矢状面 T_1WI 增强清晰显示肿瘤的囊实性部分及强化结节

可呈轻度均匀强化,囊性部分不强化或呈环形强化。一般容易诊断,但发生于视交叉者应与颅咽管瘤、垂体腺瘤和毛细血管扩张症等相区别;发生于小脑、脑桥、第四脑室者应与非典型髓母细胞瘤、室管膜瘤、血管母细胞瘤、小脑脓肿相区别;发生于幕上者应与间变型星形细胞瘤、胶质母细胞瘤、少突胶质瘤、节细胞胶质瘤和转移瘤鉴别。

五、少突胶质瘤

【概述】

少突胶质瘤(oligodendroglioma)比较少见,约占整个原发性脑内肿瘤的 2%~10%。少突胶质瘤好发于成人,发病高峰为 35~45 岁,成人与儿童的比例为 8∶1,男性稍多于女性。85% 位于幕上,常发生于额叶。此型肿瘤生长缓慢,病程较长,从出现症状到颅内压增高一般为 3~5 年。患者常以长时间局灶性癫痫为首发症状,而其他症状和体征则以肿瘤部位而定,并无特殊。5 年生存率为 74%,10 年生存率为 46%,手术及辅以放疗为最佳治疗方案。

少突胶质瘤较少见,WHO 分级为 Ⅱ 级,华山神经病理分类分为 2 级。巨检肿瘤无包膜,与周围白质分界不清,呈局限性浸润性生长,很少侵犯皮质和软脑膜,肿瘤呈灰红色,质较软,瘤内常有不同程度的钙化,沿着瘤内血管壁弯曲条带状的钙化为其特征。常见囊变,出血、坏死少见。镜下肿瘤细胞呈蜂窝状,细胞大小、形态相似,排列均匀一致,细胞核呈规则球形,核周透明空泡围绕形成煎蛋样形态,间质少,间质内散布丰富的树权样或鹿角样血管,常有钙化,常发生于肿瘤血管壁上,亦可发生于肿瘤内或瘤外组织。

【影像学表现】

1. CT 平扫多数呈略低密度,少数呈略高密度。其内钙化出现率高达 70% 以上,典型者表现为弯曲条带状钙化灶占肿瘤大部。囊变、出血少见。多呈圆形或卵圆形,边界较清,瘤周水肿轻或无,肿瘤占位效应较轻。如肿瘤很小位于表浅部位时,有学者报道少数大脑半球浅表的肿瘤(17%)可侵蚀局部颅骨,引起受压、吸收、变薄,常无骨质增生改变。增强后扫描大多无强化,少数呈轻度强化。

2. MRI 平扫 T_1WI 呈低或等信号,T_2WI 上呈高信号。条带状、斑片状钙化在 T_1WI、T_2WI 上均呈低信号。常规 SE 序列对钙化探查不如 GR 序列敏感,而 MRI 对钙化的敏感性远不如 CT。肿瘤多为圆形或椭圆形,边界多清楚,瘤周水肿无或轻度,占位效应较轻。增强后扫描大多无强化,少数呈轻度强化(图 2-6-5)。

【诊断与鉴别诊断】

少突胶质瘤 CT 平扫多数呈略低密度,少数呈略高密度。易出现钙化,典型者为弯曲条带状钙化灶占据肿瘤大部分,囊变出血少见,多呈圆形或卵圆形,边界较清,瘤周水肿轻或无,肿瘤占位效应较轻,增强后扫描大多无强化,少数呈轻度强化。T_1WI 呈低或等信号,T_2WI 呈高信号。一般可做出定性诊断。

幕上半球病理性钙化除考虑少突胶质瘤外,还应与下列疾病相鉴别:①毛细胞型星形细胞瘤:常发生于颞叶,囊变机会多,发生于顶枕叶者可伴钙化。②节细胞瘤:常见于颞叶,有时累及额、顶叶,常见钙化、囊变。③室管膜瘤:好发于儿童、青少年,发生于脑室外者,以顶颞枕交界处多见,可见钙化和囊变。④脑膜瘤:偶可见类似少突胶质瘤的钙化,增强后明显强化可以区别。⑤血管瘤:可见钙化,CT 平扫很难与少突胶质瘤区别,增强扫描有助于鉴别,MRI 上可见血管瘤内流空的血管影,血管造影及 MRA 可作为诊断依据。⑥斯德奇-韦伯综合征(Sturge-Weber 综合征):CT 平扫显示颞顶枕区广泛脑回状的或粗或细的弧形钙化灶为其特征性表现。⑦结核瘤:边界清楚、孤立的钙化灶,增强后无强化。⑧脑囊虫病:多发小钙化灶。

六、室管膜瘤

【概述】

室管膜瘤(ependymoma)占所有儿童脑内肿瘤的 8%~10%,儿童好发,为成人的 4~6 倍,男女比例为 3∶2。60% 发生于幕下,其中 90% 位于第四脑室内;40% 发生于幕上,以侧脑室三角区最为常见占 75%,10% 可跨越脑室和脑实质生长,以颞、顶枕交界处最多见,15% 位于第三脑室。肿瘤的病程和临床表现依肿瘤部位不同而异。常见症状为平衡失调、恶心、呕吐、头痛,常见体征为共济失调和眼球震颤。发生于第四脑室底的肿瘤病程较短,早期可出现颅内压增高,也可造成第四脑室底部脑神经损害,如耳鸣、视力减退、吞咽困难、声音嘶哑等;发生于侧脑室者。病程较长,肿瘤较小时可无症状,当肿瘤阻塞孟氏孔时造成脑积水、颅内压增高。手术为首选方式,辅以放疗和化疗可改善 5 年生存率。

室管膜瘤是一类起源于衬于脑室壁内柱状或立方室管膜上皮或脑室周围室管膜巢的肿瘤,WHO 归为 Ⅱ 级,华山神经病理分类归为 2 级。巨检肿瘤多为缓慢膨胀性生长的分叶状肿块,有时呈结节状或绒毛状,形似菜花,与附着处脑组织分界不清,多呈灰红色,较脆软。镜下肿瘤细胞呈纺锤形,细胞密集排列呈乳头状、管腔状或围绕小血管排列,称为血管周围假玫瑰结,胞核位于外围,长突起伸向血管壁,形成无核区。第四脑室为最常见发病部位,当肿瘤长到相当

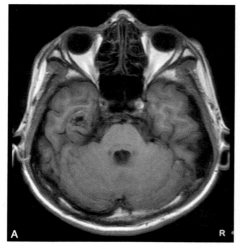
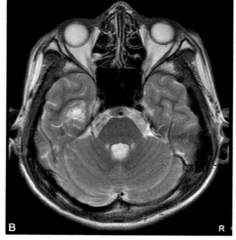
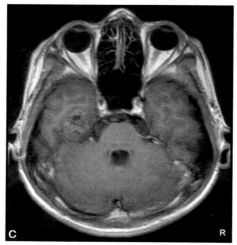

图 2-6-5 右侧颞叶少突胶质瘤

A. MRI 横断面 T_1WI 病灶呈等低混合信号；B. MRI 横断面 T_2WI 病灶以高信号为主,无瘤周水肿；

C. MRI 横断面 T_1WI 增强病灶边缘轻度强化

大时其表现如溶蜡状,有可塑性室管膜瘤之称。

【影像学表现】

1. CT 平扫肿瘤常呈略高密度或等密度病灶。常见散在分布的斑点状钙化,占 50%,还可见小囊变区。肿瘤常呈分叶状,边界清楚;发生于脑室系统者一般不伴有瘤周水肿,位于脑实质者常伴轻度水肿;肿瘤部位不同其占位效应及邻近结构的改变有所不同。增强后扫描多数肿瘤(占 80% 以上)呈轻度到中度均匀强化,囊变区不强化。不同部位的室管膜瘤各具一定特征。

2. MRI 平扫 T_1WI 呈低或等信号;T_2WI 为高信号或等信号,信号多较均匀,少数不均匀,可能与瘤体内囊变、钙化、血管流空和出血有关。位于脑室内者,肿瘤多呈分叶状,边界清,瘤周水肿无或轻度;位于脑实质内者,肿瘤可呈不规则形,边界不清,瘤周可见轻到中度水肿。增强后扫描肿瘤常呈中度强化,强化可不均匀,其中环状强化最常见。位于第四脑室者常有

较典型表现,多为分叶状,常呈略扩大的第四脑室塑形,可见部分肿瘤从路氏孔或麦氏孔长出脑外,肿瘤的前面与脑干常无明确分界,肿瘤的后面常有充有脑脊液的间隙与第四脑室顶分隔(图 2-6-6)。

【诊断与鉴别诊断】

典型的脑室内室管膜瘤,根据发病年龄,部位及肿瘤 CT、MRI 特征性表现,不难做出诊断。

第四脑室内室管膜瘤应与下列肿瘤区别:①髓母细胞瘤:好发于小脑蚓部,常呈边界清楚的圆形或椭圆形病灶,瘤周常伴有轻微水肿,瘤内常伴坏死、囊变、钙化少见;增强后扫描强化较室管膜瘤明显。②脉络丛乳头状瘤:发生于第四脑室者常呈圆形,边界清楚,可见钙化,早期出现脑积水;增强后扫描强化明显,且发病年龄较小。

侧脑室内室管膜瘤应与下列肿瘤相区别:①侧脑室内脑膜瘤:多位于三角区,形态规整,表面光滑,增强扫描后明显均匀强化。②室管膜瘤下巨细胞瘤:典

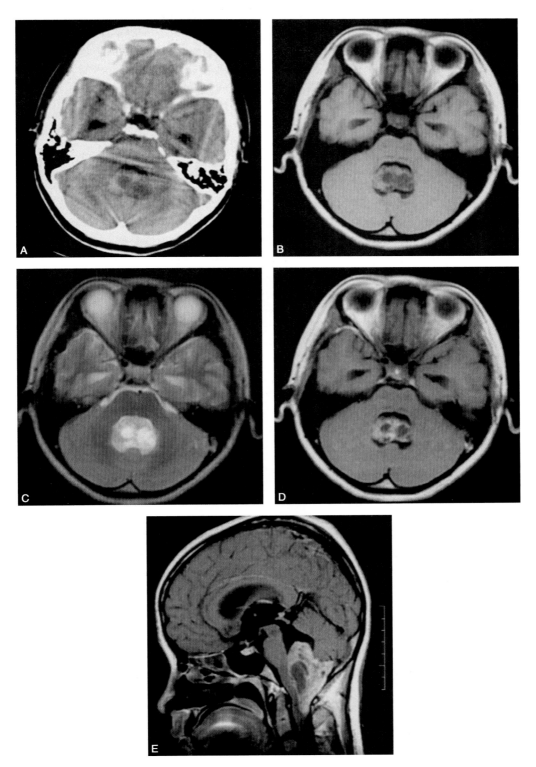

图 2-6-6 第四脑室室管膜瘤

A. CT 平扫肿瘤呈高低混杂密度；B. MRI 横断面 T₁WI 肿瘤呈等低混杂信号；C. MRI 横断面 T₂WI 肿瘤呈等高混杂信号；D. MRI 横断面 T₁WI 增强肿瘤不均匀强化，囊变区无强化；E. MRI 矢状面 T₁WI 增强清晰显示肿瘤位于第四脑室底部，向下生长

型者位于孟氏孔附近,呈略高密度,病灶内及脑室壁有斑片状钙化。

第三脑室内室管膜瘤需与松果体细胞瘤、毛细胞型星形细胞瘤、脉络丛乳头状瘤、胶样囊肿相鉴别。

幕上脑实质内室管膜瘤应与毛细胞型星形细胞瘤、间变性星形细胞瘤、胶质母细胞瘤和节细胞胶质瘤相鉴别。

七、脉络丛乳头状瘤

【概述】

脉络丛乳头状瘤(papilloma of choroid plexus)占脑内肿瘤的 0.3%～0.7%,占儿童脑肿瘤的 2%～5%。好发于 10 岁之内的儿童,5 岁之内者占 50%～86%。男性略多于女性。好发部位与正常脑室内脉络丛分布成正比。儿童最常见在侧脑室三角区,成人最常见为第四脑室。幕上脉络丛乳头状瘤可引起非对称性脑积水。幕下脉络丛乳头状瘤主要表现为第四脑室

肿瘤引起的阻塞性脑积水。该肿瘤是一种良性可治愈的肿瘤,生存期较长,但切除后常可复发。10%～20%脉络丛乳头状瘤可发生恶变为脉络丛癌。

脉络丛乳头状瘤起源于衬于脑室内壁的原始神经上皮-脉络丛上皮的良性肿瘤,WHO 归为 Ⅰ 级,华山神经病理分类归为 1 级。巨检呈红色分叶状或菜花状肿块,镜下可见单层立方或柱状上皮围绕纤维血管核构成指样乳头状结构,可见囊变、钙化、出血,有丝分裂罕见。

【影像学表现】

1. CT　平扫大多数呈等或略高密度,少数为低密度或低等混合密度。形态不规则,边缘多呈分叶状,轮廓较清。位于脑室内者,瘤周水肿无或轻度,占位效应多较严重;位于脑实质内者多伴轻到中度的瘤周水肿和一定程度的占位效应。约 25%可见点状或小片状钙化,偶可见囊变区。增强后扫描可见明显强化。

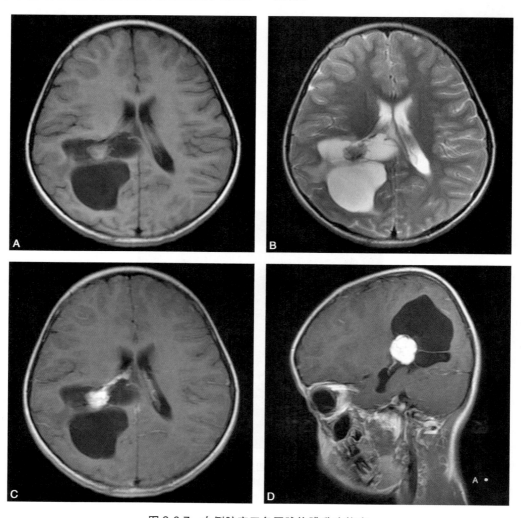

图 2-6-7　右侧脑室三角区脉络膜乳头状瘤
A. MRI 横断面 T₁WI 病灶呈等信号;B. MRI 横断面 T₂WI 病灶呈等信号;C. MRI 横断面 T₁WI 增强病灶明显强化;D. MRI 矢状面 T₁WI 增强病灶明显强化伴侧脑室颞角扩张

2. MRI 平扫 T_1WI 为等信号，T_2WI 为等或略高信号。形态常呈分叶状或菜花状，轮廓较清，瘤周水肿无或较轻，占位效应视病灶部位和大小而异。肿瘤内可见囊变、钙化。增强后扫描常呈明显强化（ER2-6-5，图 2-6-7）。MRI 能清楚显示有无脑实质浸润；增强后扫描对发现沿脑脊液种植转移病灶非常敏感，多显示脑室壁及椎管内蛛网膜多发结节样强化灶。当脑积水明显、脑脊液回路阻塞进入脑组织时，可导致明显脑水肿，尤其在侧脑室三角区为著。

ER2-6-5 第四脑室脉络丛乳头状瘤

【诊断与鉴别诊断】

脉络丛乳头状瘤典型表现为脑室内等密度或略高密度分叶状病灶，T_1WI 呈等信号，T_2WI 呈高信号，肿瘤内可见点状钙化，增强后扫描均呈明显不均匀强化，多伴交通性脑积水。根据年龄及好发部位不难做出准确定位、定性诊断。

需注意与下列肿瘤相鉴别：①脑室内脑膜瘤：肿瘤轮廓光整，不伴有交通性脑积水或阻塞远端脑积水可资区别。②室管膜瘤：儿童好发于幕下第四脑室，成人则好发于侧脑室，增强后扫描强化程度远不如脉络丛乳头状瘤明显。

第二节 脑 膜 瘤

一、良性脑膜瘤

【概述】

脑膜瘤（meningioma）为颅内常见肿瘤，占颅内肿瘤的 15%~20%。良性脑膜瘤占各种脑膜瘤的 88%~95%。脑膜瘤多见于 40~60 岁，女性多见，男女比例为 1:2。肿瘤起病慢，病程长，可达数年之久，初期症状及体征不明显，以后逐渐出现颅内高压症及局部定位症状和体征。局部定位征象因肿瘤所在部位而异。

脑膜瘤的病理巨检多为球形或分叶形，质地坚硬、血供丰富，包膜完整、分界清楚。少数脑膜瘤为扁平状或盘状，沿硬膜蔓延，并可侵入颅骨甚至颅外组织。瘤内可见钙化。

WHO 分类将脑膜瘤分为良性脑膜瘤、非典型性脑膜瘤、乳头状脑膜瘤和间变性（恶性）脑膜瘤。

【影像学表现】

1. CT 平扫：肿瘤好发于脑表面有蛛网膜颗粒的部位，幕上占 85%，幕下占 15%，其中以大脑凸面和矢状窦旁处最多见，约占所有脑膜瘤的 47%。肿瘤大小颇多变异，临床上偶然发现者可以仅数毫米大小，巨大者最大径可达十几厘米。大多数良性脑膜瘤平扫时为均匀的略高密度或等密度病灶。肿瘤内可以发生钙化，一般为点状或小片状钙化，少数肿瘤边缘可能有弧线状钙化。砂粒样脑膜瘤整个肿瘤均钙化而显示为均匀的高密度病灶。肿瘤可发生囊变和/或坏死。可见不同程度的瘤周水肿和特征性占位征象：①白质塌陷征；②广基与硬脑膜相连；③骨质增生或受压变薄膨隆；④局部脑池、脑沟的变化；⑤静脉窦阻塞。CT 增强扫描显示除钙化较明显的砂粒样脑膜瘤可以不增强或增强较少之外，肿瘤的实质部分往往呈明显的均匀性增强。

2. MRI 平扫：T_1WI 上，与灰质相比约 60% 为等信号，可为略低信号；在 T_2WI 上，与灰质相比，40% 为高或略高信号，约 50% 为等信号；其余约 10% 的信号强度则不依从上述规律，例如弥漫性钙化的砂粒样脑膜瘤，在 T_1WI 和 T_2WI 上可以均呈现为低信号或者出现不均匀信号。增强扫描显示绝大多数脑膜瘤出现明显增强，多数为较均匀增强，少数呈现为不均匀增强（图 2-6-8、图 2-6-9）。不同部位脑膜瘤的影像学特征由于各部位的解剖特点、邻近结构不一样，故除具前述脑膜瘤基本表现外，相应地有其一定的特征性。

3. MRS 大多数脑膜瘤 MRS 显示高胆碱峰，少数可见脂质峰或倒置的乳酸峰。

【诊断与鉴别诊断】

绝大多数良性脑膜瘤具有典型的 CT 和 MRI 表现，在 CT 平扫时表现为一圆形或卵圆形、稍高或等密度影，增强扫描出现明显强化。在 MRI 图像上，肿瘤信号与脑灰质相似，在 T_1WI 上为低到等信号，在 T_2WI 上为等或高信号。肿瘤边界清楚，常可见到包膜和引流静脉，亦可见到颅骨改变。根据以上表现一般可明确诊断。但是，脑膜瘤有时也可出现不典型表现，如囊性脑膜瘤、扁平型脑膜瘤等，这时应注意上述 CT 密度和 MRI 信号强度特征，以及与脑外生长的表现加以鉴别。此外，还应与血管瘤、表皮样囊肿等少见肿瘤鉴别，临床上往往会将它们误诊为脑膜瘤。加做病灶区的 MRS 分析则有助于鉴别诊断。

二、非典型性脑膜瘤

【概述】

脑膜瘤占脑膜上皮肿瘤的 88%~95%，非典型性脑膜瘤（atypic meningioma）占 5%~7%，间变性脑膜瘤

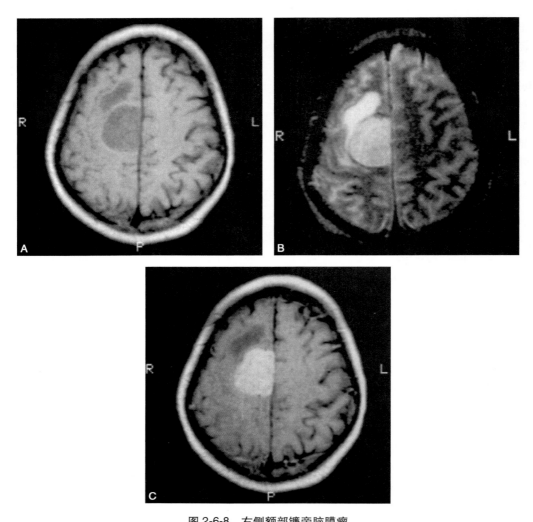

图 2-6-8 右侧额部镰旁脑膜瘤

A. MRI 横断面 T$_1$WI 肿瘤呈略低信号,周围轻度水肿;B. MRI 横断面 T$_2$WI 肿瘤呈中等偏高信号;C. MRI 横断面 T$_1$WI 增强肿瘤明显强化

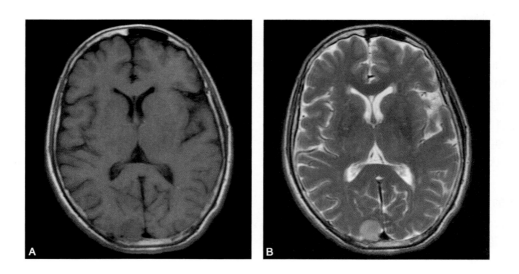

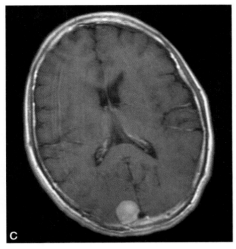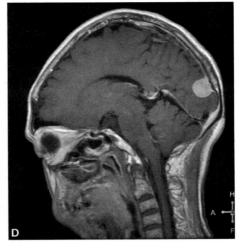

图 2-6-9　右枕部脑膜瘤

A. MRI 横断面 T_1WI 病灶略低等信号；B. MRI 横断面 T_2WI 病灶呈略高信号；C. MRI 横断面 T_1WI 增
强病灶明显均匀强化；D. MRI 矢状面 T_1WI 增强见脑膜尾征

占 1%～2%，合并 NF-2 型多发脑膜瘤占 1%～9%。主要表现为颅内压增高征象和局部定位体征，与良性脑膜瘤相仿。但非典型性脑膜瘤发病年龄略大于良性脑膜瘤，平均 50 岁左右，术后复发机会增多。病理巨检多为分叶形，质地坚硬，血供丰富，包膜不完整，大多分界不清楚，可侵入颅骨甚至颅外组织。光镜下其组织学特点为：①可见到核分裂象；②细胞数量增多，肿瘤细胞形态不规则；③小细胞伴高核质比例；④核仁明显；⑤失去脑膜瘤的正常结构或成片排列；⑥有灶性坏死。有人认为仅见脑浸润或坏死或囊变中的一项均可认为是不典型的改变。

【影像学表现】

1. CT　平扫呈略低或等密度，少数呈低等混合密度，主要与肿瘤内囊变、坏死有关，瘤周水肿中度甚至重度；增强后多数呈均匀强化，少数不均匀，可见粗短不规则脑膜尾征。

2. MRI　T_1WI 呈等或低信号，少数为低等混杂信号或等高混杂信号，T_2WI 呈等或高信号。肿瘤可呈不规则或圆形或椭圆形，轮廓光整或呈分叶状、锯齿状，可见完整包膜，少数包膜不完整，边缘多不清，瘤周水肿中度甚至重度。增强多呈斑片状不均匀强化或明显强化，脑膜尾征可呈粗短不规则形或不规则形（ER2-6-6）。据报道不典型脑膜瘤在肿瘤的形态、轮廓、信号强度及脑膜尾征方面与恶性脑膜瘤无显著

ER2-6-6　左额部囊性脑膜瘤

性差异（$P > 0.05$）；而与良性脑膜瘤则有显著性差异（$P < 0.05$）。

三、恶性脑膜瘤

【概述】

恶性脑膜瘤（malignant meningioma）较少，约占整个脑膜瘤的 2%～10%。临床上恶性脑膜瘤主要表现为颅内压增高征象和局部定位体征，与良性脑膜瘤相仿。但非典型性者发病年龄略大于良性脑膜瘤，而恶性脑膜瘤发病年龄又更大一些。恶性脑膜瘤病情进展较快，手术后复发更常见，且发生迅速，还可出现颅外转移。术后 5 年复发率良性为 3%～7%，非典型性为 30%，恶性则高达 75% 以上。由此说明良恶性脑膜瘤均可复发，但恶性者复发率远高于良性。恶性脑膜瘤 5 年、10 年和 15 年的复发率分别为 33%、66% 和 100%。

【影像学表现】

1. CT　除具有良性脑膜瘤的一般特征外，尚具有下列特征性表现。

（1）肿瘤边缘不规则或呈锯齿状，边界不清。

（2）肿瘤平扫或增强扫描显示密度不均，斑片状强化，囊变，出血可见。此外，化生型脑膜瘤中的一种从脑膜上皮型化生而成的成脂肪性脑膜瘤，CT 可显示肿瘤内低密度区的 CT 值很低，达脂肪组织的 CT 值；这种情况一般都是良性，但应注意与其他含脂质成分的肿瘤鉴别。

（3）肿瘤周围出现明显水肿而本身无或仅轻微钙化。曾发现恶性脑膜瘤发生瘤周水肿的机会较多，也较重。但是，影响瘤周水肿的因素甚多，且良性脑膜瘤出现中至重度瘤周水肿者也不少，所以瘤周水肿

情况只能作为鉴别良恶价值较小的参考。恶性脑膜瘤 CT 显示钙化的机会极少,故钙化的脑膜瘤提示为良性或很可能为良性。

（4）肿瘤附近明显的骨质破坏并可向颅外蔓延。CT 所显示的颅内肿瘤长至颅外的表现可分为四种,包括骨质破坏伴肿瘤长至颅外,骨质增生伴肿瘤长至颅外,骨质增生和骨质破坏伴肿瘤长至颅外,以及颅骨孔道扩大伴肿瘤长至颅外,而恶性脑膜瘤长至颅外时,所伴发的骨质变化往往都是骨质破坏或骨质增生和破坏。

（5）肿瘤侵犯半球呈蘑伞状,又称蘑菇征。表现为一个球状肿瘤向一侧或多侧呈较厚的翳状沿脑表

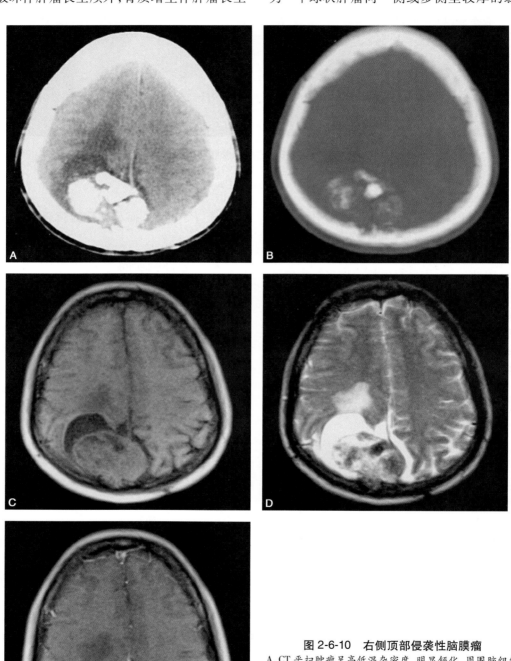

图 2-6-10　右侧顶部侵袭性脑膜瘤
A. CT 平扫肿瘤呈高低混杂密度,明显钙化,周围脑组织水肿;B. CT 骨窗显示局部颅骨内板的侵蚀破坏;C. MRI 横断面 T_1WI 肿瘤呈等低混合信号;D. MRI 横断面 T_2WI 肿瘤呈等高低混合信号;E. MRI 横断面 T_1WI 增强肿瘤实质部分明显强化,不均匀,见脑膜尾征

面向肿瘤周围扩展达 2.5cm 或以上。

（6）增强扫描肿瘤有较大深静脉引流。动态 CT 增强扫描显示该肿瘤时间-密度曲线为山型或山-平台型居多可为肿瘤的鉴别提供一定帮助。

2. MRI　间变性（恶性）脑膜瘤除具有典型脑膜瘤 MRI 表现外，尚具有下列特点：①肿瘤信号不均匀较良性脑膜瘤多见；②肿瘤形态多不规则，轮廓呈分叶状、结节状或锯齿状；③肿瘤包膜不完整，厚薄不一；④粗短不规则形脑膜尾征；⑤向颅内外浸润生长；⑥术后易复发，恶性者复发率远高于良性（图 2-6-10，ER2-6-7）。

ER2-6-7　顶部侵袭性脑膜瘤

3. MRS　恶性脑膜瘤表现为 NAA 成分无或少，胆碱/肌酸比例升高，可见脂肪酸族代谢。良性脑膜瘤极少见到乳酸峰。

【诊断与鉴别诊断】

间变性（恶性）脑膜瘤应与下列病变加以鉴别：①胶质母细胞瘤；②转移瘤；③血管瘤；④松果体区生殖细胞瘤：该部位脑膜瘤较少见，前者发病年龄小，病灶较小，易沿脑脊液播散；⑤颅骨感染：多有局部感染史，颅骨破坏或增生性改变。

第三节　垂体肿瘤

一、垂体腺瘤

【概述】

垂体腺瘤（pituitary adenoma）占颅脑肿瘤的 8%～12%。发病年龄为 25～60 岁，儿童仅占 10%。泌乳素瘤女性多于男性，男女比例为 1:4～1:5；好发于年轻人。生长激素腺瘤男性多见，男女之比为 2:1，儿童常见此型，最特征性临床表现为内分泌紊乱症状。皮质激素腺瘤好发于成年女性，儿童或青少年仅占 22%。

垂体腺瘤为良性缓慢生长的肿瘤，其分类方法有几种，主要者为根据其大小、细胞形态和染色特点及免疫组织化学标记结果等。临床上，微腺瘤用药可以得到很好控制，大腺瘤则手术效果较好，但易复发，8 年、20 年复发率分别为 16%、35%。

【影像学表现】

1. CT

（1）垂体大腺瘤：平扫可见肿瘤大部或全部充盈鞍上池内，少数显示鞍上池闭塞。病灶多数呈均匀略高密度或等密度，少数为不均匀低等混合密度和低密度。病灶呈圆形或卵圆形，边界清楚。钙化极少发生，可呈点状、小片状，少数为包膜壳状钙化。肿瘤向上生长时，典型者呈 8 字形征，鞍膈抬高推压视交叉，甚至压迫第三脑室前部、侧脑室前角及孟氏孔区，引起不同程度的侧脑室扩大；肿瘤向鞍旁生长时，可推移颈内动脉或将其包裹在内，偶尔可引起颈内动脉闭塞；肿瘤向下、向后生长时，可引起蝶鞍、蝶窦和斜坡骨质破坏。骨窗可显示蝶鞍扩大、鞍背后床突破坏后移、鞍底下陷等鞍内型肿瘤的特征；增强后扫描绝大部分肿瘤明显强化。

（2）垂体微腺瘤：平扫多数为等密度或 CT 上与正常垂体无法区分。可见垂体高度增加，垂体上缘凸出，垂体柄偏移，垂体向外膨隆推压颈内动脉及鞍底局限性下陷或局限性骨质吸收等。增强后扫描，2/3 者可见正常垂体组织先于肿瘤组织增强，而肿瘤组织增强的持续时间略长于正常垂体，因此肿瘤增强呈轻到中度强化，但与明显强化的正常垂体组织相比仍呈相对低密度影；1/3 肿瘤组织早于正常垂体组织增强而呈高密度影，其时间-密度曲线为动脉供血型。但应注意月经期、妊娠期、哺乳期和青春期女性的垂体上缘可轻度上凸，垂体高度可达 10～12mm。为做出准确的诊断，必须结合临床症状和血中有关激素升高来判断。

（3）垂体卒中：CT 平扫，肿瘤可呈低密度（与缺血、梗死有关），或呈明显高密度（与出血有关）。病灶形态可不规则，短时间突然增大为其特点，边界欠清，占位效应较重。增强后扫描多呈肿瘤组织周边强化，中心坏死、出血区不强化。

2. MRI

（1）垂体大腺瘤：平扫 T_1WI 肿瘤呈等或略低信号，少数为低等高混合信号，T_2WI 多数呈高信号，少数呈等高混合信号。肿瘤呈圆形、椭圆形或不规则形，边缘可光滑或略呈分叶状。有时可见肿瘤通过鞍膈向上生长，受鞍膈限制时所形成的略对称的切迹称之"腰身或 8 字征"颇为典型。肿瘤内可见囊变、坏死、出血，又肿瘤愈大，发生囊变、坏死、出血机会愈多，肿瘤组织破坏了正常垂体结构。占位效应依肿瘤大小和部位而定，大多数蝶鞍被肿瘤充填且向鞍上、鞍旁甚至鞍底生长侵犯；肿瘤向鞍上生长，可使鞍上池闭塞，视交叉受压和上移；向鞍旁生长，可使颈内动脉海绵窦段推移向外，甚至闭塞海绵窦，包裹颈内动脉或使之血管闭塞，也可侵犯麦氏腔；肿瘤向下可破坏蝶窦、斜坡。增强后扫描肿瘤呈不均匀强化（图2-6-11、图2-6-12）。

（2）垂体微腺瘤：平扫T_1WI呈等信号或略低信号，T_2WI呈高或等信号，伴有出血时，T_1WI、T_2WI均为高信号。泌乳素腺瘤边界多较清楚，人生长激素（human growth hormone，HGH）瘤和促肾上腺皮质激素（adrenocorticotropic hormone，ACTH）瘤边界多不清，病灶形态多为圆形或椭圆形，也可呈不规则形，占位效应较轻，MRI对垂体微腺瘤的间接征象包括垂体高度增加、垂体上缘凸出、垂体柄偏移、垂体向外膨隆推压颈内动脉及鞍底局限性下陷等观察较CT清楚，局限性骨质吸收则CT显示清楚。增强后扫描垂体和微腺瘤的强化与CT所见相同（图2-6-12）。

（3）垂体卒中：平扫T_1WI、T_2WI可见大片高信号灶，提示出血；若T_1WI呈低信号，T_2WI为高信号，提示肿瘤内梗死伴水肿，增强后扫描多呈周边强化，中心出血、梗死区不强化。

【诊断与鉴别诊断】

垂体微腺瘤多数CT与MRI征象典型，结合血清激素水平升高和临床症状不难诊断。垂体大腺瘤具有典型鞍内肿瘤的特征，容易做出诊断，但对于向鞍上、鞍旁生长侵犯者应与下列疾病相鉴别：

1. **颅咽管瘤** 发病年龄较小，发生于鞍上，垂体并无异常者不会误诊为垂体瘤。但发生于鞍内或鞍内外同时累及者，应注意鉴别诊断。

2. **脑膜瘤** CT冠状面扫描及MRI矢状面、冠状面发现其不来源于鞍内，垂体无异常或仅发现受压下移改变，局部骨质增生及蝶窦过度气化均有助于诊断。

3. **毛细胞型星形细胞瘤** 多来源于视交叉、垂体柄或第三脑室前部，冠状面显示肿瘤来源于鞍上，MRI比CT的敏感性更高。若见到肿瘤包裹一侧或两侧视神经则可确定诊断。

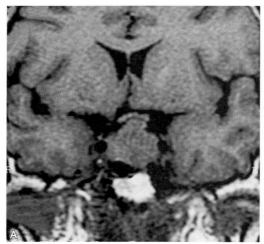
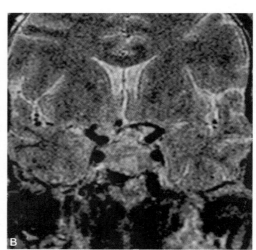
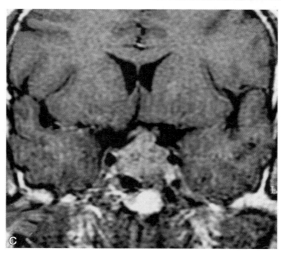

图2-6-11 垂体腺瘤

A. MRI冠状面T_1WI见鞍区团块状等信号肿块，形态不规则；B. MRI冠状面T_2WI肿瘤呈等信号；C. MRI冠状面T_1WI增强肿瘤明显均匀强化

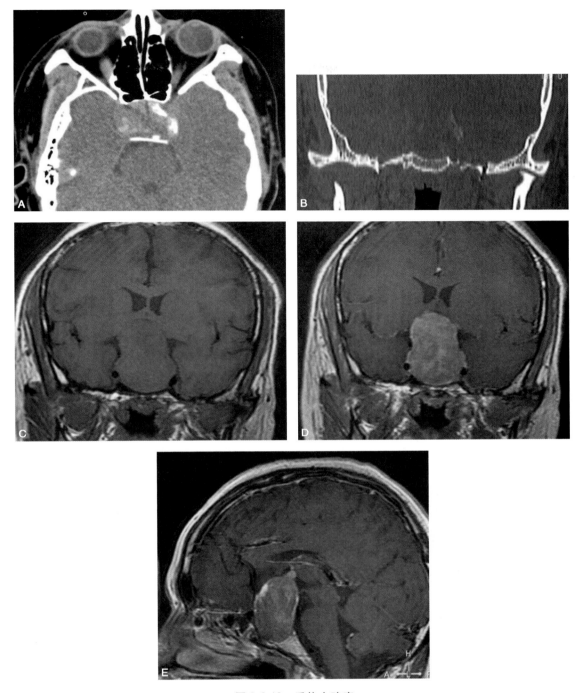

图 2-6-12　垂体大腺瘤
A. CT 横断面软组织窗示病灶呈不均匀略高密度,内见小片状钙化;B. CT 骨窗重建示鞍底略塌陷;C. MRI 冠状面
T_1WI 示病灶呈等、略低混杂信号;D. MRI 冠状面 T_1WI 增强病灶不均匀强化,呈"8 字征";E. MRI 矢状面 T_1WI 增
强示视交叉受压上移

4. **生殖细胞瘤**　可位于鞍上池、漏斗部近端,好发于儿童、青少年,MRI 比 CT 敏感,增强后扫描明显强化。

5. **动脉瘤**　Willis 环的大动脉瘤可类似垂体腺瘤,CT 平扫呈等密度,增强后扫描明显强化;MRI 典型者显示明显的流空效应,伴血栓形成和动脉瘤腔内有涡流时,信号强度较为复杂。CTA 及 MRA 可现显示载瘤动脉有助于鉴别诊断。

6. **蛛网膜囊肿**　位于鞍上或鞍旁。CT 平扫呈水样密度,囊壁可以钙化;MRI 信号与脑脊液一致。增强后扫描一般无强化。

7. **表皮样囊肿**　位于鞍上或鞍旁,CT 显示水样密度,囊壁可钙化;T_1WI 呈低信号,T_2WI 呈高信号,增强后扫描囊壁轻度强化。

8. 神经瘤 多位于鞍旁或蝶鞍外上,CT 平扫为等密度,MRI T_1WI 呈等或略低信号,T_2WI 呈略高信号,还可显示肿瘤与神经的关系;增强后扫描可见明显强化。

二、侵蚀性垂体腺瘤和垂体癌

【概述】

临床上,侵蚀性垂体腺瘤(invasive pituitary adenoma)除一般垂体腺瘤所具有的内分泌症状外,可有明显的肿瘤对周围结构侵犯和破坏表现,累及不同部位可出现不同的症状和体征,如视力下降和脑神经侵犯等,临床进展较快。且该肿瘤术后复发率高。垂体癌(pituitary carcinoma)患者可出现远隔转移等表现。

【影像学表现】

CT 与 MRI 发现垂体肿瘤生长迅速,可以很大,肿瘤向鞍上扩展,经过鞍膈达视交叉和第三脑室下部引起视交叉移位、第三脑室变形,甚至室间孔阻塞,导致脑积水。其次为鞍底扩展,造成鞍底骨质下陷或肿瘤进入蝶窦甚至鼻咽腔,鞍底、斜坡骨质广泛破坏;再次为两侧鞍旁扩展侵及海绵窦,包绕颈内动脉;最后向前后颅窝扩展(ER2-6-8)。

ER2-6-8 侵蚀性垂体瘤

第四节 颅咽管瘤

【概述】

颅咽管瘤(craniopharyngioma)占脑肿瘤的 3%~5%,居鞍区肿瘤的第二位,占 1/3 左右。所有年龄均可发病,儿童和青少年最常见。男性多于女性。多数位于鞍上或肿瘤大部分位于鞍上,少数可位于鞍旁、第三脑室前部,甚至鞍内。最常见的症状为头痛,内分泌功能紊乱、原发性视神经萎缩和两侧颞侧偏盲。内分泌症状包括发育停滞、侏儒、尿崩、肥胖和嗜睡。晚期可致颅内压增高征象。该肿瘤虽为良性,但预后欠佳。

颅咽管瘤 WHO 归为 I 级。巨检肿瘤边界较清,具有纤维包膜,呈单房或多房囊性伴壁结节,少数为实质性或实质和囊性混合性。囊内容物可为黄色透明液体,或为咖啡色黏稠油样液体,内容成分较复杂,包括胆固醇结晶、一般蛋白、角蛋白、散在的钙化或骨小梁结构、坏死碎片和纤维组织。实质部分和包膜可见钙化。镜下根据病理组织学可分为鳞状上皮细胞型、釉质细胞型、上皮细胞和釉质细胞的混合型及柱状细胞型。

【影像学表现】

1. CT 平扫多数病灶呈低密度伴钙化,灶周可有等密度带,增强后扫描等密度带可见强化。囊性含蛋白量高者显示可呈环状强化。少数呈低等混合密度,伴或不伴钙化,等密度为实质部分,常呈附壁结节状,增强后扫描实质部分强化。极少数为单纯低密度或高密度灶,后者则与肿瘤内角蛋白多有关,增强后扫描多无强化。病灶多呈圆形或椭圆形,边界清,轮廓光滑;少数轮廓不规则,边缘与正常结构分界不清,特别是混合密度者。一般无瘤周水肿,病灶涉及鞍上池时,可见鞍上池不同程度的闭塞。肿瘤较大压迫第三脑室时,可见第三脑室前部消失;累及孟氏孔时可致阻塞性脑积水;肿瘤向一侧鞍旁生长时,则可引起第三脑室向对侧移位。

2. MRI T_1WI、T_2WI 上信号多样,与病灶内容物的成分有关。如肿瘤以囊性为主者:若囊液内蛋白、液态胆固醇和正铁血红蛋白成分较多时,T_1WI、T_2WI 均呈高信号;若囊液内蛋白含量较少时,T_1WI 则呈低信号,T_2WI 呈高信号;如囊液内角质蛋白、钙化和骨小梁含量较多时,T_1WI、T_2WI 均呈低信号。如肿瘤以实质为主,T_1WI 呈低信号,T_2WI 呈高信号。如肿瘤内囊性与实质性病变同时存在,T_1WI 呈低等混合信号,T_2WI 呈等高混合信号。病灶多呈圆形或椭圆形,边界清,轮廓光滑,少数轮廓不规则。一般无瘤周水肿,病灶可涉及鞍上池、压迫第三脑室、累及孟氏孔、侵犯并向一侧鞍旁生长,则可引起相应改变。增强后 MRI 多见环状强化、环伴结节强化、片状或结节样强化(图2-6-13)。

【诊断与鉴别诊断】

颅咽管瘤具有典型发病部位、发病年龄及 CT、MRI 特征一般不难做出诊断。实质性颅咽管瘤应与垂体瘤、鞍区脑膜瘤和生殖细胞瘤相鉴别;囊性颅咽管瘤应与蛛网膜囊肿或表皮样囊肿相鉴别;囊性和实质混合性颅咽管瘤应与星形细胞瘤等病变相鉴别。

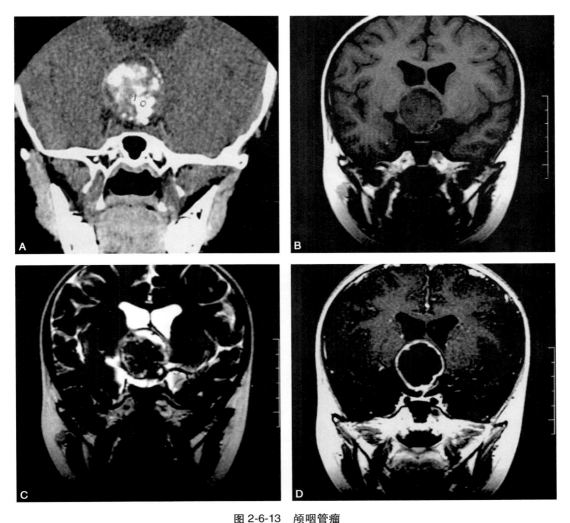

图 2-6-13　颅咽管瘤
A. CT 平扫肿瘤位于鞍上,类圆形,伴明显斑块状钙化;B. MRI 冠状面 T_1WI 肿瘤呈等低混杂信号,边界清晰;C. MRI 冠状面 T_2WI 肿瘤呈等高低混杂信号;D. MRI 冠状面 T_1WI 增强肿瘤呈环状强化

第五节　松果体细胞瘤

【概述】

松果体细胞瘤(pinealocytoma)为起源于松果体实质的良性肿瘤,WHO 分级为 Ⅱ 级,华山神经病理分类分为 2 级。松果体细胞瘤占所有松果体区肿瘤的 15% 以下。可发生于任何年龄,平均年龄 34 岁。女性较为多见。早期无明显症状,晚期可引起颅内压增高症状,出现头痛、呕吐,向后侵及中脑时可出现上视困难,同时可有视力下降和听力障碍,肿瘤可压迫第三脑室和视丘引起阻塞性脑积水。

巨检可见肿瘤为边界清楚的实质性肿块,常替代松果体,有时尚可辨认正常松果体。肿瘤呈分叶状,细胞成熟,大小均匀,与松果体细胞相似。镜下可见肿瘤是成熟单一上皮样细胞结构,可见大的纤维性松果体细胞瘤样菊型团,囊变,出血不常见。偶尔可以出现有丝分裂,坏死,内皮增生,细胞分化好,无明显侵蚀性,极少引起脑脊液种植。

【影像学表现】

1. CT　平扫呈等密度或略高密度,密度较均匀。呈圆形或类圆形,边界清楚,灶周无明显水肿,一般病灶较小,占位效应不明显。可见钙化,无囊变、坏死、出血。增强后扫描病灶呈轻到中度均匀强化,少数呈不均匀强化。

2. MRI　T_1WI 呈略高信号或等信号,T_2WI 呈略高信号。多为类圆形,轮廓清楚,灶周无水肿,一般病灶较小,占位效应不明显。很少钙化,无囊变、坏死,出血罕见;增强后扫描显示轻到中度均匀强化,少数可见明显强化(图 2-6-14)。

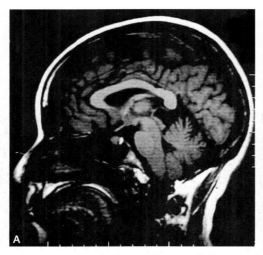
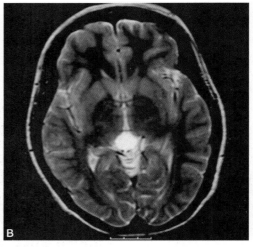
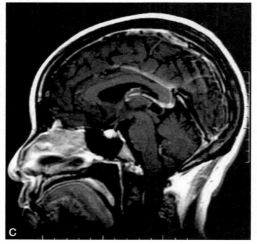

图 2-6-14 松果体细胞瘤
A. MRI 矢状面 T_1WI 肿瘤位于松果体区,呈囊性低信号;B. MRI 横断面 T_2WI 肿瘤呈高信号;C. MRI 矢状面
T_1WI 增强肿瘤边缘环状强化

第六节 生殖细胞瘤

【概述】

生殖细胞瘤(germinoma)占脑肿瘤的 0.5%。多发生在中线部位,好发部位为松果体区,占 50% 以上。其临床表现与肿瘤的所在部位有关,发生于松果体区或第三脑室后部肿瘤,男性占 90%,典型症状为帕里诺(Parinaud)综合征和性早熟,较大时可压迫闭塞中脑导水管和室间孔,造成不同程度脑积水及颅内压增高征象。位于鞍区的肿瘤先出现视力障碍,继而出现头痛、呕吐、多饮多尿和垂体功能低下症状;肿瘤向上可侵犯下丘脑出现下丘脑综合征(尿崩、烦渴、贪食、嗜睡和肥胖),有时也可厌食、消瘦;肿瘤向下可侵及脑神经和小脑,出现脑神经受损和步态不稳症状。位于基底节的肿瘤可出现偏瘫、偏盲和偏身感觉障碍的三偏症状。

WHO 归为 Ⅱ 级或 Ⅲ 级,华山神经病理分类为 2 级。病理组织学巨检发现肿瘤大小不一,大者如手拳,小者包埋于松果体体内。肿瘤切面呈灰红色,质松脆,可有出血、钙化、坏死和囊变,肿瘤边界不清,可向周围脑组织浸润,易通过脑脊液循环形成蛛网膜下腔种植性播散。镜下肿瘤细胞主要含两种细胞成分,一种为体积较大的上皮状细胞,胞质呈云雾状或透明空泡状,胞核圆而大,核分裂象常见;另一种体积为小细胞与淋巴细胞相似,多认为是机体对肿瘤的免疫反应;两种细胞呈分散或巢状相嵌排列,与睾丸的精原细胞瘤和卵巢的无性细胞瘤组织无异。

【影像学表现】

1. **CT** 平扫多为等或略高密度病灶,较均匀。病灶多呈圆形或类圆形,边界较清,病灶较大时,可见分叶状,边界不清,提示肿瘤向邻近脑组织浸润,少数肿瘤内可见囊变。病灶本身钙化少见,松果体多见钙化。增强后扫描多为均匀增强。不同部位的肿瘤各具特征性。

2. MRI 平扫 T_1WI 上,病灶呈等信号或略低信号,T_2WI 为高信号。信号不均者,与肿瘤内出血、囊变、坏死、钙化有关;增强后扫描可见单发或多发肿瘤均匀明显强化,少数为不均匀强化(图 2-6-15,ER2-6-9)。沿脑脊液(CSF)种植于蛛网膜下腔者,脑室壁病灶呈结节强化,软脑膜种植者可见脑膜条片状、结节状强化。

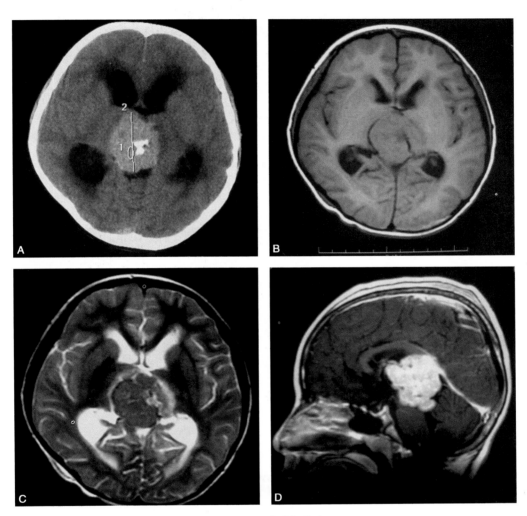

图 2-6-15 生殖细胞瘤

A. CT 平扫肿瘤呈略高密度,伴有钙化;B. MRI 横断面 T_1WI 肿瘤以等信号为主,伴有低信号及流空血管影;C. MRI 横断面 T_2WI 肿瘤以等信号为主,伴有高信号;D. MRI 矢状面 T_1WI 增强清晰显示肿瘤位于松果体区,分叶状,明显强化

ER2-6-9 松果体区及鞍上生殖细胞瘤

发生于丘脑与基底节的生殖细胞瘤应与星形胶质细胞瘤、淋巴瘤和恶性畸胎瘤等相鉴别。

第七节 表皮样囊肿、皮样囊肿、畸胎瘤

一、表皮样囊肿

【概述】

表皮样囊肿(epidermoid cyst)占脑肿瘤的 $0.2\% \sim 1.0\%$。根据其部位可分为硬膜内型(占 90%)和硬膜外型(占 10%)。临床症状与肿瘤所在部位有关,如位于桥小脑角者可累及第Ⅶ、Ⅷ、Ⅸ

三对脑神经,表现为面瘫、听力障碍;位于后颅窝者可引起步态不稳等小脑症状,严重时出现颅内压增高症状;鞍区及中颅窝肿瘤可引起视力下降、眼球活动障碍及复视等。

表皮样囊肿WHO归为Ⅰ级。可分为先天性和获得性两种。巨检病灶呈圆形或椭圆形,表面光滑或呈分叶状、菜花状,有包膜与脑组织分界清楚。多为囊性,少数为实质性。囊性者,囊内充满松软、蜡状或片状透明角质物质,外观呈乳白色放光,又称为珍珠瘤或胆脂瘤。表皮样囊肿可包裹血管和包埋脑神经,也可侵犯脑深部。镜下其囊壁是由角化或未角化鳞状上皮作同心圆排列而成,囊内可见角质碎屑、固态胆固醇结晶及其他类脂质成分,有的肿瘤还有钙盐沉着。与皮样囊肿相比,肿瘤内不合有其他皮肤附件,如毛囊、汗腺、皮脂腺等。

【影像学表现】

1. CT　平扫病灶多为低密度,其密度与脑脊液(CSF)、脂肪相似,囊性和实质性均可如此,少数可呈等密度、低等混合密度,甚至高密度;肿瘤的密度主要取决于肿瘤内胆固醇与角化物含量以及出血、钙化情况。病灶多为分叶状,少数为圆形或类圆形,边界清楚。多无瘤周水肿,占位效应与部位有关;增强后多数不强化,有时可见囊壁呈环形强化。

2. MRI　T_1WI呈低信号,T_2WI呈高信号。病灶多为分叶状,少数为圆形或类圆形,边界清楚。病灶周围可见钙化,常呈片状、条状或点状。瘤周水肿多无,占位效应与部位有关。增强后扫描可见多数囊壁和囊内容物均不强化,少数囊壁可见轻度强化(图2-6-16)。

临床上需注意与其他肿瘤包括囊性神经瘤、囊性星形细胞瘤,血管母细胞瘤和肠源性囊肿等相鉴别。

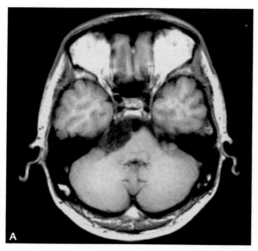
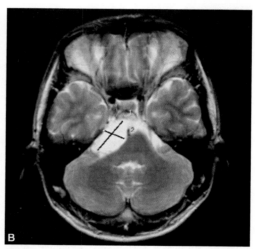
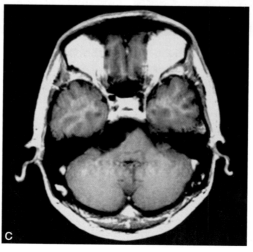

图2-6-16　右侧桥小脑角表皮样囊肿

A. MRI 横断面 T_1WI 肿瘤呈低信号,脑干轻度受压;B. MRI 横断面 T_2WI 肿瘤呈高信号;C. MRI 横断面 T_1WI 增强肿瘤无强化

二、皮样囊肿

【概述】

皮样囊肿（dermoid cyst）占脑内肿瘤的0.04%~0.6%。好发于年龄30~40岁。男性略多于女性。主要症状为癫痫和头痛，随着囊壁上皮脱屑和腺体分泌肿瘤渐大，自发性破裂时，可引起无菌性肉芽肿性脑膜炎，导致血管痉挛性脑梗死，甚至死亡。

皮样囊肿是皮肤外胚层剩余组织包埋于神经沟内发展而成。常有皮肤的各种成分，如皮脂腺、毛囊、毛发等结构。巨检肿瘤多呈分叶状，边界清楚，瘤外层较表皮样囊肿厚，并有乳头突入腔内，囊内含有黏稠油样脂类物质和液态胆固醇，生于脊柱和后颅窝者可见皮窦。皮样囊肿较表皮样囊肿易破裂，若破裂入脑室部位和蛛网膜下腔可引起剧烈的脑膜炎性反应。光镜下囊壁外层由致密纤维组织构成，内层为鳞状上皮，内容物含有胆固醇的脱屑、角质蛋白、皮肤附件及代谢产物，常见钙化。

【影像学表现】

1. CT 平扫多呈均匀低密度，少数呈高密度。肿瘤多呈圆形、椭圆形，边界清，瘤周无水肿，占位效应与肿瘤大小和部位有关。囊壁常见不完全钙化环。增强后扫描囊内容物不强化，囊壁也很少强化。

2. MRI 平扫多数在T_1WI、T_2WI上均呈高信号，与皮样囊肿内含有液态脂类物质有关。少数T_1WI、T_2WI均呈不均匀信号，与内容物内钙盐沉着、陈旧性出血及毛发较多有关。肿瘤多呈圆形、椭圆形，边界清，瘤周无水肿，占位效应与肿瘤大小和部位有关。若自发破裂，可在脑室内见到脂肪-脑脊液平面颇具特征性。增强后扫描囊内容物不强化，囊壁也很少强化（ER2-6-10，图2-6-17）。

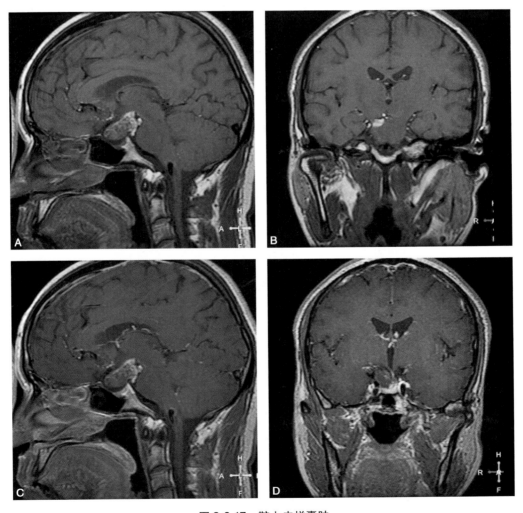

图2-6-17 鞍上皮样囊肿

A、B. MRI 矢状面T_1WI示病灶呈等低高混杂信号；MRI 矢状面、冠状面T_1WI示脑沟脑裂内弥漫多发点状高信号灶，为皮样囊肿破裂伴脑脊液通道播散；C、D. MRI 矢状面、冠状面T_1WI增强病灶无明显强化

ER2-6-10　后颅窝皮样囊肿

三、畸胎瘤

【概述】

颅内畸胎瘤（teratoma）占松果体区肿瘤的15%。可发生于任何年龄，以小儿和青年人多见，约占70%。男性居多，男女比例约为2∶1。好发于中线部位松果体区，其次为鞍区、第四脑室和第三脑室等部位。主要表现为内分泌紊乱症状，如性早熟；松果体区畸胎瘤可压迫和侵袭第三脑室而导致阻塞性脑积水；鞍区畸胎瘤可致视神经受压而致视力下降以及下丘脑受损，引起下丘脑综合征。肿瘤破裂时可引起反应性脑膜炎或室管膜炎。

2000年WHO将其分为成熟型、未成熟型和畸胎瘤恶变。巨检可分为囊性和实质性。一般来说，囊性多为良性，可伴脑或脑膜膨出。肿瘤可见囊变和出血，多数可侵犯邻近结构。镜下可见由两种或三种胚胎成分构成，故可同时见到外胚层来的表皮、皮肤附件和神经组织，内胚层来的消化道和呼吸道的黏膜和腺体以及中胚层来的骨、软骨、牙齿、脂肪和肌肉等成分。

【影像学表现】

1. CT　平扫多呈低、等、高混合密度影，其中等密度为肿瘤组织成分；高密度区为肿瘤内钙化；低密度区则代表脂类物质。此外，病灶内可见囊变、出血，如见到肿瘤内骨或牙齿、毛发组织则具有特征性。病灶多为圆形，多数病灶边界清楚，与周围组织明显分界，少数病灶与周围脑组织无明确分界，一般无瘤周水肿。增强后扫描肿瘤实质部分多出现明显强化，强化不均匀，囊性部分不强化。

2. MRI　平扫 T_1WI 上多为低等高混合信号，T_2WI 呈高等低混合信号；脂肪成分 T_1WI、T_2WI 均为高信号；囊变及病灶软组织成分为 T_1WI 低信号或等信号，T_2WI 呈高信号；骨质、牙齿和钙化 T_1WI、T_2WI 均为低信号。增强后多为不均匀性强化（图2-6-18）。

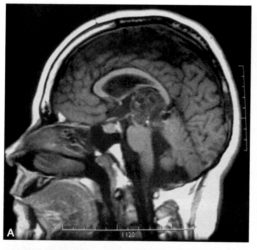

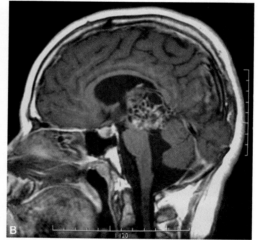

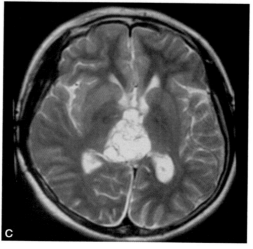

图 2-6-18　畸胎瘤

A. MRI 矢状面 T_1WI 肿瘤位于松果体区，呈等低高混杂信号；B. MRI 横断面 T_2WI 肿瘤呈等高混杂信号；C. MRI 矢状面 T_1WI 增强肿瘤明显不均匀强化

【诊断与鉴别诊断】

发生于松果体区的畸胎瘤应与生殖细胞瘤相鉴别;发生于鞍上的畸胎瘤应与颅咽管瘤相鉴别;囊性的畸胎瘤应与表皮样囊肿等相鉴别。

第八节　听神经瘤

【概述】

听神经瘤(acoustic neuroma)是最常见的神经鞘膜肿瘤。占桥小脑角肿瘤的75%~80%。通常为单发,占95%。好发年龄为40~60岁。女性多于男性,比例为2∶1。临床症状主要与累及脑神经有关。

巨检为圆形或分叶状有包膜的肿块,边界清,其内常见囊变、脂肪变性、出血和坏死。镜下肿瘤有两种组织类型:Antoni A型和Antoni B型。Antoni A型又称致密型或束状型,肿瘤细胞呈梭形,排列成致密的纤维条索状或束带状,少数细胞排列成车轮状,基质为成熟的胶原纤维,平行于细胞长轴走行。Antoni B型又称网状型,肿瘤细胞形态不一,细胞间排列疏松,间质网状纤维组成,胶原纤维很少,常伴各种退行性变如脂肪变化、色素沉着、黏液样基质。小区域的坏死、囊变及出血较常见。

【影像学表现】

1. CT

(1) 微小听神经瘤:多数指瘤体直径小于1.0cm。肿瘤位于管内,骨窗显示内听道无或轻微扩大,CT扫描容易漏诊,增强后扫描可见肿瘤明显均匀强化。

(2) 中等大小听神经瘤:肿瘤直径1.5~3.0cm者,平扫多呈低等混合密度或略低密度,少数为低密度或略高密度。呈圆形或椭圆形,边界欠清,瘤周多无水肿,少数为轻度,可有轻微占位效应。增强后扫描多数明显强化,较为均匀。骨窗可显示内听道扩大。

(3) 大听神经瘤:指肿瘤直径>3.0cm者,平扫多呈低等混合密度,少数呈低密度或略高密度,肿瘤常以内听道为中心向桥小脑角生长,紧贴岩骨,多数呈锐角相交,少数呈钝角相交。肿瘤生长到一定程度可引起脑干受压移位呈旋转,第四脑室受压移位、变形甚至闭塞引起梗阻性脑积水。骨窗显示内听道扩大呈漏斗状,可见骨质吸收。增强后扫描肿瘤呈不均匀强化,以环状强化及斑片状强化为多见。

2. MRI MRI平扫时T_1WI多数呈略低信号或呈等信号,少数呈低等混合信号,T_2WI上多呈高信号,少数呈高等混合信号。肿瘤多数呈椭圆形或不规则形,少数呈哑铃形,较大肿瘤可见瘤周水肿,伴明显占位效应,显示患侧桥小脑角池受压、移位甚至闭塞。向上生长可使同侧侧脑室颞角、三角区抬高,可使第三脑室变形移位,也可压迫中脑导水管引起幕上脑积水。增强后扫描多呈均匀或不均匀性强化(图2-6-19)。

微小听神经瘤:平扫第Ⅶ、Ⅷ对神经束无明显增粗,内听道无扩大,增强后扫描可见神经束点状强化。T_1WI呈等信号或略低信号,边界清楚,瘤周无水肿,占位效应无或轻微,内听道轻微扩大,增强后扫描可见瘤体均匀强化。

【诊断与鉴别诊断】

CT典型表现为桥小脑角区等或略低密度病灶,

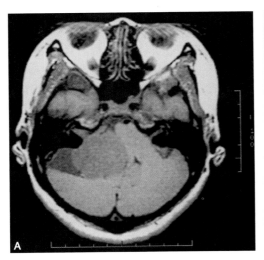
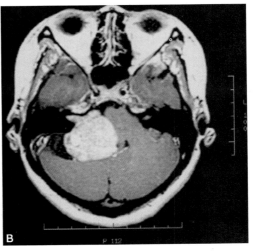

图2-6-19　右侧听神经瘤

A. MRI横断面T_1WI见右侧桥小脑角略低信号肿块,右侧听神经增粗;B. MRI横断面T_1WI增强肿瘤明显均匀强化

增强后病灶均匀或不均匀强化。肿瘤以内听道为中心生长,与岩骨关系密切,同时可伴内听道扩大和骨质吸收;MRI 表现典型者 T_1WI 呈高信号,静脉注射 Gd-DTPA 后肿瘤多为均匀强化,少数不均匀斑片状或环形强化。微小听神经瘤主要可见第 Ⅶ、Ⅷ 对神经束增粗,增强后可呈点状或结节状强化。

听神经瘤还需下列病变相鉴别:

(1)脑膜瘤:CT 平扫多呈等密度或略高密度,增强后均匀强化,肿瘤内钙化常见,颞骨、岩骨骨质增生,不累及内听道。动态 CT 或 MRI 增强扫描有助于二者鉴别。

(2)转移瘤:发生于桥小脑角者较为罕见。临床有原发肿瘤史,颅内多发转移灶,瘤周水肿较明显,增强后可见不均匀性强化。

(3)基底动脉动脉瘤:非血栓形成之巨大动脉瘤常突入桥小脑角区。CT 表现为略高密度,增强后明显均匀强化,强化区与血管相连。T_1WI、T_2WI 均呈血管流空的低信号影,MRA 可显示载瘤动脉。

(4)表皮样囊肿:CT 增强前后扫描均为低密度,囊壁可有钙化。T_1WI 呈低信号,T_2WI 呈高信号,肿瘤形态不规则,具有沿脑池生长的钻孔习性的特点。

(5)蛛网膜囊肿:CT 密度与 MRI 信号均与脑脊液相仿、壁薄,增强后扫描无强化。

(6)微小听神经瘤应与面神经瘤、前庭神经炎相区别,治疗后随访对鉴别很重要。

第九节　脂　肪　瘤

【概述】

脂肪瘤(lipoma)十分罕见,约占脑肿瘤的 0.1%~0.5%。任何年龄均可发病,无性别倾向。临床上,肿瘤较小时无症状;肿瘤较大时可引起一系列与肿瘤部位相应的症状和体征。发生于胼胝体者常出现癫痫发作、头痛和人格紊乱等;发生于基底池者常见多尿和遗尿;发生于桥小脑角池者可出现听力下降等第 Ⅶ、Ⅷ 对脑神经麻痹症状和体征。该肿瘤发展缓慢,病史较长,可达 10 年以上,偶尔症状可自行缓解。由于血管和神经是穿于脂肪瘤内,手术切除相当困难。

颅内脂肪瘤 80%~95% 发生于中线或接近中线部位。巨检脂肪瘤呈黄色脂肪沉积,根据形态和有无脑畸形可分为两种,一为管结节脂肪瘤,为较大的圆形或圆柱形肿块,血管丰富,常伴有胼胝体发育不全、额叶畸形和脑膨出;二为弯曲性脂肪瘤,多呈弯曲线状位于胼胝体压部,胼胝体可为正常也可轻度发育不全。瘤内常见钙化,出血和斑片状退变少见。镜下以成熟的脂肪细胞为主,也有胎性脂肪组织,肿瘤内伴有大量血管、胶原和肌肉纤维,以及胶质和节细胞等成分,可见钙化和骨化。

【影像学表现】

1. CT　平扫病灶呈极低密度,可见弯曲条状和结节样钙化,增强后扫描肿瘤无甚强化。

2. MRI　病灶信号类似脂肪,T_1WI、T_2WI 呈高信号,T_2WI 上随回波时间延长信号衰减。快速 SE 序列可见 T_2WI 呈明显高信号,脂肪抑制技术应用可证实诊断。另外,T_1WI、T_2WI 上病灶内可出现低信号区,这主要与肿瘤内钙化、骨化灶及穿行在肿瘤内血管流空影有关(ER2-6-11)。

ER2-6-11　右侧桥小脑角脂肪瘤

【诊断与鉴别诊断】

50% 的颅内脂肪瘤伴发颅内其他畸形,各部位脂肪瘤伴发的畸形不同,且本身具有一定的特征。

第十节　血管母细胞瘤

【概述】

血管母细胞瘤(hemangioblastoma)占整个颅内肿瘤的 0.99%~4.7%。其中绝大多数发生于后颅凹。各年龄组均可发病,高峰为 50~60 岁。男性多见。大多为单发,小部分为多发。4%~40% 伴有 von Hippel-Lindau(VHL)病,以青年多见,好发于小脑半球,占 80%~85%。临床上患者常有缓慢进行性颅内压升高,伴一侧小脑功能障碍,如头痛、共济失调、恶心、呕吐、眩晕、眼球震颤等,少数病例可有红细胞增高症。在 VHL 病中,除中枢神经系统疾患外,还出现其他系统病变,包括视网膜血管瘤,胰、肺、肝、肾及附睾囊肿,肾癌等,手术切除可以治愈。

巨检病灶边界清楚。无包膜或有胶质细胞增生所形成的假包膜,60% 为囊性,呈单房,内含黄色胶样液体,偶有咖啡色黏稠液体,多数肿瘤壁上有一个富含血管的结节,较坚硬;40% 为实质性,偶尔在实质性肿瘤中有一个小囊,可见坏死和出血,肿瘤实质部分富有血管。镜下病灶由边界不清的合体状态的血管形成细胞所构成,以内皮细胞为主,许多内皮细胞和外皮细胞形成团块(实体)或条索,而不形成管状。本瘤的特征之一为瘤细胞吞噬或含有类脂质形成胞质,呈泡沫状或空泡状,其另一特征为内含丰富的网状纤维,因而得名血管网状细胞肿瘤。

【影像学表现】

1. CT　肿瘤常为囊性,以大囊伴小结节为著,少数为实质性或实质性伴中心囊变。低密度灶的边缘常见一等密度或稍低密度的壁结节。实质性病灶平扫为等密度或低等混合密度。病灶大多为圆形,边界锐利。少数实质性病灶边缘不清。大多数病灶周围无水肿带,少数有轻度水肿带。增强后扫描囊性病灶多数囊壁无或轻微强化,而壁结节则明显强化,病灶外常有一根或数根较粗大蛇形血管伸入病灶,少数囊壁也可明显增强。实质性肿瘤增强后扫描可见病灶明显强化。

2. MRI　囊性病灶,平扫 T_1WI 呈低信号或等信号,T_2WI 呈略高信号或高信号,壁结节 T_1WI 为等信号,T_2WI 为稍高信号。实质性病灶 T_1WI 呈等信号,中央有坏死者可呈等低混合信号,T_2WI 为高信号。病灶呈类圆形,大多数病灶边界清楚,少数实质性病灶边界不清,轮廓光滑。病灶周围无水肿带,病灶周围可见肿瘤血管呈线形或蛇形流空的无信号区。囊性或实质性病灶并发出血时,较新鲜者,T_1WI、T_2WI 均为高信号,若出血为陈旧性时,T_1WI、T_2WI 均为低信号。典型的血管母细胞瘤可见下列特征:增强后扫描壁结节明显强化,典型呈“大囊小结节”以及病灶周围或肿块内可见粗大的蛇形血管引入(ER2-6-12、ER2-6-13)。

ER2-6-12　左侧小脑半球血管母细胞瘤

ER2-6-13　左侧小脑半球及脑干血管母细胞瘤

【诊断与鉴别诊断】

血管母细胞瘤典型表现为大囊和明显强化的小结节,周围蛇形血管流空甚为特征。

囊性者有时需与下列疾病区别:①毛细胞型星形细胞瘤:好发于青少年,边界不清,增强后扫描强化不明显。②蛛网膜囊肿:为脑外占位,密度低,增

强后扫描不强化。③表皮样囊肿:多位于桥小脑角区,密度低于脑脊液,增强后扫描有时近见轻微囊壁强化。

实质性者应与单发转移瘤、脑膜瘤、巨大动脉瘤、恶性淋巴瘤及听神经瘤区别。

实质性伴囊变呈环形强化时,需与脑脓肿、转移瘤、毛细胞型星形细胞瘤相区别。

第十一节　髓母细胞瘤

【概述】

髓母细胞瘤(medulloblastoma)好发于儿童,占 $75\% \sim 85\%$。好发年龄为 $5 \sim 15$ 岁,发病高峰75%好发于15岁之内;第二次高峰为 $24 \sim 30$ 岁;男:女 = 2:1。儿童发生于小脑蚓部达到92%,并突入、压迫或闭塞第四脑室引起阻塞性脑积水,有时肿瘤可通过中孔长入小脑延髓池或通过侧孔生入小脑脑桥池;少数可发生于成人,在成人则常发生于小脑半球的背侧面。最常见的症状是头痛、呕吐、步态不稳、共济失调及视力减退,体检可见视乳头水肿、闭目难立等。病程发展较快,手术易复发。肿瘤对放疗较为敏感。

髓母细胞是一种高度恶性、发展迅速的原始神经上皮肿瘤,WHO 分级归为Ⅳ级,华山神经病理分类分为4级。巨检肿瘤界限清楚,因富于细胞和血管呈紫红色,质地较脆,较少发生大片坏死,囊变和钙化则更少见。镜下见细胞很丰富,排列稠密,呈长圆形或胡萝卜形,细胞核大而胞质少,细胞分化不良,典型者可见所谓的纤维性菊形团,具有多向分化的能力。免疫组化可以证实向神经元、胶质、黑素或者间叶成分的分化。

【影像学表现】

1. CT　病灶形态多为圆形或卵圆形,也可略分叶状、梨形或心脏形。平扫多数呈略高密度病灶,少数为等密度,密度较均匀。多数边界清楚,约半数病例可见轻度瘤周水肿,儿童髓母细胞瘤占位效应较为明显,可致第四脑室受压向前移位或闭塞,脑干向前方移位,两侧桥小脑角池和环池不对称或部分闭塞,常合并阻塞性脑积水,儿童髓母细胞瘤瘤体极少发生坏死、囊变,发生钙化机会亦较少。增强后扫描肿瘤多呈均匀强化,如有囊变、坏死则呈不均匀强化。

2. MRI　T_1WI 肿瘤呈等或略低信号,T_2WI 上呈等或高信号。多为圆形或卵圆形,少数为分叶状,多数边界清楚,瘤周可见轻度水肿,儿童髓母细胞瘤占位效应较为明显,可见邻近脑室、脑池压迫、闭塞及脑干的受压移位;增强后扫描可见肿瘤实质

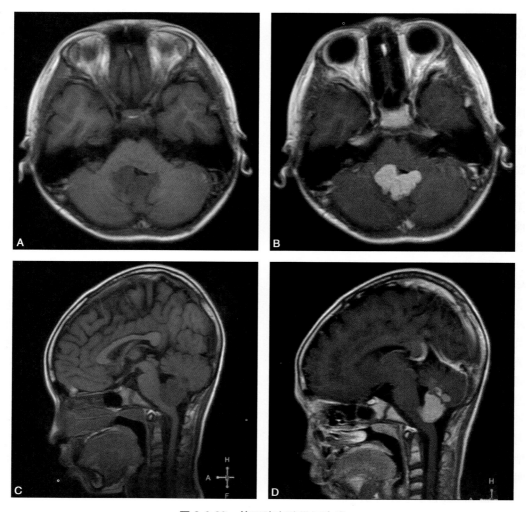

图 2-6-20　第四脑室髓母细胞瘤

A、C. MRI 横断面、矢状面 T_1WI 第四脑室内分叶状肿瘤呈低信号；B、D. MRI 横断面、矢状面 T_1WI 增强肿瘤明显强化，压迫延髓

部分明显强化，可呈典型"小囊大结节"征象（图2-6-20）。位于小脑半球的成人髓母细胞瘤 MRI 表现与 CT 表现一样，均不典型。T_1WI 平扫仅显示略低或等信号，T_2WI 呈广泛高信号，肿瘤与正常脑组织分界不清，局部脑回和小脑叶的增厚，体积增大，极少发生阻塞性脑积水；增强后扫描仅略有强化，一般强化不均匀。

【诊断与鉴别诊断】

典型的髓母细胞瘤，发生于小儿的小脑蚓部，CT平扫呈均匀的略高密度，造影增强后呈均匀强化；T_1WI 呈等或略低信号，T_2WI 呈等或高信号，囊变、坏死、出血和钙化均少见。具备典型部位及影像学特征者诊断不难。

不典型者需与下列疾病相鉴别：

1. 室管膜瘤　为儿童常见肿瘤，好发于第四脑室。CT 平扫大多数为等密度分叶状病灶，50%显示钙化，可发生囊变、出血，常合并脑积水，可突入枕大孔

内压迫上颈髓背侧，增强后扫描呈轻到中度不均匀强化。MRI 上，肿瘤实质部分 T_1WI 上呈低或等信号，T_2WI 呈高信号或等信号，增强后扫描呈中度不均匀强化。

2. 小脑星形细胞瘤　为儿童最常见的后颅凹肿瘤。85%是毛细胞型。CT 平扫多呈等低密度，边界清晰，可见壁结节，增强后扫描可见壁结节强化。MRI 表现为单一大囊性病灶，可见壁结节，增强后扫描壁结节强化。

3. 血管母细胞瘤　好发于 50～60 岁，60%～70%表现为大囊和小结节，加之 MRI T_1WI、T_2WI 上呈现弯曲蛇形流空影，便于区别。

4. 小脑转移性肿瘤与小脑出血　偶可与髓母细胞瘤混淆，但二者好发于 40 岁以上，且大多具有原发肿瘤或高血压病史，结合 CT 与 MRI 征象分析鉴别不难。

第十二节　脑转移瘤

【概述】

脑转移瘤（metastasis）的发病率各家报道不一，Osborn等报道占颅脑肿瘤的25%～33%；好发于40岁以后的中、老年人。脑转移瘤常为多发病灶，占65%，好发部位为大脑中动脉分布区的灰、白质交界处，占60%～80%。其原发癌以肺癌最多见，其次为乳腺癌、肾癌，还可见于胃肠道癌肿、甲状腺癌、卵巢癌和前列腺癌等。绝大多数脑转移瘤患者的临床表现与肿瘤的占位效应有关，主要有头痛、恶心、呕吐、共济失调和视乳头水肿等。

脑转移瘤巨检为边界清楚的结节，与正常组织分界清楚。肿瘤中心常可见坏死、囊变和出血，少数可见钙化。大多瘤周可见明显水肿区，其水肿的程度与肿瘤大小不成比例。镜下发现病灶血供多数较丰富，其血管结构与原发肿瘤类似，少数病灶边界不清，可见周围脑组织浸润及反应性胶质增生和血管受侵等。

【影像学表现】

1. CT　平扫多数为等密度，少数为低密度或高密度病灶。病灶呈圆形或类圆形，多数为多发病灶，大小不一，瘤内可见囊变、坏死，钙化罕见。增强后扫描能够显示和发现更多的脑内转移灶。绝大多数转移瘤均有不同程度增强，可呈结节样强化或环形强化，少数为片状强化、线性脑回状强化和脑室周围强化等。

2. MRI　平扫T_1WI呈低信号或等信号，T_2WI呈高信号，信号可不均匀。病灶呈圆形或类圆形，大小不一，病灶周围脑水肿为中重度，特点是沿脑白质分布，呈指状，一般很少累及脑灰质。瘤内可见囊变、坏死，钙化罕见；瘤内出血并不罕见；增强后扫描多数均出现强化，强化的形式为结节状、团块状或环状等。后者可为厚而不规则或厚而均匀的环状强化（图2-6-21、图2-6-22）。

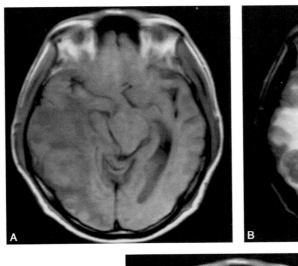
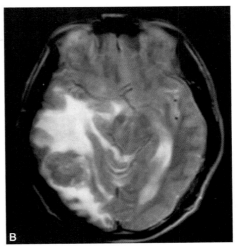
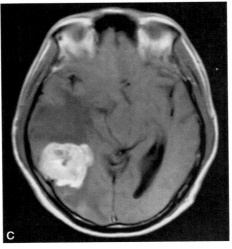

图2-6-21　右侧颞枕叶转移瘤

A. MRI横断面T_1WI肿瘤呈等低混杂信号；B. MRI横断面T_2WI肿瘤呈等高混杂信号，周围脑组织指状水肿；C. MRI横断面T_1WI增强肿瘤明显不均匀强化

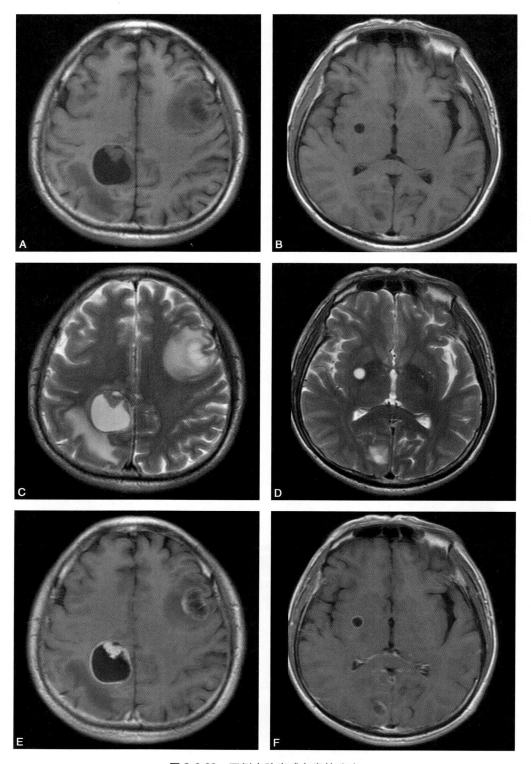

图 2-6-22 双侧大脑半球多发转移瘤

A、B. MRI 横断面 T₁WI 示病灶囊性为主,见等信号实性结节;C、D. MRI 横断面 T₂WI 示病灶周边见水肿区;
E、F. MRI 横断面 T₁WI 增强示病灶呈环状、结节状强化

3. MRS 大多数脑转移瘤有相似的 MRS 特征,其波谱形式与高级胶质瘤相似。表现为无 N-乙酰天门冬氨酸(NAA)峰或显著下降,胆碱(Cho)明显升高及肌酸(Cr)中等度下降,NAA/Cr 及 NAA/Cho 比值降低,而 Cho/Cr 比值升高。除肺癌脑转移出现 Cho 峰的降低外,其他均明显升高。

【诊断与鉴别诊断】

典型的脑转移瘤表现为位于脑灰白质交界区的多发圆形或卵圆形病灶,周围伴有明显呈指状的脑白质水肿区,往往与病灶大小不成比例,CT 扫描病灶多呈低密度或等密度,或呈高密度,增强后扫描可出现多种强化形式,T_1WI 呈低信号,T_2WI 多呈高信号,结合原发肿瘤病史,诊断多不困难。

鉴别诊断:①多发性脑脓肿:脑脓肿多至环形较均匀的薄壁强化,常有感染病史,通过治疗随访可见病灶好转或消失。②多发性脑膜瘤:多居于脑外,与硬脑膜相连或位于脑室内,但有时脑膜瘤合并颅内转移瘤则鉴别较困难。③多发性脑梗死:根据其无或仅有轻微占位征象,强化不明显以及随访等可资鉴别。④多发性硬化和脑白质病:多发性硬化好发于脑室周围,两侧对称,侵犯胼胝体时颇有特征,病灶可在几周内自行消失,但常出现复发,对激素治疗效果较好;脑白质病往往与变态反应有关,好发于额枕部,常无强化。

第十三节 淋 巴 瘤

【概述】

原发性中枢神经淋巴瘤(primary central nervous system lymphoma,PCNSL)约占颅内肿瘤的 1%,占全部非霍奇金淋巴瘤(NHL)的 1%～2%。任何年龄均可发病。免疫系统正常者发病高峰为 50～60 岁;免疫缺陷者好发年龄为 30 岁左右。好发部位为额顶叶深部、基底核、脑室周围、胼胝体、脑干和下丘脑,小脑也可累及。临床表现各异,主要为头痛、癫痫、局灶运动功能障碍,甚至半身瘫痪。自然生存期为 1.8～3.3 个月。

肉眼观察:肿瘤形态多样,多呈圆形、椭圆性,少数不规则形,也可见弥漫分布的病灶。质脆。镜下:80% 的病例表现为弥漫性血管周增殖伴受累血管间的脑实质浸润,在血管周形成肿瘤细胞套。瘤细胞浸润血管,可使管壁增厚,管腔狭窄、闭塞,并沿血管壁呈浸润性生长形似血管炎,无肿瘤血管及包膜。25%～50% 为多中心病灶,可同时出现在脑的不同部位,常以血管为中心。

【影像学表现】

1. CT 平扫,90% 为等或略高密度结节状病灶。病灶可呈类圆形和分叶状。少数呈不规则形,多数轮廓尚清,灶周可见轻度水肿及占位效应。增强后扫描病灶多数均匀一致地增强,也可呈不规则增强,极少数无强化。弥漫生长者,可见广泛低密度区,增强后扫描可见强化,病灶边界不清。

2. MRI T_1WI 为略低或等信号,T_2WI 为等、低或略高信号。肿块边界较清楚,圆形、椭圆形,少数为不规则形,周围绕以轻度水肿带,占位效应较轻。增强后扫描免疫正常者多为均匀明显强化(ER2-6-14、ER2-6-15)。免疫缺陷者多为不均匀环形强化。肿瘤弥漫浸润可累及深部灰质核团和白质通道,T_2WI 上可显示脑桥、小脑、大脑白质,基底核呈广泛高信号,边界不清。此淋巴瘤病样表现与大脑胶质瘤病难以区别。

ER2-6-14 胼胝体恶性淋巴瘤

ER2-6-15 右顶叶淋巴瘤

3. MRS 肿瘤区波谱呈现高的胆碱/肌酸(Cho/Cr)及胆碱/天门冬氨酸(Cho/NAA)比值减低,NAA 峰降低,坏死区可见乳酸峰。

【诊断与鉴别诊断】

PCNSL 的影像表现可与其他脑内病变有共性表现。当呈现单个或多个结节性病灶时,可类似其他脑内肿瘤;而弥漫浸润性的病灶可类似脱髓鞘及其他白质病,因此鉴别诊断很重要。临床上应与下列病变鉴别:

1. **转移瘤** 可出现单一或多发强化灶,转移瘤的水肿和占位效应更明显,好发于大脑中动脉供血范围皮髓交界区,可找到原发病灶;而淋巴瘤一般水肿和占位效应较轻。

2. **高度恶性胶质瘤** 显示明显的边缘强化和/或不规则强化,周围浸润水肿区和占位效应明显。弥漫浸润型淋巴瘤可累及深部灰质核团和白质通道。此淋巴瘤病样表现与大脑胶质瘤病难以区别。

3. **脑脓肿**　通常示环形强化,而在非获得性免疫缺陷综合征(acquired immunodeficiency syndrome, AIDS)患者,此征象不常见,AIDS组常见。

4. **脑膜瘤**　有明显强化趋势,很少误诊为PC-NSL。鉴别要点为"白质凹陷征"和"脑膜尾征"。

5. **炎性肉芽肿**　如临床不能提供炎症病史,则鉴别困难。抗炎后复查,可能对鉴别诊断有帮助。

第十四节　脊　索　瘤

【概述】

颅内脊索瘤(chordoma)十分少见,仅占脊索瘤的35%,占原发性骨肿瘤的3%~4%。任何年龄均可发病。男性多于女性,男女比例为2:1,30~40岁为好发高峰。好发部位以骶尾椎和颈椎上段最常见,其次为斜坡和鞍后部。最常见的症状为头痛、鼻塞、面部麻木及进行性脑神经麻痹,尤其第Ⅴ~Ⅶ对脑神经最常受累,肿瘤内出血时可出现构音困难、口吃、步态不稳等症状。平均生存期为6年。

巨检:肿块呈灰褐色,大小约2~5cm,大多呈分叶状柔软胶冻状,少数硬如软骨。分界清楚并有假包膜。多伴广泛斜坡/颅底骨质破坏。50%肿瘤内可见散在结节状或斑片状钙化,可见新老出血区和囊变/坏死灶,有些肿瘤表现局灶性骨组织点缀在肿瘤基质内。复发的病灶一般呈多发结节状。

镜下:典型肿瘤细胞呈梭形或多边形,细胞质内具有明显的空泡,又称液滴细胞。细胞核呈圆形或卵圆形,罕见有丝分裂;有时胞核被挤压到细胞周边,形成印戒细胞。胞质内可有糖原颗粒,细胞体积较大且排列稀疏,细胞间质内可有纤维间隔和丰富的黏液聚积。

【影像学表现】

1. **CT**　典型者平扫为以斜坡和岩裂尖为中心的略高密度灶,形态不规则,边界较清楚,常伴邻近骨质破坏,50%其间散在点片状高密度影,为钙化灶或破坏骨质残余碎片。其特征性表现为较大的软组织肿块与骨质破坏不成比例。增强后扫描可见肿瘤不均匀强化,囊变区无强化。

2. **MRI**　T_1WI呈等或略低信号,T_2WI呈不均匀高信号,高信号内常可见点、片状低信号。病灶呈分叶状,边界较清,增强后扫描呈不均匀强化(ER2-6-16,图2-6-23)。动态MRI扫描显示脊索瘤可呈缓慢持续强化。

【诊断与鉴别诊断】

颅底脊索瘤表现不典型时,需与软骨肉瘤、巨大垂体瘤、鼻咽癌、转移瘤、浆细胞瘤、淋巴瘤相鉴别,儿童中应与横纹肌肉瘤相鉴别。若发生在桥前池或桥小脑角池区应与脑膜瘤、听神经瘤和表皮样囊肿等相区别。

ER2-6-16　斜坡脊索瘤

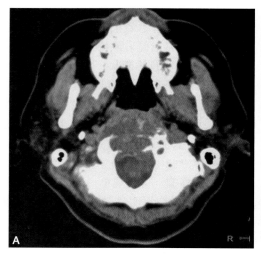

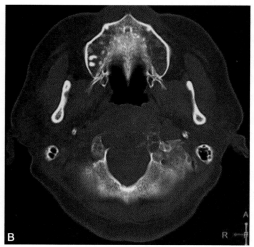

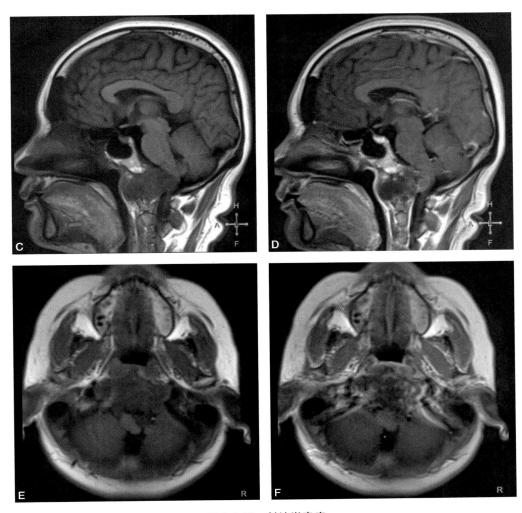

图 2-6-23　斜坡脊索瘤

A、B.CT 平扫示颅底、斜坡局部混杂密度软组织灶伴骨质破坏;C、E.MRI 矢状面、横断面 T_1WI 示病灶呈低信号,脑干受压;D、F.MRI 矢状面、横断面 T_1WI 增强示病灶轻度不均匀强化

第十五节　颈静脉球瘤

【概述】

颈静脉球瘤(glomus jugular tumor)是一种原发于颈静脉球外膜的副神经节细胞的肿瘤,又称化学感受器瘤、副神经节细胞瘤。病理上该肿瘤为富血管性良性肿瘤,有包膜,表面光滑,略呈结节状或分叶状,易出血。临床上,颈静脉球瘤较少见,好发于 30 岁以上女性,男女之比为 1∶3。主要症状为单侧搏动性耳鸣、听力下降、耳漏、面瘫,肿瘤发展可破坏颈静脉孔,并由此入颅,向上生长到桥小脑角,也可向下长入颈部,出现颈静脉窝综合征,表现为第Ⅸ~Ⅺ对脑神经麻痹症状和体征。

【影像学表现】

1. CT　平扫呈等或略高密度,颈静脉孔扩大,邻近骨质破坏。肿瘤经颈静脉孔入颅生长时,可累及桥小脑角、中耳、脑干和第四脑室,肿瘤累及乙状窦并不少见;向颅外生长可进入颈部咽旁间隙。增强后扫描病灶呈均匀明显强化。

2. MRI　MRI 平扫 T_1WI 呈等信号,T_2WI 呈高信号,肿瘤内可见曲线状、点状血管流空影;增强后扫描病灶明显强化,其内仍可见血管流空影。

第十六节　恶性黑素瘤

【概述】

恶性黑素瘤(malignant melanoma)占脑肿瘤的 0.1% 左右,可发生于任何年龄,40 岁左右为高峰,男性多于女性,临床表现无特异性,有时可类似出血或颅内其他肿瘤。部分病例可出现继发的脑脓肿,其原因为肿瘤代谢产物刺激引起剧烈的蛛网膜反应所致。少数病例的脑脊液检查发现黑色素肿瘤细胞,对早期诊断有一定价值。临床主张行手术全切。

颅内恶性黑素瘤有原发性和继发性两种。它是一种恶性程度极高的黑色素细胞肿瘤。原发性黑素瘤多发生于软脑膜,少数发生于硬脑膜脑实质内。常发生于大脑半球灰-白交界处,额叶最常见。巨检黑素瘤多为黑色、灰黑色或棕色,大小不一,为不规则斑块状或结节状,边界清楚,大部分肿瘤血供丰富。镜下发现肿瘤细胞大小、形态一致,可聚集成堆或成层或沿血管周围延伸,肿瘤细胞内大都含有丰富的黑色素颗粒。常常侵犯血管引起瘤内出血或血行播散转移。

【影像学表现】

1. CT　平扫病灶多高密度,少数呈高低等混合密度。病灶多为圆形,少数为环形、不规则形,病灶大多位于皮质和皮质下,少数位于白质区,病灶轮廓较清,可为单发或多发,病灶大者可伴瘤周水肿和占位效应。多数病灶伴出血,钙化极少见。增强后扫描大多数病灶明显强化,呈均匀强化或环形强化。

2. MRI　黑素瘤 MRI 信号变化主要取决于肿瘤内黑色素含量及出血等因素。T_1WI 呈高信号,T_2WI 呈低信号。少数黑素瘤内黑色素颗粒较少,而不伴有出血时,T_1、T_2 缩短不明显,可见 T_1WI、T_2WI 均为等信号。有时肿瘤内信号不均,则与病灶内出血与黑色素分布不均有关。该肿瘤发生囊变、坏死和钙化较少;增强后扫描多数病灶明显强化,可呈均匀强化或环形强化。原发脑膜黑素瘤增强后可见脑膜线状、斑片状强化。原发恶性软脑膜黑素瘤增强后扫描可见广泛脑膜强化。

【诊断与鉴别诊断】

鉴别诊断方面,应与急性和亚急性颅内血肿、胶母细胞瘤卒中和海绵状血管瘤等相鉴别。

（耿道颖）

第七章

颅 脑 外 伤

随着社会的发展,由于基建、交通等所造成的颅脑损伤较前有所增加。一般而言,颅脑损伤的发病率占全身损伤的 10%~15%,有的作者报道高达 20%,仅次于四肢伤,为全身损伤的第二位。然而,其死亡率却占第一位,颅脑损伤致死的病例约 70% 死于来院之前,另 30% 死于入院抢救过程中。这些死亡病例的88% 死于外伤后一周之内。由此可见能否及时地评价外伤类别,实施有力的抢救措施是增加存活率、减少死亡率和后遗症的关键。

颅脑损伤是由于外力作用于头部所致,外力大小、部位及速率不同可产生不同程度的损伤。因此,了解颅脑损伤机制对判断头皮损伤、颅骨骨折、脑实质损伤是十分重要的。

颅脑损伤在和平时期多为闭合性颅脑损伤,少数为锐器、火器所致的开放性颅脑损伤;战争年代则主要为锐器、火器所致的开放性颅脑损伤。实际上和平时期及战争年代所发生的颅脑损伤常常是多种情况同时发生,因此,影像诊断医师必须熟悉颅脑损伤的病因及病理改变,这样才能使颅脑损伤各种征象的分析更深刻地反映出伤情的本身。

影像学检查对颅脑损伤的诊断和预后判断具有重要意义。随着影像学设备和技术的迅猛发展,颅脑损伤的影像学检查发生了巨大变化。颅脑损伤的影像学检查多数是在急诊时期进行,患者往往因意识障碍不能主动配合,又经常合并身体其他部位损伤等给影像学检查带来困难。作者认为选择成像速度快、少搬动、简便、易行的影像学诊断方法在颅脑损伤的诊断中尤为重要。以往常常采用头颅平片诊断骨折,借助血管造影检查识别血肿的部位及种类,偶尔也采用脑室造影检查。

而今,随着 CT、MRI 的不断普及,CT 已成为首选的影像学检查方法。目前,脑室造影已经淘汰,脑血管造影基本也已淘汰,后者仅在发生大脑血管的后遗症时才偶有应用。至于头颅平片检查,各家意见不一,有的主张先摄头颅平片再作 CT 检查;有的主张直接作 CT 检查,作者与后一种意见一致。若颅脑损伤伴有颈椎骨折时,应先摄平片(包括颈椎)或对颈椎骨折采取措施后,再作 CT 和 MRI 检查。近年来,MRI 在颅脑损伤中的应用被予以肯定。但是,在一些急性或超急性期的患者,由于 MRI 检查时间相对较长,对制动有困难的患者难以应用,加之许多急救设备不能接近 MRI 机器等原因,使 MRI 对急性患者不能成为首选的检查技术。一般而言,CT 对需手术治疗的急性或超急性脑内、外病灶的显示效果更佳,而 MRI 对亚急性和慢性脑内、外病变,颅脑损伤的后遗症及判断颅脑损伤的预后较佳。

第一节 颅 内 血 肿

颅内血肿依所在的部位分为脑外血肿和脑内血肿,前者又可分为硬膜外血肿和硬膜下血肿。血肿常是单侧、单发,也可以是双侧或单侧多发,有时可以是复合、多发,即脑内、外及硬膜内、外均有血肿。颅内血肿的临床表现主要有逐渐加重的昏迷、中间清醒期、颅内压增高、神经系统定位体征如瞳孔散大、一侧肢体瘫痪等以及脉搏减弱、血压升高等生命体征的改变。

一、硬膜外血肿

【概述】

硬膜外血肿(epidural hematoma)是出血积聚于颅骨和硬膜之间的硬膜外腔内。硬膜外血肿以急性者为最多,约占 85%;亚急性血肿约占 12%;慢性血肿很少见,约占 3%。临床上主要表现为意识障碍,典型病例呈头部外伤-原发性昏迷-中间意识清醒(好转)-继发性昏迷,严重者可出现脑疝。颅内压增高症常出现于中间清醒期,眼底检查多显示视乳头水肿。中枢性面瘫、轻偏瘫、运动性失语等局灶症状亦较常见。硬膜外血肿的死亡率约为 5%,少数血肿也可自行溶解,主要由于血肿内血液经骨折线进入帽状腱膜下,自行减压。如果硬膜外血肿诊断和治疗及时有效,预后多属良好,多数患者能恢复正常生活和工作。

硬膜外血肿约85%～95%患者常并发颅骨骨折,且80%颅骨骨折位于血肿的同侧。若骨折线骑跨血管沟,会引起脑膜中动脉、矢状窦、板障静脉、脑膜前动脉、横窦撕裂、出血,形成局部性硬膜外血肿。硬膜外血肿多为冲击点伤,血肿的发生部位与出血来源有密切关系,脑膜血管尤其是脑膜中动脉破裂是常见的出血来源,因此颞顶部为最常见的好发部位。硬膜与颅骨内板粘连紧密,故硬膜外血肿范围较局限,形状多呈"双凸透镜"或棱形。硬膜外血肿可跨越硬膜附着点,但不可跨越颅缝。95%硬脑膜外血肿位于幕上,呈单侧性。5%硬膜外血肿呈双侧性。后颅窝硬膜外血肿相对少见,但其死亡率较幕上血肿高。

【影像学表现】

1. CT　硬膜外血肿在CT平扫上表现为颅骨内板下棱形或弓形高密度区,边缘锐利、清楚,其CT值为40～80Hu。约2/3的急性硬膜外血肿密度均匀(图2-7-1);1/3的病例密度可不均匀,呈低、高混合密度,提示有活动性出血(图2-7-2)。慢性血肿往往呈等密度。若出现密度不均匀,则有再出血的可能。血肿时间较长可以钙化,甚至骨化,血肿包膜钙化比较多见。骨窗位常可显示骨折,薄层扫描时可见血肿内有气泡。横跨半球呈压迫大脑镰向下的硬膜外血肿常见于静脉窦撕裂。往往需冠状面扫描,以避免漏诊。硬膜外血肿CT检查,一般不作增强扫描,在慢性硬膜外血肿时,偶行CT增强扫描,可显见血肿内缘的包膜增强,则有助于等密度硬膜外血肿的诊断。

2. MRI　MRI可多轴位成像对了解血肿的范围优于CT。MRI图像上,硬膜外血肿的形态与CT相

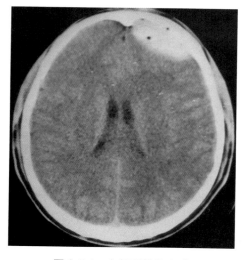

图2-7-1　左额硬膜外血肿

CT平扫左额颅骨内板下棱形高密度区,边缘锐利、清楚,内合并气泡影

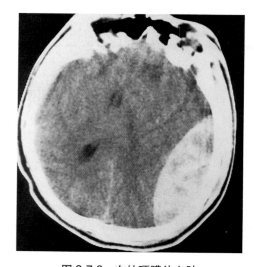

图2-7-2　左枕硬膜外血肿

CT平扫左枕颅骨内板下棱形低、高混合密度区,密度不均匀提示有活动性出血

仿,血肿呈棱形或弓形、边界锐利、清楚。血肿的信号强度变化,与血肿的期龄和所用MRI机的磁场强度有关。急性期,T_1加权图像上,血肿信号强度较脑实质略高,T_2加权图像上血肿则呈低信号(图2-7-3);亚急性期,T_1和T_2加权图像上均呈高信号;慢性期,T_1加权图像上呈低信号,T_2加权图像上呈高信号。血肿内缘可见低信号的硬膜。

【诊断与鉴别诊断】

硬膜外血肿的诊断主要依靠CT扫描,诊断多不难。血肿范围较局限,形状多呈"双凸透镜"或棱形及血肿可跨越硬膜附着点,但不可跨越颅缝等特点,是与硬膜下血肿鉴别的要点。

二、硬膜下血肿

【概述】

硬膜下血肿(subdural hematoma)是出血积聚于硬膜和蛛网膜之间的硬膜下间隙内。硬膜下血肿占颅脑外伤的10%～20%,1/3患者可伴有骨折,但骨折部位与血肿部位关系不如硬膜外血肿密切,颅骨骨折常位于血肿的对侧,严重者可合并脑挫裂伤和脑内血肿,甚至可出现脑疝。临床上患者多有昏迷、单侧瞳孔散大和其他脑压迫症状,其中昏迷可表现为逐渐加深或清醒后再昏迷。腰穿可见血性脑脊液。慢性硬脑膜下血肿的外伤史常较轻微,易被忽略,颅内压增高及脑压迫症状出现较晚,预后多属良好,并多能恢复正常生活和工作。如果硬膜下血肿合并严重的脑挫裂伤者往往预后稍差。硬膜下血肿对冲伤,着力点对侧在暴力冲击引起皮层桥静脉撕裂、出血、形成血肿。由于蛛网膜无张力,血肿范围较广,形状多呈新月形。85%血肿呈单侧性,15%血肿呈双侧性,小儿多

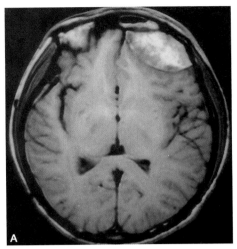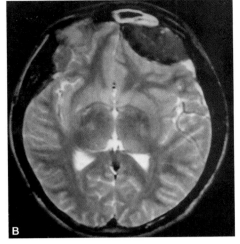

图 2-7-3　左额硬膜外血肿

MRI 图像上表现为左额颅骨内板下梭形异常信号,边界锐利、清楚。A. T₁WI 血肿信号强度略高于脑
实质相仿;B. T₂WI 血肿则呈低信号

见。硬膜下血肿可跨越硬膜附着点,可跨越颅缝。

病理上,急性硬膜下血肿早期多为新鲜血液或柔软血液凝块,晚期逐渐变成较硬血液凝块,并与硬脑膜黏着。亚急性期凝块逐步液化成褐色液体,杂有棕色凝块,肉芽组织,逐渐长入脑膜黏着面。慢性期肉芽组织逐步机化,血肿逐渐被包裹,并覆以间皮细胞,此后由于硬膜下缺乏血液、淋巴等循环系统,故血肿长期不能吸入。相反,由于蛋白质的分解,血肿内渗透压逐渐升高,使液体不断渗入,故血肿体积不断增大,此时,增大的血肿牵拉皮层静脉及假膜血管,再次引起血管破裂。有文献表明约有 10%~30% 慢性血肿可出现再出血。

【影像学表现】

1. CT　硬膜下血肿急性期表现为颅骨内板下方新月形高密度区,血肿范围较广,可超越颅缝,甚至覆盖整个大脑半球,大部分血肿密度较均匀;约 40% 急性硬膜下血肿呈低、高混合密度,这主要由于有活动性出血,血清回缩、血凝块溢出或蛛网膜撕裂脑脊液与血液混合所致(图 2-7-4)。额底和颞底的薄层硬膜下血肿因邻近颅骨的部分容积效应,在横断面 CT 图像上难以显示,冠状面扫描有助确诊。有时,在一些贫血患者,当其血红蛋白低于 80~100g/L 时,急性硬膜下血肿可呈等密度。

硬膜下血肿亚急性期表现为新月形或过渡形(血肿内缘部分凹陷,部分平直或凸出)。由于血红蛋白溶解、吸收、血凝块机化,血肿随时间延长密度逐渐减低。一般而言,伤后 1~2 周血肿变为等密度。有时因细胞碎片和血块沉淀于血肿下方,呈分层状,表现为上部是等密度或略低密度区,下部是高密度区的混合密度。等密度血肿在 CT 上仅见占位效应,表现为患

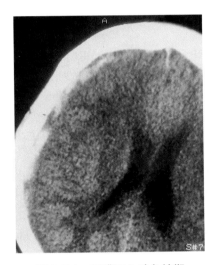

图 2-7-4　硬膜下血肿急性期

CT 平扫示右侧额、颞、枕部颅骨内板下方新月形高密度区,
血肿范围较广,超越颅缝

侧灰白质界面内移、脑沟消失、侧脑室变形和中线结构向健侧移位(图 2-7-5)。增强扫描脑表面的小血管增强而使等密度血肿衬托得更加清楚,4~6h 后延迟扫描,约 40% 患者血肿边缘出现点状或线状强化为包膜或血肿相邻脑表面充血所致,从而显示血肿轮廓。

硬膜下血肿慢性期表现过渡形低密度区。由于蛋白质不断分解,血肿内渗透压逐渐升高,使液体不断渗入,故血肿体积不断增大。此时,血肿由过渡形逐渐变为双凸形或梭形。增大血肿牵拉皮层静脉,约 5% 的患者可引起再出血,CT 图像上表现颅骨内板下双凸形的高、低混合密度,其中高密度部分系新鲜出血,呈点状或片状,部分病例可出现分层,上部为低密度区、下部为高密度区,其间可见液面。数月至数年

185

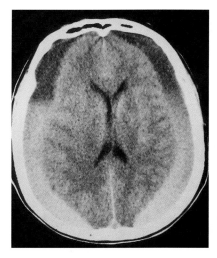

图 2-7-5 硬膜下血肿亚急性期
CT 平扫示双侧额、颞、枕部颅骨内板下方新月形异常密度，呈分层状，其上部呈低密度区，下部呈高密度区

后，约 0.3%～2.7% 慢性硬膜下血肿可出现钙化或骨化。

2. MRI 硬膜下血肿的 MRI 信号改变，随血肿期龄而异，与硬膜外血肿相仿。急性期硬膜下血肿，完整的红细胞内含有去氧血红蛋白，使 T_2 缩短，故在 T_2 加权图像上呈现为低信号强度区，而在 T_1 加权图像上血肿的信号与脑实质的信号强度相仿。亚急性硬膜下血肿，去氧血红蛋白变成高铁血红蛋白，并有溶血，如果两者同时发生，则造成 T_1 时间缩短和 T_2 时间延长，所以，在 T_1 和 T_2 加权图像上均高信号强度，而这种血肿，在 CT 上常为等密度（图 2-7-6）。早期慢性硬膜下血肿的信号强度与亚急性相仿。随着时间的推移，高铁血红蛋白继续氧化变性，变成血红素，后者

为一种低自旋、非顺磁性的铁化合物，其 T_1 时间长于顺磁性的高铁血红蛋白，故其信号强度在 T_1 加权图像上低于亚急性者，但因其蛋白含量仍高，故其信号仍高于脑脊液的信号强度，在 T_2 加权图像上，血肿为高信号。如慢性硬膜下血肿合并再出血，新鲜血液中红细胞尚未破裂，其内的去氧血红蛋白可使 T_2 时间缩短。此时，T_2 加权图像上表现为高、低混合信号强度，其中低信号强度区系再出血，呈点状或斑片状，有时可出现分层，上部为高信号强度区，下部为低信号强度区。

硬膜下血肿的形态与 CT 上相仿。急性期呈新月形，随着血红蛋白分解，至亚急性期变为过渡形，血块机化、包膜形成、其内渗透压增高、液体不断渗入至慢性期，血肿可呈双凸形、梭形，在冠状面尤为明显。

三、脑内血肿

【概述】

脑外伤引起脑内出血达一定量时即形成外伤性脑内血肿（intracerebral hematoma）。外伤性脑内血肿可发生于伤后即刻或不久，即脑裂伤涉及脑内某处较大血管所造成，但外伤性脑内血肿常在脑挫裂伤基础上发生的，即所谓的迟发性外伤性脑内血肿。脑挫裂伤集中在一处的出血量达到 30ml 以上称为血肿。临床上表现为颅内压增高症状、局灶性症状和神经功能障碍症状，预后多属良好，并多能恢复正常生活和工作。血肿消失后，可以不留痕迹，但常遗有萎缩性变化，或大小不一的软化灶。

【影像学表现】

1. CT CT 图像上呈现为边界不清的局限性高

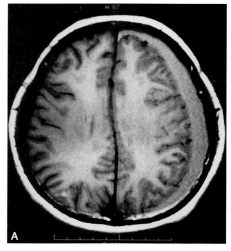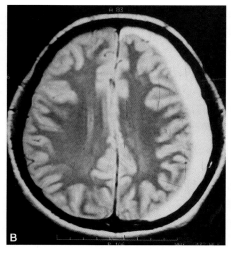

图 2-7-6 硬膜下血肿
MRI 图像上表现为左额、颞、枕部颅骨内板下方新月形异常信号，边界锐利、清楚，在 T_1WI（A）和 T_2WI（B）上均呈高信号

密度区,其 CT 值为 70~90Hu,其容量较大,如测量其大小,常在 30ml 以上。占位效应所造成的中线结构移位和邻近结构受压的程度如何,取决于血肿的大小。血肿可能加重其邻近脑组织的水肿,脑水肿的程度除与原外伤严重度有关外,还与患者失水和补液情况有关。亚急性期和慢性期血肿可有包膜形成,注射造影剂后显示为环状增强。最早可于伤后一周就出现环状增强。

2. MRI　超急性期外伤性脑内血肿(6h 之内的血肿)表现为 T_1WI 等或略低信号,T_2WI 高信号。急性期外伤性脑内血肿(出血后约 6~24h)表现为 T_1WI 等信号(有时也可为略低信号),T_2WI 低信号(周围水肿带为高信号)。亚急性早期外伤性脑内血肿(出血后数天),呈现为 T_1WI 高信号,T_2WI 低信号,其周围水肿带仍呈高信号。亚急性晚期外伤性脑内血肿(出血后数天至数周),T_1WI 和 T_2WI 均为高信号。慢性外伤性脑内血肿(出血后数周至数月),血肿的信号将会慢慢地减低,这种信号减低始于中央部分。在血肿信号改变同时,可出现血肿体积缩小,往往体积缩小落后于信号的改变(图 2-7-7)。

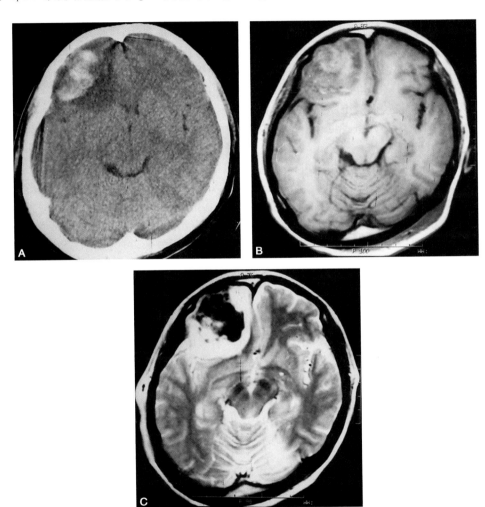

图 2-7-7　脑内血肿

A. CT 平扫示右额叶类圆形局限性高密度区,周围环以低密度的水肿带;B. MRI 横断面 T_1WI 病灶呈等和略低混合信号;C. MRI 横断面 T_2WI 病灶呈低和高混合信号

第二节　脑室内出血和蛛网膜下腔出血

常规 X 线检查包括脑血管造影不能发现脑室内出血和蛛网膜下腔出血。CT 检查可以确诊脑室内出血和蛛网膜下腔出血,MRI 是一种辅助诊断手段。

一、脑室内出血

【概述】

脑室内出血(intraventricular hemorrhage)是一种严重的颅脑损伤。虽然,单纯的脑室内出血预后较好,但是,大多数脑室内出血伴有其他原发性颅脑损伤(如弥漫性轴索损伤、脑深部灰质损伤、脑干损伤等),预后较差。病理上脑室内出血分为两类:一种为原发性脑室内出血,十分罕见,常为室管膜下静脉剪切伤所致;另一种为继发性脑室内出血,多数继发于深部脑内血肿破溃入脑室或脑室穿通伤或逆行蛛网膜下腔出血。脑室内出血视出血时间、多少、途径的差异,可为凝血块溶解或沉淀于脑脊液之中。临床上,脑室内出血占颅脑损伤的 1%~5%。患者常有昏迷及颅内压增高的症状及体征。

【影像学表现】

急性脑室内出血在 CT 图像上表现为脑室内的高密度影。一般高密度的脑室内出血很少超过 1~2 周。部分患者可见血凝块沉淀形成液-液面,其上部为低密度的脑脊液,下部为高密度的血凝块。血凝块如果引起脑脊液循环系统的梗阻则脑室可以扩大。少数患者脑室内出血局限于脉络膜丛,而周围脑室内未见积血,提示脉络膜丛出血可能。部分患者可伴有蛛网膜下腔出血。

脑室内出血使脑脊液与血凝块相混合,可缩短其 T_1 弛豫时间。因此,MRI 图像上脑室内出血 T_1 加权呈高信号密度。且 MR 较 CT 的优点在于导水管、室间孔或第四脑室出口可因血凝块阻塞,脑脊液循环受阻致其流空效应消失,而可以诊断梗阻性脑积水。

二、混合性血肿

【概述】

混合性血肿(mixed hematoma)是指同一部位兼有硬膜外、硬膜下或脑内血肿。多发性血肿是指一侧或两侧有 2 个以上血肿。外伤常较严重、多为急性或亚急性,情况复杂,预后差。在分析时应仔细观察,并注意混合性或多发性血肿的可能,以免漏诊。

【影像学表现】

CT、MRI 对确定混合性或多发性血肿或并发的脑挫裂伤极可靠,其表现已如上述。对混合性血肿,特别是硬膜外与硬膜下血肿并存时,有时只诊断为脑外血肿或只诊断有硬膜下血肿,而忽视硬膜外血肿的存在,应予注意。

三、蛛网膜下腔出血

蛛网膜下腔出血(subarachnoid hemorrhage,SAH)临床上将其分为外伤性和自发性两大类型。本节主要阐述外伤性蛛网膜下腔出血。外伤性蛛网膜下腔出血是指颅内血管破裂后血液进入蛛网膜下腔,往往伴有硬膜下血肿及中度/重度脑组织原发损伤。

在病理上,血液进入蛛网膜下腔后使脑脊液呈血色,整个或部分脑表面呈紫红色。在脑沟、脑池内由于血细胞沉积,染色更深。如出血量大,脑表面常有薄层血凝块掩盖,于颅底部脑池或脑桥小脑角池及小脑延髓池内血凝块更明显。随着时间的推移,蛛网膜下腔红细胞溶解,释放出含铁血黄素,使邻近脑皮层、软脑膜呈铁锈色,亦可造成蛛网膜粘连。有时血液进入蛛网膜下腔后可引起血管痉挛,造成大脑皮质和髓质水肿,严重者可造成局部梗死灶及脑软化灶。

CT 是诊断蛛网膜下腔出血的首选方法。在出血 1~2 天,蛛网膜下腔出血 CT 的检出率为 80%~100%。随着时间的延长,其发现率逐渐下降,一般出血一周后 CT 扫描已很难检查。因此,临床一旦怀疑为蛛网膜下腔出血应尽快、尽早地行 CT 扫描。对于 CT 难以显示的亚急性或慢性蛛网膜下腔出血、MRI 的显示效果较佳。

【影像学表现】

1. CT 蛛网膜下腔出血在 CT 图像上的特征性表现为基底池、侧裂池和脑沟内较为广泛的高密度影。在 CT 图像上蛛网膜下腔出血的密度与出血量、血细胞比容及 CT 扫描距出血时间长短有关。出血量越大,脑脊液稀释越少,其密度越高;血细胞比容越高,其密度越高;CT 扫描距出血时间越近,其密度越高,随着出血时间的延长,血液稀释和红细胞分解,血液密度逐渐减低,可与脑组织呈等密度,此时可依据基底池和脑沟消失来作出诊断。有时蛛网膜下腔出血沿大脑镰分布,表现为大脑镰增宽,必须与大脑镰鉴别。部分病例随时间延长伴发蛛网膜颗粒纤维化,可演变成交通性脑积水,此时脑室、脑池造影 CT 扫描可明确诊断。

2. MRI Chakeres 等通过体外实验性研究认为不管是与脑脊液混合的血液或纯血,其 T_1 弛豫时间缩短比 T_2 时间缩短得更为明显。故在 T_1 加权图像上信号增高,呈等信号强度。而 T_2 加权图像则信号减低。在活体患者中研究则情况复杂。CT 诊断蛛网膜下腔出血时,所显示的高密度与血红蛋白的蛋白质含量有关;一般在出血 3~5 天后这种蛋白被逐渐吸收或被脑脊液所稀释,故 CT 值日益减低,以致不能显示。MRI 诊断蛛网膜下腔出血,所显示者却与血红蛋白及其代谢产物的结构有关。蛛网膜下腔出血的早期,脑脊液中所含血红蛋白主要为氧合血红蛋白和去氧血红蛋白。脑脊液的氧张力为 5.73kPa(43mmHg),这种情况下血红蛋白中约 72% 为氧合血红蛋白;约 28% 为去氧血红蛋白。氧合血红蛋白虽增加了脑脊液中的蛋白含量,引起少量质子密度的增加,但常不足以造成肉眼可见的信号强度变化。去氧血红蛋白可造成 T_2 时间缩短,缩短程度与其浓度平方成正比,也即 T_2 时间缩短 37.8%,这样少量的 T_2 时间缩短一般不能在 MRI 图像上显示。因此,在蛛网膜下腔出血的急性期,MRI 的显示极差。这时应作 CT 检查。数天后血红蛋白逐步氧化成顺磁性的高铁血红蛋白,可致 T_1 明显缩短,在 T_1 加权图像显示为高信号带。蛛网膜下腔出血时,由于脑脊液中混有大量的红细胞,使脑脊液失去原有游离水的特征,在液体衰减反转恢复(fluid attenuated inversion recovery,FLAIR)加权图像上呈高信号(图 2-7-8)。

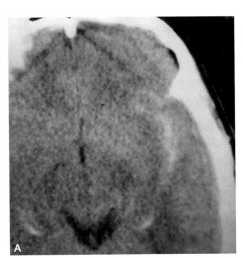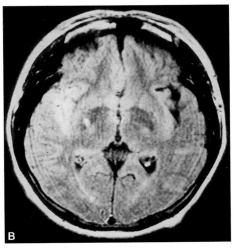

图 2-7-8 蛛网膜下腔出血
A. CT 平扫示左侧裂池广泛的高密度影;B. FLAIR 加权右侧侧裂池高信号灶(另一患者)

第三节 弥漫性轴索损伤

【概述】

弥漫性轴索损伤(diffuse axonal injury,DAI)是一种严重的颅脑损伤。弥漫性轴索损伤又称剪切伤,是由于头颅受到突然加速/减速力、旋转力的作用,引起皮、髓质相对运动而导致相应部位的撕裂及轴索损伤。病理上肉眼仅可见弥漫性点状出血灶及蛛网膜下腔出血。显微镜下可见轴索损伤,退缩呈球状。

弥漫性轴索损伤往往较弥漫、呈双侧性。2/3 病例发生于皮、髓质交界处,多见于额叶,20% 发生于胼胝体,尤其是胼胝体压部及体部,亦可发生于尾状核、丘脑、内囊及中脑背盖,但较少见。

【影像学表现】

1. CT 损伤当时行 CT 扫描,可无任何阳性发现或仅有轻微的改变。部分病例可见脑表面的脑沟、脑裂内密度增高,提示有蛛网膜下腔出血。一般而言,临床昏迷往往早于 CT 阳性发现,仅 20%~50% 病例在首次 CT 图像上就可见点状出血。首次 CT 扫描阴性患者,再次 CT 扫描可显示点状出血灶。因此,临床上疑有弥漫性轴索损伤的患者,首次 CT 扫描阴性,应注意 CT 随访,这样有助于弥漫性轴索损伤的诊断。典型的弥漫性轴索损伤的 CT 表现为灰白质交界处及胼胝体小点状或斑点状高密度影,病灶较弥漫,呈双侧性,可伴/不伴蛛网膜下腔出血。

2. MRI MRI 表现主要依据有无小血肿形成,以及血肿的期龄。T_1 加权图像上呈等信号强度,病灶显示不确切。T_2 加权图像上,灰白质交界处及胼胝体等区域可见多发点状高信号强度。随着时间延长,T_2 加权图像上的高信号强度区逐渐缩小。剪切伤是 T_2 加权图像上信号增高的原因之一。如果剪切伤是出血性的,T_1、T_2 加权图像上信号与血块变化、溶解有关,T_1 加权图像早期呈等信号,强度随时间延长可呈低信号强度。T_2 加权图像上早期呈低信号,随着时间延长信号逐渐增高,呈高信号强度。弥漫性轴索损伤中心的小血肿在弥散加权图像上呈低信号,同时由于小血肿周围存在细胞毒性水肿,使小血肿周围水分子弥散系数下降,在弥散加权图像上小血肿周围细胞毒性水肿呈高信号。外伤几年后,梯度回波序列仍可显示弥漫性轴索损伤。有时,弥漫性轴索损伤仅可在梯度回波序列上显示。非特异性脑萎缩为弥漫性轴索损伤的后遗症,在少数病例可无原发脑内外伤性病变,而仅有非特异性脑萎缩(ER2-7-1)。

ER2-7-1 弥漫性轴索损伤

第四节 脑皮质挫伤

【概述】

脑皮质挫伤(cortical contusion)是由于头颅受到不同加速/减速力的作用,导致大脑撞击颅板或硬膜皱褶,产生挫伤,此时挫伤常较广泛。局限性脑皮质挫伤也可见于凹陷性颅骨骨折。25%患者可出现沿矢状面的"互动性"挫伤,这是由于大脑半球凸面通过蛛网膜颗粒悬于硬膜,当大脑突然受到外力作用时,皮质下组织移动较皮质快,呈相对运动而产生挫伤。

颅脑撞击硬膜或颅骨时可产生挫伤,所以挫伤出现的部位颇具特征性。约半数患者累及额叶、尤其额叶下端及额叶周边。大脑半球底部是挫伤的少见部位。

病理上,典型的挫伤呈皮层内点状、线状浅小血肿。外伤后24~48h点状、线状浅小血肿可融合成较大血肿。常伴有硬膜下血肿。约5天后开始液化、囊变。5~6周后达到高峰,继而开始修复,以结缔组织增生为主。

【影像学表现】

1. CT 脑皮质挫伤的CT表现因时间不同而表现呈多样化。早期CT图像上可无或仅有轻微异常发现,表现为额叶、颞叶斑片状、不规则低密度区,其内常混有点状高密度出血灶(ER2-7-2)。损伤后24~48h CT扫描可见斑点、斑片状高密度区。较早期CT扫描,病灶增多、增大。约20%患者,原先低密度无血肿区可出现迟发血肿。损伤几天后CT扫描,病灶周围出现水肿,并可见占位效应。然后,水肿及占位效应随时间推移而逐渐减少,直至消失。增后CT扫描,脑皮质挫伤可见强化。

ER2-7-2 脑挫裂伤

脑皮质挫伤往往较广泛,部分病灶可融合形成脑内血肿。

脑皮质挫伤常伴硬膜下血肿,CT图像上可见颅骨内板下新月形高密度影。有时需调节窗宽以显示薄层硬膜下血肿。

2. MRI 脑皮质挫伤的MRI表现变化较大,常随脑水肿、出血和液化的程度而异。对于非出血性脑皮质挫伤,早期阶段病灶中含水量增加和脑水肿,可造成T_1和T_2弛豫时间延长,分别形成T_1加权和T_2加权图像上的低信号和高信号。常常在最初几天可以显示水肿区不断扩大,以后随时间推移而水肿逐渐减退。水肿和肿胀明显时,还可显示占位效应。非出血性脑皮质挫伤的最终结果,可以不留任何痕迹;也可残留脑软化灶,伴局部脑室扩大和脑沟增宽;脑软化灶也显示为T_1和T_2弛豫时间延长。对于出血性脑皮质挫伤,随着血肿内含成分的变化,信号强度的改变也投所变异。在急性期,病灶所含去氧血红蛋白造成T_2缩短,从而在T_2加权图像上表现为低信号;在T_1加权图像上常为等信号。3~4天后,去氧血红蛋白氧化成高铁血红蛋白,形成T_1缩短,造成T_1加权图像上的高信号;T_2加权图像上仍为等或低信号(红细胞内和红细胞外未稀释高铁血红蛋白所致),以后也变成高信号(高铁血红蛋白稀释后T_2延长)。慢性期可见出血灶周边一圈T_2加权图像上的低信号带,为含铁血黄素沉积所致。出血灶较大时,还可见出血区的血肿表现为分层现象。由于出血性脑皮质挫伤的病灶内出血和水肿区混杂,加以血红蛋白随时间演变,因此,病灶在T_1和T_2加权图上分别可呈现为单纯的低信号,单纯的高信号,单纯的等信号或高、低混杂信号。同时在T_1和T_2加权图上还可出现占位效应,随出血吸收而逐渐减轻,直至消失。最后,出血性脑皮质挫伤常遗有痕迹,如遗留囊腔时,则T_1加权图像上为低信号,T_2加权图像上为绕以低信号环的高信号区。

第五节 脑外伤继发性病变

脑外伤继发性病变,有时较脑外伤原发性病变如小血肿、挫伤及弥漫性轴索损伤的临床症状、体征更加凶险。许多继发性病变可引起颅内压增高及脑疝,产生许多有关脑组织、血管、神经的并发症。脑外伤继发性病变主要包括:脑疝、外伤性梗死、继发性血肿、弥漫性脑水肿等。下面我们一一阐述。

一、脑疝

【概述】

颅脑损伤可导致局限性或弥漫性颅内压增高。脑疝(cerebral hernia)是在颅内压增高的情况下,脑组织通过某些脑池向压力相对较低的部位移位的结果。这种移位对颅腔提供了一定的空间代偿。根据脑疝发生的部位与疝出组织的不同,可分为许多类型。有小脑幕切迹疝或天幕疝(颞叶疝)、枕骨大孔疝(小脑扁桃体疝)、小脑幕切迹上疝或倒疝(小脑蚓部疝)、大脑镰疝或胼胝体疝(扣带回疝)、蝶骨嵴疝或侧裂池疝。此外,脑干沿纵轴向下移位,称为脑干轴性移位。这些脑疝的共同特点是裂孔不大,而在裂孔中通过的结构却是有关生命的极为重要的脑干及脑组织,一旦发生脑疝,裂孔中的组织很容易被挤压受伤。其中危害最严重的是小脑幕切迹疝与枕大孔疝,这主要是由于脑干受压、扭曲与供血受到影响加之脑脊液的循环通路亦受到阻碍,使颅内压力进一步增高,颅内压增高又使脑疝加重,形成恶性循环,病情急剧恶化,而发生颅内压增高危象。在同一患者,两三种不同类型的脑疝可同时存在。

【影像学表现】

1. CT 不同脑疝可产生不同 CT 表现,分别叙述:

大脑镰疝:是一侧的扣带回于大脑镰下疝至对侧,并从上方隔着胼胝体压迫向对侧位移至侧脑室的前角和体部。CT 片上可见侧脑室前角及体越过中线向对侧移位,顶缘低于对侧,轮廓平直或轻微凹陷,侧脑室三角区内侧部分移向对侧,在中线大脑镰下出现明显压迹,侧脑室后角移位不明显,中线结构明显移位。

天幕裂孔下疝:是钩回、海马回下疝使中脑受压移位,引起脑干变形,大脑导水管、第四脑室和第三脑室亦发生相应改变。CT 片上,双侧钩回海马回疝,可见中脑受压变窄,环池内可见下疝的钩回及海马回,单侧钩回海马回疝时,脑干向对侧移位。由于对侧大脑脚受到天幕裂孔缘的抵挡,使脑干呈不对称变形。第三、四脑室受压可变扁,环池翼部和四叠体池均可移向后下方。

天幕裂孔上疝:是小脑蚓部及脑干上疝,CT 片上可见脑干上升,可在胼胝体压部层面见到小脑蚓部,第三脑室及侧脑室上升并可见轻度扩大。

枕大孔疝:是小脑及小脑蚓部下疝。CT 片上可见小脑延髓池均匀缩小,池前缘的切凹变浅消失或池完全闭塞,枕骨大孔下出现圆形或扁长舌状软组织影。

2. MRI 因 MR 可多轴位成像,所以 MRI 不仅可显示各种不同脑疝,而且可以确定脑疝的程度。

(1)大脑镰疝:MRI 图像可清晰地显示脑疝的情况。压力高的一侧额叶被挤至蝶骨大翼后方,侧裂池、大脑中动脉水平段及颞叶向后移位。压力低的一侧可见侧裂池、大脑中动脉水平段及颞叶向前移位,超过蝶骨嵴。侧脑室前角及体部超越中线,向对侧移位。

(2)天幕裂孔下疝:MRI 矢状面图像可见中脑向下移位,冠状面图像可见海马回及钩自天幕裂孔下疝。在严重的天幕裂孔疝患者其脉络膜前动脉、后交通动脉及大脑后动脉向下移位,天幕压迫大脑后动脉。MRI 图像上可见枕叶缺血、梗死。

(3)天幕裂孔上疝:MRI 矢状面图像可见小脑蚓部及部分小脑自天幕裂孔向上移位,同时第四脑室向前移位,小脑上池模糊,四叠体池变形,中脑向前移位。严重时可导致阻塞性脑积水。

(4)枕大孔疝:MRI 矢状面图像上可清晰显示小脑扁桃体疝出枕大孔水平。

二、脑外伤继发性梗死和血肿

(一)脑外伤继发性脑梗死

脑外伤继发性脑梗死(traumatic infarction)为颅脑损伤一周后最常见的并发症。多为脑疝压迫周围血管、脑内、外血肿压迫脑实质的血管或继发于骨折的脂肪栓。常见的有天幕裂孔疝时,大脑后动脉受压产生枕叶梗死,大脑镰疝时,胼胝体和大脑镰相互挤压,导致大脑前动脉闭塞,严重脑水肿可引起大脑中动脉闭塞。另外,一些豆纹动脉、穿丘脑动脉及脉络膜动脉外伤后继发性闭塞虽较少见,但可引起基底节的梗死。

【影像学表现】

1. CT 表现为某一血管分布区边界不清的低密度区。基底节梗死则表现为点、片状低密度区。硬膜静脉窦受损伤后血栓形成者表现为静脉窦区不规则灶性出血的混合密度影。

2. MRI 外伤合并的梗死在 MRI 图像上与一般梗死相仿。硬膜静脉窦损伤后血栓形成者,MRI 图像上表现为 T_1 加权和 T_2 加权均呈高信号。

(二)外伤后继发性血肿

外伤后继发性血肿(traumatic hematoma)也是一种重要颅脑损伤的继发性病变,它包括中脑血肿及 Kernohan 切迹。脑干上部向尾侧移位时可压迫脚间池内穿通血管,从而导致脑干单发或继发性出血或梗死,继发性血肿易与原发性脑干损伤相混淆。继发性脑干损伤常系颅内血肿、脑水肿所致的天幕裂孔疝而压迫脑干,并使脑干血管受到牵拉而使脑干缺血和出血。Kernohan 压迹是天幕裂孔下疝的继发性表现,当一侧颞叶下疝入天幕裂孔,中脑就会向对侧移位,对侧的锐利天幕缘可能损伤大脑脚,产生一小切迹,我们称此切迹为 Kernohan 切迹。导致大脑脚的缺血、水肿、出血坏死等,临床上可出现偏瘫。

【影像学表现】

CT 显示 Kernohan 切迹不如 MRI。大脑脚的水肿、缺血、出血坏死的 MRI 表现同原发性颅脑损伤的表现。鉴别在于 Kernohan 切迹发生的部位较典型且可见天幕裂孔疝。

继发性脑干损伤的 CT 和 MRI 表现可分为直接征象和间接征象两种。常见的直接征象有脑干中央出血,出血可多可少,常位于中脑和脑桥上部腹侧和中线旁,与原发性脑干损伤的出血部位不同;脑干穿入动脉梗死,典型者位于脑干上部的腹侧,这与脑干弥漫性轴突损伤部位不同。间接征象有幕上血肿伴中线结构移位、严重的弥漫性脑肿胀、天幕裂孔疝、椎-基动脉分区域脑梗死和脑干上部受压、尾侧移位等。

三、弥漫性脑水肿

【概述】

弥漫性脑水肿(diffused cerebral edema)占严重颅脑损伤的 10%~20%,多见于儿童,儿童成人比为 2:1。单侧弥漫性脑水肿约 85% 并发硬膜下血肿,90% 并发硬膜外血肿,4%~5% 为孤立的单侧性弥漫性脑水肿。一侧或双侧大脑半球增大可能发于外伤后数小时内,但是,严重脑水肿常常发于伤后 24~48h。外伤后弥漫性脑水肿是由于脑血管血流量增加,脑组织水含量增加或两者同时存在,而引起脑组织肿胀。其致死率达 50%。

【影像学表现】

弥漫性脑水肿最可靠的早期 CT 表现为脑表面脑沟及基底部蛛网膜下腔变得模糊、消失,尤其是鞍上池及桥前池。两侧脑室变小或受压改变。其后 CT 图像上,弥漫性脑水肿典型的脑内表现为大脑半球密度均匀减低,灰白质交界线模糊、消失,小脑密度与肿胀的大脑半球比较相对较高,称为白色小脑疝。

第六节 颅脑外伤后遗症

闭合性和开放性颅脑损伤都可以引起一些并发症和后遗症。这些情况的出现,具有内在的解剖生理和病理基础。多与脑实质性损伤、脑神经与血管损伤、脑血液循环障碍有关。或为早期脑缺血、脑缺氧引起脑的退行性变的结果,或由于并发感染等因素所致。

一、脑软化

【概述】

脑软化(encephalomalacia)是一种闭合性颅脑损伤所致脑组织挫裂伤的后遗症。病理上脑软化为一闭合性颅脑损伤后的病理性残腔,病理变化呈多样化,部分为轴索退缩呈球状、小胶质细胞增生、灶性脱髓鞘;部分脑组织液化坏死,脑深部及脑皮质进行性

萎缩。

【影像学表现】

脑软化在 CT 图像上呈低密度病灶,增强后 CT 扫描病灶不强化。MRI 图像上 T_2 加权呈低信号,T_1 加权呈高信号,病灶周围脑室可见扩大。

二、颅内积气

【概述】

颅底骨折伴有硬膜撕裂及含气的鼻旁窦腔直接交通可产生急性或慢性颅内积气(cerebral pneumatosis)。颅内积气可发生于任何部位,包括脑外(硬膜外、硬膜下、蛛网膜下腔)或脑内(脑实质内、脑室内)。颅内积气可以呈局限性或弥漫性,若为局限性颅内积气则称为颅内气囊(pneumatocele)。颅内积气常伴有脑脊液漏,有时可并发脑膜炎。

【影像学表现】

颅内积气在 CT 及 MRI 较易诊断。CT 图像上积气呈极低密度影,MRI 图像上呈无信号区。硬膜外积气常较局限且气体不随头颅位置而改变。硬膜下积气常在硬膜下间隙气-液面,可移动、气体并随头颅位置改变而改变。典型蛛网膜下腔积气呈多发、孤立水滴状气体影,常位于脑表面的脑沟内。脑室内积气较少见,仅可见严重的颅损伤,单纯脑室内积气罕见,常伴有颅底骨折及硬膜撕裂。

三、脑脊液漏

【概述】

80% 脑脊液漏(leakage of cerebrospinal fluid)由于颅底骨折所致。漏口常位于前颅窝底,脑脊液漏至筛窦及蝶窦。约 20% 脑脊液患者合并脑膜炎。70% 患者约在外伤后一周内出现脑脊液漏,部分患者可在外伤后几年才出现脑脊液漏。

【影像学表现】

冠状面高分辨率 CT、脑池造影后 CT、数字减影脑池后 CT 可显示脑脊液漏的漏道。MRI 检查可显示硬膜破口的位置。

四、脑神经麻痹

各种脑神经损伤均由于直接颅脑损伤所致。筛板骨折或额底部脑皮质挫伤和剪切伤可能引起嗅神经或嗅球损伤。颅底骨折累及神经孔及眶上可引起第Ⅱ、第Ⅳ、第Ⅵ对脑神经及第Ⅴ对脑神经眼支的损伤。天幕裂孔疝时颞叶也可压迫动眼神经。滑车神经自中脑背侧发出后行于颅内,当头颅受到剧烈运动时,锐利天幕缘可损伤滑车神经。当骨折累及蝶骨小翼、视神经管,可引起视神经的撕裂。

原发性或继发性脑干损伤可引起脑神经核损害，产生脑神经麻痹（paralysis of cranial nerves）。外伤性或自发性的颅内动脉瘤可产生节后性的 Horner 综合征。

五、尿崩症

天幕裂孔下疝合并下丘脑缺血、梗死可引起尿崩症（diabetes insipidus）。部分继发性外伤性尿崩症的患者可见垂体柄缺如或截断、退缩。垂体后叶高信号消失。有时，在断裂、退缩垂体柄近端或下丘脑可见异位点状高信号灶。

六、脑膨出及软脑膜囊肿

脑组织、脑膜、脑脊液或三者一并疝出颅外常发生于硬膜撕裂口及颅骨缺损口。脑膨出（encephalocele）可发于颅腔的任何部位，常见于额底部。偶尔，急性颅内压增高伴有外伤性硬膜撕裂及颅骨缺损亦可引起脑组织膨出并发血管通过硬膜进入硬膜外或硬膜下间隙。

外伤性软脑膜囊肿（pia mater cyst）是颅骨骨折并发硬膜撕裂的一种迟发并发症。

（黎 元）

第八章

颅 内 感 染

颅内感染是中枢神经系统的常见病之一。脑组织外有颅骨及坚硬的脑膜保护,内有血-脑屏障及血-脑脊液屏障保护,所以对各种感染因子有较强的免疫作用。但当血-脑屏障与血-脑脊液屏障损伤后即可发生中枢神经感染。引起颅内炎症性疾病的病原体极多,包括所有能致病的细菌、病毒、螺旋体、立克次体、真菌以及寄生虫原虫及虫卵等,其他非感染病因如化学刺激、毒素、过敏反应亦可引起类似的炎症反应。

这些因素可通过各种途径侵入颅内,包括:①经血路感染;②侵入性扩散性感染;③少数感染原可沿周围神经元侵入中枢神经;④迁入性感染。

按解剖部位脑部炎症可分两大类:①凡感染或炎性反应仅累及软脑膜者称为软脑膜炎或脑膜炎;②病原体侵犯脑实质引起炎性反应者称脑炎。按致病原因脑炎可分为病毒性、细菌性、真菌性、螺旋体性、寄生虫性等。

第一节 颅内病毒感染

一、单纯疱疹病毒性脑炎

【概述】

单纯疱疹病毒(herpes simplex virus,HSV)属脱氧核糖核酸疱疹病毒,按血清学分两型:Ⅰ型和Ⅱ型。成人和较大儿童的单纯疱疹病毒性脑炎(HSV encephalitis)多为HSV-Ⅰ型,新生儿以HSV-Ⅱ型者多见。脑部病变在双侧,分布通常不对称,主要在海马、扁桃体、颞叶内侧、额叶眼眶面、皮质和扣带等部位发生显著的出血和坏死,软脑膜常有小量出血,脑膜也有轻到中度的渗出。新生儿单纯疱疹病毒Ⅱ型脑炎常引起脑发育不全、颅内钙化和视网膜剥离等。

本病常年散发。是急症致死性脑炎中最常见的一种,占病毒性脑炎的10%左右,重者病死率高达60%~80%。可呈暴发性、急性或亚急性发病。脑活体组织检查,可分离出病毒是可靠的确诊手段。

【影像学表现】

1. 平片和血管造影 急性期头颅平片无阳性表现,晚期可显示脑内钙化征象。脑血管造影,显现颞叶内无血管区,伴有或不伴有邻近血管移位。

2. CT

(1) 单纯疱疹病毒Ⅰ型脑炎:病变早期,特别是症状出现的头两天,CT表现较轻微或正常。5~6天后CT才出现异常,主要表现为低密度区,局限性低密度灶首先出现于两侧颞叶前内侧及脑岛,继而扩展到额叶深部和枕叶深部,向外扩展至豆状核,然后突然正常,此为特征性CT所见,一般不侵及壳核。单侧的额叶和枕叶受累不常见。低密度病灶在发病一周后最明显可持续到病程的4~5周。如病变区内有出血,CT表现为点状或线状高密度区,散布于低密度区内,多出现于病变晚期。80%的病例有脑水肿及占位效应,表现为中线结构的移位和侧脑室前角或侧裂池的受压移位。增强后CT扫描,50%病例出现强化,表现为侧裂池和脑岛周围脑回状的不均匀增强,有时可见线状或环状增强,脑池的增强主要是侧裂池和四叠体池,表示脑膜受累,病变晚期可见严重的脑萎缩、脑实质破坏和多发钙化。

(2) 单纯疱疹病毒Ⅱ型脑炎:CT平扫可见脑皮质有脑回状的高密度,可能为出血所致,由于脑组织广泛破坏而病变进展,显示多囊状的低密度脑软化灶以及钙化灶,钙化位于脑室周围灰质和脑皮质下的白质内,可见两侧脑室扩大,脑皮质变薄。

3. MRI MRI诊断单纯疱疹病毒性脑炎较CT敏感,在MRI图像上病变早期,T_1加权图像上即可见两侧颞叶底面、内侧面、岛叶的低信号区,T_2加权图像上为明显高信号区,病变迁延异常信号更清晰(图2-8-1)。病变区在注射造影剂后明显强化呈弥漫性或脑回状强化。如有出血,T_1、T_2加权图像上均为高信号区,呈斑点状,可持续数月。同样也可见占位效应,脑萎缩,但不易发现钙化。发生于新生儿的单纯疱疹病毒Ⅱ型脑炎,由于新生儿脑大部分无髓鞘,所以难以

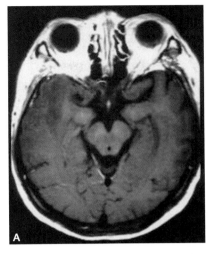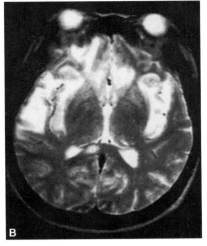

图 2-8-1 单纯疱疹病毒性脑炎

A. MRI 横断面 T_1WI 两侧颞叶低信号区,右侧明显;B. MRI 横断面 T_2WI 两侧颞叶高信号区,右侧明显

发现弥漫性脑白质水肿。偶亦可发现出血性病变。

【诊断与鉴别诊断】

单纯疱疹病毒 I 型脑炎需与其他原因引起的脑炎、脑脓肿、脑肿瘤、脑梗死和其他病毒性脑炎鉴别。

二、人类免疫缺陷病毒性脑炎

【概述】

1986 年国际统一命名的人类免疫缺陷病毒(human immunodeficiency virus,HIV),目前已确认为获得性免疫缺陷综合征(AIDS)(俗称艾滋病)的病原。HIV 是一种慢病毒,属 RNA 逆转录病毒,能以 RNA 为模板,在逆转录酶作用下,逆转录生成 DNA 前病毒,然后整入宿主细胞 DNA 中。病毒感染靶细胞后 1~2 周,以芽生方式释出病毒,2~3 周后靶细胞死亡,释出病毒再侵入新的靶细胞。活检证实,AIDS 患者中,中枢神经系统受累达 73%~80%。HIV 对神经组织有亲和性可直接侵犯脑实质和脑膜,引起非化脓性脑炎或/和脑膜炎。HIV 开始侵犯脑白质,随后可侵犯基底节、脑皮质、脑干、小脑和脊髓以及脑膜。病理上主要是脑萎缩,脑灰质内可见小胶质细胞结节,受累的脑白质内可见散在灶性脱髓鞘和空泡变性,伴有胶质结节和多核巨细胞,还可见脑水肿,无炎症细胞。

人类免疫缺陷病毒性脑炎(HIV encephalitis,HIV 脑炎)是艾滋病患者最常见的感染,主要临床表现为记忆力下降,注意力受损,性格改变,阅读困难以及精细运动功能减退,称为艾滋病痴呆综合征。

【影像学表现】

1. CT 可以表现为正常。大多数患者(90%)表现为弥漫性脑萎缩,脑白质内多发斑点状或弥漫性低密度也较常见,血小板减少的患者可发生脑出血,伴发机会性感染或脑瘤时有相应的表现。增强扫描病灶一般不强化,侵犯黏膜时可有脑底黏膜强化。在新生儿 HIV 脑炎中,约 1/3 患者可出现基底节钙化,伴发机会性感染和脑瘤较成人为少,发生率仅 15%。

2. MRI 也可表现为正常,多数病例表现为非特异性脑萎缩。T_2 加权图像上显示脑白质深部多发斑片状或弥漫性高信号,多见于额叶,通常为双侧,但常不对称,无占位效应,造影后常不强化(ER2-8-1)。可以见到非出血性脑梗死。

ER2-8-1 人类免疫缺陷病毒(HIV)性脑炎

【诊断与鉴别诊断】

需与老年脑、脑白质病、脱髓鞘疾病等鉴别。

三、巨细胞病毒性脑炎

【概述】

巨细胞病毒性脑炎又称为巨细胞包涵体脑炎。是由巨细胞病毒(cytomegalovirus,CMV)所引起,可为先天性子宫内感染或后天获得性感染。巨细胞病毒属疱疹病毒属。CMV 活化可引起间质性炎症或灶性坏死等病变,脑内可有坏死性肉芽肿及广泛钙化。在婴幼儿可引起斑片状脑软化灶、积水型无脑畸形、脑穿通畸形和脑小畸形及神经元异位畸形等。

本病遍布全球,儿童巨细胞病毒感染是先天性畸形及婴儿智力障碍的重要原因。在成人,中枢神经系统感染仅发生于细胞免疫缺陷者。尿沉渣中找到特征性含核内包涵体的巨细胞有助于诊断。

【影像学表现】

1. **平片和血管造影**　先天性 CMV 感染,常有脑小畸形伴脑室周围壳样钙化。脑血管造影可见大脑前中动脉相互靠拢,在大脑表面出现双侧对称之月牙状无血管区。

2. **CT**　局灶性坏死性脑炎 CT 平扫表现为脑实质内不规则的低密度病灶,以及脑水肿及其占位效应,增强扫描常可见室管膜弥漫性强化。先天性者 CT 平扫显示脑萎缩、脑室扩大和脑实质内钙化,以脑室周围区域最常见(ER2-8-2A)。当后遗有无脑畸形、脑穿通畸形、脑小畸形及神经元异位畸形时则可出现相应的 CT 表现。

3. **MRI**　MRI 显示弥漫性或局限性脑内异常炎性灶,T_1WI 呈低信号,T_2WI 呈高信号,脑室周围钙化呈无信号影,比较特征的是病灶多沿脑血管走行分布,还可见脑萎缩。先天性者可发现神经元异位畸形、脑软化灶、脑室扩大、脑沟增宽、髓鞘形成延迟、室管膜下及脑室周围囊肿和钙化等改变(ER2-8-2B)。

ER2-8-2　巨细胞病毒性脑炎

【诊断与鉴别诊断】

局灶性脑炎需与其他脑炎,先天性者需与脑弓形虫病等鉴别。

四、进行性多灶性白质脑病

【概述】

进行性多灶性白质脑病(progressive multifocal leukoencephalopathy,PML) 又称 Papova 病毒性脑炎(Papova viral encephalitis),是一种罕见的亚急性脱髓鞘疾病。是唯一经证明确由病毒引起的人类慢性脱髓鞘疾病。电镜研究发现少突胶质细胞内存在由大量乳头多瘤空泡病毒(Papovavirus)颗粒组成的包涵体。本病系由于机体免疫功能低下,中枢神经系统慢病毒感染所致。病理改变为脑组织白质内多灶病损,最早总是在皮质下的白质内,为广泛性多灶性脱髓鞘病变,最后形成大的脱髓鞘融合区。以大脑半球为主,脑干及小脑亦可累及。

多见于成年男性,起病年龄 20 ~ 80 岁,大多在 50 岁以上。大多数患者在原发疾病确诊后 2 ~ 4 年出现

神经症状。一旦出现神经症状后,病程迅速进展,平均 3 ~ 6 个月死亡。

【影像学表现】

1. **CT**　CT 平扫可见病灶位于脑白质内,好发于顶、枕部皮质下,多发,分布不均,呈扇形或椭圆形低密度区,外缘呈波浪状,内缘光滑。CT 值为 10 ~ 20Hu,无占位效应。增强后扫描低密度病灶大多数不被强化,极少有强化改变。病变最先累及皮质下,随着病情的进展,病变逐渐向深部脑白质扩展,低密度区不断扩大伸展,最后融合成大片。晚期为脑萎缩改变。

2. **MRI**　MRI 对特征性的白质病损的发现更为敏感,皮质下多灶性脱髓鞘斑,在 T_1WI MRI 图像上由于病灶大小不同,信号的强弱不一,病灶较大者多为低信号强度,病灶较小者常为等信号;T_2WI 图像上呈现为均匀高信号,边界清楚,不像多发硬化斑那样贴近脑室。无占位效应。早期病灶区域较小,故常表现为多发,不对称呈扇形或椭圆形,病灶可逐渐增多,逐步增大融合。增强后 T_1WI 图像一般不强化,极少数病例可见皮质下白质区有增强信号(ER2-8-3)。

ER2-8-3　进行性多灶性白质脑病

本病具有一定特征性的影像学表现,与多发性硬化等脱髓鞘疾病有着不同的影像学改变。病灶为多发且远离脑室周围,好发于顶枕部皮质下白质内,并有逐步增大融合趋势,诊断并不困难。

【鉴别诊断】

需与多发性硬化、脱髓鞘疾病鉴别。

第二节　颅内化脓性感染

一、化脓性脑炎和脑脓肿

【概述】

化脓性病原体侵入脑组织,引起局限性化脓性炎症,继而形成脓肿,分别称为化脓性脑炎和脑脓肿(purulent encephalitis and cerebral abscess)。两者是脑部感染发生和发展的连续过程。脑脓肿根据感染的来源可分为五类:①耳源性脑脓肿;②鼻源性脑脓肿;③损伤性脑脓肿;④血源性脑脓肿;⑤隐源性脑脓肿。脑脓肿按感染病原体可分为三类:①化脓性细菌;②真菌感染;③原虫。真菌感染和溶组织阿米巴等为

少见病原体。这里只讨论化脓性细菌感染引起的脑脓肿。脑脓肿幕上多见,以颞叶居多,占幕上脓肿的40%,也可见于额、顶和枕叶,小脑脓肿少见,偶见于垂体。脑脓肿发生的部位与感染的途径密切相关,耳源性脓肿2/3发生在大脑颞叶,1/3在小脑半球,少数可发生远位耳源性脑脓肿,如额叶、顶叶、小脑蚓部及大脑白质深部;鼻源性脓肿以额窦炎引起额叶的前部和眶面的脓肿多见;损伤性脓肿大都位于伤道或异物附近;血源性脓肿可散布于脑的任何部位,但以大脑中动脉分布区最为多见。

化脓性脑炎和脑脓肿的发生和发展是一个连续的过程,不能硬性地分期,但可以分为三个阶段来叙述:①急性脑炎阶段:任何类型及原因引起的脑脓肿最初都引起局限性化脓性脑炎,历时7~14天,脑组织局限性炎症、充血、水肿、变性、软化、坏死,伴小静脉炎性栓塞及脑膜反应。②化脓阶段:历时7~14天,脑炎继续扩散,脑部软化坏死区逐渐扩大汇合,形成较大脓腔,周围有新生血管及大量结缔组织增生逐渐形成一不明显和不规则的肉芽组织。③包膜形成阶段:历时3~4周,亦可短至12~14天,长至半年以上。脓肿壁不断增厚。显微镜下脓肿壁分为三层:最内层为化脓性渗出物、肉芽组织和胶质细胞、大量格子细胞及大量新生血管和中性粒细胞浸润;中间层为大量纤维结缔组织,其厚度及密度不一;外层为神经胶质增生,脑组织水肿,血管增多及白细胞浸润。

脑脓肿可以是单发、多发或多房性的。脑脓肿的形状和大小不一,可为圆形、椭圆形、念珠形、葡萄状或不规则状。小的脓肿仅可米粒大小,称为粟粒状脑脓肿,大的可占据整个脑容积的1/3以上。

一般来说患者具有三类症状:急性感染症状、颅内高压症状和脑局灶性症状。在急性脑炎阶段有发热、头痛、呕吐等症状,血白细胞计数升高;脑脓肿形成阶段有颅内压增高、头痛、视乳头水肿等;脑局灶性症状与脓肿发生的部位有关,可有偏瘫、失语、偏盲等。临床表现的轻重差别也很大,发病急骤者可在数天之内意识不清,十分危急;也可发展缓慢,甚至感染后长达20年后才出现明显的脑部症状,如慢性生长的颅内肿瘤。

【影像学表现】

1. 平片　头颅X线平片偶尔可见到脓肿包膜钙化影或脓肿内积气和液面(产气菌感染)。耳源性及鼻源性脑脓肿时可见乳突、岩骨、鼻窦骨质有炎性破坏,在脑干脓肿时可以发现蝶窦混浊。这些征象均可提示脑脓肿的病因,对诊断有一定帮助。对慢性脑脓肿者可以发现颅内压增高和松果体钙斑移位征象。

2. **脑血管造影**

(1)急性脑炎阶段:脑组织炎症范围多较弥漫,大脑前动脉和大脑内静脉往往明显侧移位,而局限性血管移位则不明显。脑动脉分支可出现广泛分布的节段性狭窄。

(2)脓肿形成阶段:①脓肿占位:脓肿处无血管,其周围脑血管被推移。②血管受侵:脑脓肿区域的动脉常有一个或数个分支狭窄变细。③血运增加:有以下三种表现,①脑动脉扩张,脓肿区狭窄动脉的附近常有1~2支脑动脉扩张而增粗。②脓肿壁显影,脓肿中心或脓腔无造影剂充盈,衬托脓肿壁结节的厚边或环状阴影。此种征象为慢性脑脓肿的特征表现。③局部循环加速表现,偶可有局部脑静脉略早出现于微血管期之前的情况。

3. CT　脑脓肿由于期龄的不同而有不同的CT表现。

(1)脑炎期:早期CT平扫可能显示正常,或显示皮质下或皮髓质交界区局灶性不规则边界模糊的低密度影,占位效应较明显。增强后扫描低密度区无强化或呈不规则斑点状或脑回样强化,很少出现全面的增强。

晚期脑炎继续扩散,脑软化坏死逐渐汇合,病灶趋于局限化,增强扫描可在中央低密度区周边显示一不规则、不完全的环状强化,延迟扫描可显示中央低密度区造影剂"充填"现象。周围脑组织水肿和占位效应明显,邻近脑沟、脑池、脑裂或/和脑室受压变窄、移位,甚至消失。

(2)脓肿期:早期CT平扫显示脓肿中央由坏死组织和脓液组成呈略低密度影,约50%病例在低密度灶的周边显示完整或不完整,规则或不规则的等密度或略高密度环,厚度约5mm,为纤维包膜层。增强扫描显示脓肿内仍为低密度,脓肿壁轻度强化,表现为完整但不规则的浅淡环状强化,环壁可厚可薄,厚薄均匀或不均匀,外壁边缘模糊。随着脓肿壁的形成,可见完整的、薄壁、厚度均一的明显强化,厚约1~3mm。部分病例的强化环灰质侧较厚,室管膜侧较薄,这与脑白质血供较少而灰质血供丰富有关。此期脑水肿相对较轻,周边的低密度范围较前减少。

脓肿逐渐收缩,纤维包膜增厚,周围水肿可减轻以至消失。CT平扫显示脓肿中央低密度,略高于脑脊液,包膜完整,密度略高。增强扫描显示环形强化,环壁更加完整、光滑,壁厚增加,达3~6mm,邻近脑膜强化。环形强化可持续存在数周至数月,甚至到停止药物治疗后8个月。脓肿较小时,可呈结节状强化。

若脓肿内有气体形成,可见更低的密度影,并出现液平面。

多发脓肿的每一脓肿的 CT 表现与单发脓肿相仿。

垂体脓肿罕见，蝶鞍冠状面 CT 扫描显示蝶鞍扩大或不扩大，鞍内可见低密度影，增强扫描显著强化，可呈部分实质性或环状强化，鞍膈有局限性膨出，垂体柄和垂体腺不能很好识别，与鞍内其他占位性病变很难区别。

CT 不仅对脑脓肿的诊断甚有帮助，并可在 CT 导向下进行脑脓肿穿刺引流。

4. MRI

（1）脑炎期：早期 T_1 加权图像上表现为白质内不规则边界模糊的等或稍低信号，T_2 加权图像上中心炎症与周围水肿区均呈高信号，有时脑炎的信号可稍低于周围水肿的信号。占位效应明显。应用 Gd-DT-PA 增强后扫描，在 T_1 加权图像上等至略低密度的水肿区内可见不规则的弥漫性强化。

晚期坏死区相互融合后，最早的脓肿形成中心区，T_1 加权图像上呈低信号，T_2 加权图像上呈高信号；其周边可显示一较薄、不规则环状影，T_1 加权图像呈等至中等高信号，T_2 加权图像上呈等至相对低信号。增强扫描可见有环状强化，约持续 30～60min。周围脑水肿持续存在。常可见卫星病灶存在。

（2）脓肿期：脑脓肿形成的标志即脓肿壁出现，脓肿壁在 T_1 加权图像上呈环状相对等或略高信号，在 T_2 加权图像上呈相对环状低信号；脓肿在 T_1 加权图像上呈低信号，T_2 加权图像上呈高信号；周围脑水肿 T_1 加权图像呈低信号，T_2 加权图像呈高信号；注射 Gd-DTPA 增强后扫描显示脓肿壁明显强化，像 CT 强化环一样，可分辨出脓腔、脓肿壁、水肿带三个部分。MRI 上常可见子脓肿形成，其信号特点如前述（图 2-8-2）。

【诊断与鉴别诊断】

脑脓肿最常见的 CT 和 MRI 表现是薄而光滑的环

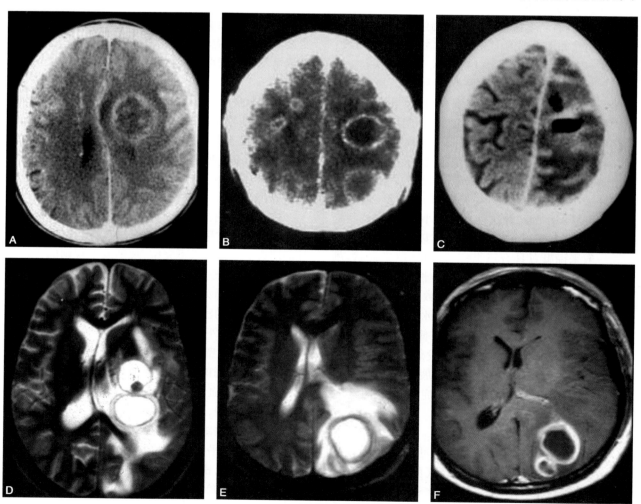

图 2-8-2　化脓性脑炎和脑脓肿

A. CT 增强扫描显示脓肿中央低密度，包膜完整，环形强化，环壁完整；B. 多发脓肿的每一脓肿的 CT 表现与单发脓肿相仿；C. 脓肿内有气体形成，可见更低的密度影，并出现液平面；D、E. 脓肿在 MRI 横断面 T_2WI 上呈高信号；脓肿壁在 T_2WI 上呈相对环状低信号；周围水肿；F. 增强扫描脓肿壁明显强化，可分辨出脓腔、脓肿壁、水肿带三个部分

状强化,中心为低密度或低信号区,病变周围脑水肿明显,结合临床资料,诊断并不十分困难,术前正确诊断率可达85%以上。少数脑脓肿CT表现不典型,如缺乏相应的临床资料,易造成误诊,随访检查可提高诊断正确率。

由于脑脓肿的环状强化并无特异性,而具有环状强化的病变可见于脑肿瘤(如胶质瘤)、转移瘤、肉芽肿、脑内血肿、脑梗死;也可见于有血栓形成的血管畸形、脱髓鞘病变(如多发性硬化);还可见于有血栓形成的动脉瘤、其他原发性脑肿瘤(如艾滋病患者的原发中枢神经系统淋巴瘤)及手术残腔等,故需做出鉴别。

二、化脓性脑炎和脑脓肿的并发症

【概述】

脑脓肿的并发症包括:卫星或子脓肿形成,脑室炎、脉络膜丛炎、软脑膜炎。直接侵入颅内的脑脓肿中,常合并存在硬膜外脓肿(epidural abscess)或硬膜下脓肿(subdural abscess),还可并发静脉窦炎或静脉窦周围炎。

(一) 硬膜外脓肿

1. 平片和血管造影 头颅平片可能发现骨髓炎、头皮软组织肿块,脑血管造影可显示脑表面梭形无血管区。

2. CT CT平扫表现为颅骨内板下边界模糊或清楚的梭形低密度区,可呈水样密度或略高于水的密度(ER2-8-4)。若为产气菌感染,可出现液平面。较大的硬膜外脓肿显示脑皮质受挤压和推移,脑的中线结构向对侧移位。增强后扫描可显示硬脑膜内凸并显著强化,呈致密的弧形带,与颅骨内板之间勾画出轮廓清楚的不增强梭形低密度区,脑皮质表面受压内移。当脓肿位于中线时,冠状面扫描可见大脑镰附着处上矢状窦离开颅内板下移,或可见静脉窦内血栓形成。

ER2-8-4 额部硬膜外积脓和纵裂积脓

3. MRI MRI平扫显示颅板下边界清楚的梭形异常信号区,T_1和T_2加权图像的信号接近或高于脑脊液。如脓液蛋白含量很高,则T_1、T_2加权图像信号均增高。而梭形区内缘为T_1、T_2加权图像均呈低信号的弧形带,为内移的硬脑膜。如脓肿含有气体,则

出现液平面,上方的气体在T_1和T_2加权图像上均为黑色的低信号区。

(二) 硬膜下脓肿

1. 平片和脑血管造影 头颅平片无甚阳性发现。血管造影与急性或慢性硬膜下血肿基本相同。显示脑表面月牙状或镰状无血管区及脑血管移位,其区别在于硬膜下积脓在炎性包膜形成后,由于脓腔内的纤维粘连,可使颅骨板下的无血管区呈不规则的分隔状,其脑表面可呈不规则波浪状或幕状,有时可见小血管增生扩张影,此种典型征象只见于时间较长的慢性硬膜下积脓。

2. CT CT平扫显示靠近颅骨内板范围广泛的、可跨越颅缝的新月形或豆状形的低密度区,CT值0～16Hu。有时硬膜下积脓范围较小,而脑水肿区却很大,占位效应显著,中线结构移位较多。增强后扫描可出现边界清楚、厚度均匀的细强化带,位于硬膜下积脓处和脑表面之间,这是由于脓肿处的软脑膜表面有肉芽组织形成,加之脑皮质感染所致。当合并有静脉栓塞和脑炎时,脓肿处的脑表面出现脑回状强化,此时可使脓肿内缘的强化带变的密度不均匀,厚度不规则。大脑半球内侧面的硬膜下脓肿,称纵裂积脓,多呈梭形。

3. MRI T_1和T_2加权图像的信号接近或高于脑脊液,覆盖于大脑半球表面,呈新月形,偶为长梭形,并向脑裂特别是外侧裂延伸,增强扫描可显示皮层静脉和/或硬膜窦血栓,并可显示急性和亚急性出血性梗死的信号特点。冠状面扫描可显示脑底部的硬膜下积脓(ER2-8-5)。

ER2-8-5 右额叶脑脓肿及右额顶镰旁硬膜下脓肿

三、化脓性脑膜炎

【概述】

化脓性脑膜炎(purulent meningitis)是软脑膜的化脓性感染,为严重的颅内感染之一,常与化脓性脑炎或脑脓肿同时存在。早期软脑膜及大脑浅表血管充血、扩张,炎症沿蛛网膜下腔扩展,大量脓性渗出物覆盖于脑表面,常沉积于脑沟及脑基底部脑池等处,亦可见于脑室内。病程后期因脑膜粘连引起脑脊液吸收及循环障碍,导致交通性或非交通性脑积水。

大多为暴发性或急性起病。急性期常表现全身

症状,有畏寒、发热、全身不适。头痛为突出的症状,并伴呕吐、颈项强直、畏光等。化脓性脑膜炎病程中可出现多种颅内并发症而有相应的表现。

【影像学表现】

1. CT 化脓性脑膜炎早期,CT平扫大多无异常发现。感染进一步发展,可因脑膜充血和蛛网膜渗出,而显示脑沟、脑池、脑裂、尤其是脑基底池的密度增高或闭塞。并发脑炎时,脑实质内出现局限性或弥漫性低密度区,弥漫性脑水肿使两侧侧脑室和第三脑室对称性缩小。增强扫描软脑膜和脑表面呈曲线样或脑回状强化,多见于额叶、顶叶、纵裂和侧裂。炎症波及室管膜和脉络膜丛引起室管膜炎时,广泛的脓性纤维渗出,可使蛛网膜腔隙或导水管发生狭窄引起交通性或阻塞性脑积水。新生儿病例可伴发脑室炎,常同时存在脉络膜丛炎。1岁以下的儿童,可合并有硬膜下和硬膜外积脓。成人脑膜炎可合并脑血管损害而出现脑缺血与脑梗死。

2. MRI 脑膜炎和室管膜炎MRI表现和CT相似,早期可无阳性发现,但MRI比CT敏感。随着病情的发展,T_1加权图像显示蛛网膜下腔不对称,信号略高,基底池闭塞,T_2加权图像可见脑膜呈高信号,室管膜炎严重时脑室周围白质内可见带状高信号区围绕,脓性碎片在脑室内积聚使脑室内MRI信号升高。增强扫描T_1WI则可见蛛网膜下腔不规则明显强化的高信号。MRI和CT一样可发现脑膜炎的并发症,如脑炎、脑脓肿、脑水肿、脑积水、硬膜下积液、积脓、脑梗死等。

第三节 颅内结核性感染

一、脑结核

【概述】

结核杆菌感染中枢神经系统,可引起一种肉芽肿性的炎症反应,侵及脑膜和/或脑实质。感染途径几乎都由结核菌血液播散而来。结核菌在脑部形成的慢性肉芽肿称结核瘤,是颅内最常见的肉芽肿病变,局灶性结核性脑炎、结核瘤、结核性脑脓肿是脑部结核三个相关的发展过程。结核是一个小的上皮细胞核,围以淋巴细胞,1~3mm大小。局灶性结核性脑炎含有数个小的结核。真正的结核瘤由许多结核结节组成,中心为干酪样坏死区,周围为朗汉斯巨细胞及异物巨细胞,再外为上皮细胞、纤维组织囊及反应性胶质增生,三者形成无血管硬块周围环绕以脑水肿,结核瘤比较坚实,圆形或分叶结节状或肿块。极少数结核瘤进展为厚壁结核性脑脓肿。结核性脑脓肿由结核性肉芽肿坏死液化形成。周围为结核肉芽组织

和反应性胶质增生,中央为结核性脓肿。

脑结核(cerebral tuberculosis)可发生于任何年龄,以婴幼儿最多见,其次为老年人。儿童结核多见于幕下、常合并结核性脑膜炎,成人结核瘤常见于幕上。结核瘤的临床表现和一般颅内占位表现相似,幕上结核瘤可出现头痛、癫痫、偏瘫失语、感觉异常等;幕下结核瘤呈现颅内高压和小脑功能失调的症状。结核性脓肿少见,临床表现与结核瘤相似。

【影像学表现】

1. **平片** 局灶性结核性脑炎和结核性脑脓肿平片检查常无异常发现。脑结核瘤的患者可出现颅内压增高,松果体钙斑移位等一般颅内占位病变的征象。结核瘤的钙化层皱缩纠集呈折断环状或拧碎的壳状。平片如能发现这种特征性的钙化影,诊断都可确立,可惜其发生率仅为5%。

2. **血管造影** 大多数结核瘤内无血管供应,造影改变与其他无血管占位性病变相同。结核性脑脓肿可有占位及脓肿壁显影等与慢性脑脓肿相似的表现。

3. **CT**

(1) 局灶性结核性脑炎:早期结核肉芽肿CT平扫显示低或等密度病灶改变,灶周可见水肿,多发弥漫病变使脑组织呈弥漫性水肿。增强扫描可见环状、结节状或不规则增强。

(2) 结核瘤:①成熟的结核瘤,表现多种多样,CT平扫可表现为等密度、高密度或混合密度结节,单发或多发,周围有轻度脑水肿,并有占位表现,有时在结节内可见高密度的钙化,呈斑片状或环状,出现率仅1%~6%。增强后扫描,病灶呈环状强化,也可见均匀的结节状强化或不规则不均匀强化,极少数病灶也可不强化。当有干酪样坏死时,中央呈低密度;当内容物钙化时,中心呈更高密度。所谓的靶样征就是指环形强化包绕着中心结节状钙化或增强的病灶,这是典型的结核瘤表现。②治愈的结核瘤,已呈钙化结节,呈高密度盘状影,周围无脑水肿,钙化灶不强化,不规则融合区可呈不规则强化或环状串珠样强化,也有呈结节样强化者。③结核瘤位于脑外附着于硬脑膜呈扁平型,可致颅骨过度骨化,类似于脑膜瘤。④广泛的血行播散在脑内产生的多发结核结节,CT平扫时呈等密度而不显示,增强扫描可见多个小的类圆形强化结节,偶尔在结节中心见密度减低区,但结节周围水肿较少见,由于双侧半球弥漫受累且无水肿,故中线移位和脑室受压不常见。

(3) 结核性脑脓肿:CT平扫显示脓肿为单发或多发的圆形或椭圆形低密度区,病灶周围水肿明显。增强扫描呈环形强化,环壁较厚,亦可较薄,水肿及占位效应明显(图2-8-3)。

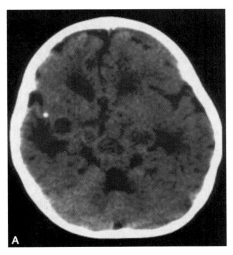
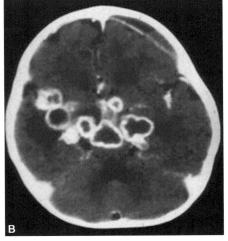

图 2-8-3 脑结核
A. CT 平扫显示脑内多发低密度病灶,灶周可见水肿;B. CT 增强扫描可见环状、结节状或不
规则增强

4. MRI

(1) 局灶性结核性脑炎:MRI 可显示肉芽肿病变,表现为 T_1 加权图像上呈等或略低信号,T_2 加权图像上从略低到明显高信号均有可能,病灶周围水肿。

(2) 结核瘤:在 T_1 加权图像上呈与脑灰质相同的等信号,T_2 加权图像上多数信号不均,常呈低信号,也可呈等或稍高信号;一些作者认为 T_2 加权信号的减低是由于干酪样坏死肉芽肿内有巨噬细胞产生的顺磁性自由基及其不均匀分布而导致的 T_2 弛豫时间缩短所造成,另有作者认为 T_2 弛豫时间的缩短是由于结核瘤在组织学上比脑组织更致密。结核瘤包膜在 T_1 加权图像上呈稍高信号(可能与顺磁性物质造成 T_1 缩短有关),T_2 加权图像上呈低信号

(与纤维化、胶质增生和巨细胞浸润有关)。结核瘤周围水肿较轻,在肉芽肿形成的早期阶段水肿可较明显,T_2 加权呈明显的高信号。注射 Gd-DTPA 后 MRI 可比 CT 显示更多的结核瘤病灶,往往呈多发性,结节状强化或环状强化,有些呈不规则融合状强化,或呈环状串珠状强化。结核瘤钙化量较多时,在 T_1 和 T_2 加权图像上均能显示为斑驳的低信号,但量少时可以不显示。

(3) 结核性脓肿:MRI 表现类似于化脓性脑脓肿,可以显示脓肿及脓肿壁的信号特点。增强扫描脓肿壁呈环形强化(图 2-8-4)。

【鉴别诊断】

结核瘤结核性脓肿需与化脓性脑炎、脑脓肿鉴别,多发结核瘤需与转移瘤鉴别。

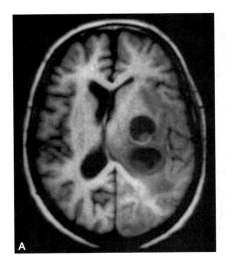
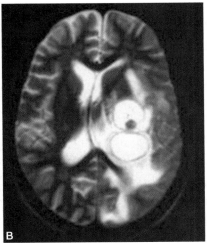
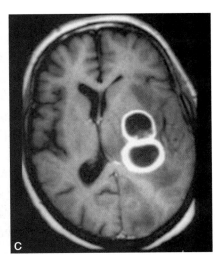

图 2-8-4 结核性脑脓肿
A. MRI 横断面 T_1WI 显示脓肿为低信号;B. MRI 横断面 T_2WI 显示脓肿为高信号;C. MRI 横断面 T_1WI 增强显示脓肿壁呈环状强化

二、结核性脑膜炎

【概述】

结核性脑膜炎（tubercular meningitis）是由结核杆菌引起的脑膜非化脓性炎症，是儿童脑膜炎中最常见的一种。主要病理改变为脑膜广泛性慢性炎症反应，形成结核结节，蛛网膜下腔有大量炎性和纤维蛋白性渗出，尤其在脑基底部的 Willis 动脉环、脚间池、视交叉池及环池等处，充满稠厚的渗出物，脑膜增厚粘连，后期还可发生钙化进而引起交通性脑积水。若纤维粘连堵塞了第四脑室的侧孔和中孔，可引起阻塞性脑积水。如血管为炎症侵及时可产生血栓和脑梗死、脑软化。

【影像学表现】

1. **平片**　平片改变多在病变后期或在病愈数年出现后遗症的时候。婴幼儿可见头颅增大、前囟扩大、颅缝分离等脑积水现象，病愈后数年，颅骨蝶鞍区可出现不规则的零星小斑点状钙化，分散于颅底和外侧裂部位，为池内结核性干酪病灶钙化而来。

2. **血管造影**　脑血管无局限性移位，但可因脑肿胀而稍伸直，脑动脉管腔可呈均匀变狭，或不规则变狭，此种改变主要发生在颅底动脉干，包括颈内动脉硬膜内段和大脑中动脉及大脑前动脉的近段，脑静脉亦可广泛变细。

3. **CT**　早期 CT 平扫可无异常发现，或者可发现蛛网膜下腔特别是鞍上池和外侧裂池变形或消失或密度增高。后期有 48% 左右的患者在蝶鞍区出现不规则的零星小斑点状钙化的高密度影，CT 值可高达 100Hu 以上。增强扫描显示受累的脑池不规则显著强化，就像蛛网膜下腔出血的 CT 平扫或碘水脑池造影后 CT 扫描的表现，以鞍上池为最常见，侧裂池和其他蛛网膜下腔也可见到。若伴有肉芽肿或结核瘤形成，可在强化的脑池、脑沟或脑裂内夹杂结节状或小环形强化。常伴有交通性脑积水。结核性血管炎的脑梗死、脑软化灶，最常见于大脑中动脉分布区。

4. **MRI**　早期 MRI 平扫可无异常发现，部分病例可以发现蛛网膜下腔扩大或者基底池信号异常，T_1 加权图像上信号稍升高，T_2 加权图像上信号更高，但与脑脊液信号不同。注射 Gd-DTPA 后 T_1 加权图像，可见基底池和弥漫性脑膜增强，范围和 CT 扫描时一样广泛，但比 CT 更敏感。脑膜的钙化，T_1 和 T_2 加权上均呈低信号，但不如 CT 显示清楚。此外常见的改变有交通性脑积水。两侧脑白质深部尤其脑室周围间隙内脑脊液积聚在 T_2 加权图像上呈弥漫性高信号区。伴脑结核瘤或脑梗死时可有相应的 MRI 表现（ER2-8-6）。

ER2-8-6　结核性脑膜炎伴结核肉芽肿形成及幕上脑积水

第四节　颅内真菌性感染

真菌是一大类具有典型细胞核、无叶绿色的真核细胞型微生物，分单核真菌（酵母菌和类酵母菌）和多核真菌（丝状菌和霉菌）两大类。近年来由于抗生素、免疫抑制剂及激素类药物的广泛应用，真菌感染呈上升趋势。

常见的致病真菌可分为两类，一类常只感染有免疫缺陷的患者，包括曲霉、念珠菌和毛霉，另一类可感染正常人者，如：隐球菌、球孢子菌、组织胞浆菌和芽生菌。

颅内真菌病所引起的颅内血管、脑膜和/或脑实质病变的 CT 和 MRI 表现很难与脑结核相区分。其影像学表现缺乏特异性，但有些表现常与某种病原有着一定的相关性，不同的菌种在中枢神经系统可引起不同的病理改变。酵母菌类如隐球菌、组织胞浆菌，可经血行性播散达脑膜的微血管系统，穿过血管壁，主要引起急性和慢性脑膜炎，较少引起脑实质的损害，肉芽肿和脓肿均少见；菌丝类如曲霉和毛霉，由于大的菌丝限制了它们进入脑膜的微循环，菌丝的生长形成的菌丝体菌落能侵入和阻塞大、中和小动脉，导致脑炎和脑梗死，引起脑实质的异常则多于脑膜炎；假菌丝如念珠菌，代表酵母菌及其子代，它们大于单个酵母菌但小于真正的菌丝，所以感染常形成继发于小血管阻塞和组织损害的散在性的肉芽肿性微脓肿，临床常见念珠菌引起的脑膜炎可能是由于单个或小的酵母菌组穿过脑膜的微循环所致。

一、隐球菌病

【概述】

隐球菌病（cryptococcosis）是由新型隐球菌引起的深部真菌病。80% 的隐球菌患者可有脑膜和脑实质的侵犯，以前者为著。临床上早期有颅内高压症状，进行性加重，全身炎症反应不剧烈，故一般无发热和其他感染的表现。

【影像学表现】

1. **平片和血管造影**　头颅平片和血管造影检查只能达到排除颅内肿瘤的目的。

2. CT　脑实质内的真菌性肉芽肿,CT 平扫呈等或高密度影,周围伴轻度脑水肿;增强后扫描显示大小不一、多发、边界锐利、明显强化的结节,或不均匀强化或呈环状强化。此外,可见脑室扩大,皮质萎缩、局灶性缺血改变等。

3. MRI　脑实质的真菌性肉芽肿,T_1 加权图像上呈等或略低信号,T_2 加权上其信号强度变化较大,从略低信号到明显高信号均有可能。周围的水肿在 T_2 加权图像上表现为高信号。也可发现一些其他非特异性表现如脑积水、脑缺血、脑皮质萎缩等。

二、真菌性脑膜炎

真菌性脑膜炎(fungal meningitis)是由真菌侵犯脑膜引起的炎症,属于深部真菌感染,为常见的神经系统真菌病,往往脑膜和脑实质同时受侵犯。

40%的隐球菌脑膜炎患者 CT 表现正常。大部分患者的 CT 表现无特异性,与结核性脑膜炎相似,慢性病例可见脑积水。MRI:真菌性脑膜炎 MRI 表现与其他慢性肉芽肿性脑膜炎的表现大都相同。伴有脑实质真菌性肉芽肿时可有相应表现。其他非特异性表现可有脑积水、脑缺血和脑梗死等。

三、曲霉病

颅内曲霉病感染可由鼻旁窦直接侵入,更多是由肺部感染病灶经血行播散侵入脑内。CT 表现为脑实质内非特异性的边界模糊的略低密度影,可见水肿和占位效应,常伴有出血,蛛网膜下腔和脑室内也可出血。增强扫描可见轻微强化或不强化,有时可见环形强化。由鼻窦传播入颅者可见颅底骨质破坏。MRI 表现与 CT 表现相似。MRI 优于 CT,尤其对血管阻塞性病变,MRI 可显示出血性和非出血性病变。直接颅内扩展时,在多回波的 T_2 加权图像上可清楚显示脑内的高信号区,在 T_1 加权增强扫描图像上显示脑膜或脑实质和 CT 相同形式的强化。

颅内曲霉病感染可由鼻旁窦直接侵入,更多是由肺部感染病灶经血行播散侵入脑内。当直接扩展侵犯血管,尤其海绵窦和 Willis 环时,引起动脉炎、血栓形成和脑梗死,扩展到硬膜下腔可导致脑膜炎和脑膜脑炎。血行播散时,曲霉菌丝驻留于脑血管内引起阻塞,进一步生长穿过血管壁形成出血性梗死,并转化成腐败性梗死,伴有脑炎和脓肿形成,常见于大脑前和大脑中动脉的分布区域。

四、毛霉病

中枢神经系统毛霉病(mucormycosis)一般并发于糖尿病性酸中毒、尿毒症性酸中毒、白血病、淋巴瘤、烧伤、重度营养不良。可发生于任何年龄,是一种急性致死性感染。颅内感染常来自鼻部,感染沿外周血管和神经管扩散,通过筛窦侵入颅内,侵犯额叶前部,通过眶尖可侵犯海绵窦。来自颞下窝和眶部的感染常可侵及脑底部和小脑。侵犯鼻窦时引起黏膜增厚,常不伴液平面和骨质破坏,当出现骨质破坏时则为晚期。毛霉病在脑内常侵犯中小动脉,致血管内膜炎、栓塞或血栓形成,引起干性脑梗死及栓塞后出血,或形成真菌性脓肿。脑梗死和脓肿可由于血行播散而发生于不临近原发病灶的部位。有时也可引起脑膜炎。临床上常有眼睑部疼痛、突眼、血性鼻涕、脑神经麻痹,迅速发展致脑卒中、脑炎和死亡。

CT 检查可显示鼻窦、鼻腔或/和眼眶内病变呈软组织密度,伴骨质破坏,有时还可侵犯鼻咽部。发生脑梗死时,以额颞叶尤以海绵窦外侧最常见,呈不规则低密度,不强化,常并发出血。脓肿与梗死灶较难区分,如果有皮质萎缩,周围环状增强和轻度水肿,又不在某一血管的分布区内往往提示为脓肿灶。MRI 诊断毛霉病优于 CT,主要表现为鼻腔黏膜、额窦、筛窦炎症,T_1 加权图像上呈低信号,T_2 加权图像上呈高信号,塞满鼻腔,增强扫描明显强化;颅底浸润,额颞叶、海绵窦部脑梗死,T_1 加权图像上呈低信号,T_2 加权图像上呈高信号;常合并有梗死后脑出血,符合脑出血信号的演变规律。

五、念珠菌病

念珠菌是常见的脑真菌病病原,尤以激素治疗、白细胞减少的患者更易感染,病原菌主要来自肺和消化道,经血液循环播散到脑内。引起脑膜炎,或脑脓肿,特别多见于脑基底部。念珠菌病(candidiasis)病理上有血管炎、血管闭塞、继发脑梗死、脑膜炎、脑肉芽肿和脓肿等改变。

常见的 CT 和 MRI 表现如下:①基底池和大脑凸面脑膜异常强化,常伴基底池闭塞或变形;②交通性脑积水;③继发于室管膜炎的第四脑室或者部分第三脑室或侧脑室狭窄伴阻塞性脑积水;另外,常可显示脑白质或深部灰质内的肉芽肿性脓肿病灶(ER2-8-7)。

ER2-8-7　脑念珠菌病

六、类球孢子菌病

类球孢子菌是一种不完全性的真菌,是美国西南部的地方性灰尘生长的真菌,仅有0.02%~2%的患者有散在的颅内病变,它侵犯脑、脑膜和其他器官。类球孢子菌病(paracoccidioidojmycosis)病理上中枢神经系统的类球孢子菌病主要表现为软脑膜增厚、充血、伴有多发性肉芽肿。主要累及脑底部基底池而引起交通性脑积水,脑室周围白质和灰质深部可见弥漫性病灶。CT主要表现为脑积水和基底节或脑池的异常增强。MRI未见文献报道。

七、放线菌病

中枢神经系统放线菌病(actinomycosis)见于1%~10%的放线菌病患者。主要为脑脓肿和脑膜炎,最易形成脓肿,大多为血源性,也可为鼻旁窦直接蔓延所致。脑脓肿CT表现为一结节状低密度或等密度灶,造影后可以强化;MRI表现为T_1加权图像上呈卵圆形低或等信号,T_2加权像上呈高信号,周围伴脑水肿。

第五节　颅内寄生虫病

生物病原体如原虫(阿米巴、疟原虫、弓形虫、锥虫等)、蠕虫(血吸虫、肺吸虫、囊虫、包虫、蛔虫、旋毛虫、丝虫、血管圆线虫、棘颚口线虫等)侵入人体而发生的疾病称为寄生虫病,由寄生虫引起的神经症状,为神经系统寄生虫病。

一、脑囊虫病

【概述】

脑囊虫病(cerebral cysticercosis)是猪肉绦虫的囊尾蚴寄生于人体的颅内所造成的疾病。在我国主要发生于华北、东北、西北和华东地区,长江以南地区发病率较低。人体是猪绦虫的宿主,又是囊尾蚴虫的中间宿主。人体摄入含囊尾蚴的猪肉,蚴虫在肠道内发育成虫,并可存活20年以上,成虫排卵成千上万。

脑囊虫病的病理变化,视其寄生部位,数目与发育时期而异。脑的寄生部位以大脑皮质运动区多见,软脑膜、脑室及脑白质中亦有。按囊虫寄宿的部位大致可分为三种:①脑实质部位;②蛛网膜下腔部位;③脑室内。

病理上脑室质内的囊虫病,分为四期。Ⅰ期,囊泡期:囊虫头节在含清晰囊液的囊腔内,囊壁薄,周围炎症反应轻微;Ⅱ期,胶样囊泡期:虫体死亡,蚴虫头节开始退变,囊内液体变混浊,囊肿收缩,囊壁变厚,释放的代谢性物质破坏血-脑屏障,引起脑组织炎性反应和水肿;Ⅲ期,颗粒结节期:囊泡退变卷缩,囊壁增厚,虫体或/和囊壁钙化,形成肉芽肿。周围水肿仍存

在;Ⅳ期,钙化结节期:是病变终末期,囊虫形成钙化结节。多发的病灶可处于不同期。

脑囊虫病占全身囊虫病的80%左右。由于囊虫侵入神经组织的数目、部位不同,故临床症状极为复杂多样,甚至可以没有明显临床症状。脑脊液沉淀可查出嗜酸性粒细胞,囊虫免疫试验阳性。

【影像学表现】

1. 平片　头颅平片阳性发现不多,偶可见颅内囊虫钙化,为圆形致密影,轮廓不光整,直径2~5mm,多发时分散于颅腔各部,甚为典型。

2. CT　可显示各型脑囊虫病改变,尤以非活动性脑囊虫病更佳。

Ⅰ. 脑实质型:脑实质型的囊虫病的CT表现因病期不同而有差异。病变常位于灰白质交界区,其次是白质、灰质和基底节,常为多发,偶尔单发。

(1) 急性期

1) 脑炎型:由大量囊尾蚴虫侵入脑实质引起反应性炎症,CT表现类似其他脑炎。CT平扫显示脑白质弥漫性水肿,有时夹杂散在性小囊性低密度,严重者其脑室、脑沟、脑池和脑裂狭窄或闭塞。中线结构一般无移位。增强扫描低密度灶不强化,可因脑实质强化而使病灶显示更清晰。

2) 囊泡型:多发囊泡型,CT平扫表现为脑实质内多发、散在的圆形或卵圆形、小囊状低密度影,大小3~10mm不等,分布不均,可分布于整个脑实质,多数在灰白质交界区,典型的小囊泡为在低密度影内可见小结节状等密度影,为囊虫的头节影。增强扫描多数低密度灶不强化,少数可呈结节状或小环状增强。有时周围有水肿,脑室普遍较小,中线结构无移位。

单发囊泡型,CT平扫表现为脑实质某部位可见单个类圆形或略分叶形较大的囊状低密度区,界限清楚,孤立存在,CT值近似于脑脊液,一般在4~10Hu,较大的囊肿有明显占位效应,增强扫描病灶不被强化,少数病例可显示囊壁的环状强化。

3) 多发结节型:CT平扫显示多发不规则低密度灶,偶呈等或略高密度灶,灶周水肿明显。增强扫描显示多发结节状或环状强化,也可见周围为环状强化中心呈点状强化,直径2~5mm。

(2) 慢性期(钙化型):急性期8个月后囊虫死亡,囊液吸收,囊虫被机化形成纤维组织并钙化。CT平扫显示单发或多发,直径1~2mm圆点样高密度钙化影。当囊虫壁和部分内容物钙化时,则呈圆形或椭圆形的环形钙化,直径为7~12mm,中央可见1~2mm的囊尾蚴头节钙化,形成典型的"靶征"或称"牛眼征"。周围脑组织无水肿。增强扫描病灶无强化。

Ⅱ. 脑室型:囊虫寄生于脑室系统内,以第四脑室

最常见,其次为侧脑室和第三脑室侧脑室内偶见。典型者大小为 1~2cm。由于囊壁很薄,囊内液的密度又近似于脑脊液,且无增强,故 CT 很难显示,因而脑室内囊病 CT 诊断主要借助间接征象,表现为脑室局部不对称扩大或脉络丛被推移,因脑脊液循环障碍而出现的阻塞性脑积水。极少数囊尾蚴死亡后可表现为脑室内均匀的等密度区,偶见环状增强或钙化。

Ⅲ. 脑膜型:脑膜型的囊虫感染主要在蛛网膜

下腔,单发或多发,偶尔呈葡萄串样,可达数厘米大小,常缺乏壁结节或头节。CT 平扫不能显示囊虫病灶,只能根据脑脊液腔隙的不对称或局限性扩大,或邻近脑组织的炎性反应来判断病灶的存在。常伴交通性脑积水。增强扫描偶尔可显示脑膜强化。

Ⅳ. 混合型:具有上述两型或两型以上的混合表现,亦可为急慢性期的混合表现(图 2-8-5)。

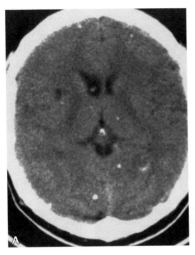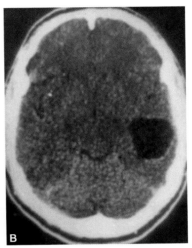

图 2-8-5　脑囊虫病

A. CT 平扫显示多发散在点状高密度及低密度影;B. CT 平扫左颞部单个类圆形囊状
低密度区,界限清楚,孤立存在,CT 值近似于脑脊液

3. MRI　MRI 诊断活动期脑囊虫明显优于 CT。

Ⅰ. 脑实质型:早期囊尾蚴存活时,囊内容物的 T_1 和 T_2 值与脑脊液相仿,T_1 加权图像上呈低信号区,T_2 加权图像上呈高信号,并随回波延长其 MRI 信号更增强,囊肿周围无水肿,但由于部分容积效应可能略有差异。囊尾蚴头节在 T_1 加权图像上表现为等信号结节,T_2 加权图像上则不能显示。当囊尾蚴虫死亡后,囊肿周围可产生水肿,形成 T_2 加权图像上的高信号区,囊内液体变混浊稠厚,MRI 信号更升高。晚期囊肿出现的点状钙化,MRI 不能显示出来。增强后扫描,急性期脑炎性病灶及水肿区不强化,慢性期囊蚴存活期的囊肿不强化,囊尾蚴死亡后,可显示囊壁的环状强化,直至晚期囊肿钙化时则不再强化。

Ⅱ. 脑室型:脑室内的囊肿在 MRI 上能清晰显示出来,T_1 加权图像上囊肿表现为略高信号影,囊壁表现为高信号的细环,被周围低信号的脑脊液勾画出来,囊尾蚴的头节表现为高信号的膜状或斑点状结节,T_2 加权图像上囊肿的高信号一般不能和脑脊液的高信号相区别,故 T_2 加像上难以显示脑室内囊肿,又由于部分容积效应的影响,囊肿的环和头节也不能显

示。有时囊肿壁的环状高信号可勾画出囊肿的形状而在 T_2 加权图像上显示出来,钙化的头节也能清楚显影。增强扫描有时可见囊壁呈环状强化。

Ⅲ. 脑膜型:蛛网膜下腔的囊虫病,同脑室内的囊虫一样,T_1 加权图像上能显示出来,但多无头节,由于蛛网膜下腔的囊肿多位于颅骨骨突处,因而 MRI 比 CT 更敏感。MRI 还可发现伴有蛛网膜炎等感染征象。增强扫描常能显示肉芽肿性脑膜炎所致的基底池的强化。

Ⅳ. 混合型:上述两型或两型以上可同时存在(图 2-8-6、图 2-8-7)。

【诊断与鉴别诊断】

CT 和 MRI 可清晰显示囊虫的形态大小、数量、分布范围、分期以及预后等,在用药期间还可以检验药物疗效、病程变化及转归等,检出率为 90% 以上。当 MRI 看到头节存在时就可以作出定性诊断,MRI 对于发现脑室内囊虫更有独到之处。

单纯的 CT 表现需与下列疾病鉴别:脑炎和脱髓鞘病变,单一巨大囊尾蚴囊肿需与蛛网膜囊肿、表皮样囊肿、脑脓肿、囊性胶质瘤鉴别,多发囊泡型应与多发性脑转移瘤及多发性腔隙性梗死鉴别。

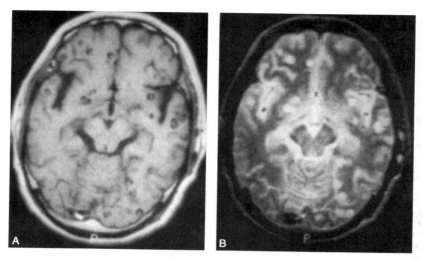

图 2-8-6 脑囊虫病

A. MRI 横断面 T_1WI 显示脑内多发低信号区,其内囊尾蚴头节表现为等信号结节;B. 囊尾蚴存活时 T_2WI 呈高信号,囊肿周围无水肿。囊尾蚴头节则不能显示

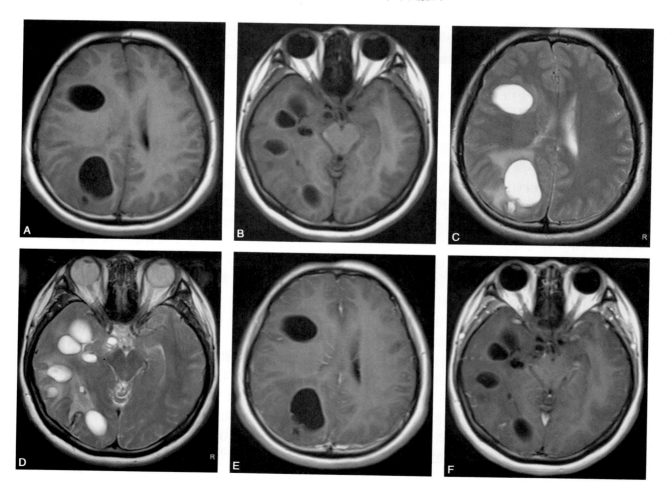

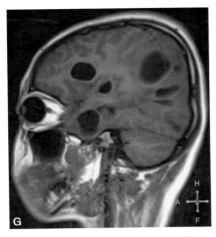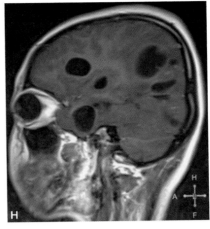

图 2-8-7　脑囊虫病

A、B、C、D、G. MRI 横断面 T₁WI、T₂WI 示右侧额颞顶枕叶多发长 T₁、长 T₂ 类圆形囊性病灶周

边片状水肿;E、F、H. MRI 横断面、矢状面 T₁WI 增强示部分病灶内见小结节状强化

二、脑包虫病

【概述】

脑包虫病(cerebral coenurosis)是细粒棘球绦虫的蚴虫寄生于人脑内所致的疾病,在我国主要流行于内蒙古、甘肃、宁夏、青海、新疆、陕西、河北、东北等牧区。狗是细粒棘球绦虫的中间宿主,又是其终生宿主。羊、牛、猪和人是中间宿主。蚴虫进入脑内引起炎症反应并形成包虫囊,颅内包虫囊有两种类型:原发性棘球蚴和继发性胞球蚴。

颅内包虫病的发病率约为 1%~2%,可单独或与其他部位(肝、肺等)病变并存。临床上脑包虫病的症状和脑瘤相似,可有癫痫、偏瘫等局部症状,囊肿较大时致颅内高压症状,血和脑脊液中嗜酸性粒细胞增高,80%血清补体结合试验阳性,包虫囊液皮内试验阳性率为 95%。

【影像学表现】

1. **平片和血管造影**　平片可显示颅内高压及松果体钙斑移位征象,囊肿位浅可压迫骨板而使局部颅腔膨隆和骨板变薄,如能见到囊肿壳样钙化,对诊断较有帮助。血管造影可显示病变区无血管占位,围绕包虫囊的血管明显移位、变直、环绕成球形。

2. **CT**　脑包虫病好发于大脑中动脉分布区,尤以顶叶、额叶多见。CT 平扫表现为巨大的脑内囊肿,边界清楚锐利,圆形或类圆形,CT 值近似于脑脊液,灶周无水肿,占位效应明显,脑室受压并向对侧移位,可伴有阻塞性脑积水表现。有的囊内有分隔,提示"子囊""孙囊"的存在。如囊壁钙化则呈完整或不完整的壳状高密度影。包虫囊肿破裂时可在母囊周围形成继发性子囊,或在颅内形成多发圆形小囊,周围可有水肿。增强扫描显示囊肿本身不强化,囊壁亦不

强化或仅有轻微强化。硬膜外包虫内侧壁可见强化为硬膜强化所致(图 2-8-8)。

3. **MRI**　MRI 显示脑包虫病比 CT 敏感。原发性包虫囊呈圆形或类圆形囊性灶,囊液信号改变和脑脊液相似,大囊内含多个小囊为其 MRI 特征,可据此确诊。在 T₁ 加权图像上大囊呈低信号,小囊信号更低,不见囊壁影,在 T₂ 加权图像上大囊呈高信号,小囊与大囊信号不同,故清晰可辨。囊壁钙化则不易显示。

三、脑肺吸虫病

【概述】

脑肺吸虫病(cerebral paragonimiasis)又名并殖吸虫病,是肺吸虫成虫或虫卵进入颅脑引起的颅内感染。我国 22 个省、市、自治区存在肺并殖吸虫自然疫源地或肺吸虫病。人因吞食生或半生的含有囊蚴的溪蟹(石蟹)或蝲蛄而感染。囊蚴从口进入终宿主消化道,幼虫在小肠脱囊而出,钻入肠壁进入腹腔,在各脏器间游走。进入颅腔的虫体是由腹腔或胸腔内的虫体从纵隔上移,沿颈动脉周围软组织上行,经颈动脉管或破裂孔上口入颅中凹,侵犯大脑颞、枕叶,向上向前累及顶叶、额叶。有时虫体穿入侧脑室,可侵入对侧大脑半球。脑内病变主要是由于虫体在脑内移行引起的脑组织直接损害、虫体的代谢产物及虫卵的沉积引起的炎症和异物反应。根据病变的发展过程分三个阶段,①组织破坏期:虫体移行穿破组织而引起线状出血或隧道损伤,虫体停留可破坏组织,形成窟穴状病灶和周围炎症反应。②肉芽肿或囊肿期:虫卵沉积较多,引起肉芽肿及异物巨细胞性反应,周围结缔组织增生和炎症细胞浸润。病变中央组织坏死、液化。这种囊肿样病变常多个相连,相互间有不规则隧道相通。③纤维瘢痕期:见于虫体死亡或游走他

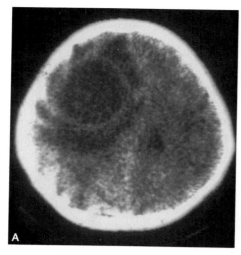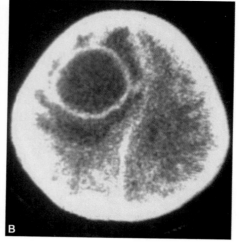

图 2-8-8　脑包虫病
A. CT 平扫右额巨大的脑内囊肿,占位效应明显,CT 值近似于脑脊液;B. CT 增强扫描显示囊肿本身不强化,囊壁轻微环形强化

处,囊腔中的物质逐渐吸收,虫卵死亡而被钙化,囊壁逐渐增厚、纤维化并有钙质沉积。以上各期病变可同时出现,最后病变机化,形成瘢痕,脑实质萎缩。

脑肺吸虫病占肺吸虫病的 1% 左右,大多伴有肺部及其他部位的病变。临床上,早期的炎症反应可有头痛、呕吐、视乳头水肿等颅内压力增高症状,后期由于脑萎缩,颅内压增高征象缓解,但出现脑组织损害的症状,如瘫痪、感觉丧失、癫痫等。患者都有慢性咳嗽或肺吸虫病史,痰液或脑脊液中可找到肺吸虫虫卵。

【影像学表现】

1. **平片及血管造影**　颅骨平片在病变早期阳性发现不多,有时可见颅内压增高的表现。慢性病例,可以出现病灶钙化。典型的钙化形态具有特征性,呈多发的圆形或椭圆形囊样阴影,直径大小自 0.5cm 至数厘米不等。数目自数个至十个之多,相互邻近,彼此串联,多位于颞叶。脑血管造影可以显示肺吸虫脓肿或囊肿样病变的占位征象。

2. **CT 和 MRI**　脑肺吸虫病的影像学表现虽缺乏特异性,但其病变所在的位置和形态分布常可符合肺吸虫入脑途径和隧道移行的规律,不同时期的病变有着不同的表现。急性期 CT 平扫显示脑实质内等密度或混合密度结节影,病灶周围可见水肿,增强扫描显示环形或结节状增强(ER2-8-8、ER2-8-9)。脑室内的肺吸虫病在 CT 上表现为和脑脊液密度相仿的囊肿,无增强。慢性期,CT 平扫显示环形或蛋壳样钙化,典型的钙化具有特征性,即呈多发的圆形或卵圆形囊样高密度环影,数目可很多,相互邻近,彼此串联。有时亦可见斑点状钙化。病侧的侧脑室三角区和相近的下角和体后部可缩窄变细,后角常闭塞。病侧侧脑室

可稍向前及对侧移位,有时也可向病侧移位,反映囊肿样病变与脑萎缩并存。侧脑室其余部分常扩大。

ER2-8-8　脑肺吸虫病

ER2-8-9　脑肺吸虫病

肺吸虫的 MRI 表现由于病期的不同而有不同的表现,典型者表现为多发、球形脓肿样环行强化病变,病灶周围明显脑水肿。

【鉴别诊断】

急性期与多发小囊和结节型脑囊虫及转移瘤鉴别。慢性期与慢性脑囊虫和多发结核瘤鉴别。

四、脑血吸虫病

【概述】

脑血吸虫病(cerebral schistosomiasis)由血吸虫虫卵沉积于脑组织内引起。是血吸虫病异位病变中最常见者之一。约占血吸虫病的 2%~4%。流行于我国的为日本血吸虫,分布于长江流域及南方十三个省、市的广大农村和山区,中华人民共和国成立 70% 的流行地区已基本上消灭了血吸虫病。因此脑血吸

虫病已显著减少。血吸虫虫卵经血液循环沉积于脑组织，常见于大脑，以顶叶、枕叶和额叶为多，少见于小脑，引起的反应可分为特异性和非特异性两种。特异性病变指脑血吸虫病的特征性变化，主要发生在病灶区的软脑膜和软脑膜下皮质和白质的浅层，表现为虫卵肉芽肿，假结核结节及瘢痕结节的形成。病灶中有丰富的浆细胞浸润以及病灶周围毛细血管网的形成。非特异性反应为胶质细胞反应，脑软化和脑水肿。血管的炎性变化在脑血吸虫病表现较突出，病变常累及中小型血管，引起全动脉炎、静脉炎和毛细血管增生，可致继发性脑梗死。

脑血吸虫病临床上可有急性和慢性之分。急性型发作类似于脑膜炎，轻者有嗜睡、定向障碍、意识不清、精神症状、躁动不安；重者有昏迷、抽搐、大小便失禁及瘫痪、痉挛、腱反射改变、锥体束征、脑膜刺激征等。慢性型表现为肉芽肿结节引起颇似占位性病变的表现，以癫痫发作为多见，可伴有头痛、恶心、偏瘫等，无发热，脑脊液压力可增加，蛋白质轻度增加。内脏病变一般不明显，粪检可找到虫卵，经杀虫治疗后多数患者可获痊愈。

【影像学表现】

1. **平片及血管造影** 平片阳性发现不多，可出现颅内高压和松果体钙斑移位的征象。血吸虫肉芽肿在脑血管造影时表现为颅内占位性改变，由于多数小结节散在和脑水肿，脑血管的移位呈弥漫性，常以顶叶为中心，向额顶和顶枕部扩展，发生在颞叶者甚少。病变区脑动脉分支伸直和彼此分开，脑静脉多因循环慢而充盈差，脑深静脉除侧移位外，少有其他变形。脑血管的管腔都无明显改变，亦无明显血管栓塞或异常血管出现。

2. **CT 和 MRI** 脑血吸虫病的 CT 和 MRI 表现缺乏特异性。急性期 CT 平扫主要为脑水肿，表现为散布于脑实质内大小不一程度不等的低密度水肿区，以额、顶叶多见，周边模糊，不强化，脑室狭小，移位。慢性期 CT 平扫表现为局灶性肉芽肿，呈等密度或略高密度，边界不清，伴脑水肿和脑积水，增强扫描显示环形或结节样强化。脑血吸虫病血管炎可在血管支配区形成低密度梗死灶。

脑血吸虫病的 MRI 表现，文献未见报道（ER2-8-10）。

ER2-8-10 脑血吸虫病

【鉴别诊断】

急性期与其他肉芽肿性病变，慢性期与脑肿瘤、脑脓肿鉴别。

五、脑裂头蚴病

【概述】

裂头蚴是假叶目绦虫第二期幼虫的统称，国内所见裂头蚴病主要是孟氏裂头蚴感染，见于福建、广东等东南沿海各省，四川、吉林等地区也有病例报道。人是孟氏裂头蚴的偶然宿主。无论任何年龄、性别均可感染，男女比例约为 2.5∶1。主要通过局部贴敷蛙肉或由于喝生水或食用半生不熟的蛙肉等而感染，以眼部与皮肤伤口感染多见。裂头蚴在人体内保持幼虫状态，并具有移行的特点，可侵犯内脏器官，形成嗜酸性肉芽肿，并形成囊腔，囊腔内有裂头蚴虫体及白色豆腐渣样渗出物，囊壁由肉芽组织组成，最外层为纤维组织。

【影像学表现】

脑裂头蚴病（cerebral sparganosis）非常少见，影像学表现缺乏特异性，裂头蚴形成的肉芽肿难与其他肉芽肿或肿块相区别。病变常累及大脑半球，尤其是额、顶叶，偶尔扩展至外囊、内囊和基底节区。小脑很少累及。26% 病变见于双侧。CT 表现主要由以下三者组成，有一定特征性：①脑白质内低密度灶伴相邻脑室扩大；②增强扫描呈不规则或结节样强化；③小的针尖样钙化。随访 CT 扫描有些病例强化结节的部位发生了改变（ER2-8-11）。MRI 表现，文献未见报道（ER2-8-12）。

ER2-8-11 脑裂头蚴病

ER2-8-12 脑裂头蚴病

六、脑弓形虫病

【概述】

脑弓形虫病（cerebral toxoplasmosis）是由于弓形虫感染所致的疾病。弓形虫因其滋养体多呈弓形而命名，其中间宿主包括鸟、鱼、爬虫类、哺乳动物及人，终宿主为猫。本病分布全球，家畜、家禽感染非常普遍。传播途径一为先天性感染,弓形虫经生殖道通过胎盘感染胎儿,二是后天感染,是由于食入含有包囊的未煮熟的肉类或饮用污染囊合子的水等。弓形虫从入侵部位进入血液后散布全身。先天性病变多见于脑部,特别是脑室周围,伴组织坏死和炎性带、钙化、脑皮质内有黄色坏死性软化灶,亦有广泛扩散的粟粒性肉芽肿,伴脑膜炎、脑积水、血栓形成,继之钙化。获得性脑弓形虫病少见,可累及肺、心、肌关节、肝、淋巴结及脑部等。形成不同程度的凝固性坏死和肉芽肿性炎症。在病变中可找到滋养体和包囊。

男女老幼均可感染该病。临床上以先天性弓形虫病为多,各国发病率不同,由 1/500 到 1/2 000,胎儿感染可引起流产、早产、死产或者产后不久有脑症状,表现为精神运动障碍、脑积水和小头畸形等。后天获得性弓形虫病病情轻重不一,局限性感染多表现为淋巴结肿大;全身性感染多见于免疫缺损者,弓形虫病是艾滋病患者中最常见的颅内机会性感染,常有显著的全身症状和体征,如高热、皮疹、头痛、脑膜脑炎等。

【影像学表现】

1. **先天性脑弓形虫病**　脑积水、两侧脉络膜视网膜炎和脑内钙化是先天性弓形虫病典型的三联症。脑积水是由于室管膜炎引起导水管狭窄所致。脉络膜视网膜炎 CT 和 MRI 可显示视网膜下积液,CT 呈双凸透镜形略高密度影;T_1 加权图像上常呈低信号,T_2 加权图像上呈高信号。脑内钙化常见于脑皮质和基底节区,在脑皮质呈多发片状,在基底节呈线状或粒状高密度影,也可见于脑内任何部位,且常呈弥散的点状影(ER2-8-13)。

ER2-8-13　先天性脑弓形虫病

2. **获得性脑弓形虫病**　CT 扫描可见脑炎性肉芽肿所形成的低密度区,常见于基底节和脑皮髓质交界区,周围有脑水肿。增强扫描可显示孤立或多发的环状增强病灶,周围脑水肿。常可见"靶征",呈周围环状,中心点状强化(ER2-8-14)。T_1 加权图像上脑弓形

ER2-8-14　获得性脑弓形虫病

虫肉芽肿呈典型的等到稍低信号,T_2 加权图像上呈高信号,造影后呈结节状或环状增强。据报道 T_2 加权扫描对多发病灶的显示更敏感。

病变治愈后常可显示钙化或者出血。

第六节　其他颅内炎症和肉芽肿性病变

一、脑结节病

【概述】

结节病是一种慢性系统性肉芽肿性疾病,又名肉瘤样病、Boeck 结节病,多见于 20~40 岁,女性略多于男性,病因未明。结节病累及中枢神经系统者仅占 5%左右,形成肉芽肿性脑膜炎常位于基底池,可累及垂体、下丘脑、视交叉及脑神经,亦可形成脑内肉芽肿,形似结核,累及全脑,多数位于脑皮层下和室管膜下,偶见发生于松果体区,常伴广泛性蛛网膜炎,位于导水管周围的肉芽肿可使导水管狭窄、阻塞,伴发脑积水。

临床上脑结节病(cerebral sarcoidosis)常呈亚急性或慢性起病,发热不常见,50%病例可发生面瘫,25%病例发生视神经炎,还可有视野缺损、尿崩症、神经性耳聋、脑膜刺激征和脑内占位性病变的表现。

【影像学表现】

1. **CT**　CT 平扫表现为等或略高密度肿块,类圆形或不规则形,边界清楚,单发或多发,周围无或伴轻度脑水肿,增强扫描显示明显结节状强化。多数位于皮质下或室管膜下(图 2-8-9)。

2. **MRI**　MRI 表现多样,在 T_1 加权图像上呈低或等信号,T_2 加权图像上绝大多数病灶呈高信号,部

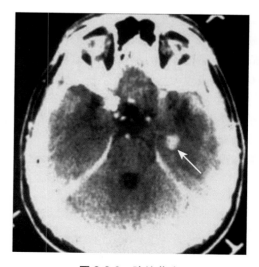

图 2-8-9　脑结节病
CT 增强扫描显示左颞叶明显结节状强化

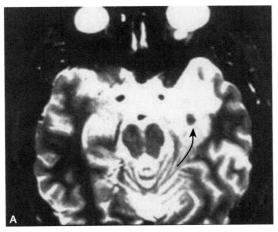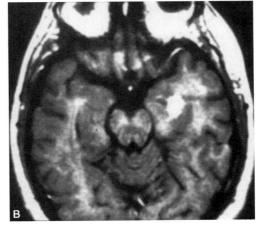

图 2-8-10 脑结节病

A. MRI 横断面 T_2WI 左颞叶低信号结节；B. MRI 横断面 T_1WI 增强扫描呈明显结节状强化

分病灶呈低或等信号。增强扫描呈明显结节状强化（图 2-8-10）。

脑结节病常伴交通性或梗阻性脑积水，脑缺血和梗死较少见。伴有肉芽肿性脑膜炎时有相应的表现。

脑结节病需与结核相鉴别。结节病对激素治疗敏感，胸部或骨骼常有结节病的 X 线征象。

二、急性播散性脑脊髓炎

【概述】

急性播散性脑脊髓炎（acute disseminated encephalomyelitis，ADEM）是一种发生于病毒感染或疫苗接种后的脑和脊髓脱髓鞘病变。据报道是抗原抗体复合物所致的一种自身免疫现象。常发生于以下几种情况：①发生于急性感染短期之后（1～3 周），尤其是儿童的发疹性病变或非特异性上呼吸道感染，如麻疹、风疹、天花、水痘、腮腺炎、百日咳、猩红热、流感等；②发生于疫苗接种后，如牛痘疫苗、狂犬病疫苗、乙脑疫苗等；③特发性脑脊髓炎，无感染和疫苗接种史，呈自发性。本病多发生于儿童和青少年，无明显性别差异。病理特点为血管周围的炎症细胞浸润和严重的脱髓鞘，为多灶性，可相互融合成为大片软化坏死区，同时有胶质增生，可发生于大脑、脑干及小脑的白质内任何部位，多见于大脑、脊髓白质，亦可累及灰质。临床起病急，常有前驱感染及疫苗接种史，如发热、头痛。呕吐常为临床首发症状。病变进展迅速，可有不同程度多灶病损的临床症状，轻者仅有癫痫和局灶病损的表现，重者可致昏迷死亡。麻疹与疫苗接种后死亡率可达 30%。

【影像学表现】

1. CT CT 平扫显示广泛分布的多灶性低密度区，见于两侧，但不对称，可不断伸长蔓延融合，常见于大脑深部及皮质下脑白质，也可累及脑干及小脑，偶见融合病灶可累及基底节。一般没有占位效应。增强扫描部分病灶可以强化。

2. MRI 显示大脑白质多发散在病灶，T_1 加权图像呈低信号，T_2 加权图像呈高信号，边界波浪状，境界较清。增强扫描病灶可以强化。应用大剂量类固醇治疗后，随着临床症状的好转，MRI 可显示异常信号逐渐吸收的过程（ER2-8-15）。

ER2-8-15 急性播散性脑脊髓炎

【诊断与鉴别诊断】

根据典型的 MRI 表现结合特征性的临床表现常可确定 ADEM 的诊断，而避免损伤性的检查，同时 MRI 还可观察治疗的效果。

本病需与多发性硬化相鉴别，增强 MRI 扫描 ADEM 病灶都可强化，而多发性硬化活动病灶可强化，非活动病灶则不强化，然而 ADEM 中强化和不强化可混合存在。

三、莱姆病（伯氏疏螺旋体性脑炎）

【概述】

莱姆（Lyme）病是由蜱媒伯氏疏螺旋体（Borrelia Burgdorferi）引起的多系统疾病，传染源为野生或驯养的动物，硬蜱为主要传播媒介。本病呈地方性流行，我国黑龙江、安徽大别山曾发现本病，病变首先累及皮肤、关节、心脏、神经。10%～15% 的莱姆病患者出现神经系统的实质性损害，其中以脑膜炎、脑炎、脑神经炎、运动和感觉神经炎最常见。脑部的病理变化类似于 ADEM，即血管周围的炎症反应和多灶性脱髓鞘。临床上多数表现为神经系统广泛受累，病变重叠出现，少数为局灶神经系统受损，如面神经瘫痪等。

【影像学表现】

影像学检查表现多样，多数病例 CT 或 MRI 显示正常，有些病例有广泛性脑白质病变，在脑表面或深部出现散在多灶性或融合性血管周围脱髓鞘病灶。CT 平扫显示额、颞、顶、枕叶、丘脑、胼胝体和脑桥区多发局灶性低密度病变，增强扫描显示病灶强化。MRI T_1 加权图像上病灶呈低或等信号，T_2 加权图像上呈高信号。增强扫描可以显示脑实质内多发强化病灶。本病影像学表现很像多发性硬化症，急性播散性脑脊髓炎和其他病毒感染后脑炎性病变，诊断要结合临床和血清学检查。

第七节　与免疫缺陷有关的颅内感染

正常人具有物理的和化学的屏障，即非特异性免疫和特异性免疫功能以防御各种病原体的入侵。任何影响和损伤这些免疫功能的因素，皆可使人易于发生感染，称免疫缺陷者感染。免疫缺陷有原发性（先天性）和继发性（获得性）之分。前者发病率甚低，其发病机制尚未完全明了；后者系由感染、肿瘤、药物等因素引起的免疫功能缺陷而导致以感染为主要特征的疾病，与前者相比，具有发病率高，以及见于各年龄组的特点。

获得性免疫缺陷综合征（ADIS）俗称艾滋病，是一种严重影响人类健康的流行病。它是人类免疫缺陷病毒（HIV）感染导致免疫功能低下引起的一系列病征，患者年龄常在 60 岁以下，无免疫抑制性疾病或免疫抑制剂治疗的病史。临床表现为机遇性感染或发展迅速的恶性肿瘤。大多数患者来自男性同性恋者，其次为异性性传播、静脉内毒品使用成瘾者、海地人和 A 型血友病患者。神经系统感染可引起一系列症状包括痴呆。晚期艾滋病患者可罹患各种癌肿，如卡波西肉瘤、淋巴瘤，以及引起各种感染，如肺部卡氏肺孢菌病、重度巨细胞病毒感染、弓形虫感染等。血液学检查人类免疫缺陷病毒抗体阳性，表示受检者感染过该病毒，大多数为病毒携带者。艾滋病的确诊，依据 HIV 抗体检查和蛋白质印迹法（Western blotting）检查阳性。AIDS 患者中，73%～80%病例累及中枢神经系统，10%患者首发症状为神经精神症状的主诉。艾滋病患者中枢神经系统感染包括：HIV 脑炎（60%）、弓形虫病（20%～40%）、隐球菌病（5%）、PML（1%～4%）、其他结核病（2%～18%）、神经梅毒（1%～3%）、水痘（<1%）、巨细胞病毒脑炎（少见）。

（余　俊）

第九章

脑血管疾病

第一节 正常脑血管影像解剖

脑血管解剖知识是中枢神经系统影像学基础之一。熟悉脑血管解剖,对理解脑血管疾病的影像学表现及其与临床症状间的联系有重要意义。本节介绍与中枢神经系统影像学关系密切的正常脑血管解剖、变异及有临床意义的发育异常。

一、动脉解剖

(一)脑的动脉系统

脑的动脉包括颈内动脉(internal carotid artery, ICA)和椎动脉(vertebral artery, VA)。颈总动脉在甲状软骨上缘处分为颈外动脉(external carotid artery, ECA)和颈内动脉。颈内动脉在颈部无分支,垂直上行达颅底,经颈动脉管入颅,主要供应大脑半球前2/3和部分间脑。椎动脉自锁骨下动脉(subclavian artery)第一段发出,穿经第6至第1颈椎横突孔,经枕大孔入颅,于延髓腹侧桥延沟下方或上方两侧椎动脉汇合为一支基底动脉(basilar artery, BA),主要供应大脑半球后1/3以及部分间脑、脑干和小脑。临床上常把脑的动脉分为两个系统,即颈内动脉系统,又称前部循环系统,和椎-基底动脉系统,又称后部循环系统。两系统在脑底面通过脑底动脉环互相交通。两系统发出的小动脉分支又可归为两类,即供应皮质及其下方髓质的皮质支和供应基底节、内囊及间脑等深部结构的中央支或穿支。一般而言,皮质支与中央支之间缺乏吻合。

颈外动脉主要供应颈部和头部颅外结构,但与颈内动脉及椎动脉分支之间存在吻合,在病理情况下对维持脑的血供具有重要意义。颈外动脉发出的咽升动脉、枕动脉和上颌动脉的分支供应硬脑膜。其中上颌动脉的分支脑膜中动脉(middle meningeal artery)是一支重要血管,该血管经棘孔入颅至中颅凹后紧贴颅骨内面走行,发出额(前)支、顶(后)支供应颅骨和硬脑膜。外伤易使该血管破裂出血形成硬膜外血肿,尤其是额支自翼点下方经过,外伤时易破裂出血。

颈外动脉与颈内动脉、椎动脉之间的主要吻合支有:

1. 上颌动脉通过下述途径与颈内动脉间的吻合

(1)通过脑膜中动脉与眼动脉分支筛动脉间的吻合。

(2)通过圆孔动脉和脑膜副动脉与颈内动脉海绵窦段的外下干间的吻合。

(3)通过翼管动脉与颈内动脉岩骨内段间的吻合。

(4)通过颞深前动脉、颞深中动脉经泪腺动脉、睑动脉与眼动脉间的吻合。

2. 咽升动脉通过肌椎支(musculospinal branches)与椎动脉间的吻合。

3. 咽升动脉通过岩骨分支及海绵窦分支与颈内动脉间的吻合。

4. 面动脉通过面动脉的角支(angular branch)与颈内动脉的眼动脉眶支间的吻合。

5. 枕动脉通过肌支和根支(radicular branches)与椎动脉间的吻合。

6. 耳后动脉通过茎乳动脉与颈内动脉间的吻合。

(二)颈内动脉

颈内动脉自颈总动脉分出,上行,可分为4段,即颈动脉球段、颈段、岩骨内段和颅内段(图2-9-1)。

1. **颈动脉球段(carotid bulb)** 包括颈总动脉远侧段2~4cm、颈内动脉起始处的扩张部和颈总动脉分歧以上2~4cm的颈内动脉。在颈总动脉分歧处,颈内动脉多位于颈外动脉的后外侧,约10%位于颈外动脉的内侧。

2. **颈段(cervical segment)** 也称升段,从分歧以上2~4cm处至颞骨岩部的颈动脉管外口。在上行过程中,颈内动脉由颈外动脉的后外侧逐渐转至其内侧。发育异常时,颈外动脉的分支可自该段血管发出,颈内动脉的永存胚生性血管(persistent embryonic

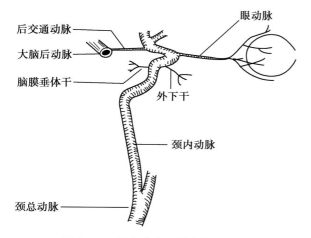

图 2-9-1　颈内动脉及其分支(侧位)

vessels)可与椎-基底动脉系统形成异常吻合。

3. 岩骨内段(intrapetrous segment)　位于颞骨岩部颈动脉管内,也称骨内段。在颈动脉管内,颈内动脉先向上,然后呈近直角转向前内,再转向上,出颈动脉管内口。该段发出主要分支有:鼓室动脉(tympanic artery)供应中耳;颈鼓动脉(caroticotympanic artery)供应中耳和内耳。该段血管通过一支不恒定的翼管动脉(vidian artery)经破裂孔在翼管内与颈外动脉的上颌动脉分支吻合。迷走颈内动脉岩骨内段(aberrant intrapetrous ICA)为一种发育异常,颈内动脉在岩骨内的位置较正常偏外、后,自下鼓室区经过,常伴有颅内血管畸形,囊形动脉瘤发生率高,临床症状有搏动性耳鸣,轴位 CT 可显示下鼓室耳蜗鼓岬下方软组织密度块影与向前、内走行的颈内动脉相连续,MRA 和血管造影均可证实为血管结构。应注意与鼓室球瘤相鉴别,尤应注意避免穿刺活检,否则可引起严重的出血或梗死。

4. 颅内段(intracranial segment)　为颈内动脉自岩骨尖附近出颈动脉管内口至颈内动脉分歧处的一段。在影像学上可分为 $C_5 \sim C_1$ 五小段:①自颈动脉管内口即破裂孔附近穿硬脑膜外层后上升至鞍背基底平面,为海绵窦前段(C_5);②在鞍背基底平面鞍背两侧由向上呈近 90°弯曲转向前,走行在鞍底旁海绵窦内至前床突下方,为海绵窦段(C_4);③自前床突下方再转向上、后至前床突附近海绵窦顶的硬脑膜内层处,为虹吸曲(C_3);④穿硬脑膜内层及蛛网膜,在蛛网膜下腔内水平向后走行至后床突附近,为水平段(C_2);⑤再折向上至颈内动脉分歧处,为升段(C_1)。以前床突附近海绵窦顶处的硬脑膜内层为界,$C_5 \sim C_3$ 为床突下段,位于硬脑膜外,$C_2 \sim C_1$ 为床突上段,位于硬脑膜内和蛛网膜下腔内。

颈内动脉颅内段($C_5 \sim C_1$)走行曲折呈"S"形,称颈内动脉虹吸(carotid siphon),是动脉硬化的好发部位。正常人虹吸形态变异较大,文献记载,呈典型"S"形者仅占 30%,呈接近直线状的占 17%,呈中间型弯曲的占 53%。小儿常接近直线状走行,随着年龄增长,弯曲程度逐渐明显。

颈内动脉床突下段在海绵窦内发出比较恒定、重要的分支包括:①脑膜垂体动脉(meningohypophyseal artery)或后干(posterior trunk)、脑膜垂体干,为最大、最恒定(几乎 100%)的分支,起自 C_5、C_4 的移行处后方,但仅在优质的 DSA 上才可显示。由它发出垂体下动脉(inferior hypophyseal artery)、幕缘分支(marginal tentorial branch)或称 Bernasconi 和 Cassinari 动脉、脑膜背侧动脉,供应垂体后叶、鞍膈、海绵窦和斜坡的硬脑膜,有时还供应第Ⅲ至Ⅳ脑神经。当硬脑膜血管畸形(dural vascular malformation)或鞍膈、海绵窦、斜坡发生血管性肿瘤时可扩张。②外下干(inferolateral trunk)或称海绵窦下动脉,发生率约 80%~85%,自 C_4 起始部外下方发出,供应第Ⅲ、Ⅳ、Ⅵ对脑神经和三叉神经节以及海绵窦的硬脑膜,在 DSA 侧位像上常能显示。外下干通过圆孔动脉与上颌动脉分支吻合,构成颈内、外动脉间的侧支循环通路。当发生海绵窦血管畸形和血管性肿瘤或作为侧支循环通路供血时,外下干可扩张。③被囊支(capsular branch)也称 McConnell 被囊动脉,为远侧分支,起自 C_4 远端或 C_3,见于 24%~28%的正常人,供应垂体前叶,正常时在脑血管造影中常不能显示。上述分支均与对侧海绵窦段的同名动脉分支有吻合,当一侧颈内动脉海绵窦段以下发生闭塞时,这些吻合支构成重要的侧支循环通路。

颈内动脉床突上段(C_2、C_1)发出的重要分支有:①垂体上干(superior hypophyseal trunk),又称垂体上动脉,自床突上段的后内侧发出,经视交叉的腹侧至垂体柄和垂体前叶,小分支还供应视交叉和下丘脑,并与对侧同名动脉分支吻合形成血管网,称垂体上丛(superiorhypophyseal plexus),正常时在脑血管造影中常不能显示。垂体上动脉供应腺垂体并参与形成垂体前叶的垂体门脉系统;而垂体下动脉供应垂体后叶,不参与形成门脉系统。②眼动脉(ophthalmic artery),起始处多数位于硬脑膜内。自前床突内侧的水平段(C_2)近端或水平段(C_2)与虹吸曲(C_3)的交界处发出,向前经视神经管至眶内,供应眼球。眼动脉发出硬脑膜分支和眶支,其中眶支与颈外动脉分支形成吻合。眼动脉常见变异为起始部位于硬脑膜外海绵窦内(约 15%)。极少数情况下,眼动脉不由颈内动脉发出,而由脑膜中动脉发出。③后交通动脉(posterior communicating artery,PCoA),由床突上段的背侧发出,起始位置稍低于脉络膜前动脉,向后外走行于动眼神经上方,与大脑后动脉吻合。沿途发出小分支前丘脑穿动脉(anterior thalamoperforating artery)供应部分视交叉、丘脑、下丘脑和垂体柄。后变通动脉变异常见,而重复畸形少见。④脉络膜前动脉(anterior choroidal artery,AChA),自后交通动脉起始处上方几毫米处或偶尔在其稍下方发出,于鞍上池内视束下方向后走行,经颞叶钩的后内侧,在外侧膝状体前方急转向外,进入侧脑室颞角的脉络膜裂,影像学将该转折点称为"丛点(plexal point)"。进入脉络膜裂之前为脑池段,之后为脑室段,供应颞角和部分侧脑室体部的脉络丛,并与脉络膜后外动脉(lateral posterior choroidal artery)、脉络膜后内动脉(medial posterior choroidal artery)互相交通,但一般不供应侧脑室壁。脉络膜前动脉发出的分支血管通常供应视束、大脑脚和颞叶海马旁回和钩,发出的穿支血管供应部分丘脑和内囊后肢。脉络膜前动脉不发育(aplasia)少见。脉络膜前动脉管径细小,在蛛网膜下腔内行程长,易于栓塞,但由于它与后交通动脉及大脑后动脉间有广泛吻合,故临床较少出现症状。

(三) 脑底动脉环

脑底动脉环又称 Willis 环(circle of Willis)或大脑动脉环(图 2-9-2)。构成脑底动脉环的血管包括:两侧颈内动脉(ICA)末段、两侧大脑前动脉(anterior cerebral artery,ACA)水平段(A_1)、前交通动脉(anterior communicating artery,ACoA)、两侧后交通动脉、两侧大脑后动脉(posterior cerebral artery,PCA)水平段(P_1)、基底动脉。上述血管互相吻合,在蝶鞍上方围绕视交叉、灰结节和乳头体形成多角形动脉血管环。正常情况下,由于颈内动脉系统的血流与椎-基底动脉系统的

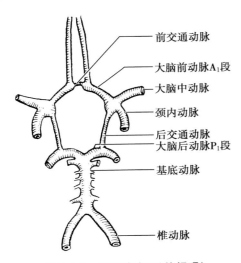

图 2-9-2 脑底动脉环(俯视观)
脑底动脉环由前交通动脉、大脑前动脉 A_1 段、颈内动脉末段、后交通动脉、大脑后动脉 P_1 段和基底动脉构成。大脑中动脉和椎动脉不参与其构成

血流保持平衡,因此互不相混,各有供血区。当构成此环的某一动脉发生病理性血流减少或闭塞时,可经前或后交通动脉形成侧支血供,给予一定的代偿,对维持病变血管供应区的血供起重要作用。在影像学检查中,除脑血管造影外,CT 血管造影及 MRA 均能显示脑底动脉环及其主要分支。CTA 无创,但可受到骨的伪影干扰。MRA 不仅无创、无骨伪影干扰,而且还可提供血管内血流方向、速度等信息。经颅多普勒超声检查(transcranial Doppler sonography,TCD)也可用于评估脑的主要血管近侧段血流速度和发现灌注异常。

脑底动脉环除连接颈内动脉系统与椎-基底动脉系统外,还直接发出穿支血管供应视交叉、视束、漏斗、下丘脑和脑底其他重要结构。

脑底动脉环变异多见。文献报道,正常人脑底动脉环发育完整的仅占 20%~25%。常见变异有:①一侧或双侧后交通动脉发育不良,当一侧颈内动脉闭塞时,可经前交通动脉形成侧支血供,两侧大脑半球均由健侧颈内动脉供血。②后交通动脉起始部呈漏斗状扩张。③前交通动脉发育不良,或一侧大脑前动脉水平段(A_1)发育不良或缺如,当一侧颈内动脉闭塞时,可通过后交通动脉提供侧支血供。④前交通动脉为两支甚至三支,或呈"Y"形、"V"形、"小窗"形等不同形式的连接,但完全缺如少见。⑤大脑后动脉起自后交通动脉,即大脑后动脉胚生性起源(embryonic origin of the PCA),同时合并 P_1 段发育不良或缺如。⑥重复大脑前动脉 A_1 段(duplicated A_1),较少见。

脑底动脉环发育异常主要见于:①一侧或双侧颈内动脉缺如,少见,常合并颅内动脉瘤。当一侧缺如时,常见到鞍内颈内动脉间的交通支充当侧支循环通路。②颈内动脉与椎动脉或基底动脉之间的异常吻合,系最终形成尾侧颈内动脉的胚生性主动脉(embryonic aorta),与最终形成椎动脉和基底动脉的纵行神经动脉(longitudinal neural artery)之间的血管道未退化所致,使椎-基底动脉系统的血供主要来源于颈内动脉。较常见的类型为永存原始三叉动脉(persistent primitive trigeminal artery),多为单侧,自颈内动脉出颈动脉管内口入海绵窦处发出,向后走行与基底动脉吻合,常伴有椎动脉和后交通动脉发育细小,以及异常吻合下方(尾侧)基底动脉发育不良,颅内动脉瘤和血管畸形的发生率也高。常规血管造影可证实,增强 CT、常规 MRI 和 MRA 均能显示异常血管吻合的特征性表现。其他类型还有永存原始舌下动脉(persistent primitive hypoglossal artery)、永存耳动脉(persistent otic artery)和寰椎前节间动脉(proatlantal intersegmental artery)等。

（四）大脑前动脉

大脑前动脉为颈内动脉两终支中较小的一支（图2-9-3）。在影像学上可分为 $A_1 \sim A_5$ 段，并以前交通动脉为界，分为近侧段（A_1）和远侧段（$A_2 \sim A_5$）。①近侧段或水平段（A_1），自颈内动脉发出处始，水平向内至纵裂附近与前交通动脉吻合处止。该段发出中央支血管内侧豆纹动脉（medial lenticulostriate artery），主要分布于视交叉、下丘脑的背侧部以及前部、壳核、尾状核头和内囊前肢。②升段（A_2），也称垂直段、胼胝体下段，自与前交通动脉吻合处始，向上行至胼胝体膝下方。该段发出两支皮质支，即眶额动脉（orbitofrontal artery）和额极动脉（frontopolar artery）。约有近半数个体由该段发出 Heubner 回返动脉（recurrent artery of Heubner），另约半数个体由 A_1 段或前交通动脉发出该血管。Heubner 回返动脉为中央支血管，属内侧豆纹动脉。③胼胝体膝段（A_3），在纵裂内呈"C"形绕胼胝体膝。④胼周段（A_4），即胼胝体膝段向上、后沿胼胝体沟后行，延续为胼周动脉（pericallosal artery）的一段。该段向下发出胼胝体分支，供应胼胝体，向上发出胼缘动脉（callosomarginal artery）沿扣带沟后行，沿途发出皮质分支至大脑半球内侧面及额、顶叶上部。⑤终段（A_5），胼周动脉走行至胼胝体压部移行为楔前动脉（precuneus artery）或称顶下动脉，为终段。楔前动脉也为皮质支动脉。此外，胼周动脉后端还发出胼周后动脉（posterior pericallosal artery），在胼胝体压部与大脑后动脉分支形成吻合，构成颈内动脉系统与椎-基底动脉系统的吻合通路之一。胼周动脉是大脑前动脉的直接延续，比较恒定。胼缘动脉变异较大，可自 A_4 或 A_3 段发出，沿扣带沟后行，也可并无真正的胼缘动脉主干，其属支均直接由胼周动脉发出。

大脑前动脉的皮质支主要分布于半球内侧面顶枕沟之前的皮质区和半球凸面额、顶叶上部，包括中央前、后回上 1/4、顶上小叶、顶下小叶上缘以及额叶眶面内侧半。大脑前动脉的皮质支在半球凸面前 2/3 的背外侧上部同大脑中动脉、大脑后动脉皮质支吻合，形成带状"分水岭（watershed）"区，为脑梗死的好发部位。

大脑前动脉较常见的变异除前已叙述过的外还有：一侧大脑前动脉远侧段为优势动脉向两侧大脑半球发出分支，称双侧半球性大脑前动脉（bihemispheric ACA），较常见；两侧大脑前动脉 A_1 段融合并发出单支血管干，分支至两侧半球，称奇大脑前动脉（azygous ACA），少见，常伴有脑发育异常和颅内囊形动脉瘤。

（五）大脑中动脉

大脑中动脉（MCA）为颈内动脉两终支中较粗的一支，可视为颈内动脉的直接延续，在影像学上可分

为 $M_1 \sim M_3$ 段（ER2-9-1）。①水平段（M_1），为自颈内动脉发出后水平外行的一段。由该段发出的中央支血管外侧豆纹动脉（lateral lenticulostriate arteries）几乎呈直角向上走行，供应豆状核、尾状核和内囊膝部和后肢。②侧裂段也称脑岛段（insular segment，M_2），水平段转向后、上进入侧裂内为侧裂段。在血管造影前后位像上，水平段与侧裂段转折处称为膝点（genu point）。在侧裂内，侧裂段发出 $3 \sim 4$ 支上行分支分布于脑岛表面。其中第一支称额顶升支（ascending frontoparietal artery），其起始位置在血管造影侧位像上作为水平段与侧裂段的分界标志。侧裂段主干在侧裂近端还发出颞后动脉（posterior temporal artery），分布于颞叶凸面及后部，在侧裂末端发出顶后动脉（posterior parietal artery）和角回动脉（angular artery），分布于缘上回、角回和顶上小叶下缘。侧裂主干最后出侧裂的位置称为侧裂点（sylvian point）。③盖段（opercular segments，M_3），即出侧裂后大脑半球凸面的皮质分支。大脑中动脉是颈内动脉最大的分支。除额、顶叶上部为大脑前动脉供应，颞叶下部和枕叶后部由大脑后动脉供应外，大脑半球大部分皮质和髓质均由大脑中动脉皮质支供应，但供应范围个体变异较大。在临床上大脑中动脉及其分支发生闭塞或出血的机会远较其他动脉多见。当大脑中动脉闭塞时，由于中央前回和锥体束走行的内囊受累，故可出现对侧肢体瘫痪，又因中央后回受累而出现对侧偏身感觉障碍，视辐射受累则可出现双眼对侧同向偏盲。如闭塞发生在优势半球，还将出现混合性失语、失用和失认等症状。

大脑中动脉变异和发育异常较少见。

ER2-9-1　颈内动脉造影

（六）椎-基底动脉（ER2-9-2）

ER2-9-2　椎-基底动脉

椎动脉由锁骨下动脉发出，左侧椎动脉为优势者常见，约占 $50\% \sim 60\%$，右侧优势者约占 25%。在颈部经 $C_6 \sim C_1$ 横突孔上行过程中，发出脊髓支、脊膜支和肌支等短分支。于枕大孔水平、寰椎后弓处发出 $1 \sim 2$

支脑膜后动脉(posterior meningeal artery),经枕大孔入颅后分布于小脑镰、天幕和后颅凹硬脑膜,当硬脑膜发生血管畸形时可显著扩张。椎动脉在颈部还与颈外动脉的肌支、甲状颈干(thyrocervical trunk)、肋颈干(costocervical trunk)间存在丰富吻合支。椎动脉经枕大孔入颅后,主要分支有:①脊髓前动脉(anterior spinal artery),由两侧椎动脉远侧段内侧壁发出,两侧汇合后沿延髓前正中裂下行并改称为前正中动脉,供应脊髓并参与供应延髓;②脊髓后动脉(posterior spinal artery),由两侧椎动脉发出后,分别在延髓侧面下行,出颅后沿脊髓后外侧沟下行,参与脊髓和延髓的血液供应;③小脑后下动脉(posterior inferior cerebellar artery),为椎动脉最大的颅内分支,两侧各一,通常于橄榄体下端水平以单干起自椎动脉远侧段的外侧壁。在血管造影侧位像上,先自延髓前向下、后走行,绕至延髓外侧、后方,再由延髓后、小脑扁桃体内侧前方转折向上行,形成凸面向下的弯曲,称"尾袢(caudal loop)",位置相当于扁桃体的下端,再继续沿扁桃体内侧前方上行,至脑桥下端水平转折向后、下,由此形成凸面向上的弯曲称"颅袢(cranial loop)",位置相当于扁桃体上端,扁桃体位于颅袢内,继续向下、后行,最后进入小脑,分为内侧支或称蚓支供应小脑蚓,和外侧支或称半球支供应小脑半球下面的后部。小脑后下动脉还发出脉络膜支(choroidal branch)和延髓支(medullary branch),分别供应第四脑室脉络丛和延髓背外侧部。小脑后下动脉在临床上为血栓形成或栓塞的好发部位之一,可引起小脑和延髓背外侧面软化,临床上称为小脑延髓背外侧区综合征或Wallenberg综合征(Wallenberg syndrome),但小脑后下动脉走行及分布变异很大,临床表现可不一致。

椎动脉及其分支较常见的变异有:①约5%~6%的个体左侧椎动脉起自主动脉弓;②约1.7%的个体一侧椎动脉发育不良,基底动脉血流主要来自健侧椎动脉,当健侧也闭塞时可出现脑干缺血症状;③约1%的个体一侧椎动脉延续为基底动脉,另一侧椎动脉以小脑后下动脉为终支;④重复椎动脉(duplicated VA)或"开窗(fenestration)",即椎动脉分叉而后又合成一干形成"窗",偶有发生,常伴有颅内动脉瘤和血管畸形高的发生率;⑤椎动脉主要分支小脑后下动脉起源异常,常见者为起源于椎动脉的颅外段,颅内动脉瘤发生率高。

基底动脉由两侧椎动脉于脑干腹侧桥延沟上方或下方汇合而成,沿脑桥基底动脉沟上行,至鞍背或后床突水平分为终支即两侧大脑后动脉。基底动脉平均长度为2.6cm,直径3~4mm,在影像学上当直径超过4.5mm时应考虑异常。正常时沿中线或稍偏向一侧上行,范围应在斜坡和鞍背两外侧缘内,如超出该范围,则提示有基底动脉的纵向迂曲、扩张(dolicho-ectasia)。基底动脉的主要分支有:①小脑前下动脉(anterior inferior cerebellar artery),起自基底动脉下1/3段,为基底动脉第一支重要分支。通常两侧各一支,对称,沿脑桥下部桥小脑角池内向后外走行。走行过程中与展神经(Ⅵ)交叉,至内耳门附近与面神经(Ⅶ)、前庭蜗神经(Ⅷ)紧密相邻,并形成小的动脉袢,发出迷路动脉(labyrinth artery)进入内耳道,主干继续后行并分支至小脑半球。供应区包括上述脑神经、内耳以及脑桥下外侧部、小脑中脚、小脑绒球和小脑半球前外侧部。其分支与小脑后下动脉和小脑上动脉分支有吻合。迷路动脉供应内耳结构,而半规管和耳蜗对缺血敏感性高,因此迷路动脉血流稍有减少即可引起平衡障碍、恶心、呕吐、眩晕,出现高调耳鸣、听力下降甚至神经性耳聋等症状,有时可提示椎-基底动脉系统病变的早期迹象。②小脑上动脉(superior cuperior cerebellar artery),起自基底动脉上端、大脑后动脉起始处下方几毫米处。在血管造影侧位像上,两者近于平行后行,但小脑上动脉位于幕下,在Ⅲ、Ⅳ脑神经下方向后外侧走行,绕脑桥和中脑,至小脑前上方分出内侧支(蚓支)和外侧支(半球支)两终支,供应小脑蚓、小脑半球上面和大部分小脑深部的髓质和齿状核,并有分支供应脑桥、中脑和第三脑室脉络组织。临床小脑出血的常见部位为小脑上动脉供应齿状核分支的出血。③脑桥穿支(pontine perforating branch),自基底动脉后壁和两侧壁发出,包括一组短旋穿支(short circumflex perforating branch)和一组长旋穿支(long circumflex perforating branch),分别自脑桥腹侧和背侧进入脑桥,供应脑桥腹侧中线旁结构、腹外侧区和背侧被盖区。

基底动脉及其分支较常见的变异有:①大脑后动脉胚生性起源(起自后交通动脉)时,基底动脉远侧段可发育不良;②基底动脉"开窗",颅内囊形动脉瘤发生率高;③一侧小脑前下动脉缺如,其供应区由小脑后下动脉供应;④小脑前下动脉起于椎动脉或与小脑后下动脉共干起自椎动脉或基底动脉;⑤小脑上动脉直接起自大脑后动脉,甚至直接起自颈内动脉。

(七)大脑后动脉

在大多数个体,两侧大脑后动脉起自基底动脉,分为P_1~P_5段。①交通前段(precommunicating segment,P_1)或脚间池段,为大脑后动脉发出后向外侧走行至与后交通动脉吻合处的一短段。该段发出的主要分支有:后丘脑穿动脉(posterior thalamoperforating artery),为一组起自基底动脉末端和P_1段的穿支血管,向上、后走行供应间脑(丘脑)和中脑;脉络膜后内动脉(medial posterior choroidal artery),起自P₁段或P₂段近端,向后走行于环池内,居中脑与大脑后动脉之间,至大脑大静脉池转向上,沿第三脑室顶向前内行,供应上丘、部分中脑和后丘脑、松果体以及第三脑室脉络丛,并与脉络膜后外动脉分支吻合。该血管在血管造影侧位像上呈凸面向后的弧形走行。②环池段(ambient segment,P₂),为环绕中脑并沿天幕切迹上缘后行的一段。该段血管位于环池内,主要分支有:脉络膜后外动脉,供应后丘脑和侧脑室脉络丛,并与脉络膜前动脉、脉络膜后内动脉吻合,在血管造影侧位像上其起始位置位于脉络膜后内动脉的后方,也呈凸面向后的弧形走行;丘脑膝状体动脉(thalamogeniculate artery),供应内侧膝状体、丘脑枕、上丘臂、大脑脚及外侧膝状体。③四叠体池段(quadrigeminal segment,P₃),为走行于中脑后四叠体池内的一段。向外发出皮质分支颞下动脉(infenrior temporal arteries)供应颞叶下面,并与大脑中动脉的颞叶分支供应区相邻接;主干继续后行称为枕支(occipital artery),最后发出顶枕动脉(parietooccipital artery)和距状裂动脉(calcarine artery),前者供应大脑半球内侧面后1/3及部分枕叶凸面,后者供应枕极和视皮质;还发出胼周后动脉或称胼胝体压动脉,供应胼胝体压部,并与大脑前动脉的同名分支吻合。

大脑后动脉供应区变异相当大,一般而言,主要供应顶枕沟后方的枕叶内侧面和部分枕叶外侧凸面、颞叶下面和外下缘(颞极除外)以及部分海马结构、间脑、中脑、第三脑室和侧脑室脉络丛。由于大脑后动脉与大脑前动脉、大脑中动脉分支之间存在丰富吻合,故较少发生全部供应区的梗死。当一侧大脑后动脉闭塞时,可出现对侧同向偏盲(视皮质梗死)、失读症(胼胝体压部梗死)、记忆缺失(海马结构梗死)、红核丘脑综合征(丘脑穿动脉闭塞)、丘脑综合征(丘脑膝状体动脉闭塞)等征象。

大脑后动脉最常见的变异为自颈内动脉之后交通动脉的胚生性起源,可见于15%~20%的个体。

二、静脉解剖

(一) 硬脑膜窦

硬脑膜窦(dural sinuses)即硬膜窦,是脑静脉系统的重要组成部分,主要作用是将脑、脑膜、颅骨(板障)和眼眶等部的静脉血引入颈内静脉,也具有引流脑脊液和充当颅内、外静脉吻合通路的作用(图2-9-3)。硬膜窦位于硬脑膜的骨膜层与脑膜层之间,窦壁无平滑肌,窦壁内面衬有一层血管内皮细胞。除脑静脉注入窦腔入口处外,硬膜窦及脑静脉均无瓣膜。颅内主要硬膜窦有:①上矢状窦(superior sagittal sinus),位于

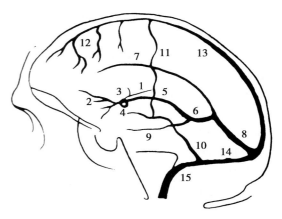

图2-9-3　脑静脉与静脉窦
1. 丘纹静脉;2. 透明隔静脉;3. 静脉角;4. 室间孔;5. 大脑内静脉;6. 大脑大静脉;7. 下矢状窦;8. 直窦;9. 基底静脉;10. 下吻合静脉;11. 上吻合静脉;12. 大脑上静脉;13. 上矢状窦;14. 横窦;15. 乙状窦

颅顶部中线区、颅骨内板骨膜(即硬脑膜骨膜层)与大脑镰上端两叶硬脑膜(即硬脑膜脑膜层)之间,冠状位上呈三角形。矢状位上前端窄小,起自鸡冠附近的盲孔,向后逐渐增宽,延伸至枕内隆凸附近,与直窦(straight sinus)和横窦(transverse sinus)汇合。窦的两侧壁有一些小囊状结构称静脉陷窝(venous lacunae),内有蛛网膜粒伸入其中,脑脊液即通过蛛网膜粒的重吸收而进入硬膜窦。静脉陷窝一般位于中线旁2cm范围内,外伤或手术伤及此区可引起出血,故临床一般将颅顶中线两侧2cm范围内的区域视为危险区。上矢状窦主要接受大脑半球凸面上部和内侧面上部皮质的静脉血,并通过额、顶导静脉(emissary veins)与颅外头皮静脉相通滞见变异为下矢状窦前部发育不良、闭锁或完全缺如,常伴有下矢状窦(inferior sagittal sinus)代偿性增宽,或出现硬脑膜内静脉道沿矢旁区向后引流。上矢状窦内可有结缔组织间隔。由于上矢状窦与颅外有广泛的交通,因此头皮、颅骨、鼻窦(尤其额窦)以及鼻腔的感染可蔓延至上矢状窦,引起血栓性上矢状窦炎,导致静脉窦闭塞。②下矢状窦,走行于大脑镰下方的游离缘内,与大脑大静脉即Galen静脉(vein of Galn)汇合后延续为直窦。主要接受大脑内侧面、大脑镰以及胼胝体的静脉血。③直窦,位于大脑镰与天幕附着处的两层硬脑膜之间,主要引流下矢状窦和大脑大静脉的静脉血至窦汇(confluens sinuses)或横窦内。直窦内可有纤维结缔组织间隔。直窦可发育不良或缺如,常由副镰状窦(accessory falcine sinus)代偿。④横窦和枕窦(occipital sinuses),由窦汇分出。横窦位于天幕后缘和外侧缘附着处枕骨的横窦沟内,向外、前至岩枕裂处急转向下延续为乙状窦(sigmoid sinus)。一般无重要的导静脉与颅外静脉相通。两侧横窦发育常不对称,右侧多为优势侧,

窦腔也可为纤维性或骨性中隔完全隔开。枕窦位于后颅凹小脑镰附着处和枕内嵴附近的硬脑膜内,上端连于窦汇或直窦、横窦,下端向前下至枕大孔后外缘,并与乙状窦相交通,将窦汇、横窦、乙状窦及椎静脉丛连接起来,主要引流脑膜静脉血。⑤幕窦(tentorial sinus),位于窦汇附近,在增强 CT、MRI 影像上可相当显著,引流小脑半球的静脉血,当上矢状窦或直窦闭塞时可显著扩张。⑥乙状窦,位于颞骨乳突部和枕骨内侧面的乙状窦沟内,上与横窦相接,向下至颅底颈静脉孔处延续为颈静脉(上)球(jugular bulb),出颅后延续为颈内静脉(internal jugular vein)。乙状窦与乳突小房之间常仅有薄层骨壁相隔,并通过乳突导静脉与颅外头皮静脉相通,在颅底处还引流岩下窦(inferior petrosal sinus)和斜坡周围静脉丛。乙状窦形态变异较大,两侧发育常不对称,右侧常为优势侧。耳及耳周的颅外感染可经乳突导静脉入颅,引起血栓性乙状窦炎。⑦海绵窦(cavernous sinus),为位于中颅凹蝶鞍两侧硬脑膜两层之间的静脉间隙,窦内由结缔组织间隔分成多数互相交通的小腔,呈海绵状。颈内动脉和第Ⅲ、Ⅳ、Ⅵ对脑神经以及第Ⅴ对脑神经的眼支和上颌支走行于窦内或窦的外侧壁内。两侧海绵窦借垂体凹前方的海绵间前窦(intercavernous anterior sinus)和后方的海绵间后窦(intercavernousposterior sinus)彼此相通,围成环状静脉窦。主要引流来自大脑中线区和额叶眶面的静脉和眼静脉,并经海绵窦后部的岩上窦(superior petrosal sinus)和岩下窦导入横窦或乙状窦。此外,还与上矢状窦、直窦、颈内静脉间存在广泛交通。海绵窦与颅外静脉间的主要吻合通路有:经眼上静脉、内眦静脉与面前静脉间的吻合;经眼下静脉与颅底翼静脉丛间的吻合;经卵圆孔、破裂孔等处导静脉与颅底翼静脉丛间的吻合等,构成颅内外静脉侧支循环通路和颅外颜面部感染向颅内蔓延的途径。海绵窦内侧壁下部与蝶窦仅隔一薄层骨板(0.5~2mm),蝶窦炎症有引起血栓性海绵窦炎的危险。颅底骨折如伤及颈内动脉海绵窦段时,还可导致外伤性海绵窦动-静脉瘘。影像学检查包括 DSA、MRA、CTA、MRI、CT 等,对显示硬脑膜窦的解剖及病理改变具有非常重要的意义。

(二)大脑的静脉

大脑的静脉可分为大脑浅静脉和大脑深静脉。大脑浅静脉起自皮质和皮质下髓质。无数小静脉在软脑膜内吻合成静脉网,最后汇集为数条大静脉,引流入硬膜窦。大脑浅静脉一般分为三组:①大脑上静脉(superior cerebral vein),每侧半球约为 7~10 支,引流大脑半球凸面额、顶、枕叶上部和大脑半球内侧面上部(胼胝体以上)的静脉血,由下向上走行,至脑顶部穿过蛛网膜和硬膜下腔进入上矢状窦。其中主要的一支称中央静脉,位于中央沟附近,收集中央前、后回的静脉血。大脑上静脉穿经硬膜下间隙的部分称为皮质桥静脉(bridging cortical vein),易受损撕裂导致硬膜下血肿。②大脑中静脉(middle cerebral vein),约 1~3 支,走行于侧裂内,故又称 Sylvian 静脉,向前下走行至颞极附近注入海绵窦,引流侧裂附近岛盖皮质和脑岛的静脉血。大脑中静脉向上与上矢状窦之间的吻合支称上吻合静脉(superior anastomotic vein)或 Trolard 静脉;向下与下方横窦之间的吻合支称下吻合静脉(inferior anastomotic vein)或 Labbe 静脉。③大脑下静脉(inferior cereblral veins),约 2~3 条,位于侧裂下方,引流颞叶和枕叶外侧面及下面的静脉血,注入横窦或岩上窦。上述大脑浅静脉之间有广泛的吻合,并与大脑深静脉有广泛吻合。大脑深静脉引流大脑半球深部结构、脑室脉络丛和间脑的静脉血。主要包括:①髓质静脉(medullary veins),起始于皮质下 1~2cm,引流皮质下和深部髓质的静脉血至室管膜下静脉(subependymal veins)。当血管畸形、血管性肿瘤或作为侧支引流通路时可扩张,髓质静脉周围的血管周围间隙(perivascular space)可相当显著。②室管膜下静脉,位于侧脑室周围,引流髓质静脉血。重要的室管膜下静脉有:丘纹静脉(thalamostriate vein),左、右各一支,由后外向前内,走行于丘脑与尾状核之间;透明隔静脉(septal vein),自侧脑室前角内侧、透明隔两侧由前向后行;大脑内静脉(internal cerebral vein),由丘纹静脉和隔静脉在室间孔后方汇合而成。起自侧脑室下角的脉络丛静脉(choroidal vein)也注入大脑内静脉。两侧大脑内静脉沿第三脑室顶并行向后走行,至第三脑室后方注入大脑大静脉,主要收集底节、胼胝体、第三脑室和侧脑室、脉络丛以及丘脑等处的静脉血。在脑血管造影侧位像上,丘纹静脉是丘脑与尾状核的分界标志。此静脉与大脑内静脉汇合处形成一向后开的角,称静脉角(venous angle),此角前端为室间孔,是判定占位性病变引起深静脉移位的重要标志。③基底静脉(basal vein),又称 Rosenthal 静脉,起自前穿质附近,自颞叶内侧部向后、上走行,绕过大脑脚和四叠体池,注入大脑大静脉,引流胼胝体和扣带回前部、纹状体腹侧以及脑岛和周围岛盖的静脉血。基底静脉有时直接注入直窦、横窦或岩上窦,是大脑深、浅静脉之间的一条重要吻合通路。④大脑大静脉为一短而粗大的静脉干,由两侧大脑内静脉以及基底静脉汇合而成,起始位置在第三脑室后方胼胝体压部下方,向后走行与下矢状窦汇合注入直窦。

(三)后颅凹的静脉

主要有:①脑桥中脑前静脉(anterior pontomesencephalic vein），实际上是由脑桥、中脑表面许多小静脉组成的静脉丛。②小脑中央前静脉（precentral cerebellar vein），位于小脑蚓前方、第四脑室顶后方。③上蚓静脉（superior vermian vein）、下蚓静脉（inferior vermian vein），引流小脑蚓。④半球静脉，引流半球静脉血。小脑蚓和半球静脉向幕窦以及直窦或横窦引流。

三、正常脊髓血管影像解剖

（一）脊髓动脉解剖

脊髓的动脉解剖大体情况见 ER2-9-3。脊髓的供养动脉主要有两大来源：椎动脉、锁骨下动脉和胸腰部分的降主动脉发出的肋间动脉和腰动脉，偶尔也来源于髂内动脉和骶正中动脉。以上每个节段的动脉都发出脊髓动脉。脊髓动脉在椎间孔处分成 3 个分支：腹侧支、背侧支和中间支。腹侧支和背侧支分布于椎管的前后部分，供应硬脊膜和椎体。中间支亦分成三个分支：供应椎间孔处硬脊膜的硬脊膜支、进入脊髓前根的根髓动脉（或被笼统地称为根动脉，亦被称为髓动脉）和进入脊髓后根的根软膜动脉。

ER2-9-3　脊髓供养动脉系统图

脊髓外来的动脉为脊髓前动脉、脊髓后动脉和髓周的软膜血管网。脊髓前动脉来自根髓动脉，而脊髓后动脉和髓周软膜血管网来自根软膜动脉。脊髓前动脉位于脊髓前中央软膜下，上自基底动脉，下至终丝。在尾部，它与脊髓后动脉相吻合形成篮筐状动脉弓。脊髓前动脉发出沟动脉进入脊髓前内侧沟，并发出侧支分布于脊髓前表面和侧表面的软膜下。脊髓后动脉上端起源于椎动脉远段，偶尔起源于小脑前下动脉和小脑后下动脉，向下走行于脊髓后外侧表面至圆锥，位于软膜表面的蛛网膜下腔内。位于脊髓表面的软膜血管网（或称软膜丛）主要由脊髓前动脉和脊髓后动脉的周围支吻合而成。根软膜动脉亦参与软膜丛的构成。

脊髓内在的动脉包括位于中央的沟动脉和位于外周的放射动脉。沟动脉走行于前内侧沟内，进入左侧半脊髓或右侧半脊髓，在进入脊髓实质之前，它发出上升支和下降支，并与同侧的沟动脉相吻合。沟动脉辐射状供应全部的脊髓前灰质、脊髓后灰质的前部及脊髓白质的内侧半。位于外侧的放射状穿支动脉源自脊髓后动脉和软膜丛，向心状穿入脊髓白质，供应脊髓后灰质的后部及脊髓白质的外侧半。

（二）脊髓的静脉解剖

脊髓的静脉解剖见 ER2-9-4。脊髓内在的静脉呈放射状对称地横向吻合。放射状穿支静脉几乎均等地分布于整个脊髓并在脊髓表面与软膜静脉网吻合。脊髓前沟静脉走行于脊髓前内侧沟内，并引流向脊髓腹侧的脊髓前静脉。脊髓后沟静脉在脊髓后内侧沟内并直接向脊髓背侧的脊髓后静脉引流。

ER2-9-4　脊髓引流静脉系统图

脊髓外在静脉包括软膜静脉丛和脊髓前后静脉。软膜静脉丛即冠状静脉丛为位于脊髓表面的纵向和横向的静脉吻合网。脊髓前静脉位于软膜下、脊髓前动脉的稍后侧。脊髓后静脉可以是单根，位于脊髓后正中表面；也可以是双支或三支，位于脊髓的后外侧表面。脊髓后静脉位于蛛网膜下腔、脊髓后软膜的表面。脊髓前静脉和脊髓后静脉不像动脉那样是优势的引流血管模式容易辨认。围绕于脊髓表面的表浅静脉向根髓静脉（亦称根静脉或髓静脉）回流。与根髓动脉不同，脊髓根髓静脉并不总是与神经根一起走行于硬脊膜鞘内。在椎间孔处，根髓静脉引流向硬膜外静脉（椎内静脉丛）。椎内静脉丛与椎外静脉丛呈节段性吻合。椎外静脉丛最终引流向腔静脉。在颈部主要向无名静脉引流；在胸部主要向奇静脉引流；在腰部主要向腰升静脉引流。

第二节　缺血性脑梗死

一、脑梗死

【概述】

局限性脑缺血引起该供血区梗死即局限性脑梗死。颈内动脉或其分支，大者如大脑中动脉等，小者如豆纹动脉和额极动脉等，发生快速或急性脑血流量减少达到一定的阈值以下时，将引起局限性脑梗死（简称脑梗死）。脑梗死（cerebral infarction）往往起病突然，如突发偏瘫和失语等，根据发病后时间的长短可对脑梗死进行分期：①超急性期脑梗死：6h 之内；②急性期脑梗死：6～72h；③亚急性期脑梗死：3～10天；④早期慢性期脑梗死：11 天至 1 个月；⑤晚期慢性期脑梗死:1个月以上。

【影像学表现】

1. 超急性期脑梗死　发病6h之内的脑梗死属超急性期脑梗死。

（1）头颅平片:对超急性期、急性期、亚急性期和慢性期脑梗死的诊断意义不大,偶尔可发现动脉壁钙化也难以确立诊断。大面积脑梗死伴明显水肿所致的颅内高压,因持续的时间短暂,平片难以有所发现,故一般不作头颅平片检查。在其他各期脑梗死也往往无阳性发现,因此在急性期、亚急性期和慢性期脑梗死部分将不再赘述。

（2）CT平扫和增强:超急性期和急性期脑梗死CT平扫可能出现三种提示动脉阻塞或脑梗死的征象。

1）脑动脉高密度征:表现为一段脑动脉的密度高于同一支动脉的另一段或其他动脉的密度。CT头颅横断面大脑中动脉第一段（M_1）常能显示于侧裂内,加以大脑中动脉阻塞机会较多,从而卒中后显示此征的机会较多,故又称此征为大脑中动脉高密度征（图2-9-4）。一般认为此征所显示者为动脉内血栓,对脑梗死而言,属间接性征象,当然也不一定属于很早期的征象。

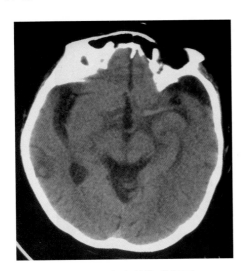

图2-9-4　超急性期脑梗死
CT平扫显示左侧大脑中动脉密度增高

2）局部脑肿胀征:脑缺血所致脑肿胀的病理基础主要为血管源性水肿,而单纯存在的细胞病毒性水肿不可能引起此征。此征表现为局限区域脑沟消失、基底池不对称、脑室受压和中线结构移位。

3）脑实质密度降低征:此征表现为局限性脑实质（灰质和白质）的密度降低,由于超急性期脑梗死的血管源性水肿常甚轻,故与健侧同样区域或结构相比,病变区密度常只下降6~10Hu（图2-9-6D）。

超急性期脑梗死一般不做造影剂增强,在CT问世后较早阶段曾有急性期脑梗死作造影剂增强的报道,除个别例外,一般在发病6h内梗死灶都不增强（详见急性脑梗死段）。

（3）CT血管造影:CT血管造影（CTA）对显示Willis环及其邻近颈动脉和各分支主干狭窄的准确性很高,但对小分支的阻塞则可能漏诊。CTA及其原始图像上还可显示侧支循环的情况,对推测预后可能有一定帮助。

（4）CT灌注成像:表现为缺血区（灌注低下区和灌注缺如区）增强密度低于正常灌注区（ER2-9-5）。

ER2-9-5　超急性期脑梗死

（5）常规MRI:包括T_1WI、PDWI、T_2WI和FLAIR成像。

1）超急性脑梗死区主要改变为细胞毒性水肿,这时整个缺血区的含水量并未增加,只是细胞内、外的含水量发生了变化,这种情况下常规MRI往往无阳性发现（图2-9-6A）;少数病例可因早期血-脑屏障开放而形成轻度血管源性水肿,这时T_2WI和FLAIR可显示为高信号区。

2）部分病例显示脑动脉流空现象消失。

3）钆剂增强后部分病例出现血管内强化。

（6）磁共振血管成像（MRA）:MRA常用的方法为3D时间飞跃法（TOF）和2D相位对比法（PC）。3D-TOF的优点为分辨率较高,缺点为成像时间较长。2D-PC法的优点为成像时间较短和所测者为真正血流,缺点为分辨率较差,只能显示较大血管分支。

MRA用于超急性脑梗死的诊断可用TOF和PC。在血流中断或血流少而慢时PC-MRA显示为血流中断状,其分辨率较低,只能显示较大血管分支。TOF-MRA不但可以显示较大分支的阻塞,甚至还可显示较小分支的阻塞。对于血流缓慢,TOF-MRA显示为血管边缘模糊不规则、较细和信号强度低于健侧（图2-9-5）。

（7）磁共振弥散加权成像（DWI）:超急性脑梗死区主要改变为细胞毒性水肿,这时整个缺血区的含水量并未增加,只是细胞内、外的含水量发生了变化,这种情况下常规MRI往往无阳性发现,而只有能显示水分子布朗（Brown）运动的DWI才能显示异常。水分

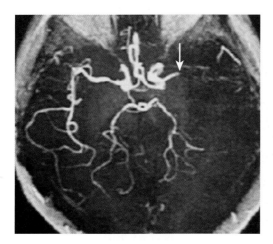

图 2-9-5　超急性期脑梗死
MRA 显示左侧大脑中动脉中断

子在细胞内的 Brown 运动慢于细胞外者,即水分子在细胞内的近似表观扩散系数(apparent diffusion coeffi-

cient,ADC)小于细胞外者。在存在细胞毒性水肿的情况下,细胞内水分子增加,引起细胞肿胀,细胞外间隙变小,即细胞外水分子减少,从而整个超急性脑梗死区水分子 Brown 运动减低,ADC 变小,DWI 显示为高信号(图 2-9-6B),ADC 图显示为暗区(图 2-9-6C)。

(8)　磁共振灌注加权成像(PWI):灌注 MRI 可提供常规 MRI 和 MRA 所不能提供的血流动力学方面的信息。目前常用的方法为动态对比增强磁敏感(dynamic contrast-enhanced susceptibility)加权灌注 MRI。其原理是基于含 Gd 或 Dy 对比剂的磁敏感效应,静脉团注造影剂后,含顺磁性对比剂的血管周围组织局部磁场不均匀,引起去相位,致信号降低;其信号降低的程度在正常脑组织中与局部脑血容积成正比。根据造影剂首过局部脑组织所引起的信号强度变化与时间的关系,可以绘制一时间-信号强度曲线。

超急性期脑梗死 PWI 显示为灌注减低或灌注缺

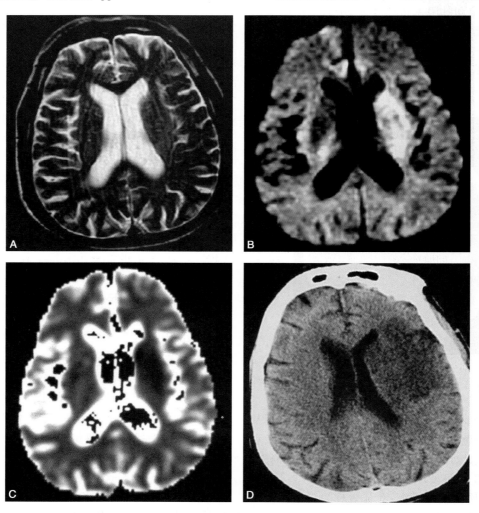

图 2-9-6　超急性期脑梗死
A. MRI 横断面 T_2WI 无异常;B. MRI 横断面 DWI 显示左侧放射冠区片状高信号灶;C. ADC 图显示病灶为暗区;D. 发病 3 天后,CT 平扫显示左侧额叶及放射冠区低密度灶

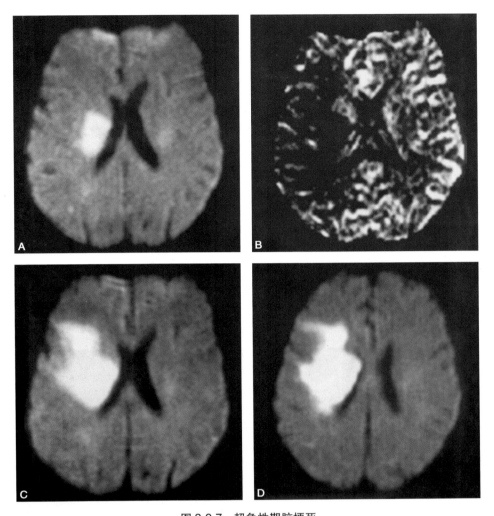

图 2-9-7　超急性期脑梗死

A. MRI 横断面 DWI 显示右侧脑室旁高信号灶；B. MRI 横断面 PWI 显示右侧额顶叶大片灌注缺如区，范围明显较 DWI 显示范围大，提示存在缺血半影区；C、D. 发病 3 天后 MRI 横断面 DWI 显示病灶范围较图 A 增大

损区（图 2-9-7B）。同时作 PWI 和 DWI 有助于推测是否存在可恢复性脑缺血性改变，即是否存在半影区（图 2-9-7）。

（9）磁共振波谱（MRS）：MRS 是目前唯一可以用来在体观察细胞代谢变化的非损伤技术。MRS 的应用使得对脑梗死的研究深入到细胞代谢水平，对理解脑梗死的病理生理变化、早期诊断、预后和疗效的判断均有非常重要的意义。目前临床上常用的是 ^{1}H-MRS 和 ^{31}P-MRS。用于脑组织检查时，^{1}H-MRS 可以检测到一些氨基酸、乳酸和某些神经介质。主要包括 N-乙酰天门冬氨酸（NAA），它被认为主要存在于神经元中，可以作为神经元的标志物；乳酸（Lac）是糖酵解的主要代谢产物，含量的多少可以反映无氧酵解的情况；其他还可检测到含胆碱类化合物（Cho）、肌酸（Cr）和一些氨基酸。

超急性期脑梗死的 MRS 表现为 Lac 明显升高，

NAA 轻度下降，Cho 和 Cr 正常（ER2-9-6）。NAA 水平反映了缺血灶成活神经元数量。早期仅有 Lac 升高而 NAA 正常或轻度下降，常规 MRI 正常的区域可能代表了缺血半影区。

ER2-9-6　超急性期脑梗死

（10）常规血管造影和 DSA：超急性期脑梗死阶段，除考虑溶栓治疗和排除其他脑血管病外，一般不作脑血管造影。典型表现为血管阻塞、中断（ER2-9-7）。其他还包括动脉缓慢顺行充盈、排空延时、动静脉分流和引流静脉早显、动脉逆行充盈、梗死处呈空白无血管区。

ER2-9-7　超急性期脑梗死

2. 急性期脑梗死　发病后 6～72h 的脑梗死属急性期脑梗死。

（1）CT：CT 平扫能显示三种脑梗死的阳性征象：脑动脉高密度征、局部脑肿胀征和脑实质密度降低征，在超急性期和急性期脑梗死是相同的。

脑实质密度降低征在急性期较早阶段，与超急性期所见相仿，即密度降低十分轻微。随着时间推移，密度降低将逐渐加重，范围也逐渐扩大。2 天之内的病变区域，边界常较模糊，与正常区域呈逐渐过渡状；

密度降低虽加重，但仍明显高于脑脊液的密度，其密度并不十分均匀。2 天以后，病变区边缘变得清楚，密度可能更低一些，也更均匀一些（ER2-9-5B、D）。

注射造影剂后 CT 扫描部分病例出现梗死区增强，部分表现为梗死区密度高于正常区域，部分表现为原低密度区变为等密度。

缺血性脑梗死可能继发出血，转变为出血性脑梗死，一般为脑实质出血，少数在脑实质出血的基础上再发生脑室内出血和蛛网膜下腔出血。

（2）常规 MRI

1）T_1WI 等或低信号，PDWI、T_2WI 和 FLAIR 成像高信号（图 2-9-8A、B），其病理生理基础为血-脑屏障受障所致血管源性水肿、梗死细胞的解体和细胞程序性死亡，它们都造成细胞外间隙增大和含水量增高。

2）部分病例显示脑动脉流空现象消失。

3）钆剂增强后部分病例出现血管内强化、脑实

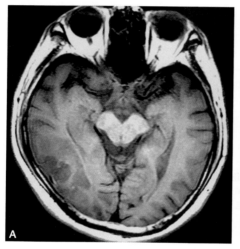

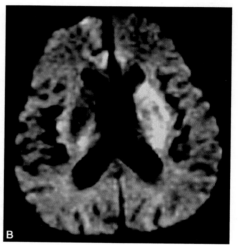

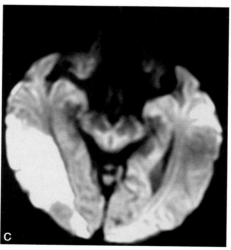

图 2-9-8　急性期脑梗死

A. MRI 横断面 T_1WI 显示右侧枕叶稍低信号区；B. MRI 横断面 T_2WI 显示右侧枕叶高信号区；C. MRI 横断面 DWI 显示右侧枕叶高信号区

质强化和脑膜强化。

（3）磁共振血管成像（MRA）：所见与超急性脑梗死相仿。部分病例可见血管再通。

（4）磁共振弥散加权成像（DWI）：仍显示为高信号（图2-9-8C），ADC图仍显示为暗区。

（5）磁共振灌注加权成像（PWI）：急性期脑梗死仍显示为灌注减低或灌注缺损区。有时血管再通，可显示过度灌注的表现，为反应性充血所致。

（6）磁共振波谱（MRS）：急性期脑梗死的MRS表现为Lac明显升高，NAA下降，Cho和Cr正常或下降，与超急性脑梗死相似，但NAA下降幅度较超急性期更大。

3. 亚急性期脑梗死 发病后3~10天的脑梗死属亚急性期脑梗死。

（1）CT：与急性期相比，梗死区的密度进一步逐渐降低，并趋向均匀，其边界也更加清楚。与急性期和慢性期相比，出血性脑梗死的发生率以亚急性期为最高，出血的表现与急性期所见相仿。注射造影剂后梗死灶可有不同程度的增强，其发生率明显高于急性期者，其表现与急性期所见者相仿。

（2）常规MRI

1）T$_1$WI低信号，PDWI、T$_2$WI和FLAIR成像高信号，其病理生理基础与急性期脑梗死相同。

2）脑动脉流空现象消失可继续存在，一般于一周后消失。

3）钆剂增强大部分出现脑实质强化，特征性表现为脑回样强化，在亚急性早期还能见到血管内强化和脑膜强化。

（3）磁共振弥散加权成像（DWI）：脑梗死区显示为等信号或高信号，其机制为细胞毒性水肿和血管源性水肿、细胞坏死解体等因素共同作用所致。

（4）磁共振灌注加权成像（PWI）：显示为灌注低下，周边部分由于新生血管长入和充血可显示过度灌注的表现。

（5）磁共振波谱（MRS）：亚急性脑梗死区Lac仍显示升高，NAA下降或完全消失，Cho和Cr也显示下降。

4. 慢性期脑梗死

（1）CT：平扫梗死区表现为边界较清楚的低密度灶，代表脑软化区、囊变区和梗死区灰白质内胶质增生，囊变区的CT值可接近脑脊液密度，胶质增生的密度一般高于脑软化区，但CT有时难以将它们截然分开。由于灰质外层血供丰富和具有较深部结构更强的抗缺血能力，仍可保持原来形态，而其下方已呈脑软化改变。梗死区邻近可见脑沟增宽、脑室和脑沟扩大，继发萎缩明显者还可见中线结构向患侧移位。梗

死范围较小时可不伴有上述萎缩性改变。此时若有Wallerian变性，CT可见同侧大脑脚和脑桥有萎缩表现。

亚急性期脑梗死注射造影剂后出现脑实质增强者为数甚多，已如前述；一般可持续达早期慢性期梗死阶段，但有些增强表现可持续达2~3个月之久；个别较大病灶可于起病后6个月行增强扫描，仍可显示病灶增强。

（2）常规MRI：T$_1$WI低信号，PDWI和T$_2$WI高信号（图2-9-9A），FLAIR成像早期慢性期脑梗死高信号，晚期慢性期脑梗死低信号；钆剂增强大部分出现脑实质强化，特征性表现为脑回样强化，但一般不能见到血管内强化和脑膜强化。

（3）磁共振弥散加权成像（DWI）：脑梗死区DWI显示为等或低信号，ADC图显示为亮区（图2-9-9B、C）。

（4）磁共振灌注加权成像（PWI）：显示为灌注缺损区。

（5）磁共振波谱（MRS）：慢性期脑梗死Lac下降直至消失，NAA下降或完全消失，Cho和Cr也可显示下降（ER2-9-8）。

【诊断与鉴别诊断】

1. 超急性期脑梗死的诊断与鉴别诊断 根据临床上卒中症状出现后6h之内，CT未显示脑出血征象，MRI DWI显示高信号区，ADC图显示暗区（ADC减少），基本上即可确定超急性期脑梗死的诊断。如果不作CT，也可直接作MRI SEEPI T$_2$WI和DWI，DWI出现高信号区，T$_2$WI阴性或呈现为高信号，也可成立诊断。为了除外以下几种少见的、MRI DWI可能出现高信号区的疾病，以及为了获得推测预后和治疗方法选择的重要信息，最好还同时行MRI T$_1$WI、PDWI、T$_2$WI、MRA、PWI和造影剂增强T$_1$WI。有以下两种情况，应与超急性期脑梗死相鉴别。

（1）一过性脑缺血：一过性脑缺血的临床症状可与超急性期脑梗死十分相似。如果DWI无阳性发现，结合临床即可除外超急性期脑梗死，并确定一过性脑缺血的诊断。

（2）颅内占位性病变：这类病可以突然出现症状和体征，呈卒中样发病。文献中曾有脑脓肿和脑肿瘤临床上呈卒中样发作，而DWI呈高信号区的报道。这种情况，结合其他MRI表现，不难加以鉴别。

2. 急性期脑梗死的诊断与鉴别诊断 根据6~72h之内起病突然，加上CT显示低密度病灶或常规MRI发现T$_1$WI低信号、T$_2$WI和DWI高信号病灶，一般即可诊断为急性期脑梗死。但是，如超急性期脑梗死一段中所述，有些DWI高信号的病灶也可能不

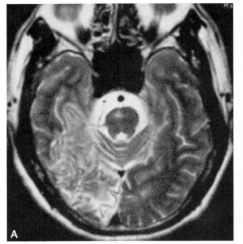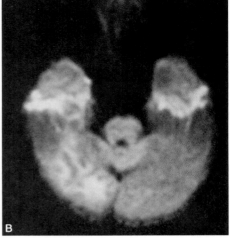

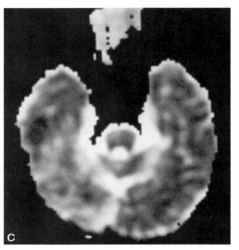

图 2-9-9　慢性早期脑梗死

A. MRI 横断面 T$_2$WI 显示右侧枕叶高信号区；B. MRI 横断面 DWI 显示右侧枕叶等信号区；C. MRI 横断面 ADC 图显示病灶为亮区（ADC 升高）

ER2-9-8　慢性晚期脑梗死

是脑梗死所致，故应加以区别。此外，到急性期较晚阶段，与亚急性期脑梗死相仿，有些脑梗死病灶具有比较明显的占位效应，应注意与肿瘤和炎症等占位病变相区别，将于亚急性脑梗死段中叙述，不予重复。

3. 亚急性期脑梗死的诊断与鉴别诊断　根据脑梗死的临床表现，以及典型的 CT 和 MRI 所见，一般均易作出明确诊断。但有时临床和影像学表现较不典型，特别是占位效应较明显，伴有不典型的出血征象时，应注意与肿瘤和炎症相鉴别。脑肿瘤占位表现常

较脑梗死更显著，胶质瘤多呈不规则强化，转移瘤常呈均匀或环形强化，均不同于脑梗死，个别鉴别困难的病例应结合临床或做动态观察。脑脓肿常呈规则的环形强化，可以鉴别。

4. 慢性期脑梗死的诊断与鉴别诊断　慢性期脑梗死的早期阶段面临之鉴别诊断问题与亚急性期脑梗死者相似。慢性期脑梗死晚期阶段有时应与脱髓鞘病变相鉴别，特别是与其中比较常见的多发性硬化症相区别。后者病灶多为两侧对称分布，不累及灰质，常为多发性，较对称分布于侧脑室周围、中央半卵圆区、脑干、小脑脚和脊髓，病灶较大者少见，其分布与单支动脉区不一致。活动期 CT 和 MRI 增强虽可呈斑点状增强，但从不表现为脑回样强化。临床上病程波动，常有缓解和复发交替的过程。脑梗死至慢性期常发展为软化灶，其周围结构多有萎缩性改变，而多发性硬化症因病灶小，多不引起萎缩性改变。

二、腔隙性脑梗死

【概述】

目前一般认为腔隙性脑梗死（lacunal infarction）的定义为：脑深部小的穿通动脉供血区域的小缺血性梗死灶（<1.5cm），可能为小的穿通动脉本身疾病或栓塞等其他原因所致。多在 50 岁以上发病，症状和体征因梗死的部位、大小和多少而异，可以没有任何症状，可以表现为各种所谓的腔隙综合征，如纯运动性卒中、感觉运动性卒中、纯感觉性卒中，以及伴有运动性失语的运动性卒中等。

【影像学表现】

1. CT 平扫　在急性期多难以检出，以后随着坏死和水肿发展逐渐表现为圆形、卵圆形或小条状低密度灶，边界不清。梗死发生 3～4 周后形成囊性脑软化灶时，CT 图像上其边界也越来越清楚，显示为与脑脊液密度相似的低密度。这些梗死灶直径多为 5～15mm。由于病灶较小，故一般没有占位病变的征象。腔隙性脑梗死在急性期、亚急性期和慢性早期因血-脑屏障破坏，CT 增强后梗死灶可表现为斑点状或环状强化，一般无明显占位效应。

2. MRI　对腔隙性脑梗死的显示 MRI 优于 CT，尤以天幕下的病灶更为明显。常规 MRI T_1WI、T_2WI 分别表现为低信号和高信号斑点状或斑片状病灶，呈圆形、椭圆形或裂隙状，最大径常仅数毫米，一般不超过 1cm。急性期 T_1WI 的低信号和 T_2WI 的高信号常不及慢性期那样明显，且由于水肿的存在故病灶常大于实际梗死区。早期 FLAIR 成像显示为高信号灶，至慢性期 FLAIR 可显示为低信号灶，提示坏死腔已变成一小囊腔。如果为不完全性脑缺血或脑梗死，慢性期 FLAIR 可始终显示为高信号灶。注射造影剂后 T_1WI 上急性期、亚急性期和慢性早期病灶可显示增强，呈圆形、椭圆形，也可为环状。腔隙性脑梗死 DWI 在超急性期、急性期和亚急性期均可呈现为数毫米至 1.5cm 大小的高信号灶（图 2-9-10），呈圆形或卵圆形，亚急性期以后 T_2WI 往往已显示为高信号，T_1WI 也可为低信号。随着时间推移，DWI 将转变为阴性或表现为低信号灶（图 2-9-10）。

【诊断与鉴别诊断】

基底节区、丘脑区等部位类圆形小病灶，在 CT 上呈低密度，在 MRI 上呈长 T_1、长 T_2 信号，DWI 在超急性期、急性期和亚急性期高信号，边界清楚，无明显占位表现，可多发，结合病史，可以诊断。腔隙性梗死有时难与软化灶、血管周围间隙鉴别，需结合临床，必要时可行增强扫描。

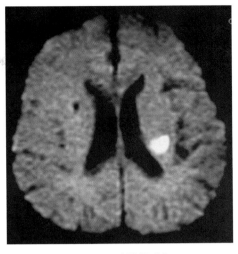

图 2-9-10　腔隙性脑梗死

MRI 横断面 DWI 显示左侧侧脑室旁高信号灶，提示为急性腔隙性脑梗死，右侧基底节区低信号灶，提示为陈旧性腔隙灶

三、脑栓塞

【概述】

脑栓塞（cerebral embolism）系因栓子经血液循环堵塞脑动脉引起的急性缺血性脑梗死。常见的栓子为心源性栓子和动脉粥样硬化斑块脱落形成的栓子，其他还有脂肪栓子、气体栓子、异物栓子等。栓塞部位最多见于颈内动脉或大脑中动脉分歧处或狭窄处。栓塞后主要病理改变为闭塞血管供应区脑组织缺血、坏死，与脑梗死相同。脑栓塞比血栓形成所致脑梗死更易发生出血性脑梗死。

【影像学表现】

1. 脑血管造影　可明确栓塞部位，但阴性者不能排除脑栓塞，特别于发病 2～3 周后，栓子溶解或破碎，脑血管造影可正常。

2. CT、MRI　多表现为一侧颈内动脉或大脑中动脉供血区的大面积梗死，表现与脑梗死相似，仅约 1/5 的病例为椎-基底动脉系统供血区的梗死（ER2-9-9）。较常发生出血性脑梗死。间断脱落释放的微小栓子可反复引起不同血管分布区的梗死。CT、MRI 不能准确确定栓塞部位。

【诊断与鉴别诊断】

脑栓塞在 CT、MRI 上表现与脑梗死、出血性脑梗

ER2-9-9　脑栓塞

死相同,结合病史并行脑血管造影常能明确诊断,否则难与血栓形成性脑梗死相鉴别。

第三节　静脉窦和脑静脉闭塞

【概述】

静脉窦和脑静脉闭塞(dural sinus and cerebral venous occlusions)多由血栓形成所致,常见病因包括头面部或全身性感染、严重脱水、产褥期、头部外伤、脑肿瘤侵犯静脉窦以及某些血液病等,部分病例病因不明。在病理上,血栓形成一般先自静脉窦开始,逐渐发展至所属皮质桥静脉和皮质静脉,造成脑静脉回流障碍,所属引流区发生脑水肿、脑梗死和脑出血。大脑大静脉、直窦闭塞时可出现双侧脑深部灰质和中脑上部梗死。静脉窦闭塞最常发生于上矢状窦,其次为横窦、乙状窦和海绵窦。单纯皮质静脉或脑深部静脉血栓形成很少发生。临床表现常不具特征性,可有头痛、呕吐、视乳头水肿等颅压增高表现,严重者可发生抽搐、昏迷、偏瘫。海绵窦闭塞出现眼睑下垂、眼球突出、结膜充血和眼外肌麻痹。腰穿脑脊液压力多增高,部分病例脑脊液白细胞和蛋白增多,呈炎症反应。

【影像学表现】

头颅平片、气脑与脑室造影无诊断价值。

颈动脉血管造影:可直接显示静脉窦和/或脑静脉闭塞的位置、范围,具有诊断价值,但不能显示血管外改变。表现为动脉期无异常发现,静脉期可见闭塞的静脉窦和/或皮质静脉不充盈、静脉期延迟,闭塞的静脉窦周、脑表和深部髓质内常见扩张迂曲的侧支引流静脉,皮质静脉远端不显影而近侧段因对比剂充盈而呈悬空(hang in space)的带状影,静脉排空延迟。脑深静脉血栓形成时,大脑内静脉或大脑大静脉不充盈并有侧支引流静脉出现。

静脉窦造影也具有一定诊断价值,但有技术上的缺欠和发生气栓的危险,并且不能使脑静脉显影。

CT平扫:闭塞的静脉窦和/或脑静脉呈高密度带影,即带征(cord sign),系闭塞血管内的血栓在周围低密度脑水肿衬托下显影,常于上矢状窦、直窦、大脑大静脉闭塞时出现,为特征性表现。其他表现包括闭塞血管所属引流区出现单侧或双侧低密度脑水肿和梗死区,严重者出现普遍性脑水肿,脑质密度普遍减低,脑室受压变小,脑沟脑池变窄、消失,合并出血时出现斑片状高密度灶。

CT增强扫描:闭塞静脉窦周围出现强化,而管腔因血栓充填而无强化,影像表现类似希腊字母"δ",称空δ征(empty delta sign),具有特征性。亚急性期和慢性期可显示天幕、大脑镰明显增厚,边缘毛糙。

MRI:可直接显示静脉窦闭塞和血栓影以及血管外脑质改变。

急性期,闭塞静脉窦内流空影消失,并常可显示血栓影,呈等或短T_1、短T_2信号。亚急性期,显示血栓影尤其清楚,呈典型的短T_1、长T_1信号,即T_1像与T_2像均显示为高信号。慢性期,可显示闭塞的静脉窦周出现血管流空影,表明侧支静脉通路形成。MRA检查可直接显示主要静脉窦闭塞的位置、范围。

【诊断与鉴别诊断】

CT常能提示诊断,并显示脑水肿、梗死、出血等并发症。带征、空δ征具有诊断价值。MRI显示静脉窦流空影消失,亚急性期闭塞静脉窦内出现典型短T_1、长T_2信号血栓影,具有特征性,结合脑水肿、梗死、出血等征象可以诊断。MRA可直接显示主要静脉窦闭塞的位置和范围。当CT、MRI表现不典型或缺乏特征性时,可行MRA检查,必要时可行颈动脉血管造影检查确诊。

第四节　颅内出血

脑血管病所致颅内出血(intracranial hemorrhage)主要包括高血压性脑出血、动脉瘤破裂出血、脑血管畸形出血和脑梗死或脑栓塞后再灌注所致的出血性脑梗死等。依不同的疾病,出血可发生于脑实质内、脑室内和蛛网膜下腔,也可同时累及上述部位。年龄较大的儿童和青壮年以脑血管畸形出血多见,中年以上动脉瘤破裂出血多见,而老年人则以高血压性脑出血最常见。颅内出血多起病急、病情重,仅根据临床表现常难与缺血性脑血管病相鉴别。腰穿脑脊液检查虽能证实蛛网膜下腔出血,但对脑实质、脑室内出血的定位、定量诊断无实际帮助,且有诱发脑疝的危险,因而诊断主要依靠影像学检查。CT、MRI可直接显示血肿位置和大小,是最主要的影像学检查方法。脑血管造影不能直接显示血肿,但对确定出血原因有帮助。头颅平片、气脑与脑室造影均无诊断价值。

一、高血压性脑出血

【概述】

高血压性脑出血(hypertensive intracerebral hemorrhage)在影像学上,主要是在CT、MRI表现上,具有代表性,故重点叙述。

高血压性脑出血病因主要是高血压和动脉硬化。多见于50岁以上成人。在病理上,持续性高血压可使脑动脉硬化,血管阻力增大,尤其是脑小动脉由于管壁缺氧、代谢障碍和纤维坏变而易受损,产生微小动脉瘤，一旦血压骤然升高则容易破裂出血。高血压性脑出血与脑动脉壁发育薄弱也有关，是脑动脉硬化比身体其他器官动脉硬化时更易出血的原因。典型易受累的脑小动脉包括外侧豆纹动脉、丘脑膝状体动脉、基底动脉穿支和供应小脑半球、齿状核的动脉等。这些小动脉多自动脉主干直接发出，管壁承受压力大、易受损伤。发病时的活动性出血持续时间一般短于 1h，但在高血压持续状态时可再次出血，导致病情进一步恶化。发病后急性期，出血引起急性颅内压增高，血肿及周围脑水肿使脑组织受压甚至坏死，严重时出现脑疝。血肿破入脑室或蛛网膜下腔时，可引起脑脊液循环障碍，出现脑积水。吸收期，血肿内红细胞破坏，血块溶解，血肿周围出现吞噬细胞浸润和肉芽组织增生。囊变期，形成囊腔或完全被胶质瘢痕代替。高血压性脑出血的典型临床表现为突发头痛、呕吐、嗜睡和昏迷，查体可见躯体感觉、运动障碍等局限性症状和病理反射。腰穿脑脊液压力增高，脑脊液可呈血性。

【影像学表现】

脑血管造影：脑内血肿较大时，可出现血管移位、拉直等占位征象。

CT 能反映血肿形成、溶解吸收和囊变三个阶段的病理过程。MRI 信号则能反映血肿中血红蛋白（hemoglobin）经历氧合血红蛋白（oxyhemoglobin，Oxy-Hb）→脱氧血红蛋白（deoxyhemoglobin，DeoxyHb）→正铁血红蛋白（methemoglobin，MetHb）→含铁血黄素（hemosiderin）的演变过程。

CT 分为急性期、吸收期、囊腔形成期三期，与病理过程相一致。各期时间长短可因血肿的大小、血红蛋白含量等因素而有变化。

平扫：急性期新鲜的脑内血肿表现为边界清楚、密度均匀的高密度灶，CT 值约 60~80Hu。造成血肿呈高密度影像的主要原因是血红蛋白对 X 线的吸收系数高于脑实质，故在 CT 影像上呈高密度影。血管内血液同样含有血红蛋白，但由于血管较细且红细胞不处于凝聚状态，因部分容积效应而常不显影。高血压性脑内血肿有一定好发部位，据国内一组病例资料统计，55% 位于基底节区，20% 位于丘脑区，8% 位于基底节-丘脑区，13% 位于大脑半球额颞顶枕叶，4% 位于脑干、小脑。典型的基底节区血肿位于外囊和壳核，形状呈肾形。其他部位者可呈团块状或不规则形。血肿周围有低密度水肿带围绕，并产生占位效应，使邻近脑室受压、变形、移位，脑沟脑池变窄、消失，如血肿破入邻近脑室内，则脑室内出现高密度血液与低密度脑脊液形成的液-液平面，甚至脑室呈高密度铸型。破入蛛网膜下腔，则局部蛛网膜下腔呈高密度影。由

于血肿压迫或血肿破入脑室系统造成梗阻，可引起脑脊液循环障碍，出现脑室系统扩张积水，尤以幕上脑室系统扩张多见。发病 3~7 天后进入吸收期，血肿边缘血红蛋白发生破坏，纤维蛋白溶解，血肿边缘密度减低，边缘变模糊，高密度血肿呈向心性缩小，而周围低密度带增宽。血肿周围脑水肿一般在发病后 3、4 天至第一周末最显著，以后逐渐减轻，约 1 个月后血肿逐渐变为等密度，进而变为低密度。一般在 2 个月左右进入囊变期，此时血肿完全吸收，周围水肿完全消失，原血肿变为脑脊液密度的囊腔即软化灶，与此同时出现邻近脑室、脑沟增宽等萎缩性改变。数月或更长一段时间后，可仅残存窄带状或局灶性小囊腔，小血肿甚至可完全被胶质瘢痕代替而消失。

增强扫描：出血后第 3 天至 6 个月可在增强扫描中出现环形强化，绝大多数病例见于发病后第 2 周至 2 个月，表现为血肿周围完整或不完整的高密度环影，环的大小、形状与原来血肿的大小、形状相一致，具有特征性。环形强化的主要原因与血肿周围富含毛细血管的肉芽组织增生有关，这种肉芽组织缺乏血-脑屏障。

MRI：血肿的 MRI 信号表现较复杂，主要与血肿内血红蛋白演变有关，也与血肿的血细胞比容、血肿周围环境的氧分压（PO_2）等多种因素有关。下述两种效应对血肿的 MRI 信号有明显的影响。

1. 质子-电子偶极-偶极质子弛豫增强效应（proton-electron dipole-dipole proton relaxation enhancement，PEDDPRE 效应）　指质子外周不成对电子可使局部磁场波动性增强，当电子与质子间无屏蔽而能直接接近时，则可使质子弛豫加速，引起 T_1、T_2 缩短。

2. T_2 质子弛豫增强效应（T_2 proton relaxation enhancement，T_2PRE 效应）　指顺磁性物质分布不均匀时，可选择性地产生 T_2 缩短效应。T_2PRE 效应与外磁场场强的平方成正比，MRI 设备场强越高，该效应越显著。

在 MRI 上血肿分为四期，即超急性期（<4~6h）、急性期（7~72h）、亚急性期（4 天~4 周）、慢性期（1 个月后至数年）。

平扫：超急性期，血肿中红细胞完整，含氧合血红蛋白、氧合血红蛋白含二价铁，缺乏不成对电子，具有抗磁性。此期 MRI 信号主要由含有蛋白质和水的全血所决定，血肿典型表现为在 T_1 像上呈与脑质相等或稍低信号（等 T_1 或稍长 T_2），在质子密度像上呈稍高信号，在 T_2 像上呈高信号（长 T_2）。急性期，红细胞内氧合血红蛋白演变为脱氧血红蛋白，也含二价铁，并含 4 个不成对电子，为顺磁性物质，但这些电子因

受屏蔽作用而不能直接与质子接近，因此无 T_1 缩短效应，血肿在 T_1 像上呈等或稍低信号。由于脱氧血红蛋白在红细胞内分布不均匀，则产生缩短效应（T_2PRE 效应），在质子密度像上可呈略低信号，在 T_2 像上呈显著低信号（短 T_2）。亚急性期，脱氧血红蛋白进一步演变为正铁血红蛋白，为顺磁性，含三价铁，有 5 个不成对电子，而且电子与质子间不存在屏蔽作用而能直接接近，因此产生 T_1 缩短效应（PEDDPRE 效应），在 T_1 像上呈高信号（短 T_1）。由于这种演变是自血肿周边开始并逐渐向血肿中心扩展的，因此血肿在 T_1 像上先呈周边高信号、中心呈等或稍低信号，逐渐变为全部呈高信号。与此同时，当正铁血红蛋白主要位于红细胞内时，血肿在 T_2 像上仍呈低信号，但随着红细胞的溶解，正铁血红蛋白释放入血肿腔内并被稀释，则不再具有 T_2 缩短效应（T_2PRE 效应），在 T_2 像上的净效应为高信号（长 T_2）。由于这一过程也是由

外周向中心扩展的，因此血肿在 T_2 像上也是呈周边高信号，中心为等或低信号，以后逐渐演变为全部呈高信号。此期，在质子密度像上的典型表现与 T_2 像类似，血肿由低信号演变为周边呈高信号，进而全部呈高信号。慢性期，正铁血红蛋白演变为含铁血黄素，为顺磁性物质，具有极强的磁敏感效应和由于分布不均所致的 T_2 缩短效应（T_2PRE 效应），在 T_1 像、T_2 像和质子密度像上均呈低信号。由于含铁血黄素首先存在于血肿边缘部的肉芽组织内，因此在慢性期的早期，血肿边缘出现典型的黑环，在 T_2 像上表现尤其显著。以后，在长达数年的慢性期的晚期，血肿腔收缩并逐渐演变为黑腔，在 T_2 像和梯度回波图像中显示尤其明显。在 MRI 上血肿周围脑水肿呈长 T_1、长 T_2 信号，其出现及消散过程与 CT 显示的相同。血肿分期及 MRI 信号表现见表 2-9-1，血肿周围脑水肿程度演变过程见表 2-9-2。

表 2-9-1　血肿分期及 MRI 信号表现

	超急性期 （4~6h）	急性期 （7~12h）	亚急性期 （4 天~4 周）	慢性期 （1 个月~数年）
血肿成分	OxyHb	DeoxyHb（为主） MetHb	MetHb（为主） DeoxyHb 含铁血红蛋白	含铁血红蛋白（为主） MetHb（游离稀释的）
血肿演变	相当于全血	相当于血凝块	红细胞溶解，血凝块化	液化、吸收、囊变
MRI 表现				
T_1 像	等或稍低	等或稍低	周边高-高	高+黑环-黑腔
质子密度像	稍高	稍低或低	周边高-高	高+黑环-黑腔
T_2 像	高	极低	周边高-高	高+黑环-黑腔

表 2-9-2　血肿周围水肿

超急性期 （4~6h）	急性期 （7~12h）	亚急性期 （4 天~4 周）	慢性期 （1 个月~数年）
无-轻度	轻度~中度	重度~轻度	轻度~无

增强扫描也呈环形强化，出现时间与机制与 CT 相同。

【诊断与鉴别诊断】

主要依靠 CT、MRI，脑血管造影仅能显示出一些占位征象，不具特异性，除非需鉴别出血原因，否则很少单独使用。

在 CT 上，脑实质内新鲜血肿呈均一高密度，边界清楚，有占位表现，吸收期高密度血肿呈向心性缩小，密度逐渐减低，增强后呈环形强化，表现具有特征性。在 MRI 上，依血肿演变的不同阶段，有特征性信号表现，结合病史，不难诊断。在 CT 上血肿密度由高变低，变化过程单一，因此 CT 显示血肿更直观，尤其对

新鲜血肿，诊断相当准确。但 CT 对已演变为低密度的吸收期血肿，常需增强扫描才能与某些低密度病变如胶质瘤、脑梗死、脑脓肿等相鉴别。而对于囊变期血肿，则难与脑梗死后遗症相鉴别，因为两者在 CT 上均表现为低密度灶，且均无强化表现。MRI 通过亚急期血肿的特征性短 T_1、长 T_2 信号和慢性期含铁血黄素黑环，常更容易与上述病变鉴别。

高血压性脑出血常有一定好发位置，又有高血压病史，一般可与其他原因所致的脑内血肿相鉴别。但发生在不典型位置上的血肿，在 CT 上有时难与脑血管畸形或动脉瘤破裂所致的脑内血肿相鉴别，MRI 常能提示诊断，为确定出血原因应行脑血管造影或 MRA

检查。

发生在脑边缘部的血肿,有时还应注意与脑膜瘤和转移瘤相鉴别。前者在 CT、MRI 上多有显著均匀强化,周围水肿轻,并以广基与颅骨或硬膜结构相贴;后者多位于皮质或皮质下区,常多发,呈类圆形,水肿显著而不规则,并常有明显均一或环形增强,结合病史可鉴别。偶尔还需与肿瘤卒中相鉴别,此时 CT、MRI 除显示有血肿外,还常能显示出病灶内的肿瘤部分。

二、出血性脑梗死

【概述】

出血性脑梗死(hemorrhagic cerebral infarction)系梗死发生后,由于血栓或栓子溶解、破碎等原因使闭塞血管再通,而梗死区内血管壁因缺血已受损,当血液再灌注时,受损的血管可破裂、出血、形成出血性脑梗死。出血位于梗死区内,好发生于基底节区和皮质区。梗死后由于侧支循环的建立形成再灌注,也可引起出血性梗死,并常常发生于皮质区。据 CT 资料证实,出血性脑梗死的发生率,约占全部脑栓塞和脑梗死病例的 5%~15%。MRI 显示率比 CT 更高一些。脑栓塞比脑梗死更易发生出血性脑梗死。当出血性脑梗死的出血量较大并形成血肿时,患者的临床症状可突然加重,而较小的局灶性出血,则可不引起临床症状的显著变化

【影像学表现】

血管再通所致的出血多发生于梗死发病 24~48h后,因侧支循环的建立所致的出血发生时间则更晚。梗死面积较大的病例发生出血的机会多。

CT:平扫典型表现为梗死区内出现斑片状高密度影,密度常较一般脑内血肿浅淡,边缘较模糊,可多发。当出血量较大时可呈团块状,形状常不规则,有明显占位表现。出血灶较小时,可因部分容积效应而被周围低密度水肿区和梗死坏死区所掩盖。如脑栓塞后 4h 即在 CT 上显示出低密度区的病例,发生出血性梗死的可能性大。

增强扫描在梗死区内可出现脑回状,斑片状或团块状强化。

MRI:比 CT 敏感,出血灶的信号特征与脑内血肿 MRI 信号演变的一般规律一致。出血后急性期典型表现为在 T_2 像上出现低信号(短 T_2),但一般不如脑内血肿时那么低。亚急性期出血灶呈短 T_1、长 T_2 信号。慢性期在 T_2 像或梯度回波图像上可见到含铁血黄素沉着形成的特征性低信号。

【诊断与鉴别诊断】

在 CT 或 MRI 上,原梗死区内出现斑片状或团块状高密度或血肿信号,即可诊断出血性梗死。出血量较少时,在 CT 上呈浅淡的高密度影,甚至仅呈等密度,但水肿和占位效应较单纯梗死重,并持续时间长,可提示诊断。MRI 比 CT 敏感,能发现不引起临床症状显著变化的小出血灶。亚急性期出血呈短 T_1 信号,慢性期则出现含铁血黄素低信号,具有特征性。鉴别诊断主要需注意与肿瘤鉴别。在 CT 上,出血性梗死的低密度区与病变血管供应区一致,比较规则,而肿瘤周围低密度水肿带常不规则;出血性梗死可出现脑回状强化,以梗死后第 2~4 周时强化最明显,并随着时间的延长梗死区内水肿及占位均逐渐减轻,肿瘤则不具备这些特征,可以鉴别。

三、动脉瘤破裂出血

【概述】

动脉瘤破裂出血(aneurysmal hemorrhage)是引起颅内非外伤性蛛网膜下腔出血的最常见原因。动脉瘤破裂后也可在附近脑实质内形成血肿,可破入脑室内形成脑室内出血,并可引起脑积水、脑水肿、脑梗死、脑疝等并发症。动脉瘤破裂与瘤壁发育薄弱、易发生退变以及受到血流压力和冲击等因素有关。过度的体力活动或情绪激动常是引起动脉瘤破裂的诱发因素。临床主要表现为突发剧烈头痛,常伴恶心、呕吐、畏光、面色苍白,出现脑膜刺激征。腰穿脑脊液呈均匀血性,可证实蛛网膜下腔出血。

【影像学表现】

脑血管造影:重点在于发现出血的动脉瘤,这在有多发动脉瘤存在的情况下尤为重要。常见表现为出血的动脉瘤轮廓毛糙不整齐,或呈分叶状、不规则半球形,有多发动脉瘤时最大的一个出血可能性最大。载瘤动脉常有程度不同的痉挛,形成脑实质内血肿时可出现与瘤体大小不相称的占位表现,对比剂经破裂的动脉瘤外溢具特征性,但很少见。应注意出血引起载瘤血管痉挛或瘤颈过窄、瘤腔内有血栓形成均可使动脉瘤不显影,二周后重复检查有时可发现原未显示的动脉瘤。

CT:动脉瘤破裂可引起急性蛛网膜下腔出血、脑实质内血肿和破入脑室形成脑室内出血。蛛网膜下腔出血表现为脑沟、脑裂、脑池密度增高,常见于视交叉池、脚间池、环池、侧裂池和纵裂池前部。这与动脉瘤好发于脑底动脉环、大脑中动脉分歧处等部位有关。常形成局部脑池高密度铸型,出血量大时也可较广泛。血液在蛛网膜下腔内聚积的部位对判断动脉瘤的位置有一定帮助。如一侧侧裂池内出血,可能由同侧颈内动脉或大脑中动脉分歧处动脉瘤破裂所致;纵裂前部和交叉池内出血,可能系前交通支动脉瘤破裂所致;后颅凹脑池内出血,则提示幕

下动脉瘤破裂。动脉瘤破裂还可在邻近脑实质内形成血肿,也可破入脑室系统。如以侧裂为中心的血肿,常由同侧大脑中动脉瘤破裂所致;颞叶钩回血肿,常由同侧颈内动脉瘤破裂引起;透明隔、胼胝体嘴或额叶基底部的脑内血肿,多系前交通支动脉瘤破裂所致,并常破入第三脑室或侧脑室;第四脑室内出血,则可能与小脑后下动脉瘤破裂有关。90%的24h内的急性蛛网膜下腔出血可被CT发现,约一周后被清除和吸收,在CT上不再显示。如一周后仍见蛛网膜下腔内有较明显的高密度影,常提示有再次出血。脑室内出血常形成高密度液-液平面,甚至呈高密度脑室铸型,多于1~3周后在CT上不再显影。脑实质内血肿常呈不规则团块状,由前交通支动脉瘤破裂形成的脑实质内血肿常呈"长火焰"状,均有周围水肿和占位表现,吸收则需1~2m。蛛网膜下腔出血和/或脑室内出血有时可造成脑脊液循环障碍,引起急性脑积水,常于48h内出现,CT表现为脑室系统扩张,严重时侧脑室前角周围髓质内可出现扇形低密度区,可能系脑脊液外渗所致。动脉瘤破裂后还可引起脑水肿,表现为弥漫性髓质密度减低。动脉痉挛或瘤内栓子脱落可引起缺血性脑梗死,通常为与动脉瘤相连接的一段血管痉挛较重,梗死表现为与痉挛血管供应区相一致的低密度区。动脉瘤破裂后在CT上常不能显示瘤体。

MRI:24h内的急性蛛网膜下腔出血在T_1像和质子密度像上可呈比脑脊液稍高的信号影,T_2像呈比脑脊液稍低的信号影,但敏感性不如CT。亚急性期可在蛛网膜下腔内出现局灶性短T_1信号影。慢性期则在T_2像上出现含铁血黄素沉积形成的低信号影,较具特征性。脑室内出血信号演变与此相似,脑实质内血肿MRI信号表现同一般脑实质内血肿。MRI显示动脉瘤瘤体常较CT敏感(参见本章"第六节　颅内动脉瘤")。

【诊断与鉴别诊断】

中年以上发生不明原因的蛛网膜下腔出血,首先应当考虑动脉瘤破裂出血的可能。CT、MRI可直接显示动脉瘤破裂形成的蛛网膜下腔出血、脑室内出血和脑实质内血肿,以及脑积水、脑水肿、脑梗死等并发症,从而提示诊断并有利于临床估计病情,制定适当的治疗方案。如同时显示瘤体,则可确诊。但无论CT、MRI提示诊断或能确诊,均仍需行脑血管造影,以便进一步确定动脉瘤的位置、形态、数目、瘤颈的宽窄、瘤体的伸展方向以及血流动力学的变化。脑血管造影不能显示血管及瘤体外的改变以及并发症的表现。

第五节　中枢神经系统血管畸形的影像诊断

一、中枢神经系统血管畸形较经典的病理解剖分类

随着病理解剖学和胚胎学的发展,原来纯描述性的命名方法被彻底的弃用。Russell 和 Rubinstein 等伟大的先驱对中枢神经系统血管畸形的经典的病理解剖学分类得到大家的公认,被应用了达20余年。他们认为中枢神经系统血管畸形是先天性或进展性错构瘤,而不是起源于血管的真性肿瘤。血管畸形就其细胞增生来讲是相当稳定的。作为进展性的错构瘤,所有的中枢神经系统血管畸形在出生前便已发生。他们根据大量的镜下的和大体的组织病理学证据,把中枢神经系统血管畸形分为以下四类:动静脉畸形、毛细血管畸形/毛细血管扩张症、静脉畸形和海绵状畸形。近两个世纪以来,人们对中枢神经系统血管畸形的自然史、病理生理和细胞生物学的认识有了较大的飞跃。McCormic 等的病理解剖分类的局限性也渐渐暴露出来了。首先,越来越多的证据显示对于某些血管畸形来说(如海绵状血管畸形、硬脑膜动静脉瘘及脑动静脉畸形),传统上认为的稳定的错构瘤性的病理发生与现在人们认识到的这些病灶的生物学行为的某种程度的增生性和临床上的不断进展性之间有明显的矛盾。其次,混合型和过渡型的血管畸形没有被包括在内。而现代血管生物学已证明他们有共同的病理来源。再次,一些临床上十分常见的动静脉分流性畸形,如硬脑膜动静脉瘘、Galen 畸形、颈动脉海绵窦瘘及脑动静脉瘘也没有被包括在内。而这些动静脉性分流性畸形均有各自特征性的临床表现及病理解剖、病理生理和病理放射学特征。因此,一种更加完善的综合性的中枢神经系统血管畸形的分类很自然的出现了。

二、中枢神经系统血管畸形的现在综合分类

在充分认识到以往分类方法的局限性后,美国耶鲁大学医学院的 Chaloupka 和 Huddle 等于1998年在前人分类的基础上已 Mulliken 和 Glowacki 的分类为基本框架,结合 McCormic、Russell 和 Rubinstein 的分类模式,以较为合理的方式对中枢神经系统血管畸形进行了现代综合分类(表2-9-3)。可以看出,这一分类有以下特点:第一,它将增生性血管肿瘤从中枢神经系统血管畸形中分离出来。第二,由于脑和脊髓无淋巴管,故将淋巴管畸形排除在外。第三,将动脉畸

形包括在内,这是这一分类的最大特点。无论从临床表现还是从自然史、病理解剖学及生物学生长特点来讲,动脉畸形都应属于血管畸形的范畴。特别是颅内动脉瘤,其临床表现与治疗方法与其他颅内血管畸形(如动静脉畸形、动静脉瘘)都类似(都可采用栓塞治疗)。将其划归为颅内血管畸形顺理成章。第四,这一分类相对比较全面,并创造性应用了动静脉分流性畸形这一概念。这就把除经典脑(软脑膜)动静脉畸形以外的脑(软脑膜)动静脉瘘、颈动脉海绵窦瘘、硬脑膜动静脉瘘或硬脑膜动静脉畸形、Galen 动静脉畸形(或 Galen 动静脉瘘)都包括在内。因为动静脉分流性畸形都可以通过消除分流(如栓塞治疗或外科手术)达到治愈。从这一角度上讲,这一分类有着重要的临床意义。这一分类的最大缺陷是把血管畸形前冠以"非增生性"。虽然作者用意是将其与增生性血管肿瘤区分开来,但由于越来越多的证据表明对于某些血管畸形来说(如海绵状血管畸形、硬脑膜动静脉瘘及脑动静脉畸形),传统上认为的稳定的错构瘤性的病理发生与现在人们认识到的这些病灶的生物学行为的某种程度的增生性和临床上不断进展性之间有明显的矛盾。因此,"非增生性"对于某些血管畸形来说(如海绵状血管畸形、硬脑膜动静脉瘘及脑动静脉畸形)是不合适的。其次,该分类方法未将脊髓血管畸形明确分类。因为某些常见的脊髓血管畸形,如髓内动静脉畸形、髓周动静脉瘘及硬脊膜动静脉瘘在诊断及治疗上有其独特之处,与脑血管畸形在有些方面有本质的区别,应单独分类。

表 2-9-3　中枢神经系统血管异常分类

增生性血管肿瘤
　血管瘤
非增生性血管畸形(或异常)
　毛细血管畸形(或毛细血管扩张症)
　静脉畸形(或静脉生长异常)
　海绵状血管畸形(即原来的海绵状血管瘤)
动脉畸形(无动脉分流)
　先天性血管发育异常(节段性或弥漫性血管扩张症;闭
　　塞性血管发育异常,如肌纤维发育异常,Ehlers-Dan-
　　los 综合征和神经纤维瘤病)
　颅内动脉瘤(囊状/樱桃状,巨大的,梭形的)
　动静脉分流性畸形
　经典脑/软脑膜 AVM
　软脑膜 AVF
　颈动脉海绵窦瘘
　硬脑膜 AVF 或硬脑膜 AVM
　Galen AVM(或 Galen AVF)
混合型畸形
　静脉-海绵状型
　AVM-静脉型
　海绵状-AVM
综合征型中枢神经系统血管畸形

三、毛细血管畸形或毛细血管扩张症

毛细血管畸形或毛细血管扩张症(angiotelectasis)是一种较少见的脑血管畸形。大体解剖见多个薄壁血管穿插于正常脑实质内。虽然传统上认为它属于低血流量的血管畸形,实际上有些局部血流量见增大。组织学为扩张的毛细血管,由单层内皮及纤细的内皮下胶原基质组成,缺乏血管平滑肌和弹力纤维。常见于脑干、大脑半球和脊髓。由于多无临床症状而难以被发现。但尸体解剖并不少见,约占 16%～20%。可与海绵状血管畸形并存,有学者认为二者是同一病理源的不同表型。尚有学者报道放射性毛细血管扩张症在 MRI 上很难与海绵状血管畸形区分。提示毛细血管畸形可能是正常毛细血管和海绵状血管畸形之间的过渡型或二者的混合型。但这一观点需要组织学和细胞生物学的进一步证实。有学者认为毛细血管畸形的临床表现如出血,可能由与之共存的其他血管畸形引起的。有学者报道 MRI 可发现毛细血管畸形,其增强 MRI 特征为不规则的或毛刷样条状强化,梯度回波扫描 T_2 加权像呈低信号。但缺乏相应的组织病理学证据。

四、静脉畸形

以往认为静脉畸形(venous malformation)是静脉瘤。实际上,静脉畸形是静脉发育过程中的形态异常。其大体形态为孤立的静脉异常扩张,在其周围有放射状静脉与脑实质的正常引流静脉沟通,因此,静脉畸形有正常脑组织的静脉回流功能。静脉畸形的这一特征也是其目前无法被治疗的理论依据,即使其临床表现为脑实质出血。因为处理了静脉畸形,无论通过手术切除还是立体定向治疗,通过该畸形引流的脑组织便出现静脉性脑梗死。目前在静脉畸形引起的脑出血对患者造成的危害和手术后引起的静脉性脑梗死对患者造成的危害之间的权衡非常困难的情况下,多主张对发现的静脉畸形不予处理。静脉畸形的组织学为正常的静脉,偶见静脉壁缺少弹力纤维并局部淀粉样变,常伴有周围软膜静脉麻痹。静脉畸形可发生于中枢神经系统的任何部位,常见于脑皮层表面积脑室周围的脑实质。尸体解剖约占所有血管畸形的 60%。多无明显临床症状,少数患者有癫痫发作和脑实质出血。有学者报道位于小脑的静脉畸形易出血。静脉畸形常与海绵状血管畸形和 Sturge-Weber 综合征并发。MRI 平扫可见"水母头"样血管流空。脑血管造影可以证实,是诊断静脉畸形的金标准。DSA 表现为实质期和静脉期出现的"水母头"样畸形静脉,常伴有造影剂的明显滞留

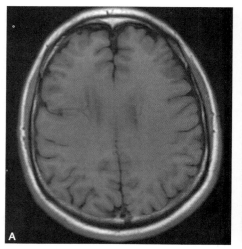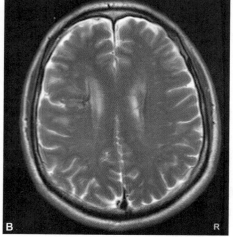

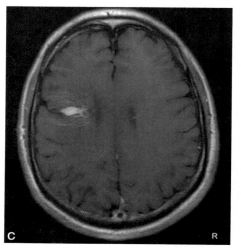

图 2-9-11　右额叶静脉畸形

A. MRI 横断面 T_1WI 病灶呈低信号；B. MRI 横断面 T_2WI 病灶呈略高信号；C. MRI 横断面 T_1WI 增强病灶呈横条状明显强化伴周边细线状强化

（ER2-9-10，图 2-9-11）。静脉引流的方向可以向正常的表浅软膜静脉，也可以向深部静脉引流。值得注意的是，若造影发现早现的引流静脉（即动静脉瘘），则意味着静脉畸形合并有动静脉畸形。

ER2-9-10　右侧小脑半球静脉畸形

五、海绵状血管畸形

海绵状血管畸形（spongy vascular malformation）以往称海绵状血管瘤。MRI 发现其在人群中的发病率为 0.45%~0.9% 最常见于后颅凹（占 10%~20%），特别是脑干。大体形态为充满血液的多分叶团块。

周围为环形的厚薄不等的胶质化的及含铁血黄素沉积的脑组织。组织学示异常的、薄壁的血管通道及海绵腔。组织学结构和毛细血管畸形类似，都显示单层内皮及多少不等的内皮下纤维基质，缺乏平滑肌和弹性纤维。有病理学家认为二者的唯一区别是毛细血管畸形内有正常的脑组织。因此，有学者认为二者是同一病变的不同表型。海绵状血管畸形常有家族史，同一患者往往多发（占 1/3~1/2，有家族史者占 70%）。常与静脉畸形同时发生（10%~30%）。当外伤、手术或与静脉畸形并发时常发生异常病理性增生。这种异常病理性增生可能时由于血流动力学的变化引起血管的反应性增生或血管源性增生，进而导致血管生长、融合。最近的免疫生化研究发现海绵状血管畸形的血管壁相对脆弱和不成熟，并发现血管壁上有活动性血管增生性受体存在。众所周知，CT 和 MRI 平扫加增强可以诊断，在此就不再赘述。在 MRI 上应予以鉴别的疾病有隐匿性动静脉畸形、微小的动静脉畸形、出血性肿瘤及胶质瘤病等。海绵状血管畸形的 DSA 检查多为阴性,故一般不建议行 DSA 检查,除非怀疑伴有静脉畸形(图 2-9-12)。

六、脑(软脑膜)动静脉畸形和软脑膜动静脉瘘

脑动静脉畸形(即软脑膜动静脉畸形)为软膜下

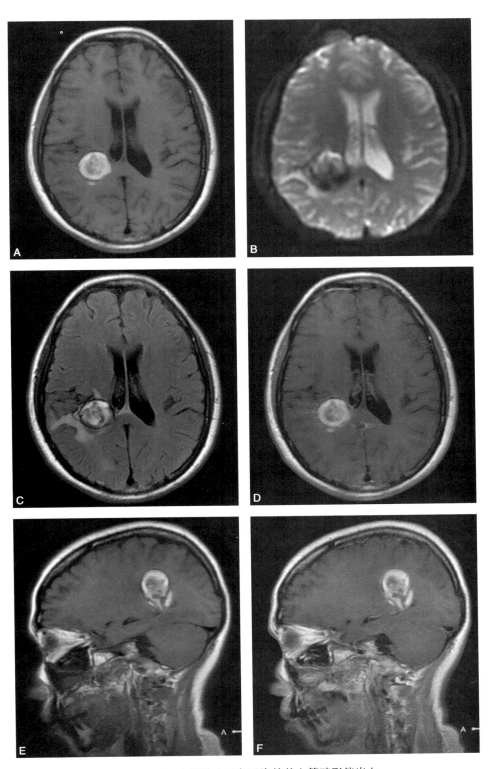

图 2-9-12　右侧脑室三角区海绵状血管畸形伴出血
A、E:MRI 横断位、矢状位 T₁WI 示病灶呈外高内低信号;B、C:MRI 横断位 T₂WI、FLAIR 示病灶内见迂曲小条状影,周围水肿;D、F:MRI 横断位、矢状位 T₁WI 增强示病灶周边迂曲强化血管影

腔病变。在人群中的发病率为 0.2%~0.8%。软脑膜动静脉瘘只占分流性脑动静脉畸形的 2%~3%。二者均为进行性发展的病灶。脑动静脉畸形最重要和最常见的表现是病灶邻近的脑实质内出血,可伴有蛛网膜下腔出血和脑室出血,而单独以蛛网膜下腔出血和脑室出血为表现则较少见。未经治疗的病灶,其年出血率为 2%~4%,其致病率和致死率之和为 10%~50%。致死性出血的年发生率约为 1%,而首次出血的死亡率则高达 10% 左右。DSA 诊断特征为畸形团、增粗的供血动脉和早现的引流静脉,其中早现的引流静脉在诊断小的动静脉畸形时尤为关键。关于二者特别是脑动静脉畸形的临床表现、血管构筑学、出血因素的研究、脑动静脉畸形的分级、治疗方案的制定、栓塞治疗的原则都已经较为成熟。值得一提的是单独应用 NBCA 或 ONYX 栓塞技术解剖治愈脑动静脉畸形的概率仍很低。且在栓塞较大的动静脉畸形(直径>6mm)时效果欠佳(单靠栓塞几乎不能治愈),出血并发症机会较多,故临床上往往以能缓解癫痫等症状为栓塞目的,或栓塞到一定程度后行立体定向治疗。

七、硬脑膜动静脉瘘(硬脑膜动静脉畸形)

硬脑膜动静脉瘘与脑动静脉畸形和软脑膜动静脉瘘最大不同之处在于它是一种好发于中年及中年以后的获得性疾病而不是像后二者一样是先天性疾病。其最根本的病理解剖是发生于硬脑膜壁(内外两层硬膜之间)的微小的动静脉交通(常常多发),占颅内动静脉分流性畸形的 10%~15%。最好发于乙状窦和横窦及海绵窦。约 95% 为脑膜动脉供血。该病的发生常与外伤、外科手术、感染、某些疾病(如 Osler-Weber-Rendu 病/遗传性出血性毛细血管扩张症/HHT)有关。确切病因尚不清楚。以前有学者认为该病系静脉窦血栓形成改变了局部的血流动力学以致原有的生理性动静脉分流转变成病理性动静脉分流,但一直缺乏有说服力的证据。1995 年 Chalopka 等提出各种诱因刺激硬膜内血管增生进而形成硬脑膜动静脉瘘的学说,亦有待于证实。其分型不太统一。主要有解剖部位分型(横窦/海绵窦/乙状窦硬脑膜AVF)、Djingdian 分型(分四型:Ⅰ 型,引流到静脉窦或脑膜静脉。Ⅱ 型,引流到静脉窦,伴有相邻静脉窦或皮层静脉反流。Ⅲ 型,直接引流到皮层静脉进而逆流到脑静脉。Ⅳ 型,直接引流到静脉湖/静脉扩张)、Cognard 分型(Djingdian 分型的修改版)分五型:Ⅰ 型,顺行引流到静脉窦或硬脑膜静脉,为良性进展型。Ⅱ 型,引流到静脉窦,伴有异常反流。Ⅱa,伴有静脉窦反流;Ⅱb,伴有皮层静脉反流,20% 有颅内压增高;Ⅱa+b,伴有静脉窦及皮层静脉反流,有 10% 的颅内出

血。Ⅲ 型,直接引流到皮层静脉但不伴有静脉扩张,40% 有颅内出血。Ⅳ 型,直接引流到皮层静脉伴有静脉扩张(直径大于 5mm 且三倍于引流静脉),65% 有颅内出血。Ⅴ 型(ER2-9-11),伴有脊髓静脉引流,其中 50% 有脊髓变性。临床症状主要有颅内杂音、头痛、颅内压增高、蛛网膜下腔出血、CNS 功能障碍、癫痫、交通性脑积水、脊髓功能障碍及其他如心脏功能受损等。小儿动静脉瘘常有高流量、静脉湖、心功能不全、皮层萎缩,且预后较差,死亡率可达 67%。以 Cognard 分型方法最为常用。其诊断仍以 DSA 为主,其他方法如 CT、MRI、MRA 等敏感性和特异性均较低。有关硬脑膜动静脉瘘的治疗,仍是个较为棘手的问题,特别是多供血多瘘口者。目前较为有效的方法为在避开危险吻合,栓塞主供血动脉减缓瘘口血流量的情况下,经静脉多材料(如先填塞弹簧圈再打胶)填塞静脉窦治疗;在经静脉途径栓塞不理想时加用动脉栓塞及术后压颈综合治疗。对于有脊髓静脉引流者,往往需急诊栓塞瘘口,以免由于脊髓静脉高压造成脊髓不可逆的损伤。

ER2-9-11　天幕动静脉瘘

八、颈动脉海绵窦瘘

直接颈动脉海绵窦瘘(carotid-cavernous fistula,CCF)有典型的征象和临床症状。由于大多数颈动脉海绵窦瘘的瘘口位于硬脑膜壁,故大多数属于硬脑膜动静脉瘘。Barrow 将其分为四型:A 型,颈内动脉主干直接与海绵窦交通。本型多有外伤史,故又被称为外伤性颈动脉海绵窦瘘(TCCF),偶因颈内动脉海绵窦段囊状动脉瘤破裂引起;B 型,供血动脉为颈内动脉的脑膜支,包括脑膜垂体干和海绵窦下外侧干;C 型,供血动脉为颈外动脉,常为颈外动脉的分支如脑膜中动脉、咽升动脉、脑膜副动脉和枕动脉的神经脑膜支;D 型,既有颈内动脉供血又有颈外动脉供血。有必要澄清的一点是,Barrow 的这一分型是针对海绵窦区的动静脉瘘来分的。由于直接颈动脉海绵窦瘘在诊断和治疗上有独到之处(如在诊断其瘘口的位置时常常压迫患侧颈内动脉行椎动脉造影,在治疗时多用球囊闭塞瘘口即可治愈),故临床上所说的颈动脉海绵窦瘘(CCF)一般特指直接颈动脉海绵窦瘘。而 Barrow B、C、D 型则被直接归于颅内硬脑膜动静脉瘘。因此,这一分型在临床上已渐被弃用。

九、Galen 畸形

Galen 畸形常见于新生儿和婴幼儿。其临床和 DSA 表现亦有典型特征。其分型有 Yasargil 分型：Ⅰ型为脉络膜动脉与 Galen 静脉直接交通。Ⅱ型为穿丘动脉与 Galen 静脉直接交通。同时拥有Ⅰ型和Ⅱ型特征的为Ⅲ型。Ⅳ型实际上是以 Galen 静脉为主要引流静脉的被盖和间脑的 AVM。另一分型为 Mickle-Quisling 分型：Ⅰ型为脉络膜动脉与 Galen 静脉直接交通。Ⅱ型实际上是以丘脑上静脉和 Galen 静脉为引流静脉的深部的 AVMs[位于丘脑和/或下丘脑]。Ⅲ型以复杂的供血动脉（包括脉络膜前动脉、脉络膜后动脉和大脑前动脉的末梢分支）为特征，本型常伴有早期心力衰竭。目前较常用的分型为 Lasjaunias 分型：Galen 动脉瘤样畸形（vein of Galen aneurysmal malformations，VGAM）和 Galen 动脉瘤样扩张（vein of Galen aneurysmal dilations，VGAD）。该分型的最大优点是以胚胎发育和临床治疗相结合的角度为出发点。

通过分析 VGAM 的血管造影解剖，联系脑血管的胚胎学发展，Raybaud 等于 1989 年得出结论认为：VGAM 发生于胚胎第 6 周至第 11 周、Willis 环形成后，被认为是原始的脉络膜血管与 Markowski 前脑内侧静脉（median vein of prosencephalon，MVP）的直接交通。因此，VGAM 位于脉络裂内，属于蛛网膜下腔病变，不像脑动静脉畸形（即软脑膜动静脉畸形）为软膜下腔病变。MVP 是大脑大静脉即 Galen 静脉的前体，实际上是硬脑膜的反折。MVP 并不像 Galen 静脉那样引流正常的神经组织，也不与正常脑静脉交通。这种异常的动静脉交通限制了胚胎静脉的进化，这样也就阻碍了 Galen 静脉的形成。VGAM 分两型：脉络模型和壁型。脉络模型 VGAM 的特点是瘘口位于 MVP 的前方，供血动脉多为双侧脉络膜血管、胼周血管、丘脑穿通支及深部中脑血管。其复杂的供血动脉呈团状，很像真的动静脉畸形（ER2-9-12）。该型 VGAM 多见于新生儿，心力衰竭多严重；相反，壁型 VGAM 的瘘口位于 MVP 的外侧壁，供血动脉较少，为较典型的动静脉瘘（ER2-9-13）。该型多见于婴儿，心力衰竭多较轻。两型 VGAM 中，MVP 的流出道常为大脑镰的异常静脉窦。多数患者有直窦的缺如、萎缩或发育异常。

ER2-9-12 脉络膜型 VGAM

ER2-9-13 壁型 VGAM

由于其血管造影形态的相似，VGAD 常与 VGAM 联系在一起并混淆。VGAD 的本质是脑动静脉畸形或硬脑膜动静脉瘘，只不过其引流静脉是 Galen 静脉且 Galen 静脉呈瘤样扩张。由于 VGAD 的引流静脉是发育成熟的 Galen 静脉，因此，Galen 静脉不仅引流畸形团或瘘，还引流正常的脑组织。不像 VGAM 的引流静脉是保留下来的原始胚胎静脉、只引流畸形团或瘘，不引流正常脑组织的血液。

十、脊髓血管畸形的影像学诊断

脊髓血管畸形一般分为髓内动静脉畸形（intramedullary arteriovenous malformations）、髓周动静脉瘘（perimedullary arteriovenous fistular，PMAVF）和硬脊膜动静脉瘘（spinal dural arteriovenous fistulae，SDAVF）。脊髓血管畸形单独提出并分类的原因是它与脑的血管畸形在诊断和治疗上有明显的区别。

髓内动静脉畸形（ER2-9-14）发病年龄平均 20 岁。好发于颈膨大和腰膨大。畸形团位于或大部分位于脊髓实质内。其供血动脉为脊髓前动脉及其分支，脊髓后动脉也经常同时参与供血。其引流静脉常同时向脊髓前、后静脉引流。但畸形团并非总位于脊髓实质内，可部分位于脊髓实质外的前内侧沟内。最典型的临床症状为畸形团破裂出血（髓内出血或蛛网膜下腔出血），如不加以治疗，则有再出血倾向。其临床症状亦可源于脊髓引流静脉长而迂曲造成脊髓静脉高压引起脊髓水肿、占位效应或因瘘口较大造成脊髓盗血。可表现为突发的进行性肢体功能障碍，约半数可同时伴有瘫痪或根性疼痛。

PMAVF（ER2-9-15）是脊髓外的软膜动脉与静脉的直接交通，常常是脊髓前动脉或脊髓后动脉与相应的静脉直接沟通。髓周瘘常伴有动脉瘤或静脉瘤样扩张。又可分为Ⅰ（单瘘口低流量）、Ⅱ（单瘘口高流量）、Ⅲ（多瘘口高流量）型。常见于 14~42 岁。主要临床症状亦多为出血。亦可源于盗血造成的脊髓缺血或因脊髓引流静脉长而迂曲造成脊髓静脉高压引起脊髓水肿（多见于Ⅰ型）。病程进展 7~9 年可发展为截瘫。为进行性加重的不对称根-脊髓综合征。

SDAVF 是脊髓血管畸形中最常见的一种，几乎占所有脊髓血管畸形的 80%。男女比例 7:1，40 岁以上多发。其瘘口位于硬脊膜内、外层和内层硬脊膜之间,常靠近椎间孔的神经根,是根动脉的硬脊膜支与根髓静脉之间的直接交通。SDAVF 好发于中胸段到骶段。主要临床症状源于脊髓静脉高压引起的脊髓水肿和坏死。开始表现为单一的感觉、运动或括约肌功能障碍。为自下而上的感觉、运动功能障碍和性功能障碍,2~4 年发展为截瘫。颈髓交界处 SDAVF 易出血,约 60% 的有出血;其他部位的 SDAVF 不易出血或几乎不出血。颈髓交界处 SDAVF 常有占位效应。常由扩张的引流静脉球压迫引起。原因可能是:颈髓交界处经常活动且活动度大,经常造成一过性静脉阻塞;此处为脑脊液压力变化最明显之处;此部位有一定的空间使静脉有扩张的余地。SDAVF 的 MRI 诊断有两大要点:①髓周(一般为脊髓前后)血管流空信号;②脊髓水肿。若脊髓水肿较重而髓周血管流空信号不明显时常被误诊为脊髓的脱髓鞘病变。此时一定不要忘记脊髓血管畸形,特别是 SDAVF,因 SDAVF 占所有脊髓血管畸形的 80% 以上。对于 40 岁以上的出现双下肢由远至近的进行性功能障碍或有间歇性跛行的患者,若 MRI 有以上两点的典型表现,更要想到 SDAVF。脊髓血管造影是诊断 SDAVF 的金标准。其典型的影像特征是在神经孔处有血流较慢的动静脉瘘的瘘口存在(ER2-9-16),由来于腰动脉、肋间动脉、髂内动脉的硬脊膜支供血,引流静脉常通过一条根静脉向脊髓表面引流。脊髓表面的引流静脉迂曲、扩张,在髓前或髓后向颅内或马尾引流,而且有明显滞留。

ER2-9-14 左侧 T$_9$ 肋间动脉造影显示脊髓前动脉供血的髓内动静脉畸形

ER2-9-15 右侧 T$_{10}$ 肋间动脉造影显示髓周动静脉瘘

ER2-9-16 左侧 T$_{12}$ 肋间动脉造影显示硬脊膜动静脉瘘

第六节 颅内动脉瘤

【概述】

颅内动脉瘤(intracranial aneurysm)可分为囊形动脉瘤(saccular aneurysm)和梭形动脉瘤(fusiform aneurysm),囊形多见。在病理上,囊形动脉瘤的载瘤动脉常有粥样硬化,管内膜相对完整,但内弹力膜和中膜在瘤颈处变薄、消失(ER2-9-17)。呈囊状膨出的动脉瘤壁薄弱,仅由血管内膜和外膜构成,易破裂出血。瘤壁或瘤腔内常有血栓形成并常有钙化。目前认为囊形动脉瘤形成的主要原因是血流压力、冲击和异常血流动力学形成的剪力损伤,使颅内较大动脉尤其是

ER2-9-17 颅内囊形动脉瘤

动脉分歧处管壁发生变性,形成局部囊状膨出。其他原因如创伤、感染以及 AVM 中高流量血流冲击等,也可造成局部血管壁损伤而致囊形动脉瘤形成。颅内动脉先天发育异常时,囊形动脉瘤的发生率较高。颅内囊形动脉瘤的好发部位为脑底动脉环和大脑中动脉分歧处(图 2-9-13)。约 90% 起自颈内动脉系统(图 2-9-14、图 2-9-15),其中起自前交通动脉者约占 30%~

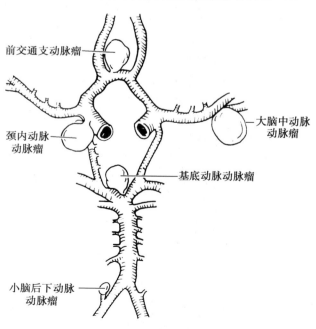

图 2-9-13 颅内囊形动脉瘤的好发部位
约 90% 发生于颈内动脉系统,约 10% 发生于椎-基底动脉系统

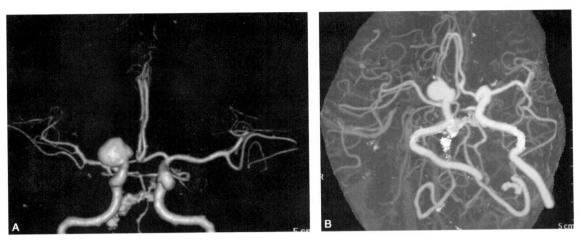

图 2-9-14　右侧颈内动脉海绵窦段囊性动脉瘤

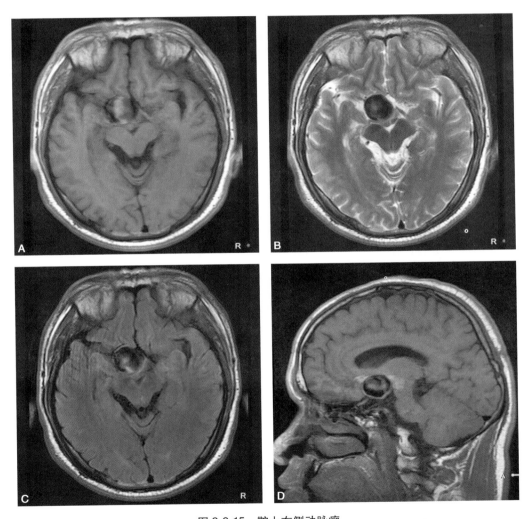

图 2-9-15　鞍上右侧动脉瘤

MRI 横断位 $T_1WI(A)$、$T_2WI(B)$、FLAIR(C) 及矢状位 $T_1WI(D)$ 示鞍上右侧类圆形低、高混杂信号灶,边界清楚

35%,起自后交通动脉起始处及附近颈内动脉者约占20%;约10%起自椎-基底动脉系统,其中起自基底动脉分歧处者约占5%。约1/5的病例为多发,且多见于女性。在临床上,囊形动脉瘤未破裂时常无症状,部分病例可有癫痫、头痛、脑神经压迫症状以及由于血栓形成引起的脑缺血或脑梗死症状。破裂出血则出现蛛网膜下腔出血、脑内血肿相应症状。临床出现症状的年龄多在40~60岁。梭形动脉瘤又称为动脉粥样硬化性动脉瘤(atherosclerotic aneurysm),系严重的动脉粥样硬化所致局部动脉血管梭形扩张,腔内常有血栓形成。多见于老年人。好发于椎-基底动脉系统。临床上也可引起脑神经受压症状或因血栓形成而引起脑干梗死。

【影像学表现】

平片:诊断价值有限。偶可见到囊形动脉瘤壁钙化,呈有缺口的环状,或似马蹄铁,缺口相当于瘤颈处,称动脉瘤窗,多见于蝶鞍附近,可表现为鞍旁占位病变。邻近颅底骨的动脉瘤可表现有骨吸收破坏征象。

气脑与脑室造影:无诊断价值。

脑血管造影:为诊断动脉瘤的主要方法。

检查目的在于确定动脉瘤的位置、大小、形态、数目、与载瘤动脉的关系以及脑血液循环情况等,动脉瘤破裂出血时还应注意识别出破裂出血的动脉瘤。完整的脑血管造影检查应当使用数字减影血管造影观察全部颅内循环,包括前、后交通动脉和两侧小脑后下动脉。摄影位置应包括标准正位、侧位以及斜位和颏顶位。摄影位置不够或期相不全均可造成漏诊。

无血栓的囊形动脉瘤的直接表现为起自动脉血管壁或动脉血管分歧处的囊袋状对比剂充盈影,有蒂即瘤颈与载瘤动脉相通,轮廓光滑,大的动脉瘤可呈不整形。部分血栓化的囊形动脉瘤可表现为瘤体内充盈缺损,也可呈网状或密度不均。完全血栓化的动脉瘤则不能显影而表现正常。梭形动脉瘤形态常不规则迂曲、扩张而无瘤颈,腔内血流缓慢、紊乱。

CT:普通低分辨力CT扫描发现未破裂的动脉瘤机会较少,高分辨力薄层CT扫描有可能发现直径≥0.3~0.5cm的动脉瘤。囊形动脉瘤未破裂时的CT表现与瘤腔内有无血栓有关:①无血栓的囊形动脉瘤平扫表现为圆形等或稍高密度病灶,边界清楚,增强扫描呈明显均一强化;②部分血栓化的囊形动脉瘤平扫可呈不均匀等或稍高密度灶,增强扫描瘤壁和常为偏心的残余瘤腔明显强化,而附壁血栓不强化,形成靶征(target sign),具有特征性;③完全血栓化的动脉瘤平扫可呈等密度,无强化。囊形动脉瘤瘤壁可有点状或弧线状钙化,血栓钙化常呈斑点状。梭形动脉瘤在

CT上可表现为病变血管明显迂曲、扩张,瘤壁常有钙化,无血栓形成时因明显强化而显示更清楚。囊形及梭形动脉瘤均无周围脑水肿,但瘤体大者可有占位表现。

MRI:未破裂的囊形动脉瘤信号表现与动脉瘤内血流速度、有无血栓形成以及血栓形成时间长短有关。无血栓的动脉瘤在T_1、T_2像上均呈无信号流空影,具有特征性;有紊流(turbulent flow)存在时,信号不均质;有慢血流时出现等或高信号(等或短T_1)。有血栓形成或完全血栓化的动脉瘤多呈环形层状排列的高、低相间的混杂信号,系瘤壁内反复出血或血栓逐层形成所致。其中亚急性期血栓在T_1、T_2像上均呈高信号影(短T_1、长T_2),慢性期血栓的含铁血黄素沉着呈瘤周及壁内黑环影,较具特征性。未完全血栓化的囊形动脉瘤还可见到残余瘤腔内无信号流空影。梭形动脉瘤在MRI轴位、矢状位、冠状位像上可直接显示出病变血管迂曲、扩张且无瘤颈的特征。MRI发现动脉瘤、显示动脉瘤的形态和结构均优于CT,但显示钙化不如CT。MRA可以类似脑血管造影的形式显示出中等大小、甚至较小的动脉瘤,且无创。

颅内动脉瘤破裂出血的影像学表现见本章第四节相关内容。

【诊断与鉴别诊断】

根据病变位置、CT或MRI特征性表现可做出诊断。MRI比CT更敏感、可靠。鞍区附近的动脉瘤有时需与鞍区肿瘤如垂体瘤、颅咽管瘤和脑膜瘤鉴别,根据增强前后影像学表现并结合临床,常能鉴别。脑血管造影是诊断颅内动脉瘤最可靠且不可缺少的检查步骤,优于CT及MRI,但完全血栓化的动脉瘤脑血管造影不能显示而CT、MRI可显示。此外,脑血管造影不能显示血管及瘤腔外的改变,故应配合应用上述检查方法。

第七节　烟　雾　病

烟雾病(moyamoya disease)是以颈内动脉虹吸及大脑前、中动脉近侧段进行性狭窄或闭塞伴脑实质和脑膜广泛侧支循环形成为特征的血管性疾病。病因不明。1956年由日本学者首先报道,国人也不少见。病理改变主要表现为受累动脉纤维组织增生而致内膜增厚,内弹力膜部分或全部缺如,管腔狭窄、闭塞。主要累及颈内动脉虹吸及大脑前、中动脉近侧段,基底动脉也可受累。脑底穿支动脉扩张形成异常血管网,软脑膜、蛛网膜及硬脑膜也有扩张迂曲的血管,形成广泛侧支循环。异常血管网的管壁菲薄而脆弱,容易破裂出血。本病常于儿童或青春期发病,也可见于

成人。临床多表现为反复发作脑缺血、梗死以及脑实质内、脑室内和蛛网膜下腔出血。

【影像学表现】

平片、气脑及脑室造影无诊断价值。

脑血管造影：是诊断本病的主要方法。主要表现为颈内动脉虹吸及大脑前、中动脉近侧段明显狭窄或闭塞，基底动脉或大脑后动脉也可受累。由多数扩张的豆纹动脉和丘脑穿支动脉以及软脑膜、蛛网膜、硬脑膜侧支血管形成的异常血管网轮廓不清，如同喷出的烟雾状，也因此表现而得名。

CT平扫：下述改变可单独或合并出现：①脑萎缩，多见于两侧额叶，表现为外侧裂、纵裂前部、额叶脑沟增宽和侧脑室前角扩大；②脑梗死，多表现为基底节区及额、颞叶局限性低密度灶；③脑出血，多见于额叶，形态不规则形，可破入脑室，也可发生蛛网膜下腔出血；④软化灶。

CT增强扫描：高分辨力CT可显示脑底动脉环及大脑前、中动脉近侧段变细、显影不良或不显影。有时可见到基底节区、侧脑室室管膜下和脑表面出现点状、弧线状细小血管影，为侧支循环血管。

MRI：可直接显示颈内动脉虹吸和大脑前、中动脉近侧段血管流空影细小、消失，基底节区、侧脑室室管膜下出现多数异常扩张的穿支动脉流空影，为异常血管网。同时可有脑梗死、脑出血、脑萎缩及脑软化表现。MRA可直接显示受累动脉狭窄、闭塞。

【诊断与鉴别诊断】

CT常能显示脑梗死、脑出血、脑萎缩及软化灶等继发改变，结合临床常可提示诊断，但直接显示动脉狭窄、闭塞及异常血管网的机会少。MRI可显示受累动脉狭窄、闭塞及基底节区、侧脑室室管膜下异常扩张的穿支血管。但诊断常需脑血管造影证实。异常侧支循环血管网并非本病特征性改变，任何慢性进行性颅内动脉闭塞性疾病均可出现，本病则同时有颈内动脉虹吸及大脑前、中动脉近侧段的进行性狭窄、闭塞。

（张晓龙　周林江　于铁链　戴建平
高培毅　吴天）

第十章

脑先天畸形、发育障碍和新生儿疾病

第一节　脑先天发育异常

先天性颅脑发育畸形是出生时即存在的一类疾病,病因复杂,约60%原因不明,40%为遗传、环境因素所致。分类方法多,其中以Demyer分类应用最广,将畸形分为两类:器官源性和组织源性,前者按解剖结构分类,后者则按细胞结构分类,在此参照该分类略加改动如下(表2-10-1)。

表2-10-1　先天性颅脑发育畸形分类

器官形成障碍
　神经管闭合畸形
　　颅裂-脑膨出
　　　脑膜膨出
　　　无脑畸形
　　胼胝体发育异常
　　Arnold-Chiari综合征
　　Dandy-Walker综合征
　憩室畸形
　　视-隔发育不良
　　前脑无裂畸形
　神经元移行异常
　　无脑回畸形
　　巨脑回畸形
　　多小脑回畸形
　　脑裂畸形
　　灰质异位
　　半巨脑畸形
　体积异常
　　脑小畸形
　　巨脑症
　破坏性病变
　　脑穿通畸形
　　积水性无脑畸形
组织发生障碍
　神经皮肤综合征
　　结节性硬化
　　Sturge-Weber综合征
　　神经纤维瘤病
　　小脑视网膜血管瘤病
　血管性畸形
　先天性肿瘤

一、神经管闭合畸形

(一)胼胝体发育异常

【概述】

胼胝体发育异常(dysgenesis of the corpus callosum,DCC)大多呈散发性,胼胝体部分或全部发育不全往往伴有中枢神经系统的其他畸形。胼胝体部分缺失时,先形成的部分存在,后形成的部分缺失,膝部往往都存在,或与体部共存,而压部、嘴部缺失。临床上单纯胼胝体发育不良可无任何症状,症状与伴发畸形有关,轻者视觉或交叉触觉定位障碍,重者智力低下、癫痫、小头畸形。部分患者有下丘脑功能不全。

【影像学表现】

1. CT　①大脑半球纵裂前部向后靠近第三脑室前壁,为胼胝体嘴部缺如表现,无论胼胝体发育不全或缺如均累及嘴部,故此征象最常见;②两侧脑室前角分离,变平直,呈倒"八"字形或呈新月形,两侧室间孔扩大,室间孔间距增宽,为胼胝体膝部缺如;③两侧侧脑室扩大,体部互相分开、平行,或侧脑室体部脉络丛轴线间夹角变小,第三脑室扩大,上移至分离的两侧侧脑室之间;④两侧侧脑室三角区和后角不成比例的扩大,可由胼胝体压部缺如。

2. MRI　①矢状中线切面,直接显示胼胝体缺如,部分缺如;可见半球间脑回放射状指向第三脑室;②冠状位,胼胝体完全缺如可见双前角呈新月形,狭小而远离,内侧凹陷,外侧角变尖,侧脑室体成牛角形,颞角扩大,第三脑室扩大且上升,位于侧脑室间。

胼胝体发育异常常合并其他脑发育畸形,如胼胝体脂肪瘤(部分可伸入双侧侧脑室体内,周边可有钙化)、半球间裂蛛网膜囊肿、Chiari畸形、Dandy-Walker综合征、灰质异位、小头畸形等(图2-10-1)。

【诊断与鉴别诊断】

典型的胼胝体发育异常一般不难诊断,需要与以下疾病鉴别:①脑室周白质软化(PVL)后期,同样可见体部与三角区扩大,但附近白质明显减少;②HIE、

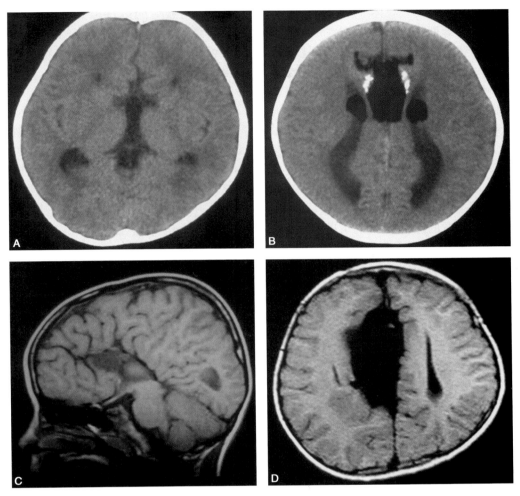

图 2-10-1 胼胝体缺如

A. CT 平扫示两侧脑室前角分离,呈倒"八"字形,室间孔间距增宽,大脑半球间纵裂向后达第三脑室前壁; B. 胼胝体发育不全合并半球间裂脂肪瘤。CT 平扫示双侧脑室体部扩大,相互分开呈平行状,半球间大块脂肪密度影,并伸入相邻的皮层沟和双侧侧脑室内,双侧边缘见钙化;C. 胼胝体缺如。MRI 正中矢状位 T_1 加权,胼胝体缺如,半球间脑回放射状指向第三脑室;D. 胼胝体缺如伴纵裂蛛网膜囊肿。MRI 轴位 T_1 加权,两侧侧脑室体部互相分开、平行,纵裂内脑脊液样低信号的蛛网膜囊肿

外伤等引起的胼胝体破坏,胼胝体可变薄,但不缩短;③胼胝体发育不全合并半球间裂囊肿时需与前脑无裂畸形的背侧囊肿鉴别,前脑无裂畸形没有正常的大脑镰结构,丘脑呈融合状,往往伴有面部畸形,而胼胝体发育不全丘脑明显分离,并有其他典型表现。

(二) 阿诺尔德-基亚里综合征

阿诺尔德-基亚里综合征(Arnold-Chiari syndrome)又称小脑扁桃体延髓联合畸形或 Chiari 畸形。分型及诊断标准目前尚未完全统一,有作者分四型,也有分三型。分四型如下:①Chiari Ⅰ畸形:最常见的类型,小脑扁桃体下移经枕骨大孔疝入颈部上段椎管内,可伴延髓轻度前下移位,拉长,第四脑室不下移,常伴脑积水、颈段脊髓空洞症、颅颈部骨骼畸形;②Chiari Ⅱ畸形:小脑扁桃体与小脑蚓部同时下移疝入颈部上段椎管内、第四脑室变长下移,部分或全部

进入颈椎管内,常伴有脑桥、延髓下移、脑膜膨出及颅颈部骨骼畸形,几乎出生时均存在脊髓脊膜膨出,可合并脑积水、脊髓空洞症;③Chiari Ⅲ畸形:最严重的一型,多见于新生儿或婴儿,为Ⅱ型伴有枕部或颈部脑或脊髓膨出,常合并脑积水;④Chiari Ⅳ畸形:罕见,为严重小脑发育不全或缺如,脑干发育小,后颅凹扩大,充满脑脊液,但不向下膨出,有作者认为该型归类于小脑发育不良似更合适。传统放射学依靠碘水椎管造影及脑池造影,检出甚少,CT 因颅颈部骨伪影,对该病诊断也较困难,而 MRI 能显示各种改变与伴发畸形。

1. Chiari Ⅰ畸形

【概述】

Chiari Ⅰ畸形(Chiari Ⅰ malformation)为 Chiari 畸形中最常见类型,临床表现最轻,多见于大龄儿童和

成人。其特征性表现为小脑扁桃体下疝,下端越过枕大孔水平 5mm 即可诊断(正常 <3mm,3～5mm 为可疑)。第四脑室位置、形态正常,延髓位置、形态正常或轻度下移。常合并脊髓空洞症、脑积水、颅颈交界区骨骼畸形。MRI 为首选方法,MRI 比 CT 能更好的显示其病理改变与伴发畸形。临床上多见于大龄儿童和成人,可无症状,或有轻度运动感觉障碍和小脑症状。Chiari Ⅰ型往往成年才出现症状、体征,早期诊断对患者预后很重要,尤其在未出现症状及并发症前,及时手术矫正或枕部减压效果较好;Chiari Ⅰ型并发脊髓空洞症时临床上多出现感觉障碍、肢体乏力、肢体肌肉萎缩等较严重的症状,且随病情进展逐渐加重,预后较差。

【影像学表现】

(1) CT:小脑扁桃体下移在 CT 横断面上难以显示,可行碘水作椎管造影和脑池造影后 CT 扫描,可见小脑扁桃体下疝于上颈部椎管腔内,并可作矢状面重建图像,显示下疝程度。脊髓空洞症 CT 平扫显示脊髓中央圆形液性低密度影,碘水椎管和脑池造影延迟扫描(6～10h)可显示高密度的造影剂进入空洞内。

(2) MRI:矢状位小脑扁桃体下端变尖呈舌形,由枕骨大孔向下疝入椎管内超过 5mm,一般无延髓及第四脑室变形、下疝,可合并脊髓空洞症,多数限于颈段,见髓内管状扩张影,信号一般均匀且与脑脊液相仿呈 T_1WI 低信号、T_2WI 高信号,部分 T_2WI 高信号空洞中可见梭形或斑片状低信号,为脑脊液流空现象(图 2-10-2)。部分矢状位可见空洞内有间隔,空洞呈多房性,轴位可见空洞内纵行分隔。冠状位并可显示

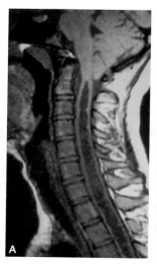
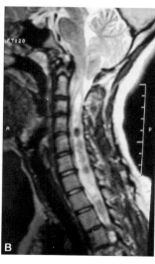

图 2-10-2　Chiari Ⅰ畸形伴脊髓空洞症

颈椎正中矢状位,MRI T_1WI(A)与 T_2WI(B)加权示小脑扁桃体下端变尖呈舌形,疝入上颈段椎管内,第四脑室无变化,颈段脊髓中央 T_1 低信号,T_2 高信号,其间见低信号流空

扁桃体不对称性下移。MRI 轴位 T_1WI 有利于小的裂隙样空洞,空洞内纵行分隔及空洞与蛛网膜下腔的交通。可合并脑积水、颅颈交界区畸形如颅底凹陷、寰枕融合畸形、寰椎枕化等。

【诊断与鉴别诊断】

需与以下鉴别:①小脑扁桃体疝入枕大孔下方 5mm 以内时,应注意除外颅内高压所致暂时性扁桃体低位;②与颅内占位性病变合并扁桃体枕大孔疝鉴别,前者扁桃体呈舌形,常合并其他多种畸形,后者扁桃体呈锥状下移,且颅内伴占位性病变;③与 Chiari Ⅱ畸形鉴别:延髓与第四脑室变形与下疝,几乎出生时均伴脊髓脊膜膨出。

2. Chiari Ⅱ畸形

【概述】

Chiari Ⅱ畸形(Chiari Ⅱ malformation)多见于新生儿或婴幼儿,几乎出生时均存在脊髓脊膜膨出。小脑扁桃体与小脑蚓部、延髓或第四脑室下移疝入颈部上段椎管内,第四脑室延长、变形,延髓变长下移,颈髓扭曲下疝与上颈髓重叠,延、颈髓交界处形成特征性扭曲,后颅凹狭小,天幕发育不良、低位,常合并中脑导水管狭窄、脑积水、脊髓空洞症。MRI 为首选方法。多见于新生儿或婴幼儿,临床常有发育迟缓、癫痫、呼吸暂停,下肢运动感觉障碍和小脑症状。Chiari Ⅱ畸形临床上较严重,并发症多,病情进展快,往往未成年即死亡。

【影像学表现】

(1) CT:扁桃体下移改变,CT 横断面难以显示,作碘水脑池 CT 扫描,显示小脑扁桃体位于上颈部椎管腔内。

(2) MRI:小脑扁桃体、下蚓部与第四脑室下移并疝入椎管,第四脑室变小并向下延长,疝入颈部的第四脑室远端扩张可呈泪滴状,第三脑室增大,中间块粗大,中脑导水管狭窄。延髓变长下移,扭曲,延颈髓交界处背侧常呈粗节状。后颅凹小而浅,横窦与窦汇低位,枕大孔异常扩大。中脑导水管狭窄,中脑顶盖向后下突出呈鸟嘴样变。脑半球部分向前外延伸,包绕脑干下部。大脑镰与小脑幕发育不良,前者表现为两侧半球间脑回超越中线、相互交错,呈犬牙交错排列,使纵裂呈锯齿状,后者表现为小脑起自外侧低位横窦,常有缺损,形成宽阔的大切迹,小脑上疝可形成蚓部假瘤。大部分伴胼胝体发育不全,侧脑室形态失常,三角区、后角不成比例增大,两侧常不对称。几乎均伴脊髓脊膜膨出。可合并脊髓空洞症,但发生率低于 Chiari Ⅰ畸形(图 2-10-2)。

【诊断与鉴别诊断】

Chiari Ⅰ畸形:第四脑室位置、形态正常,延髓位

置、形态正常或轻度下移但不与颈髓重叠,一般无脊膜脊髓膨出。

（三）丹迪-沃克综合征

【概述】

丹迪-沃克综合征（Dandy-Walker syndrome）又称先天性第四脑室中侧孔闭锁,特点为小脑蚓部不发育或发育不良、后颅窝扩大伴窦汇、横窦及天幕抬高、第四脑室囊样扩张;可合并脑积水、胼胝体发育不良、多小脑回畸形和灰质异位等。Dandy-Walker 变异型:第四脑室上部与小脑上蚓部相对正常,主要是第四脑室下部与小脑下蚓部受累,第四脑室不同程度扩大,后颅凹无明显扩大,脑干不受压,一般无脑积水。病理上丹迪-沃克综合征（Dandy-Walker 综合征）以第四脑室和小脑发育畸形为特点,第四脑室囊样扩张,正中孔大多闭锁,50%一侧或两侧的侧孔开放;小脑蚓部不发育或发育不良,可伴其他颅脑畸形,如胼胝体发育异常、灰质异位、多小脑回畸形等。镜下显示扩张的囊壁由蛛网膜、室管膜细胞及小脑组织构成。临床上多于 2 岁前出现症状,常以脑积水为首发及主要表现,呈前囟膨隆、头围增大,可有颅内压增高症状,可伴发智力发育落后、癫痫、共济失调等,并可合并其他畸形,如脑膨出、并指、心脏畸形等。

【影像学表现】

1. CT　第四脑室与枕大池扩大,并相连,形成巨大脑脊液密度囊肿;小脑蚓部体积变小或缺如,小脑半球缩小,向两侧分离并推向前外侧;脑干明显前移,小脑脑桥角池及第四脑室侧隐窝消失;常伴脑积水;可见其他畸形,如胼胝体发育不良、神经元移行异常等（图 2-10-3）。

2. MRI　明显优于 CT,尤其矢状位可显示小脑

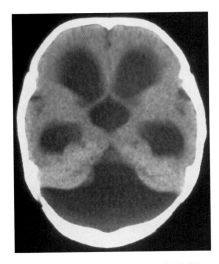

图 2-10-3　Dandy-Walker 综合征
后颅凹囊肿与第四脑室相通,双侧小脑半球缩小,
小脑蚓部缺失,伴脑积水

蚓部、第四脑室、导水管与后颅凹囊肿的关系。可见后颅凹扩大,天幕、窦汇上抬超过人字缝水平,后颅凹巨大囊肿,与扩大第四脑室相连,呈脑脊液信号,小脑蚓部缺如或发育不良,小脑上蚓部向前上移位,进入天幕切迹,小脑后部中间隔缺如,脑干受压、中脑导水管变形,第三脑室、侧脑室扩张。

【诊断与鉴别诊断】

需要与以下疾病鉴别:①后颅凹巨大蛛网膜囊肿:第四脑室不与囊肿相通,受压前移。②巨大枕大池:第四脑室位置正常,无蚓部发育不良,无后颅凹扩大,无颅骨内板受压。③Joubert 综合征:临床表现为周期性呼吸过度、眼运动异常、共济失调、智力迟缓与视网膜发育不良。以小脑蚓部发育不全为特征,小脑蚓部缺失,双侧小脑半球为一脑脊液裂隙分开,第四脑室呈蝙蝠翼状、中脑变形呈磨牙状,第四脑室下部和后方脑池相连呈高脚酒杯状,无后颅凹囊肿,无脑积水（ER2-10-1）。④菱脑联合畸形（rhomboencephalosynapsis）:表现为两侧小脑半球融合,两侧小脑半球之间无"中线裂"存在,而 Dandy-Walker 综合征可见后颅凹异常大的囊性病变,并通常伴发后颅凹的扩大。⑤Dandy-Walker 变异型:第四脑室下部与小脑下蚓部受累,第四脑室不同程度扩大,后颅凹无明显扩大,小脑后部中间隔存在,脑干不受压,一般无脑积水。

ER2-10-1　Joubert 综合征

（四）脑膨出

【概述】

脑膨出（cephalocele）是颅腔内容物经颅骨缺损处疝出颅外的先天性病变,为胚胎 3~4 周时神经管闭合障碍引起。好发于中线部位,颅骨缺损伴颅内物疝出,枕部脑膨出最多见,出生时存在,随哭吵大小可变。病理上:按部位分为 2 类,其中以枕部多见,①颅盖部:又分枕部、顶部、额部;②颅底部:眉间囟部、筛骨部蝶骨部及眶骨部。按膨出的内容物不同分为 4 类:①脑膜膨出,为脑膜与脑脊液疝出颅外;②脑膜脑膨出,为脑组织、脑脊液与脑膜疝出颅外;③脑室脑膨出,除脑组织、脑脊液与脑膜,还有脑室结构;④囊性脑膜脑膨出,指②、③类脑膨出伴脑脊液囊腔。大多产科 B 超或出生时即可发现,突出颅腔外的包块随年龄增长而长大,患儿安静时包块柔软,哭吵时包块张力增高或增大。少数颅底脑膨出常至儿童期或成人

才发现,表现为鼻塞,双眼球向外侧移位,眼距加宽等。颅底脑膨出应与鼻咽部肿块鉴别,避免活检引起事故。可合并其他畸形,常伴智力低下、癫痫等。

【影像学表现】

1. **普通X线检查** 可见软组织肿块与头颅相连,与软组织相连的颅骨见骨质缺损,常位于颅盖的部位中线,X线平片无法分辨膨出的内容物。

2. **CT** 颅骨缺损显示宜用骨窗,必要时加扫薄层。测定CT值,可显示膨出颅外的组织中是否含有脑组织或脑脊液,脑膜膨出膨出物呈脑脊液密度,脑膜脑膨出膨出物有脑组织密度影,局部脑组织、脑室受牵拉、变形,向患侧移位,合并脑室膨出时,脑组织密度影中见脑脊液密度影。对颅底部脑膜脑膨出,以冠状位检查更佳。增强扫描可观察硬膜静脉窦是否进入脑膨出(ER2-10-2)。

ER2-10-2 脑膜膨出

3. **MRI** 对颅骨缺损的分辨不如CT,但可更清晰地分辨膨出物。

【诊断与鉴别诊断】

根据病史、包块的特征和影像学特征诊断并不难,注意与以下疾病鉴别。①颅骨皮样囊肿/表皮样囊肿:垂直于颅骨缺损区的CT薄层扫描,可见弧形受压变薄的颅骨将囊肿与颅腔分开,而脑膨出向颅外膨出的组织与颅内结构相通;②生长性骨折:有外伤后数月或数年后骨折处出现骨缺损区伴脑脊液或颅内组织突出,而脑膨出于出生即可发现;③朗格汉斯细胞组织细胞增生症:颅骨不规则破坏伴软组织肿块,而脑膨出为颅骨缺损;④颅骨膜血窦:为顶部与上矢状窦相通的血窦形成的颅外软组织块,平卧和头低位时增大,直立位时消失,冠状CT可见软组织块下多个小孔状颅骨缺损,增强后强化的上矢状窦血流经小孔状骨缺损至顶部软组织块,呈不均匀强化;⑤颅底脑膨出较复杂,需与肿瘤、息肉、囊肿等鉴别,MRI与普通CT不能确定颅外肿块与颅内关系时,脑池造影CT有助于鉴别。

二、憩室畸形

(一)前脑无裂畸形

【概述】

前脑无裂畸形(holoprosencephaly)为一系列中线

处不同程度的畸形,可累及大脑与面部,脑干与小脑正常,分三种类型:无脑叶型、半脑叶型、脑叶型。大脑半球间裂、大脑镰缺如程度不同或缺失,透明隔缺如,丘脑不同程度融合或分隔良好,脑室不同程度改变:可呈单一脑室,或部分形成枕角和颞角,或侧脑室前角呈方形。病理上:无脑叶型:最严重的形式,多伴严重的中线面部畸形,大脑呈小圆球形,体积小,侧脑室呈单脑室,丘脑融合,无正常发育的大脑镰、胼胝体、半球间裂与透明隔;半脑叶型:中央仍为单脑室,但部分形成枕角与颞角,已有第三脑室,可有原始的大脑镰,但不能完全形成两侧半球,无透明隔,两侧丘脑部分融合;脑叶型:此型最轻,大脑半球与丘脑接近正常,仅额叶前下部的脑灰质和白质仍融合,额叶发育不良,侧脑室前角呈方形,透明隔仍缺如,大脑镰形成良好。临床上无脑叶型大多数是死胎或存活极短,小头,往往伴严重的面部畸形;半脑叶型大于婴儿期死亡,面部畸形较轻,有发育迟缓;脑叶型可存活至成年,但发育迟缓,智力低下。

【影像学表现】

CT与MRI

1. **无脑叶型** 大脑半球间无裂隙,未分裂的脑室呈新月形的单脑室,与背侧一大的囊腔相通,大脑被推移于颅腔的前方呈煎饼状,中线区大脑镰、胼胝体、半球间裂与透明隔缺如,丘脑融合,增强MRA可示中线部位的动、静脉及静脉窦缺如或发育异常。

2. **半脑叶型** 单脑室部分形成枕角与颞角,可有原始的大脑镰,但不能完全形成两侧半球,无透明隔,两侧丘脑部分融合(图2-10-4)。

3. **脑叶型** 大脑镰存在,但前部发育不全,半球间裂较浅,额叶与侧脑室前角发育不全,额角呈方形。

【诊断与鉴别诊断】

影像学表现较特征,易诊断,主要与以下疾病鉴别。①胼胝体发育异常与积水性无脑畸形:这两者有完整大脑镰的存在,而前脑无裂畸形大脑镰与透明隔缺如;②孤立的透明隔缺如:少见的解剖变异,其侧脑室形态正常,而脑叶型前脑无裂畸形侧脑室前角呈方形。

(二)视-隔发育不良

【概述】

视-隔发育不良(septo-optic dysplasia)是罕见的中线结构前部畸形,包括透明隔缺如或发育不良、视神经发育不良、不同程度下丘脑-垂体功能障碍,可伴胼胝体、穹窿柱及漏斗部异常,50%合并脑裂畸形,患者生长迟缓、眼底检查视乳头发育不良、影像学上并发透明隔部分或完全缺如即可诊断。病理上显示透明隔发育不良,不同程度视神经、视交叉与漏斗部发育

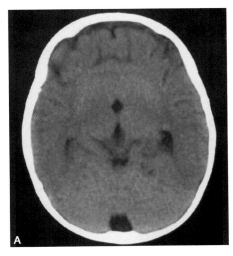
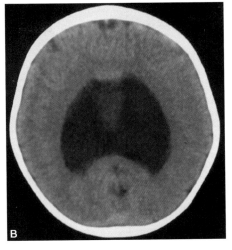

图 2-10-4 半脑叶型前脑无裂畸形

A. CT平扫示大脑镰前部缺如,大脑半球前部未分开,未见透明隔,两基底节前下部相连,两丘脑分裂不全;B.单脑室形成,中线前部两侧侧脑室周白质跨越中线

不良,原始视泡腔、视神经管狭小。临床表现:神经系统:癫痫、低张力、强直;眼部症状:眼球震颤、色盲、视敏度降低,也可为正常视力;眼底检查可见视乳头发育不全;尿崩症及其他下丘脑功能障碍;发育迟缓、身材矮小。

【影像学表现】

CT与MRI:透明隔缺如,两侧脑室前角融合呈方形,侧脑室前角前缘变平;视神经、视交叉细小,视神经管狭窄;垂体发育小,部分呈空蝶鞍,垂体后叶高信号缺如或异位于垂体柄,垂体柄增粗,鞍上池扩大;常可并胼胝体部分或完全缺如,50%伴脑裂畸形(ER2-10-3)。

ER2-10-3 视-隔发育不良

【诊断与鉴别诊断】

主要与单纯的透明隔缺如鉴别,单纯的透明隔缺如多为先天性变异,不伴视神经与视神经管的改变,临床无异常表现。

三、神经元移行异常

神经元移行异常(anomalies of neuronal migration)包括:无脑回畸形、巨脑回畸形、脑裂畸形、灰质异位、多小脑回畸形、半巨脑畸形。可单独存在或并存。临床表现多样,以癫痫最常见。移行异常发生越早,病变越对称,畸形越严重,发生越晚,病变越不对称,畸

形越轻。

(一)无脑回畸形或巨脑回畸形

【概述】

无脑回畸形(agyria, lissencephaly)为神经元移行异常中最严重的类型,大脑半球皮质明显增厚,表面光滑,无脑回结构,大脑半球呈"8"字形。巨脑回畸形(pachygyria)较无脑回畸形轻,脑皮层增厚,脑回宽、扁,脑沟减少,脑白质变薄。大体病理上:无脑回畸形呈大脑表面光滑,无脑回结构,皮层增厚,白质变薄;巨脑回畸形脑回宽、扁,脑皮层增厚,脑皮层内表面光滑,脑白质变薄,多位于额部。镜下:无脑回畸形:大脑皮层分层不完全或不分层,常见不成熟神经细胞;巨脑回畸形:畸形区脑皮层无正常6层结构,只有4层,即分子层、外细胞层、细胞稀疏层和内细胞层。临床上无脑回畸形部分表现为小头畸形、特殊的面部畸形,往往伴有综合征;部分表现为脑积水、视网膜发育不良、肌营养不良;常有严重智力低下、癫痫。巨脑回畸形表现为小头畸形、智力低下、癫痫。无脑回畸形在神经元移行异常中预后最差。

【影像学表现】

CT与MRI

1. **无脑回畸形** 表现为脑表面光滑,脑回、脑沟消失,皮层增厚,白质减少,灰白质呈手指状的正常表现消失,两侧裂变浅,呈凹陷切迹状,大脑呈"8"字形(图2-10-5A)。

2. **巨脑回畸形** 表现为皮质增厚,脑回增宽而扁平,内表面光滑,白质减少,侧裂变浅、增宽,脑室系统扩大,可伴胼胝体发育不良、透明隔缺如(图2-10-5B)。

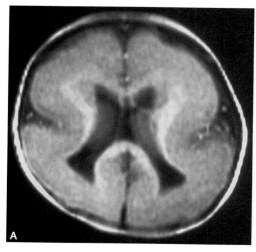
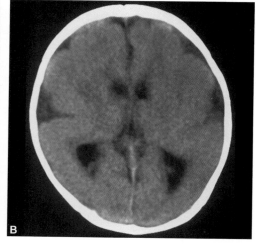

图 2-10-5　无脑回畸形

A. 无脑回畸形:MRI 平扫示双侧大脑半球皮质明显增厚,表面光滑,脑白质减少,两侧侧脑室扩大,外侧裂呈凹陷切迹;B. 巨脑回畸形:CT 平扫示双侧大脑半球皮质明显增厚,脑回宽大,脑沟减少,脑白质减少

【诊断与鉴别诊断】

无脑回/巨脑回与脑萎缩鉴别:脑萎缩脑沟增宽,而巨脑回无脑沟增宽,但巨脑回合并其他畸形也可脑沟或脑裂增宽,但其白质变薄,而脑灰质却增厚,脑萎缩的皮质不增厚。

(二) 脑裂畸形

【概述】

脑裂畸形(schizencephaly)可分为两型:Ⅰ型,即闭唇型脑裂畸形,裂隙两侧的灰质层相贴或融合,裂隙关闭;Ⅱ型,即开唇型脑裂畸形,内折皮层分离,形成较大裂隙与脑室相通。两型均为自脑表面的裂隙跨大脑半球,裂隙有灰质内衬,与脑室相通,MRI 能比 CT 更敏感地发现 Ⅰ 型脑裂中不明显的裂隙,更有利于显示多小脑回畸形、胼胝体发育不良等合并的颅脑先天畸形。可合并多小脑回畸形、灰质异位等。临床上表现为癫痫、运动障碍、智力低下、发育迟缓,视-隔发育异常者有失明。闭合型的临床表现轻。单侧脑裂畸形较双侧脑裂畸形预后好,闭唇型预后较好,开唇型预后较差,常早年死于慢性感染和呼吸衰竭。

【影像学表现】

CT 与 MRI

闭唇形:裂隙呈狭缝状,边缘衬以厚薄不均的灰质,CT 上与皮层等密度,MRI 各序列上与皮层等信号,侧脑室边缘见小的尖角样突起的脑脊液密度影与狭缝相连,脑表面裂隙开口处常可见楔形或扇形凹痕,MRI 有利于裂腔的显示(ER2-10-4A)。

开唇型:见单或双侧跨大脑半球的宽大脑脊液密度裂隙,与蛛网膜下腔或脑室相通,裂隙两侧衬以邻近部位皮层相连续的灰质层(ER2-10-4B、C)。

病灶旁常见灰质异位、多小脑回畸形、胼胝体发育不全等其他畸形。

ER2-10-4　脑裂畸形

【诊断与鉴别诊断】

1. 闭唇型脑裂畸形的裂隙不明显时应与孤立型灰质异位鉴别:前者灰质柱相邻侧脑室边缘常有尖角状突起,脑表面可见楔形凹痕,而后者无。

2. 开唇型脑裂畸形与以下疾病鉴别:①脑穿通畸形:前者裂隙两侧衬以与邻近皮层相连续的灰质层,后者无;②积水性无脑畸形:严重的双侧性开唇性脑裂畸形尚可见扩张但能识别的脑室轮廓,尤为前角下部和后角,而积水性无脑畸形侧脑室完全失去原有形态;有些作者将极严重的双侧性开唇性脑裂畸形归于积水性脑裂畸形,影像学上两者鉴别有时有困难。

(三) 灰质异位

【概述】

灰质异位(heterotopia)为神经元移行过程中受到阻碍,停滞于异常位置,仅是分布位置不正常。根据灰质异位灶是否与室管膜相连分非室管膜下型和室管膜下型;根据病变范围分局灶型和弥漫型,弥漫型也称带状灰质异位。常伴发其他颅脑畸形。临床上以年轻人多发,癫痫是灰质异位最常见的症状。一般病灶小症状轻,可有顽固性癫痫发作,少数无症状,偶然发现。病灶大者伴发其他畸形时表现为精神发育迟滞、偏瘫伴癫痫。合并其他先天畸形时,临床表现重。单纯灰质异位临床多无症状或仅有智力发育异常,预后相对较好;带状型症状较重,预后相对差。

【影像学表现】

CT 与 MRI

分为非室管膜下型、室管膜下型。非室管膜下型:局灶型病灶为深部白质或皮层下白质内灰质密度/信号影(图 2-10-6),弥漫型为皮层下白质内与皮层平行的环状灰质密度/信号带影,与皮层间隔一层白质,呈"双皮质"表现。室管膜下型:为室管膜下结节状或团块状灰质密度/信号影,团块状病灶突入脑室使脑室受压变形,多发结节相连时呈串珠状突向脑室内。少数患者 MRI 病灶内有血管流空信号,是发育异常的灰质内粗大的软脑膜血管。MRS 显示异位灰质与正常脑灰质波谱一致。

【诊断与鉴别诊断】

需与以下疾病鉴别。

1. **转移瘤、淋巴瘤及沿室管膜生长的颅内肿瘤或室管膜瘤**　瘤的信号与灰质信号不相同,而异位的灰质与正常的灰质信号相同;肿瘤均产生占位效应,病灶周围脑水肿灶及病灶增强后明显强化等,而灰质异位缺乏上述特征。

2. **室管膜下灰质异位与结节性硬化鉴别**　CT 上后者结节常有钙化,MRI 上结节性硬化多在皮质、皮质下、室管膜下可见结节灶,与灰质信号不一。

(四)　多小脑回畸形

【概述】

多小脑回畸形(polymicrogyria)与巨脑回畸形很相似,表现为病变处皮质增厚,脑回变浅,增厚皮质向深部折叠成皮质裂。部位多局限,偶可累及双侧皮质。镜下由比正常皮层薄的四层结构构成。临床表

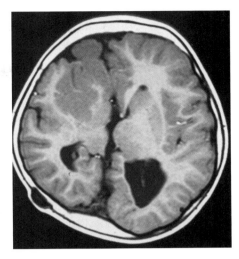

图 2-10-6　非室管膜下型灰质异位
MRI 横断面 T$_1$WI 右额叶皮层下白质内见团状灰质信号影

现与病变范围有关,局灶型可无症状或症状轻,病灶广泛者多数表现为发育迟缓、癫痫。

【影像学表现】

1. **CT**　皮质增厚,内侧缘光滑,皮层边缘高低不平,伴浅的脑沟;增厚的皮质向深部折叠形成皮质裂(又称多小脑回裂);裂内可伴发育异常的增粗迂曲的血管;其下白质内低密度区,为胶质增生或髓鞘形成不良。分弥漫型和局灶型,弥漫型常为双侧性,受累皮质广泛,主要在额颞顶区,以广泛皮质增厚迂曲表现为主,少数可有皮质裂;局灶型可单侧或双侧,以皮质裂表现为主,主要于侧裂区,少数呈局限性皮质增厚呈巨脑回样(图 2-10-7A)。

2. **MRI**　病变处皮质增厚,脑回变浅,皮质边缘光滑或不规则结节状突起,内侧缘光滑;增厚皮质向

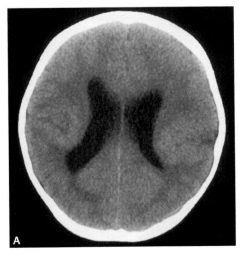

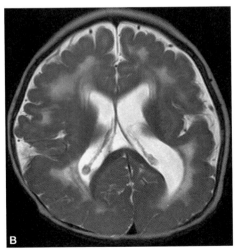

图 2-10-7　多小脑回畸形
A. CT 平扫示双侧顶部皮质增厚,并向深部折叠成皮质裂;B. MRI 横断面 T$_2$WI 示双侧顶部皮质增厚,并向深部折叠成皮质裂,其下白质呈高信号

深部折叠成皮质裂,裂内可伴发育异常的血管;约20%其下白质 T_2WI 呈高信号,出生时即可存在,随年龄增长而发展;部分病例 MRI 上灰白质交界区可模糊。弥漫性多小脑回畸形常十分相似巨脑回畸形(图2-10-7B)。

3. SPECT 癫痫间歇期低灌注,癫痫发作期高灌注。

【诊断与鉴别诊断】

需要与巨脑回畸形鉴别。巨脑回畸形侵犯范围广泛,对称,增厚皮层厚薄较均匀,而多小脑回畸形范围小,增厚皮层厚薄不一,皮质边缘高低不平,皮质下可见胶质增生,CT 呈皮质下白质内低密度,MRI 呈其下白质内异常信号。

(五) 半巨脑畸形

【概述】

半巨脑畸形(hemimegalencephaly)又称单侧巨脑畸形(unilateral megalencephaly),表现多样,可为单侧脑结构(大脑半球、同侧脑干、小脑半球)均增大,更常见为单侧大脑半球的全部或部分错构瘤样过度增长。出生时或婴儿早期出现头围明显大于同龄正常儿。表现为单侧脑中度至重度扩大,脑回宽、脑沟浅、皮层增厚;病侧侧脑室扩大、侧脑室前角特征性向前上拉长变直;可单独存在,也可伴同侧肢体部分或全部肥大;常伴灰质异位、巨脑回、多小脑回畸形;在 I 型神经纤维瘤病、结节性硬化、伊藤色素过低症(hypomelanosis of Ito)等疾病中发生率相对高。病理上病侧半球神经元增生、移行、分化异常。临床上患儿出生时或婴儿早期出现头围明显大于同龄正常儿,早期即出现难治性癫痫(常于出生 1 年内出现)、偏瘫、严重的发育迟缓,癫痫出现越早,预后越差。

【影像学表现】

CT 与 MRI

单侧脑中度至重度扩大。皮层发育不良包括脑回宽、脑沟浅、皮层增厚;也可呈大致正常改变。灰、白质分界模糊或消失,白质内出现 CT 低密度、MRI 信号不均,可能为胶质增生和灰质异位。病侧侧脑室与病侧半球成比例扩大,偶尔病侧侧脑室变小,侧脑室前角特征性向前上拉长变直,侧脑室三角区扩大。少数受累的脑呈奇特的错构瘤样改变(ER2-10-5)。

ER2-10-5 半巨脑畸形

【诊断与鉴别诊断】

单侧大脑半球发育不良:病侧脑较对侧小,病侧侧脑室扩大。

四、体积异常

(一) 脑小畸形

【概述】

脑小畸形(microencephaly)亦称小头畸形,较常见,头围小于同龄正常儿 2 个标准差以上。除表现头小,脑实质与脑室系统形态可正常,也可显示脑实质减少,脑室扩大,脑池、脑沟增宽,颅腔小,颅板厚。分原发性与继发性:原发性脑小畸形与遗传、胚胎早期感染、出血有关;继发性与胚胎后期或出生前后感染、缺氧缺血有关。病理上脑体积减小,脑回不规则,以大脑半球改变明显,小脑受影响较少;可伴发胼胝体发育不全、无脑回、巨脑回、前脑无裂畸形等;镜下皮质分层正常,神经细胞数量减少,排列不整齐,分化不成熟。临床上常表现智能低下,甚至白痴,可有肢体瘫痪、癫痫。新生儿期即出现颅面比例失调,头围小于同龄正常儿 2 个标准差,颅腔小,前额平,枕部突出,头皮增厚,皱褶似脑回样,预后不良。

【影像学表现】

1. 头颅平片 颅腔变小,颅面比例失调,前额部狭小平坦颅板增厚,板障增宽,颅缝可提早闭合,脑回压迹不明显,囟门可提前闭合。

2. CT 与 MR 轻度脑小畸形体积较正常小,大体结构基本正常,灰、白质比例近正常;严重者可见脑实质减少,脑室扩大,脑池、脑沟增宽,及合并胼胝体发育不良、无脑回、巨脑回、前脑无裂畸形等(图2-10-8)。

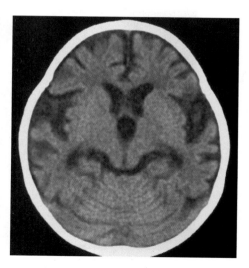

图 2-10-8 脑小畸形

CT 平扫,大脑和小脑沟增多、增宽,外侧裂池增宽,脑室扩大,示脑萎缩,临床头围小于 2 个标准差

【诊断与鉴别诊断】

与狭颅症鉴别，狭颅症颅缝提早闭合，脑回压迹明显，伴颅高压表现，脑实质和脑室一般正常。

（二）巨脑症

【概述】

巨脑症（megalencephaly）亦称脑大畸形或头大畸形，指任何原因引起脑实质增多，脑体积增大。头围大于同龄正常儿 2 个标准差以上。除表现头大，脑实质与脑室系统形态可正常，或仅有脑室轻度扩大。可原发孤立存在，也可与某种综合征合并存在，如脑性巨人症（Soto 病），也可继发于脑组织代谢产物的异常积聚。病理上脑体积过大，脑质量过重，脑室正常或轻度扩大。分两型：解剖型与代谢型。解剖型为神经胶质细胞增生，脑细胞体积和/或数目增加，可伴神经皮肤综合征（神经纤维瘤病、结节性硬化、Sturge-Weber 综合征）等，细胞数目和体积增大；代谢型为异常代谢产物积聚且脑细胞体积增大，可伴先天性代谢病（脑白质营养不良、脑脂质沉积症、黏多糖贮积症等）。多见于儿童，患儿头围增大，外观似先天性脑积水，但无眼球下斜，叩诊无破壶音，可伴智力阻碍和癫痫。

【影像学表现】

1. 头颅平片 可见颅腔扩大，但无颅高压表现，颅板较薄。

2. CT 与 MRI 颅腔与脑体积均增大，脑室正常或轻度增大，前囟较大，闭合延迟。脑组织 CT 的密度与 MRI 的信号无异常（ER2-10-6），部分患者 MRI 可见脑白质营养不良表现。增强也与正常脑实质相同。

【诊断与鉴别诊断】

需与弥漫性脑肿瘤、脑积水等鉴别。

ER2-10-6 巨脑症

五、破坏性病变

（一）脑穿通畸形

【概述】

脑穿通畸形（porencephaly）分为先天性与后天性，前者与胚胎发育异常、母体感染或营养障碍、遗传因素有关，后者与产伤、外伤、脑手术后等有关。为脑内非肿瘤性含脑脊液的囊腔，与脑室和/或蛛网膜下腔相通，囊壁无灰质内衬，囊腔无强化。脑内形成一囊腔，内衬室管膜，多数与脑室或蛛网膜下腔相通。临床表现与囊肿大小、部位相关，可见头围增大、智力低下、脑瘫、癫痫等。

【影像学表现】

CT 与 MRI：脑实质内单发或多发，单侧或双侧分布的囊腔，囊腔内呈脑脊液密度/信号。囊腔与邻近脑室和/或蛛网膜下腔相通，囊壁无灰质内衬，相应脑室或蛛网膜下腔局限性扩大。患侧脑组织可有局限性脑萎缩和小软化灶；病变相邻部位可有颅板变薄，向外突出。增强后囊腔无强化（图 2-10-9）。

【诊断与鉴别诊断】

需与以下疾病鉴别。

1. 巨大蛛网膜囊肿 多位于脑沟、裂、池内的脑脊液密度/信号囊腔，与脑室不相通。

2. 开唇型脑裂畸形 裂隙两侧衬有与邻近皮层

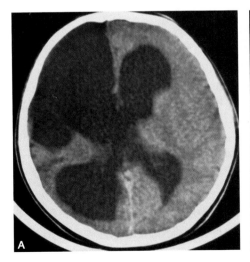
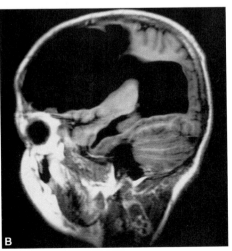

图 2-10-9 脑穿通畸形

A. CT 平扫示右额叶内脑脊液密度巨大囊腔，与右侧脑室前角相通；B. MRI 矢状面 T_1WI 平扫示额叶内脑脊液信号巨大囊腔，与侧脑室相通

相连续的灰质层。

3. 脑肿瘤的坏死腔 增强后囊腔壁可见壁结节，周围伴有非脑脊液密度/信号的肿瘤组织，一般不与脑室或蛛网膜下腔相通。

4. 脑脓肿的囊腔 囊腔内密度/信号与脑脊液不同，增强可见环形强化，一般不与脑室或蛛网膜下腔相通。

(二) 积水性无脑畸形

【概述】

积水性无脑畸形(hydranencephaly)为先天性额、颞、顶叶完全或大部分缺如，由充以脑脊液的囊性结构代替，而枕叶、小脑及部分基底节和丘脑发育基本正常，脑膜可正常存在。病理上大脑前动脉和大脑中动脉供血的额、颞、顶叶完全或大部分缺如，由充以脑脊液的囊性结构代替，大脑后动脉和基底动脉供血的枕叶、小脑及部分基底节和丘脑发育基本正常，侧脑室、第三脑室、脉络丛有时可保存完好，脑膜，包括大脑镰、天幕、蛛网膜、软脑膜可正常存在。病理上可分两型：①轻型：除大脑半球大部分缺如外，在脑底部尚保留基底节、丘脑、第三脑室的残余、颞叶及枕叶的底部、脑干、小脑等；②重型：除两侧大脑半球缺失外，基底节亦缺如，但部分中脑、脑桥、延髓以及小脑正常。积水性无脑畸形临床上见于婴幼儿，出生后头颅逐渐增大，颅缝裂开，前囟饱满、扩大。逐渐出现运动功能障碍、表情呆滞、眼球运动失调，偶有惊厥或抽搐，严重者自主神经的调节如体温、呼吸、循环、睡眠、觉醒等以及吸吮、下咽功能都有障碍，存活率极低，大多1岁内死亡，严重者常于生后3个月内死亡。

【影像学表现】

CT与MRI：幕上双侧或单侧(单侧极少见)大脑半球、脑室不显示，而呈脑脊液密度/信号影，仅于脑底部见残存的部分枕、额和/或颞叶组织，基底节、丘脑部分存在，幕下小脑和脑干发育正常，但脑干可略变细，大脑镰结构均存在(图2-10-10)。

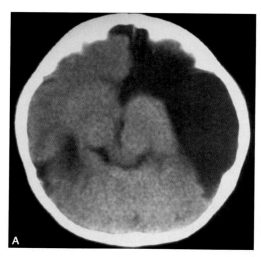
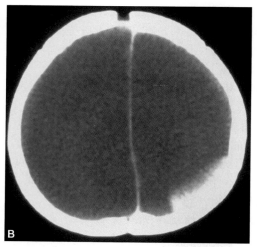

图2-10-10 积水性无脑畸形
CT平扫除右额、颞叶部分大脑存在，双侧大脑半球为巨大脑脊液密度影取代，后颅凹小脑存在，大脑镰存在

【诊断与鉴别诊断】

需与以下疾病鉴别。

1. 重度脑积水 脑室极度扩大，但见颅板下可见变薄的皮质，枕叶也变薄，而积水性无脑畸形大脑结构几乎消失，无脑室残留，而枕叶相对完整；另外，严重脑积水对转流手术有良好反应，早期转流脑积水患者可有正常认知、运动功能，而积水性无脑畸形智力无好转。

2. 严重的双侧性开唇性脑裂畸形 脑裂畸形一般尚可见扩张但能识别的脑室轮廓，尤为前角下部和后角，而积水性无脑畸形侧脑室完全失去原有形态；有作者将极严重的双侧性开唇性脑裂畸形归于积水性脑裂畸形，影像学上两者鉴别有时有困难。

第二节 神经皮肤综合征

神经皮肤综合征(neurocutaneous syndrome)又称斑痣性错构瘤病(phakomatosis)，是一组起源于外胚层结构，兼有神经和皮肤损害的先天性畸形，以皮肤、眼、中枢与周围神经系统发育异常为特征，但也可以影响中胚层(骨和血管)和内胚层(内脏)的发育。其中神经纤维瘤病、结节性硬化有形成肿瘤的倾向。现将常见的三种：神经纤维瘤病(分为Ⅰ型，又称von recklinghausen病；与Ⅱ型)、结节性硬化、斯德奇-韦伯综合征(Sturge-Weber综合征)介绍如下。少见的有：血管母细胞瘤病(von Hippel-Lindau病)、共济失调毛细血管扩张症、Klippel-Trenaunay-Weber 综合征等。

一、结节性硬化

【概述】

结节性硬化(tuberous sclerosis,TS),又称 Bourneville 病,是常染色体显性遗传性疾病,以不同器官形成错构瘤为特点的疾病。包括神经、皮肤、肾脏、肺、心等多系统的损害。临床上具有特征性三大表现:面部皮脂腺瘤、智力低下和癫痫。错构瘤结节主要发生于大脑,少见于小脑、延髓等,可见皮质错构瘤、白质错构瘤、室管膜下错构瘤、室管膜下巨细胞星形细胞瘤,结节由胶质细胞、异常的成神经或成胶质细胞以及神经节细胞等构成。

【影像学表现】

1. CT　特征性改变为室管膜下、皮层、皮层下结节。室管膜下结节向脑室内突入,通常一岁后钙化,

钙化结节平扫高密度,无钙化结节等密度,钙化前 CT 较难发现,增强后钙化结节不强化,未钙化结节轻中度强化,典型的室管膜下钙化呈多发圆形钙化影,分布于室间孔和侧脑室外侧壁,并突向脑室内(图 10-2-11);皮层与皮层下结节常见于幕上,多位于额顶叶,低密度影,无强化,皮层钙化少见。12% ~ 15.8% 可有小脑结节,常伴有幕上结节,伴幕下结节者较单纯幕上结节者结节更多,并可见局部小脑萎缩。少数合并脑内肿瘤,一般为室管膜下巨细胞星形细胞瘤。增强后室管膜下、皮层、皮层下结节均无强化,而室管膜下巨细胞星形细胞瘤强化。新生儿室管膜下、皮层、皮层下结节均表现为高密度。

2. MRI　对结节检出率高于 CT,钙化检出率低于 CT。典型表现为室管膜下、皮层、皮层下结节状异常信号区,皮质结节 T_1WI 等或低信号,T_2WI 高信号,室管膜下结节信号与白质相似大。部分室管膜下结

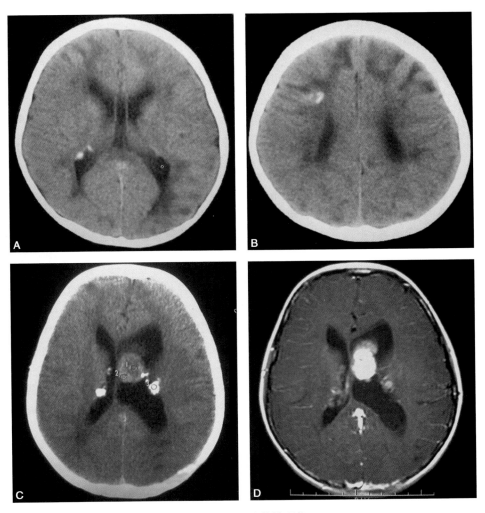

图 2-10-11　结节性硬化

A.CT 平扫室管膜下多发大小不一的钙化,向侧脑室内突出;B.CT 平扫右额部皮层下钙化,并见皮层区低密度区;C、D. 结节性硬化伴室管膜下巨细胞星形细胞瘤:双室管膜下突入侧脑室的钙化结节,平扫左室间孔处等、低混合密度肿瘤,内见钙化,增强明显强化,左侧脑室体扩大示脑积水

节可出现强化,但常不均匀,若结节出现明显强化,提示恶变可能,而皮层、皮层下结节不强化。最常伴发的肿瘤为室管膜下巨细胞星形细胞瘤,好发于室间孔区,常明显强化,可压迫阻塞室间孔,伴脑积水(图2-10-11)。新生儿室管膜下、皮层、皮层下结节均表现为T_1WI高信号,T_2WI低、等信号。MRS显示皮层结节的NAA/Cr下降,对婴儿结节性硬化患儿室管膜下附壁的错构瘤的MRS研究显示3个月时NAA/Cho和NAA/Cr比值低,尚不能除外肿瘤,7个月后均明显升高,可除外肿瘤。

【诊断与鉴别诊断】

根据临床和典型的影像学表现,一般可作出诊断。需要与以下疾病进行鉴别:

1. **Sturge-Weber综合征** 本病的钙化较特殊,为脑回样钙化,以枕、顶部多见,且病变同侧颜面可有血管瘤。

2. **先天性TORCH脑感染** 出生后即有症状,钙化较小,呈细线状,基底节常有钙化,常伴有脑白质水肿、脑萎缩或脑发育畸形等。

3. **脑囊虫病** 可表现为钙化或非钙化的结节,钙化见于病程晚期,可位于室管膜下,但多见于脑实质,多伴有基底节区钙化结节,结合病史,不难鉴别。

二、斯德奇-韦伯综合征

【概述】

斯德奇-韦伯综合征(Sturge-Weber syndrome, SWS)又称脑颜面血管瘤综合征(encephalotrigeminal angiomatosis),为先天性神经皮肤综合征,以面、眼脉络膜和软脑膜的血管瘤为特征,多为散发性,无家族遗传性。

病理上:软脑膜多发小静脉迂曲成静脉瘤,瘤下脑皮质萎缩,相应脑室部分扩大,脑室周白质内粗大深髓静脉,脑室内脉络膜丛增大,皮层曲线形钙化,为典型的病理学表现,多见于枕顶区,但小年龄儿不常见到,随年龄增大而逐渐明显。颅内病变多为单侧,与面部病变同侧,20%为双侧,偶于面部病变对侧。可有眼的脉络膜血管瘤、牛眼症、内脏血管瘤。

临床上脑部病变侧的面部按三叉神经分布的皮肤和黏膜上有葡萄酒色的血管痣,出生后即有,随年龄增大而增大。也有病例面部血管瘤不沿三叉神经分布,见于唇、颚、鼻、牙龈、咽、肠、肾和生殖器的黏膜以及躯体或四肢的皮肤上。皮肤病变的范围并不反映神经系统损害的程度,也不是所有面部血管瘤的儿童都是斯德奇-韦伯综合征(Sturge-Weber综合征),不伴颜面及身体其他部位的血管瘤的Sturge-Weber综合征极为少见。神经系统改变以癫痫最多见,癫痫发生

前患儿通常发育正常,90%患儿在生后一年内(即新生儿期和婴儿期)会发生婴儿性癫痫,癫痫逐渐加重,药物逐渐难以控制。部分患儿有智力低下、精神障碍,部分有偏瘫、同侧偏盲。有眼球脉络膜血管瘤者表现眼痛、眶后痛(青光眼所致),胎儿期出现青光眼,可见眼积水(牛眼)。

【影像学表现】

1. **普通X线检查** 一侧顶后、枕区平行的双轨状弧形钙化,同侧颅腔偏小,颅板增厚。

2. **CT** 典型表现为平扫显示单侧或双侧大脑表面脑回样钙化,以顶枕部多见,钙化多在婴儿后期出现,随年龄增大逐渐显著。患侧脑实质萎缩,导致头颅不对称,表现为患侧大脑发育落后导致的患侧颅盖板障增厚,患侧鼻旁窦、乳突小房扩大,通常中线结构向软脑膜血管瘤的部位明显移位。增强见脑回样强化,范围较钙化区大,但皮质的钙化会掩盖强化,同侧脉络丛常增大,增强时显示更明显(ER2-10-7)。

ER2-10-7 Sturge-Weber综合征

3. **MRI** 平扫时脑回状钙化在T_1WI与T_2WI均呈低信号,T_2WI中低信号的钙化与高信号的脑脊液相比,较T_1WI清晰。T_2WI白质区可见局灶性高信号,可能为反应性胶质增生。局限性脑萎缩,T_1WI较清晰。患侧颅骨增厚,尤以板障增厚最明显,呈高信号,皮质浅静脉减少,深部静脉增多、扩张、扭曲,在T_1WI与T_2WI呈流空。增强显示局限性萎缩皮质呈脑回状强化,其范围较钙化广泛,脉络丛明显增大并强化,扩张的深部髓静脉呈高信号,增强FLAIR比增强T_1WI更易显示软脑膜病变,MRA特别是磁共振静脉造影可显示皮质静脉数量减少、深部静脉增多增粗,并可伴有横窦、颈内静脉血流量减少。近年来磁共振波谱研究显示儿童期患者受累区域N-乙酰天门冬氨酸(NAA)降低,提示了受累区域神经元功能下降或丢失。

Sturge-Weber综合征影像学异常包括大脑萎缩,脑钙化,脉络丛的增大,颅骨板障增厚和静脉异常。MRI在显示脑实质萎缩的程度和范围、病变区脑灰质和白质缺血性改变及病侧颅骨板障的增厚方面优于CT,MRI增强能更好地评估软脑膜血管瘤畸形和脑实质静脉异常的范围,增强MRI为早期诊断SWS的最佳方法,当颅内钙化、脑萎缩、神经系统及眼部症状尚

未出现时,MRI 即可显示颅内软脑膜血管瘤。但 CT 在显示皮层钙化的存在和范围方面优于 MRI,对评估同侧脉络丛增大方面增强 CT 和 MRI 相似,CT 平扫应用于 MRI 显示正常时,以排除颅内钙化。

4. SPECT 显示发育异常血管区内脑血流通常增加,然而在第一次单侧惊厥发作或生后 1 年没有伴发癫痫的儿童却为低灌注,癫痫的发作和血管发育异常区脑实质缺血的进展会加速低灌注的发生;PET:患侧半球灌注和脑代谢率下降,氧利用率增高。

【诊断与鉴别诊断】

根据临床和典型的影像学表现诊断并不难。需要和 Klippel-Trenaunay-Weber 综合征鉴别,后者是有皮肤、软脑膜血管畸形和骨性肥大的神经皮肤综合征,软脑膜的血管畸形类似斯德奇-韦伯综合征,但临床症状不同可鉴别。

三、神经纤维瘤病

【概述】

神经纤维瘤病(neurofibromatosis,NF)为显性遗传性疾病,分为 NF1 与 NF2 两型,NF1 多见,约占 90%,又称 von Recklinghausen 病,发生率为 1/4 000~1/3 000,新生儿与小儿多为 NF1 型,易患胶质瘤,尤为视神经胶质瘤;NF2 型少见,常见于青年或成年人,以双侧听神经瘤为其特点。临床表现复杂多样,NF1 型:分布于脊神经、脑神经、皮肤或皮下神经的多发性神经纤维瘤,常见的为视神经胶质瘤;皮肤色素斑。NF2 型:颅内常见的为听神经瘤及脑膜瘤,皮肤异常改变较 NF1 型少见。镜下结构:神经纤维瘤由梭形细胞排列组成,细胞核似栅栏状;皮肤色素斑为表皮基底细胞内黑色素沉积而致。其诊断标准如下:

NF1 型诊断标准:①6 处或大于 5mm 的奶油咖啡斑;②一个丛状神经纤维瘤或两个以上神经纤维瘤;③2 个或 2 个以上着色的虹膜错构瘤;④腋窝和腹股沟长雀斑;⑤视神经胶质瘤;⑥一级胶质瘤;⑦特殊骨损害(如蝶骨大翼发育不全、长骨假关节形成)。具有上述两条或两条以上即可诊断为 NF1 型。

NF2 型诊断标准:①双侧听神经瘤;②一级亲属中患有 NF2 型,伴单侧听神经瘤或伴两种其他肿瘤如神经纤维瘤、脑膜瘤、脊膜瘤、胶质瘤、神经鞘瘤等。具有以上一条即可诊断为 NF2 型。

【影像学表现】

1. CT

(1)NF1 型:蝶骨大翼发育不全合并颞叶向眼眶疝出;颞角脉络丛孤立钙化或整个脉络丛钙化;可见胶质瘤、神经鞘瘤、神经纤维瘤,以视神经胶质瘤多

见;Willis 环血管发育不全或狭窄。

(2)NF2 型:双侧听神经瘤,其次为脑膜瘤、其他部位神经纤维瘤、神经鞘瘤等。

2. MRI

(1)NF1 型:T_2WI 可见基底节区、丘脑、小脑与皮层下白质内高信号。中枢神经系统肿瘤可见胶质瘤、神经鞘瘤、神经纤维瘤,以视神经胶质瘤多见。3D ^1H-MRS 显示 NF1 型的视神经胶质瘤 Cho 增高,Cr 降低,NAA 几乎丢失,T_2WI 基底节区、丘脑、小脑与皮层下白质内高信号的 Cho 增高,Cr 降低,而 NAA 相对不变。

(2)NF2 型:双侧听神经瘤,其次为脑膜瘤、其他部位神经纤维瘤、神经鞘瘤等(ER2-10-8)。

ER2-10-8 NF2 型

【诊断与鉴别诊断】

根据临床表现和分型,一般可作出诊断。

第三节 海 马 硬 化

【概述】

海马硬化(hippocampal sclerosis)是一个古老的名词。1825 年病理学家 Bouchet 和 Cazauvieilh 首次报道了癫痫和精神错乱的关系,他们在 18 例患者中的 8 例脑穿刺标本中发现海马病变,以后被命名为安蒙氏角硬化(Ammon's horn sclerosis)。1880 年 Sommer 教授首次对海马病灶镜检,描述了海马 CA1 段广泛的神经元丢失情况。1899 年 Bratz 教授提出,海马硬化约占癫痫病理的 50%,并认为海马硬化可能是癫痫的病因而不仅仅是癫痫发作的结果。

海马硬化的影像诊断一直很模糊。CT 对海马硬化诊断困难,MRI 诊断海马硬化的最初报道也相当模糊,只是在一些小病例组的研究中被提及,并与一些假象所混淆。一些研究甚至无法发现异常。1987 年,加拿大蒙特利尔神经研究所的 Kuzniecky 教授首次报道了检测海马硬化的主要序列,并与病理发现相对照。他们几乎完全依靠 T_2 加权的信号改变来诊断。约 65% 的海马硬化患者在冠状面 T_2 加权图像上显示高信号,且重度硬化的患者比轻中度硬化的患者更易显示高信号(71% 与 50%),提示病理改变的严重性与异常信号强度相关。1990 年,Jackson 教授等用理想

的倾斜平面成像,重 T_1 加权反转恢复序列,在 0.3T 的 MRI 机上用视觉评价的方法来诊断海马硬化,以海马萎缩和 T_2 加权的信号改变作为海马硬化的诊断标准。自那时起,1.5T 的理想成像显示了海马硬化的 4 个主要特征,即与对侧相比较的单侧萎缩、IR 图像上内部结构细节的丢失、T_2W 信号的增高和 T_1W 信号的降低。

【影像学表现】

1. **海马硬化的 MRI 检查方法** 常规 MRI 检查,包括横断面、矢状面和冠状面扫描,T_1 加权和 T_2 加权序列,对显示肿瘤、血管畸形等病变几乎达到 100% 的敏感性,但显示海马及其他轻微的结构异常不够理想。这就需要一些特殊的序列和层面,为病灶的定位、定性提供帮助。

对海马硬化的 MRI 检查,主要采用垂直于海马长轴的倾斜冠状面成像,并采用多个序列的结合,即 T_1 加权、T_2 加权和 FLAIR 成像。

T_1WI 推荐采用 3D-FSPGR 序列。FSPGR 是一个梯度回波序列,是用不同的反转角度激发质子,然后用梯度场的方法重聚焦,用扰相梯度(spoiling)减少残留的横轴磁化,产生 T_1 加权图像。由于 TR 和 TE 时间最短,T_1 权重大,灰白质对比度好。3D-FSPGR 序列采用 3D 整块扫描,扫描时间加快,图像信噪比好。由于采用无间隔的连续扫描,层厚薄,分辨率高。若用一个 180° RF 反转恢复准备脉冲,则更增强了 T_1 效应。

T_2WI 采用 FSE(快速自旋回波)序列。FSE 序列由 90° 脉冲伴随着一系列(2~128 个)180° 脉冲组成。每个 TR 时间内回波的数量称为回波链(ETL),每个回波之间的时间称为回波空间。结果在传统 SE 序列扫描的 1/2 至 1/128 时间内,FSE 可获得同样多的资料。FSE 可获得单回波或多回波的图像,它增加了信噪比(SNR),减少了扫描时间,提高了图像空间分辨率。

IR(反转恢复)序列是首先用一个 180° 脉冲产生负 Z 轴的磁化,然后经过 T_1(反转时间)之后施加一个常规的 SE 序列而得到。由于所选 T_1 时间的不同,可以抑制水或脂肪的信号。FLAIR 序列是抑制脑脊液信号的 T_2 加权图像。由于克服了脑脊液在 T_2 加权呈高信号所致部分容积效应的影响,从而能准确反映病变海马的轻微信号强度改变,比 T_2 加权更易做出明确诊断。但 FLAIR 序列难以获得良好的解剖细节,图像信噪比较差。

T_1 加权能了解海马形态大小以及内部结构细节的改变,T_2WI 和 FLAIR 能了解海马的信号改变。采用多种序列相结合可充分了解海马的影像表现,为准

确诊断提供帮助。

对于常规癫痫扫描,无需 MRI 增强。如果在平扫 MRI 上发现有结构性病灶,则增强扫描是必须的。对比增强有助于与癫痫有关的肿瘤亚型的鉴别诊断。然而,与 MRI 平扫相比,造影增强并不能提高癫痫主要病因诊断的敏感性。

2. **正常海马的 MRI 表现** 海马全长约 4~5cm,主要为灰质结构,分为头、体、尾三部分。海马头为海马前端的膨大部分,其上缘有 2~3 个浅沟,沟间隆起部称为海马趾,海马趾向内侧翻转参与构成钩回的后部。海马头的前内与杏仁核为邻,侧脑室下角尖,尤其是下角尖向深部延伸构成钩隐窝时,是海马头与杏仁核分界最可靠的标志。海马表面被覆室管膜上皮,其下面一层含髓鞘的纤维称为海马槽,它沿海马背内侧缘集中并形成扁的带状结构称为海马伞。海马槽和海马伞为白质纤维,在 T_1 加权上呈高信号,使呈相对低信号的上方杏仁核和下方海马头分开。

海马体部为海马头向后的直接延续,形态由头部的扁平不规则形过渡为较为规则的卵圆形。尾部为体向后方的横行段。位于穹窿脚后方的长度约为 2~4mm。

海马头体尾三部分是连续的结构,分界是人为确定的。一般以脑干前缘定为头体的分界,而四叠体层面为体尾的分界。

海马的正常形态结构是由海马槽、齿状回颗粒细胞层和安蒙氏角的锥体细胞层组成的,在理想的 MRI 图像上能够清晰显示(ER2-10-9)。海马主要为灰质结构,在 T_2 加权图像上信号同皮层的灰质。在 IR 序列 T_1 加权图像上,海马正常的三层结构被显示:内层和外层的信号同灰质信号,而中间层的信号同白质。内层的结构主要为齿状回,外层的结构主要为安蒙氏角的 CA1~4 段,而中间层的结构为安蒙氏角的辐射层细胞,信号同白质。同时,海马表面的海马槽和海马伞亦为白质纤维,在 T_1 加权图像上呈条状高信号。当海马发生硬化时,海马神经元细胞丢失而由胶质细胞替代,海马失去正常的解剖结构,在 MRI 上表现为正常形态、信号及内部细节的丢失。

ER2-10-9 正常海马 MRI 表现

3. **海马硬化的 MRI 表现及诊断标准** 视觉评价海马硬化的 MRI 特征包括海马萎缩,海马内部结构的

破坏和 T_1、T_2 加权上信号的改变。如同体部的许多其他部位一样，MRI 可以显示脑部解剖至相当高的细节。这对影像专家拥有神经解剖知识提出了更新、更高的要求。他们在以前无需认识这些微小的细节，如正常灰质解剖及其变异。海马硬化的诊断是一个典型的例子，因为海马异常的 MRI 特征比那些以前已经认识的病理更轻微。如果没有对海马正常解剖和病理改变的充分认识，这些特征很容易被忽略或视为正常变异、头位偏斜或部分容积效应等。在 1991 年，Bradley 和 Stark 即强调了 MRI 诊断需要一个新的水平解剖和病理学的知识。一些研究证实，通过视觉评价的方法诊断海马硬化具有相当高的可靠性。对于有经验的医师，采用理想的成像在癫痫手术志愿者中可达到 93% 的诊断敏感性和 94% 的诊断特异性。

（1）海马萎缩：海马硬化镜下神经元的丢失和胶质增生在巨体表现为海马体积的缩小。早在 19 世纪，病理学家即在癫痫患者的穿刺脑标本中发现海马硬化。MRI 上评价海马的大小必须在与海马垂直的倾斜冠状面上进行。人们发现，无论是用定性还是定量测量的方法，体积小的一侧海马均能够对颞叶癫痫的致痫灶准确定侧。定量研究比定性研究敏感性略高，但加上海马硬化的其他视觉评价特征，这一差变得不明显，甚至定性研究更敏感。在对海马体积的绝对值进行比较或进行视觉评价时都必须十分小心。如果扫描时头位不正，进行双侧海马的比较有时会产生误差或困难。当然对有经验的医师来讲，头位不正很少成为无法比较的原因。

由于瘢痕和退缩，海马体积缩小应该出现于所有硬化患者中。然而，萎缩并不是在所有患者中出现。大约 5%~10% 的海马硬化患者没有海马萎缩。排除肉眼判断的局限性，存在病变程度轻微或双侧海马萎缩而使定侧困难的可能性。难治性颞叶癫痫分为典型和不典型两组。典型海马硬化占 47%~85% 左右，其安蒙氏角和齿状回神经元的丢失严重，大于正常的 50% 以上。患者多有高热惊厥病史，发病年龄早，手术预后好。不典型海马硬化占 14% 左右，其海马存在轻度胶质增生，而神经元丢失的程度轻微。患者多无高热惊厥病史，发病年龄晚，手术预后差，这些患者可能存在不典型的影像表现。对于海马硬化，有不少矛盾的或没有确切特征的影像结果，解释这些研究结果的一个主要障碍是自身定义的问题。以往很少有研究清晰地阐述他们的病理标准，更少有研究将影像发现与定量的海马神经元丢失相对应。海马萎缩、海马失去正常卵圆形的形态而变扁，这些发现通常很轻微而产生观察者间的差异。随着经验的增长以及成像质量的提高，轻微的异常能更容易和更可靠地被发现。

（2）海马内部形态结构的丢失：海马正常内部形态结构由海马槽、齿状回分子细胞层和安蒙氏角的锥体细胞层组成，在理想的冠状面图像上可以显示。海马硬化，由于神经元细胞的丢失由胶质增生组织替代，使得海马内部正常解剖结构丢失。要精确地描述这一特征是困难的，但一旦认识了它，你就能意识到当其他特征仅存在轻微异常时它的重要性。反转恢复序列是十分必要的，它具有分辨率高，灰白质对比度好的优点。随着 MRI 空间分辨率的提高，安蒙氏角 CA1 段的变薄被证明是海马硬化诊断最敏感和特异的方法。人们已经尝试使用特殊设计的表面排列线圈来定义它，但随着分辨率的提高，使用常规设备显示这些显微解剖结构已成为可能。随着高场强、高分辨率图像的应用，CA1 段神经元丢失的形式可能被直接检测到。对于海马轻微异常的诊断，这种高分辨率"显微磁共振"将变得越来越重要。特殊的组织病理诊断将能直接获得，而不是与萎缩或异常信号的测量间接相联系。

（3）T_2 加权高信号：早期研究由于流动伪影或脑脊液部分容积效应的影响，海马 T_2 加权信号的升高常常被忽略。现在我们知道，解剖明确的海马内的信号改变是很常见的，并且随着经验的提高和成像技术的改进能与伪影相鉴别。倾斜冠状面重 T_2 加权成像对准确诊断海马硬化是有帮助的。若 T_2 加权高信号未精确地定位于"近中颞叶区域"，可能为外来组织，如胶质瘤或错构瘤，或是海马的胶质增生，或是萎缩区域增加的脑脊液，或是流动伪影，偶尔可能是由于海马裂外侧部分的关闭不全所导致的海马头部的发育性囊肿。准确的诊断依赖于这一信号改变的精确定位。必须具有对海马解剖和这一区域可能发生假象的充分认识，才能使假象与海马灰质的异常信号不发生混淆。

文献报道，8%~65% 的海马硬化患者存在 T_2 加权海马的信号升高。据 Kuzniecky 推测，异常信号由胶质增生和/或水肿所致。胶质增生是对神经细胞损伤作出的反应。增生的胶质细胞体积大，胞突又长又厚，GFAP 合成增加，可与正常星形细胞鉴别。从文献报道看，似乎没有证据证明 T_2 加权高信号是由海马的水肿或细胞肿胀所致。信号升高反映了海马神经元和胶质细胞的慢性改变。

海马信号改变一般平行于萎缩改变，而海马体部是最常受累的部位，高信号总是局限于海马结构，未延伸至海马以外。海马槽和海马伞将脑脊液的高信号与下面的异常海马分开，这些发现对鉴别肿瘤和海马硬化十分重要。异常信号局限于一个小的皱缩的海马中,这不可能发生于肿瘤。

(4) T_1 加权低信号:IR 序列有助于分辨白质、灰质和胶质增生,而在大多数其他 T_1 加权序列中,胶质增生很难与灰质信号相鉴别。在 IR 序列 T_1 加权图像上,一个硬化的海马表现为变小、变黑、内部细节模糊。在冠状面图像上,这三个特征的存在使视觉评价诊断海马硬化变得非常容易,并能发现轻微程度的异常。正因为如此,我们推荐采用理想的倾斜冠状面 IR 序列成像来了解海马的情况。

据我们的经验,T_1 加权或 T_2 加权的信号异常局限于一个萎缩的海马之中总是代表海马硬化。异常信号发生于一个明显增大的海马可能代表错构瘤或胶质瘤。基于所有 4 个特征来诊断海马硬化,比基于任何一个孤立的特征更加敏感和可靠(图 2-10-12)。

4. **^{1}H-MRS 在海马硬化诊断中的价值** 1993 年 Hugg 等首次将 ^{1}H-MRS 应用于颞叶癫痫(TLE)的定侧诊断。他们发现 TLE 患者与 EEG 定位的致痫灶同侧颞叶中的 NAA 信号强度较对侧下降了 21%。1994 年,Connelly 等进行了更详尽的研究。25 例 TLE 患者

与 13 例正常人进行了对照研究,波谱同样采样于双侧的颞叶内侧区域,体素大小 8ml。研究发现与正常对照组相比,TLE 患者与致痫灶同侧的 NAA 信号强度下降了 22%,Cr 信号强度升高了 15%,而 Cho 升高了 25%。众所周知,NAA 主要位于神经元细胞,而 Cr 和 Cho 则更多地位于神经胶质细胞。NAA 的降低意味着神经元的丢失或其功能的丧失,但 Cr、Cho 升高的机制尚不十分明了,可能反映了反应性的神经胶质增生。这与手术病理发现的星形细胞增生和神经元丢失的情况相符。

在 TLE 的定侧研究中,NAA/(Cr+Cho)比值的应用最广泛。选择这一比值作为定侧的标准,主要有两个原因:①研究发现 TLE 患者病侧的 NAA 信号降低,而 Cr、Cho 信号升高;②颞叶由于受到颅底结构及颅骨的影响,体素局部的匀场和水抑制程度受到限制,有时很难实现 Cr 和 Cho 波峰的完全分离,这时计算它们的合并强度比较合理可靠。NAA/(Cr+Cho)<0.72 被视为异常。如果双侧均为异常,但双侧比值差>0.05,则比值低的一侧将被定为病侧。依据这一衡量

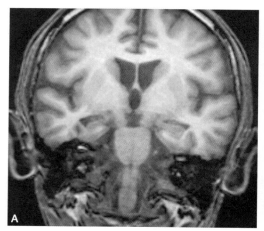
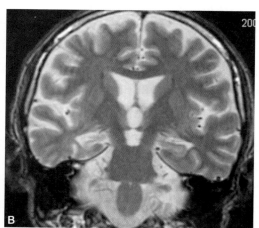
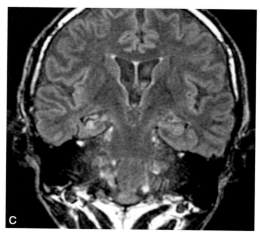

图 2-10-12 右侧海马硬化 MRI 表现

A. MRI 冠状面 T_1WI 示右侧海马萎缩,海马内部结构细节丢失;右侧颞角扩大,颞叶萎缩,同侧白质萎缩;B. MRI 冠状面 T_2WI 示右侧海马信号增高;C. FLAIR 上右侧海马高信号更明显

标准,Connelly 等的 25 例 TLE 中 22 例(88%) MRS 表现异常,其中 10 例(40%)表现为双侧异常。参照 EEG 结果,15 例患者定侧准确(60%),3 例定侧错误。Cross 等的 20 例儿童 TLE 中,15 例 NAA/(Cr+Cho)比值异常(75%),双侧异常占 45%。定侧准确率为 55%,而无一例定侧错误。Ende 等比较了 NAA/(Cr+Cho)、NAA/Cho、NAA/Cr 以及 Cr/Cho 等不同比值在 TLE 定侧中的准确率,发现 NAA/(Cr+Cho)比值是最敏感的定侧方法(ER2-10-10)。

ER2-10-10　右侧海马硬化[1]H-MRS,与图 2-10-12 为同一病例

【诊断与鉴别诊断】

如果具备海马硬化的 4 个典型特征,即单侧海马萎缩、海马内部结构细节丢失,T_1WI 信号降低和 T_2WI 信号增高,海马硬化的诊断明确。但海马硬化的影像表现常常不典型,或者没有明显萎缩或者没有明显的信号改变。这时诊断困难,必须结合临床、EEG 等慎重考虑。海马体积测量有助于发现双侧海马萎缩或单侧轻微的海马萎缩。^{1}H-MRS 有助于颞叶癫痫的定侧诊断。

海马硬化经常伴随着颞叶局部的异常,其中最常见的发现是颞叶白质,尽管有时也包括灰质的信号改变,这特征性地引起颞叶灰白质分界的丧失,主要发生于前颞叶和颞极区域。颞叶其他可能的异常包括海马邻近侧白质的萎缩、颞角的扩大和颞叶的萎缩。这些发现对海马硬化的诊断只具有辅助诊断价值。

海马硬化需与海马区的胶质瘤相鉴别。胶质瘤一般都有占位征象,累及海马的肿瘤引起海马结构的破坏,海马正常形态消失,体积增大,增强后可有轻度强化。而海马硬化一般表现为海马萎缩,异常信号局限于萎缩的海马。

所以海马萎缩是海马硬化最可靠的诊断指标,也是鉴别诊断的要点;海马信号改变和内部结构细节丢失是海马硬化的常见表现,但非特征性。

第四节　新生儿缺氧缺血性脑病

【概述】

新生儿缺氧缺血性脑病(hypoxic ischemic encephalopathy,HIE)是围生期脑损伤的主要疾病,主要病因为窒息,由于缺氧引起的脑部损伤,轻度脑损伤可恢复,重度脑损伤多留有后遗症,可引起脑瘫、智力低下、生长发育落后、癫痫等。HIE 病理表现主要包括:选择性神经元坏死,基底节大理石样变,旁矢状区脑损伤,局灶性或多灶性脑梗死,脑室周围白质软化。足月儿以大脑皮质选择性神经元坏死,矢状旁区脑损伤和基底节区坏死较多见,而早产儿以脑室周围白质软化(periventricular leukomalacia,PVL),较多见。颅内出血是 HIE 最常见的并发症,早产儿多为室管膜下出血及脑室内出血,足月儿多为脑实质内出血及蛛网膜下腔出血。

【影像学表现】

1. 足月新生儿 HIE 表现

(1) CT:足月新生儿 HIE 最常见的 CT 表现有,①脑水肿,双侧多见,表现为脑实质内局限或广泛低密度影,脑室、脑沟和脑外间隙变窄,严重时灰白质密度可出现反转,丘脑、脑干和小脑密度相对增高(图 2-10-13);②边缘区(分水岭)脑梗死,多在大脑前、中动脉和大脑中、后动脉交界末梢部位(图 2-10-14);③合并颅内出血,以蛛网膜下腔出血和脑实质出血多见,少数可见侧脑室旁室管膜下出血和脑室内出血(ER2-10-11)。

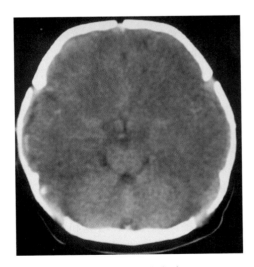

图 2-10-13　脑水肿

CT 平扫见脑实质内局限或广泛低密度影,脑干和小脑密度相对增高

CT 通过观察脑实质低密度分布范围分为轻、中、重三度。①轻度:散在局灶低密度影分布 2 脑叶内;②中度:低密度影超过 2 个脑叶,白质灰质对比模糊;③重度:广泛性弥漫性白质低密度影,灰白质界线消失,但基底节、小脑尚为正常密度影。需要注意 CT 分度并不于临床完全一致。中、重度常伴有蛛网膜下腔出血、脑室内出血或脑实质内出血。

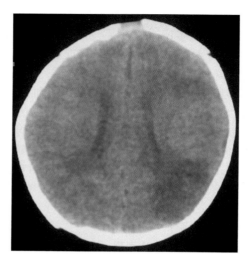

图 2-10-14 脑梗死
CT 平扫见右侧顶枕叶大片三角形低密度区

ER2-10-11 蛛网膜下腔出血

CT 在新生儿 HIE 诊断中的应用价值:①CT 检查目的是明确 HIE 病变部位和范围,确定有无颅内出血和出血类型;②一般都用观察脑白质内低密度的范围将 HIE 从 CT 角度分为轻、中、重三度,但与临床并不完全一致,且易受主观影响,所以 HIE 的 CT 诊断应结合临床;③要注意当基底节区密度也减低时,提示重度 HIE,往往预后不良;④应用低密度来判断 HIE 程度时,要结合孕周,对早产儿不能轻易评估低密度影就是脑损害,要到纠正年龄为 40 周时才能用 CT 值来评估脑实质低密度影;一般认为早产儿脑室周额枕区和足月儿额区的低密度影为正常现象。

足月新生儿 HIE 后遗改变的 CT 表现有:①脑萎缩,主要表现为脑沟、脑池、裂增宽和脑室扩大;②脑积水;③脑软化或脑囊性变;④脑室周白质软化(PVL),多见于早产儿,但也可见于足月儿,发生 PVL 的足月儿其病变发生于产前胎内,可能为 34 周前,而不是足月出生时。

(2)MRI:HIE 早期的异常表现在 T_1 加权自旋回波序列(spin echo sequence)或翻转复原序列(inversion recovery sequence,IR)上比 T_2 加权自旋回波序列更易观察。出生第一周内的 MRI 早期表现包括:①脑水肿,在缺氧后 24h 至 48h 后可显示脑的水肿,在 T_1 加权上显示为脑外间隙、脑沟、半球间裂和外侧裂变窄、侧脑室前角裂隙状,正常解剖细致结构消失。需注意的是脑水肿只有在 7 天内才可观察到,而且在各

种程度的 HIE 患儿中均可见到,但通常在第二周即不再明显;②灰白质分界不清;③皮层高信号,严重的 HIE 患儿,2 周内的 MRI T_1 及质子加权上均见皮层高信号,可能与弥散分布的细胞坏死有关,质子加权上皮层下白质边缘的高信号是由于梗死或水肿导致的水分积聚。新生儿期异常的皮层及皮层下信号大多是短暂的,但与以后皮层的萎缩及髓鞘形成延迟有关;④内囊后肢正常高信号的消失,正常新生足月儿内囊后肢由于已髓鞘化在 T_1 加权上显示高信号,而 HIE 患儿显示内囊后肢正常高信号的消失,T_1 加权上呈相对低信号,在 T_2 加权上不明显。对 HIE 患儿出生后 1~17 天的 MRI 及 1 岁时的神经发育研究显示内囊后肢 MRI 上异常信号的出现可在早期准确地预测神经发育结果的异常;⑤基底节和丘脑的异常信号,通常见于较严重的 HIE 患儿;⑥脑干损伤,较少见。

足月新生儿 HIE 的 MRI 随访研究显示轻度 HIE 患儿 2 岁后可发育正常,神经学检查正常,但 MRI 上可有斑片状白质异常表现,主要为广泛白质及皮层异常的患儿,不一定有严重表现,而双侧基底节异常(萎缩伴有/或不伴有囊变)可导致严重的发育迟缓。

2. 早产新生儿 HIE 表现

(1)CT:主要表现为 PVL、生发基质出血、脑室内出血。生发基质出血,可分为四级。Ⅰ级:室管膜下出血不伴或有少许脑室内出血;Ⅱ级:室管膜下出血扩展至脑室内,但脑室保持正常大小;Ⅲ级:脑室内出血伴脑室扩大,Ⅳ级:出血扩展至大脑半球脑实质内。生发基质出血在 CT 上表现为室管膜下出血,在急性期表现为主要位于尾状核头部的脑室周围的高密度区,出血穿破室管膜后在脑室内可见高密度影(ER2-10-12),出血后 7~10 天室管膜下出血呈等密度。PVL 早期(0~5 个月)在 CT 上较难显示,只有在病变发生囊变后才可见(ER2-10-13),而晚期(生后 12 个月以后)主要引起脑室旁白质的减少、侧脑室的扩张和侧脑室形态不规则,CT 主要能显示 PVL 的晚期的后遗病变(ER2-10-14)。

ER2-10-12 生发基质出血Ⅱ级

ER2-10-13 PVL 早期

ER2-10-14　PVL 晚期

（2）MRI：生发基质出血，急性期出血（1～3 天）MRI 上不敏感，在亚急性期（3～15 天），当红细胞尚未溶解时，出血区在 T_1 加权上呈高信号，在 T_2 加权上呈低信号，当红细胞溶解后，则在 T_1 加权和 T_2 加权上均呈高信号。PVL 发生于脑室旁，T_1 加权呈低信号，T_2 加权呈高信号，但与周围白质较难分辨，在新生儿期，常规 MRI 上对诊断 PVL 并不敏感，它的形成需要一个过程，有研究表明 DWI 可早期发现 PVL，病变区在 DWI 呈高信号。在婴儿和幼儿期其 MRI 表现相当典型，表现为脑室周围白质减少，尤其在侧脑室三角区、侧脑室体旁和半卵圆中心；脑室扩大，可伴侧脑室体和三角区外侧壁轮廓不规则；外侧裂和周围脑沟明显加深增宽，脑灰质逼近侧脑室；白质内 T_2 加权斑片状高信号（代表胶质增生或髓鞘化延迟）、白质内软化灶和囊变区（图 2-10-15）。

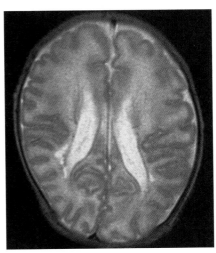

图 2-10-15　PVL 早期

MRI T_2WT 示双侧侧脑室体后部白质内见小片状高信号为 PVL

3. MRI 新技术在 HIE 中的应用

（1）弥散加权成像（diffusion weighted imaging，DWI）：DWI 在新生儿 HIE 中的应用尚有争议。有研究认为 DWI 可显示出其他影像手段不能检测出的细胞水平的早期改变，DWI 检测到的早期的异常的范围比常规 MRI 大，定量分析显示 DWI、ADC 测量对检出急性期、亚急性期 HIE 及其范围很有帮助，ADC 图及 ADC 值是评价新生儿 HIE 的客观量化指标。但也有研究显示 DWI 对检测 HIE 的应用有限，缺乏临床及常规 MRI 时，DWI 单独用或于 ADC 图合用，并不能最佳地反映 HIE。在与 HIE 临床联系的相关性上，DWI 并不比常规 MRI 好。DWI 在检测 HIE 中的灵敏度受缺血损伤形式的影响，通常单独皮质的损伤可以描述出，但深部灰质的损伤常被低估或遗漏。

（2）磁共振波谱（magnetic resonance spectroscopy，MRS）：正常新生儿 ^{1}H-MRS 有以下几个高峰：

1）N-乙酰天门冬氨酸（NAA），其波位于 2.0ppm。NAA 主要位于神经元和轴突内，其特点是在神经系统以外几乎见不到，它是神经元的标志，是神经发育的指标。

2）肌酸（Cr），其波位于 3.0ppm，新生儿随月龄增长肌酸也升高。Cr 可以作为参照的波峰，得出其他代谢物与其比值。

3）胆碱（Cho），包括磷酸胆碱、甘油磷酸胆碱和磷脂酰胆碱，反映脑内总的胆碱含量，波峰位于 3.2ppm。Cho 参与细胞膜的构成，与细胞膜磷脂代谢有关，其提供了髓鞘形成和细胞更新和神经胶质增生的信息。

4）乳酸波（Lac），其波位于 1.3ppm，由于 J-耦合作用，在较短 TE 时表现为倒置双波。通常正常足月儿中乳酸波（Lac）是见不到的，如果升高则为异常，见于缺氧性脑病、脑肿瘤、线粒体疾病等。乳酸能检测到新陈代谢能量缺陷存在。需要注意新生儿分水岭区出现少量 Lac 时，尤其在早产儿中，并不一定表明脑损伤，Lac 的量较是否出现意义更大。

5）肌醇波（MI 或 Ins）位于 3.5ppm，被认为是神经元变性的标记。

6）谷氨酸盐（Glu）的谷氨酰胺（Gln）的波不易分开，可以标为（Glx）综合波，位于 2.3～2.5ppm 内，呈多个平的波齿。

新生儿的 MRS 不同于成人，其与年龄有关。新生儿中 NAA 较 Cho 小得多，新生儿脑 Cho 是正常成人的两倍，其代谢物的浓度和比值随年龄呈非线性改变，在早产儿中改变最快。出生时，NAA 浓度是相当低的，而 Cho/Cr 比值高于成人，随着神经元和树突的继续发育，NAA/Cr 比值从 1 个月到 1 岁或 2 岁中随年龄而迅速增加，而 Cho/Cr 比值在 1 个月到 1 岁迅速下降，然后缓慢下降至 2 岁。

多数研究应用单体素 ^{1}H-MRS。最佳的感兴趣区是丘脑/基底节，其次为分水岭区。长回波时间（time to echo，TE）对显示 Lac 最敏感。研究显示基底节（包括丘脑和豆状核）和分水岭区前部的 Lac 在脑损伤后 24h 内增加，24h 后保持升高，而 NAA 直到 48h 后变小。另有研究显示基底节区的 NAA/Cho 和 NAA/Cr

比值与 Apgar 评分相关,Lac 峰的出现提示严重脑损伤。MRS 评价窒息所致的脑缺血缺氧性损伤的预后研究表明在窒息足月儿产后早期 MRS 与 12 个月时的发育相关,Lac 的存在预示了较差的预后,12 个月时神经发育异常的患儿 Lac 的升高及 NAA 降低。

多体素¹H-MRS 研究较少。多体素¹H-MRS 研究发现基底节区与丘脑的乳酸/胆碱(Lac/Cho)的升高的患儿往往临床表现严重,大脑乳酸水平能区别早期治疗干预有效的患儿。

【诊断与鉴别诊断】

根据窒息缺氧史、临床表现和影像学典型表现,做出 HIE 的诊断并不困难。与 CT 相比,MRI 在显示脑水肿、脑梗死、PVL、髓鞘形成延迟等方面优于 CT,而且 DWI、MRS 已应用于 HIE,对早期发现病灶和评估预后优于 CT。

(朱珍 何慧瑾)

第十一章

脑萎缩与退行性脑病

第一节 脑萎缩

【概述】

脑萎缩（brain atrophy）为脑实质的萎缩缺失，是指正常脑组织体积缩小和脑脊液腔隙之扩大。可见于正常老年人，亦可由于外伤、炎症、血液循环障碍、中毒、代谢障碍以及不明原因的变性疾病所致。

根据脑萎缩的范围可分为广泛性（弥漫性）和局限性两类。广泛性脑萎缩包括脑皮质和髓质的全部萎缩，局限性脑萎缩包括局部、一侧大脑半球或小脑、脑干萎缩。

脑萎缩大多数发生在60岁以上，随年龄增长而愈为明显，男性较女性明显。脑萎缩在病理上主要表现为神经细胞体积缩小及其轴突变形以及周围髓质和细胞内液体减少。

脑萎缩不一定都有临床症状，而有临床症状的患者也不一定都有脑萎缩表现。在临床上脑萎缩常常以痴呆作为突出症状。脑皮质萎缩多出现智力低下和痴呆，小脑萎缩常伴有共济失调。不同临床症状与脑萎缩的部位和程度有关。

【影像学表现】

CT：脑沟与脑池增宽和脑室扩大是诊断脑萎缩的标准。脑沟宽度超过5mm可认为脑沟扩大。

脑皮质萎缩仅显示脑表面脑沟及脑池扩大，脑室大小正常。

脑髓质萎缩显示脑室扩大，第三脑室亦可扩大，脑沟、脑池大小正常。

全部脑萎缩则可见脑室、脑沟和脑池均扩大。

局部脑萎缩显示局部脑室扩大或局部脑沟和脑池扩大。

一侧大脑半球萎缩表现为一侧侧脑室、脑池和脑沟扩大，中线结构向病侧移位，同侧颅骨增厚，岩骨及蝶骨大小翼上升。

脑干、小脑萎缩可见脑桥池、桥小脑角池、枕大池、小脑沟及第四脑室扩大。

MRI：显示解剖结构比CT更为清晰细致，MRI显示脑萎缩与CT表现相同，典型脑萎缩MRI图像呈"破胡桃"形，对脑桥、小脑、基底节的萎缩，MRI诊断较CT敏感。

第二节 正常老年性脑改变

【概述】

正常老年性脑改变（normal aging brain）是指正常健康老年人，于CT和MRI影像上出现的一些改变。这些老年人智力正常，没有临床症状。影像诊断需结合临床情况加以分析。

【影像学表现】

CT与MRI

脑髓质：2/3正常健康老年人于T_2像髓质内出现点状多发高信号，同时也可见于侧脑室边缘。CT上，可见侧脑室周围出现低密度区。可能是胶质增生或是脑内血管周围间隙（Virchow-Robin space）增宽所致。

基底节：MRI T_2像上，由于脑内高价铁的沉积，而出现苍白球、黑质信号减低。

脑室、脑沟、脑池：脑室扩大，脑沟、脑池增宽。

MRI显示的改变比CT清晰，而又敏感。

第三节 痴呆

痴呆（dementia）包括以痴呆为主要临床表现的一组疾病，如阿尔茨海默病、多发梗死性痴呆和血管性痴呆。

一、阿尔茨海默病

【概述】

阿尔茨海默病（Alzheimer disease，AD）是一种进行性的神经退变疾病，表现为神经元功能的丧失，认知、记忆和行为功能的逐渐衰退,是老年人最常见的痴呆原因。在发达国家,65岁以上人群中的发病率约8%,而85岁以上人群中的发病率达30%。AD的进展是缓慢的,发病后的平均生存期约8~10年。随着全球老化的发生,预计在未来50年中AD的发病率要增加三倍。

AD的病因主要是神经皮质中神经元的受损,老年斑(淀粉样蛋白)和神经纤维缠结的出现。诊断主要依靠临床、实验室和影像的结合。

随着AD治疗方法的出现,使AD的早期诊断变得十分迫切。传统结构性影像诊断,如CT和MRI主要用于AD的常规评价,对AD早期诊断的敏感性和特异性都很低。定量影像和功能影像的出现使AD的早期诊断成为可能,并用于与正常老年人和其他痴呆的鉴别诊断。

【影像学表现】

1. **传统CT和MRI** CT和MRI上表现为脑弥漫的或局部的萎缩。CT和MRI可以评价萎缩的存在和程度,排除其他原因的痴呆或颅内占位。除非MRI检查是禁忌的,一般推荐MRI检查。

MRI T_1WI 可以评价脑组织弥漫或局部的萎缩,T_2WI 和FLAIR可以发现脑室旁和皮质下白质中的高信号。MRI还可以发现脑室的扩大,薄层倾斜冠状面成像用于评价近中颞叶和海马的萎缩程度。研究发现近中颞部,包括杏仁核、海马和海马旁回的萎缩,对AD诊断的敏感性和特异性均达85%。

2. **定量影像** CT、MRI定量影像主要用于鉴别早期痴呆的病理性萎缩和正常老年性脑萎缩。测量方法包括CT测量脑室和蛛网膜下腔的大小,MRI测量脑脊液和灰白质容积等。

研究发现,正常老年性脑萎缩主要发生于前额皮质、岛叶、前扣带回、颞上回、顶下小叶和楔前叶。这些区域都与边缘叶有关,其损伤将导致正常老年人的认知改变。而在AD患者,近中颞叶结构,包括海马结构、内嗅皮质和海马旁回的灰质容积减少,而前额和额叶内侧皮质的容积相对保留。所以通过容积测量有助于鉴别AD的病理性萎缩和正常老年性萎缩。

3. **功能影像** 功能影像,包括SPECT和PET,有助于AD与其他痴呆的鉴别诊断,包括血管性痴呆、额颞叶痴呆等。由于脑的结构性改变发生于疾病晚期,而功能影像能在早期阶段发现微小的病理改变,故功能影像能用于AD的早期诊断。

AD在SPECT上表现为颞顶区的低灌注,其诊断的敏感性为89%,特异性为80%。

AD在PET上表现为颞顶叶的代谢缺失,额颞叶痴呆表现为额叶、前颞叶和颞叶内侧皮质FDG的摄取减少,而血管性痴呆表现为中央白质和皮质区的斑块状代谢缺失,故PET可用于AD的诊断与鉴别诊断。

研究发现,MRI灌注成像可以发现AD患者颞顶叶的CBV减少,其敏感性和特异性都很高。fMRI也发现AD患者额叶和颞叶区域激活强度和程度的减少。MRS发现AD患者颞叶和顶叶NAA的减少和肌醇的升高,其代谢水平与认知评分和痴呆的严重程度相关。

【诊断与鉴别诊断】

AD在影像上主要表现为脑弥漫的或局部的萎缩,缺乏特异性,需与正常老年性脑萎缩相鉴别。海马等近中颞叶结构的萎缩对鉴别AD的病理性萎缩和正常老年性萎缩具有一定的价值。

AD还需与额颞叶痴呆、血管性痴呆和正常压力性脑积水相鉴别。正常压力性脑积水表现为全脑室扩大,其扩大程度超过脑沟扩大的程度,而脑萎缩的脑室、脑沟扩大程度是一致的。放射性核素脑池造影有助于正常压力性脑积水的诊断。血管性痴呆以 T_2WI 多发高信号为特征,高信号可位于白质、基底节和/或丘脑。患者一般具有脑血管病的危险因素,症状突然发生,静息期症状好转。而AD的认知障碍是进行性发展的。鉴别诊断不能单纯依靠影像,因为AD患者也常见白质多发高信号。功能影像对鉴别各种痴呆类型具有很高的价值。

二、多发梗死性痴呆

【概述】

多发梗死性痴呆(multi-infarct dementia)是由于多发性梗死引起髓质传导纤维的损伤和断裂,破坏了边缘系统的完整性和统一性,而导致的痴呆。与高血压和脑动脉硬化有关。梗死容易发生于深部穿支小动脉供血区,因为缺少侧支循环。

【影像学表现】

CT与MRI出现多发腔隙性脑梗死的表现,发生于皮质下、基底节、丘脑及脑桥,累及双侧,并伴有多发脑软化和脑萎缩表现。

诊断必须结合临床。

三、皮层下动脉硬化性脑病

【概述】

皮层下动脉硬化性脑病又称Binswanger脑病,其病理改变为深部白质的脱髓鞘及轴突的缺失。穿行于白质内的小动脉透明样变性,伴内膜增厚,管腔变细导致局限性或弥漫性缺血性脱髓鞘及多发腔隙性梗死灶和软化灶。病灶常位于半卵圆中心,脑室周围、基底节及丘脑,伴发皮质性脑萎缩。

以 60 岁以上老年人多见,常伴有高血压及动脉硬化病史、多数有思维迟钝、记忆障碍,精神错乱及情绪不稳等痴呆表现。还可有偏瘫、失语、感觉障碍等症状。

【影像学表现】

一般影像学检查对诊断帮助不大。

CT 虽不能直接显示小动脉硬化,但能反映小动脉硬化导致的脱髓鞘及小梗死灶等改变。一般平扫即可作出诊断。CT 主要表现为脑室周围及半卵圆中心的脑白质区对称或不对称边缘模糊的低密度区,以前角与后角周围最为明显。于基底节、内囊或丘脑区可见单发或多发腔隙性梗死灶。同时可见脑室对称性扩大,脑沟增宽,呈不同程度的脑萎缩改变。

MRI 显示脱髓鞘及小腔隙性梗死灶较 CT 优越,可以查出 CT 不能显示的微小病灶。常在脑室周围及半卵圆中心的脑白质内显示长 T_1 低信号与长 T_2 高信号区。病灶散在,也可融合成片。病灶不累及胼胝体为其特点。基底节、内囊及丘脑区的腔隙性梗死灶也表现为长 T_1 与长 T_2 改变,并伴有脑萎缩表现。

第四节　锥体外系和运动障碍性疾病

本节将介绍三个锥体外系和运动障碍性疾病(extrapyramidal and dyskinetic disease),即亨廷顿舞蹈症(Huntington chorea)、帕金森病(Parkinson disease,PD)和橄榄脑桥小脑萎缩(olivopontocerebellar atrophy,OPCA)。

一、亨廷顿舞蹈症

【概述】

本病为常染色体显性遗传性疾病,少见。发病年龄为 20~50 岁。大脑皮质和纹状体发生变性,神经元丧失,尤以尾状核及壳核为重。组织化学分析证明尾状核及壳核前铁沉积增多。

【影像学表现】

CT 与 MRI 均可发现大脑皮质弥漫性萎缩,尾状核萎缩,造成额角扩大。T_2 像显示尾状核及壳核信号减低。

二、帕金森病

【概述】

帕金森病又称震颤麻痹(paralysis agitans),是锥体外系疾病中最常见的一种慢性、进行性中枢神经变性疾病,主要见于中老年人,其主要病理的改变为黑质-纹状体系统的黑质多巴胺(dopamine,DA)能神经元破坏减少,使纹状体中的 DA 含量显著减少而产生症状。目前该病的诊断主要依靠静止性震颤、肌强直、运动缓慢及姿势反应异常等临床表现,对左旋多巴良好反应和肢体不对称发作是重要的辅助诊断指标。

【影像学表现】

1. CT　常显示中度到严重的脑萎缩,基底节可出现局限性低密度。

2. MRI

(1) 部分 PD 患者 T_2 加权出现壳核异常低信号,壳核后外侧边缘的细条状高信号。

(2) 黑质致密部(SNc)宽度变窄;并且随病情加重而更加变窄。其病理机制可能为:①SNc 的萎缩,根据 PD 的病理基础最主要的为 SNc 的黑质细胞的变性和死亡;②铁在 SNc 中的沉积。

(3) 黑质、基底节核团的体积的减少。

(4) 局限性或弥漫性脑萎缩。

(5) 近年来,磁化传递(magnetization transfer,MT)研究显示 PD 患者脑室旁白质和脑干的磁化传递率(magnetization transfer ratio,MTR)降低。弥散加权成像(diffusion weighted imaging,DWI)有助于区分 PD 综合征,但对 PD 诊断未见明显价值,弥散张量成像研究显示基底节的各向异性分数(fractional anisotropy,FA)值的降低有助于 PD 的早期诊断,但弥散加权成像和弥散张量成像对 PD 的研究较少;质子磁共振波谱(^{1}H-MRS)的单体素 ^{1}H-MRS 研究中,有研究表明 PD 患者壳核的 NAA/Cr 降低有统计学意义,另有研究显示 PD 患者豆状核和颞顶皮层 NAA 浓度降低;多体素 ^{1}H-MRS 的应用尚不多,有研究显示 PD 患者颞顶叶 NAA/Cr 与 Cho/Cr 均有降低,且与严重度相关;另有研究显示 PD 患者双侧颞顶部皮层均有 NAA/Cr 的下降,症状严重侧对应的对侧颞顶部皮层 NAA/Cr 下降更明显。

【诊断与鉴别诊断】

本病诊断主要依靠临床,CT 和 MRI 检查并无特征性。

三、橄榄脑桥小脑萎缩

【概述】

本病系常染色体显性遗传性疾病。主要病理改变是小脑皮质及核团、脑桥核及橄榄体变性脱失、脱髓鞘和神经胶质增生。临床表现为小脑性共济失调，影响肢体和躯干，伴语言不清，尚可有软腭震颤，吞咽困难和眼球震颤。

【影像学表现】

CT与MRI上可见脑桥、延髓变细，小脑变小，脑池扩大，脑沟增宽。脑实质在CT上不出现密度改变，在MRI上无信号变化（ER2-11-1）。

ER2-11-1　小脑萎缩

第五节　中毒变性与退行性疾病

一、皮克病

【概述】

皮克病（Pick disease）是一种大脑变性疾病，特点是额、颞叶萎缩，其余脑叶正常。额叶及颞叶神经元丧失，皮质和皮质下星形细胞增生，还可见嗜酸性包涵体和Pick体。

【影像学表现】

CT与MRI上可见两侧额颞叶萎缩，额角及颞角扩大，纵裂及大脑外侧裂增宽。其余脑叶和小脑无异常。上述表现不具特异性。

二、肝豆状核变性

【概述】

肝豆状核变性又称Wilson病（Wilson disease），是常染色体隐性遗传的铜代谢障碍性疾病。从肠道吸收铜增多，不能正常地转变为血清铜蓝蛋白，过量的游离铜沉积于组织中引起肝、脑、肾、角膜等组织的损害。尿铜排出量增多。脑部损害主要是基底节海绵状变性，受累部位神经胶质增生。好发于10~40岁，男多于女，以震颤、舞蹈症、共济失调及肌强直为主要症状。有肝硬化。出现角膜色素环（Kayser-Fleischer环）。影像学诊断必须结合临床。

【影像学表现】

CT：双侧苍白球、壳核对称性密度减低，以壳核显著。尾状核头、丘脑、小脑齿状核也出现对称性低密度灶。大脑皮质密度减低，并有脑萎缩。

MRI：基底节、丘脑、中脑与脑桥、大脑髓质、小脑齿状核于T_1像上呈低信号，T_2像为高信号，并有脑萎缩。

三、酒精中毒性脑萎缩

【概述】

酒精中毒性脑萎缩（alcoholic brain atrophy）是由于长期大量饮酒而引起脑组织广泛性非特异性萎缩。双侧苍白球发生对称性变性。

【影像学表现】

CT：可见大脑半球广泛性萎缩和两侧苍白球低密度改变。

MRI：苍白球于T_1像呈低信号，T_2像呈高信号改变。

四、甲状旁腺功能减退

【概述】

甲状旁腺功能减退（hypoparathyroidism）引起钙代谢异常，出现基底节和其他神经核团及髓质的广泛钙化。

【影像学表现】

CT与MRI上可见底节、小脑齿状核及其他神经核团和髓质内广泛性钙化。CT比MRI显示清楚而又敏感。

五、Wallerian变性

【概述】

大脑皮质运动区、放射冠及内囊部位发生脑血管障碍或外伤后，细胞体和轴突出现缺氧坏死，在坏死端以下的轴突和髓鞘发生离心性分解直至末端，于是沿皮质脊髓束，锥体束发生退行性变，称为Wallerian变性。脑梗死后数月即可出现。

临床发病年龄约为60岁，主要表现为偏瘫、言语不清及失语等，与脑血管意外相同。

【影像学表现】

CT：可以显示Wallerian变性引起的中脑大脑脚和脑桥的萎缩。大脑脚萎缩CT表现为宽径变窄，前部变尖圆，环池起始部及脚间池变宽。脑桥萎缩常表现为脑桥基底部一侧变扁平，桥池变宽。于皮质运动区、基底节及放射冠区可见大小范围不同、多少不一的梗死灶，并常伴有同侧脑室扩大、脑沟、脑裂增宽等脑萎缩表现。

一般认为Wallerian变性的程度与脑梗死的程度和时间有关。皮质运动区，放射冠及基底节广泛梗死,则同侧大脑脚萎缩亦严重,而梗死局限时,则大脑脚萎缩的程度亦轻或正常。此外发病时间越长,变性程度也越重。

MRI:能直接显示 Wallerian 变性演变的范围和程度。能显示 CT 不能显示的病灶,因此,MRI 优于 CT。

脑梗死急性期,细胞与轴突肿胀,虽然含水量增加不多,但 MRI 能明确显示长 T_1 低信号和长 T_2 高信号。至慢性期,随着液化和囊变,自由水含量的增多,T_1 与 T_2 也变得越长。MRI 变化出现在皮质脊髓束走行的大脑的中央前后回白质区、放射冠、内囊后肢、中脑的大脑脚中部、脑桥的基底部及延髓的锥体部。

（何慧瑾　朱珍　陆荣庆　戴建平
高培毅　于铁链）

第十二章

脑 白 质 病

脑白质由轴突及髓鞘组成,轴突作为神经元的一部分,其病变归类于神经元病变,公认的脑白质病是指原发于髓鞘的病变。脑白质包括大脑、脑干、小脑内白质。新鲜标本上脑白质由于髓鞘中含有脂类成分而色泽白亮。

脑白质病(leukoencephalopathy),是指原发于髓鞘的一组疾病,分为髓鞘形成障碍性及脱髓鞘性疾病。前者为遗传性髓鞘合成障碍,多数为由于各种酶缺乏引起,疾病称为白质营养不良。一般发病年龄小、死亡率高。主要的疾病有异染性脑白质营养不良、球形细胞脑白质营养不良、肾上腺脑白质营养不良、海绵状脑白质营养不良及亚历山大病、佩-梅病、库欣综合征等。后者基本病变为原先已形成的髓鞘脱失,而轴索相对保留,但随着病变的进展轴索可发生继发性损伤。中枢神经系统的髓鞘具有有限的再生能力,患者的临床表现取决于脱髓鞘、继发轴索损伤和髓鞘再生的程度。脱髓鞘病变又分为原发性和继发性,前者指原因不明的一组疾病。后者为中毒、溺水、吸毒及放疗、化疗等引起的非特异性的白质脱髓鞘病变。脱髓鞘疾病中最常见为多发性硬化,其次有急性播散性脑脊髓炎、进行性多灶性白质脑病、播散性坏死性白质脑病、脑桥中央髓鞘溶解症、胼胝体变性(Marchiafava-Bignami 病)、弥漫性硬化、"血管性"脱髓鞘等疾病。

传统影像学检查,包括平片、气脑、脑室造影以及脑血管造影等,均无助于诊断。CT 与 MRI 可以显示病变,但多数病例定性诊断需要结合临床做全面分析。

第一节 脱髓鞘疾病

一、多发性硬化

【概述】

多发性硬化(multiple sclerosis,MS)是中枢神经系统最常见的白质脱髓鞘疾病,在美国是非外伤性中、青年人群致残的最常见原因,目前美国约有 MS 350 000~450 000 例。我国属低发病地区,但随着对本病认识的加深及 MRI 应用的广泛,诊断病例增多。临床分为三型:好转-复发型(relapsing-remitting,RR 型)、原发进展型(primary progressive,PP 型)、继发进展型(secondary progressive,SP 型),RR 型最常见。

CT 可以检测到脑内深部白质区的多发低密度病灶,但由于其软组织分辨率的限制,在皮层下病灶、幕下病灶、小病灶的检出及病灶的分期中作用有限,已被 MRI 取代。MRI 是目前活体中检测脑及脊髓内 MS 病灶的最敏感方法。归纳起来,影像研究主要有:①MS 病灶:显示、分期、临床相关性、病理;②正常表现脑白质:微观病变存在与否的判断、预后价值。

【影像学表现】

1. 常规 MRI 表现

(1) 脑部 MS 病灶可以单发或多发,单发病灶幕下多见,尤其好发于延髓(ER2-12-1)。多发病灶最常见的部位为两侧脑室旁,其次为皮层下、胼胝体、脑干、小脑等,有作者认为侧脑室体部及颞角旁的 T_2WI 高信号更多见于 MS。典型的胼胝体病灶临近侧脑室的下边,呈放射状向周围伸展,T_2WI 矢状面显示最好。MS 病灶大小数毫米至 2cm 最多见,较大病灶可以呈现"假肿瘤征"(图 2-12-1),弥漫分布病灶呈"白质变脏征"。

ER2-12-1　MS 单发病灶

(2) 脑部 MS 病灶可以分为急性及慢性病灶。急性者病灶呈圆形或卵圆形,有膨胀感,T_1WI 表现为"黑洞"或呈略低信号、T_2WI 表现为"核心+晕环"征象,增强后最典型的为病灶周围环形或弓形强化(图 2-12-2)。慢性病灶呈不规则斑片状多见,有收缩感,

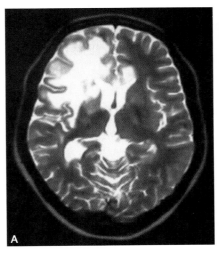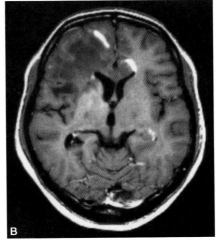

图 2-12-1　MS 大病灶
A. MRI 横断面 T_2WI 示右侧额叶高信号灶,无占位效应;B. MRI 横断面 T_1WI 增强后边缘弓形强化

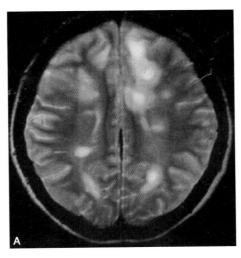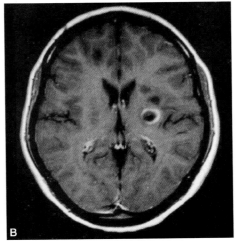

图 2-12-2　MS 急性病灶
A. MRI 横断面 T_2WI 两侧额顶叶多发高信号灶,呈"核心+晕环"征象;B. 同一患者不同层面 MRI 横断面 T_1WI 增强显示环形强化

近对称分布于两侧脑室旁或散布于脑室旁、皮层下、脑干等部位,信号基本均匀。

(3) 脊髓 MS 以颈、胸髓多见,矢状面病变节段脊髓正常或略增粗,髓内见粗细不等条状 T_2WI 高信号影,强化少见。横断面病灶可单发或多发,偏侧略多见。伴有视神经损害时,视神经脊髓炎的诊断成立。

2. MRI 新技术研究

(1) 弥散成像:弥散(diffusion)是指水分子的微观随机运动。这种随机的水分子运动在生物体内受其所处环境的影响,不同组织结构使水分子的运动产生方向与速度上的不同,因此生物体内水分子弥散方向与速度的测量反映的是组织结构的信息。弥散成像目前包括两种方法:一是弥散加权成像(diffusion weighted imaging,DWI),二是弥散张量成像(diffusion tensor imaging,DTI)。MRI 弥散张量成像是近年来开发的能够非侵入性测量生物体内水分子复杂弥散情况的一项技术。弥散张量成像中有两个最重要的参数:①方向性平均近似弥散系数 ADC 值(orientationally averaged apparent diffusion coefficient values," <D>",equal to one-third the trace of the diffusion tensor):测量的是总体上水分子平均运动速度的快慢,反映的主要是组织内细胞的大小及完整性,ADC 值越高,水分子弥散越快。它与弥散加权成像获得的 ADC 值意义一致。②各向异性指数(anisotropy index,AI)值:测量的是水分子不同运动方向上速度的情况,即偏离各向同性(各个方向上运动速度一致)的程度,反映的主要是细胞的排列及它们的结构完整性,AI 值越高,各向异性程度(各个方向上运动速度不一致)越好。病理过程,如增加或减少组织屏障的数量或改变组织屏障的渗透性,都会引起水分子运动速度(以 ADC 值量化)及不同运动方向上速度(以 AI 值量化)的改变。由于 AI 图像分辨率较差,多数研究用意义相同的部分各向异性(fractional anisotropy,FA)图取代 AI 图进行分析。

弥散成像在分析脑 MS 病灶病理改变中的应用:

1)信号分析:DWI 反映的是组织内水分子弥散受限的情况,信号增高提示细胞毒性水肿,水分子弥散受限或减慢;信号减低提示结构破坏,水分子弥散加快。前者在超急性脑梗死中已得到重要应用。但由于 T_2 穿透(shine though)的影响,在脑内绝大多数病变,如肿瘤、梗死、炎症、白质脱髓鞘等均表现常规 T_2 高信号的情况下,DWI 见多数病灶亦呈现不同程度高信号,但此时的高信号已并不能真正代表水分子弥散的受限,其高信号意义的判断需要结合病史及常规 MRI 检查。DTI 获得的 eADC 图与 DWI 意义一样,但由于计算方法的不同,剔除了 T_2 的影响,信号增高代表真正的水分子弥散受限,信号减低提示弥散加快。

2)量化测量:文献中研究 eADC 值的不多,量化测量指标多为 ADC 值及 FA 值。

MS 病灶:MS 斑块内 ADC 值升高、FA 值下降已达成共识。且不同时期的斑块、斑块的不同部位 ADC 值、FA 值亦有不同。早期关于 DWI 在 MS 诊断中作用的研究均已发现,与代表细胞毒性水肿的急性梗死时 ADC 值下降或"受限"不同,MS 斑块的典型异常表现为真正的 ADC 值升高。Andrew 等进一步分析显示急性斑块中心 ADC 值较斑块边缘、正常表现的脑白质及慢性斑块升高;边缘有高信号"晕环"的环形病灶,显示各种各样的 ADC 值,与正常表现脑白质区别不满意;亚急性及慢性斑块 ADC 值中等程度升高。一篇报道确诊 MS 患者增强病灶 1 年内弥散成像演变过程的结果显示,在可见强化病灶出现前的前病灶中,平均 ADC 值逐渐的、中等程度增高,在出现 Gd 增强的时间点上,ADC 值迅速、明显增高,强化消失后 ADC 值缓慢下降;与其位置匹配的对侧正常表现的脑白质在强化病灶出现前,ADC 值无明显异常,在强化病灶出现时,也表现为明显的、但轻度的增加。这提示,代表血-脑屏障破坏的强化病灶出现前,已经有传统 MRI 无法检测的轻微,但进行性的病变发生。同时,病灶内的

结构破坏引起了正常表现脑白质内与其相连结构的破坏或功能障碍。Gastrota 等研究发现在 T_2WI 高信号、同时 T_1WI 低信号的 ROI 区,ADC 值与 T_1 信号强度呈明显负相关。认为 ADC 值可以鉴别不同严重程度的 MS 病灶,而这些病灶严重程度的不同,正反映了临床残疾程度的差异。Lev 进一步推测,由于同时表现为 T_1WI 低信号 T_2WI 高信号的斑块较同时表现为 T_2WI 高信号与 ADC 值增加的少,MS 斑块中的弥散系数明显增加是一种比单独 T_1WI 低信号更加敏感的评价轴索损伤,进而估计预后的检测方法,从而在鉴别 RR 与 SP 型 MS 患者时增加特异性。最新的研究是基于弥散张量成像的全脑弥散直方图分析。结果显示,无论临床亚型如何,MS 患者均表现为 ADC 值直方图的高平均 ADC 值、高峰位置、低峰高;而部分各向异性直方图呈低平均各向异性、峰位置低、峰值高。

各向异性分数图(FA 图)反映的是脑组织中水分子弥散偏离各向同性的程度。脑白质内由于水分子平行与垂直髓鞘运动时速度明显不同,表现为高各向异性。而灰质内水分子的弥散近各向同性,表现为低各向异性。FA 图上白质为高信号、灰质为低信号。当白质结构有破坏时,如髓鞘脱失,水分子平行与垂直白质纤维弥散时运动速度的差异下降,各向同性增加、各向异性下降,表现为信号减低。因此 FA 图可以用来分析病灶对白质通道的破坏情况。FA 图的一个明显作用就是直观上判断病灶是否位于白质通道上,但由于 FA 图分辨率较差,且 MS 病灶一般较小,FA 图判断病灶是否位于白质通道内不如常规 T_2 敏感。MS 斑块内 FA 值均不同程度降低。

根据 MS 病灶不同部位 ADC 值、FA 值推测的相应病理变化,与以往活检、尸检关于 MS 病理结果,如急性 MS 病灶中心为脱髓鞘、周围为炎症反应及水肿,慢性病灶内主要为髓鞘脱失、轴索破坏及胶质增生符合。

正常表现脑白质:近年,"正常表现脑白质的微观病变(microscopic disease in normal appearing white matter)"这一概念,越来越受到人们的重视。因为在很多疾病(尤其在 MS 和脑外伤)的研究中,发现许多确定存在的临床表现,预期应该有 MRI 的异常,而常规 MRI 检查(T_1WI、T_2WI、FLAIR 及增强)却未发现,这促使人们开始推测常规 MRI 无法显示的微观病变存在的可能。正常表现脑白质就是指常规 T_2 显示正常的脑白质。最新有活检及尸检报告,MS 患者正常表现脑白质中确有轻微病变的存在,这些病变包括:胶

质细胞增生、片状水肿、血管周围渗出、异常薄的髓鞘及轴索丢失等。理论上微观病变导致细胞外空间增大,水分子弥散加快。但 WDI、DTI 的研究结果目前未得到统一认识,多数测量研究显示 NAWM 区内 ADC 值不同程度升高,FA 值下降,从而对临床孤立综合征患者可以预测其发展成为 MS 的可能性,对 MS 患者可以预见 MS 的进展情况。

MS 病灶的检出仍离不开常规 MRI 检查,如 T$_2$WI、FLAIR、MTC 等,未见弥散成像较常规 MRI 检测病灶更敏感的报道。但常规 MRI 检出的病灶缺乏特异性,弥散成像可在分析 MS 病灶组织成分、分期及严重程度方面提供更多信息。

(2) 磁化传递成像(MTI):磁化传递技术(magnetization transfer,MT)应用于 MS 研究可以分为两大类。一是选择性地抑制非增强组织的信号,从而增加组织对比而更好地显示 MS 的强化斑块;另一类是应用 MT 技术分析 MS 斑块的组织成分特征。前者已在 T$_1$WI 增强中广泛使用,有大量文献报道 MTC 检测 MS 斑块的益处。后者近几年在评价 MS 及其他脑部病变(如脑外伤、脑卒中等)引起的脑内微观病变中越来越引人注目。它的基本原理是:结合在大分子上的结合水,与自由水相伴进行 T$_1$ 弛豫,当在离开水的中心频率约 1.5~2Hz 的地方施加一个 750~900Hz 的饱和脉冲时,结合水被选择性地饱和,导致结合水与自由水之间交换纵向弛豫,从而降低了 MRI 上的信号强度。方法为采用 FAST-SPGR 序列,以 2D 或 3D 的方式,采集两套分别为打开及关闭(with/without MT)饱和脉冲的原始资料数据,根据公式 MTR = (Mo−Ms)/Ms×100%,算出磁化传递率(MT ratio)。测量有 ROI 法及全脑直方图研究,后者一般是通过图像后处理软件(如 3D VIEWNIX),自动计算出脑内每个体素的 MTR,并自动画出磁化传递率直方图(MTR histogram),分析参数则包括:绝对峰高、相对峰高、峰位置、平均 MTR、病灶平均 MTR 等。

MT 研究 MS 同样集中在两个方面,即 MS 斑块及正常表现脑白质。

从 1992 年开始,有大量文献报道 MS 患者 T$_2$WI 可见异常高信号灶内的 MTR 值降低,现已成共识。目前的重点则是正常表现脑白质,早期为 ROI 测量,随着软件的开发,目前均为全脑正常表现脑白质 MTR 直方图测量,有人并研究了脑灰质。正常表现脑白质内的微观病变改变了组织内运动及非运动水分子的比例,导致 MTR 值的降低,从而被 MT 技术检测出并可量化。很多作者认为 MTR 是评价组织结构完整性

的非常敏感,且可以量化的一个指标。在 MS 的研究中,MTR 下降是具有一定特异性的髓鞘脱失标志。绝大多数结果显示 MS 患者正常表现脑白质及灰质内 MTR 峰高降低、峰位置左移。结论认为:MS 是一种弥漫的、影响全脑的疾病,微观病灶是 MS 病灶总量的重要组成部分,MTR 可以量化分析脑内的微观病变。但也有不同结果,少数研究认为全脑正常表现脑白质 MTR 直方图分析及 T$_2$ 病灶容积测量均不能预测孤立综合征发展成为 MS 的可能性,从而对 MTR 测量的价值提出怀疑。

(3) 磁共振波谱:组织中不同代谢物在外加磁场中的化学位移是不同的,磁共振波谱(magnetic resonance spectroscopy,MRS)记录的就是不同化学位移处代谢物的共振信号,它是目前唯一用来在体观察细胞代谢变化的无创性技术。MRS 的定位非常重要,常用的有两种方法:①单体素定位;②化学位移成像或 MR 波谱成像,主要是对化学信息进行相位编码,同时在多个体素内产生各自的波谱,从而产生代谢物图,如二维的一层或多层图像。无论哪种定位方法,研究的代谢物主要有:① N-乙酰天门冬氨酸(NAA),在 2.0ppm,主要存在于神经元和轴索,是神经元的标志物,在 MS 中 NAA 浓度的下降与轴索的丢失高度相关。②肌酸/磷酸肌酸(Cr):在 3.0ppm,能量代谢物质,由于其浓度在各种状态包括病理状态变化相对恒定,常被作为参照物,也有报道 Cr 在 MS 斑块进展过程中有浓度波动。③ 含胆碱代谢物(Cho):在 3.2ppm,参与细胞膜的合成及降解,被认为是髓鞘崩解的标志物,一般在 MS 斑块的进展过程中,早期就浓度升高,并可持续数月至数年。其他代谢物尚有乳酸(Lac)、肌醇(MI)等。测量方法主要有代谢物浓度比率、代谢物绝对浓度、全脑 NAA 浓度等。

大量研究显示,NAA 水平在 MS 患者的斑块及正常表现脑白质中均有下降。Grossman 进一步发现,在强化斑块中,有一部分在 2.1~2.6ppm 会出现一个额外的标志物峰,作者推测这标志着脱髓鞘正在进行。产生上述结果的原因已渐明确:以往熟知 MS 主要病理变化是脱髓鞘,但 Trapp 1998 年的研究证实,在活动性 MS 斑块中,轴索横断很常见;Waxman 的研究也证实 MS 斑块中包含两种病变,即髓鞘脱失及轴索横断。Andreas 报道 3 例 MRS 与穿刺活检组织病理学改变的关系,显示 MS 斑块内 NAA 水平的下降平行于轴索密度的下降,Cho 和 MI 的升高相当于胶质增生,Lac 出现与炎症有关。最近的神经病理研究进一步证实了 MS 斑块中 NAA 水平的下降与全脑轴索损伤有关,

且 MS 患者早期就可以有神经元的丢失。Yulin 并推测 MS 病变可能从脱髓鞘到轴索横断,再上行性向神经元胞体发展。

鉴于代谢物浓度比率的相对性,有作者研究了 MS 斑块中代谢物的绝对浓度,但结果不尽相同。Davie 和 Sarchielli 随访非强化 MS 斑块 2 年的结果显示总的趋势为,Cho 及 Cr 的浓度没有变化,而 NAA 浓度随病程延长逐渐下降;Mader 随访了 16 例 MS 增强斑块中代谢物绝对浓度的演变情况显示:在斑块刚出现强化时,NAA 浓度正常,1 个月后明显下降,其后缓慢回升;Cr 开始时正常,在 3~12 个月之间明显上升;Cho 刚开始即明显升高,3 个月及 12 个月之后,明显下降;MI 的改变无规律。作者因此强调,NAA 与 Cr 升降的相反时间过程很容易产生错误的比率,绝对量化浓度才可靠。

最近有报道测量 RR 型 MS 患者全脑 NAA 浓度,作者使用 1.5T 全身 MRI 扫描机,采用特异的序列首先获得患者的 ^{1}H-MRS,然后用一个 3L 内装 130mmol 氯化钠及 5mmol/L NAA 的球形模型,采用同样的线圈及序列获得模型 ^{1}H-MRS,再通过复杂的公式计算出全脑 NAA 的总量。其后在 MRI 图像上通过 3D VIEW-NIX 软件计算出全脑容积,NAA 总量除容积得到全脑 NAA 浓度。结果显示,所有 RR 患者的全脑 NAA 浓度低于正常对照组,而且年龄大者较年轻者差别更大。作者认为,年龄依赖的全脑 NAA 浓度的下降,提示神经元进行性丢失是 RR 患者的基本特征,全脑 NAA 浓度测定提供了一种衡量病变进展情况及治疗效果的可靠方法,用全脑 NAA 浓度计算 MS 病灶总量是理想方法之一。

各种 MRI 技术的联合应用日渐增多,认为联合应用可以更全面地评价 MS 的病理变化。如有研究指出,小的 MT 改变,相当于炎症及水肿,大 MT 改变,与 NAA/Cr 的下降相关,反映明显的髓鞘脱失及不可逆的结构损害,并进一步推测,轴索损伤是伴随脱髓鞘发生的,而非 MS 病灶的晚期特征。

【诊断与鉴别诊断】

1. **播散性脑脊髓炎** 本病发病前常有预防接种或病毒感染史,临床特点为单相病程。病灶一般多发,仅涉及白质,以双侧脑室旁白质内多发 T_2WI 高信号灶常见。常规 MRI 表现与 MS 急性病灶相似,因此仅靠常规 MRI 检查无法与 MS 区别,确诊需结合病史,如果此类病例有第二次发作,则临床上将其归为 MS 之列。

2. **多发性脑梗死** 高龄 MS 病例需与多发脑梗死鉴别。多发性梗死病例有高血压、动脉硬化或糖尿病等病史。病灶分布于丘脑、基底节及半卵圆区,涉及灰白质,梗死灶多呈弥漫小点状、片状,并部分融合、边界欠清,与 MS 病灶分布及形态均有不同。但慢性 MS 病灶与梗死灶均呈 T_2WI 高信号,无法明确区分,且在高龄 MS 病例,有时可与多发腔隙性梗死混合存在,诊断需结合病史。

3. **脑囊虫** 相当数量的 MS 病程中曾以脑囊虫诊断或治疗,可见其是一种与 MS 易混淆的疾病。脑囊虫病灶无论多少,一般一定有位于浅表灰质部位的病灶,不具有 MS 病灶均分布仅于白质的特征。此外,囊虫的强化环小,一般在 1cm 左右,囊壁均匀、完整,发现头节则有确诊意义。MS 增强则呈大小不等环状,壁厚薄不一,环可完整或不完整。另外,脑囊虫治疗后多留有软化、局部萎缩等改变,MS 长期反复发作后也可有脑萎缩,但以全脑成比例均匀萎缩多见,极少发现局部脑萎缩现象。

4. **血管炎** MS 病灶较大时应与血管炎鉴别。中枢神经系统血管炎(central nervous system vasculitis,CNSV)的定义是一种由多种病因引起的血管壁炎症性疾病,受侵犯的经常是脑实质及脑膜的小血管,引起相应供血区脑组织的缺血或梗死性病变。中枢神经系统血管炎一般可以分为两大类,一是系统性血管炎(systemic vasculitis)在中枢的表现,如结节性多动脉炎、Churg-Strauss 综合征、白塞综合征、韦氏肉芽肿病、系统性红斑狼疮等。这类病变一般都有脑外其他器官的血管病变,中枢神经系统血管改变一般发生于发病的 2~3 年后,且很多病症有特异的实验室检查结果。另一类为孤立性中枢神经系统血管炎(isolated angiitis of the central nervous system)。病理上为血管壁的炎症性病变,导致供血区脑组织的缺血或梗死。MRI 表现了常见的两种类型,一是双侧病灶,侵犯灰白质,出血与梗死病灶可同时出现,与 MS 明显不同。二是单侧病灶,主要位于额顶叶深部白质内,但病灶呈较大片状,平扫信号与梗死类似,增强后无强化,与 MS 大病灶仅位于白质且边缘强化不同。但慢性 MS 大病灶无强化时与这类血管炎病灶易于混淆,此时 MRA 若见相应供血血管狭窄或闭塞则可明确血管炎诊断。

5. **梅毒、吸毒过量及 CO 中毒等** 亦可引起广泛的白质脱髓鞘。MRI 表现类似,见两侧脑室旁大片状 T_2WI 高信号灶,呈完整一片,非结节融合状,此类病例一般有明确病史,与 MS 容易区别。

6. **进行性多灶性白质脑病** 多见于免疫抑制、器官移植、白血病患者。多发病灶、T_1WI 低信号、T_2WI 高信号影。

7. 播散性坏死性白质脑病 由于中枢神经系统白血病鞘内注射甲氨蝶呤剂量不当引起。多发病灶、T_1WI 低信号、T_2WI 高信号影。大部分病灶坏死后形成软化灶。

8. 弥漫性硬化 罕见。多见于 10 岁以下儿童，多 1 年内死亡。两侧大脑半球白质弥漫、不对称性脱髓鞘。

9. "血管性"白质脱髓鞘 皮质下动脉硬化性脑病(subcortical arteriosclerotic encephalopathy，SAE)，多梗死痴呆等，由于细、小动脉硬化后狭窄、闭塞导致多发、侧脑室旁、小灶性髓鞘脱失。

二、急性播散性脑脊髓炎

【概述】

急性播散性脑脊髓炎(acute disseminated encephalomyelitis，ADEM)是一种免疫诱导的中枢神经系统炎症性病变，病前常有出疹性病毒感染史或预防接种史。急性起病，单相病程，好发青少年及儿童。影像表现类似 MS，一般此类患者若有第二次发作，临床将倾向于将其列为多发性硬化。

【影像学表现】

常规 MRI 表现为脑内多发病灶，大小约 0.1~4cm，两侧分布，一般认为与 MS 唯一区别是病灶较 MS 更不对称(ER2-12-2)。病灶好发两侧大脑半球白质，90%患者存在白质病灶。同时，病灶可出现在深部灰质，常见为尾状核、苍白球、丘脑，其中由于丘脑病灶很少出现于 MS，此征可作为与 MS 鉴别。脑干及脊髓病灶可见，但不多见。关于 ADEM 患者临床症状出现后 MRI 表现出现的时间，不同学者研究结果不尽相同，有人认为临床发病后短时间即表现出 MRI T_2 高信号灶，而另外学者则认为 MRI 表现在部分患者延迟出现，延迟时间一般为 1~6 周，因此在临床可疑病例未发现影像异常表现时应随访。新病灶可以在患者症状、体征恢复过程中继续出现，病灶数目与临床表现不相关。病灶一般在数月后可全部消失或部分遗留胶质增生性瘢痕。

ER2-12-2 急性播散性脑脊髓炎

三、脑桥中央髓鞘溶解

【概述】

脑桥中央髓鞘溶解(central pontine myelinolysis，CPM)是一种少见的代谢紊乱疾病，包括低钠血症过快纠正及高渗状态(如高血糖)，病理改变为脱髓鞘及轴索稀少，不伴有炎症。CPM 由 Adams 等(1959 年)在研究酒精中毒的神经病理过程中发现，首先报道。主要表现为四肢瘫、假性延髓麻痹和特殊的意识状态。Adams 认为选用"脑桥中央髓鞘溶解"作定义，既提示本病累及的特殊部位，又阐明了其基本病理学特性，即非系统性、有髓纤维的髓鞘溶解两个特点。应用 MRI 以后，国外陆续有报道，国内自 1991 年来散在个例报道约 20 例。

【影像学表现】

CT 发现 CPM 可表现三种类型：①单发于脑桥的病灶。②脑桥病灶合并脑桥外病灶(称为脑桥外 CPM)，后者可见于丘脑、基底节、胼胝体、大脑或小脑白质。③单发于脑桥外病灶。表现为低密度灶，增强可见病灶边缘强化或片状强化。MRI 应用后 CPM 的检出率、早期诊断与存活率大大增加。MRI 扫描示脑桥中央 T_1 低信号，T_2 高信号，急性期可以有增强，强化一般持续 4 周左右，矢状位显示病变较清晰、定位准确。病灶大小与预后关系不大。

很多研究发现 CPM 的病灶延迟显示，即临床症状出现 1 周内脑 MRI 可显示无异常，随后常规 MRI 才显示脑桥或脑桥外病灶。T_2 高信号灶可持续数月至 1 年，最后遗留类软化灶，也可完全恢复正常。

由于 CPM 常规 MRI 检查的延迟表现，利用弥散成像研究其早期诊断受到关注。数篇文献报道 CPM 在 DWI 上表现为高信号，ADC 值下降，即水分子弥散受限，并认为此表现由脑桥细胞内低渗状态引起。但也有一位学者报道 DWI 上 CPM 呈轻微高信号，ADC 值升高，与 MS 相似。

【诊断与鉴别诊断】

CPM 常规 MRI 表现缺乏特异性，应与下列疾病鉴别：

1. 脑桥肿瘤 有占位效应、对比增强多不明显，而 CPM 无显著占位效应。

2. 脑干梗死 CPM 与基底动脉闭塞引起的脑干梗死，有时鉴别较困难。突然起病、逐步进展及脑桥被盖结构、中脑、丘脑更广泛的损害，为基底动脉闭塞的特征。CPM 病灶呈对称性，不符合血管分布、脑桥基底部的大血管无闭塞、无其他动脉疾病或动脉硬化的证据,治疗后病灶明显缩小均支持 CPM 的诊断。

3. 其他脑干脱髓鞘病变　MS、感染后脑脊髓炎、播散性坏死性白质脑病、Schider 病等均极少产生单一的脑桥基底部病变,另外,CPM 病灶多位于脑桥中央,而其他脑干脱髓鞘病可累及脑干被盖和顶盖部,而不限于脑桥中央。

四、进行性多灶性白质脑病

【概述】

进行性多灶性白质脑病(progressive multifocal leukoencephalopathy,PML),是一种少见脑机会性感染,发生于免疫低下患者,AIDS 患者最常见。AIDS 患者 4% 可以出现由 JC papovavirus(一种 DNA 病毒)引起的 PML,由于此病毒的靶目标为少突胶质细胞,PML 病理上主要为广泛的髓鞘崩解和白质破坏,主要影响皮层下白质。目前治疗无效,诊断确立后 2.5~4 个月内死亡。由其他免疫缺陷引起的 PML 生存期可稍长,一般 9~18 个月。

【影像学表现】

1. CT　表现为白质内低密度灶、无占位效应、无强化。

2. MRI　表现多样,提倡冠状面 T_2 扫描。典型表现占 90%,表现为双侧、不对称、多发、融合的白质病灶,后脑(顶、枕叶)常见。病灶呈 T_1 低信号、T_2 高信号。绝大多数病灶无占位效应,但少见、轻微的占位效应与生存期相关,出现者生存期缩短。病灶一般无强化,但少数出现轻微强化者提示存在炎症反应,表现对治疗反应稍好。PML 无皮层萎缩及脑室扩大。不典型表现占 10%,如额叶、脑干、小脑均有病灶,深部灰质侵犯(基底节、丘脑),胼胝体病灶跨越中线并出血、囊状强化、单发脑桥病灶等。

【诊断与鉴别诊断】

PML 需要与 HIV 脑炎鉴别,后者病灶表现弥漫、对称、T_1 等信号,有明显皮层及深部萎缩,弓状纤维不侵犯。

五、播散性坏死性白质脑病

【概述】

播散性坏死性白质脑病(disseminated necrotizing leukoencephalopathy,DNL)是一种发生于白血病鞘内注射甲氨蝶呤后引起的白质脱髓鞘及坏死,年龄越小越容易发病。

【影像学表现】

病灶可以弥漫分布于侧脑室旁,亦可仅见于额叶。CT 表现为圆形或片状低密度,可以有或没有强化。在基底节及灰白质连接处可出现钙化,有一定诊断价值。MRI 表现为白质内多发 T_2 高信号灶,一般无明显占位效应,有报道认为 MRI 上脑底强化较脑顶明显为 DNL 独特表现。病灶可以为短暂性,完全消失,也有结构破坏严重者遗留软化灶。

六、弥漫性硬化

【概述】

弥漫性硬化(diffuse sclerosis,inflammatorymyelinoclastic diffuse sclerosis,又称 Schilder 病)是一种罕见的脱髓鞘病变,病变突发且严重,1912 年 Schilder 首先描述,至今病因不明。Schilder 描述的第一例为 14 岁女孩,发病前健康,突发起病后呈进行性视乳头水肿、偏瘫、颅内高压,4.5 个月后死亡。尸解发现脑内 2 处大病灶,病理为脱髓鞘及轴索稀疏。还有一些小病灶,与典型 MS 改变一致。

其后经过研究,Poser 认为 Schilder 病是不是一个确定的疾病尚不能肯定,因为 Schilder 病与儿童型 MS、急性播散性脑脊髓炎、其他类型感染性脑炎表现重叠。他认为至今文献报道的 100 多例中,70% 以上是变异型 MS,符合 Schilder 1912 型者不足 9 例。9 例 Schilder 病中 7 例男性,10 岁以下,1 例青少年女性,1 例成年妇女。

【影像学表现】

影像检查不能单独确立诊断。MRI 上位于深部白质的 1~2 个融合性大病灶(至少大于 2cm,2 个病灶者一般分布于两侧,T_2 高信号,无其他脑或脊髓病灶及其他病变者,考虑 Schilder 病可能。

【诊断与鉴别诊断】

确诊需排除的疾病很多,儿童型 MS、急性播散性脑脊髓炎、其他类型感染性脑炎目前均无特异性检查鉴别。由于肾上腺脑白质营养不良、亚急性进行性全脑炎(SSPE)、进行性囊虫性全脑炎已有特异性确诊方法,可以与 Schilder 病鉴别。

七、胼胝体变性

【概述】

胼胝体变性(Marchiafava-Bignami 病)是与慢性酒精中毒或营养不良有关的一种少见疾病。

【影像学表现】

显示为胼胝体病灶,压部多见,CT 呈低密度,MRI T_2 呈高信号,可强化,维生素 B_{12} 治疗有效,病灶可不同程度消失,一般遗留胼胝体萎缩。

【诊断与鉴别诊断】

胼胝体变性需与发生于胼胝体的其他病变鉴别：

1. **MS** 可作为 MS 的早期特异性征象，表现为胼胝体内垂直脑室方向放射状的细条状影，FLAIR 矢状面薄层扫描易于发现。确诊 MS 可伴有或不伴有明显的胼胝体病灶，晚期胼胝体萎缩。肾上腺脑白质营养不良病例，胼胝体可有相似表现。

2. **药物及压力性脱髓鞘** 有报道抗癫痫药治疗导致胼胝体压部中央病灶，无强化，停药后病灶可完全消失。慢性梗阻性脑积水引流后可出现胼胝体内 T_2 高信号，与压力变化有关。

3. **梗死或卒中** 胼胝体的血供丰富，有大脑前动脉（分支-胼周动脉），前交通动脉（分支-胼下、胼中动脉），大脑后动脉（后胼周动脉）供血，一般不易梗死。梗死表现胼胝体内病灶，可以跨越中线，有占位效应及明显强化。卒中表现同其他部位脑出血。

4. **外伤** 有外伤史，常出现于脑干外伤、皮层损伤及弥漫性轴索损伤时，压部多见。

5. **淋巴瘤** 常发生于胼胝体背侧旁，因此称胼胝体旁淋巴瘤似乎更准确。

6. **胼胝体缩小** 先天发育不良，AIDS 痴呆综合征均可见胼胝体压部萎缩，儿童髓母细胞瘤放疗后可出现胼胝体压部萎缩。

第二节　髓鞘发育障碍疾病

一、球形细胞脑白质营养不良

【概述】

为 β-半乳糖苷酶缺乏引起的遗传性疾病。患者表现为头小、视神经萎缩。髓鞘形成障碍累及大脑半球、脑干及小脑。皮层下弓状纤维不累及。病理显示坏变区有异常巨噬细胞，呈球形。

【影像学表现】

MRI 表现脑内广泛区域、不同程度的 T_1WI 低信号、T_2WI 高信号影。

二、异染性脑白质营养不良

【概述】

为先天性硫酸脂酶 A 缺乏使硫酸脂沉积于脑白质内而产生弥漫性脱髓鞘，脱鞘区轴索破坏严重。病变可累及大脑半球、脑干及小脑，弓状纤维不累及。

常有脑积水。按照首发症状出现的时间，分为婴儿晚期型、少年型、成年型。

【影像学表现】

婴儿晚期型：MRI 表现双侧脑白质广泛 T_1WI 低信号、T_2WI 高信号区，皮质正常。

成年型：MRI 表现双侧脑室旁融合成片、左右对称 T_1WI 低信号、T_2WI 高信号影，以额、顶、枕区为主，无增强。脑室扩大。

三、海绵状脑白质营养不良

【概述】

罕见。家族性性连锁隐性遗传。多见于婴幼男儿，表现为巨脑症。病变主要累及皮质深层和白质浅层，包括弓状纤维。

【影像学表现】

MRI 呈弥漫、对称性 T_1WI 低信号、T_2WI 高信号影。

四、肾上腺脑白质营养不良

【概述】

性连锁隐性遗传病，好发 5~14 岁男孩。临床表现为肾上腺皮质功能不全和进行性脑功能障碍（智力下降、行为异常、视力及听力异常、四肢硬瘫等）。

【影像学表现】

1. MRI 表现为后脑向前发展的、对称性白质病变，T_1WI 呈低信号、T_2WI 呈高信号（ER2-12-3）。典型见于枕、顶、颞叶交界处，额叶不受累。病灶从外向内分为三个区：周围区、中间区、中央区。病灶可强化，发生在周围区与中间区之间，提示病变活动。

ER2-12-3　肾上腺脑白质营养不良

2. 可见沃勒变性（Wallerian degeneration），发生在皮质脊髓束。冠状位 T_2WI 清晰。

五、亚历山大病

【概述】

亚历山大病（Alexander disease）罕见，原因不明。婴儿表现为巨脑畸形。病理上可见 Rosenthal 纤维沉积在软脑膜下及血管周缘。

【影像学表现】

特征性表现为 MRI 白质信号异常以额叶为主，且可累及视交叉、视放射、穹窿柱、纹状体及部分小钳。伴脑室扩大。部分病例可有异常对比增强。

成人型头部大小正常，影像表现可以与 MS 相似，诊断需结合病史及临床所见。

六、佩-梅病

【概述】

磷酸甘油代谢障碍引起。大脑、小脑白质进行性硬化，弓状纤维不累及。分婴儿型、少年型及成人型。

【影像学表现】

MRI 表现为灰-白质信号强度逆转。脑萎缩。

（初曙光）

第十三章

脊 髓 疾 病

第一节 脊髓、脊膜和椎管的解剖

一、椎管

椎管(spinal canal)为各椎体的椎孔相连而成的管道。脊髓从中通过。前面为后纵韧带、各椎体的后面和椎间盘的后缘,后面为椎板、黄韧带和棘突,两侧为各个椎体的椎弓根、黄韧带、椎间孔和上下关节突。椎间孔位于椎间关节和相邻椎弓根之间,为脊神经和相应血管出入椎管的通路。

各段椎管的宽窄和横断面形态不同,颈段较宽大呈椭圆形,胸段逐渐变窄呈圆形,至腰段渐增宽呈三角形、三叶形或圆形。椎弓根两侧对称,正位观颈段呈圆形,胸腰段呈卵圆形,内侧面稍向中央凸出,椎弓根间距以胸椎中段最小,颈膨大和马尾段最大。

二、脊髓

脊髓(spinal cord)上端于枕大孔前缘平面与延髓相连,下端止于$L_{1~2}$水平。$C_{5~6}$和$T_{10~12}$较粗,为颈膨大和腰膨大。胚胎早期,脊髓与脊柱等长,后期脊柱的生长速度快于脊髓,因此脊髓各节逐渐比相应的椎管节段高,不在同一平面上。腰髓、骶髓节段与椎骨的节段相差更大,腰髓位于$T_{10~12}$处,骶髓位于T_{12}和L_1处。腰膨大以下变成锥形称脊髓圆锥(conus),再向下呈细条状称为终丝(filum terminale)。由于脊髓与椎管长度不等,因此脊神经穿过椎间孔的走向在各节段也不同,颈段脊神经轻度向上或近似水平发出。第8颈神经至中胸段向下倾斜约45°,下胸段至腰骶段几乎垂直向下,并在离开椎管前有较长一段相互平行形成马尾(cauda equina)。

三、脊膜

包绕脊髓有三层脊膜(meninge),最外层为硬脊膜(spinal meninge),上端附着于枕大孔边缘的骨衣,膜

与颅内硬膜外腔隔开;下端止于S_2平面,向下形成硬脊膜终丝。硬脊膜的内面比较光滑,外面较粗糙,与椎管的间隙称硬脊膜外腔(spinal epidural space)。中层为脊蛛网膜(spinal arachnoid),为脑蛛网膜的延续。下端也止于S_2平面,其外面光滑,与硬脊膜间形成较窄的间隙,称硬脊膜下腔(spinal subduralspace)。蛛网膜内面有许多小梁,通过蛛网膜下腔与软脊膜相连。最内层为软脊膜(leptomeninge),紧贴脊髓与神经根,为软脑膜的延续,下止于圆锥,两侧形成对称的齿状韧带以固定脊髓。

四、脊髓蛛网膜下腔

脊蛛网膜与软脊膜之间的腔隙为脊髓蛛网膜下腔(spinal subarachnoid space),内充满脑脊液。颈段脊髓蛛网膜下腔横断面呈三角形。胸段横断面呈圆形。腰段呈三角形。脊髓蛛网膜下腔上介于枕大孔平面与小脑延髓池相接,下端止于S_2水平,形成盲囊。

五、硬脊膜外腔

椎管与硬脊膜之间是硬脊膜外腔,为负压,内有脂肪和静脉丛。颈段较窄,胸段较宽。纵轴之前半部较窄,后半部较宽大。

第二节 检 查 方 法

一、脊椎平片

脊椎平片对诊断脊椎骨病变或椎管内病变都有帮助,方法简单,常用,但无椎骨改变或改变轻微,则难于明确诊断,需行特殊检查。

脊椎平片常规摄正、侧位片。为了观察椎弓或椎间孔,则需加摄斜位片。

二、脊髓造影

脊髓造影(spinal myelography)是将对比剂经腰穿

或小脑延髓池穿刺注入脊髓蛛网膜下腔中,观察其充盈及流动情况,以检查椎管内病变的一种 X 线检查方法。目前多用非离子型碘水剂进行造影。

临床上用于脊髓或脊神经压迫症或有椎管梗阻征象的患者。对椎管内肿瘤、脊蛛网膜粘连及先天性发育异常等有诊断价值。在穿刺部位有炎性感染时,应延缓检查。

造影应在荧屏监视下观察对比剂在椎管内的流动情况,发现梗阻或病变时摄正、侧位片。

三、脊髓血管造影

脊髓血管造影(angiography of the spinalcord)是将导管选择性地依次插入肋间动脉及腰动脉以显示脊髓动脉的造影方法,它对直接显示脊髓血管疾病,如脊髓血管畸形(vascular malformation of spinal cord)是一主要的检查方法。可确定脊髓血管畸形的位置、范围、多发性及供血动脉和导出静脉。

四、脊椎和脊髓 CT

脊椎和脊髓的 CT 扫描要求:①扫描架垂直转动至少 15°角;②有数字定位图像,以决定扫描部位和层数及诊断定位;③应有足够的分辨力,以显示椎管内的软组织影,空间分辨力应达到 0.8mm,密度分辨力应达到 0.5%;④扫描时间要短,应照顾到呼吸周期;⑤扫描层厚在 1~10mm;⑥可以作靶 CT 扫描,即图像放大扫描。

操作是应先参考正侧位平片或脊髓造影选择平面。再根据数字定位图像确定的平面和范围进行逐层平扫,取得横断面图像。扫描层厚为 5~10mm,观察软组织窗位用 50Hu,窗宽用 500Hu,观察骨骨组织窗位用 200~300Hu,窗宽用 2 000Hu。能显示部分脊髓、脊髓蛛网膜下腔、硬脊膜囊、硬脊膜外腔、椎间盘、小关节和椎体。对比增强扫描用于脊髓肿瘤和血管性病变,方法与脑扫描相同。

CT 脊髓造影(CT myelography,CTM)扫描,是应用非离子型碘水对比剂如伊索显或碘海醇 5~10ml 注入脊髓蛛网膜下腔,然后再行扫描。多数病例都能清晰显示脊髓蛛网膜下腔,数小时后对比剂逐渐消失,48h 后全部脊髓蛛网膜下腔密度恢复到正常。

五、脊椎和脊髓 MRI

MRI 检查可行多方向的检查,层面设计要充分显示病变,以期能完成诊断。常用矢状面,它可显示脊髓的前后移位,有不受脊髓生理弯曲限制的优点,利于显示脊髓全貌和病变上下水平。矢状面,对于椎间盘病变,椎间孔及椎体骨赘的观察也较为有利,但摆位一定

要准,否则脊髓只能节段显示。冠状面,虽可显示脊髓左右移位,但因有生理弯曲,常仅能节段显示脊髓。除非为了观察椎体骨质,特别是骶骨改变及脊髓左右移位,一般不用。横断面可确切显示横断面的脊髓大小、脊髓内外的病变及脊髓移位的程度,对椎间盘病变也有其特殊价值,为矢状面的一种辅助检查。

MRI 检查中,脉冲系列的选择应具有针对性。一般脊柱退行性变,如椎间盘突出、椎管狭窄、韧带钙化应首选 T_2 像检查,这是因为脑脊液及脊髓均呈高信号(长 T_2),只要有脊髓蛛网膜下腔受压改变,即可做出硬膜外的骨及椎间盘退行性变的诊断。而椎管内肿瘤的诊断则要使用 T_1 像,否则肿瘤、脊髓及脊髓蛛网膜下腔均呈长 T_2 致使无法鉴别,甚至可以漏诊。脊髓血管病一般以 T_2 像最佳,因为流空效应在脊髓、脊髓蛛网膜下腔长 T_2 的背景下可显示血管的低信号。髓质骨的改变需要 T_1 及 T_2 像,以鉴别钙化、髓质丢失及骨转移。至于外伤患者,一般 T_1 像即可。

第三节 脊椎平片诊断

脊椎平片对诊断脊椎骨病变和椎管内肿瘤有价值,本节只介绍椎管内肿瘤的平片诊断。

椎管内肿瘤可引起椎骨变化,因此平片对诊断具有一定帮助。

平片可见如下变化:

1. 椎管扩大正位片常显示椎弓根变形或骨质破坏,椎弓根内缘凹陷,两侧同时受累可呈括弧状变形,椎弓根间距增宽,亦可见椎弓根骨质萎缩稀疏,轮廓模糊,严重时骨质破坏消失。侧位片,椎管前后径增宽。

2. 椎体变化椎体后缘受压破坏,后缘向前弧形凹入。

3. 椎板和棘突肿瘤压迫椎板可使之变薄、消失。严重者可累及棘突根部。

4. 椎间孔扩大神经根的神经鞘瘤和神经纤维瘤使椎间孔扩大。

5. 横突、肋骨变化和椎旁软组织肿块影肿瘤通过椎间孔向外生长或在椎间孔外段的神经根生长时,可压迫邻近椎体的横突,出现压迹和骨吸收,在胸段可累及肋骨,致肋骨受侵或上下分离。可见椎旁软组织肿块影,在胸段在充气肺组织的对比下较易显示。

6. 椎管内肿瘤钙化少数脊膜瘤和成血管细胞瘤可显示斑片状钙化,有助于定性诊断。

第四节 脊髓造影诊断

脊髓造影是椎管内病变的一种检查方法,在医院

尚无 CT 和 MRI 设备情况下,脊髓造影仍不失为既经济又简便的诊断手段。

一、椎管内肿瘤

【概述】

椎管内肿瘤约占神经系统肿瘤的 15%,可发生在各个脊段。发生在脊髓内者占 15%。多为胶质瘤,侵及多个节段,少数为血管瘤(hemangioma)、胆脂瘤和脂肪瘤。髓外硬脊膜内肿瘤多见,约占 70%,以神经纤维瘤(neurofibroma)和脊膜瘤(meningioma)多见。硬脊膜外肿瘤约占 15%,其中转移瘤几占半数。还可见硬脊膜内、外肿瘤。

临床上可出现神经根痛、脊髓受压和截瘫。依肿瘤所在的脊段和肿瘤同脊髓的关系而出现不同的症状。

脊髓造影诊断的目的是确定肿瘤的存在、位置与范围、同脊髓的关系和病理性质。

【影像学表现】

脊髓造影可见如下变化:

1. 髓内肿瘤大多为胶质瘤,在脊髓内浸润生长,常侵犯多个节段,脊髓增粗膨大,可对称或不对称,脊髓蛛网膜下腔两侧或一侧变窄,造成部分梗阻,对比剂从两侧分流呈梭形。中央梭形膨大的透亮条影为膨大的脊髓,如完全梗阻则梗阻端呈大杯口形,两侧端变尖,外缘常紧贴椎弓根内缘,脊髓无推移可与髓外肿瘤鉴别。脊髓空洞症、髓内血肿、囊肿等均有类似表现,因此不易定性。

2. 髓外硬脊膜内肿瘤常见为神经纤维瘤,其次为脊膜瘤。由于肿瘤紧贴脊髓蛛网膜下腔,常导致完全梗阻,梗阻端显示光滑、锐利的偏心性杯口状充盈缺损,在充盈缺损的内侧方可见透亮索条状偏移的脊髓影,梗阻端一侧的蛛网膜下腔,由于脊髓被压向对侧和被肿瘤撑宽,对比剂积聚较多。而对侧的蛛网膜下腔被移位的脊髓挤压而变窄。

3. 硬脊膜外肿瘤大多为原发恶性肿瘤和转移瘤,常见骨质受侵破坏。肿瘤位于硬脊膜外腔,与脊髓蛛网膜下腔之间有较坚韧的硬脊膜相隔,因此梗阻端无明显充盈缺损,常是肿瘤推挤硬脊膜造成脊髓蛛网膜下腔和脊髓移位。阻塞端的脊髓蛛网膜下腔随硬脊膜推移受压变形,两侧均变尖,并向健侧移位,病侧对比剂外侧缘至椎弓根内缘的距离增宽。完全梗阻时梗阻端常表现为梳齿状或水平截面。

二、脊蛛网膜炎与粘连

【概述】

感染、出血、外伤、异物刺激、新生物等均可引起脊蛛网膜炎症。脊蛛网膜增厚、粘连、瘢痕收缩,粘连可包裹成脊蛛网膜囊肿而引起脑脊液部分或完全阻塞,严重时可压迫神经组织,引起局部血液循环障碍而产生脊髓压迫症状。病程多是起伏的,定位征常不固定。病变可发生于各个节段,以颈段、腰段多见,弥漫型可侵犯整个节段。

【影像学表现】

脊髓造影表现为病变区对比剂流动缓慢,并呈不规则斑点状、索条状散在分布,形态固定。无明确分界。如炎症局限引起部分或完全梗阻或包裹形成脊蛛网膜囊肿,亦可表现为梳齿状或水平截断和充盈缺损,有时对比剂可进入囊肿长期滞留。一般无脊髓移位可与肿瘤鉴别。

三、椎间盘脱出

【概述】

椎间盘脱出系椎间盘的髓核通过周围的纤维环向外突出。常是损伤或退化变性所致。好发于 L_4/L_5、L_5/S_1,其次为下颈段,胸椎少见。椎间盘后突和后侧突可压迫脊髓和神经根而产生神经症状。

【影像学表现】

脊髓造影,正位片常表现为硬脊膜外占位病变推移压迫对比剂柱一侧或双侧向内凹入的压迹或充盈缺损,亦可表现为中央充盈缺损,压迫严重者对比剂可完全阻断,但均在椎间隙部位。侧位以俯卧水平投照为好。常于椎间隙水平对比剂柱前缘显示弧形压迹或充盈缺损,边缘光滑,一般超过 2mm 才有诊断价值,超过 4mm 可以确诊。椎间盘脱出较小时,造影不易发现。

四、脊髓血管畸形

【概述】

脊髓血管畸形是先天发育畸形,少见,可分为动脉性、静脉性、动静脉性和毛细血管性。以静脉畸形和动静脉畸形常见。胸段多见,常位于脊髓背侧。可侵犯多个节段,畸形血管迂曲增粗而压迫脊髓,也可破裂,突发髓内出血、血肿和脊蛛网膜下腔出血,常合并脊蛛网膜粘连。

临床常表现为进行性脊髓压迫症状,病变以下的脊髓功能部分或完全丧失。

【影像学表现】

脊髓造影:在病变区显示粗大扭曲蚯蚓状透亮条影,边缘光滑。对比剂流动缓慢,一般无梗阻。如血管扩张较重或融合成团可显示线团状、环状、葡萄状充盈缺损。合并脊蛛网膜粘连也可引起梗阻,较小的血管畸形由于对比剂重叠而不易发现。造影常不能确定血管畸形的类型,明确诊断应采用选择性脊髓动脉造影。

第五节　脊髓和脊椎 CT 诊断

一、脊髓和脊椎的正常 CT 表现

(一)脊髓

CT 平扫,用适宜的软组织窗可以看到上颈段脊髓的大致轮廓,与周围脊髓蛛网膜下腔有一粗略的界限,而下颈段、胸腰段脊髓则难于分辨。

CTM 检查能清楚显示正常脊髓、马尾和神经根。CTM 上,脊髓居中,两侧对称,在下颈段偏后而在胸段则偏前,这与脊柱生理的曲度有关。脊髓在寰枕区呈近圆形,颈髓向下随着其前后径的减小而呈椭圆形。就整个颈髓而言,其上下较圆而中部最扁,胸腰段脊髓呈类圆形,其前后径及横径也最小。脊髓圆锥水平各径线略增大,以后逐渐变细而形成终丝。终丝与马尾不能区分,马尾神经在脊髓蛛网膜下腔呈匀称排列的多个圆点状低密度影。

在颈段脊髓有时可见前缘中间内凹的前正中裂及发出和进入的前后神经根,居脊髓蛛网膜下腔中,在脊髓前后并与脊髓相连,呈对称八字或反八字形条带状低密度影。

成人 CTM 中脊髓和硬脊膜囊在不同脊段的前后径和横径的正常平均值见表 2-13-1。

表 2-13-1　正常成人脊髓、硬脊膜囊径线平均值及比值

	脊髓			硬脊膜囊			脊髓前后径/ 硬脊膜囊 前后径/mm	脊髓横径/ 硬脊膜囊 横径/mm
	前后径/ mm	横径/ mm	前后径/横径/ mm	前后径/ mm	横径/ mm	前后径/ 横径		
寰枕	11.2	12.8	0.88	24.6	24.6	1.00	0.46	0.53
C_1/C_2	9.1	12.0	0.76	15.0	22.2	0.68	0.62	0.54
C_2/C_3	8.7	12.4	0.70	12.6	19.3	0.65	0.69	0.64
C_3/C_4	8.4	12.7	0.66	12.0	19.0	0.63	0.71	0.67
C_4/C_5	8.1	12.9	0.63	11.7	19.1	0.62	0.70	0.68
C_5/C_6	7.9	12.5	0.63	11.6	18.9	0.62	0.68	0.68
C_6/C_7	7.6	11.5	0.66	11.7	17.8	0.66	0.65	0.65
C_7/T_1	7.7	10.4	0.75	12.9	16.6	0.78	0.60	0.63
T_7/T_8	7.1	8.2	0.87	13.3	14.1	0.96	0.54	0.59
T_{11}/T_{12}	7.5	8.6	0.58	14.7	17.5	0.85	0.51	0.50
L_1/L_2	—	—	—	14.6	19.8	0.74	—	—
L_3/L_4				12.0	16.8	0.72	—	—

为了便于临床应用,正常成人各段的脊髓与硬脊膜囊的前后径与横径见表 2-13-2。

表 2-13-2　正常成人脊髓、硬脊膜囊径线范围

单位:mm

	脊髓		硬脊膜囊	
	前后径	横径	前后径	横径
寰枕	9~13	11~15	17~23	19~30
颈	7~9	11~14	10~15	16~22
胸腰	7~8	8~9	12~16	13~21

CTM 中脊髓各脊段密度平均为 33~46Hu,但密度差有时很大,这主要是受邻近结构如肺、肩胛骨等影响,对比剂还可渗入脊髓,影响 CT 值。因此脊髓 CT 值在诊断中价值不大。

(二)脊膜、脊髓蛛网膜下腔

硬脊膜囊起自颅颈联合区与颅内硬膜相续,下至 S_2 水平,由纤维组织固定在尾骨或仅由膜性皱襞附着于椎管。硬脊膜与脊蛛网膜之间的硬脊膜下腔有少量液体和一些纤维带,CT 上不能显示。但在腰穿针头误入此腔并注入对比剂时则能显示。脊髓蛛网膜下腔 CT 为水样密度。平扫时硬脊膜和脊蛛网膜为薄而均一光滑的结构,二者不能分辨。对比增强时,硬脊膜强化而密度增高。

硬脊膜囊径线的变化规律与脊髓相似。横断CTM硬脊膜囊在寰枕区为圆形，颈段为椭圆形，胸段为类圆形，脊髓圆锥水平为椭圆形，L_3/L_4水平以下各径线明显减小。脊髓蛛网膜下腔在颈段中部最窄，在寰枕区和脊髓圆锥水平最宽。

（三）硬脊膜外间隙

硬脊膜外间隙位于硬脊膜和骨性椎管之间，含有丰富的脂肪以及神经、淋巴、血管和结缔组织等。硬脊膜外间隙在颈段最小，腰段由于硬脊膜囊逐渐变细而最大，胸段则介于二者之间。硬脊膜外神经根鞘在各脊段走行方向不同。颈段神经根鞘近水平走行于硬脊膜外脂肪和椎间孔中。CTM上可见被对比剂充盈呈水平走行的神经根鞘和其中带状低密度神经根。胸段神经根鞘走行向下外，腰段神经根鞘在椎管内硬脊膜外间隙中，向下和向外走行后进入椎间孔。横断层CT平扫上，神经根鞘表现为硬脊膜囊前外方侧隐窝内，直径为1~3mm的圆形或椭圆形影，其中为脑脊液密度。CTM上神经根鞘充盈对比剂，可见其中低密度类圆形神经根。腰神经根鞘可有囊状扩大，称塔（Tarlov）氏囊肿，为正常变异。

脊神经节位于椎间孔内，为梭形或椭圆形软组织密度影，两侧对称呈倒八字状。有时在其外方仍可见一段脊神经。

脊椎静脉多数可由CT显示，包括椎后静脉丛、椎体静脉、椎前内静脉和根静脉（图2-13-1）。椎后静脉丛在椎体后缘中部，CT显示为椎体后缘类圆形软组织密度影，时有钙质沉积，近于骨密度，不可误认为后纵韧带骨化或骨增生。椎后静脉丛前方与椎体静脉相连且所在平面的椎体后缘皮质不连续，有助于鉴别。椎体静脉走行于椎体松质骨内，向后汇入椎后静脉丛，CT显示为椎体中部Y型低密度管状结构，但可因钙质沉积而显示为高密度。相邻的椎后静脉丛由几对椎前内静脉相连，直径大于2mm时，CT可以显示为两侧对称的圆形软组织密度横断影，居椎体后缘与

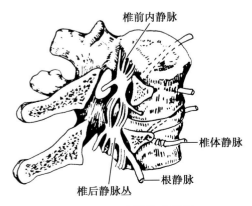

图2-13-1　脊柱静脉线图

硬脊膜囊前缘之间。椎前内静脉由根静脉经椎间孔与椎外静脉丛相连。根静脉为两侧对称水平走行于椎间孔的宽度一致细管状影。这些静脉在对比增强后均有强化。

椎管内韧带位于硬脊膜外间隙。黄韧带位于椎管后方，附着于相邻椎板的前下和后上，两侧在后力中线融合，向外在椎间孔后与关节囊融合。黄韧带为软组织密度，正常厚度为2~4mm。后纵韧带位于椎体后椎管前部的硬脊膜外间隙中，上起C_1，下至骶骨，颈段韧带较厚，而胸、腰段较薄，在椎间盘平面，韧带与纤维环融合，在椎体水平韧带厚且被椎后静脉丛和硬脊膜外脂肪与椎体分开。

（四）椎间盘

椎间盘由髓核和纤维环组成。髓核是退化脊索细胞和一些纤维软骨组成的黏液胶冻样物质。髓核外的纤维环由纤维软骨和多层胶原纤维组成。髓核位于椎间盘中心稍后。髓核和纤维环上下面由薄的透明软骨终板覆盖，终板周围由环状骨突围绕，终板下为皮质骨，纤维环内层与软骨终板融合，外层插入环状骨突。椎间盘高度不一，颈椎为3~5mm而腰椎可达15mm。

椎间盘CT表现为与相邻椎体形状、大小一致、密度均一的软组织影，CT值为80~120Hu，不能区分髓核与纤维环，椎间盘在颈段近圆形，在胸段后缘深凹，而腰段则后缘为浅凹，L_5/S_1椎间盘后缘平直和/或稍后凸。

（五）小关节

C_3~L_5上下相邻椎弓之间的小关节突，形成小关节。上关节突在下关节突的前内或前外。关节面在颈段近于水平-胸段近于冠状，而腰段近于矢状。两侧小关节一般对称，由颈向胸腰椎逐渐增大。

正常小关节突光滑，皮质厚度一致，两侧关节面大致相同，关节间隙宽度为2~4mm。

（六）椎间孔

椎间孔左右各一，位于上椎弓根和下椎弓根之间，在小关节前方，内与侧隐窝相续。其中含有脂肪、部分黄韧带、包绕前后脊神经根的神经根鞘及小动、静脉。椎间孔可分为三个部分：①上部，最大，含神经根，前为椎体，上为上椎弓根、后为椎板和关节突；②中部，为椎间盘水平；③下部，最小，在下椎弓根上，前为椎体，在颈椎为钩突，后为关节突。

（七）脊椎

用骨窗可以详细观察脊椎骨的结构。

1. 颈椎

（1）寰椎：由两个侧块和前后弓组成。侧块有上下关节凹分别与枕骨髁和枢椎上关节突形成结节。

横突短小,有横突孔,左右各一,椎动脉走行其中。前后弓中线部有前后结节。

（2）枢椎:枢椎椎体的齿状突前与寰椎前弓后缘,后与寰椎横韧带形成寰枢关节。枢椎横突小,内有横突孔。

（3）$C_3 \sim C_7$:形态相似,椎体为椭圆形,横径大于前后径,高约 15mm。$C_3 \sim C_7$,有钩突由椎体后面向上突入相邻上一个椎体后外侧缘的浅凹中,钩突构成椎间孔的一部分。椎弓根短,与椎板形成的椎管为三角形。横突短,横突孔除 C_7 因其发育不良或缺如外,均可见到。C_7 棘突较长,其他均短小。

2. **胸椎**　胸椎椎体横径短,前后径长。后缘前凹。平均高度为 25mm,椎弓根长且更近于矢状,椎板、横突、棘突均较长,肋骨与胸椎横突和椎体均形成关节。胸椎椎管在上下段近三角形。中段近圆形。

3. **腰椎**　腰椎椎体为椭圆形,横径大于前后径。椎弓根、椎板、棘突较短,横突较长且平。椎管大致为三角形。

4. **骶骨**　S_1 水平,骶管为三角形,位于中线后部,与骶前、后孔相连。骶前孔位于骶管前外,两侧对称,较大,其内可见圆形软组织密度神经根鞘影;骶后孔位于骶管后外,较小。自 S_2 水平向下骶管变小变扁,其内可见多支骶神经根鞘影。S_2 骶前、后孔位置与 S_1 相仿。S_3、S_4 水平骶孔不易显示。S_4 水平可见骶裂并仅见骶管前外侧壁。骶髂关节间隙正常宽度为 $2 \sim 3mm$。

（八）椎管

测量骨性椎管测量方法有线性测量和面积测量,见图 2-13-2。临床上,测量有助于判断椎管狭窄,为了诊断上实用只列出其正常下限:

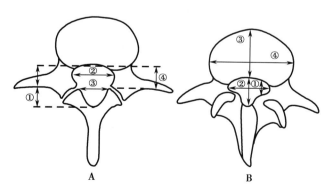

图 2-13-2　椎管测量线图
A.①椎管前后径;②椎弓根间距;③小关节突间距;④侧隐窝宽度。B.约-汤商:①×②/③×④

颈椎前后径为 11mm;腰椎前后径为 12mm;腰椎管面积为 1.5cm×1.5cm;腰椎管侧隐窝宽度为 3mm 以上。

约-汤（Jones-Thomson）商:正常为 $1/4.5 \sim 1/2$。

二、脊髓和脊椎的异常 CT 表现

（一）椎管内病变的基本征象

1. **病变密度**　平扫为低、高、等或混杂密度,如脊膜瘤、出血可为高密度,而脊髓星形细胞瘤、肿瘤囊变区、表皮样囊肿、蛛网膜囊肿可为低密度,而神经纤维瘤因有坏死区而成混杂密度。

2. **病变形状**　类圆形、不规则形、双极哑铃形、柱状。皮样囊肿、表皮样囊肿可为类圆形,肿瘤多为不规则形,神经纤维瘤经椎间孔向椎管外延伸呈双极哑铃形,脊髓空洞症（syringomyelia）为柱状病变。

3. **病变钙化**　脊膜瘤可发生肿瘤钙化。

4. **病变多发性**　转移瘤可多发于脊髓和脊椎,外伤可同时发生脊髓血肿、水肿、脊髓蛛网膜下腔出血等多种病变。

5. **相邻脊椎改变**　可发生椎管破坏、扩大,以椎管内肿瘤多见。脊膜瘤可造成椎管增生,也可发生破坏;神经纤维瘤可造成椎间孔扩大;而表皮样囊肿可造成椎管扩大。脊椎外伤、炎症可有脊椎破坏伴椎管内改变。

6. **对比增强检查**　肿瘤可发生均一、不均一、环状强化。可轻、中度、明显强化。如脊膜瘤可明显均一强化。室管膜瘤、星形细胞瘤可轻、中度不均一强化。囊变时可有环状强化。

7. **CTM 的对比剂渗入**　如脊髓空洞症可见对比剂 CTM 后或延迟扫描进入空洞内。

（二）脊髓改变

1. **脊髓增大**　髓内肿瘤、脊髓空洞症、脊髓血肿可造成相应部位增大。

2. **脊髓萎缩**　脊髓空洞症时可见脊髓萎缩、变细。

3. **脊髓移位**　髓外硬膜内、硬脊膜外肿瘤及病变,可发生不同程度脊髓移位。

4. **脊髓横断裂、断裂**　见于外伤后。

第六节　脊髓和脊椎 MRI 诊断

一、脊髓和脊椎的正常 MRI 表现

（一）脊髓

1. **矢状面**　不受脊椎生理弯曲的影响,可以充分连续地显示脊髓的全长及椎管前后缘的病变,特别是脊椎和椎间盘病变对脊髓的影响。在矢状面上可清楚显示脊髓始于枕大孔平面,在正中矢状面上枕大池在枕大孔和漏斗状颈部硬膜囊的后部。颈髓边界清

楚,在 C_3~T_2 之间前后径较大,为生理性膨大。胸髓呈厚度均一的带状向下延伸,由于胸椎生理性后突,胸髓的位置偏向椎管的前方。脊髓终止于圆锥,成人圆锥位于 L_1,12 岁以后的儿童,圆锥的位置通常不低于 L_2 水平。脊髓圆锥在矢状面上显示良好,其远侧的马尾神经呈带状影像,靠近椎管后缘。

在 T_2 像的矢状面像上,脊髓呈均匀的中等信号或低信号,其周围的脑脊液为高信号。在脊髓的中线可见一纵行的高信号细线状带影,宽约 1mm,为包绕中央管的中线灰质。中央管不能看到。在 T_1 像矢状面上不能显示与 T_2 像上相对应的纵行细带。在高分辨力和流动代偿的 T_1 像上,脊髓内可出现纵行低信号带是由后柱所形成。脊髓中心的纵行低信号或高信号带也可能为驼背和相位移动形成的伪影。

2. **冠状面** 冠状面用于观察脊髓两侧的神经根和证实在矢状面上显示的梭形肿胀,以鉴别髓内髓外病变及其范围,自 C_3 到 T_2 的颈膨大在冠状面上:比矢状面上更为显著。在 C_7 水平其横径可达 12mm,脊髓在 T_9~L_2 的生理性膨大不如颈膨大显著。位于神经孔内由背侧和腹侧神经根联合而成的脊神经,周围有脂肪环绕,在颈段呈水平走行,通过神经孔后即向前侧方走行。胸段的脊神经向侧下方走行,冠状面上可以部分地显示通过椎间孔的一段。通过椎管背侧的扫描层面可以显示脊神经发出的分支。腰椎冠状面可以显示脊神经向尾侧走行,并可追踪到脊椎以外,走行与腰大肌平行。

3. **横断面** T_1 像上脊髓呈亮影,位于低信号的脊髓蛛网膜下腔内,脊髓蛛网膜下腔周围的静脉丛、纤维组织和骨皮质均为低信号,与脊髓蛛网膜下腔界限不清。横断面像可显示脊髓前正中裂,高分辨力的成像系统还可以显示蝴蝶状的中央灰质,于颈髓尤为清楚。颈髓背侧和腹侧神经根向外侧走行,连合于脊神经节,其位于椎间孔内,神经节前方为椎动脉和椎静脉。胸髓在横断面像上呈圆形,直径 6~7mm。由于胸髓比胸椎短,脊神经与椎间孔不在同一平面上,脊神经自胸髓发出后,先向外下走行,然后通过神经孔。因此,孔内的神经节不与脊髓相连续。腰椎横断面最适于显示向侧方突出的椎间盘,扫描平面应与椎体终板平行。在 T_2 像上椎间盘与脑脊液形成良好对比。在 T_1 像上,脑脊液呈高信号,突出的椎间盘呈低信号。

脊髓灰质在轴面上呈"H"形或蝴蝶状,其周围为白质束。"H"形中间的灰质联合,在中央管的前方或后方横过,在矢状面 T_2 像上为高信号的细线状带影。

(二)脊椎

脊椎椎体影像是由于椎体内骨髓中的水和脂肪质子形成,脂肪 T_1 短,在 T_1 像上呈高信号,在 T_2 像上信号减弱,比脑脊液信号低,在高场强的 T_2 像上,可以显示椎体内呈低信号的骨小梁。椎体和椎弓表面的骨皮质在 T_1 和 T_2 像上均为低信号,椎间盘在 T_1 像上比椎体(脂肪)信号低,在 T_2 像上为高信号,椎间盘水含量随年龄增长而减少,在 T_2 像上信号也逐渐减弱,自髓核中心向周边延伸,在 T_2 矢状面像上髓核中心可见水平状低信号线,多见于 30 岁以后,可能代表退行性纤维化。椎间盘的外缘在 T_1 和 T_2 像上呈低信号,代表外纤维环的致密纤维带。椎间盘后缘的后纵韧带也呈低信号,与椎间盘不能区分。椎间盘的上缘和下缘在 T_1 和 T_2 像上均呈低信号,代表椎体终板,终板内的透明软骨不能显示。

二、脊髓和脊椎的异常 MRI 表现

(一)椎管内病变的基本征象

1. **囊性变** 囊性病灶边缘光滑,信号强度均一,如内含脑脊液(CSF)则具有 CSF 的信号强度,即长 T_1(黑影)、长 T_2(白影)信号。如内容物蛋白偏高,则信号强度高于 CSF 的强度。

2. **出血** 亚急性在 T_1 及 T_2 像上均呈高信号(白影),即短 T_1、长 T_2 信号。出血超急性期(<1 天)T_2 像上血肿为高、混杂信号区,急性期(2~7 天)T_1 血肿周边均高于中心,而慢性期(>1 个月)血肿 T_1、T_2 为中心高信号周围低信号环。

3. **钙化** 没有信号,T_1 及 T_2 均为黑影。

4. **脂类** 脂类物质含有氢原子,因分子结构不同,而有不同表现。例如大分子的胆固醇物质,T_1 及 T_2 像分别为灰影和白影;中小分子的甘油三酯,T_1 及 T_2 像分别为白影及黑影,而正常脂肪组织 T_1 与 T_2 像均为白影,只不过随 T_2 优势,信号有减弱趋势。

5. **蛋白量** 脊髓蛛网膜下腔梗阻后,CSF 的蛋白含量增高,此时的 T_1 及 T_2 像可见信号强度增高。有时可误认为肿瘤。

6. **流空效应** T_1 与 T_2 像均为低或无信号,见于快速流动的血液及脑脊液。应当指出,脑脊液的流空效应,只发生在由截面大到截面小的管道中,这是因为流量不变,截面缩小,流速提高之故。如果流速变慢,小于每秒 3ml,静脉内血液流动也能被发现,而呈短 T_1 的高信号。例如,椎间盘压迫硬脊膜外静脉丛,则出现硬脊膜外静脉丛的短 T_1 表现。

7. **水肿** 为长 T_1、长 T_2 信号。

8. **病变强化** 肿瘤强化可为均一、不均、明显、不明显;非肿瘤占位性病变多无强化;而炎症性病变发生不规则强化。

(二)脊髓改变

由于 MRI 可直接观察脊髓,所以,可按脊髓有无

移位和大小变化以及脊髓蛛网膜下腔、硬脊膜外腔宽窄来进行分析。

1. **脊髓增大** 脊髓空洞症多于肿瘤。脊柱外伤致脊髓血肿、水肿也可引起脊髓增大,脊髓血管畸形亦可造成脊髓增粗并有迂曲、粗大血管影。

2. **脊髓变小** 脊髓空洞症时,脊髓变小同时可见髓内之囊腔。脊髓萎缩,可为节段性,也可累及全脊髓,还可伴有阿诺尔德-基亚里综合征。

3. **脊髓大小正常** 脊髓空洞症时,脊髓大小可正常,能见髓内沿长轴走行的囊腔;脊髓缺血、炎症、脱髓鞘病变时,其大小可正常,仅有边界不清的长 T_1、长 T_2 改变。

4. **脊髓移位** 伴病灶上下方蛛网膜下腔增宽,为髓外硬脊膜内占位病变的特点,脊髓局部移位明显。脊髓较大范围轻度移位伴病灶上下方蛛网膜下腔变窄,为硬脊膜外病变的表现。椎间盘脱出不仅显示椎间盘退变而致信号变化外且显示后脱出局限压迫硬膜囊前缘,脊髓局部受压移位。

第七节 椎管内肿瘤

椎管内肿瘤按生长部位分为脊髓内、脊髓外硬脊膜内和硬脊膜外三种。肿瘤起源可来自脊髓、脊膜、脊神经、椎管内其他软组织和转移。其中以脊髓外硬脊膜内肿瘤最为常见,约占 60%~75%。其他两类均较少见。90% 以上肿瘤为胶质瘤。

肿瘤压迫脊髓缓慢地出现受压平面以下肢体运动、反射、感觉、括约肌功能以及皮肤营养障碍。

一、室管膜瘤

【概述】

室管膜瘤好发于脊髓圆锥和终丝,占儿童脊髓肿瘤的 30%,成人的 55%~60%。

【影像学表现】

CT:病变多为低密度,对比增强后可有中央管周围的轻度强化,这是室管膜瘤的特征改变。

MRI:脊髓内室管膜瘤使脊髓呈梭形肿大,可局限或较广泛。在 T_1 矢状面像上呈均匀或不均匀的低信号,肿瘤与正常脊髓的边界不十分清楚。典型的室管膜瘤多伴发囊肿,发生在肿瘤内或在肿瘤两端的脊髓内。囊肿的显示取决于选用的脉冲序列和囊内液体的蛋白质含量,通常在 T_1 像上为低信号,T_2 像上为高信号(图 2-13-3)。

发生于马尾和终丝的肿瘤为髓外肿瘤。在 T_1 像上肿瘤的信号可与其远侧脑脊液相似,而难于区别。脑脊液信号增高是因为肿瘤远侧的脑脊液搏动因肿瘤的占位作用而减弱以及其中的蛋白质含量增高所致。在 T_2 像上马尾和终丝的肿瘤呈高信号,与周围静止的脑脊液几乎没有对比,因此难于定位,室管膜瘤富血管,有出血倾向,由于含铁血黄素的沉积,出血区呈低信号,在 T_1 像上更为明显。

Gd-DTPA 增强检查,肿瘤在 T_1 像上呈高信号,能够发现较小的肿瘤,并将肿瘤同其周围的水肿和伴发的囊肿区分,从而显示肿瘤的边界,做出准确定位。对比增强检查也是确定手术后肿瘤复发的重要方法。因为手术后不能根据解剖形态的改变确定有无肿瘤复发,T_1 像上水肿、脊髓软化和出血等术后改变,可与

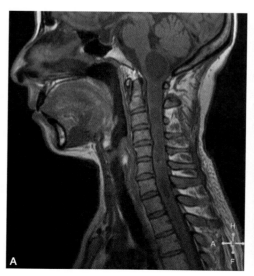
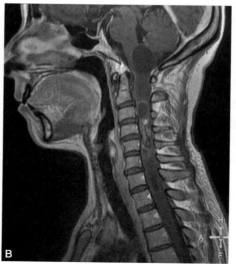

图 2-13-3 脊髓内室管膜瘤

A. MRI 矢状面 T_1WI 示脊髓增粗,病灶呈不均匀低信号,见囊变区;B. MRI 矢状面 T_1WI 增强示病灶不均匀强化,囊变区不强化

复发的肿瘤相混淆。对比增强检查对残留和复发肿瘤的发现很敏感,表现为髓内异常的增强区,手术后改变引起的对比增强应在2~3个月后消退。

【诊断与鉴别诊断】

CT:髓内低密度病变伴有中央管周围强化为其典型表现。

MRI:为与脊髓分界不清长 T_1、长 T_2 均一信号的肿块伴囊肿,常有明显强化。

脊髓无明显肿大的肿瘤内发生囊肿时,较难与脊髓空洞症鉴别。可依脊髓空洞症中的囊肿边缘清楚锐利,多有流空现象,而肿瘤内囊肿由于无流空效应在 T_2 横断面像上囊肿的信号比周围的脑脊液略高鉴别。

二、星形细胞瘤

【概述】

星形细胞瘤可发生在脊髓的任何部位,以脊髓上段常见。多见于儿童(占60%),常见于颈、胸段。

【影像学表现】

CT:为低或等密度,对比增强后强化不明显且不均一,可囊变常见。

MRI:星形细胞瘤使脊髓呈梭形肿胀,累及范围通常为2~3节脊椎,可更广泛。在矢状面 T_1 像上可见肿胀的脊髓与正常脊髓相比呈等信号或低信号,由于肿瘤周围水肿,难于确定肿瘤大小。在 T_2 像上肿瘤呈高信号,周围有广泛水肿也呈高信号,可使肿瘤界限不清。肿瘤信号的均匀度取决于肿瘤的大小,大的肿瘤因出血和囊变,信号不均匀。对比增强检查,增强效果不及室管膜瘤显著,但可将肿瘤与水肿区分。在横断面像上肿瘤通常累及脊髓横断面的全部,且信号均匀(图2-13-4)。

【诊断与鉴别诊断】

CT 为等或低密度不均一强化肿块;MRI 为范围较大 T_1 等或低信号 T_2 高信号肿块,可有强化。

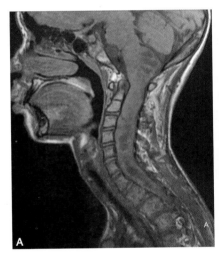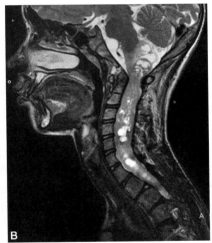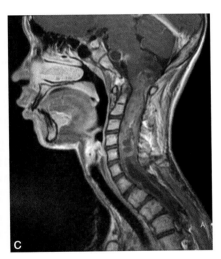

图 2-13-4　脊髓内星形细胞瘤

A. MRI 矢状面 T_1WI 示延髓至胸$_2$水平脊髓增粗,病灶呈不均匀等低混杂信号;B. MRI 矢状面 T_2WI 示病灶内见囊变区;C. MRI 矢状面 T_1WI 增强示病灶明显不均匀强化

MRI:星形细胞瘤与室管膜瘤的鉴别在于前者多见于儿童、较少累及马尾和终丝,累及范围较大,伴发囊肿的机会较少。而室管膜瘤较小,呈边界清楚的结节状,并伴广泛的囊肿。星形细胞瘤与多发性硬化鉴别困难,但多发性硬化在脊髓横断面上的分布不对称,信号较均匀,边缘较清楚,其占位效应常在3~6个月内消退,但 T_2 像上的高信号持续6个月以上。

三、成血管细胞瘤

【概述】

成血管细胞瘤多发生在20~30岁,好发于颈、胸或胸腰段,较少见,只占髓内肿瘤的1%~3%。

【影像学诊断】

CT:为形态不规则的低密度肿块,对比增强常明显强化。

MRI:表现因其大小而不同,大的肿瘤在矢状面 T_1 像上使脊髓弥漫而广泛的增大,其中有多发低信号区,边界清楚的低信号区提示为囊肿形成。在横断面像上病变在脊髓背侧,为本病主要特征,异常的血管结构呈点状或蜿蜒状无信号区。肿瘤可有明显的引流静脉,在脊髓背侧显示良好。在 T_2 像上肿瘤呈高信号,囊肿的信号可以更高,通常不难同水肿区分,瘤结节呈无信号区。小的瘤结节伴广泛的水肿和囊肿形成,二者的大小不成比例。对比增强检查,瘤结节显著增强,其大小数目不等,但界限清楚,位于囊壁内或在脊髓实质内。囊壁无瘤组织故无增强。瘤结节切除后,肿大的脊髓可恢复到正常大小,甚至萎缩变小。囊肿亦随之减小或消退。脊髓肿大可能因广泛的水肿所引起。

【诊断与鉴别诊断】

CT:肿块为低密度区,明显强化。

MRI:脊髓背侧肿瘤 T_2 为高信号有多发长 T_1、长 T_2 信号囊肿区并见异常血管的点状或蜿蜒状无信号区,肿瘤明显强化。肿瘤的血管结构与动静脉畸形相似,但后者通常无囊肿形成和脊髓肿大。

四、脊髓转移瘤

【概述】

脊髓转移瘤少见,可为脑瘤,如室管膜瘤、成髓细胞瘤或生殖细胞瘤经脑脊液种植软脊膜而侵犯脊髓,也可为血行转移,以肺癌和乳癌常见。胸段多见,颈段次之。

【影像学表现】

CT:肿瘤引起脊髓局部膨大,无特征性。

MRI:转移瘤在 T_1 矢状面像上肿大的脊髓呈低信号,略不均匀。血源性转移呈局限性不规则增大。经软脊膜转移者,脊髓肿大的范围较大,并在硬膜内、髓外可见肿瘤结节。在 T_2 像上肿大的脊髓内有高信号区,可超越肿大区甚至累及脊髓全长,延伸到脑干。高信号的大部为水肿所致,在横断面像上可显示较小的肿瘤及其周围的正常脊髓,T_2 像肿瘤呈高信号不能同水肿区分。有明显强化。

【诊断与鉴别诊断】

CT、MRI 诊断须密切结合临床。

MRI 上,脊髓转移瘤同横贯性脊髓炎的鉴别主要是根据对比增强的表现。转移瘤有显著增强,在横贯性脊髓炎中则不易出现。急性多发性硬化也有增强发生,鉴别诊断主要根据临床表现。

五、脂肪瘤

【概述】

脂肪瘤可位于髓内、髓外硬脊膜内和硬脊膜外。好发于终丝,由脂肪和纤维组织构成。

【影像学表现】

CT:髓内脂肪瘤为髓内低密度肿块。髓外硬脊膜内脂肪瘤为椎管内靠背侧的圆形或稍呈分叶状的脂肪密度的肿块。CTM 显示肿块位于硬脊膜囊内由对比剂围绕。其 CT 值在 $-20 \sim 100Hu$,可作出定性诊断。

MRI:肿块为典型脂肪信号,T_1 像为高信号,T_2 像为低于脑脊液的高信号,采用脂肪抑制序列扫描信号变低。

【诊断与鉴别诊断】

CT、MRI 表现典型,不难诊断。

六、神经纤维瘤

【概述】

神经纤维瘤起自脊神经后根,有光滑、完整的包膜,为圆形实性肿瘤,偏一侧生长,偶有囊变和坏死。脊髓受压、移位或变细。有时肿瘤沿神经根生长穿破硬脊膜到脊膜外或通过椎间孔到椎管外,使椎间孔扩大和相邻骨破坏。

【影像学表现】

CT:平扫用软组织窗观察,可见肿块呈等或稍高密度,有时可见其中的低密度囊变与坏死区和高密度钙化;对比增强肿块有中等均一强化,使肿块显示更为清楚;CTM 可显示肿块造成的充盈缺损区,脊髓受压,向对侧移位和变形,肿瘤上、下方脊髓蛛网膜下腔扩大,肿瘤区变窄或消失。可见向椎间孔和椎管外延伸的双极哑铃状软组织块。用骨窗观察有时可见椎管扩大,一侧或两侧椎间孔扩大和相邻椎体骨破坏。

MRI:肿瘤信号在 T_1 和 T_2 像上与脊髓信号相似,在矢状面和冠状面像上可清楚显示肿瘤对脊髓的压迫,少数肿瘤可突入到脊髓内,与髓内肿瘤相似,多平面成像能够做出鉴别。在横断面上可显示跨越椎间孔位于椎管内外的哑铃状肿瘤。对比增强检查在 T_1 像上肿瘤显著增强,边界清楚。

【诊断与鉴别诊断】

CT 平扫肿瘤为等或稍高密度,可见囊变区,有中等均一强化;MRI,肿瘤 T_1 和 T_2 像与脊髓等信号,肿瘤显著强化。如经椎间孔向椎管外延伸则为哑铃状,并有相邻骨破坏则诊断容易。依 CT 表现可与脊膜瘤等髓外硬脊膜内肿瘤鉴别。

七、脊膜瘤

【概述】

脊膜瘤好发于胸段脊髓蛛网膜下腔背侧,其次为颈段,腰骶段少见。肿瘤为实性,表面光滑,包膜完整,有时有钙化。

【影像学表现】

CT:平扫软组织窗观察肿块为高密度,可见其中的钙化;对比增强检查,肿块明显均一强化;CTM 可显示肿块造成的脊髓受压、移位和变形以及肿瘤上下方脊髓蛛网膜下腔的增宽。用骨窗观察可见相邻椎管骨增生改变。

MRI:脊膜瘤在 T_1 和 T_2 像上通常与脊髓信号相似,在矢状面和横断面上能清楚显示脊髓受累的程度和肿瘤的全貌。肿瘤可突入脊髓内,似髓内病变。但脊膜瘤在 T_1 和 T_2 像上与髓内肿瘤可显示轻度的信号差别。

对比增强检查,肿瘤在 T_1 像上高度增强,与脊髓的界限清楚,可进一步确定为髓外病变(图 2-13-5)。

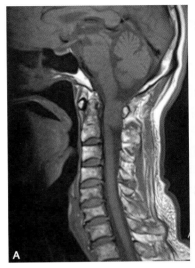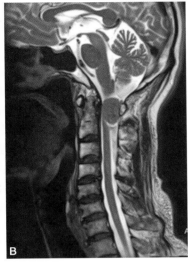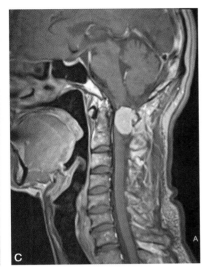

图 2-13-5　脊膜瘤

A、B. MRI 矢状面 T_1WI、T_2WI 示 $C_1 \sim C_2$ 水平椎管内占位,呈等信号,相应颈髓受压,蛛网膜下腔扩大;C. MRI 矢状面 T_1WI 增强示病灶明显均匀强化

【诊断与鉴别诊断】

CT 见肿块为高密度,可有钙化,明显均一强化,并见相邻椎管骨改变,表现具特征性;MRI,肿块 T_1 像和 T_2 像与脊髓信号相同,有明显强化。

脊膜瘤的 CT 表现典型不难诊断,而 MRI 信号和形态学表现与硬膜内神经鞘瘤和神经纤维瘤表现相似,有些病例难于鉴别。但神经鞘瘤和神经纤维瘤容易伴发椎间孔扩大,脊膜瘤则很少见。发生在马尾神经上的孤立性肿瘤多为神经鞘瘤。

八、软脊膜肿瘤

【概述】

软脊膜肿瘤(leptomeningeal tumor)可以是来自中枢神经系统的原发性肿瘤和中枢神经系统以外的原发性肿瘤。前者包括成胶质细胞瘤、室管膜瘤、成髓细胞瘤和生殖细胞瘤。后者以淋巴瘤较常见,肺癌、乳癌、黑素瘤也可能转移到软脊膜。急性白血病可以浸润软脊膜。

浸润软脊膜的肿瘤细胞呈片状,覆盖软脊膜表面。脊蛛网膜上的转移瘤可形成大的结节。软脊膜肿瘤的临床表现多无特异性,常见者为背痛或脊膜刺激症状。脊髓本身和颅内软脑膜肿瘤可分别出现脊髓症状和头疼等颅内症状,本病的诊断主要靠脑脊液细胞学检查。

【影像学表现】

CT:多难以发现。

MRI:非对比增强的 MRI 对本病并不敏感,主要表现为 T_1 像上于脊髓表面或在马尾神经根上出现小结节。T_2 像上,由于瘤结节呈高信号与脑脊液信号相似,而难于发现,但脊神经节肿大在 T_1 和 T_2 像上都能看出。对比增强检查容易发现。在 T_1 像上肿瘤显著增强,充盈于脊髓蛛网膜下腔,或于脊髓边缘形成细线状的增强影。

【诊断与鉴别诊断】

CT 多无价值。

MRI 上,T_1 像脊髓表面或马尾见小结节影,有明显强化可确诊。

在 T_1 像上软脊膜肿瘤的改变可同脊蛛网膜炎引起的神经根粘连相似,特别是在马尾,但在软脊膜肿瘤中,脊神经可增大,在 T_2 像上呈异常的高信号。而单纯的蛛网膜炎则无上述改变。

第八节　椎　管　狭　窄

椎间盘退行性变与椎间盘脱出、椎小关节退行性变均可引起椎管狭窄(spinal stenosis),但有关内容已在第十篇第七章第八节述及,兹不赘述。

一、黄韧带肥厚与骨化

【概述】

黄韧带肥厚(hypertrophy of ligamentum flavum)可

因本身退变、椎间隙变窄后使黄韧带皱缩和外伤后纤维化而变肥厚,为一侧或两侧。肥厚的黄韧带可发生钙化或骨化,是造成椎管狭窄的原因之一。

【影像学表现】

CT:黄韧带厚度大于 5mm 时,即可确诊。肥厚多较匀称。钙化与骨化可由韧带前方向后方发展,一侧或两侧,个别可由后向前发展。

MRI:在 T_1 像上韧带为低信号,与脑脊液不易分清,T_2 像上脑脊液呈高信号,可以清楚地显示韧带肥厚的程度和范围以及对脊髓的压迫。

【诊断与鉴别诊断】

CT 优于 MRI。厚度大于 5mm 即可诊断。

二、后纵韧带骨化

【概述】

后纵韧带骨化(ossification of the posterior longitudinal ligament,OPLL)好发于颈椎。可累及多个脊段,多见于中老年人。病因不清,可引起继发性椎管狭窄,并产生脊髓压迫症状。

【影像学表现】

CT:横断层 CT 图像显示椎体后缘正中或偏侧骨块突入椎管,呈带状、类圆形或分叶状,骨块和椎体后缘间可有间隙或相连。矢状与冠状重建和三维成像可显示其全貌及造成椎管狭窄的程度。

MRI:骨化为无信号。

【诊断与鉴别诊断】

CT 优于 MRI、CT 可见椎体后缘突入椎管内的不规则性骨块。

三、椎管狭窄

【概述】

椎管狭窄(spinal stenosis)可引起脊髓、马尾或脊神经压迫症。椎管狭窄的原因有①先天性,如软骨发育不全、椎弓根短、骨硬化症、椎板位置异常或齿状突发育异常等;②后天性,如黄韧带肥厚、椎间盘退行性变、小关节退行性变、外伤、后纵韧带骨化等已如前述。

【影像学表现】

CT:诊断骨性椎管狭窄主要依靠椎管横断层面测量来确定。颈椎椎管前后径小于 11mm,腰椎椎管前后径小于 12mm,面积小于 1.5cm×1.5cm。约-汤商小于 1/4.5 时提示椎管狭窄,侧隐窝宽径小于、等于 3mm 则可诊断为狭窄。CT 上还可显示出引起椎管狭窄的疾病。

MRI:亦依测量结果做出诊断。

第九节　脊髓、脊椎先天性异常

一、积水性脊髓空洞症

【概述】

积水性脊髓空洞症(hydrosyringomyelia)是一种慢性发展的脊髓退行性变,它的形成可以是先天性、退行性、外伤后和肿瘤性。主要临床症状为受损节段的分离性感觉障碍和下运动神经元障碍等。

它包括脊髓空洞和中央管积水。前者空洞多在颈和上胸段,偶可多发,空洞内含无色或黄色液体,洞壁由胶质细胞和纤维组织组成,空洞段脊髓外形可正常,梭形增大或萎缩。后者则为中央管均匀扩张或囊状扩张,内衬以室管膜细胞。

【影像学表现】

CT:在 CTM 上依脊髓外形分为四型:①正常;②增大;③变扁;④萎缩。任何一型髓内都有空洞。平扫,用适宜的软组织窗可以发现髓内边界清楚、脑脊液密度的囊腔,如囊液蛋白含量高则为等密度而不易发现。CTM 可见对比剂进入空洞内。注入对比剂后立即进入或延迟 4~6h 后进入,显示为髓内高密度区。立即显影者空洞可能与蛛网膜下腔相通而延迟显影则需经脊髓渗入空洞中。

MRI:为此病的首选检查方法,容易发现病变,确定空洞的大小及范围,并能观察脑脊液和囊内液体的动力学改变,还能发现引起空洞的原发病变,如脊髓肿瘤。在 T_1 像上囊腔呈低信号,位于脊髓内。矢状面最宜于确定囊腔的范围,脊髓增大或萎缩,横断面可进一步显示囊腔在脊髓内的部位。MRI 可鉴别外伤引起的脊髓软化灶和囊腔。二者在 T_1 像上皆为低信号,但在 T_2 像上,软化灶在第一回波像为高信号,而囊腔则为低信号。应用 T_2 横断面薄层扫描,不用流动代偿技术,以增加液体流动的敏感性,从而判断囊内液体的流动性。如囊内为静态液体,在第一回波像上为低信号,在第二回波像上为高信号。如为流动的液体,则在第一和第二回波上均为低信号。手术分流术后,不仅使囊腔缩小而且脑脊液的流动减弱或停止。

【诊断与鉴别诊断】

CTM 上,脊髓空洞中进入对比剂可确诊,而 MRI 见长 T_1、长 T_2 囊腔并无肿瘤时方可确诊。

二、脊柱闭合不全

【概述】

脊柱闭合不全(spinal dysraphism)是一组脊柱先

天性发育异常,系脊柱中线的间质、骨骼和神经结构融合上的缺陷,常累及皮肤、脊椎和脊髓。表现为背部中线皮肤异常毛发丛、色素沉着斑、血管瘤、凹陷、皮下肿瘤及皮样窦等;脊柱出现脊椎裂、脊柱侧弯、半椎体、蝶形椎、椎体融合、椎节缺损、椎弓发育不良及椎弓根间距增宽等;脊髓发生低位脊髓圆锥、终丝增粗、脊髓纵裂、阿-齐氏畸形和积水性脊髓空洞症等,同时可伴发不同类型的脊髓和/或脊膜膨出与椎管内先天性肿瘤。

临床表现为腰骶背部中线软组织肿块、皮肤异常、进行性下肢运动和感觉障碍、足畸形以及排尿和排便障碍或失禁等。

【影像学表现】

1. 脊膜、脊髓、脂肪膨出

(1) CT:平扫显示与脊椎裂相连向体外膨出的脑脊液样低密度软组织块。CTM 可见对比剂充盈膨出的囊内,多为单囊,也可为多囊,还可显示由椎管内向膨出延伸的一条或多条软组织密度带状脊髓与马尾结构。有时也可显示囊内、皮下和肌肉内的脂肪。囊内脂肪可与椎管内脂肪相连。脊膜膨出(meningocele)囊的内容物为脑脊液;脂肪脊膜膨出(lipomeningocele)内容物为脂肪;脊髓脊膜膨出(myelomeningocele)囊内脑脊液中有神经成分;脂肪脊髓脊膜膨出(lipomyelomeningocele)还有脂肪成分。

(2) MRI:应为本病的首选检查方法,检查的主要目的是确定囊内有无神经组织,为小儿外科与神经外科术前参考。T_1 像上囊袋呈低信号,疝出的马尾神经呈较高信号,因而得以显示。

2. 脊髓纵裂　脊髓纵裂(diastematomyelia)多自下胸椎水平裂开分成两半。裂开一段后又汇合,最后形成一个终丝;也可持续裂开,最终形成两个终丝。

CT:本病 CTM 可显示其大体病理变化,可分为两型:①型为分裂的脊髓位于单一扩大的硬脊膜囊内;②型为分裂的脊髓分别位于两个较小的硬脊膜囊内,其间有纤维性嵴,软骨性嵴或由骨嵴形成两个椎管。裂开的脊髓横断位像为圆形或椭圆形,大小与形状大致相同。

MRI:可最佳显示脊髓纵裂的大部分病理变化。T_1 像横断面和冠状面不但能显示纵裂的部位、范围和程度,并可显示自脊髓发出的神经根的走行方向。

3. 低位脊髓圆锥和终丝增粗　CT:低位脊髓圆锥(low position of the conus medullaris)是指脊髓圆锥尖端比正常位置低一个椎体或以上。正常儿童圆锥尖端位置在 L_2/L_3 椎间隙水平,成人在 L_1 下缘。但也可表现为无脊髓圆锥,脊髓向下逐渐变细并止于硬脊膜囊内后方。

终丝增粗(thick filum terminale)指终丝直径大于2mm。CTM 中,正常时终丝与马尾神经不能区分,均表现为硬脊膜囊内圆形或椭圆形低密度区。终丝增粗则在硬脊膜囊内后方出现直径大于 2mm 的圆形低密度影。

MRI:T_2 像表现与 CTM 所见相同。

4. 硬脊膜囊扩大　CT:下腰椎水平硬脊膜囊径线均大于正常成人最大值(前后径为 16mm,横径为21mm)。

5. 椎管内脂肪异常堆积　椎管内脂肪异常堆集或又称脂肪过多症(lipomatosis)的诊断不难。

CT:下腰椎硬脊膜囊内和/或囊外有大量脂肪异常堆积,与纤维带一起可使硬脊膜囊变形,也可与膨出内脂肪相连。

MRI:为短 T_1、长 T_2 肿块。

6. 先天性肿瘤　常见的有皮样囊肿和表皮样囊肿,呈纺锤形。

CT:CTM 可见肿瘤位于脊髓圆锥和终丝,其 CT 值为 $-30\sim30Hu$,对比剂可描绘出肿瘤边缘,肿瘤较大可使局部蛛网膜下腔封闭,甚至占据整个椎管并使椎管扩大。

MRI:皮样囊肿由于其中的蛋白成分,在 T_1 像上信号略高于脑脊液,在 T_2 像上,呈高信号,与脑脊液相似。表皮样囊肿在 T_1 和 T_2 像上的信号与脑脊液相似,囊肿边界光滑,多为卵圆形或圆形。硬脊膜内病变可压迫脊髓和马尾。

7. 脊椎先天异常　CT:可见下腰或腰骶椎椎板不连、蝶形椎、半椎体等畸形。

【诊断与鉴别诊断】

依临床症状、体征、皮肤异常表现以及 CT、MRI 显示的脊髓、终丝、硬膜囊异常和伴发的先天性肿瘤、脊柱异常、膨出等可作诊断。

第十节　脊　柱　外　伤

脊柱外伤主要引起脊柱骨折并可伴发椎管内损伤,而产生相应的脊髓和神经根压迫症状与体征。

一、脊柱骨折

脊柱骨折已在第十篇第七章第六节叙述,不再重复。

二、椎管内损伤

【概述】

椎管内损伤主要为脊髓、硬脊膜、神经根等结构的撕裂、水肿、出血及晚期改变。

【影像学表现】

CT：脊髓水肿（cord edema）于急性脊髓损伤后数小时内发生，由于水肿和出血而出现脊髓肿胀，可持续数周。CTM 上，脊髓水肿表现为脊髓对称性增大。

脊髓撕裂（cord fissure）在 CTM 上因脊髓撕裂处显示对比剂而确诊；脊髓横断（cord transection）则于脊髓横断处不见脊髓而为对比剂所充盈。

脊髓出血（hematomyelia）用软组织窗观察，可见高密度出血区居椎管中心，CT 值为 40～100Hu，边缘不清且不规则。CTM 可确定出血在脊髓内。血肿融解，则 CT 值减低。

脊髓蛛网膜下腔出血（spinal subarachnoid hemorrhage）平扫可见围绕脊髓或马尾的弥漫性高密度区，脊髓无移位，似 CTM 表现。多伴硬脊膜外和/或硬脊膜下血肿。

脊髓蛛网膜下腔血肿（spinal subarachnoid hematoma）多位于胸腰段，使脊髓与马尾受压。平扫为高密度，CTM 可显示脊髓受压移位。

神经根撕裂（nerve root avulsions）和相关硬脊膜囊撕裂（dural leaks）及蛛网膜撕裂（arachnoid leaks）时，神经根回缩后则发生一个充盈脑脊液的腔，待蛛网膜增生将撕裂封闭后，则形成假性脊膜膨出（pseudomeningocele）。平扫显示局限性低密度区。CTM 可显示其内撕裂的神经根，还可确定硬脊膜漏的位置。

硬脊膜外血肿（spinal epidural hematoma）好发于胸椎。血肿常广泛，累及 1～12 脊段，压迫硬脊膜囊、脊髓或马尾。平扫时新鲜血肿为梭形高密度区。位于椎管内后及后外侧，与椎管内缘紧密相邻，而血肿内缘锐利光滑。CTM 显示硬脊膜囊、脊髓蛛网膜下腔、脊髓和马尾受压与移位。慢性硬脊膜外血肿好发于脊髓圆锥以下。

外伤后脊髓空洞（posttraumatic syrinx）为严重脊髓外伤后形成的空洞。发生率为 0.3%～2.3%，发生于伤后 3 个月～13 年，平均 4 年。发生在外伤部位附近，多在后角与后柱之间。75% 单发，25% 多发。平扫显示为低密度区，但边界不清。CTM 可直接显示空洞的位置、范围及数目，延迟 2～5h 扫描可见对比剂进入空洞内。

MRI：能直接显示韧带和脊髓的损伤，优于 X 线平片和 CT、MRI 可以显示脊髓压迫的部位、范围和程度以及有无横断，在 T_1 像上显示最好。急性脊髓损伤（<3d）分出血型和非出血型，后者在 T_1 像上表现为局限性脊髓肿胀或外形正常，可为等信号或低信号，T_2 像上呈梭形高信号，为水肿表现，可以恢复，预后较好。出血型的表现与脑内出血相似，急性出血在 T_1 像上为等信号，T_2 像上为低信号，亚急性出血在 T_1 和

T_2 像上皆为高信号，脊柱韧带断裂在 T_2 像上表现为于正常低信号的韧带内出现高信号区。脊髓外伤的晚期并发症包括脊髓软化、囊肿形成、蛛网膜粘连和脊髓萎缩。脊髓软化和囊肿在 T_1 像上皆为低信号，在 T_2 像上为高信号，但囊肿的边界更清楚，且可有脊髓膨大。在 T_2 像上第二回波像上二者虽为高信号，但在第一回波上，软化灶为中到高信号，而充液的囊肿为低信号。在 T_2 像第二回波像上如囊肿内液体有搏动，则信号明显减低，而软化灶为高信号。外伤后蛛网膜粘连可引起蛛网膜下腔囊肿，在 T_1 像上囊肿为低信号，不能同邻近结构区分，如压迫脊髓时则可间接做出诊断，在 T_2 像上囊肿与周围的脑脊液皆为高信号，但脑脊液可因搏动使信号减弱，囊肿内液体是静止的，其信号较高。脊髓萎缩可为局限性或较广泛，位于外伤的上方或下方。

【诊断与鉴别诊断】

有明确外伤史，诊断多无困难。

第十一节　脊柱炎症

一、骨髓炎

【概述】

脊柱炎症在第十篇第九章述及，不再重复。但炎症造成的蛛网膜下腔神经根粘连、囊肿形成，脊髓因缺血而引起空洞，均可致神经系统症状，可进行神经放射学检查。

【影像学表现】

脊蛛网膜炎平扫诊断价值有限。CTM 可显示粘连的改变。早期在硬脊膜囊末端，显示脊髓蛛网膜下腔的不规则狭窄，神经根相互粘连失去正常表现，与周围硬脊膜囊粘连则表现为"空硬脊膜囊"征，表现为硬脊膜囊内无神经根，仅有对比剂充盈，而囊壁与神经根粘连显示增厚。粘连严重，则粘连在一起的神经根成管状块影。病变进一步发展则发生完全性梗阻，延迟 CTM 可见病变的上下范围和上下方与马尾严重粘连的表现。局部与硬脊膜囊粘连可显示神经根与硬脊膜囊不规则。因粘连而形成的囊肿与脊髓蛛网膜下腔相通，延迟 CTM 可见对比剂进入囊肿内。脊蛛网膜炎诱发的脊髓空洞症的形成原因可能是脑脊液动力性改变和血管损伤所致。CTM 可显示高颈髓、胸髓实质内有被对比剂充盈的腔，其下方有粘连表现，上方脊髓可增大，正常或萎缩。

硬脊膜外脓肿最常发生在胸段，常延伸至几节脊椎，有时累及胸椎全段。胸段脊椎有较大的潜在性硬脊膜外间隙。由于增大的炎性肿块引起硬脊膜外静

脉破裂,可发生明显出血,但椎旁软组织炎症比颈段少。颈段和腰段脓肿通常在腹侧。硬脊膜外脓肿的MRI表现因部位而不同。炎性组织在T_1像上与肌肉呈等信号,在T_2像上为高信号。如有脓液聚集则信号强度更高。肿块凸向脊髓,受压的脊髓在T_2像上局部可呈高信号,说明有组织损伤。上颈段硬脊膜外脓肿的初期,感染可延入椎间孔,并围绕椎体。胸段的硬脊膜外感染环绕硬脊膜囊,使脊髓蛛网膜下腔变窄,在T_2像横断面上环绕硬脊膜周围的炎性病变呈高信号环,其内方为由硬脊膜形成的低信号环,环内为狭窄的脊髓蛛网膜下腔形成的高信号环,其中心为中等信号的脊髓。胸段硬脊膜外可出现血肿,血肿的信号改变因出血时间而不同,亚急性出血在T_1像上为高信号,与背侧椎管内的硬脊膜外脂肪相似,但出血是连续的,而硬脊膜外脂肪呈节段性分布。在重T_2像上脂肪组织信号减弱,而出血和炎症则为高信号。

MRI对腰段脊蛛网膜炎的诊断通常可靠,较轻的颈胸段病变诊断困难。脊髓发生粘连时,其在椎管中的位置发生偏移。严重的粘连在T_1像上脊髓蛛网膜下腔的低信号消失,为中等信号的软组织充填,脊髓扭曲变形,界限不清。手术后脊蛛网膜粘连不能同复发或残留的肿瘤鉴别。但脊蛛网膜炎在T_2像上不呈高信号,在T_1像上,注入对比剂也无增强,有别于肿瘤。胸段脊蛛网膜炎可导致脊髓空洞,其边界不像阿诺尔德-基亚里综合征Ⅰ型中的空洞那样清楚。胸段脊蛛网膜炎常伴发蛛网膜囊肿。腰段脊蛛网膜炎最常见于手术后,在T_1像矢状面上,圆锥和马尾的正常界限模糊不清,圆锥的信号略高于马尾,马尾的前后径与脊髓相近。脊蛛网膜炎中,马尾与脊髓的信号相同,严重的病例很难确定脊髓末端,马尾在硬脊膜囊内呈波浪形条带状。严重的脊蛛网膜粘连可以在硬脊膜囊中心的神经束形成一个或多个团块。

二、脊柱结核

脊柱结核已在第十篇第十章第二节中述及,不再重复。

第十二节　脊髓脱髓鞘疾病

一、多发性硬化

【概述】

多发性硬化累及脊髓,易侵犯颈段,最常见于颈髓外侧柱。

【影像学表现】

CT:不能显示异常。

MRI:急性期脊髓发生局限性肿胀和硬化斑,晚期脊髓萎缩。T_1像上可显示脊髓局限性肿胀,通常不能发现硬化斑。T_2像上硬化斑呈较高信号,在矢状面上为长圆形,有的可沿脊髓纵向延伸几厘米,在横断面上,硬化斑多在脊髓背侧和侧方,呈楔状,基底朝向周边,尖端指向中心。横断面上硬化斑的部位与临床症状有良好的相关性。本病出现的局限脊髓肿胀,在T_2像上呈高信号,不能同肿瘤和炎症鉴别,但局限性脊髓肿胀可在症状出现3~4周后缩小,8周后消退,且有自发性症状改善,如3个月后肿胀无消退,甚或加重,则提示为肿瘤。对比增强检查缺少特异性。

【诊断与鉴别诊断】

需结合病史,CT、MRI见大脑半球侧脑室周围脑白质脱髓鞘斑,并显示脊髓MRI异常且除外炎症与肿瘤方可诊断。

二、横贯性脊髓炎

【概述】

横贯性脊髓炎(transverse myelitis)通常是指脊髓非炎症性损伤,发病的原因包括:病毒性感染或接种和注射疫苗的过敏反应;癌旁型病变,即远离肿瘤或其转移灶的组织中发生的改变,包括过敏反应,血管功能不足;多发性硬化和病毒直接感染。本病主要症状为上行性感觉异常,小腿无力。有的发病急剧,可在数小时内出现症状,病变累及脊髓灰质和白质并有脱髓鞘改变,常累及中胸段,范围较长。

【影像学表现】

CT:无价值。

MRI:检查的主要目的是除外髓外肿瘤、脊髓血管畸形或硬脊膜外脓肿。本病的MRI表现为脊髓肿大,累及数个脊段。比临床感觉平面所反映的范围大。有的虽无肿大,但在T_2像上呈高信号。脊髓变化通常发生在亚急性期。病变范围一般比多发性硬化广泛。

（张云亭　陆荣庆　戴建平　高培毅　吴天）

参 考 文 献

[1] 沈天真,陈星荣.神经影像学.上海:上海科学技术出版社,2004.

[2] 周林江,沈天真,陈星荣.磁共振弥散加权成像在超急性期脑梗死诊断中的应用研究.中华放射学杂志,2002,36:215-218.

[3] 周林江,沈天真,陈星荣.磁共振灌注加权成像在脑梗死诊断中的初步应用研究.中国医学计算机成像杂志,2000,6(5):296-300.

[4] 王承缘,邵剑波,李欣.小儿颅脑疾病CT诊断.武汉:湖北科学技术出版社,1999.

［5］ 朱杰明. 儿童 CT 诊断学. 上海：上海科学技术出版社，2003.

［6］ 李联忠，戴建平，赵斌. 颅脑 MRI 诊断和鉴别诊断. 北京：人民卫生出版社，2000.

［7］ 陈丽英. 头颅磁共振在早产儿的临床应用. 中国实用儿科杂志，2000，15（12）：756-757.

［8］ Bruening R，Wu RH，Yousry TA，et al. Regional relative blood volume MR maps of meningiomas before and after partial embolization. J Computer Assisted Tomography，1998，22：104-110.

［9］ Dean BL，Flom RA，Wallace RC，et al. Efficacy of endovascular treatment of meningiomas：evaluation with macthed sample. AJNR，1994，15：1675-1680.

［10］ Jacobs JM，Harnsberger HR. Diagnostic angiography and meningiomas//Al-Mafty O. Meningiomas. New York：Raven Press，1991：225-240.

［11］ Rodesch G，Las jaunias P. Embolization and meningiomas//Al-Mafty O. Meningiomas. New York：Raven Press，1991：285-297.

［12］ Akeyson EW，McCutcheon IE. Management of benign and aggressive intracranial meningiomas. Oncology，1996，10：747-756.

［13］ McCutcheon IE，Doppman JL，et al. Microvascular anatomy of dural arterovenous abnormalities of the spine：a microangiograghic study. J Neurosurg，1996，84：215-220.

［14］ Pellettieri L，Svendsen P，Wikholm G，et al. Hidden compartments in AVMs-a new concept. Acta-Radiol，1997，38（1）：2-7.

［15］ Chaloupka JC，Huddle DC. Classification of vascular malformations of the central nervous system. Neuroimaging-Clin-N-Am，1998，8（2）：295-321.

［16］ Rigamonti D，Johnson PC，Spetzler RF，et al. Cavernous malformations and capillary telangiectasia：a spectrum within a single pathological entity. Neurosurgery，1991，28（1）：60-64.

［17］ Gaensler EH，Dillon WP，Edwards MS，et al. Radiation-induced telangiectasia in the brain simulates cryptic vascular malformations at MR imaging. Radiology，1994，193（3）：629-636.

［18］ Mullan S. Mojtahedi S，Johnson DL，et al. Embryological basis of some aspects of cerebral vascular fistulas and malformations. J Neurosurg，1996，85（1）：1-8.

［19］ Djingjian R. In Superselective Arteriography of the External Carotid Artery. New York：Springer-Verlag，1997：606-628.

［20］ Barkovich AJ. Pediatric Neuroimaging. 3rd ed. New York：Raven，2000：345-346.

［21］ van Beek EJ，Majoie CB. Case 25：Joubert syndrome. Radiology，2000，216：379-382.

［22］ Shepherd CW，Houser OW，Gomez MR. MR findings in tuberous sclerosis complex and correlation with seizure development and mental impairment. AJNR，1995，16（1）：149-155.

［23］ Sener RN. Infantile tuberous sclerosis changes in the brain：Proton MR spectroscopy findings. Comput Med Imaging Graph，2002，24（1）：19-24.

［24］ Marti BL，Menor F，Poyatos C，et al. Diagnosis of Sturge-Weber syndrome：comparison of the efficacy of CT and MR imaging in 14 cases. AJR，1992，158（4）：867-871.

［25］ Rutherford MA，Pennock JM，Schwieso JE. Hypoxic ischaemic encephalopathy：early magnetic resonance imaging findings and their evolution. Neuropediatrics，1995，26（4）：183-191.

［26］ Christophe C，Clercx A，Blum D. Early MR detection of cortical and subcortical hypoxic-ischemic encephalopathy in full-term-infants. Pediatr Radiol，1994，24（8）：581-584.

［27］ Hanrahan JD，Sargentoni J，Azzopardi D，et al. Cerebral metabolism within 18 hours of birth asphyxia：a proton magnetic resonance spectroscopy study. Pediatric Research，1996，39：584-590.

［28］ Jagust W，Thisted R，Devous MD Sr，et al. SPECT perfusion imaging in the diagnosis of Alzheimer's disease：a clinical-pathologic study. Neurology，2001，56：950-956.

［29］ O'Neill J，Schuff N，Marks WJ Jr，et al. Quantitative ^{1}H magnetic resonance spectroscopy and MRI of Parkinson's disease. Mov Disord，2002，17（5）：917-927.

［30］ Tambasco N，Pelliccioli GP，Chiarini P，et al. Magnetization transfer changes of grey and white matter in Parkinson's disease. Neuroradiology，2003，45（4）：224-230.

［31］ Adachi M，Hosoya T，Haku T，et al. Evaluation of the substantia nigra in patients with Parkinsonian syndrome accomplished using multishot diffusion-weighted MR imaging. AJNR，1999，20（8）：1500-1506.

第三篇

头颈部系统

第一章

眼部影像诊断学

第一节　眼部胚胎发育及大体解剖

一、眼的胚胎发育

（一）眼球的发育

1. **视网膜**　胚胎 8 个月时，视网膜各层基本形成。

2. **视神经**　胚胎第 6 周时，视网膜神经节细胞发出的轴突伸向眼球后极，与星形胶质细胞和少突胶质细胞共同构成视神经到达脑内。

3. **晶状体**　胚胎第 5 周时，晶状体囊形成；胚胎第 7 周后，第二晶状体纤维形成，围绕晶状体核前后生长逐渐形成晶状体。

4. **玻璃体**　发育连续经过三个阶段，即初级玻璃体、次级玻璃体及三级玻璃体。初级玻璃体至出生前 6 周完全萎缩消失，残留一条从视盘到晶状体后面的小管，称玻璃体管或 Cloquet 管。次级玻璃体发育成玻璃体主体。三级玻璃体发育成睫状小带。

5. **巩膜和脉络膜**　胚胎第 6～7 周，血管膜原基及巩膜原基形成。胚胎第 3 个月，血管膜原基逐渐发育成脉络膜，巩膜原基形成巩膜。

（二）眼附属器的发育

胚胎第 4 周时，眼眶的骨、软骨和结缔组织逐步分化形成。

1. **眼眶**　发育较眼球缓慢，胚胎第 6 周时眶缘仅达眼球赤道部。眼眶发育持续到青春期。

2. **眼外肌**　胚胎第 5 周时，眼外肌开始分化；胚胎第 3 个月时，眼外肌肌腱与巩膜融合。

3. **眼睑**　发育始于胚胎第 4～5 周，至第 5 个月时，上、下睑逐渐分离开。

4. **泪腺**　在胚胎第 6～7 周时开始发育，泪腺导管约在胚胎第 3 个月时形成。

二、眼部大体解剖

（一）眶壁解剖

眼眶为四边锥体形骨性深腔，由额骨、筛骨、蝶骨、腭骨、泪骨、上颌骨和颧骨构成。成人眶深 40～50mm，眶内外壁夹角 45°。

1. **眶内壁**　由上颌骨额突、泪骨、筛骨纸板、蝶骨体（小部分）由前至后连接。前部为泪囊窝，由上颌骨额突及泪骨构成。筛骨纸板构成眶内壁大部分，厚度仅 0.2～0.4mm，为眶壁中最薄的部分，是外伤后骨折最好发部位。筛骨纸板与额骨眶部交界处有筛前孔和筛后孔。

2. **眶下壁（底壁）**　由上颌骨眶面、颧骨眶面和腭骨眶面构成，以眶下沟或眶下管处最薄。眶下沟位于眶下裂处，向前形成眶下管，开口于眶下孔，有眶下血管和神经通过。

3. **眶外壁**　由蝶骨大翼的眶面和颧骨眶面组成，是眶壁中最厚的部分。

4. **眶上壁**　由额骨眶板和蝶骨小翼构成。眶顶壁厚薄不均，脑回压迹处菲薄。老年人的眶顶壁一部分可被吸收。眶上壁有以下解剖结构：①泪腺窝：在眶顶前外方额骨颧突之后，容纳泪腺。②滑车小凹：在眼眶内上角距眶缘约4mm 处，滑车软骨或韧带常见骨化征象。③眶上切迹（眶上孔）：位于眶上壁前缘内中 1/3 交界处。

（二）眶壁相关结构解剖

1. **眶上裂**　是蝶骨大小翼之间的裂隙，位于眶外壁及上壁之间。外侧段被硬脑膜封闭，无任何组织通过。内侧段内有动眼神经、滑车神经、展神经、眼神经及眼上静脉通过，此处受损则易累及其内的神经及血管，出现眶上裂综合征，表现为眼球固定、瞳孔散大及眼神经分布区感觉障碍等。

2. **眶下裂**　位于眶外壁及下壁之间。其内有上颌神经、颧神经、眶下神经、眶下动、静脉及眼下静脉至翼丛的吻合支通过。

3. **视神经管**　由蝶骨小翼的两个根与蝶骨体外上面形成,直径4~6mm,管长4~9mm,沟通眶尖与中颅窝。视神经管内通过视神经、眼动脉及交感神经的小分支。

4. **筛前管和筛后管**　由额骨和筛骨组成,位于眶上壁和内壁间的额筛缝或缝附近的额骨内。筛前管借筛前孔开口于眶壁,向内开口于前颅窝,内有鼻神经及筛前动脉通过;筛后管借筛后孔开口于眶壁,向内开口于前颅窝,有筛后动脉通过。

5. **眶骨缝**　眼眶各骨之间有许多骨缝,主要包括:颧额缝、蝶颧缝、额筛缝、蝶筛缝、蝶额缝、额颌缝、泪颌缝、泪筛缝、筛颌缝、额泪缝、颧颌缝、腭筛缝及腭颌缝。

6. **眶骨膜**　附于眶骨眶面上,一般与眶骨连接较疏松,因此大部分骨膜可因其下方积血或积脓而与眶面分离,但在骨缝处连接紧密。

(三) 眼球解剖

眼球近似球形,成年时前后径平均为24mm。眼球占眶腔体积约1/5。

眼球位于眼眶前部,借眶筋膜、韧带与眶壁联系,周围有眶脂肪垫衬垫。在CT检查时,以眶外缘及眶内壁前缘连线为基线,眼球1/3位于此线前方,2/3位于此线之后,两眼相差不应超过3mm。

眼球壁分为三层:外层前1/6为透明的角膜,后5/6为不透明的巩膜;中层为葡萄膜,又称色素膜或血管膜,分为最前部的虹膜、中央的睫状体及后2/3的脉络膜;内层为视网膜。眼球内容物包括房水、晶状体和玻璃体三种透明物质,与角膜一并称为眼的屈光介质。晶状体为一双凸透镜状结构,借晶状体悬韧带悬挂于虹膜和玻璃体之间,晶状体为人体蛋白质含量最高的物质,因此在CT检查中其CT值也是人体软组织中最高的。

(四) 视神经及视交叉解剖

视神经是视网膜神经节细胞的轴突集合形成的纤维束,全长约5cm,包括球内段、眶内段、管内段及颅内段。视神经有鞘膜,但其中无Schwann细胞。视神经鞘膜自内向外由软脑膜、蛛网膜及硬脑膜构成,其间存在硬膜下间隙及蛛网膜下间隙,并与颅内蛛网膜下腔沟通。

视交叉为扁平四边形的视神经纤维块,其前外侧与视神经颅内段相连,后外侧延续为视束。

(五) 眼外肌解剖

包括上睑提肌,上、下、内、外直肌和上、下斜肌。

1. **上睑提肌**　起始于视神经孔前上方的蝶骨小翼下面,肌腱混入上直肌起始端,在上直肌与眶顶壁之间前行,止于上睑,由动眼神经上支支配。上睑提肌与眶顶之间有滑车神经、额神经和眶上血管。

2. **上直肌**　于视神经管的外上方起始于总腱环的上部及视神经鞘,向前行于上睑提肌下方,穿球筋膜囊,附着于巩膜,由动眼神经上支支配。其下方为眶脂肪和鼻睫神经,外侧为泪腺动脉和神经,内侧有鼻神经,内下有眼动脉。

3. **下直肌**　起于总腱环下部,附于巩膜下方,由动眼神经下支支配。上方后部为动眼神经下支及视神经;中部为眶脂肪;前部为眼球;下方有眶下血管和神经经过。

4. **内直肌**　起于总腱环及视神经鞘,附于巩膜鼻侧,由动眼神经下支支配。上方为上斜肌,二者之间有眼动脉、筛前、后动脉及鼻神经。

5. **外直肌**　起始于越过眶上裂的上下腱带及蝶骨大翼的外直肌棘,附着于巩膜颞侧,由展神经支配。在前部,外直肌上方为泪腺动脉和神经,内侧与视神经之间有睫状神经节和眼动脉。

6. **上斜肌**　起始于视神经孔的内上方,在眼眶内上隅角处前行达滑车,穿过滑车向后向外转折,在上直肌之下附于眼球后外上象限,由滑车神经支配。上斜肌与上睑提肌之间,后部是滑车神经,前部有滑车上神经、额动脉和眼上静脉的属支。

7. **下斜肌**　起于鼻泪管上端开口外侧的上颌骨眶面,向后向外行于下直肌和眶下壁之间,附于眼球后外下象限,由动眼神经下支支配。

(六) 眶内间隙解剖

1. **骨膜下间隙**　是介于眶骨膜与眶壁之间的潜在性腔隙。

2. **肌锥外间隙**　位于四条直肌及其肌间膜所构成的肌锥与眶骨膜之间,前界为眶隔。

3. **肌锥内间隙**　位于四条直肌及其肌间膜所构成的肌锥内。

4. **球筋膜囊间隙**　球筋膜囊又称Tenon囊,是一层纤维组织性薄膜,自角膜缘到视神经把眼球包绕,是一潜在性间隙。

5. **眶隔**　是一层纤维膜,连接于眶缘骨膜与睑板之间,其后方为眶内结构,前方为隔前结构。

(七) 眼部血管解剖

1. **眼动脉**　起自颈内动脉,在视神经鞘内与视神经一起经视神经管入眶,位于视神经内下方,入眶后穿出视神经鞘并转至视神经外侧,再绕视神经上方移行至视神经内侧前行,沿途发出分支。

2. **眼上静脉**　起自眼眶前内侧,经眶上裂注入海绵窦。

3. **眼下静脉**　起自眶下壁和内壁的静脉网,向后在下直肌之上分为两支,一支与眼上静脉吻合或单独进入海绵窦,另一支通过眶下裂与翼丛吻合。

（八）泪器解剖

1. **泪腺**　位于眶顶前外方的泪腺窝中,分为眶部和睑部,眶部位于后上部,睑部位于前下部,睑部较小,约为眶部的1/3。

2. **泪囊**　位于泪骨和上颌骨额突构成的泪囊窝内,为一膜性囊,上部为一盲端,下部移行于鼻泪管。泪囊平均长12mm,前后径4~8mm,宽2~3mm。

3. **鼻泪管**　为一膜性管道,上部包埋于骨性鼻泪管中,下部在鼻腔外侧壁黏膜深面,末端开口于下鼻道的外侧壁。

第二节　眼部影像学检查方法

一、普通X线平片

（一）眼眶正位片

又称柯氏位,是眼眶X线检查的常规体位。现在主要用于显示眼眶骨折、眼球及眼眶内不透X线异物等。

（二）眼眶侧位片

通常与眼眶正位片结合观察眶内不透X线异物。

（三）眼球异物定位

目前常用的有两种方法:巴尔金扣圈法及缝圈法。

1. **巴尔金扣圈法**　扣好圈后调整圈上分别位于3、6、9、12时处的4个铅点,使6时与12时两铅点连线与头部中线平行,3时与9时两铅点连线与两侧瞳孔连线平行,正侧位中心线均对准上述两连线交点。侧位像上四个铅点投影应排列在一条直线上,3时与9时两个铅点应重叠为一个。

2. **缝圈法**　在患眼角膜缘上缝合一个与角膜缘直径相同的金属环作为定位标记,环的缺口位于4时处,中心线对准环的圆心拍正侧位片(ER3-1-1)。

ER3-1-1　线圈法眼球异物定位

（四）泪囊泪道造影

使用水溶性碘造影剂使泪囊及鼻泪管显影,拍摄眼眶正侧位显示泪囊的形态及大小、泪道是否阻塞以及阻塞的程度和部位。

二、CT检查

（一）检查技术

眼眶CT检查需要同时进行横断面和冠状面扫描,矢状位或斜矢状位扫描很少采用。常规进行平扫。

1. **扫描基线**　横断面扫描一般取仰卧位,左右对称,扫描基线为听眶下线。冠状面扫描可取仰卧位或俯卧位,一般取仰卧位,头部过伸呈顶颏位,头部正中矢状面垂直于检查床,扫描基线为听眶下线的垂线。

2. **扫描范围**　横断面扫描范围应包括眶顶至眶底,冠状面扫描范围从眼睑至蝶鞍区,包括全部眼眶。

3. **扫描条件**　对眶壁骨折观察一般选用骨算法重建的骨窗,并在骨折层面重建软组织窗;对软组织结构观察多采用软组织窗扫描,在病变层面重建骨窗。对视神经管检查采用骨窗扫描,层厚1mm,层距1mm。

4. **增强扫描**　主要用于眼部血管性病变、肿瘤和炎症等病变的检查以及了解病变向眶外蔓延、颅内侵犯的情况。

（二）CT图像后处理

1. **CT多平面重组（MPR）**　是二维重建技术,指进行了一系列无间隔薄层扫描(多为横断位)后,应用显示数据重建三维空间中另外两个方位(冠状面、矢状面)及任意斜面或曲面的图像。

2. **CT三维图像重建**　是将螺旋CT扫描获得的容积资料在工作站上利用多种重建技术合成三维图像。

三、MRI检查

（一）线圈选择

眼部病变的检查,可以选择头颅线圈和眼眶表面线圈。眼球的病变可使用眼表面线圈。眼表面线圈检查视野小,信噪比高,图像分辨率高,显示解剖细节更清楚,但对眼球运动敏感,尤其T₂WI有较多的移动伪影。眼眶及球后病变使用头颅线圈,头颅线圈检查视野大,有利于了解病变部位及其与邻近结构的关系,尤其对颅眶沟通性病变更有独特价值。

（二）序列选择

自旋回波脉冲序列（SE序列）是眼部MRI检查最常用的脉冲序列。选择适当的TR与TE可以分别获得 T_1WI 及 T_2WI。快速自旋回波序列（FSE序列）是另一常用脉冲序列,其主要获得 T_2WI 图像。由于眼眶内含有较多脂肪,使正常结构的边缘和病变范围显示欠清,而且会产生化学位移伪影,因此眼部MRI扫描常需要使用脂肪抑制技术,目前常用的有短 T_1 的反转恢复序列（STIR）和频率选择预饱和技术（化学饱和法）。STIR是一种最简单的脂肪抑制技术,其对脂肪信号抑制彻底,受磁场均匀性的影响较小,但扫描时间长,图像信噪比差,特异性差,不仅抑制脂肪信号,而且抑制 T_1 值与脂肪组织相等或近似的组织信号,且不宜与 Gd-DTPA 增强合用。化学饱和法是一种被广泛应用的脂肪抑制技术,其与 SE 序列结合可以有多种图像成像选择。

（三）扫描层面及参数

眼部 MRI 扫描采用横断面、冠状面及斜矢状面,扫描基线与 CT 扫描基线相同。通常在横断面进行 T_1WI 和 T_2WI 扫描,其余断面进行 T_1WI 扫描。

（四）增强扫描

MRI 增强造影剂采用 Gd-DTPA 0.1mmol/kg。通常选取病变显示最大断面进行动态增强扫描,随后常规采用 SE 序列 T_1WI 对三个断面进行扫描,可根据情况选择病变显示最清晰断面加做脂肪抑制扫描。静脉注射 Gd-DTPA 增强扫描和使用脂肪抑制技术能提高病变与周围组织的对比而使其显示清晰。

（五）MRI 检查禁忌证

戴有心脏起搏器及神经刺激器者;戴有人工心脏瓣膜者;动脉瘤银夹术后;内耳植入金属假体者;金属异物者;幽闭恐惧症者。

四、超声检查

超声对眼部的检查可分为直接探测法和间接探测法,间接探测法包括水袋法、探头块法及眼杯法。

第三节　眼部影像解剖及其变异

一、眼部影像解剖

（一）普通 X 线平片

眼眶骨窝呈四边形锥体,眶缘向前且稍向外敞开,眶壁渐向后和稍向内倾斜形成眶尖部,两侧眼眶形状基本对称。我国正常成人眼眶横径约 40mm,上下径约 35mm,深径约 48mm。

1. **眼眶正侧位片**　正位片上,成人眼眶边缘呈略带椭圆的四方形。儿童眼眶趋于圆形,结构不如成人清晰,与颌面骨比例较大。两侧眼眶的形态、大小和密度大多是对称的。眶缘、眶壁及其相邻各解剖结构在正位平片中重叠成影。侧位片上眼眶呈锥形,两侧重叠。眼眶内容物如眼球、眼外肌等均显示不清。

2. **视神经孔像**　视神经孔多投影于眶外侧壁前方,孔缘皮质骨呈致密环形增白线,厚薄均匀,孔腔平均直径约为 5mm,两侧形态大小对称。

3. **泪囊泪道造影**　正位片泪囊呈长形豆状影,外侧面较宽,侧位片泪囊向前膨隆,前后径稍大于左右径,由于正常鼻泪管通畅,造影剂大部分迅速流入下鼻道,仅有少量存留于泪囊及鼻泪管内,因此泪囊显影较实际小,长约 10~12mm,宽约 2~4mm。鼻泪管在通畅时很少全程显示。

（二）CT

眼眶内有大量的脂肪组织包绕其他结构,有良好的自然对比,在平扫时即可清晰显示眼部结构（图 3-1-1）。

眼球壁显示为眼球边缘均匀中等密度环形影,称为眼环,厚度均一,约 2~4mm,CT 值约 35~45Hu,不能分辨眼球壁的三层结构。晶状体呈均匀高密度,CT 值约 120~140Hu。玻璃体呈均匀低密度,CT 值约 10Hu。眼外肌表现为带状软组织密度影,肌腹稍粗。视神经密度与眼外肌相仿,由于周围脂肪影衬托而显示清晰。泪腺呈均匀中等密度影。

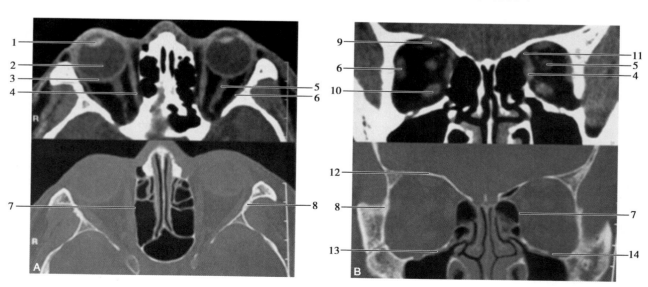

图 3-1-1　眼部 CT 解剖

1. 晶状体;2. 眼球;3. 眼环;4. 内直肌;5. 视神经;6. 外直肌;7. 眶内壁;8. 眶外壁;9. 眼上肌群;10. 下直肌;11. 上斜肌;12. 眶上壁;13. 眶下壁;14. 眶下管

1. **横断面**　眼眶内、外侧壁、内、外直肌、视神经及视神经管显示较好,但很难清楚显示眼眶上、下壁、上、下直肌及上、下斜肌。由于视神经走行迂曲,有时在同一层面难于显示全程。眼上静脉显示较好,近眶顶层面呈由前内向后外走行的弯曲线状影,直径约2~3.5mm。

2. **冠状面**　CT冠状面对于眶上壁、眶下壁、眶尖结构和上、下直肌及上、下斜肌的显示优于横断面,同时显示眼眶与相邻鼻窦、颅内的关系及眼外肌之间及其与视神经的方位关系较好。上睑提肌与其下的上直肌位置靠近难于完全区分,合称上直肌群。眼上静脉在其下呈小圆形影。

（三）MRI

眼眶各结构形态在MRI上所见与CT等其他影像学检查方法所见相似,而信号表现则不同（图3-1-2）。

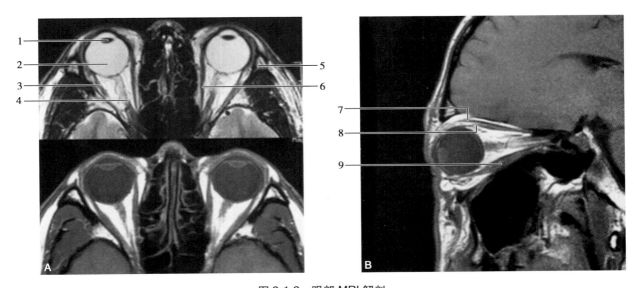

图3-1-2　眼部MRI解剖
1. 晶状体;2. 眼球;3. 外直肌;4. 视神经;5. 眶外壁;6. 内直肌;7. 上睑提肌;8. 上直肌;9. 下直肌

眶壁在T_1WI、T_2WI上均呈低信号。骨髓腔内含有脂肪成分,在T_1WI上呈高信号,在T_2WI上呈较高信号。

眼球前房及后房表现与脑脊液相同的信号,即T_1WI为低信号,T_2WI为高信号。晶状体在MRI上表现为两层,外层位于周边,在T_1WI、T_2WI上均呈较高信号,内层位于中央,在T_1WI上呈较低信号,在T_2WI上呈低信号。虹膜和睫状体信号一致,在T_1WI上呈较高信号,在T_2WI上呈较低信号。视网膜与脉络膜信号相似,在T_1WI、T_2WI上均呈中等信号,因而二者难以区分;巩膜在T_1WI、T_2WI上均呈低信号。

眼外肌在T_1WI上呈中等信号,在T_2WI上较低信号。内、外直肌与上斜肌在横断面和冠状面上显示较好;上、下直肌和上睑提肌在斜矢状面和冠状面上显示较好;下斜肌在冠状面和斜矢状面上可以显示,但由于其较短且与下直肌关系密切,显示均不理想。

视神经在T_1WI、T_2WI上均呈中等信号,其周围的蛛网膜下腔常可以显示出来,在T_1WI上呈低信号,T_2WI上呈高信号。

横断面和冠状面可清楚显示泪腺,在T_1WI、T_2WI上呈中等信号,形状不规则,常显示混杂信号。

眶内血管在T_1WI、T_2WI上均呈血管流空信号。

眶内脂肪在T_1WI上呈高信号,T_2WI呈较高信号,脂肪抑制成像的图像上呈低信号。

（四）超声

眼球壁在声像图上表现为强回声弧形光带,正常情况下,超声不能区别巩膜、脉络膜及视网膜。房水表现为新月形暗区,晶状体内部缺乏回声,前后缘呈弧形光带,玻璃体显示为暗区。球后脂肪表现为强回声,眼外肌与其有明显的声学特性差异,可清晰显示呈带状弱回声影。视神经显示为边界清楚的无或弱回声区。

二、眼部解剖变异

（一）先天性眼外肌变异

原因不明,临床少见,主要为眼外肌缺如、萎缩或发育不良及眼外肌止点及走行异常。眼外肌缺如可为多条或单条,单条者以下直肌缺如常见。CT及MRI均可显示眼外肌的发育情况,可显示眼外肌的缺如、发育细小及肥大,还可显示眼外肌形态与走行、双侧眼外肌发育不对称等。

（二）眶上裂变异

眶上裂形态变异颇大,两侧眶上裂大小不对称占50%~60%。亦可见眶上裂与视神经管间薄骨板缺如而造成眶上裂与视神经管相沟通。先天性狭小者少见。

（三）视神经管变异

视神经孔双侧大小基本一致,其内有视神经和眼动脉通过,正常二者间有结缔组织膜相隔,若该膜发生钙化或骨化,则局部形成双视神经孔,若该膜钙化不完全,形成嵴样结构伸向视神经孔,则局部形成切迹或葫芦样改变。

第四节 眼球病变

一、巩膜葡萄肿

【概述】

巩膜葡萄肿(scleral staphyloma)是由于巩膜变薄,在眼内压作用下变薄的巩膜同深层葡萄膜一起向外膨出形成类似葡萄的黑紫色隆起状态。依据解剖部位分为前巩膜葡萄肿、赤道部巩膜葡萄肿及后巩膜葡萄肿。

【影像学表现】

CT、MRI 及超声均可反映后巩膜葡萄肿形态、位置及范围。双侧多见,表现大多对称,可表现为锥形、矩形、楔形、弧形向后隆突,以锥形最常见。眼球前后径延长。

【诊断与鉴别诊断】

鉴别诊断主要为牵牛花综合征。

二、葡萄膜病

（一）色素膜黑色素瘤

【概述】

色素膜黑色素瘤(uveal melanoma)是成年人眼球内最常见的恶性肿瘤。主要发生于 40~50 岁的成年人。大约有 90% 起源于睫状体或脉络膜或同时累及二者,其余 10% 起源于虹膜。起源于脉络膜者位于眼球后极部最为常见。临床表现与肿瘤的位置和体积密切相关,若位于后极部,早期即可出现视力减退或视物变形,如位于眼球周边部,早期多无自觉症状。

【影像学表现】

1. **CT** 主要表现为高密度(与玻璃体相比)实性肿块,与球壁广泛接触。位于睫状体者多呈结节状,而位于脉络膜者多呈蘑菇状突入玻璃体,常伴有继发的视网膜脱离和玻璃体内转移。亦可呈双凸形、卵圆形、圆形或新月形。增强后可见强化。

2. **MRI** 色素膜黑色素瘤特征性的 MRI 表现为 T_1WI 呈极高或高信号,T_2WI 呈极低信号(ER3-1-2)。Gd-DTPA 增强后,肿瘤均匀强化。当合并出血、坏死

时,信号不均。尚可见少数不含黑色素者呈等 T_1、等 T_2 信号。

ER3-1-2 色素膜黑色素瘤 MRI 表现

3. **超声** 表现为圆形、半圆形、蘑菇形的肿块自球壁向玻璃体腔突入。肿瘤内部回声均匀或前部回声强,后部回声弱,近球壁出现无回声暗区带,即"挖空"征。若累及脉络膜,因肿瘤基底部脉络膜被瘤细胞占据而缺乏回声,与周围脉络膜强回声对比呈"挖掘"状,与肿瘤后部的无回声区相连称为脉络膜凹陷。

【鉴别诊断】

主要包括:脉络膜转移瘤、脉络膜血管瘤、脉络膜黑色素细胞瘤、脉络膜骨瘤、睫状体神经瘤、视网膜下出血或视网膜剥离等。

（二）脉络膜血管瘤

【概述】

脉络膜血管瘤(choroidal hemangioma)为先天血管发育畸形,多见于青年人。伴有颜面血管瘤或脑膜血管瘤及青光眼者,称 Sturge-Weber 综合征。脉络膜血管瘤分为孤立性和弥漫性两类,孤立性脉络膜血管瘤多发生于后极部,界限清楚,早期一般无临床症状,症状多出现于 20~50 岁;弥漫性者无明显界限,表现为后极部脉络膜弥漫性增厚,此类血管瘤易引起广泛的视网膜脱离,较少见,多见于 10 岁以下的儿童。

【影像学表现】

1. **普通 X 线检查** 多无异常表现,并发 Sturge-Weber 综合征者,有时可见颅内条状或斑点状高密度钙化影。

2. **CT** 表现为局限性或弥漫性眼环增厚,眼球形态一般无改变。由于肿瘤高度较小,CT 显示不佳。

3. **MRI** 绝大多数孤立性脉络膜血管瘤呈"透镜"或轻度"拱门"形,与玻璃体信号相比,T_1WI 呈等或略高信号,T_2WI 呈高信号。增强扫描后明显强化。伴有 Sturge-Weber 综合征的患者,MRI 也可清楚显示颜面部及颅内伴发的血管瘤。

4. **超声** 孤立性脉络膜血管瘤表现为眼球后极部局限性卵圆形或盘状隆起,凸向玻璃体腔,回声强,分布均匀,无声影及脉络膜凹陷。弥漫性脉络膜血管瘤表现为球壁广泛不均匀增厚。

【鉴别诊断】

主要需与脉络膜黑 T_1WI 色素瘤、脉络膜骨瘤、脉

络膜转移癌及视网膜下积液等相鉴别。

（三）色素膜黑色素细胞瘤

【概述】

色素膜黑色素细胞瘤（uveal melanocytoma）最常发生于视神经乳头部,亦可发生于脉络膜、睫状体和虹膜等部位。可发生于任何年龄,与色素痣不同,体积常较大,尤其位于虹膜或睫状体的黑色素细胞瘤体积可很大。

【影像学表现】

在 MRI 上呈明显短 T_1、短 T_2 信号,与黑色素瘤相同,但黑色素细胞瘤增强后强化不明显。CT 显示较差。

【鉴别诊断】

主要与恶性黑素瘤鉴别,黑色素细胞瘤增强扫描不强化,而恶性黑素瘤有强化,有助于鉴别。

（四）色素膜神经瘤

【概述】

色素膜神经瘤（uveal neuroma）包括神经鞘瘤和神经纤维瘤,均较少见。神经鞘瘤多为孤立性、局限性肿瘤。神经纤维瘤可为孤立性,亦可并发于神经纤维瘤病。神经瘤在临床上与黑素瘤很难鉴别。

【影像学表现】

MRI 上为椭圆形肿物,T_1WI 上与脑实质等信号,T_2WI 上与脑实质相比呈高信号,与玻璃体相比呈等或略低信号,明显强化。肿瘤一般较小,CT 很难显示。

【诊断与鉴别诊断】

MRI 是色素膜神经瘤影像学检查的首选方法,其显示肿瘤的部位、形态及信号具有一定特征性,有助于与黑素瘤鉴别。

（五）脉络膜骨瘤

【概述】

脉络膜骨瘤（choroidal osteoma）是由成熟骨组织构成的一种少见的良性肿瘤,病因尚不明,年轻女性好发,单侧居多,多位于视盘附近。本病发展缓慢,初期无任何症状,当肿瘤逐渐增大时,出现视力下降、视物变形及病变位置对应的视野缺损等症状。

【影像学表现】

1. **普通 X 线检查**　有时可显示眶区弧形或条状高密度影。

2. **CT**　表现为眼球后极部卵圆形、弧形或半环形致密影,向玻璃体腔内突入,CT 值 200Hu 以上,边缘光滑、锐利,较具特征性。少数可伴视网膜脱离。

3. **MRI**　在 T_1WI 及 T_2WI 上均为低信号。MRI 一般显示该病较差,不作为常规检查方法,但继发视网膜脱离时,对鉴别是否存在肿块有一定优越性。

4. **超声**　表现为眼球后极部略向玻璃体隆起的强回声光斑,呈盘状或不规则形,后方伴有声影。

【鉴别诊断】

鉴别诊断主要包括:脉络膜黑色素瘤、脉络膜血管瘤、眼内骨化及视乳头玻璃疣。眼内骨化指任何原因所引起的眼球萎缩而发生骨化。视乳头玻璃疣多为双侧对称性病变,CT 表现为视乳头表面的孤立圆形高密度影。

（六）脉络膜转移癌

【概述】

由于色素膜血流丰富且缓慢,为眼球内转移瘤的好发部位,尤其是后极部脉络膜。脉络膜转移癌（metastatic carcinoma of choroid）以乳腺癌转移最为多见,肺癌次之,其他包括肾癌、消化道癌、甲状腺癌和肝癌等转移。因肿瘤生长较快,早期即有剧烈眼痛和头痛。

【影像学表现】

1. **CT**　表现为多发或弥漫性眼环轻微增厚,增强后大多强化,常伴视网膜脱离。

2. **MRI**　表现为眼球后壁呈新月形或扁平带状软组织增厚,表面不光整,一般在 T_1WI 及 T_2WI 上均呈高信号,增强后轻至中度强化。

3. **超声**　可探及剥离的视网膜下实质性病变。

【鉴别诊断】

鉴别诊断主要包括色素膜黑色素瘤、脉络膜血管瘤和视网膜脱离等。

三、视网膜病

（一）视网膜脱离

【概述】

视网膜脱离（retinal detachment）指视网膜神经上皮层和色素上皮层分离,液体漏入两层之间的潜在性间隙形成视网膜下积液。它是许多疾病如炎症、外伤、血管性疾病等产生视网膜下积液的一个共有表现,不是一个具有特异性的疾病名称。初发时临床表现为眼前漂浮物,某一方位有"闪光"感。

【影像学表现】

1. **CT**　由于视网膜下积液含有蛋白质,CT 显示为眼球内新月形或弧形高密度影,密度均匀,典型的视网膜脱离呈"V"形,尖端连于视盘。脱离的视网膜很薄,在 CT 上不能显示,但视网膜下积液与玻璃体腔内液体之间可勾画出视网膜的轮廓。

2. **MRI**　显示视网膜下积液较准确,而且能够显示继发性视网膜脱离的原发病变。视网膜脱离的信号改变与视网膜下积液的成分有关。早期,视网膜下蛋白含量较低,4 周以上蛋白含量将明显增高。蛋白含量高者,T_1WI 为高信号,T_2WI 为中或高信号;蛋白含量低者,T$_1$WI 为低信号,T$_2$WI 为高信号。因而依据MRI 信号改变可间接判断视网膜脱离的时间。

3. **超声**　表现为眼内"V"形的强回声带,尖端指向视盘,末端连于睫状体。

【鉴别诊断】

鉴别诊断主要包括脉络膜肿瘤及脉络膜后部脱离,后者表现为眼球后壁一个或多个半球形,视盘附近不受累。

（二）视网膜母细胞瘤

【概述】

视网膜母细胞瘤（retinoblastoma,Rb）是婴幼儿最常见的眼球内恶性肿瘤,具有先天性和遗传性倾向。90%发生于 3 岁以前,双眼发病约占 30%～35%。肿瘤生长较快,瘤组织早期可发生变性坏死,并有细沙样或不规则斑片状钙质沉着。另外,若双侧视网膜母细胞瘤同时伴发松果体细胞瘤或蝶鞍区原发性视网膜母细胞瘤,称为三侧性视网膜母细胞瘤（trilateral Rb）。视网膜母细胞瘤临床主要表现为白瞳症。

【影像学表现】

1. **普通 X 线检查**　可观察到眼眶内有明显的高密度钙化影。

2. **CT**　表现为眼球后部圆形或卵圆形肿块,与玻璃体相比为高密度,95%有钙化,钙化可呈团块状、片状或斑点状,为本病特征（图 3-1-3）。

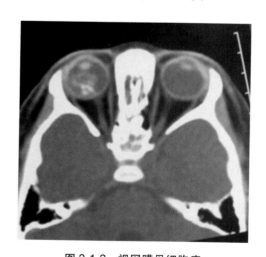

图 3-1-3　视网膜母细胞瘤
CT 示右眼球偏后部卵圆形肿块,密度不均,有斑点状钙化

3. **MRI**　在 MRI 上,视网膜母细胞瘤主要表现为自眼球后部向前部突起的局限性软组织肿块,边界清楚。T$_1$WI 信号高于玻璃体,T$_2$WI 信号低于玻璃体（ER3-1-3）。

4. **超声**　表现为眼球内半圆形或不规则形实性肿物,与眼球壁相连,边界不清楚或不整齐,内部回声不均匀,大多数可见斑块状强回声,后伴声影。

ER3-1-3　视网膜母细胞瘤

【诊断与鉴别诊断】

3 岁以下的儿童,如果眼球大小正常,内有肿块及钙化时,首先要考虑 Rb。根据 CT 及 MRI 表现可将视网膜母细胞瘤分为四期:一期肿瘤局限于视网膜,二期肿瘤局限于眼球,三期肿瘤局部扩散,四期远处转移。

鉴别诊断主要包括 Coats 病、永存原始玻璃体增生症、脉络膜骨瘤及眼球内寄生虫病等。眼球内寄生虫病晚期一般为玻璃体内高密度影,CT 有时很难与 Rb 鉴别,超声有助于区分钙化与寄生虫死后形成的高密度影。

四、白内障

【概述】

晶状体混浊称为白内障（cataract）。按病因、发病时间、混浊形态及部位可有不同的分类方法。其主要的临床表现为视力障碍。

【影像学表现】

CT 上,正常两侧晶状体 CT 值相差 0～7Hu。白内障主要表现为患侧晶状体密度减低,CT 值平均较健侧减低 30Hu。MRI 上,T$_1$WI 常表现为晶状体正常分层信号消失,T$_2$WI 呈高信号,与健侧对比,容易发现异常。

第五节　眼部外伤

由于眼的位置暴露,眼外伤很常见。应用影像学检查的眼外伤对象主要包括眼球及眼眶软组织损伤、眼眶钝伤及异物穿孔伤等。

一、眼球及眼眶软组织损伤

【概述】

来自眼眶前面及侧方的钝性暴力可作用于眼睑、眼球及眶内软组织,造成损伤。晶状体破裂及眼球穿通伤多见,前者引起外伤性白内障、视力下降或丧失;后者致眼球破裂,最终眼球萎缩。眼外肌损伤表现为眼球运动障碍。视神经损伤易导致视力丧失。

【影像学表现】

1. **普通 X 线检查**　普通 X 线不能显示软组织的

改变,但可发现合并的眼眶骨折及鼻窦内积液。

2. **CT 及 MRI** 二者可全面显示眼球及眼眶的损伤情况。晶状体破裂致外伤性白内障,CT 及 MRI 表现除与其他原因引起的白内障相同外,有些还可见晶状体增大或变小。眼球破裂在 CT 和 MRI 上表现为眼球变小、变形,玻璃体密度增高,信号混杂,甚至看不到清楚的眼球轮廓。有急性球内炎者,表现为眼球壁均匀增厚,球内容物及球外脂肪混浊。眼外肌损伤主要包括断裂、出血、嵌顿及萎缩等情况。眼外肌断裂表现为眼外肌的连续性中断;出血表现为眼外肌轮廓增粗,密度稍增高。严重的眶壁骨折时可发生眼外肌嵌入骨折处,从而导致眼球运动受限。损伤累及脑神经者,晚期可因眼外肌麻痹而萎缩。CT 及 MRI 可显示眼外肌的异常形态及密度/信号的改变,MRI 亦可区分眼外肌及其周围的纤维化。单纯的视神经挫伤在 CT 上仅可见视神经增粗、扭曲,病程较长者尚可见视神经与周围组织粘连而变形。MRI 可显示 CT 无法显示的视神经鞘膜下出血及视神经继发受损、萎缩等。脂肪抑制对显示视神经鞘膜下出血有重要意义,表现为 T_1WI 及 T_2WI 均呈高信号。损伤后视神经可残留局部软化,表现为斑点状长 T_1、长 T_2 信号。

3. **超声** 可较清楚显示晶状体破裂、脱位及眼球破裂等异常改变,亦可显示眼外肌的增粗,但是对眼外肌移位、嵌顿及视神经挫伤等显示不清。

二、眶壁及视神经管骨折

【概述】

在眼外伤中,眶壁及视神经管骨折较为常见。眼眶骨折分型标准较多,按骨折类型可分为爆裂骨折、直接骨折和复合型骨折。眼眶爆裂骨折(blow-out fracture)指外力作用于眼部使眼眶内压力骤然增高致眶壁薄弱部发生骨折而眶边缘无骨折,即骨折不是直接作用于眶壁而是外力经眶内容物的传导间接作用所致,常发生于眶内、下壁。直接骨折指外力直接作用发生的骨折,多见于眶缘。复合型骨折指上述两种骨折同时存在。眼眶骨折的主要临床表现包括复视、眼球运动障碍、视力下降甚至失明、眼球内陷、眼球突出、眼球固定及斜视等。视神经管骨折表现为视力明显下降或失明。

【影像学表现】

1. **普通 X 线检查** 明显的眶壁骨折在眼眶正位片上可显示出来,表现为骨壁连续性中断、成角或塌陷变形(ER3-1-4A)。对轻微的眶壁骨折普通 X 线片较难显示,但可显示患侧窦腔由于积血密度增高、眶内积气等改变。

2. **CT** 是诊断眼眶及视神经管骨折最准确的方

法。可直接显示眶壁及视神经管骨质的连续性中断、粉碎及骨折片移位等直接征象(ER3-1-4B、C),并可以显示骨折引起的间接征象,包括眼外肌增粗、移位及嵌顿、血肿形成或眶内容物经骨折处疝入邻近鼻窦内。除此之外,还可显示眼眶周围结构有无骨折或异常改变。骨折整复术后,CT 可显示植入的人工骨与眼外肌的关系。

ER3-1-4 眼眶骨折

3. **MRI** 对骨折的直接征象不能充分显示,但在显示骨折所引起的间接征象方面常可弥补 CT 的不足,如视神经挫伤、眶内结构粘连等。

三、眼部异物

【概述】

眼部异物(ocular foreign body)是一种常见的眼部创伤,可产生严重的后果。眼部异物除了异物位于表面外,几乎所有眼部异物都要进行影像学检查以明确异物性质、数量、部位及继发的眼部损伤等。根据 X 线穿透异物的程度不同,可分为透性异物,如木质、泥沙等非金属物质;半透性异物,如铝等轻金属、某些含金属成分的矿物质及玻璃等;不透性异物,如钢、铁等重金属。眼内异物主要临床表现为视力障碍、眼球疼痛等;眶内异物若损伤了视神经则表现为视力障碍,若损伤眼外肌则可出现复视、斜视和眼球运动障碍等。

【影像学表现】

1. **普通 X 线检查** 不透性异物在 X 线片上表现为致密阴影;半透性异物可表现为密度略高于眶内软组织的较浅淡阴影;透性异物在普通眼眶正侧位上不显影。

2. **CT** 金属异物表现为异常的高密度影,周围有明显的放射状金属伪影。非金属异物在 CT 上又可分为高密度和低密度非金属异物。高密度非金属异物包括沙石、玻璃和骨片等,一般无明显伪影;低密度非金属异物包括植物类、塑料类等,植物类比如木质异物与气体相似,表现为明显低密度;塑料类异物的 CT 值常在 0~20Hu。CT 能显示较大的低密度非金属异物如木质异物,对于较小的非金属异物常难显示。

3. **MRI** 金属异物伪影较多,且铁磁性金属异物会移位导致眼球壁或眶内结构损伤,因此属于 MRI 检查的禁忌证。非金属异物含氢质子较少,表现为低信号。

4. 超声 对于眼内异物,超声显示较清晰,表现为眼球内中强回声光斑或光点。对于眼球外眶内较小异物超声检查难以发现,但可显示异物导致的眶内炎症及脓肿形成。

第六节 眼部先天发育性病变

眼部先天发育性病变是胚胎期间发育异常形成的眼眶、眼球及眼附属器发育畸形。眼部发育性病变不多见,但种类较多,本节仅介绍影像学检查能显示的眼部发育性病变。

一、眼球发育性病变

（一）先天性无眼球
【概述】

先天性无眼球(congenital anophthalmia)常伴有眶面和眼眶发育异常,双侧者罕见。

【影像学表现】

普通 X 线检查显示患侧眼眶骨窝发育较小而圆。患侧眶骨及视神经孔一般发育较小,甚至缺如。在 CT 或 MRI 显示为原始组织,无眼球形态。

（二）先天性小眼球
【概述】

先天性小眼球(congenital microphthalmia)为眼球发育停滞所致。小眼球一般分为三种类型:单纯性小眼球、缺损性小眼球及并发性小眼球。单纯性小眼球不伴有眼或其他先天畸形,常出现前房浅及远视等。缺损性小眼球常伴有球后囊肿。并发性小眼球常伴有各种不同的先天异常,如永存原始玻璃体增生症、早产儿视网膜病变等。

【影像学表现】

1. 普通 X 线检查 缺损性小眼球合并眶内囊肿者,若囊肿较小,眼眶发育多较小;若囊肿较大,则眼眶可正常或扩大变形。

2. CT 表现为眼环变小,眶内囊肿表现为低密度区,常位于眼球后下方,边界清楚,视神经变细或缺如,但眼外肌和泪腺存在。

3. MRI 显示小眼球 T_1WI 为低信号,T_2WI 为高信号。当眼球为纤维化退化时,T_1WI 和 T_2WI 均为低信号。

4. 超声 可显示小眼球,如合并囊肿,多为无回声,并与眼球相连,随压迫变形。

（三）先天性巨眼球
先天性巨眼球(congenital macrophthalmia)主要见于先天性青光眼。继发性大眼球主要见于轴性近视或青光眼。先天性青光眼一般不需做 X 线或 CT 检查,CT 检查可排除其他眶内异常。

（四）视乳头缺损及牵牛花综合征
【概述】

视乳头缺损及牵牛花综合征(coloboma of the optic disc and morning glory syndrome)是胚胎期眼裂近端未闭合所致。在检眼镜下,视乳头较正常显著增大,呈漏斗状深凹陷,其表面呈浅红色,边缘部构成堤状隆起色素带,凹陷底部为絮状物覆盖,异常的视网膜中央动、静脉数目不等、粗细不均,从底部絮状物间穿出,呈放射状伸向周边,这些异常改变形似牵牛花,被命名为牵牛花综合征。常发生于单眼,也可发生于双眼,多伴有虹膜和脉络膜的缺损。常合并其他眼部先天畸形。临床上有视力不同程度下降。

【影像学表现】

CT 显示视神经与眼球连接部漏斗状扩大,凹陷处为低密度充填(图 3-1-4)。MRI 呈长 T_1 明显长 T_2 信号。超声示视盘及周围区域向后移位、凹陷,后极部膨出,边界清楚,凹陷内有不规则弱回声。

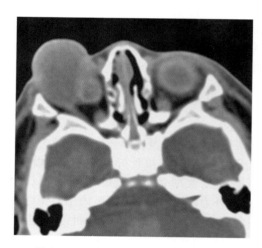

图 3-1-4 视乳头缺损及牵牛花综合征
CT 示右侧视神经与眼球连接部漏斗状扩大

（五）永存原始玻璃体增生症
【概述】

永存原始玻璃体增生症(persistent hyperplastic primary vitreous,PHPV)为眼球发育过程中原始增生的玻璃体未退化所致。表现为患眼小,并可见玻璃体内带状或锥状肿块前连于晶状体后部,后与视神经起始部相连。临床表现为白瞳症、晶状体混浊、视网膜脱离和玻璃体积血。多为单眼患病,少数累及双眼。

【影像学表现】

1. CT 表现为患侧小眼球,玻璃体内由于出血形成的片状高密度影,但无钙化;晶状体后可见管形、圆锥形或三角形较高密度肿块影,增强后明显强化。

2. MRI　表现为玻璃体内高信号影,脱离的视网膜呈低信号,晶状体后方可见管状低信号影。

【鉴别诊断】

鉴别诊断主要包括表现为白瞳症的几种病变:视网膜母细胞瘤、先天性白内障、Coats 病和早产儿视网膜病。早产儿视网膜病主要的诊断要点是早产史、吸氧和缺氧史及双眼发病。

(六) Coats 病

【概述】

又名视网膜毛细血管扩张症。临床上多见于男性儿童或青少年,以 4~8 岁为高发年龄段,也可见于成人。常单眼发病,眼球大小正常。多因视力减退、斜视及痛性青光眼而就诊。

【影像学表现】

1. CT 及 MRI　早期,CT 及 MRI 难以显示病变。病变发展后,CT 表现为视网膜下间隙高密度不均匀肿块,伴有"V"形视网膜脱离征象。该肿物没有钙化,是与视网膜母细胞瘤鉴别的关键。MRI 在显示视网膜脱离、出血及渗出方面比超声及 CT 更清晰。视网膜脱离范围往往较大,视网膜下积液可呈半月形、凸透镜形或其他形状。伴有出血时,信号强度与出血时间有关,因多为慢性出血,T_1WI 及 T_2WI 均为高信号。增强扫描无强化。

2. 超声　病变在不同阶段声像图表现差别较大、病变部位视网膜不规则性增厚,视网膜下渗出内容物不同而表现为透明、浑浊或不均匀光点;当视网膜脱离时,呈"V"或"Y"形光带。

【诊断与鉴别诊断】

Coats 病的晚期表现为视网膜脱离与视网膜下积液,MRI 能明确显示。

鉴别诊断主要包括有白瞳症的几种病变,如视网膜母细胞瘤和永存原始玻璃体增生症等。

二、眼眶发育性病变

(一) 颅面骨发育不全

【概述】

颅面骨发育不全(craniofacial dysostosis)又称 Crouzon 综合征,是一种先天性颅面畸形,为颅面骨骨缝愈合过早所致。是双侧对称性畸形,主要表现为颅腔狭小、颅板指压痕加深;双侧眼球突出,两眼距离过远;上颌骨发育不良,下颌前突,上下齿反咬合,牙齿排列不齐等。

【影像学表现】

X 线平片可见冠状缝和矢状缝骨愈合明显,上颌骨明显发育不全。CT 扫描显示双眼球突出,眼眶浅,上颌骨发育不全。

(二) 颌面骨发育不全

【概述】

颌面骨发育不全(mandibulofacial dysostosis)又称 Franceschetti-Klein 综合征、Treacher-Collins 综合征。主要是下颌骨、颧骨和蝶骨发育不良及小耳畸形。

【影像学表现】

CT 表现为患侧下颌骨较窄小、颧骨隆突消失、颧弓发育不全、眶下缘骨质变薄、眶外壁局部骨质缺损、外耳道闭锁及听小骨畸形等。

(三) 皮样囊肿和表皮样囊肿

【概述】

皮样囊肿和表皮样囊肿(dermoid cyst and epidermoid cyst)是胚胎发育期间小片胚胎表皮陷于眶内组织或发育中的眶骨缝中形成的囊性病变。如果囊内含有皮肤附件,如毛发、皮脂腺、汗腺等,称为皮样囊肿;如果仅有表皮结构,不含皮肤附件,称之为表皮样囊肿。大多数患者出生时无临床表现,位于眶缘者常在生后数月内出现皮下结节,位于眶后缘者常在青少年时期出现症状。眶周囊肿可沿骨缝任何位置生长,多见于眼眶颞上象限额颞缝和颧颞缝处,也可发生于其他位置,周围的骨质常有凹陷缺损和硬化边缘。

【影像学表现】

1. 普通 X 线检查　常见眶外上骨壁凹陷,呈圆形、卵圆形硬化环,其内为低密度区。

2. CT　表现为边界清楚的低密度肿块。皮样囊肿因含皮脂、毛发等,囊内密度显示高低不均,内有脂肪密度。囊肿壁与眼外肌呈等密度,部分可见钙化。皮样囊肿和表皮样囊肿常可引起眶骨骨质缺损,周围骨质可有硬化边缘(ER3-1-5A)。

3. MRI　囊肿内脂肪在 T_1WI 及 T_2WI 上均为高信号,采用脂肪抑制技术后被抑制呈低信号,不含脂肪的部分呈较长 T_1、较长 T_2 信号(ER3-1-5B、C)。增强示囊肿壁轻中度强化而中央无强化。

ER3-1-5　皮样囊肿和表皮样囊肿

4. 超声　囊内回声因含成分不同而表现不同。皮样囊肿若以脂性液体或汗液为主时表现为液性暗区;若内容物既含角化物,又含毛发和液体时,回声不均。表皮样囊肿回声均较均匀。

【鉴别诊断】

鉴别诊断主要包括胆脂瘤及畸胎瘤。胆脂瘤多见于31~63岁成年人；镜下见囊壁无纤维性膜，无上皮组织。

（四）畸胎瘤

【概述】

畸胎瘤（teratoma）起源于眶内异位的原始生发细胞，具有多潜能分化能力，能分化形成各种器官。镜下可见肿瘤含多种胚胎组织成分。畸胎瘤在出生后或婴幼儿时即可见眼球突出，并向一侧移位。

【影像学表现】

1. **普通 X 线检查** 显示眶腔扩大，眶壁受压变形，骨质破坏少见。有钙化或骨质及牙齿等，可见其轮廓。

2. **CT 及 MRI** CT 表现为不均匀的囊性占位，为多房囊肿，内可见脂肪、液体、钙化混杂密度。MRI 示边界清楚的肿块，信号混杂。

3. **超声** 显示病变呈囊性，囊壁厚薄不均，内容物含牙齿或骨质时可见强回声斑。

【鉴别诊断】

主要包括皮样囊肿、表皮样囊肿及眶内其他肿瘤。

（五）骨纤维异常增殖症

【概述】

骨纤维异常增殖症（fibrous dysplasia of bone）是一种较常见的引起眶壁骨质改变的骨骼发育异常。主要特点是骨髓腔内大量纤维组织增殖，患骨膨大变形结构紊乱。病因不明。多见于儿童和青年，女性居多。若骨骼病变同时伴有皮肤色素沉着和/或内分泌紊乱，称 Albright 综合征。临床表现包括一侧面部隆起变形（"骨性狮面"）、眼球突出、复视，偶有视乳头水肿、视神经萎缩或视野缺损。

【影像学表现】

1. **普通 X 线检查** 可显示眶骨肥厚，骨质结构及密度异常呈高低混杂密度，典型者呈磨玻璃样密度。

2. **CT** 常累及同侧多个颅面骨，可导致眶腔狭小、视神经管和眶上裂变窄等。病变区正常骨结构消失，代之以密度均匀一致的无小梁结构区，多呈磨玻璃样高密度硬化。病变骨周围无软组织增厚及肿块。

3. **MRI** 表现为正常高信号的骨髓腔被低信号取代，信号不均匀，增强后轻中度强化。

【鉴别诊断】

需要鉴别的病变包括：畸形性骨炎、蝶骨大翼扁平型脑膜瘤、眶壁纤维肉瘤及眶壁转移瘤等。

（六）神经纤维瘤病

【概述】

神经纤维瘤病（neurofibromatosis，NF）是一种常染色体显性遗传性皮肤、神经、骨骼系统发育障碍性疾病，主要特征为皮肤咖啡色素沉着斑、皮肤多发神经纤维瘤、面部或肢体丛状神经纤维瘤、颅面骨或其他躯干肢体骨发育不良或部分缺损。常为儿童期发病，但在青春期以后病变加重，男多于女。常伴有颅内胶质瘤、脑膜瘤和视神经胶质瘤等。临床表现包括眼睑及眶壁大小不等的蔓状咖啡色神经纤维瘤、上睑下垂、眼球突出、眼外肌麻痹等，若眶后外壁骨质缺损可见搏动性眼球突出。

【影像学表现】

1. **普通 X 线检查** 主要表现包括一侧眼眶扩大，常是以纵向为主的普遍性扩大，表现为"立卵征"；蝶骨大翼骨质缺损，轻者显示一侧眶上裂扩大，重者形成"空眶征"。

2. **CT 及 MRI** 丛状神经纤维瘤表现为边界不清、形状不规则的软组织肿块、颞肌及眼外肌不规则增粗变形，在 MRI 上表现为较长 T_1、较长 T_2 信号，增强后明显强化。眶骨发育不全常表现为蝶骨大翼和蝶骨小翼骨质缺损、眼眶扩大等，眶骨骨质缺损严重者可继发脑膜膨出或脑膜脑膨出。另外，亦可见到眼眶内的伴发肿瘤，如视神经胶质瘤、脑膜瘤、神经鞘瘤、神经纤维瘤等。眼球内积水则表现为巨眼球。

【鉴别诊断】

单发的丛状神经纤维瘤在影像上需与毛细血管瘤和淋巴管瘤鉴别，典型的临床表现有助于鉴别。

三、先天性鼻泪管发育畸形

先天性鼻泪管发育畸形（congenital malformation of lacrimal duct）不多见，多由鼻泪管的骨性部分发育畸形致骨性通路狭窄、宽窄不一。常合并面部发育异常。临床表现为鼻旁隆起或塌陷畸形、溢泪，患者多有继发感染而出现脓性溢泪或有瘘管形成。泪道碘化油造影显示泪囊炎性扩张，鼻泪管闭塞不通多以下端多见，其上部管腔扩张，壁不光滑，可见憩室样突起。

第七节 眼眶炎性病变

眼眶炎性病变较常见，分类方法多样。按病程可分为急性、亚急性和慢性；按病原体可分为细菌、真菌、病毒及原因不明的非特异性炎症等；按感染途径可分为外伤性、鼻窦源性、血源性等，其中以鼻窦源性最多见。

一、眼眶蜂窝织炎和眼眶脓肿

【概述】

眼眶蜂窝织炎（obital cellulitis）和眼眶脓肿（abscess)是发生于眶内软组织或骨膜下的急性化脓性炎症,不仅会严重影响视力,而且可引起颅内并发症或败血症而危及生命。病变多来自鼻窦化脓灶,通过血管周围间隙或直接侵蚀骨壁蔓延至眶内,少部分病灶来源于其他邻近部位的化脓灶,如牙周炎等,也可以发生于眶外伤及手术后感染等。炎症初期临床表现为发热畏寒、疼痛、水肿,继而发生眼球突出、眼球运动障碍、视乳头水肿、充血,晚期可发生视乳头萎缩。若炎症蔓延至眶尖,可形成眶尖综合征。

【影像学表现】

1. **普通 X 线检查** 诊断价值有限。若合并眶骨骨髓炎,可见眶骨骨质破坏和骨膜反应。

2. **CT** 眼眶蜂窝织炎因发展程度不同,可有不同表现。早期炎症常局限于肌锥外间隙,可见眼外肌增厚和边缘模糊,球后脂肪可见点条状软组织密度影。随病变进展,眶内密度弥漫增高,眼睑软组织肿胀,眼球突出,部分还可伴有眼环增厚。若合并眶内脓肿,表现为与眼外肌密度相比呈低密度的圆形或卵圆形影,密度不均匀,骨膜下脓肿则呈梭形与眶壁相贴。骨髓炎表现为眶壁明显低密度区,密度不均匀,其周围可见不规则软组织影。

3. **MRI** 局限性蜂窝织炎呈等 T_1、长 T_2 信号,边缘不规则,明显强化。弥漫性蜂窝织炎可造成眶内结构不清,眼球突出,增强 T_1WI 脂肪抑制图像可显示眶内炎性组织弥漫强化。眶内脓肿呈较长 T_1、较长 T_2 信号影,增强后脓肿壁强化,中央不强化。骨髓炎表现为骨髓腔内高信号脂肪影被低信号的炎性组织取代,增强后明显强化。

CT 及 MRI 均可显示邻近部位的炎性病变。

【鉴别诊断】

眼眶蜂窝织炎需与 Graves 眼病相鉴别,如合并眶内脓肿,则需与其他眶内占位病变相鉴别。在发生骨髓炎的情况下,需要鉴别的病变还包括转移瘤。

二、特发性眶炎症

【概述】

特发性眶炎症(idiopathic orbital inflammation)又称为炎性假瘤(inflammatory pseudotumor),是原发于眼眶组织的非特异性增殖性炎症,无已知的眶内局部原因,目前多数学者认为其是一种免疫反应性疾病。根据其发生部位炎性假瘤可分为:眶隔前型、肌炎型、泪腺炎型、巩膜周围炎型、神经束膜炎型和弥漫型。发生于眶尖的炎症可扩散至海绵窦,产生 Tolosa-Hunt 综合征,表现为海绵窦扩大。炎性假瘤以中年男性多见,常为单侧,急性起病,但发展缓慢,可反复发作。典型的临床表现是眼眶痛、眼球运动障碍、复视和眼

球突出,眼睑和结膜肿胀充血。特发性眶炎症激素治疗有效但易复发。

【影像学表现】

1. **CT** 眶隔前型主要表现为眶隔前眼睑组织肿胀增厚;肌炎型典型表现为眼外肌肌腹与肌腱同时增粗,上直肌和内直肌最易受累;泪腺炎型表现为泪腺睑部与眶部同时增大,睑部增大明显,多为单侧,也可为双侧;巩膜周围炎型为眼环增厚;视神经束膜炎型为视神经增粗,边缘模糊;弥漫型表现为眶内脂肪低密度影被软组织密度影取代,泪腺增大,眼外肌增粗并与周围软组织影无明确分界,视神经可不受累而被软组织影包绕,增强扫描显示眶内弥漫强化而视神经不强化。

2. **MRI** MRI 对病变形态的显示与 CT 相同。在信号上,以淋巴细胞浸润为主者呈长 T_1、长 T_2 信号;以纤维增生为主者 T_1WI 及 T_2WI 均呈低信号。增强后中至明显强化(ER3-1-6)。Tolosa-Hunt 综合征表现为海绵窦增大,可见软组织影,增强后明显强化。

ER3-1-6 特发性眶炎症 MRI 表现

3. **超声** 炎性假瘤超声表现复杂,根据其生长方式和累及结构不同,声像图也不同。可表现为不规则的肿块影或弥漫不均匀回声,亦可表现为泪腺增大及眼外肌增粗,回声均较低。

【鉴别诊断】

鉴别诊断主要包括 Graves 眼病、眶内肿瘤及泪腺肿瘤等,鉴别较困难时需行活检检查。

三、Graves 眼病

【概述】

Graves 眼病(Graves ophthalmopathy)又称甲状腺相关性眼病、浸润性突眼等,是引起成人单眼或双侧眼球突出最常见的原因。本病眼眶炎症常与甲状腺功能异常和免疫系统失调共存。甲状腺改变有三种类型:甲状腺功能亢进、功能正常及功能低下。三种类型均可伴有眼症,甲状腺功能异常伴有眼症者称为 Graves 眼病,仅有眼部症状而甲状腺功能正常者称为眼型 Graves 病。病变几乎总是限制在眼外肌的肌腹,眼外肌的前 1/3 的肌腱部分不受累及。首先受累的眼外肌常为下直肌,其次为内直肌,再次为上直肌,外直肌受累最少见。临床表现常有上睑退缩、迟落、复

视、眼球突出等。

【影像学表现】

1. CT 表现为眼外肌增粗,主要为肌腹增粗,附着于眼球壁上的肌腱不增粗。增粗的肌肉密度均匀一致,增强后有不同程度强化。眶尖部眼外肌增粗常压迫视神经,造成视神经水肿、增粗,增粗的视神经边界清楚,密度均匀,走行和弯曲度正常。冠状 CT 扫描更有助于判断眼外肌和视神经的改变。

2. MRI 急性期和亚急性期增粗的眼外肌呈长 T_1、长 T_2 信号,晚期眼外肌已纤维化,T_1WI 及 T_2WI 均呈低信号(ER3-1-7)。增强扫描示增粗的眼外肌轻至中度强化,至晚期眼外肌纤维化时则无强化。

ER3-1-7 Graves 眼病 MRI 表现

3. 超声 显示单侧或双侧多条眼外肌增粗,回声光点粗大,分散。

【鉴别诊断】

本病应与所有引起眼外肌肥大的疾病相鉴别,主要包括:肌炎性炎性假瘤、动静脉瘘、眼眶恶性肿瘤、血肿、外伤等。

四、慢性泪囊炎

【概述】

慢性泪囊炎(chronic dacryocystitis)是一种较常见的眼病,多见于中老年女性,单侧多见。常因鼻泪管狭窄或阻塞导致泪液滞留于泪囊中,伴发细菌感染引起。主要临床表现为溢泪。

【影像学表现】

泪囊造影可显示泪囊不同程度扩张,若反复急性发作,则可因不规则粘连而形成多囊状扩张。当泪囊破坏形成纤维瘢痕后可见囊腔变小。泪囊扩大形成囊肿时,CT 及 MRI 可见泪囊区囊性病变,MRI 表现为边缘清楚的长 T_1 长 T_2 液性信号,超声可显示囊壁增厚,囊腔内见较多弱回声光点。

第八节 神经眼科病变

一、视神经炎

【概述】

视神经炎(optic neuritis)泛指视神经的炎性脱髓鞘、感染、非特异性炎症等疾病,在临床上,因病变损害的部位不同分为球内段的视乳头炎及球后段的球后视神经炎,在此主要介绍球后视神经炎。球后视神经炎多见于青壮年,女性多见,多为单侧性。

炎性脱髓鞘是视神经炎较常见的发病原因,其过程与神经系统的多发性硬化的病理生理过程相似,视神经炎常是多发性硬化的首发症状,并有部分患者最终转化为多发性硬化。另外,局部和全身的感染均可累及视神经,而导致感染性视神经炎;自身免疫性疾病如系统性红斑狼疮、韦氏肉芽肿病等亦可引起视神经的非特异性炎症。

炎性脱髓鞘性视神经炎临床表现为视力急剧下降,通常在发病 1~2 周内视力损害最严重,其后逐渐恢复;此外,还可单纯表现为视野缺损。

【影像学表现】

1. CT 表现为视神经增粗,但不如肿瘤明显,无明显肿块征象,增强后视神经明显强化,部分可有视神经鞘强化而视神经本身不强化。视神经无增粗的病例 CT 一般不能显示。

2. MRI 视神经炎在 T_2WI 表现为视神经和视交叉呈高信号,增强后强化。在短时反转恢复(STIR)序列视神经高信号显示率较高,但显示管内段和颅内段较差。有作者还发现联合使用脂肪抑制技术和快速液体衰减反转恢复(FLAIR)序列的 T_2WI 对视神经炎的显示率更高。视神经炎患者急性期视神经直径正常或轻度增粗,慢性期可发生视神经萎缩。偶尔视神经明显增粗,较易与肿瘤混淆。视神经炎常是多发性硬化的一部分表现,后者 MRI 可显示颅内或颈髓多个斑片状病灶,有助于诊断。

3. 超声 可见视神经增粗,视神经鞘回声降低,视神经回声稍高。

【鉴别诊断】

视神经炎鉴别诊断主要包括视神经肿瘤和缺血性视神经病变。

二、视神经胶质瘤

【概述】

视神经胶质瘤(optic nerve glioma)起源于视神经内神经胶质,属于良性或低度恶性肿瘤。多见于 10 岁以内的儿童,为良性肿瘤;成人少见,多为恶性。本病多为单侧性,生长缓慢,可很多年无变化,也可突然增大并累及视神经颅内段、视交叉及视束。有的可发生恶变,但一般不引起血行和淋巴道转移。

在临床上,肿瘤可发生于眶内或颅内,多起自视神经孔附近,然后向眶内和颅内生长。肿瘤位于眶内者,可表现为视力下降、眼球突出,且视力下降多发生于眼球突出之前,这是视神经胶质瘤区别于其他肌锥内肿瘤的一个特征。肿瘤位于颅内者,可出现头痛、呕吐、眼球运动障碍及颅内压增高症状,还可表现为相应部位视野缺损。视神经胶质瘤可能是神经纤维瘤病的一部分,神经纤维瘤病的视神经胶质瘤多发生于双侧,且可向后累及视交叉、视束及周围结构。

【影像学表现】

1. 普通 X 线检查　视神经胶质瘤累及视神经管内段时,可表现为视神经孔扩大,骨质边缘光滑清晰而无骨质硬化。

2. CT　表现为视神经梭形或管形增粗、迂曲,边界清楚,与脑白质呈等密度,有轻至中度强化。少数肿瘤周围可见略低密度影,目前认为是由于胶质瘤伴有神经周围组织如脑膜细胞、成纤维细胞或星形细胞混合增殖而形成的"蛛网膜增生"。肿瘤压迫视神经蛛网膜下腔可使肿瘤前方正常视神经的蛛网膜下腔增宽。视神经管内段受累时可表现为视神经管扩大(ER3-1-8D)。

3. MRI　视神经胶质瘤表现为受累视神经呈管状、梭形、球状或偏心性增粗,且迂曲、延长,肿瘤在 T_1WI 与脑实质相比呈低信号,在 T_2WI 呈高信号,可见轻度至明显强化。肿瘤周围的蛛网膜增生 T_1WI 呈很低信号,T_2WI 呈很高信号。肿瘤压迫导致的眶前部视神经蛛网膜下腔增宽,表现为视神经周围的长 T_1 长 T_2 的脑脊液信号。发生于视交叉和视束的胶质瘤表现为视交叉和视束的梭形或球形肿块,在冠状面及斜矢状面表现较好(ER3-1-8A～C)。若肿瘤同时累及视神经眶内段、管内段及颅内段时可表现为"哑铃征"。

ER3-1-8　视神经胶质瘤

【鉴别诊断】

需要与视神经胶质瘤鉴别的病变主要包括:视神经鞘脑膜瘤、视神经炎、视神经转移瘤和视神经蛛网膜下腔扩大等。

三、视神经鞘脑膜瘤

【概述】

视神经鞘脑膜瘤(optic nerve sheath meningioma)起源于视神经蛛网膜纤维母细胞或硬脑膜内面内皮细胞,属良性,但易复发,发生于儿童者多为恶性。视神经鞘脑膜瘤多发生于中年,以女性居多,单侧多见,双侧者多数伴有神经纤维瘤病。视神经鞘脑膜瘤最常发生于眶尖,沿视神经分布,少数位于肌锥内间隙或肌锥外间隙而与视神经无关。

肿瘤一般呈渐进性生长,表现为眼球逐渐向正前方突出,视力下降发生于眼球突出之后。肿瘤位于眶尖者常产生眶尖综合征。

【影像学表现】

1. CT　可见沿视神经生长的管形肿块,也可呈梭形或偏心性生长。肿瘤与眼外肌呈等密度或略高密度(ER3-1-9A),部分可见钙化,增强后肿瘤明显强化,强化较均匀,而其内被包绕的视神经不强化呈低密度,表现为"双轨征",此表现为视神经鞘脑膜瘤的典型特征。发生于视神经管内段的脑膜瘤常表现为视神经管扩大,骨质可见增生。

2. MRI　大多数视神经鞘脑膜瘤 T_1WI 及 T_2WI 均呈低信号或等信号、少数 T_1WI 呈低信号、T_2WI 呈高信号。增强后肿瘤明显强化,中央视神经不强化,表现为"双轨征"(ER3-1-9B～D)。少数肿瘤内可见粗大的血管流空信号影。脑膜瘤恶变表现为肿瘤广泛侵犯眶内组织及眶骨破坏。

ER3-1-9　视神经鞘脑膜瘤

【鉴别诊断】

需要与其相鉴别的病变主要是视神经胶质瘤及其他造成视神经形态改变的肿瘤及病变。

四、视神经转移瘤

【概述】

视神经转移瘤(metastatic tumor of optic nerve)可由邻近组织的恶性肿瘤如视网膜母细胞瘤或脉络膜黑色素瘤等直接蔓延,少数为远处恶性肿瘤如肺癌、乳癌等血行转移。

【影像学表现】

视神经转移瘤表现为视神经增粗,CT 与眼外肌呈等密度,MRI 与眼外肌相比呈长 T_1、长 T_2 信号,不同程度强化,部分病例可见视神经鞘强化,视神经本身不强化。

第九节　眼眶脉管性病变

一、海绵状血管瘤

【概述】

海绵状血管瘤(cavernous hemangioma)是成人眶

内最常见的良性肿瘤,常于中青年时期发病,女性稍多。肿瘤多位于眼眶肌锥内,绝大多数为单发,极少数为多发,生长缓慢,视力一般不受影响。常见体征为无痛性、慢性进行性眼球突出。

【影像学表现】

1. CT 肿瘤多位于肌锥内,呈圆形或卵圆形,部分有分叶,边界清楚。大部分肿瘤与眼外肌呈等密度,密度均匀,少数可见小圆形高密度钙化,为静脉

石。增强后中重度强化。

2. MRI 海绵状血管瘤与眼外肌相比 T_1WI 呈低或等信号,T_2WI 呈高信号,信号均匀。动态增强扫描可表现为"渐进性强化",即在注射造影剂后立即动态扫描可见肿瘤内小片状强化,随时间延长,小片状强化影逐渐扩大,最终整个肿瘤明显均匀强化。此表现为诊断海绵状血管瘤的特异征象。(图 3-1-5)

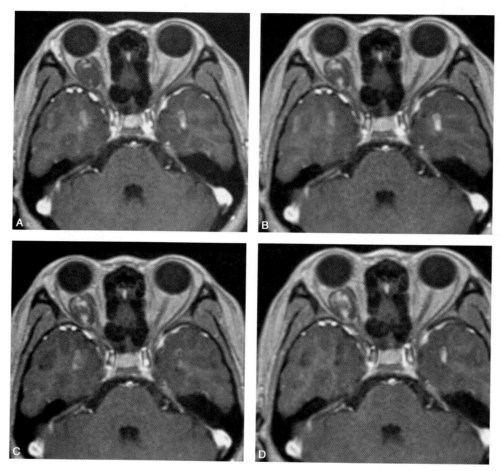

图 3-1-5 海绵状血管瘤
与眼外肌相比,肿块呈等 T_1、长 T_2 的均匀信号影。动态增强扫描可见"渐进性强化"

3. 超声 表现为边界清楚、光滑的圆形或椭圆形肿块,内回声均匀,可见声晕。持续加压 30s,可显示肿瘤轻度可压缩性。

【鉴别诊断】

影像学鉴别诊断包括:神经鞘瘤、局限性淋巴管瘤、血管外皮细胞瘤、脑膜瘤等。

二、淋巴管瘤

【概述】

淋巴管瘤(lymphangioma)也称为"囊性水瘤",多发生于儿童期,在生长期逐渐长大。肿瘤为单发或多

发,临床表现主要为眼球突出,而且波动性大,若肿瘤内有自发出血可产生巧克力囊肿,引起明显的眼球突出。

【影像学表现】

淋巴管瘤分为局限性和弥漫性。弥漫性淋巴管瘤广泛累及眼睑软组织、肌锥内、外结构,边界不清。另有一种血管性错构瘤即海绵状血管淋巴管瘤,内含海绵状血管瘤及淋巴管瘤成分。

1. CT 局限性淋巴管瘤表现为圆形或椭圆形肿块,边界清楚,与眼外肌呈等密度,密度可均匀或不均匀,增强后轻度至明显强化。弥漫性淋巴管瘤通常为

弥漫浸润性不规则肿块,边界不清,呈等密度或低密度,密度不均,增强后不均匀强化,一部分不强化,若存在较大血管,则可见条形明显强化影。囊腔内若有新鲜出血,表现为高密度影。海绵状血管淋巴管瘤呈圆形或类圆形,内为等密度,密度均匀,增强后淋巴管瘤部分立即强化,而海绵状血管瘤部分呈"渐进性强化"。

2. MRI　淋巴管瘤在 T_1WI 呈低信号,T_2WI 呈高信号,若有出血,T_1WI 及 T_2WI 均为高信号(ER3-1-10)。弥漫性淋巴管瘤内的大血管表现为信号流空影。

ER3-1-10　淋巴管瘤 MRI 表现

3. 超声　多数肿瘤形状不规则,边界不清,内部回声不均匀,散在无回声区。

【鉴别诊断】

需与淋巴管瘤鉴别的病变包括:毛细血管瘤、炎性假瘤、海绵状血管瘤、神经鞘瘤等。

三、毛细血管瘤

【概述】

毛细血管瘤(capillary hemangioma)是婴幼儿最常见的眼眶血管性肿瘤,又称草莓痣或焰痣,一般出生后即有,或在出生后 3 个月以内发生,多发生于眼睑。有报道称毛细血管瘤在 1 岁后开始缩小,至 7 岁时约 75% 自然消退。

【影像学表现】

1. CT　可显示肿瘤位于眼睑深层或眶腔部隔前结构,常累及眶周结构如颞肌等,少数肿瘤可累及眶内。肿瘤形态不规则,密度不均匀,常有低密度区,少数为高密度,极少数有钙化,增强后肿瘤轻度至明显强化,强化不均匀。

2. MRI　与眼外肌相比,肿瘤 T_1WI 呈低或等信号,T_2WI 呈等或高信号,增强后轻度至明显强化,强化不均匀,少数肿瘤内可见血管流空影。

3. 超声　显示病变形状不规则,边界不清,回声强弱不一,可有压缩性。

【鉴别诊断】

需要与本病鉴别的病变包括:丛状神经纤维瘤、横纹肌肉瘤及眶前部脑膜膨出等,脑膜膨出的临床表现与毛细血管瘤相似,但其在平片及 CT 可见额鼻移

行部骨质缺损,脑膜膨出部为低密度,MRI 表现为脑脊液信号。

四、静脉曲张

【概述】

静脉曲张(varix)是常见的眶内血管畸形,不是真正的肿瘤,是血管先天性发育异常。大多发生于青年,常为单侧,典型的临床表现为体位性眼球突出,在低头、弯腰、咳嗽或憋气(Valsalva 动作)时,由于颈内静脉压力增大,引起患侧眼球突出,至直立或仰卧时恢复正常或轻度内陷。

【影像学表现】

1. 普通 X 线检查　可见圆形或扭曲条状高密度钙化影。

2. CT　表现为不规则软组织影,边界较清楚,与眼外肌呈等密度,密度不均匀,部分可见静脉石,增强后明显强化,强化不均匀。采用仰卧位头低冠状面扫描或颈部加压病变可较横断面中所示明显增大。

3. MRI　病变在 T_1WI 呈低信号,T_2WI 呈高信号,与玻璃体信号相近,增强后明显强化。

【鉴别诊断】

鉴别诊断主要包括:弥漫性淋巴管瘤及炎性假瘤等。

五、颈动脉海绵窦瘘

【概述】

75% 以上的颈动脉海绵窦瘘(carotid-cavernous fis-tula,CCF)由外伤引起,其余为自发性。颈动脉海绵窦瘘一般指颈内动脉海绵窦段本身或分支破裂,与海绵窦之间形成异常的动静脉交通。少数主要或完全由颈外动脉供血,特称为颈外动脉海绵窦瘘。临床表现常有搏动性突眼,患侧眼眶、额部、颞部及耳后血管杂音,球结膜水肿和充血,眼球运动障碍等。

【影像学表现】

CT 表现为眼上静脉增粗(有时可见眼下动脉同时增粗),海绵窦扩大,眼球突出,眼外肌增粗,眼睑肿胀。增强扫描显示增粗的眼上静脉与扩大的海绵窦明显强化。MRI 由于血管流空效应,平扫即可清晰显示增粗的眼上静脉和扩大的海绵窦,因此增强扫描无明显作用(ER3-1-11)。脑血管造影或 DSA 可确诊本

ER3-1-11　颈动脉海绵窦瘘 MRI 表现

病,可明确显示瘘的部位及大小、静脉引流及颈外动脉供血情况等,并可同时进行介入栓塞治疗。

【鉴别诊断】

鉴别诊断病变包括:海绵窦肿瘤继发的眼上静脉增粗及一些眼外肌增粗性病变如 Graves 眼病或炎性假瘤等。

六、血管外皮细胞瘤

【概述】

血管外皮细胞瘤(hemangiopericytoma)为来自血管外皮的一种真性肿瘤,血管丰富,边界清楚。多发生于中年人,最常见的临床症状为眼球缓慢突出,眶缘尤其是内上方可触及质地中等的肿块,无或稍有疼痛。

【影像学表现】

1. CT　可见圆形、类圆形或不规则形高密度肿块,良性者边界清楚,密度多均匀,增强后明显强化。恶性者形状不规则,密度不均匀,不均匀强化,可侵及视神经、眼外肌及眶壁骨质。

2. MRI　多数病变 T_1WI 及 T_2WI 与眼外肌呈等信号,良性者边界清楚,信号多均匀,增强后明显强化,可见散在血管流空影。

【鉴别诊断】

影像学鉴别诊断主要包括:海绵状血管瘤、神经鞘瘤、淋巴瘤、炎性假瘤及化学感受器瘤等。

七、恶性血管内皮瘤

【概述】

恶性血管内皮瘤(malignant angioendothelioma)是发生于血管内皮细胞的恶性肿瘤,又称血管肉瘤(angiosarcoma),多发生于皮肤及其他软组织,发生于眼眶者罕见。该病多见于中老年,临床可表现为眼球突出且进展较快,早期可出现复视、眼球运动障碍等。

【影像学表现】

1. CT　可见多发结节状低密度肿块,边界清楚,密度多数均匀,部分可见低密度囊变坏死及高密度出血区,增强后病变不同程度强化。病灶可侵犯眶壁,呈虫蚀样骨破坏。

2. MRI　与眼外肌相比,病变 T_1WI 呈低信号,T_2WI 呈高信号,信号不均匀,可伴囊变坏死及出血区。

【鉴别诊断】

主要包括海绵状血管瘤、神经鞘瘤、眼眶转移瘤等。

第十节　眼眶肿瘤

一、神经鞘瘤

【概述】

眼眶神经鞘瘤(schwannoma)起源于眼眶感觉神经,尤其是三叉神经眼支的施万细胞,视神经因无施万细胞,故不发生神经鞘瘤。神经鞘瘤是成人眼眶内较常见的肿瘤,男女发病率基本一致。肿瘤多为良性,极少数为恶性,一般为单发,肌锥外间隙多见,眶上方明显多于下方,颞侧多于鼻侧,可能与感觉神经肌锥外间隙上方分支较多有关。神经鞘瘤的特点为在同一病变内有实性细胞区(Antoni A 型)和疏松黏液样组织区(Antoni B 型)。其临床表现主要包括缓慢渐进性无痛性眼球突出,常发生复视和斜视,如果视神经受压,则可引起视力下降。

【影像学表现】

神经鞘瘤可位于肌锥内或肌锥外,少数可同时位于眼眶和海绵窦,为颅眶沟通性神经鞘瘤。肿瘤大多呈椭圆形,长轴与眼轴一致,边界清楚,少数呈哑铃形。

1. CT　肿瘤多呈等密度,密度均匀,增强后均匀强化,少数典型者密度不均匀,内有片状低密度区,增强后不均匀强化,低密度区不强化。

2. MRI　肿瘤呈略长 T_1、略长 T_2 信号,信号不均匀,大多数肿瘤内可见片状较长 T_1、较长 T_2 信号,增强后略长 T_2 信号部分明显强化,较长 T_2 信号部分无强化,手术证实为囊变坏死、陈旧出血、Antoni B 细胞区,但多数为囊变坏死所致。(ER3-1-12)

ER3-1-12　神经鞘瘤 MRI 表现

3. 超声　显示肿瘤内回声较均匀,有时可见边界清楚的液性暗区。肿瘤可压缩性很小。

【鉴别诊断】

需要与神经鞘瘤鉴别的病变包括:海绵状血管瘤、神经纤维瘤、视神经鞘脑膜瘤及泪腺外生肿瘤等。

二、神经纤维瘤

【概述】

眼眶神经纤维瘤(neurofibroma)可分为三型:丛状神经纤维瘤、弥漫性神经纤维瘤和局限性神经纤维瘤。丛状神经纤维瘤是神经纤维瘤病的特殊病症,在此不再赘述。弥漫性神经纤维瘤外观与丛状型相似,但较少伴有神经纤维瘤病,其一般于 10 岁之前出现,临床表现有眼球突出、斜视、视力下降等。局限性神经纤维瘤为局限性生长的病变,可能发生于感觉神经分布区,最常见于眶上象限,多发于 20~50 岁,主要为眼球突出和斜视等症状。

【影像学表现】

弥漫性神经纤维瘤的影像学表现与丛状神经纤维瘤相似,在神经纤维瘤病一节中有所介绍,在此不再赘述。

局限性神经纤维瘤 CT 表现为边界清楚的卵圆形或长扁形肿块,与眼外肌呈等密度,密度可均匀或不均匀,增强后均匀或不均匀轻中度强化。在 MRI 上呈长 T_1、长 T_2 信号,多数信号均匀,少数不均匀,增强后可见不同程度强化。

【鉴别诊断】

弥漫性神经纤维瘤须与炎性假瘤及淋巴瘤鉴别,局限性神经纤维瘤则要与神经鞘瘤及海绵状血管瘤等鉴别。

三、化学感受器瘤

【概述】

化学感受器瘤(chemodectoma)又名副交感神经节瘤,是一种少见的良性肿瘤,发生于眼眶者多位于眶周边部。临床表现病程长短不一,多表现为单侧眼球突出,发展较快者可有眶区疼痛和视力减退。

【影像学表现】

CT 表现为类圆形高密度肿块影,边界较清,密度均匀,增强后明显强化。MRI 上 T_1WI 及 T_2WI 均呈中等强度信号,由于肿瘤富血供,可见血管流空影,表现为胡椒盐样改变,较具特征性。但由于血管外皮细胞瘤亦有此种特征,二者较难区分。

四、横纹肌肉瘤

【概述】

横纹肌肉瘤(rhabdomyosarcoma)为儿童最常见的原发性眼眶内恶性肿瘤,多发生于 10 岁以下儿童,偶见成人发病。肿瘤发展快,恶性度高,预后不佳。肿瘤起源于未分化的多能性间充质成分,组织病理上分为三型:胚胎型、腺泡型及多形型。各型之间可有重叠,胚胎型最多见,腺泡型恶性度最高。肿瘤好发于眶上部,尤其是鼻上象限眼睑处,也可发生于球后或眶内任何部位。典型的临床表现为急性发病,眶缘部肿块可在短期内迅速增大,很快发展为单侧突眼、结膜水肿、上睑下垂、皮肤充血、肿硬伴发热等,可误诊为蜂窝织炎。

【影像学表现】

1. **普通 X 线检查**　病变晚期可见眶腔扩大、眶壁骨质破坏,常侵犯邻近的鼻窦等结构。

2. **CT**　早期多位于肌锥外,随病变发展常侵犯到肌锥内及眼睑,最后向邻近的鼻窦、颅内等结构延伸。肿块呈不规则形,密度不均匀,边界清楚,增强后轻度至明显强化。肿瘤与眼外肌分界不清,靠近眼球时,包绕眼球呈"铸型"。肿瘤生长迅速,很快可累及整个眼眶并破坏眶壁骨质向邻近结构侵犯。

3. **MRI**　肿瘤表现为长 T_1、长 T_2 信号,信号均匀,增强后中度至明显强化。

4. **超声**　肿瘤呈弱回声或无回声,无明显可压缩性,靠近眼球时,可使眼球变形。

【鉴别诊断】

需要与眼眶横纹肌肉瘤鉴别的病变包括:急性炎症、炎性假瘤、毛细血管瘤和淋巴管瘤、转移瘤等。

五、纤维肉瘤

【概述】

纤维肉瘤(fibrosarcoma)是一种起源于成纤维细胞的间叶性肿瘤,发生于眼眶较少见,多位于眼眶内上方及内侧纤维组织如骨膜等处。眼眶纤维肉瘤为低度恶性肿瘤,生长缓慢,病程较长。其典型临床表现为进行性眼球突出并疼痛。原发眼眶纤维肉瘤分为青少年期及老年期。青少年期多于 3～10 岁发病,老年期则于 60～80 岁发病。

【影像学表现】

1. **普通 X 线检查**　少数可见眶壁骨质破坏。

2. **CT**　多位于肌锥外,形状不规则,边界较清,与眼外肌密度相近,密度较均匀,可见轻或中度强化。可见眶壁骨质破坏,邻近结构受侵。

3. **MRI**　肿块 T_1WI 呈低信号,T_2WI 呈高信号,多数信号较均匀,中度强化。

【鉴别诊断】

需要鉴别的病变包括:横纹肌肉瘤、转移瘤及恶性淋巴瘤等。

六、脂肪肉瘤

【概述】

脂肪肉瘤(liposarcoma)发生于眼眶者十分罕见,临床表现无特异性,易误诊。发病年龄多在 10～40 岁,多为单侧。

【影像学表现】

1. **CT**　多位于肌锥外,形状不规则,边界尚清。肿块呈囊状或多房状,内可见到不同比例负值低密度的脂肪成分,为本病较为特征性的表现。增强后不同程度强化,脂肪成分不强化。邻近骨壁可受侵,呈虫蚀样改变。

2. **MRI**　肿块在 T_1WI 上呈高、低混杂信号,其中的高信号可被脂肪抑制序列抑制而呈低信号,为脂肪成分;在 T_2WI 上呈中等信号,可见不同程度强化。

【鉴别诊断】

主要包括:皮样囊肿、脂肪瘤等。

七、泪囊肿瘤

【概述】

泪囊肿瘤(lacrimal sac tumor)比较少见,但种类较多,多为原发性肿瘤,以恶性为主,良性者极罕见。泪囊原发性肿瘤包括上皮性和非上皮性两大类,上皮性为最多,鳞状上皮癌居首,其次为腺癌及未分化癌,恶性乳头状瘤亦较多见,肉瘤少见。主要症状为溢泪或伴血水,随后局部有肿块出现。

【影像学表现】

1. **普通 X 线检查**　平片可显示泪囊壁骨质受压变薄、破坏。泪囊造影可表现为泪囊扩张、充盈缺损或囊壁扭曲变形,严重可造成泪道不显影,甚至造影剂外溢。

2. **CT**　良性肿瘤多呈椭圆形,边界清楚,密度均匀,增强后有不同程度强化,邻近骨壁受压变薄。恶性肿瘤形态多不规则,边界不清,密度均匀或不均匀,常伴不同程度囊性变,增强后不均匀强化。肿瘤可破坏骨壁侵至邻近结构。

3. **MRI**　与眼外肌相比,T_1WI 呈等信号,T_2WI 呈中或高信号,中至高度强化。鳞癌 T_2WI 多呈较低信号,与炎性病变难以鉴别。

【诊断与鉴别诊断】

泪囊区肿瘤种类较多,影像学表现缺乏特异性,定性诊断较困难。CT 及 MRI 可显示病变范围。鉴别诊断主要包括:炎性病变及邻近结构肿瘤的侵犯。

八、淋巴增生性病变

【概述】

眼部淋巴增生性病变(lymphoproliferative diseases)良恶性不一,病理上可分为反应性淋巴细胞增生(良性,即假性淋巴瘤,不属于真正的肿瘤)、不典型淋巴细胞增生(良恶交界性)和恶性淋巴瘤。恶性淋巴瘤以非霍奇金淋巴瘤多见。由于眶前部如眼睑、球结膜及泪腺处存在淋巴组织,因此病变起源于该部位较为多见,而眶内正常时无淋巴组织,发生该病的概率较小,若出现原发性淋巴增生性病变时多属网状细胞肉瘤型淋巴瘤。临床上,本病成人多见,发病年龄为 50~70 岁,女性略多,其中网状细胞肉瘤型淋巴瘤的发病年龄较小,恶性度较高。病变可发生于单侧或双侧,症状为眼睑肿胀及下垂、眼球突出移位、眼球运动障碍及球结膜充血水肿等。

【影像学表现】

1. **CT**　表现为眼眶前部眶隔前不规则形肿块,边界清楚而不光滑,密度较均匀,增强后轻至中度强化。病变常沿肌锥外间隙向后延伸,当与眼球靠近时常包绕眼球生长形成"铸型"。病变常发生于眼睑、结膜及泪腺并累及眼外肌,少数情况下发生于肌锥内间隙。

2. **MRI**　淋巴增生性病变在 T_1WI 上呈低信号,在 T_2WI 上呈低或等信号,与淋巴瘤的细胞成分有关。增强后中度至明显强化。

【鉴别诊断】

需与眼眶淋巴增生性病变相鉴别的病变主要包括:炎性假瘤、毛细血管瘤等。发生于儿童者需与白血病相鉴别。

第十一节　泪腺窝病变

泪腺窝病变在影像学检查中所能见到的主要为泪腺肿瘤。在泪腺肿瘤中,50% 为炎性假瘤或淋巴样瘤,50% 为上皮来源的肿瘤。泪腺炎性假瘤或淋巴样瘤在其他章节已经有所叙述,不再重复。泪腺上皮来源的肿瘤多起源于泪腺眶部。泪腺原发性上皮瘤中,一半为良性(多形性腺瘤),一半为恶性。在泪腺恶性肿瘤中,又有一半为腺样囊性癌,1/4 为恶性混合瘤,另 1/4 为腺癌。

一、泪腺良性混合瘤

【概述】

泪腺良性混合瘤(benign pleomorphic adenoma)也称多形性腺瘤,较为常见,绝大多数起源于泪腺眶部,极少数发生于泪腺睑部或异位泪腺。泪腺良性混合瘤以 40~50 岁最多见,女性稍多于男性,其临床表现多为眼眶外上缘无痛性、缓慢生长的肿块。约 1/3 的患者术后复发。

【影像学表现】

1. **普通 X 线检查**　平片可显示泪腺窝扩大,骨质受压变薄,伴有骨质硬化。

2. **CT**　表现为眼眶外上象限的椭圆形或圆形肿块,边界清楚,密度多均匀,与眼外肌呈等密度,较大者其内可有囊变坏死。肿瘤多向后延伸,泪腺窝骨质受压凹陷,较大者可造成局部骨质缺损,但无破坏征象。

3. **MRI**　表现为长 T_1、长 T_2 信号,信号不均匀,内有囊变,增强后轻至中度强化(ER3-1-13)。

ER3-1-13　泪腺良性混合瘤 MRI 表现

【鉴别诊断】

需与泪腺良性混合瘤的进行鉴别的病变包括：泪腺恶性上皮性肿瘤、炎性假瘤或淋巴增生性病变、神经鞘瘤等。

二、泪腺恶性上皮性肿瘤

【概述】

泪腺恶性上皮性肿瘤（malignant epithelial tumor）是眼部常见的恶性肿瘤，其中以腺样囊性癌为最多且恶性度较高，恶性混合瘤多为良性混合瘤恶变或手术复发而来。临床表现为泪腺窝迅速增大的包块，眼球突出，眼睑肿胀，伴明显疼痛。

【影像学表现】

1. **普通 X 线检查**　平片可显示泪腺窝扩大，相应眶壁骨质破坏。

2. **CT**　恶性上皮性肿瘤 CT 表现相似，均为眼眶外上象限的椭圆形或圆形包块，边缘不规则或呈锯齿样改变，肿瘤与眼外肌呈等密度，部分有囊变坏死。增强后中度至明显强化，强化不均匀。眶骨多有虫蚀样骨质破坏改变。泪腺腺样囊性癌易沿眶外壁呈扁平状向眶尖区生长，与眼外直肌分界不清。

3. **MRI**　表现为长 T_1、长 T_2 信号，信号不均匀，增强后中度至明显强化，强化不均匀。

【鉴别诊断】

主要包括：泪腺良性混合瘤、泪腺良性混合瘤或淋巴增生性病变及神经鞘瘤等。

第十二节　眶壁肿瘤

一、蝶骨脑膜瘤

【概述】

蝶骨脑膜瘤（meningioma of sphenoidal bone）最好发于蝶骨嵴，其次为蝶骨大、小翼，一般以蝶骨大翼和蝶骨嵴脑膜瘤侵犯眼眶最为常见。在病理上，蝶骨脑膜瘤有两种基本形态，一种为球形或分叶状脑膜瘤，多发生于蝶骨嵴，另一种为扁平型脑膜瘤（en plaque meningioma），多见于蝶骨大翼。蝶骨脑膜瘤好发于成人，发病高峰在 45～55 岁，其临床表现多为视力减退、眼球运动受限、眼球突出、眼睑水肿等。

【影像学表现】

1. **普通 X 线检查**　可显示蝶骨嵴或蝶骨大翼骨质增生或骨质增生与吸收并存。

2. **CT**　侵犯眼眶的蝶骨脑膜瘤多表现为沿蝶骨大翼表面生长的扁平形软组织肿块，肿块的眶内部分常压迫眼外肌甚至视神经等结构，肿瘤与眼外肌相比

呈高密度，密度不均匀，增强后明显强化。眼眶外壁、上壁常可见骨质增生，骨壁肥厚隆起（ER3-1-14A）。

ER3-1-14　蝶骨脑膜瘤

3. **MRI**　显示肿瘤在 T_1WI 及 T_2WI 均呈低信号，增强后明显强化（ER3-1-14B、C）。

【鉴别诊断】

需要鉴别的病变主要包括：转移瘤、骨纤维异常增殖症及骨髓炎等。

二、眶壁骨瘤

【概述】

一般认为眶壁骨瘤（osteoma）多起源于鼻窦眶壁，可向眶内或鼻窦腔内生长，向鼻窦腔内生长较多见，而向眶内生长者少见。临床上主要表现为眼球突出、眼球运动障碍及胀痛等。

【影像学表现】

X 线平片可见致密骨影突入眶腔内。CT 可见骨瘤呈明显高密度，表现为椭圆形或不规则形，边界清楚，眼外肌受压移位等。MRI 上骨瘤呈低信号。

第十三节　全身病变的眼病改变

一、白血病眼眶浸润

【概述】

白血病为造血系统的恶性肿瘤，其眼眶浸润多发生于幼儿。在急性髓细胞性白血病和慢性粒细胞白血病，因眶内组织受白血病细胞浸润，造成眼球突出、眼球运动障碍、上睑下垂、结膜充血水肿等，并可形成绿色瘤。绿色瘤是粒细胞呈肿块状增殖，直接浸润眼眶、骨膜下间隙，并在骨膜下间隙和肌锥外间隙形成软组织肿块，也可侵犯周围的鼻窦和颅内。骨髓穿刺可进行诊断。

【影像学表现】

1. **普通 X 线检查**　眶壁骨质可出现局限性、边缘清楚的圆形或椭圆形骨质破坏缺损，其周围有骨膜新骨形成，呈毛刷状。弥漫浸润时可仅表现为双侧眶容积轻度扩大。

2. **CT**　绿色瘤表现为眼眶骨质破坏、骨膜下间隙和肌锥外间隙软组织肿块，形状不规则，边缘多分

叶,呈等密度。增强可见中等强化。弥漫浸润时可见双侧眼外肌增粗,眼环不均匀增厚,球后脂肪间隙模糊,内可见弥漫软组织密度影。眶壁骨质广泛破坏。

3. MRI 显示绿色瘤呈长 T_1、长 T_2 信号,信号均匀,增强后明显强化。弥漫浸润者可见双侧眼外肌增粗,眼眶脂肪间隙模糊。颅眶部骨质骨髓高信号普遍降低,增强后可见强化。

【鉴别诊断】

主要包括横纹肌肉瘤、转移瘤、淋巴瘤及朗格汉斯细胞组织细胞增生症等。

二、骨髓瘤

【概述】

骨髓瘤(myeloma)又称为浆细胞瘤,好发于扁平骨,眼眶侵犯多为全身病变的一部分,少数仅发生于眶周。临床上好发于 50~70 岁,40 岁以前少见,男多于女。起病缓慢,早期多无症状,至病变进展可表现为进行性全身性骨骼疼痛、软组织肿块及病理性骨折。发生于眼眶者主要表现为眼球突出、眶周疼痛、眼球运动受限、复视及眶部肿块等。骨髓穿刺多可确诊。

【影像学表现】

1. 普通 X 线检查 累及眼眶的骨髓瘤可见一侧或双侧眶壁溶骨性破坏。

2. CT 眼眶内可见不规则等密度软组织肿块,增强扫描明显强化,邻近眶骨呈溶骨性破坏,有时亦可见扫描野内颅骨的溶骨性破坏灶,无明显硬化边或骨膜反应。

3. MRI 眶内骨髓瘤呈长 T_1、长 T_2 信号,增强后明显强化。眶骨破坏区可见低信号的骨皮质不连续,骨髓腔高信号消失。

【鉴别诊断】

需要于眶内骨髓瘤相鉴别的病变主要包括转移瘤、朗格汉斯细胞组织细胞增生症及脑膜瘤等。

三、朗格汉斯细胞组织细胞增生症

【概述】

朗格汉斯细胞组织细胞增生症(Langerhans cell histiocytosis,LCH)以局限性组织细胞增生为特征,最易侵犯骨骼,开始发生于髓腔,随后破坏骨皮质,常累及多骨,以颅骨为重。多发生于 5~6 岁以下的儿童,也可见于青年。临床上以颅骨缺损、突眼和尿崩为三大典型症状,但同时出现并不常见。眼眶受累可导致突眼。

【影像学表现】

1. 普通 X 线检查 眼眶骨质破坏以眶外上缘多见,破坏区边缘锐利,无硬化及骨膜反应。另可见颅骨大小不等的骨质缺损,呈"地图样"改变。

2. CT 眶骨骨质破坏呈溶骨性,边缘清晰,局部软组织肿胀,可以侵犯眼外肌、泪腺、眼球、颞肌等。增强扫描呈中度至明显强化。

3. MRI 病变常位于肌锥外,表现为不规则形肿块,边界较清,T_1WI 呈中低信号,T_2WI 呈中高信号。可见眶壁骨髓高信号被病变取代及病变向颞窝或颅内侵及。

【鉴别诊断】

主要包括转移瘤、骨髓瘤、蝶骨脑膜瘤等。

四、转移瘤

【概述】

转移瘤(metastasis)是眶内常见病变,可发生于成人及儿童。多为一侧,双侧少见。成人眶内转移瘤多来自乳腺癌和肺癌,少数来自泌尿生殖系和胃肠道癌,临床表现为眼球突出、疼痛、眼球运动障碍及视力减退等。儿童最常见的转移瘤为神经母细胞瘤和尤因肉瘤,症状发生迅速严重,主要为迅速发生的进行性眼球突出,伴有眼睑皮肤淤血。

【影像学表现】

1. 普通 X 线检查 少数转移瘤平片上可见眶壁骨质溶骨性破坏。

2. CT 及 MRI 转移瘤可发生于眶壁、肌锥内外、眼外肌,也可为弥漫性。以位于肌锥外者最为多见,约 2/3 同时伴有眶骨改变。眶骨改变多为溶骨性骨破坏,少数可发生成骨性转移,表现为骨松质密度增高。转移瘤可为单发性或多灶性局限性肿块,也可为弥漫性,肿块密度可均匀或不均匀,与眼外肌等密度,增强后轻至中度强化。MRI 上呈长 T_1、长 T_2 信号,增强后轻度至明显强化。

【鉴别诊断】

主要包括:炎性假瘤、淋巴瘤、Graves 眼病、横纹肌肉瘤等。

(张征宇 鲜军舫 赵鹏飞 王振常)

第二章

鼻及鼻窦影像诊断学

一、鼻及鼻窦胚胎发育

鼻腔由鼻窝(以后形成鼻囊)和原始口腔发育而来,其表面均被覆以外胚层上皮。鼻前庭和嗅区上皮由鼻囊发生;而其余部分(呼吸区)由原始口腔的上部分发生,其表面为假复层柱状纤毛上皮。胚胎发育可分为3个时期,即骨骼前期、软骨颅期和骨发生期。鼻部间充质在软骨颅期凝缩形成骨性鼻囊,它是鼻发生过程中的一个重要结构,又被分为中线区和2个侧区3部分,鼻中隔为中线区,两侧鼻腔外侧壁和鼻窦属侧区。

出生时所有的鼻窦均已发生,但形态都很小,以后随年龄的增长而变化,到青春期后才完成最后的发育。

胚胎期发育最早的鼻窦为上颌窦,先在中鼻甲下的鼻侧壁黏膜出现小凹陷点,不久上颌内组织被吸收并形成空洞,两者均逐渐扩大,直至相遇而沟通成为上颌窦。亦有认为中鼻甲下的小凹后来变成一沟,此沟即上颌窦的始基,在胚胎期上颌窦始基较小,待6~7岁时,始发育到一定大小,到恒牙出全后,发育已接近完成。

胚胎4个月时,已出现筛窦始基,到第7个月时筛囊形成。开始时即被中鼻甲的附着处将其分为前、后组,前组居下,后组居上。出生时,各组筛窦气房即已形成,但每一气房尚呈圆形,有骨性间隔互相分开。生后第1年筛房的生长较快,彼此沟通,向外扩展,到2岁时尤为显著,以向上扩展为主。由于相互挤压,圆形气房将变为各种不同形状。到7岁时,筛窦已很大,气化亦愈广泛。到12~14岁时筛房已趋定形。

胚胎4个月时,鼻腔后上顶部即已出现蝶窦始基,但在出生时,仍呈原始静止状态。到4岁时蝶骨鼻甲才和蝶骨融合,并被鼻腔软骨壳的软骨包围,其外侧部开始骨化,蝶窦始基开始气化,到7岁时发展加速,至12~15岁时,蝶窦即已成形,至成年后完成发育。

额窦始发于出生时,但此时中鼻道以上部分全被初筛窦占据,故额窦最初发育与筛气房的发育不易分辨。出生后额窦的发育也很不一致,同一人的两侧额窦发育也常不一致。1岁时,额窦开始从中鼻道的始基隐窝向额骨内气化,4岁以前气化较缓慢,10岁以前额窦已有一定大小,20岁时则已达成人形态,但日后还可继续扩展。

二、鼻及鼻窦大体解剖

鼻腔(nasal cavity)为一顶窄底宽、前后径大于左右径的不规则狭长间隙,前起自前鼻孔,后止于后鼻孔并通鼻咽部。鼻腔被鼻中隔分成左右两部分,每侧鼻腔又分为位于最前段的鼻前庭和位于其后占鼻腔绝大部分的固有鼻腔。

固有鼻腔通常简称鼻腔,有4个壁。

(1)上(顶)壁:很窄,呈穹窿状,将鼻腔与颅内隔开。前段由鼻骨和额骨鼻突构成;后段由蝶骨、犁骨翼和腭骨蝶突构成;中段最长,为筛骨的筛板,板上约有20个筛孔,仅2~3mm厚,嗅丝、嗅神经由筛孔穿过,筛板菲薄而脆,外伤或手术时较易损伤。

(2)下(底)壁:即硬腭的鼻腔面,与口腔相隔。前3/4由上颌骨腭突、后1/4由腭骨水平部构成。

(3)内壁:即鼻中隔,由软骨和骨构成,前部为鼻中隔软骨,后上部为筛骨垂直板和蝶骨嘴,后下部由犁骨、上颌骨和腭骨鼻嵴构成。鼻中隔后部附着于蝶骨体,前部与鼻骨和额骨鼻突相连,鼻中隔常出现不同程度偏曲,可发生在软骨部、骨部或两处同时发生。

(4)外壁:是解剖学最为复杂的部位,也是鼻腔最重要的位置。由诸多骨骼组成,主要部分为筛窦和上颌窦内壁。外壁表面不规则,从下向上有3个呈阶梯状排列、略呈贝壳状的下、中、上鼻甲,其大小依次缩小约1/3,其前端位置依次后移约1/3。每个鼻甲与鼻腔外壁均形成一腔隙,称为对应鼻道。①上鼻甲和上鼻道,上鼻甲属筛骨结构,是最小鼻甲,位于鼻腔外壁上后部。上鼻道位于上鼻甲的下方,其前上方有后组筛窦的开口,上鼻甲后端的后上方有蝶筛隐窝,为蝶窦开口所在。②中鼻甲和中鼻道:中鼻甲亦属筛骨的结构,是鼻内镜筛窦手术内侧界限的重要解剖标志。中鼻道的外壁上有2个隆起,前下为钩突,后上为筛泡,内有1~4个较大气房,两者之间有一半月形裂隙,称为半月裂,长约10~20mm,宽约2~3mm,半月裂向前下和外上逐渐扩大而形成筛漏斗,额窦经额隐窝(鼻额管)开口于其最上端,其后是前组筛窦开口,最后为上颌窦开口。中鼻甲、中鼻道及其附近区域解剖结构的异常是鼻窦炎发病最为关键的部位,该区域称窦口鼻道复合体(ostiomeatal complex)。鼻内镜外科即建立在上述理论的基础上,内镜筛窦手术亦以中鼻甲、钩突和筛泡作为手术标志。③下鼻甲和下鼻道:下鼻甲是一块单独的骨,附着于上颌骨、腭骨、筛骨钩突和泪骨。下鼻道前上方有鼻泪管的开口,外壁前段近下鼻甲附着处,壁薄易穿透,是上颌窦穿刺最常用的途径。

鼻窦(paranasal sinus)是围绕鼻腔、位于某些面颅骨内的含气空腔,一般左右成对,共有4对。依其所在骨的位置命名,即上颌窦、筛窦、额窦和蝶窦,均有窦口与鼻腔相通。各窦的大小、形状不一,发育常有差异。

根据其解剖部位和窦口位置,将鼻窦分为前后两组,前组鼻窦包括上颌窦、前组筛窦和额窦,均开口于中鼻道;后组鼻窦包括后组筛窦和蝶窦,前者开口于上鼻道,后者开口于蝶筛隐窝。

上颌窦(maxillary sinus):位于上颌骨体内,为最大的鼻窦,形似横置的锥体,其底即鼻腔外壁,锥顶则朝向颧突,有5个壁。①前壁:中央最薄,称尖牙窝,是上颌窦根治术的入路,上缘有眶下孔,有眶下血管和神经通过;②后外壁:与翼腭窝和颞下窝毗邻,两者之间可见脂肪间隙,上颌窦侵袭性病变易浸润此间隙;③上壁:即眼眶下壁的内侧部,壁较薄,有眶下管穿过,内有眶下神经和血管;④下壁:为上颌窦牙槽突,常低于鼻腔底,与第二双尖牙和第一、二磨牙仅有一层薄骨板相隔,故牙根感染有时可引起牙源性上颌窦炎;⑤内壁:即鼻腔外壁的下部,上颌窦开口在内壁上部的半月裂内,有时可见到副口,位置稍向后下。

筛窦(ethmoid sinus)又名筛迷路,位于鼻腔外壁上部与眼眶内壁之间,由许多形状、大小不一的筛房构成。以中鼻甲基板为界,将筛窦分为位于基板前下方的前组筛窦和位于基板后上方的后组筛窦,一般两组筛窦互不交通。

筛窦有6个壁:外壁即眼眶内壁,由泪骨和纸样板构成,后者占绝大部分,非常薄,甚至有裂隙;内壁即鼻腔外壁上部,附有上鼻甲和中鼻甲;上壁即额骨眶板的内侧部分,亦为前颅窝底的一部分,其内侧与筛板相连;下壁前部是上颌窦上壁的内侧缘,后部是腭骨的眶突;前壁与上颌骨额突和额窦相连;后壁即蝶筛板,与蝶窦毗邻,此壁解剖变异大。

额窦(frontal sinus)位于额骨内,居额骨鳞部和眼眶之间,大小和形态极不一致,有时可一侧甚或两侧不发育。额窦有4个壁:前壁为额骨外板,最厚,常含骨髓;后壁即额骨内板,较薄,与前颅窝毗邻,有导静脉穿通于硬膜下腔,此壁亦可能先天存在裂隙,所以额窦炎可引起脑膜炎或额叶脓肿;下壁为眼眶和前组筛窦的上壁,最薄,有额窦开口,经额隐窝(鼻额管)引流到中鼻道前端,所以前组筛窦病变可能导致额窦引流障碍;内壁即为两侧额窦之间的间隔,多偏向一侧。

蝶窦(sphenoid sinus)位于蝶骨内,左右各一,有间隔分开,变异较大。蝶窦有6个壁,外壁与中颅窝、海绵窦、颈内动脉和视神经管毗邻,气化好的蝶窦此壁薄,甚至有缺损;内壁为蝶窦中隔;上壁与前颅窝和中颅窝相隔,构成蝶鞍底部,与垂体和视交叉关系密切;前壁骨质较薄,其外侧部与后筛窦相连,内上部有开口通于蝶筛隐窝;后壁骨质较厚,其后即为枕骨斜坡,与基底动脉和脑桥相邻;下壁即后鼻孔上缘和鼻咽顶,翼管位于下壁外侧的翼突根部。

第二节　鼻及鼻窦影像检查方法

一、X线平片

(一)鼻骨检查位置

1. **侧位**　鼻骨最常用的摄影位置,主要用于鼻骨外伤,能清楚显示鼻骨骨折部位和塌陷移位的情况。

2. **轴位**　通常作为辅助摄影位置,可以观察双侧鼻骨及上颌骨额突,用以区分鼻骨左、右侧骨折及向侧方移位的情况。

(二)鼻窦检查位置

1. **瓦氏位(Water位、枕颏位、顶颏位或鼻颏位)**　主要用于显示上颌窦,也可观察前组筛窦及额窦。

2. **柯氏位(Caldwell位、枕额位、鼻额位或眼眶正位)**　主要用于观察额窦,也可观察筛窦。

3. **侧位**　显示额窦、筛窦、蝶窦,也可观察上颌窦前后壁。

4. **颏顶位(颅底位、头颅轴位)**　用于显示中颅窝底的骨性结构,还可用以观察上颌窦后外侧壁、内壁和后壁,蝶窦侧壁、后壁和鼻中隔。

二、常规体层摄影

由于颅面部结构的重叠，X线平片难以清晰显示鼻窦的结构。体层摄影则根据不同层面以显示不同结构，能够更清楚观察鼻窦腔内外的病变及窦壁骨质情况。现较少使用此方法。

三、造影检查

1. **上颌窦造影和置换法鼻窦造影**　现临床上很少使用。

2. **瘘管造影**　将造影剂注入瘘管内，主要用于观察瘘管走行及与周围结构的关系。

3. **血管造影**　常用为颌内动脉造影，主要用于了解肿瘤血供及其范围，帮助临床诊断，根据需要可进行栓塞治疗。

四、计算机体层成像

由于鼻内镜手术的普及，计算机体层成像（computed tomography，CT）已成为鼻窦常规检查方法。鼻窦的CT检查通常采用高分辨率CT（HRCT），可清晰显示微细骨质改变，包括窦口鼻道复合体、鼻窦变异及周围邻近结构；还可观察窦腔及其周围的软组织结构，如黏膜肥厚、黏膜下囊肿等。

常规CT扫描位置包括横断面和冠状面，冠状面尤为重要，显示窦口鼻道复合体最佳，有些学者认为可仅扫描冠状面1个位置，但是冠状面不能准确显示鼻窦前、后壁及颅底，根据需要可辅以直接或重建矢状面或斜矢状面。横断面扫描基线为听眶下线，冠状面为听眶下线的垂线。主要介绍鼻腔鼻窦非螺旋扫描条件设置：层厚2mm，层距2～5mm，FOV为14～20cm，矩阵512×512，骨算法重建，加边缘强化，窗宽1 500～3 000Hu，窗位150～400Hu；需观察软组织时可加软组织算法重建，窗宽300～400Hu，窗位40～50Hu。采用螺旋扫描方式可仅扫描1个位置，根据需要做其他位置重建，准直器宽度1～2mm，重建间隔小于或等于准直器的50%，其他条件基本与非螺旋扫描方式相似。软组织或血管病变可行增强扫描，软组织算法重建，使用高压注射器，非离子型碘造影剂，总量80～100ml，2.0～3.0ml/s。

鼻骨扫描位置：横断面扫描基线为听眶下线，冠状面为鼻骨长轴的平行线。非螺旋扫描方式，层厚、层距1～2mm，FOV为10～14mm，矩阵512×512，骨算法重建，加边缘强化，窗宽3 000～4 000Hu，窗位500～700Hu。采用螺旋扫描方式可仅扫描1个位置，根据需要做其他位置重建，准直器宽度1mm，重建间隔小于或等于准直器的50%，其他条件基本与非螺旋扫描方式相似。

多层螺旋CT迅速普及，容积扫描已成为现实，利用各种后处理技术对图像进行处理，CT三维成像主要用于鼻窦外伤，CT仿真鼻内镜能直观地显示窦口鼻道复合体解剖关系，为临床提供无创性的图像，但仍然存在缺陷，易受伪影影响，且人为因素影响较大，不能作为常规检查，必须结合二维图像才能作出准确、全面诊断。

五、磁共振成像

磁共振成像（magnetic resonance imaging，MRI）可清楚显示鼻部软组织病变的大小、范围及向周围侵犯的情况，并了解相邻血管、神经是否被包绕、推移或侵犯，也可在一定程度上判断病变组织的成分，有助于病变诊断和临床分期。此外，MRI对一些侵袭性病变的术后随访也有重要的价值。但MRI对轻微骨皮质异常、钙化或骨化性病变的显示较差，需结合CT作出诊断。

大多数学者认为，多数鼻及鼻窦病变MRI平扫即可，少数可行增强扫描。增强扫描的价值在于鉴别肿瘤与其伴发的阻塞性炎症；更准确显示侵袭性病变鼻外侵犯的范围。扫描位置包括横断面、冠状面和矢状面，横断面扫描基线为听眶下线，冠状面为听眶下线的垂直线，矢状面平行于正中矢状面；扫描序列包括横断面T_1WI和T_2WI，冠状面、矢状面T_1WI，增强后横断面、冠状面及矢状面T_1WI，必要时选择合适增强前或后的脂肪抑制序列（应参考设备性能），更有利于观察病变侵犯眼眶或颅底的情况；扫描参数：层厚3～5mm，层距0～1mm，FOV为16～20cm，矩阵≥224×256。

六、正电子发射体层成像

正电子发射体层成像（positron emission tomography，PET）在鼻及鼻窦肿瘤治疗疗效评价及治疗后复发诊断中有重要的价值。由于肿瘤手术、放疗后导致的组织解剖结构变形和瘢痕形成，使常规的影像检查方法难以判断残余肿瘤或肿瘤复发，尤其在治疗后1年内。但是，由于其对解剖结构的分辨率较差，限制其在肿瘤检测和定位中的作用，空间分辨率不足也限制了对小肿瘤的诊断。

近年来，随着图像融合技术的发展，可将CT、MRI、DSA和PET的图像进行融合，改善单一检查方法不足,可以从多角度、多方位观察病变,为鼻和鼻窦病变诊断和治疗提供更多信息,能够最大限度满足临床需要。

第三节　鼻及鼻窦影像解剖及其变异

一、鼻部X线平片的正常表现

(一)鼻骨平片

鼻骨在侧位像上呈一后上向前下斜行的条状致密骨性影,上端以鼻额缝与额骨的鼻突相接,下端游离。轴位像鼻骨呈左右对称的长方形骨影,中间为纵行的鼻骨间缝,两侧为鼻颌缝,骨质边缘整齐。

(二)鼻腔

外鼻软组织一般显示不清。梨状孔为由鼻腔周围的额骨鼻突、鼻骨、上颌骨额突及上颌骨牙槽骨共同围成的梨状间隙,鼻中隔将鼻腔分成左、右两侧,两侧大体对称。正常的鼻腔骨壁光滑、完整,每侧鼻腔可见到卷曲状的中、下鼻甲,鼻甲下方的透亮间隙即为相应鼻道,鼻甲与鼻中隔之间的间隙为总鼻道。鼻中隔为梨状孔正中的条状骨影,多有不同程度偏曲,仅少数居中。正常鼻腔黏膜多不显影。

(三)鼻窦

正常鼻窦因含有气体,与周围结构形成鲜明对比,在X线平片上其透亮度高于眼眶,外周窦壁骨质显示清晰。黏膜厚度约1~2mm,一般难以显示。

在柯、瓦氏位像上,额窦一般呈扇形,顶部如花瓣状分叶。侧位像上可显示额窦前、后壁及额骨水平板气化。大多数额窦两侧不对称,窦腔透亮度略高于眼眶。在柯、瓦氏位像上,筛窦位于两侧眼眶之间,透亮度高于眼眶。前后组筛窦无明确界限,一般后组筛窦的气房较前组大而少,在柯氏位上中间气房为前后两组重叠部,靠边缘部的气房多为后组筛窦;在瓦氏位上,后组筛窦投影于外下方及上颌窦内上部。蝶窦在颅底位和侧位像上,常显示两侧窦腔大小不一,骨性间隔偏曲,窦壁清晰,透亮度高于眼眶。上颌窦在瓦氏位上显示最佳,近似三角形,窦腔透亮、清晰、透亮度略高于眼眶,窦壁骨质清晰。颅底位和侧位像上,可显示上颌窦前、后壁。

二、正常鼻及鼻窦CT影像解剖及变异

(一)额窦

左右各1个,两侧通常不对称,窦腔常被许多不完整骨性间隔分成多个气房,两侧额窦通常位于同一冠状面,偶尔一侧额窦位于另一侧的后方,称为额外

窦;额窦通过额隐窝引流到中鼻道。

前组筛房突入额窦称额泡,位于额窦底部的内侧,当其靠近额隐窝时,可以阻塞额窦的通气与引流,冠状面CT表现为1个或几个气房。

额隐窝也称鼻额管,为额窦引流的通道,冠状面CT显示最佳。额隐窝形态多变,若其短而宽,则额窦通气良好;若其较长、弯曲和狭窄,轻微黏膜肿胀即可阻塞额窦引流,容易发生反复感染。额隐窝可开口于:①半月裂前部的中鼻道前沟槽(premeatal groove),然后分别引流到筛漏斗、上颌窦和筛窦;②筛漏斗,此开口易使上颌窦炎症沿着筛漏斗蔓延到额窦。额隐窝可与鸡冠、中鼻甲或鼻丘气房相通,炎症可在这些结构之间播散。额隐窝可被大鼻丘气房、肥大中鼻甲、泡状中鼻甲、大且前突的筛泡阻塞,鼻中隔偏曲也可使额隐窝狭窄。

鼻丘气房:冠状面CT显示中鼻甲垂直板附着处前上部的小突起即为鼻丘。鼻丘可不气化,也可含有1~4个气房,并为前组筛窦一部分;若鼻丘气房广泛气化,可包绕泪骨或中鼻甲颈部,使中鼻甲颈部缩短,引起额隐窝狭窄。鼻丘气房与泪囊仅有薄的泪骨相隔,有时泪骨本身有裂隙,炎症易扩散到泪囊,引起泪囊炎,甚至眶隔前或眶周蜂窝织炎。

额窦变异:额窦大小和形状不定,可发育很小,甚至不发育,也可过度气化,如肢端肥大症的患者中,额骨的眉上部常显著气化。

(二)上颌窦

大多数上颌窦两侧对称,也可一侧稍大,冠状面CT显示上颌窦中部最宽,前、后部相对窄。上颌窦通过筛漏斗、半月裂引流到中鼻道,与后组筛窦分界为筛上颌板。

上颌窦顶壁前宽后窄,有眶下管穿行,内含眶下神经和血管。上颌窦后壁较薄,构成翼腭窝前壁,横断面CT显示较好。上颌窦内壁构成鼻腔外壁的一部分,骨质通常不完整,但被鼻腔和上颌窦黏膜封闭,以下鼻甲筛突为界,分为前、后两个鼻囟门,不应误认为骨质破坏。上颌窦有3个隐窝,即牙槽隐窝、侧隐窝和上隐窝,其中牙槽隐窝最常见,为上颌窦向下突入牙槽嵴的部分;侧隐窝为上颌窦扩展至颧骨的部分;上隐窝为上颌窦向内上扩展致眼眶后下的部分。牙槽隐窝、侧隐窝在冠状面CT显示较好,上隐窝在横断面CT显示较好。

上颌窦窦口:其自然开口位于内壁的内上方,与上方的筛漏斗相连,筛漏斗通过半月裂进入中鼻道,其周围结构变异均可影响上颌窦的引流。上颌窦副口为内壁小的缺损,通常发生在前或后膜囟门,位于下鼻甲的上方,常直接进入中鼻道,正常时副口并不

能帮助上颌窦引流,内镜易显示,但可误认为上颌窦真正的开口。

上颌窦变异:两侧不对称、单侧或双侧上颌窦发育不良、过度气化、分隔、不发育、双上颌窦、筛上颌窦。

上颌窦发育不良约占 10%。CT 根据严重程度将其分为 3 型,Ⅰ 型:轻度发育不良,占 7%,钩突和漏斗正常;Ⅱ 型:中度发育不良,占 3%,伴钩突发育不良、漏斗缺如或显示不清,后囟明显退缩而凹入上颌窦腔,膜囟门可被误认为气-液平面,钩突和眶下壁融合;Ⅲ 型:上颌窦大部分缺如和仅存裂隙,占 0.5%,钩突缺如。上颌窦发育不良常伴同侧鼻腔和眼眶扩大,眼环低于正常水平,眼球内陷,眶下孔外移,翼腭窝和眶上、下裂增大,骨壁增厚。

上颌窦过度气化,清晰显示 3 个大隐窝,鼻腔相对狭小;上颌窦分隔,纤维或骨性间隔将其分成两个大小不等的窦腔,间隔通常从眶下管到侧壁,将上颌窦分为外上和内下两部分,外上窦腔多引流不畅,易导致反复感染;双上颌窦罕见,同一上颌骨存在两个独立的腔隙,分别通过独自的窦口引流到中鼻道;筛上颌窦即后组筛窦向外侧突入上颌窦部分,与上颌窦有分隔,引流到上鼻道。

(三)筛窦

位于两眶之间,由水平板、垂直板和筛迷路构成,筛迷路与眼眶仅由薄的纸样板相隔,纸样板本身可能有小裂隙,炎症能通过这些裂隙扩散到眼眶。筛板可能位于筛顶下方,有时与筛凹处在同一水平,冠状面 CT 可清楚地显示筛板与筛凹的位置关系,帮助临床术前了解这些信息,以避免术中损伤筛板,导致永久性失嗅、脑脊液鼻漏和颅内感染。中鼻甲基板将筛迷路分为前、后两组筛房,前组筛房较后组筛房小,但数目多,前组筛窦引流至中鼻道,后组筛窦至上鼻道。

1. 前组筛窦变异较大,当这些变异结构阻塞窦口鼻道复合体时则有重要临床意义。窦口鼻道复合体是用以描述额窦、上颌窦和前组筛窦引流到前筛区的总称,包括额隐窝、筛漏斗、半月裂及邻近的中鼻道,其阻塞是引起额窦、上颌窦和筛窦炎最重要的原因(图 3-2-1)。

筛泡为最大、最恒定的前组气房,筛泡前壁构成筛漏斗后缘,顶壁或与筛窦顶壁相续续或两者由侧窦分隔;筛泡可能气化差,也可能向下、内和前广泛气化,阻塞中鼻道;筛泡向内扩展,靠近中鼻甲,导致头痛和鼻塞;筛泡向前下方扩大,悬在半月裂上方,阻塞筛漏斗;筛泡向前扩展可阻塞额隐窝。

钩突构成筛漏斗前和内壁,后游离缘形成半月裂前缘,向下与下鼻甲筛突相连,融合部通常在鼻泪管

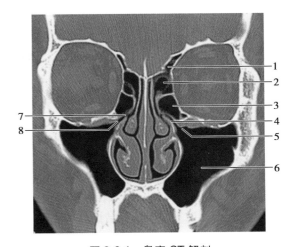

图 3-2-1 鼻窦 CT 解剖

1. 额窦;2. 筛窦;3. 筛泡;4. 钩突;5. 上颌窦口;6. 上颌窦;7. 筛窦与鼻腔通道;8. 半月裂

远端后方至少 1cm 处,有时融合区非常靠近鼻泪管,手术时应注意;钩突上附着点不定,可向外附着于纸样板,也可向上附着于筛顶;有时钩突向内附着于中鼻甲垂直板。钩突变异较多。钩突发育不良少见,多同时伴发上颌窦发育不良或不发育,有时钩突紧贴眼眶内下壁。钩突内偏导致中鼻道狭窄;钩突外偏阻塞筛漏斗和上颌窦口。钩突后游离缘内偏,似"中鼻甲",误认为副或双中鼻甲;钩突偶尔气化,阻塞筛漏斗;钩突肥大,易使半月裂狭窄。

筛漏斗前内侧为钩突,后方为筛泡前缘,外侧为纸样板;上颌窦自然开口与筛漏斗相连,经半月裂引流入中鼻道。筛漏斗周围结构如钩突、筛泡等变异,可导致其狭窄或阻塞。其前上方有额隐窝开口,后上方有侧窦开口。

半月裂为半月形的二维孔道,其后缘为筛泡前缘,前缘为钩突后游离缘,筛漏斗经其引流到中鼻道。

侧窦(隐窝)为 1 个不恒定的间隙,位于中鼻甲基板和筛泡之间。侧窦延伸到筛泡的上方,称为泡上间隙,其前面与额隐窝相通;侧窦直接开口于半月裂后上部分,有时称为半月裂上隐窝。大筛泡、泡状中鼻甲及内偏的钩突等邻近结构,可阻塞侧窦引流到中鼻道。认识侧窦尤为重要,因为局限于侧窦的炎症只能靠 CT 显示。

鸡冠是筛骨垂直板延伸到前颅窝的骨性突起,有硬脑膜附着。鸡冠气化,引流到额隐窝,严重者也可阻塞额隐窝,内镜不能见到,但冠状面 CT 易显示。

Haller 气房:18 世纪解剖学家 Albert von Haller 首次报道,指前组筛房向外侧扩展突入眼眶内下方,严重可延伸到整个眼眶底部,内镜难以见到,但冠状面 CT 可清楚显示。Haller 气房可为偶然发现,大 Haller

气房可阻塞上颌窦自然开口和筛漏斗。

2. 后组筛窦变异,Onodi 气房和过度气化。

Onodi 气房是后组筛窦最大、最靠后的气房,包绕视神经管,与邻近蝶窦共有 1 个壁,横断面 CT 显示最佳。由于其与视神经仅有薄的骨性间隔,并且有时存在自然裂隙,因此术前准确显示两者之间的关系有重要临床意义,以避免术中损伤视神经而导致失明。

后组筛窦过度气化,可向上扩展到眼眶形成眶上气房,向外扩展包绕视神经;向外下扩展突入上颌窦称筛上颌窦;向外后扩展围绕蝶窦称筛蝶窦,由于其与颈内动脉等蝶窦外侧壁的相关结构关系密切,因此后组筛窦手术时要防止损伤这些结构。

（四）蝶窦

位于蝶骨内,圆孔位于其外侧,翼管多位于其内。其上方为垂体窝和垂体;两侧为海绵窦,有颈内动脉和第 Ⅲ、Ⅳ 和 Ⅵ 对脑神经穿行;下方为鼻咽部、咽鼓管和咽垫。蝶窦前壁近窦顶处有 1 个小的开口,通过其引流到蝶筛隐窝,横断面或重建矢状面 CT 显示较好。根据蝶窦气化程度,分为甲介型、鞍前型和鞍型 3 种。

蝶窦变异:多分隔窦腔;过度气化并包绕邻近结构,手术时应特别注意,最常见为侧隐窝,位于翼管和圆孔之间,蝶骨大翼、前床突、蝶骨小翼、鞍背、后床突、翼突气化;蝶窦底裂隙,不要误认为蝶窦自然开口,常为病变扩散通道,冠状面 CT 可清楚显示;颈内动脉可位于气化的窦腔内,多数有薄骨板相隔,但有时可见裂隙。

（五）鼻腔

1. **鼻中隔**　由筛骨垂直板、犁骨、腭骨和四角软骨构成,常见变异包括偏曲和气化。

几乎所有人的鼻中隔可见不同程度的偏曲,但并不是所有偏曲有临床意义,大多数偏曲是由于面骨发育异常或不对称所致,仅少数由外伤引起,可发生在骨部、软骨部或两者同时受累,呈 C 形、S 形或嵴突形。鼻中隔偏曲常导致对侧下鼻甲代偿性肥大,有时也可造成中鼻甲肥大;偏曲的鼻中隔有时可见到骨性突起,称为鼻中隔骨刺,大的骨刺可伸向鼻腔外壁,与中或下鼻甲相连,甚至卷入中鼻道。鼻中隔可气化,实际上为鸡冠气化或后方蝶窦的延伸。

2. **中鼻甲和中鼻道**　中鼻甲起源于筛迷路的内面,其前方通过垂直板悬于筛顶,中鼻甲头部近似球形,通常位于垂直板前方 1~2mm,向后为中鼻甲游离缘;起源于中鼻甲的几个薄骨板向外附着于纸样板,其中最大、最恒定的水平板称为基板,构成中鼻道顶,为前后组筛窦的分界。

中鼻甲变异:中鼻甲气化(泡状中鼻甲)、中鼻甲肥大、中鼻甲反向弯曲、外侧中鼻甲和中鼻甲部分或完全不发育。

中鼻甲气化又称泡状中鼻甲,单侧或双侧,发生率约 24%,当中鼻甲完全气化时,上鼻道可伸入到中鼻甲垂直板内,这种特殊类型气房称为板间气房,最多达 3 个。泡状中鼻甲可压迫筛漏斗,造成钩突外移;也可造成中鼻道狭窄或阻塞额隐窝;常致鼻中隔向对侧偏曲,并使对侧中鼻甲变小或反向弯曲。泡状中鼻甲也可发生炎症,开口阻塞可发展为黏液囊肿。

中鼻甲反向弯曲:正常情况下,中鼻甲外侧面凹陷、弯曲,与鼻腔外侧壁形成中鼻道,当中鼻甲外侧面凸出或向内侧弯曲时即为中鼻甲反向弯曲,通常两侧发生,可造成中鼻道明显狭窄。

外侧中鼻甲少见,中鼻甲外移且形态较小,与邻近的钩突接触,阻塞筛漏斗。

中鼻甲肥大:常规临床检查不易与中鼻甲气化鉴别,但 CT 很容易将两者区分,包括软组织性肥大或骨性肥大。

引起中鼻道狭窄的常见变异:大筛泡、鼻中隔偏曲、鼻中隔骨刺、泡状中鼻甲、继发中鼻甲或副中鼻甲。

"副或双中鼻甲":钩突后游离缘向内偏曲,类似墨西哥人戴的帽子,临床上易误为副或双中鼻甲。

继发中鼻甲罕见,由覆盖软组织的骨性成分构成,从鼻腔外壁向内突入中鼻道,然后向上弯曲,形似倒置鼻甲,不要误认为向内弯曲的钩突或息肉。

3. **下鼻甲和下鼻道**　下鼻甲是 1 块独立的骨,其外侧与上颌骨内突的鼻甲棘融合,下鼻道位于下鼻甲的外下方,鼻泪管开口于下鼻道。

变异:下鼻甲骨性肥大、软组织性肥大和下鼻甲气化。

4. **最上鼻甲**　上鼻甲上方的鼻甲称为最上鼻甲,上鼻甲及最上鼻甲均可气化。

三、正常鼻及鼻窦 MRI 表现

正常鼻甲内层软骨呈中等信号,而表面黏膜 T_1WI 为中等信号,T_2WI 为高信号。鼻黏膜血管丰富,增强后明显强化。

正常鼻窦内含气体,T_1WI 和 T_2WI 均为无信号,窦壁黏膜层菲薄,不足 1mm,窦壁骨质呈无信号黑线。

第四节　鼻及鼻窦先天性畸形

一、先天性后鼻孔闭锁

【概述】

先天性后鼻孔闭锁(congenital choanal atresia)为

一种先天性发育畸形，有遗传倾向，约75%患者合并身体其他部位的畸形，以心脏病最常见。本病病因不清，多数学者认为胚胎时期鼻颊黏膜或颊咽黏膜遗留所致。

单侧或双侧发病，前者占60%，右侧多于左侧。闭锁可为膜性、骨性或混合性，骨性约占90%，闭锁骨板厚度1~10mm。闭锁部表面被覆黏膜，其前面组织与鼻黏膜相似，后面表皮则与鼻咽部黏膜连续。

女性多于男性，男女比例为1∶2或1∶3。单侧闭锁症状较轻，表现为患侧鼻塞，鼻腔内潴留黏液性分泌物；双侧闭锁出生后即可出现呼吸困难和发绀，不能吮奶，严重可发生窒息死亡。

【影像学表现】

1. **普通X线检查**　正位片显示患侧鼻腔透亮度减低，侧位片上膜性闭锁者显示后鼻孔与鼻咽部软组织相连，软腭显示不清，骨性闭锁者显示后鼻孔区有异常增生的骨质。X线平片仅能提供间接征象，明确诊断须借助于X线造影检查，将造影剂注入鼻腔进行多方位观察，可清晰显示后鼻孔阻塞，完全闭锁者造影剂不能流入鼻咽腔，并可进一步确定闭锁的部位和深度。

2. **CT**　包括横断面和冠状面，横断面尤为重要，直观显示闭锁的类型、部位及深度，也可测量闭锁板厚度；并可显示邻近结构有无畸形（ER3-2-1）。

ER3-2-1　先天性后鼻孔闭锁CT表现

【诊断与鉴别诊断】

结合临床表现及X线造影检查，能够对本病作出诊断。CT检查目的为了进一步明确诊断和指导临床治疗。

主要鉴别诊断为获得性后鼻孔狭窄或闭锁，多见于年龄较大的患者，有外伤、手术、放疗、肿瘤、特殊炎症等病史，后鼻孔通常为膜性狭窄或闭锁，CT或MRI显示鼻腔后部或鼻咽部有形态不一的软组织影。

二、脑膜脑膨出

【概述】

脑膜脑膨出（meningoencephalocele）指脑膜及脑组织从颅骨的先天性缺损即颅裂向外膨出，在颅面部出现包块。颅裂的发生与神经管的闭合不全及中

胚叶的发育停滞有关，发生率不一，从1/5 000到1/1 000。男性多于女性，吴涛报道男∶女为9∶2。

膨出物的内容如仅有脑膜和其中脑脊液称为脑膜膨出，如膨出物中含有脑组织则称为脑膜脑膨出，两者在临床上不易鉴别，但在治疗上并无明显差异，现统称脑膜脑膨出。

按突出部位可分为3大类：①额筛型：经前颅底前部额筛骨之间突出于鼻根部或眶内部，又分鼻额、鼻筛及鼻眶3型；②基底型：经前颅底后部、蝶骨突出于鼻咽部或鼻腔，又分鼻内、蝶咽、蝶眶、蝶颌及蝶筛5型；③枕后型。前两型与鼻科有关，约占全部脑膜脑膨出的25%，其中，额筛型占15%，基底型占10%。

额筛型患者自幼出现鼻根部或内眦部肿物，质软，有搏动感，哭闹时颅内压增高，肿块可增大；鼻内型患者发病年龄较大，临床表现比较隐匿，多表现为自幼鼻腔流清水即脑脊液鼻漏或反复发作脑膜炎，临床检查可见鼻腔肿块，易误诊为鼻息肉而手术。

【影像学表现】

1. **普通X线检查**　头颅平片显示前颅窝底骨质缺损，边缘硬化，邻近骨质受压变形；鼻窦瓦氏位或柯氏位显示鼻顶部骨质缺如、增宽，鸡冠消失，邻近可见突出的软组织影。

2. **CT**　冠状面CT直观显示骨缺损的部位及大小，也可清晰显示疝出软组织肿块的大小、范围及与颅内交通情况。骨缺损多呈类圆形，边缘光滑，伴有硬化缘，邻近骨性结构受压，盲孔扩大、鸡冠变形。疝出软组织肿块呈中等密度，边界清楚，突入鼻腔或筛窦。

3. **MRI**　根据信号表现，能够准确判断膨出类型，若膨出物在T_1WI为低信号，T_2WI为高信号，增强后不强化，即所谓脑脊液信号，可判断为脑膜膨出；如膨出物在所有序列与脑组织信号相同，则为脑膜脑膨出。MRI可多方位观察病变与颅内交通情况。

【诊断与鉴别诊断】

根据临床表现及影像学检查可以明确诊断，但需与鼻腔神经胶质瘤、鼻息肉、筛窦黏液囊肿等病变鉴别。

神经胶质瘤与脑膜脑膨出的胚胎发育基础相同，前者由于脑组织膨出后，其上部近端退化，使膨出物不与颅内相通，质硬、压缩多无变形，皮肤有毛细血管扩张，呈红色或紫蓝色，CT显示颅骨完整，呈软组织密度或信号，增强后无强化。鼻息肉极少发生于婴儿或儿童，多位于中鼻道周围，呈软组织密度或信号，

MRI 增强后多为边缘黏膜强化,一般与颅内无交通。筛窦黏液囊肿,多见于成年人,病变中心在筛窦,囊壁膨胀、变薄,与颅内不交通,内容物多呈低密度,信号多变,在 CT 或 MRI 上均不强化,有完整包膜。

三、先天性鼻部皮样囊肿、表皮样囊肿和瘘管

【概述】

由胚胎上皮遗留引起的鼻梁部囊肿,称为先天性鼻部皮样囊肿或表皮样囊肿;具有瘘管穿通表面者,称为先天性鼻瘘管。较常见于新生儿或婴儿,成人罕见。鼻尖上部中线区、上和下外侧鼻软骨连接处和内眦部是好发部位。

囊肿一般在深筋膜之下,鼻骨之上,表面皮肤移动自如,深部与骨膜粘连;有的可贯通鼻骨,深入鼻腔或鼻中隔内。囊肿内含有毛发、皮脂样物和汗腺等结构。少数囊肿或瘘管可深达颅内,甚至达垂体。部分囊肿或瘘管反复感染,引起局部蜂窝织炎、骨髓炎。

婴幼儿发现鼻背部小肿物,缓慢增长,鼻梁增宽,大者明显膨隆,眼距增大。如有瘘管,则瘘管口常在眉间、鼻尖或鼻梁正中线上,可挤出皮脂样物。

【影像学表现】

1. **普通 X 线检查** 正位片显示鼻中隔膨隆或分叉;侧位片显示外鼻软组织增厚,鼻骨变扁。造影可显示瘘管深度、走行和囊腔。鸡冠分叉、盲孔扩大或鼻中隔增宽是颅内受累的间接征象。

2. **CT** 显示鼻背类圆形软组织影,多呈等密度,有边缘锐利的包膜,增强后囊肿内容物不强化。若伴有感染,包膜增厚、界限模糊,邻近软组织肿胀,增强后包膜明显强化。鼻骨及鼻中隔受压变形、局部骨质吸收和硬化。冠状面 CT 可更清楚显示瘘管向颅内延伸距离及前颅窝底结构异常。

3. **MRI** 囊肿内容物在 T_1WI 常表现为中等信号,在 T_2WI 多表现为高信号,增强后不强化;包膜则表现为低信号,感染后可增厚并明显强化。MRI 可多方位观察瘘管走行,更准确判断与颅内结构关系。

【诊断与鉴别诊断】

发现婴幼儿鼻背部肿块或瘘管,应想到本病的可能性,为进一步明确诊断,应行影像学检查。

鉴别诊断包括脑膜脑膨出、神经胶质瘤及血管瘤。前两种病鉴别诊断要点见前一节;血管瘤质地软,皮肤呈紫红色,部分有搏动,压迫后可轻度缩小,

去压后随之恢复原状,MRI T_2WI 表现为明显高信号,增强后明显强化。

第五节 鼻及鼻窦外伤

一、鼻骨骨折

【概述】

外鼻突出于面部中央,常遭受撞击或跌碰,鼻骨易发生骨折,是面部最常见的骨折部位,约 50% 伴发邻近结构骨折。

鼻骨上部窄而厚,下端宽而薄,又缺乏支撑,故多数骨折发生于鼻骨下 1/3。暴力方向和大小决定骨折类型,通常分为单纯线形骨折、粉碎性骨折及复合骨折 3 种类型,复合骨折可伴有上颌骨额突、鼻中隔、泪骨等相连骨性结构骨折。鼻骨的形态和大小多变,在诊断鼻骨骨折时必须注意。

鼻骨骨折(fracture of nasal bone)常见的临床表现包括局部疼痛,鼻出血,变形,皮下淤血或气肿,有明显压痛,鼻中隔偏曲。

【影像学表现】

1. **普通 X 线检查** 主要靠侧位片诊断,正位片可帮助判断骨折的类别及骨碎片移位方向。单纯线形骨折表现为鼻骨中下段线状透亮影,伴有或不伴有骨折端的塌陷、移位;粉碎性骨折表现为鼻骨变形,可见多条透亮线,断端成角、移位,可见骨碎片。

2. **CT** 包括横断面和冠状面,两者结合可清晰地显示骨折线及鼻缝分离,尤其对复合骨折的显示较 X 线平片更可靠,也可观察邻近软组织肿胀、积气等损伤情况(ER3-2-2)。

ER3-2-2 鼻骨骨折 CT 表现

【诊断与鉴别诊断】

根据临床表现即可作出诊断,鼻骨的影像学检查可作为诊断的依据,也可进一步判断骨折的类型。鼻骨 X 线平片可作为初步检查方法,CT 最可靠,能够准确判断骨折类型、骨折断端移位方向及程度和邻近结构骨折,尤其适用于医疗纠纷鉴定。

主要与鼻颌缝及变异鉴别,包括鼻颌缝、鼻额缝、鼻骨间缝及额颌缝,均有固定解剖部位,多呈锯齿状,

不移位;鼻骨孔,位于鼻骨的中下部,表现骨质不连续,多较为光滑、欠锐利,邻近鼻骨弧度自然;缝间骨,位于鼻骨间缝、鼻颌缝处,呈点状,紧邻骨缝,且与邻近连接骨走行一致。

二、鼻窦骨折

鼻窦位于颅面部中1/3,上颌窦和额窦位置表浅,故受伤而发生骨折的机会较多,且常与鼻部或颌面部骨折同时发生;筛窦和蝶窦位置较深,受伤机会较少,骨折多与头颅创伤同时发生。因此,上颌窦骨折最常见,额窦次之,筛窦较少,蝶窦最少。绝大多数鼻窦骨折(paranasal sinus fracture)伴有颅面部其他部位骨折,应注意全面观察。治疗可能涉及几个不同科室,应根据患者临床表现的轻重,有条不紊地选择合适的治疗方案。

主要临床表现包括出血、畸形、功能障碍。

常见并发症包括:通过眶尖的骨折可出现失明;累及窦口易造成阻塞、晚期形成黏液囊肿;通过颅骨内板骨折也可伴有脑膜撕裂和脑脊液鼻漏,脑膜撕裂可发生气颅,长期脑脊液鼻漏可发生脑膜炎;并发骨髓炎,反复发作而不愈合;也可伴发颈内动脉海绵窦瘘。

(一) 上颌窦骨折
【概述】

单纯上颌窦骨折(fracture of maxillary sinus)少见,多伴发于上颌骨、颧骨等颅面部骨折,骨折可为线状或粉碎性。

上颌窦骨折以前壁及额突骨折最常见;上颌窦顶壁即眶下壁的后部骨质较薄,也易发生骨折,有一种较常见的骨折称为眼眶爆裂骨折(blow out fracture);上颌骨牙槽突骨质较厚,发生骨折的机会较少。

面颊部肿胀及疼痛,有淤血或血肿。鼻出血,鼻塞及鼻腔分泌物增多。咀嚼时患侧上列牙痛。上颌窦顶壁骨折时下眼睑肿胀或血肿,结膜充血,眼球下陷,复视。

【影像学表现】

1. **普通 X 线检查**　瓦氏位和颅底位片显示较好,上颌窦透亮度不同程度地减低。上颌窦外壁骨折表现为透亮贯穿的骨折线,可伴骨折断端的移位;上颌窦顶壁骨折表现为眶底下陷,眶内容物疝入上颌窦内,出现典型"泪滴"征,眶内积气。

2. **CT**　横断面可清楚显示上颌窦前、后壁骨折,窦壁骨质连续性中断,骨折处凹陷;冠状面可清楚显示上颌窦顶壁、下壁及侧壁骨折;也能清楚显示上颌窦腔内积血或积液。此外,CT 也可清楚显示上颌窦

邻近部位的骨折及眶内、面部软组织改变。

【诊断与鉴别诊断】

根据 CT 表现,容易显示及判断骨折类型。鉴别诊断包括后齿槽神经沟,位于上颌窦后外侧壁,呈斜形,一般两侧对称,准确认识其位置,易与骨折鉴别。

(二) 额窦骨折
【概述】

额窦骨折(fracture of frontal sinus)多发生于窦前壁,后壁较少。常见额窦骨折可分为前壁单纯线形骨折、前壁凹陷型骨折、前和后壁复合骨折 3 种类型。额窦底部骨折在临床上较少见,一旦发生此处骨折,常合并脑脊液鼻漏。

额窦后壁发生骨折时,常有脑膜撕裂,可伴有前颅窝气肿、血肿或脑脊液鼻漏,骨折碎片可压迫、刺激硬脑膜,感染也可经骨折处侵入蛛网膜下腔,引起严重颅内并发症。

【影像学表现】

1. **普通 X 线检查**　显示窦腔透亮度减低,有时可见到气-液平面,前壁单纯线形骨折表现为线状透亮影,侧位片可显示前壁凹陷型骨折、前和后壁复合骨折,也可显示颅内积气。

2. **CT**　包括横断面和冠状面,可清楚显示额窦骨折部位、程度及移位的方向,冠状面对额隐窝及额窦眶部骨折显示最佳,也可清楚显示额窦周围的骨折及颅内的损伤。

(三) 筛窦骨折
【概述】

单纯筛窦骨折(fracture of ethmoid sinus)少见,常合并额窦、眼眶、鼻区等部位骨折,有时并发视神经管和颅底骨折。筛窦上壁骨折可发生脑脊液鼻漏,内、外壁骨折可损伤筛前或筛后动脉而出现大量出血,后组筛窦骨折可损伤视神经管而致失明。

【影像学表现】

1. **普通 X 线检查**　仅能显示筛窦外壁(眶内壁)骨折,表现为筛窦纸样板的连续性中断、凹陷移位,筛窦透亮度减低,有时可显示眶内积气。

2. **CT**　包括横断面和冠状面,筛窦外壁骨折表现为纸样板连续性中断,凹陷成角畸形,对轻微凹陷骨折诊断价值更大;冠状面主要用于显示筛窦上壁骨折,也可进一步观察有无提示脑脊液鼻漏的征象;CT 可清楚显示筛窦腔积血或积液,眶内积气、眶内容物疝出及眼外肌肿胀增粗,颅内积气及脑膜脑膨出。

【诊断与鉴别诊断】

根据 CT 表现,筛窦骨折容易诊断。鉴别诊断包

括筛前及筛后动脉管,为正常血管、神经通道,位置固定,一般两侧对称,边缘光滑、锐利,结合邻近眼眶结构的改变,与骨折线易鉴别。

（四）蝶窦骨折

【概述】

单纯蝶窦骨折（fracture of sphenoid sinus）罕见,多合并严重的颅底骨折,也属颅底骨折一部分,或与后组筛窦骨折同时发生,故病情严重,且常以颅内症状为主。可出现休克、昏迷、视力减退、嗅觉障碍、鼻出血及脑脊液鼻漏等。

【影像学表现】

1. **普通 X 线检查** 大多数病例难以直接显示骨折线,头颅侧位片可显示蝶窦透亮度减低或有气-液平面,以前诊断主要靠此征象提示蝶窦或颅底骨折。

2. **CT** 包括横断面和冠状面,可清晰显示骨折线、窦腔内积血或积液,还可清楚地显示蝶窦周围的骨折,尤其颅底骨折。

第六节 鼻及鼻窦炎性病变

一、鼻窦炎

鼻窦炎（sinusitis）是鼻部最常见的病变,可继发于感染、过敏、免疫状态改变或以上几种因素共同作用。由于炎性反应,鼻窦黏膜肿胀,窦口鼻道复合体狭窄,导致黏液阻塞和分泌物潴留。

常见病原菌包括肺炎双球菌、流感嗜血杆菌、葡萄球菌、类杆菌属和一些真菌如曲霉、毛霉、双极杆菌、念珠菌等。

鼻窦炎按病程分为急性和慢性炎症。

（一）急性鼻窦炎

【概述】

急性鼻窦炎（acute sinusitis）病程在 12 周以内,临床表现为鼻塞、脓涕、后吸性分泌物、头痛和面部疼痛,可伴发热。

【影像学表现】

1. **普通 X 线检查** 鼻窦透亮度减低,黏膜增厚,部分可见气-液平面。

2. **CT** 鼻窦黏膜增厚;若黏液或脓液聚集在窦腔,可出现气-液平面;严重者显著黏膜增厚和渗出液使窦腔完全实变。感染可仅限于一个鼻窦,也可累及半组或全组鼻窦。若感染不能及时控制,窦壁骨质疏松、破坏,易形成骨髓炎或向邻近结构蔓延而引起蜂窝织炎。

3. **MRI** 由于水为鼻窦分泌物主要成分,占 95%,仅 5% 为蛋白质,因此急性鼻窦炎通常在 T_1WI 为低信号,T_2WI 为高信号。

（二）慢性鼻窦炎

【概述】

慢性鼻窦炎（chronic sinusitis）是由于急性鼻窦炎治疗不及时或不彻底,反复发作迁延而致。由于反复感染,黏膜增生、息肉样肥厚、部分萎缩和纤维化,可形成黏膜下囊肿,窦壁骨质增生硬化。

病程在 12 周以上,常见临床表现为鼻塞、反复流涕和后吸性分泌物,也可有鼻出血、嗅觉减退、头痛和面部疼痛。

【影像学表现】

1. **普通 X 线检查** 鼻窦透亮度减低,黏膜增厚,窦壁骨质肥厚。

2. **CT** 典型表现为黏膜肥厚,2~5mm 为轻度增厚,5~10mm 为中度增厚,>10mm 为重度增厚;黏膜下囊肿形成;显著增厚黏膜和多发黏膜下囊肿使窦腔实变（ER3-2-3）。窦壁骨质硬化、肥厚,严重者出现窦腔缩小;如果儿童反复炎症,可造成鼻窦发育不良。

ER3-2-3 慢性鼻窦炎 CT 表现

复发性上颌窦炎应进一步检查同侧牙根,因为牙根病变可能是潜在诱因,易导致牙源性上颌窦炎,表现为牙根周围骨质破坏,与上颌窦底部相通,伴有周围不同程度骨质硬化。

3. **MRI** 由于分泌物中自由水和蛋白质比例不同,T_1、T_2 弛豫时间多变,因此信号不定。随着分泌物中自由水吸收,蛋白质含量逐渐增加,当达 5%~25% 浓度时,T_1WI 为高信号,T_2WI 亦为高信号,进一步提高后 T_2WI 信号逐渐下降;当呈半凝固状态时,T_1WI 及 T_2WI 均呈低信号,严重者与窦腔内气体信号相似,易将病变漏诊。增强后边缘强化。

二、鼻窦炎并发症

（一）骨髓炎

【概述】

骨髓炎（osteomyelitis）患者鼻窦黏膜肿胀,压迫骨膜,引起血液循环障碍,从而影响鼻窦骨壁的营养,使骨质吸收、变薄、破坏,甚至形成死骨;由于机体有保护反应,晚期可出现明显骨质增生硬化。骨髓炎最常累及额骨。

临床上表现为软面团样肿胀,患者全身不适,伴有发热、寒战、头痛等。

【影像学表现】

急性骨髓炎 CT 表现为窦壁模糊,黏膜、骨膜中断,骨质稀疏、破坏,可出现死骨,但较长骨少见。慢性骨髓炎则表现为骨质破坏区周围明显骨质硬化,鼻窦轮廓大,但形态不规整。

伴发于上颌窦炎的慢性骨髓炎多发生于牙槽骨,最常见原因为牙源性感染。轻者仅表现为上颌窦实变,牙槽骨破坏伴有硬化;部分病例可出现上颌骨骨质明显增生硬化。

（二）眼眶并发症

急性鼻窦炎可出现眼眶并发症(orbital complications of sinusitis),发生率约 3%,最常发生于筛窦,其他依次为蝶窦、额窦及上颌窦,多见于儿童及青年人,包括眶隔前蜂窝织炎、眼眶蜂窝织炎、眶骨膜下脓肿、眶脓肿、眼上和/或眼下静脉血栓、球后视神经炎和中央动脉闭塞。

鼻窦炎易通过窦壁裂隙直接扩散到眼眶,尤其是菲薄的纸样板;此外,无瓣膜的静脉如筛前和后静脉等,也可促使炎性病变扩散。

1. 眶隔前蜂窝织炎　局限于眶隔前的眼睑感染称为眶隔前蜂窝织炎,临床表现为眼睑肿胀、红斑、压痛明显;如果无脓肿形成,眼球一般不突出,若眼睑粘连,眼球运动受限。

影像学表现:CT 表现为眼睑和结膜弥漫增厚,密度增加,边界模糊;脓肿形成则显示囊壁环形强化,其内低密度区囊液不强化,眼球一般不突出,偶尔可轻度后移。

2. 眼眶蜂窝织炎　眼眶蜂窝织炎表现为球后脂肪结缔组织感染,严重可发展为脓肿,需外科排脓。临床表现为眼球显著突出、固定,眼睑和球结膜高度水肿,也可有视乳头水肿、视力下降。

影像学表现:眼眶肌锥内脂肪间隙条带状浸润影,以至于无法与眼外肌或视神经区分;进一步也可发展为脓肿,特征性表现中心为无强化脓液,周围包膜环形强化(ER3-2-4);眼眶蜂窝织炎进展可导致眼上、下静脉血栓,也可发生海绵窦血栓。

3. 骨膜下蜂窝织炎或脓肿　沿眶壁骨膜下区感染可导致骨膜下蜂窝织炎;如治疗不及时,可发展为症状更明显的骨膜下脓肿。眼眶骨膜下蜂窝织炎或

ER3-2-4　眼眶蜂窝织炎影像表现

骨膜下脓肿多见于眼眶上及内象限。临床表现为眼球突出、眼球运动受限、球结膜水肿,眼眶胀痛、头痛,视力下降。

影像学表现:眼眶骨膜下蜂窝织炎和骨膜下脓肿 CT 表现相似,仅为密度差异,前者较后者密度更高;邻近眼外肌增粗、移位,可有轻度强化;抬高的骨膜移位,呈线形强化;脓肿形成则表现为沿着眶壁局限或弥漫有包膜的梭形低密度影;邻近窦壁骨质破坏、硬化,脑膜增厚。

4. 球后视神经炎　球后视神经炎多继发于后组筛窦或蝶窦,主要临床表现为视力下降,甚至失明。蝶窦或后组筛窦外壁菲薄,甚至缺如,窦黏膜与视神经紧邻,感染可直接累及视神经,或通过鼻窦与眼眶之间的血管扩散。

影像学表现:受累视神经增粗,密度或信号增高,可出现强化。

（三）颅内并发症

【概述】

鼻窦炎颅内并发症(intracranial complication of sinusitis)并不常见,包括脑膜炎、硬膜外脓肿、硬膜下脓肿、脑内脓肿和海绵窦血栓。额窦炎是最常见的感染源。

临床上,患者出现发热、头痛、全身不适、惊厥、呕吐、视乳头水肿和局部神经体征,脑脊液的蛋白和白细胞升高、葡萄糖降低,细菌培养可发现致病菌。

【影像学表现】

患者伴有脑膜炎时,增强 CT 或 MRI 显示脑膜强化。

CT 或 MRI 显示硬膜外脓肿多呈凸透镜状,硬膜下脓肿多呈新月形,可伴有邻近脑组织水肿,脓液的密度或信号依其成分和病程长短而变化,脓肿内可出现气体影;增强后周围包膜强化,但其内脓液不强化,邻近骨质可有破坏或硬化肥厚。

脑脓肿多在受累鼻窦附近脑实质形成,CT 和 MRI 表现根据脓肿形成时期不同而变化,特征性表现为边界清楚的环形强化伴有周围脑组织明显水肿。

海绵窦血栓作为蝶窦炎并发症较少见,CT 和 MRI 可显示其内或眼上静脉内不强化病灶。

三、鼻息肉

【概述】

鼻息肉(nasal polyp)多见于成年人,可单独发生于鼻腔或鼻窦,也可两者同时发病,以中鼻道和筛窦最常见。

鼻息肉形成与变态反应、慢性感染、血管运动性鼻炎和囊性纤维化有关,也与阿司匹林不耐受有关,阿司匹林三联症包括阿司匹林耐受不良、鼻息肉病和支气管哮喘。

鼻息肉是由于黏膜水肿和增生而形成,伴有黏膜下液体聚集。根据组织学形态,息肉可分为水肿型、腺泡型和纤维型3种类型,以水肿型最常见,前两型主要是炎症细胞浸润、血管渗出增多,腺体分泌旺盛的结果,后者为成纤维细胞和胶原纤维增生所致。

患者病史较长,常见临床表现为持续性鼻塞、流涕、头痛等。

【影像学表现】

1. **普通X线检查**　局限于鼻腔的息肉,表现为鼻腔软组织影,较大的息肉可造成鼻腔扩大,伴有轻度骨质吸收;局限于鼻窦的息肉,表现为窦腔内单个或多个结节状或球形软组织影,边界清楚。

2. CT　单侧或双侧鼻腔或/和鼻窦膨胀扩大,充满软组织密度影(ER3-2-3);可侵蚀骨质,也可伴有骨质硬化;密度不均,从黏液到软组织密度,中央多为高密度物质,外周伴有低密度环,为炎性病变特征性外观。增强后,可见到轻度强化的弯曲条带状影,代表息肉内被黏液围绕的黏膜。

3. MRI　T_1WI 和 T_2WI 表现为混杂信号,由息肉内水的含量、增生的黏膜和鼻腔鼻窦分泌物不同而定。息肉强化多变,多为周边黏膜强化,呈波纹或锯齿状,其内水肿组织不强化;少数也可不均匀强化或不强化。

四、上颌窦后鼻孔息肉

【概述】

上颌窦后鼻孔息肉(antrochoanal polyp)原发于上颌窦,随其生长可造成上颌窦完全实变。接着息肉通过扩大的上颌窦口进入鼻腔,进一步发展可通过后鼻孔而突入鼻咽部。偶可见息肉仅位于后鼻孔或起源于蝶窦(蝶窦后鼻孔)。

本病多发生于青少年,以10岁以下的儿童最常见。常单侧发病,主要临床表现为进行性鼻塞。

【影像学表现】

1. CT　上颌窦透亮度均匀减低,窦口扩大,周围可见软组织影,常有细长茎蒂,经过鼻腔向后突出于后鼻孔,鼻咽部甚至口咽部见软组织影。病变边界清

楚,密度均匀。

2. MRI　T_1WI 多为低到中等信号,T_2WI 多为高信号,但信号也可多变,增强后多表现息肉周围黏膜强化。

【诊断与鉴别诊断】

根据发病年龄、临床表现及影像学表现,本病易诊断。

需与青少年血管纤维瘤和内翻性乳头状瘤鉴别,青少年血管纤维瘤绝大多数见于男性,起源于蝶腭孔附近,主要向鼻咽部、后鼻孔及翼腭窝生长,形态不规整,骨质破坏显著,MRI T_1WI 呈低或等信号,T_2WI 呈高信号,散在多发点、条状流空信号,显著强化。

五、出血坏死性鼻息肉

【概述】

出血坏死性鼻息肉(nasal polyp with hemorrhage and necrosis)是临床一种相对少见的非肿瘤性疾病,属于鼻息肉的一种特殊类型,国内、外目前对其命名不统一,国外多称为"血管瘤性鼻息肉""海绵状血管瘤""机化性血肿"。本病多发生于青壮年,无明显性别差异。临床常见的症状为鼻塞及鼻出血,有时会误诊为肿瘤性病变。

【影像学表现】

1. CT　病变多位于上颌窦口处,大多数情况下同时累及上颌窦及鼻腔,极少单独发生于鼻腔,多为等密度病灶,密度欠均匀,少数可见高密度钙化,周围骨质多为受压、吸收改变,尤其是上颌窦内壁最常受累。

2. MRI　病变 T_1WI 多呈等信号,T_2WI 呈高信号,信号混杂,病灶边界清晰,边缘有低信号环围绕为其特征性表现,同时内部多可见低信号间隔,以上主要为陈旧性出血的信号特点,增强后,T_2WI 为高信号的区域明显强化,动态增强扫描多表现"扩展性"强化,即病变开始时为内部斑片状强化,随时间延长,其强化范围逐渐扩大(图3-2-2)。

【鉴别诊断】

影像学鉴别诊断包括:内翻乳头状瘤、腺样囊腺癌、真菌球、纤维血管瘤等。

六、真菌性鼻窦炎

真菌性鼻窦炎(fungal sinusitis)是临床上较常见的病变,根据是否有真菌组织侵袭以及宿主的免疫状态,早期多数学者将真菌性鼻窦炎分为侵袭性和非侵袭性2种类型。目前真菌性鼻窦炎根据临床表现、治疗方案不同分为急性暴发型、慢性侵袭型、真菌球和变应性真菌性鼻窦炎4种类型,前两者属于侵袭性,后两者属于非侵袭性。

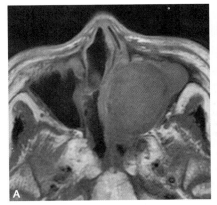
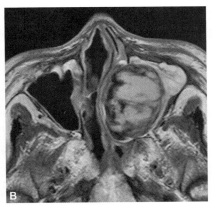
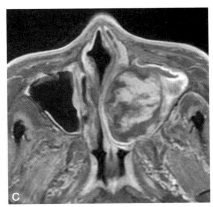
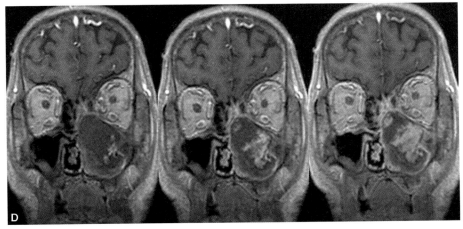

图 3-2-2 出血坏死性鼻息肉

病变呈等 T_1、长 T_2 的混杂信号影,边缘清晰,T_2WI 上可见边缘低信号围绕及内部低信号间隔,增强后,T_2WI 上呈高信号区域明显强化,动态增强扫描呈"扩展性"强化

侵袭性真菌性鼻窦炎病理学特点为菌丝侵犯鼻窦黏膜、血管等结构,而非侵袭性无此特点。

真菌性鼻窦炎主要致病菌为曲霉、毛霉,侵袭性以毛霉多见,非侵袭性以曲霉多见。

【概述】

鼻窦真菌球(fungus ball)是临床上最常见的一种真菌性鼻窦炎,发生于有免疫能力的非特应性患者,通常只侵犯单个鼻窦,其中上颌窦最常见,可压迫受累的窦腔,但无侵袭性骨质破坏。临床表现包括鼻塞、血涕、脓性或恶臭分泌物、单侧面部疼痛、头痛,尤其血涕较其他鼻窦炎更常见。鼻内镜检查可发现典型的分泌物,此种分泌物为不同色泽、干酪样极易破碎的团块,常伴有恶臭。

【影像学表现】

1. **普通 X 线检查** 受累鼻窦完全或部分实变,仅少数显示病灶内的高密度影,窦壁骨质常见增厚硬化。

2. **CT** 绝大多数单一鼻窦发病,上颌窦最常见,其他依次为蝶窦、筛窦,额窦受累罕见。窦腔实变的

中央可见点、细条或云絮状高密度影(ER3-2-5A～C),由真菌菌丝中的钙盐、铁和镁等重金属形成;窦壁骨质破坏多位于上颌窦内壁,尤其近上颌窦自然开口处常见,其余窦壁骨质增生肥厚。

ER3-2-5

ER3-2-5 真菌性鼻窦炎 CT 表现

3. **MRI** T_1WI 表现为低或等信号,T_2WI 为极低信号,甚至无信号,增强后无强化;多伴有外周炎症,T_1WI 多表现为低或等信号,T_2WI 通常表现为高信号,边缘有明显强化。

【诊断与鉴别诊断】

根据 CT 典型表现,本病易诊断,但需与非真菌性鼻窦炎、变应性真菌性鼻窦炎及侵袭性真菌性鼻窦炎鉴别。

非真菌性鼻窦炎的窦腔内出现钙化或骨化少于

3%,通常位于窦腔外周,典型呈圆形或蛋壳状,有时可看到骨皮质和骨小梁,提示已骨化;变应性真菌性鼻窦炎发生于有免疫能力的特应性年轻人,可有家族过敏史,多侵犯单组或全组鼻窦,典型表现为窦腔实变、膨胀,伴有多发条状、匍行状或云雾状高密度影,绝大多数伴有鼻息肉;侵袭性真菌性鼻窦炎进展快,临床症状重,易侵犯鼻外结构,多有骨质破坏,钙化少见。

第七节　鼻及鼻窦囊肿

鼻及鼻窦囊肿在临床上较常见,绝大多数发生于鼻窦。一般小囊肿无明显临床症状,可能为偶然发现;大的囊肿常压迫邻近骨质,造成骨质吸收变形,导致面部畸形及侵入邻近器官,引起不同程度的功能障碍。

鼻及鼻窦囊肿主要包括5种:①鼻窦黏膜下囊肿;②鼻窦黏液囊肿;③面裂囊肿;④牙源性囊肿;⑤皮样囊肿。以前两者较常见,皮样囊肿最少见,多数为先天性,见第四节所述。囊肿CT和MRI共同特点为内容物不强化。

一、鼻窦黏膜下囊肿

【概述】

鼻窦黏膜下囊肿(submucous cyst of paranasal sinus)又称黏膜囊肿,包括黏液腺(潴留)囊肿和浆液囊肿。黏液腺囊肿由于窦黏膜内的腺体在炎症或变态反应作用下而引起黏液腺导管口阻塞,黏液积存,腺腔扩大所致;或因黏膜息肉囊性变而造成。此种囊肿位于黏膜下,常见于上颌窦。浆液囊肿由于炎症或变态反应使窦黏膜毛细血管壁渗透性发生改变,致血浆外渗,积存于黏膜下层的疏松结缔组织内,逐渐膨胀、扩大形成,没有真正上皮,常见于上颌窦。

临床上大多数无症状,而经常为影像学检查时偶然发现。或仅有面颊部胀满不适感、牙痛、偏头痛、头昏等。少数患者有鼻腔反复流黄色液体的病史。

【影像学表现】

1. **普通X线检查**　以瓦氏位显示最佳,柯氏位和侧位可辅助诊断。囊肿多见于上颌窦,沿着窦壁可见半球形软组织影突入窦腔,边界较清楚,大的囊肿可充满窦腔,表现窦腔透亮度减低,窦壁骨质一般不受累。

2. **CT**　囊肿可单发,也可多发或同时发生于多个窦腔内,表现为沿窦壁走行、边缘光滑、均质低密度、圆形或卵圆形软组织影,窦壁骨质很少发生膨胀变薄,但可伴轻度骨质硬化。增强后内容物不强化,囊壁可显示轻度强化。

3. **MRI**　T_1WI为低或中等信号,T_2WI则为高信号,增强后改变同CT。

【诊断与鉴别诊断】

根据CT或MRI表现,较易诊断,鉴别诊断包括鼻窦黏液囊肿和肿瘤,黏液囊肿更常见于额窦、筛窦,明显膨胀,易侵入邻近结构;肿瘤在CT或MRI上呈实性强化。

二、鼻窦黏液囊肿

【概述】

鼻窦黏液囊肿(mucocele of paranasal sinus)是由于窦口长期阻塞而造成窦腔膨胀性病变,通常继发于炎症,外伤、肿瘤、解剖变异及术后瘢痕等也可造成窦口阻塞。

黏液囊肿壁即囊腔膜因受压而变薄,纤维柱状上皮变为扁平形,黏膜下层可见炎症细胞浸润,有时呈现息肉或纤维变。囊肿内容物为淡黄、棕褐或淡绿等色泽不一的黏稠液体,内含胆固醇。鼻窦膨胀变薄,局部骨质吸收。

黏液囊肿绝大多数为单发,极少数为多发。额窦最常受累(65%),多见于中老年人,其次为筛窦(25%),多见于青年或中年人,上颌窦受累少于10%,蝶窦罕见。黏液囊肿生长缓慢,患者早期无任何不适,随着囊肿逐渐增大,压迫囊壁而出现相应症状,额、筛窦黏液囊肿多以眼球突出就诊,蝶窦黏液囊肿最常见的症状为视力下降,严重者可出现眶尖综合征。黏液囊肿可继发感染形成脓囊肿(pyocele),出现高热及全身不适等症状。

【影像学表现】

1. **普通X线检查**　鼻窦透亮度减低,窦腔扩大,可见边缘光滑、密度均匀囊性低密度影,邻近骨质受压吸收。

2. **CT表现**　窦腔膨大,内可见低或等密度软组织影,密度一般较均匀,极少数伴钙化、出血,边界清楚,增强后内容物不强化,囊壁呈轻度环形强化,窦壁骨质变薄、局部吸收。并发急性感染或形成脓囊肿,边界模糊,囊肿壁呈明显环形强化。黏液囊肿易压迫邻近结构,额窦黏液囊肿易压迫额叶脑组织及眼眶上部结构,筛窦黏液囊肿易压迫眼眶内部及前颅窝底结构,上颌窦黏液囊肿易压迫鼻腔,蝶窦黏液囊肿易压迫海绵窦。

3. **MRI表现**　边界清楚、膨胀性肿块,其信号多变,信号差异主要由含水量及水化状态、蛋白含量及其成分、黏稠度决定。增强后囊肿壁呈规则线状强化,但内部囊液无强化(ER3-2-6、ER3-2-7)。MRI可更准确显示黏液囊肿与邻近结构关系。

ER3-2-6　鼻窦黏液囊肿

ER3-2-7　鼻窦黏液囊肿

【诊断与鉴别诊断】

鼻窦黏液囊肿病史长,有典型的影像学表现,一般诊断不难。鉴别诊断包括鼻窦肿瘤及黏膜下囊肿,鼻窦肿瘤 CT 或 MRI 呈均匀或不均匀的实性强化;黏膜下囊肿紧贴窦壁,一般不会引起窦壁骨质变薄、吸收,亦不会造成窦腔膨胀。

三、牙源性囊肿

牙源性囊肿(odontogenic cyst)由牙齿发育障碍或牙齿病变所引起的囊肿,包括含牙囊肿和根尖周囊肿两种。

(一)含牙囊肿

【概述】

含牙囊肿多位于未萌发恒牙牙冠周围,更常见于下颌骨,也可见于上颌骨,大多发生于上颌牙槽突或上颌窦前壁的骨内,长大后可压迫周围骨质,使之吸收、变薄,也可向上侵入鼻腔、上颌窦及眼眶。含牙囊肿(dentigerous cyst)表现为快速生长肿块,常发生于青年人,易导致面部不对称,触诊时可有波动感。

【影像学表现】

1. 普通 X 线检查　表现为上颌透亮区,伴未萌发牙冠或一完整牙,通常为单房,也可为多房,边缘骨质硬化。随着囊肿生长,可推压未萌发牙,当囊肿突入上颌窦,可能生长较快,但仍然保留一薄层骨质。

2. CT　冠状面能更清楚显示病变,表现为囊状透亮区,内含形态完整或不完整牙齿,压迫邻近结构(ER3-2-8)。

ER3-2-8　含牙囊肿

3. MRI　囊肿内容物在 T_1WI 多为低信号,T_2WI 多为高信号,增强后不强化;内含牙齿在 T_1WI 和 T_2WI 均为低信号。囊壁呈轻中度环形强化。

【诊断与鉴别诊断】

根据 X 线平片或断层摄影很容易诊断,鉴别诊断包括上颌窦黏液囊肿和根尖周囊肿,黏液囊肿内不含牙齿,易向同侧筛窦方向膨胀;根尖周囊肿较小,膨胀轻,囊肿包绕根尖。

(二)根尖周囊肿

【概述】

根尖周囊肿(periapical cyst)为最常见的牙源性囊肿,是由于深龋病发生牙髓坏死、根尖周感染,形成肉芽肿后,逐渐有上皮长入其内作为衬里而形成。多发生于上颌切牙、尖牙和前磨牙牙根唇面。囊肿较小,发生于牙根尖部。

多数根尖周囊肿无明显自觉症状,长大可使面颊部隆起。

【影像学表现】

1. 普通 X 线检查　表现为根尖周围单房、边界清楚透亮区,直径通常小于 1cm。

2. CT　冠状面 CT 显示根尖周围囊状透亮区,密度均匀,包绕根尖,边界较清楚,增强后内容物不强化,囊壁可见轻度强化,有时囊壁较厚,周围骨质硬化。

四、面裂囊肿

面裂囊肿(facial cleft cyst)属于非牙源性囊肿,指发生在胚胎期面部各胚性突起相互结合的裂隙处,由残余的胚性上皮或迷走上皮在某些因素作用下发展而形成,根据发生部位分为正中囊肿(median cyst)、球颌囊肿(globulomaxillary cyst)、鼻腭管囊肿(nasopalatine duct cyst)和鼻前庭囊肿(nasal vestibular cyst),其中以鼻前庭囊肿最为常见。

【概述】

鼻前庭囊肿命名较多,如鼻唇囊肿、鼻牙槽突囊肿、鼻翼囊肿和鼻黏液囊肿等,现统称鼻前庭囊肿,目前病因仍不清。鼻前庭囊肿发生于鼻前庭底部皮下、上颌牙槽突骨质表面,在鼻腔前部、下鼻甲前端的前、外、下方呈局限性球形隆起。其特征性表现为轮廓清楚,缓慢膨胀性生长,压迫邻近上颌骨,造成上颌骨变形和半球状骨质缺如。

鼻前庭囊肿多见于女性,患者早期无症状,随年龄增长渐感鼻翼根部膨隆、胀满感,合并感染可有局部红、肿、热、痛。检查时可见鼻翼根部、鼻前庭底、上唇部圆形隆起的肿块,多数病变软而有波动感。

【影像学表现】

1. CT　表现为囊性病变,多呈类圆形,边界清楚,因含有较多的蛋白质、胆固醇结晶等成分,CT 值较一般囊肿高。早期一般无骨质改变,长大时压迫上颌骨额突,轻者仅表现为骨质硬化、凹陷,重者可出现明显压迹(ER3-2-9)。继发感染时病灶边界不清。

ER3-2-9 鼻前庭囊肿

2. MRI 信号多变,T_1WI 多呈高信号,T_2WI 呈中等信号,不强化,伴发感染时,囊壁可出现线状强化。

【鉴别诊断】

包括正中囊肿、球颌囊肿、鼻腭囊肿,三者起源部位与鼻前庭囊肿不一致。正中囊肿位于上颌正中缝,HRCT 显示圆形或卵圆形透亮区,边缘光滑;球颌囊肿位于上颌侧切牙与尖牙之间,使两者距离加大,HRCT 表现为囊性低密度区,呈倒置的梨形,边界清楚;鼻腭囊肿位于切牙管内,如无继发感染或瘘管形成,一般无症状,常因其他原因作 CT、MRI 检查时意外发现,HRCT 表现为切牙管局限或弥漫性扩大,呈卵圆形或心形,MRI T_1WI 通常表现为低信号,在 T_2WI 为高信号,内容不强化。

第八节 鼻及鼻窦良性肿瘤

一、内翻性乳头状瘤

【概述】

内翻性乳头状瘤(inverting papilloma)生长缓慢,在组织学上属于良性肿瘤,其实属于交界性肿瘤,有局部侵袭性,术后复发率高达 10%~75%。最近由于鼻窥镜手术的开展,能够清楚显示病变的范围,术后复发率下降。

关于内翻性乳头状瘤恶变的来源尚有许多争论,许多学者认为内翻性乳头状瘤多中心生长,有 3%~24%(平均 13%)的病例和癌伴生,常见为鳞癌;另一些学者认为内翻乳头状瘤的恶变是由于内翻乳头状瘤转变而来。值得注意的是,当首次手术完全切除后,恶变发生较少见。

绝大多数内翻性乳头状瘤单侧发病,两侧发病罕见。最常见的发生部位为鼻腔外壁近中鼻道处,常蔓延到邻近鼻窦,上颌窦占 69%,其他依次为筛窦、蝶窦和额窦;也可侵犯鼻咽、眼眶,少数可侵犯脑膜和颅内

结构。原发于鼻窦的乳头状瘤很少见。

内翻性乳头状瘤是鼻腔和鼻窦最常见肿瘤,男性较女性多见,约 2:1~10:1,高发年龄为 40~70 岁,临床表现为鼻塞、鼻涕、鼻出血和失嗅,出现疼痛和面部麻木可能提示并发恶变,侵犯眼眶可出现突眼。

【影像学表现】

1. 普通 X 线检查 鼻腔及鼻窦密度增高,鼻腔内可见模糊软组织影,与鼻甲分界不清,梨状孔膨大变形,鼻中隔移位、骨质受压变薄。

2. CT 鼻腔软组织肿块影,形态规则或不规则,边界较清楚,密度多较均匀,少数可伴钙化,小肿瘤多局限于鼻腔,大的肿瘤常蔓延到邻近鼻窦,增强后肿瘤多为均匀中度强化。邻近骨质受压变薄,大的肿瘤可破坏骨质,多见于中鼻甲和上颌窦内壁。由于病变易阻塞窦口鼻道复合体,常伴有阻塞性鼻窦炎,窦腔内充以软组织影(ER3-2-10)。部分肿瘤可向鼻外蔓延,常见为鼻咽部,严重与鼻咽后壁相连,类似后鼻孔息肉;也可蔓延到眼眶、颅内。由于本病易复发,CT 是术后随访最重要的影像检查方法。

ER3-2-10 内翻性乳头状瘤 CT 表现

3. MRI 多数病变信号均匀,T_1WI 和 T_2WI 表现为低到中等信号,中度强化,MRI 易区分肿瘤与伴发的阻塞性炎症(图 3-2-3)。

【诊断与鉴别诊断】

中鼻道局限软组织影,结合临床表现,可提示本病诊断,但需活检进一步证实。

主要鉴别诊断为鼻息肉,鼻息肉常两侧发病,CT 表现为低密度影,边缘黏膜强化,一般无骨质破坏;MRI T_2WI 信号较乳头状瘤高,多为环形强化;结合活检所见,两者容易鉴别。

二、血管瘤

【概述】

血管瘤(hemangioma)为鼻腔内较常见的肿瘤,发生于鼻窦者少见。血管瘤好发于邻近中、下鼻甲的鼻黏膜,可侵犯鼻甲,也可造成鼻腔变形和鼻中隔移位。血管瘤亦可发生于鼻中隔、鼻骨等骨性结构。

组织学上,血管瘤通常分为毛细血管瘤和海绵状血管瘤两大类。毛细血管瘤较小,好发于鼻中隔上;海绵状血管瘤由大小不一血窦构成,瘤体大,好发于上颌窦自然开口和下鼻甲处。

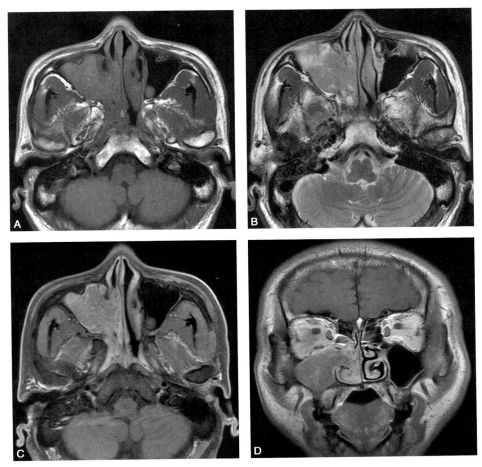

图 3-2-3　内翻性乳头瘤

MRI 示右侧鼻腔及上颌窦软组织肿块影,形态不规则,边界较清楚,密度较均匀,右上颌窦内壁、中鼻甲骨质破坏

主要临床表现为单侧鼻塞和反复性鼻出血。检查鼻腔内可见暗红色或褐色肿块。起源于鼻中隔或鼻骨等骨性结构。

【影像学表现】

1. 普通 X 线检查　鼻腔或鼻窦内软组织肿块,少数可见高密度的静脉石,鼻腔或鼻窦膨大,鼻中隔移位,骨质受压变薄,可伴骨质侵蚀。

2. CT　鼻腔或鼻窦内软组织肿块,边界清楚,形态规整或不规整,多数密度不均匀,有时可见高密度的静脉石,增强后明显强化,邻近骨质受压变形或侵蚀。上颌窦血管瘤表现为窦腔扩大,局部可见骨质吸收或破坏。起源于骨性结构血管瘤表现为受累骨膨大,呈蜂窝状或放射状改变。

3. MRI　T_1WI 为中等信号,T_2WI 为明显高信号,增强后明显强化。

三、骨瘤

【概述】

骨瘤(osteoma)是鼻窦最常见的良性肿瘤,多见于 20~40 岁成年人,男性较女性多见,生长缓慢,少数随着骨骼发育成熟有自行停止生长的趋势,无恶变。

组织学分 3 种类型:①致密型:多见于额窦;②松质型:多见于筛窦;③混合型。

骨瘤多发生于额窦,其次为筛窦、上颌窦,蝶窦罕见,通常为单发,少数可多发,常伴肠息肉或兼有软组织肿瘤,称为加德纳(Gardner)综合征。

大多数患者无症状,为偶然发现。较大的骨瘤可阻塞鼻窦引流,出现鼻窦炎症状;也可突入眼眶或颅内而出现相应压迫症状。

【影像学表现】

1. 普通 X 线检查　多呈圆形、类圆形,也可呈不规则形、分叶状,瘤体大小不等,边界清楚。致密型表现为与骨皮质密度相似的高密度肿块,类似象牙质状;松质型为外围有密度较高的致密骨结构,其内为松质骨,类似海绵状;混合型由皮质骨和松质骨混合构成。

2. CT 表现　呈圆形、椭圆形、不规则形或分叶状,边界清楚,大的骨瘤可突入眼眶或颅内,邻近结构受压、移位。致密型表现为均匀骨皮质样高密度影；松质型表现为由厚薄不一的骨皮质构成骨壳，内可见骨小梁结构；混合型表现为高密度的瘤体内散在低密度纤维区（ER3-2-11）。

ER3-2-11 混合型骨瘤

3. MRI 致密型骨瘤在 T_1WI、T_2WI 多为极低信号，增强后无强化；松质或混合型骨瘤信号可不均匀，内散在高信号，增强后可有不同程度强化。

四、骨化性纤维瘤

【概述】

骨化性纤维瘤（ossifying fibroma）是一种良性、生长缓慢的纤维性骨病变，单发多见，好发于下颌骨，亦可见于上颌骨、额骨、筛骨和蝶骨等。

病理上，骨化性纤维瘤呈分叶状，有完整包膜，边界清楚，由成纤维细胞和致密骨组织构成，骨小梁周围可见成骨细胞，瘤体内可见囊变。少数骨化性纤维瘤可发生恶变。

多发生于青少年，女性较男性更常见。临床上多以面部畸形或眼球突出就诊，可伴有鼻窦炎症状，亦可有头痛、视力下降等。

【影像学表现】

1. **普通 X 线检查** 骨性高密度肿块影，边界清楚，多数密度均匀，少数散在斑片状或不规则形低密度影。

2. **CT** 卵圆形或分叶状骨性高密度影，边界清楚。瘤周有厚薄不一的骨壳，其下方常见薄的完整或不完整环形低密度影。瘤体内密度不一，可呈均匀的磨玻璃状，也可有囊变、钙化或骨化混合存在。大的肿瘤可突入眼眶或颅内，压迫邻近结构。若肿瘤突然增大，形态不规整，有放射状骨针形成，常提示恶变，多为骨肉瘤。

3. **MRI** T_1WI 呈低或中等信号，T_2WI 呈低信号，信号可均匀或不均匀，增强后低到中等强化。

【诊断与鉴别诊断】

本病根据典型的 CT 表现，容易作出诊断。

鉴别诊断包括单发性骨纤维异常增殖症和骨母细胞瘤。骨纤维异常增殖症更常见于青少年男性，多沿着受累骨生长，除靠近骨缝外，其他边缘不清楚，绝大多数密度呈磨玻璃状，瘤体内可见"岛屿"状低密度影。骨母细胞瘤很少见，术前易误诊为骨化性纤维瘤，两者影像学表现相似，但骨母细胞瘤骨壳多不完整，瘤体内钙化或骨化影较模糊，易侵犯邻近结构，邻近脑膜有不同程度的强化；侵袭性骨母细胞瘤具有形态不规整、边界模糊、侵犯邻近结构等恶性征象。

第九节 鼻及鼻窦恶性肿瘤

鼻及鼻窦恶性肿瘤较少见，大约占所有头颈部肿瘤的 3%，其中 50%~65% 起源于上颌窦，10%~25% 起源于筛窦，15%~30% 起源于鼻腔。就全部鼻窦癌而言，80% 发生于上颌窦，其次为筛窦，额窦和蝶窦罕见。

鳞状细胞癌约占鼻及鼻窦所有恶性肿瘤的 80%，其他包括未分化癌、小涎腺肿瘤、腺癌、淋巴瘤、黑素瘤、嗅神经母细胞瘤、浆细胞瘤、恶性纤维组织细胞瘤等。鼻及鼻窦恶性肿瘤易阻塞鼻窦口，可造成阻塞性鼻窦炎。

鼻及鼻窦恶性肿瘤的早期症状与慢性鼻窦炎相似，为持续流涕和面部疼痛，偶尔伴血涕，出现血涕应引起重视。典型临床表现包括面部疼痛和麻木、鼻塞和持续血涕、牙齿松动、突眼、溢泪、头痛。晚期肿瘤经常侵犯眼眶、颅内等邻近结构而产生相应的症状。

鼻及鼻窦恶性肿瘤的转移多通过直接扩散和沿神经周蔓延，也可通过淋巴道转移。淋巴转移有两个途径：①沿着淋巴道向后引流到后鼻孔附近淋巴丛，经咽侧和咽后外侧淋巴结（Rouviére 淋巴结），引流到颈深淋巴结群上组，这是主要淋巴结引流通路；②区域淋巴结转移较少见，出现时通常提示肿瘤扩散已超出鼻及鼻窦范围，是患者预后较差的重要指征。此外，少于 10% 的鼻及鼻窦恶性肿瘤有全身转移，血行转移到肺最常见，有时可出现骨转移。

CT 优势在于能够清晰显示骨质结构的异常，对恶性肿瘤的诊断有重要价值，也对鼻窥镜手术有重要指导作用。与 CT 比较，MRI 易区分肿瘤及伴发的阻塞性炎症，能够更准确描述肿瘤鼻外侵犯的范围，对恶性肿瘤的治疗有重要价值。MRI 在显示肿瘤颅底骨髓浸润及神经周转移方面也较 CT 有明显优势，最好采用薄层增强 T_1WI 联合脂肪抑制扫描技术。因此，对鼻及鼻窦恶性肿瘤，应 CT 和 MRI 同时进行检查。

鼻及鼻窦恶性肿瘤通常在 MRI T_1WI 和 T_2WI 为中等信号，多不均匀实性强化。阻塞性炎症在 MRI T_1WI 多为低信号，T_2WI 多为高信号；如果阻塞时间较长，由于自由水吸收和蛋白质浓度增加，T_1 和 T_2 弛豫时间不同程度缩短，因此 T_1WI 和 T_2WI 表现混杂信号；增强后阻塞炎症外周黏膜强化，中央不强化。根据 MRI 增强表现有助于鉴别肿瘤和伴发的阻塞性炎症。

PET 在鼻及鼻窦恶性肿瘤治疗疗效评价及治疗后复发诊断中有独到作用，可以弥补 CT 和 MRI 不足。

一、鳞状细胞癌

【概述】

鼻及鼻窦鳞状细胞癌（squamous cell carcinoma）通常发生于中老年人，男性多见，长期接触镍、木尘、煤烟和铬的人鳞癌发病的危险性增加。早期的临床症状隐匿，类似鼻窦炎，经常延迟诊断，因此预后较差。直到作出诊断时，病变常已蔓延到深部组织，相应临床症状包括牙齿松动或疼痛、牙关紧闭、复视和头痛等。除了直接侵犯颅底骨质外，通过邻近的神经血管孔、裂扩散到颅底为另一个相对较早的转移途径。

淋巴结转移可能被临床低估，因为本病早期主要转移到咽后组淋巴结，不容易触到。肿瘤局限于窦腔内，区域淋巴结转移不常见；一旦肿瘤侵犯深部软组织和邻近结构，淋巴道转移的概率增加，甚至发生远处转移。

【影像学表现】

1. 普通 X 线检查　鼻腔和鼻窦透亮度减低，可见不规则软组织影，周围骨质破坏，侵犯眼眶、颅底等邻近结构。

2. CT　鼻腔和鼻窦不规则软组织肿块，密度不均匀，可伴有出血、囊变，少数可有钙化，边界不清，周围的骨质弥漫性破坏，广泛累及邻近结构（ER3-2-12）。

ER3-2-12　鳞状细胞癌

3. MRI　T_1WI 和 T_2WI 多为中等信号，多数不均匀，有中到高度强化。

二、未分化癌

【概述】

1987 年，Levine 等首先描述鼻腔和鼻窦未分化癌（undifferentiated carcinoma），病变的特征为生长迅速、广泛组织破坏，易侵犯眼眶和前颅窝，但临床症状相对较轻。

【影像学表现】

1. CT　起源于鼻腔顶部和筛窦，表现为大的软组织肿块，边界不清楚，平扫密度尚均匀，但增强后不均匀强化。常侵犯前颅窝、眼眶、翼腭窝、咽旁间隙和海绵窦等邻近结构。

2. MRI　T_1WI 为中等信号，T_2WI 为中等到高信号，增强后不均匀强化。

三、非鳞状细胞癌

鼻及鼻窦非鳞状上皮恶性肿瘤可能起源于上皮表面或黏膜腺的导管系统，分为涎腺和非涎腺两种组织学类型，鼻腔和鼻窦涎腺癌如腺样囊性癌、黏液表皮癌较腺癌多见。腺样囊性癌和腺癌是两种常见的非鳞状细胞癌（non-squamous cell carcinoma）。

（一）腺样囊性癌

【概述】

腺样囊性癌（adenoid cystic carcinoma）多见于中老年人，是一种生长缓慢的恶性肿瘤，常因症状隐匿而延误就诊。最常发生于大小涎腺，偶尔见于泪腺、鼻咽部。鼻腔、鼻窦和口腔包括硬腭是小涎腺常见的分布部位，小涎腺的腺样囊性癌较大涎腺更常见，占小涎腺恶性肿瘤的 1/2 以上。腺样囊性癌占鼻腔和鼻窦恶性肿瘤的 5%～15%，约 1/2 发生于上颌窦，约 1/3 发生于鼻腔，发生于筛窦、蝶窦及额窦少于 5%。

大部分肿瘤形态不规则，侵袭性破坏周围的结构，易沿神经周转移。神经周转移为腺样囊性癌的特性，是颅底和中枢神经系统受侵的常见途径，有些可出现"跳跃性"生长，出现此征象往往提示预后不良。

腺样囊性癌术后易复发，术后 1 年复发率超过 50%，术后 5 年约 75%。血行转移常见，发生率约 50%，肺、脑、骨最常受累；而淋巴道转移相对少见。

【影像学表现】

鼻腔和鼻窦腺样囊性癌形态不规则，边界不清楚，密度或信号不均匀，内可见多发、小的囊变区，少数有钙化，伴邻近骨质浸润性破坏，也可侵犯眼眶、颅内、翼腭窝、颞下窝等邻近结构。本病易沿神经周转移，MRI 能清楚显示并可推测转移途径。

（二）腺癌

腺癌（adenocarcinoma）男性多见，占 75%～90%，高发年龄为 55～60 岁，筛窦是最常见的发病部位，木工筛窦腺癌的发病率比普通人高 1 000 倍。本病可能起源于上皮、小涎腺或两者同时发病，病理上分为 3 种类型：乳头型、无蒂型和腺泡-黏液型，乳头型主要起源于上皮，无蒂型可能起源于小涎腺和杯状细胞，腺泡-黏液型起源于黏液浆液腺。

【影像学表现】

腺癌形态不规则，边界尚清楚，多数密度或信号均匀，T_1WI 为等信号，T_2WI 为较高信号，中等到显著强化。

四、黑素瘤

【概述】

黑素瘤（melanoma）起源于胚胎发育期从神经嵴迁移到鼻腔和鼻窦黏膜的黑色素细胞。大约20%黑素瘤发生于头颈部，鼻腔和鼻窦占3.5%；鼻腔较鼻窦更常见，鼻中隔前部是鼻腔内最常见的发病部位，其次为中下鼻甲；上颌窦是鼻窦中最常见的发病部位，占80%，其次为筛窦。

鼻及鼻窦黑素瘤多为单发，也可多发，多数为有色素性黑素瘤，10%~30%为无色素性黑素瘤。本病高发年龄为50~80岁，性别无明显差异。若鼻腔内见到有明显黑色素沉着的息肉样肿块，临床较易作出诊断；然而，一些无色素性黑素瘤外观呈粉红色，临床诊断困难。

【影像学表现】

黑素瘤特征性 MRI 表现：T_1WI 为高信号，T_2WI 为低信号，有明显强化；这种信号改变由肿瘤内部黑色素的含量决定。少数无色素性黑素瘤在 T_1WI 为低信号，T_2WI 为高信号，诊断较困难。黑素瘤易通过神经周向头颈部转移。

五、嗅神经母细胞瘤

【概述】

嗅神经母细胞瘤（olfactory neuroblastoma）是一种起源于鼻腔嗅上皮神经嵴的肿瘤。类似命名有嗅感觉神经瘤、神经感觉瘤、嗅神经细胞瘤、嗅成感觉神经细胞瘤等。

本病男女发病率基本一致，有两个高发年龄组，第一个为11~20岁，第二个为51~60岁。最常见的临床症状包括鼻出血和鼻塞。

患者的预后与首次检查时病变范围相关，Kadish将本病分为3期：Ⅰ期肿瘤局限于鼻腔，Ⅱ期肿瘤已侵入单或多个鼻窦，Ⅲ期肿瘤超出鼻腔，侵入眼眶、颅内或已有颈淋巴结或远处转移。

【影像学表现】

1. CT　多起源于鼻腔上部、筛窦顶，表现为形态不规则的软组织肿块，边界不清楚，少数可伴钙化、邻近骨质侵蚀、破坏，常侵犯眼眶或颅内（ER3-2-13）。

ER3-2-13　嗅神经母细胞瘤 CT 表现

2. MRI　T_1WI 呈低信号，T_2WI 呈较高信号，有中度强化，增强扫描有助于判断是否侵犯硬脑膜或脑实质（图3-2-4）。

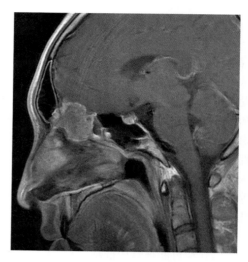

图 3-2-4　嗅神经母细胞瘤
T_1WI 增强扫描示肿块突入颅底，呈轻、中度强化

六、淋巴瘤

【概述】

鼻及鼻窦淋巴瘤（lymphoma）过去曾被称为致死性中线肉芽肿（lethal midline granuloma）、多形性网织细胞增生症（polymorphic reticulosis）、中线恶性网织细胞增生症（midline malignant reticulosis）等，其特点为进行性经久不愈的溃疡坏死，有严重的鼻塞和中面部破坏。

结外淋巴瘤大多数为非霍奇金淋巴瘤（NHL），根据免疫组化分为 T、B 和 NK 细胞淋巴瘤。T/NK 淋巴瘤多位于鼻腔，常见于亚洲、南中美洲和墨西哥，与 EB 病毒感染有关，具有进行性血管破坏性生长方式，常引起坏死和骨侵蚀，易并发感染。在我国，90%以上鼻腔鼻窦淋巴瘤为 T/NK 淋巴瘤。B 淋巴瘤多位于鼻窦，北美和欧洲多见。

本病好发于中年男性，男女比例为4:1。常见临床症状为鼻塞、流涕、鼻出血、面颊或鼻区肿痛，可伴发热、复视、视物模糊、头痛、眼球突出及脑神经麻痹。鼻窥镜检查见鼻黏膜坏死、溃疡出血，表面常有干痂或脓痂。

【影像学表现】

1. CT　局限于鼻腔淋巴瘤最常见，多发生于鼻腔前部或下鼻甲，向前易浸润鼻前庭、鼻翼及邻近面部皮肤；密度不均匀，内可见不成形低密度影，提示为坏死组织；鼻中隔、中下鼻甲破坏；增强后低或中度强化。弥漫性淋巴瘤表现为鼻腔中线区明显骨质破坏伴软组织肿块,充满鼻腔和上颌窦、筛窦,半数以上病例累及邻近的面部软组织、牙槽骨、硬腭、眼眶、鼻咽部、颞下窝、翼腭窝等(ER3-2-14)。局限于鼻窦淋巴瘤少见,多见于上颌窦,窦腔内充以软组织影,密度较均匀,窦壁可出现轻微骨质破坏,窦周常可见软组织浸润,增强后均匀中度强化。

ER3-2-14 弥漫性淋巴瘤

2. MRI T₁WI 为低或中等信号,T₂WI 为中等或高信号,多数病变轻到中度强化。MRI 可发现早期骨髓浸润,也可清楚显示淋巴瘤沿神经周蔓延的途径。

【诊断与鉴别诊断】

根据临床及典型影像学表现,多数鼻腔鼻窦淋巴瘤能够作出诊断,但需组织学进一步证实。

局限于鼻腔淋巴瘤需与内翻性乳头状瘤鉴别,内翻性乳头状瘤多起源于中鼻甲附近的鼻腔外侧壁,易向筛窦和上颌窦生长,向鼻腔前部及鼻前庭生长少见,一般不浸润鼻翼及邻近皮肤,CT 可显示邻近骨质侵蚀。

弥漫性鼻及鼻窦淋巴瘤鉴别诊断包括鳞状细胞癌、韦氏肉芽肿病。鼻腔鳞状细胞癌发病部位更靠后,往往出现更严重骨质破坏,病变密度或信号常不均匀,侵犯鼻旁软组织少见,颈部转移淋巴结的中心易出现坏死。韦氏肉芽肿病多为全身性疾病,也累及肺和肾脏,鼻腔改变较局限,多伴有中下鼻甲和鼻中隔破坏,窦壁骨质增生、硬化,可出现"双边"征,侵犯硬腭、牙槽骨和面部皮肤罕见。

鼻窦淋巴瘤主要与鳞状细胞癌鉴别。鳞状细胞癌发病率高,约占鼻窦恶性肿瘤 90% 以上,典型表现为形态不规则软组织肿块伴严重窦壁骨质破坏,密度或信号往往不均匀,颈部转移淋巴结中央常出现坏死。

七、转移瘤

【概述】

转移瘤(metastasis)最常见原发肿瘤为肾癌,其次为肺癌、乳腺癌和胃肠道肿瘤,少见原发肿瘤包括子宫颈癌和肝细胞癌。转移可能为患者首发临床表现,据此查出原发肿瘤。尽管转移瘤可累及鼻腔和鼻窦任何部位,但上颌窦最常见。

疼痛是转移瘤最常见的临床表现。

【影像学表现】

1. CT 单发或多发,多数为溶骨性骨质破坏,伴有软组织肿块,边界较清楚,密度较均匀;少数为骨质硬化肥厚。

2. MRI T₁WI 多为低信号,T₂WI 多为高信号,增强后强化不一,MRI 能够发现早期骨髓内异常,但无特异性,需结合病史。

八、横纹肌肉瘤

【概述】

横纹肌肉瘤(rhabdomyosarcoma)起源于将来分化为横纹肌的未成熟的间叶细胞,是儿童时期最常见的鼻窦原发恶性肿瘤,男性稍多于女性,两者之比为 3:2。

病理上,多数学者将本病分为胚胎型、腺泡型和多形型 3 种。一般认为约 2/3 的病例为胚胎型,多见于儿童,瘤细胞形态、分化不一。腺泡型较胚胎型少见,多见于青春期,由分化差的瘤细胞组成,细胞沿着结缔组织隔整齐排列,类似于肺的腺泡结构,此型预后最差。多形型最少见,仅占 1%,多发生于年龄较大的患者,具有丰富嗜酸性胞质且疏松排列的各种不同形态细胞。

横纹肌肉瘤可发生于鼻窦任何部位,以筛窦多见。起病急,进展快,常见症状是鼻塞、鼻出血,其他还有嗅觉减退、上颌麻木、牙齿松动、脱落等;病变常蔓延至眼眶、颅底,甚至进入颅内,出现眼球突出、复视、视力减退、头痛及脑神经受累症状等。

【影像学表现】

1. CT 窦腔内充以软组织影,多数形态不规则,边界不清楚,密度较均匀,少数可伴有囊变、坏死或出血,一般无钙化,窦壁浸润性骨质破坏,病变明显强化;本病进展迅速,短期可侵犯眼眶、翼腭窝、颞下窝、颅底,甚至蔓延颅内。

2. MRI T₁WI 为均匀等或稍低信号,T₂WI 为高信号,少数肿瘤有囊变、坏死或出血,而表现信号不均匀,病变有中等或明显强化。STIR 或增强扫描后脂肪抑制序列可更清楚显示病变的范围及与邻近结构的关系。

第十节 全身病变的鼻及鼻窦改变

一、骨纤维异常增殖症

【概述】

骨纤维异常增殖症(fibrous dysplasia of bone)是一种病因不明的良性纤维性骨病变,生长缓慢,常累及鼻窦和鼻甲,临床上分为3种类型:单骨型、多骨型和Albright综合征。

病理上,病变区正常骨组织由灰白色坚韧的纤维组织取代,骨皮质因病变侵蚀变薄、膨胀。病灶主要为不成熟的纤维组织和新生骨组织构成。

病变发展缓慢,一般在幼年发病,长大后才出现症状,成年后可有自行静止或痊愈的趋势,男性较女性更常见。临床表现为病变部位肿大膨隆,面部不对称,鼻塞、眼球突出及牙齿松动,侵犯颅底出现相应脑神经受损症状和体征。

骨纤维异常增殖症恶变发生率为0.5%,临床表现为症状突然加重,疼痛加剧。最常见为骨肉瘤,其次为软骨肉瘤、纤维肉瘤和巨细胞瘤。

【影像学表现】

1. 普通X线检查 鼻窦和鼻甲膨大,密度增高,多呈磨玻璃样,与正常骨界限不清楚。

2. CT 本病的密度由生长期和病变的纤维组织、骨样组织、新生骨小梁比例决定,HRCT表现从透亮区到弥漫硬化区。Fries等将本病分为以下3种类型,变形性骨炎型最常见,约占56%,影像学表现为硬化和纤维化的透亮区混合改变,组织学显示等量的纤维组织和编织骨小梁混合组成;硬化型约占23%,影像学表现为均匀一致的高密度区,外观呈磨玻璃样,组织学由密集排列的成熟骨小梁构成,其中夹杂少许纤维组织;囊型约占21%,影像学表现为球形或卵圆形透亮区,外围有致密骨壳包绕,组织学以纤维组织为主,含少量骨样组织和不成熟编织骨小梁。同一患者可同时有以上3种改变,以其中1种表现为主(图3-2-5)。

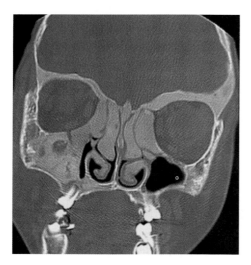

图3-2-5 骨纤维异常增殖症

变形性骨炎型,呈磨玻璃密度,表现为硬化和纤维化的透亮区混合改变

受累鼻窦和鼻甲肥大,沿骨轮廓生长,一般不侵蚀骨皮质;侵及范围广,缺乏清晰边界,尤其到晚期更明显;不累及颅缝,即以颅缝为界向周围生长,颅缝形态完整、间隙正常;晚期易造成受累骨的自然孔道变窄。

3. MRI T_1WI和PWI多表现为中等信号,T_2WI表现为不均匀低信号,增强后有不同程度强化。

二、朗格汉斯细胞组织细胞增生症

【概述】

朗格汉斯细胞组织细胞增生症(Langerhans cell histiocytosis,LCH)是以朗格汉斯细胞大量增生为特征一组疾病,包括以前的嗜酸性肉芽肿(eosinophilic granuloma)、韩-薛-柯病(Hand-Schüller-Christian disease)和莱特勒-西韦病(Letterer-Siwe disease)3种。

本病病因仍不明,早期多数学者认为可能由免疫功能紊乱引起,少数认为可能与病毒感染、酶代谢障碍或创伤有关,最近一些学者提出本病是一种单克隆增殖性疾病(a clonal proliferative disease)。

本病好发于儿童,发病率很低,只有1/50万~1/10万,最常累及部位是骨和骨髓,鼻窦经常受累,以蝶窦和上颌窦常见,筛窦和额窦少见。

本病临床症状轻微,可出现鼻塞、鼻出血、牙齿松动、头痛、突眼及复视,累及颅底可出现神经麻痹症状。

【影像学表现】

1. 普通X线检查 鼻窦骨质破坏,边界欠清楚,常伴有眼眶或颅盖骨质缺损,典型改变呈地图状。

2. CT 通常累及多骨,多骨病程可不一致,典型表现为大块溶骨性破坏,轮廓不规则,边缘清楚,但无硬化,具有特征性地图状外观,伴形态不规则软组织肿块,晚期修复病灶处骨质再骨化和重新塑形;增强扫描有不同程度强化。

3. MRI T_1WI变化较大,呈低到高信号不等,可能与病变发展过程相关;T_2WI多呈中等信号,增强扫描病变有中至高度强化。

【诊断与鉴别诊断】

本病诊断要点:发生儿童,常侵及多骨,骨质破坏边界清楚但无硬化;临床症状轻微,与较严重的影像学表现不相符。

需要与恶性肿瘤鉴别,恶性肿瘤进展快,临床症状重,影像学表现多为浸润性骨质破坏,伴有形态不规则软组织肿块,边界不清,易侵犯邻近结构。

(杨本涛 张征宇 赵鹏飞 王振常)

第三章

耳科影像诊断学

第一节 颞骨胚胎发育及大体解剖

一、颞骨的胚胎发育

耳部的发生包括内耳和外、中耳发育两部分。

（一）内耳的胚胎发育

内耳膜迷路是最早发育的听觉感觉器官，来源于外胚层，在胚胎时期的第 3 周开始，首先位于第二鳃弓背侧的外胚层逐渐膨大，形成听板，左右各一，并且对称，听板逐渐向中胚层内凹陷，形成听窝，听窝继续向中胚层发展，约在第 4 周与外胚层完全分离，在中胚层的间充质内形成一个独立的泡状结构，即是听泡，听泡是内耳结构发展的始基。听泡在间充质内不断向背侧和腹侧发展，形成 3 个原始皱襞，逐步变成"Y"形，椭圆囊和球囊相当于"Y"的两个短肢，内淋巴管相当于长肢。椭圆囊在 4~5 周开始发育，由听泡的背侧发育而成，半规管在椭圆囊分化的基础上产生，胚胎时期 6.5 周，在椭圆囊外侧开始不断产生 3 个突起，并且相互垂直，约 7.5 周时三个半规管基本形成，约在 21~25 周发育至成人大小。三个半规管并非同步，上、后半规管发育较早，外半规管发育相对较晚。球囊发育同样来自于听泡，球囊在 5~6 周时形成一个突起，它是耳蜗形成的始基，约在 7.5 周时不断延长，并向内侧盘旋，8.5 周左右耳蜗形成约 1 周，约在第 10~11 周耳蜗发育至 2.25~2.75 周。内耳膜迷路的发生过程中，内淋巴管发育最早，出生后仍然继续生长，而其他膜迷路在胚胎时期已发展到成人大小。膜迷路周围的间充质逐渐分化成外淋巴间隙和软骨迷路，软骨迷路进一步骨化，形成骨迷路，此时，骨迷路和软骨迷路之间为外淋巴间隙，含有外淋巴液。软骨迷路的骨化基本是在发育完成以后才开始骨化，一旦骨化，内耳结构即停止发育（ER3-3-1）。

ER3-3-1 内耳的胚胎发育

（二）外、中耳的胚胎发育

胚胎第 3 周由第一咽囊膨出形成早期的鼓室，第 4 周由第一鳃弓不断内陷形成外耳道，二者结合的部位形成鼓膜。早期鼓室内的间充质细胞分化成听小骨，在第 8 周左右随着间充质的不断吸收，听小骨形态基本建立，5 个月时发育至成人大小。第一鳃弓软骨形成锤骨、砧骨，第二鳃弓软骨形成镫骨。

二、颞骨的大体解剖

颞骨位于颅骨的两侧，左右各一，由鳞部、鼓部、岩部、乳突部和茎突五部分构成。

（一）鳞部

形似鱼鳞状，位于前上方，表面略向外突出，呈凸透镜状，内侧凹陷，可见大脑颞叶的不规则压迹和树枝状脑膜中动脉及其分支压迹。下方逐渐延伸为拱形骨质结构为颧弓，内侧面凹陷并附着咬肌。颞骨的颧突与颧骨的颞突形成颧弓，颧弓的内侧为颞窝，分为颞上窝和颞下窝。颞骨鳞部构成骨性外耳道的上壁和部分后壁。

（二）鼓部

又称为鼓骨，成人颞骨鼓部为"U"形结构，与颞骨鳞部共同形成骨性外耳道，骨性外耳道大部分是由鼓骨构成，分别构成骨性外耳道的前壁、下壁和部分后壁。鼓骨分别与颞骨鳞部、乳突部、岩部相连，形成的骨缝分别成为鳞鼓裂、鼓乳裂和岩鼓裂。鼓骨的内侧为鼓环，外侧与软骨相连，形成整个外耳道。

（三）乳突部

位于颞骨鳞部的后下方，构成颞骨的后部，表面不规则附着枕肌和耳后肌。乳突部逐渐向下延续变尖，即形成乳突，胸锁乳突肌、头夹肌、头最长肌附着在此。乳突尖部内侧有一较深的沟，称乳突切迹，为二腹肌后腹附着之处。乳突的内侧面，面对小脑有一较深的沟，名乙状窦沟，乙状窦静脉经过此处。后者由极薄的乙状窦骨板与乳突蜂房分隔。乳突的前上方与鳞部相连，向下构成外耳道和鼓室的一部分。乳突内含有许多乳突蜂房，最大的空腔是乳突窦，位于前上方。乳突蜂房、乳突窦及鼓室相互沟通。

（四）岩部

位于颅底呈锥形，介于蝶骨和枕骨之间。岩锥的底部连接鳞部的和乳突部，尖部指向内、前方，岩尖部略向上，岩尖位于蝶骨大翼和枕骨底部之间，构成颈内动脉的内侧壁和破裂孔的外侧壁。岩部有前、后、下三个面和前、后、上三个缘。岩部包含内耳结构。

1. **前面** 构成中颅窝与后颅窝的分界，在前面的中间部略向上隆起，为弓状隆起。弓状隆起的前外侧的浅凹为鼓室盖，鼓室盖的下方为鼓室。鼓室盖的前内方有一裂孔，有岩浅大神经和脑膜中动脉岩支经过。裂孔的外侧有岩浅小神经经过。

2. **后面** 与乳突的内侧面相延续，构成后颅窝的前缘。在后面的中部可见较大骨性缺口为内耳道，主要有面神经、听神经经过。内耳道的后方较小的骨性缺口为前庭导水管的外口，主要为内淋巴管和小的动、静脉通过。在两者之间的上方为弓形下窝，内有左右走行的弓形小管，有弓下动、静脉在此通过。

3. **下面** 岩部的下方表面粗糙，不规则，它构成颅底的外侧面。岩尖部的后外方有颈内动脉外口和颈静脉窝，两者之间的骨嵴上有一小管为鼓室小管的开口，为舌咽神经的鼓室支（即 Jacobson 氏神经）通过。颈静脉窝外壁的外侧有一上下走行的小管开口，为乳突小管的外口，有迷走神经的耳支（即 Arnold 神经）通过。在茎突和乳突之间的小孔为茎乳孔，有面神经的乳突段经过，并由此出颅。

（五）茎突

位于鼓部的下方，向前下方伸出细长的骨性结构，常常表现上下两段，由两个骨化中心形成，中间有软骨相连，勿误认为骨折。

第二节 颞骨影像学检查方法

一、平片

颞骨的结构较为复杂，平片重叠较多，目前已被CT取代，以下介绍几种常用的投照方法。

1. **许勒位（Schüller 位）** 乳突侧位相，投照时中心线向足侧倾斜25°。内、外耳道基本重叠，后上方为上鼓室、乳突窦重叠投影，前方为颞下颌关节。

2. **轴位或梅氏位（Mayer 位）** 中心线向足侧倾斜45°，同时头部向患侧旋转45°。岩尖部可显示内耳道和颈内动脉管，乳突部较大的含气腔为乳突窦，前方可见髁突，两者之间为鼓室与外耳道的重叠投影，上鼓室与乳突窦相通。

3. **内耳道经眶位** 头颅后前位，将岩尖部投影于眼眶内。双侧内耳道位于眼眶内，左右走行，内耳道底外侧可见前庭，前庭上、外侧各一骨性管道为上、外半规管。

二、CT

颞骨结构较为复杂，并且主要由骨质和气体组成，具有明显高对比度，因此适用于高分辨率CT检查。

（一）高分辨率 CT

此方法目前是检查颞骨的首选方法。常采用大窗宽，高窗位，一般窗宽为 3 000~4 000Hu，窗位 500~700Hu，层厚 1~2mm，间距 1~2mm；采用骨算法。常规采用横、冠状面扫描，横断面采用听眶上线为基线，冠状面采用听眦线的垂线为基线。

（二）脑池造影

目前此方法逐步被 MRI 取代。检查时患者侧卧位，患侧向上，腰穿后经蛛网膜下腔注入 O_2、CO_2 或滤过空气 3~5ml 后，患者坐位同时向健侧倾斜45°，头亦向健侧倾斜使耳部达到最高点，气体上升至内耳道后进行扫描，扫描时仍保持侧卧位，患耳向上。采用高分辨率 CT 扫描。

（三）螺旋 CT

螺旋 CT 发展较快，随着探测器排数的不断增加，扫描速度越来越快，重建图像质量越来越高。一般扫描层厚 1mm，床速 1mm/s，矩阵 512×512，窗宽 4 000Hu，窗位 700Hu，采用骨算法重建。

1. **MPR 图像** 经工作站处理可以获得任意角度、任一平面的图像，图像质量目前可以达到各向同性。此方法获得图像简单，避免常规扫描时摆位困难和患者不能接受的缺点。

2. **最大密度投影（MIP）及表面遮盖显示（SSD）** 选择所有听骨链的图像后再利用 MIP 进行图像重建。SSD 是利用重建图像进行表面成像，对图像进行切割，去除鼓室盖等结构，从不同角度观察听骨链。

3. **最小密度投影（MinIP）** 去除骨迷路周围结构，仅对骨迷路部分进行重建，从不同角度进行 MinIP 成像；MinIP 显示的是骨迷路的腔内部分。

三、MRI

MRI 成像序列主要有以下方法。

（一）二维自旋回波

MRI 最常用的基本序列，常规 T_1WI、T_2WI 及 T_1WI 增强扫描可以清晰显示软组织病变，并且明显优于 CT。

（二）三维梯度回波

二维自旋回波序列是逐层采集数据，RF 只加在一个层面上并通过改变相位编码和频率编码获得此层面图像。三维梯度回波（three dimensional gradient recalled echo，3D GRE）序列是将 RF 加在有一定厚度的层面上，再通过选层梯度场使每层的相位产生差异，从而获得相对较薄层厚的图像。特点是大大提高了空间分辨率，有利于观察细微病变。

1. **三维稳态梯度回波**（3D spoiled gradient recalled acquisition in steady state，3D-SPGR） 是扰相稳态梯度回波的一种，给 RF 脉冲的同时又加上一个相位编码梯度，这样将残余的横向矢量破坏掉，使图像只受纵向磁矢量变化影响，即 T_1WI；可用头部线圈，两侧同时扫描，翻转角 20°～30°，层厚 0.7～1.3mm。增强扫描可以显示内耳道外的面神经病变。

2. **三维积极干预稳态梯度回波**（3D constructive interference in steady state，3D-CISS） 此序列是三维扫描序列的一种，图像为重 T_2WI，可以清晰地显示内耳膜迷路以及内耳道的神经走行，对于显示内耳道的小听神经肿瘤有帮助。此方法的应用常可免去增强扫描、气脑池造影等检查。

四、数字减影血管造影

数字减影血管造影（DSA）主要包括选择性颈外动脉造影、颈内动脉造影，可显示肿瘤血管供应及血管变异情况，对诊断和治疗均有重要意义。

第三节 颞骨影像解剖及其变异

颞骨解剖结构较为复杂，高分辨率 CT 能良好地反映外、中、内耳的骨性解剖结构，目前已取代平片和多轨迹体层摄影。MRI 虽不能良好地显示内耳骨性结构，但能清晰显示内耳道内的脑脊液、神经结构和内耳膜迷路的淋巴液。目前高分辨率 CT 是检查颞骨疾病的首选方法。

一、颞骨 CT 影像学解剖

（一）横断面 CT 解剖

横断面为基本层面，相当于沿体轴方向观察，亦称"轴面"。根据解剖特点由下至上分九个层面描述。

1. **颞下颌关节层面** 此层面主要可见骨性外耳道下半部分、颈内动脉管水平段、面神经管乳突段、颈静脉孔、咽鼓管等结构（图 3-3-1）。此层面骨性外耳道显示不完全，但可清晰显示颞骨的鼓部结构。骨性外耳道表现为左右走行并且含气的骨性管道。由于骨性外耳道主要由颞骨鼓部和鳞部构成，鼓部为开口向上的"U"形骨管，它构成骨性外耳道的部分前、后壁及下壁。颞骨鼓部不但参与构成骨性外耳道的前壁，并和颞骨鳞部共同与下颌骨髁突构成颞下颌关节，髁突为圆形的骨性结构，周围由结缔组织充填。鼓部与鳞部构成的裂隙为鳞鼓裂，鼓部的后方与乳突相邻，形成鼓乳裂，成人鼓乳裂融合，不易区分，有时仅在乳突外缘形成切迹。此外，颞骨鼓部由较为致密的骨质形成，一般无气化的乳突蜂房。鼓部的内侧，岩部的前方可见沿颞骨长轴方向走行的骨性管道为颈内动脉管，颈内动脉管外侧与之相伴行的骨性裂隙为咽鼓管骨部，是连接鼻咽与中耳的通道。颈静脉孔位于枕骨和岩骨之间，此层面位置较低，常常分前后两部，前部较小，近似"三角形"为神经部，有舌咽神经和岩下窦通过，后部较大为血管部，有颈内静脉和迷走神经、副神经通过。位于颈静脉孔神经部与血管部之间的外侧壁可见一骨性突起，称之为颈静脉突或颈静脉棘，分隔血管部和神经部。颈静脉孔左右两侧常不对称，右侧较大，上缘较高，正常者边缘光滑、完整，有时可高达内耳道层面，有人称之为颈静脉憩室。正常颈静脉孔与鼓室之间有较薄的骨性间隔，有时无骨性间隔，可见颈静脉略向鼓室内突起，属于正常变异，人工耳蜗植入时应注意，切勿损伤此结构，以免引起出血。在颈静脉孔的外侧、骨性外耳道的后方与乳突蜂房的前部，可见一圆形厚壁且中心为低密度的骨质结构为面神经管乳突段，亦称面神经管垂直段或降部，一般在硬化型和板障型乳突较为清楚，表现为圆形骨性结构。乳突与枕骨之间的骨缝为枕乳缝。

2. **蜗窗龛层面** 此层面除可见骨性外耳道、鼓室、面神经管乳突段以及耳蜗基底周外，还可见岬下脚和蜗窗龛（图 3-3-2）。外耳道和鼓室为含气的腔，骨性外耳道显示较全面，为含气的管道，前后壁为颞骨鼓部构成。由于走行弯曲，表现为横管形。内侧前后走行的细微结构为鼓膜，它是外耳道与鼓室的分界。鼓室形态不规则，向前内下方延伸的骨性管道为咽鼓管，鼓室内前外方的条形影为锤骨柄。鼓室内侧壁略向外突起的骨质结构为鼓岬部，即耳蜗的基底周断面，耳蜗未完全显示，仅显示部分耳蜗基底周，平行于颞骨长轴，并且边缘骨质密度较高。在骨性外耳道后壁的后方,可见中心为软组织密度的圆形骨管结构,为面神经管乳突部。耳蜗基底周的后方可见由鼓室向内凹陷的含气小腔,为蜗窗龛。蜗窗龛外侧向前

外突出的骨质为岬下脚。耳蜗后方位于岩骨内的斜行狭窄的管道为耳蜗导水管,呈"喇叭口"状,内侧较宽开口于桥小脑角,外侧起始于耳蜗基底周。

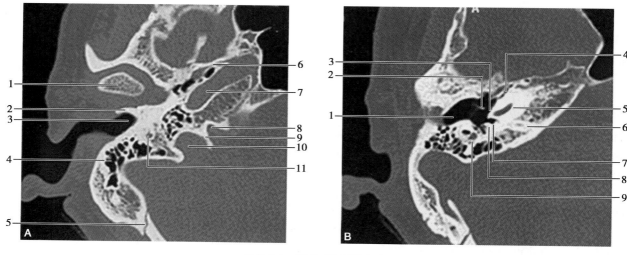

图 3-3-1　颞骨 CT 影像解剖

A. 1. 下颌头;2. 颞骨鼓部;3. 外耳道;4. 乳突气房;5. 枕乳缝;6. 咽鼓管;7. 颈内动脉;8. 颈静脉孔神经部;9. 颈静脉突;10. 颈静脉窝;11. 面神经管;B. 1. 外耳道;2. 锤骨柄;3. 耳蜗岬;4. 咽鼓管鼓室口;5. 耳蜗;6. 耳蜗导水管(外淋巴管);7. 鼓室窦;8. 锥隆起;9. 面神经管

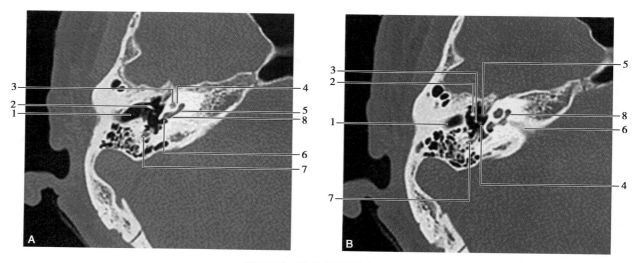

图 3-3-2　颞骨 CT 影像解剖

A. 1. 外耳道;2. 锤骨柄;3. 耳蜗顶周;4. 耳蜗中周;5. 耳蜗骨螺旋板;6. 蜗窗龛;7. 面神经管乳突段;8. 耳蜗基底周;B. 1. 外耳道;2. 锤骨颈;3. 砧骨长脚;4. 镫骨;5. 咽鼓管鼓室孔;6. 内耳道;7. 面神经管第二膝;8. 耳蜗

3. 蜗窗层面　此层面可见耳蜗、蜗窗、锤骨柄、耳蜗导水管以及面神经乳突段等结构。耳蜗表现为蜗牛状,2.25~2.75 周,基底周最为宽大,中周次之,顶周骨质较薄不易显示,在基底周中间隐约可见条形密度稍高影,与耳蜗伴行,为骨螺旋板,分隔鼓阶和前庭阶。耳蜗基底周的后方有一骨性缺口,开口于蜗窗龛,为蜗窗。鼓室内前外方密度较高影为锤骨柄,锤骨柄后方的点状结构为砧骨长脚。

4. 锤骨颈层面　此层面除仍可见耳蜗、鼓室及部

分外耳道外,还可显示锤骨颈、砧骨长脚和镫骨及部分内耳道。位于鼓室内呈逗点状的骨性密度影为听小骨,前外方较大的圆点为锤骨颈,靠后内方较小的圆点为镫骨,两者之间向后内倾斜的条状骨性密度影为砧骨长脚,砧骨长脚末端即靠近镫骨头略膨大的部分为豆状突,与镫骨头形成的间隙为砧镫关节,一般不易显示。镫骨头内侧有时隐约可见镫骨前后脚。耳蜗前外侧可见一向鼓室腔内突起的结构为匙突,匙突与锤骨颈之间鼓室条状影为鼓膜张肌腱。该层面

主要显示耳蜗的中间周和内耳道下半部分。

5. 锥隆起层面　此层面除可见内耳道、耳蜗中周和顶周、听小骨外，还可见前庭、锥隆起、鼓室窦和面隐窝。位于鼓室后壁的中央且尖端指向鼓室的骨性突起为锥隆起，其外侧的凹陷为面隐窝，内侧的凹陷为鼓室窦，亦称之为后鼓室隐窝或锥隐窝。面隐窝的后方可见条状面神经管横断面，为面神经管第二膝，亦称面神经管后膝。耳蜗可见中周和顶周，中心点状高密度影为蜗轴，耳蜗后方卵圆形低密度区为前庭，前庭外侧的开口为前庭窗，前庭的后方可见平行于颞骨长轴的管道，为后半规管下半周断面。鼓室内前方较大的圆点为锤骨颈，后方为砧骨长脚。

6. 面神经管鼓室段层面　此层面可见耳蜗顶周、前庭、内耳道、锤骨头、砧骨体和短脚、面神经管迷路段和鼓室段(图3-3-3)。位于耳蜗顶周上缘的后内方有一较宽骨性管道为内耳道，内宽外窄且边缘光滑，外侧为内耳道底，内耳道底外侧的卵圆形低密度区为前庭，前后径较左右径宽，左右径超过3.2mm为扩大，前庭扩大时常合并外半规管发育短小。前庭后外方可见圆形的骨管为后半规管断面。内耳道底前方平行于颞骨长轴的骨性管道为耳蜗顶周，耳蜗的上方向前垂直于顶周的骨性管道，为面神经管迷路段，由内耳道发出。迷路段继续沿着鼓室内侧壁走行，略平行于颞骨长轴，为面神经管鼓室段，二者之间的夹角为锐角。移行部分略为膨大为面神经管膝部。位于鼓室内的听小骨在此层面表现最大，呈"冰激凌"蛋卷状，前内方圆形的骨质结构为锤骨头，后方稍大密度略高的结构为砧骨体，尾部逐渐变尖的部分为砧骨短脚，其尖端指向乳突窦入口，乳突内较大的含气腔为乳突窦。

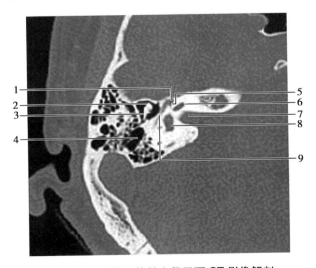

图3-3-3　面神经管鼓室段层面CT影像解剖
1. 面神经管前膝段;2. 锤骨头;3. 砧骨体;4. 乳突窦;5. 面神经管迷路段;6. 耳蜗中周;7. 内耳道;8. 前庭;9. 面神经管鼓室段

7. 外半规管层面　此层面可见内耳道、鼓室、乳突窦、乳突窦入口及外半规管全部(图3-3-4)。外半规管呈马蹄状，穹窿部略向后外，基底部连于前庭，前庭内侧较宽的管道为内耳道，外半规管后部可见一圆形结构为后半规管的断面。在岩骨的后缘表面，后半规管的内侧可见一小骨性凹陷为前庭导水管，正常者仅轻微可见或不见，由于前庭导水管的前后径宽度不等，前窄后宽，以中间部或开口宽度为准，正常者宽度在1.5mm以下，大于1.5mm为扩大。此层面听小骨已不见，上鼓室、乳突窦及乳突窦入口形成似"砂钟"状低密度区，前方为上鼓室，后方为乳突窦，中间最狭窄部分为乳突窦入口，简称窦入口。

8. 总脚层面　此层面显示上、后半规管的横断面，表现为3个圆点状影。最前方的为上半规管断面，中间最内侧的为总脚，两者的连线为上半规管平面，垂直于颞骨长轴。最靠后的为后半规管，与总脚的连线为后半规管平面，平行于颞骨长轴，三个半规管共有五个脚，并且相互垂直。岩骨后缘的骨性裂隙为前庭导水管。此层面上鼓室和乳突窦变得较小。

9. 岩乳管层面　此层面基本为颞骨横断面较高层面，可见上半规管、后半规管及岩乳管。在后半规管前方可见略弯曲、横向走行的骨性管道，内侧开口于岩骨后内缘表面，为岩乳管(petromastoid canal)，亦称弓下动脉管，内有弓下动静脉通过，是中耳炎向颅内蔓延的通道。

(二)冠状面CT解剖

颞骨冠状面从前向后主要有以下4个层面。

1. 耳蜗层面　此层面为颞骨冠状面较靠前的层面，主要显示颈内动脉管、耳蜗、鼓室、听小骨及面神经膝部等结构(图3-3-5)。耳蜗位于岩骨中心部偏外侧，呈蜗牛状，约2.25～2.75周。耳蜗外上方有两个左右排列的小圆形低密度影，为面神经管膝部断面。靠内侧的圆形影位置相对较高为面神经迷路段，靠外侧的圆形影位置较低，为面神经鼓室段的起始部，两者之间为面神经膝部，亦称面神经第一膝。耳蜗与外耳道之间略偏上的含气腔为上鼓室，其内可见砧骨体、锤骨，呈"逗点"状。最上方偏外侧的骨性结构为砧骨体，下方偏内的结构为锤骨头，二者之间的切迹是区分锤、砧骨体的重要标志。锤骨头下方略狭窄的部分为锤骨颈，锤骨颈向内下延续为锤骨柄，并附着于鼓膜内侧。听小骨与上鼓室外侧之间形成的间隙为Prussak间隙(Prussak space)，亦称鼓室上隐窝，宽度一般小于2.0mm，并且含气。上鼓室外侧壁向下延续的骨性突起，为鼓室盾板，胆脂瘤常破坏此处。耳蜗下方的半圆形切迹为颈内动脉管。此层面显示部分外耳道。

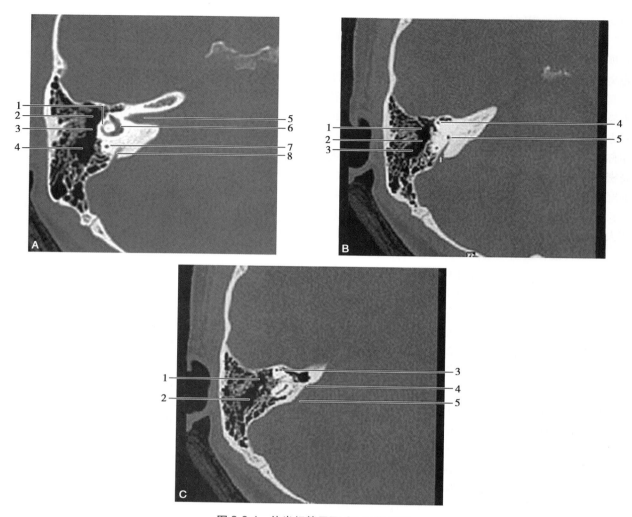

图 3-3-4 外半规管层面 CT 影像解剖

A.1. 外半规管;2. 鼓室上隐窝;3. 窦入口;4. 乳突窦;5. 内耳道;6. 前庭;7. 后半规管;8. 前庭导水管;B.1. 鼓室上隐窝;2. 窦入口;3. 乳突窦;4. 上半规管壶腹;5. 上后半规管总脚;C.1. 鼓室上隐窝;2. 乳突窦;3. 岩乳管;4. 耳蜗导水管;5. 前庭导水管

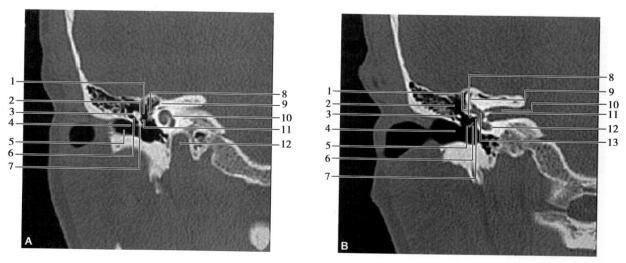

图 3-3-5 耳蜗、前庭层面 CT 影像解剖

A.1. 上鼓室;2. 锤骨头;3. 砧骨体;4. 外耳道;5. 外耳道;6. 鼓室盾板;7. 锤骨柄;8. 面神经前膝部;9. 面神经迷路段;10. 耳蜗;11. 锤骨颈;12. 颈内动脉管;B.1. 外半规管;2. 上鼓室;3. 砧骨;4. 外耳道;5. 镫骨;6. 中鼓室;7. 前庭窗;8. 面神经鼓室段;9. 上半规管;10. 内耳道;11. 镰状嵴;12. 耳蜗;13. 前庭

2. **前庭窗层面** 此层面显示内耳道、前庭、前庭窗及砧骨长脚最佳，尤其是对观察前庭窗病变有重要意义。内耳道为横行走行的骨性管道，外侧为盲端，多呈管状或壶腹状，一般垂直径正常范围4~6mm，个别正常者可超过此范围，内耳道底的横行的骨性突起为镰状嵴。内耳道底外下方可见半圆形结构为耳蜗基底周，内耳道底外侧类圆形低密度区为前庭，前庭多呈卵圆形。前庭外侧的骨性缺口为前庭窗。前庭上、外方可见纵、横向走行的细小管道，并与前庭相连，分别为上、外半规管。此层面能较好的显示砧骨长脚及砧镫关节，砧骨长脚大致平行于鼓室外侧壁，呈细线状，外上方略膨大的部分为砧骨，内下方较细的部分为砧骨长脚，镫骨由外下指向内上，两者之间构成"L"形，交界处为砧镫关节。在外半规管的下缘

中间部可见圆形的软组织影为面神经鼓室段断面。上、外半规管的外侧可见较大的含气腔，呈"三角形"区域，为乳突窦入口。在乳突窦入口的外上方，可见向内下延续的细小骨性突起，为岩鳞隔，亦称 Korner 隔，末端游离于窦腔内。

3. **蜗窗层面** 此层面可见前庭、蜗窗、上半规管、外半规管、部分内耳道，乳突窦入口及锥隆起（图3-3-6）。此层面为鼓室靠后部分，前庭呈圆形，其下开口于鼓室的骨性缺口为蜗窗，耳蜗已不见，前庭上方的圆形结构为上半规管断面，前庭外侧为外半规管。有时在上半规管的下方可见横行走行的岩乳管。在外半规管的下缘可见一小的骨性突起为锥隆起，锥隆起内侧的凹陷为鼓室窦，锥隆起外侧的凹陷为面神经隐窝。

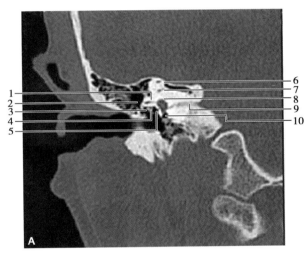
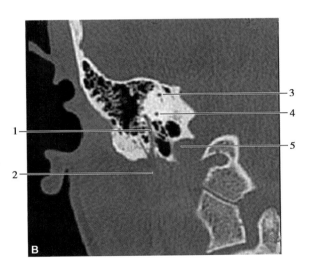

图3-3-6 蜗窗层面CT影像解剖

A. 1. 外半规管；2. 乳突窦；3. 面神经隐窝；4. 锥隆起；5. 鼓室窦；6. 上半规管；7. 岩乳管；8. 前庭；9. 内耳道；10. 蜗窗；B. 1. 面神经管乳突段；2. 面神经；3. 茎乳孔；4. 后半规管；5. 颈静脉窝

4. **面神经管乳突段层面** 此层面骨迷路仅可见后半规管，其下方垂直走行的骨管为面神经管乳突段，下端开口为"喇叭口"状，为茎乳孔，面神经从此出颅。岩骨下方的半圆形切迹为颈静脉窝。

二、颞骨 MRI

MRI 可以显示内耳膜迷路的病变以及内耳道的神经走行。听神经分为蜗神经和前庭上、下神经，MRI 的 T_2WI 对脑脊液和神经纤维有良好的对比性，可以清晰地显示这些神经结构。此外，MRI 可以显示内耳膜迷路，对排除耳蜗骨化及迷路炎等有重要意义。常规 T_1WI、T_2WI 及 T_1WI 增强扫描可以清晰显示软组织病变，对观察耳内及颅内病变具有重要意义。

三、颞骨解剖变异

1. **颈内动脉异位** 少见。正常颈内动脉管位于耳蜗的前下方、鼓室前部。颈内动脉异位时，可经过耳蜗前外侧突入鼓室，易导致搏动性耳鸣。

2. **中颅窝低位** 相对乳突发育小，冠状面明显可见中颅窝向下移位，临床手术应注意，避免手术进入中颅窝，多见于颞骨发育畸形，也可见于正常变异。

3. **乙状窦扩大** 乙状窦常常表现为向外或向前扩大，乳突体积相对变小。

4. **颈静脉球窝高位** 临床认为颈静脉球窝超过外耳道环则认为高位。CT 图像上以颈静脉球窝达耳蜗底周层面为轻度高位，达圆窗层面为中度高位，达前庭层面为重度高位。

第四节　颞骨先天性畸形

一、外中耳发育畸形

【概述】

外中耳发育畸形（malformation of the external auditory canal）是临床先天性颞骨发育畸形最为常见的类型之一，临床表现为耳郭不同程度的发育畸形，无外耳道或者外耳道狭窄、小鼓膜，多合并中耳发育畸形，可表现为鼓室发育小，听小骨畸形及面神经管走行异常。可单侧亦可双侧，较少合并内耳发育畸形。

【影像学表现】

1. **外耳道骨性狭窄**　骨性外耳道狭窄是指前后径或者上下径小于4mm，临床常有小鼓膜，较易诊断。

2. **垂直外耳道**　真正垂直外耳道较为少见，主要表现外耳道骨管已形成，并且向下走行，内侧通向鼓室，外侧与膜性外耳道延续，并与外界相通。此类畸形的重要依据是观察骨性外耳道是否形成，特别是鼓骨是否发育对垂直外耳道的诊断具有重要意义。

3. **外耳道骨性闭锁或膜性闭锁**　外耳道骨性闭锁或膜性闭锁多为鼓骨未发育所致，CT表现为没有外耳道，鼓室外下方、髁突与乳突之间可见软组织影，由于扫描范围的不同常常表现为骨性或膜性闭锁（ER3-3-2）。

ER3-3-2　右外耳道骨性闭锁或膜性闭锁

4. **听小骨发育畸形**　外耳道发育畸形常常合并中耳发育畸形，亦可单独发生，严重者鼓室发育小或者不规则。听小骨发育畸形种类较多，可表现为锤砧关节融合、砧镫关节、砧骨及锤骨发育畸形，亦可与鼓室壁相连，一般掌握正常解剖后较易诊断。

5. **面神经管走行异常**　面神经管走行异常多见于外耳道发育异常，与临床手术有重要关系。面神经走行异常可发生在迷路段、鼓室段和乳突段，后两者对临床手术至关重要。鼓室段低位时往往遮盖前庭窗，使术者不易观察前庭窗病变，并且不能进行手术，横断面可见前庭窗外侧缘前后走行的面神经，冠状面可见外半规管下缘之面神经影明显低于前庭窗水平。乳突段走行异常多表现为乳突段前移，正常乳突段位于后半规管或者外半规管后脚层面，冠状面显示较为直观，前移者可达到蜗窗、前庭窗层面，甚至可达到耳蜗层面。走行异常的面神经管有时较难判断，MPR有助于诊断。

二、先天性内耳发育畸形

【概述】

先天性内耳发育畸形（congenital malformation of the inner ear）比较少见，发病率为1/6 000~1/2 000，分为骨迷路发育畸形和膜迷路发育畸形两类。

【影像学表现】

1. **骨迷路发育畸形（bone labyrinth deformity）**　内耳骨迷路发育异常相对复杂，不同时期的胚胎发育障碍，影像学表现不同。以下描述几种常见的内耳发育畸形的影像学表现。

（1）Michel畸形（Michel aplasia）：Michel畸形为内耳发育畸形中最严重的一种类型，表现为内耳结构完全未发育，多为单侧受累，较少为双侧，为第3周胚胎发育障碍所致。

（2）耳蜗发育畸形（malformation of the cochlea）：耳蜗发育畸形主要表现为耳蜗轻度发育不全和耳蜗完全未发育，常合并前庭、半规管发育异常。耳蜗完全未发育，表现无耳蜗形态，占耳蜗发育畸形的3%，为第5周胚胎发育障碍的结果。耳蜗轻度发育不全表现为耳蜗不足1周，占耳蜗发育异常的15%，为胚胎第7周发育停止所致。

（3）"共腔"畸形（common cavity deformity）：前庭和半规管形成的"共腔"，为第4~5周胚胎发育停止所致，此时听板已分化成听囊期，耳蜗未开始分化。影像表现耳蜗不见，内耳道底常发育不良，前庭与半规管形成卵圆形的"空腔"。Corti器已分化，但神经细胞稀少或缺如。国外已有对此类畸形植入电子耳蜗获得成功的报道。

（4）Mondini畸形（Mondini deformity）：Mondini首先报道并命名，近年来对Mondini畸形的认识较为混淆。Mondini畸形为第7周胚胎发育停止所致，耳蜗发育1.5周，缺少阶间隔和骨性螺旋板，中周和顶周融合，两者之间无间隔，亦称"空耳蜗（empty cochlea）"（ER3-3-3）。Mondini畸形合并前庭、半规管、内淋巴管或内淋巴囊发育畸形，约占20%。

ER3-3-3　Mondini畸形

（5）半规管发育不全（semicircular canal dysplasia）：半规管在胚胎第6~8周发育，发生于前庭始基，三个半规管并非同时形成，上半规管和后半规管先形成，然后为外半规管。半规管发育不全常合并耳蜗发育不良。单纯后半规管缺如见于Waardenburg综合征和Alagille综合征。外半规管发育不良常合并前庭扩大，多数无临床表现，CT、MRI检查偶然发现。

（6）大前庭导水管（large vestibular aqueduct）：前庭导水管扩大是临床较为常见的一种内耳发育畸形，可单独发生或伴有耳蜗、前庭和半规管发育畸形。发病原因复杂，如药物、遗传等因素。临床表现为不同程度的先天性耳聋，波动性听力下降，偶尔轻微的头外伤导致听力的突然下降。1978年Valvassori首先描述本病，并命名为前庭导水管扩大综合征（large vestibular aqueduct syndrome）。

前庭导水管为骨性管道，起始于前庭的内侧壁，开口位于后颅窝岩骨的表面，前庭导水管的长度6~12mm，与周围组织的气化程度有关，成人前庭导水管分长、短肢两部分，两者相交为直角，呈"J"形，矢状面CT显示较为清晰。前庭导水管内包含内淋巴管和内淋巴囊，内淋巴管长度仅为2mm，位于短肢和长肢的近端。内淋巴囊位于前庭导水管的末端。前庭导水管扩大影像学诊断较为重要，CT对诊断前庭导水管扩大较为准确，一般总脚与开口之间的中间宽度大于1.5mm即可确认为扩大，也有人认为开口宽度大于2.0mm确定前庭导水管扩大。正常前庭导水管CT横断面在岩骨后缘表面仅可见较细的骨质裂隙，异常时明显扩大。正常人MRI不易显示内淋巴管和内淋巴囊，当前庭导水管扩大时，MRI FSE T_2WI 可清晰地显示扩大的内淋巴管和内淋巴囊。一般正常左右径小于1.4mm，大于1.4mm可确诊为扩大。

（7）Waardenburg综合征（Waardenburg syndrome）：本病由Waardenburg于1951年首先报道并命名，较为少见，目前国内外报道仅不到10例。发病原因不明，一般属于常染色体显性遗传，为先天性外胚层发育异常所致。临床表现主要有：①眉内侧增生肥大；②内眦部和泪小点向外侧移位；③部分和全部虹膜呈浅蓝色；④鼻根宽阔；⑤前额白发；⑥先天性耳聋。诊断标准为至少具备以上症状三种，如仅具备以上症状两种，则必须有家族遗传史。Waardenburg综合征为内耳结构的发育畸形，可表现为耳蜗、前庭以及半规管发育不良。本综合征影像学特点为后半规管缺如，一般在其他各种先天性内耳发育畸形中，极少见后半规管发育不良。Waardenburg综合征患者缺少Corti器，耳蜗神经节萎缩，前庭功能消失，并且膜迷路发育异常，这些表现目前影像学检查尚不能发现。

（8）内耳道发育畸形（malformation of the internal auditory canal）：内耳道发育畸形主要包括内耳道狭窄和内耳道未发育。内耳道扩大临床最多见于听神经瘤，单侧多见，双侧较少见，由于先天发育的内耳道扩大不多见，如果听力保持正常，仍然考虑正常变异。内耳道直径小于3mm为内耳道狭窄，当内耳道直径在1~2mm范围时，耳蜗神经常未发育，人工电子耳蜗植入应慎重，应进行MRI检查，确定耳蜗神经的发育情况。有时内耳道底发育不良，构成外淋巴液与内、中耳的异常通道。通过此途径可引起脑膜炎以及脑脊液耳漏或鼻漏，个别情况在镫骨底板发育不良或切除镫骨时，脑脊液从前庭窗涌出，称为"井喷（stapes gusher）"。

（9）先天性脑脊液耳漏（congenital perilymphatic fistula）：脑脊液耳漏主要见于外伤、手术及内耳发育畸形，外伤性脑脊液耳漏常常由于鼓室盖断裂引起脑脊液耳漏，手术操作不当或者病变破坏鼓室盖亦可引起脑脊液耳漏。先天性脑脊液耳漏在临床相对少见，由内耳发育异常所致，临床表现为先天性耳聋，常有脑膜炎症状，可反复发作，多为金黄色葡萄球菌、肺炎球菌、流感嗜血杆菌感染。

先天性脑脊液耳漏多见于Mondini畸形，脑脊液经过蛛网膜下腔与内耳相通，内耳再与中耳相通。这种异常沟通的途径，多经过内耳道底到达前庭或耳蜗，再经过前庭窗或蜗窗与中耳相通，其中前庭窗多见，主要由于镫骨发育不全所致。并非所有患者均有脑脊液耳漏，当镫骨底板相对完整时，一般不会出现脑脊液耳漏。由于机体抵抗力降低时，常常仅表现脑膜炎症状，因此在临床诊断应引起注意，特别是在手术治疗过程中，一旦镫骨切除或迷路切除时，脑脊液耳漏会大量涌出。CT检查对临床诊断具有重要意义，可看到内耳道底骨质不完全，造影检查更有意义，可见到造影剂通过蛛网膜下腔进入到耳蜗、前庭，甚至进入到鼓室及乳突蜂房。MRI T_2WI 可以显示膜迷路、中耳腔内脑脊液信号。

2. 膜迷路发育畸形（malformation of the membranous labyrinth）　Alexander畸形和Scheibe畸形属于内耳膜迷路发育畸形，目前各种影像学检查方法尚不能显示，均表现为阴性。Alexander畸形为耳蜗基底螺旋器和神经节细胞发育不良。Scheibe畸形为耳蜗和球囊膜迷路发育不良。

第五节　颞骨炎性病变

颞骨炎性病变（temporal infectious diseases）可发生在外、中、内耳，以中耳最为常见，临床多表现为耳道脓性分泌物,一般都可以明确诊断。目前影像学诊断不难,主要依靠 CT 检查,CT 可以清晰显示中耳病变的细微结构,对听小骨、面神经管以及内耳骨迷路的破坏可以清晰显示,能够为临床治疗提供重要信息。

一、恶性外耳道炎

【概述】

本病多发生于老年糖尿病患者,常引起外耳道骨髓炎和进行性广泛坏死,可由于继发严重的颅内并发症而死亡,因此常称为"恶性外耳道炎(malignant necrotizing otitis externa)"。然而,本病并非恶性肿瘤,故称之"坏死性外耳道炎"较为恰当。恶性外耳道炎临床特点有以下三种:老年多发;患者多患有糖尿病或者免疫功能低下;致病菌多为铜绿假单胞菌。

【影像学表现】

病变早期多发生在骨性外耳道与膜性外耳道结合部,病变常常经过 Santorini 裂隙向各个方向蔓延,病变向下可包绕茎乳孔,向上累及乳突,向前累及颞下颌关节,向内累及中耳,甚至岩尖部,向后可以累及颈静脉孔,导致第Ⅸ、Ⅹ、Ⅺ、Ⅻ对脑神经麻痹。侵犯到颅内常常引起脑膜炎、脑脓肿及乙状窦血栓。CT 主要表现为外耳道软组织影,鼓室和乳突蜂房渗出液,严重者可在咽旁间隙、咀嚼肌间隙及颈内动脉管周围形成软组织影。CT 显示骨质破坏较为敏感,表现为骨质边缘不规则,软组织影在 MRI 表现为等 T_1、略长 T_2 信号,增强扫描中度强化。MRI 能够清晰地显示颅内病变,明显优于 CT,增强扫描可以显示脑内外的病变范围以及脑膜受侵的范围。

【诊断与鉴别诊断】

CT 和 MRI 在诊断上缺少特异性,一般结合病变的范围和骨质破坏的特点可以提示本病,确诊尚需依靠病理学。本病主要需与外耳道癌鉴别。

二、中耳乳突炎

【概述】

中耳乳突炎(otomastoiditis)是临床最常见的耳部感染性疾病,临床表现为耳部疼痛、耳漏及其听力下降。临床分为急性和慢性两种。

CT 和 MRI 对代谢性产物缺少特异性。CT 典型表现鼓室和乳突蜂房内不含气(ER3-3-4),有时可见一个液体或多个液平面,MRI 表现为长 T_1、长 T_2 信号。早期无明显骨质破坏,乳突蜂房间隔、听小骨和乳突内外的骨皮质完整,晚期听小骨可以出现不同程度的破坏,严重者可以完全破坏。慢性乳突炎可有死骨形成,多发生在乳突,大小不等,形态不规则,边缘

清晰。乳突内外侧的骨皮质破坏时,易引起骨膜下脓肿及颅内并发症。HRCT 可以清晰地显示骨皮质的破坏情况。骨膜下脓肿为炎症直接穿过耳后方的骨质所致,此处的骨质甚薄。感染沿颧弓根蔓延则引起耳前脓肿。炎症发生于乳突尖、胸锁乳突肌内侧,并向下扩散至颈部,则形成 Bezold 脓肿。乳突内侧的骨皮质破坏常引起邻近乙状窦的硬脑膜病变、颅内并发症,如乙状窦血栓、脑内外脓肿、脑膜炎等,MRI 有助于诊断。

ER3-3-4　中耳乳突炎

【诊断与鉴别诊断】

本病结合临床症状较易诊断,需与胆脂瘤、炎性肉芽肿鉴别。中耳炎引起骨质破坏,常常边缘不规则,胆脂瘤所致骨质边缘光滑,甚至硬化。胆脂瘤在 MRI T_1WI 增强扫描上不强化,炎性肉芽肿明显强化,有助于鉴别诊断。

三、胆固醇肉芽肿

【概述】

胆固醇肉芽肿(cholesterol granuloma)由棕褐色液体组成,含有胆固醇结晶,镜下可见多核巨细胞、红细胞和含铁血黄素。胆固醇肉芽肿通常继发于慢性中耳炎渗出,可有或无细菌感染。胆固醇结晶和异物反应是主要的组织病理学表现。出血可导致肉芽组织新生血管的形成,同时新生血管可继发再出血,红细胞的破裂则进一步形成胆固醇结晶,胆固醇肉芽肿以此不断循环。胆固醇肉芽肿可发生在上鼓室、乳突和岩部。

【影像学表现】

CT 可表现为鼓室内软组织影,大多无骨质破坏或者有轻微骨质侵蚀,CT 表现无特异性。MRI T_1WI 及 T_2WI 均表现为高信号,有含铁血黄素沉着可表现为低信号,增强扫描无明显强化。

【诊断与鉴别诊断】

本病主要与胆脂瘤鉴别,胆脂瘤主要以骨质破坏为主,但肿瘤较小时 CT 鉴别亦有困难。MRI 有助于鉴别,胆固醇肉芽肿在各个加权像上信号均高于胆脂瘤。鼓室球瘤临床常常有搏动性耳鸣,增强扫描明显强化。此外,应与异位颈内动脉、颈静脉憩室鉴别。本病一般有中耳炎病史,常可提示诊断。

四、鼓室硬化症

【概述】

鼓室硬化症（tympanosclerosis）的真正病因不明确，多数学者认为是中耳炎后遗症。病变早期为鼓室黏膜或鼓膜水肿，病变晚期有成纤维细胞增生和胶原结缔组织的产生，并且产生透明样变性，形成鼓室硬化斑块，仅发生在鼓膜称之为鼓膜硬化症。

【影像学表现】

鼓室硬化为鼓室内的胶原质的透明样变，表现为肌腱和韧带的骨化，听骨链活动受到限制。环状韧带骨化导致镫骨固定。典型的 CT 征象为单发或多发钙化斑点，或网状钙化影，多发生在中耳腔、上鼓室及鼓膜（图 3-3-7）。新骨形成多见于上鼓室，主要是由于成骨细胞的作用所致。

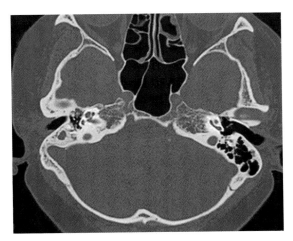

图 3-3-7　鼓室硬化症
CT 示右侧鼓室内散在小片状钙化影

【诊断与鉴别诊断】

本病一般有慢性中耳炎病史，CT 上见到鼓室内钙化方可诊断，此外，熟悉听小骨的肌腱或韧带的解剖部位对判断病变有重要意义。MRI 对诊断本病帮助不大。

五、迷路炎

【概述】

迷路炎（labyrinthitis）是指膜迷路感染所致疾病，临床症状可表现为感音神经性耳聋、眩晕，症状可以自行缓解，也可反复发作。根据病因学分类可分为以下几种类型：耳源性迷路炎、脑膜源性迷路炎、出血性迷路炎、外伤性迷路炎等。根据病原学分类有以下几种：病毒性、细菌性、自身免疫性和梅毒性。病毒性迷路炎多来源于上呼吸道感染。

耳源性迷路炎常继发于中耳炎，炎症多经过前庭窗、蜗窗等薄弱环节进入膜迷路，也可经外半规管进入膜迷路，此时多为胆脂瘤破坏外半规管所致。医源性较为少见，当临床实施镫骨切除或者耳蜗开窗术时可引起迷路炎。脑膜源性迷路炎在儿童多见，常继发于脑膜炎，为细菌感染，感染多经过以下途径：经过内耳道底进入前庭；经过蜗神经孔进入耳蜗；经过耳蜗导水管进入耳蜗基底周。出血性迷路炎和外伤性迷路炎较为少见，麻疹和流行性腮腺炎是引起出血性迷路炎的主要原因。外伤性迷路炎继发于外伤后骨折、外淋巴漏合并感染。

【影像学表现】

病变可发生在耳蜗、前庭和半规管等结构。病变早期病理表现为炎症细胞浸润和纤维组织形成，膜迷路闭塞，CT 常常为阴性，MRI 表现为等 T_1、等 T_2 信号。骨化形成后，CT 表现为骨迷路内不同程度的骨化影，累及耳蜗时表现为蜗轴密度增高，螺旋板增宽。累及前庭时，前庭内可见高密度骨质影，前庭变小。晚期膜迷路完全闭塞，被致密的骨质所取代，CT 表现骨迷路内大量均匀一致骨质结构形成，膜迷路腔消失，MRI 表现为低信号。

【诊断与鉴别诊断】

病变较小，CT、MRI 不易发现。一般结合临床症状，注意观察骨迷路、膜迷路变化即可诊断。

六、岩尖炎

【概述】

岩尖炎（petrositis）是指颞骨岩部的化脓性炎症。临床症状有头痛、发热及耳漏，严重者可以有脑膜炎和脑神经受累症状，最易受累的是三叉神经和展神经。三叉神经痛、展神经麻痹及耳漏同时存在称之为岩尖综合征。岩尖综合征也可出现在其他疾病，并非岩尖炎所特有。岩尖炎的发病机制尚有争议，多数认为继发于中耳炎，气化的岩尖蜂房和乳突气房相通时，炎症较易通过中耳进入到岩尖；少数认为其原发于血栓性静脉炎，通过静脉丛逆行感染所致。

【影像学表现】

CT 主要表现为骨质破坏，急性期表现为溶骨性骨质破坏，岩尖边缘不完整，并且不规则，密度不均匀，慢性期主要以骨质增生硬化为主。MRI 呈略长 T_1、长 T_2 信号，增强扫描明显强化，病变常常累及局部脑膜。此外，MRI 可以显示病变的范围，以及与周围结构之间的关系。

【诊断与鉴别诊断】

影像学表现主要与胆脂瘤、脑膜瘤、转移瘤鉴别。胆脂瘤亦可发生在岩部，多为先天性。先天性胆脂瘤骨质破坏一般边缘光滑、锐利，界限较为清晰，炎性病变多为溶骨性骨质破坏,边缘不规则,密度不均匀,CT有助于鉴别诊断。MRI增强扫描胆脂瘤多不强化,炎性病变明显强化。溶骨性转移瘤骨质破坏与炎性病变类似,鉴别较为困难,增强扫描转移瘤亦可强化,多有原发病变,主要依靠病理诊断。脑膜瘤累及岩尖较为少见,多为骨质增生,其次在颅内可见软组织肿块,增强扫描明显强化,并可见脑膜尾征。

第六节　胆脂瘤

胆脂瘤(cholesteatoma)根据有无明确病因,临床一般分为原发性胆脂瘤和继发性胆脂瘤两种,病理表现基本相同,均为脱落的角化上皮堆积所致。其中继发性者多见,约占98%,好发于外耳道、上鼓室及乳突窦等处,影像学对诊断胆脂瘤具有重要意义。

一、原发性胆脂瘤

【概述】

原发性胆脂瘤(congenital cholesteatoma)亦称先天性胆脂瘤,临床无耳漏病史,症状常表现为面神经麻痹,中晚期可表现为听力下降,不易早期诊断。原发性胆脂瘤可发生在颅骨的任何部位,在颞骨可发生于颞骨岩部,常破坏面神经管迷路段,导致面瘫,严重者甚至破坏耳蜗、半规管等结构,导致耳聋。

【影像学表现】

CT表现为颞骨岩部有明显的骨质破坏区,边缘清晰、锐利,形态不规则,呈膨胀性改变。肿瘤不但可破坏岩部及其骨迷路,甚至可以突入中耳腔、中颅窝。MRI呈等或长T_1、长T_2信号,增强扫描无强化。MRI可以显示肿瘤组织与脑组织的关系,对指导手术具有重要意义。(ER3-3-5)

ER3-3-5　原发性胆脂瘤

【诊断与鉴别诊断】

原发性胆脂瘤多为局限性骨质破坏、膨胀性改变,MRI增强扫描无强化,而面神经肿瘤可明显强化。

二、继发性胆脂瘤

(一)外耳道胆脂瘤

【概述】

外耳道是胆脂瘤的好发部位,临床症状可有听力下降、外耳道炎症以及银屑样物,鼓膜多不能窥及,需影像学检查帮助诊断。

【影像学表现】

CT表现为外耳道内软组织影,耳道扩大,可有局部骨质侵蚀,边缘多光整,下壁最常受累,向内可突入鼓室腔,并破坏中内耳结构。

【诊断与鉴别诊断】

临床检查外耳道内有银屑样物多可诊断,CT可观察外耳道骨质破坏情况,以及病变范围。

(二)上鼓室、乳突窦胆脂瘤

【概述】

上鼓室及乳突窦为胆脂瘤最好发生的部位。继发胆脂瘤临床多有中耳炎史,可表现为听力下降,累及面神经者可有面瘫,破坏骨迷路可导致迷路炎。

【影像学表现】

CT可见软组织影,除此之外发生在上鼓室、乳突窦者常常导致上鼓室和乳突窦扩大,发生在Prussak间隙,可见其增宽,鼓室盾板破坏,听小骨破坏或者向内侧移位。胆脂瘤CT表现主要是膨胀性骨质破坏,边缘多光整,可以累及周围不同结构,如面神经管、水平半规管、乙状窦板、鼓室盖等。MRI表现为等T_1、略长T_2信号,增强扫描肿瘤实质无强化,边缘可有强化,为炎性反应所致。

【诊断与鉴别诊断】

影像可见软组织影,并伴有膨胀性骨质破坏,诊断不难。

第七节　颞骨外伤

【概述】

颞骨外伤临床表现为耳出血、听力下降、面神经麻痹和脑脊液耳漏。目前CT已取代X线平片,成为诊断颞骨外伤的首选方法。根据骨折的部位大致分为外耳道骨折、乳突部骨折、岩部骨折。根据骨折线方向分为纵行骨折、横形骨折及不典型骨折,横、纵行骨折线方向对判断面神经损伤具有重要意义。

【影像学表现】

1. 外耳道骨折(fracture of the external auditory canal)　外耳道骨折多发生在外耳道前壁,鼓部多见,常常累及颞下颌关节。

2. 乳突部骨折(mastoid fracture)　乳突部骨折最为多见,多数是由枕部的外力所致。根据骨折线走行的方向,颞骨骨折大致分为纵行骨折和横形骨折,纵行骨折平行于颞骨长轴,约占80%,骨折线起自于乳突后上方,穿过鼓室止于中颅窝,可累及骨性外耳道后壁、鼓室盖、面神经膝部等。横向骨折垂直于颞骨长轴,较易累及面神经管鼓室段。乳突部骨折常常合并乳突蜂房出血,表现为乳突蜂房不含气。

3. **迷路骨折**（fracture of the labyrinth） 横形骨折20%发生在岩部,较为少见,骨折线常常贯穿岩部,并且累及耳蜗、前庭、半规管等骨迷路（ER3-3-6）,内耳道亦可受累,临床表现为感音神经性耳聋。

ER3-3-6 迷路骨折

4. **听小骨外伤**（trauma of ossicles） 听小骨外伤可以合并其他部位的骨折,亦可单独发生。临床表现为传导性耳聋,CT 主要表现为听骨链断裂、听小骨移位和锤砧关节脱位。锤砧关节脱位横断面表现为锤砧关节间隙增宽,听骨链严重断裂时,听小骨可进入下鼓室,甚至外耳道。镫骨前后脚或者底板骨折CT 不易发现。

5. **面神经管骨折**（fracture of the facial nerve canal） 临床出现面瘫应考虑面神经损伤。CT 诊断面神经损伤首先观察骨折部位,是否有面神经管骨折,这是诊断面神经损伤的直接征象。其次观察骨折线的走行方向,一般乳突部纵行骨折常常累及面神经膝部或者鼓室段前部,横形骨折常常累及鼓室段。发生在岩部的横形骨折较易累及迷路段。MRI 对诊断面神经损伤具有重要意义,面神经损伤时表现为等 T_1、长 T_2 信号,增强扫描明显强化。

第八节 颞骨肿瘤

一、外耳道骨瘤

【概述】

外耳道骨瘤（osteoma of external auditory canal）是外耳道良性肿瘤,多为单侧,临床表现外耳道局部狭窄或者闭锁,局部皮肤正常。

【影像学表现】

典型的骨瘤为致密或海绵状实性骨质结构,可发生在外耳道和乳突部,发生在外耳道者多位于峡部外侧。

【诊断与鉴别诊断】

本病需与外耳道骨疣鉴别,外耳道骨疣常常为双侧,宽基底,多位于外耳道峡部、鼓环附近。组织学上不能鉴别。

二、外中耳癌

【概述】

外中耳癌（carcinoma of the external and middle ear）多见于中、老年人。病理多为鳞癌,少数为基底细胞癌、腺癌。亦可原发腺样囊性癌。临床表现为耳聋,多见水样或带血或有臭味分泌物,疼痛明显,晚期可有面瘫。

【影像学表现】

CT 缺少特异性,可以显示外耳道、鼓室内软组织影,外耳道骨壁有不规则骨质破坏。鳞癌多发生在外耳道或者中耳腔,基底细胞癌亦可发生在外耳道,但更多见于耳郭。早期常常误诊为良性病变,当 CT 表现为不规则骨质破坏时,应高度怀疑恶性病变。MRI T_1WI 呈等、略低信号,T_2WI 呈略高信号,增强扫描有强化,同时可以显示肿瘤范围。

【诊断与鉴别诊断】

本病需与恶性外耳道炎鉴别。

三、听神经瘤

【概述】

听神经瘤（acoustic neuroma）是桥小脑角最常见的肿瘤,其次为脑膜瘤和胆脂瘤。听神经瘤原发于听神经鞘 Schwann 细胞,常常引起听力障碍,临床较为常见。一般多为单侧发生,神经纤维瘤病 II 型可表现为双侧听神经瘤。听神经瘤位于内耳道最为常见,少数发生于桥小脑角,多数发生于前庭上神经,极少数生于前庭下神经和蜗神经。

【影像学表现】

影像学诊断目前主要依靠 CT 和 MRI,CT 可以清晰显示内耳道骨壁的改变,可表现为内耳道不同程度的扩大。肿瘤较大时,内耳道可以明显扩大,一般不易漏诊。CT 诊断听神经瘤有一定的局限性,主要有以下原因:①肿瘤位于内耳道,并且较小,未造成内耳道骨质的明显变化;②肿瘤位于桥小脑角,常常与脑组织呈等密度,平扫不易显示;③CT 对于软组织的分辨率明显不如 MRI。CT 诊断听神经瘤应密切结合临床症状,在观察内耳道时不但要注意内耳道大小,而且要观察形态改变,有时大小改变不明显,形态可以有改变,应结合横断面和冠状面,分别观察各壁骨质左右是否对称。个别情况即使 CT 增强扫描未显示肿瘤,亦不能排除肿瘤存在,必要时应进一步行 MRI 检查。

MRI 诊断听神经瘤有明显的优越性,一定程度上弥补了 CT 的不足,它可以显示微小听神经瘤,并且无创伤,甚至可不使用造影剂,因此已逐步取代 CT 气脑池造影。MRI 可以显示肿瘤实质部分,位于桥小脑角的听神经瘤一般呈略长 T_1(与脑组织相比)、略长 T_2 信号,囊变部分呈长 T_1、长 T_2 信号,增强扫描肿瘤实质明显强化。位于内耳道的小听神经瘤 T_1WI 较脑脊液信号高,T_2WI 较脑脊液信号低,增强扫描明显强化。3D FSE 重 T_2WI 进一步提高脑脊液与肿瘤的分辨率,可以显示微小听神经瘤(ER3-3-7)。

ER3-3-7 听神经瘤

【诊断与鉴别诊断】

听神经瘤一般不难诊断,但需与脑膜瘤、胆脂瘤鉴别。后两者多不累及内耳道,MRI 具有特征性影像学特点,在鉴别诊断方面具有重要意义,明显优于 CT。

四、血管球瘤

【概述】

血管球瘤(glomus tumor)又称化学感受器瘤或副神经节瘤,根据发生的部位分为颈静脉球瘤和鼓室球瘤。颈静脉球瘤发生于颈静脉窝或其周围的化学感受器,起自于颈静脉球部血管外膜和迷走神经耳支(Arnold)的球体。鼓室球瘤发生于舌咽神经鼓室支(Jacobson)的球体,肿瘤位于鼓室内的鼓岬部。临床上女性多见。肿瘤主要是由咽升动脉供血,也可由耳后动脉和枕动脉供血。

【影像学表现】

根据病变发生的部位及肿瘤大小的不同,影像学表现差异较大。(ER3-3-8)

ER3-3-8 血管球瘤

CT 示颈静脉球瘤多表现为颈静脉球窝扩大,并且骨质边缘不规则,伴有明显的软组织肿块形成(ER3-3-8A)。MRI 示肿块呈等 T_1、长 T_2 信号,增强扫描明显强化。肿瘤实质内常常可见到点状和蜿蜒迂曲的血管流空影,称之为"胡椒盐"征。鼓室球瘤较小者,仅在鼓岬部形成小的软组织影。

1. CT CT 可以清晰显示骨质破坏的范围以及软组织肿块。颈静脉球瘤多表现为颈静脉窝扩大,并且骨质边缘不规则,伴有明显的软组织肿块形成,增强扫描明显强化,肿块较大时可以累及中耳腔、外耳道以及岩尖,甚至整个骨迷路均有破坏。鼓室球瘤较小者,仅在鼓岬部形成小的软组织影(ER3-3-8D),较大者可充满整个鼓室,包绕听小骨,甚至突入外耳道(ER3-3-8A)。

2. MRI MRI 对诊断血管球瘤具有一定的特异性,可以充分显示软组织的范围和周围的界限,肿块一般呈等 T_1、长 T_2 信号,增强扫描明显强化。肿瘤实质内常常可见到点状和蜿蜒迂曲的血管流空影,称之为"胡椒盐"征,此征象对诊断颈静脉球瘤具有重要意义(ER3-3-8B、C)。

3. DSA DSA 对诊断和治疗此病具有重要意义。DSA 不但能够显示肿瘤的供血情况,同时通过术前的栓塞治疗,能够减少术中出血量,对手术顺利、彻底切除肿瘤起到重要作用。

【诊断与鉴别诊断】

临床症状有搏动性耳鸣,结合 CT、MRI 一般可以确诊,DSA 对诊断此病具有重要意义,但具有创伤性,不易首选。

五、面神经鞘瘤和面神经纤维瘤

【概述】

面神经瘤(facial neuromas)多为面神经鞘瘤,少数为面神经纤维瘤,可以发生在面神经的任何部位,以面神经膝部最为多见。临床主要表现为面神经麻痹,并且进行性加重,有时可伴有听力下降。

【影像学表现】

CT 主要表现为面神经管扩大及面神经管破坏,病变沿着面神经管走行蔓延,发生在膝部的面神经瘤较大时可突入中颅窝。面神经瘤边缘的骨质可向前突起,形成"抱球"征。发生在鼓室段和乳突段的面神经瘤,除面神经管破坏以外,在中耳腔和乳突内形成软组织影。故面神经管异常增宽并伴有软组织影形成时,应考虑此病。MRI 可以清晰显示肿瘤,表现为略长 T_1、长 T_2 信号,增强扫描明显强化。一般情况下,准确掌握面神经走行,结合临床症状不难诊断本病。

【诊断与鉴别诊断】

病变中心范围为面神经走行区域,CT 表现为病变沿面神经管生长,并破坏面神经管骨质,MRI 可以显示病变的全貌。胆脂瘤破坏面神经管多为肿瘤相关部位破坏,偏心性多见。

第九节 神 经 耳 科

神经耳科学是近年发展起来的新兴学科,它是介于耳科和神经科之间的边缘学科。耳神经系统与中枢神经系统形成错综复杂的神经反射途径,在耳科主要是听觉、前庭功能与中枢神经系统形成的反射弧,这些传导途径发生病变与异常往往提示颅内病变的存在,而颅内病变则常出现听觉与前庭功能的异常。神经耳科的发展在一定程度上填补了耳科、神经科部分内容,然而这门新型学科还有待于进一步完善,它的发展还需要多种学科不断互补,不断深入研究,共同完成。

一、面神经

1. 面神经解剖生理　面神经为混合神经,包括运动纤维和副交感神经纤维,前者起自脑桥面神经核,支配镫骨肌、面部和颅顶浅层肌肉、颈阔肌、颈舌骨肌。后者起自上泌涎核,支配泪腺、鼻腔黏液腺、颌下腺和舌下腺。面神经大体分为颅外段、颞内段和颅内段,临床根据病变部位和性质不同,治疗方法不同。

2. 面神经麻痹　面神经麻痹临床多见于外伤性面瘫、Bell 面瘫、医源性面瘫和肿瘤,肿瘤引起的面瘫多为继发性,发生在面神经本身的多为面神经鞘瘤,可在面神经任何部位发生。其他肿瘤如先天性胆脂瘤、颈静脉球瘤、听神经瘤、脑膜瘤等均可造成面瘫,影像学各有其特点,能够做出诊断。脑干病变亦可引起面瘫,如脑干胶质瘤、转移瘤、多发性硬化、炎症、血管畸形等。面神经麻痹结合临床症状大致可以判断病变部位,影像学可为临床提供可靠依据。

二、前庭神经

1. 前庭神经解剖生理　前庭神经节位于内耳道底,分为前庭上、前庭下神经。前者分布上半规管、外半规管壶腹和椭圆囊斑;后者分布球囊斑、后半规管壶腹嵴。前庭神经与蜗神经在内耳道汇合,经脑桥与延髓交界处进入脑干,大部分终止于前庭神经核,少部分经绳状体止于小脑,前庭系统包括迷路、前庭神经、前庭神经核、前庭中枢神经径路,以前庭神经核为界,以下为外周部分,以上为中枢部分。

2. 前庭功能异常　前庭功能异常临床大多表现为眩晕、眼震、平衡失调。临床原因较为复杂,如炎症、小脑和脑干供血障碍、多发性硬化等。影像学目前在此方面缺少特异性,有待进一步深入研究。

三、蜗神经

1. 蜗神经　蜗神经节位于耳蜗螺旋小管内,蜗神经由蜗神经节内双极细胞的轴突组成,与前庭神经共同构成位听神经,蜗神经在小脑和延髓交界处分为两部分,一部分止于背侧蜗核,另一部分止于腹侧蜗核。

2. 听力障碍　耳蜗本身、听觉传导途径以及听觉中枢病变均可表现感音神经性耳聋。耳蜗病变多见老年性耳聋、药物中毒等。蜗后病变多见于听神经瘤、脑膜瘤、胆脂瘤、脱髓鞘病变、脑干肿瘤和血管性病变。

第十节　全身病变的颞骨改变

一、颞骨组织细胞增生症

【概述】

组织细胞增生症被认为是朗格汉斯细胞增生引起的局部或全身性疾病,骨骼多发。颞骨发病为 $15\% \sim 61\%$,儿童多受累,但临床仅 $5\% \sim 25\%$ 有耳部症状,不如其他病变明显,并且无特殊症状,常表现为乳突炎,临床常常误诊。组织细胞增生症临床表现不一,病因和病理机制不明,大多数认为是免疫性疾病。颞骨可单侧也可双侧受累,多数学者认为耳部组织细胞增生症多合并其他多系统的病变。

【影像学表现】

颞骨组织细胞增生症表现为乳突部或鳞部大范围的骨质破坏区,边缘不清,中耳腔较少受累。病变范围较大时可破坏骨迷路和听小骨。增强扫描显示硬膜外软组织影强化。MRI T_2WI 为高信号, T_1WI 信号多变,可为高或低信号。病变范围可有水肿和炎症,增强扫描病变明显强化。

【诊断与鉴别诊断】

应与乳突炎、横纹肌肉瘤和转移瘤相鉴别。本病常见症状为耳流脓,治疗后症状无明显好转,其次可有乳突膨胀、耳部息肉和耳周湿疹。临床检查常可见骨性外耳道后壁的皮肤组织向内突起。慢性中耳炎和胆脂瘤发病常大于 3 岁,乳突炎一般无广泛的骨质破坏及软组织肿块影,组织细胞增生症常有较明显的影像学表现,而临床症状不明显,当双侧颞骨受累应考虑本病的可能。颅底和多个中枢神经受累多见于横纹肌肉瘤、转移瘤,组织细胞增生症并不多见。组织细胞增生症、横纹肌肉瘤和转移瘤的临床表现和影像学表现较为相似,最终诊断常需依靠病理学。

二、颞骨骨纤维异常增殖症

【概述】

骨纤维异常增殖症发病原因不明,多数学者认为是间充质形成骨质异常有关,也有人认为与钙、磷代谢异常有关。颞骨骨纤维异常增殖症(fibrous dysplasia of the temporal bone)发展缓慢,多自幼发病。临床可以表现为眩晕、耳后肿物,多为传导性耳聋,累及内耳道及蜗神经时,可表现为感音神经性耳聋。

【影像学表现】

累及颅骨不常见，表现为慢性、进行性、膨胀性改变。CT 表现为骨质体积增大，骨皮质模糊，无骨质破坏。根据纤维组织和骨质成分的不同分为三种类型，变形性骨炎型、硬化型和囊性型，文献报道分别占 56%、23% 和 21%。变形性骨炎型最常见，为纤维组织和网织状骨小梁并存，CT 表现为磨玻璃样改变，纤维化和硬化混合并存（ER3-3-9A、B）。硬化型 CT 表现密度较高，相对均匀一致。MRI 无特异性表现，一般表现为长 T_1、短 T_2 信号，增强扫描中、重度强化。

ER3-3-9　颞骨骨纤维异常增殖症

【诊断与鉴别诊断】

本病 CT 具有特异性，一般诊断不难。鉴别诊断包括骨瘤、骨化性纤维瘤、畸形性骨炎、脑膜瘤、成骨性转移瘤等鉴别。骨瘤及骨化性纤维瘤多为局限，边缘清晰。畸形性骨炎多为老年人，范围广，多骨受累，有骨质破坏。脑膜瘤虽可有明显的骨质增生硬化，但边缘骨质不规则，伴有软组织肿块形成。转移瘤多见老年人，常有原发肿瘤，如前列腺癌等。

第十一节　人工电子耳蜗的影像学评估

一、人工电子耳蜗植入的术前影像学评估

人工电子耳蜗植入的术前评估是至关重要的。术前常规进行 CT、MRI 影像学检查，对该人群患者进行筛选，以避免人工电子耳蜗植入的潜在危险和并发症，同时确保手术的顺利进行和植入后听力的改善。CT 检查重点观察乳突的气化程度、前庭和前庭导水管的大小、耳蜗的发育情况以及内耳道的大小。MRI 检查主要显示内耳膜迷路的形态，特别是对于耳蜗的病变，如迷路炎、耳蜗骨化等病变可以显示。术前的影像学评估应注意以下几个方面。

1. 仔细观察中耳改变　首先，观察中耳病变，如中耳炎症、听小骨发育情况，如有炎症病变，应首先清除炎症，再行人工电子耳蜗植入。其次，注意颈静脉和颈动脉血管发育情况。颈静脉球窝与鼓室之间有较薄的骨性间隔，个别情况没有间隔，颈静脉可部分突入鼓室，因此术前要了解颈静脉球窝的发育。颈静脉球窝超过鼓环，临床则认为高位。颈动脉变异较为

少见，但有时也可突入鼓室前部，应引起注意。

2. 乳突的气化程度　根据乳突与乙状窦之间的关系，将乳突的气化程度分为三类：①乳突明显气化，后部超过乙状窦后缘；②乳突中度气化，后部位于乙状窦前、后缘之间；③乳突气化不良，后部未达乙状窦前缘。一般乳突的气化程度对人工电子耳蜗的植入影响不大，不易引起并发症。乳突发育过于狭小，手术入路距面神经隐窝较近，会增加手术时间和难度。

3. 窗龛与乳突外侧皮质之间的距离　在横断位选择蜗窗龛层面，测量鼓室外侧壁与乳突外侧骨皮质之间的距离，并且连线平行于岩骨长轴，长度范围 16~41mm，平均 26mm。它是人工电子耳蜗植入的途径，同时它的后上方为面神经，因此与手术有一定关系。

4. 乙状窦的位置　乙状窦的位置及大小对人工电子耳蜗植入术有重要意义。选择耳蜗基底周层面，该层面可见到乙状窦和骨性外耳道。乙状窦与外骨性外耳道后壁之间距离，与人工电子耳蜗植入手术有关系。乙状窦的前位使此距离减小，可表现圆形结构向前突起，乳突体积减小导致手术受到限制。

5. 耳蜗发育异常　耳蜗发育异常包括耳蜗未发育、耳蜗轻度发育不良（耳蜗周数不足）和 Mondini 畸形等。耳蜗的发育畸形不仅仅对人工电子耳蜗的植入是一种挑战，并且对手术计划和术后的康复训练均有影响。耳蜗的发育不良，特别是脑脊液耳漏时，虽然人工电子耳蜗可以成功植入，但有潜在的并发症，如脑膜炎。耳蜗骨化应引起注意，但由于耳蜗轻微的骨化和纤维化，超过术前 CT 和 MRI 检查分辨率，常出现假阴性。

二、人工电子耳蜗植入术后的影像学评估

随着多导人工电子耳蜗的植入，影像学对术后的评价越来越重要。影像学检查主要观察电极的位置和电极插入的深度，同时对患者术后的语言培训及评估均有重要意义。MRI 检查为人工电子耳蜗植入术后的禁忌证，由于部分容积效应和伪影的影响，CT 不能清晰区别电极个数，一般不作为常规检查，如出现并发症时 CT 检查是必要的。目前普通摄影可以良好地显示电极的形态和位置，宜常规应用。

1. 耳蜗后前位投照方法　人工电子耳蜗植入术后的平片摄影，应采用耳蜗后前位投照，与 Stenvers 投照方法相似。颞骨为锥形结构，前方岩部偏向内侧，岩部密度较高，包含前庭、半规管及耳蜗结构，三个半规管相互垂直，上半规管垂直于岩骨后壁。耳蜗呈螺旋状，约 2.25~2.75 周，基底部位于内耳道底，基底周与后半规管相平行，后半规管的延长线与正中矢状面的夹角 A 为 40°~50°，胶片平行于后半规管的延长

线。A 角的大小决定 A′角的大小,后者为耳蜗后前位投照所需要的角度。耳蜗后前位的投照方法,患侧的颞部、鼻、额部位于台面,并与台面的夹角为 50°,球管中心线从枕部射入,并垂直于台面(ER3-3-10A)。

ER3-3-10　耳蜗后前位投照

2. **人工电子耳蜗植入术后的影像学评价**　人工电子耳蜗植入术后常规进行影像学评估,主要采用耳蜗后前位平片投照方法,观察人工电极的位置、形态以及电极是否有扭曲等。电极的位置非常重要,临床常由于手术方法不正确,导致电极未能植入耳蜗。正常电极首先插入耳蜗的基底周的鼓阶,环绕蜗轴一周或两周。耳蜗的后前位平片能清晰地显示电极的形态,正常位于内耳道底的下方,前庭的内下方,呈环状形态,电极上方部分与内耳道相重叠。异常情况可植入下鼓室或周围间隙。有效电极植入的多少即环绕蜗轴周数,与手术、电极的型号有关,同时与术后的听力和语言训练有相关性(ER3-3-10B)。

第十二节　耳硬化症

【概述】

耳硬化症(otosclerosis)又称耳海绵症,基本病理特征是骨迷路的发育不良,被含有丰富血管和结缔组织的物质所溶解和吸收,并且逐渐骨化。病变早期发生在骨迷路中层的致密骨质,以后逐步可累及骨内膜和骨外膜。病理变化分为三个时期:充血期、溶解期和硬化期。影像学表现主要显示溶解期和硬化期,充血期不能显示。实际病变溶解期和硬化期可并存,或者三者交替进行。病变可以发生在骨迷路的任何部位,可发生在一个或多个部位。病变范围广泛者可累及耳蜗、蜗窗、半规管和内耳道。

耳硬化症多为遗传性,女性多发。①耳聋:进行性听力下降,多为双侧。早期表现为传导性耳聋,由于镫骨前庭僵硬所致。晚期表现为混合性耳聋,主要是由于第二传导机制受累,后者原因不明,较少单纯累及耳蜗形成感音神经性耳聋。②耳鸣:多为低频音,耳聋进行性加重。③Willis 错听:在嘈杂的环境中较在安静的环境中感觉听力好。

【影像学表现】

临床常常依靠耳镜、电测听以及音叉实验等手段,这些检查并不能够判断病变的范围和程度。CT 能够显示前庭窗和镫骨底板的病变范围,因此临床怀疑耳硬化症和术前估计病变的范围时,CT 检查是至关重要的。

1. **前庭窗型(fenestral otosclerosis)**　发生在前庭窗或前庭窗周围软骨裂隙,根据病变的范围和程度不同,影像学表现不一。活动期的耳硬化症,亦称耳海绵化期,由于钙化不充分,可表现前庭窗较正常宽大。成熟的耳硬化症仅累及前庭窗边缘时,则表现为前庭窗狭窄。病变广泛时,镫骨底板和前庭窗边缘均受累,镫骨底板增厚,前庭窗完全消失,并被较厚的骨质取代,甚至被钙化灶封闭。耳硬化症可以累及镫骨底板的前庭面、前庭窗边缘以及前庭(图 3-3-8A),蜗窗受累可以是单独发生或者通过前庭窗的病变波及蜗窗,由于蜗窗较小,对膜迷路内液体压力的改变影响不显著,因此蜗窗病变对听力影响不大。

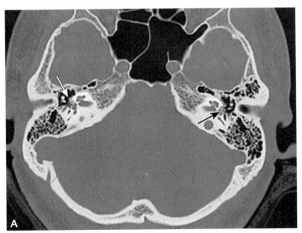
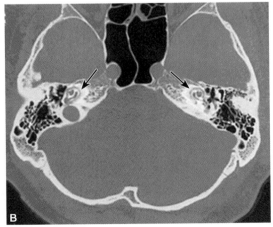

图 3-3-8　耳硬化症

前庭窗型(A),CT 示双侧前庭窗狭窄;耳蜗型(B),CT 示双侧耳蜗周围骨密度减低,呈"双环"征

2. **耳蜗型（cochlear otosclerosis）**　正常 CT 可以清晰显示耳蜗骨迷路结构，边缘锐利，密度较高，由致密骨质形成蜗牛状。耳硬化症累及耳蜗时，形态和密度发生以下三种改变，应引起注意：①一般硬化灶在 1mm 大小或更大，CT 可以发现。②硬化灶在密度上与正常骨迷路有差异。③正常骨迷路的密度较高，对比周围和骨迷路内表面可以区别耳硬化症病变。耳蜗型耳硬化症可以先累及耳蜗基底周的一小部分和邻近的前庭窗部分，并向基底周扩散，甚至累及其他结构。耳硬化症病变发生于骨迷路的软骨层，活动期的特征是骨小梁疏松并且呈网状，含有大量的血管、成骨细胞和破骨细胞。病变可以是单发或多发，表现为病变区的骨密度减低，鼓岬部骨质变薄、骨迷路的连续性中断，大的或融合的病变可使骨迷路部分或完全消失，骨迷路内的矿物质脱失带局限在部分迷路区域或全部耳蜗，当累及耳蜗基底周或更多时，耳蜗表现为"双环"征，这是耳蜗型耳硬化症的典型表现（图 3-3-8B）。成熟期病灶产生密度较高的骨质，病变表现为局限或广泛的骨质增厚，当有新的破骨细胞作用时，边缘可以不规则呈花边状改变。海绵化和硬化同时出现，可见密度增高和减低区交替出现，呈"马赛克"表现。

第十三节　梅尼埃病

梅尼埃病（Ménière disease）多表现为突发性眩晕，常伴有眼球震颤、波动性感音神经聋以及耳鸣，多为单侧，少数为双侧。耳蜗型梅尼埃病表现为波动性感音神经聋，无眩晕。前庭型梅尼埃病主要表现为眩晕。病变可以是先天性，亦可是继发性，后者多继发于腮腺炎、脑膜炎和外伤。梅尼埃病主要原因是内淋巴积水导致内淋巴体积增大，大多数人认为其原因是淋巴液的吸收减少，而非淋巴液产生过多。临床治疗包括药物、手术等，后者包括迷路切除、冷冻治疗、内淋巴分流和减压。

影像学表现缺乏特异性。有学者研究梅尼埃病与乳突气化有关，其前庭导水管周围骨质气化程度明显低于正常，并提出以下表现：①前庭导水管周围以及弓状隆起内侧骨质气化减低。②前庭导水管外口狭窄并且短。③乳突蜂房变小。亦有人研究认为，岩骨后缘即前庭、后半规管区域发育异常与梅尼埃病有关。有学者还发现梅尼埃病患者的内淋巴管和内淋巴囊在 MRI 上显示不良，极个别发现前庭导水管外口区域有异常强化，提示炎性病变所致。总之，梅尼埃病的影像学表现目前尚无统一诊断标准，有待于进一步研究。

第十四节　搏动性耳鸣

搏动性耳鸣（pulsatile tinnitus）约占因耳鸣症状就诊患者的 4%，由颅腔、头颈部或胸腔血管或其他一些结构产生，通过骨结构、血管、血流传送到耳蜗，而使患者感受到。根据病因可分为血管性和非血管性，血管性搏动性耳鸣节律与心跳一致。血管性搏动性耳鸣又分为动脉性和静脉性。

影像检查首选颞骨高分辨率增强 CTA+CTV，简称"一站式"颞骨增强 CT。扫描范围自第 6 颈椎水平至颅顶。扫描参数：准直 64mm×0.625mm；床速 54.1mm/s；球管旋转时间 0.75s/圈；螺距 1.01；矩阵 512×512；FOV 24cm×24cm；管电流 300mAs/层；管电压 120kV。采用浓度为 370mg I/ml 的碘海醇以 4ml/s 的速度经静脉注射，剂量 1ml/kg，对比剂注射完毕后，以相同的速度注射 20ml 生理盐水。将感兴趣区（ROI）放置于升主动脉，当浓度达到 120Hu 时开始自动触发扫描，自颅底向颅顶方向采集动脉期图像，动脉期扫描结束后延迟 8s，应用相同的扫描参数自颅顶向颅底方向扫描采集静脉期图像。动脉期原始图像应用标准算法重建，静脉期原始图像分别应用标准算法和骨算法重建。对动脉期及静脉期原始图像行横断面、冠状面及斜矢状面重建。对标准算法的动脉期及静脉期重组图像采用窗宽 700Hu，窗位 200Hu 观察，对骨算法的静脉期重组图像采用窗宽 4 000Hu，窗位 700Hu 观察。标准算法动脉期图像主要观察颈总动脉、颈内动脉病变。标准算法静脉期图像主要观察颅内静脉窦、颈内静脉病变。骨算法静脉期图像主要观察颞骨骨质情况。

MRI 主要用于观察前庭蜗神经受压、占位性病变等。DSA 对于全脑的血管畸形、颈静脉球瘤及硬脑膜动静脉瘘等的诊断意义较大。

目前尚无针对搏动性耳鸣病变影像表现的专题报道。通过对我院引起搏动性耳鸣的常见病例总结、分析，归纳诊断要点如下。

一、前庭蜗神经压迫综合征

【概述】

前庭蜗神经压迫综合征（cochleovestibular never compression syndrome，CNCS）是由于桥小脑角区或内耳道血管压迫第Ⅷ对脑神经所致的一组耳蜗前庭神经症候群。桥小脑角区血管压迫多导致非搏动性耳鸣，而搏动性耳鸣多见于内耳道血管压迫。

常为高音性搏动性耳鸣。此外，尚可表现感音神经性耳聋、持续平衡障碍、复发性位置性眩晕、后天性耐受不良等。

【影像诊断】

MRI 示前庭蜗神经与迂曲的小脑前下动脉或迷路动脉紧邻。MR 内耳水成像及仿真内镜显示最佳。

二、乙状窦憩室

【概述】

乙状窦憩室(sigmoid sinus diverticulum)是乙状窦管壁局部向颞骨气房或颞骨骨皮质突出,憩室腔与乙状窦腔相通。好发于中年女性。最常起源于乙状窦

上曲、降部前外表面。

常为低音性搏动性耳鸣。按压患者颈内静脉或头向患侧旋转,耳鸣可明显减弱,甚至消失。目前多采用乙状窦沟骨板修复术,预后良好。

【影像诊断】

1. 乙状窦管壁局部向外侧膨隆,憩室腔与乙状窦管腔相通

2. 憩室突入颞骨气房或骨皮质内

3. 憩室至内耳之间的颞骨气房及鼓室气化良好(图 3-3-9)

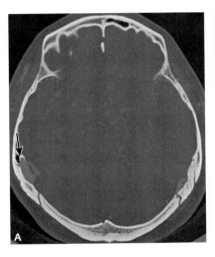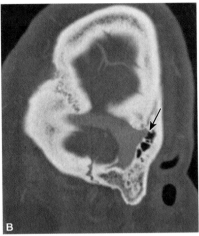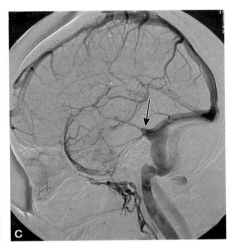

图 3-3-9　右侧乙状窦憩室

A. 横断面静脉期骨窗颞骨 CT 示起源于右侧乙状窦上曲前表面不规则形憩室突向前方;B. 斜矢状面静脉期骨窗颞骨 CT 示该憩室突入乳突气房内;C. 侧位静脉期 DSA 示该憩室向前方突出

三、乙状窦沟骨板缺损

【概述】

乙状窦沟骨板作为乙状窦与颞骨气房之间的薄层骨皮质,包绕在乙状窦前、外侧。乙状窦沟骨板局部缺损导致乙状窦与颞骨气房相通,部分患者可发生搏动性耳鸣。该病好发于中年女性。

乙状窦沟骨板缺损(dehiscent sigmoid plate)引起的耳鸣常为低音性搏动性耳鸣。按压患者颈内静脉或头向患者选择,耳鸣可明显减弱,甚至消失。目前多采用乙状窦沟骨板修复术,预后良好。

【影像诊断】

1. 乙状窦沟骨板局部缺损,乙状窦与颞骨气房相通

2. 颞骨气房及鼓室气化良好(图 3-3-10)

四、颈静脉球憩室

【概述】

颈静脉球憩室(jugular bulb diverticulum)是颈静脉顶端在颞骨岩部内向前、向内、向上扩展而形成的

指状突起,常突入内耳道、后颅窝、后半规管之间的三角形的骨质相对疏松区。部分可突入下鼓室或颞骨气房内。

常为低音性搏动性耳鸣。按压患者颈内静脉或头向患者选择,耳鸣可明显减弱,甚至消失。

【影像诊断】

1. 颈静脉球局部向前上方或外上方膨隆,憩室腔与颈静脉球管腔相通

2. 憩室突入颞骨气房内或下鼓室内,憩室与颞骨气房、下鼓室之间颈静脉窝骨板缺损

3. 憩室至内耳之间的颞骨气房及鼓室气化良好

五、颞骨内岩鳞窦

【概述】

岩鳞窦在胚胎期脑静脉窦发育过程中出现,多在出生后退化消失。部分患者岩鳞窦可永久残留。大多数岩鳞窦不会引起临床症状,少数可引起搏动性耳鸣。

颞骨内岩鳞窦(petrosquamosal sinus in the temporal bone)常出现低音性搏动性耳鸣。按压患者颈内静脉或头向患者选择,耳鸣可明显减弱,甚至消失。

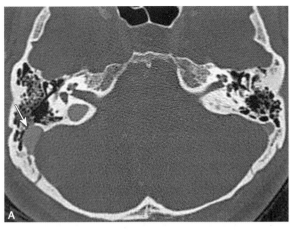
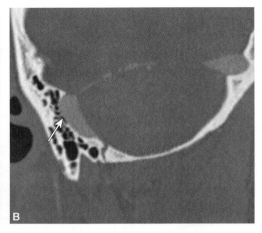

图 3-3-10　右侧乙状窦骨板缺损

横断面(A)和斜矢状面(B)静脉期骨窗 CT 示右侧乙状窦降部外表面旁乙状窦沟骨板局部缺损,乙状窦与邻近颞骨气房相通。右侧颞骨气房及鼓室气化良好

【影像诊断】

1. 颞骨内异常走行静脉,位于岩鳞缝区,前部与海绵窦相连,后部与横窦乙状窦交界部相连,也可表现为前端或后端呈盲端而不与任何血管沟通。

2. 颞骨内岩鳞窦周围无完整骨板包绕,岩鳞窦与颞骨气房相通。

3. 颞骨气房及鼓室气化良好(图 3-3-11)。

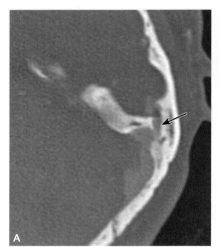
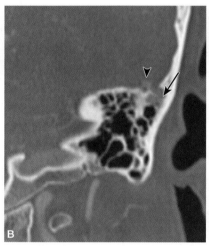
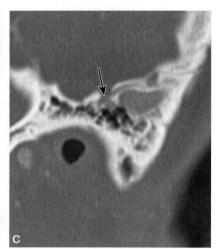

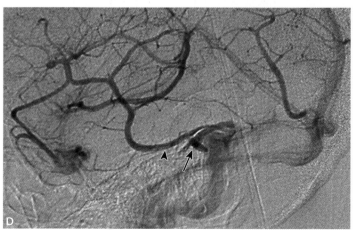

图 3-3-11　左侧颞骨内岩鳞窦

静脉期骨窗 CT 示左侧颞骨气房内前后走行的岩鳞窦(黑箭),位于下吻合静脉外下方(黑箭头),岩鳞窦前下方无完整骨板包绕而与颞骨气房相通,颞骨气化良好(A~C)。侧位静脉期 DSA 示起源于左侧横窦乙状窦交界部的岩鳞窦位于下吻合静脉外下方,血管前缘呈分叉状盲端(D)

六、硬脑膜动静脉瘘

【概述】

硬脑膜动静脉瘘（dural arteriovenous fistula，DAVF）是指发生在硬脑膜及其附属物大脑镰和小脑幕上的异常动静脉交通，主要由颈外动脉供血。约占颅内血管畸形的 10%～15%。发病年龄多在 40～60 岁，男性多见，为后天获得性疾病，常继发于横窦、乙状窦阻塞。

硬脑膜动静脉瘘患者动脉内血液快速经岩上窦、岩下窦引流或直接进入乙状窦内，在乙状窦内出现涡流而引起搏动性耳鸣。常为低音性搏动性耳鸣。此外，尚可表现为头痛、癫痫、复视、偏盲、意识障碍、嗜睡、血管杂音等。目前多采用血管内栓塞治疗。

【影像学表现】

DSA 是诊断 DAVF 的金标准。"一站式"颞骨增强 CT 可用作硬脑膜动静脉瘘的筛查方法，诊断硬脑膜动静脉瘘主要观察动脉期图像。（图 3-3-12）

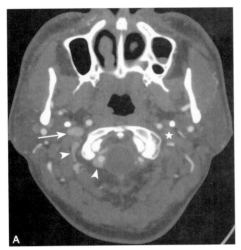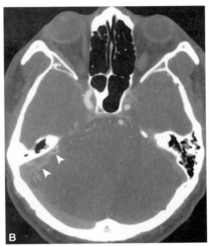
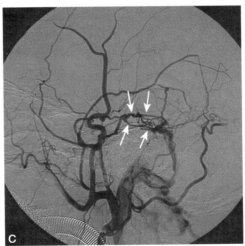

图 3-3-12　右侧横窦、乙状窦区硬脑膜动静脉瘘

寰枢关节层面横断面动脉期软组织窗 CT（A）示右侧颈内静脉（白箭）及椎旁静脉丛（白箭头）提前显影，左侧颈内静脉未显影（白五角星）；乙状窦上曲层面横断面动脉期软组织窗 CT（B）示右侧小脑幕区回流至横窦、乙状窦的回流静脉迂曲、扩张、提前显影（白箭头）；前后位颈外动脉造影 DSA（C）示右侧硬脑膜动静脉瘘，上颌动脉供血，经静脉引流至右侧横窦和乙状窦（白箭）

1. 患侧颈内静脉提前显影。

2. 回流静脉至硬脑膜窦的小静脉迂曲、扩张、提前显影。

3. 伴有或不伴有颅底静脉丛、椎旁静脉丛迂曲、扩张及提前显影。

4. 伴有或不伴有翼丛提前显影。

5. 乙状窦区硬脑膜动静脉窦可出现患者海绵窦增宽、提前显影，眼上静脉扩张。

MRI（MRA/MRV）：

1. 多发血管流空。

2. 迂曲、扩张的代偿血管。

DSA：

1. 动脉造影时，静脉窦提前显影。

2. 显示供血动脉。

3. 显示引流静脉。

4. 显示瘘口部位。

（刘中林　赵鹏飞　王振常）

第四章

咽部影像诊断学

咽部（pharynx）为上宽下窄、前后扁平略呈漏斗状的纤维肌性管道结构。上起颅底，下达第6颈椎平面，在环状软骨下缘续接食管。咽部由上向下分为鼻咽（nasopharynx）、口咽（oropharynx）、下咽（hypophary-nx）三部分，它是呼吸道和消化道的共同通道。

第一节　咽部的大体解剖

一、咽壁的结构

咽壁从内向外由黏膜、纤维膜、肌织膜和外膜四层构成。其特点是无明显黏膜下组织层，该层由纤维膜所占据。

黏膜与纤维膜紧密附着，鼻咽部覆有假复层纤毛柱状上皮，口咽与下咽部则为复层扁平上皮。鼻咽部黏膜内含有混合腺，口咽与下咽部含有黏液腺，统称咽腺，依靠腺体分泌，润湿咽黏膜。

纤维膜为咽颅底筋膜，由结缔组织构成，内含大量弹性纤维，将咽牢固地附着于颅底下面。在咽后壁中线自咽结节向下纤维膜特别坚韧，形成咽缝，为咽缩肌附着处。

肌织膜由缩咽和提咽两组功能不同的横纹肌构成。缩咽肌组包括上、中、下三对缩肌，从下向上依次呈叠瓦状排列，两侧缩肌相对应，止于咽缝。咽上缩肌起自翼钩、翼突下颌缝、下颌舌骨肌线的后部及舌根两侧，此肌分为翼咽、颊咽、下颌咽和舌咽四部。咽中缩肌起自舌骨大、小角及茎突舌骨韧带的下端，分为小角咽部与大角咽部。咽下缩肌为三对咽缩肌中最厚的一对，起自甲状软骨和环状软骨，分为甲咽部和环咽部。提咽肌组包括腭咽肌、咽鼓管咽肌和茎突咽肌。

外膜是围绕在肌织膜外面的薄纤维膜，为颊咽筋膜的延续。

二、咽部的分区

（一）鼻咽部

鼻咽是介于颅底与软腭游离缘之间一段咽腔，多以骨为支架，结构紧密，除软腭外，其余各壁不能作大幅度活动，故鼻咽腔的大小较恒定，前后径约2cm，高约4cm。鼻咽向前经后鼻孔与鼻腔相通，向下与口咽部连续，其间以硬腭平面为分界，两者交界较窄处称为鼻咽峡，吞咽时软腭抵达咽后壁，使鼻咽与口咽分开，防止食物反流入鼻咽与鼻腔内。鼻咽顶壁以纤维膜紧贴于蝶骨体及枕骨基底部下面，呈拱顶状称咽穹。鼻咽后壁呈垂直状，由斜坡及第1、2颈椎所组成。鼻咽侧壁由上缩肌缘与咽颅底筋膜形成和支撑，两侧壁在下鼻甲后端之后约1cm处有咽鼓管咽口，它距咽后壁约1.5cm，为耳咽管进入鼻咽的通道，它为咽颅底筋膜前部分的一个缺口（Morgagni窦），此缺口亦为鼻咽癌蔓延至咽旁间隙与颅底的潜在通道。咽鼓管软骨部的肥厚内侧端绕咽口的前、上、后方形成明显的隆起，为咽鼓管隆突。隆突后方有一纵行深窝，为咽隐窝，咽隐窝位于破裂孔下方，两者相距约1cm，中间无骨质结构，咽隐窝为鼻咽癌的好发部位，故很容易侵及破裂孔向颅内蔓延。

在鼻咽顶部有一团淋巴组织称为腺样体（咽扁桃体），它发生在胚胎第四个月，6～7岁左右开始萎缩，至14～15岁后达成人状态。腺样体的后下相当于蝶骨体与枕骨交界处下方有一憩室状小凹陷，为咽囊，系胚胎残余。

（二）口咽部

口咽是软腭至会厌上缘位于口腔后方的咽部，包括软腭、舌的后1/3、双侧壁、咽后壁。口咽后壁以椎前软组织与第2、3颈椎相对。口咽两侧壁有腭舌弓和腭咽弓，分别由腭舌肌、腭咽肌覆盖黏膜而成，两弓之间是腭扁桃体窝，内含腭扁桃体。腭扁桃体在5～6岁前增长迅速，在青春期体积最大，纵径约20～25mm，横径约10～15mm。它与咽扁桃体、舌扁桃体和咽鼓管扁桃体共同围成一淋巴组织环，具有防御作用。

（三）下咽部

下咽又称喉咽，为自会厌上缘至环状软骨下缘水平的一段咽腔。它是环绕喉腔外的间隙，其上口由声门上腔、两侧梨状隐窝等结构组成，下端连通食管入口，后壁位于第4~6颈椎体前方。下咽分为梨状窝（pyriform sinus）、咽后壁（posterior wall of the pharynx）和环后区（postcricoid region）三部分。

梨状窝位于环甲膜、甲状软骨内表面与会厌披裂皱襞外表面之间。梨状窝前部在喉旁间隙的后方，梨状窝的最下方相当于喉声带水平，梨状窝的内侧壁为会厌披裂皱襞的外表面。尽管会厌披裂皱襞为喉部结构，但也能认为是下咽的一部分，如果肿瘤生长在会厌披裂皱襞的内表面，其临床习性类似声门上肿瘤；如生长在会厌披裂皱襞外表面，肿瘤表现更类似于下咽癌，更具侵袭性。

下咽后壁为口咽后壁的连续，下咽开始于会厌上缘水平，在下方，下咽后壁与侧壁融入环咽肌，与颈段食管延续。颈深筋膜脏层围绕下咽缩肌，咽后间隙位于咽后壁的后方。

环后区为下咽的下前壁，自环杓关节水平至环状软骨的下缘，紧贴杓状软骨与环状软骨的后缘。

三、咽部的血管、淋巴和神经

咽部的血供主要来自颈外动脉的咽深动脉的咽支和面动脉，以及由二者分出的扁桃体动脉、舌背动脉和腭升动脉，由上颌动脉分出的腭降动脉也参与供血。

咽部淋巴随部位不同其引流也各异。鼻咽部向后汇入咽后淋巴结，继入颈深淋巴结上组及胸锁乳突肌后缘的淋巴结。口咽部向外汇入下颌角淋巴结和颈内静脉二腹肌淋巴结。喉咽部淋巴管向前与声带上喉前淋巴结汇合穿过舌甲膜汇入颈深淋巴结中组，梨状窝淋巴汇入舌骨下淋巴结，再进入颈深淋巴结中组。

咽部的感觉和运动神经主要由舌咽神经、迷走神经、副神经和交感神经的咽丛支配，分布于咽侧壁和咽缩肌处。但鼻咽上部的感觉由三叉神经支配。

第二节　咽部影像学检查方法

咽部在临床上一般依靠望诊、触诊和一些器械检查了解咽部表面病变部位和范围。现代影像技术如CT、MRI检查不仅能观察咽腔表面变化，尚可对病变的部位、范围、内部结构以及病变与周围重要结构的关系准确评价，为临床制定治疗方案提供有价值的资料。

一、平片检查

咽部平片检查（plain film）是最古老而基本的检查方法，常用位置是颈侧位和颅底位。随着CT、MRI技术的发展，除了少数几种骨质病变偶尔采用外，此种检查方法已基本被CT、MRI检查取代。

二、造影检查

造影检查（contrast examination）能观察上呼吸、消化道的解剖结构和动态变化，能发现较小的CT、MRI难以发现黏膜病变。造影检查有助于评价外伤、医源性穿孔和术后瘘管。钡餐造影是上呼吸、消化道病变常规评价方法，但对于怀疑穿孔或颈部瘘管的患者应采用水溶性碘造影剂。

目前，鼻咽部造影已基本被CT取代，下咽钡餐造影仍是观察下咽病变尤其是下咽肿瘤的常用方法。

三、计算机体层成像

计算机体层成像（computed tomography，CT）扫描为咽部有价值和常用的影像学检查方法。以横断面扫描为基本方法，受检者取仰卧位，听眦线与扫描床垂直。扫描范围应包括全部病变，对于怀疑肿瘤患者扫描范围应自颅底上方至胸廓入口。对于肿瘤患者应常规行冠状面扫描或重建。非螺旋方式扫描参数，电压≥120kV，电流≥100mA，层厚5mm，层间距5mm，FOV为14~20cm，矩阵≥512×512，同时摄软组织窗及骨窗像，软组织窗窗宽300~400Hu，窗位40~50Hu，骨窗窗宽1 500~3 000Hu，窗位150~400Hu。螺旋方式扫描，电压≥120kV，电流≥200mA，准直器宽度1~2mm，重建间隔小于或等于准直器宽度的50%。

如果没有使用碘造影剂禁忌证，对于咽部病变尤其是对于肿瘤患者应常规行增强扫描，注射碘造影剂100ml，流率3ml/s，延迟25~30s扫描。增强扫描不仅能提高诊断的准确性，对颈部淋巴结的显示也是必要的，平扫有时难以鉴别血管、肌肉断面与淋巴结。

多层螺旋CT扫描由于Z轴的分辨率明显提高，已基本达到各向同性，应常规行冠状面及矢状面重建。冠状面及矢状面像对显示病变的范围、内部结构，尤其是与周围重要结构如颅底、大血管的关系有重要价值。对于鼻咽、硬腭、颅底肿瘤在冠状及矢状面上能得到很好显示。

四、磁共振成像

鼻咽、口咽磁共振成像（magnetic resonance imaging，MRI）检查使用头部线圈，对于下咽和颈部淋巴结的检查应使用适宜的颈部线圈，包括范围从颅底至锁骨上区域。为了提高图像质量应指导患者不要发音及移动，并尽可能减少吞咽动作。

对于常规MRI检查，需扫描T_1WI SE序列矢状面像,并在感兴趣区摄取横断面 T_1WI、快速 SE 和 T_2WI 像。对于舌根部病变,矢状面像对病变的显示极有价值。对于颈后三角区淋巴结的显示,冠状面像优于横断面像。

应用脂肪抑制技术,在显示病变的最佳断面行 T_2WI(不进行增强扫描时),如行增强扫描可不需要增强前脂肪抑制技术;如 T_1WI 显示病变内有高信号时,在显示病变的最佳断面行 T_2WI;场强低或化学位移脂肪抑制技术效果较差的设备可行 STIR(短反转时间反转恢复序列)。

增强扫描后,扫描脂肪抑制后横断面、冠状面(必要时加矢状面) T_1WI 像。

扫描参数:层厚 3～5mm,层间距 0.3～1mm,FOV 为 20～25cm,矩阵 ≥224×256。

第三节　咽部影像学解剖

一、鼻咽部影像解剖

鼻咽腔为咽部的最上部分,介于颅底与软腭游离缘之间,向前与鼻腔相通,向下与口咽延续。鼻咽部结构多,解剖复杂。目前,鼻咽部影像学检查方法主要为 CT、MRI,CT、MRI 检查能清晰地显示鼻咽的各种正常解剖,并能准确显示病变的部位、形态、大小、范围以及与周围重要结构的关系。尽管 MRI 在显示骨质早期受侵方面优于 CT,总体上 CT 扫描对骨质的显示优于 MRI,但 MRI 对鼻咽部软组织的显示明显优于 CT,高质量的 MRI 可清晰地显示肌肉结构,有时尚能显示肿瘤沿肌肉、神经的蔓延。

(一) 鼻咽部横断面解剖

横断面为最基本的影像,是其他各种剖面影像的基础,在观察冠状面、矢状面像时必须参考横断面像,以免误诊。

鼻咽腔在不同层面中形态各异,但咽鼓管隆突层面为典型的鼻咽层面(图 3-4-1A)。侧壁半圆形突起为咽鼓管隆突,其前方含气凹陷为咽鼓管咽口,其后方较宽的斜行裂腔为咽隐窝。鼻咽的后壁由双侧的头长肌构成,其正中结构为咽缝,为三对咽缩肌附着处,其周围脂肪间隙为咽缝间隙。鼻咽壁的内表面主要为鼻咽黏膜及其下方的咽颅底筋膜,鼻咽壁的外侧主要为颈深筋膜中层所构成的颊咽筋膜环绕。

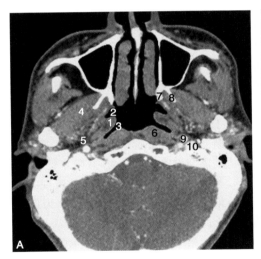
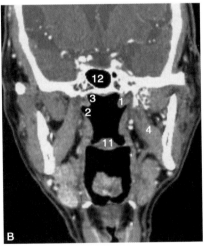

图 3-4-1　鼻咽部横断面、冠状面解剖
1. 咽鼓管隆突(圆枕);2. 咽鼓管咽口;3. 咽隐窝;4. 翼内、外肌;5. 咽旁间隙;6. 头长肌;7. 翼内板;
8. 翼外板;9. 颈内动脉;10. 颈内静脉;11. 会厌;12. 蝶窦

在咽鼓管咽口前方有两条分叉的骨质,为翼内、外板,其后外侧附着的肌肉分别为翼内、外肌。翼内、外板的前部为翼突,在翼突前方和上颌窦后壁之间有一非常重要的缝隙,为翼腭窝,其内容物主要为蝶腭神经节。翼腭窝有多个管道结构与鼻腔、颞下窝、眶尖、颅内相通,经圆孔进入前颅窝近海绵窦区,经翼管进入中颅窝,经眶下裂进入眶尖,自眶尖再经眶上裂进入颅内,亦可经蝶腭孔进入鼻腔,经翼上颌裂进入颞下窝。

鼻咽部周围间隙主要为其两侧的咽旁间隙、后壁后方的咽后间隙以及后外侧的颈动脉间隙。

MRI 扫描 T_1 加权肌组织呈灰黑色,筋膜呈黑色,脂肪组织呈白色,隆突软骨呈灰白色。MRI 扫描能清晰地显示咽鼓管隆突外后椭圆形的腭帆提肌及其前外方的腭帆张肌。

（二）鼻咽部冠状面解剖

对于鼻咽部病变,尤其是鼻咽部肿瘤应常规扫描冠状面像,冠状位像对确定病变的范围、病变与周围结构的关系有重要价值。

在典型的鼻咽冠状位像（图3-4-1B）,蝶窦下方可见鼻咽顶壁软组织,正常成人厚度约0.5cm,两侧均匀一致。两外侧壁上方为咽隐窝,其下方为咽鼓管隆突,隆突下方则为咽鼓管咽口。咽侧壁的外侧为咽旁间隙,因间隙内主要为脂肪组织,故CT扫描为低密度,MRI为高信号。咽旁间隙外侧为翼内、外肌。

鼻咽部与颅底关系密切,在观察鼻咽部病变时需要观察病变与颅底的关系,尤其需要注意病变与颅底孔道、缝隙的关系。颅底与鼻咽病变密切相关的孔道有破裂孔、圆孔、卵圆孔、棘孔、颈动脉孔、颈静脉孔等。

二、口咽部影像解剖

口咽部是指软腭游离缘至会厌软骨上缘的一段咽腔,是呼吸和消化道的共同通道,前方以咽峡和舌根部与口腔相通。咽峡由软腭游离缘、腭垂和舌腭弓组成。

在口咽部横断面像上,口咽前界为软腭与舌根部,两侧壁由扁桃体及咽缩肌构成。双侧壁外侧为咽旁间隙,间隙外缘为翼内肌和下颌支,咽后壁为头长肌,其后方为含有脂肪的咽后间隙。CT扫描由于其组织分辨率低,难以区分咽侧壁的扁桃体与咽缩肌,而MRI能显示扁桃体外侧的低信号筋膜而与咽缩肌区分。CT显示咽旁、咽后间隙为低密度,MRI因间隙内含有脂肪显示为高信号。

三、下咽部影像解剖

下咽部为会厌上缘至环状软骨下缘的一段咽腔,它环绕在喉腔外,包括梨状窝、环后区和咽后壁。

在会厌谷底横断面层面,双侧杓会厌襞将喉腔与梨状窝分隔开,梨状窝外侧壁为甲状软骨板。正常梨状窝为类圆形,两侧大小和形态基本对称。

在相当于声带横断面层面,环状软骨后方软组织为环后区,环后区正常软组织厚度不超过1cm,其后方有一含气腔隙,腔隙的后方为咽后壁。再往下层面下咽与食管相延续。

与下咽相邻的间隙有咽后壁后方的咽后间隙及其后外侧的颈动脉间隙。

第四节　咽部先天性囊肿

胚胎期颈部发育异常可导致不同部位胚胎组织残留形成囊肿、瘘管或窦道,常见的有鳃裂囊肿、甲状舌管囊肿和咽囊囊肿。颈部先天性病变可在新生儿至老年任何年龄段发现,熟悉颈部主要先天性病变的临床表现、好发部位以及影像表现对颈部肿物的鉴别诊断有重要意义。

一、鳃裂囊肿、瘘管或窦道

【概述】

在胚胎发育过程中有5对鳃囊和5对鳃沟,每一鳃囊各自演变为不同的器官,第一鳃囊演变为咽鼓管和中耳;第二鳃囊演变为扁桃体上窝;第三鳃囊背侧演变为甲状旁腺,腹侧演变为胸腺导管;第四鳃囊背侧演变为上甲状旁腺,腹侧演变为胸腺;第五鳃囊演变为鳃体,将来参与甲状腺的形成。

鳃裂囊肿、瘘管或窦道（branchial cleft cyst, sinus or fistula）为胚胎期鳃器官异常发育所致,主要原理为胚胎发育期鳃器官未完全消失而残留或胚胎上皮细胞休眠而异位至其他特性的组织内,从而生长形成鳃裂囊肿、窦道或瘘管。

【临床表现】

鳃裂囊肿的典型临床表现为反复出现的颈部质软肿物,多在上呼吸道感染后增大,经抗生素治疗后可缩小。单纯囊肿常无明显症状。

【影像学表现】

根据其起源的鳃囊或鳃沟,分为第一、第二、第三或第四鳃裂异常,尚无第五鳃裂异常报道。

第一鳃裂病变占所有鳃裂异常病变的8%,其中约68%为囊肿,16%为窦道,16%为瘘管。第一鳃裂囊肿常与腮腺关系密切,偶尔可位于腮腺内。囊肿多位于耳郭的下方,如有管道直接通向外耳道则能明确诊断。如果没有管道与外耳道相通或囊肿位于腮腺内,则需与淋巴表皮样囊肿、阻塞性黏液囊肿或涎腺囊肿鉴别。所有的病变在CT上表现为黏液密度,如无感染囊壁薄而光滑。MRI T_1WI 为低至中等信号,T_2WI 为高信号。

第二鳃裂病变占所有鳃裂病变的92%~99%,其中绝大部分为鳃裂囊肿。当有瘘管或窦道存在时,约80%开口于皮肤。第二鳃裂瘘管的外口多位于胸锁乳突肌的中下1/3连接处的前缘。

第二鳃裂囊肿多位于侧颈部,典型部位为颈动脉间隙的外侧、颌下腺的后方、胸锁乳突肌的前缘（ER3-4-1）。非感染的病变CT表现为黏液密度囊肿,壁薄而光滑。感染的囊肿CT表现为不规则囊壁增厚,增强后有强化,需要与化脓性淋巴结炎及淋巴结转移鉴别。MRI的 T_1WI 表现为低至中等信号,T_2WI 为高信号。有慢性感染时,MRI可表现为高 T_1WI 信号,与囊肿内蛋白含量相关。

ER3-4-1　第二鳃裂囊肿

第三、四鳃裂病变罕见。第三鳃裂病变位置稍低于第二鳃裂病变,如囊肿合并感染,可引起同侧下咽壁水肿。第四鳃裂病变绝大部分表现为左侧周期性的下颈脓肿或腮腺炎。第四鳃裂瘘管开口于胸锁乳突肌下 1/3 的前缘,低于第二、三鳃裂异常。

二、甲状舌管囊肿或瘘管

【概述】

在胚胎第 3 周末咽底部奇结节出现一内胚层增厚区,很快外突形成甲状舌管,此管向下移行于第一和第二鳃弓间,嗣后实心化,变为舌甲导管,此导管在胚胎第 5 和第 6 周间开始退化,远端形成甲状腺。到胚胎第 10 周时导管完全消失,仅在舌根背侧遗留一盲孔。如导管上皮细胞残留,可在甲状舌管行程途中任何区域形成囊肿。

甲状舌管囊肿(thyroglossal cyst)为最常见的先天性颈部肿物,约占颈部非牙源性先天性囊肿的 90%。甲状舌管囊肿 90% 位于中线,10% 偏于一侧,以左侧居多(95%)。20%~25% 位于舌骨上区,15%~50% 位于舌骨水平,25%~65% 位于舌骨下区,但最常发生在舌骨周围,可位于舌骨的上、下、前或后方。

【临床表现】

典型的临床表现为颈部中线逐渐增大的肿物,活动性好,质软。当有感染时,肿物快速增大,局部皮肤可有红肿。一般皮肤瘘管罕见。尽管它是先天性疾病,近 50% 的患者在 30 岁前被发现,15% 在 50 岁以后才被诊断。

【影像学表现】

舌骨上区的甲状舌管囊肿绝大多数位于中线部位,且位于舌骨附近。少数甲状舌管囊肿可位于舌骨上区的外侧,与第二鳃裂囊肿类似,但甲状舌管囊肿多有内突尾巴样改变指向舌骨,可以此与鳃裂囊肿鉴别。

发生在舌骨相近尾侧的甲状舌管囊肿,囊肿位于喉的甲状舌骨膜水平,囊肿可向后方压迫、拉伸甲状舌骨膜,影像表现囊肿位于喉的会厌前间隙,事实上囊肿仍位于喉的外侧(ER3-4-2)。

ER3-4-2　甲状舌管囊肿

舌骨下区的甲状舌管囊肿位于颈部中线的附近,多贴邻于甲状软骨外表面,偶尔可发生于下颈部,囊肿位于中线或中线附近。

无论甲状舌管囊肿的部位如何,非感染的囊肿壁薄而光滑,CT 表现为黏液密度,感染后囊肿壁厚,增强后有强化,且囊肿内密度增高,与周围肌肉密度相近。由于囊肿内蛋白含量不一,MRI 的 T_1WI 表现为低至高等信号不等,T_2WI 为高信号(ER3-4-3)。

ER3-4-3　甲状舌管囊肿

三、咽囊囊肿

【概述】

咽囊囊肿(thornwaldt cyst)为鼻咽中线的良性病变,尸检发生率为 4%,15~30 岁最常见,无性别差异。咽囊囊肿的形成与脊索的胚胎发育有关,在胚胎早期,脊索顶端退化回缩时,咽部上皮向内凹陷形成囊性盲隐窝称为咽囊,位于鼻咽顶部中线增殖腺后方,在头长肌的前方,囊肿形似袋状,向后上伸入,其大小、形态不一。

【临床表现】

咽囊囊肿常无症状,影像学检查时偶尔发现。合并感染时有鼻咽不适,鼻后有脓性分泌物,偶有发热、鼻塞、枕后区疼痛及椎前肌痉挛。

【影像学表现】

CT 表现为鼻咽中线的壁薄而光滑的黏液密度囊肿,位于双侧头长肌之间,直径在 2~10mm。如果囊肿内蛋白含量高,则表现为软组织结节。感染后囊肿壁厚,增强后有强化,且囊肿内密度增高,与周围肌肉密度相近。由于囊肿内蛋白含量不一,MRI 的 T_1WI 表现为低至高信号,T_2WI 为高信号,增强后多无强化。

第五节　咽部炎性病变

中耳、鼻腔、鼻旁窦、口腔、咽喉部炎症直接蔓延或涉及相关淋巴结,导致颈部深部间隙感染或形成脓肿。由于病变位于颈部肌肉的深面,引流不畅,且局部血管丰富,可引起菌血症或败血症,严重时可危及生命。

咽部感染主要包括扁桃体周围脓肿、咽后间隙感染和脓肿及咽旁间隙感染和脓肿等。

一、扁桃体周围脓肿

【概述】

扁桃体位于口咽部的扁桃体窝内,位于舌腭弓与咽腭弓之间。急性扁桃体炎是青少年的一种自限性疾病,主要致病菌为链球菌和葡萄球菌。化脓性扁桃体炎可引起扁桃体周围脓肿(peritonsillar abscess)或罕见的扁桃体脓肿。

【临床表现】

局部症状为一侧明显咽痛,全身症状为高热、全身酸痛等。临床检查为扁桃体、舌腭弓、软腭红肿,脓肿形成后有局部软组织肿胀,可有波动感,继之破溃、溢脓。

【影像学表现】

急、慢性扁桃体炎的影像表现是非特征性的,CT表现为扁桃体区软组织广泛肿胀,密度欠均匀,边界不清。当脓肿形成后,肿胀软组织内出现低密度区,增强表现为边缘环状强化,中央为低密度坏死区。脓肿可超过扁桃体窝进入咽后间隙、咽旁间隙及颌下间隙,并可侵犯翼内肌、嚼肌间隙和软腭。

扁桃体周围脓肿在MRI上T_1WI呈低信号,边缘有一圈中等信号环,T_2WI信号增高(ER3-4-4),脓腔壁仍呈低信号。增强扫描时脓肿壁有强化。

ER3-4-4 扁桃体周围脓肿

二、咽后间隙感染和脓肿

【概述】

咽后间隙感染(retropharyngeal infection)为一潜在致命性感染性疾病,好发于6岁以下的儿童,随着抗生素的应用,咽后间隙感染的概率明显降低。然而,随着免疫缺陷疾病人群的增多,咽后感染在成人的发病率亦逐渐增加,男性多于女性(2:1)。

咽后间隙感染常常由于咽后淋巴结引流区域的感染,如鼻腔、鼻旁窦、口腔、咽喉部、中耳等,引流入咽后淋巴结,产生淋巴结炎,最后破溃入咽后间隙所致,亦可继发于异物、手术、外伤。随着广谱抗生素的应用,咽后间隙感染主要表现为化脓性的咽后淋巴结炎,很少有开放性的咽后间隙脓肿形成。

咽后间隙位于脏器间隙后方,颈动脉间隙内侧,椎前间隙的前方。在颈深筋膜的中层与深层之间。自颅底延伸至纵隔达气管隆突水平,是颈部病变扩散至胸部的通道。咽后间隙内含物主要为咽后组淋巴结及脂肪。

危险间隙位于咽后间隙的后方,位于翼状筋膜与椎前筋膜之间。此间隙起自颅底,终止于膈后水平。咽后间隙的感染能够蔓延至危险间隙而侵入纵隔。

【临床表现】

急性期发病急,2~3天即可形成脓肿。主要症状为发热、畏寒、咽痛、呼吸困难等。局部症状为一侧明显咽痛,全身症状为高热、全身酸痛等。临床检查为咽后壁红肿,脓肿形成后可有波动感,常伴有颌下及颈深组淋巴结肿大。

【影像学表现】

颈部侧位平片表现为椎前软组织肿胀,软组织内可出现蜂巢状透亮小区,颈椎正常生理弯曲消失。颈部平片可明确颈部感染的存在,但不能明确定位及确定感染的范围。

CT和MRI检查能明确病变的部位及感染的范围,亦可鉴别咽后化脓性淋巴结炎合并咽后间隙水肿与真性的咽后脓肿。由于扫描时间短、费用低且密度分辨率高,CT扫描是评价咽后脓肿常规的检查方法,尤其适用于不合作而需要使用镇静剂的婴幼儿。

咽后脓肿的典型表现为大片低密度病区,扩展到咽后间隙内,咽后间隙边缘强化。有明显的肿物占位效应,咽后壁可明显向前移位,有时脓肿内可见到少量气体。咽后脓肿常可引起相邻椎间隙椎间盘炎和邻近椎体的侵蚀破坏。

化脓性咽后淋巴结炎表现为咽后淋巴结增大,边缘强化,内部有低密度区。常伴有咽后间隙的水肿,表现为咽后间隙内呈均匀的黏液样密度,间隙边缘无强化。

咽后脓肿在MRI上T_1加权像呈低信号,T_2加权像为高信号,脓腔壁仍呈低信号,并可见病灶周围的水肿。

三、咽旁间隙感染和脓肿

【概述】

咽旁间隙感染(parapharyngeal space abscess)多发

生于儿童和成人,常继发于鼻咽部和口咽部急性炎症,尤其是扁桃体周围脓肿扩散至咽旁间隙。

咽旁间隙起自颅底卵圆孔的内侧,达舌骨水平。外侧是咀嚼肌间隙和腮腺间隙,外后为颈动脉间隙,内为咽黏膜间隙,内后为咽后间隙。形状有如一倒置的锥体,与颌下间隙的下部相通。内容主要为脂肪,还有小涎腺、腮腺残余、三叉神经下颌支等。

【临床表现】

主要症状为发热、畏寒、咽痛、吞咽困难等。临床检查为咽侧壁红肿,脓肿形成后可有波动感,可伴有颌下及颈深组淋巴结肿大。

【影像学表现】

颈部侧位平片诊断价值不大,已为 CT 和 MRI 检查替代。

CT 和 MRI 检查能明确病变的部位及感染扩散的范围。

CT 表现为咽旁间隙内正常脂肪组织减少或消失,替代以中等密度炎性组织,有明显脓肿形成时肿胀的组织内出现低密度区,边界不清,增强后脓肿边缘可有强化。咽旁间隙脓肿可有明显占位效应,可压迫或侵犯周围结构,尤其需注意病变与颈动脉的关系,侵蚀颈动脉可引起大出血。

MRI 检查在蜂窝织炎时 T_1WI 呈低信号,T_2WI 为高信号,脓肿形成后 T_1WI 由低信号转为中等信号,T_2WI 为等信号或略高信号,脓腔壁 T_1WI 为中等信号,T_2WI 呈略低信号,增强后脓肿壁有强化。

咽部脓肿有典型的临床表现,影像学表现结合临床定性诊断不难,由于颈部间隙相互通连,上达颅底,下至纵隔甚至后腹膜,影像学检查时需注意观察病变蔓延的范围。

第六节　咽部良性增生和良性肿瘤

咽部良性增生和良性肿瘤种类很多。良性增生以鼻咽腺样体肥大常见,良性肿瘤以鼻咽纤维血管瘤好发,其他包括小涎腺肿瘤、神经源性肿瘤、纤维瘤、脂肪瘤等。影像诊断能明确病变的部位、形态、大小、范围,根据各种病变不同的影像学特点,大部分能作出定性诊断。

一、鼻咽腺样体肥大

【概述】

腺样体(咽扁桃体)为位于鼻咽顶部的一团淋巴组织,儿童期可呈生理性肥大,5 岁左右最明显,以后逐渐萎缩,至 15 岁左右达成人状态。

腺样体肥大(adenoid hypertrophy)也可因屡次上呼吸道感染,营养不良及遗传因素而致。

【临床表现】

常有鼻塞、张口呼吸,入睡时有鼾声。肥大的腺样体可影响咽鼓管口的开放,致分泌性中耳炎,可有耳闷及听力减退。

【影像学表现】

CT 表现为鼻咽顶壁和后壁软组织对称性增厚,表面软组织充入鼻咽腔,咽隐窝受压变窄,病变密度均匀,与肌肉密度相仿,部分表面可见小囊肿及钙化。病变不累及其下方的肌肉,亦无骨质破坏。增强 CT 扫描常在腺样体的深面有一较薄的强化条状影,为黏膜内静脉和咽颅底筋膜强化所致,此条状影必须存在且完整,否则需考虑鼻咽部侵袭性病变。

在 MRI,腺样体肥大表现为 T_1WI 低、中信号,与肌肉信号相似,但 T_2WI 为高信号,可与肌肉组织鉴别。但腺样体肥大的信号与淋巴瘤及其他大多数细胞肿瘤类似。在 CT 和 MRI 上难以鉴别腺样体肥大、淋巴瘤及其他肿瘤,鼻咽活检是必要的。

二、鼻咽血管纤维瘤

【概述】

鼻咽血管纤维瘤(nasopharyngeal angiofibroma)又称青年鼻咽血管纤维瘤、纤维血管瘤、男性青春期出血性纤维瘤等。鼻咽血管纤维瘤几乎均见于男性青、少年。肿瘤起源于蝶骨体、枕骨斜坡及后鼻孔的骨膜,也可起源于蝶腭孔区。

【临床表现】

鼻塞和鼻出血是两个基本症状。肿物增大后可影响周围器官产生相应症状,如渗出性中耳乳突炎、突眼、复视、视力障碍、面部畸形、头痛、头晕、鼻塞等。内镜检查示瘤体大小不一,呈类圆形、椭圆形或不规则形。呈粉红色、暗红色,表面可有扩张的血管。

【影像学表现】

CT 平扫呈低密度,与肌肉密度相仿,增强 CT 扫描病变密度明显增高(图 3-4-2),其 CT 值可超过 100Hu,即能明确诊断。肿瘤呈类圆形、椭圆形、分叶状,当肿瘤较大时可压迫周围结构,使肌肉组织、周围间隙移位,周围骨质可受压变形,亦可有骨质破坏。

MRI 的 T_1WI 呈中等信号,信号可不均匀,T_2WI 呈明显高信号,内部可掺杂低信号的血管基质信号,可呈胡椒盐样改变。

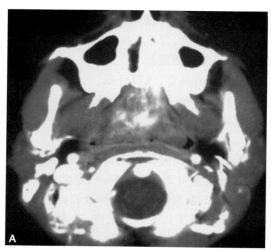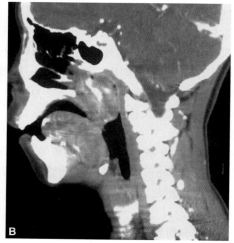

图 3-4-2　鼻咽血管纤维瘤

增强 CT 示肿块不均匀强化,压迫周围结构,堵塞鼻咽腔

第七节　咽部恶性肿瘤

由于上呼吸、消化道曝露在相同的致癌物和危险因子之中,双原发肿瘤不少见,其发生率为 10% ~ 35%。肿瘤同时被发现或在相距 6 个月内,被认为是同时发生的肿瘤,如相距 6 个月以上,则为异时发生的肿瘤。同时发生的双原发肿瘤之间应有正常黏膜相隔,否则为一个肿瘤。第一原发肿瘤位于口腔、口咽和下咽者,第二原发肿瘤最容易出现。第二原发肿瘤的出现,患者的生存率会降低,提高患者生存率最好的方法是早期发现第二原发肿瘤,应在发现和治疗第一个原发肿瘤后定期临床及影像学检查。

上呼吸、消化道癌最主要的致病因素是吸烟和酗酒。其他因素有辐射、石棉及重金属污染、口腔卫生差、咀嚼槟榔及 EB 病毒感染等。p53 的过分表达是肿瘤治疗后复发和出现第二原发肿瘤的危险因子。

咽部恶性肿瘤的定性诊断已不是现代影像学检查的主要目的,影像学检查最重要的价值是确定肿瘤的范围、肿瘤与周围重要结构尤其是与颅底、颅内及颈动脉的关系,为制订治疗计划提供准确的依据。

MRI 扫描是咽部恶性肿瘤最有价值的影像学检查方法,由于其组织分辨率高,在显示肿瘤的深部软组织侵犯范围优于 CT。MRI 在检出鼻咽、口咽癌沿神经、肌肉播散也远优于 CT。

CT 扫描为咽部恶性肿瘤有价值和常用的影像学检查方法,虽然显示原发肿瘤的侵犯范围不如 MRI,但 CT 对颈部转移淋巴结、尤其是淋巴结内坏死及包膜外侵犯的显示优于 MRI。CT 检查必须行横断面及冠状面扫描,如为多层螺旋 CT 可行冠状面、矢状面重建。

传统 X 线摄片包括侧位、颅底相、颏顶位、颈静脉孔位等。由于密度分辨力低,颅底与鼻咽结构重叠,不能显示深部软组织如咽旁间隙等的浸润,也不能显示受累淋巴结,已被 CT、MRI 所取代。

一、鼻咽癌

【概述】

鼻咽(nasopharynx)是一个悬挂于颅底的纤维肌肉管状结构,解剖结构比较复杂。鼻咽上方为蝶窦及斜坡,前方为后鼻孔,向下与口咽连续,以软腭游离缘为分界,后方为覆盖第 1 颈椎的椎前肌肉,外方为咽旁间隙。

鼻咽腔顶壁由蝶骨体及枕骨斜坡外面构成,其下为由淋巴组织构成的腺样体,鼻咽腔两侧壁由肌肉及筋膜组成,其前方左、右侧壁各有一漏斗状开口,为咽鼓管咽口,通过咽鼓管与中耳相通,调节中耳腔气压。咽鼓管咽口后方隆起结构为咽鼓管隆突。咽鼓管隆突后方为咽隐窝(Rosenmuller 隐窝),其位于咽鼓管隆突的后上方,咽鼓管隆突呈倒 J 形,因此咽隐窝在横断面显示在咽鼓管开口的后方,在冠状面显示在咽鼓管开口的上方。

鼻咽癌(nasopharyngeal carcinoma)有独特的地理分布特征,我国南部及香港地区的发病率最高,达 50/10 万,全世界 80% 以上的鼻咽癌发生在中国南方,继为新加坡及美籍华人。因纽特人、太平洋上的岛国法属波利尼西亚及北部非洲的发病率次之。鼻咽癌最常发生于中年人,但也可见于儿童及青、少年。男性较多见,男、女性别的比例为 2.5∶1。

鼻咽癌是发生于鼻咽部上皮细胞的恶性肿瘤,大多数鼻咽癌起自咽隐窝。鼻咽癌最常见的组织学类型为未分化癌。在东方人中,未分化癌在全部鼻咽癌中占98%。典型的高分化鳞状细胞癌少见,在鼻咽癌中仅占2%以下。

【临床表现】

早期鼻咽癌的临床表现常较隐匿,中、晚期鼻咽癌因肿物的侵犯范围不同而表现各异。患者就诊时往往以颈部淋巴结肿大为首发症状。其他临床症状有:回缩性血涕、鼻出血等鼻部症状,晚期可有耳鸣、单侧听力减退或丧失等耳部症状。晚期肿瘤侵犯迷走神经可引起声嘶、吞咽困难等咽喉部症状,头痛、面麻、舌偏斜、眼睑下垂、复视等神经症状。

【鼻咽癌的 TNM 分期】

国际抗癌联盟(International Union against Cancer,UICC)及美国癌症联合会(American Joint Committee on Cancer,AJCC)关于鼻咽癌的 TNM 分类及分期如表 3-4-1、表 3-4-2 所示。

表 3-4-1　鼻咽癌的 TNM 分类

T	原发肿瘤
T_1	肿瘤局限于鼻咽
T_2	肿瘤蔓延至口咽软组织和/或鼻腔
T_{2a}	无咽旁受累
T_{2b}	咽旁受累
T_3	肿瘤侵犯骨质结构和/或鼻旁窦
T_4	肿瘤向颅内蔓延和/或侵犯脑神经、颞下窝、下咽或眼眶
N	区域淋巴结
N_x	区域淋巴结不能显示
N_0	无区域淋巴结转移
N_1	单侧转移淋巴结,位于锁骨上窝以上,最大径≤6cm
N_2	双侧转移淋巴结,位于锁骨上窝以上,最大径≤6cm
N_{3a}	转移淋巴结最大径>6cm
N_{3b}	转移淋巴结累及锁骨上窝
M	远处转移
M_0	无远处转移
M_1	有远处转移

表 3-4-2　肿瘤分期

Ⅰ期	T_1	N_0	M_0
ⅡA期	T_{2a}	N_0	M_0
ⅡB期	T_1,T_{2a}	N_1	M_0
	T_{2b}	N_0,N_1	M_0
Ⅲ期	T_1	N_2	M_0
	T_{2a},T_{2b}	N_2	M_0
	T_3	N_0,N_1,N_2	M_0
ⅣA期	T_4	N_0,N_1,N_2	M_0
ⅣB期	任何T	N_3	M_0
ⅣC期	任何T	任何N	M_1

【影像学表现】

1. **鼻咽壁软组织增厚或肿物**　80%的癌起自咽隐窝及咽侧壁,早期可引起咽隐窝变浅、闭塞(ER3-4-5、ER3-4-6),咽侧壁增厚,失去正常对称的外观。

ER3-4-5　鼻咽癌

ER3-4-6　鼻咽癌

中晚期可见明显软组织肿物,肿瘤呈软组织密度,常突入鼻咽腔,致鼻咽腔不对称、狭窄或闭塞。平扫肿物与颈部肌肉密度大致相仿,一般无钙化或囊变,肿瘤呈浸润性生长,与周围组织分界不清(图 3-4-3)。增强扫描肿物可呈轻度或中度强化。肿瘤在 MRI 的 T_1 加权像呈低、中等信号,T_2 加权像信号增高,呈中、高信号(ER3-4-6)。

2. **肿瘤侵犯周围结构**　鼻咽癌容易向前、后、外、上、下方侵犯。

(1) 肿瘤向前播散到鼻腔、鼻旁窦,可引起鼻旁窦炎症。尤其需注意观察肿瘤是否浸润翼腭窝。翼腭窝受侵的表现为局部正常的脂肪消失、翼腭窝扩大或周围骨质破坏。翼腭窝有多个管道结构与鼻腔、颞

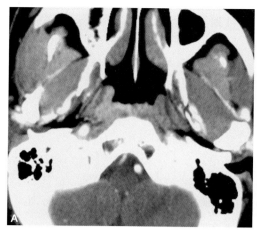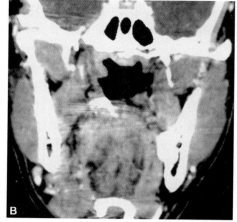

图 3-4-3　鼻咽癌

CT 示右侧咽隐窝软组织肿块影，突入鼻咽腔，致鼻咽腔不对称、狭窄或闭塞。肿瘤呈浸润性生长，与周围组织分界不清

下窝、眶尖、颅内相通，经圆孔进入前颅窝近海绵窦区，经翼管进入中颅窝，也可向上侵及眶下裂及眶尖，自眶尖再经眶上裂进入颅内，亦可经蝶腭孔进入鼻腔，经翼上颌裂进入颞下窝（ER3-4-7A、B）。

ER3-4-7　鼻咽癌向周围侵犯

（2）向外方播散侵犯咽旁间隙。从咽旁间隙进一步侵犯咀嚼肌间隙，肿瘤一旦侵犯咀嚼肌间隙就可以沿下颌神经周围浸润，进而侵犯颅内。

（3）向后播散侵犯咽后间隙及椎前间隙，偶可见椎体破坏。尤其需注意肿瘤是否侵犯颈动脉鞘、颈静脉孔及邻近的舌下神经管。

（4）向下播散可侵犯软腭及口咽。

（5）向上播散的评价是影像学检查的最重要方面，鼻咽癌向上播散的途径为直接侵犯、经孔道、神经、肌肉蔓延。约有 1/3 的患者可发生颅底受侵。直接颅底骨破坏常为颅内播散的途径，肿瘤可侵犯斜坡、蝶窦底部、岩尖部及破裂孔等。颅内侵犯常累及海绵窦、颞叶、桥小脑角等。

MRI 显示肿瘤在黏膜下浸润，脑组织、骨髓受侵或沿神经、肌肉蔓延的能力明显优于 CT，并能鉴别鼻旁窦内阻塞性潴留或肿瘤的侵入，对血管受侵程度的判断亦有很大价值。

3. 颈部淋巴结转移（cervical lymph node metastasis）　鼻咽癌首诊时约 70%~80% 的患者有颈部淋巴结肿大，往往为初诊的首发症状。咽后组淋巴结外组是鼻咽癌的首站转移淋巴结，其他常见转移部位为颈静脉链周围及颈后三角区。

鼻咽癌颈部淋巴结转移约 70%，边缘规则，为轻、中度强化，内部大多密度均匀，可有小片状低密度区。部分可有边缘不规则强化、内部低密度坏死等典型鳞癌淋巴结转移征象。

【鉴别诊断】

临床遇有鼻咽肿物的患者多数在做影像检查之前已做内镜检查及活检，确诊为鼻咽癌。影像检查的价值是明确肿瘤侵犯范围，明确肿瘤分期及协助制订治疗计划。由于鼻咽癌是最常见的鼻咽部肿物，影像检查发现鼻咽病变时首先应考虑为鼻咽癌。鼻咽部尚有其他良性或恶性肿物，有些肿物的影像表现有特征性，也有一部分无法与鼻咽癌鉴别。

1. 鼻咽部恶性淋巴瘤（nasopharyngeal malignant lymphoma）　正常鼻咽部有淋巴组织，鼻咽部淋巴瘤是全身淋巴瘤的一部分。鼻咽癌和鼻咽部淋巴瘤单从鼻咽部肿物形态很难区别，但淋巴瘤侵犯范围广泛，常侵犯鼻腔及口咽，病变多为软组织弥漫性增厚，颅骨破坏少见。颈部淋巴结受侵区域同鼻咽癌相仿，但受侵淋巴结多边缘规则，内部密度均匀，增强 CT 扫描强化不明显。

2. 腺样囊性癌（adenoid cystic carcinoma）　小涎腺广泛分布在口腔部，以硬腭最多见，也可见于舌、唇及颊黏膜，偶可见于咽旁间隙及鼻咽。鼻咽部的腺样囊性癌与鼻咽癌的影像表现有时无法鉴别，但腺样囊性癌密度多不均匀，可有囊性低密度区，且有沿神经播散蔓延的倾向。

3. 青年性血管纤维瘤（juvenile angiofibroma）
青年性血管纤维瘤几乎均见于男性青、少年。肿瘤起源于蝶骨体、枕骨斜坡及后鼻孔的骨膜，也可起源于蝶腭孔区。

肿物血供丰富，增强 CT 扫描病变密度明显增高，其 CT 值可超过 100Hu。MRI 的 T_1WI 呈中等信号，信号可不均匀，T_2WI 呈明显高信号，内部可掺杂低信号的血管基质信号，可呈胡椒盐样改变。

4. 腺样体肥大（adenoid hypertrophy） 腺样体为位于鼻咽顶部的一团淋巴组织，儿童期可呈生理性肥大，5 岁左右最明显，以后逐渐萎缩，至 15 岁左右达成人状态。残余的鼻咽淋巴样组织有时可与肿瘤相似。淋巴组织位于表浅部位，常表现为鼻咽顶壁和后壁软组织对称性增厚，不累及其下方的肌肉，亦无骨质破坏。CT 和 MRI 的 T_1 加权像不能鉴别淋巴样组织及其下方的肌肉，T_2 加权像淋巴样组织呈高信号，肌肉呈低信号，对比明显，易于鉴别。

5. Tornwaldt 囊肿（Tornwaldt cyst） 为持续存在的鼻咽顶部与脊索间的胚胎性通道。多位于咽隐窝水平的中线部位，CT 表现为边缘规则的囊性病变，MRI 表现为 T_1WI 呈低信号，T_2WI 呈高信号。

6. 鼻咽癌尚需与周围结构的肿瘤鉴别，如蝶窦恶性肿瘤、脊索瘤及鼻腔恶性肿瘤，明确肿瘤部位，并了解相关肿瘤的特点，诊断不难。

二、口咽癌

【概述】
口咽部恶性肿瘤不多见，约占全身恶性肿瘤的 0.85%。绝大部分为鳞状细胞癌，其他少见的肿瘤有淋巴瘤、小涎腺肿瘤和罕见的间叶性肿瘤。口咽鳞癌的最主要致病因素是吸咽和酗酒。根据发病部位不同又分为扁桃体前柱癌、扁桃体后柱癌、扁桃体癌、软腭癌、舌根癌和口咽后壁癌。其侵犯形式与淋巴结引流区域因原发部位不同而有差异。

【临床表现】
早期口咽癌多无明显症状。中、晚期口咽癌可有咽部异物感，咽痛，吞咽时加剧，并放射到耳部。临床检查时可见口咽壁肿物，肿物较大时可出现溃疡。口咽癌淋巴结转移较早，约 20% 可转移至对侧淋巴结，晚期远处转移率为 10%~20%。

【口咽癌的 TNM 分期】
国际抗癌联盟（International Union against Cancer, UICC）及美国癌症联合会（American Joint Committee on Cancer, AJCC）关于口咽癌的 TNM 分类及分期如表 3-4-3、表 3-4-4 所示。

表 3-4-3　口咽癌的 TNM 分类

T	原发肿瘤
T_1	肿瘤最大径≤2cm
T_2	肿瘤最大径>2cm，≤4cm
T_3	肿瘤最大径>4cm
T_4	肿瘤侵犯邻近结构：翼肌、硬腭、下颌骨、舌的深部肌肉（舌外肌）、喉
N	区域淋巴结
N_x	区域淋巴结不能显示
N_0	无区域淋巴结转移
N_1	单个同侧淋巴结转移，最大径≤3cm
N_{2a}	单侧同侧淋巴结转移，最大径>3cm，≤6cm
N_{2b}	多个同侧淋巴结转移，最大径≤6cm
N_{2c}	双侧或对侧淋巴结转移，最大径≤6cm
N_3	同侧或双侧淋巴结转移，最大径>6cm
M	远处转移
M_0	无远处转移
M_1	有远处转移

表 3-4-4　口咽癌肿瘤分期

Ⅰ 期	T_1	N_0	M_0
Ⅱ 期	T_2	N_0	M_0
Ⅲ 期	T_1,T_2	N_1	M_0
	T_3	N_0,N_1	M_0
ⅣA 期	T_4	N_0,N_1	M_0
	任何 T	N_2	M_0
ⅣB 期	任何 T	N_3	M_0
ⅣC 期	任何 T	任何 N	M_1

【不同部位肿瘤的影像学表现及特点】
1. 扁桃体前柱癌 扁桃体前柱为腭舌肌及其上方的黏膜皱襞构成，扁桃体前柱癌常沿此肌肉及附着的筋膜蔓延。肿瘤向上可侵犯软腭及硬腭，并由此侵袭至腭帆张肌、腭帆提肌及翼肌到颅底。此种表现可与鼻咽癌下侵相似，但鼻咽癌多为双侧病变，而前舌腭弓癌为单侧病变。肿物向前、外侧沿上咽缩肌蔓延到翼突下颌缝而进一步侵袭颊肌。当肿瘤较大时亦可侵及舌根。

扁桃体前柱癌淋巴引流主要至颌下、颏下淋巴结（Ⅰ区）及颈静脉链淋巴结的上、中深组（Ⅱ、Ⅲ区），但随着侵犯部位的不同有一定的变化。其总的淋巴结转移率为45%，对侧淋巴结转移率为5%。

2. **扁桃体后柱癌**　扁桃体后柱为腭咽肌及其上方的黏膜皱襞构成，单纯的扁桃体后柱癌罕见。一般病变较小，常沿腭咽肌向上侵犯软腭，向下可侵及甲状软骨、中咽缩肌和咽会厌皱襞。

淋巴引流至颈静脉链淋巴结的上深组（Ⅱ区），如肿瘤侵犯咽后壁，可侵及咽后及颈后三角区淋巴结（Ⅴ区）。

3. **扁桃体癌**　扁桃体癌生长在扁桃体前、后柱之间的黏膜及残存的腭扁桃体（ER3-4-8），扁桃体癌首先侵犯其前后的扁桃体前柱和后柱，亦可深部侵犯上咽缩肌，借此侵达咽旁间隙和颅底。

ER3-4-8　扁桃体癌

扁桃体癌临床症状隐匿，往往首先表现为颈部淋巴结转移。淋巴引流区域为颌下、颏下淋巴结（Ⅰ区）及颈静脉链淋巴结的上、中、下深组（Ⅱ～Ⅳ区），偶尔可转移至颈后三角区（Ⅴ区）。颈部淋巴结转移率为76%，对侧淋巴结转移率为11%。

扁桃体区域亦是淋巴瘤的好发部位，需要与扁桃体癌进行鉴别。扁桃体癌多为单侧病变，边缘多不规则呈侵袭状，增强后有一定程度的强化，内部密度不均匀，多有低密度区，颈部转移淋巴结亦多有边缘强化，内部可见低密度灶。淋巴瘤为单侧或双侧病变，病变范围广，常可侵犯鼻咽，但病变多较规则，增强后无明显强化，颈部淋巴结亦表现为边缘规则、无明显强化、内部密度均匀结节。

4. **软腭癌**　软腭恶性肿瘤大多数为鳞状细胞癌，但小黏液腺癌亦不少见。软腭癌常侵犯腭的口腔面，细胞分化良好，在所有口咽癌中预后最好。软腭癌首先侵犯硬腭和扁桃体柱，深部侵犯到腭帆张肌、腭帆提肌，再侵犯咽旁间隙、鼻咽、颅底。

在发现肿瘤时，其颈部淋巴结转移率为60%，颈部淋巴结转移与肿瘤的大小相关，T_1肿瘤只有约8%有淋巴结转移，而T_4则70%可有颈部淋巴结转移。

临床检查很容易发现位于口腔面的软腭肿瘤。横断面CT扫描对软腭肿瘤显示较差，而冠状面及矢状面像能很好地显示肿物的范围及与周围结构的关系。因此，作CT扫描时应常规扫描冠状面像，如为多层螺旋CT，应行冠状面及矢状面重建（ER3-4-9）。由

于软腭内含有丰富的小黏液腺，正常软腭的MRI表现为高T_1WI信号，而肿瘤呈低信号，有良好的对比。

ER3-4-9　软腭癌

5. **舌根癌**　舌根位于舌乳头的后方，向下延续至会厌谷。舌根部有数量不等的舌扁桃体，影像学检查难以发现小的肿瘤，有时临床已发现了表浅病变，但CT、MRI可能不能显示。

舌根癌多局限于舌的一侧，当肿瘤较大时可侵及对侧，影像学检查时需注意观察肿瘤是否越过中线，尤其是对准备行部分舌切除的患者。肿瘤可侵及扁桃体柱、咽壁，并可沿黏膜下侵及舌会厌谷（ER3-4-10），向前可侵入舌下间隙。

ER3-4-10　舌根癌

由于舌根部为肌肉结构，缺乏组织对比性，对于较小的病变CT平扫往往难以显示肿瘤，对于部分无明显增强的肿瘤，即使行增强扫描，CT有时也难以准确评价肿瘤的范围。因此，对于舌根部肿瘤应首选MRI检查，尤其是MRI的冠状面及矢状面图像显示更好。

舌根部淋巴丰富，容易早期淋巴结转移，初诊时颈部淋巴结转移率达75%，双侧转移率为30%，且临床隐匿性的淋巴结转移率可高达60%，因此，必须仔细分析影像资料，以免漏诊。

6. **口咽后壁癌**　咽后壁癌罕见，沿纵轴上下蔓延（ER3-4-11），容易沿神经、肌肉、筋膜播散，且应注意观察肿瘤与咽后间隙、危险间隙的关系。

ER3-4-11　口咽后壁癌

三、下咽癌

【概述】

超过95%的下咽肿瘤为鳞状细胞癌，少数为腺癌

或肉瘤。梨状窝为下咽癌最常见的部位,肿瘤好发于梨状窝的侧壁或内壁。下咽癌多发生于 50 岁以上,危险因素有长期吸烟和酗酒,如既往有放射治疗史,下咽癌的发生率亦明显增高。环后区癌原发于紧靠环状软骨板的喉咽前壁,好发于有缺铁性贫血的绝经期妇女中。国外发病率较高,而国内资料显示环后区癌仅占下咽恶性肿瘤的 2%~4%。咽后壁癌原发于咽后壁的软组织,临床很少见,国内报道少于 10%。下咽癌初诊时超过 75% 有颈部淋巴结转移。超过 15% 的下咽癌患者可合并有同时或异时发生的第二原发癌。

【临床表现】

下咽癌临床症状隐匿,可很长时间无任何症状。一般早期症状为咽部异物感,继之吞咽不畅,咽部疼痛,常偏于一侧,反射至耳部。当侵犯杓状软骨或喉返神经可出现声嘶、呼吸困难。早期可出现颈部淋巴结转移,可有肺、肝和骨等远处转移。

【影像学表现】

1. 梨状窝癌　梨状窝表浅黏膜病变能在临床镜检及钡餐造影时清晰地显示,而对黏膜下侵犯,CT 和 MRI 是最好的检查方法。

影像学表现为所侵犯梨状窝壁增厚或软组织肿物,侵及周围间隙时使间隙内脂肪组织消失,替代以肿瘤性软组织(图 3-4-4)。当侵及甲状软骨或杓状软骨时,可有溶骨性骨质破坏或软骨的变白、硬化,值得注意的是软骨硬化亦为软骨受侵的重要征象。

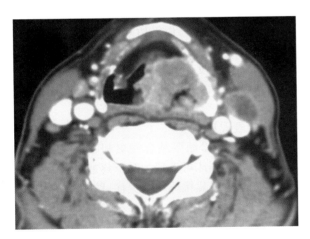

图 3-4-4　梨状窝癌

CT 示左侧梨状窝壁不均匀增厚、强化,梨状窝变浅,邻近间隙内脂肪组织消失,伴左侧颈部淋巴结转移

对于下咽癌定性诊断不难,影像学检查的主要目的是评价肿瘤的侵犯范围、与周围重要结构的关系以及有无颈部淋巴结转移。

梨状窝的下极相当于喉的声带水平,梨状窝的前壁是声带旁间隙的后表面,因此,梨状窝癌容易侵及喉部。梨状窝癌可沿环后区的前壁或梨状窝的内壁(杓会厌襞)侵及下咽的后壁,侵犯杓会厌襞后可蔓延至室带和杓状软骨,甚至蔓延到对侧梨状窝。当肿物较大时可侵及到声带旁、会厌前脂肪及舌根部。肿瘤位于梨状窝的下极或外侧壁时经常侵犯甲状软骨。

2. 环后区癌　单纯发生在环后区的肿瘤罕见。肿瘤主要表现为环状软骨板后软组织增厚或肿物(ER3-4-12)。肿瘤常侵犯杓状软骨及环状软骨后壁,使声带麻痹和声嘶。大的环后区癌可侵犯梨状窝并使之变窄,最值得注意的是环后区癌可通过环咽肌侵及颈段食管入口,颈段食管入口及颈部食管的侵犯与否明显影响治疗计划的制定。

ER3-4-12　环后区癌

3. 下咽后壁癌　下咽后壁是口咽后壁的延续,咽后壁癌在发现时常常较大,在黏膜下沿纵轴上下蔓延,肿瘤向上可侵及口咽后壁,甚至侵犯扁桃体柱的后表面。侵袭性的咽后壁肿瘤常侵犯椎前肌和椎体,CT 和 MRI 表现为椎前间隙脂肪消失。MRI 的 T_2WI 能很好地显示其改变,表现为低信号的肌肉被中等信号的肿瘤替代,但肌肉的炎症亦可有此改变,因此,约 1/2 的上述表现被证实没有肌肉侵犯,但在没有得到证实前应考虑有肌肉侵犯的可能。

第八节　鼾症(阻塞性呼吸暂停综合征)

【概述】

鼾症(阻塞性呼吸暂停综合征)俗称"打鼾""打呼噜",分为生理性鼾症与病理性鼾症。生理性鼾症指在过度劳累或服用安眠、镇静药物之后,使人进入深睡状态的偶发性"鼾症";病理性鼾症主要是喉以上的咽腔、气道狭窄,气流通过狭窄区的黏膜皱襞及分泌物而形成鼾声。鼻和鼻咽部阻塞,如鼻中隔偏曲、鼻息肉、鼻甲肥大、腺样体肥大和鼻咽部肿瘤等均可引起鼾症。口咽和软腭是睡眠时出现阻塞常见的部位,较多见于扁桃体Ⅱ度以上肿大造成口咽狭小和软腭、腭垂较长者。此外,肥胖患者由于颈部组织拥挤,导致呼吸道阻塞;内分泌疾病中甲状腺功能低下,出现黏液性水肿;老年人咽壁组织松弛、塌陷而内移等均可引起打鼾。小儿鼾症主要原因为腺样体肥大或扁桃体增大引起的鼻咽腔气道狭窄所致,除引起儿童打鼾及呼吸受阻外,还可造成儿童慢性缺氧,机体代谢紊乱等多种并发症。

【临床表现】

为不同程度打鼾,间歇性呼吸困难,其诊断主要依据病史、体征、结合实验室血氧饱和度测定而确诊。

【影像学表现】

鼻咽部侧位 X 线片,可观察腺样体的大小及其对气道的压迫程度。判断 X 线片上腺样体大小的方法,主要有直接测量鼻咽腔顶后壁软组织影的厚度和鼻咽腔顶后壁软组织影厚度与鼻咽腔宽度的比率等方法。主要表现为:鼻咽顶后壁软组织影增厚,并向前下方压迫气道造成鼻咽部气道狭窄。根据气道狭窄的程度将腺样体肥大分为轻度、中度、重度三度,具体方法:在鼻咽部侧位片上,以第 2 颈椎上缘水平处的气道宽度为基准,观察鼻咽腔顶后壁软组织的厚度及对气道的压迫程度,即气道受压在 1/3 以下时,为轻度增大,在 2/3 以下时为中度增大,当大于 2/3 时为重度增大。

CT 扫描平扫示鼻咽顶后壁软组织呈对称性肥厚,注射造影剂后明显强化。MRI 的 T_1WI 为等信号,T_2WI 为高信号。亦可表现为腭扁桃体增大,颈侧位片上表现为软腭腭垂轮廓欠清或变钝,其下有软组织增厚,CT 扫描为局部软组织增厚。

第九节 茎突综合征

【概述】

茎突综合征(styloid process syndrome,SPS)也称茎突过长症、茎突神经痛、茎突痛及 Eagle 综合征等,是茎突过长、过粗或移位、形态异常,抵触邻近血管、神经所引起一系列临床症候群。扁桃体炎或手术后瘢痕粘连,压迫邻近血管、神经时也可发生。好发于青壮年,以单侧患病者为多。

正常茎突为颞骨的一部分,系由胚胎第二鳃弓的后部上下两个骨化中心发育而来。茎突形态、长度、方向和粗细的正常解剖变异较大。正常茎突长度范围为 2.5~3.0cm,超过 3.0cm 即为茎突过长。正常茎突由后外上向前内下走行,其方位多为向前、向内,倾斜角度正常范围在 20°~40°。

【临床表现】

咽部异物感、咽痛、吞咽时加重,头颈痛等。咽部触诊常于患侧扁桃体窝外侧或下极扪及硬索条状物,触及时可诱发或加重患者症状。

【影像学表现】

茎突异常通常有长度、形态、方向的变化,茎突舌骨韧带钙化等。行茎突前后位、侧位(开口)摄片及正位体层摄影,侧位片上从外耳孔下缘到茎突尖的距离即是茎突的长度,超过 3.0cm 即为茎突过长。在颅骨正位 X 线照片上,以茎突长向为轴,与颅底平面垂直成一夹角,>40°或<20°认为是茎突方向异常。但茎突长度和角度差异不能作为茎突综合征的唯一诊断标准,影像学检查目的主要是提供茎突的长度、粗细、行径和方位情况,供临床参考,确诊需结合临床表现和扁桃体窝触诊。

CT 扫描可显示茎突及其肌肉、韧带与周围组织如颈内、颈外动脉及咽侧壁扁桃体窝外软组织的毗邻关系。横断面只能显示茎突断面,组织重叠多,一定角度的冠状位薄层扫描,可显示茎突的长度、形态、韧带钙化等情况,但冠状位扫描时部分患者由于摆位偏移或茎突本身走行弯曲,茎突全长不能在同一层面上显示,难以直观显示茎突的全貌。螺旋 CT 三维重建,图像的空间分辨率高,可清晰显示茎突的长度、形态、方位角度及其与周围组织的空间毗邻关系,有着 X 线平片、普通 CT 扫描无法比拟的优越性。MIP(最大密度投影),可全方位旋转观察茎突走行及全貌,有助于选择最佳显示层面进行测量,对诊断茎突综合征有一定的价值。

第十节 咽部异物

【概述】

咽部异物是耳鼻喉科门诊常见病。常为不慎咽下鱼刺、肉骨、果核、义齿等所致,小儿咽部异物的发生率较高,多由于小儿进食不慎或将异物放于口内玩耍而引起。异物发生部位多在口咽部,常见于扁桃体、舌根、会厌谷、梨状窝,亦可发生于喉咽部,鼻咽部少见。

【临床表现】

咽部异物的诊断要结合病史和临床症状。患者常有误咽病史,临床可表现为咽下疼痛、吞咽困难、流涎;单侧扁桃体或扁桃体周围炎症、脓肿反复发作;颈部包块、脓肿、大出血等。

口咽部异物大多根据临床病史结合间接或纤维喉镜、鼻咽镜检查等明确诊断。下咽异物可因唾液积存、黏膜肿胀而诊断困难,影像学检查有助于判定异物的位置。

【影像学表现】

对于不透 X 线的异物,如金属异物、义齿、碎骨片等,可用 X 线颈部正侧位摄片检查,有助于定位。但需与喉软骨钙化、韧带钙化、颈椎骨质增生等鉴别,需透视下转动体位动态观察。对于透 X 线的异物,可行吞钡透视以判定异物在咽部的位置。

常规检查应包括咽部和食管,重点观察梨状窝和颈段食管。一般异物局部易有钡剂存留,经反复吞咽后,固定于局部的钡剂常可显示肿物的外形。如异物位于下咽,吞咽时钡剂分流入两侧梨状窝,故正位片食管入口上方的咽部异物停留在环后区两侧,而当异物位于颈段食管则钡剂停留在中线上,以此可与颈段食管异物鉴别。

若合并有咽后及咽旁脓肿时 X 线侧位片见咽后壁肿胀,弧形隆突,咽气道变形、变窄,周围组织受压移位。CT 扫描可见脓肿部软组织肿胀,呈低密度区,肿胀组织边缘清,突向咽气道,脓肿与深部组织分界清或不清。CT 增强见脓肿壁强化较明显,脓液不强化。

(罗德红　周纯武　吴宁)

第五章

喉部影像诊断学

喉部(larynx)是呼吸道的一部分,又具有发音功能。位于颈前正中部,喉上界为会厌游离缘,在成人约相当于第3颈椎水平,下端为环状软骨下缘,相当于第6颈椎体下缘平面。

喉以软骨为支架,并由肌肉、韧带、纤维组织膜连接而成,表面覆有黏膜及皱襞,借助喉软骨关节及肌肉的活动完成其生理功能。

喉镜为临床主要检查方法,借助喉镜几乎能观察喉内所有结构的表面改变及活动状况,能诊断大部分的喉内肿瘤,喉镜下活检能明确病变的性质。但喉镜难以观察隐匿的黏膜下蔓延、软骨侵犯及病变与周围结构的关系,需要影像学检查来评价。喉器官小而结构复杂,且有不断的活动,呼吸和吞咽可产生明显的伪影,往往影响图像的质量。随着多层螺旋CT的问世,已基本克服了因运动而产生伪影的难题,多层螺旋CT扫描速度极快,可在几秒内扫描完全部颈部,图像质量明显提高,并能进行冠状面、矢状面等任意剖面的多平面重组,重建图像已基本达到与原始横断面图像质量一致的多向同性。现代影像学结合临床镜检已能全面、准确地评价喉内病变,为制定治疗方案和评估预后提供准确信息。

第一节 喉部的大体解剖

一、喉软骨

喉软骨主要有九块,包括不成对的甲状软骨、环状软骨及会厌软骨和成对的杓状软骨、小角软骨及楔状软骨等。

(一)甲状软骨

位于舌骨下方,为喉部最大的软骨,形成喉的前壁大部及侧壁。它由左、右对称的四边形甲状软骨板合成,向后开放,两板前缘下份在前正中线互相愈着向前突出形成喉结。前缘上份分开形成甲状软骨上切迹,为临床辨识颈前正中线的标志。板的外侧面有斜线供肌肉附着,斜线的上下端分别称为甲状软骨上、下结节。板的后缘游离向上、下延伸,称为上角和下角,上角较长,借甲状软骨侧韧带与舌骨大角相连。下角较短,其内侧面有关节面与环状软骨形成环甲关节。

(二)环状软骨

位于甲状软骨下方,质地坚硬,是喉与气管中唯一完整的软骨环,对支撑呼吸道保持畅通起重要作用。软骨的前部低窄称环状软骨弓,弓高5~7cm,近板处变宽。环状软骨后部较宽,呈四方形,为环状软骨板。板上缘中线有一对小关节面与杓状软骨形成环杓关节。弓与板交界处有圆形关节面与甲状软骨下角形成环甲关节。环状软骨下缘几乎水平,借环气管韧带与第一气管环相连,一般以环状软骨下缘作为咽与食管、喉与气管的划分标志。

(三)会厌软骨

是会厌的基础,位于舌根和舌骨体后上方,为弹性纤维软骨,具有弹性与韧性,形似树叶,上宽下窄。其下部呈细柄状称会厌柄,借甲状会厌韧带附于甲状软骨交角内面,其下即为两侧声带的前端。会厌软骨有两个面,上、前面为舌面,较短,与舌根背部黏膜形成皱襞,称舌会厌皱襞,其两侧低凹处为舌会厌谷。软骨的下面叫喉面,较长,中止于会厌柄。会厌软骨的两侧黏膜与杓状软骨相连形成杓会厌襞是喉入口的上界。

(四)杓状软骨

左、右各一,位于环状软骨板上方中线两侧。软骨形似三边椎体,尖端向上微弯向后,其上面扁平与小角软骨相关节。底分三面,后面凹陷,有杓肌附着;前外侧面有前庭韧带、甲杓肌和声带肌附着;内侧面窄而光滑覆以黏膜,其下缘作为声门裂软骨部的外侧界。由底部伸出两个突起,向前者为声带突,有声韧带及声带肌附着;向外侧者为肌突,环杓后肌附着在其后面,环杓侧肌附着在其侧面。

(五)小角软骨

左、右各一,位于杓状软骨顶部的圆锥形小结状软骨,包纳在杓会厌襞内,有时和杓状软骨融合在一起。

(六)楔状软骨

左、右各一,位于小角软骨的前面,也包纳在杓会厌襞内。

喉软骨钙化及骨化:成年人的软骨可发生骨化或钙化。甲状软骨、环状软骨和杓状软骨属透明软骨可发生骨化。会厌软骨、楔状软骨和小角软骨为弹性软骨无钙化,杓状软骨的声带突极少发生钙化或骨化。

（七）舌骨

与喉部关系密切,为软骨内化骨,有 6 个骨化中心。舌骨呈马蹄铁形,位于颈前部,是识别喉部的骨性标志。它由体部、大角及小角组成,位于颈前部的正中,借韧带与颞骨茎突相连。

二、喉部的肌肉

喉部的肌肉分内、外两组,均属横纹肌。

（一）喉外肌组

此组肌将喉与周围的结构相连,其作用使喉上升或下降,同时使喉固定。升喉的肌肉有颏舌骨肌、二腹肌、甲状舌骨肌、下颌舌骨肌和茎突舌骨肌。降喉的肌肉为胸骨舌骨肌、胸骨甲状肌和肩胛舌骨肌。

（二）喉内肌组

此组肌的起止点均附着于喉,收缩时使有关的喉软骨发生运动。主要喉内肌除环甲肌外均位于喉内。

起自环状软骨的喉肌有:①环甲肌,在喉外,两侧呈扇形附着于甲状软骨,多与咽下缩肌连接。②环杓侧肌,此肌纤维向后上至杓状软骨肌突。③环杓后肌,向外止于肌突。

附着于甲状软骨到杓状软骨,位于弹性圆锥外表面,止于肌突的是甲杓肌,此肌内侧份有一束肌纤维止于杓状软骨的声带突,称声带肌,其余部分则称甲杓外肌。

附着于两侧杓状软骨之间的肌肉有肌纤维横行的杓横肌和肌纤维斜行的杓斜肌。

三、喉部血管、淋巴引流和神经

喉部的动脉有二:一为来自甲状腺上动脉的喉上动脉和环甲动脉,二为甲状腺下动脉的喉下动脉。甲状腺上动脉自颈外动脉发出,为喉部的主要供血动脉。甲状腺下动脉来自锁骨下动脉的甲状颈干发出。

喉部的静脉与动脉伴行,喉上静脉通过甲状腺上静脉或面静脉汇入颈内静脉,中静脉回流至颈内静脉;喉下静脉通过甲状腺下静脉直接汇入头壁静脉。此外,喉的静脉也可经甲状腺中静脉直接流入颈内静脉。

喉部神经由喉上神经和喉返神经的喉下神经支配,二者均为迷走神经的分支。喉上神经是迷走神经在颈部的第三分支,司管喉黏膜的感觉和环甲肌的运动。喉下神经发自迷走神经干的胸段,分左右两支,司除环甲肌以外其他喉内肌的运动。

喉部淋巴管的分布在不同部位有明显差别。声门上区淋巴管丰富,声带及声门下区淋巴管较少。声门上区淋巴管汇集于杓会厌襞,形成粗大淋巴管,穿过舌甲膜达颈内静脉周围的颈深淋巴结。再向第二级淋巴结运行,绝大多数向下进入肩胛舌骨肌淋巴结,少数向上进入二腹肌下的淋巴结和颈内静脉周围颈深淋巴结上群。声门区的淋巴管极少,向上引流声门上区淋巴管汇合,故此处喉癌转移率低。声门下区淋巴管较少,又分为前、后两组。前组穿过环甲膜汇入环甲膜前的喉前淋巴结和气管前的气管前淋巴结,嗣后进入颈深淋巴结。后组在气管外方及后方,穿过环气管膜汇入喉返神经周围的气管旁淋巴结,最后汇入颈内静脉前外侧的颈深淋巴结下群,小部分可达锁骨上淋巴结。

四、喉韧带、纤维膜

喉部诸软骨和舌骨或气管软骨借纤维膜及韧带相互连接,纤维膜在颈深部组成诸间隙。

（一）舌甲膜

是连接甲状软骨和舌骨宽阔弹性结缔组织膜。上端附于舌骨体上缘和舌骨小角,下端附于甲状软骨上缘和上角的前面。膜的后部有喉上血管和神经通过而形成的小孔。膜的中线和两侧后缘都较厚。中线增厚部分为舌骨甲状正中韧带,两侧增厚部分叫舌骨甲状侧韧带,此韧带中含有麦粒软骨。

（二）环气管韧带

是连接环状软骨下缘和第一气管环之间的弹性纤维束。

（三）喉弹性膜

为含弹性纤维的结缔组织膜。以喉室为界,分为上、中、下三部。上部叫方形膜,中部在喉室的外侧壁内,下部叫弹力圆锥。

五、喉内间隙

喉内有一些潜在性间隙,对癌肿的扩散具有重要意义。

（一）会厌前间隙

为喉前区较大的含脂肪间隙,呈楔状,上方为舌会厌韧带,前方为甲状舌骨膜和甲状软骨前上缘,后方为会厌软骨舌面的前方。两侧间隙由弹性纤维组织分隔,彼此不通,但可与同侧的声门旁间隙相通。

（二）声门旁间隙

为声门两侧的狭长脂肪间隙,它包绕在喉室和喉小囊之外,前方及两侧为甲状软骨,内侧为方形膜和弹力圆锥,后方为梨状隐窝的前面。

六、喉腔及其分区

喉腔上起自喉口与咽腔相通,下止于环状软骨下缘,与气管腔续连。喉腔内被覆黏膜,上部为鳞状上皮,其他部分为纤毛柱状上皮。除声带区的黏膜外的喉黏膜均有腺体。杓会厌襞及声门下区的黏膜与黏膜下组织较疏松，故在炎症时易发生肿胀。在喉腔中段，两侧黏膜自前至后向喉腔中央游离，形成两对皱襞，上面的一对为室皱襞（或称室带），下面的一对为声皱襞（声带）。

临床上常以声带为界，将喉腔分为声门区、声门上区和声门下区三部分。

（一）声门区

包括两侧声带与声门裂。声带是位于室带下面的一皱襞，左、右各一，内含声韧带（甲杓下韧带）及声带肌（甲杓内肌）。两侧声带前端相融合成声带腱，附着于甲状软骨交角的内侧，叫前联合，为肿瘤扩散的重要途径。后端附着于杓状软骨的声突。两侧声带之间的空隙叫声门裂（亦称声门），是喉部最狭窄之处。声门裂的前 3/5 为膜部，相当于前联合至杓状软骨声突的前端；后 2/5 为软骨部，即杓状软骨声突的部位，此部也称后联合。

（二）声门上区

指声带上缘以上的喉腔，包括会厌、杓会厌襞、杓状软骨、室带和喉室。从解剖上来分，喉入口的前上缘为会厌游离缘，两侧为杓会厌襞，下后缘为两侧杓状软骨之间的范围。杓会厌襞内含茎突咽肌、杓会厌肌和小角软骨、楔状软骨及杓状软骨。

从喉入口至喉室带的游离缘平面这一区域，称喉前庭。此部后壁为杓状软骨和小角软骨的前面，随着杓状软骨的活动，后壁的形状可有改变。

喉室带由黏膜、韧带（甲杓上韧带）和少量肌纤维组成。前端附于甲状会厌韧带的下方，声带附着处的上方。后端附于杓状软骨声带突的上方。在正常发音时，两侧室带不在中线靠拢，其间的空隙称前庭裂。

喉室是室带游离缘与声带游离缘之间空隙，呈纺锤形隐窝，前、后狭窄，中间稍宽。前壁和两侧是甲状软骨翼板。喉室前部向上延展形成一小憩室，叫喉囊。

（三）声门下区

为声带下缘至环状软骨下缘这一段喉腔。前壁及两侧壁为甲状软骨翼板的下部、环甲膜及环状软骨弓，后壁主要为环状软骨背板。

第二节　喉部的影像学检查方法

一、平片检查

喉部平片检查（plain film）是最古老而基本的检查方法，常用位置是颈侧位和正位断层相。随着 CT、MRI 技术的发展，此种检查方法在大部分医疗机构已被 CT、MRI 检查取代。

二、CT

CT 扫描为喉部常用的影像学检查方法。以横断面扫描为基本方法，扫描范围应包括全部病变，对于怀疑肿瘤患者扫描范围应自颅底上方至胸廓入口。非螺旋方式扫描参数，电压≥120kV，电流≥100mA，层厚 3mm，层间距 3mm，FOV 为 14～20cm，矩阵≥512×512，同时摄软组织窗及骨窗像，软组织窗窗宽 300～400Hu，窗位 40～50Hu，骨窗窗宽 1 500～3 000Hu，窗位 150～400Hu。螺旋方式扫描，电压≥120kV，电流≥200mA，准直器宽度 1～2mm，重建间隔小于或等于准直器宽度的 50%。

如果没有使用碘造影剂禁忌证，对于颈部病变尤其是对于肿瘤患者应常规行增强扫描。

由于近年来多层螺旋 CT 的发展，多层螺旋 CT 已成为喉部最有价值的影像学检查方法。多层螺旋 CT 扫描速度极快，数秒即能获得所需要的全部图像，明显减少了因喉部活动所致的伪影，也使获得各种呼吸时相的喉部影像成为可能。多平面重组、三维重建及仿真内镜技术已广泛应用于对喉部病变的评价，为更直观、更准确地评价喉部病变提供了更广阔的前景。冠状面像能直观地显示杓会厌披裂皱襞、室带、喉室、声带、喉旁间隙的关系，矢状面像对舌根、会厌、舌会厌谷、咽后壁、会厌前间隙显示良好。

三、MRI

由于呼吸、吞咽及颈动脉搏动，运动伪影较多，MRI 难以获得高质量的喉部图像。其优势在于组织分辨率高，能够区分肿瘤与其他软组织，且能进行多平面扫描。

对于常规 MRI 检查，需扫描冠状面及矢状面 T_1WI 和横断面 T_2WI。快速 SE 像有利于改善 T_2WI 图像质量，可以使用脂肪抑制技术。对于肿瘤患者应行增强扫描。

第三节　喉部影像解剖

一、常规颈侧位平片

在下颌骨的下方有一条状骨结构为舌骨，该骨上方有叶片状的软骨结构，为会厌软骨。会厌软骨分为前上面的舌面和后下面的喉面。会厌的舌面与舌根交界处即舌会厌谷。会厌喉面呈向前下倾斜，终止于甲状软骨板内侧的中份，此处平片中称喉室角，距甲状软骨板内缘约 2～3mm。在会厌柄后部可见一棱形透光腔为喉室，喉室上界为室带游离缘，喉室下界为声带游离缘。声带游离缘以下 1cm 范围的软组织为声门区，声带下缘至环状软骨下缘的范围为声门下区，该区呈倒漏斗形，上宽下窄。甲状软骨上缘的后端可见杓状软骨。其上端与会厌软骨游离缘间有一自上向下后略凹陷的软组织皱襞为杓会厌襞。在成年男性可见甲状软骨和环状软骨自后向前上骨化,并随年龄老化其骨化越明显。而成年女性的骨化较少见,常见为甲状软骨和环状软骨后缘有不规则的钙化表现。当杓状软骨钙化后可在杓状区内出现圆点状钙化影。

二、CT 和 MRI 影像解剖

CT 和 MRI 均为断层影像,影像解剖一致,只要熟悉了 CT 影像解剖及 MRI 不同组织结构的信号变化,了解 MRI 影像解剖不难。在此,以 CT 横断面影像为基础,辅之以典型的冠状面及矢状面 CT 图像来分析喉部的影像解剖。

(一) 横断面像

1. **舌骨体上层面**　最前方弧形骨体为下颌骨体部,其后为口底肌肉及舌根部。两侧圆形骨点为舌骨小角。舌根后方有一弧形软骨为会厌的游离缘,其前方空隙为会厌谷,会厌谷之间为舌会厌正中皱襞,后方空隙为喉入口,两侧壁为咽侧壁软组织。喉前、外侧卵圆形软组织团为颌下腺,后外侧为颈动脉间隙,咽后壁后方脂肪间隙为咽后间隙,颈椎骨前方的软组织为椎前软组织,包纳颈长肌和头长肌(图 3-5-1A)。

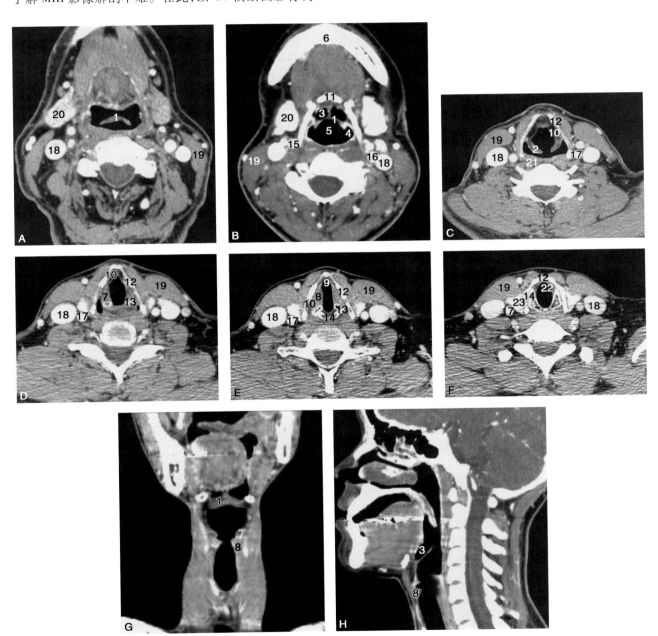

图 3-5-1　喉部 CT 影像解剖

1. 会厌;2. 杓会厌襞;3. 会厌谷;4. 梨状窝;5. 喉咽部;6. 下颌体;7. 室带;8. 声带;9. 声门裂;10. 喉旁间隙;11. 舌骨体;12. 甲状软骨板;13. 杓状软骨;14. 环状软骨;15. 舌骨大角;16. 颈内动脉;17. 颈总动脉;18. 颈内静脉;19. 胸锁乳突肌;20. 下颌下腺;21. 咽后间隙;22. 咽前壁;23. 甲状腺右叶

2. **舌骨体层面**　前方倒"U"形舌骨体及大角,年轻人因骨骺使舌骨体及大角间骨分离。舌骨体前缘附有舌骨上肌群。舌骨和会厌间在中央可见舌会厌皱襞将会厌谷分为左、右两部分。会厌后方为喉入口。会厌两侧向后内侧延伸结构为杓会厌襞(图3-5-1B)。

3. **甲状软骨切迹层面**　前端可见"八"字形甲状软骨板的上缘,中央缺损为甲状软骨切迹,会厌体与舌甲膜间低密度区为会厌前间隙,会厌两侧向后外呈弧形软组织皱襞为杓会厌襞,该皱襞的外侧空隙为梨状窝上部,梨状窝后外侧由舌甲膜及咽缩肌组成。杓会厌襞内侧的椭圆形空隙为喉前庭。但梨状窝与喉前庭由杓会厌襞完全分开,形成两个分隔的腔隙(图3-5-1C)。

4. **甲状软骨中段层面(室带层面)**　两侧甲状软骨板已完全结合呈倒"V"形。喉腔后壁可见左、右各一类三角形高密度结构为杓状软骨的上部。两侧壁内缘为室带,室带前端有时可见缺损,这是喉室切面所致。室带与甲状软骨板间有一低密度间隙为喉旁间隙,主要由脂肪构成(图3-5-1D)。

5. **甲状软骨中下段层面(声带层面)**　该层面甲状软骨形态与室带层面相仿,但后端出现环状软骨部分的背板及其前方的三角形杓状软骨的底部结构,三角形底部前角为声带突,外侧角为肌突。自杓状软骨声带突至甲状软骨交角间的软组织为声带,声带内缘呈平直状,声带与甲状软骨板间低密度条形区为喉旁间隙,主要为环甲肌构成,表现为较低的软组织密度。两侧声带间三角形空隙为声门裂,两侧声带前端会合处叫前联合,该处在甲状软骨交角后的正常软组织的厚度在1~2mm,后方为后联合(图3-5-1E)。

6. **声门下区层面**　两侧甲状软骨板下部"八"字形软骨逐渐消失,而环甲膜由向下接连的环状软骨前弓所取代,最终气道由完整环状软骨所包绕。声门下气道呈椭圆形,前后径大于横径,腔面光滑(图3-5-1F)。

(二)冠状面像

冠状面正中层面像,自上而下可以清楚的显示室带、喉室、声带及其两侧的喉旁间隙。室带的上方可区分杓会厌襞和会厌,声带的下方为声门下区(图3-5-1G)。软骨结构自上而下分别为舌骨、甲状软骨、杓状软骨、环状软骨。

(三)矢状面像

典型的喉矢状位像(正中偏外侧层面)自上而下的软组织为舌根、会厌、杓会厌襞、室带、声带,在舌根与会厌之间为舌会厌谷,真假声带之间的含气腔隙为喉室(图3-5-1H)。

第四节　喉部先天发育畸形

喉在胚胎第4~10周分化,出生前3个月发育完成,任何影响发育的因素都可能引起各种异常,这包括喉软骨软化症、先天性喉蹼、先天性喉裂、先天性喉闭锁等。

一、喉软骨软化症

【概述】

喉软骨软化症(laryngomalacia)又称先天性喉鸣(congenital laryngeal stridor),由喉支持系统发育延迟所致,喉结构存在但未坚实到足以保持喉腔扩张。主要为声门上喉受侵,在吸气时会厌单独下垂或整个声门上喉塌陷。

【临床表现】

吸气时有喉鸣和胸骨上窝、肋间、上腹部凹陷征(即三凹征)。症状常在出生后即出现,呈间隙性,睡眠和安静时无症状,啼哭、惊动时明显,喉鸣以吸气时明显,呼气时声小或无声。

【影像学表现】

在吸气时颈侧位平片见会厌游离缘上抬呈手指伸直手掌平伸侧面观形状。当先天性喉鸣患儿吸气时见会厌游离缘向后卷曲呈手指握拳状。会厌游离缘反向喉入口靠拢。

二、先天性喉蹼

【概述】

先天性喉蹼(congenital web)为胚胎发育过程中两侧声带前部或大部未能充分分离,在声门处连接以横行的膜性组织。按喉蹼的发生部位可分为:发生于两侧声带间为声门部(约72.5%);发生于两侧室带间为声门上部(占1.5%);发生在声门下者占7.5%。喉蹼大部分位于喉前部。

【临床表现】

视喉蹼大小、部位和喉狭窄程度而异。较大者可有喉鸣、声嘶、呼吸困难、发绀等表现,若为完全性喉蹼,可引起新生儿窒息而死亡。喉蹼较小者可无明显症状,或出生哭声较弱,哭闹时有喉鸣和呼吸困难。成人的喉蹼常较小,故可无明显症状,偶尔有声嘶或发音易疲倦,或剧烈运动时感呼吸不畅。

儿童在直接喉镜下见喉腔内室带或声带间有膜样蹼或隔,呈白色或淡红色。后缘平齐,呈半圆形,少数呈三角形。

【影像学表现】

颈侧位平片常无异常发现。高分辨薄层横断面

CT 扫描检查可显示声门区薄膜位置、形态和大小,在两侧声带或室带的前端有纤维膜连接。冠状面重建图像可显示两侧声带或室带间有薄纤维带。MRI 冠状面和矢状面图像更清晰显示上述改变,纤维带在 T_1WI 为略低或中等信号,T_2WI 为等或略高信号。

第五节　喉部炎性病变

喉部一般的感染疾病可分为急性和慢性。急性喉部感染多由细菌感染引起,也可由变态反应、外伤或邻近组织的急性炎症所致。慢性炎症一般是肉芽肿病变,分为炎性肉芽肿和非炎性肉芽肿,前者包括结核、梅毒、韦氏肉芽肿病、组织胞浆菌病等;后者主要为外伤后形成的肉芽病变。

一、急性会厌炎

【概述】

急性会厌炎为以会厌为主的声门上区急性喉炎。多为感染所致,起病急,发展迅速,炎症常局限于会厌舌面或延及杓会厌襞、杓状软骨及室带。

【临床表现】

临床起病急,以喉痛及吞咽困难为主,伴有发热、寒战,阻塞气道可产生吸气性呼吸困难,严重者可发生窒息。

【影像学表现】

早期可见会厌、杓会厌襞及声带等喉内结构弥漫肿胀、增厚;晚期可因溃疡、破坏和瘢痕形成而导致喉内结构不规则增厚,喉腔狭窄。CT 扫描见会厌及杓会厌襞明显弥漫性水肿。以舌面更明显,使会厌游离缘呈球状,阻塞喉入口,会厌前间隙变狭或消失,室带及杓状软骨也有水肿,而声带及声门下区一般正常。MRI 检查有类似的形态改变,水肿组织 T_1WI 为低信号,T_2WI 为明显高信号。

二、小儿急性喉炎

【概述】

小儿急性喉炎为喉部弥漫性卡他炎症,以声门下区为主,故又称为急性声门下喉炎。小儿声门下区正常口径为 6mm,当缩小至 4mm 则为声门下狭窄,可出现呼吸困难,本病好发于冬、春气候变化较大的季节,常见于 6 个月~3 岁的婴幼儿,男孩多于女孩。大多数由病毒引起,由飞沫传染,入侵后,使寄生于上呼吸道细菌继发感染。细菌培养多为混合感染,包括链球菌、肺炎球菌、卡他球菌和流行感冒杆菌等。

【临床表现】

早期有发热、畏寒,可有阵发性犬吠样咳嗽或呼吸困难,继之有黏稠黏液或黏脓性痰咳出,严重者有吸气性呼吸困难,鼻翼扇动,吸气时出现三凹征,口唇青紫,骚动不安,可因无力呼吸、吸气性喉鸣,周身衰竭而死亡。

【影像学表现】

颈侧位平片可见杓会厌襞肿胀,喉室影消失,声门下区前、后壁肿胀增厚,气道狭窄。CT 示杓会厌襞、室带、声带肿胀、增厚,致气道明显狭窄。小儿急性喉炎症状重,常需紧急气管切开,临床上多通过喉镜检查作出诊断。

三、慢性增生性喉炎

【概述】

慢性增生性喉炎(chronic hyperplastic laryngitis)是喉部黏膜增厚,以细胞增生为主,很少有炎性肿胀。常见于慢性单纯性喉炎而未及时治疗患者,不改变错误发音习惯和生活方式,长期在不良工作环境中工作,周围组织慢性炎症所致。

【临床表现】

早期有咽喉部不舒、干燥,声音有改变,但咳嗽不明显。随着反复急性或亚急性喉炎发作,声嘶加重。喉镜检查:喉黏膜有程度不等、分布不均的肥厚,以杓状区明显。发音时两侧杓部并拢,杓间肥厚黏膜形成一个或多个皱褶。声带、室带均有肥厚,边缘粗糙不平,声带边缘可有结节或息肉改变。杓会厌襞亦有肥厚。但会厌很少见肥厚改变。

【影像学表现】

颈侧位平片仅为杓会厌襞的披裂肥厚,喉室显示不同程度狭窄等非特异性改变。CT 示喉黏膜不均匀普遍增厚,以杓间区明显。室带、声带也呈不对称增厚,边缘不平,可有声带息肉形成。

四、声带息肉

【概述】

声带息肉(polyps of vocal cord)为喉部常见疾病,好发于一侧声带的前中 1/3 的边缘,为致声音嘶哑的常见病因。与长期烟酒刺激和经常过度用声不当有关。

【临床表现】

主要表现为不同程度的声嘶。喉镜检查:典型局部型带蒂的小球,自声带边缘长出。

【影像学表现】

CT 扫描示一侧声带前中游离缘带蒂结节,其密度与声带相仿,结节边缘常光整。MRI 扫描病变在 T_1WI 呈低信号,T_2WI 呈中等或略高信号。声带息肉在颈侧位平片和 CT 检查中很难与喉癌、慢性喉炎、乳头状瘤作出正确鉴别,常需要喉镜活检定性。

五、喉结核

【概述】

喉结核(tuberculosis of larynx)是结核杆菌所致特种感染,常继发于肺结核。在抗结核药广泛应用后,目前喉结核病罕见。

【临床表现】

早期可无自觉症状,或仅咽部刺烧灼、干燥感,发音感疲乏,以后渐有嘶哑,咳嗽明显。若会厌、杓状软骨、杓会厌襞发生溃疡,则有吞咽痛,可反射到耳部。

喉镜示喉黏膜有广泛苍白水肿,双侧声带、室带、披裂不对称水肿、糜烂,可有溃疡和坏死发生。

【影像学表现】

喉结核以喉腔双侧软组织不对称肿胀伴有浅表溃疡为其特征。会厌受侵常表现为会厌不规则增厚,表面有结节,可伴有溃疡。有时有环杓关节受累,可发生软骨周围炎。

第六节　喉部外伤

各种暴力作用皆可导致喉部结构损伤。依据外力作用大小、部位和方向不同,可出现喉黏膜破损、喉体变形、喉腔狭窄、喉关节脱位、喉软骨骨折等。

普通平片对显示喉软骨的骨折及喉腔狭窄、变形有一定价值,在喉部软骨有很好钙化的年长患者,平片能较清楚地显示喉软骨的骨折,但对幼儿或青少年软骨钙化不明显时,平片对软骨骨折难以准确评估,应选择 CT 检查,以免漏诊。

CT 扫描能全面、具体的显示喉部损伤的范围、血肿部位和大小、软骨的损伤,并能观察到颈部皮下或肌肉内的气体。对于喉部外伤患者,如果病情容许应尽早行 CT 扫描。多层 CT 扫描速度快,且能进行冠状位及矢状位多平面重组,能非常直观、准确地显示喉壁的破损、软骨的脱位及骨折、喉内及喉旁血肿及其相互关系。

喉损伤早期,出血和水肿均表现为黏膜弥漫增厚,会厌前间隙和喉旁间隙密度增高和喉腔狭窄、变形。喉软骨骨折表现为软骨错位和骨片分离。由于喉腔后方是颈椎体,正前方暴力常致甲状软骨和环状软骨环部中线的两侧处发生骨折,环状软骨板在中线

发生骨折,断端可向后移位。如暴力来自前侧方,环状软骨环发生前外侧或后外侧骨折线。环状软骨板呈多形性骨折。甲状软骨板呈斜形骨折,可形成多个骨碎片。皮下或肌肉内积气常表现为蜂窝状或条状气影。

喉软骨骨折后可伴发血肿、会厌软骨柄部和甲状软骨附着处撕脱、杓状软骨脱位、环状软骨与上气管环的断裂及颈部皮下不同程度气肿。当甲状软骨上缘上升至舌骨平面应考虑气管的断裂。

MRI 在外伤急性期应用不多,但 MRI 有较 CT 优越之处,根据信号的不同,MRI 能区分血肿、黏膜水肿和软组织损伤。

第七节　喉部良性肿瘤

喉部良性肿瘤发生率极低,而组织学种类却繁多,较常见者有乳头状瘤、血管瘤、纤维瘤;其他的如软骨瘤、脂肪瘤、横纹肌瘤、淋巴管瘤、神经源性瘤、浆细胞瘤和黏液瘤等偶有报道。其病因不明,生长缓慢。临床症状视发生部位、肿瘤大小而异。影像学检查都能作出定位诊断,而组织类型判断常需活组织检查后方能明确。

一、喉乳头状瘤

【概述】

喉乳头状瘤(papilloma of larynx)是喉部最常见的良性肿瘤,为良性和非侵袭性病变,此瘤可发生在任何年龄,发生于 10 岁以下儿童者多见,病变发展较快,有多发及复发的倾向,而随年龄增长有自限的趋势。疣样病变常为多发病灶且好发于儿童,可侵犯喉任何部位,甚至侵及气管和支气管树。成人亦可发病,男性多见,常为单发。乳头状瘤有癌变倾向,国外报道癌变在 3%~28%,故应密切注意。发病原因与病毒感染、慢性炎症的刺激和内分泌改变有关。

【临床表现】

症状为进行性声嘶,进而失声。肿瘤范围较广、较大者可有喉鸣及呼吸困难,这在儿童中较成人常见。喉镜检查:可见室带、声带及声门下有不规则苍白、淡红或暗红色乳头状或菜花状、大小不一的肿块。

【影像学表现】

喉乳头状瘤为外生性生长,在平片常可见多个结节突向喉腔内。乳头状瘤可侵及肺部,表现为小空洞性结节,应常规摄胸片观察。CT 扫描较小单发型可

无明显异常。肿块较大及较广泛者可见室带、声带、前联合及声门下表面组织增厚。局部突出良性乳头状瘤很少浸润至喉旁间隙，当该间隙有浸润时应考虑为癌变。乳头状瘤在注射造影剂后有强化表现。MRI检查乳头状瘤在 T_1WI 呈等信号，T_2WI 呈高信号，注射 Gd-DTPA 肿瘤强化不明显。

二、喉部血管瘤

【概述】

喉部血管瘤（hemangioma of larynx）较少见，有两种类型：毛细血管瘤及海绵状血管瘤，以毛细血管瘤多见。成人发病率高于儿童，但儿童喉部血管瘤常引起气道阻塞，成人为局限性病变，可发生在喉部任何区域，但倾向于生长在声带和声门下区域。喉部血管瘤常常合并皮下及软组织血管瘤。

【临床表现】

视肿瘤大小和部位不同。小者可无明显症状，如发生损伤可有不同程度的出血。较大的肿瘤可有喉鸣或呼吸困难。喉镜检查：呈暗红色凸起，表面不平，大都可确诊。

【影像学表现】

较大者颈侧位平片见局部软组织增厚，偶尔可见静脉石结构，这有助于定性诊断。CT 平扫：喉结构内不均质软组织结节或肿物，如有出血，肿块内可见高密度。增强 CT 病变有明显强化。MRI 扫描：血管瘤在 T_1WI 呈等信号或较高信号，T_2WI 呈不均匀高信号（ER3-5-1）。钙化区和血管内血液流速较快处呈无信号区。肿块内有血栓或出血则在 T_1WI 呈高信号。注射 Gd-DTPA 后肿块明显强化。

ER3-5-1　喉部血管瘤

三、其他喉部良性病变

喉部脂肪瘤（lipoma of larynx）由于其脂肪含量高而有特征性的 CT 和 MRI 表现，CT 为低密度的脂肪密度，边缘规则；MRI 在 T_1WI 和 T_2WI 上均呈高信号。

喉部软骨瘤（chondroma of larynx）多见于环状软骨及甲状软骨，其典型的表现为病变内有环状的软骨钙化。影像学表现往往难以区分软骨瘤和软骨肉瘤，病变明显向周围侵犯时可考虑软骨肉瘤。

喉部神经鞘瘤（schwannoma of larynx）为单侧黏膜下肿瘤，通常位于声门上喉，病变呈结节状，边缘规则，增强后结节常无明显强化，内部可有斑片状高密度灶。在神经纤维瘤患者，喉部可仅有单发神经纤维瘤发生，也可为丛状的、极具侵袭性的病变可弥漫性的侵犯声带旁结构。

颗粒细胞瘤（granular cell tumor）为来源不明的良性病变，多数理论认为其来源于 Schwann 细胞或更原始的间质细胞。喉部可以发生，常见部位为声带。覆盖在颗粒细胞瘤上的上皮可以增生而形似鳞状细胞癌，常需要活检证实。发病年龄常在 35～45 岁，小于鳞癌的常见发病年龄。

第八节　喉部恶性肿瘤

喉癌（laryngeal carcinoma）在中国发病率不高，约占全身恶性肿瘤的 2%，在耳鼻喉科恶性肿瘤发生率中占 12%～22% 左右，仅次于鼻腔、鼻咽部的恶性肿瘤居第三位。喉癌好发于 50～60 岁年龄段，30 岁以下少见。男性发生率远高于女性。

喉癌常见于嗜烟酒者，声带过度疲劳、慢性喉炎、暴露于粉尘、石棉或电离辐射也与喉癌的发病有关。

喉部恶性肿瘤分上皮性和非上皮性。上皮性恶性肿瘤以鳞状细胞癌最多见，在喉癌中占 98.8%，在喉恶性肿瘤中占 97.5%。其余为腺癌、黏液表皮样癌、腺样囊性癌、小细胞癌等。非上皮性肿瘤包括纤维肉瘤、软骨肉瘤、平滑肌肉瘤等。按癌肿起源的部位分为声门区、声门上区和声门下区三个区域，我国以声门型最多见，声门上型次之，原发声门下型很少见。

一、临床表现

声门上型癌早期仅有喉部异物感，咽部不适，中晚期可有咽喉痛，痰中带血，声嘶。

声门型癌主要症状为声嘶，肿瘤较大时可有血痰、喘鸣、呼吸困难。

声门下型癌早期可无明显症状，中晚期可有血痰、呼吸困难。

二、喉癌的 TNM 分期

国际抗癌联盟（International Union against Cancer, UICC）及美国癌症联合会（American Joint Committee on Cancer, AJCC）关于喉癌的 TNM 分类及分期如表 3-5-1、表 3-5-2 所示。

表 3-5-1 喉癌的 TNM 分类

T	肿瘤部位
T_x	原发肿瘤难以判断
T_0	无原发肿瘤证据
T_{is}	原位癌

1. 声门上型

T_1	肿瘤局限于声门上区一个亚区,如会厌的喉面,或杓会厌襞的一侧,或喉室或室带的一侧,或杓状软骨。声带活动正常
T_2	肿瘤侵犯声门上区的一个以上亚区,或侵犯声门区或声门上区以外部位,如舌底部、会厌谷、梨状窝内壁黏膜,声带活动正常
T_3	肿瘤局限于喉腔内,声带固定,或/和侵及环后区、舌底深部或会厌前间隙
T_4	肿瘤侵及甲状软骨或/和扩展到颈部软组织甲状腺或/和食管

2. 声门型

T_1	肿瘤局限于一侧或两侧声带(可能侵犯前联合或后联合),声带运动正常
T_{1a}	肿瘤局限于一侧声带
T_{1b}	肿瘤局限于两侧声带
T_2	肿瘤侵及声门上或/和声门下区或/和声带活动受限
T_3	肿瘤局限于喉内,声带固定
T_4	肿瘤侵犯甲状软骨或/和扩展到喉外结构,如咽部、气管、颈部软组织、甲状腺

3. 声门下型

T_1	肿瘤局限于声门下区
T_2	肿瘤扩展到一侧或两侧声带,声带活动正常或受限
T_3	肿瘤已侵入声门下区喉腔内,声带固定
T_4	侵犯环状软骨或甲状软骨或/和喉外结构,如颈部软组织、气管、甲状腺食管
N	区域淋巴结
N_x	难以判断区域有无转移淋巴结
N_0	无区域淋巴结转移
N_1	同侧单个淋巴结转移,最大径≤3cm
N_{2a}	同侧单侧淋巴结转移,最大径>3cm,≤6cm
N_{2b}	多个同侧淋巴结转移,最大径≤6cm
N_{2c}	双侧或对侧淋巴结转移,最大径≤6cm
N_3	同侧或双侧淋巴结转移,最大径>6cm
M	远处转移
M_0	无远处转移
M_1	有远处转移

表 3-5-2 喉癌肿瘤分期

0 期	Tis	N0	M0
Ⅰ 期	T_1	N0	M0
Ⅱ 期	T_2	N0	M0
Ⅲ 期	T_3	N0	M0
	T_1,T_2,T_3	N1	M0
ⅣA 期	T_4	N0,N1	M0
	任何 T	N2	M0
ⅣB 期	任何 T	N3	M0
ⅣC 期	任何 T	任何 N	M1

三、影像学检查方法的适当选择

1. **传统 X 线摄片** 包括喉侧位及喉正位,已基本被 CT、MRI 取代。

2. **CT** 尤其是多层螺旋 CT 扫描及其后处理技术(多平面重组、容积再现、仿真内镜)可明确显示喉腔及其周围结构的解剖,对肿瘤局部浸润及肿瘤与周围结构的关系评价更为准确,目前为喉癌的基本检查方法。

3. **MRI** 可多轴扫描,软组织对比度好,能明确显示肿瘤的范围及侵犯深度,为喉癌极有价值的检查方法。

四、影像学表现

喉癌的影像学检查的价值在于确定肿瘤的范围、与周围重要结构的关系及评价有无颈部淋巴结转移。

(一) 肿瘤占位、浸润和淋巴结转移的影像学表现

1. **喉内结构增厚和喉腔肿物** 会厌、会厌披裂皱襞、真假声带及声门下区等结构的软组织增厚或肿物(图 3-5-3),增厚软组织或肿物边缘不规则,增强 CT 扫描常为轻、中度强化,MRI 表现为 T_1WI 低信号、T_2WI 中等信号,增强后有不同程度强化。肿瘤可使喉腔变形和阻塞气道,其程度取决于肿瘤的大小、位置和生长方式(图 3-5-3)。

会厌前间隙变窄或消失,正常脂肪密度被软组织密度病变取代

2. **肿瘤侵犯喉旁间隙** 会厌前间隙受侵:肿瘤侵及会厌时,常向前侵犯会厌前间隙,CT 表现为会厌前间隙变窄或消失,正常脂肪密度被软组织密度病变取代(ER3-5-2),MRI 的 T_1WI 表现为正常高信号的脂肪为中等信号的肿瘤所取代。

ER3-5-2　喉癌

声门旁间隙受侵：声门旁间隙内侧为室带、喉室与声带，外侧为甲状软骨。室带旁的间隙含有较多脂肪，CT容易判断有无肿瘤侵犯；声带旁的间隙脂肪含量少，多为肌肉密度，CT扫描可呈假阴性，需仔细对比两侧解剖结构才能发现。MRI的T_1WI脂肪为高信号，有肿瘤侵犯时被中等信号的肿瘤组织所取代。

3. **喉软骨受侵**　对于喉癌患者，影像评价喉部软骨有无受侵是影像学检查的一个重要方面。环状软骨和甲状软骨受侵使放疗的预后变差，是标准部分喉切除术的禁忌证。声门上型喉癌侵犯软骨不多，声门型或声门下型癌常有喉软骨受侵。

软骨的骨化常是不均匀和不对称的，肿瘤组织和未骨化软骨在CT扫描中呈类似密度，给准确评估软骨有无受侵带来困难。软骨广泛性溶解、破坏及肿瘤组织穿透软骨侵及软骨外侧为软骨受侵的可靠征象。软骨硬化为软骨侵犯的相对征象，肿瘤周围的炎症侵犯、骨髓内的出血、纤维化亦可引起软骨硬化，约50%的软骨硬化在组织学检查时软骨内有癌细胞。对外科拟行保喉手术时，对软骨硬化应高度重视，手术中不能留下密度增高的软骨，以免导致肿瘤残存。

受侵喉软骨在MRI T_1WI为低信号，T_2WI为中、高信号。T_2WI对鉴别软骨有无受侵有一定帮助，肿瘤在T_2WI呈中等或高信号，非钙化软骨为低信号。使用脂肪抑制技术的增强MRI扫描有助于早期软骨受侵的发现。

4. **颈部淋巴结转移**　声门上型喉癌颈部淋巴结转移多见，尤其是位于会厌及杓会厌襞肿瘤，声门型喉癌颈部淋巴结不多。转移部位多为颈静脉链周围及颈后三角区，双侧淋巴结转移不少见，尤其是肿瘤已侵过中线。转移淋巴结多较大，约75%有明显的边缘强化、内部坏死的典型鳞癌转移征象，包膜外侵犯多见，常侵及周围结构，需要注意与颈动脉的关系。

（二）不同部位喉癌的影像学表现

基于胚胎发育、黏膜的淋巴引流和喉部肿瘤的临床习性将喉部分为声门上区、声门区、声门下区。

1. **声门上区喉癌（supraglottic cancer）**　在喉癌中约占30%～40%，仅次于声门型。一般好发于会厌，原发于喉室和室带很少见。由于室带不直接参与发音，早期声门上区喉癌一般无明显声嘶，发现时一般较声门区癌大。当声门上区喉癌侵及杓状软骨或声带时可有声嘶。

声门上区又可分为舌骨上区和舌骨下区，大多数肿瘤同时侵犯两个区域，但有部分肿瘤小只局限于一个区域。舌骨上区癌发生在会厌游离缘，舌会厌韧带为舌骨上区癌侵入会厌前间隙的屏障。小的舌骨上区癌手术时可不切除全部声门上区喉。舌骨上区癌向前容易侵犯舌根部，需注意观察。

舌骨上的声门上区喉癌容易在CT、MRI上发现，尤其是矢状面像，肿瘤常通过咽会厌皱襞侵及咽侧壁，通过双侧会厌谷正中的舌会厌皱襞侵及舌根。

舌骨下的声门上区包括会厌根部、杓会厌襞、杓状软骨、室带及喉室，杓会厌襞后缘肿瘤可侵及咽壁，会厌的病变常侵犯会厌前间隙，CT能清晰地显示肿瘤侵入脂肪密度的会厌前间隙（ER3-5-2），MRI的T_1WI示肿瘤进入高信号的脂肪内。肿瘤向后外侧可侵犯杓状软骨和环杓关节。

由于会厌上喉切除术是切除喉室以上部分，对于声门上区喉癌最主要的是观察肿瘤下缘侵犯范围，需注意观察喉室、杓状软骨、前联合是否受侵，尤其是喉室。横断面往往难以清晰显示喉室，冠状面为喉室的最佳显示像，能评价肿瘤下缘与喉室的关系，但在实际工作中要准确评价肿瘤下缘与喉室的关系有时极其不易。会厌的肿瘤亦可直接通过会厌的表面侵及前联合，在分析影像时必须仔细观察。

原发于杓状软骨和杓间区的癌肿极少见，此型常沿黏膜下播散，CT和MRI可显示。癌肿可侵及咽下部环后区的前壁。

2. **声门区喉癌（glottic cancer）**　声门区喉癌是我国最常见的一种喉癌，约占喉癌的50%～70%，几乎全部为鳞状细胞癌。声门区的解剖范围为声带和前、后联合。癌肿好发于声带的前、中1/3交界处的边缘，在肿瘤很小时就影响声带闭合和发声，故很早就出现声音嘶哑。此区淋巴管较少，故淋巴转移出现较少、较晚，转移部位为颈深淋巴结或喉前、气管前淋巴结。

CT和MRI检查主要是观察肿瘤向深部浸润的范围、发展的方向、软骨破坏与否及有无局部颈淋巴结的转移。对声门型肿瘤宜用1～2mm薄层横断面CT检查。早期肿瘤局限于声带边缘，薄层CT扫描显示为一侧声带局部增厚，与正常变异不易区分。当肿瘤向深部浸润可使同侧喉旁间隙密度增高（图3-5-2、图3-5-3）。

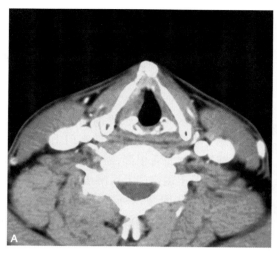
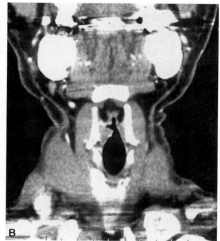

图 3-5-2　声门区喉癌

CT 示右侧声带增厚并不均匀强化,同侧喉旁间隙密度增高

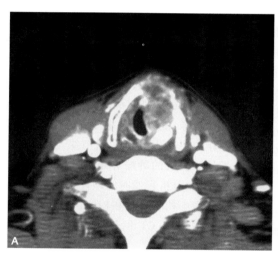
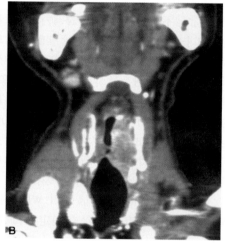

图 3-5-3　喉癌侵及喉软骨

声门区喉癌可呈水平位或垂直位扩散。早期常为水平方向扩散;在晚期可呈垂直位扩散,常见为声门下区扩散,这在 CT 显示环甲膜呈不规则增厚。肿瘤向前可越过环甲膜或伴随穿越该膜的血管向前侵袭。向后可侵及杓状软骨、梨状窝、环杓肌,CT 横断面显示甲杓间隙增宽,杓状软骨增白硬化。向上侵犯喉室及室带,向外侧常侵犯喉旁间隙。声带固定提示甲杓肌受侵或肿瘤涉及杓状软骨、环状软骨或环杓关节。

对声门区癌的评价最重要的是评价肿瘤的下缘,如果肿瘤达到环状软骨的上缘,则不能行垂直水平半喉的切除,只能行全喉切除。肿瘤是否侵及前联合亦是一个值得注意的部分,前联合正常厚度为 1~2mm,

且正常时局部甲状软骨内板的后方有少量气体,受侵时该部软组织常增厚,当其厚度超过 2mm 时有诊断价值,前联合外侧的甲状软骨极薄,容易受肿瘤侵犯,需注意观察。肿瘤沿声带或前联合的表面蔓延,喉镜为最直接的观察方法。

3. **声门下区喉癌**(subglottic cancer)　原发声门下区喉癌极少见,约为 2%~6%。其解剖范围为声带上缘以下 1cm 处平面为其上界,下界为环状软骨下缘。此型部位较隐蔽。早期常无症状,中晚期肿瘤表面有溃烂,可发生咳嗽,痰中带血。肿瘤侵犯声带深层,影响发音。CT 扫描表现为声门下环状软骨黏膜的增厚或出现软组织肿物,边缘不规则,增强后肿瘤常有强化(ER3-5-3)。MRI 对早期肿瘤的显示优于

CT,可见黏膜增厚,毛糙不平,有强化表现。肿瘤中、晚期呈现黏膜下软组织团块,腔壁增厚,管腔狭窄,常可见软骨破坏及肿瘤向腔外扩散。

ER3-5-3　声门下区喉癌

"跨声门型喉癌"一般是指肿瘤累及声门区和声门上区,肿瘤常原发于喉室,经黏膜下向真、室带浸润。

（罗德红　周纯武　吴宁）

第六章

颈部软组织影像诊断学

颈部（neck）是连接头与躯干的枢纽，解剖结构复杂。颈部各类病变有不同的好发部位和各自的影像学特点，只要熟悉了颈部正常解剖，尤其是颈部间隙的解剖，掌握了不同病变的特点，颈部病变的定位、定性诊断不难。

颈部结构表浅，临床触诊准确性高，为最基本的诊断方法，但不能过分的依赖临床触诊而排斥影像学检查。颈部影像学是在有了横断面影像后才逐步发展起来，近十年国内在颈部影像学方面有了突飞猛进的发展，在颈部病变的定性及分期方面已成为必不可少的检查手段，越来越受到各方面的重视。

第一节　颈部影像学检查方法

颈部影像学检查方法包括普通平片、CT、MRI、B超、血管造影、核素扫描和PET等。

一、平片

颈部平片（plain film）主要包括颈部正、侧位相，正位相可观察气道是否狭窄、移位、软组织内是否有钙化。侧位片可以显示椎前软组织包括气道、甲状腺、喉的侧位表现。由于颈部软组织多，颈部平片已基本被横断面CT、MRI等取代。

二、CT

CT扫描为颈部常规的影像学检查方法。以横断面扫描为基础，扫描范围应包括全部病变，怀疑肿瘤患者扫描范围应自颅底上方至胸廓入口。对于肿瘤患者应常规行冠状面扫描或多平面重组。如果没有使用碘造影剂禁忌证，对于颈部病变尤其是肿瘤患者应常规行增强扫描。

三、MRI

由于组织分辨率高，MRI为颈部极有价值的检查方法。常规采用自旋回波（SE）T_1WI 及快速自旋回波（FSE 或 TSE）加脂肪抑制和/或不加脂肪抑制的 T_2WI。

MRI梯度回波和血管成像技术可使血流呈高信号。不必注射造影剂即可鉴别血管与其他结构。作血管成像时应尽量使成像断面与血流方向垂直。颈部MRI扫描时一般不必作增强扫描。但用Gd-DT-PA增强扫描有助于显示病变与周围结构的关系，显示肿物内的血供情况，鉴别肿瘤治疗后复发或瘢痕（纤维化），以及对有特殊要求的磁共振血管成像有帮助。

常规MRI检查一般扫描 T_1WI SE序列矢状位像，并在感兴趣区摄 T_1WI、快速SE和 T_2WI 像。

四、超声

高频B超扫描是颈部软组织病变初查的首选检查方法，亦是检查甲状腺病变的常规检查方法，对诊断颈部淋巴结病变及其他颈部肿瘤性病变有重要价值。B超扫描对甲状腺病变的发现及良、恶性病变的鉴别有很高的准确性。B超导引下的细针穿刺活检是最经济可靠的诊断方法，细胞学诊断为恶性病变者其可靠性可达100%。其缺点是图像的优劣、诊断的准确性均取决于检查者的技术素质，难以检查深部的空腔脏器及其周围的病变。

五、核素扫描

核素扫描（scintigraphy）是检查甲状腺病变的主要方法，对确定甲状腺的功能及病变的性质有重要意义。

六、PET

PET是近年发展起来的功能性检查方法，PET/CT为PET与CT的组合，为解剖与功能的有机结合。PET对于颈部病变的定位、定性诊断有很高的准确性，尤其对肿瘤的转移与复发的全面诊断有其他影像学不可比拟的优势。

第二节　颈部影像解剖

颈部主要的体表标志是甲状软骨、胸锁乳突肌及胸骨柄、锁骨；主要的影像学解剖标志是下颌骨、舌骨、甲状软骨、环状软骨、颈椎、胸锁乳突肌。

胸锁乳突肌将颈部分为前及后三角区。前三角区由下颌骨下缘、中线及胸锁乳突肌构成。后三角区由胸锁乳突肌后缘、斜方肌及锁骨构成。

颈部筋膜分为颈浅筋膜和颈深筋膜，颈浅筋膜由皮下组织和颈阔肌组成，环绕全颈；颈深筋膜又分为浅层（披盖层）、中层（脏器层）及深层（椎周层），构成颈部十二个主要间隙，分别为舌下间隙、颌下间隙、颊间隙、咀嚼肌间隙、颈动脉间隙、颈后间隙、腮腺间隙、咽黏膜间隙、咽旁间隙、咽后间隙、脏器间隙及椎前（椎旁）间隙（图3-6-1～图3-6-3）。相邻的间隙之间有的可相互沟通。肿瘤或感染可循此蔓延播散。筋膜在正常影像上不能显示，在横断面像上能显示各间隙的主要内容，熟悉各间隙的影像解剖是认识颈部病变的基础。

一、舌下间隙

舌下间隙（sublingual space）位于口底，由颈深筋膜浅层构成，前外缘为下颌骨、后方为下颌舌骨肌，下颌舌骨肌后外方的游离缘使舌下间隙与颌下间隙相互沟通。

舌下间隙内主要为颏舌肌、舌骨舌肌、茎突舌肌、舌中隔、脂肪、舌下腺、颌下腺深叶、颌下腺管、舌动脉、三叉神经第3支、舌咽神经、舌下神经。

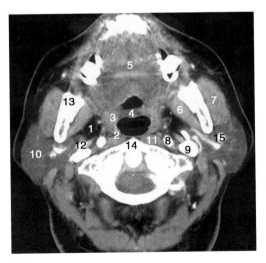

图 3-6-1　颈部影像解剖（一）

1. 咽旁间隙；2. 咽后间隙；3. 扁桃体；4. 悬雍垂；5. 舌；6. 翼内肌；7. 咬肌；8. 颈内动脉；9. 颈内静脉；10. 腮腺；11. 头长肌；12. 茎突；13. 下颌支；14. 寰椎；15. 下颌后静脉

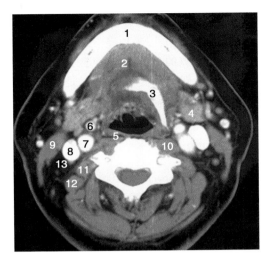

图 3-6-2　颈部影像解剖（二）

1. 下颌体；2. 颏舌骨肌；3. 舌骨体；4. 下颌下腺；5. 咽后间隙；6. 颈内动脉；7. 颈外动脉；8. 颈内静脉；9. 胸锁乳突肌；10. 颈长肌；11. 颈夹肌；12. 肩胛提肌；13. 前斜角肌

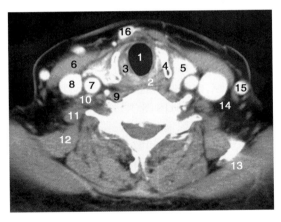

图 3-6-3　颈部影像解剖（三）

1. 声门下腔；2. 咽后间隙；3. 环状软骨；4. 甲状软骨；5. 甲状腺；6. 胸锁乳突肌；7. 颈总动脉；8. 颈内静脉；9. 颈长肌和头长肌；10. 前斜角肌；11. 中斜角肌；12. 肩胛提肌；13. 斜方肌；14. 颈外侧区；15. 颈外静脉；16. 颈前静脉

颏舌肌是舌的主要组成成分，舌下神经损伤后颏舌肌萎缩，由脂肪组织所取代。肿瘤可引起正常的脂肪区域密度增高。舌下间隙有任何不对称均提示有病理改变。

二、颌下间隙

颌下间隙（submandibular space）为颈深筋膜浅层构成，在舌下间隙的后外方，可相互沟通，内含颌下腺及淋巴结。

三、咀嚼肌间隙

咀嚼肌间隙（masticator space）由颈深筋膜的浅层

所包绕,位于咽旁间隙的前外方,腮腺间隙的前方,颊间隙后方。主要内容为下颌骨、咀嚼肌(翼内、外肌、咀嚼肌、颞肌)所占据,三叉神经下颌支亦在其内。

临床上此间隙的重要意义在于三叉神经下颌支自卵圆孔出颅后即进入咀嚼肌间隙,是中颅窝与颅外的通道。鼻或鼻旁肿瘤沿神经播散时可经此入颅,颅内的脑膜瘤亦可经此出颅。

四、颊间隙

颊间隙(buccal space)是咀嚼肌间隙前方、颊肌外方的三角区,内为颊脂肪垫。

五、腮腺间隙

腮腺间隙(parotid space)位于咀嚼肌间隙的后方,咽旁间隙的外方。自外耳道水平至下颌骨下缘,内含腮腺、腮腺管、腮腺内淋巴结、面神经及血管。

面神经是区别腮腺浅叶或深叶的标志,与下颌后静脉相邻。影像学检查常以下颌骨升支后方的下颌后静脉作为腮腺深、浅叶的分界。

六、颈动脉间隙

颈动脉间隙(carotid space)是纵贯全颈部的一个最主要的间隙,由颅底一直延伸至主动脉弓。位于腮腺间隙及胸锁乳突肌内侧、咽旁间隙后外侧、颈后间隙前内侧、椎旁间隙前外侧、脏器间隙后外侧。又分为舌骨上及舌骨下区。间隙外、后侧为颈深筋膜的浅层形成,前方为中层形成,内侧为颈深筋膜深层包绕。

颈动脉间隙内有颈动脉、颈内静脉、第IX~XII对脑神经、交感神经链及颈内静脉链淋巴结。第IX~XII对脑神经在舌骨上区走行,位于颈动、静脉的后、内侧,除迷走神经延及舌骨下区自颈动脉间隙分出外,其余第IX、XI、XII对脑神经均在舌骨上区即自此间隙分出至相应部位。淋巴结位于颈动、静脉的外侧、胸锁乳突肌的内侧。

对颈动脉间隙内血管、淋巴结、神经的病变可根据其独特的解剖部位及结构改变进行准确诊断。

七、颈后间隙

颈后间隙(posterior cervical space)由颈深筋膜的深层及浅层所包绕,其前方为颈动脉间隙,前外方为胸锁乳突肌,后内方为椎旁肌。内容为脂肪、脊副神经、肩神经背支及脊副链淋巴结。

八、咽黏膜间隙

咽黏膜间隙(pharyngeal mucosal space)由颈深筋膜的中层呈袖状包绕,由颅底至环状软骨水平。包绕鼻咽、口咽、下咽的黏膜及黏膜下层,内有小涎腺、淋巴组织、咽缩肌、咽鼓管咽肌。

影像学检查对评估起自咽黏膜间隙肿瘤的侵犯范围有重要价值。

九、咽旁间隙

咽旁间隙(parapharyngeal space)起自颅底卵圆孔的内侧,达舌骨水平。外侧是咀嚼肌间隙和腮腺间隙,外后为颈动脉间隙,内为咽黏膜间隙,内后为咽后间隙。形状有如一倒置的锥体,与颌下间隙的下部相通。内容主要为脂肪,还有小涎腺、腮腺残余、三叉神经下颌支等。临近间隙的病变常使此脂肪间隙受压移位,据此可提供重要的诊断信息。

十、咽后间隙

咽后间隙(retropharyngeal space)位于脏器间隙之后,颈动脉间隙之内侧,颈长肌及危险间隙之前方。在颈深筋膜的中层及深层之间,自颅底延伸至纵隔,是颈部病变播散至胸部的通道。又分为舌骨上区及舌骨下区。舌骨上区内含咽后组淋巴结及脂肪,舌骨下区内则只含脂肪。

危险间隙(danger space)位于咽后间隙后方,由翼状筋膜与椎前筋膜组成的一个潜在间隙,自颅底延伸至横膈水平。正常情况下,此间隙不能在影像上辨认,但它是颈部病变播散至胸部的潜在通道。

十一、脏器间隙

脏器间隙(visceral space)位于中部,由颈深筋膜的中层所包绕,自舌骨伸抵纵隔。内有喉、下咽、甲状腺、甲状旁腺、气管、食管、气管旁淋巴结及喉返神经。

十二、椎前(椎旁)间隙

椎前(椎旁)间隙(prevertebral/perivertebral space)由附着于颈椎横突的深筋膜包绕,分为前、后两部分。前部含有椎体、脊髓、颈丛及臂丛神经、膈神经、椎动脉、椎静脉、椎前肌及斜角肌。后部含有脊椎附件、椎旁肌。

椎旁间隙的重要结构是臂丛神经,在前、中斜角肌之间走行。

第三节　颈部淋巴结病变

头颈部淋巴结非常丰富,全身约有800个淋巴结,分布于头颈部约有300个,头颈部肿瘤、胸腹部肿瘤均容易引起颈部淋巴结转移。

触诊是颈部淋巴结的重要检查方法,但由于检查者的经验不一以及淋巴结的大小、部位、外科手术后瘢痕或放射治疗后纤维化等因素,其准确率受到一定的影响。有经验的外科医师可以触及表浅的 0.5cm 大小或深部 1.0cm 大小的淋巴结,但难以触及位于胸锁乳突肌深面、气管食管沟及咽后组等深部的淋巴结。CT、高频 B 超、MRI 等现代影像学方法对于颈部淋巴结病变的评价有很高的敏感性与特异性,为淋巴结病变治疗计划的制订与实施提供了客观、准确的依据。

一、影像学检查方法的适当选择

1. **超声**　是检查颈部淋巴结的重要方法,尤其是对有无颈部淋巴结肿大的筛查有一定价值。B 超导引下穿刺活检是一种很好的有助于定性的检查方法。其缺点是图像的优劣、诊断的准确性均取决于检查者的技术素质;不易获得治疗前后相应的图像,不利于对比;难以检查深部的气管食管沟、咽后组淋巴结。

2. **CT**　是检查颈部淋巴结首选检查方法,尤其是多层螺旋 CT 扫描 MPR 冠状面、矢状面重建能更直观地显示淋巴结的部位、数目、大小、密度变化以及与周围结构的关系。

3. **MRI**　为颈部淋巴结转移有价值的检查方法,MRI 可多轴扫描,软组织对比好,有利于观察肿瘤的范围,也有利于显示沿神经浸润及颅底受侵。

二、头颈部淋巴结的分区

熟悉头颈部淋巴结的分区,对头颈部淋巴结的定位、定性诊断及查找原发灶至关重要。

头颈部淋巴结解剖学的分区方法较为烦琐,主要分为:

（一）头部淋巴结

1. **枕淋巴结**　又分浅、深两组。

2. 乳突淋巴结。

3. **腮腺淋巴结**　分浅、深(腮腺内)两组。

4. 面淋巴结。

5. 颊下淋巴结。

6. **颌下淋巴结**　分前、中、后、颌下腺囊内淋巴结四组。

（二）颈部淋巴结

1. **颈前淋巴结**　分浅、深两组,后者又分为喉前、甲状腺、气管前、气管旁组。

2. **颈外侧淋巴结**　分浅、深两组,或者又分为颈内静脉链淋巴结(上群、下群)、脊副神经淋巴结、颈横淋巴结。

3. **咽后淋巴结**　分内、外两组。

近年来结合外科颈清扫术的实际操作以及头颈部肿瘤的转移规律,将颈淋巴结简化为七分区,已为国际临床界所普遍接受及应用。

Ⅰ区　颏下及颌下淋巴结(submental and submandibular nodes),位于颏下及颌下三角区内,其边界为舌骨、下颌骨体及二腹肌后腹。

Ⅱ区　颈内静脉链上组(superior internal jugular chain),位于颈内静脉周围,由颅底(二腹肌后腹)至面静脉(舌骨)水平。

Ⅲ区　颈内静脉链中组(middle internal jugular chain),舌骨至肩胛舌骨肌,相当于环状软骨下缘水平。

Ⅳ区　颈内静脉链下组(inferior internal jugular chain),肩胛舌骨肌(环状软骨下缘)至锁骨水平。

Ⅴ区　颈后三角区(posterior triangle),又称脊副链(spinal accessory chain)。胸锁乳突肌后缘、斜方肌前缘及锁骨构成的三角区,又按Ⅱ、Ⅲ、Ⅳ区的水平分为上、中、下区。

Ⅵ区　中央区淋巴结(central compartment nodes),包括喉前、气管前和气管旁淋巴结。上缘为舌骨,下缘为胸骨上切迹,两侧外缘为颈动脉间隙。

Ⅶ区　上纵隔淋巴结(superior mediastinal nodes)。

其他,包括咽后组、颊组、腮腺内、耳前、耳后、枕下组淋巴结,不包括在上述七分区内。

三、颈部淋巴结转移

上呼吸道、消化道鳞癌及甲状腺癌是头颈部常见的恶性肿瘤,如果原发肿瘤能被控制,有无颈部淋巴结转移是影响预后的最重要因素。对于上呼吸道、消化道鳞癌,无论原发肿瘤的部位,同侧有淋巴结转移患者的 5 年生存率将降低 50%,如对侧或双侧有淋巴结转移,其 5 年生存率又降低 50%。对于甲状腺癌,如有淋巴结转移,肿瘤的复发率将提高二倍。颈部淋巴结转移(cervical lymph node metastasis)的影像学检查对临床制定治疗方案、治疗后追随观察及预后评估有重要价值。

（一）头颈部肿瘤的淋巴结 N 分期

N_0　无区域淋巴结转移。

N_x　区域淋巴结不能显示。

N_1　同侧转移淋巴结其最大径≤3cm。

N_2　同侧(>3cm,≤6cm)或对侧或双侧淋巴结转移。

N_{2a}　同侧单个转移淋巴结,最大径 >3cm,≤6cm。

N_{2b}　同侧多个转移淋巴结,最大径均≤6cm。

N_{2c}　双侧或对侧转移淋巴结,最大径均≤6cm。

N_3 转移淋巴结的最大径>6cm。

(二) 影像学表现

1. CT 增强扫描 颈部转移淋巴结的 CT 诊断指标主要根据淋巴结的大小、密度、内部结构、边缘、数目和周围组织结构的改变。

(1) 大小:早期文献报道颈淋巴结转移的 CT 诊断,以最大径≥15mm 作为颈静脉、二腹肌及颌下淋巴结的诊断指标,最大径≥10mm 为其他颈区转移淋巴结的诊断阈,诊断准确率约 80%。近年的研究表明,以最小径测量更为准确,颈二腹肌组≥11mm,其他颈区淋巴结≥10mm 作为诊断阈更为可靠。中国医学科学院肿瘤医院一组病例,以横断面最小径≥8mm,≥10mm 为诊断阈分别对 Ⅱ~Ⅳ区的转移淋巴结进行分析,经统计学处理,两个诊断指标之间有显著性差异。认为诊断头颈部鳞状细胞癌的颈静脉链转移淋巴结以最小径≥8mm 为宜,甲状腺癌的转移淋巴结较鳞状细胞癌转移淋巴结小,最小径 5~8mm 的淋巴结也应引起警惕,甲状腺癌患者出现气管食管沟区的任何大小的淋巴结均应高度警惕为转移的可能。

(2) 密度和内部结构:肿瘤细胞取代了淋巴结髓质正常结构或引起坏死,在增强扫描时显示为皮质不规则强化,对比之下,髓质内的不规则低密度区更为明显,皮质强化的形态、大小、厚度不一,是诊断转移瘤的可靠指征。如果已知头颈部鳞状细胞癌的患者,近期无颈部手术或急性感染或结核史,出现上述征象可以明确诊断为淋巴结转移。

(3) 形态和数目:正常或反应性增生的淋巴结一般呈肾形、长径与短径之比近似于 2。转移淋巴结多呈球形,长、短径相仿。头颈部恶性肿瘤患者在淋巴引流区 3 个或以上相邻的淋巴结,即使每个淋巴结的最小径较小,在 5~8mm 之间,也应警惕有转移淋巴结之可能。

(4) 淋巴结的包膜外侵犯:转移淋巴结有包膜外侵犯与无侵犯者比较,其局部复发的危险性增加十倍,生存率降低 50%。包膜外侵犯可见于增大的淋巴结,也可见于正常大小的淋巴结,约占 23%。

在增强 CT 扫描中包膜外侵犯表现为淋巴结边缘不完整、模糊,有不规则强化,周围脂肪间隙消失,外侵明显的肿瘤尚可侵犯周围重要结构。颈静脉链二腹肌转移淋巴结外侵可以使舌下神经及舌神经受累,锁骨上转移淋巴结外侵可以造成臂丛神经或膈神经麻痹。

淋巴结的包膜外侵犯中最为外科医师所关注的是颈动脉有无受累。CT 诊断颈动脉受侵的标准尚未统一,其价值因各位作者采用的标准不同而变化很大。国外文献认为以淋巴结与颈动脉间脂肪间隙消失或肿瘤包绕颈动脉≥180°作为颈动脉受侵的诊断标准,颈动脉受侵的概率很低;而以淋巴结与颈动脉间脂肪间隙消失和肿瘤包绕颈动脉≥270°作为颈动脉受侵的诊断标准,敏感性为 75%、特异性为 100%。Yoo 等比较了 CT 和术后病理所见,当肿瘤包绕颈动脉<180°时,术后病理显示 50% 的肿瘤距颈动脉外膜>1.8mm,可选择肿瘤切除;当包绕颈动脉≥180°时,67% 的肿瘤距颈动脉外膜<1.8mm,应考虑颈动脉切除后血管重建。

国内文献显示肿瘤与动脉间界限消失且两者交角≥90°时,受侵动脉明显多于未受侵动脉,横断面肿瘤与颈动脉交角<90°时,颈动脉受侵的概率很小。以肿瘤与动脉间界限消失且两者交角≥90°作为颈动脉受侵的判断标准敏感性、特异性、准确性分别为 91.7%、82.8%、85.4%。

多层螺旋 CT 的后处理技术如多平面重组(multiplanar reformation,MPR)、最大密度投影(maximum intensive projection,MIP)等能对颈部肿瘤与颈动脉的关系的判断提供有价值的信息。

MPR 能沿血管走行的长轴显示颈动脉或锁骨下动脉血管周围间隙、血管腔及管壁轮廓的连续变化,可为判断动脉受侵提供重要的补充信息。此外,MPR 沿纵轴显示肿瘤的范围更直观。

2. MRI MRI 评价颈部淋巴结转移瘤的大小、形态、数目等诊断指标与 CT 相仿。T_1WI 多呈中、低信号,T_2WI 呈中、高信号。如果淋巴结内部有坏死成分时,T_2WI 为高信号。

甲状腺乳头状癌转移淋巴结有囊变者,T_1WI 及 T_2WI 上的信号强度同囊内的甲状球蛋白含量高低或有无出血有关,但也可以有如一般的囊性病变即 T_1WI 低信号,T_2WI 高信号。

MRI 增强扫描后的表现与 CT 相似,T_2WI 淋巴结周边是高信号,中央是低信号。但由于周围的脂肪也呈高信号,必须加用脂肪抑制序列才能使强化的淋巴结缘与周围的脂肪鉴别。

3. B 超 B 超扫描评价转移淋巴结的大小、形态、数目的诊断指标与 CT、MRI 相仿。转移淋巴结多呈低回声。有时回声不均。当 B 超扫描发现低回声的圆形淋巴结时,即使最小径<8mm,也应警惕为转移。B 超导引下细针穿刺细胞学检查有助于良、恶性的鉴别。

当淋巴结的边缘不规则,强回声的包膜不完整时,要考虑包膜外侵犯的可能。B 超可以多轴观察,如果高回声的颈动脉壁与低回声的肿瘤相邻,并有中断,提示颈动脉受侵。

(三) 不同原发肿瘤颈部淋巴结转移的特点

不同的原发肿瘤有不同的转移好发部位及密度

特点,上呼吸道、消化道鳞癌及甲状腺癌两大类肿瘤的颈部淋巴结转移有明显差异,且不同原发部位的上呼吸道、消化道鳞癌之间亦有所不同。了解不同原发肿瘤的颈部淋巴结转移的特点,能指导查找原发灶、发现淋巴结转移灶,并对临床制定治疗方案、治疗后随访及评估预后有重要价值。

1. 上呼吸道、消化道鳞癌淋巴结转移的影像学特点 转移淋巴结发生部位和原发肿瘤的淋巴引流区域相关,鼻咽癌转移淋巴结多为双侧发生,常见于咽后组、颈静脉链周围及颈后三角区淋巴结(ER3-6-1、ER3-6-2)。咽后组、颈后三角区为鼻咽癌淋巴结转移的特征性部位,其中咽后组淋巴结是鼻咽引流的首站淋巴结,如咽后组淋巴结肿大时,应首先考虑鼻咽癌的可能(图3-6-1)。鼻咽癌转移淋巴结多为双侧发生,咽后组区淋巴结肿大口咽癌、下咽癌及喉癌转移淋巴结可为单侧或双侧发生,常见于颈静脉链周围淋巴结转移。

ER3-6-1 鼻咽癌转移淋巴结

ER3-6-2 鼻咽癌转移淋巴结

约80%鼻咽癌淋巴结转移形态规则,边缘清楚,约80%的喉癌及下咽癌淋巴结转移形态不规则且边缘不清,常有明显外侵征象(图3-6-4),口咽癌淋巴结转移的边缘情况介于鼻咽癌与喉、下咽癌之间。

不规则环形强化伴中央低密度为鳞癌转移淋巴结的CT特征性表现(图3-6-4)。鼻咽癌淋巴结转移相对于口咽、喉、下咽鳞癌的淋巴结转移密度较均匀,常呈中等度强化,内部可有小片状低密度区,典型的边缘环状强化、内部坏死不多,仅约26%鼻咽癌淋巴结转移为此征象,而喉、下咽鳞癌的淋巴结转移约80%有边缘不规则强化、内部坏死。

2. 甲状腺癌淋巴结转移的影像学特点 转移部位为颈静脉链周围淋巴结(ER3-6-3、ER3-6-4),其中又以颈下深组(包括锁骨上窝)最多,颈上中深组次之,其他依次为气管食管沟、甲状腺周围淋巴结,上纵

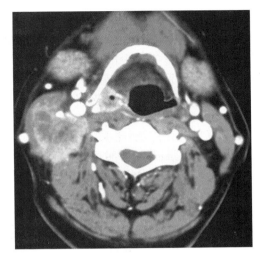

图3-6-4 喉癌及下咽癌淋巴结转移
CT示右侧颈静脉链周围肿大淋巴结影,形态不规则且边缘不清,侵犯邻近组织

隔亦为甲状腺癌淋巴结转移的好发部位。少有咽后组及颈后三角区淋巴结转移。

与上呼吸道、消化道鳞癌相比较,甲状腺癌颈部转移淋巴结相对较小,尤其以气管食管沟区更为突出。

甲状腺癌转移淋巴结边缘大多规则,无明显外侵征象,尤以甲状腺乳头状癌更为显著。

甲状腺癌转移淋巴结血供丰富,且有甲状腺组织的吸碘特性,可明显强化,略低于或与正常甲状腺密度一致。

淋巴结囊性变、壁内明显强化的乳头状结节为甲状腺乳头状癌的特征性密度改变(ER3-6-3),25%~28%的甲状腺乳头状癌转移淋巴结有此特征性征象,淋巴结内细颗粒状钙化亦为甲状腺乳头状癌的特征性密度改变(ER3-6-3、ER3-6-4),约15%的乳头状癌转移淋巴结内有此改变。

ER3-6-3 甲状腺癌淋巴结转移

ER3-6-4 甲状腺癌淋巴结转移

四、淋巴瘤

淋巴瘤(lymphoma)在头颈部恶性肿瘤中占第二位,仅次于鳞癌,以非霍奇金淋巴瘤占大多数。淋巴瘤头颈部病变可侵犯淋巴结、结外淋巴组织如咽淋巴环(Waldeyer环)、结外非淋巴组织如鼻腔、鼻旁窦、眼眶等,亦可合并存在。

淋巴结受侵部位广泛,主要为咽后组、颈静脉链周围及颈后三角区淋巴结,有时可侵及颌下及腮腺内淋巴结,常为双侧侵犯,淋巴结大小不一,直径可由1~10cm,边缘较清楚,密度均匀,但也可呈薄壁环状、中央呈低密度或二者兼有(图3-6-5)。绝大部分CT增强后淋巴结无明显强化,与颈后三角区肌肉密度一致。有时,病变可有巨大淋巴瘤,但包膜外侵犯较少见。

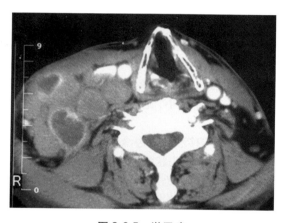

图3-6-5　淋巴瘤
CT示右侧颈静脉链中组淋巴结肿大,边缘较清楚,部分呈实性均匀密度,部分呈薄壁环状,增强扫描实性结节无明显强化,环状结节边缘强化

咽后及颈后三角区淋巴结受侵时,需与鼻咽癌的淋巴结转移鉴别,主要从淋巴结的边缘、内部密度变化及增强后有无强化来鉴别,鼻咽癌转移淋巴结边缘可不规则,内部密度不均匀,有小片状低密度区或大片坏死,最主要的是鼻咽癌转移淋巴结增强后呈中等强化可资区分。

五、颈淋巴结结核

颈淋巴结是常见的肺外结核感染部位,近年来有增多趋势。颈淋巴结结核(tuberculosis of the cervical lymph nodes)好发于儿童及青年,以青年女性多见。

(一)临床表现

临床主要表现为单侧或双侧颈部无痛性肿物,部分患者有低热、盗汗、体重减轻等结核中毒症状,少部分患者合并肺结核或既往有肺结核病史。触诊质硬、边界不清,少部分可伴有局部疼痛或/和压痛。

(二)影像学表现及其病理基础

结核杆菌进入机体后被巨噬细胞吞噬,经过2~4周将产生细胞介导的免疫反应及迟发型变态反应,前者主要使淋巴细胞致敏,巨噬细胞增生,病变局限并产生特征性结核性肉芽肿,后者则引起细胞干酪样坏死,造成组织破坏。以上两种免疫反应共同作用,在病理上表现为渗出、增生及干酪样坏死。CT增强扫描所见能反映结核性淋巴结炎的各个病理阶段。

颈淋巴结结核好发部位为颈静脉周围及后三角区淋巴结,以颈下深组及后三角组下区最为多见。

淋巴结结核以增生为主时,CT表现为边缘规则、密度均匀、明显强化的结节及肿物。病理表现为多发结核性肉芽肿结构,其内无或仅见微小干酪样坏死,包膜完整,因结核性肉芽肿血供丰富,且其内微小干酪样坏死(一般小于0.2cm)CT不能显示。

淋巴结结核以干酪增殖为主时,CT表现为单发的边缘明显强化,中央有较大的低密度。病理上均为中央成片的干酪样坏死及周围的结核性肉芽肿结构。当同一淋巴结内多个结核性肉芽肿及中心的片状干酪样坏死区或多个干酪增殖淋巴结相互融合时,CT表现为肿物边缘环状强化,内有多个分隔及多个低密度区,呈"花环状"改变,为颈淋巴结结核的特征性改变(图3-6-6)。

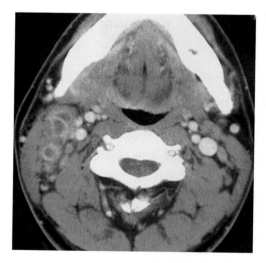

图3-6-6　淋巴结结核
CT示右侧颈静脉链周围肿大淋巴结边缘环状强化,内可见分隔及低密度区,呈"花环状"改变,为颈淋巴结结核的特征性改变

淋巴结结核以干酪样坏死为主时,CT表现为颈部单发不规则肿物,中央见大片状低密度坏死区,周围见环形强化,病变侵犯周围组织,可形成"冷脓肿"。病理表现为淋巴结结构消失,有融合成片的干酪样或液化坏死,周围为肉芽肿结构。

淋巴结结核累及周围组织时,CT表现为病变边界不清楚,周围脂肪间隙密度增高及短小索条影,为病变直接侵犯、感染及病变周围脂肪间隙内纤维组织增生。

第四节　颈部非淋巴结肿物

颈部最常见的肿物是淋巴结病变,其他非淋巴结肿物中的鳃裂囊肿、甲状舌管囊肿、咽囊囊肿等囊性病变在本篇第四章第四节中描述,本节叙述神经、血管、淋巴管及结缔组织肿物。

一、神经源性肿瘤

神经源性肿瘤(neurogenic tumor)在颈部肿物中仅次于淋巴结肿物占第二位。在全身神经源性肿瘤中颈部属最好发的部位,据报道约占 44.8%~57.8%。起源于周围神经鞘的良性肿瘤有神经鞘瘤(schwannoma)及神经纤维瘤(neurofibroma)。副神经节瘤(paraganglioma)起源于副神经节组织。

神经鞘瘤由施万细胞(Schwann cell)构成,无其他神经成分,肿瘤有包膜,边缘清楚,内含富细胞的 Antoni A 及少细胞、富脂质及黏液基质的 Antoni B 两种组织成分。多为单发,极罕见恶变。神经纤维瘤内含有包括施万细胞的全部神经组成成分,常使神经增粗。肿瘤无包膜,可有出血囊变,但不多见。发生于神经纤维瘤病(neurofibromatosis,NF)者约有 8% 可以恶变。

颈部周围神经源性肿瘤根据其发病部位分为内组(第Ⅸ~Ⅻ对脑神经、交感神经链)及外组(颈丛、臂丛)。内组位于颈动脉间隙内,又以舌骨为标志分为舌骨上区及舌骨下区。第Ⅸ~Ⅻ对脑神经及交感神经链在舌骨上区位于颈动、静脉之内侧及后方,至舌骨下区时第Ⅸ、Ⅺ、Ⅻ对脑神经已分出,只剩下交感神经链、迷走神经走行于大血管的内后方及颈动、静脉之间。颈丛及臂丛均走行在椎旁间隙内。臂丛神经在前及中斜角肌之间,与锁骨下动脉相邻。颈部副神经节瘤发生于脑神经及颈动脉外膜,以颈动脉体瘤最为多见,继而依次为颈静脉球、鼓岬区 Jacobson 神经、迷走神经节、喉等。约 10% 为多发,可以分布于两侧颈动脉体,或是同时发生在颈动脉体、鼓岬、迷走神经等处。约 10% 有恶变。恶变者无组织学特征,只能根据其生物学行为(出现转移病变)诊断。

颈部神经源性肿瘤的临床表现为颈部无痛性的坚实肿物,上、下方向的移动性差,可沿左、右方向移动。颈动脉体瘤可有搏动感及血管性杂音为其特征。

了解颈部的正常解剖结构和各种肿瘤的好发部位、病理特点是影像学定位、定性诊断的基础。

传统 X 线检查对颈部神经源性肿瘤无诊断价值。CT 增强扫描、MRI 及 B 超均有助于显示肿物,了解肿瘤的发病部位及其与邻近器官结构的关系。以 CT 增强扫描应用最为普遍。MRI 可多轴面扫描,有助于显示肿瘤和受累神经及椎管的关系、有无包膜等。

(一)神经鞘瘤和神经纤维瘤

根据上述解剖关系,可以理解位于颈动脉间隙的肿瘤,处于颈动、静脉的内、后方,多使颈动、静脉向外或向前移位,茎突前移,咽旁间隙内的脂肪向前及内侧受压并变窄(ER3-6-5)。迷走神经肿瘤则可以使颈动、静脉分离。颈丛及臂丛神经肿瘤可以压迫推移邻近的肌肉,主要使前斜角肌前移,也可经椎间孔延伸至椎管内,使椎间孔扩大(ER3-6-6)。恶性神经源性肿瘤可以浸润邻近肌肉及破坏邻近骨骼。

ER3-6-5　神经鞘瘤和神经纤维瘤

ER3-6-6　神经鞘瘤和神经纤维瘤

CT 平扫示肿物边缘清楚,密度低于肌肉,可均匀或不均匀,偶尔可呈囊状。CT 增强扫描示密度不均。神经源性肿瘤为少血供肿瘤,但多数增强后有强化,其密度与肌肉相仿,可能由于造影剂进入瘤细胞外间隙所致。低密度区由少细胞富脂质及黏液基质的 Antoni B 组织构成。神经鞘瘤强化后可以是低密度区包绕中央团状或岛状的高密度区,也可以是高密度区包绕裂隙状的低密度区或是高、低密度区混杂存在(ER3-6-5、ER3-6-6)。

神经纤维瘤大多为实性,但也可见中央单发或多发囊性改变。神经纤维瘤中含有神经的各种成分,因此也可含有施万细胞,影像表现也可以与神经鞘瘤相仿。一般而言二者不易鉴别,但是边缘光整有低密度区环绕着岛状或云雾状高密度区者以神经鞘瘤可能性大,实性或有大的囊性变者以神经纤维瘤可能性大(ER3-6-7)。神经纤维瘤术后可以复发,也可以恶变,表现为轮廓和边缘不清楚,密度不一的肿物,瘤周的脂肪间隙模糊。神经鞘瘤极少复发或恶变。神经纤维瘤可以侵犯同一区域内多条神经,表现为囊状或多个团状肿物。

ER3-6-7　神经纤维瘤

MRI 示肿瘤在 T_1WI 与肌肉等信号;T_2WI 可以因周边黏液性间质而致高信号环,中央则因纤维组织所致低信号,也可以是不均质的高信号(ER3-6-8A、B)。神经鞘瘤和神经纤维瘤内的信号改变相仿,不易鉴别。但 70%的神经鞘瘤在 MRI 可显示包膜。MRI 的矢状面或冠状面像可以显示神经与肿瘤的关系以及脊椎的改变。正常神经为低信号的条索状结构,神经鞘瘤可见正常神经在其周边绕行,而神经纤维瘤则可见神经自瘤中穿行。

ER3-6-8　神经纤维瘤

(二) 副神经节瘤

颈动脉体瘤(carotid body tumor)位于舌骨水平,肿瘤使颈动、静脉向外侧移位,也可以突向咽旁间隙。肿瘤血供丰富,CT 增强扫描时强化明显,密度与邻近的血管相仿,小的肿瘤密度均匀,大的肿瘤中可见有小的低密度区(ER3-6-9)。瘤周可见有小的供血动脉及引流静脉。

ER3-6-9　颈动脉体瘤

颈静脉球瘤(glomus jugular tumor)可使颈静脉孔扩大,呈浸润性骨破坏。迷走神经球瘤(glomus vagale)起源自迷走神经的颅外部分,多见于咽旁间隙内。

副神经节瘤在 MRI 的 T_1WI 呈与肌肉相仿的中等信号,有时可见高信号的出血灶。由于血液流空现象所致的无信号区与增强后的肿瘤混杂在一起,形成所谓"盐与胡椒"征(salt and pepper sign)。T_2WI 信号增高,用 Gd-DTPA 增强扫描 T_1WI 见肿瘤信号增高,其原理与 CT 增强扫描相仿。颈动脉体瘤的 MRA 示颈外动脉与颈内动脉分离现象。

二、淋巴管瘤

淋巴管瘤(lymphangioma)是淋巴系统的先天畸形,为正常的淋巴管不能与静脉系统相通所致。占婴、幼儿所有良性病变的 5.6%。无明显性别及种族差异。50%~60%在出生时即存在,将近 80%~90%在 2 岁前被发现。

淋巴管瘤有四种组织类型:囊性水瘤(cystic hygroma)或淋巴管瘤(lymphangioma)、海绵状淋巴管瘤(cavernous lymphangioma)、毛细管性淋巴管瘤(capillary lymphangioma)或单纯性淋巴管瘤(simple lymphangioma)和血管淋巴管畸形(vasculolymphatic malformation)或淋巴管血管瘤(lymphangiohemangioma),四种亚型常同时混合存在。腋下、颈部、胸部皮下脂肪疏松处以囊性水瘤多见,唇部、舌、颊部结构紧密区域以海绵状淋巴管瘤多见,在坚韧的外皮则以毛细管性淋巴管瘤多见。

囊性水瘤为最常见的淋巴管瘤,为直径数毫米至巨型的单房或多房囊性病变。发病部位以颈部最多(75%),尤其是后颈,继为腋部(20%)、纵隔(5%),由颈部延伸至纵隔者约超过 10%。大的肿物可以越过胸锁乳突肌至颈前部软组织并越过中线,向上可达腮腺、颊部、口底及舌根部,向下可达腋部及纵隔。

海绵状淋巴管瘤是海绵状淋巴间隙轻度扩张的皮下组织病变,扩张的囊性病变小于囊性水瘤大于毛细管性淋巴管瘤。海绵状淋巴管瘤好发于舌、口底和涎腺,病变可穿插入周围的肌肉、腺体、血管和神经,但不侵犯上述结构。

毛细管性淋巴管瘤少见,病变主要由淋巴管网组成。血管淋巴管畸形则由淋巴管与血管成分共同构成。

囊性水瘤的 CT 扫描为单或多房的薄壁囊性肿物,水样密度(ER3-6-10),如有出血则密度可增高。边界清楚,也可以楔入肌肉之间。如合并感染,囊壁增厚和强化,周围脂肪结构内可有炎性浸润。

MRI 的 T_1WI 呈低信号,有囊内出血或囊液脂肪含量高者呈高信号,偶可见液-液平面,T_2WI 像呈高信

ER3-6-10　囊性水瘤

号。冠状面及矢状面显示肿物的上、下边界及轮廓更为有利。

三、血管瘤

血管瘤(hemangioma)是真性肿瘤,病理表现为血管内皮增生,细胞核分裂像增多。是婴、幼儿头颈部最常见的肿瘤,大部分在出生后不久发生,以女性多见(4:1)。占所有软组织良性肿瘤的7%,在全身血管瘤中占14%~21%。分为浅表型及深在型。肌肉血管瘤以侵犯咬肌及斜方肌最为多见。分海绵状、毛细管型及混合型三种病理亚型。

淋巴管瘤与血管瘤可以在同一个肿瘤内同时存在。

血管瘤内可有钙化的静脉石,CT平扫显示清晰。平扫时肿瘤的密度与肌肉相仿。MRI的T_1WI信号与肌肉相仿,T_2WI呈不均质高信号。CT及MRI增强扫描均示肿瘤明显强化。

四、动脉瘤

颈动脉瘤为一种罕见的病变,主要表现为搏动性的颈部肿物。主要与血管粥样硬化、纤维肌肉病变、血管夹层和损伤有关。动脉瘤(aneurysm)常生长在颈内动脉的下1/3,假性动脉瘤远多于真性动脉瘤。增强CT明显强化,MRI有明显血管流空效应。值得临床注意的是,如触及颈部有搏动的肿物,应考虑到颈动脉瘤的可能,在影像学检查未排除此病的情况下,不能行穿刺活检,以免发生危险。

五、脂肪类肿瘤

头颈部脂肪瘤在全身脂肪瘤中约占10%。最常见的部位是颈后部,锁骨上及颈部前、外侧亦不少见。为成熟的脂肪细胞所构成。有包膜,不侵犯邻近组织。

CT扫描示肿瘤呈典型的脂肪密度,推移邻近器官结构,但包膜太薄,CT图像上不一定能显示。MRI也显示为脂肪性肿物,T_1WI及T_2WI均呈高信号,用脂肪抑制序列时脂肪瘤也同样被抑制呈低信号。

脂肪肉瘤占全身所有软组织恶性肿瘤的15%~18%,头颈部在全身脂肪肉瘤中约占3%。好发年龄为40~60岁,以男性多见。有作者将表浅的分化好的脂肪肉瘤称为不典型脂肪瘤,而深部者则称为脂肪肉瘤。

CT扫描表现为普通的脂肪密度或在脂肪密度内有软组织密度。分化好的脂肪肉瘤在MRI上T_1WI及T_2WI均呈高信号,分化不好的脂肪肉瘤则为T_1WI低

信号,内有散在脂肪高信号及分隔,T_2WI均呈中、高信号。

第五节　甲状腺疾病

正常甲状腺位于喉与气管的前外侧,分为左、右两叶,中间有峡部相连。

甲状腺好发各种病变,甲状腺病变包括良性病变及恶性病变,常见的良性病变包括结节性甲状腺肿、甲状腺腺瘤、桥本甲状腺炎等。恶性病变主要为甲状腺癌,包括乳头状癌、滤泡癌、髓样癌和未分化癌等。

一、临床表现

主要表现为前中下颈无痛性结节或肿物,可随吞咽运动,良性病变多质中或质软,活动性好;恶性病变多质硬,活动度差,边缘不规则,边界不清,常伴有颈部淋巴结肿大。病史可长可短,最长者可达数十年,如有近期病变增大,需警惕病变恶变或病灶内出血可能。

二、影像学检查方法的适当选择

1. **甲状腺核素扫描**　是检查甲状腺病变的一般首选方法,热结节提示功能增高,核素摄取增多,95%以上为良性病变。

2. **高频B超**　是检查甲状腺病变的常规检查方法,对甲状腺病变的发现及良、恶性病变的鉴别有一定价值。B超导引下的细针穿刺活检是最经济可靠的诊断方法,细胞学诊断为恶性病变者其可靠性可达100%,但必须由有丰富经验的B超医师及细胞学医师共同合作才能获得可靠的诊断。

3. **CT**　为评价甲状腺病变极有价值的检查方法,能明确约90%甲状腺病变的性质,对颈部及上纵隔淋巴结转移的评价亦有很高的准确性,对于较大的甲状腺肿物,CT能明确评价病变范围及与周围重要结构的关系。

4. **MRI**　价值与CT扫描相仿,主要是评价病变范围及与周围重要结构的关系,但目前应用不如CT普及。

当甲状腺可疑有病变时,首先应用高频B超、甲状腺核素扫描发现病变,明确病变性质,如定性困难或病变较大需观察病变与气管、食管、颈动脉、纵隔等重要结构关系应选用CT或MRI检查。

三、甲状腺良性病变

(一)甲状腺炎

甲状腺炎(thyroiditis)包括化脓性甲状腺炎(suppurative thyroiditis)、桥本甲状腺炎(Hashimoto thyroiditis)、木性甲状腺炎(struma thyroiditis，Reidel thyroiditis)及亚急性甲状腺炎(subacute thyroiditis)等。

桥本甲状腺炎又称慢性淋巴细胞甲状腺炎，是一种自身免疫性疾患，为最常见的甲状腺炎，镜下见间质内广泛的淋巴细胞及浆细胞浸润，以40~60岁的女性最为多见。

1. **CT 表现** 甲状腺弥漫性对称性增大，常呈矩形，边缘规则、锐利。CT 扫描多较正常甲状腺密度低，均匀或不均匀，增强扫描常可见均匀密度腺体内有条索或斑片状高密度灶（ER3-6-11），少有低密度结节。

ER3-6-11 桥本甲状腺炎

2. **MRI 表现** T₁WI 为等/低信号，T₂WI 信号增高，其间有粗的低信号纤维带，可有/无扩张的血管。

（二）结节性甲状腺肿

结节性甲状腺肿(nodular goiter)是单纯性甲状腺肿的一种常见类型，是甲状腺激素合成不足，引起垂体促甲状腺素增多，刺激甲状腺滤泡上皮增生，滤泡肥大所致。镜下可见胶体潴留性结节及腺瘤样增生结节。前者为滤泡腔内充满胶质；后者为实性滤泡上皮增生。

1. **超声表现** 常表现为一侧或双侧甲状腺增大，回声减低，可见单个或多个低回声结节，结节有囊性变时，表现为无回声，后方透声增强，病灶内有钙化时，可见高回声区伴后方声影。

2. **CT 表现** ①病变形态规则、边缘清晰。病变边缘大多清晰，即使肿物很大，与邻近的器官结构仍可有脂肪间隙相隔，无明显侵犯或浸润征象。②甲状腺内多个、散在、规则的低密度结节为其特征性改变。甲状腺不同程度增大、密度减低，约31%结节性甲状腺肿表现为甲状腺内多个、散在、规则的低密度结节（ER3-6-12）。③钙化。多为斑片、斑点状粗钙化，颗粒状小钙化少见。④约30%的肿物可向下延伸至纵

ER3-6-12 结节性甲状腺肿

隔。⑤少有淋巴结肿大。所有良性甲状腺病变中仅有不多于5%合并有颈部淋巴结肿大。

3. **MRI 表现** 结节无包膜，边界多清楚。信号不均，其形态、信号取决于内部的结构。T₁WI 可为低（囊性变）、中或高（蛋白含量高的胶体、出血）信号。T₂WI 呈常高信号，钙化斑为无信号区。

（三）甲状腺腺瘤

甲状腺腺瘤(thyroid adenoma)为起源自滤泡上皮的良性肿瘤，约占甲状腺上皮性肿瘤的60%。好发于30岁以上的妇女，常为单发，平均直径为2~6cm。常有光整包膜，有时包膜很厚。瘤内常见出血、坏死、胶样变性、囊性变及钙化。

1. **B 超表现** 常表现为一侧甲状腺内低回声单个结节或肿物，多有完整包膜。结节有囊性变时，表现为无回声，后方透声增强。

2. **CT 表现** 甲状腺腺瘤影像表现多为边缘规则的结节或肿物，部分肿瘤与周围结构之间有明显被压缩的脂肪间隙（ER3-6-13），依据病理成分不同，肿瘤可表现为均匀密度或不均匀密度，如肿瘤主要由含胶质较少的增生滤泡上皮组成，则多为均匀实性密度。如肿瘤由充满胶质的大滤泡或巨大滤泡构成，影像表现为边缘规则的囊性低密度病变。

ER3-6-13 甲状腺腺瘤

3. **MRI 表现** 实性的肿瘤 T₁WI 信号不一，与正常甲状腺比较呈中、低信号，出血部分呈高信号。T₂WI 呈高信号。可以见到完整的低信号晕环（包膜），其厚薄不一。如果有出血、囊变者信号不均匀。其信号特征因出血或液化囊变而异。一般而言，见有完整包膜的单发肿物常提示为甲状腺腺瘤。

四、甲状腺癌

甲状腺癌(thyroid carcinoma)在人体内分泌性恶性肿瘤中居首位。病理类型主要有乳头状癌、滤泡癌、未分化癌及起源自滤泡旁细胞（C 细胞）的髓样癌。其预后与性别、年龄、病理类型、肿瘤的大小及侵犯范围有关。青年女性、分化型癌、局限性侵犯者预后较好。因此甲状腺癌的 TNM 分类是根据肿瘤的类型和年龄而异，与其他肿瘤有所不同。影像学检查可以提供肿瘤侵犯范围的详细信息，临床医师可据之进行肿瘤分期，从而制订正确的治疗计划。

（一）甲状腺癌的 TNM 分期

甲状腺癌的 TNM 分类及分期（1997）如表 3-6-1、表 3-6-2 所示。

表 3-6-1　甲状腺癌的 TNM 分类

T	原发肿瘤
	（a）单发肿瘤
	（b）多灶肿瘤（按最大的一个瘤灶计算其最大径）
T_x	原发肿瘤不能显示
T_0	无原发肿瘤的证据
T_1	肿瘤局限在甲状腺，最大径≤1cm
T_2	肿瘤局限在甲状腺，最大径>1cm，≤4cm
T_3	肿瘤局限在甲状腺，最大径>4cm
T_4	任何大小的肿瘤，但已穿破甲状腺包膜
N	区域性淋巴结
	包括颈部及上纵隔淋巴结
N_x	区域性淋巴结不能显示
N_0	无区域性淋巴结转移
N_{1a}	同侧颈淋巴结转移
N_{1b}	双侧、中线、对侧颈淋巴结或上纵隔淋巴结转移
M	远处转移
M_0	无远处转移
M_1	有远处转移

表 3-6-2　肿瘤分期

分化型癌（乳头状或滤泡癌）			
年龄小于 45 岁，（无Ⅲ、Ⅳ期）			
Ⅰ期	任何 T	任何 N	M_0
Ⅱ期	任何 T	任何 N	M_1
年龄大于 45 岁			
Ⅰ期	T_1	N_0	M_0
Ⅱ期	T_2，T_3	N_0	M_0
Ⅲ期	T_4	N_0	M_0
	任何 T	N_1	M_0
Ⅳ期	任何 T	任何 N	M_1
髓样癌			
Ⅰ期	T_1	N_0	M_0
Ⅱ期	T_2，T_3，T_4	N_0	M_0
Ⅲ期	任何 T	N_1	M_0
Ⅳ期	任何 T	任何 N	M_1
未分化癌			
全部未分化癌均属Ⅳ期			

（二）影像学表现

1. 超声表现　表现为一侧或双侧甲状腺内低、中回声结节或肿物，回声不均匀，边缘不规则，部分呈明显浸润性生长，多无包膜。

2. CT 表现　①病变形态不规则、边缘模糊。由于甲状腺癌多呈浸润性生长，约 90% 边缘不规则，边界模糊不清（ER3-6-14），部分有明显外侵征象，需注意肿物与气管、食管、颈动脉等重要结构的关系。②甲状腺内不规则高密度区内混杂不规则低密度灶为其特征性改变，病变内密度不均匀，约 55% 的甲状腺癌出现不规则高密度区内混杂不规则低密度灶（ER3-6-15），是其有特征性的密度改变。③病变内出现囊性变伴有明显强化的乳头状结节为甲状腺乳头状癌的特征性表现（ER3-6-16）。约 25% 的甲状腺乳头状癌可出现囊性变伴有明显强化的乳头状结节。④钙化。15%～18% 的甲状腺癌可有颗粒状小钙化，斑片、斑点状钙化，对良恶性鉴别无意义。但是颗粒状钙化，可以作为恶性病变定性诊断的指征。⑤颈部或纵隔淋巴结转移。58%～69% 的甲状腺癌伴有颈部淋巴结转移，是甲状腺恶性病变定性诊断的可靠的间接诊断指标。

ER3-6-14　甲状腺癌

ER3-6-15　甲状腺癌

ER3-6-16　甲状腺癌

3. MRI 表现　肿瘤在 T_1WI 像呈中等或低信号，如有出血可呈高信号。T_2WI 信号明显增高，均质或不均质。偶可见不完整的包膜，囊性变者其壁厚薄不均。钙化为低/无信号。MRI 对钙化的检出不如 CT 敏感，但由于其在 T_2WI 像信号明显增高，对比强烈，故对多灶的肿瘤敏感性高于 CT。

（三）各种常见甲状腺癌的特点

1. 乳头状癌（papillary carcinoma）　在甲状

癌中占 60%~70%,为青年最常见的甲状腺恶性肿物。患者无碘缺乏病史。有 1/4 的青年患者在初诊时已有颈淋巴结转移。即使临床触诊颈淋巴结阴性者,术后病理检查也约有 50% 有颈淋巴结转移。大体病理呈灰白色实性肿物,质硬,多无明显包膜,呈浸润性生长,部分有囊变或钙化的砂粒体。可以单发或多灶性分布在甲状腺两叶,病理检查有滤泡癌和乳头状癌混合存在时,其生物学行为与乳头状癌相同。CT 或 MRI 见肿瘤囊性变及囊壁明显强化的乳头状结节,并有砂粒状钙化,是乳头状癌的特征。

2. 滤泡癌(follicular carcinoma)　常见于长期缺碘的患者,也可有散发病例。大体病理见单个较大的肿物,平均直径 4~8cm。多发病变较乳头状癌少见。分局限型和广泛侵犯型,可有不完整的包膜,血供丰富。也可有坏死、出血或小囊变区。但囊变区域不如乳头状癌明显,常有明显外侵,血行转移多见,淋巴转移较少见,约为 20%。影像表现为大的边缘模糊的肿物,密度不均,强化较明显,常可见侵犯邻近器官结构。

3. 未分化癌(undifferentiated carcinoma)　少见,约占 2%~10%。多见于 50 岁以上的女性。肿物在短期内迅速增大,预后不良。影像检查示大的具有恶性特征的肿物,广泛侵犯邻近结构。

4. 髓样癌(medullary carcinoma)　约占甲状腺癌 5%~10%,多为散发,约 1/4 见于多发内分泌肿瘤综合征(multiple endocrine neoplasia syndrome, MEN)患者。肿瘤多为单发,但家族性 MEN 者常有多发。常有粗或细的钙化,边界清楚,血供丰富,增强后可见明显强化,很少出血、囊变,约半数有淋巴结转移,其转移灶也常血供丰富,明显强化,且常有淋巴结包膜外侵犯。

第六节　甲状旁腺疾病

甲状旁腺(parathyroid glands)是人体重要内分泌腺之一。甲状旁腺疾病依其激素分泌水平和靶器官对甲状旁腺素反应异常而分为甲状旁腺功能亢进(hyperparathyroidism)、甲状旁腺功能减退(hypoparathyroidism)和假性甲状旁腺功能减退(pseudohypoparathyroidism)等类型。临床上,大多数甲状旁腺疾病是因甲状旁腺功能亢进导致高钙血症而行影像学检查,主要与甲状旁腺腺瘤相关。影像学检查的主要目的是发现导致甲状旁腺功能亢进的术前或术后残存的甲状旁腺腺瘤。

甲状旁腺起源于第三和第四鳃囊。上一对甲状旁腺和甲状腺共同起于第四鳃囊,由于紧贴甲状腺,仅有轻度移行,位置相对固定,仅有 2% 发生异位。下一对甲状旁腺与同侧胸腺叶共同起于第三鳃囊。随胚胎发育,两者在下降过程中发生分离,下甲状旁腺可以随胸腺下降不同的距离,其位置变化不定,最低可达纵隔内心包水平。

甲状旁腺的数目为 1~12 个,80% 以上为 4 个。约 75% 的上一对甲状旁腺位于甲状腺中 1/3 的后方,其余大部分位于甲状腺上或下 1/3 的后方,约 7% 可位于甲状腺下动脉的下方,部分可位于咽部和食管的后方。下一对甲状旁腺 50% 位于紧邻甲状腺下极的外侧,15% 位于甲状腺下极下方 1cm 范围以内,其余 1/3 位置变化不定,上达下颌骨角,下至前纵隔下方。2% 可发生甲状腺内甲状旁腺。正常甲状旁腺平均每个腺体体积为 1mm×3mm×5mm,重量仅约 40mg。

甲状旁腺影像学检查方法包括超声、放射性核素扫描、CT、MRI 及核医学扫描等。由于多数甲状旁腺病小,应使用 2~3mm 层厚的薄层面扫描,并适当扩大扫描范围,必要时应向上至下颌水平、下至升主动脉根部,以期发现异位甲状旁腺病变。

原发性甲状旁腺功能亢进症(primary hyperparathyroidism)是由于甲状旁腺激素分泌过量,从而导致的全身性钙、磷和骨代谢异常。女性较男性多见,发病年龄多为 20~50 岁。大多数患者无明显症状,常为年度体检或偶尔发现血清钙增高。原发性甲状旁腺功能亢进症的原因主要为孤立性腺瘤(75%~85%)、甲状旁腺增生(10%~15%)、多发性腺瘤(2%~3%)、甲状旁腺癌(1%)。

一、甲状旁腺腺瘤

B 超为甲状旁腺重要的检查手段,常采用 7.5~10MHz 高频线阵探头。检查范围为下颌骨至胸廓入口的甲状腺周围与颈动脉间隙。

典型的甲状旁腺腺瘤(parathyroid adenoma)为回声均匀、边缘规则、有包膜的结节,其回声低于正常甲状腺。结节内可有囊变及出血,使回声分别降低及增高。

CT 检查是发现甲状旁腺腺瘤主要检查方法,应常规行增强 CT 扫描。增强 CT 发现甲状旁腺腺瘤的敏感性与特异性分别为 70% 和 90%。大部分甲状旁腺腺瘤位于甲状腺周围区域。甲状腺后方的气管、食管沟是一个重要的解剖标志,正常时该沟为低密度脂肪组织充填。腺瘤的存在可使病侧气管、食管旁沟内低密度脂肪组织部分或大部分消失。腺瘤常表现为 1~3cm 大小、边缘规则、密度均匀软组织结节(ER3-6-17)。少数腺瘤密度不均匀,内有单发或多发低密度灶,甚至呈壁厚不一的囊性表现,代表瘤内坏死或陈旧性出血灶。

MRI 检查软组织分辨率高,是甲状旁腺腺瘤重要的检查方法,其准确性大于 90%。甲状旁腺腺瘤的信号变化多样,T_1WI 信号低于或等于甲状腺,在 T_2WI 多为高信号,增强后可有不同程度的强化。多数甲状旁腺腺瘤信号均匀,少数腺瘤内有亚急性出血、囊变或坏死而使信号不均匀。

ER3-6-17　甲状旁腺腺瘤

二、甲状旁腺增生

甲状旁腺增生(parathyroid hyperplasia)可为原发性或继发性,一般为多个腺体增生,也可以一两个腺体增生为主。

当多个甲状腺旁腺腺体增生尚未造成体积明显增大时,影像学检查难以发现病变。当一个或两个腺体增大较显著时,表现为甲状旁腺区小结节,无论 B 超、CT 或 MRI 检查,其表现均与甲状旁腺腺瘤类似。

在原发甲旁亢患者或多发内分泌肿瘤 Ⅰ、Ⅱ 型中,CT 和/或 MRI 检查无异常所见时,并不能除外多个腺体的弥漫性增生。若仅为一个腺体明显增生,则其表现也难与甲状旁腺腺瘤鉴别。当多个腺体同时增大并形成小结节时,应考虑为甲状旁腺增生或较为少见的多发性腺瘤。

三、甲状旁腺癌

甲状旁腺癌(parathyroid carcinoma)是原发性甲状旁腺功能亢进症较为少见的原因,但 85% 的甲状腺癌有甲状旁腺功能亢进。病理上,甲状腺癌含有丰富的纤维组织,易发生钙化,钙化率达 25%。

甲状旁腺癌无特征性的影像学表现,难以与甲状旁腺腺瘤及其他软组织肿瘤鉴别。约 1/3 的甲状旁腺癌合并有颈部淋巴结转移,25% 有肝、肺、骨的远处转移。甲状旁腺癌可以侵犯周围脂肪、颈部肌肉、气管、食管、神经和甲状腺。只有病变侵及周围结构或有颈部淋巴结转移和远处转移时才能在有甲状旁腺功能亢进的患者中鉴别甲状旁腺癌和甲状旁腺腺瘤。

四、甲状旁腺囊肿

甲状旁腺囊肿(parathyroid cyst)与甲状旁腺腺瘤相似,约 65% 生长在下一对甲状旁腺,95% 位于甲状腺下缘以下。多见于 40～50 岁女性,儿童少见。

正常甲状旁腺内常有微小囊肿,随年龄而增大,但很少形成肉眼可辨囊肿。甲状旁腺囊肿中大部分为非功能性囊肿,11.5%～30% 为功能性囊肿,功能性囊肿多见于男性。

影像学检查表现为甲状旁腺区即气管、食管沟内或前上纵隔内的边缘规则、呈类圆形的结节,多为 1～4cm。CT 多表现为均匀的水样密度结节。但根据囊肿内蛋白含量的变化,可有不同的 CT 和 MRI 表现。功能性囊肿可有不规则较厚的囊壁。增强 CT 或 MRI 检查,非功能性囊肿无任何强化,功能性囊肿可有囊壁明显强化。

(罗德红　周纯武　吴宁)

第七章

颌面部影像诊断学

第一节　口腔颌面部影像检查方法

一、普通 X 线检查

颌面部解剖结构复杂,且许多结构彼此重叠,因此,不同解剖结构需采用不同的投照位置来重点显示。

（一）上颌骨

1. **后前位(Waters 位)**　常规投照位。重点显示上颌骨。同时也显示颧骨、颧弓、鼻部等上部面骨结构。

2. **前后位**　显示的部位同后前位,但影像放大较明显。适用于面部损伤严重不能俯卧的病例。

（二）下颌骨

1. **侧位**　常规投照位。一般采用仰卧侧位或俯卧侧位,头部和球管均需倾斜一定角度。该位可清楚显示下颌骨体、角和支部。如下颌骨病变严重,患者不宜偏转头部时,可采用 X 线球管水平位投照。

2. **后前位**　常规投照位。可根据所要观察的不同部位而调整头部与检查桌面的角度,并改变球管倾斜角度,以显示下颌骨体部、支部和髁状突。

（三）颧骨

1. **轴位**　常规投照位。采用颌下顶方向或顶颌方向投照,可全面显示颧弓。

2. **斜位**　是显示颧弓的斜轴位影像,对凹陷骨折很有价值。

3. **侧位**　常规投照位。方法与下颌骨仰卧侧位同,可同时显示颧弓和下颌骨。

（四）颞下颌关节

侧位　常规投照位。每一侧均应摄张口位和闭口位以显示关节的功能活动情况。应双侧摄片,以便对照。

（五）牙齿

使用牙片成像。依照应用范围、大小和形状的不同,牙片可分为口内片、咬翼片和咬合片三种。一般的牙齿摄影用口内片。咬翼片专用于齿冠部摄影。而咬合片主要用于摄取范围较大的病变和显示上下颌的情况。

二、体层摄影

目前多使用曲面体层摄影(pantomography)以全面显示上下颌骨和牙齿。此外,常规体层摄影对显示颌骨的微小病灶以及评价颞下颌关节仍有价值。

三、造影检查

主要包括颞下颌关节造影(arthrography of temporomandibular joint)、涎腺造影(sialography)和血管造影(angiography)。

（一）颞下颌关节造影

主要用以显示关节盘病变。方法为在关节腔内注入 20%泛影葡胺(上腔 1ml,下腔 0.8ml),或同时注入等量无菌空气后摄片。应分别摄张口位和闭口位。

（二）涎腺造影

适用于诊断涎腺慢性炎症、肿瘤、结石、腺瘘以及邻近结构病变的侵犯。

1. **腮腺造影**　一般选用 40%碘化油,经腮腺导管口注入 1.5~2ml 后摄正侧位片。

2. **颌下腺造影**　经口底舌下肉阜处的颌下腺导管开口注入 0.5~1ml 后摄正侧位片。此法可同时显示部分舌下腺导管。

（三）瘘道造影

是将造影剂直接引入瘘道使其显影的方法。用于诊断颌面部某些有瘘道形成的病变,如腮裂囊肿伴瘘道形成等。

（四）血管造影

适用于颌面部血管性病变和肿瘤性病变,前者如血管畸形、动脉瘤、颈动脉狭窄或阻塞等,后者用以了解肿瘤的血供或与邻近血管的关系。目前大多采用导管 DSA 法,做颈总动脉或颈外动脉造影。

四、CT

具有断面成像和密度分辨率高的优点,能良好显示颌面部各组织结构及其之间的毗邻关系,对颌面部的肿瘤、外伤、感染、先天性等病变的诊断以及颞下颌关节病变的诊断均很有价值。螺旋CT,尤其是多排螺旋CT,具有容积采集和强大的图像后处理功能,不但可以多方位二维重建图像,同时还可以进行颌骨的三维表面重建以及容积再现(volume rendering,VR),从而更加直观立体地显示颌面部病变以及与邻近结构的关系。

颌面部CT扫描,横断位一般采用听眶下线作为扫描基线,范围从颅底至舌骨。冠状扫描平面应与硬腭垂直,范围从颈椎前缘至下颌颏部。腮腺的冠状位扫描后缘应达乳突尖部。如作腮腺造影CT,需先经腮腺导管注入造影剂后,再行扫描。颞下颌关节扫描,横断位应包括听眶下线上方1.5cm至下颌切迹区域,冠状位应包括外耳道中心至下颌切迹中点范围。检查颞下颌关节盘还可行关节造影CT,即先向关节腔内引入造影剂后再行CT检查。如欲观察骨和关节细微结构,可采用高分辨率CT扫描。扫描层厚,颞下颌关节采用1mm;腮腺、上下颌骨以及颌面部筋膜间隙可根据需要在2~5mm范围内选择。螺旋CT重建间隔应小于或等于准直器宽度的50%。颞下颌关节的矢状重建应采用垂直于关节的斜矢状位。图像的显示应同时使用软组织窗和骨窗。颞下颌关节盘的显示可用增亮模式(blink mode)(边缘强化效应)。对于颌面部的血管性病变、占位性病变以及感染性病变,应使用增强CT检查。

五、MRI

具有多参数、多方位以及组织分辨率高等优点,对颌面部、涎腺和颞下颌关节病变诊断十分优越。颌面部的检查应包全颅底至舌骨区域。因该部位某些肿瘤有沿神经周围侵犯的趋势,因此扫描的上方范围可根据需要适当扩大,包括颅内鞍旁、海绵窦和Meckel腔区,以探查这些部位有无为肿瘤沿三叉神经蔓延所累及。成像主要采用横断和冠状位,必要时可加矢状位。使用SE和FSE序列,做T_1WI、T_2WI以及脂肪抑制T_2WI。层厚以5mm为宜。Gd-DTPA增强T_1WI对某些肿瘤的诊断,以及肿大淋巴结与正常结构的鉴别很有价值。为消除来自颈部搏动血管伪影的干扰,可在扫描范围上、下方使用预饱和脉冲序列。MRI可以良好显示颞下颌关节盘和关节腔的情况,是目前无创性诊断该关节病变的优良检查手段。成像方位主要采用斜矢状位、冠状位和横位。

斜矢状位需做开口和闭口像。一般使用SE或FSE序列摄T_1WI和T_2WI,无间隙扫描,层厚2~3mm。必要时可在斜矢状位上使用SE的T_1WI或梯度回波做电影成像。

第二节　颌面部影像解剖

一、颌骨、颞下颌关节以及相关筋膜间隙

(一)上颌骨

为颜面部的成对骨性结构,由体部和额、颧、腭、牙槽四个突起所构成。体部内有上颌窦,为锥形的含气腔隙。额突和颧突向上向外延伸,分别与额骨和颧骨连接。腭突构成硬腭的前部。齿槽突构成牙槽弓。上颌窦气腔常可到达后齿槽嵴,故上颌牙根与上颌窦关系密切。

1. X线片　后前位上,下方的致密影为上齿槽突和腭突的重叠投影。上外方的结节状致密影为颧突,可见颧弓呈弧弓状与之连续。眼眶内缘的致密骨影部分为额突的投影,常与筛窦气房相重叠。鼻腔两侧的倒三角形透光区为上颌窦。上颌骨下缘光滑,从内下斜向外上与颧弓相连续,其与下颌升支之间的透亮区代表颊间隙和咀嚼肌间隙。

2. CT/MRI　CT上,上颌骨呈骨性致密影。横断位像显示腭突、牙槽突和颧突尤佳,冠状位像显示额突较好。上颌窦眶面为眼眶下壁,横段薄层像上可见一前后方向的低密度沟槽达眶下缘下方皮质表面,为三叉神经的眶下沟和眶下管。螺旋CT的三维重建,可以立体显示上颌骨结构。MRI上,上颌骨各部的形态表现与CT相同。T_1WI和T_2WI上,皮质骨呈低信号,松质骨呈高信号。上颌窦窦腔在各脉冲序列上均呈低信号。

(二)下颌骨

下颌骨分为下颌体和下颌支。下颌体呈马蹄形,水平走行。下颌支略呈方形,上下分布。下颌体上半构成齿槽骨,下半构成下颌底。下颌骨内有下颌管,位于下颌体外侧面的颏孔与下颌支内侧面中央处的下颌孔之间,内有下齿槽神经以及下齿槽动静脉走行。下颌支上缘形成两突,位于前方的为喙突,位于后方的为关节突,关节突上部为下颌小头(髁状突)。两突之间的凹陷为下颌切迹。

1. X线片　侧位片上,下颌骨显示为致密影像,可以清楚观察到下颌支的喙突、髁状突和下颌切迹。下颌孔为下颌支中分的小类圆形低密度影。其前方的致密影为下颌小舌。前缘下方的致密带状影为斜线。下颌体在该位上略呈长方形,下缘致密光滑,前

方稍突起的部分为颏隆凸;后方渐斜向上,与下颌支交汇,形成下颌角。颏孔表现为下颌体前外侧中分的小圆形稍低密度影。自颏孔斜向上后方指向下颌孔的管状稍低密度影即为下颌管。后前位片上显示下颌骨的正位投影,下颌升支对称位于两侧,体部居于中间,下颌角呈圆钝状。在此位,喙突和髁状突居于前后方向,前者略偏内,后者略偏外。二者与上颌骨有重叠。体部中分下缘呈致密线状影,为颏隆凸和颏结节的下缘投影。颏孔呈稍低密度小圆形影,位于颏结节上方。曲面断层像上,弓形的下颌骨连同上颌骨一起呈平面展开,避免了侧位像上的重叠,将上述结构显示得更清楚。

2. CT/MRI　下颌骨在 CT 上呈高密度,MRI 上,皮质呈低信号,髓质呈高信号。在经下颌切迹上方平面的横断位像上,喙突和髁状突显示为前后排列的类圆形结节影。二者之间的间隙为下颌切迹。在下颌切迹下方层面,升支的断面呈前后方向的长条影。在内侧中分可见一小凹迹,为下颌孔,其内的点状软组织影为下齿槽神经和伴随的动静脉。在经下颌角下方的断面上,下颌体显示呈弓形,两侧形态对称。螺旋 CT 的曲面重建(curved planar reformation, CPR)可将弓状的下颌骨呈平面展开,达到类似 X 线曲面断层的效果。CT 三维表面重建可以清楚显示下颌骨的外部形态。

（三）颞下颌关节

由下颌骨的髁状突与颞骨的下颌窝和关节结节构成。关节表面有纤维软骨覆盖。关节囊内有关节盘,将关节腔分成上下两部分。翼外肌上腹肌腱穿过关节囊附着于关节盘前部。关节盘后部由纤维结缔组织形成的上下盘后板附着。颞下颌韧带自关节囊外侧增强关节。在开口和闭口活动中,髁状突、关节盘和下颌窝的位置将发生改变。

1. X 线片　闭口位上,髁状突位于下颌窝内,二者之间的薄层透亮间隙为关节间隙,代表关节软骨、关节盘、上下关节腔和与关节盘附着的纤维结缔组织。关节结节呈致密骨性突起位于关节窝前方,向前与颧弓连续。关节后方的小类圆形低密度影为外耳道,其后下方的蜂窝状低密度影为乳突气房。张口位上,髁状突移至关节结节前下部,下颌窝暴露。

2. 关节造影　关节上腔造影闭口侧位片上,关节腔显示为横断的“S”形致密影,表面光滑。造影剂与髁状突之间的透明影为关节盘,盘后带正好位于髁状突上方(12 点位)。张口位上,髁状突前移,关节腔前部的造影剂移向后部,致后部扩张,呈横置逗点状。关节盘中间带则移位至关节结节和髁状突之间。关节下腔造影闭口侧位上,下腔显示为等腰三角形致密

影,覆盖于髁状突表面,髁状突上缘常不清晰。关节凹与造影剂顶之间的低密度影为关节盘。张口位上,下腔前部的造影剂也流入后部。

3. CT　髁状突、关节结节和关节窝等骨性结构呈高密度,边缘光滑。关节腔呈相对低密度。采用边缘增强模式可以显示关节盘。螺旋 CT 的斜矢状重建像上,关节盘显示为前后部分较厚,中间较薄的相对低密度影。

4. MRI　斜矢状位是显示关节结构的主要位置。在 T_1WI 和 T_2WI 像上,髁状突、关节结节和关节窝皮质呈低信号,而松质骨呈高信号,闭口位上,髁状突位于关节窝内,张口位时则移至关节结节前下方,但后缘不应超过关节结节平面,双侧结构和活动幅度应对称。关节盘呈低信号,前带和后带均较厚,中间带较薄。闭口时,盘的后带位于髁状突正上方。开口活动时,髁状突向前移动,当移至关节结节前下部时,关节盘中间带移位于关节结节和髁状突之间,恰在髁状突上方。MRI 电影成像可以连续显示颞下颌关节的上述功能活动。

（四）相关筋膜间隙

1. 咀嚼肌间隙　咀嚼肌间隙由颈深筋膜浅层分成内外两层包绕下颌支、下颌体后部以及咀嚼肌而形成,下颌支将其分隔成内外两部分。间隙内的重要软组织结构有咬肌,翼内外肌、颞肌深头和三叉神经下颌支。其位于下颌支和翼内、外肌之间的脂肪间隙又称翼下颌间隙,内有下齿槽神经和舌神经,以及相关动静脉经过。

CT/MRI　间隙内的肌性成分在 CT 上呈中等密度,MRI 的 T_1WI 上为等信号,T_2WI 上为低信号。疏松结缔组织在 CT 上为低密度,MRI 的 T_1WI 和 T_2WI 上呈高信号。咬肌位于下颌支外侧。翼、内外肌位于下颌支内侧,横断和冠状位上根据它们的起止部位易于将其识别出。横断位像上,喙突内侧的肌肉断面为颞肌深头。下颌支内侧中分的下颌孔呈凹状切迹,其内的下齿槽神经和下齿槽动静脉断面在 CT 上呈点状等密度影,增强后血管强化呈高密度。MRI 上则呈等信号影和流空的低信号影。

2. 咽旁间隙　咽旁间隙(parapharyngeal space)亦称侧咽间隙(lateral pharyngeal space)和咽颌间隙(pharyngomaxillary space),呈漏斗状,基底位于颅底,尖端指向舌骨大角平面,内界为咽上缩肌,外界为翼内肌。茎突及其所附着的肌肉构成茎突隔,将间隙分为前后两部。后部为神经血管部,内含颈内动脉、颈内静脉,后组脑神经和交感神经干。前部含咽升动脉、上颌动脉、结缔组织、部分腮腺深叶和淋巴结。

CT/MRI:横断位像上,咽旁前间隙呈低密度和高

信号,位于茎突之前、翼内肌和咽侧壁之间。间隙的上部,可见腮腺深叶咽突自茎突下颌管伸入,CT上呈稍低信号,MRI上呈稍高信号。间隙后方可见茎突断面,CT上呈高密度,MRI上呈低信号。茎突周围的三个小肌肉断面为茎突肌组。茎突后方的两个圆形断面,CT上为等密度,MRI上呈流空信号,增强后有明显强化,是位于咽旁后间隙的颈内动、静脉。二者之间的小点状软组织影为第Ⅸ、Ⅹ和Ⅻ对脑神经。颈内动脉内后方的小圆形软组织断面为颈上交感神经节。

3. 下颌下间隙　位于下颌舌骨肌下方,上、内界为下颌舌骨肌和舌骨舌肌,前下界为二腹肌前腹,后下界为二腹肌后腹和茎突舌骨肌。外侧邻接下颌骨下缘。表面为颈深筋膜浅层、颈阔肌、浅筋膜和皮肤所覆盖。间隙内包含颌下腺浅叶、Wharton导管近段、面动、静脉和淋巴结。

CT/MRI:在横断面和冠状面上可显示下颌下间隙的上述范围、内容和解剖关系。间隙内疏松结缔组织在CT上呈低密度,MRI上呈高信号。内上界的下颌舌骨肌和舌骨舌肌呈条状软组织影,CT上为等密度,MRI T_1WI上为中等信号,T_2WI上为低信号。颌下腺呈类圆形,边界清楚,双侧对称,内、外侧分别与下颌舌骨肌和下颌骨紧邻,CT上呈低、等密度,增强扫描密度增高;MRI的T_1WI和T_2WI上呈稍高信号。CT增强扫描,间隙内可见两条强化血管影,在颌下腺上、外方紧邻下颌骨走行的为面动脉,下方较粗的为面静脉。MRI上该两条血管呈流空信号。

4. 翼腭窝　为位于上颌体后方、翼突根部前方和眶尖后下方的小三角形间隙,容纳有颌内动脉、上颌神经和蝶腭神经节。翼腭窝有多个重要通连,包括:经翼上颌裂通颞下窝,经蝶腭孔通鼻腔,经翼腭管通口腔,经眶下裂通眼眶,经圆孔通颅中窝,经翼管通破裂孔。颌面部的肿瘤可直接或沿神经周围侵犯该部位,然后进一步蔓延侵入与之交通的部位和结构。

CT/MRI:翼腭窝因内含脂肪,故在CT上呈低密度,MRI的T_1WI和T_2WI上均为高信号。在横断面和冠状面的连续断面上,可分别显示该结构与上述多个邻近部位的通连关系以及相关孔道,包括眶下裂、翼腭管、腭大孔、蝶腭孔、圆孔和翼管。显示这些骨性管道,高分辨率CT明显优于常规CT和MRI。间隙内的血管、神经和神经节断面呈小结节影,CT上呈中等密度,MRI上呈低信号。其中,血管呈流空信号。

二、涎腺

腮腺、颌下腺和舌下腺是人体主要的三对涎腺。此外,口腔黏膜下还有许多小唾液腺。

(一)腮腺

位于颧弓之下、外耳道前方和下方、咬肌后缘及下颌支深面的下颌后窝(茎突下颌沟)内,下端达二腹肌后腹之下。可分为深浅两叶,浅叶位于咬肌后部表面,又称面突;深叶突入下颌后窝,又称下颌后突,其突向咽旁间隙部分也称咽突。前缘发出腮腺导管并有面神经各表情肌支和面横动脉穿出,后缘有颞浅静脉、颞浅动脉和耳颞神经穿出。腮腺鞘囊由深筋膜浅层包绕形成。深叶的鞘囊有时不完整,因而腮腺间隙可与咽旁间隙和翼下颌间隙交通。腮腺导管从腮腺浅叶前缘发出,在距颧弓下方一横指处横行于咬肌筋膜浅面,至其前缘时呈直角转向内穿过颊肌,开口于上颌第二磨牙相对处的颊黏膜。腮腺内通过的血管神经包括颈外动脉,面后静脉(下颌后静脉),面神经和耳颞神经。其排列为面神经位于颈外动脉和面后静脉的浅面。

1. CT/MRI　横断位像上,腮腺呈楔形,浅叶较宽,居外侧,深叶较窄,居内侧,深叶通过茎突下颌沟的情况清楚显示。该位置同时可以显示它与颧弓、咬肌、下颌骨、外耳道以及咽旁间隙的上述毗邻关系。腺体在CT上呈稍低密度,增强扫描密度增高。在MRI的T_1WI上呈稍高信号,T_2WI上呈中等信号。面神经呈弯曲线状穿过腮腺,行于面后静脉的外侧。面后静脉和颈外动脉呈圆形断面,在增强CT上呈高密度,MRI上呈流空信号。二者均位于下颌支后方,面后静脉居颈外动脉外侧。稍下方的层面上,可见到腮腺导管的腺外段行于咬肌前面,至前缘时向内穿过颊肌,指向上颌第二磨牙相对处的颊黏膜。冠状位像从上下和内外方向上显示腮腺及其与周围结构的毗邻关系尤佳。

2. 腮腺造影　侧位片上,腮腺导管形如树叶叶脉。主导管起自上颌第二磨牙部位,绕过咬肌前缘处有一明显转角,然后向后下方斜行。管径在开口处稍窄,约1~1.5mm,近腺体前缘处最宽,达2~2.5mm,以后逐渐变细,全长约5~7cm。在行进过程中,主导管发出多支分支导管,后者再分出更小分支,由此分支管径逐渐变细,最后进入腺体。整个移行过程自然,管壁光滑。在主导管的上方常可见呈细枝状并带有分支的副导管发出,进入副腺体。造影剂适量时,正常腺体显影如云絮状,分布均匀。后前位片上,主导管自导管口横行向外越过下颌支,在下颌升支外缘约1.5cm处向内形成浅弧形弯曲转向后方,并发出上下分支。浅叶的分支大部位于下颌支外侧,深叶分支位于下颌支内侧,腺体显影外缘呈弧形,中间部较厚。

(二)颌下腺

由深、浅两部组成。浅部较大,位于下颌下间隙,下颌舌骨肌下方。深部较小,向上延伸越过下颌舌骨肌后缘进入舌下间隙。面动脉紧贴颌下腺外侧面和上方。下颌下腺导管（Wharton 导管）自腺体内侧发出，在口底内沿舌下腺内侧走行，开口于中线附近的舌下肉阜。

1. **CT/MRI** 经下颌下间隙的断面可清楚显示颌下腺浅部。形态呈类圆形，边界清楚，双侧对称。内、外侧分别与下颌舌骨肌和下颌骨紧邻，CT 上呈低、等密度，增强扫描密度增高；MRI 的 T_1WI 和 T_2WI 上呈稍高信号。CT 增强扫描，间隙内可见两条强化血管影，在颌下腺上、外方紧邻下颌骨走行的为面动脉，下方较粗的为面静脉。MRI 上该两条血管呈流空信号。深部位于舌下间隙，呈锥形软组织影，在下颌舌骨肌和舌骨舌肌之间自后方向前延伸，在 MRI 的 T_2WI 上，借助两侧肌肉的低信号比衬显得尤为清楚。正常情况下，颌下腺导管一般不能显示。

2. **颌下腺造影** 侧位片上，导管从前上向后下走行，长约 4~7cm。管径约 1.5~3.5mm，开口处较窄，其后的一段较宽，在近下颌角平面折曲向下进入颌下腺浅部，移行过程中分出 3~5 分支，以后再分出多级小支，逐渐变细，进入腺体。常可见到副腺体，多位于主导管下方。正常造影，主导管和分支由粗到细，移行自然，管壁光滑，腺体分布均匀。酸刺激后，导管内的造影剂应迅速排空。

（三）舌下腺

位于口底黏膜下方，下颌舌骨肌的上方，下颌骨内侧缘的舌下腺凹处。舌下腺大管可单独或与颌下腺导管共同开口于舌下肉阜。

CT/MRI：CT 平扫，舌下腺呈稍低密度，增强扫描，密度增高。MRI 上，T_1WI 和 T_2WI 均呈稍高信号。位于舌下间隙前外侧，外侧紧邻下颌骨，下方紧邻下颌舌骨肌。内侧为舌下间隙的疏松结缔组织。

三、舌和舌下间隙

（一）舌

分前、后两部。前部又称舌体或活动部，后部又称舌根或基底部。两部交汇于人字形界沟，其前方排列有 7~9 个轮廓状乳头。舌体按部位可分成舌尖、舌侧、舌背和舌腹。舌根的排列方向几乎与口咽后壁平行，前界为界沟，侧方为舌腭沟，后方毗邻会厌及会厌前间隙。舌由纤维骨组织和走行排列复杂的肌组织构成。纤维骨组织构成舌中隔，将舌对称分成两半。舌肌由舌内肌和舌外肌组成。前者包括上纵肌、下纵肌、垂直肌和横肌。后者共有四对，包括颏舌肌、舌骨舌肌、茎突舌肌和腭舌肌，均与周围结构有附着。颏舌肌起于上颏棘，向后上呈放射状走行进入舌中，位于舌隔两侧。舌骨舌肌是扁平四方形肌，起于舌骨大角，垂直向上进入舌侧。茎突舌肌起自茎突，在颈内、

外动脉之间下行，进入舌侧面，与舌骨舌肌交织。腭舌肌起于腭垂两侧软腭的前面，行向前下外方，在腭扁桃体前面汇入舌的后外侧部。舌的两侧均有舌动脉、舌静脉、舌下神经和舌神经，构成舌的神经血管束。

CT/MRI：舌中隔纵行居于舌中线部位，因含脂肪组织，在 CT 上呈低密度，MRI 上呈高信号。舌的肌性成分，包括舌内肌和舌外肌，均在 CT 上呈等密度，磁共振 T_1WI 上呈等信号，T_2WI 上呈低信号。舌内肌中，上纵肌易于在 MRI 的冠、矢状位像以及 CT 的冠状位像上识别，但垂直肌和横肌在两种检查方法上均不易分辨。舌外肌中的颏舌肌对称位于舌中隔两侧，横断和冠状位像上分别显示为前后和上下方向的条带状软组织影，在相邻脂肪组织的比衬下，边界清楚。在 MRI 的矢状位像上，可清楚显示其放射状分布，从颏上结节行向后上方进入舌内肌。舌骨舌肌在横断和冠状位像上均呈条状软组织影，位于舌两侧。茎突舌肌与舌骨舌肌后部交织，影像上不易区分。腭舌肌较小，CT 上不易分辨，但 MRI 的 T_2WI 横断位像上常可显示，表现为舌骨舌肌-茎突舌骨肌复合体内侧的薄条状低信号影。

（二）舌下间隙

亦称口底，为位于下颌舌骨肌上方、口底黏膜与舌底面之间的马蹄形区。舌活动部下方的部分称为前口底（舌下肉阜间隙），两侧下方的部分称为侧口底（颌舌沟间隙）。下颌舌骨肌是口底主要支持结构，呈双侧对称的扁平三角形，两边附着于颌骨内面的下颌舌骨线，悬吊于下颌弓之间，前方和中份的肌纤维汇合于中缝处，后份纤维止于舌骨，两侧后界游离。颌下腺深叶和颌下腺导管越过其游离缘向前深入舌下间隙。舌下腺位于间隙的前外侧，紧邻下颌骨内缘。颏舌骨肌成对，位于下颌舌骨肌上方，居中线部位。舌下间隙内包含舌骨舌肌、颏舌骨肌、舌神经、舌下神经、舌动脉、舌静脉、舌下腺和导管、颌下腺深部和导管，以及脂肪等结构和组织。

舌下间隙内的脂肪组织在 CT 上呈低密度，MRI 的 T_1WI 和 T_2WI 上为高信号，主要分布于颏舌肌与舌骨舌肌之间，以及舌骨舌肌和下颌舌骨肌之间。下颌舌骨肌在横断位像上呈颌骨内缘和舌骨舌肌外侧的条状软组织影，冠状位像上可清楚显示其呈悬带状外观，位于下颌弓之间，将舌下间隙与下方的下颌下间隙和颏下间隙分隔开来。两种检查方法均可观察到间隙内的颌下腺深叶和舌下腺，且 MRI 较 CT 显示得更为清楚。舌骨舌肌是识别血管神经束的重要标志。舌动脉在舌骨舌肌内侧走行，而舌静脉与舌下神经、舌神经则分布于舌骨舌肌外侧。在前部，已无舌骨舌

肌分隔,故这些血管和神经均位于颏舌肌外侧。两种检查方法可以显示上述部位的舌血管,表现为点状和弯曲条状影,增强 CT 上呈高密度影,MRI 上呈流空信号。神经组织在两种检查方法上均不易识别。但由于它们与舌血管紧邻,因此,CT、MRI 上显示病变侵犯舌血管,常提示同时累及周围的神经组织。

第三节　颌面部炎性病变

一、颌骨感染性病变

(一)化脓性颌骨骨髓炎

【概述】

化脓性颌骨骨髓炎(pyogenic osteomyelitis of the jaws)好发于青年,以牙源性最多见,约占 90%。常由坏疽牙、根尖周感染、冠周炎或牙周感染所引起。病变可分为中央性和边缘性。中央性常在急性化脓性牙周膜炎或根尖脓肿基础上发生,病变首先波及骨髓,再向四周扩展累及骨皮质和骨膜。边缘性多起源于下颌第三磨牙冠周炎,感染主要影响骨膜和骨皮质,大多较局限,也可向深层发展波及骨髓腔。两型均多见于下颌骨,其中,中央性多见于下颌体,而边缘性多见于下颌角和下颌支。病变急性期 X 线片上常无明显异常改变,典型的放射学改变出现于慢性期。

【影像学表现】

1. **中央性颌骨骨髓炎**　X 线片上,骨质的异常改变通常出现于发病 2 周以后。开始时表现为骨小梁模糊,继而出现弥散性点状和斑片状低密度破坏区,以病源牙为中心最为明显,逐渐向周围正常骨组织移行。可见骨膜反应,呈平行于骨皮质的致密线状影。病灶局限化后,破坏灶呈较大低密度区,边缘与正常骨质分界清楚,周围可见高密度的新骨生成。破坏区内可出现大小不等死骨,呈相对高密度。可伴病理性骨折。至新骨形成期,病灶边缘清楚,周围骨小梁增多变粗,密度增高。痊愈期病变部位骨质致密,骨小梁变粗,排列紊乱,颌骨可呈畸形改变。

2. **边缘性颌骨骨髓炎**　可分为增生型和溶解破坏型两亚型。X 线片上,增生型骨质破坏较少而新骨增生明显,皮质外侧可见成堆新生骨增生,外缘较整齐,骨质致密。溶解破坏型多见于急性颌周间隙感染之后,骨皮质损害以溶解破坏为主,增生反应不明显。X 线片上呈类圆形低密度区,边缘清晰,病程长者周围出现骨质硬化带。

【诊断与鉴别诊断】

具有牙源性感染的病史,临床表现有牙疼痛、叩痛、牙松动、局部肿胀、龈沟溢脓或全身中毒症状,结合 X 线片上出现弥散性骨质破坏、局限性骨坏死腔、死骨、骨膜反应、骨膜下新骨形成等征象,一般可以确诊。

中央性颌骨骨髓炎应注意与恶性肿瘤鉴别,前者骨质破坏以病源牙为中心,渐向正常骨组织移行。而后者无这一特点。周围性颌骨骨髓炎当新骨增生明显时应与成骨性骨肉瘤鉴别,前者所形成的骨膜下新骨外缘多较整齐,而后者的瘤骨和钙化分布较弥散,二者表现有所不同。

【附:婴幼儿骨髓炎】

为非牙源性化脓性感染,可由身体其他部位的感染性病灶血行播散引起,或由致病菌经颜面皮肤及口腔黏膜直接侵犯所致。病变好发于上颌骨。X 线片表现多出现于发病 3 周以后,呈骨质疏松改变,骨纹理模糊,或有死骨形成。

(二)放射性颌骨骨髓炎

【概述】

放射性颌骨骨髓炎(radiation osteomyelitis of jaws)是指继发于放射性颌骨坏死的骨髓炎。口腔颌面部恶性肿瘤放射治疗时,如剂量过大,或疗程过长,可引起颌骨动脉内膜炎,继而导致血管内膜增厚,纤维化,管腔狭窄和闭塞,颌骨局部的血液循环和营养发生障碍,最终引起骨坏死。此种状态下,患骨继发感染的易感性增加。如发生局部损伤或原存在根尖周炎、牙周炎、龋齿等牙源性感染灶,则可诱发放射性颌骨骨髓炎。

【影像学表现】

1. **X 线片**　主要改变为斑片状的骨质疏松区,周围有粗糙的骨小梁围绕。病变广泛时可有较大范围的骨质吸收区,可累及牙槽突。病程长者,可出现斑片状骨质硬化,邻近伴有骨质稀疏区和死骨。

2. **CT/MRI**　CT 上骨质吸收区呈不规则低密度灶,周围常见骨质硬化带。如有死骨,表现为低密度灶中的孤立骨块。周围软组织多因放射性改变而结构紊乱,如有瘘管形成可见条索状软组织影自坏死区达皮肤表面。MRI 上,病变区颌骨 T_1WI 上呈低信号,T_2WI 上呈高低混杂信号,周围软组织信号常增高。CT 和 MRI 增强检查,病变区可强化。

【诊断与鉴别诊断】

既往有颌面部肿瘤放射治疗病史,伴有颌周软组织感染征象,影像上出现由粗糙骨小梁围绕的斑片状低密度区、骨质硬化区及死骨,病灶区可强化。当表现为上述征象时,支持本病的诊断。

病变应与原恶性肿瘤复发侵犯颌骨鉴别,放射性颌骨骨髓炎临床和影像上一般无局部肿块,且病程较长,追踪观察无突然变化,是与恶性肿瘤复发不同之处。

(三) 颌骨结核性骨髓炎

【概述】

颌骨结核性骨髓炎(tuberculosis osteomyelitis of jaws)较少见,好发于青少年和儿童。常为继发病变,原发结核病灶多在肺、消化道、胸膜和腹膜。结核杆菌可通过痰和唾液,先累及口腔黏膜;或经拔牙创口或黏膜溃疡,先累及牙龈,进而侵犯颌骨。也可经血液循环途径,由原发部位迁徙侵犯颌骨。

【影像学表现】

X线片上,病变表现为骨质破坏,病灶边缘常模糊且不规则。由牙龈结核直接扩散而来者,常先累及牙槽骨,可于牙槽突部位或下方形成囊腔,其内常可见小死骨块。经血行感染者多侵犯下颌角、颧骨及颞颌缝。病变区骨皮质可呈膨胀性改变,以小儿患者较明显。破坏灶周围常可见骨质疏松。如伴发感染,可有骨质增生和新骨形成,表现可类似化脓性骨髓炎。

【诊断与鉴别诊断】

青少年患病,具有肺、消化道或其他部位原发结核病史,或颌骨病变之前先有牙龈或口腔黏膜结核灶。X线表现为牙槽突、下颌角、颧骨、眶下缘骨质破坏,形态不规则,内有小死骨块,支持颌骨结核诊断。

应注意与化脓性骨髓炎鉴别。除临床表现二者有所不同外,X线片上,化脓性骨髓炎常有骨膜下新骨形成。而颌骨结核主要以破坏表现为主,一般无新骨形成。但如继发感染,则病灶附近可出现骨质增生和新骨,此时与化脓性骨髓炎鉴别较困难,应结合其他临床资料综合分析。

(四) 颌面部放线菌病

【概述】

颌面部放线菌病(actinomycosis of jaws)多见于20~45岁男性,是由放线菌所引起的慢性特异性感染。病原菌主要寄居于口腔的牙龈袋、龋洞、牙石及扁桃体隐窝内,感染可通过这些寄居部位,或第三磨牙冠周炎、口腔溃疡、拔牙手术以及颌骨骨折创口而侵入颌面部。最常累及的部位为面颈部软组织,侵犯颌骨和面骨者多数是在邻近软组织病变的基础上发生。其中下颌骨最常见,多发生于下颌角和下颌支,常由第三磨牙冠周炎引起腮腺和咀嚼肌间隙感染后继发。

【影像学表现】

X线主要为骨质破坏及周围骨质反应性增生;或在广泛骨质增生基础上伴骨质破坏。因此骨质破坏和骨质硬化区可交替存在,可有死骨形成。病变多局限于骨皮质,而中央性骨髓炎罕见。除非继发感染,一般无明显骨膜反应。

【诊断与鉴别诊断】

X线表现可反映病变的骨质破坏与增生性改变,与化脓性骨髓炎比较无特异性。诊断主要依据特有的临床表现和病原菌检查。

二、颌面部间隙感染

颌面部间隙的感染多继发于牙源性感染,如冠周炎、根尖周炎、颌骨骨髓炎等;其次是由腺源性感染所引起,如颌面部淋巴结炎、扁桃体炎,以及涎腺的化脓性炎症等。继发于牙源性感染者多发生于青壮年,而继发于腺源性感染者多发生于儿童。病变在临床上多表现为急性炎性过程,具有局部症状和全身症状。主要的影像检查方法为CT和MRI。

(一) 咀嚼肌间隙感染

【概述】

咀嚼肌间隙(masticator space)由颈深筋膜浅层,即封套筋膜分层包绕下颌支和咀嚼肌而成。间隙的下界为翼内肌和咬肌在下颌骨的附着点,上界为颅底和颞肌沿颅骨的附着点,内界借一筋膜与咽旁间隙相邻。在咀嚼肌间隙中,咬肌与下颌支外侧骨壁之间的间隙称为咬肌间隙(masseteric space);翼内肌与下颌支内侧骨壁之间的间隙称为翼颌间隙(pterygomandibular space)。在下颌支内侧,颅底之下和翼外肌下缘水平面以上的咀嚼肌间隙部分,亦称颞下间隙(infratemporal space)。颧弓平面以上的咀嚼肌间隙又称颞间隙(temporal space)。咀嚼肌间隙向内经翼上颌裂通连翼腭窝,而前方、后方和内侧分别与颊间隙、腮腺及咽旁间隙相邻。临床上,该间隙的感染以牙源性多见。

【影像学表现】

1. **咀嚼肌改变**　咀嚼肌不同程度的肿胀,增强后有强化。

2. **下颌骨改变**　在CT上,下颌骨可见虫蚀状骨质破坏和/或骨质硬化,有时可见骨膜反应。在MRI上,可见下颌骨皮质的低信号区中断,下颌骨髓质内脂肪高信号消失。如有骨膜下积脓,呈长 T_1、长 T_2 信号。

3. **咀嚼肌间隙内脂肪改变**　可见脂肪肿胀,表现为CT上密度增高;有时可见脂肪完全为软组织密度取代。MRI上,病变脂肪组织在 T_1WI 上信号降低,T_2WI 上信号增高。双侧对比,有时可发现不明显的感染。

4. **咀嚼肌间隙周围的改变**　咀嚼肌间隙浅面的皮下脂肪肿胀,可呈条带状;颈阔肌局限增粗。CT上,表现为上述区域密度增高;MRI上,则呈长 T_1、长 T_2 信号,脂肪抑制 T_2WI 显示得更为清楚。

5. **咀嚼肌间隙内脓肿** 表现为局限性液性病灶，CT 上呈低密度，MRI 上呈长 T_1、长 T_2 信号。两种检查方法的增强扫描均可呈环状强化（ER3-7-1）。CT、MRI 可以敏感发现位于咬肌间隙、翼颌间隙和颞下间隙的脓肿。

ER3-7-1 咀嚼肌间隙内脓肿

6. **感染的扩散** 咀嚼肌间隙感染可蔓延至毗邻的颊间隙、咽旁间隙和腮腺。向下前方还可蔓延到口底和颌下间隙。受累间隙在 CT、MRI 上将出现密度和信号的改变，诊断时应注意。

（二）舌下和颌下间隙感染

【概述】

舌下间隙（sublingual space）位于舌体及口底黏膜和下颌舌骨肌之间，其内容主要为舌下腺、疏松结缔组织、舌下神经和颌下腺深叶等。颌下间隙（submandibular space）位于颌下腺所在颌下三角内，在下颌舌骨肌的下方和颈深筋膜之间，间隙内包含颌下腺浅叶、Wharton 导管近段、面动、静脉和淋巴结。两间隙分别位于下颌舌骨肌的上方和下方。由于下颌舌骨肌的后缘游离，舌下间隙和颌下间隙在此可直接相通。舌下间隙感染主要来自牙源性感染。此外，也可由口底黏膜的损伤、溃疡以及舌下腺、颌下腺导管的继发性感染所引起。颌下间隙感染多继发于腺源性感染，主要由颌下淋巴结炎所引起。其次为牙源性感染，多由下颌磨牙的根尖周感染和第三磨牙冠周炎所引起。路德维希咽峡炎是颌下、口底区的脓性、腐败坏死性蜂窝织炎，常累及多个间隙，是颌面部最严重感染之一。

【影像学表现】

舌下和颌下间隙感染早期改变主要为蜂窝织炎，病变进展可形成脓肿。CT 上，蜂窝织炎表现为组织水肿、边缘模糊。间隙浅面的皮下脂肪肿胀，密度增高，颈阔肌增厚。病变区在 MRI 的 T_1WI 上呈低信号，T_2WI 上呈高信号。如有脓肿形成，CT 上则呈局限性低密度区，MRI 上呈明显长 T_1、长 T_2 信号。两种方法的增强扫描均可见环状或不规则强化。如感染同时波及舌下、颌下以及颏下间隙，通过横、冠或矢状成像上可清楚显示病灶与下颌舌骨肌关系，准确发现病灶。在口底颌下区感染的诊断上，MRI 的直接冠矢状成像对于评价炎症的范围和气道的状态尤有

价值。

（三）咽旁间隙感染

【概述】

咽旁间隙位于咽壁的外侧，上界为颅底，下方至舌骨大角平面，外侧与咀嚼肌间隙相邻，后界为椎前筋膜的外侧分。茎突及其所附着肌将间隙分为前后两部。间隙的感染来源通常为牙源性和为腺源性。牙源性感染多继发于第三磨牙冠周炎。腺源性感染主要继发于扁桃体感染。扁桃体周围脓肿可直接破入咽旁间隙，也可由静脉或淋巴引流进入咽旁间隙。扁桃体切除术后因咽侧壁的损伤也可继发咽旁间隙感染。此外，下颌骨化脓性骨髓炎以及舌下间隙、颌下间隙、翼颌间隙等感染之后也常波及此间隙。

【影像学表现】

咽旁间隙感染以前部多见，主要表现为咽侧壁和翼内肌之间的脂肪间隙肿胀，CT 上密度增高，边缘模糊；MRI 上，T_1WI 呈低信号，T_2WI 呈高信号。咽侧壁常受压内移，咽腔变形。当有脓肿形成时，间隙内形成局限性液性区，CT 上为低密度，MRI 上为长 T_1、长 T_2 信号，增强扫描可见环状强化。当感染累及茎突后间隙时，颈动脉鞘周围结构肿大模糊，二腹肌后腹常前移。严重者，感染可经颅底孔道侵犯颅内。增强扫描，受累部位脑膜或脑内可出现强化病灶。病变向周围蔓延可累及翼下颌间隙、腮腺、颌下间隙以及口底，在 CT 和 MRI 上应仔细观察这些部位以免遗漏诊断。

第四节　颌面部外伤

颌面骨折与身体其他部位的骨折一样，有相似的影像学表现。此外，颌面诸骨参与眼眶、鼻腔、口腔和鼻旁窦的构成，骨折常累及这些结构，产生相应的影像学改变。骨折的主要的影像学检查方法为平片和CT。平片空间分辨力高，显示骨折整体表现和类型有价值。但因前后结构重叠，故显示隐匿性骨折和复杂性骨折有困难。CT 以其密度分辨率高和断层成像无重叠的优势，对显示多发性骨折、隐匿性骨折和探查骨折碎块的移位和方向，价值优于平片。多排螺旋CT 基础上的多方位多平面重组对于显示复杂性骨折具有显著优越性。高分辨率 CT 显示隐匿性骨折较常规CT 敏感。三维表面重建能立体显示颌面骨折的外部特点，有利于颌面矫形外科手术方案的制定。此外，CT 能显示软组织的损伤，这为平片所不及。MRI 不作为颌面骨折的常规检查方法，但对于软组织损伤的显示有价值。

一、下颌骨骨折

【概述】

下颌骨为面部最大、最突出的骨骼,骨折较上颌骨和面部其他骨骨折常见。下颌骨骨折(fractures of mandible)可为单发性,也可为多发性。多发性骨折中,双侧发生者并不少见。按类型,骨折可分为线性和粉碎性。常见的部位包括颏孔区、正中联合部、下颌角及髁状突等。受咀嚼肌的牵拉和其他外伤因素的影响,骨折后折端常发生移位。骨折如累及下颌管,可致下齿槽神经和血管受损。常见临床表现有骨折部位软组织肿胀、疼痛、下齿槽神经分布区麻木、口腔出血、张口受限、咬合错乱、吞咽及咀嚼功能障碍等。

【影像学表现】

1. **X 线**　线形骨折表现为不规则透明线,如伴分离和折端错位,易于观察到皮质不连续。明显的粉碎性骨折,可以显示出折块的数目和移位方向。但小的骨折碎块须在断层摄影上才易发现。正中联合部骨折如为双侧发生,中分骨折片常向后移位,侧位片上易于显示。但单发的正中线形骨折,常无明显移位,仅能根据低密度折线的显示才能确定诊断。完全性颏孔区骨折,正、侧位片上常可见前部骨折片向后下方移位,后部骨折片向上方内侧移位。下颌支骨折在侧位上易于显示,要注意观察折线是否通过下颌管。发生髁状突颈部完全性骨折时,受翼外肌牵拉髁状突常移向内前方,X 线不难发现。

2. **CT/MRI**　CT 能敏感显示下颌骨各部位骨折的类型、程度和范围,并能发现周围软组织的损伤。对于平片显示有困难的隐匿线形骨折和髁状突高位骨折,高分辨率 CT 和螺旋 CT 的多层面重建能够敏感发现。CT 能比平片更准确发现粉碎性骨折中的小骨折碎块及移位方向,特别是在颞下颌关节部位。螺旋 CT 的多方位重建,有利于准确判断骨折是否累及下颌管。CT 曲面重建能全面探查下颌骨骨折,并能显示咬合关系紊乱情况。三维表面重建可立体直观显示骨折后下颌骨的外部形态改变,有助于颌面整形外科治疗方案的制定(ER3-7-2)。MRI 不作为显示下颌骨骨折的常规技术,但多参数成像在探查骨折周围软组织的损伤情况方面,较 CT 和平片敏感。

ER3-7-2　下颌骨骨折

二、上颌骨骨折

【概述】

上颌骨骨折(fractures of maxilla)易于发生在牙槽突、上颌窦以及邻近骨缝的薄弱部位,如上颌额骨缝、鼻骨上颌缝、上颌颧骨缝和颧骨额骨缝等附近,故常伴有与这些骨缝相邻的额骨、鼻骨、颧骨等骨的骨折。眼眶、筛窦和前颅窝底等部位易受波及。骨折后,受翼外肌和翼内肌的牵拉,骨折片可向后下方移位。常见症状包括面部肿胀、皮下瘀斑、眶下神经分布区麻木、咬合错乱、眼运动及功能异常等。可伴有颅脑损伤表现。

【影像学表现】

典型上颌骨骨折,骨折线沿骨质薄弱区分布。按好发部位,Le Fort 将其分成三型。

Le Fort Ⅰ型:折线始自牙槽突底部和上颌结节上方,越过鼻中隔下份和上颌窦下部,水平向后延伸至翼突。牙槽突与上颌骨其余部分分离。

Le Fort Ⅱ型:折线越过鼻骨,行向外、下方,经眼眶内壁至眼眶下壁,然后经上颌颧骨缝和颧骨下方向后达翼突。折块呈锥形,上窄下宽。骨折累及筛窦、鼻腔侧壁、眼眶内壁和下壁以及上颌窦外后壁。前颅窝底可受波及。

Le Fort Ⅲ型:折线位置最高,横过鼻骨、眼眶内、外壁、颧骨上方和颧骨额骨缝,向后达翼突,形成完全的颅面分离。常伴颅底骨折。

1. **X 线**　骨折线表现为不规则线状透亮影,折块可分离和错位。应注意折线的分布范围以确定骨折的类型。Le Fort 骨折表现可不典型,如两型混合存在,或左右两侧类型不一,应注意观察和分析。Le Fort Ⅰ、Ⅱ型骨折常累及上颌窦,故正位片上可出现上颌窦变形,窦腔昏暗和腔内气-液平面等表现。Le Fort Ⅱ、Ⅲ型中的眼眶受累,除骨折线外,常可见眼眶变形。如眼眶上缘至蝶骨嵴之间骨质不连续,表明合并有前颅窝底骨折。筛骨骨折受筛窦气房影干扰,有时显示困难,但外伤后气房内的积液则不难发现。皮下积气表现为极低密度影,多为鼻窦受累所致。

2. **CT/MRI**　由于无重叠干扰和密度分辨力高,CT 显示复杂的上颌骨骨折很有优势。检查时应至少使用两个方向的扫描或重建,以避免遗漏在某一方向上与扫描平面平行的骨折。平片难以显示 Le Fort 骨折中翼突的受累、上颌窦后壁的断裂,以及颞下间隙的肿胀、积气,在 CT 上均可准确发现。眶下神经管损伤、眼眶内积血以及合并的颅内损伤,CT 亦可敏感探查到。螺旋 CT 在不同方位上的多层面重建,可以清楚显示折线波及的范围和折片移位方向,有助于骨折类型的判断。三维表面重建显示骨折的外部特征立体、直观,可为颌面外科提供更多信息。MRI 在显示小的、不明显的线形骨折方面价值有限,但在显示软组织的损伤、鼻旁窦的积液、积血、眼眶内出血,以及颅内损伤等方面很有优势。

三、颧骨和颧弓骨折

【概述】

颧骨与上颌骨、额骨、颞骨和蝶骨相连接,并参与构成眼眶外壁、下壁、上颌窦外壁及颧弓。外力打击常致这些部位骨折,颧骨与相邻骨缝分离。骨折块通常向后、下和内侧移位。颧弓由颧骨颞突和颞骨颧突联合而成,结构薄弱,且所居部位较突出,故骨折发生率较颧骨高,直接暴力常致折片内陷移位。临床上,颧骨和颧弓的联合骨折比较多见,也可并发于 Le Fort Ⅱ、Ⅲ 型骨折。颧骨和颧弓骨折(fractures of zygoma and zygomatic arch)常见临床表现包括颧部塌陷畸形、局部软组织肿胀、张口受限、眶周皮下瘀斑、颜面部麻木和眼睑闭合不全等症状。

【影像学表现】

1. **X 线** 粉碎性骨折时,颧骨内可见多条不规则折线,呈透亮影。骨折片重叠处密度增高。应注意观察有无眼眶外壁、下壁、上颌窦外壁及颧弓断裂。如发现一处有骨折,存在着其他几处也有骨折的可能,应采取多个位置投照,以利于显示。与邻骨完全分离时,多有折块移位,眼眶或上颌窦变形。颧弓骨折在轴位和斜位上容易观察,常见类型包括三线骨折和两线骨折,应注意凹陷的深度,明确骨折片有无对下颌喙突的压迫,同时要注意观察是否合并有颧骨的骨折。小骨折碎块和不明显的骨折线有时显示困难,断层摄影有助于发现软组织损伤,特别是眼眶内的损伤,平片显示有限度。

2. **CT/MRI** 由于无组织重叠干扰,CT 显示颧骨和颧弓骨折的类型、程度以及折块移位方向,较平片敏感和准确。平片难以发现的小骨折碎块和眶下神经管的受累,CT 容易显示。眼眶外壁和眶下缘骨折所致的眼外肌撕裂、嵌顿和眶内积血,也容易为 CT 所发现。应采用两个方向的扫描以显示不同方向上的折线。多排螺旋 CT 的薄层扫描、多层面重建和三维重建显示颧骨颧弓骨折,较平片和常规 CT 有明显优势。MRI 虽不作为诊断骨折的常规方法,但显示眼眶内、上颌窦内以及骨折附近的软组织损伤价值较大,必要时应结合使用。

第五节 颌面部肿瘤

一、颌骨囊肿

颌骨囊肿(cyst of jaws)包括牙源性囊肿、面裂囊肿和非上皮性骨囊肿等。

(一)牙源性囊肿

【概述】

牙源性囊肿(odontogenic cyst)与成牙组织或牙有关,发生于颌骨内。根据其不同来源和发生部位,可分为根尖周囊肿、牙周侧方囊肿、含牙囊肿和牙源性角化囊肿等。

1. **根尖周囊肿(radicular cyst)** 在颌骨囊肿中最常见。是由于根尖周肉芽肿和慢性炎症刺激,引起牙周膜内的上皮残余增生,继后发生变性、坏死,同时伴有周围组织液的渗出而逐渐形成。在拔牙后由残留在颌骨内的根尖周肉芽肿发生而来的囊肿,称为残余囊肿(residual cyst)。病变常继发于深龋、残根和死髓牙,呈膨胀性缓慢生长。病理上,囊肿的内膜由复层鳞状上皮组成,一般无角化质。

【影像学表现】

(1)X 线:表现为圆形或类圆形低密度区,边界清楚、光滑,可见病源牙的根端位于其中,牙周膜和骨硬板影像消失。囊肿周边可见被压迫骨质所形成的皮层,呈连续致密的白色线状影。囊肿内有根尖存在为根尖周囊肿的特点,断层摄影有助于鉴别。在伴发感染或有病理性骨折时,皮层常不完整。病变多为单房性,但有时也可呈多房改变。邻牙的牙根常被推移,但受侵蚀的较少。突入上颌窦内者可导致细菌性鼻旁窦炎,或形成类似于潴留囊肿的软组织肿块。

(2)CT/MRI:CT 横断位像上,病变呈囊性低密度区,围绕于高密度的根尖周围,囊肿周围的皮层呈薄层高密度带。冠状扫描或螺旋 CT 多层面重建可显示囊肿与根尖的关系。由病理性骨折所致的皮层断裂,容易为 CT 所发现。囊肿在 MRI 的 T_1WI 上为中低信号,T_2WI 上为高信号,其内的根尖呈低信号。

【诊断与鉴别诊断】

病灶呈囊性和膨胀性,位于龋齿、死髓牙等病源牙牙根部,其内包含牙根,为本病变特点。应注意与含牙囊肿鉴别,后者囊壁主要连于牙冠、根交界处,围绕尚未萌出的牙冠。

2. **含牙囊肿(dentigerous cyst)** 好发于 10~40 岁,男性多于女性,为居第二位的牙源性囊肿。病变来自于恒牙发生过程中牙釉质形成组织(造釉器),在牙冠或牙根形成之后,牙冠尚未长出之前,由缩余釉上皮与牙冠之间出现液体渗出聚集而形成,可来自一个牙胚,或多个牙胚。常见于下颌第三磨牙和上颌尖牙,易累及上颌窦。病理上,囊肿壁由薄层规则的复层鳞状上皮组成,偶可发生角质化。

【影像学表现】

(1) X 线:表现为围绕尚未萌出的牙冠或部分牙根的膨胀性低密度囊性病变,囊壁通常连于冠、根交界处。病灶周围有连续致密的白色皮层带环绕。如伴感染,皮层带可不明显。囊肿可为单房,也可呈多房。受投照角度影响,有时可见整个牙均位于囊腔中。邻近牙常被推移,但牙根很少被吸收。

(2) CT/MRI:CT 上,病变囊性部分呈低密度,其内可见牙冠。冠状或矢状重建显示这一病理特点较准确。MRI 的 T_1WI 上,囊液显示为低中信号,T_2WI 上为高信号,而所含牙冠和牙根为低信号。T_2WI 上,囊壁为中等信号,不如鼻窦黏膜信号高。CT 和 MRI 增强扫描,囊壁可强化,厚度均匀。

【诊断与鉴别诊断】

囊性病灶,包裹牙冠,并附着于未萌出牙牙颈部,好发于下颌第三磨牙和上颌尖牙,为含牙囊肿特点,据此可于根尖周囊肿区别。此外,应注意与含牙的成釉细胞瘤鉴别。囊实性的成釉细胞瘤,其内可见强化的实质成分,而牙源性囊肿内无实质成分,这是二者的主要不同。此外,在分房大小、边缘表现,邻牙改变等方面二者表现亦有一定区别,详见成釉细胞瘤。

3. 牙源性角化囊肿(odontogenic keratocyst) 或称始基囊肿(primordial cysts),来源于原始的牙胚或牙板残件。本病好发于 10~30 岁男性。病理上,囊壁的上皮为复层鳞状上皮,表面覆盖角化层,囊内为白色或黄色的角化物或油脂样物。在主囊的囊壁外侧有时可见微小子囊。病变 75% 发生于下颌骨,特别好发于下颌第三磨牙区及下颌支。发生于上颌者通常在尖牙区,位于上颌后部者可累及上颌窦。病变可单发,也可多发。多发者可伴有基底细胞痣综合征(basal cell nevus syndrome),出现皮肤、肋骨、颅骨和颅内的异常改变。病灶可为单房,也可为多房。术后复发率较其他牙源性囊肿高,其原因可能与微小子囊存在有关。

【影像学表现】

(1) X 线片:病变呈膨胀性低密度区,皮层边缘一般光滑完整,但也可呈圆齿状。伴发感染时可不连续。囊肿内可含牙,发生率约为 25%~40%。小病灶常为单房性,而大病灶常为多房性。突入上颌窦内的小病灶可相似于黏液潴留囊肿,大病灶可致窦腔明显膨大,边缘呈蛋壳状。由于表现多样,本病还常与颌部其他囊性病变混淆,如含牙囊肿和成釉细胞瘤。

(2) CT/MRI:显示病灶的大小、数目和部位较平片准确。囊肿在 CT 上呈低密度,皮层边缘为稍高密度。MRI 上,病灶在 T_1WI 上呈低中信号,T_2WI 上呈高信号。CT 和 MRI 增强检查,囊壁和分隔一般无强化。

【诊断与鉴别诊断】

多房或单房性囊性病变,膨胀性生长,含牙或不含牙。好发于下颌第三磨牙和下颌支,为本病的主要影像表现。如伴有皮肤基底细胞痣,叉状肋,小脑镰钙化,颅骨异常等基底细胞痣综合征表现者,更支持本病诊断。应注意与成釉细胞瘤鉴别。成釉细胞瘤以囊实质性多见,其实质成分在 CT/MRI 上可强化。多房者,分房常不规则,大小不一,间隔较厚。囊性成分在 MRI 上呈明显长 T_1、长 T_2 信号。而角化囊肿一般无实质成分,多房者分房规则,间隔较薄。因囊内含角化物质和胆固醇结晶,故 T_2WI 上的信号较成釉细胞瘤的囊性成分低。由于影像定性较困难,最后的诊断必须依靠组织学检查。

(二) 面裂囊肿

【概述】

面裂囊肿(facial cleft cyst)由胚胎发育过程中面突融合线内的残余上皮发生而来,多见于青少年。囊肿发生于不同面突融合部位,导致局部骨质呈膨胀性改变,出现相应临床症状。

1. 正中囊肿(median cyst) 位于切牙孔之后,腭中缝的任何部位。或发生于下颌正中线处,即胚胎时期的下颌突之间。男性多于女性,多数呈无痛性肿块。

【影像学表现】

在 X 线片和 CT 上,病变表现为腭中缝或下颌骨中线部位的圆形或卵圆形低密度囊状影,边界清楚,有硬化带环绕。在 MRI 上,囊肿 T_1WI 呈低信号,T_2WI 呈高信号。

2. 球状上颌囊肿(globulomaxillary cyst) 发生于上颌侧切牙与尖牙之间,即胚胎期球状突与上颌突之间。牙常被推移。病理上,囊肿壁由非角化复层鳞状上皮、角化鳞状上皮或纤毛柱状上皮构成。

【影像学表现】

在 X 线片和 CT 上,囊肿位于侧切牙和尖牙牙根之间,呈低密度,周围可见致密线状皮层带。除非伴发感染,皮层带一般连续。侧切牙和尖牙牙根彼此分离,但无骨质吸收。MRI 上,病变 T_1WI 上为低信号,T_2WI 上为高信号。

3. 鼻腭囊肿(nasopalatine cyst) 亦称切牙管囊肿(incisive canal cyst),发生于上颌切牙管内或附近,是上颌最常见的先天性囊肿。临床上,病变表现为腭部的无痛性肿块。组织学上,囊肿壁主要由复层鳞状上皮构成,有时也可见纤毛柱状上皮。

【影像学表现】

X线片和CT上,囊肿呈类圆形低密度影,位于切牙管部位,常延伸入双侧中切牙之间。边缘清楚、光滑,皮层带致密连续(图3-7-1)。如切牙管直径大于2cm,影像诊断可以确立。伴发感染时,病变边缘多不清楚,皮层带常常不连续。MRI上,病变在T_1WI上呈低信号,T_2WI上呈高信号。

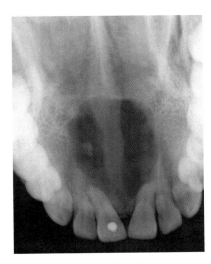

图3-7-1　鼻腭囊肿

平片示囊肿呈类圆形低密度影,位于切牙管部位,延伸入双侧中切牙之间。边缘清楚、光滑,皮层带致密连续

4. 鼻唇囊肿(nasolabial cyst)　位于鼻翼下方,上唇底和鼻前庭内,双侧者占11%。病变生长缓慢,可长达数年,对邻近骨结构可造成压迫吸收。伴感染时可突然增大,疼痛、肿胀。

【影像学表现】

X线片上无骨质破坏。CT上显示病变为鼻翼下方鼻前庭内的类圆形稍低密度影,边缘光滑。MRI上,囊肿边缘锐利,T_1WI上呈低信号,T_2WI上呈高信号。囊肿内有时可见非液性物质与液体之间所形成的界面,多由草酸钙结晶所致。

(三) 非上皮性骨囊肿

【概述】

非上皮性骨囊肿(nonepithelial bone cyst)(亦称孤立性骨囊肿、出血性骨囊肿、外伤性骨囊肿、单腔骨囊肿等)临床上少见,通常在年轻成人中偶然发现。病变主要发生于下颌的前磨牙和磨牙下方。病理上,囊肿的壁无上皮组织,这与其他牙源性骨囊肿不同。病理机制目前尚不清楚,有人认为与骨梗死或骨损伤有关,也有人认为属正常解剖变异。少数病灶可不经治疗而自然痊愈。

【影像学表现】

病变在X线片和CT上表现为不规则骨质缺损的低密度区,多出现于下颌的前磨牙和磨牙下方。与其他良性囊性病灶不同的是,此种囊肿无皮层致密带,不呈膨胀性改变,一般不引起牙移位。MRI上,病灶在T_1WI上为低信号,T_2WI上为高信号。

二、牙源性肿瘤

是由牙源性上皮和牙源性外胚间叶发生而来的肿瘤,种类很多,大多为良性,恶性者少见。

(一) 成釉细胞瘤

【概述】

成釉细胞瘤(ameloblastoma)是最常见的牙源性肿瘤,约占颌面部肿瘤的1%。病变主要来自牙板残件,也可来自口腔上皮以及有齿囊肿壁的多功能上皮细胞。病变约80%发生于下颌骨,20%发生于上颌骨。发生于下颌骨者多见于升支远端和磨牙区,而发生于上颌骨者多见于前磨牙和磨牙区。发病年龄多在30~40岁。肿瘤呈无痛性缓慢生长,多数患者表现为下颌骨逐渐膨大,面部畸形。病理上,成釉细胞瘤可为实质性、囊性,或同时为囊实性。病变具有单房型和多房型两种生长类型。单房型少见,常见于下颌磨牙区,多呈囊性。多房型多见,好发于下颌支,偶可发生于上颌,多呈囊实质性。肿瘤虽为良性,但有局部侵袭性。

【影像学表现】

(1) 多房型:X线片上,肿瘤显示为膨胀性多房性低密度病灶,边界清楚。邻近牙根常被浸润吸收呈锯齿状。膨胀的方向多向唇颊侧。房腔大小不等,常呈圆形或卵圆形,间隔多较平滑。如病变内有牙冠,提示病变可能由有齿囊肿发展而来(图3-7-2)。CT上,肿瘤的囊性部分呈低密度,实质成分呈等密度。MRI的T_1WI上,囊性成分呈低信号,实质成分呈低等信号;T_2WI上,囊性区呈高信号,实质区和囊壁呈等信号。CT和MRI的增强检查,囊壁、间隔和实质部分可强化。

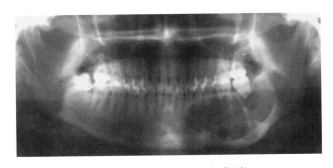

图3-7-2　成釉细胞瘤(多房型)

肿瘤显示为膨胀性多房性低密度病灶,边界清楚。邻近牙根被浸润吸收,呈锯齿状

（2）单房型：X线片上，肿瘤表现为边界清楚的单一囊状低密度区，内无分隔。病灶呈膨胀性，边缘常有分叶和切迹。但也可呈类圆形，不分叶。病灶内可含牙或不含牙。相邻牙根常有吸收。CT上，肿瘤呈囊性低密度区，少数病灶内可见实质成分，表现为自囊壁突向囊腔的等密度软组织肿块或结节。MRI上，囊性成分在 T_1WI 呈低信号，T_2WI 呈高信号。实质成分在 T_1WI 呈稍低信号，T_2WI 呈等信号。与多房性病灶一样，两种方法的增强扫描，肿瘤的实质成分可强化。

无论多房型还是单房型，骨质的破坏可无皮层硬化带或仅有轻微皮层硬化带。肿瘤可穿破颌骨皮质骨形成软组织肿块。囊腔内含牙多出现于下颌第三磨牙区。MRI上，病变的囊性部分有时可呈短 T_1 和长 T_2 信号，多为病灶内出血或含胆固醇类物质所致。

如肿瘤生长速度增快，影像上不呈膨胀性，多房型原有的骨间隔破坏消失，牙槽侧骨皮质破坏，为肿瘤恶变征象。

【诊断与鉴别诊断】

肿瘤呈囊性或囊实质性，单房或多房膨胀性生长，好发于下颌磨牙和升支，偏向唇颊侧，邻牙牙根常被侵蚀吸收，为成釉细胞瘤的影像表现特点。应与之鉴别的主要为发生于颌骨、具有囊性生长特点的肿瘤和肿瘤样病变，常见的有牙源性囊肿、囊性骨纤维异常增殖症和巨细胞瘤等。

多房牙源性囊肿应与多房性成釉细胞瘤鉴别，前者一般分房大小均匀，间隔较薄，邻牙牙根常被推压移位。而后者分房大小多相差悬殊，间隔较厚，邻牙牙根多被侵蚀成锯齿状。CT和MRI上，牙源性囊肿内无实质成分，而成釉细胞瘤内多可见强化的实质成分。单房牙源性囊肿与单房性成釉细胞瘤的X线鉴别要点在于，前者的边缘一般光滑，分叶少见；而后者分叶和切迹常较明显。如单房性成釉细胞瘤为囊、实质性，CT和MRI容易发现病变内的实质成分，将其与单囊性牙源性囊肿区分开来。牙源性角化囊肿因内含角化物质和胆固醇，故 T_2WI 上信号常较造釉细胞瘤的囊性成分低。

颌骨的囊性骨纤维异常增殖症由纤维组织代替骨松质所形成，X线片上表现为多房或单房的囊性低密度区，可与成釉细胞瘤混淆。但病变常可于囊性区附近见到程度不同的骨化区，呈磨玻璃样改变。而成釉细胞瘤无此征象，应注意区别。

巨细胞瘤的分隔较粗糙，分房不规则；而成釉细胞瘤间隔光滑，分房呈较规则卵圆形和圆形。这些征象有一定鉴别意义。但尽管如此，有时二者的鉴别仍较难，应结合其他临床资料。

（二）牙瘤

【概述】

牙瘤（odontoma）是常见的牙源性肿瘤。发病年龄多在 10～20 岁，男女发病率无明显差异。上颌和下颌的发生率基本相等，且多见于颌骨前部。组织学上，肿瘤包含正常牙齿的各种组织，但排列不规则。病变具有混合性和组合性两种类型。混合性牙瘤（complex odontoma）由紊乱的牙体组织组成，但各种牙齿组织形成基本良好。组合性牙瘤（compound odontoma）由许多牙齿样物质组成，其牙釉质、牙本质和牙髓的排列较有次序，类似正常牙齿，但多数的形态不似正常牙列中的牙齿。二者之间的区别缺乏严格的组织学标准。临床上，约 15% 的患者有颌骨膨胀的症状。

【影像学表现】

X线片上，病变部位颌骨膨大。肿瘤表现为类似牙质的高密度的团块影。混合性牙瘤的牙质高密度影排列紊乱，周围可有低密度囊腔。组合性牙瘤则包含多数小的牙样结构，可见致密牙釉质灶，瘤周多有薄层低密度囊围绕。几乎一半的病变伴有阻生牙。

【鉴别诊断】

当肿瘤周围有囊围绕时应注意与成釉细胞瘤鉴别。牙瘤的高密度团块虽似牙结构，但组织排列和形状均不规则，与含牙的成釉细胞瘤不同。

（三）牙源性腺样瘤

【概述】

牙源性腺样瘤（adenomatoid odontogenic tumor）既往也称为腺样成釉细胞瘤（adenoameloblastoma），大多发生于 10～20 岁，女性患者约占 70%。肿瘤好发于上颌骨，尤其是尖牙区。发生于第二前磨牙以后者十分罕见。病变常伴有阻生牙。组织学上，病变有增厚的结缔组织囊、钙化灶、淀粉沉淀物和明显的上皮增生。本病属良性自限性疾病。

【影像学表现】

X线片上，病变为囊性低密度区，边界清楚，常位于侧切牙和尖牙之间。几乎所有的肿瘤均为单房性。部分肿瘤内有高密度钙化灶。牙根分离常见，但吸收者少。常伴发阻生牙，表明病变发生于牙形成之后。

【鉴别诊断】

不钙化者常易与单房性造釉细胞瘤混淆，但病变好发部位有鉴别意义。造釉细胞瘤多发生于下颌磨牙区。而牙源性腺样瘤常见于侧切牙和尖牙之间。

（四）牙源性中央纤维瘤

【概述】

牙源性中央纤维瘤（central odontogenic fibroma）

发病年龄较宽,可见于 10～80 岁范围,尤见于 20～40 岁,女性多于男性。80% 发生于下颌骨,具有缓慢膨胀性生长特点。组织学上,病变类似于牙囊的结缔组织,内含不同数量的牙源性上皮,有时甚至缺乏。瘤内可含钙化灶。

【影像学表现】

X 线片上,肿瘤呈膨胀性低密度病灶,可为多房性,也可为单房性,一般早期以单房性多见,而大的病变倾向多房性。常有清楚的硬化边缘。瘤内有时可见钙化灶,呈斑点状高密度。病变与牙源性腺样瘤、牙源性钙化上皮瘤、造釉细胞纤维瘤、混合性牙瘤等可有相似表现,最后确诊有赖组织学检查。

（五）牙源性黏液瘤

【概述】

牙源性黏液瘤(odontogenic myxoma)细胞起源不甚清楚。因该病仅发生于颌骨,故一般将其归类为牙源性。有人认为可能为牙源性中央纤维瘤的变异,或为颌骨纤维病变的黏液瘤样变。发病的年龄范围为 5 个月～62 岁。大多数病灶发生于下颌骨后部,也可发生于下颌髁状突。常见临床症状为无痛性颌骨膨胀。组织学上,病变呈黏液瘤样改变。有时可见浓染的双核细胞,表明病变有一定恶性程度。病灶内有时可见牙源性上皮细胞。

【影像学表现】

X 线片上,病变部位颌骨膨大,典型的改变呈"肥皂泡"状或不规则低密度区,有纤细的骨小梁或骨隔穿过。大多数病灶呈多房性,仅约 1/3 的病灶为单房性。部分病灶边界不清楚。发生于上颌的病灶形态可变性较大,特别是累及上颌窦者。

【鉴别诊断】

本病与成釉细胞瘤的区别在于颌骨膨胀程度不如后者大,分房可呈不规则的长方形和三角形,不似后者的圆形和卵圆形。

（六）牙源性钙化上皮瘤

【概述】

牙源性钙化上皮瘤(calcifying epithelial odontogenic tumor,Pindborg 瘤)较少见,平均发病年龄约 40 岁,多发生于下颌骨,尤见于下颌磨牙区。肿瘤较少有侵袭性。病理组织学上,肿瘤内可见多边形嗜酸性上皮细胞和细胞间桥。常可发现钙化灶,但钙化的类型和数量在个体间有明显不同。

【影像学表现】

X 线片上,早期阶段肿瘤表现为边界清楚的低密度囊状病灶,随着病变进展,病灶内出现小的高密度钙化区。钙化逐渐增多,如雪花状位于病灶内,颌骨膨大,最后肿瘤发展成有大量钙化的多房性病灶。多数患者病变区可伴阻生牙。

【鉴别诊断】

病变致颌骨膨大,似成釉细胞瘤。但病灶内有钙化是其特点,可与后者区别。

（七）中央性骨化纤维瘤

【概述】

组织病理学上,中央性骨化纤维瘤(central ossifying fibroma)内含有不规则形骨片或牙骨质,周围被增生的纤维结缔组织所环绕,可见钙化灶及不成熟编织骨。成熟病灶内有致密板层骨,结缔组织较少。多数病理学家认为,中央性牙骨质化纤维瘤(central cementifying fibroma)和中央性牙骨质骨化纤维瘤(central cemento-ossifying fibroma)为本病的组织学变异。临床上,病变好发于 20～40 岁,多见于女性。下颌骨为最常见受累部位,特别是前磨牙区。肿瘤呈缓慢膨胀性生长,患者逐渐出现局部肿胀,颌面部畸形,咬合紊乱、牙齿松动以及邻近结构受压等症状。

【影像学表现】

（1）X 线片:病变早期,因骨质破坏和纤维组织增生而呈局限性低密度影,易被误认为根尖周病变或牙源性囊肿。随着肿瘤内牙骨质组织和骨组织沉积、钙质增加,低密度区内逐渐出现点状、斑块状或片团状高密度影,病灶变得致密,呈类圆形肿块,边界清楚。受累颌骨常膨胀,皮层的侵蚀一般少见。有时可见牙根分离和牙吸收。

（2）CT:病变显示为类圆形肿块,边界清楚。病灶的纤维化成分和基质呈均质性低密度或稍低密度,骨质化成分和钙化灶呈片状高密度,CT 能敏感发现病变内小牙骨质样物质。增强扫描,基质成分可强化。

【鉴别诊断】

与骨纤维异常增殖症表现相似,区别困难。本病边界清楚,与正常骨组织间有明显分界。而后者,病变组织与周围正常骨组织融合,常无明显边界。这是二者影像表现的主要不同。

（八）中央性颌骨癌

【概述】

中央性颌骨癌(central carcinoma of jaws)也称原发性骨内癌(primary intraosseous carcinoma),是颌骨内生长的上皮性恶性肿瘤,由牙源性上皮残余发生而来。肿瘤具有鳞癌或腺性上皮癌的组织学特征,但又有明显的牙源性特点。病变好发于下颌骨,早期无自觉症状,继后出现牙痛、下唇麻木、牙松动、脱落。穿破骨皮质可出现局部软组织肿块。淋巴转移易至颌下及颈深上淋巴结。

【影像学表现】

X线片:早期病变局限于根尖区骨皮质内,呈不规则虫蚀状骨质破坏。以后病变进展,破坏区扩大,累及皮质。下颌神经管受累可见扩大、破坏、中断。病变广泛时则呈弥散性溶骨性破坏,与溶骨性骨肉瘤难以鉴别。

【诊断与鉴别诊断】

病变好发于下颌骨。早期为根尖区虫蚀状骨质破坏,继而累及骨皮质,广泛侵犯时呈弥漫性骨质破坏,可累及下颌神经管。出现上述表现时应考虑到本病的可能。

本病应与颌骨慢性骨髓炎区别。慢性骨髓炎有感染病史,影像上除骨质破坏外,还可见增生修复改变,包括骨质增生硬化和骨膜增生,常可见死骨,与本病主要为骨质破坏的表现不同。本病与颌骨溶骨性和混合性骨肉瘤的影像表现很相似,二者鉴别困难,确诊需组织学检查。

（九）其他牙源性肿瘤

属良性者有成釉细胞纤维瘤(ameloblastic fibroma)、成釉细胞纤维牙瘤(ameloblastic fibro-odontoma)、牙源性钙化囊肿(calcifying odontogenic cyst)、牙源性鳞状细胞瘤(squamous odontogenic tumor)、成釉细胞牙瘤(ameloblastic odontoma),以及良性成牙骨质细胞瘤(benign cementoblastoma)等,均较少见。它们的主要临床特点及X线表现见表3-7-1。

表 3-7-1　几种少见牙源性肿瘤的鉴别诊断

肿瘤	好发年龄	好发部位	X线表现
成釉细胞纤维瘤	20岁以下	下颌骨磨牙区	下颌阻生磨牙牙冠周围出现透光区,边界清楚,有硬化带。颌骨可膨胀,75%为多房性。小病灶多为单房性,随病程延长有发展成多房性趋势
成釉细胞纤维牙瘤	儿童	好发于下颌骨,多位于尖牙之后	边界清楚的透光区,内有多数致密物质。通常发生于阻生牙牙冠周围。病变呈膨胀性
牙源性钙化囊肿	中央型:10~20岁。周围型:平均45岁	上下颌骨发病率相等,多见于尖牙区。可发生于骨内(中央型),或骨外(周围型)	中央型为边界清楚的低密度区,内含致密影。大病灶常为多房性,可伴牙瘤。周围型可见皮质骨凹陷。肿瘤有斑点状钙化灶,病变常致牙齿移位。20%伴阻生牙
牙源性鳞状细胞瘤	多见于成人	上下颌骨均可受累。多发生于颌骨后部	肿瘤呈三角形或半圆形低密度区,多临近牙颈部,或位于根尖,亦可见于阻生牙周,可酷似牙周或尖周病变。病变可多灶性
成釉细胞牙瘤	多见于青年	上下颌骨的发病率相等。多发生于尖牙之后的前磨牙和磨牙区	肿瘤呈高密度,边界清楚,随病程延长密度增高更明显。病变多呈膨胀性,部分可呈侵袭性。可伴阻生牙
良性成牙骨质细胞瘤	20岁以下	下颌磨牙,尤见于第一磨牙	肿瘤呈圆形致密影,边界清楚,周围有薄层透光带围绕。因牙骨质增生明显,牙根常显示模糊。病变多呈膨胀性

属恶性者有恶性成釉细胞瘤(malignant ameloblastoma)、成釉细胞纤维肉瘤(ameloblastic fibrosarcoma)、成釉细胞牙肉瘤(ameloblastic odontosarcoma)等,均罕见。影像上,这些病变具有恶性特点,表现为破坏区边缘不规则,模糊,病变部位有明显软组织肿块形成等。诊断此类肿瘤需首先排除来自口腔黏膜的鳞癌直接侵犯颌骨,或颌骨的转移性肿瘤。单凭影像学检查确定病理学性质很困难,需结合其他临床资料。

三、非牙源性肿瘤

（一）颌面血管瘤

【概述】

颌面血管瘤(maxillofacial hemangioma)发生率约占全身血管瘤的60%,其中多数发生于皮肤和软组织内。组织病理学上,肿瘤可分为毛细血管型、海绵型和蔓状三种。毛细血管型多见于皮肤,由大量错杂交织的扩张毛细血管构成。海绵型好发于颊、颈、唇、舌、口底和颅骨,也可累及颌骨。病变由衬有扁平内皮细胞的血窦组成,瘤内常见钙化。蔓状血管瘤好发于颞部和头皮下组织,可侵蚀基底的骨质,病变由显著扩张的动脉和静脉直接吻合而形成。

【影像学表现】

(1) X线片:颌骨血管瘤表现为膨胀性多房状低密度病灶,骨隔较粗糙,有时可见放射状骨针。软组织影内常可见静脉石和钙化灶。颌面部软组织血管瘤平片可能表现正常,或显示局部软组织密度增高,但边界常不清楚。当出现静脉石时,常为海绵状血管瘤较特征性表现,对诊断有提示意义。病灶内也可出现曲线状或无定形钙化。

(2) CT/MRI:颌骨病变在CT上的表现与X线片所见相似,呈膨胀性多房囊性病灶,在断面上呈蜂窝状和多格状,大囊腔内常可见套有小囊腔。骨隔和骨针呈粗条状、点状或放射状。病灶中有时可见由高密度影所围绕的圆形或弯曲条状低密度区,代表增粗的血管管道。周围软组织内常有斑点状的钙化灶或静脉石。MRI上,病灶在 T_1WI 和 T_2WI 上常为高信号表现,因为含有较多脂肪组织和慢血流的缘故。骨隔和骨针在各序列上均呈低信号。CT和MRI增强扫描,病灶有强化。

软组织血管瘤在CT平扫表现为边界不清的软组织肿块,增强扫描有明显强化。病灶内有时可见蜿蜒的血管结构以及脂肪组织。CT可发现平片难以显示的静脉石。MRI上,病变在各脉冲序列上信号均不均匀。 T_1WI 上虽常为低信号,但也可见高信号灶,代表脂肪组织和慢血流。 T_2WI 上,病灶内血管成分呈高信号,而脂肪成分呈中等信号,钙化灶和静脉石表现为低信号。病灶中如显示有见多数腔隙状改变,多为海绵状血管瘤;而蜿蜒状则提示多为蔓状血管瘤,后者有时可呈低信号流空影。瘤内出血表现为 T_1WI 和 T_2WI 上高信号。周围有含铁血黄素沉着时, T_2WI 上可见明显低信号。增强扫描,肿瘤明显强化。

(二) 中央性巨细胞性肉芽肿

【概述】

中央性巨细胞性肉芽肿(central giant cell granuloma)是由成熟程度不同的纤维结缔组织构成的骨内病变,内含多核巨细胞浸润和多个出血灶。纤维组织在病灶内形成多数分隔,致病变成多房性改变,大体病理上可类似巨细胞瘤。组织病理学显示病变内巨细胞呈灶性聚集,其间有骨小梁形成和纤维样物质沉积,常可见新鲜出血灶及含铁血黄素。病变呈膨胀性生长,可穿透骨皮质,但不侵犯邻近结构,也不转移。该病可发生于任何年龄,但最常见于 20～29 岁。上、下颌骨均可受累,但下颌骨更为多见。

【影像学表现】

X线片:病变颌骨膨胀,形成X线透光区,边缘光滑或分叶状,内可见高密度骨隔,分隔病灶呈多房状。邻近牙根常见吸收或移位。其表现与成釉细胞瘤相似,但分隔粗糙,不光滑,分房不呈卵圆形和圆形,与后者不同。

(三) 颌骨骨肉瘤

【概述】

颌骨骨肉瘤(osteosarcoma of jaws)是最常见的原发性恶性骨肿瘤之一,发生率约占骨肉瘤中的 5%～7%,患病年龄较长骨患者高,平均约 35 岁。恶性结缔组织细胞直接形成骨基质是该肿瘤的组织学特点。虽然该病大多属特发性,但可继发于骨纤维发育不良和 Paget 病恶变以及口腔、颌面部病变放疗后。生长迅速、无痛性或微痛性肿块是该病最常见的临床特点。与长骨骨肉瘤不同之处在于远处转移少见。下颌骨骨肉瘤约一半为成骨性,仅 1/4 有骨膜反应。上颌骨骨肉瘤通常为溶骨性,无骨膜反应。

【影像学表现】

(1) X线片:病变表现为边界不清的溶骨性或混合性破坏,可见软组织肿块,内含钙化的骨基质或软骨基质。上颌骨病变常发生于牙槽骨,下颌骨病变多发生于下颌骨体部。骨膜反应在颅面部骨肉瘤中不常见,特别是发生于上颌骨者。病变早期阶段的X线表现细微,主要为对称增宽的牙周韧带间隙、不规则增宽和局部狭窄的下颌管以及缺损的皮层边缘。

(2) CT/MRI:可清楚显示软组织肿块的大小及骨质破坏的范围。上颌骨病变易侵犯上颌窦、颊间隙和翼腭窝。下颌骨病变易累及咀嚼肌间隙、颌下间隙和舌下间隙。CT在显示肿瘤钙化、皮层受累、软组织肿块和病变在骨髓内的蔓延等病理改变方面很敏感,而 MRI 在探查骨髓内和骨外的肿瘤成分以及显示肿瘤内有无坏死灶存在等方面较 CT 优越。

【诊断与鉴别诊断】

颌骨的成骨性或溶骨破坏性病灶,边界不清,有软组织肿块形成,内可含钙化灶,浸润征象明显,应考虑本病可能。鉴别诊断上,恶性病变中应注意与软骨肉瘤区别,非肿瘤病变中应与颌骨骨髓炎区别。软骨肉瘤常有比骨肉瘤更明显的钙化和骨化。而慢性骨髓炎形成的骨膜下新骨外缘多较整齐,与骨肉瘤的瘤骨和钙化弥散分布于软组织肿块内有所不同。

(四) 颌骨软骨肉瘤

【概述】

发生于头颈部的软骨肉瘤者约占全身软骨肉瘤中的 1%～10%。病变除可起自于蝶筛窦结合部以及犁骨和蝶骨结合部外,还常见于颌骨。上颌骨的软骨肉瘤易发生于切牙乳突区软骨、前磨牙和磨牙区齿槽嵴,可以直接延伸入邻近的上颌窦、鼻腔。下颌骨的病变常见于磨牙区、冠状突,罕见于髁状突。临床上,颌骨软骨肉瘤(chondrosarcoma of jaws)的主要症状为局部肿胀,或发现分叶状肿块。可出现疼痛、牙松动、牙分离、皮肤感觉异常和鼻阻塞。患者以中年居多。组织病理学上,病变的主要特征为软骨内含有异常软骨细胞,表现为细胞巨大,核增大或双核。病灶内可见较明显的钙化和骨化。

【影像学表现】

(1)X线片:病变早期,在牙根周围可见对称增宽的低密度牙周膜间隙。随着病变进展,逐渐出现明显的溶骨性骨质破坏,边界不清,软骨基质内有散在分布的高密度钙化灶。典型的病变,病灶一侧常钙化明显,中心最致密,周围密度逐渐变淡呈日光放射状。另一侧多呈分叶状低密度,酷似多房性囊肿,其内有散在条纹状、小环状或点状致密区。当肿瘤渗透进骨髓腔而不破坏正常骨小梁时,X线常不能发现。

(2)CT/MRI:CT上,病变表现为颌骨骨质破坏,骨皮质不完整,骨内和骨旁有软组织肿块形成,其内可见不规则斑点状高密度钙化灶。MRI的T_1WI像上,肿瘤呈中低信号,T_2WI上呈不均匀中高信号。信号不均匀由纤维软骨灶和钙化灶所致。T_2WI上,肿块内的低信号灶代表钙化、瘤骨或出血。CT和MRI增强扫描,病变均可呈不均匀中度或明显强化。肿瘤穿破骨皮质后可侵犯邻近的咀嚼肌间隙、舌下间隙、颌下间隙、上颌窦以及颊间隙等区域。当肿瘤以隐袭的方式侵犯相邻骨或软组织时,MRI通过多参数成像,可敏感显示。

【诊断与鉴别诊断】

本病的影像特点是颌骨溶骨性骨质破坏,累及骨皮质,伴软组织肿块形成,内有明显钙化。与其他颌骨原发性恶性肿瘤的鉴别较难。虽明显钙化有一定鉴别意义,但并非特征性,鉴别应结合其他临床资料。

(五)腭癌

【概述】

腭癌(carcinoma of palate)包括硬、软腭的原发恶性肿瘤。来源于腭部黏膜中的小涎腺以及鳞状上皮。肿瘤组织类型以腺源性多见,如腺样囊性癌、腺癌以及黏液表皮样癌,属低恶性肿瘤,尤多见于软腭。鳞癌较腺源性癌少,软腭发生者较硬腭为多,且恶性程度较发生于硬腭者为高。硬腭癌常侵犯腭骨,并进而侵犯牙龈、鼻腔和上颌窦。软腭癌常沿腭弓向下侵犯口咽侧壁,并进而向外前延伸累及翼突下颌缝,侵犯口底和颌下区。腺样囊性癌20%~30%可发生神经周围侵犯。软腭癌的淋巴转移较早,常至颈深上淋巴结。

【影像学表现】

(1)X线片:硬腭癌累及腭骨时,顶颏位片上可见腭骨局部低密度骨质破坏区,边缘不规整。当侵犯鼻腔和上颌窦时,侧位和Water位上可见软组织肿块自腭部突入。软腭癌病灶明显时,侧位片可见软腭增厚,边缘不规则。

(2)CT/MRI:CT平扫,硬腭癌表现为稍低密度软组织肿块,累及腭骨者可见骨质缺损。腺样囊性癌和黏液表皮样癌的边界通常清楚、光滑,鳞癌因表面常有溃疡形成边缘常不规则。增强扫描病变有不同程度强化。如腭大孔和翼颌管扩大,边缘不整,双侧不对称,为肿瘤直接侵犯或沿神经周围侵犯的征象,病变进一步可累及翼腭窝、眼眶、海绵窦和三叉神经半月节窝(Meckel腔)。软腭癌肿块平扫为中等密度,增强可轻度强化,边界常不清楚。肿瘤侵犯口咽可见患侧侧壁增厚,向前外侧发展可累及翼突下颌缝,应注意连续向下探测有无累及舌下间隙。MRI腭癌的一般信号特点是T_1WI呈低中信号,T_2WI呈高信号,增强扫描可有不同程度强化。但腺样囊性癌在T_1WI和T_2WI像上均呈低信号,与多形性腺瘤的T_2WI高信号表现不同,有一定鉴别意义。软腭癌侵犯翼突下颌缝,以及肿瘤发生沿神经周围侵犯,可以更敏感为MRI所发现,特别是使用增强扫描加脂肪抑制T_1WI。

(六)颊癌

【概述】

颊癌(buccal carcinoma)是常见的口腔癌,好发于磨牙区附近的颊黏膜,呈溃疡型或外生型,向深层浸润可深入颊肌,甚至穿过皮肤。向上侵犯可累及牙龈和上颌骨,向后发展可累及翼下颌韧带、软腭、咀嚼肌间隙和咽旁间隙。肿瘤的病理组织学类型多为鳞癌,其次为起自小涎腺的腺癌、腺样囊性癌和黏液表皮样癌。

【影像学表现】

(1)CT:病变表现为颊间隙内肿块,呈等和稍低密度,与颊肌分界不清。增强扫描,肿瘤呈轻中度强化。瘤内如有囊变或坏死,则呈环状强化。累及颌骨者可见不规则骨质破坏。颊沟内脂肪组织为软组织肿块取代,常提示翼下颌韧带受累。如继续向后发展,则侵犯咀嚼肌间隙。表现为间隙前界消失,有软组织肿块自颊沟伸入。侵犯广泛时,间隙内可形成巨大软组织肿块,肌间隙消失,下颌支破坏,类似原发于咀嚼肌间隙肿瘤。病变可发生沿神经周围侵犯,特别是腺样囊性癌。受累神经多为三叉神经和面神经,影像上表现为沿三叉神经和面神经径路上出现软组织肿块。应注意观察翼腭窝、卵圆孔、中颅窝、海绵窦等部位有无软组织肿块。螺旋 CT 的多方向 MPR,对于探查颌面部肿瘤沿神经周围的侵犯较常规 CT 敏感和优越。肿瘤的淋巴转移多至颈深上淋巴结和颌下淋巴结。

（2）MRI:腺样囊性癌在 T_1WI 呈低信号,但在 T_2WI 信号增高不明显。其他组织类型颊癌通常在 T_1WI 呈低信号,T_2WI 呈高信号。增强扫描,病变通常显示轻中度强化。脂肪抑制加增强扫描,探查肿瘤有无沿神经周围侵犯很有价值。显示颊癌的侵犯范围,MRI 通常较 CT 敏感。但发现肿瘤对颌骨骨皮质破坏,CT 则较 MRI 准确。无论 CT 还是 MRI,均不能准确判断病变的组织学类型。

（七）牙龈癌
【概述】

牙龈癌(gingival carcinoma)是口腔常见的恶性肿瘤,多数为鳞癌。发生于下牙龈者较多,以溃疡型多见,向深部发展常侵及牙槽突、骨、口底和颊部,向后可累及磨牙后区和口咽部。上颌牙龈癌常侵入上颌窦和硬腭。病变的淋巴转移常至患侧颌下淋巴结、颏下淋巴结及颈深上淋巴结。常见临床症状包括牙龈部肿块、牙松动、疼痛,以及张口困难等。

【影像学表现】

（1）X 线:下颌牙龈癌早期表现为牙槽突受侵,骨质吸收,边缘不整。随病变发展,破坏区逐渐扩大。后期,牙槽骨和下颌骨明显破坏,病变区显示密度增高的软组织影。上颌牙龈癌侵犯牙槽突时可致虫蚀状骨质缺损,侵犯上颌窦时,窦腔内可见与骨质破坏区相连的软组织肿块,窦腔混浊。

（2）CT/MRI:可敏感发现牙龈癌早期对牙槽突的侵犯,对于判断颌骨的破坏为原发性肿瘤或继发性肿瘤所致很有价值。上颌牙龈癌破坏牙槽突并侵入上颌窦时,CT 和 MRI 可显示肿瘤的侵犯范围和途径,有利于正确判断肿瘤的起源。MRI 显示肿瘤对颌骨、口底、颊部和上颌窦的侵犯较平片和 CT 准确。但早期显示肿瘤对牙槽突皮质的侵犯,CT 优于 MRI。增强扫描,病变在 CT 和 MRI 上均呈明显强化。

四、非肿瘤性骨病

（一）颌骨骨纤维异常增殖症
【概述】

骨纤维异常增殖症具有单骨受累和多骨受累两型。两型均可发生于颌骨,但前者更常见。在颅面部,单骨性一般不发展为多骨性。单骨性的男女发病率相等,但多骨性则女性多于男性,特别是在伴有内分泌异常的情况下(如 Albright 综合征)。发生于颌骨的病变以上颌骨为多,最常累及第一磨牙周围区域。下颌病变通常出现在颏孔和下颌角之间。单骨性病变通常呈缓慢膨胀性生长,临床症状常不明显。多骨性病变亦呈膨胀性生长,但多有症状,常见的有疼痛、脑神经受压征、面部不对称和牙齿移位等。伴 Albright 综合征者可出现性早熟。面颌骨广泛受累可致明显畸形,呈所谓狮面表现。骨膨胀可侵及眼眶、鼻、神经血管孔道和鼻旁窦。临床表现一般出现于童年和青少年。多数患者在骨生长停止后病情稳定。病变恶变虽少见,但单骨性所发生的肉瘤变中,50% 见于颌面骨。组织病理学上,病灶内有多数不规则骨小梁散在分布于纤维结缔组织中,正常骨组织为增生的纤维组织所取代。由于纤维组织组成的成分不同,病变既可表现为以纤维组织为主,也可表现为以骨组织为主。在单骨性和多骨性之间没有明显的组织学差别。

【影像学表现】

（1）X 线:病变初期表现为局限性低密度区,进展扩大后呈高密度。典型表现为磨玻璃样改变,边界不清,与周围骨质融合,颌骨膨胀。病灶虽也可呈多房性,但增多的骨小梁常使病变致密,多房结构模糊。当病变区纤维成分较多而骨样成分较少时,可出现局限性低密度区,或类圆形囊性低密度灶,边缘可硬化。但病灶附近常可见磨玻璃样改变。

（2）CT/MRI:CT 上,病变常呈磨玻璃样,或高低混杂密度。在 CT 上呈磨玻璃样改变的病变区,MRI 的各序列上均为低信号;CT 上呈混杂密度的病灶,MRI 上信号常不均匀,在 T_1WI 和 T_2WI 上呈高信号灶中混杂纤维骨组织的低信号灶。注射 Gd-DTPA 后,病灶常有强化。

【诊断与鉴别诊断】

病变呈膨胀性,在 X 线和 CT 上呈磨玻璃样高密度,MRI 各序列上呈低信号,或 T_1WI 和 T_2WI 上呈高低混杂信号,与周围正常骨质无截然分界,为颌骨骨纤维异常增殖症(fibrous dysplasia of jaws)的典型影像表现。应注意与中央性骨化纤维瘤、畸形性骨炎及成釉细胞瘤鉴别。

中央性骨化纤维瘤病变较局限,与正常骨组织间有明显边界;而本病变与正常骨组织间常无截然分界,病变区和正常组织间有融合,这是二者的主要区别。畸形性骨炎钙化灶呈棉团状或羊毛状,与本病的磨玻璃样改变不同。此外,畸形性骨炎尚可见牙骨质增生、纤维束骨缺失和髓石形成等表现,而本病有无此类异常。成釉细胞瘤的囊性灶可相似于囊性骨纤维异常增殖症,但病灶附近无磨玻璃样硬化带是与后者影像表现上的不同。

（二）Paget 病
【概述】

Paget 病(osteitis deformans)是一种慢性进行性骨

病,多见于 40 岁以上男性,病因不明,有人认为与慢病毒感染有关。与骨纤维异常增殖症相似,病变可发生于单骨,也可发生于多骨,但多骨性更常见。临床上,病变主要表现为进行性骨增大。颅骨和颌面骨的病灶累及神经孔道时,常引起头颈部的各种神经痛。由于颌骨增大和齿槽突变扁,原戴义齿患者可感到义齿不再合适。病变部位因血供增加,常有局部皮温增高。患骨易患骨髓炎,并可恶变成骨肉瘤。实验室检查对于确诊很有价值,患者常有尿羟脯氨酸的升高。在成骨阶段常有血清碱性磷酸酶的明显增加。组织病理学上,病变早期阶段破骨细胞增多、活跃,骨质呈吸收改变。以后成骨活跃,出现较多分化不良的骨质和纤维沉积,颅骨内外板明显增厚,界限消失,板障闭塞。

【影像学表现】

(1) X 线片/CT:病变初期,由于破骨活跃,骨质脱失,患骨密度降低。之后随着成骨增加,分化不良的骨组织和纤维组织增多,故低密度区中出现斑片状不均匀高密度硬化区。病变进展,骨化过程愈加明显,钙质沉积增多,患骨内出现多数不规则高密度灶,排列紊乱,病变骨膨胀增大。后期阶段,病变为静止期和修复改变,主要为成骨活动增加,病变内可见大量棉团状或羊毛状钙化。颅骨病变可致内外板明显增厚,板障闭塞。颌骨病变除了上述骨质吸收和增生改变外,还可出现牙骨质增生、纤维束骨缺失和髓石形成。可伴发病理性骨折。

(2) MRI:早期及活动期,病灶在 T_1WI 上呈低信号,T_2WI 上呈高信号或混杂信号,增生硬化的骨质呈低信号。静止期,病灶在 T_1WI 上呈低信号,T_2WI 上呈低或中等信号。

【诊断与鉴别诊断】

病变随病程进展而出现明显钙化和骨化,典型的表现呈棉团状和羊毛状,颌骨膨大,颅骨内外板增厚,板障闭塞,为本病的主要影像特点。结合阳性的实验室检查资料和其他临床资料,可以确诊。

影像上主要应与骨纤维异常增殖症鉴别。后者骨质改变典型的呈磨玻璃样,多骨性病变常位于单侧,且无牙骨质增生、纤维束骨缺失和髓石形成等征象。而本病的骨化和钙化灶呈棉团状或羊毛状,多骨性病变常为双侧性,后期可出现牙骨质增生,纤维束骨缺失或髓石。这是二者之间的主要区别。

第六节　涎腺病变

临床上,常见的涎腺病变有以下几种。

一、涎腺肿瘤

【概述】

原发性涎腺肿瘤可分为上皮源性肿瘤和非上皮源性肿瘤两类,其中以上皮源性最多见。大多数涎腺肿瘤属低恶性或良性。发生于腮腺浅叶的肿瘤多为良性,而发生于深叶内,下颌腺和舌下腺内的肿瘤恶性倾向性较大。多形性腺瘤(良性混合瘤)和乳突状囊腺瘤(Warthin tumors)是涎腺最常见的良性上皮性肿瘤,分别占 60%~70% 和 5%~10%。而黏液表皮样癌和腺样囊性癌(圆柱癌)是最常见的低度恶性上皮性肿瘤,前者好发于腮腺,后者好发于小涎腺、颌下腺和舌下腺。腺样囊性癌最重要的病理特征是有侵犯神经周围和血管周围的趋势,在原发肿瘤被切除后,可以在远处复发。虽然为低度恶性肿瘤,但临床预后较差。常见的涎腺高度恶性肿瘤包括未分化癌、腺癌和鳞癌。这些病变常见局部浸润和淋巴结转移,亦可发生神经周围侵犯。非上皮性肿瘤起源于腺内或邻近间叶组织,常见的包括血管瘤、脂肪瘤、神经源性肿瘤及淋巴瘤等。涎腺原发性恶性淋巴瘤少见,多为继发受累。其发病与自身免疫性病变有关。不同解剖部位中,腮腺肿瘤的发生率最高,占 80% 以上,其次为颌下腺,占 5%~10%,舌下腺肿瘤最少,仅约 1%。临床上,良性涎腺肿瘤多为生长缓慢的无痛性肿块,可活动,无粘连,一般无功能障碍。恶性肿瘤则生长较快,边界不清,与周围组织粘连,活动差,多有疼痛,并可有神经功能紊乱。

【影像学表现】

1. 涎腺造影　涎腺良、恶性肿瘤在导管系统变化、腺泡变化、造影剂溢出表现以及下颌骨受累表现等方面有所不同。

良性肿瘤常致主导管被压移位、拉长或被推成屈曲状。分支导管移位并包绕肿瘤呈抱球状,或被肿瘤推压至一边呈密集线束状。病变区前后主导管和分支导管均可扩张。导管系统平滑整齐,无破坏中断征象。少数过大的肿瘤虽可严重压迫主导管致其中断,但中断前有逐渐变细过程,而非突然截断,同时伴有导管明显移位。肿瘤部位腺泡常呈类圆形充盈缺损,外围可见移位的导管和密集的充盈腺泡。腺体内的小肿瘤有时仅表现为局限性腺泡稀疏区。包膜不完整的肿瘤,造影剂可溢入囊腔,或溢入腺体与部分肿瘤边缘之间,呈圆形团块状影或半月形影。较大的肿瘤,可致下颌支后缘、侧面或下颌角压迫吸收。

恶性肿瘤表现为主导管或分支导管排列扭曲、紊乱,肿瘤所在部位导管粗细不均,呈腊肠状或念珠状。主导管或叶间导管突然中断,其后部连同该叶腺泡完全不显影。或表现为时有时无的缺损。腺泡常呈不规则充盈缺损,边缘不齐。造影剂常因导管系统破坏而外溢,多呈点、片状,严重时可呈片团状。肿瘤可致下颌骨局部溶骨性破坏,也可致骨膜致密增厚或凹陷性压迫。

2. CT/MRI　CT 和 MRI 主要用于判断肿瘤的范围及其和邻近结构的关系,并可初步判断肿瘤的良恶性,对一些肿瘤还可以定性诊断。

良性肿瘤因有包膜形成,在 CT 和 MRI 上表现为边界光滑的肿块,与周围组织分界清楚。但一些常见低度恶性肿瘤可以形成假包膜,也可具有清楚边界,在 CT 和 MRI 上与良性肿瘤无法区分。反之,高度恶性的涎腺肿瘤因对周围组织有明显浸润,在 CT 和 MRI 上常表现为边界不清。

在 CT 上,多数涎腺良性肿瘤呈类圆形或分叶状稍高密度肿块,边界清楚、光滑、密度均匀。当肿瘤发生囊变坏死时,密度降低。增强扫描,肿瘤可不同程度强化,但与强化的涎腺组织相比,多呈相对稍低密度(ER3-7-3)。脂肪瘤具有典型的脂肪密度,CT 可作出明确定性诊断。血管瘤内常可发生静脉石,表现为类圆形小致密影,较有特征性,增强扫描肿瘤可明显强化。囊性肿瘤多呈液性低密度灶。乳突状囊腺瘤常表现为腮腺内多发的小囊状病灶。钙化灶在涎腺肿瘤中不常见。主要见于良性多形性腺瘤,其次为神经鞘膜瘤。恶性肿瘤形态多不规则,边界常不清晰,其内密度不均,常呈不均匀强化。可见邻近结构受侵征象,表现为相邻筋膜平面或脂肪间隙移位、消失,或延伸进入其内。

ER3-7-3　涎腺肿瘤

在 MRI 上,良性和低度恶性肿瘤多表现为 T_1WI 上低等信号,T_2WI 上高信号。与之相比,高度恶性的肿瘤在 T_1WI 上呈低信号,T_2WI 上则呈低信号或相对低信号。因此,T_2WI 上肿瘤呈低信号,无论临床表现和肿瘤边界如何,应该考虑有恶性的可能。

不同组织类型的肿瘤中,多形性腺瘤表现为边缘清楚、信号均匀的肿块,可分叶。T_1WI 上为中等偏低信号,T_2WI 上为高信号。病变内如见低信号,多代表钙化或纤维化灶。腺淋巴瘤(乳突状囊腺瘤)常为多发囊性病灶,主要累及单侧或双侧腮腺。MRI 上,表现为边界清楚的分叶状肿块,T_1WI 呈中等信号,T_2WI

呈高信号,因其内含蛋白、胆固醇结晶和纤维基质,信号常不均匀。脂肪瘤具有典型的脂肪信号,脂肪饱和脉冲序列可将其抑制。血管瘤在 T_1WI 上呈低等信号,T_2WI 上呈高信号。其内常可见类圆形和条状低信号影,代表大血管流空、钙化或静脉石。神经源性肿瘤内常可见散在低信号灶,多为钙化或血管流空。如病灶多发,常提示神经纤维瘤病。淋巴管瘤(lymphangioma)常表现为多囊性,分隔状,内可见液-液平面,并可延伸入组织缝隙中。

涎腺恶性肿瘤可发生沿神经周围侵犯(perineural spread,PNS),即肿瘤沿神经内膜、神经束膜或神经淋巴管扩散、蔓延。最常受累的神经为面神经和三叉神经。面神经在腮腺内分支,腮腺恶性肿瘤可沿其分支逆行扩散进入中耳内,这时可见茎乳孔扩大,在增强的 MRI 上可见面神经行径区有强化结节。肿瘤还可以沿面神经和下颌神经的交通支耳颞神经扩散,CT和 MRI 上,在接近颅底的翼内外肌之间的耳颞神经行径区可见软组织肿块,有时可见同侧卵圆孔的扩大,甚至可见到三叉神经节的增大和软组织肿块形成。颌下腺和小涎腺的肿瘤多沿三叉神经扩展,因此,影像上应重点观察三叉神经径路上有无异常强化肿块或结节,特别是翼腭窝和与之通连的结构。

【鉴别诊断】

腮腺深叶伸入咽旁前间隙,发生于深叶的肿瘤应与来自咽旁前间隙的肿瘤相鉴别。腮腺深叶肿瘤多呈哑铃状,病变常致茎突和下颌支之间的距离增宽,咽旁间隙脂肪带常内移。起源于咽旁前间隙的肿瘤常致咽旁间隙脂肪带外移,在肿瘤和腮腺深叶间有脂肪间隔。病变致其茎突下颌沟增宽者相对少见。咽旁后间隙也与腮腺紧邻,发生与该区的肿瘤可与腮腺肿瘤混淆。在鉴别诊断上,注意二腹肌后腹的移位方向十分重要。腮腺肿瘤常致二腹肌后腹后移,而来自咽腺后间隙的肿瘤常致该肌前移。

二、淋巴上皮病

【概述】

涎腺淋巴上皮病(lymphoepithelial lesions)包括 Mikullicz 病和 Sjögren 综合征,属自身免疫性疾病。病变主要累及外分泌腺,以口、眼干燥为主要临床表现,可以合并全身性自身免疫性疾病,如类风湿关节炎和系统性红斑狼疮。1/3 的患者有单侧或双侧涎腺的肿大,通常是腮腺,可伴有泪腺肿大。病变早期常累及腮腺外周导管,在腺泡和导管间形成淋巴细胞浸润聚集。疾病进展,淋巴细胞浸润可形成局灶的实质团块。导管上皮常有增生,导致管腔狭窄或闭塞。病变严重时,小叶内腺泡破坏,末梢导管不同程度扩张,形成囊腔。临床和病理上,Mikullicz病和Sjögren综合征不易区分,有人认为二者系同一病变的不同临床过程。一般认为,仅有部分表现或表现较轻类型为Mikullicz病,已具有类风湿关节炎等系统性自身免疫性疾病者为Sjögren综合征。

【影像学表现】

1. **涎腺造影**　腮腺造影可见腺体肿大。常有排空延迟,为腺泡功能降低表现。涎腺导管改变主要反映在腺体内分支导管和末梢导管方面,而主导管改变多不明显。各级分支导管常变细、稀少或消失。末梢导管不同程度扩张,早期为直径1mm以下的点状扩张,弥漫分布。病变进展,则扩张呈球形,直径多为1~2mm,分布均匀。当进一步扩大,且发生部分融合,则形成大小不一,分布不均的腔状影。晚期,周围导管系统和腺体严重破坏而不再显影。病变如伴逆行性感染可波及主导管,导致主导管狭窄和扩张,粗细不均,呈腊肠状。有时周围可呈羽毛状或葱皮状。当病变致被侵小叶融合,破坏的腺体为淋巴组织取代,可形成包块,造影上可出现充盈缺损,并伴有邻近导管的移位,似良性肿瘤。如周围导管上皮不完整而有造影剂外溢,则可似低恶度肿瘤。

2. **CT/MRI**　早期,在CT和MRI上常无异常发现。病变进展,则可见腮腺腺体增大。当腺泡萎缩和末梢腺管扩张时,可造成CT上密度不均匀,甚至呈蜂窝状改变。MRI上,扩张的末梢导管呈囊状,具有长T_1、长T_2信号特点。病变有时在T_2像上表现为不均匀斑点状和结节状高低信号灶(即所谓"盐和胡椒征"),低信号灶代表集聚的淋巴细胞和纤维组织,高信号灶代表扩大的腺内导管。应用MR水成像技术,可得到腮腺的MR涎腺成像(MR sialography)。该方法为无创性,且不用造影剂,可以清楚显示病变所造成的腺管扩张、狭窄或阻塞等改变。

【鉴别诊断】

涎腺造影上,当病变晚期出现充盈缺损和邻近导管移位征象时,应与涎腺肿瘤鉴别。本病常在腺体的其他部位同时可见末梢导管的扩张,此点与涎腺肿瘤不同。MRI检查,本病所具有的椒盐征与涎腺肿瘤所具有的实质性肿块、占位效应以及不同程度的强化表现有明显差别,容易将二者区分开来。慢性化脓性涎腺炎也常可见末梢导管扩张、排空延迟,以及主导管的扩张,可与本病混淆。但慢性化脓性涎腺炎挤压腺体时可见较多脓液流出,主导管虽可呈腊肠状扩张,但边缘无羽毛状、葱皮状等改变。与本病表现有所不同。

三、涎石症

【概述】

涎石症(sialolithiasis)系指发生于腮腺、颌下腺、舌下腺及小唾液腺导管或腺体内的结石,并引起唾液分泌受阻,继发炎症改变的一系列病症。病变通常仅累及某一涎腺及导管,其中以颌下腺为最好发部位。根据结石发生的位置不同,可将其分为导管内涎石和腺体内涎石,其中以导管内涎石最常见。本病好发于中年男性,临床上,主要表现为进食后腺体肿胀和疼痛。伴发炎症者,挤压涎腺后可有脓性分泌物溢出。

【影像学表现】

1. **X线**　X线平片上,阳性涎石表现为多个或单个的细条状、长柱状或类圆形高密度灶,常沿导管走行分布。阴性涎石平片不能显示,需做造影。涎腺造影上导管内可见圆形或类圆形充盈缺损,其近端导管可扩张。

2. **CT**　可以敏感显示涎石的大小、数目和形态。因为密度分辨率高,平片不能发现的阴性结石也能为CT所显示。另外,CT检查还可以了解腮腺腺体及其周围组织有无并发感染。

3. **MRI**　常规MRI难以发现涎石。但使用MR水成像技术所得到的MR涎腺成像(MR sialography),可以显示涎石,其表现类似涎腺造影上的充盈缺损。因其为无创性,很有临床实用价值。

【鉴别诊断】

应注意与淋巴结钙化鉴别。涎石的密度一般均匀或呈层状,而淋巴结钙化多呈不规则点状,聚集分布,常为多发。

四、慢性化脓性涎腺炎

【概述】

慢性化脓性涎腺炎(chronic pyogenic sialoadenitis)多由逆行感染所引起。涎石、异物或瘢痕挛缩所造成的导管狭窄和阻塞是常见诱因。病变可发生于一侧或双侧。腮腺和颌下腺最易受累。本病病程较长,常反复发作。临床上常见阻塞症状,即进食或见酸性食物时病变涎腺的疼痛和肿胀增加,停食后逐渐消失。导管口常有红肿,可扪得粗硬、呈索条状的导管前端。挤压腺体可见脓性分泌物。晚期,腺体被纤维组织代替而变硬,唾液分泌减少,症状有所缓解。

【影像学表现】

1. **涎腺造影**　病变主要表现为导管系统的扩张。先累及导管者,最早表现为主导管的不规则扩张和狭窄,呈腊肠状。以后逐渐波及叶间和小叶间导管。至晚期,末梢导管才开始扩张,呈多数小囊腔状,而主导管则高度扩张。最后病变累及全部导管系统和腺实质。先累及腺体者,末梢导管先扩张,在腺实质内形成多数囊腔,而主导管的改变却不明显。病变进展,囊腔扩大融合,以后逐渐波及主导管致其不规则扩张,并延及叶间导管。发生于颌下腺者多由结石引起,常先累及导管。由于本病常致腺体一定程度破坏,故常有排空延迟。

2. **CT/MRI**　可见病变涎腺肿胀。扩张的导管导致 CT 上密度不均匀,有时可发现涎腺结石。若有脓肿形成,可在涎腺内或周围见到环状强化的囊性病灶。涎腺浅面的筋膜、颈阔肌常增厚,皮下脂肪密度增高。MRI 上,扩张的主导管和末梢导管呈长 T_1、长 T_2 信号,MR 涎腺成像显示扩张和狭窄的导管系统更为清楚。

五、涎瘘

【概述】

涎瘘(salivary fistula)主要为外涎瘘,即瘘管通向面部,涎液流向皮肤表面。病变可分为先天性和后天性两类。临床上以后天性多见,常由腺体或导管损伤所引起。腺体损伤主要形成腺体瘘,而导管的完全或部分断裂则形成导管瘘。病变多发生于腮腺区。临床检查,病变部位皮肤表面可见瘘口,有清亮涎液自其中流出。患者在受到食物色、香、味刺激时涎液的分泌量常明显增加。

【影像学表现】

涎腺造影是显示涎瘘的主要影像学方法,其主要目的是决定涎瘘属腺体瘘还是导管瘘。检查时一般将造影剂自导管注入,如导管闭塞,则采用自瘘口注入法。腺体瘘显示为造影剂自腺体部外漏,而导管系统完整。而导管瘘则显示造影剂自主导管外溢。如导管完全断裂,后部导管将不显影;如为不全断裂,其后部导管可部分充盈;若瘘口瘢痕狭窄或伴发感染,则后部导管可扩张。MR 涎腺成像(MR sialography)也可显示涎瘘的上述病理特点,且不需造影剂,其诊断价值越来越为临床所重视。

第七节　颞下颌关节病变

一、颞下颌关节紊乱病

颞下颌关节紊乱病原称颞下颌关节紊乱综合征,分为咀嚼肌紊乱疾病、结构紊乱疾病、炎性疾病(滑膜炎和/或关节囊炎)和骨关节病四类。

(一) 关节盘移位

【概述】

关节盘移位(disc displacement)为结构紊乱类疾病的主要病变,分为可复性盘前移位、不可复性盘前移位、盘内移位、外移位及旋转移位等。

【影像学表现】

1. **可复性盘前移位**　在关节造影侧位体层闭口位片上,可见关节盘后带的后缘位于髁状突顶的前方;在髁状突向前运动碰到盘后带时,关节盘向后反跳,形成近乎水平状的正常盘-髁突关系,关节造影侧位体层开口位片上表现为前上隐窝造影剂几乎全部回到后上隐窝。关节矢状面闭口位磁共振 T_1 加权像可见关节盘本体部呈低信号影像,位于髁突横嵴前方,关节盘双板区越过髁顶部 12 点的位置,并可见双板区和后带之间的界限较正常图像模糊。开口位图像显示盘-髁突位置恢复正常。关节盘一般无明显形态异常,呈双凹形。关节盘双板区与后带的分界较闭口位清晰。

2. **不可复性盘前移位**　在关节造影及关节矢状面磁共振闭口位像上,关节盘本体部明显位于髁突顶的前方。开口时关节盘仍处于前移位状态而不能恢复正常位置。在关节造影开口位片上显示前上隐窝造影剂不能完全回到后上隐窝,并常见关节盘变形(ER3-7-4)。在矢状面闭口磁共振 T_1 加权像上,低信号的关节盘本体部明显移位于髁突前方,关节盘双板区影像明显拉长,并移位于髁突顶前方。连续不同程度的开口位图像可显示关节盘双板区逐渐拉伸、变直,但关节盘本体部仍位于髁突顶前方,不能复位,并常发生明显变形。关节盘双板区与后带间的分界远不如正常者清晰。

ER3-7-4　颞下颌关节盘移位(不可复性)

3. **关节盘侧方移位**　包括关节盘内移位及外移位。在关节上腔造影许勒位闭口片上显示关节外部"S"形造影剂正常形态消失;盘内移位时表现为过度充盈、增宽,盘外移位时表现为明显受压变薄或中断。在磁共振冠状位或斜冠状位图像上表现为关节盘位于髁突外极的外侧,为盘外移位;如关节盘位于髁突内极的内侧,则为盘内移位。

4. **关节盘旋转移位**　即关节盘前端向内、后端向外的旋转移位。在关节上腔造影许勒位闭口片上显示关节上腔"S"形造影剂前部明显聚集,而后部明显变薄,甚至完全消失。在磁共振图像上可分为前内旋转移位和前外旋转移位两种。同一侧关节在闭口矢状位或斜矢状位图像呈现为盘前移位特征,而同时在冠状位图像上呈现为盘内侧移位,即为关节盘前内侧旋转移位;若同时在磁共振冠状位或斜冠状位呈现出盘外侧移位特征,则为关节盘前外侧旋转移位。

(二) 关节盘穿孔

【概述】

关节盘穿孔(disc perforation)多发生于颞下颌关节紊乱病晚期。临床表现多为开闭口、前伸及侧方运动时,关节内存在多声破碎声。在伴有髁状突退行性变时,常可存在关节内摩擦音。关节盘穿孔患者多伴有不同程度的关节盘移位,因而可同时存在关节盘移位的体征及症状。

【影像学表现】

主要根据关节造影检查做出诊断。当将造影剂单纯注入关节上腔或下腔,而上、下腔同时充盈显影时,便可做出关节盘穿孔的诊断。病变的造影图像具体表现为上、下腔均有造影剂显影,中间隔以低密度关节盘影像(ER3-7-5)。侧位体层开口位片常可显示造影剂分布不规则,是因关节盘破裂变形而致。在矢状位磁共振T_1加权像上,在穿孔部位可见关节盘组织连续性中断,而出现骨-骨直接相对征象,即髁突密质骨板低信号影与关节窝或关节结节密质骨板低信号影之间无关节盘组织分隔。

ER3-7-5 颞下颌关节盘穿孔

(三) 滑膜炎和/或关节囊炎

【概述】

滑膜炎(synovitis)及关节囊炎(capsulitis)主要表现为关节局部疼痛,随功能活动而加重,特别是随向后、上方的关节负重压力和触压而加重,二者在临床上很难鉴别。滑膜炎为关节滑膜衬里的一种炎症,可以是原发性的,也可以继发于骨关节病。可以急性发作,病程较短,如数天或数周;也可以表现为慢性炎症过程,持续、迁延数月或数年之久。此时,则往往会发生关节腔内的粘连及开口受限加重等。病变可同时伴有各种关节盘移位。因此,除上述症状外,尚可同时存在相应关节盘移位的各种临床表现。某些患者可能存在因关节腔内渗出而致的关节区轻度肿胀。在有关节腔内渗液时,同侧后牙咬合不良。

【影像学表现】

在无关节腔内渗液积聚时,普通X线检查无明显阳性发现。在有关节积液时可于许勒位及关节侧位体层片上显示为髁突向前下移位、关节间隙增宽等征象。磁共振检查对于滑膜炎及关节囊炎的诊断具有重要意义。在T_2WI上显示关节上、下腔内出现高信号区域,为关节腔内积液的重要征象。而在关节盘双板区及关节囊等软组织区域出现高信号区域时,则提示为滑膜及关节囊炎症。

(四) 骨关节病

【概述】

骨关节病(osteoarthrosis)亦称为退行性关节病,可分为原发性和继发性骨关节病两种。原发性骨关节病在临床上常无明显症状,多发生于老年人,常在体检时发现。患者无先天性、创伤性及感染性关节疾病,亦无活动性、炎性关节病的证据。继发性骨关节病均有明确的局部致病因素,常见的有颞下颌关节结构紊乱疾病、颞下颌关节的直接创伤、关节的局部感染、先天性髁状突发育异常等。

【影像学表现】

主要X线表现为骨质增生和骨质破坏。①髁突硬化:多表现为髁突前斜面密质骨板增厚、密度增高;亦可表现为髁突散在的、斑点状致密硬化;②髁突骨质增生:表现为髁突边缘唇样骨质增生,骨赘形成;③关节结节、关节窝硬化:关节结节及关节窝密质骨板增厚,密度增高;④髁突囊样变:在髁突密质骨板下有较大的囊样改变,周边有清楚的硬化边界;⑤髁突磨平、变短小;⑥髁突破坏:可表现为髁突前斜面密质骨模糊不清,边缘不整齐;髁突小凹陷缺损;髁突较广泛破坏等;⑦关节间隙狭窄;⑧常伴有关节盘移位、穿孔等。

【鉴别诊断】

①类风湿关节炎:与骨关节病可有近似的颞下颌关节症状,需进行鉴别诊断。骨关节病一般可表现出关节间隙狭窄、骨质硬化、髁突磨平、囊样变等典型X线改变。而类风湿关节炎则主要表现为骨质稀疏、骨质破坏,很少见有骨关节病样的硬化及髁突磨平影像。骨关节病多为单侧关节发病,且一般在关节运动时发生疼痛,并随活动增加、疲劳而加重。类风湿关节炎则多同时侵犯双侧颞下颌关节,而且颞下颌关节症状往往与全身类风湿活动情况有关。临床病史、全身情况及生化检查(如类风湿因子阳性、血沉加快等)均有助于对类风湿关节炎做出诊断。但若类风湿关节炎病程较长时,则可有髁突骨赘形成。并由于骨承受压力分布的变化,可在原来类风湿病变的基础上,增加类似骨关节病样的改变。此时仅凭X线影像很难鉴别类风湿关节炎和骨关节病,而必须结合临床情况及其他检查。②慢性创伤性关节炎,其临床表现可与骨关节病相似。依据病史及有的患者可见髁突陈旧性骨折征象,有助于鉴别诊断。③其他疾病:由于

某些其他活动性系统性关节炎累及颞下颌关节时,亦可产生与颞下颌关节紊乱病类似的症状,如银屑病关节炎、强直性脊柱炎等。此时应结合临床整体情况进行鉴别。此外,某些关节内、外的肿瘤也可引起开口受限、关节区疼痛等临床症状,应注意进行全面的检查以进行鉴别诊断,如颞下颌关节骨瘤、骨软骨瘤、滑膜软骨瘤病等。某些关节恶性肿瘤如滑膜肉瘤、骨肉瘤以及关节外肿瘤如上颌窦后壁癌、颞下窝肿瘤及鼻咽癌等亦均可引起开口受限,在临床上应予以足够的重视。

二、类风湿关节炎

【概述】

类风湿关节炎(rheumatoid arthritis,RA)是一种全身性疾患,常累及多个关节。最常发生于 20～30 岁患者,大多为女性。颞下颌关节为常见的受累部位。本病初期可有颞下颌关节、翼外肌的压痛及下颌运动受限。疼痛症状可累及颞部及下颌角部。偶可见关节区肿胀。部分患者因存在关节内器质性病变而在关节运动时出现摩擦音。晚期严重患者可有关节强直。

【影像学表现】

本病初期可无阳性 X 线征。如病变活动、关节内渗出液积聚时,可出现关节间隙增宽,髁突向前下移位。此时如进行磁共振 T_2 加权像检查,可见关节腔内呈高信号表现。随病变进展,关节骨质变得稀疏,密质骨变薄,继而可出现不同程度的骨质破坏。病变严重者,骨质破坏广泛,可出现较大的凹陷缺损,很少有成骨现象。此时髁突及关节结节均可受累。如病程长期持续,可形成髁突骨赘,发生典型的退行性改变。严重患者晚期可形成骨性关节强直。

【诊断与鉴别诊断】

需与骨关节病进行鉴别。影像学检查主要依靠普通 X 线检查。在疑有关节积液时,磁共振检查有助于明确诊断。

三、创伤性关节炎

【概述】

创伤性关节炎(traumatic arthritis)均有急性创伤史,临床上可出现下颌运动受限、开口困难、关节区疼痛及局部肿胀等症状。在伴有颌骨骨折时,可造成关节紊乱。急性创伤性关节炎治疗不当或病情严重者,可转化为慢性创伤性关节炎。此时常见关节弹响、摩擦音、不同程度的开口运动障碍及关节区疼痛等。时间迁延者,可发生关节内纤维粘连,甚至关节强直。

【影像学表现】

急性创伤性关节炎由于关节腔内渗液、积血或关节盘移位,可造成关节间隙增宽。在无骨折或其他骨质改变时,可无其他明确的 X 线异常征象。当创伤较重时,常可见关节囊内骨折碎片分离。在关节骨质出现退行性变化时,可出现与骨关节病相同的 X 线征象。严重患者晚期,可发生纤维性或骨性关节强直。

【诊断与鉴别诊断】

根据创伤史及典型的临床表现,诊断一般并不困难。慢性创伤性关节炎应注意与骨关节病等进行鉴别诊断。在伴有髁状突纵向骨折时,全景片、开口后前位、CT 扫描等有助于明确诊断。

四、感染性关节炎

感染性关节炎(infectional arthritis)可分化脓性与非化脓性两类,在颞下颌关节均相当少见,其中以化脓性者较多。结核和梅毒性关节炎以及真菌感染均甚为少见。

(一) 化脓性关节炎
【概述】

化脓性关节炎(pyogenic arthritis)可发生于任何年龄,以儿童最多。其感染来源可为关节开放伤、关节腔内注射感染、邻近部位感染的直接扩散(如中耳炎、腮腺炎),以及败血症的血源性播散等。一般发病突然,关节区红、肿、热、痛,咬合不良、下颌向健侧偏斜等,并可伴有严重的开口受限,甚至完全不能开口。常伴有高热、全身不适、白细胞计数增高等全身症状。病变因致病菌毒力及人体抵抗力不同而可有不同的临床表现。

【影像学表现】

早期由于关节内渗液积聚而表现出关节间隙增宽,髁突被推移向前下方,甚至关节结节顶处。此时仅有髁突边缘部位及关节窝骨质疏松、密度减低、骨纹理模糊等。某些患者可较早出现关节结节不同程度的破坏。晚期由于关节内骨、软骨的破坏,X 线影像表现为髁突表面及关节结节后斜面粗糙不平。严重者,髁突、关节窝及关节结节均可有较广泛的破坏。以后由于纤维性粘连,使这些结构相互融合,可形成骨性关节强直。

【诊断与鉴别诊断】

根据病史及典型的临床表现,化脓性关节炎比较容易诊断。早期进行关节腔内穿刺,抽取关节积液进行病理检查,有助于确定诊断。其影像学检查主要依靠普通 X 线检查方法。CT 显示关节囊内积液以及早期的小破坏灶有价值。

(二) 结核性关节炎
【概述】

颞下颌关节结核性关节炎(tuberculous arthritis)

甚为少见,主要见于髁突。临床表现为关节区轻度肿胀、疼痛、开口困难,开口型偏斜。关节区压痛明显,髁突动度减低,常伴有低热。翼外肌激惹试验常呈阳性。

【影像学表现】

X线表现主要为关节间隙模糊、髁突表面不光整,可形成巨大的空洞状破坏,并可造成密质骨板穿破,无骨质增生表现。CT平扫可见髁突呈近圆形局限性溶骨性破坏,无骨质增生征象,并常可见翼外肌肿胀。增强扫描,骨破坏病变局部无增强征象。

【诊断与鉴别诊断】

颞下颌关节结核在临床上表现与颞下颌关节紊乱病相似,很容易发生混淆。除注意临床表现外,X线检查具有重要意义。髁突巨大的空洞性破坏,有助于与颞下颌关节紊乱病进行鉴别。在结核性空洞破坏累及密质骨时,应注意与髁突恶性肿瘤进行鉴别,此时进行CT检查是重要的。本病一般依靠普通X线检查即可做出诊断。CT检查可发现翼外肌肿胀等征象,与髁突恶性肿瘤的鉴别有重要价值。

五、颞下颌关节强直

【概述】

颞下颌关节强直(ankylosis of temporomandibular joint)是指由于关节本身的病理改变而致的关节活动丧失,主要临床表现为开口困难或完全不能开口。纤维性强直患者可以稍有开口活动,而骨性强直则几乎完全不能开口。儿童时期发生关节强直者,因影响下颌骨的发育,可致小颌畸形及关节紊乱,成年人或青春发育期之后发生关节强直者,可无明显颌骨畸形。

【影像学表现】

纤维性强直X线表现为关节骨性结构不同程度的破坏,形态不规则。虽然关节间隙模糊不清,但仍然可以辨别。骨性强直可见正常结构形态完全消失,无法分清髁突、关节窝、颧弓根部的形态及其之间的界限,而由一个致密的骨性团块所代替。病变广泛者可累及乙状切迹、喙突和颧弓,而于下颌升支侧位片上显示为T形骨性融合。儿童罹患本病,可影响颌骨发育形成颌骨畸形,X线检查可见有升支短小,角前切迹加深,发生于下颌升支高处等。常可见喙突伸长、受累侧颌骨水平部变短小等。

【诊断与鉴别诊断】

①咀嚼肌群痉挛:可造成较严重的开口困难,但一般均在咬肌、颞肌等部位出现压痛,而且经治疗、肌痉挛一旦解除后,开口困难即可消失。X线检查一般无阳性发现。②关节外强直:常有坏疽性口炎或上颌骨较广泛的损伤史。多伴有口腔颌面部软组织瘢痕挛缩或缺损畸形,因为不是发生在关节内,故可称此种疾患为关节外强直。主要临床症状亦为开口困难或完全不能开口。X线检查可见关节骨性结构和关节间隙无重要异常征象。颌间瘢痕有骨化者,在颧骨后前位片上可见颌间间隙变狭窄,其中有密度增高的骨化影像。严重患者可形成上、下颌间广泛的骨性粘连。③肿瘤:颞下窝、翼腭窝、上颌窦后壁的肿瘤以及鼻咽癌和颞下颌关节的肿瘤均可导致较严重的开口受限,需注意鉴别。但肿瘤所致开口困难多伴有其他相应临床症状,如三叉神经分布区麻木、鼻塞、鼻出血、听力下降等,而且X线检查常可见受侵处骨破坏及软组织包块等,在检查时认真询问病史可有助鉴别。CT和MRI显示肿瘤的大小、部位十分准确,在鉴别诊断上的意义较大。④喙突过长及喙突骨瘤或骨软骨瘤:喙突过长及喙突骨瘤或骨软骨瘤可能引起开口困难,因为其在运动过程中受到颧牙槽嵴部位的阻碍,而引起开口受限。拍摄华特位及升支侧位体层片有助于明确诊断。

六、颞下颌关节脱位

【概述】

颞下颌关节脱位(dislocation of temporomandibular joint)是指髁突脱出关节凹之外而不能自行复位的情况。按部位可分为单侧脱位和双侧脱位;按性质可分为急性脱位、复发性脱位;按髁突脱出的方向、位置又可分为前方脱位、后方脱位、上方脱位及侧方脱位,后三者主要见于较重的创伤。临床上以急性和复发性前脱位较为常见。

【影像学表现】

前脱位一般凭临床病史及检查即可确定诊断,不必一定作X线检查。在临床诊断有困难时,可以拍摄许勒位片。可见髁突脱出至关节结节的前上方,不能复位。后方脱位、上方脱位及侧方脱位可根据在许勒位、下颌后前位片髁突脱出的方向确定。必要时可拍摄关节体层片或进行CT检查。

七、颞下颌关节肿瘤

【概述】

颞下颌关节肿瘤(tumors of temporomandibular joint)在临床上并不多见,但在颞下颌关节病鉴别诊断中占有重要位置。良性肿瘤包括髁突骨瘤(osteoma of condyle)、骨软骨瘤(osteochondroma)及滑膜软骨瘤病(synovialis chondromatosis)等;其中以髁突骨瘤及骨软骨瘤较为多见,而滑膜软骨瘤病则极为罕见。恶性肿瘤中较为常见的为转移性肿瘤。原发性颞下颌关节恶性肿瘤以骨肉瘤(osteosarcoma)、滑膜肉瘤(synovialis sarcoma)及软骨肉瘤(chondrosarcoma)相对较为常见。

【影像学表现】

髁突骨瘤及骨软骨瘤,许勒位片常表现出关节窝空虚,髁状突脱出。髁突经咽侧位、关节侧位体层片常可显示髁突上有明确的骨性新生物,与髁突相连。骨性新生物可为完全致密性的骨性突起,亦可表现为外有密质骨覆盖,中间松骨质与髁突松骨质相通连。在髁突骨软骨瘤表面有明显软骨成分增生时,做关节下腔造影可见在下腔造影剂与髁状突之间有一低密度间隙,而在髁状突骨瘤时,则不存在这一较宽的低密度影像带。

滑膜软骨瘤病患者,许勒位或关节侧位体层片常显示髁状突前下移位,关节间隙明显增宽。在关节内存在骨化较好的游离体时,则可见在关节腔内有数个不同大小的类圆形致密影像。髁状突常有不同程度的破坏,在髁状突经咽侧位及关节侧位体层片可以清楚地显示。关节造影检查可见明确的造影剂充盈缺损,并常伴有上、下腔穿通X线征象,但亦可表现为一类似关节盘肥厚的改变。对于此瘤,磁共振检查可提供更多、更可靠的诊断资料,如关节囊明显扩张、囊壁组织增厚及在增生的软组织内有散在的游离体所显示的低信号影像等;亦可表现为类似关节盘肥厚影像,但信号明显增强,且其中可见散在游离体低信号影像。

髁状突巨细胞修复性肉芽肿(giant cell reparative granuloma)是一种少见的病变,髁状突膨大呈囊腔样改变,关节窝、关节结节骨质可以受累或破坏,关节间隙变窄消失等。CT检查往往可以更清楚地显示病变的范围和骨质破坏的程度,并常可见肿瘤组织有明显的增强现象,表明肿瘤血运丰富。

原发性关节恶性肿瘤如滑膜肉瘤、骨肉瘤等早期可无明显阳性X线征象,或仅有关节间隙增宽等,甚易误诊为颞下颌关节紊乱病。在中晚期则可出现广泛骨质破坏。颞下颌关节转移瘤可由其他部位恶性肿瘤经血行转移而来,也可由腮腺、外耳道及中耳的恶性肿瘤波及。主要X线表现为关节骨性结构的破坏性改变。

【诊断与鉴别诊断】

在临床上应特别注意颞下颌关节肿瘤的诊断,特别是关节的恶性肿瘤。由于其早期临床表现与颞下颌关节紊乱病颇为相似,极易造成误诊。当患者存在原因不明的重度开口受限、面部感觉异常、听力下降、鼻出血、关节局部肿胀等表现时,应特别注意关节内外肿瘤如鼻咽癌、胆脂瘤等的可能性。进行全面的影像学检查,对于早期发现肿瘤有重要意义。对于髁突骨瘤的诊断主要依靠普通X线检查,如曲面体层片、

关节正、侧位体层摄影等;对于疑为髁突骨软骨瘤者可行关节下腔造影检查;对于滑膜软骨瘤病的检查,除普通X线检查外,CT和MRI具有重要意义。对于破坏广泛的关节恶性肿瘤,CT、MRI检查可更有利于观察病变侵犯的范围及其与毗邻结构的关系。

第八节 牙及牙周病变

一、龋病

【概述】

龋病(dental caries)是牙硬组织发生慢性进行性破坏的一种疾病,是人类的常见病、多发病之一。在各种疾病的发病率中,龋病位居前列,其患病率和发病率都很高。经多年的统计资料显示,我国龋病患病率基本稳定在40%左右。

【X线表现】

1. **浅龋** 只累及牙釉质或牙骨质。发生于颌面或窝沟者,临床检查就可发现,一般不需要作X线检查。对于邻面牙颈部的龋坏,需用X线检查。浅龋表现为圆弧形的凹陷缺损区,边缘不光滑,其范围一般较小。牙颈部是龋病的好发部位之一,但在X线片上所显示的影像往往与正常牙颈部釉牙骨质交界处所形成的三角形密度减低区发生混淆,需认真区别。正常牙颈部所形成的低密度区边缘清楚,相邻多数牙可呈现相同的影像。读片时应仔细观察。

2. **中龋** 龋病已进展至牙本质浅层,X线片可清楚地显示病变。有的表现为圆弧凹陷状牙硬组织缺损;有的表现为口小底大的倒凹状的缺损。由于中龋时牙髓组织受到激惹而产生保护性反应,在龋洞底壁邻接髓室壁有修复性牙本质形成,故洞底的边界清楚。

3. **深龋** 龋病进展至牙本质深层,接近牙髓室甚至与牙髓室相通,临床上可见很深的龋洞。X线检查的目的是了解龋坏的程度,是否伴有根尖周炎症。对于邻面深龋和有些隐匿性龋洞,X线检查显得更重要。片上可见到较大的龋洞,龋洞底与髓室接近,髓室角变低,髓室变小(ER3-7-6)。有的龋洞与髓室间有一薄层清晰的牙本质和继发牙本质影像,提示尚无穿髓;当龋洞与髓角或髓室相融合则提示已穿髓。但是单从X线片确定龋坏的深度及是否穿髓并不十分准确可靠,须结合临床检查确定。由于投照原因,牙在X线片上显示的是一个平面重叠图像,在诊断时往往会将未穿髓者误认为穿髓;反之,也可因穿髓处被颊或舌侧尚存的正常牙硬组织所掩盖而显示不清。

ER3-7-6 龋病

龋病治疗后,窝洞周围牙体组织又发生龋坏,称为继发龋,须经 X 线检查确诊。X 线片上可显示在金属充填物下方,牙硬组织破坏形成密度减低的不规则的窄缝,边缘常不光滑。在观片时要注意和区别金属充填物下方的垫底材料,因为这些材料往往是透射性的,X 线表现为低密度影像。

二、牙髓病

牙髓病是指所有牙髓组织的疾病,包括牙髓充血、牙髓炎、牙髓变性、牙内吸收和牙髓坏死。X 线检查仅对牙髓钙化(pulp calcification)和牙内吸收(internal resorption of tooth)有诊断价值。

(一)牙髓钙化

【概述】

牙髓组织血液循环较差,髓室随年龄增长其内层继发性牙本质也逐渐增多而致髓室变窄,根尖孔也逐渐变小,引起牙髓内血液循环减少,加之受各种理化因素刺激,牙髓组织发生代谢障碍,细胞变性,纤维成分增多,牙髓活力降低,引起牙髓变性。牙髓变性后钙盐沉积,形成大小不等的沉积物,填塞于髓室中。牙髓钙化有两种形式,一种是髓石形成,另一种是弥散性钙化。前后牙均可发生。髓石可有不同的形状,后牙多表现为游离在髓室内的类圆形物,前牙表现为条状或针状;弥散性钙化则表现为沙砾状布满髓室内。一般无临床症状,常常是 X 线摄片偶然发现。极少数患者可因髓石压迫牙髓神经引起放射性疼痛,有的可表现为急性牙髓炎疼痛症状。

【X 线表现】

牙髓钙化分为局限型和弥散型两种类型。局限型髓石与髓室形状有一定关系。后牙髓室呈四方形,髓石往往表现为大小不一的圆形或卵圆形的致密影。髓石可游离于髓室内,也可附着于髓室壁。前牙髓石可呈条状或针状充满于髓室及根管内,其周围有线状低密度影像围绕。

弥散性牙髓钙化表现为正常髓室及根管影像完全消失,不能辨别出髓室界限。有的髓室尚可见,但变得很细,这种情况通常影响牙髓和根管治疗。

(二)牙内吸收

【概述】

牙内吸收是由于牙髓受到不良刺激后,牙髓组织发生肉芽性变,其内产生破骨细胞而引起髓室内牙本质吸收。一般由创伤或慢性炎症等刺激所引起,但在作过活髓切断术或再植术的牙也可发生牙内吸收。一般无自觉症状,少数可出现类似牙髓炎的疼痛症状。以上前牙多见,后牙也可发生。当牙本质吸收程度较重时,牙硬组织变薄,肉芽组织的颜色可透到牙表面而呈粉红色,严重时可发生病理性牙折断。

【X 线表现】

患牙髓室扩大,呈圆形或卵圆形或不规则形密度减低的透影。发生于根管者,有长短不一、粗细不均沿根管的扩大影,髓室壁或根管壁变薄。可伴有根尖吸收和根尖周感染,甚至发生折断。

三、根尖周疾病

根尖周病是指根尖周及其周围组织所发生的病变,包括根尖周肉芽肿、根尖周脓肿、根尖周囊肿等。根尖周疾病 X 线检查十分必要,能确定病变的性质、程度及范围,有助于治疗方案的制定。

(一)根尖周炎

根尖周炎(periapical periodontitis)常常是由牙髓感染、牙髓坏死,细菌及毒素通过根尖孔,引起根尖周组织发炎。此外,外伤及化学刺激也可表现为急性和慢性炎症。

1. 根尖周脓肿

【概述】

根尖周脓肿(periapical abscess) 分为急性和慢性两种。最初只局限在根尖孔附近的牙周膜中,继续发展则向牙槽骨扩散,造成骨质破坏,最后达到骨膜下,穿破骨膜、黏膜,脓液排出,转为慢性炎症。如治疗不彻底或全身抵抗力下降时又会再发展为急性炎症。

在急性浆液性阶段,主要表现为咬合痛。初期只有不适、牙早接触,用力咬合时还可缓解;当病变进一步发展,牙周膜内有血液淤积,咬合时疼痛加重,出现自发性疼痛,呈持续性、搏动性痛,有明显叩痛。此时可有明显的全身症状出现。当转化为慢性炎症时,自觉症状就不明显。有时感患牙不适,咬物痛,牙龈上可出现瘘管。牙可变色,无活力。

【X 线表现】

急性期早期 X 线检查根尖周骨质无明显改变,有时牙周膜间隙稍微增宽,骨质稀疏;随病情发展,可见以病源牙为中心,骨质破坏程度较重,呈弥散性破坏,边界不清。慢性期在根尖区呈一边界清楚,边缘不光滑的小范围骨质破坏的低密度区,骨硬板消失,病变一般较局限,外围可有骨质增生反应。

2. 根尖周肉芽肿

【概述】

根尖周肉芽肿(periapical granuloma)是由于炎性牙髓、坏死牙髓的感染扩散,经根尖孔缓慢刺激根尖周,一开始就作为一种慢性过程而发病。极少数也可能由急性根尖周炎转变而来。它是慢性根尖周炎的主要病变类型。

根尖周肉芽肿为附着于根尖部的一团肉芽组织,一般约绿豆大小,周界清楚,外有纤维组织包绕,且与牙周膜连续,拔牙时可一同拔除。一般无自觉症状,初期症状可在叩诊时有不适感,有时感牙伸长,偶有轻微疼痛。如有牙髓坏死分解,则牙有变色。

【X线表现】

在病源牙的根尖、根侧方或根分叉有圆形或卵圆形的密度减低区,病变范围较小,直径一般不超过1cm,周界清楚,无致密的骨壁线。病变周围的骨质正常或稍变致密。

(二)致密性骨炎

【概述】

致密性骨炎(osteitis condensans)是根尖周组织受到轻微缓慢的低毒性因素刺激产生的一种骨质增生的防御性反应。多见于青年人,下颌第一磨牙多见,常有较大的龋坏,一般无自觉症状。

【X线表现】

患牙根尖区骨小梁增多增粗,骨质密度增高,骨髓腔变窄甚至消失。与正常骨组织无明显分界。根尖部牙周膜间隙可增宽,根尖无增粗膨大。

(三)牙骨质增生

【概述】

牙骨质增生(hypercementosis)是由于轻度慢性刺激,成牙骨质细胞活跃,产生继发性牙骨质,沉积在被感染牙根尖的边缘及正常牙周膜处。可由慢性炎症、创伤或其他一些不明原因刺激所致。常见于龋病、牙周病及咬合创伤的牙。有时因拔牙困难、牙萌出困难或其他原因拍摄X线片时偶然发现。

【X线表现】

由于增生的牙骨质沿牙根不断沉积,使牙根变粗增大。如仅位于根尖周,则表现为根尖呈球状增生;如波及整个牙根,则牙根体积膨大,牙周膜间隙消失,与牙槽骨发生粘连。

四、牙发育异常

由于全身或局部因素引起牙在生长发育过程中的障碍,造成牙发育异常。包括形态、结构、位置及数目等的异常。

(一)牙体形态异常

1. 畸形中央尖

【概述】

畸形中央尖(central cusp)为颌面中央窝处有一额外的锥形牙尖,常为对称性发生。多见于下颌前磨牙或上颌前磨牙,磨牙偶尔可见。

【X线表现】

新萌出的畸形中央尖,牙尖无磨损,片上可显示颌面中央窝处有一突出的小牙尖。大多数患者的中央尖都在咀嚼过程中发生磨耗和破损,导致牙髓和根尖周感染,造成根尖发育障碍。片上显示牙根变短,髓室根管粗大,牙根不能形成,根尖孔扩大呈喇叭形,常伴根尖周感染。

2. 畸形舌侧窝、畸形舌侧尖、牙中牙

【概述】

畸形舌侧窝(invaginated lingual fossa)、畸形舌侧尖(talon cusp)、牙中牙(dens in dente)是一种常见的发育畸形,统称为牙内陷。由于发育时期成釉器在某些因素影响下出现突出或内陷,伸入牙乳头中,而形成畸形。牙内陷多见于上颌侧切牙。表现为体积增大的圆锥形牙,少数可呈较小的锥形牙。根据牙内陷的深浅程度及形态变异,可分为畸形舌侧窝、畸形舌侧尖和牙中牙。畸形舌侧窝是最轻的一种,在牙冠舌侧窝处形成一囊状深陷的窝沟;舌侧窝与舌侧沟可同时出现,由舌侧越过舌隆突,向根方延伸,甚至有的将牙根分裂为二,形成一个额外根;畸形舌侧尖是除舌侧窝内陷外,舌隆突呈圆锥状异常突起,形成一小牙尖如指状,牙中牙是牙内陷最严重的一种,舌侧窝纵形裂沟深陷,加之突起的指状牙尖,形成类似牙中牙的改变。

【X线表现】

牙内陷表现为牙体形态异常,多呈圆锥状,有的体积增大,有的过小,牙根常变粗壮。舌隆突特别突出隆起,片上显示为与牙冠重叠的密度增高的小牙尖,为畸形舌侧尖。如果舌隆突异常突起,同时在舌侧窝出现一透射的纵形裂沟,可将舌隆突一分为二,甚至可达根尖,为畸形舌侧窝。当舌侧窝向髓腔陷入过深,由于釉质密度较高,在牙中央形成一类似小牙的结构与患牙重叠,故称为"牙中牙"。常伴有根尖周感染。

3. 融合牙

【概述】

融合牙(fused tooth)由两个正常牙胚相互融合而成。可分为牙冠融合、牙根融合和冠根融合。无论在什么部位发生融合,其牙本质是通连的。

【X线表现】

根据融合牙融合的程度可分为完全性和不完全性融合。完全性融合者是在两个牙钙化完成之前形成，显示牙冠和牙根融合形成一个巨大畸形牙。不完全融合则是牙冠或牙根发生融合，牙冠融合表现为两个根管，牙根融合则表现为合二为一的粗大根管。融合牙可伴根尖周感染。X线检查主要是确定融合的方式、根管情况及根尖是否伴有炎症。

4. 牙根异常

【概述】

牙根异常是指牙在发育期间受到某种因素刺激而造成牙根数目和形态异常。

【X线表现】

多见于恒磨牙，尤其第三磨牙变异较大。有时为一个融合根，有时为两个根或三个根，甚至为四个根，根的长度及弯曲度可不相同。一般可见围绕牙根有双重牙周膜影像，据此可判定牙根的数目。牙根形态异常可发生于任何牙，多表现为牙根短小，呈杵状。有的双尖牙或前牙仅表现为牙根弯曲。

（二）牙结构异常

1. 釉质发育不全

【概述】

牙发育期间，由于全身或局部的原因使牙釉质发育受到障碍而造成釉质基质不能形成或已形成基质不能及时矿化，致使形成永久性釉质缺损。釉质发育不全（enamel hypoplasia）可出现在个别牙、部分牙甚至全口牙。轻症者釉质形态基本完整，仅为色泽和透光度改变，呈白垩色或黄褐色；重症者牙冠表面缺损、不光滑，呈沟、窝状或蜂窝状改变，甚至无釉质覆盖。牙易被磨损和发生龋坏，且进展快，导致牙过早缺失。

【X线表现】

患牙比正常牙的釉质薄，X线片上显示牙冠部密度减低，牙冠磨耗变短小，与邻牙触点消失；严重者由于釉质缺损，牙冠表面不平整，密度不均匀。牙根、牙周膜间隙、硬板、髓腔等无异常改变。

2. 遗传性乳光牙本质

【概述】

遗传性乳光牙本质（hereditary opalescent dentin）又称牙本质发育不全。本症为常染色体显性遗传，无性连锁。可在一家族中连续出现几代。乳、恒牙均可累及。男女发病率相同。其外观色泽变化有差异，有的呈灰色、有的呈紫棕色或黄棕色等，但均表现一种特殊半透明或乳光的色彩。釉质容易从牙本质表面脱落，致使牙本质暴露、磨损，牙冠变短。

【X线表现】

由于牙冠严重磨损，牙冠变短小，邻牙间隙增大。

牙本质在髓腔侧的不断形成，致使髓室和根管部分或全部闭塞。此点为本病的特点，也是与牙釉质发育不全的区别点。

（三）牙数目异常

1. 额外牙

【概述】

额外牙（supernumerary）又称多余牙。除20个乳牙及32个恒牙外所有的牙都称为额外牙。额外牙可发生于颌骨任何部位，上前牙区多见。数目不等，可为单个，也可为多个。萌出的额外牙多数无一定的牙体解剖形态，常呈圆锥形。可造成牙列拥挤、错位，有的额外牙埋伏阻生于颌骨内。

【X线表现】

额外牙常位于上颌两中切牙之间，呈一较小的圆锥形牙，根短小。未萌出的额外牙，需用X线检查才能发现。X线片上可确定额外牙的数目、位置、形态以及与邻牙的关系。必要时可用定位投照确定额外牙位于唇颊侧或舌腭侧。

2. 先天缺牙

【概述】

先天缺牙（congenital absence of tooth）在临床上并不少见，缺牙数目可多可少，甚至全口无牙。先天缺牙多发生于恒牙列。个别牙缺失多见于上、下颌第三磨牙、上颌侧切牙或尖牙和上下颌第二双尖牙。一般为双侧对称缺失。先天性无牙畸形常伴外胚叶来源的组织发育不全。

【X线表现】

由于缺牙呈对称性，最好采用曲面体层摄影。片上有时可见有乳牙滞留，牙根可以完整或有不同程度吸收。由于牙数目减少，牙排列稀疏不齐，邻牙间隙增宽。先天性无牙畸形，乳、恒牙均可缺失或恒牙胚全部缺失。由于无咬合功能，牙槽嵴低平，但下颌骨长度仍正常。

（四）阻生牙

【概述】

由于位置不够，或周围存在阻力，牙不能萌出正常位置者，称为阻生牙（impacted tooth）。下颌和上颌第三磨牙阻生最为多见，常引起冠周炎，甚至造成间隙感染。上颌尖牙、切牙也可阻生。此外，额外牙也以阻生的方式出现。一般都不会出现临床症状。

【X线表现】

X线检查可以显示阻生牙的下述重要信息，对诊断和治疗非常重要。①阻生牙的位置：是低位或高位阻生；部分或完全阻生；软组织内阻生或骨内阻生。②阻生牙的方向：如前倾、水平、垂直、侧向或颊舌向阻生。③阻生牙本身状况：如有无龋坏、龋坏程度及根尖有无炎症。④阻生牙与邻牙的关系：邻牙是否与阻生牙位置紧密，是否有龋坏或根尖周感染，牙槽骨的吸收程度，牙根尖是否吸收。⑤牙根数目及形态：牙根有无弯曲，是否增生肥大，牙根与颌骨有无粘连，牙根分叉的大小，牙根长短粗细，牙根与下牙槽神经管的距离等。⑥磨牙后间隙大小的测量，有利于正确判断凿骨增隙的多少。

五、牙周炎

【概述】

牙周炎（periodontitis）是常见疾病，发病率很高，国内的发生率达 50%~60% 以上。随年龄增加其发病率呈增高趋势，而且病变严重程度也随之增加。病变常侵犯一组牙或全口牙的牙周组织，以下前牙和磨牙区发病最多。牙周炎有多种分类方法。现在国内意见比较一致的分类方法是将牙周炎分为：①成人牙周炎；②青少年牙周炎——局限性、弥漫性；③快速进展性牙周炎；④青春前期牙周炎；⑤伴有全身疾病的牙周炎。

【X 线表现】

牙周炎主要表现为牙槽骨吸收，牙槽骨骨纹变细、稀疏紊乱，硬板模糊、消失或增厚，牙周膜间隙增宽或缩窄，甚至消失，牙根可有吸收或牙骨质增生等改变。牙周炎所引起的牙槽骨吸收常表现为三种类型：

（1）牙槽骨水平型吸收：表现为多数牙或全口牙的牙槽骨从嵴顶呈水平方向向根尖方向高度减低，吸收程度比较均匀一致。早期表现为牙槽嵴顶骨硬板变模糊、消失，继而前牙区牙槽嵴顶由尖变平，后牙区牙槽嵴顶由梯形变成凹陷，其边缘模糊粗糙呈虫蚀样。随着疾病的进一步发展，牙槽骨逐渐向根尖方向吸收。其吸收程度与牙周炎的严重程度相关。

（2）牙槽骨垂直型吸收：表现为局部牙槽骨或个别牙的一侧牙槽骨，沿牙体长轴方向向根端吸收。病变早期造成牙槽骨壁吸收，骨硬板消失，牙周膜间隙增宽。随病变程度的进一步加重，牙槽骨吸收明显，呈楔形、角形，严重者可包括整个牙根，呈弧形吸收，可见牙根大部或全部位于软组织内。此型多见于第一磨牙和前牙，往往是由于咬合创伤所致。

（3）表现为牙槽骨在水平型吸收的基础上，又同时伴有个别牙或多数牙槽骨的垂直吸收：由于水平吸收造成牙松动，正常或过大的咬合力量使牙向侧方移动，造成牙槽骨侧方创伤形成垂直吸收，多见于牙周病晚期。

牙槽骨吸收的程度按其吸收量多少分成轻度、中度和重度，常以牙槽骨的高度和牙根长度的比例来表示，如吸收至根长的 1/3、1/2、2/3 等。测定牙槽嵴高度，正常一般是以该牙邻面的釉牙骨质界为参考标准。X 线片上以牙颈缩窄处稍下 1mm 为标记。

（一）成人牙周炎

【概述】

成人牙周炎（adult periodontitis）分为单纯性和复合性两种，临床上较常见。由长期存在的慢性龈炎向深部牙周组织扩展而引起。致病的局部因素主要有牙石、菌斑、食物嵌塞、不良修复体等。目前尚未发现全身因素直接导致单纯性牙周炎的发生。

牙周炎患者除有牙周袋形成、牙龈炎症、牙槽骨吸收和牙松动四大症状外，晚期常可出现其他伴发症状，如牙移位、食物嵌塞、逆行性牙髓炎、继发性颌创伤等。

【X 线表现】

单纯性成人牙周炎主要表现为水平型牙槽骨吸收。吸收程度随牙周炎的轻重度而异，一般牙槽骨吸收达牙根的 1/3~1/2，牙槽嵴顶的密质骨消失，前牙槽嵴变平，后牙呈凹陷状，且牙槽嵴边缘不光滑，上部骨纹稀疏紊乱。硬板和牙周膜间隙改变不明显。当成人牙周炎的晚期并伴有咬合创伤时，不仅牙槽骨吸收程度加重同时有部分牙的牙槽骨出现垂直吸收，硬板和牙周膜间隙消失或增宽，可见龈下牙结石。

（二）青少年牙周炎

【概述】

青少年牙周炎（juvenile periodontitis）主要发生于青春期至 25 岁的年轻人。女性多见。局限型病变主要波及切牙和第一磨牙；弥散型则累及全口牙周组织。临床上，患者早期即出现牙松动、移位、伸长，邻牙间形成间隙，切牙呈扇形排列，食物嵌塞明显，可造成咬合错乱。检查可发现有深而宽的牙周袋形成，且多为骨下袋。易于继发感染，牙周溢脓。伴有龈炎，牙石和食物残屑堆积较多，促使炎症加重，使牙周组织的破坏加速。

【X 线表现】

青少年牙周炎 X 线表现为全口或多数牙的牙槽骨骨硬板模糊不清或消失及牙槽骨的吸收。分为局限型和弥散型。

局限型主要表现为切牙区和磨牙区的牙周组织破坏，常累及 12~14 个牙。未受累的区域，牙槽骨的改变不明显。牙槽骨吸收呈显著对称性改变，吸收方式表现为混合型，但垂直吸收显著。前牙区多呈楔形、角形、斜形吸收，磨牙区以弧形和漏斗形多见。吸收程度较重的可从磨牙近中至远中的根尖或根尖下，显示为牙浮在软组织中，最多发生于上、下颌第一磨牙，这可能与第一磨牙承受的咬合力量最大、最集中有关;而切牙区牙槽骨较为薄弱,其吸收程度也比较严重。

弥散型主要表现为全口牙槽骨广泛吸收,骨小梁紊乱模糊、骨髓腔增大,牙周膜间隙增宽,骨硬板消失。青少年牙周炎还可见到牙移位、排列不齐或错乱,邻牙间隙增大,个别牙伸长。正常咬合力或过大的咬合力都可导致咬合创伤,加重牙周组织的破坏。

(三) 快速进展性牙周炎

快速进展性牙周炎(rapidly progressive periodontitis)是指在连续一段时间内观察到病情进展迅速,破坏严重,疗效欠佳的一种牙周炎。

本病发病年龄在青春期至 35 岁之间,病变为弥散型,累及大多数牙,某些病例以前有过青少年牙周炎病史。牙槽骨骨质的破坏严重且快速,然后破坏过程自然停止或显著减慢,多数患者具有中性粒细胞及单核细胞的功能缺陷。可伴有全身症状。X 线检查可作为对照观察,了解骨质破坏情况。如能在连续一段时间内观察,可见牙槽骨吸收进展迅速,而第一磨牙和切牙区的牙槽骨吸收并不比其他处牙槽骨吸收严重。

(四) 青春前期牙周炎

青春前期牙周炎(prepuberty periodontitis)较罕见。初起于乳牙萌出期,病因不明。临床上可分为弥散型和局限型两种。一般认为,儿童不发生牙周炎,但近年来的研究发现,儿童亦可以发生。

弥散型在临床上表现为牙龈重度炎症,牙槽骨破坏速度很快,牙松动甚至自动脱落,患者常伴中耳炎、皮肤及上呼吸道反复感染。所有乳牙均被波及,外周血的中性粒细胞和单核细胞功能低下,X 线检查可发现牙槽骨呈不同程度的吸收。局限型只侵犯少数乳牙,部位不定,不伴有全身症状,骨破坏的速度比弥散型缓慢。

(五) 伴有全身疾病的牙周炎

由于全身性疾病伴有或导致严重而迅速的牙周组织破坏,可归为此类。但严格地说,这组疾病不属于一般所指的牙周炎范畴。

1. 掌跖角化-牙周破坏综合征(syndrome of hyperkeratosis palmoplan and periodontosis, Papillon-Lefevre syndrome)　其特点是手掌和足跖部的皮肤过度角化,牙周组织严重破坏。病变常在 4 岁前出现。皮肤损害包括手掌、足底、膝部及肘部。约有 25% 的患者有身体其他部位感染,智力发育正常。牙周袋壁有明显的慢性炎症,主要为浆细胞浸润,破骨细胞活动明显,患牙根部牙本质非常薄。X 线检查见牙根细而尖,表明牙骨质发育不佳,牙槽骨吸收破坏明显。

2. 糖尿病型牙周炎　目前普遍认为糖尿病本身并不引起牙周炎,只是由于本病降低了机体对牙周局部刺激因子的抵抗力,使牙槽骨加速吸收,组织愈合缓慢,并反复出现牙周脓肿。患者在 12 岁以后即可发生牙周炎,19 岁后发生率明显增高,其 X 线表现与青少年牙周炎类似,以切牙区和磨牙区较重,随年龄增大,病变可扩展到其他部位。

六、牙体损伤

牙体损伤包括暴力突然作用于牙齿上所致的急性牙外伤,以及较弱的外力缓慢而较长时间地作用于牙齿上所致的慢性损伤。

(一) 牙外伤

1. 牙脱位

【概述】

牙脱位(tooth dislocation)是指由于外力使牙向咬合方或根方自牙槽窝内脱出或嵌入,致牙不在同一个平面上,妨碍正常咬合,影响咀嚼和美观。

【X 线表现】

轻度咬合向脱位者,显示牙周膜间隙增宽,切缘超出正常邻牙切缘。重者牙从牙槽窝内脱出,造成牙缺失。嵌入性牙脱位,牙周膜间隙消失,切缘低于正常邻牙的切缘,有时伴牙槽骨骨折。

2. 牙折

【概述】

牙折由直接外力所致,前牙多见,外力的大小、方向决定牙折的部位和程度。按解剖部位可分为冠折、根折和冠根联合折。按折线方向可分为水平、垂直和斜行折断。冠折见牙冠硬组织有不同程度缺损,根折发生越接近于牙颈部,牙松动越明显。外力大时,后牙也可发生牙折。

【X 线表现】

冠折在临床检查时容易发现,常造成牙硬组织的缺损,如冠折位置较低,可致牙髓暴露。如后牙牙冠折断为颊舌向,X 线片可清楚显示折线;如为近远中向时,X 线很难显示。根折的判定必须通过 X 线片检查,了解有无根折、折断的部位、方向、数目及周围情况。根折多见于距根尖的 1/2 或 1/3 处。牙折线在 X 线片上表现为不整齐的细线条状密度减低影,断端之间可微有错位。根折后较长时间才在 X 线检查则见断端有吸收而变光滑,线状裂缝宽而整齐。

(二) 楔状缺损

【概述】

楔状缺损(wedge-shaped defect)是临床上常见的疾病。多由于机械力量和酸的作用造成。主要发生于牙冠的唇或颊侧的牙颈部。轻者常有过敏症状,重者可穿髓引起牙髓炎和根尖周炎。

【X线表现】

楔状缺损一般不需要作X线检查。在片上可表现为多数牙牙颈部一横向贯通近远中面的规则或不规则的低密度影像,边缘较整齐。如临床检查已经穿髓或怀疑穿髓,则需拍片检查根尖周的情况。

(三)磨损

【概述】

磨损(abrasion)是指牙硬组织由于机械性的原因而缓慢的磨耗,如夜磨牙症、咬合不良等。轻者仅有牙釉质磨损,可无临床症状,当磨损达牙本质,可出现过敏症状,重者可穿通牙髓。

【X线表现】

牙冠变短,牙尖变低平甚至消失,失去正常的形态,常有继发性牙本质生成,牙髓腔变小,可伴有牙槽骨垂直吸收。

七、牙根折裂

【概述】

牙根折裂是指无外伤史又无牙的病理变化、只发生于后牙牙根的折断,特别多见于第一磨牙的牙根。其病因可能与下列因素有关:①咬合力过大和咬合创伤;②牙周炎;③牙根发育缺陷。

【X线表现】

牙根折裂可表现为纵形、横形和斜形,以纵形多见。早期仅见根管影局部或全部变宽。晚期沿牙根中轴从牙颈部折断并常发生移位,牙根折裂面不光滑,根尖可有吸收。牙根折裂常伴有弧形、楔形的牙槽骨吸收,甚至整个牙根游离于软组织中。

第九节 舌和口底病变

一、舌癌

【概述】

舌癌(carcinoma of tongue)是口腔颌面部常见的恶性肿瘤,多数为鳞状细胞癌,好发于舌缘,其次为舌尖,舌背及舌根。病变恶性程度高,浸润强,常累及舌肌,晚期可蔓延至口底、颌骨、舌腭弓及扁桃体。肿瘤易发生淋巴和血液循环转移。舌前部癌多转移至颌下、颏下及颈深淋巴结;舌根癌易转移至颌下、颈深、茎突后及咽后淋巴结。血液循环转移一般多至肺部。病变的临床类型包括溃疡型、浸润型和外生型,其中以溃疡型和浸润型常见。

【影像学表现】

CT/MRI:病变表现为类圆形或斑片状软组织肿块或结节,CT平扫为稍低密度,边界常不清楚。MRI的T_1WI为低信号,T_2WI为高信号。增强扫描,肿瘤常呈不规则或环状强化。舌缘癌多见于舌外侧中后1/3交界处。肿瘤向内延伸,首先侵犯舌骨舌肌-茎突舌肌复合体,然后累及颏舌肌、舌隔和对侧舌。纤维舌隔对肿瘤的蔓延有屏障作用。因此,一侧深部的舌癌常致舌中隔向对侧偏移,而直接累及导致其消失者出现较晚。部位表浅的肿瘤因无舌隔阻挡,早期即可越过中线累及对侧。发生于中线部位的舌癌可直接侵犯舌隔累及双侧。正常舌根在CT和MRI横断面上显示为一软组织球形影。舌根癌时,该球形影失去类圆形外观,边缘变不规则,内可见异常密度或信号的软组织肿块。肿瘤侵犯口底时舌下间隙脂肪影消失,舌血管受压、移位或包埋(ER3-7-7)。舌中1/3的病变常侵犯侧口底,后1/3病变除可累及口底外,还常累及腭舌沟和腭扁桃体。舌侧缘癌易累及牙龈和下颌骨,CT和MRI可显示骨质的破坏和周围的软组织肿块。临床常规检查易发现舌表浅部位的癌灶,但肿瘤对深部结构的侵犯则难以发现。CT和MRI可显示肿瘤的深部侵犯情况,特别是尚无明显临床症状时。此外,两种检查方法对于显示肿瘤的颈淋巴转移很有价值。

ER3-7-7 舌癌

二、口底癌

【概述】

口底癌(carcinoma of floor of mouth)系指原发于口底黏膜的癌,以中分化鳞癌为多,早期常发生于一侧或中线两侧,多数起自于中线前份约2cm范围内,发生于口底后部者恶性程度较前部为高。病变早期常为溃疡型,以后向深层浸润,可累及舌体、牙龈、咽前柱、下颌骨、舌下腺和颌下腺。穿过下颌舌骨肌可侵犯颏下和下颌下间隙。淋巴转移出现较早,常至颏下、颌下及颈深上淋巴结。

【影像学表现】

CT/MRI:肿瘤表现为口底部软组织肿块,CT上呈稍低密度,MRI的T_1WI上为低、等信号,T_2WI上为高信号,增强扫描有强化。病变部位口底脂肪组织常消失。当邻近肿瘤的舌血管在增强扫描上不显影,或明显受压移位、被包埋时,为血管神经束受累征象。相邻下颌骨受累表现为皮质中断,不规则骨质缺损,髓腔膨大,颊侧软组织肿块形成等。前口底癌易累及下颌联合,病变可穿破骨质在口腔前庭形成肿块。侧口底癌易侵犯下颌弓,进而可侵及颊肌或咀嚼肌间隙。不同舌外肌的受累与肿瘤的部位有关。前口底癌常侵犯颏舌肌、颏舌骨肌;侧口底癌常累及舌骨舌肌-茎突舌肌复合体。受累肌常边界不清、肿胀和移位,CT上呈稍低密度,MRI 呈长 T_1、长 T_2 信号。下颌舌骨肌受侵犯表示肿瘤从口底延伸至下颌下间隙或颏下间隙。MRI 的多方位和多参数成像对不同部位舌底癌的诊断价值优于 CT。但对下颌骨受累的探查,则各有优点。显示骨皮质的受累,以 CT 敏感;而显示骨髓受累,以 MRI 价值较大。

三、皮样囊肿和表皮样囊肿

【概述】

皮样囊肿和表皮样囊肿(dermoid cyst and epidermoid cyst)是由胚胎发育时期遗留于组织中的上皮细胞发展而形成的囊肿。皮样囊肿壁较厚,由皮肤和皮肤附件所构成,包括上皮细胞、皮脂腺、汗腺和毛发等。如无皮肤附件者,则为表皮样囊肿。病变好发于儿童及青年,多见于口底、颏下正中部位,也常见于眼睑、额、鼻和眼眶。病变常呈圆形,生长缓慢,与周围组织无粘连。位于口底者常推压舌体上抬,可影响语言、吞咽及呼吸功能。

【影像学表现】

CT/MRI:两种病变均表现为口底或颏下正中部的囊性占位。皮样囊肿在 CT 上表现为低密度,边界清楚,CT 值近乎脂肪。MRI 上,因病变内含脂质,T_1WI 和 T_2WI 上均呈高信号,采用脂肪饱和脉冲序列可将其抑制。如囊肿内含有形物质或出血,可形成液-液平面,位于上方的多为脂质,CT 上呈低密度,MRI 的 T_1 和 T_2 像上均呈高信号(ER3-7-8)。表皮样囊肿在 CT 上呈液性或脂肪密度,壁较薄,边界清楚。MRI 的 T_1WI 上可呈高信号,亦可呈低信号,这主要与瘤内的胆固醇及角化蛋白状态有关。T_2WI 上多呈高信号。CT 和 MRI 增强扫描,两种病变均不强化,但伴感染时囊壁可增强。

ER3-7-8　皮样囊肿和表皮样囊肿

四、舌甲状腺

【概述】

胚胎发育过程中,当甲状腺始基下移过程发生障碍,则甲状腺可异位于下降径路的任何部位,最常见于舌根部或盲孔的咽部,形成舌甲状腺(lingual thyroid)。临床上,常表现为舌根部的类圆形肿块,多呈蓝紫色,富含血管,质地柔软,周界清楚。患者常有语言不清,或吞咽、呼吸困难等症状。有时可合并甲状舌管囊肿。正常位置甲状腺可存在,也可完全缺如。

【影像学表现】

CT/MRI:CT 平扫,病变表现为舌根部类圆形稍高密度团块,边界清楚,位置可深在,也可表浅。舌根背侧常膨隆。增强扫描,病灶常呈明显均匀强化,如有正常甲状腺存在,则密度与其一致。MRI 的 T_1WI 和 T_2WI 上,病变均呈稍高信号。核素扫描显示病变为有功能的甲状腺组织。

五、甲状舌管囊肿

【概述】

甲状舌管囊肿(thyroglossal cyst)由甲状腺胚胎发育过程中残存的甲状舌管上皮分泌物聚集所形成,各年龄段均可发生,但更常见于 10 岁以前儿童。囊肿可发生于颈正中线自舌盲孔至胸骨切迹的任何部位,但更多见于舌骨上下方。临床表现为颈中线部位逐渐增大的软组织肿块,多呈圆形,扪诊有波动感,边界清楚。可有吞咽、呼吸或语言功能障碍。继发感染后可自行破溃,形成甲状舌管瘘。

【影像学表现】

CT/MRI:CT 上,病变表现为颈中部舌骨上下区的类圆形囊性占位,呈均质低密度,近似于水,囊壁较薄,边界清楚。如继发感染或出血,密度可升高,边界变得不清晰。增强扫描,囊肿壁可轻度强化。MRI 上,囊肿 T_1WI 上为低信号,T_2WI 上为高信号。术前 CT 和 MRI 检查,范围应包全盲孔至甲状腺峡部整个范围,并充分显示病变与舌骨关系,以利外科彻底治疗,避免囊肿复发。

六、舌下囊肿

【概述】

舌下囊肿(ranula)多见于儿童和青少年。是因舌下腺或小唾液腺管阻塞,或腺体损伤后黏液外漏所形成的黏液性囊肿。囊肿起于舌下间隙内,常为薄壁、单房,可以穿过或绕过下颌舌骨肌突入下颌下间隙、颏下间隙以及颈侧。因此病变可仅位于口底内,也可同时位于口底内外,还可仅位于口底外。后一种情况临床和影像学上易误诊为颌下囊肿、颏下囊肿、腮裂囊肿或囊性淋巴管瘤。病理组织学上,因涎腺导管阻塞而致者,囊壁为腺管上皮;因腺体损伤黏液外漏而形成者,囊壁为纤维肉芽组织和炎症细胞。

【影像学表现】

CT/MRI：囊肿在 CT 上呈均匀低密度单房病灶；MRI 的 T_1WI 上呈低、中等信号，T_2WI 上呈高信号。单纯舌下囊肿多偏于一侧，但也可越过中线突入对侧。同时累及口底内外者，可见病变经口底后部，绕过下颌舌骨肌游离缘，或直接穿过下颌舌骨肌，突入口底下方。单纯位于口底外者，囊肿多见于颌下及颏下间隙，少数可发生于腮腺和胸锁乳突肌附近。冠状位像显示囊肿与下颌舌骨肌关系非常准确，对指导临床正确分型很有价值。

【诊断与鉴别诊断】

舌下间隙内囊性占位，多呈偏侧性，可绕过下颌舌骨肌游离缘，或直接穿过下颌舌骨肌，累及口底外，CT 呈液性低密度，MRI 呈长 T_1、长 T_2 信号，为舌下囊肿的 CT、MRI 主要表现。单纯舌下间隙内或同时累及口底内外的舌下囊肿主要应与上皮样囊肿鉴别。后者多位于口底中部，且因内含脂质成分，CT 上呈较低密度，MRI T_1WI 和 T_2WI 上均呈高信号，与前者表现不同。单纯发生于口底外者，与颌下囊肿、腮裂囊肿以及囊性淋巴管瘤的鉴别较困难。最后确诊有赖于病理学。

（肖家和　魏懿　王虎）

参 考 文 献

[1] 张维新,曹来宾. X 线诊断造影技术. 北京：人民卫生出版社,1986：267-270.

[2] 邱蔚六. 口腔颌面外科学. 2 版. 北京：人民卫生出版社,2008.

[3] 王振常. 中华影像医学：头颈部卷. 2 版. 北京：人民卫生出版社,2011.

[4] 赵堪兴,杨培增. 眼科学. 7 版. 北京：人民卫生出版社,2008.

[5] 郭启勇. 实用放射学. 3 版. 北京：人民卫生出版社,2007.

[6] 鲜军舫,王振常,李强,等. 面神经鞘瘤的影像学研究. 中华放射学杂志,2001,35(7)：487-491.

[7] 汪吉宝,孔维佳,黄选兆. 实用耳鼻咽喉头颈外科学. 北京：人民卫生出版社,2008.

[8] 杨本涛,王振常,王士信,等. 变应性真菌性鼻窦炎的 CT 诊断. 中华放射学杂志,2004,38(8)：834-838.

[9] Wang YZ,Yang BT,Wang ZC,et al. MR Evaluation of Sinonasal Angiomatous Polyp. AJNR,2011：1-6.

[10] 石木兰. 肿瘤影像诊断学. 北京：科学出版社,2003：73-159,191-234.

[11] Conte SB,Kemime DH. Positioning and technique handbook for radiologic technologists. St Louis：The C. V. Mosby Company,1978：213-259.

[12] Madani G,Connor SE. Imaging in pulsatile tinnitus. Clin Radiol,2009,64（3）：319-328.

[13] Carter BL. Computed tomography of the head and neck. New York：Churchill Livingstone,1985：85-100.

[14] Minami M,Kaneda T,Ozawa H,et al. Cystic Lesions of the Maxillomandibular Region：MR Imaging Distinction of Odontogenic Keratocysts and Ameloblastomas from Other Cysts. AJR,1996,166：943.

[15] Agrawal V,Ludwig N,Agrawal A,et al. Intraosseous intracranial meningioma. AJNR,Am J Neuroradiol,2007,28：314-315.

[16] Weber PC,Perez BA,Bluestone CD. Congenital perilymphatic fistula and associated middle ear abnormalities. Laryngoscope,1993,23：160-164.

[17] Hermans R,Vandecaveye V. Diffusion-weighted MRI in head and neck cancer. Cancer Imaging,2007,7：126-127.

[18] Weissman JL,Weber PC,Bluestone CD,et al. Congenital perilymphatic fistula：computed tomography appearance of middle ear and inner ear anomalies. Otolaryngol Head Neck Surg,1994,111：243-249.

[19] Phelps PD. Imaging for congenital deformities of the ear. Clinical Radiology,1994,49：663-669.

[20] Petkovskal L,Petkovska I,Ramadan S,et al. CT evaluation of congenital choanal atresia：Our experience and review of the literature. Australasian. Radiology,2007,51（3）：236-239.

[21] Su CY,Liu CC. Perineural invasion for the trigeminal nerve in patients with nasopharyngeal carcinoma. Cancer,1996,78：2063-2069.

[22] Toyoda K,Kawakami G,Kanehira CH,et al. Enhanced four-detector row computed tomography imaging of laryngeal and hypopharyngeal cancers. J Comput Assist Tomogr,2002,26：912-921.

[23] Reede DL,Bergeron RT. Cervical tuberculous adenitis：CT manifestations. Radiology,1985,154：701-704.

[24] Minami M,Kaneda T,Ozawa H,et al. Cystic Lesions of the Maxillomandibular Region：MR Imaging Distinction of Odontogenic Keratocysts and Ameloblastomas from Other Cysts. AJR,1996,166：943.

第四篇

循 环 系 统

第一章

心脏大血管检查方法

第一节 心脏大血管的普通 X 线检查

心脏位于纵隔内，与两侧胸腔相邻。X 线穿透胸部后，由于心脏与肺组织对 X 线的吸收不同，心脏的边缘与含气的肺组织形成良好的自然对比。因此，在伦琴发现 X 线之后不久，即将其用于心脏检查，以后，随着影像设备的不断改进，心脏的 X 线检查逐渐得到广泛临床应用。近年来，虽然许多医学影像学新技术（包括超声心动图、放射性核素显像、磁共振成像等）相继问世，但是 X 线检查仍以其普及率高、价格低廉、简便易行、观察肺循环敏感、准确和诊断效果好等优点，继续在临床应用。按照检查方法不同，心脏 X 线检查可分为普通 X 线检查和心血管造影两大类，前者又可分为透视和摄影两种。

普通 X 线检查不能直接显示心脏房室瓣、乳头肌和房室间隔等心内结构，不能区分心肌与心包组织，但是可清楚显示心脏和大血管的边缘及轮廓。进行普通 X 线检查，医生可根据心脏大血管边缘和轮廓，判断心脏各房室是否增大，并确定其位置；通过观察心脏大血管边缘的搏动幅度和节律，可准确判断被检查者的心功能状态。普通 X 线检查显示肺循环敏感，能在患者出现临床症状前早期发现肺水肿，及时做出左心功能不全的诊断，使患者得到及时治疗，这也是普通 X 线检查优于其他影像学技术的独到之处。此外，普通 X 线检查还可显示心脏大血管的钙化，根据其所在部位和程度判断其病理意义，有利于多种疾病的诊断与鉴别诊断。

一、心脏 X 线透视检查

进行传统透视检查时，X 线穿透胸部，经人体组织吸收衰减后直接照射在荧光屏上成像；现代设备多应用影像增强器在显示器上观察图像。

透视是心脏大血管 X 线检查的重要手段，通过患者体位转动，可从不同角度观察心脏、大血管轮廓及其搏动状况，有利于显示病变，准确确定病变部位，重点进行病变分析，明确病变与周围结构（如：肺、横膈、胸膜及骨骼等）的关系，必要时还可选取显示病变最佳的位置摄影，以纠正因患者体位不正、吸气不足等因素所致的摄影失真。传统 X 线透视检查以其简便易行、价格低廉、设备普及率高等优点，曾经是心脏大血管影像学检查的首选方法，通常在透视发现异常改变后才进行摄影检查。近年来，超声心动图在临床得到广泛应用，已经取代普通 X 线检查成为心脏大血管的首选影像学检查方法，加之透视使患者所受的 X 线辐射剂量较大，现在国内大多数三级甲等医院已经在门急诊取消心脏大血管的常规 X 线透视，改为直接进行 X 线摄影检查。透视变为一种补充检查手段。

透视下观察，正常人心脏左下缘（左心室）的搏动最强，表现为收缩期快速内收、舒张期逐渐外展，搏动幅度达 2~5mm。左心缘搏动主要与左心室的每搏输出量呈正相关，其次，被检查者的呼吸运动也影响心室的搏动幅度，呼气时搏动幅度加大，吸气时搏动幅度变小。主动脉的搏动幅度较左心缘小，约为 2mm，表现为左心室收缩时主动脉快速向外扩张，舒张时缓慢内收，其搏动幅度与主动脉的脉压呈正相关。肺动脉搏动较主动脉略弱，搏动方式与主动脉相似。右心缘（正常为右心房）仅见微弱搏动。心室与心房、心室与大动脉的搏动方向相反，在一定角度观察，可见相反搏动点，通常可根据相反搏动点的位置，判断心脏各房室的大小和位置。由于食管在心脏后方走行，紧邻左心房，行 X 线心脏大血管透视检查可同时食管吞钡，根据食管压迹的深度和长度来判断有无左心房增大及其程度；正常人两肺门血管无明显搏动。

X 线透视价格低廉、操作简便，曾经是广泛应用于心脏大血管的常规检查方法，但是透视影像欠清晰，检查结果受操作者的经验影响较大，不利于前后两次检查的对比，患者和医生接受的 X 线辐射剂量较大,目前,已经逐步被 X 线摄影和超声心动图所替代。

二、心脏大血管 X 线摄影检查

心脏大血管 X 线摄影有后前位、右前斜位、左前斜位和左侧位 4 个标准位置,通常需要联合应用,传统上主张联合应用后前位、左前斜位和右前斜位,即心脏三位像,但是目前以后前位和左侧位组合最为常用。心脏投照时为减小放大率所致的失真,X 线球管应至少距离胶片-暗盒 2m,所以,心脏 X 线摄影又称远达摄影。4 个标准位置的投照方法如下:

1. **后前位(亦称正位)** 患者直立,前胸壁贴近胶片-暗盒、X 线由后向前水平穿过人体胸部(图 4-1-1)。

2. **左侧位** 患者取侧位,左胸壁贴近胶片-暗盒(图 4-1-2)。

3. **右前斜位** 患者由直立位向左旋转 45°,右肩贴近胶片-暗盒(图 4-1-3)。

4. **左前斜位** 患者向右旋转 60°,左肩贴近胶片-暗盒(图 4-1-4)。

X 线摄影检查使用标准检查位置,便于多次检查的前后对比,所获图像空间分辨率高,具有可供多人

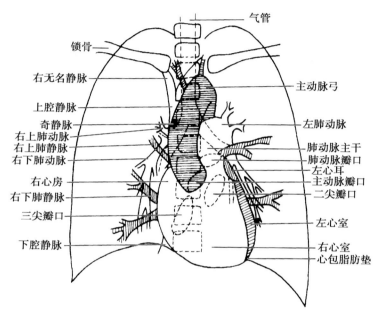

图 4-1-1 心脏 X 线摄影后前位像示意图

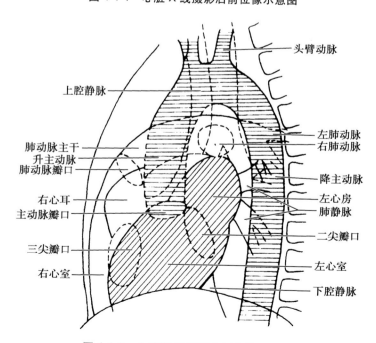

图 4-1-2 心脏 X 线摄影左侧位像示意图

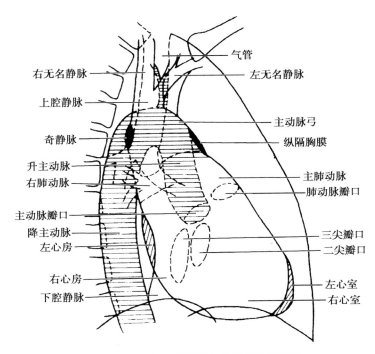

图 4-1-3　心脏 X 线摄影右前斜位像示意图

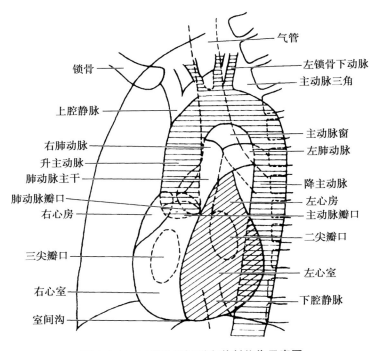

图 4-1-4　心脏 X 线摄影左前斜位像示意图

阅览、利于保存的优点。发达国家在进行心脏大血管 X 线检查时,常规应用摄影检查,必要时再辅以透视,我国目前也是如此。

第二节　心脏大血管的 CT 检查

心脏大血管检查要求 CT 机有足够快的扫描速度。早期的 CT 机扫描速度为数分钟,不能用于心脏大血管的检查。后来扫描速度缩短至 1~5s,虽然可用于心脏大血管检查,但是其时间分辨率仍然不够,临床应用价值有限。电子束(即"超高速")CT 和多排螺旋 CT 的扫描速度达毫秒级,完全适用于心脏大血管的检查。心脏大血管 CT 检查需应用心电图门控技术,使心脏大血管的形态结构显示得更清楚,并可进行心腔大小、室壁厚度及其变化的测量,以及心脏功能的测定等检查。螺旋 CT 机具有各种三维重建和"仿真内镜"功能,可以从多方位立体显示心脏大血管的解剖形态和腔内情况,为 CT 心脏大血管检查开辟了新领域。此外,多排螺旋 CT 和电子束 CT 还可用于心脏大血管血流速度、心肌灌注和储备的评价。

除心包疾病和主动脉瘤的随访外,大多数心脏大血管病的 CT 检查需要使用含碘对比剂。对比剂用量通常少于常规 X 线心血管或 DSA 检查,为 0.15 ~ 0.25g/kg。对比剂常规经外周静脉注入,可分为团注、滴注和团注加滴注等 3 种不同的注入方式:

1. 团注(bolus injection)法　在短时间内快速注入对比剂,同时进行 CT 扫描。此方法常规用于心脏大血管疾病的 CT 扫描,可行重点层面的动态扫描,用于心肌灌注检查和心功能评价。

2. 滴注法　先滴注半量对比剂,然后开始 CT 扫描,在扫描过程中再将其余半量对比剂持续滴入,至扫描结束。此方法使对比剂浓度在一段时间内保持稳定,有利于显示心脏大血管的解剖结构,通常用于扫描速度较慢的 CT 机,其对比剂峰值浓度较团注法低。

3. 团注加滴注法　先行对比剂团注,然后再行连续滴注,此法可兼顾解剖结构显示和心脏大血管的动态观察。

目前,随多排螺旋 CT 的技术进步,临床主要应用团注法,其他两种方法基本淘汰不用。

一、心脏大血管 CT 检查扫描方法

主要有常规平扫(又称单纯扫描)、动态扫描和心电图门控扫描三种方法。

1. 常规平扫　通常选层厚 10mm、无间隔连续扫描,覆盖自心脏膈面至主动脉弓的头臂动脉开口部水平。由于心腔大小和室壁厚度随心动周期而动态变化,该方法仅粗略显示心脏大血管的解剖结构,临床应用价值有限。

2. 动态扫描　指在短时间内对某一平面进行反复连续扫描,用于显示心腔大小、室壁厚度和心腔内对比剂浓度的变化,研究心肌灌和测定心功能。

3. 心电图门控扫描　应用心电图控制 CT 扫描,以获得心动周期某一时相的心脏大血管 CT 图像。根据门控方式又可为两类:

(1)回顾性心电图门控扫描:在进行心脏大血管扫描时,同时记录 CT 扫描数据和心电图信号,然后利用专门软件自动将扫描数据按心动周期的时相排列,获取心动周期确定时相的 CT 图像。

(2)前瞻性心电图门控扫描:借助软件程序,预先选定成像层面在心动周期上的时相,由心电图直接控制 CT 扫描。

由于前瞻性心电图门控扫描速度慢,临床主要应用回顾性心电图门控扫描进行心脏大血管的 CT 检查。

64 排以下的螺旋 CT 扫描,受扫描速度的限制,需要将被检查者的心率控制在 60 次/min 左右,通常在扫描前给被检查者口服β受体阻滞剂,而 64 排螺旋 CT 被检查者心率在 100 次/min 以下都可完成检查,一般不必服用减慢心率的药物。

二、CT 在心脏大血管疾病诊断中的应用

传统上,与其他影像学检查方法对比,CT(双排螺旋以下)的性能/价格比不高,由于受扫描速度较慢的制约,在心脏大血管病的临床应用价值有限。通常心脏大血管 CT 检查在使用对比剂的前提下,可以测量心脏及各心腔的大小和室壁厚度,计算心腔容积及心室收缩功能,分析心肌节段性运动等。CT 可用于各种先天性心脏大血管疾病的诊断与鉴别诊断,例如:确定心脏大血管和内脏的位置异常,显示大血管走行、起源、连接和位置异常,确定心脏房-室、心室-大动脉的相对空间位置关系,但是难以确定心房、心室和大动脉的连接关系。CT 也可做出室间隔缺损、房间隔缺损、法洛四联症等疾病的诊断。对获得性心脏病而言,CT 能做出肥厚型心肌病、心脏瓣膜病的诊断,尤其 CT 的密度分辨率高,易于发现心脏瓣膜的钙化。由于 CT 具有区别组织密度和在横断面上清晰显示纵隔的能力,因而成为纵隔内结构异常的理想筛选手段,用于心脏大血管与纵隔疾病的鉴别诊断。

近年来多排螺旋 CT 技术取得长足进步,至 2005 年初 64 排螺旋 CT 已经在我国数十家大型医院引进和装备。由于多排螺旋 CT 的扫描速度达到毫秒级,扫描速度极快,就 64 排螺旋 CT 而言,5s 即可完成心脏的扫描,17.5s 就能获取 2m 身高整个人体的数据。64 排螺旋 CT 获取的是容积数据,图像的三维分辨率相同,均达到 0.4mm,所以图像的后处理功能得到极大加强,例如:可以进行任意角度的图像重建,重建图像的层厚可以薄至 0.1mm;还能很方便获取三维图像以及随时间展开的三维动态(即"四维")图像。上述设备性能的提高还可快速完成 CT 血管造影和心肌灌注检查。

64 排螺旋 CT 的问世使 CT 对心脏大血管疾病的诊断与鉴别诊断的能力得到极大提高,成为极有竞争力的影像学技术,尤其在冠心病、主动脉夹层、肺栓塞等心脏大血管急症的诊断方面发挥重要作用。

第三节　心脏大血管的 MRI 检查

MRI 是软组织对比分辨率最高的影像学技术,它可以清楚分辨肌肉、肌腱、筋膜、脂肪等软组织,区分较高信号的心内膜、中等信号的心肌和在高信号脂肪衬托下的心外膜,以及低信号的心包。MRI 具有任意方向直接成像的能力,不必变动被检查者的体位,结合不同方向的切层,可全面显示被检查器官或组织的结构,无观察死角。MRI 可行容积扫描,获得各种平面、曲面或不规则切面的实时重建,以及各种三维显示,便于对解剖结构或病变进行立体追踪观察。MRI 属于无创伤、无射线检查方法,避免了 X 线或放射性核素显像等影像学检查由射线所致的损伤。MRI 成像参数多,包含信息量大,以应用最广泛的 SE 脉冲序列为例,此技术可获取 T_1WI、T_2WI 和 PDWI。目前,MRI 已知成像参数达十余种,加上超过百种的脉冲序列组合,以及许多特殊成像技术的应用,其成像潜力巨大。尽管通常 MRI 空间分辨率不及 X 线平片,但是明显优于超声心动图和放射性核素显像,与 DSA 和 CT 相当。

MRI 的主要缺点有:设备和检查费较昂贵,在一定程度上限制了它的普及和应用。检查时间较长,通常完成一次心脏检查需 $0.5\sim1h$。国内 MRI 设备普及率不如普通 X 线检查、超声心动图、CT 等影像学技术。除超低磁场($0.02\sim0.04T$)和开放式 MRI 扫描机外,一般 MRI 机房内不能使用监护和抢救设备,加之 MRI 对患者体动敏感,易产生伪影,故不适于对急诊和危重患者进行检查。个别患者进入扫描室产生幽闭恐惧症(claustrophobia),自诉有难以名状的恐惧感,常导致检查失败。MRI 对钙化不敏感,小钙化灶因容积效应不能显示,大钙化灶表现为无信号区,亦缺乏特异度。由于钙化在发现病变和定性诊断上有较大帮助,对钙化不敏感亦为 MRI 的缺点之一。

一、心脏大血管磁共振成像扫描的适应证

1. 心肌病变,主要包括各型原发性心肌病,急、慢性心肌梗死及其主要并发症室壁瘤形成等。
2. 各种大血管疾病,包括各种动脉瘤、主动脉夹层等。
3. 心包疾病,包括心包积液、缩窄性心包炎以及心包内占位性病变等。
4. 各种先天性心脏病,特别是复杂畸形。
5. 心脏肿瘤,包括心腔内、心壁内和心包肿瘤及其与纵隔肿瘤的鉴别。
6. 心脏瓣膜病。
7. 心功能测定。

二、磁共振成像扫描的禁忌证

1. 置有心脏起搏器者。
2. 术后体内置有大块金属植入物(例如:人工股骨头、胸椎矫形钢板等)者。
3. 人工瓣膜置入术后(场强 $\geq1.0T$ 的 MRI 扫描机)。
4. 动脉瘤夹闭术后体内置有止血夹者。
5. 心功能不全、不能平卧者。
6. 昏迷躁动、有不自主运动或精神病不能保持静止不动者。
7. 严重心律不齐者,为相对禁忌证。
8. 疑有眼球内金属异物者。

三、心脏大血管磁共振成像的检查要点

应用心电图门控消除心脏运动影响和选择适当的扫描层面,以获取心脏的长、短轴位像是心脏 MRI 扫描的 2 个特点。

1. 心脏 MRI 扫描心电图门控的实施要点　与其他部位 MRI 检查相同,心脏大血管 MRI 检查前,也必须去除被检查者扫描部位的一切金属制品,否则将导致图像扭曲、变形,并产生伪影。心脏扫描应注意取得被检查者的合作,以保证在扫描期间静止不动,小儿或不能配合者可应用镇静剂。操作者应正确选择心电图门控和扫描参数,根据被检查者心率的快慢确定 TR、TE 和扫描层面数。门控以心电图 R 波顶点为标志,可选择触发延迟时间(delay time,TD)以获取同一层面收缩末期和舒张末期像,对心脏形态学显示和心功能测定具有十分重要的意义。

GRE 脉冲序列心脏扫描可获取同一层面的一系列图像,进行 GRE 脉冲序列扫描。TR 值决定所获图像的时间分辨率,一般取 TR:50ms,以心率 75 次/min 计,其 R-R 间期为 800ms,一个心动周期可获得 16 幅图像;如欲提高图像的时间分辨率,可选用 TR:25ms,在其他条件不变的情况下,一个心动周期可获取 32 幅图像,但是扫描时间加倍。应用电影方式连续显示图像,即可观察心脏大血管的动态变化。

2. 心脏大血管 MRI 扫描的层面方位选择
(1) 体轴横断、冠状和矢状位:常规横断、冠状和矢状位扫描层面与人体轴线一致,患者平卧,操作简单,便于与传统 X 线平片、CT 等对比,有利于判断心腔、大血管解剖结构及相对位置。但是这些切层所获图像斜切心脏,在一定程度上影响心腔径线、室壁厚度测量的准确性,也不利于与超声心动图、放射性核素显像对比,为其不足之处。
(2) 心脏长、短轴位像:利用梯度场的旋转获取

心脏本身的长、短轴位像,可准确测量心腔径线和室壁厚度,并进行心功能测定,便于与超声心动图、放射性核素显像及 X 线心血管造影对比分析。

（3）主动脉长轴像:以横断面像定位,左斜沿主动脉弓走行方向切层,获得主动脉长轴像。该层面可完整显示主动脉的升、弓和降部,有利于主动脉疾病的诊断。

3. **主要心脏大血管疾病 MRI 切层方位的选择**　横断位是心脏大血管 MRI 扫描的基本层面,临床检查通常以横断位为基础,根据不同诊断要求,再进行其他方位的切层扫描。心脏大血管疾病主要层面方位选择见表 4-1-1。由于 MRI 具有任意方向切层的能力,操作者可根据具体情况,任意选择切层方位,以利于显示心脏解剖结构或病变的最佳细节。应该指出:如欲完整显示心脏结构,至少应进行 2 个方位的扫描。

表 4-1-1　主要心脏大血管疾病层面方位的选择

疾　　病		层面方位
心肌梗死及室壁瘤	前壁或/和下壁	横+长轴或/和短轴
	前壁或/和前间壁	横+短轴
	后壁	横+长、短轴
心脏或心旁肿瘤	心腔内或心肌	横+长、短轴
	心旁	横+冠、矢状断
心肌病变		横+长、短轴
心脏瓣膜病		
心包疾患		横+冠、矢状
先天性心脏病	间隔缺损	横+左斜
	复杂畸形	横+冠、矢状,必要时加长、短轴
主动脉疾患	主动脉夹层	
	主动脉缩窄	横+左斜
	马方综合征	
	头臂血管病变	横+冠、左斜

第四节　心脏大血管的 X 线造影检查

X 线心血管造影（angiocardiography）是将含碘对比剂引进心腔或大血管,通过 X 线使其显影的影像学检查技术。X 线心血管造影还应包括冠状动脉造影（coronary arteriography,CA）。X 线心血管造影可分为传统造影和 DSA 两种,两者的操作方法基本相同,区别在于前者直接在胶片上成像,而 DSA 属于经计算机处理获得的数字化影像。

一、X 线心血管造影的基本原理

X 线心血管造影及 DSA 的原理见总论,有若干要点需要了解。

1. **X 线心血管造影的对比剂**　X 线心血管造影应用的含碘对比剂分为离子型和非离子型两类,与用于其他血管造影的对比剂（300mgI/ml）不同,X 线心血管造影要求含碘浓度较高（370mgI/ml 或 350mgI/ml）。由于应用对比剂可产生毒副作用,部分患者注射对比剂后,出现颜面及全身皮肤潮红、荨麻疹、恶心、呕吐、寒战和呼吸困难等症状,严重者导致血压降低、休克、心肾功能衰竭,甚至引起猝死。为预防对比剂的毒副作用,可于造影术前或术中经肌肉或静脉注射抗组胺药物或地塞米松,造影时应随时做好抢救准备。术前应认真了解患者是否有过敏史,对有高危因素（例如:有过敏史、肝肾功能不全）而又必须进行造影检查者,最好使用非离子型对比剂。

2. **X 线心血管造影的操作过程**　通常应用 Seldinger 导管法进行心血管造影检查,具体操作步骤如下:

（1）备皮,范围从脐下到膝上（包括双侧腹股沟、阴部）的区域。

（2）消毒,常规应用碘酒和酒精对备皮范围进行消毒,并在手术野铺无菌单。

（3）选择穿刺点,在耻骨联合-髂前上棘连线中点、腹股沟韧带下 1~2cm,股动脉搏动最强点进行穿刺。

（4）局部麻醉,用 0.5%~2.0% 普鲁卡因或利多卡因于穿刺点进行皮肤及血管两侧浸润麻醉。

（5）应用穿刺针穿刺股动脉（穿刺针与皮肤呈 30°~45°）,将穿刺针芯退出股动脉,可见针尾喷出动脉血。

（6）将导丝送入血管 20cm 左右,撤出穿刺针。

（7）沿导丝送入导管鞘,再沿导丝经导管鞘将导管插入股动脉。

（8）撤出导丝。

至此,完成插入导管的过程。然后根据造影目的,选择不同的导管送至心腔或大血管内,注射对比剂完成造影检查。

二、X 线心血管造影的临床应用价值

X 线冠状动脉造影是显示冠状动脉正常结构和病变的最可靠方法,主要用于冠心病的诊断及鉴别诊断和介入治疗。而其他 X 线心血管造影主要对先天性心脏病复杂畸形的诊断有重要价值,此外,对各种获得性心脏病亦有一定的临床应用价值。

X 线心血管造影属于创伤性、有射线辐射的技术，价格比较昂贵，所以，通常在 X 线平片、超声心动图、CT、MRI 等影像学检查仍然不能满足诊断需要时，最后才进行 X 线心血管造影检查。严重出血、凝血机制障碍、碘过敏或有显著过敏体质、严重心律失常、急性心力衰竭、洋地黄中毒和急性重症感染、甲状腺危象和肝肾功能衰竭等为 X 线心血管造影检查的禁忌证。

第五节　心脏大血管的超声和核医学检查

一、心脏大血管的超声检查

超声以其普及率高、价格低廉、无创伤、无射线辐射危害，操作简便，实时显示图像、易于重复检查和敏感度高等优势，已经成为心脏大血管的首选和临床主要应用的影像学检查方法，在心脏大血管疾病的诊断与鉴别诊断方面发挥重要作用。

超声心动图的特性

专门用于心血管系统的超声仪称超声心动图，超声心动图有经胸、经食管、血管和心腔内 3 种检查方法。经胸检查法将探头置于胸前，经胸骨旁和心尖部的肋骨间隙、季肋下和胸骨上窝等无肺组织遮盖处进行检查。经食管检查将直径<1.5cm 的探头送入食管，超声束经食管前壁和侧壁进入心脏。而血管和心腔内超声显像则由导管将直径<2mm 的超声探头送入血管和心腔内，显示血管和心脏结构。

超声心动图主要分为 M 型、B 型（即二维）和多普勒频谱（包括彩色）3 种基本技术。M 型超声检查将心脏大血管以点对点方式、按时间轴拉开动态显示心腔和大血管的位置、心腔大小、心壁厚度等动态改变，其图像类似谱线，有利于心脏大血管结构的测量。B 型超声以断面的方式动态显示心脏大血管的形态，图像更直观。多普勒频谱根据声源与接收体之间的相对运动，回声频谱发生改变的原理，可无创性定量显示心脏大血管内部的血流状况，对心脏瓣膜病（狭窄和关闭不全）所致异常血流和先天性心脏病心腔及大血管的异常分流十分敏感，并可用于心功能测定。

超声心动图也可进行对比增强检查：经静脉注入能产生回声的超声对比剂，探测血液回声即可显示血流方向及其走行途径，又称超声声学造影。超声对比剂的主要成分为微气泡，临床上以 CO_2 制剂应用得最多。声学造影主要用于先天性心脏病显示心脏内部血液的右向左分流，还可增强多普勒频谱的回声强度，使检查结果更准确、可靠。

二、心脏大血管的放射性核素显像检查

某些原子核能自发地放出射线（粒子流）而转变成另一种原子核，这种自发转变的过程称核衰变。具有核衰变性质的核素称放射性核素。放射性核素显像是核医学（又称原子医学）的重要组成部分，是心脏大血管的重要影像学检查技术之一，主要用于心脏大血管血流、心功能、心肌灌注、代谢和活性的显示，对心脏病，尤其冠心病的诊断有重要临床应用价值。

（一）放射性核素显像基本原理

所谓放射性核素显像（简称核素显像）是指将放射性药物（即显像剂）通过注射、口服、吸入等途径引入人体，使某种器官或组织显影。完成此成像过程需要具备显像设备和显像剂 2 个基本条件。目前，心脏放射性核素显像设备有 γ 照相、SPECT 和 PET 三种，以 SPECT 最为常用，γ 照相已经逐渐被淘汰。

（二）放射性核素显像的临床应用价值

心脏的放射性核素显像检查主要包括：放射性核素心室造影和心肌显像两类。放射性核素心室造影检查的首次通过法利用显像剂依次通过右心室和左心室，分别获得右心室和左心室功能显像，避免了因心室重叠造成的采样误差，可准确测定右心室功能。而平衡法核素心室造影则适用于左、右心室整体和局部功能的评价，后者对冠心病尤其重要。心脏大血管放射性核素显像检查常用显像剂见表 4-1-2。

表 4-1-2　临床常用显像剂

名　称	物理半衰期	光子能量/keV	用　途
^{99m}Tc-甲氧基异丁基异腈（MIBI）	6h	140	心肌灌注显像和心肌活力测定
^{99m}Tc-红细胞（RBC）	6h	140	心血池显像、心功能测定
^{99m}Tc-焦磷酸盐	6h	140	急性心肌梗死显像
^{201}Tl	73h	69~83	肌灌注显像和心肌活力测定
^{18}F-氟代脱氧葡萄糖（FDG）	108min	511	心肌代谢和活力测定
^{15}O$_2$	2min	511	心肌代谢
^{123}I-间碘苄胍（MIBG）	13.2h	159	心脏受体显像
^{13}N-氨水（ammonia）	10min	511	心肌血流显像

心肌灌注显像主要用于显示心肌缺血和坏死区,结合应用负荷试验可准确发现心肌缺血病灶。应用^{18}F-标记的氟代脱氧葡萄糖(FDG)进行心肌代谢显像,是判定心肌梗死后残余心肌存活的准确方法。

(三) 放射性核素显像缺点

放射性核素显像属于有射线检查;目前国内仅少数大医院装备 SPECT 扫描仪,全国运转的 PET 扫描仪数量有限;设备普及率较低、检查较为复杂、耗时,PET 价格昂贵为其主要缺点。

(李坤成)

第二章

心脏大血管正常影像解剖

一、后前位所见

心脏后前位摄片可见心脏约 2/3 位于左胸部，1/3 位于右胸部。右心缘分为上、下两段，上段在年轻人较平直，为上腔静脉，而老年者呈弧形，为升主动脉的边缘；下段均呈弧形，系右心房的右缘。左心缘分为三段，均呈弧形，上段称主动脉结，为主动脉弓的投影；中段为肺动脉段，主要由肺动脉主干构成，此段的弧度最小；下段为左心室的边缘，其下部为心尖凸向左下。两心缘与膈顶以锐角相交，称心膈角，右心膈角内有时可见三角形阴影，斜向外下方，为下腔静脉。为判断心脏大小，临床常在后前位像上进行心胸比率的测量：即心脏横径与经右侧膈顶所测胸廓内壁横径之比，正常人平均为 0.44 ±0.03，不超过 0.5。

二、左侧位所见

心脏左侧位摄片可见心脏位于前胸壁和脊柱之间，前缘为右心室，其下段是右心室前壁，与胸壁紧密相邻，上段为右心室流出道和肺动脉主干，呈弧形斜向后上。心前缘上段与胸壁之间三角形的透光区，为胸骨后区。心脏的上方，可见升主动脉几乎垂直向上走行。心后缘中上段是左心房，下段为左心室，呈弧形由后斜向前，成锐角与膈肌相交。食管吞钡摄左侧位像，可见食管、膈肌与心后缘形成一个三角形间隙，称为心后食管前间隙，左心室增大时，此间隙变小或消失。

三、右前斜位所见

心脏右前斜位摄片可见心脏呈斜卵形，位于前胸与脊柱之间。心影的前缘呈弧形自下斜向上，与胸壁之间有一个尖端向下的三角形透光区，称心前间隙。前缘最下段为左心室，向上依次为右心室前壁、右心室流出道、主肺动脉干、升主动脉和主动脉弓。心影后缘上段是左心房，下段为右心房。心影后缘与脊柱之间称心后间隙，食管和降主动脉在此间隙通过，降主动脉密度较高，沿脊柱前方向下走行。

四、左前斜位所见

心脏左前斜位摄片可见心脏的房室间隔大致与 X 线束平行，左、右心几乎对称性分为两半，在一个平面上展开，心前缘为右心，心后缘为左心，心缘上段是心房，下段为心室。心影上方的主动脉也在一个平面上显示升、弓和降部，此三部分主动脉与心影上缘围成"主动脉窗"，窗内包括气管分叉部、肺动脉和主支气管。左前斜位像心前间隙较大，大致呈长方形。

五、正常心脏形态及其生理影响因素

心脏形态受生理因素的影响在普通 X 线检查片表现有所不同，简述如下。

（一）体型对心脏形态的影响

正常心脏按体型不同分为横位型、斜位型和垂位型 3 个类型（图 4-2-1）。

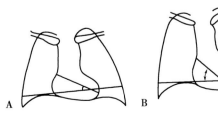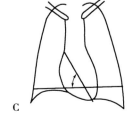

图 4-2-1　正常心脏按体型分型示意图
A. 横位型；B. 斜位型；C. 垂位型

1. 横位型心脏 见于体型矮胖者,其胸廓相应较宽,膈肌位置较高,心脏纵轴与人体横断面的夹角<45°,心脏与膈肌的接触面加大呈横位,心胸比率常>0.5,左心缘肺动脉段凹陷,主动脉结较大。该型在中老年人中比较常见。

2. 斜位型心脏 又称中间型心脏,体型胖瘦适中,胸廓介于上述两型之间,心脏纵轴与人体横断面的夹角约为45°,心胸比率在0.4~0.5。此型多见于青壮年人。

3. 垂位型心脏 见于身体瘦长者,其胸廓狭长,膈肌位置低,心脏纵轴与人体横断面的夹角>45°,心脏与膈肌的接触面变小呈直立状,心胸比率远<0.5,通常<0.4,肺动脉段较长且略突出。此型较少见,仅占10%左右。

(二)年龄对心脏形态的影响

婴幼儿的右心室较大,膈肌位置较高,使心脏横径较宽,略呈球形,而且胸腺较大,与心底部重叠,导致左心缘各弓分界不清,心底增宽。以后随年龄增长,膈肌位置逐渐下降,在7~12岁时,心脏转变为斜位型。老年人的膈肌位置升高,心脏以横位型居多。

(三)呼吸对心脏形态的影响

吸气时膈肌下降,使心脏与膈肌的接触面减小,心脏趋于垂位型;呼气时膈肌升高,心脏与膈肌接触面加大趋于横位型。呼吸运动还可改变胸腔内的压力和心脏的血容量,如吸气使回心血量增加,心脏较大,呼气则相反,心脏较小。

(四)体位对心脏形态的影响

直立位为X线心脏检查的标准位置,如患者取平卧位,则膈肌升高、体静脉回流量增加、上腔静脉影增宽,使心脏增大、上移,而趋于横位型;若患者取右侧卧位,因重力的作用,血液向下积聚,使心脏向右移位,右心房弧度加深;取左侧卧位,则与之相反,心脏左移,右心房弧度变浅,而左心缘的弧度加深。

第二节 心脏大血管的CT解剖

CT常规显示为体轴横断位的体层图像,避免了普通X线检查平片所致的心脏前后结构的重叠。CT平扫图像血池与心腔壁的密度差别较小。经静脉注入足够量的对比剂后,多排螺旋CT扫描对比剂随血液流动充盈血池,依次显示上腔静脉、右心房、右心室、肺动脉、肺静脉、左心房、左心室和主动脉呈高密度,并借助血池高密度勾画出呈中等密度的房室壁、房室间隔和血管壁。至少有一个层面显示左心室呈椭圆形位于右心室的左侧偏后,其下方的相邻层面显示心尖,除心尖壁略薄外,各部位心肌厚度大致相等,

呈中等密度。右心室呈三角形或扇形,紧邻前胸壁,位于左心室的右方。右心房位于右心室的后上方,呈扇形或不规则形,上腔静脉呈三角形、椭圆形或圆形,位于升主动脉的右侧偏后,近膈肌层面可见略不规则椭圆形下腔静脉,位于脊柱的右前方。左心房位于升主动脉后,脊柱的前方,呈横置长方形,经二尖瓣与左心室通连。两侧肺静脉于左心房的侧后壁进入左心房。升主动脉为圆形,位于左心房的前方,右心室流出道及主肺动脉的右后方。降主动脉为圆形,位于左心房后方脊柱左侧。主动脉弓位于气管前方,自右前斜向左后。壁层心包呈弧线影,厚度约为1.5mm(图4-2-2)。应用心电图门控能获取覆盖整个心动周期不同时相的图像,通过后处理可三维动态显示心脏和大血管的整体状况。64排螺旋CT采用容积扫描数据能准确测量心室的收缩末期和舒张末期容积,进而计算射血分数;直接测量心腔大小和室壁厚度,评价室壁的局部运动功能。通常左右心室的横径均不超过50mm,左右心房的前后径小于30mm,升主动脉内径在60岁之前不超过30mm,60岁以上者小于40mm。

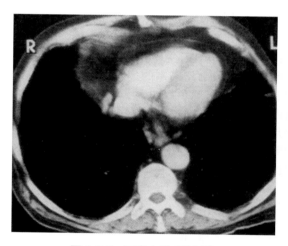

图4-2-2 正常心脏CT图像

第三节 心脏大血管的MRI解剖

MRI有多种脉冲序列,但是最终从图像上看依据血池信号可将之分为黑血和白血两种类型。以SE脉冲序列图像(黑血技术)为例,描述心脏大血管解剖,如果应用白血技术则血池信号反转。

一、左心室及主动脉

体轴横断位图像至少一个层面显示左心室呈椭圆形位于右心室的左侧偏后,其下方相邻层面显示心尖,除心尖肌壁略薄外,各部位心肌厚度大致相等、呈均匀中等信号。心外膜脂肪层为线状高信号,心内膜

为线状较高信号,两者与中等信号的心肌和低或无信号的心腔血流分界清楚,前后组乳头肌呈条带状与前后室壁相连,凸入左心室腔内。心脏长轴像左心室呈尖辣椒状,室壁可分为前壁、心尖和下壁3部分,流出道和流入道层面分别显示主动脉瓣和二尖瓣呈线状中等信号。心脏短轴像左心室呈圆形,可分为前、侧、下壁和室间隔4部分。

体轴横断位图像升主动脉为圆形,呈低信号,位于左心房的前方,右心室流出道及主肺动脉的右后方,清楚显示主动脉窦及呈三叶状的主动脉瓣。降主动脉为圆形,位于左心房后方脊柱左侧,收缩期呈低信号,舒张期为中至高信号。结合心脏长短轴位像可观察主动脉全长,以左斜位最佳,可在一个层面上显示主动脉的升弓降部全貌。

二、右心室及肺动脉

右心室位于左心室的右前方,在体轴横断位像上呈三角形或扇形,紧邻前胸壁。心脏长短轴位像呈不规则四边形,室壁较薄,右心室前壁约为左心室壁厚度的1/3,侧壁近房室沟部略厚,约为左心室壁的1/2。右心室流出道呈椭圆形,紧邻升主动脉,并位于其右前方,与主肺动脉相连接,可显示肺动脉三个瓣叶及窦,位置较主动脉窦高一个层面。主肺动脉由左前斜向右后,分出左肺动脉后,于升主动脉和上腔静脉的后方向右延续为右肺动脉。心脏长轴像主肺动脉呈楔状,短轴像为圆形。

三、右心房与腔静脉

右心房位于右心室的后上方,借三尖瓣与右心室通连,呈扇形或不规则形,借房间隔与左心房相邻,房间隔和三尖瓣均呈中等信号线状结构。在体轴横断位图像上,上腔静脉呈三角形、椭圆形或圆形,位于升主动脉的右侧偏后,近膈肌层面可见略不规则椭圆形下腔静脉,位于脊柱的右前方。心脏长轴像上、下腔静脉呈管状与右心房相通,并清楚显示各自的开口。

四、左心房与肺静脉

左心房位于升主动脉后,脊柱的前方,在体轴横断位像上呈横置长方形,心脏长轴像上呈近似三角或四边形,借线状中等信号的二尖瓣与左前下方的左心室通连。两侧肺静脉于侧后壁进入左心房,而在心脏长轴像上,自左心房后部进入心房。

五、心包

心包腔呈低信号曲线位于脏壁层心包之间,与壁层心包外和心外膜脂肪层形成鲜明对比,右心室前方显示心包最佳,宽度为1.0~2.5mm,而心脏长短轴位像仅显示心包的反折部。

六、周围组织

MRI除显示心脏大血管外,还能清楚显示其周围的组织器官结构,例如:气管、食管及纵隔内其他组织结构,以及椎体、脊髓、胸肋骨和胸壁肌肉等。

七、梯度回波快速成像

应用梯度回波快速成像在1个心动周期内可获得数十幅图像,时间分辨率可达25~50ms,若连续动态显示称MRI电影。MRI电影主要用于心功能测定和观察血流动态,正常血流呈亮白高信号,与心血管壁的中等信号形成鲜明对比。

第四节　心脏大血管的X线心血管造影解剖

一、静脉和右心房

下腔静脉位于右后心膈角处,在膈上立即进入右心房,上腔静脉正位观在上纵隔右缘,侧位位于气管前方,直接与右心房相通连。右心房呈椭圆形,位于脊柱右缘,侧位居中下方略偏后,右心房耳凸向左前上方。右心房的左下缘与右心室之间可见一个切迹,为三尖瓣环的位置(ER4-2-1)。

ER4-2-1　腔静脉和右心房X线造影示意图

二、右心室和肺动脉

正位观右心室呈圆锥状,其底居膈面,左缘为室间隔,内部肌小梁粗大,右缘是三尖瓣口,流出道为圆锥的尖。主肺动脉位于升主动脉的左前方,在脊柱左缘分为左、右肺动脉(ER4-2-2)。

ER4-2-2　肺动脉X线造影示意图

三、肺静脉和左心房

肺静脉在近肺门部汇合成左右2支,在肺门下方进入左心房。左心房呈横置椭圆形,正位居中偏左,在支气管分叉部的下方,左心耳向左心缘突出(ER4-2-3)。

ER4-2-3 肺静脉和左心房 X 线造影影像

四、心室和主动脉

左心室在正位像上呈斜置椭圆形,上与主动脉相连,前缘为室间隔,下缘为左心室膈面,后缘为二尖瓣前瓣,左心室内部肌小梁纤细。在侧位像上左心室略呈三角形。主动脉左窦(冠状窦)、右窦(冠状窦)和后窦(无冠状窦)等3个窦,侧位或左前斜位像可以显示主动脉全貌,并可见主动脉弓所发出的3支头臂动脉开口及近段(图4-2-3)。

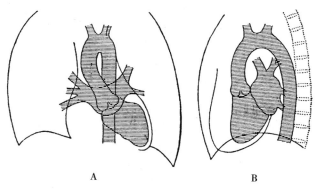

A   B

图 4-2-3 主动脉和左心室 X 线造影影像

五、冠状动脉

冠状动脉是供应心脏本身血液的特殊动脉,由左、右冠状动脉组成(ER4-2-4)。

ER4-2-4 冠状动脉造影像

左冠状动脉从主动脉左窦发出,走行0.5~3.0cm后分为前降支和回旋支。前降支在室间沟内下行至

心尖,沿途发出若干对角支,其分支分布于左心室的前侧壁。此外,前降支还发出6~10支间隔支,呈垂柳状深入室间隔。回旋支从左冠状动脉主干发出,由前至后走行于左心房室沟内,沿途发出若干钝缘支,分布于左心室侧壁。此外,回旋支还发出数支心房支向后走行。

右冠状动脉从冠状动脉右窦发出,主干进入右心房室沟走行,至房室沟与室间沟的交叉处,血管内陷形成"U"形弯曲,其主要分支有:右圆锥支、窦房结支和右心房支,还发出2~4条锐缘支和后降支,后者再发出若干间隔支呈垂柳样进入后部室间隔。此外,还发出房室结支和左心室后支。

第五节 心脏大血管的超声和核医学解剖

一、超声心动图心脏大血管解剖

超声心动图有胸骨左缘、心前、剑下、胸骨上凹和胸骨右缘5个检查区,以胸骨左缘和心前区最为常用。

(一)M型超声心动图

1. **心底波群** 从前至后依次显示胸壁、右心室前壁、右心室流出道、主动脉根部、左心房和左心房后壁。主动脉根部可见两条并行呈同步运动的曲线,上线为右心室流出道后壁和主动脉的前壁,下线为主动脉后壁和左心房前壁。在主动脉根部曲线内可见主动脉瓣曲线,舒张期瓣叶关闭位于中央呈直线样;收缩期瓣叶分开呈两条线,分别靠近主动脉的前后壁,瓣口呈不规则六边形。

2. **二尖瓣波群** 二尖瓣前叶波群解剖结构由前至后依次为胸壁、右心室前壁、右心室腔、室间隔、左心室流出道、二尖瓣前叶、左心房及左心房后壁;二尖瓣前后叶波群依次显示胸壁、右心室前壁、右心室、室间隔、左心室流出道、二尖瓣前后叶、左心室后壁。

3. **心室波群** 从前至后依次显示胸壁、右心室前壁、右心室腔、室间沟隔、左心室腔和左心室后壁。

(二)二维超声心动图

1. **胸骨旁左心长轴位** 显示升主动脉、主动脉窦、主动脉瓣、左心房、右心室流出道、室间隔、左心室、二尖瓣前后叶、左心室后壁和降主动脉的横断面(图4-2-4)。

2. **心脏短轴位**

(1)心底短轴位:显示升主动脉横断面,主动脉瓣、右心室流出道、主肺动脉、肺动脉瓣、左心耳、左心房、房间隔、右心房、三尖瓣、右心室和左冠状动脉

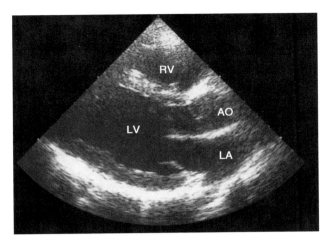

图 4-2-4　胸骨旁左心长轴位像
RV:右心室;LV:左心室;AO:主动脉;LA:左心房

主干。

（2）二尖瓣水平短轴位:显示左右心室腔、室间隔、二尖瓣口（图 4-2-5）。

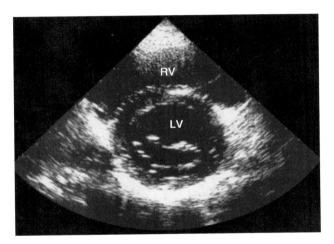

图 4-2-5　二尖瓣水平短轴位像
RV:右心室;LV:左心室

（3）乳头肌水平短轴位:显示左右心室腔、室壁运动和乳头肌的情况。

3. **心尖四腔位**　显示 4 个心腔、房室间隔、二尖瓣、三尖瓣和肺静脉的入口。探头略向上倾斜,除显示上述结构外,还可见升主动脉,又称心尖五腔位（图 4-2-6）。

（三）**多普勒频谱**

超声心动图可应用脉冲波或连续波多普勒频谱显示各瓣口的血流动力学情况,获得有关流速、流量的多个指标。

1. **二尖瓣多普勒血流频谱**　在心尖四腔图像上,将采样容积置于二尖瓣口,获取呈窄带双峰的频谱图。E 峰位于舒张早期（快速充盈期）,A 峰见于舒张

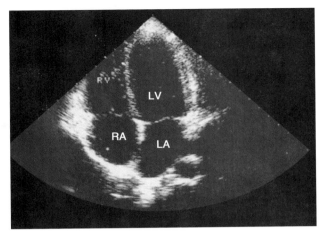

图 4-2-6　心尖四腔位像
RV:右心室;LV:左心室;RA:右心房;LA:左心房

晚期（心房收缩期）,与二尖瓣前叶的 M 型曲线一致（图 4-2-7）。

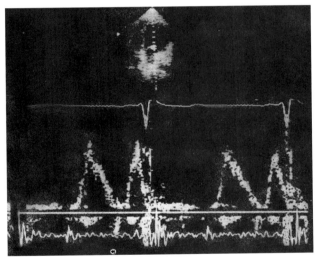

图 4-2-7　二尖瓣多普勒血流频谱图

2. **三尖瓣多普勒血流频谱**　在心尖四腔位图像上,将采样容积置于三尖瓣下频谱图形与二尖瓣相同,但是血流速度较低,而且随呼吸时相变化而改变。

3. **主动脉瓣多普勒血流频谱**　在心尖五腔位图像上,将取样容积置于主动脉瓣下,于左心室射血期获取窄带单峰图。

4. **肺动脉瓣多普勒血流频谱表现**　在心底短轴位图像上,将取样容积置于肺动脉瓣下或瓣上,所获频谱的形状与主动脉相似,但是峰值较低,出现的时间略迟,受呼吸的影响较大。

（四）**彩色多普勒**

以红、蓝、黄（或绿）色标记血流方向和流速,可直观显示心脏大血管内部的血流方向、速度等。通常规定朝向探头的血流为红色,背向探头的血流为蓝色,

湍流为黄(绿)色。

二、放射性核素显像心脏解剖

(一)放射性核素心室造影的正常所见

首次通过法放射性核素经静脉团注,由腔静脉依次进入右心房、右心室、肺动脉、肺实质、肺静脉、左心房、左心室至主动脉,顺序显影。平衡法经静脉注射用核素标记的血液成分后 5~10min,注入的核素与血液均匀混合,使各心腔显影,同时应用心电图门控获得覆盖整个心动周期的 16~32 幅图像和心室的时间-放射性浓度曲线(反映心室的时间-容积曲线),可测定左心室射血分数等左心功能指标。此外,还能评价室壁节段性收缩功能。采用半定量的评分方法观察室壁运动:室壁运动正常为 0 分,运动减弱为 1 分,室壁无运动为 2 分,室壁反向运动为 3 分。对每个像素

的时间-放射性浓度曲线进行傅里叶变换,获得相位图和振幅图。前者反映左心室各节段收缩的协同性,正常人各节段的收缩时相一致,颜色相近;后者以颜色标记左心室各节段的收缩幅度,收缩幅度大的节段颜色较深,相反,颜色较淡。

(二)心肌显像的正常所见

心肌显像应用最多的核素是 ^{201}Tl 和 ^{99m}Tc 标记的甲氧基异丁基异腈(MIBI)。常规应用静态显像,受检者在安静状态下注射核素 60~90min 后进行平面或断层显像,心肌的放射性核素分布均匀,厚度一致,无缺损或浓度减低区。还应用负荷试验显像,受检查者在注射核素后进行运动(例如:跑平板或踏车),至运动高峰时,心肌血流量增加数倍,正常人心肌的放射性核素亦分布均匀,厚度一致,无缺损或浓度减低区。

(李坤成)

第三章

心脏大血管疾病的基本影像学征象

第一节　心脏增大及其他基本病变

一、心脏增大的 X 线平片表现及其临床意义

X 线所见的心脏增大包括心腔扩大、心肌肥厚和两者并存 3 种情况，因为普通 X 线检查不能将它们彼此区分，所以笼统称之为心脏（或心腔）增大。心腔扩大主要由容量增加所致，常见于左、右心之间有异常分流或瓣膜反流。心房为容量器官，房壁较薄，无论心房容量增加，还是阻力增加，都表现为心腔扩大。心室则不然，可仅有心肌肥厚而心腔并不扩大，体肺循环阻力增加为其主要原因，病程初期心肌纤维增粗变长，随后心肌数量增多，导致心室壁增厚，晚期失代偿可继发心室扩大。心室壁肥厚和心室扩大常并存，两者还可互相转化。

临床上在普通 X 线检查平片上测量心胸比率是确定心脏增大最简单的方法，心胸比率大于 0.5 即判定心脏增大。但是该方法准确性欠佳，正常横位型心脏者的心胸比率可大于 0.5；而心脏主要向下增大或仅有单个心腔增大时，心脏横径可能还在正常范围。由于超声心动图在临床的普及应用，X 线平片测量心脏增大的作用已经被超声所取代，原来心脏表面积测量，甚至心脏体积测量的方法基本废弃不用了。

为了便于描述心脏增大的形态，在后前位观察，将心脏增大分为以下类型：

1. **普大型**　心脏各房室均增大或心影轮廓均匀对称性增大。常见于心肌炎和全心衰竭。心包积液的心脏亦为普大型，但并非心脏本身增大。

2. **梨形心（二尖瓣型心）**　心脏呈梨形，主动脉结小，肺动脉段凸出，同时伴有房室增大。常见于心脏瓣膜病二尖瓣损害、肺源性心脏病、先天性心脏病间隔缺损和肺动脉狭窄。

3. **主动脉型心**　主动脉结增大，肺动脉段即"心腰"凹陷，左心室增大。常见于高血压和主动脉瓣病变。

4. **靴形心**　心脏呈靴形，心底部增宽，肺动脉段平直或凹陷，心尖圆隆、上翘，右心室增大。见于以法洛四联症为代表的若干先天性心脏病复杂畸形。

尽管判定心脏整体增大很重要，但详细分析具体是哪一个心腔增大则更有诊断意义，普通 X 线检查可准确判定心腔增大，并半定量确定其增大的程度。

1. 左心室增大，后前位观察，心脏呈主动脉型，心腰凹陷，心缘下段延长，相反搏动点上移，心尖向左下移位（可至膈下）。左侧位和左前斜位像均显示心后缘下段向后下突出，前者还可见食管前间隙消失，后者则有室间沟向前下移位，以及心后缘与脊柱重叠等表现。左心室增大常见于高血压、主动脉瓣病变、二尖瓣关闭不全及先天性心脏病动脉导管未闭等。

2. 右心室增大，后前位示心脏向两侧扩大，心尖圆隆甚至上翘，主动脉结小，肺动脉段凸出，相反搏动点下移。左侧位显示心前缘下段与胸壁接触面延长，上段向前凸起。右前斜位见心前缘隆起，心前间隙变窄甚至消失。左前斜位显示心室与膈肌接触面延长，室间沟向后移位。右心室增大常见于心脏瓣膜病二尖瓣狭窄、肺源性心脏病、肺动脉狭窄、肺动脉高压、先天性心脏病心内间隔缺损和法洛四联症等。

3. 左心房增大，后前位示右心缘呈双边，左心缘在肺动脉段下方出现第 3 弓为扩大的左心耳，心底部出现双心房影。食管吞钡右前斜位和左侧位可见食管受压移位，产生弧形压迹。左前斜位显示心后缘上段隆起，使左主支气管抬高，支气管分叉角度开大。左心房增大常见于二尖瓣病变特别是二尖瓣狭窄、左心衰竭、先天性心脏病动脉导管未闭和室间隔缺损等。

4. 右心房增大，后前位可见右心缘下段延长并向右突出，右前斜位示心后缘下段后突。左前斜位显示心前缘上段膨隆甚至与下段成角。右心房增大主要

见于右心衰竭、先天性心脏病房间隔缺损、三尖瓣病变和肺静脉畸形引流以及心房黏液瘤等。

二、心脏基本病变的心血管造影表现

X线心血管造影检查的主要基本病变有：

1. 对比剂充盈顺序发生改变，即体静脉—腔静脉—右心房—右心室—肺动脉—肺静脉—左心房—左心室—主动脉的正常充盈顺序发生改变，出现心腔大血管提前（短路）显影、延迟显影、不显影、循环后再次显影和逆流显影等征象。

2. 借助各心腔和大血管的显影情况，可显示其大小、形态、位置和连接的异常改变，以及心腔大血管的位置和相互连接关系异常。

3. 心腔或/和大血管的密度异常，在综合分析上述3方面异常改变的基础上，可进一步做出心脏大血管病的定性和定量诊断。

三、心脏基本病变的 CT 和 MRI 表现

CT 和 MRI 可直接显示心腔大小、形态，以及房室壁的厚度，所以诊断心腔增大和房室壁增厚十分容易。若左心室壁厚度>10mm、右心室壁厚度>5mm，则考虑为心室壁的异常增厚。收缩期室壁增厚率<30%为异常减弱。舒张末期左心室短轴径线>50mm、右心室三尖瓣下内径大于40mm 为心室扩大。舒张末期左心房前后径大于30mm、右心房前后径大于35mm 为心房扩大。脏壁层心包间距>5mm，可考虑心包积液，脏壁层心包粘连，厚度>5mm，则可诊断为缩窄性心包炎。

CT 和 MRI 能直接显示各种心内先天性畸形。例如：房室间隔缺损，在 MRI 的 SE 图像和 CT 静态图像上表现为房室间隔的连续性中断，可测量缺损的长度或面积，而 MRI 在 GRE 脉冲序列图像上或 CT 动态观察，则可见通过缺损的异常血流，MRI 还可测量异常分流的血流方向、速度和分流量等功能指标。

多排螺旋 CT 和 MRI 还能显示心房、心室和大动脉的相对位置，判断彼此的连接关系。

CT 显示异常钙化十分敏感，有助于心脏瓣膜病和缩窄性心包炎的诊断与鉴别诊断。

四、心脏基本病变的超声心动图表现

超声心动图能清楚显示心脏的位置异常，区分其具体类型，并判定心房、心室、大动脉和大静脉的位置异常；在显示心脏及各心腔的大小、形态的基础上，可直接测量其径线、面积和容积，进而准确判断心脏房室的异常扩大。能确定由先天性发育不全、血流量减低和室壁增厚等所致的心腔缩小，显示各种病因所致

的心腔变形，由肿瘤、血栓等引起的心腔内异常回声团块，心内膜增厚、心肌肥厚、减薄和心肌回声增强等心房室壁的异常改变，此外，还能显示心房室间隔缺损、缺如及其所致心房室壁的异常交通等。

超声心动图直接清楚显示心脏瓣膜增厚、钙化、粘连、瓣口变形、缩小等异常改变，以及先天性瓣叶裂和数目异常，由损伤和感染所致的瓣叶撕裂或穿孔等。超声心动图显示心包病变十分敏感，能显示心包积液和占位性病灶。

五、心脏基本病变的核医学表现

核医学检查心室造影可显示各心腔的大小、形态和收缩-舒张期的变化情况，显像剂首次通过法心室造影可显示腔静脉阻塞性疾病，发现左-右心之间的异常分流。平衡法心室造影能评价左右心室整体功能，计算心室的射血分数，若射血分数<50%，则考虑为左心室功能不全。此外，平衡法心室造影更适用于评价心室壁的局部功能，可以靶心图的方式显示心室壁的局部运动功能减弱情况。

核医学检查还能进行心肌灌注检查，显示心肌缺血所致的灌注减低区，表现为放射性稀疏区和心肌坏死引起的灌注缺损区，表现为放射性缺如区。

第二节　大血管形态学异常

普通 X 线检查即可显示主动脉扩张、迂曲、延长、缩窄等异常改变，以及主动脉壁的钙化，根据这些征象可初步做出动脉硬化、主动脉瘤、主动脉夹层和主动脉缩窄的诊断。

由于 CT 的密度分辨率高，平扫即能显示主动脉扩张、缩窄和管壁钙化等异常征象，增强扫描还可显示在心腔和大血管内部呈半月形充盈缺损的附壁血栓，区分主动脉夹层的真假腔和内膜片，显示动脉壁钙化斑内移和主动脉壁增厚等异常改变，利用重建图像还可显示主动脉夹层和假性动脉瘤的破口，很容易显示后者小瘤腔和厚瘤壁的特征性改变，以及发现各种主动脉弓异常和大动静脉的先天性畸形。

CT 平扫能清楚显示冠状动脉壁的钙化灶，根据钙化灶程度、大小和数目进行评分，定量预测冠心病。64 排螺旋 CTA 能显示冠状动脉的 3~4 级分支，已经成为筛选冠心病的首选影像学检查技术。冠状动脉的 CTA 和 MRA 检查均可用于冠状动脉搭桥术后评价，随访观察移植桥血管的情况。

超声心动图和 MRI 均可直接显示大血管异常，以 MRI 的效果更好。60 岁以下成年人升主动脉和主肺动脉内径>30mm 为异常扩张，而 60 岁以上的老年人

大动脉内径>35mm,方可诊断为异常扩张。通常上腔静脉长径>24mm、下腔静脉长径>28mm为异常扩张。

第三节 心脏大血管功能和血流异常

一、心脏功能异常

普通X线检查根据心脏及大血管边缘搏动减弱和增强改变,可初步判断心脏功能状况。

超声心动图、MRI、X线心血管造影和多排螺旋CT除能测量多种心功能参数,发现心功能异常(例如:心室壁收缩期增厚率减低,心腔容量增加和射血分数减低等)外,还能显示心脏瓣膜的运动状况,发现瓣膜脱垂、狭窄、关闭不全等异常改变,并做出定量诊断。

左心室局部功能异常主要表现为室壁运动功能异常,可分为运动功能减弱、运动功能消失和反向运动等3种情况。

既往曾经将X线左心室造影作为左心室整体功能的计算的"金标准",先假设左心室为椭球体,按照式4-3-1计算左心室容积:

$$V = 4/3 \times 3.141 \times L/2 \times D_1/2 \times D_2/2 \times (CF)$$

式4-3-1

L:长径,D_1:宽径,D_2:深径,CF:放大系数

分别根据左心室舒张末期和收缩末期内径计算出舒张末期容积(end diastolic volume,EDV)和收缩末期容积(end systolic volume,ESV)后,再根据式4-3-2计算出射血分数(EF)。

$$EF = (EDV-ESV)/EDV$$

式4-3-2

若左心室射血分数<60%(正常值为0.67±0.08),则诊为左心功能不全。但是X线心血管造影测量左心室整体功能有2个缺陷,首先,由于正常人左心室为近似椭球形,而病理情况下心脏往往发生变形,导致测量误差较大;其次,X线球管为点光源,因不同结构所处层面不同产生不同放大效应,引起边缘模糊使测量误差进一步加大。

超声心动图、放射性核素心室造影、多排螺旋CT和MRI均可用于心脏功能测量,但是超声属于操作者依赖技术,重复性欠佳,而且所得EF值偏大,正常人约为70%,所以准确度较差。

放射性核素心室造影在进行心功能测量时,需要去除天然本底放射性,导致计算出的EF值偏低。

多排螺旋CT和MRI根据体素计算左心室容积,测量左心室容积非常准确,尤其MRI为无创伤、无射线技术,不必注射对比剂,没有对碘过敏的风险,已经被认为是心脏功能测量的最佳影像学方法。

二、心脏大血管的血流动力学异常

心脏大血管的血流动力学异常分为:因瓣膜狭窄所致的前向高速喷射血流、瓣膜关闭不全引起的逆向血液反流和左-右心之间的异常分流等3种情况。X线心血管造影、超声心动图、多排螺旋CT和MRI均能显示心脏大血管疾病的血流动力学异常改变,其基本征象为:血流方向、血流速度、血流量、血管壁的压力、病变前后的压力阶差等指标。曾经在相当长一段时间内以X线心血管造影及心导管检查为诊断心脏大血管血流动力学异常的"金标准",后来超声心动图能够完成上述指标的测量,但是测量结果受操作者的影响较大,重复性欠佳。近年来MRI技术取得长足发展,上述各项血流动力学都可以由MRI测得,现在已经初步开始在临床应用,有光明的发展前景。

第四节 肺循环异常

肺循环的普通X线检查平片改变及其临床意义。

普通X线检查显示肺循环改变为其主要优点,肺循环改变可分以下5种情况:

1. **肺充血** 肺动脉血流量异常增多简称肺充血,透视下可见肺门和肺动脉干搏动明显增强,被称作"肺门舞蹈",为其特点之一。后前位显示两肺门增大,肺动脉段突出,肺内血管纹理成比例增粗,边缘清楚。肺充血主要见于左向右分流的先天性心脏病(房间隔缺损、室间隔缺损和动脉导管未闭),还见于甲亢、贫血等循环血量增加的疾病。

2. **肺血减少** 肺动脉血流量异常减少简称肺血减少。后前位显示肺门缩小,右肺下动脉干变细,肺内血管纹理普遍变细,分布稀疏,肺野透过度增加,严重肺血减少,肺野内可见走行紊乱的网状血管影,为代偿的支气管动脉形成侧支循环的影像。肺血减少以先天性心脏病右心排血受阻疾病(肺动脉狭窄、法洛四联症、三尖瓣或肺动脉闭锁等)多见。

3. **肺淤血** 肺静脉回流受阻导致血液在肺内淤滞,简称肺淤血。后前位见两肺门影增大,肺内血管纹理增多、增粗,但是肺门及肺血管的边缘均模糊不清,上肺静脉增粗,下肺静脉变细,肺野透过度差,透视观察肺门无搏动。肺淤血主要见于二尖瓣狭窄和左心衰竭。

4. **肺水肿** 肺毛细血管内液体大量渗入肺间质或/和肺泡称之为肺水肿。肺水肿根据其渗入部位不同又进一步分为间质性和肺泡性两种。

（1）间质性肺水肿：在肺淤血的 X 线所见基础上，在肺野内出现间隔线、即"克氏 B、C 和 A 线"时为间质性肺水肿。B 线最为常见，长 2～3cm、宽 1～3mm，多位于肋膈角区，横向走行。A 线宽约 0.5～1.0mm，长数厘米，从肺野外围斜向肺门，较少见。C 线位于中下肺野，呈网格状阴影。肺淤血常伴有胸膜下和胸腔积液。间质性肺水肿是肺淤血加重的结果，多见于慢性左心衰竭和二尖瓣狭窄，急性发病者少见。

（2）肺泡性肺水肿：肺泡性肺水肿经常与间质性肺水肿并存，但渗出液主要积聚在肺泡内。X 线表现为以肺门为中心，肺野中内带片状模糊影，可累及一侧或两侧肺，两肺受累呈"蝶翼状"为其典型表现。肺泡性肺水肿多见于左心衰竭和尿毒症，由于本症的 X 线异常改变先于临床症状，所以 X 线检查有重要的临床意义。

5. 肺循环高压 肺循环压力升高称肺循环高压，它可由肺充血引起，称高流量性肺动脉高压；也可继发于肺内小血管痉挛或狭窄导致的肺循环阻力加大，属阻塞性肺动脉高压；或由肺静脉回流受阻所致，称肺静脉高压，肺静脉高压晚期亦可导致继发性肺动脉高压。

（1）肺动脉高压：肺动脉收缩压大于 30mmHg 或平均压大于 20mmHg 称肺动脉高压。X 线所见为肺动脉段突出，肺门动脉及其肺内分支扩张、增粗，如果动脉成比例扩张，则为高流量性肺动脉高压；而肺门动脉显著扩张，外围肺动脉分支细小，即有"截断现象"，则为阻塞性肺动脉高压；同时有右心室增大，透视可见肺门搏动增强。

（2）肺静脉高压：肺静脉压力大于 10mmHg 称肺静脉高压。若压力大于 25mmHg，即引起肺水肿。肺静脉高压的 X 线所见为肺淤血和间质性肺水肿的征象。

虽然近年来影像学技术的发展非常迅速，有多种高新技术用于心脏大血管疾病的诊断与鉴别诊断，但是迄今为止，普通 X 线检查仍然是观察肺血情况的最佳手段。这也是该技术还在临床应用而未被淘汰的主要原因之一。

（李坤成）

第四章

循环系统疾病影像学分析方法

第一节　影像学检查在循环系统疾病诊断中的特点

在循环系统疾病的诊断与鉴别诊断中,影像学检查占有重要地位,大概提供了 80%~90% 的诊断信息。与其他系统疾病不同,循环系统疾病的影像学征象具有较强的规律性,影像学图像显示病变清晰,诊断的准确度很高。临床内外科医师,特别是外科医师对影像学资料和诊断的依赖程度较高。一旦影像学诊断错误,外科医师需要在手术台上进行探查,以矫正诊断意见,因为体外循环不允许心脏停搏时间过长,即使最终探查明确了诊断,也会因心脏保护等因素的限制,很难挽救患者的生命。所以要求我们影像科医师要具备认真负责、作风严谨、水平高超的素质,以满足临床医师和患者的需要。

第二节　先天性心脏病诊断的节段分析法

为了便于分析先天性心脏病的尸检诊断,病理学家 Van Praagh 和 Anderson 等提出按照心房、心室和大动脉将心脏分段,依次分析心脏房、室和大血管的连接和排列异常的方法,称节段分析法(segmental analysis or approach)。这一分析方法后来被全球心血管影像学专家所采用。

进行节段分析,首先按照心脏可分为心房、心室和大动脉 3 个节段的顺序,根据影像学检查显示的形态学特征确定左、右心房,左、右心室,升主动脉和主肺动脉干的空间位置,然后,确定彼此的空间排列和连接关系。在此基础上再明确有无心脏异位,是否并发其他畸形,最后综合影像学的全面信息做出心脏大血管病的影像学诊断。

一、心房和心房位

由于左心耳呈长管状,右心耳呈短锥状,根据心耳的形态可鉴别左、右心房。在确定左、右心房位置的基础上,即可做出以下心房位的判断(ER4-4-1):

ER4-4-1　心房位三型四类示意图

1. **心房正位**(atrial situs solitus)　左右心耳分别位于心脏两侧,为正常情况。

2. **心房转位**(atrial situs inversus)　左心耳位于心脏右侧、右心耳位于心脏左侧,为镜面转位情况。

3. **心房不定位**(atrial situs ambiguous)　两个心耳形态相同,即均呈左心耳或右心耳形态,分别称左对称位或右对称位,为异常情况。

目前已知心房位置与胸腹腔内脏(包括支气管、肺动脉、肝、脾、胃)的位置相关,联合分析心房与内脏位置被称为内脏心房位(viscero-atrial situs):

1. 若肝脏在身体右侧,脾、胃在左侧,称心房正位,表示心房和内脏位置正常。

2. 若肝脏和脾、胃左右换位,称心房转位,为镜面转位。

3. 若肝、胃均居中(即"水平肝"),亦可偏左或右侧,称心房不定位。如果两个心房为右对称位,常伴脾脏缺如,即"无脾症"(asplenia);若为左对称位,则常伴多脾症(polysplenia),脾脏可位于左侧或分布在左右两侧。心房呈右对称位、无脾症的先天性心脏病患者,约 90% 合并心内畸形,其中体、肺静脉畸形及异常连接最为常见(ER4-4-2)。

ER4-4-2　内脏心房位三类四型示意图

心房正位者(正常人)的腹主动脉和下腔静脉分别位于脊柱的左、右侧。心房转位者的腹主动脉和下腔静脉位置倒转,呈镜面转位。多数心房不定位者右对称位,其腹主动脉和下腔静脉均位于脊柱左侧或偏左,二者可前后排列(下腔静脉居前,腹主动脉在后),亦可左右并列;少数为左对称位,常伴发下腔静脉离断或缺如,下半身静脉血液由奇静脉、半奇静脉经上腔静脉注入右心房。此时,腹主动脉常位于奇静脉和半奇静脉的前方。

心房正位者的左、右主支气管和左右肺动脉的形态和位置亦正常(图4-4-1),即右主支气管较短位于右侧,左主动气管较长位于左侧;由于右肺下动脉位于上叶支气管下方,右主支气管称动脉上(eparterial)支气管,而左肺动脉位于左主支气管上方,左主支气管被称为动脉下(hyparterial)支气管。心房转位者的支气管、肺动脉的位置均倒转。心房不定位的左、右对称位者,其左右支气管和肺动脉也分别为左侧和右侧形态。

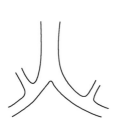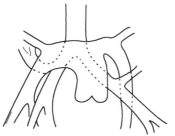

左、右主支气管形态　左、右主支气管与肺、动脉的相对位置关系

图4-4-1　主支气管与肺动脉的相对位置关系示意图

二、心室形态及其排列关系和房室连接

(一)心室形态

正常情况下,无论左右心室均由流入道、小梁部和流出道3部分组成。流入道自房室瓣口至心尖,小梁部包括心尖部和间隔面,从小梁部至半月瓣口为流出道。如果先天性心脏病患者的心室无流入道(即无房室瓣连接),则称为残余心腔:若该残余心腔仅有小梁部、无流出道则称小梁囊;若仅有流出道,则称输出腔。心脏具有2个完整心室者,称双室心;仅有1个心室(或者还同时有1个残余心腔)者,称单室心。

影像学检查根据所示心室的形态可以区分形态学左、右心室,其主要鉴别依据为肌小梁和调节束。如果心尖和间隔面的肌小梁粗厚、间隔面附有由室上嵴隔和壁束汇合延伸形成的间隔边缘肌小梁及其远端的调节束,为形态学右心室;若肌小梁纤细、间隔面平滑,则为形态学左心室。此外,右心室具有室上嵴

圆锥肌,分隔房室瓣与半月瓣,影像学检查显示二者之间无纤维连接;而左心室无室上嵴圆锥肌,房室瓣与半月瓣之间有纤维连接。应该指出,由于先天性心脏病患者的这些指标常有变异,所以,上述征象仅有参考意义。罕见病例仅有一个孤立心室,既不具有左心室、也不具有右心室的形态学特征,称未定心室。

(二)心室排列

正常人的形态学右心室位于左心室的右前方,换言之,左心室在右心室的左后。若右心室位于左心室的左侧(即左心室在右心室的右侧),则称之为心室转位。心室正常排列关系亦被称之为心室右袢(D-loop),而心室转位则被称之为心室左袢(L-loop)。罕见病例的心室可呈上下或左右排列。

(三)房室连接的类型和方式

1. 房室连接类型　指心房与心室的连接关系,可分以下5个类型(ER4-4-3):

ER4-4-3　房室连接类型示意图

(1)房室适应(concordant)连接,即形态学(下同)的左右心房分别与左右心室相连接。

(2)房室不适应(discordant)连接,即右心房与左心室,左心房与右心室相连接。

(3)房室不定型(ambiguous)连接,又可进一步分为右、左对称型(right and left isomeric)连接,即双右心房或双左心房与右、左或左、右心室相连接。

以上三型为双室型房室连接。

(4)心室双入口(double inlet),指双心房与一个心室相连接。

(5)房室无连接(absent atrioventricular connection)可分为右侧或左侧房室无连接,患者的心房与心室之间无开口,代之以肌肉脂肪和结缔组织隔。

(4)和(5)型为单室型房室连接。

2. 房室连接方式　指连通心房与心室的房室瓣4种形态:

(1)双开通的房室瓣,左右心房分别经左右心房室瓣连通左右心室。

(2)共同房室瓣,左右心房经1个共同房室瓣连通左右心室。

(3)一侧房室瓣未穿孔,即一侧房室瓣开通,而另一侧房室瓣闭锁。

(4)房室瓣骑跨(overriding)或房室瓣跨位

（straddling），指一侧房室瓣除与同侧房室连通外，还部分与另一侧心室通连。骑跨指房室瓣环连通另一侧，跨位指腱索连至室间隔另一侧。

（四）十字交叉型心脏

十字交叉型心脏是指一种心室排列与房室连接的特殊异常，或称之为房室连接扭转（twisted atrioventricular connection）、心室上下排列（upstairs-downstairs heart）和混合型左位心（mixed levocardia）等。其特征性异常有心房和心室间隔扭转，室间隔呈水平走行（horizontal septum），右心室居上偏左、而左心室在下偏右，两心室呈上下排列。一般情况下，本畸形的心房为正位，房室连接关系正常，从而使心房至心室的血流与正常平行走行不同，呈交叉状，但是主动脉和主肺动脉多有转位（ER4-4-4）。

ER4-4-4 十字交叉型心脏示意图

三、大动脉与心室的连接和排列关系

（一）大动脉的形态学标志

由于主肺动脉与升主动脉的形态学所见相似，一般以分出左右肺动脉和发出3支头臂动脉作为辨认肺动脉和主动脉的标志。若主动脉、主肺动脉和冠状动脉均起自单一动脉干，则为共同动脉干。

（二）心室-大动脉连接类型

心室与大动脉的连接关系，可分为以下类型：

1. 心室-大动脉适应连接 指形态学左、右心室分别与主动脉和主肺动脉相连接，这是正常人的情况。

2. 心室-大动脉不适应连接 即左、右心室分别与主肺动脉和升主动脉相连接，换言之，为大动脉错位。

3. 心室双出口 升主动脉和主肺动脉均起自一个心室（可为左心室或右心室）。

4. 心室单出口 仅有一支动脉干与心室相连，这支动脉干可为主动脉、肺动脉或共同动脉干。

（三）心室-大动脉的连接方式

心室-大动脉的连接方式是指连接心室与大动脉的半月瓣的3种情况：

1. 半月瓣开通 指正常由半月瓣连通心室与大动脉。

2. 半月瓣未穿孔 指半月瓣闭锁，心室与大动脉未连通。

3. 大动脉干的圆锥形态（infundibular morphology） 按照主动脉和升主动脉干下有无圆锥肌，分为4种亚型：

（1）肺动脉瓣下有圆锥肌。

（2）主动脉瓣下有圆锥肌。

（3）动脉和肺动脉瓣下均有圆锥肌，即"双圆锥肌"。

（4）圆锥肌缺如，无论肺动脉还是主动脉瓣下均无圆锥肌，此型极为罕见。

（四）大动脉的排列关系

大动脉的排列关系是指升主动脉与主肺动脉的相对位置关系。正常人的升主动脉位于主肺动脉的右后方，换言之，主肺动脉位于升主动脉的左前方。判断二者的空间位置均以半月瓣水平为准。如果升主动脉和主肺动脉的相对位置发生改变，就称之为大动脉异位（malposition of great arteries）。大动脉异位可分为以下类型：

1. 右位型异位 升主动脉与主肺动脉呈右前/左后排列（D-malposition）。

2. 左位型异位 升主动脉与主肺动脉呈右前/左后排列（D-malposition）。

3. 两大动脉还可呈前后或左右并列排列，但是十分罕见（ER4-4-5）。

ER4-4-5 大动脉排列关系示意图

四、节段分析法在各种影像学检查中的应用

（一）X线平片检查

X线平片根据肝和胃（泡）的相对位置，可确定心房正位和转位。若肝脏居中（呈水平肝）提示为心房不定位。由于心房不定位者的肝脏位置左右不定，加之X线平片不能分析右或左对称位，根据肝脏和胃泡位置判断心房位的价值有限。

心脏后前位片通常可显示左、右主支气管及其与左右肺动脉的相对位置关系，若两侧均为左或右侧主支气管的形态，则基本上可确定为左或右心房对称位。由于X线平片不能显示心脏内部结构，不适用于分析心室、心房-心室和心室-大动脉的连接关系。

（二）超声心动图检查

超声心动图可用于心脏的节段分析，通常按照以

下5个步骤进行分析：

1. 先行胸腹联合扫描确定心脏有无异位。

2. 继之确定心房位，超声虽然可分段探查左、右心耳，但是难以准确鉴别左、右心耳，所以影响了判断心房位的准确度。

3. 根据房室瓣的形态鉴别二、三尖瓣，进而明确房室瓣与心室的关系，并能鉴别房室瓣骑跨（增大的房室瓣环经室间隔缺损进入另一侧心腔，而瓣尖、瓣口、腱索、乳头肌仍位于原心腔内）与房室瓣跨位（仅腱索经室间隔缺损将本侧瓣叶连接到位于另一侧心腔的乳头肌上）。

4. 根据形态学左心室内膜回声平滑，右心室内膜有粗条索状肌束回声，可准确判定形态学左、右心室，从而做出心室转位的诊断。

5. 最后根据两大动脉分支形态及其与心室的连接关系，做出大动脉错位和异位的分析。

（三）MRI 和多排螺旋 CT 扫描

MRI 软组织对比度好，成像视野大，能获得任意方位的体层图像，尤其 SE 图像能清楚显示心脏大血管的形态结构，十分有利于做出准确的心脏节段性分析。多排螺旋 CT 为容积数据采集，其显示心脏大血管形态的效果亦佳，但是 CT 为有射线检查方法，需应用含碘对比剂，患者有过敏的风险，为其不足之处。

（四）X 线心血管造影检查

X 线心血管造影检查曾经是心脏大血管节段分析的"金标准"，因超声心动图、MRI 和 CT 等无创性技术的临床应用，目前应用逐年减少。

（李坤成）

第五章

冠心病的影像学诊断

冠状动脉粥样硬化性心脏病（coronary atherosclerotic heart disease）简称冠心病（coronary heart disease, CHD），是一种严重威胁人类健康的常见病和多发病，居全世界人类死因的第一位，其中发达地区冠心病居死因第一位，发展中地区居第二位。本病多发于年龄大于40岁的人群，男性多于女性，近年有逐渐年轻化的趋势。

动脉粥样硬化病变按其发展过程可分为脂纹、纤维斑块、粥样斑块和有并发病变的病灶四种类型。动脉硬化病灶由细胞、结缔组织和脂质构成，在其不同发展阶段，这三种成分的含量不同。随病变进展斑块增大，互相融合，引起动脉管腔狭窄以致阻塞。斑块也可形成溃疡，并继发血栓形成，造成血管阻塞。冠状动脉粥样硬化累及左冠状动脉者多于右冠状动脉，左冠状动脉又以前降支受累最为多见，位于左右冠状动脉主干血管内的病灶多于分支血管。

按照其临床表现和心电图改变，冠心病可分为五种临床类型：

隐匿型或无症状型，患者无临床症状，冠状动脉有轻度狭窄，心电图可出现心肌缺血改变。

心绞痛型，患者有发作性胸骨后或心前区剧痛，为一过性心肌供血不足所致，服用硝酸甘油能缓解疼痛。

心肌梗死型，冠状动脉重度狭窄或闭塞引起心肌严重缺血，患者出现剧烈持久的胸骨后疼痛，心电图有进行性 ST-T 改变和病理性 Q 波，血清心肌酶活性升高，常伴发心律失常、休克和心力衰竭。

缺血性心肌病型，长期心肌缺血导致心肌变性、纤维化，患者的主要临床表现为心力衰竭，常伴有心律失常，心腔尤其是左心室进行性扩大。

猝死型，患者突发心脏骤停而猝死，多为心肌缺血引起电生理紊乱，传导功能障碍，发生严重心律失常所致。

而按照世界卫生组织的分类，还可将冠心病分为原发性心脏骤停、心绞痛、心肌梗死、缺血性心脏病中的心力衰竭和心律失常五类。由于本章主要对冠状动脉本身病变进行讨论，所以我们沿用前一种分类方法，对冠心病的各种类型分别叙述。

第一节　冠状动脉病变

【概述】

动脉粥样硬化是冠心病的病理基础，由于动脉粥样硬化斑块的存在，导致冠状动脉分支的狭窄甚至闭塞，是引发冠心病的主要原因。因此，显示冠状动脉本身的病变，在冠心病的诊断中，占有非常重要的地位。

【影像学表现】

1. X 线冠状动脉造影　X 线冠状动脉造影是诊断冠状动脉病变最准确的影像学手段。通过动脉插管，进行选择性冠状动脉造影，向冠状动脉管腔内注入对比剂，可以反映相应冠状动脉分支的管腔情况，显示冠状动脉狭窄、闭塞及痉挛等病理状态。冠状动脉造影包括左冠状动脉造影和右冠状动脉造影，分别显示左、右冠状动脉及其分支的情况。

冠状动脉造影的异常所见主要为血管分支的狭窄和闭塞。一般应用目测动脉直径法判定狭窄，以所显示冠状动脉在各个体位中狭窄程度最重的图像为准，计算狭窄段血管直径减少的百分比，作为评价冠状动脉狭窄的量化指标。在狭窄严重程度的判定上，临床通常将狭窄程度进行简化，将狭窄1%～25%定为25%狭窄，26%～50%为50%狭窄，51%～75%为75%狭窄，76%～90%为90%狭窄，91%～99%为99%狭窄，以及100%狭窄即闭塞。也有将血管狭窄分为轻中重度，50%以下为轻度，51%～75%为中度，76%以上为重度。同时，根据累及左前降支、回旋支和右冠状动脉这三支血管的数目，可划分为单支病变、双支病变和三支病变。左主干病变通常计为左前降支和回旋支两支的病变。冠状动脉造影中冠状动脉狭窄的形态学描述包括：向心性狭窄、偏心性狭窄、局限性狭窄、

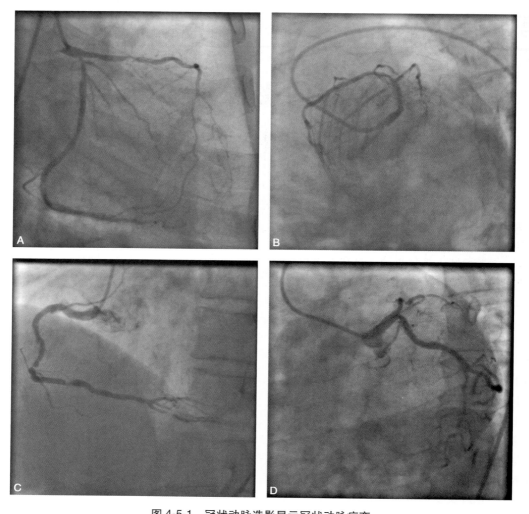

图 4-5-1 冠状动脉造影显示冠状动脉病变
A. 前降支 90% 狭窄, 回旋支起始部 75% 狭窄; B. 前降支粗细不均, 回旋支完全闭塞; C. 右冠状动脉远段及后
降支 90% 狭窄; D. 前降支闭塞

管状狭窄、弥漫性狭窄、管腔不规则、管腔闭塞等(图4-5-1)。

冠状动脉硬化的其他基本病变还包括:冠状动脉瘤样扩张或动脉瘤形成,动脉粥样斑块溃疡,血栓或栓塞,冠状动脉钙化,侧支循环形成。

2. CT 受扫描速度的限制,只有 MSCT 和电子束CT(EBCT)才能用于冠状动脉检查,螺旋 CT 检查冠状动脉主要在多排(或称多层)螺旋 CT 应用以后,尤其是最新问世的 64 排螺旋 CT,以及稍早的 16 排螺旋 CT 临床应用后,才真正使螺旋 CT 成为一种检查冠状动脉的实用临床检查手段。应用 CT 检查冠状动脉包括平扫的冠状动脉钙化评价和应用对比剂进行冠状动脉 CTA 两种方法,此外,根据心动周期不同时相所采集的数据,还可以获得有关心室运动功能的信息,进行心功能测定。

冠状动脉钙化评价是应用 CT 检测冠状动脉钙化,并进行定量分析,从而间接判断冠状动脉狭窄程度,以及评估患者发生冠心病的危险性。冠状动脉钙化的计分方法由 Agaston 于 1990 年首次报道,之后一直为学术界沿用。目前的 EBCT 和多排螺旋 CT 均配有自动的冠状动脉钙化计分计算软件,操作者确定冠状动脉钙化后,计算机可以自动计算冠状动脉各分支的钙化计分,各支血管钙化计分之和即为冠状动脉钙化总分。大量研究证明冠状动脉钙化与冠状动脉狭窄间有直接关系,冠状动脉钙化的计分与冠状动脉狭窄的程度呈正相关。冠状动脉钙化预测冠状动脉狭窄有着较高的敏感度和特异度(图 4-5-2)。

EBCT 的冠状动脉 CTA 一般采用心电触发的步进容积扫描,扫描层厚相对于多排螺旋 CT 来说略厚,其层面内空间分辨力也比较低(1.2mm),因此其显示冠状动脉狭窄的能力仅限于冠状动脉近段,且很容易造成假阳性。此外,EBCT 价格昂贵,普及性较差,临床应用受到很大限制。目前临床多应用多排螺旋 CT 进行冠状动脉 CTA 检查。螺旋 CT 冠状动脉 CTA 一般

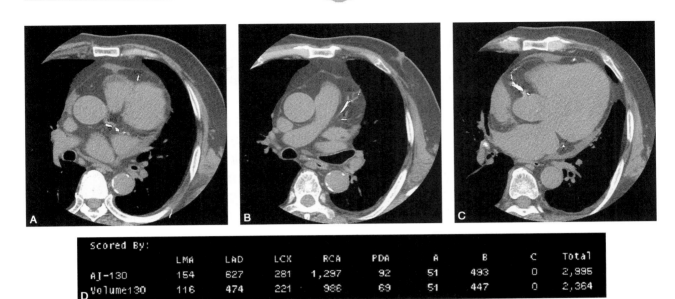

Scored By:									
	LMA	LAD	LCX	RCA	PDA	A	B	C	Total
AJ-130	154	627	281	1,297	92	51	493	0	2,995
Volume130	116	474	221	988	69	51	447	0	2,364

图 4-5-2　冠状动脉 CT 钙化评分

A. 标记左冠状动脉主干及前降支钙化;B. 标记前降支钙化;C. 标记右冠状动脉及左回旋支钙化;D. 自动钙化评分

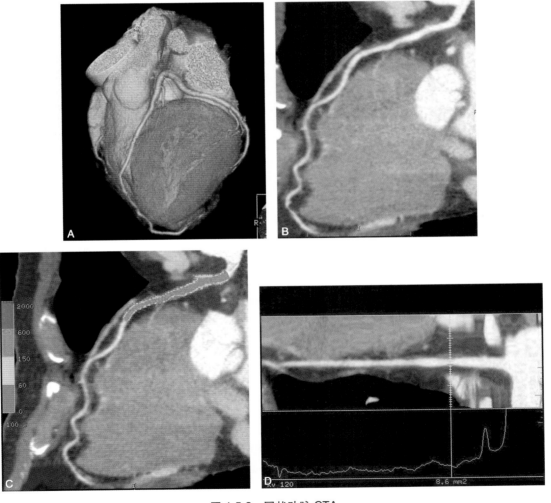

图 4-5-3　冠状动脉 CTA

A. 容积重现显示左冠状动脉;B. 曲面重建显示前降支轻度狭窄及软斑块;C. 彩色编码显示软斑块(蓝色);D. 冠状动脉拉直显示狭窄及直径测量

采用屏气扫描,行回顾性心电门控重建图像。以目前扫描速度最快的 64 排螺旋 CT 为例,旋转时间达到 0.35s/圈,5s 即可完成冠状动脉扫描。进行回顾性心电图门控重建图像时,可应用心动周期的不同时相,可以根据不同心电时相对冠状动脉分支显示情况进行比较,从中选择最佳的时相来分别重建出冠状动脉各个分支的图像。可将横轴位图像进行三维后处理,经常用于冠状动脉图像重组和观察的处理技术主要包括 MIP、MPR、VRT 以及曲面重建(CPR)。

冠状动脉 CTA 可以清楚显示冠状动脉主干,甚至 3~4 级分支,因而可以对冠状动脉硬化病变做出较准确的评价。目前 64 排螺旋 CT 的各向同性空间分辨力已可达到 0.4mm 以下,显示冠状动脉形态及病变均可达到满意的效果。同时,与传统 X 线冠状动脉造影比较,多排螺旋 CT 对冠状动脉分支位置的定位更为准确,除显示冠状动脉管腔病变外,还可显示血管壁情况,以及周围组织结构。冠状动脉 CTA 所显示的病变类型与 X 线冠状动脉造影相同,更高分辨力的图像还可能对冠状动脉斑块的性质进行识别,从而判断粥样斑块的危险系数(图 4-5-3)。

3. MRI 进行 MR 冠状动脉成像,目前应用较多的技术包括亮血的快速三维对比增强梯度回波序列和暗血的脂肪预饱和、磁化传递预饱和等技术。MR 冠状动脉成像临床应用的主要问题包括:①通常仅能显示冠状动脉开口及近中段,对直径小于 3mm 的血管缺乏分辨能力;②仍然不难完全消除呼吸和心脏收缩引起的伪影;③受心包脂肪垫高信号的干扰,影响图像质量;④若迂曲血管超出扫描层厚覆盖的范围,则导致显示的冠状动脉管腔不连续。文献报道的 MRI 评价冠状动脉狭窄的特异度和敏感度差异较大,而且总体水平不够高,但是 MRI 完全能满足冠状动脉先天性畸形诊断的需要(图 4-5-4)。

【影像学检查的评价】

目前,X 线冠状动脉造影仍旧是诊断冠状动脉病变的"金标准",通过多体位观察,可以对冠状动脉的狭窄以及闭塞病变做出明确诊断,并可了解冠状动脉的侧支循环情况。但是应该注意,诊断冠状动脉分支闭塞尚有一定难度,需要与正常变异进行鉴别。而造影导管的遮挡有时也可能影响对病变的观察,注意进行多体位观察,才能有效防止遗漏病变。此外,需要

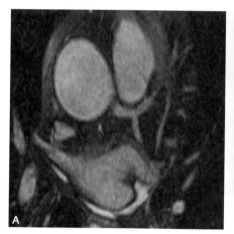
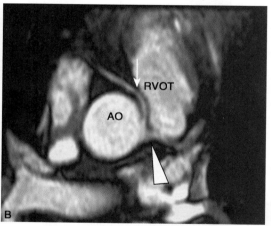
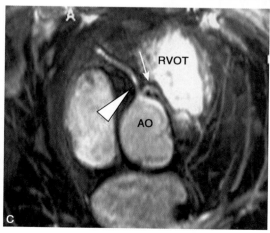

图 4-5-4 冠状动脉 MRA

A. 左前降支闭塞;B. 右冠状动脉发自左冠状窦;C. 左前降支发自右冠状窦。RVOT:右室流出道;AO:主动脉

与冠状动脉硬化病变进行鉴别者,还包括心肌桥和冠状动脉痉挛等。

多排螺旋 CT 目前在冠状动脉评价方面应用较多,但其评价结果受较多因素影响。首先该技术对患者屏气配合和心律的要求较高,对某些患者而言,还需要进行呼吸训练或采用吸氧等方法来保证扫描顺利。心律不齐也是严重影响冠状动脉 CTA 检查质量的重要不利因素,需要在扫描前进行药物纠正,如果被检查者的心率过快,就必须进行心率控制,否则可能导致所获图像发生错位,引起误诊。在图像重建时,医生还需要仔细寻找对冠状动脉分支显示最佳的时相,否则可能因图像质量差,引起假阳性结果。总体看,多排螺旋 CT 冠状动脉 CTA 检查评价冠状动脉的准确度尚不及 X 线冠状动脉造影,主要是 CTA 容易出现假阳性,但是其阴性结论的可靠性很高,由于CTA 为无创伤检查手段,因此,对冠状动脉病变的筛选具有重要意义。目前,发达国家已经将冠状动脉 CTA 作为筛查冠心病的重要段,其国内应用也不断扩展,随设备普及率的提高,将其广泛用于冠状动脉病变的筛查只是时间的问题。MR 冠状动脉成像的效果尚不及 CT,目前仍然主要处于临床研究阶段。

第二节　心肌梗死及其并发症

心肌梗死(myocardial infarction,MI)是冠心病的严重类型,是指持续而严重的心肌缺血导致部分心肌坏死。按病变发展过程,心肌梗死主要分为急性和陈旧性两期。

一、急性心肌梗死

【概述】

急性心肌梗死(acute myocardial infarction,AMI)一般是指起病后 4 周之内的心肌梗死。患者的主要临床表现为持久的胸骨后剧烈疼痛、急性循环功能障碍、心律失常、心力衰竭、发热等,此外,还有血清心肌损伤标记酶及白细胞计数升高,因心肌急性损伤与坏死导致心电图的进行性演变。

【影像学表现】

1. 普通 X 线检查　约半数病例的心脏有不同程度增大,以左心室增大为主,多呈"主动脉型"。发生心功能不全时,可有左心房和右心室增大。少数病例心脏呈"普大型"。若进行透视观察,有时可发现左心室缘区域性搏动减弱或消失。但搏动减弱或消失区与梗死的部位和范围不一定完全一致。

2. X 线心室和冠状动脉造影　X 线心室造影主要用于观察心室形态、大小、运动功能、主动脉瓣功能、有无室壁瘤、附壁血栓及室间隔破裂等并发症等。急性心肌梗死在心室造影上主要表显示梗死心肌的节段性运动功能失调,包括:运动功能减弱、运动功能消失,以及矛盾运动等异常改变,运动异常的范围与冠状动脉造影所示病变血管的分布区基本一致。对心室舒张末和收缩末期容积进行定量分析,还可以计算心室射血分数(EF),主要表现为 EF 值下降(ER4-5-1)。冠状动脉造影显示冠状动脉狭窄和闭塞病变。

ER4-5-1　左心室造影显示急性心肌梗死左室心尖部运动减弱

3. CT　应用 EBCT 和 MSCT 可以对心室运动的不同时相进行成像,并了解心室的运动情况。急性心肌梗死在 CT 动态成像上表现(ER4-5-2)为:局部心肌变薄,节段心肌收缩期增厚率减低,局部室壁运动功能异常(包括运动减弱、消失、矛盾运动和不协调),整体及节段 EF 值减低。应用 CT 心肌灌注成像,可以进一步发现缺血和梗死心肌。急性缺血和梗死的心肌的灌注曲线呈缓慢上升的斜线或类似于正常心肌但低小的曲线。

ER4-5-2　MSCT 显示急性心肌梗死

4. MRI　急性心肌梗死的 SE 序列所见包括:梗死区心肌信号强度增高,以 T_2WI 较 T_1WI 更明显;梗死室壁限局性变薄,判断标准为同一层面梗死区室壁厚度小于或等于其他正常室壁平均厚度的 65%;梗死室壁出现节段性运动减弱,邻近部心室腔内可有血流高信号,或附壁血栓,后者 T_1WI 呈较高信号,T_2WI 信号强度不变或略降低;Gd-DTPA 增强扫描,T_1WI 上梗死心肌呈高信号强化,其增强模式有四种:均匀强化、心内膜下强化、不均匀强化和环状强化。增强扫描有助于显示心肌梗死区,提高 MRI 诊断急性心肌梗死的阳性率。由于急性期附壁血栓无强化,增强扫描还有助于梗死心肌与血栓的鉴别。急性心肌梗死心肌高信号与邻近心室腔内缓慢血流的高信号之间界限常不清楚,但是进行同一层面收缩与舒张期图像的对比,有助于两者的鉴别(ER4-5-3)。心腔内血流高信号随心动周期时相变化形态发生改变,而梗死心肌高信号形态不变。此外,对心肌运动的检查还可采用心肌标记技术,应用线或网格标定心脏,通过心脏收缩时标记线或网格的运动来显示正常与异常组织运动变化,从而可能定量评价心肌存活情况。

ER4-5-3　MRI 显示急性心肌梗死

5. **超声心动图**　急性心肌梗死的二维超声心动图主要表现为室壁运动异常,梗死局部室壁膨出,运动消失或矛盾运动,收缩期局部室壁增厚率减低或消失。应用三维超声心动图,可以对心室功能作出更准确的评价,尤其是有明显室壁运动异常时,三维超声测量左心室容量和收缩功能的准确性要显著高于二维超声技术。此外,三维超声心动图还可通过彩色室壁动态技术显示心动周期中室壁运动幅度,对室壁运动幅度进行立体定量分析,估测心肌缺血范围。

6. **核医学检查**　核素心室造影可显示室壁运动异常和心功能异常。心肌灌注显像能提供心肌血流灌注的信息,诊断心肌缺血,但不能鉴别急性与陈旧性心肌梗死。通过注射 ^{99m}Tc 焦磷酸盐等梗死心肌显像剂,可以进行急性心肌梗死"热区"扫描。急性心肌梗死表现为局部放射性增高的浓集区。但心肌梗死"热区"显像剂在急性心肌梗死 6~12h 才开始显像,不能用于超急性期诊断。

【诊断与鉴别诊断】

根据 WHO 的研究,具备以下 3 个特征中的 2 个即可诊断为急性心肌梗死:典型症状(即剧烈胸痛)、心肌酶升高和出现 Q 波的典型心电图表现。目前的认识中,三项标准中的心肌酶升高已改为心肌标记物和/或心肌酶升高。在急性心肌梗死的诊断中,医学影像学主要提供更准确的定位、定量诊断,通常根据影像学表现作出急性心肌梗死的诊断并不困难。

急性心肌梗死主要应该与陈旧性心肌梗死相鉴别。虽然二者的临床表现和病程有明显差别,但是对已患陈旧性心肌梗死再发胸骨后剧痛的患者,则必须鉴别再发急性心肌梗死还是陈旧性心肌梗死合并心绞痛。此时心电图和心肌酶学改变无助于鉴别,即使进行 X 线冠状动脉造影及心室造影也无法区分。但是,根据心肌的 MRI 信号、超声回声等,可以对两者进行鉴别。

二、陈旧性心肌梗死

【概述】

陈旧期(梗死发病 6 周以后)的心肌梗死其坏死心肌由纤维组织修复替代,为其病理基础。

【影像学表现】

1. **普通 X 线检查**　陈旧性心肌梗死与急性心肌梗死一样,在 X 线平片上缺乏特征表现,可有不同程度心脏增大。

2. **超声**　陈旧性心肌梗死在二维超声心动图上表现为梗死部位室壁变薄、回声增强、运动减弱、消失或矛盾运动。

3. **CT**　MSCT 所示陈旧性心肌梗死的征象与急性心肌梗死类似,亦表现为病变心肌变薄和运动异常。CT 心肌灌注扫描上,陈旧性心肌梗死部位主要为瘢痕组织,缺少供血血管和血管床,其灌注曲线近于水平的直线。

4. **MRI**　陈旧性心肌梗死的 MRI 所见包括:梗死室壁节段性变薄,对同一患者而言,其变薄程度较急性期更重,显示此征象收缩期较舒张期更明显;变薄节段室壁心肌信号强度减低,以 T_2WI 更明显;变薄节段室壁收缩期增厚率异常,以收缩期增厚率下降(<30%)甚至消失多见,较大的病灶其周边可有收缩期增厚率增强的现象,与中心部收缩期增厚率下降并存;变薄节段室壁运动异常,多数为运动减弱。应用 SE 技术判断室壁运动状况,可以比较同一扫描层面收缩末期和舒张末期像,行 GRE 电影 MRI 扫描动态观察室壁运动,更有利于显示此异常现象;合并附壁血栓,表现与急性期不同,陈旧血栓发生不同程度机化,SE 序列 T_1WI 多呈中等信号强度,与心肌相似,而 T_2WI 上血栓信号较心肌高;延迟增强扫描(注射对比剂后 30min 成像,坏死心肌显著强化(ER4-5-4)。

ER4-5-4　陈旧性心肌梗死

5. **X 线心室及冠状动脉造影**　陈旧性心肌梗死在心室造影的表现上与急性心肌梗死类似,表现为室壁的节段运动异常,射血分数降低。冠状动脉造影显示冠状动脉狭窄和闭塞病变。

6. **核医学检查**　在心肌灌注显像上,陈旧性心肌梗死与急性心肌梗死类似,都表现为心肌灌注减低或缺损。心室造影可显示梗死心肌运动异常和心功能异常。

【诊断与鉴别诊断】

陈旧性心肌梗死根据临床病史及影像学表现比较容易作出诊断,在影像学方面主要应与急性心肌梗死鉴别,尤其在陈旧性心肌梗死合并心绞痛的患者。

三、心肌梗死并发症

心肌梗死的并发症包括心律失常、心功能不全、心源性休克、心脏破裂、室间隔穿孔、乳头肌功能不全、心室室壁瘤、血栓形成与栓塞、心包积液以及梗死后综合征等。由于部分并发症缺乏典型影像表现,这里将只讨论乳头肌功能不全、室间隔穿孔、心室室壁瘤以及梗死后综合征的影像表现。

（一）乳头肌功能不全

【概述】

心肌梗死中乳头肌受累主要包括乳头肌断裂、乳头肌缺血和继发纤维化。乳头肌断裂病情较重,会引起急性二尖瓣关闭不全,导致急性进行性心力衰竭而死亡。乳头肌缺血和纤维化所致乳头肌功能不全则一般较轻,有不同程度二尖瓣反流,预后相对较好。

【影像学表现】

1. **普通X线检查** 心肌梗死并发乳头肌功能不全表现为二尖瓣关闭不全的征象,呈现不同程度左心室及左心房增大,可有肺静脉高压及肺水肿。

2. **超声心动图** 乳头肌功能不全时,二维超声检查可以发现乳头肌收缩性降低、纤维化、钙化以及腱索断裂。多普勒检查可发现左心室收缩期反流,证明二尖瓣关闭不全存在。

3. **CT** 乳头肌功能不全进行MSCT检查可以发现左心室及左心房的扩大,但CT显示房室瓣反流不敏感。

4. **MRI** 乳头肌功能不全的MRI表现与CT类似,但MRI可清楚观察二尖瓣反流,对乳头肌及二尖瓣瓣叶的显示亦优于CT。

5. **X线心室造影** 乳头肌功能不全时,左心室造影可显示不同程度的二尖瓣反流和二尖瓣脱垂,但无法区别乳头肌的缺血、纤维化或断裂。

【诊断与鉴别诊断】

根据急性心肌梗死的病史以及相应的影像学表现,我们可以对合并乳头肌功能不全作出诊断,但是还要与其他原因所致的二尖瓣关闭不全进行鉴别。

（二）室间隔穿孔

【概述】

室间隔穿孔是急性严重贯通性心肌梗死的并发症,多发生于肌部室间隔,主要位于心尖部,其继发的心室间左向右分流,易引发急性心力衰竭造成患者死亡。

【影像学表现】

1. **普通X线检查** 室间隔穿孔在急性期表现为左、右心室扩大,以左心室为著,肺淤血,肺水肿(提示左心功能不全),同时有肺血增多、肺动脉段突出和肺门舞蹈等左向右分流的征象。急性心功能不全控制以后,本病的X线表现以分流征象为主。

2. **超声心动图** 室间隔穿孔的主要超声心动图征象包括:室间隔有突然断裂,为诊断本症的直接征象;穿孔大小随心动周期变化;超声造影可在右心室侧见到明确负性显影区;多普勒技术在破口处右侧可发现异常湍流。

3. **CT** MSCT可显示室间隔中断,对比剂在左、右心室之间相连通。如注射对比剂后采用生理盐水充填右心,则可见经穿孔由左心室分流进入右心室的对比剂。

4. **MRI** MRI可直接显示室间隔穿孔的形态,还可显示由左向右分流所致的湍流。

5. **X线心室造影** 室间隔穿孔左心室造影可见室水平左向右分流,左前斜位显示穿孔的部位、大小以及分流量。

【诊断与鉴别诊断】

室间隔穿孔的诊断并不困难,典型的影像学表现加上急性心肌梗死的病史,可以做出明确诊断。因为心功能不全的存在,注入对比剂的检查危险性相对较高,超声和MRI等无创性检查技术在这里具有比较明显的优势。

（三）心室室壁瘤

【概述】

心室室壁瘤是心肌梗死的常见并发症。室壁瘤形成是由于局部心肌坏死后,病变部位被瘢痕组织所取代,心肌纤维消失或仅有少量残余,心室壁变薄,收缩力减弱或无收缩力,所致的室壁膨出。室壁瘤多发生于左心室前壁及心尖部,也可见于后壁及膈面。

【影像学表现】

1. **普通X线检查** 心肌梗死并发室壁瘤时,表现为左心缘局限性膨凸,左心室增大且轮廓异常以及左心缘反向或矛盾运动(图4-5-5)。

2. **超声心动图** 室壁瘤的超声心动图特点为:局部室壁膨出;膨出部位室壁变薄,回声多增强;膨出部位室壁呈矛盾运动,收缩期增厚率消失;室壁瘤的最大径常为入口处横径;室壁瘤内膜与正常室壁部位的心内膜连续;室壁瘤内可见附壁血栓。

3. **CT** 室壁瘤的CT表现主要包括左心室壁变薄并局限膨出,室壁瘤部心肌反向运动或运动消失以

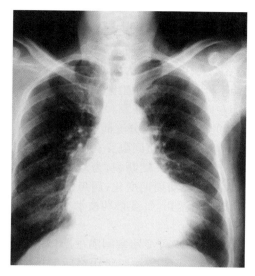

图 4-5-5 X 线平片显示左心室尖部室壁瘤
X 线平片显示室壁瘤,表现为左心缘异常突出

及室壁瘤部室壁收缩期增厚率消失,可以同时有左心房室增大及附壁血栓所致心腔内充盈缺损(图 4-5-6)。

4. **MRI** 室壁瘤的 MRI 所见包括:左心室壁节段性变薄范围较大,多累及三个以上节段,变薄程度较重;室壁瘤部室壁急性期呈高信号,陈旧期呈低信号改变;室壁瘤部室壁节段性反向运动或运动消失;室壁瘤部室壁收缩期增厚率消失;多合并左心房室扩大,以左心室明显,左心室舒张末期和收缩末期容量增加,左心功能受损严重;附壁血栓形成,其信号强度与心肌梗死合并血栓表现相同(图 4-5-7)。

5. **X 线心室及冠状动脉造影** 室壁瘤在心室造影上表现为心室某部分局限性扩张或膨凸,运动消失或矛盾运动(图 4-5-8)。冠状动脉造影支配室壁瘤区

域冠状动脉的狭窄和闭塞病变。

【诊断与鉴别诊断】

室壁瘤的影像表现很典型,结合心肌梗死病史不难诊断。室壁瘤主要需与假性室壁瘤鉴别,假性室壁瘤实际为室壁破裂后局部粘连并血栓形成,假性室壁瘤的瘤壁厚、开口小、瘤腔小且不规则,可与室壁瘤进行鉴别。

(四) 梗死后综合征

【概述】

梗死后综合征亦称 Dressler 综合征,较少见,多发生于急性心肌梗死后数日到 2 个月左右,其发病原因尚不明确。临床表现包括发热、胸痛、白细胞增多、血沉增快,多数患者可闻及心包摩擦音。

【影像学表现】

1. **普通 X 线检查** 梗死后综合征的表现包括心包积液所致心影增大、肺炎和少量胸腔积液。

2. **超声心动图** 梗死后综合征应用超声检查,可以发现心包积液和胸腔积液。

3. **CT** 梗死后综合征进行 CT 检查可以发现心包积液、肺炎和胸腔积液。

4. **MRI** 梗死后综合征的 MRI 表现包括心包积液所致的心包腔增宽和液性信号以及胸腔积液征象。

5. **X 线心室造影** 心室造影梗死后综合征无特征表现,可因心肌梗死和心包积液表现为心室运动减弱。

【诊断与鉴别诊断】

急性心肌梗死后发生心包积液、肺炎和胸腔积液,可以考虑梗死后综合征。但是,梗死后综合征需要与其他原因所致的心包积液进行鉴别,尤其是很容易与心肌梗死后的心包炎相混淆。

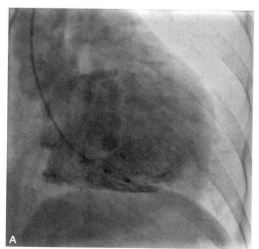
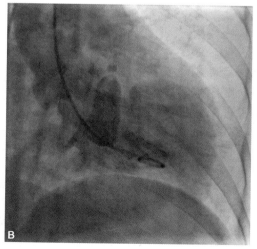

图 4-5-6 心脏造影显示左心室尖部室壁瘤
左心室造影显示左室前壁至心尖部室壁瘤。A. 舒张期;B. 收缩期

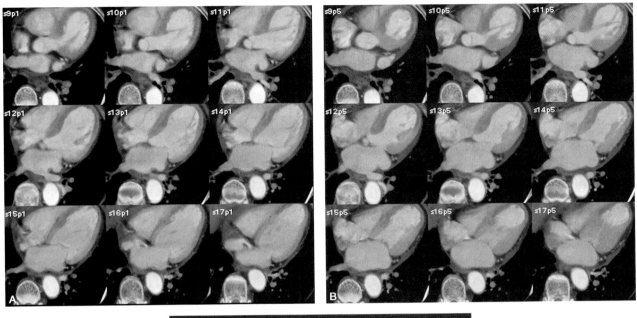

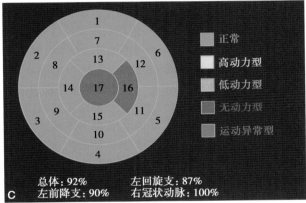

图 4-5-7　CT 显示左室心尖部室壁瘤

A. 舒张期左心室长轴位重建图像；B. 收缩期；C. 彩色编码显示左室心尖部无运动

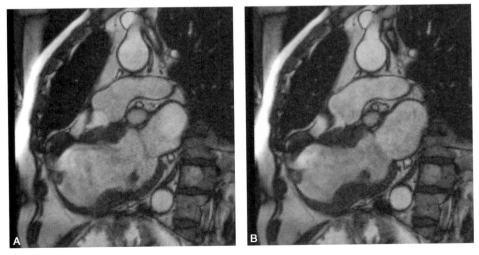

图 4-5-8　MRI 显示左心室尖部室壁瘤

MRI 电影扫描舒张末期（A）和收缩末期（B）图像示左室心尖部室壁瘤及前壁假性室壁瘤

第三节 缺血性心肌病

【概述】

缺血性心肌病这一名词是由 Bruch 及其同事于 1970 年提出的。缺血性心肌病一般在冠心病的基础上由于长期慢性缺血引起心肌纤维化、心肌冬眠而形成,临床上与扩张型心肌病或限制型心肌病类似,主要表现为心功能减退,而一般冠心病的心肌缺血、心绞痛等发作强度减弱或消失。心脏扩大、心功能不全、症状慢性进行性加重是缺血性心肌病的临床特征。本病一般可分为缺血性扩张型心肌病和缺血性限制型心肌病,前者发病率较高,后者发病率较低。引起缺血性心肌病的主要原因有冠心病、冠状动脉痉挛、冠状动脉内栓塞、冠状动脉炎。缺血性心肌病的病理学基础是一支或多支冠状动脉病变引起的长期反复心肌缺血、心绞痛、点片状心肌梗死,或无症状性心肌缺血长期存在,导致心肌细胞缺氧、点片状坏死、纤维化。

【影像学表现】

1. **普通 X 线检查** 缺血性心肌病 X 线表现包括左心室扩大,甚至双心室扩大,肺淤血、肺水肿和胸腔积液,与其他原因所致心功能不全难以鉴别。透视观察可见心脏搏动减弱。

2. **超声心动图** 缺血性心肌病的主要超声表现为心脏扩大,收缩末期和舒张末期血容量增加,室壁运动异常,随心力衰竭加重,出现左心室增大和心包积液。扩张型左心室腔扩大较明显,而限制型左心室腔无扩大或轻度扩大。

3. **CT** MSCT 增强检查可见左心室壁变薄,室壁运动减弱,收缩期增厚率下降。此外,CT 检查还可以

发现心肌病所致肺水肿和胸腔积液。

4. **MRI** 缺血性扩张型心肌病的 MRI 所见包括:左心室壁普遍灶性变薄,致左心室壁厚度不均匀;室壁变薄部心肌信号减低;左心室腔扩大,室壁收缩期增厚率下降,室壁运动减弱,其程度与室壁变薄部位相一致。缺血性限制型心肌病左心室腔无扩大或轻度扩大(图 4-5-9)。

5. **核医学检查** 放射性核素心室造影可见室壁运动障碍和射血分数下降。心肌灌注显像可以鉴别冬眠心肌、顿抑心肌和梗死心肌的瘢痕组织,从而指导临床治疗。PET 为心肌可逆性损伤即心肌冬眠判定的"金标准",对血管再通术的决断和预后有重要意义。

6. **X 线心室及冠状动脉造影** 缺血性扩张型心肌病心室造影可见心室腔扩大、心室壁局部或弥漫性运动障碍和射血分数降低。缺血性限制型心肌病则表现为左心室腔无扩大或轻度扩大,其余表现与扩张型类似。缺血性心肌病的心室壁运动障碍,扩张型的特点是主要为收缩功能不全,而限制型以舒张功能受损为主。冠状动脉造影显示冠状动脉狭窄和闭塞病变。

【诊断与鉴别诊断】

依靠临床资料以及影像学表现,做出缺血性心肌病的诊断并不困难。本病的影像学鉴别诊断,主要应与其他原因的心肌病进行鉴别,其中缺血性扩张型心肌病主要应与原发扩张型心肌病、酒精性心肌病等鉴别,缺血性限制型心肌病主要应与淀粉样变性心肌病等进行鉴别。依靠病史,结合影像及其他如心肌活检等手段,应能够对缺血性心肌病与其他原因的心肌病做出鉴别。

在缺血性心肌病的诊断中,确定冬眠心肌具有十

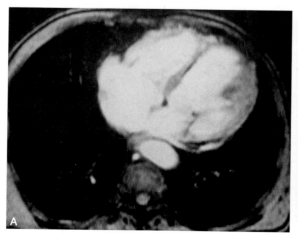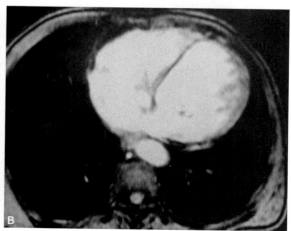

图 4-5-9 缺血性扩张型心肌病

电影 MRI 横断收缩末期图像(A)和舒张末期图像(B)示左室心腔显著扩大,室壁普遍不均匀变薄,以前部室间隔最明显,室壁收缩期增厚率普遍下降,室壁运动减弱

分重要的意义,是指导临床缺血性心肌病治疗的关键。PET确定冬眠心肌的准确度高,但其技术复杂,价格昂贵。采用药物负荷试验的MRI或超声检查,判断可逆性节段的功能,也可以得到有价值的信息,从而预测再通手术之后的临床效果。

第四节　冠心病心绞痛和隐性冠心病

【概述】

冠心病心绞痛和隐性冠心病的共同特点为心肌无明显组织形态学改变但有缺血存在,而冠状动脉有轻度或中度狭窄,因此这里我们将两者放在一起讨论。冠状动脉本身的病变可以通过冠状动脉造影及CTA等方法进行检测,这里主要介绍心肌缺血的影像学表现。

【影像学表现】

1. **普通X线检查**　冠心病心绞痛和隐性冠心病在普通X线检查上无特征表现,心影可呈"主动脉型"。

2. **超声心动图**　应用超声心动图可以观察左心室形态、大小,测定左心室泵功能及区域性运动功能异常。对静息状态未见异常改变者,可行药物负荷试验,检出潜在性缺血区,提高早期诊断率。

3. **CT**　MSCT灌注扫描可以根据心肌在团注对比剂后的时间-密度曲线来判断局部心肌的血流灌注情况,从而检测心肌缺血。中国医学科学院阜外医院应用EBCT对包括左心室壁节段心肌CT峰值,心肌CT峰值与主动脉CT峰值之比和心肌上升CT值与主动脉曲线下面积之比三个指标的研究显示冠心病组其指标数值明显低于正常人(图4-5-10)。

4. **MRI**　普通MRI平扫心脏扫描序列不能区分

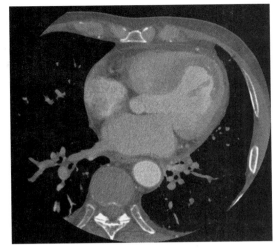

图4-5-10　MSCT灌注显示心肌缺血
造影剂增强CT扫描横断位图像示左室心尖部灌注减低

心肌缺血与正常心肌,应用MRI对比剂方能显示。注射对比剂后,缺血区信号在早期(3~5分)无变化,而正常心肌信号增高,晚期以后对比剂在缺血区内得以再分布而使正常与缺血心肌之间信号对比丧失,因此使用快速成像序列可以显示心肌急性缺血。团注对比剂后扫描,心肌损伤区呈延迟增强,时间-信号强度曲线上升斜率缩小。药物负荷MRI可以进一步明确缺血,并可使轻、中度缺血心肌与正常心肌时间-信号强度曲线区分(图4-5-11)。

MR心肌灌注成像是应用MRI检测心肌缺血另一种重要手段。首过法MR心肌灌注成像,正常心肌组织灌注均匀,而缺血心肌的灌注减低,表现为灌注时间延迟或出现灌注缺损。采用药物负荷试验,可以测定不同冠状动脉供血区心肌灌注储备,从而显示隐匿性心肌缺血的区域,更为准确地判定冠脉不同分支

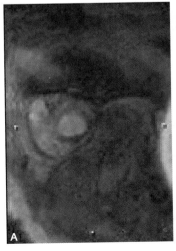
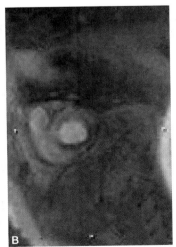
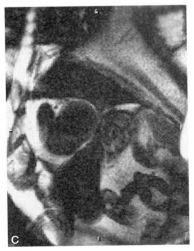

图4-5-11　MRI心肌灌注扫描心室短轴位图像示心肌缺血
A、B.左室下壁及室间隔后1/3灌注减低;C.延迟扫描显示左室下壁延迟强化

的病变程度。

5. 核医学检查 放射性核素心肌灌注扫描可以显示心肌灌注减低或缺损,表现为放射性稀疏或缺损区,由此确定冠状动脉病变的程度、部位和范围。对于静息状态下被掩盖的心肌缺血,可以通过负荷试验检出,表现为负荷试验后心肌灌注图像上出现局限性放射性减低区,据此可以做出早期定性、定量诊断。核医学检查手段中,PET 较 SPECT 更准确,还提供了从细胞水平、分子水平进行诊断的能力,除灌注显像外,应用 PET 还可进行代谢显像和受体显像。

6. X 线心室及冠状动脉造影 心室造影通常表现室壁运动正常,EF 值在正常范围。冠状动脉造影显示冠状动脉狭窄病变。

【影像学检查的评价】

隐匿性心肌缺血的诊断主要依靠静息状态与负荷试验后的对比。如静息状态下心肌灌注正常,而负荷试验后灌注减低或缺损,提示为可逆性,为心肌缺血的典型表现。而静息状态下表现灌注异常者,则为不可逆性或持续性,为心肌梗死的心肌表现。

心肌灌注检查的"金标准"为 PET,但其价格昂贵,目前 MRI 技术的快速发展为无辐射检测心肌缺血提供了另一种有效和经济的办法。随着 MRI 技术的发展,其在缺血性心脏病方面的应用必将进一步扩大。

第五节　冠状动脉术后的影像评价

【概述】

冠心病的手术治疗包括外科手术治疗及介入治疗,尽管途径不同,二者的共同目的都是恢复冠状动脉的供血,从而解决心肌的缺血问题。因而,了解冠状动脉术后的心脏情况也包括两个方面,一是冠状动脉的供血,二是心肌的活力以及运动情况。

【影像学表现】

1. 普通 X 线检查 普通 X 线检查很难对冠心病治疗后的情况进行评价,有时可以看到冠状动脉搭桥手术的血管夹影像或冠状动脉支架影像,但二者对评价疗效几乎没有意义。心脏大小一般没有明显改变,因此在普通 X 线检查上很难发现变化。

2. X 线血管造影和心室造影 冠状动脉造影是了解冠状动脉供血恢复情况最直接有效的手段。通过冠状动脉造影检查,可以确定血管成形术后血管狭窄和闭塞的恢复情况以及病变远端分支血管的供血情况,从而判断治疗的效果,同时,可以发现血管成形术后冠状动脉的再狭窄。此外,通过搭桥血管的造

影,可以了解外科搭桥手术对冠状动脉血流恢复的作用,以及搭桥血管吻合口情况和有无再狭窄,从而判断治疗效果(ER4-5-5)。

ER4-5-5　冠状动脉硬化治疗后冠状动脉造影复查

3. CT 冠状动脉搭桥术后,冠状动脉 CTA 可以显示冠状动脉血流的恢复情况、桥血管的形态及其与冠状动脉分支的连接,从而判断疗效和有无再狭窄的发生。根据中国医学科学院阜外医院 EBCT 的研究,冠状动脉搭桥血管通畅的标准为:搭桥血管在多个层面显影,其时间-密度曲线与主动脉一致;三维重建显示搭桥血管全程包括两端吻合口;搭桥血管近段显示良好,而远端因扫描范围不够未显示,其近端时间-密度曲线与主动脉一致;内乳动脉因金属伪影仅部分显示,但其时间-密度曲线与主动脉一致。冠状动脉搭桥血管梗阻的标准为:搭桥血管未显影,或其时间-密度曲线低平;搭桥血管近端吻合口处显影呈残根状,其血流时间-密度曲线低平,远端搭桥血管未显影。目前多排螺旋 CT 的图像质量优于 EBCT,对搭桥血管的显示更加清晰,可以对搭桥血管进行更细致的形态学分析,包括判断吻合口有无狭窄等。

对于冠状动脉支架术后的患者,应用冠状动脉 CTA 也可以评价支架治疗的效果。目前最先进的 64 排螺旋 CT 空间分辨力可以达到 0.4mm×0.4mm× 0.3mm,能够显示冠状动脉支架内的血流情况以及支架的形态,从而判断有无支架内狭窄(ER4-5-6)。

ER4-5-6　冠状动脉硬化治疗后冠状动脉 CTA 复查

CT 心脏动态成像以及心肌灌注成像,可以显示冠状动脉术后心肌运动和心肌灌注情况,同术前的资料进行对比,可以了解心肌的恢复情况,从而判断冠状动脉外科手术或介入治疗的疗效。

4. MRI MR 冠状动脉成像,尤其是对比增强 MRA 技术对于桥血管的评价是比较可靠和准确的,特别是对桥血管闭塞的判断。对于冠状动脉成形术后

的评价,MRA 的效果与显示冠状动脉狭窄相近,但是因支架产生伪影干扰,MRA 不能用于支架置入术后冠状动脉成像检查。

MR 心肌灌注成像可以显示心肌的活性,从而判断冠状动脉血运重建后心肌功能是否恢复:活性心肌表现为对比剂增强后无延迟强化,而陈旧梗死或瘢痕化心肌表现为延迟强化。

5. **核医学检查**　放射性核素心肌灌注显像可以半定量评估冠状动脉成型或冠状动脉搭桥术后心肌缺血的好转情况,从而判断疗效。

【影像学检查的评价】

冠状动脉术后的影像评价主要包括冠状动脉通畅性评价和心肌缺血改善的评价,分别借助冠状动脉成像技术和心肌灌注成像方法可以获得较准确的结论。X 线冠状动脉和搭桥血管造影以及心室造影可以实现冠状动脉介入或手术治疗后的随访和判断疗效,但是因该项检查的创伤性,导致大部分患者不能接受。今后,应用无创伤、无射线辐射技术进行术后评价是发展趋势。虽然,目前技术还有待于进一步成熟,MRI 具有较大优势。应该注意,MRI 的临床应用还受到一些限制,例如:冠心病合并心律失常者可能已经植入起搏器,这就成为 MRI 扫描的禁忌证。虽然 CT 仍然有 X 线辐射和对比剂过敏问题,但是属于无创伤技术,多排螺旋 CT 已经能进行容积扫描,评价冠状动脉和心脏较为准确,成为冠心病患者术后随访的最佳影像学手段。

(杜祥颖　李坤成)

第六章

其他后得性心脏病

第一节 风湿性心脏瓣膜病

风湿性心脏瓣膜病（rheumatic valvulopathy）是风湿性心脏瓣膜炎的后遗病变，近年发病率已呈下降趋势。心脏各瓣膜均可受累，但以二尖瓣受累最常见。

【概述】

风湿性二尖瓣病变的基本病理变化如下：由于瓣膜炎症，导致瓣叶粘连融合，瓣口缩小；同时腱索纤维化、缩短，牵引愈着的瓣膜下移呈漏斗状，造成瓣膜狭窄；腱索粘连将进一步加重狭窄的程度。根据病变程度与性质，二尖瓣狭窄可分为隔膜型与漏斗型两型。由于瓣叶收缩、卷曲变形，瓣缘不规则，可导致瓣叶关闭不全；左心室扩张使乳头肌间距加大并向下移位，或左心房扩张使二尖瓣后瓣向后下移位，加重瓣膜关闭不全。风湿性瓣膜病常有不同程度的瓣膜增厚，并可产生钙化。

三尖瓣病变的病理变化基本同上，但程度较轻。半月瓣交界粘连和瓣叶收缩变形是主动脉狭窄和关闭不全的主要病理改变。少数病例可见主动脉窦缩小变形。风湿性心脏瓣膜病的血流动力学改变非常重要。正常二尖瓣口面积为 $4.0\sim6.0cm^2$，瓣口面积减至 $1.5\sim2.0cm^2$ 时为轻度狭窄，小于 $1.5cm^2$ 为中度狭窄，小于 $1.0cm^2$ 为重度狭窄。一般瓣口狭窄面积达到正常的一半时，患者才出现临床症状。瓣膜狭窄时，排血功能受阻，导致近心端心腔阻力负荷增加，引起心腔扩张和壁的肥厚。二尖瓣狭窄时，左心房压力升高可引起肺静脉高压，进而导致肺动脉压相应升高，继发的肺小动脉内膜增生、闭塞又加重肺动脉高压，从而增加右心负荷。狭窄远心端心脏大小正常甚至相对缩小。正常主动脉瓣口面积约 $3cm^2$，当面积缩小到正常的 1/4 或更小时，患者才出现明显临床症状。主动脉瓣狭窄时，由于通过狭窄瓣口血液喷射的涡流作用，引起升主动脉的狭窄后扩张。瓣膜关闭不全时，瓣膜两端心腔容量负荷增加，导致心腔扩张、轻

度肥厚。二尖瓣关闭不全早期，左心房逆流所致压力升高仅限于心室收缩期，舒张期可保持正常，肺静脉压不升高；随病情进展，血液大量逆流或左心房舒缩受限，左心房压力恒定升高，波及肺静脉、肺动脉，则引起肺动脉高压。

风湿性心脏瓣膜病的临床表现因瓣膜损害程度及心脏功能状态而不同。病变早期，患者可无明显症状，或仅有轻度活动后心悸；病变晚期，心脏功能代偿失调出现症状加重，以及心功能不全表现。通常情况下，二尖瓣狭窄症状出现得较早，二尖瓣关闭不全症状出现较晚，咯血和肺水肿是病变加重或肺循环高压表现；左心房血栓栓子脱落可引起体循环动脉栓塞。二尖瓣狭窄的典型体征包括心尖部舒张期样隆隆杂音及震颤，二尖瓣第一心音亢进和开瓣音；二尖瓣关闭不全时心尖部可闻及全收缩期粗糙的吹风样杂音，并向腋窝传导，可扪及收缩期震颤。主动脉瓣病变可出现心绞痛症状，这是因为冠状动脉窦受到影响；瓣膜狭窄较重时，可出现晕厥甚至猝死。主动脉瓣狭窄临床体征包括：胸骨右缘第 2 肋间向颈部传收导的缩期喷射样杂音；可扪及震颤；主动脉第 2 心音减弱。主动脉关闭不全时，胸骨左缘第 3~4 肋间可闻及舒张期吹风样杂音，出现颈静脉和肝脏收缩期搏动等三尖瓣关闭不全体征。

心电图检查，二尖瓣狭窄时可出现二尖瓣"P"波，肺动脉高压者出现右心室肥厚；轻度二尖瓣关闭不全一般无异常表现，较重者出现电轴左偏和左心室肥厚。联合瓣膜病变时，心电图常可反映受累心腔的扩大或肥厚。

【影像学征象和诊断】

1. 普通 X 线检查

（1）二尖瓣狭窄：基本征象包括左心房、右心室增大，以及不同程度的肺循环高压表现。二尖瓣狭窄较重者心影为二尖瓣型或普大型，较轻者心影可正常。心胸比率可大致反映瓣膜狭窄程度。

左心房和右心室增大是二尖瓣狭窄"定性"诊断

的主要依据。左心房和右心室增大分别主要向后、向前膨凸,心胸比率正常者并不排除左心房、右心室增大可能。左心房增大主要表现为右前斜和左侧位上食管左心房段向后压移,或/和左主支气管向上压迫移位、气管分叉角度开大,左心房增大程度一般与瓣口狭窄呈负相关。右心室增大是判断肺循环高压程度的重要征象。除轻症外,二尖瓣狭窄都有不同程度的右心室增大,狭窄越重右心室增大越明显,可作为判断二尖瓣狭窄程度的一个重要指标。右心房增大比较少见,多为轻度增大,是肺动脉高压的间接征象

之一。较重的右心房增大常提示相对三尖瓣关闭不全或/和右心功能不全。

单纯二尖瓣狭窄时,左心室不大或缩小,表现为左心缘第四弓缩短变直。还可见主动脉节缩小。绝大多数患者存在不同程度的肺循环高压,是判断病变程度的重要指标。病变早期可只有肺淤血,表现为上下肺静脉管径比例失调。但临床病例多为混合性肺循环高压,X线表现为相应的轻、中、重度肺静、动脉高压征象,仅表现为肺动脉高压者并不多见(图4-6-1)。

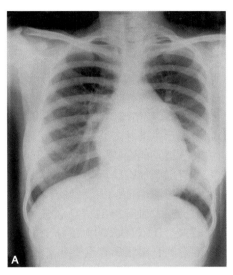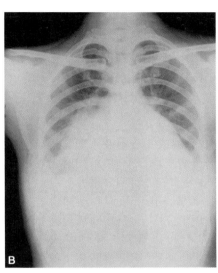

图 4-6-1　二尖瓣狭窄

心影呈"二尖瓣型",左心房、右心室增大(A),二尖瓣狭窄合并关闭不全时,左心室亦有增大,伴有少量胸腔积液(B)

二尖瓣区和左心房壁钙化。瓣膜是否钙化对手术适应证选择和预后估计具有重要意义。二尖瓣区钙化多为瓣叶本身,亦可波及或发生于瓣环或乳头肌,后者表现为环形或弧形影。左心房壁钙化很少见,多发生在心内膜或内膜下,亦可见于附壁血栓,表现为沿增大左心房外缘的壳状钙化,应与心包钙化鉴别。后者不会发生于左心房后壁(无心包结构),而主要见于心影前下缘。

(2)二尖瓣关闭不全:主要表现为左心容量负荷增大。心影呈"二尖瓣型"或"普大型",心影增大程度与二尖瓣关闭不全程度相关。左心房、左心室均增大,其程度二者相称。若存在肺循环高压,右心房、右心室亦可增大。主动脉结正常或缩小。X线透视下,左心房、左心室搏动增强;左心房区可出现收缩期扩张波。病变早期或较轻时,仅有较轻的肺静脉高压,晚期可出现肺循环高压表现。

(3)主动脉瓣狭窄:左心室增大和升主动脉狭窄后扩张是其基本征象,心影不大或轻中度增大,呈"主

动脉型",左心室有不同程度的增大。心功能不全时左心房亦可增大,但程度较轻,同时伴有肺静脉高压征象。升主动脉狭窄后扩张是诊断主动脉狭窄的重要依据,但与左心室增大程度、瓣口狭窄程度无明显相关。左心室及心脏明显增大者多为重度主动脉瓣狭窄(图4-6-2)。

主动脉瓣钙化是主动脉瓣受损的可靠征象,提示瓣口可能有重度狭窄。透视下,可见左心室及升主动脉搏动增强。

(4)主动脉瓣关闭不全:心影呈"主动脉型",心脏增大较明显。与主动脉狭窄比较,左心室增大更明显;左心房可增大伴有肺静脉高压;升主动脉普遍扩张,与主动脉狭窄的局限性狭窄后扩张不同。透视下,主动脉及左心室搏动明显增强。

(5)联合瓣膜病:病变可同时累及二尖瓣、主动脉瓣和三尖瓣,可以是狭窄,也可以是关闭不全;二尖瓣与主动脉瓣同时损害最为常见。若受损瓣膜病变轻重不一时,X线征象常表现为病变较重的受损瓣膜

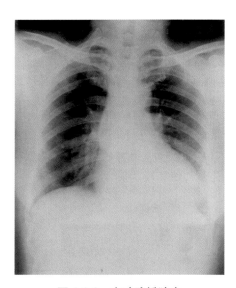

图 4-6-2 主动脉瓣狭窄
心影呈"主动脉型",主动脉结大,心腰凹陷,左心室增大

的特点,例如:明显肺循环高压、主动脉狭窄后局限扩张、左心房收缩期扩张波或左心室及主动脉搏动增强等。若多个受损瓣膜病变均严重时,可同时出现多个特征性 X 线征象,也易引起心脏明显增大。

2. 超声心动图检查 由于超声心动图检查操作相对简易、经济,应用十分广泛,是诊断风湿性心脏瓣膜病的重要方法,不仅可以观察瓣膜增厚或钙化状况、心腔大小,计算瓣口面积,明确诊断狭窄或关闭不全,而且可以估测肺动脉压力、跨瓣压差等。

(1) 二尖瓣狭窄:超声对二尖瓣狭窄的诊断特异度相当高,可用来确诊。二维超声可准确、详细地观察二尖瓣及其附属结构的解剖和功能改变,是明确诊断的主要依据之一,表现为二尖瓣口开放幅度减小及瓣口面积缩小;瓣膜回声增粗、增强;腱索粘连缩短;二尖瓣前瓣呈"圆顶状"(dome)运动,后瓣呈直立状与前瓣同向运动。彩色多普勒血流超声可见舒张期左心房向左心室的射流(jet)以及瓣口左心房侧的血流汇聚区。二尖瓣口超声多普勒频谱可见舒张期正常 E、A 峰消失,频谱宽度增宽。超声心动图检查还可发现二尖瓣狭窄患者左心房、右心室扩大、肺静脉扩张和左心房附壁血栓;估测瓣口面积、肺动脉压及跨瓣压差,获得瓣膜结构和功能信息,评判病情发展进度。

(2) 二尖瓣关闭不全:超声心动图检查诊断二尖瓣关闭不全的敏感度、特异度均很高,彩色多普勒与频谱技术有重要作用。彩色多普勒血流超声可见收缩期二尖瓣口向左心房反流的彩色血流信号;频谱多普勒可见收缩期左心房内负向血流频谱,表现为收缩期出现,顶峰圆钝,频谱幅度高,频谱增宽。二维超声心动图可见瓣膜和腱索的增厚、缩短、钙化,二尖瓣不

能合拢;左心房、左心室扩大。

(3) 主动脉瓣狭窄:多普勒与二维超声心动图检查对明确主动脉瓣狭窄的诊断有重要作用,可估算瓣膜狭窄的程度。频谱多普勒在瓣上可见收缩期高速射流频谱,表现为血流加速时间短,减速时间长,频谱增宽,峰值流速高于 4m/s。二维超声可见瓣膜回声增强,活动受限;主动脉右冠状窦与后窦开放幅度小于 15mm;左心室向心性肥厚;升主动脉狭窄后扩张。彩色多普勒血流显像可见彩色高速射流束由主动脉瓣口射向升主动脉内,但主动脉瓣严重狭窄时,彩色多普勒血流显像对射流的显示不准确。

(4) 主动脉瓣关闭不全:超声心动图检查确诊主动脉瓣关闭不全的敏感度与特异度均很高,并可估算主动脉瓣口的反流量。彩色多普勒血流显像显示舒张期自主动脉瓣口向左心室流出道延伸的反流血流信号,呈"五彩镶嵌"样。频谱多普勒可见反流血流频谱幅度高,频谱增宽,峰值速度高,加速时间短。二维超声显示主动脉瓣增厚,回声呈团状增强,活动受限,主动脉瓣不能合拢,间隙大于 3mm;二尖瓣前瓣或前后瓣有舒张期震动运动;左心室扩大,主动脉增宽。

(5) 联合瓣膜损害:结合二维超声获得的瓣膜结构、心腔、大血管解剖信息和彩色多普勒血流显像获得的狭窄性或反流性血流信息,进行综合分析判断,对确定联合瓣膜病有重要意义。

3. MRI 与 CT MSCT 和 EBCT 的时间分辨率已达到亚秒级,结合心电门控对比增强扫描,CT 既可显示心脏各腔室的形态结构,又能观察瓣膜运动变化。MRI 快速成像序列与电影扫描方式,可以准确显示心腔解剖形态、瓣膜增厚、瓣膜钙化及瓣口面积,同时可以显示瓣膜狭窄或关闭不全时高速喷射血流或涡流造成的瓣口无信号区。

(1) 二尖瓣狭窄:MRI 快速梯度回波成像序列无需注射对比剂,显示心脏舒张期二尖瓣口无信号喷射血流,为高速血流通过狭窄二尖瓣口所致。其范围大小与跨瓣压差相关,可估测狭窄程度。左心房内血栓在梯度回波图像上表现为低信号。快速自旋回波可显示左心房扩张和右心室增大。由于 CT 图像密度分辨率、空间分辨率高,平扫 CT 可显示瓣膜增厚、瓣叶、瓣环或左心房壁高密度钙化,对比剂增强 CT 可准确测量左心房、右心室增大程度,显示心腔内低密度血栓,而心电门控 CT 电影可显示二尖瓣运动受限、舒张期瓣口狭窄。

(2) 二尖瓣关闭不全:MRI 除可显示左心房、室扩张外,MR 电影成像可显示收缩期二尖瓣口左心房侧无信号区,为血流反流所致,其范围亦与二尖瓣关闭不全程度相关。CT 扫描可显示继发性心腔形态改

变,但不能直接显示二尖瓣关闭不全。

（3）主动脉狭窄:MR 电影成像可观察收缩期升主动脉根部快速喷射血流所致的无信号区,严重者无信号区延伸至近段升主动脉,自旋回波序列可显示升主动脉狭窄后扩张、左心室肥厚及主动脉瓣钙化所致无信号区。多排螺旋 CT 或电子束 CT 可显示主动脉瓣增厚、钙化,左心室肥厚和升主动脉扩张。

（4）主动脉关闭不全:MR 快速电影成像显示心脏舒张期主动脉瓣反流所致的无信号区,无信号区范围大小与血流反流大小对应,可估测主动脉瓣关闭不全程度。CT 可显示主动脉瓣环和升主动脉根部扩张、左心室扩张等间接征象,不能直接显示瓣口反流。

（5）联合瓣膜损害:MRI 和 CT(多排螺旋 CT 和电子束 CT)能显示瓣膜损害的直接与间接征象,尤其是 MR 电影成像,无需注射对比剂,显示多个瓣膜受损情况,对瓣膜狭窄和关闭不全的诊断相当可靠(图 4-6-3)。

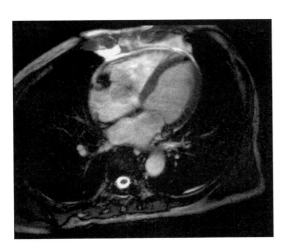

图 4-6-3　三尖瓣关闭不全
MR 电影成像显示收缩期三尖瓣口的反流低信号

4. **X 线心血管造影**　绝大多数本病病例无需 X 线心血管造影,仅靠无创影像学检查方法即可做出诊断。对于瓣膜受损合并其他心血管疾病而诊断困难者,或瓣膜球囊成形术前后判断关闭不全程度时,可应用 X 线心血管造影检查。通常进行左心室及主动脉造影,以观察二尖瓣和主动脉病变。二尖瓣口凸向左心房或充盈缺损提示二尖瓣狭窄,左心室造影显示对比剂逆流进入左心房是诊断二尖瓣关闭不全的征象,X 线电影还可观察瓣膜的活动情况。主动脉或左心室造影显示半月瓣开放受限和升主动脉近心段扩张是主动脉瓣狭窄的征象,而胸主动脉造影舒张期反流则为主动脉关闭不全诊断征象。

【鉴别诊断】

根据 X 线征象和临床体征,绝大多数患者可做出

二尖瓣狭窄的正确诊断,个别病例需要与左心房黏液瘤堵塞二尖瓣口相鉴别,后者的左心房增大不显著。与二尖瓣狭窄比较,二尖瓣关闭不全者出现左心室明显,但肺动脉高压的征象较轻。根据 X 线基本征象结合临床体征,多可诊断主动脉狭窄,但左心室增大与升主动脉扩张程度与主动脉瓣狭窄程度、瓣口压差并无明显平行关系。主动脉瓣关闭不全者升主动脉普遍扩张,左心室增大更显著。

【影像学检查的评价】

普通 X 线检查虽然不能直接显示心脏瓣膜及其血流动力学改变,但是可显示心脏轮廓、心腔大小和肺循环异常,设备普及,检查简便易行、诊断准确率高,是诊断本病的首选检查方法。

超声心动图检查可实时观察心腔结构、瓣膜厚度和运动、有无钙化,估测心脏功能、血流动力学改变,虽然其空间分辨力不佳,目前是心脏瓣膜病最重要的影像学检查方法。

MRI 和 MSCT 的空间分辨力高,其显示心脏瓣膜及其病变的能力已经达到,甚至超过超声心动图,在本病诊断中作用逐渐受到重视,但是由于比普通 X 线检查、超声的价格昂贵,普及率较低,使其广泛应用受到限制,目前仅作为本病的补充检查手段。

由于其他影像学检查技术的应用,X 线心血管造影检查在本病的应用已经大为减少。

第二节　高血压和高血压心脏病

【概述】

高血压是危害人类健康和生命的常见病。根据世界卫生组织的资料,全世界成人高血压患病率为 8%~18%,西方发达国家高血压患病率甚至高达 20% 以上,我国的患病率较低,但近 20 年呈增加趋势。1979—1980 年全国城乡人口抽样普查,高血压总患病率为 7.73%;1991 年全国高血压抽样普查显示,15 岁以上人口的高血压患病率约为 11.26%,时隔 12 年患病率增加近 50%。据估计全国有 3 亿左右高血压患者,每年新发病者达 1 000 万例。

高血压可分为原发性和继发性两类,前者约占 90%,后者 10%。原发性高血压可能与神经-精神-内分泌失调有关,继发性高血压的主要病原性疾患有:肾脏疾病(肾炎、肾盂肾炎、先天性多囊肾等),肾血管疾病(大动脉炎和纤维肌性发育不良等所致肾动脉狭窄、阻塞),内分泌异常(库欣综合征、原发性醛固酮增多症、嗜铬细胞瘤等),先天性主动脉缩窄-离断及侵犯胸主动脉和腹主动脉上段的大动脉炎引起的主动

脉缩窄综合征等。

【临床特征】

1. **诊断标准**　根据 1999 年最新公布的世界卫生组织/国际高血压学会（WHO/ISH）的高血压指南（J Hypertension，1999，17：151-183），高血压定义为：在未服用降压药物的情况下，非同日多次测血压，收缩压 ≥ 18.7kPa（140mmHg）和/或舒张压 ≥ 12kPa（90mmHg）。

2. **临床分型**　高血压的临床表现常因人、因病期有所不同，一般可分为两个类型：①缓进型，发展缓慢，病程可长达 10～20 年，甚至更长，此型最为常见。②急进型，病情进展快，舒张压常达 17.3kPa（130mmHg），眼底出现视乳头水肿和出血、渗出等，易急速导致肾功能衰竭和心功能不全，患者的预后差，亦称恶性高血压。

3. **症状和体征**　头痛、头晕、失眠是高血压的常见症状，在心功能代偿期一般无心脏方面的症状。发展至高血压心脏病后方可逐渐出现心悸、气短、不能平卧、心动过速甚至出现奔马律、肺水肿等左心功能不全的症状，如继发右心功能不全，则可见肝大、下肢水肿等相应表现。

【影像学征象和诊断】

1. **普通 X 线检查**　高血压应用普通 X 线检查的目的在于：观察心脏和胸主动脉变化，了解左心室增大程度、肺循环改变，并用于随诊观察病情演变情况，估计预后；此外，发现某些心胸异常征象，有助于做出继发性高血压的病因诊断。基本 X 线征象如下：

（1）单纯的左心室心肌肥厚，X 线可仅表现为左心室圆隆或隆凸，亦可无明显异常改变，很难与正常变异鉴别。除非有以前胸片作对比，一般难以根据 X 线检查做出诊断。

（2）血压增高显著，病程较长者，心血管改变多较典型。

1）胸主动脉（以升弓和弓降部为主）在高血压的作用下轻度扩张，继而屈曲延长，与增大的左心室构成典型的"主动脉型"心影形态（图 4-6-4）。

2）左心室增大早期以心肌肥厚为主，平片表现为左心室圆隆、凸出，心胸比率不一定有明显改变。左心室显著增大主要为扩张因素所造成，出现较晚。由于乳头肌功能失调或/和二尖瓣环的扩大，可继发相对性二尖瓣关闭不全，左心房、室和右心室进一步扩大构成"主动脉-普大"型心影。

3）左心功能代偿期的肺血管纹理为正常所见，失代偿时则有肺淤血、间质性肺水肿等肺静脉高压的表现（图 4-6-5）。

4）心脏搏动一般增强，左心缘搏动减弱提示左

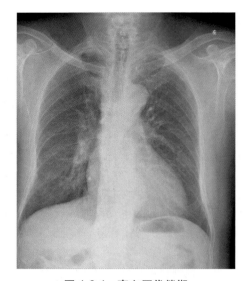

图 4-6-4　高血压代偿期

X 线胸片示胸主动脉屈曲延长，主动脉结突出钙化，与增大的左心室构成典型的"主动脉型"心影形态

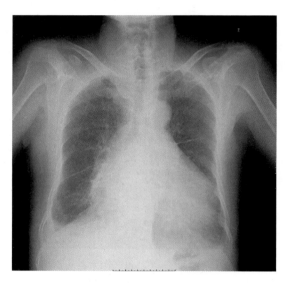

图 4-6-5　高血压晚期左心失代偿期左心功能不全

X 线胸片示心脏显著增大，以左心室为著，心尖向左向下移位。伴有少量胸腔积液

心功能不全。

2. **超声心动图**　可以探查并测量高血压所引起的心肌肥厚，以室间隔与左心室后壁的对称性肥厚为其特点。当左心室顺应性减退时，可见左心房代偿性增大。近年发现经过有效治疗，高血压引起的早期左心肥厚可以逆转，超声心动图检查能观察其过程。超声心动图在高血压心脏的病理生理、左心室功能、多普勒血流动力学研究等方面亦有其特长。

3. **CT 和 MRI**　应用心电图门控技术 MRI 和 MSCT 可以显示左心室心壁（包括室间隔）的厚度，心腔大小和运动功能。代偿期左心室壁呈向心性肥厚，主要表现为舒张末期左心室各壁增厚，收缩期增厚率

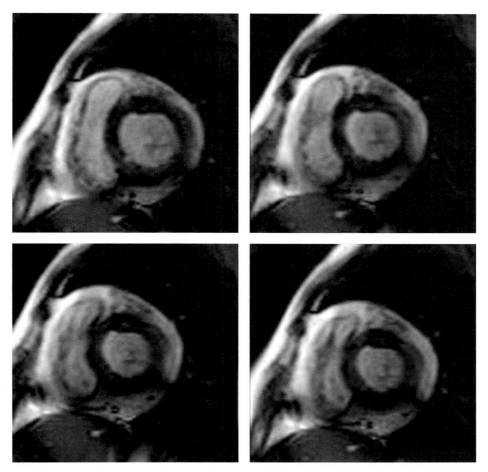

图 4-6-6　高血压代偿期

MR 电影图像示左心室壁呈向心性肥厚,主要表现为舒张末期左心室壁普遍增厚,
室壁收缩期增厚率轻度下降

下降(图 4-6-6)。

4. **放射性核素显像**　对高血压和高血压心脏病本身的诊断无甚帮助,但是对肾、肾上腺和肾血管病变引起的继发性高血压的原发病因有一定诊断意义。

【鉴别诊断】

原发性高血压应该与继发性高血压引起心脏损害相鉴别,胸部 X 线检查除能显示继发性高血压所致心脏改变外,以下征象有助于鉴别诊断:①出现主动脉不规则内收或/和扩张、边缘不整、钙化等征象提示大动脉炎。②有主动脉弓部异常及肋骨切迹等征象提示先天性主动脉缩窄。③青年高血压(尤其是急进型)患者,若发现胸部(多在后纵隔)肿物,应予以足够的重视,除外胸内嗜铬细胞瘤。

MSCT 和 MRI 对显示某些继发性高血压的原发病变(例如:主动脉病变、肾和肾上腺肿瘤等)比较敏感,有较重要的鉴别诊断意义。

【影像学检查的评价】

普通胸部检查可显示心脏和胸主动脉的改变,

为高血压的分期和病情判断提供参考和依据,随诊观察演变过程有助于估计预后。X 线平片显示的肺淤血、间质性或早期肺泡性肺水肿等肺循环改变,往往早于临床症状和体征,对早期诊断左心功能不全和指导治疗有特别重要的意义。胸腹部平片和排泄性肾盂造影可为继发性高血压的病因诊断提供线索。

由于心电图是诊断高血压引起的心脏改变的重要方法,心电图发现左心室高电压、肥厚、劳损等异常改变与 X 线所示左心室增大基本呈正相关关系。因此,诊断高血压性心脏病应同时重视与心电图的综合分析。

超声心动图、CT 和 MRI 除显示心脏改变外,对主动脉缩窄、肾及肾上腺改变等继发性高血压的病因诊断具有重要价值。

X 线血管造影(包括 DSA)对继发于主动脉缩窄、大动脉炎和肾血管病的高血压能提供最准确的解剖诊断,作为手术和介入性治疗的依据。

第三节　肺源性心脏病及原发性肺动脉高压

【概述】

肺源性心脏病（cor pulmonale），简称"肺心病（pulmonary heart disease）"，是危害人民健康的常见病、多发病。病因包括两大类：胸肺疾患和肺血管病患，主要指慢性阻塞性肺疾病和肺血栓栓塞症。由于生活水平提高和健康保健意识增强，慢性阻塞性肺疾病引起的肺心病明显下降，而肺血管性肺心病相对增加。原发性肺动脉高压（primary pulmonary hypertension）比较少见，为一组"原因不明"的肺动脉高压。其发病年龄多位于 20～45 岁，女性明显多于男性，特别多见于 20～30 岁女性，可有遗传倾向。本病预后较差，多在出现症状后数年内死亡。

肺心病的肺血管病变病理形态特征为肺动脉硬化伴肺动脉主支管腔扩大和管壁增厚，其心脏病变特征是肺动脉高压作用于右心系统，引起右心室肥厚，一般以右心室流出道前壁厚度大于 5mm 为诊断的形态学依据。慢性胸肺疾病和肺血管疾病可引起肺血管阻力增加和肺动脉高压，导致右心室肥厚、右心功能不全。患者的临床表现包括：原发疾病的症状、体征，以及继发的肺动脉高压、右心室肥厚、右心功能不全的临床征象。

原发性肺动脉高压可有三种病理形态：致丛性肺动脉病、肺小动脉复发性血栓栓塞和肺静脉阻塞性疾病。其发展过程和血流动力学改变基本一致，早期右心室后负荷增大，导致室壁肥厚；晚期右心失代偿，出现右心功能不全。原发性肺动脉高压最常见的临床症状是气短、运动后呼吸困难；出现临床症状时，多数病例的肺动脉压已经明显升高，肺动脉明显扩张，可出现肺动脉关闭不全的舒张期杂音和相对三尖瓣关闭不全的收缩期杂音。

【影像学征象和诊断】

1. 普通 X 线检查　原发慢性胸肺和肺血管疾病征象伴发肺动脉高压、右心室增大征象是诊断肺心病的主要依据。我国最常见的肺心病慢性胸肺病变包括：慢性支气管炎和肺气肿，其次是肺结核、支气管扩张、肺尘埃沉着病（尘肺）、肺纤维化以及胸廓畸形。这些疾病在 X 线胸片上都有比较典型的表现。近年来，慢性肺血栓栓塞症继发肺心病逐渐增多，其 X 线胸片肺内特征性表现较少，主要是肺纹理显著减少、纤细。

肺心病的心血管改变主要为肺动脉高压征象，包括：右下肺动脉扩张，通常以右下肺动脉横径大于

15mm（此征象存在假阴性和假阳性），或者以右下肺动脉横径与气管横径比值大于或等于 1.07 为判断右下肺动脉扩张的标准，而右下肺动脉扩张程度与肺动脉高压程度相关。此外，还有肺动脉段凸出、肺门动脉扩张而外围分支纤细的表现。肺动脉段多为中、重度凸出，在后前位、侧位和右前斜位像上可全面观察肺动脉干和肺动脉圆锥的凸出（图 4-6-7）。

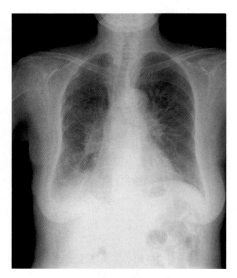

图 4-6-7　肺心病
右心室增大，右下肺动脉扩张；肺内慢性支气管炎和肺气肿表现

肺心病出现右心房、室增大（特别是右心室增大）为其特征性改变。大多数病例右心轻中度增大，伴有右心功能不全时重度增大。少数病例左心室增大，伴肺血增多，可能有左心功能受损。阻塞性肺气肿继发肺心病时，心脏整体上不大，甚至呈悬垂型小心脏。但是有轻度右心室增大，主要表现为正位观察心尖圆隆、上翘，左前斜位可见心前缘向前隆凸，后前位或右前斜位示肺动脉段下圆锥部膨凸，说明右心室流出道增大。

X 线透视下，肺心病可见心脏和肺动脉搏动增强。需特别指出，肺心病右心功能不全时，心脏搏动反而增强。

原发性肺动脉高压患者 X 线特征为：右心室明显增大，常伴右心房增大，肺动脉段中重度凸出，中心肺动脉扩张而外围肺血管纹理稀疏。

2. 超声心动图　超声心动图能准确测量右心室大小和肺动脉宽度，应用多普勒技术能测量肺动脉压力，对肺心病有较大诊断价值。凡有胸肺疾患，具备以下两项条件者，可提示肺心病：右心室流出道≥30mm；右心室舒张末期内径≥20mm；右心室壁厚度≥5mm；左心室与右心室内径比值<2；右肺动脉内径≥

18mm,或主肺动脉内≥20mm;右心室流出道与左心房之比>1.4;肺动脉瓣超声心动图出现 a 波低平或小于2mm,有收缩中期关闭征等肺动脉高压的征象。

此外,超声心动图检查可清晰显示原发性肺动脉高压者的中心性肺动脉扩张,肺动脉管壁顺应性下降,a 波幅度小于 2mm 或低平、消失等改变,并认为 a 波幅度与肺动脉平均压有一定相关性。

3. CT 和 MRI　CT 可显示肺动脉主干和中心性肺动脉扩张,右心室及室间隔肥厚,同时可显示肺气肿、支气管扩张等原发胸肺疾患征象,对比增强 CT 可显示肺血管疾患的异常改变,有助于肺血栓栓塞症性肺心病的诊断。

MRI 显示肺心病以下征象:主肺动脉和左、右肺动脉主干增粗,管腔扩大,主肺动脉与升主动脉内径之比>1;右心室壁厚度>5mm 或大于等于左心室壁厚度;MR 电影显示三尖瓣和肺动脉瓣区有反流性无信号区;右心房扩大,肺静脉扩张,室间隔向左心室凸出;对于肺血管性肺心病,MR 电影成像可显示高信号肺动脉内的低信号血栓栓子,对比增强 MRA 可显示肺动脉内充盈缺损或肺动脉截断等肺血栓栓塞征象。

4. 肺 X 线血管造影　慢性胸肺疾病导致的肺心病无需肺 X 线血管造影检查,对于肺血管性肺心病和原发性肺动脉高压患者,肺 X 线血管造影作用明显,表现为肺血栓栓塞症征象(见本章第四节　肺栓塞),或原发性肺动脉高压患者肺动脉主干、叶、段动脉扩张而外围分支纤细、扭曲,呈枯树枝状;肺小动脉对比剂排空延迟及肺实质期充盈延迟,并可测量肺动脉压力。

【鉴别诊断】

原发性肺动脉高压的诊断是排除性的,在全面分析患者的临床表现、普通 X 线检查、超声心动图、CT、MRI,甚至 X 线肺血管造影检查结果,除外其他引起肺动脉高压的疾病后,才能做出诊断。

【影像学检查的评价】

普通 X 线检查是本病最基本的重要诊断方法,既可显示肺内病变,又能显示肺血管病的征象,做到"心肺兼顾",但对肺动脉血流动力学和心脏运动功能的改变,超声心动图检查有明显优势,二者结合应用,可优势互补,明确诊断肺心病。

MRI 和 CT(特别是 MRI)能准确显示本病的形态和心功能改变,临床应用逐渐增多,与 MSCT 对比增强CTA 和 MRA 联合应用,对本病的诊断与鉴别诊断作用更大,有望成为代替 X 线心血管造影的最终确诊检查方法。

X 线心血管造影检查已经逐渐少用。

第四节　肺　栓　塞

【概述】

首先需要明确有关名词的定义。在严格意义上,肺栓塞(pulmonary embolism,PE)是以各种栓子阻塞肺动脉系统为其发病原因的一组疾病或临床综合征的总称,包括肺血栓栓塞、脂肪栓塞、羊水栓塞、空气栓塞等。肺血栓栓塞症(pulmonary thromboembolism,PTE)为来自静脉系统或右心的血栓阻塞肺动脉或其分支所致疾病,以肺循环和呼吸功能障碍为其主要临床和病理生理特征,简称肺动脉栓塞或肺栓塞。肺血栓栓塞症为肺栓塞的最常见类型,占肺栓塞病例的绝大多数,临床通常所称肺栓塞即指肺血栓栓塞症,本节亦如此。肺动脉发生栓塞后,若其支配区的肺组织因血流受阻或中断而发生坏死,称为肺梗死(pulmonary infarction,PI)。引起肺栓塞的血栓主要来源于深静脉血栓形成(deep venous thrombosis,DVT)。肺栓塞常为深静脉血栓的并发症。

肺栓塞的栓子可大可小,阻塞肺动脉部位、数目亦不同,引起相应血流动力学改变和临床表现。大块肺栓塞堵塞肺动脉干或主支,可引起急剧呼吸困难、心动过速,甚至休克;外围分支的肺栓塞可无临床表现及血流动力学改变。急性肺栓塞大部分在 4~6 周内溶解,少部分血栓栓塞残留并机化,形成慢性肺栓塞,可引起显著的肺动脉高压。

肺栓塞的临床症状多种多样,不同病例常有不同的症状组合,但均缺乏特异度。各病例所表现症状的严重程度亦有很大差别,可以从无症状到血流动力学不稳定,甚至发生猝死。常见症状为呼吸困难,临床上出现所谓"肺栓塞三联症"(呼吸困难、胸痛及咯血)者不足 30%。动脉血气分析可发现低氧血症,吸氧无明显缓解;血浆 D-二聚体(D-dimer)为一个特异度的纤溶过程的标记物,在血栓栓塞时因血栓纤维蛋白溶解使其血中浓度升高,阴性者有较大的排除诊断价值。心电图可见电轴右偏、$S_IQ_{III}T_{III}$ 征,即 I 导 S 波加深,III 导出现 Q 波及 T 波倒置和右束支传导阻滞。

【影像学征象和诊断】

肺栓塞是一种常见肺血管病,由于其临床症状、体征无特异度,容易误、漏诊,影像学检查对提示、明确诊断和除外肺栓塞均具有决定性意义。

1. 普通 X 线检查　多数病例有异常改变,但缺乏特异度。肺栓塞的 X 线平片征象包括:单侧或某区域肺血管纹理稀疏、纤细,但肺纹理异常表现需与肺气肿、肺大疱鉴别,或双侧对比可见肺纹理不对称,一侧肺门或肺动脉分支细小,对侧肺门影扩张;肺动脉分支粗细不均,走行异常;出现右心室增大、肺动脉段凸出及肺门影扩张等肺动脉高压征象;肺野有局部浸润性阴影或尖端指向肺门的楔形阴影;有肺不张或膨胀不全;患侧横膈抬高;少至中量胸腔积液征等。仅凭X线胸片不能确诊或排除PTE,但在提供疑似PTE线索和除外其他疾病方面,X线胸片具有重要作用。

2.**超声心动图**　在提示诊断和除外其他心血管疾患方面有重要价值。二维超声可发现肺动脉主干及左右肺动脉主支内大块栓子,可同时显示右心室和/或右心房扩大,右心室壁局部运动幅度降低,室间隔左移和运动异常,三尖瓣关闭不全,下腔静脉扩张,吸气时不萎陷等征象。偶尔可显示右心房或右心室内的血栓栓子。超声心动图检查还可评价右心功能和估测肺动脉压力。

3.**CT**　CTA有很高的空间分辨率和密度分辨率,可清晰显示肺段以上肺动脉,准确判断是否存在肺动脉腔内血栓栓子,与X线肺动脉造影对比,诊断肺栓塞的敏感度、特异度达90%(79%~97%)和92%(78%~98%)。CTA还可清晰显示亚段肺动脉,但由于管腔较细,分辨充盈缺损仍有困难。肺栓塞CT征象可分为两大类:直接征象和间接征象。

肺栓塞CT直接征象包括:动脉腔内充盈缺损,表现为中心性、偏心性或附壁性充盈缺损,造成管腔不同程度狭窄(图4-6-8、图4-6-9);动脉管腔完全阻塞,可呈杯口状、不规则圆杵状或斜坡状;轨道征或漂浮征,前者为管腔中心的充盈缺损,缺损边缘有对比

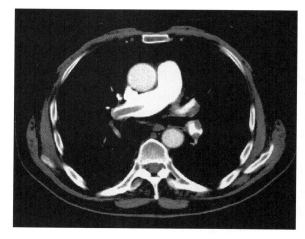

图4-6-8　肺栓塞

CTA横轴位图像显示右肺动脉内轨道征,为急性肺栓塞征象

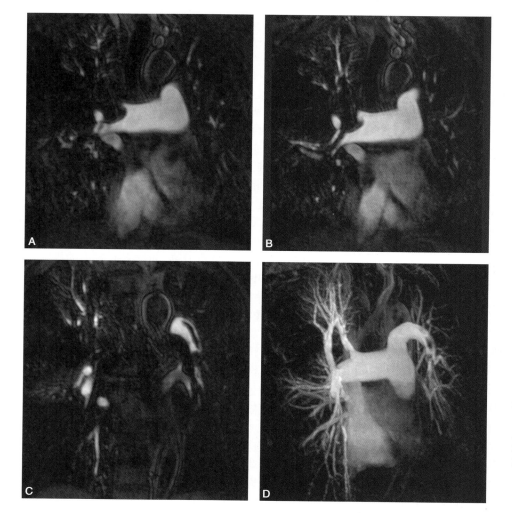

图4-6-9　肺栓塞

MR源图像(A~C)及MIP图像(D)显示右肺动脉干、左下肺动脉内充盈缺损,右下肺动脉、左下肺动脉闭塞,呈杯口状

剂充盈,后者为 CT 电影显示血栓栓子随血流在腔内漂动,它们是急性肺栓塞的特异性征象;肺动脉管壁不规则增厚(附壁血栓所致)和血栓钙化,为慢性肺栓塞的诊断征象。

肺栓塞 CT 间接征象包括:马赛克征,由于肺栓塞区域血液灌注量减少,与正常或过渡灌注区域形成密度差,相应肺野呈黑白相嵌的征象;肺梗死,新鲜肺梗死表现为基底靠近胸膜、尖端指向肺门的三角形阴影,陈旧性肺梗死多为斑片或索条状阴影;胸腔积液,多见于肺梗死的同侧胸腔;肺动脉高压征象,表现为主肺动脉或左、右肺动脉扩张,右心室肥厚、心腔扩大。

少数肺栓塞病例 CTA 的直接征象少见,需仔细分析间接征象,例如:肺动脉管壁不规则增厚、肺动脉扭曲伴肺动脉高压等,才能做出本病的诊断。MSCT 或 EBCT 的电影显示有助于评价右心功能,指导治疗和判断预后。

常规 MRI 和对比剂增强 MRA 已经逐步在临床推广应用,与肺 X 线血管造影对比,其诊断肺栓塞的敏感度为 75%~100%,特异度达到 95%~100%,在肺栓塞诊断与鉴别诊断中起着比较重要的作用。

4. **MRI** 常规 MRI 可直接显示中心性肺栓塞的血栓栓子。快速自旋回波序列图像上,血栓栓子在 T_1WI/T_2WI 上均表现为异常中等度高信号,而正常血流为流空信号;梯度回波电影图像上,正常血流为高信号,而血栓为低信号。常规 MRI 还可同时显示肺栓塞其他征象。主肺动脉、左右肺动脉主干可显著扩张;右心房、右心室扩大伴室壁运动减弱,室间隔僵直向左心室凸出;MR 电影成像显示肺动脉瓣、三尖瓣舒张期反流性低信号;肺梗死表现为底部靠近胸膜的楔形异常中等度高信号。

对比剂首过增强 MRA 可在 10s 内完成肺动脉造影检查,清晰显示肺段以上动脉管腔结构,提高了诊断肺栓塞的准确度。与 CTA 相似,肺栓塞的主要直接征象包括:动脉腔内充盈缺损、肺动脉完全梗阻、轨道征或漂浮征、肺动脉管壁不规则增厚;此外,还可观察到其他间接征象,如肺实质血流灌注缺损或减低区;肺动脉增宽、右心室扩大等肺动脉高压征象。结合 MR 流速编码图像,可估算肺动脉压力。对比剂增强 MRA 为三维体积图像,可在冠状位显示肺动脉整体形态结构,更接近 X 线肺动脉造影图像,易于被临床医生接受。

5. **X 线肺动脉造影** 肺动脉造影目前仍是诊断肺栓塞的可靠方法,但其作用正在被无创伤的 MSCT、MRI 所替代。肺动脉造影可明确诊断肺栓塞,显示病变部位、范围、程度和肺循环功能。直接征象包括:肺动脉腔内充盈缺损,多为圆形、椭圆形,偶尔可见骑跨左右肺动脉的大块栓子征象;"双轨征",即充盈缺损边缘有对比剂充盈;肺动脉主干及大分支阻塞和狭窄,如肺动脉断端呈杯口状、囊袋状或截断,又如肺动脉呈局限性或节段性狭窄,有时可见肺动脉管壁边缘不规则,凹凸不平,可能为附壁血栓机化。间接征象有肺动脉分支缺支、粗细不均、走行不规则;肺动脉内对比剂流动缓慢,肺实质期局部低灌注,静脉回流延迟等。

若肺动脉造影缺乏肺栓塞的直接征象,则不能诊断为肺栓塞。肺动脉造影是一种有创性检查,发生致命性或严重并发症的可能性分别为 0.1% 和 1.5%,应严格掌握其适应证。如果其他无创性检查手段能够确诊肺栓塞,而且临床上拟仅采取内科治疗时,则不必进行此项检查。

6. **放射性核素扫描** 放射性核素肺灌注/通气扫描,肺栓塞患者表现为通气/灌注不匹配现象,即肺血液灌注受损而肺通气功能正常,有一定诊断价值,但是有一定假阳性。

7. **肢体深静脉血栓的影像学检查** 由于下肢、盆腔、腹腔的深静脉血栓是肺栓塞栓子的主要来源,应对怀疑肺栓塞的患者常规行深静脉血栓检查。

超声通过直接观察血栓、探头压迫观察或挤压远侧肢体试验结合多普勒血流探测等技术,可以发现 95% 以上的近端下肢静脉内的血栓,其敏感度和特异度均很高。静脉不能被压陷或静脉腔内无血流信号为特定征象和诊断依据。

近年 MSCT 和 MRI 软硬件发展迅速,进行 CT 或 MRI 对比增强检查时,在肺动脉显影后,对比剂自然循环至下肢静脉系统时,完成下肢深静脉血栓的检查,其诊断下肢深静脉血栓的敏感度和特异度均很高,是超声外的补充检查技术。

【影像学检查的评价】

普通 X 线检查诊断本病的敏感度较低,但可显示肺内疾病征象,具有筛选诊断作用。

放射性核素扫描也是临床应用于本病诊断的常用检查方法,其敏感度较高,特异度较低。超声心动图检查简便易行,适用于急性中心性或大块肺栓塞患者的检查,同时行下肢深静脉检查,有助于下肢深静脉血栓的诊断。

MSCT 和 MRI 联合应用对比增强 CTA 和 MRA 检查,诊断本病的准确度很高,在大医院已经成为确定本病诊断最重要的影像学检查手段。

X 线肺动脉造影属有创性技术,目前,仅在进行介入治疗时应用。

第五节　原发性心肌病

1980 年世界卫生组织/国际心脏病学会联合会（WHO/ISFC）的一个工作组,提出心肌病（cardiomyopathy）是指原因不明累及心肌的一组疾病,主要包括:扩张型、肥厚型、限制型及致心律失常型右心室心肌病。而已知病原或并发于其他系统疾病（如神经肌肉疾患、胶原病等）者为继发性心肌病。

一、扩张型心肌病

【概述】

本型心肌病病理上心脏常呈球形增大,心肌松弛无力。主要侵犯左心室,有时累及右心室或双心室。以心腔扩张为主,通常肌壁不厚,明显部分变薄,可伴有一定程度的心肌增厚。部分病理腔内可见附壁血栓。显微镜下观察可见心肌细胞一般直径不大,但细胞核肥大,心肌排列正常,常伴有不同程度的间质纤维化和继发于较大片心肌细胞坏死的置替性纤维化。偶尔可见心肌细胞肿胀、空泡变、片状心肌细胞坏死和少量炎症细胞浸润等改变。

心室收缩（血泵）功能降低,舒张期血容量和压力升高,心排血量降低为本型心肌病的主要病理生理异常。心腔扩张是心肌病损的后果,病损愈重,心腔扩张和心脏增大愈明显,患者的预后也愈差。心肌肥厚可能是继发或代偿性变化,肥厚显著者多见于存活较长的患者。

临床常以心悸、气短起病,有时患者主诉为胸痛、眩晕等。但突出临床表现是充血性心功能不全,各种心律失常和体动脉栓塞的症状。多数病例的病情进展缓慢,终至形成顽固的心功能不全,少数患者病情迅速恶化而死亡。另有部分病例,自觉症状较轻,在相当长的时间内病情相对稳定。听诊无病理性杂音,或在心尖部、胸骨左缘闻及 Ⅱ 级左右的收缩期杂音,血压不高。心电图常见左心室或双室肥厚,心律失常,传导阻滞或异常 Q 波等改变。心电图异常改变的多样性或多变性,对本病的诊断有重要意义。

本型心肌病病因不明,可能不是单一独立疾病,而是包括一组不同病因所致的心肌损害的后果。

【影像学征象和诊断】

1. **普通 X 线检查**　本病并无特异性 X 线征象,但可出现以下表现:

（1）心脏增大:约 3/4 的病例心脏呈中至高度增大,高度增大者近半数。一般各房室均可增大,但是以左心室增大最为显著。心影多呈"普大型"或"主动脉型"（约占 4/5）（图 4-6-10）。主动脉结、肺动脉段和上腔静脉多属正常。上腔或/和奇静脉扩张者为伴有右心功能不全的表现。

（2）心脏搏动减弱:大多数患者两心缘搏动普遍减弱,少数人左心室段局部搏动减弱,而右心室段正常。如果心缘搏动慢,则提示为 Ⅱ～Ⅲ 度房室传导阻滞或窦性心动过缓的表现。本病几乎没有心缘搏动完全消失者,这有助于与大量心包积液相鉴别。

（3）肺血管纹理变化:约半数病例有肺淤血、间质性肺水肿等左心功能不全的 X 线征象。

有上述阳性征象,再密切结合患者的临床表现和心电图改变,排除其他心脏病后才能考虑扩张型心肌病的诊断。

2. **MRI 和 CT**　应用心电图门控常规 SE 和 GRE 电影技术,MRI 多方位层面直接显示心脏结构,并观

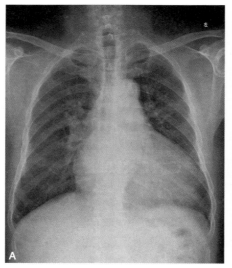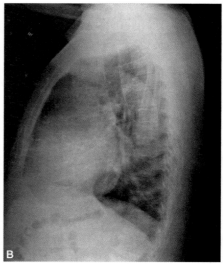

图 4-6-10　扩张型心肌病

X 线胸片示心影呈"普大型",左心室及左心房明显增大。两肺淤血改变

察心功能。本病的 MRI 主要表现为:心脏增大以左心室腔的球型扩张(横径增大显著)为主,心室壁及室间隔厚度正常,但是室壁收缩期增厚率普遍下降,心肌

信号为中等强度,心室壁运动普遍减弱甚至消失,心室容积增加,EF 值减低,提示心室收缩功能受损(图 4-6-11)。CT 不用对比剂即可。

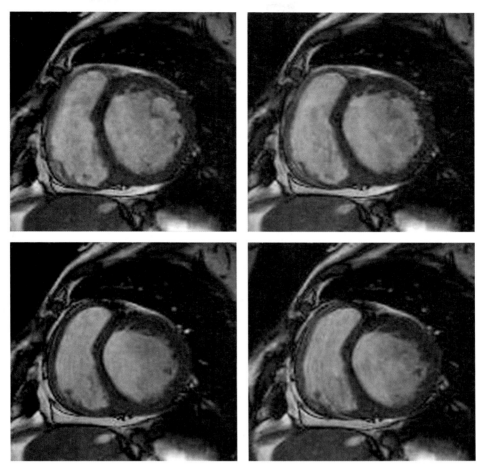

图 4-6-11 扩张型心肌病
MR 电影成像示心脏增大以左心室腔的球型扩张(横径增大显著)为主,左心室壁即室间隔厚度正常,但收缩期增厚率普遍下降,左心室壁运动普遍减弱甚至消失

MSCT 或 EBCT 也能显示 MRI 的上述征象,在发现附壁血栓方面比 MRI 敏感。附壁血栓在高密度对比剂衬托下呈壁在性低密度充盈缺损。

3. **超声心动图** 可显示各心脏尤其左心室腔明显扩大,室间隔和左心室后壁的厚度正常或略厚。左心室运动幅度普遍降低,很少出现左心室节段性运动异常,此点有助于同冠心病鉴别。本病的主动脉内径往往较小。应用多普勒测量左心室和主动脉血流,发现血流速度下降。

4. **放射性核素血管造影** 应用心电图门控血池扫描,可显示本病双心室腔扩张、容积增加,以及心室收缩功能异常。行[201]Tl 或[99m]Tc 心肌扫描无节段性心肌缺血或坏死,有助于与冠心病鉴别。

5. **X 线心血管造影** 现在已经很少应用心血管造影进行本病的诊断,其主要征象有:左心室扩张,不

同心动周期心室腔的形态和大小无明显改变,提示收缩功能普遍减弱。

【鉴别诊断】

扩张型心肌病是一种比较常见的器质性心脏病,本病无特异性临床、心电图和影像学征象,因此,需综合上述各方面情况,将所有能引起心室扩大、收缩功能减弱的疾病都排除后,才能做出本病的诊断,换言之,本病需要与这些疾病(主要是缺血性心肌病)进行鉴别诊断。

【影像学检查的评价】

迄今为止,X 线检查仍为本病最常用的首选检查方法,能同时显示心脏及肺循环功能状态,为其主要优点。但其不能直接观察心室腔及肌壁结构,尤其在鉴别诊断方面的限度颇大。

作为无创或少创伤性影像学检查方法,超声心动

图、MRI、CT 及放射性核素显像都可直接观察各心腔形态、容积、肌壁厚度及运动功能变化,作出定量或半定量分析。

超声心动图检查简便,价格低廉,已经成为诊断本病的重要方法,但其图像软组织对比度和空间分辨率均远不如 CT 和 MRI。

MRI 属于无射线技术,不必应用对比剂,软组织对比分辨率极高,诊断优势更为明显。

MSCT 扫描速度极快,除能显示 MRI 所示征象外,还能观察冠状动脉,有助于本病与冠心病的鉴别诊断,有望成为本病的最佳影像学检查方法。

放射性核素及 X 线心血管造影均已很少应用。

二、肥厚型心肌病

【概述】

无心脏或全身原因的左心室和/或右心室肥厚称为肥厚型心肌病。此病的特点是易诱发致命性心律失常,也是年龄小于 35 岁人群中猝死的重要原因。

本型心肌病的特点是心肌肥厚,心腔不扩张,且多缩小、变形。病变可侵犯心室的任何部位,但最常累及肌部室间隔引起非对称性间隔肥厚。肥厚肌块可向两心室腔,一般多向左心室腔凸出,导致左心室流出道排血受阻,故曾称为肌肥厚型左心室流出道狭窄或特发性主动脉瓣下狭窄等。部分病例可主要侵犯心尖部、左心室中段、左心室游离壁而无流出道狭窄,构成肥厚型心肌病的亚型。本型心肌病心腔附壁血栓罕见。

心肌细胞及细胞核异常肥大、变形,肌束排列紊乱以及灶性纤维化是本型心肌病的特征性组织学改变。一般认为这类病变是原发性心肌细胞异常,并非

心脏负荷加重的继发性改变。

病理生理学改变,按照心肌肥厚部位、程度和范围不同,其病理生理改变各异。非对称性室间隔肥厚引起左心室流出道狭窄,排血受阻。根据心导管检查测量,左心室/升主动脉压大或小于 2.6kPa(20mmHg),又可将此型分为梗阻性和非梗阻性两个类型。应该注意,心室造影所见左心室流出道狭窄与心导管测量的压差并不完全一致。由于本病心肌肥厚、变硬,顺应性降低,导致心室舒张受限(尤其左心室游离壁肥厚较重者),血液流入阻力增高,可引起舒张期心功能不全(多在晚期),与扩张型心肌病心力衰竭的发病机制不同。

本型心肌病多见于青少年,无性别差别,心悸、气短为常见临床症状,部分患者尚有头痛、头晕。约40% 的病例无自觉不适或症状较轻。少数病例或者病程晚期患者可发生心功能不全、晕厥发作,甚至猝死。绝大多数病例于胸骨左缘可闻及收缩期杂音,可向心尖部或颈部传导,极少数病例可扪及震颤。个别无杂音者多属室壁普通肥厚的病例。心电图改变包括左心室或双室肥厚(个别可见右心室肥厚)、传导阻滞、ST-T 改变和异常 Q 波等。后者的表现类似心肌梗死。

【影像学征象和诊断】

1. 普通 X 线检查

(1)心脏多呈"主动脉型"和中间型,一般不大或仅见左心室肥厚为主的轻度增大(约 3/4)。少数(约 1/4)心脏呈中至高度增大,且主要累及左心室,心影多呈"主动脉型"或"主动脉普大型"(图 4-6-12)。

(2)心脏搏动正常或增强(一般频率较慢),减弱者少见。

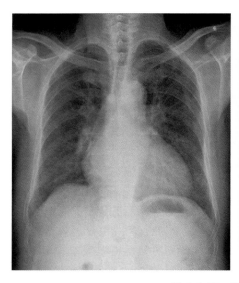
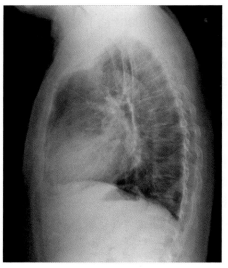

图 4-6-12 肥厚型心肌病

X 线胸片示左心室明显增大,主动脉未见明显突出,肺部呈淤血改变

（3）肺血管纹理正常（约2/3），心脏明显增大的病例可见肺淤血和间质性肺水肿。

因此，本型心肌病X线平片或无特异性征象或属正常范围，诊断限度较大。

2. **超声心动图** 对本型心肌病尤其是非对称性室间隔肥厚的诊断有肯定价值。主要征象为：

（1）二维和M型心动图可直接显示、测量室壁和室间隔厚度，计算其比值。左心室后壁和室间隔厚度比，正常约1:1，如超过1:1.3则提示室间隔的异常肥厚。以此比值为据诊断非对称性室间隔肥厚的敏感度>90%，但特异度约为50%以上。如将比值提高为1:1.5，特异度>90%，敏感度<80%。高血压性心脏病也可见室间隔肥厚，但室壁亦厚，比值一般都在1.5以下。

（2）同时还可观察左心室流出道狭窄（正常流出道宽度20~25mm，本病约90%病例<20mm），以及二尖瓣前叶收缩期异常前移等异常。

（3）应用多普勒技术可测量狭窄左心室流出道的异常血流，并能测量血流速度，应用Bernoulli公式还能计算出狭窄两端的压差。

3. **CT和MRI**

（1）CT可以显示左心室肌部室间隔及游离壁肥厚，心腔缩小变形，以及心室运动功能增强等改变，同时也可以观察左心室流出道狭窄及二尖瓣前叶的运动异常，能准确做出本型心肌病的诊断。

（2）MRI对本型心肌病的上述各种形态学变化的观察仍以心电图门控法SE技术为主，定量诊断左心室壁的肥厚，区分各亚型。GRE电影可进一步分析心室收缩-舒张运动功能的变化，显示心腔内血流速度和方向改变（ER4-6-1）。MR电影成像在收缩期可清楚显示左心室流出道狭窄，表现为在高信号血池衬托下的流出道内低信号喷射血流束，以及左心室充盈不良、二尖瓣关闭不全和左心房的扩大（ER4-6-2）。MRI在无射线辐射危害，不必应用对比剂，软组织对比度高，心肌信号强度一定程度上可反映组织特性等方面优于CT。

ER4-6-1 肥厚型心肌病

ER4-6-2 肥厚型心肌病

4. **放射性核素** 心电图门控血池扫描可观察心室腔形态、大小、室间隔肥厚，以及心室功能等。但是其诊断效用不如超声和MRI。

5. **X线心血管造影** 本病的X线心血管造影主要征象有：左心室流出道呈倒锥形狭窄，为室间隔异常肥厚和二尖瓣向前上移动所致，前后组乳头肌肥厚可产生心室中部的局部压迹；左心室变形、缩小，可呈"砂钟""鞍背"或"芭蕾舞足"等形状，室壁普遍肥厚者心腔可明显缩小；约50%的病例继发轻中度二尖瓣关闭不全；冠状动脉及分支正常，甚至有轻度扩张，可除外冠心病。

【鉴别诊断】

本病的普遍肥厚型在影像学上主要应该与高血压所致心肌肥厚相鉴别，后者累及左心室下壁后基底段为鉴别要点。此外，左心室中段肥厚者应该与冠心病心肌梗死、心尖室壁瘤相鉴别，前者室壁无显著减薄，心尖心肌无异常信号（密度或回声强度）改变。

【影像学检查的评价】

本型心肌病X线平片检查的限度很大，甚至不能做出提示性诊断。

放射性核素很少应用。

心血管造影不能直接显示心肌及其病变，因为近年来其他无创技术取得快速发展，现在临床已经不用于本病的诊断。

超声心动图已经成为诊断本病首选和普遍应用的影像学检查方法。

MSCT和MRI（尤其后者）的空间和对比分辨率远优于超声，能在任意角度上观察心脏及其病变，尤其在显示游离壁的局限性肥厚和心尖部肥厚方面更为敏感和准确。除形态分析外，还能直观显示整个心脏和心室壁的运动情况。虽然超声心动图检查更简便、经济，但是CT和MRI图像更清晰、检查的重复性好，正在成为本病重要的补充和确定诊断的手段。

三、限制型心肌病

【概述】

本型心肌病曾经被称为闭塞型或缩窄型心肌病，主要指心内膜心肌纤维化和嗜酸细胞增多性心内膜心肌病。基本病理改变是心内膜和内层心肌的纤维化和附壁血栓（常伴有不同程度的机化）形成，导致心内膜明显增厚，心壁变硬。病变主要侵犯心室流入道和心尖，引起收缩、变形以致闭塞，腱索及乳头肌亦常被累及。因此，心室充盈舒张受限、充盈压升高，心排血量降低和房室瓣关闭不全等为其主要病理生理变化。

根据受累心室及病变程度不同，本病可分为右心、左心和双室型三个类型,其临床表现有所不同。右心型者主要为三尖瓣关闭不全、肝大、腹水,但下肢没有或仅有轻度水肿为其特点;左心型与二尖瓣病变尤其二尖瓣关闭不全类似,常有呼吸困难、胸痛等;双室型患者可具有上述两组症状和体征,但是通常以右心损害的表现为著。心电图检查无特异性改变,可见异常 P 波、心房颤动和 P-R 间期延长等,部分病例有低电压、T 波低平和倒置等改变。本病在我国属于少见病,临床容易误诊、漏诊,影像学检查对本病的诊断与鉴别诊断有重要价值。

【影像学征象和诊断】

1. 普通 X 线检查

(1) 右心型:心脏多(约 80%)呈高度普遍增大或球形,常伴有巨大右心房的表现。部分病例左心室上段膨凸,为右心室流出道扩张所致。在心脏搏动减弱的基础上,右心房和左心室缘上段搏动增强。上腔静脉扩张,肺血减少,为右心室排血量降低的表现,与心脏高度增大,形成鲜明对比。

(2) 左心型:心脏呈"梨形",肺淤血,左心房、右心室增大,与二尖瓣病变类似。个别病例可见不同程度肺循环高压的征象。

(3) 双室型:兼有上述两型的征象,心脏多呈中至高度增大,常以右心损害表现为著。

2. 超声心动图　超声心动图能显示受累心室的局限性或弥漫性心内膜增厚,常有附壁血栓,心腔缩小、心尖闭塞,患侧心房扩大。多普勒检查有助于观察有无房室瓣关闭不全及其程度。

3. CT 和 MRI　右心室型主要表现为右心室流入道缩窄、变形,心尖闭塞,右心室壁增厚,心包积液。而左心室型则可见左心房、右心室扩大,左心室不大,室间隔中下部、前侧壁内膜信号增强,左心室流入道变形,左心室舒张功能受限。MRI 和 MSCT 的电影显示尚能对房室瓣关闭不全进行半定量评价(ER4-6-3)。

ER4-6-3　限制型心肌病右室型

4. X 线心血管造影　右心型:右心室闭塞,流入道收缩变形,流出道扩张,三尖瓣关闭不全,右心房显著扩大,对比剂排空延迟。有些病例心房耳部可见附壁血栓,严重者血栓可波及体部。肺动脉分支纤细,充盈延迟。左心型:左心室不大,心尖圆钝,边缘不规

则或有小充盈缺损,为内膜增厚附壁血栓的表现。左心室舒-缩功能受限,二尖瓣关闭不全,左心房轻至中度扩大。双室型:同时有上述两型的改变,以右心病变为主。

【鉴别诊断】

本病应该与缩窄性心包炎、中至大量心包积液、扩张型心肌病和先天性心脏病埃布斯坦(Ebstein)畸形相鉴别。X 线平片的限度较大,其他影像学检查的鉴别诊断价值较大。

【影像学检查的评价】

普通 X 线检查可反映右心型心内膜心肌纤维化的主要病理和病理生理改变,结合临床和心电图所见多数病例可拟诊本病。但是对左心型的诊断及鉴别诊断困难。

超声心动图为本病的首选影像学检查方法。

MSCT 和 MRI 能做出确定性诊断。

X 线心血管造影检查已经基本不用。

四、致心律失常型右心室心肌病

【概述】

致心律失常型右心室心肌病(arrhythmogenic right ventricular cardiomyopathy,ARVC)是一种原因不明、病变主要或单纯累及右心室心肌的疾病。ARVC 可累及任何年龄,但好发于青壮年,男性多于女性,实际发病率不清楚。有学者推测,遗传因素、细胞凋亡、个体发育不良、退行性变及炎症可能是 ARVC 的致病因素,但还需要进一步研究证实。

ARVC 的大体病理表现为右心室扩张并有脂肪组织覆盖。右心室扩张的部位主要位于发育不良的三角区(即漏斗部、右心室心尖部和三尖瓣下部)。病变部位的心肌被脂肪替代,病变主要位于心肌中、外层,而纤维组织则包裹其余心肌束或心肌层。

ARVC 病程可分为 4 个阶段:①隐匿性阶段,右心室壁的病变很微小,可引发伴轻微室性心律失常。偶尔以猝死为首发症状,见于年轻的竞技性运动员或激烈运动的年轻人。②明显心电紊乱阶段,右室壁病变进展,患者出现症状性右室源心律失常,可能导致心脏停搏。③右心功能不全,右心室病灶进一步加重,导致整个右心室功能紊乱,伴严重左心室功能受损。④双泵衰竭阶段,由于最终左心室功能受损,引起双心室扩大,充血性心力衰竭和相关并发症(如:心房颤动和血栓栓塞等)。

【影像学征象和诊断】

1. 普通 X 线检查　心脏 X 线平片可见肺淤血,心房增大,心胸比例大于 0.5 等征象,但是不能做出本病的诊断。

2. **超声心动图**　超声心动图可清楚显示右心室扩大，或者右心室壁病灶部变薄、局限性膨出，右心室壁运动普遍减弱等异常改变，但是难以确定本病的诊断。

3. **MRI 和 CT**　MRI 的主要征象包括：SE 图像显示右心室壁有脂肪高信号，若应用脂肪抑制 SE 序列扫描，则高信号转呈低信号。病灶可为局限性，表现为右心室壁中等信号的心肌"中断"，或呈岛状，病灶也可累及整个右心室游离壁。右心室壁变薄、厚度< 3mm（ER4-6-4），右心室扩大，受累右心室壁局限性膨出或室壁瘤形成，右心室腔内出现缓慢血流信号，右心室射血分数降低，右心房扩大。脂肪替代心肌的病灶还可累及其他部位，表现为受累局部（乳头肌、室间隔、左心室心尖部等）的高信号。

ER4-6-4　**致心律失常型右心室心肌病**

CT 显示本病的征象与 MRI 类似。由于脂肪在 CT 图像上呈极低密度，CT 值测量为负值，所以 CT 亦具有确定脂肪组织的能力，有助于本病的诊断。

4. **放射性核素**　应用 ^{123}I-MIBG 和 ^{201}TlCl 进行放射性核素心室造影和心肌成像，ARVC 表现为右心室心肌局部的放射性充盈缺损，以及右心室扩大等改变。

【**鉴别诊断**】

本病主要应该与右心室室壁瘤相鉴别，根据后者病变部无脂肪组织替代，无冠状动脉病变和心肌灌注缺损可以做出鉴别诊断。

【**影像学检查的评价**】

普通 X 线检查和超声心动图的普及率较高，作为常规影像学检查方法可以发现右心室异常，但是不能做出 ARVC 的诊断。

MSCT 或 EBCT 和 MRI 能显示本病的主要形态学和血流动力学异常改变，并具有相当高的组织定征能力，有确定诊断价值。

MRI 能显示右心室仅有局限性脂肪浸润而无明显形态改变的患者，被认为是现有诊断和随访观察本病的最佳影像学方法。个别患者不合作或因心律不齐引起图像质量下降，心包周围脂肪及心腔慢血流高信号影响右心室壁的观察，右心室射血分数计算欠准确等为 MRI 的不足之处。

虽然 X 线心血管造影检查能同时进行心肌组织学活检，但是属于创伤性检查；放射性核素显像发现病变的敏感度尚可，而特异度不足，加之设备普及率低，这两种影像学检查均很少应用。

第六节　心　包　疾　病

一、心包积液

【**概述**】

心包积液（pericardial effusion，PE）的病因与急性心包炎相似，国人心包积液前 5 位的病因依次为：恶性肿瘤、结核、化脓感染、特发性和尿毒症性。大量心包积液多见于有严重基础疾病（如：结核病和肿瘤）者，迅速查明病因，并给予早期治疗，对治愈和提高生存率都有重要意义。

心包积液的临床表现取决于积液量增长速度、积液量，以及所处的病期。其主要临床表现：因心包积液压迫肺、支气管、喉返神经或食管所致的干咳、呼吸困难、声音嘶哑和吞咽困难等症状。查体：心脏叩诊浊音界扩大，且随体位改变而有明显变化；心音低弱遥远，心尖冲动减弱或消失；出现 Ewart 征，即左肩胛下区叩诊浊音伴管性呼吸音，系大量积液压迫肺脏所致；有时可闻及心包摩擦音。

【**影像学征象和诊断**】

1. **普通 X 线检查**　X 线平片检查对少量心包积液不敏感，只有当积液量成人超过 250ml、小儿超过 150ml 后，才能发现异常改变，积液量达到 300ml 或更多时，心影才向两侧扩大。心包积液的典型表现是心脏增大呈"烧瓶状"，但是大多数病例的 X 线表现不典型（图4-6-13），而仅见心影增大、心尖圆钝等征象，此

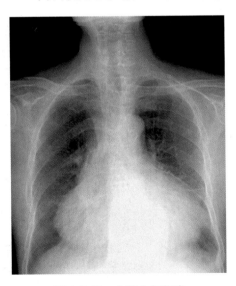

图 4-6-13　大量心包积液
X 线心脏平片示心影明显增大，心脏各弧缘消失，心脏呈"烧瓶状"外观

时应想到有心包积液的可能。还可见心外膜脂肪线向内移位超过1cm、左侧胸腔积液、心脏横径增宽等提示本病诊断的征象。

2. **超声心动图** 一般心包积液先出现于左心室后方,呈无回声区;积液量较多时,右心室前方出现积液,并可见积液内部有分隔。超声显示本病敏感,通常积液量达50ml即可显示,有时甚至能发现少至15ml的积液。心包炎性疾病所致心包积液者,在心包液体的衬托下,可见心包膜增厚,回声增强,心包液性暗区内有细点状或条索状稍强回声;而积液内有水草状、飘带状光带飘动,是结核性心包积液的重要征象。此外,还能同时显示心内结构,心脏外形一般无改变,房室大小正常,心脏活动度增大,但是室间隔及左心室后壁的搏动幅度降低。

3. **CT** 患者取仰卧位,少量积液多位于左心室后侧壁外方或右心房侧壁外方,个别人位于左心室下壁,以左心室后侧壁外方最常见;中等量积液除上述部位积液厚度增加外,右心室前壁前方,左心室心尖部外方亦出现积液;大量积液累及心包腔各部位,积液厚度进一步增加。根据积液量的多少可将心包积液分为少量、中等量和大量3种情况。CT能对有无心包积液、积液量、心包增厚程度以及有无钙化等作出正确诊断(图4-6-14)。在进行心脏CT检查时,还应注意观察肺内、胸膜腔和纵隔的情况,CT显示微小钙化及粟粒性结核病灶很敏感,有助于确定积液的病因。CT测量积液的CT值,有助于判断积液性质(例如:区分血性与非血性、化脓性与乳糜性积液)。

4. **MRI** MRI和CT一样都具有较高的组织定性能力,其显示心包积液的信号强度随所用脉冲序列和积液性质有所不同。一般在T_1WI上少量漏出性心包积液多呈均匀低信号,T_2WI上多为均匀高信号。对少量心包积液而言,MRI不能区分心包积液与心包脏壁层结构,而中等量以上心包积液则可显示心包脏壁层呈弧线状更低信号,与积液分界清楚(图4-6-15)。

【影像学检查的评价】

X线平片发现病变不敏感,诊断价值有限。

超声心动图可进行床旁检查,设备普及、价格低廉,发现病变敏感,根据CT值高低能推断积液的性质,是诊断本病的首选影像学检查方法。此外,在超声引导下还可以行心包积液的抽液治疗,以及相应的

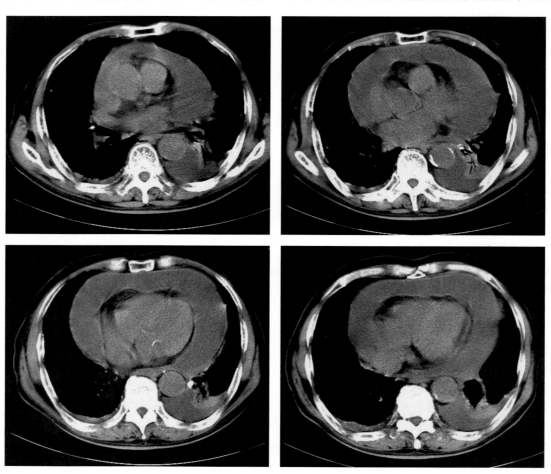

图4-6-14 中至大等量心包积液
胸部CT示心包腔增宽,其内可见稍低密度积液,壁层及脏层心包显示,左侧胸腔可见少量胸腔积液

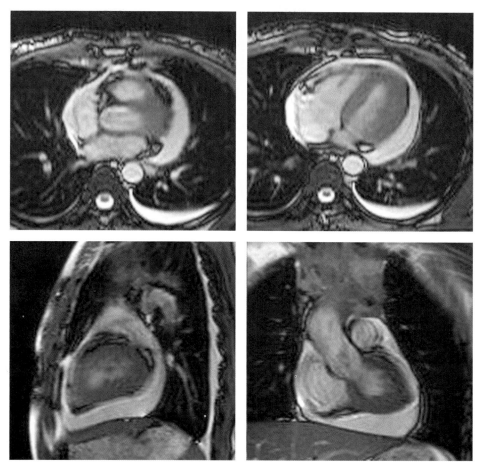

图4-6-15　中等量心包积液

MRI的T₂WI显示心包腔内有呈高信号的中等量积液,左侧胸腔内亦见少量胸腔积液

实验室检查,有助于确定病因。

MSCT和MRI具有任意方向切层的能力,不受被检查者身体条件(如:声窗、骨及肺部重叠等)的干扰,显示病变十分敏感准确,并能全面观察心胸的形态结构,有助于做出病因诊断,为本病重要的补充检查手段。

由于对本病的诊断与鉴别诊断帮助不大,核医学和X线心血管造影检查基本不用于本病的诊断和鉴别。

二、缩窄性心包炎

【概述】

在过去的40年中缩窄性心包炎的病因谱已发生改变。20世纪60年代以前结核性为首位病因,而现在以特发性最为常见,其次为放疗和外科手术术后的心包缩窄,结核性已经较少见。

心包异常增厚是本病的基本病理改变,心包增厚引起心室充盈的顺应性降低,尤其心室舒张中期充盈严重受限,患者舒张早期快速充盈,但历时短暂,导致

心脏充盈压增高,右心室舒张末压、平均右心房压、肺动脉压、上腔静脉压以及肺毛细血管的压力均升高,并大致相等。

劳力性呼吸困难和腹部胀满是患者最早和最常见的症状。查体:体静脉压增高,动脉脉压缩小,心尖冲动减弱,部分患者出现负性心尖冲动,可闻及心包叩击音。Kussmaul征(+),表现为吸气时颈静脉膨隆更为明显。但当颈静脉压显著升高时,可以无此征象。

【影像学征象和诊断】

1. **普通X线检查**　本病约1/3的病例X线平片可以发现心包钙化,除非患者的体静脉压正常,这对有临床症状者有诊断价值。无心包钙化者,可见心影轻度增大和少量胸腔积液,或者心缘变直,各弓境界不清或消失,心缘模糊或粘连,上腔静脉增宽,左心房增大等征象(图4-6-16)。部分患者无异常改变。病程晚期患者可合并腹水,引起膈肌升高和腹部膨隆。透视观察,心脏搏动减弱,有助于准确确定心包钙化的部位。

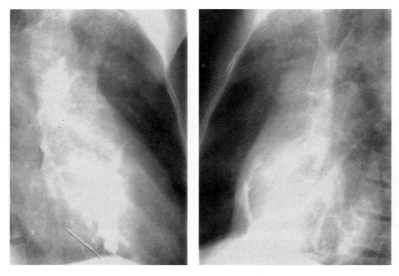

图 4-6-16 缩窄性心包炎
X 线平片可见心包不均匀增厚,有斑片状钙化

2. **超声心动图** 超声心动图能显示缩窄性心包炎引起的心脏大血管继发改变,但是显示心包增厚以及钙化的敏感度不足。

3. **CT** CT 直接显示弥漫或局限性增厚的心包,厚度达数毫米,甚至数厘米,可伴有心包钙化,但是通常不能区分脏、壁层,个别情况下心包腔内残留少量积液或为包裹性积液时,在心外膜下脂肪与心包积液之间可见增厚甚至钙化的脏层心包。心包钙化可为斑点状、斑块状、片状或线状,主要分布于右心室腹侧面、膈面、房室沟和室间沟等处(图 4-6-17)。还有室

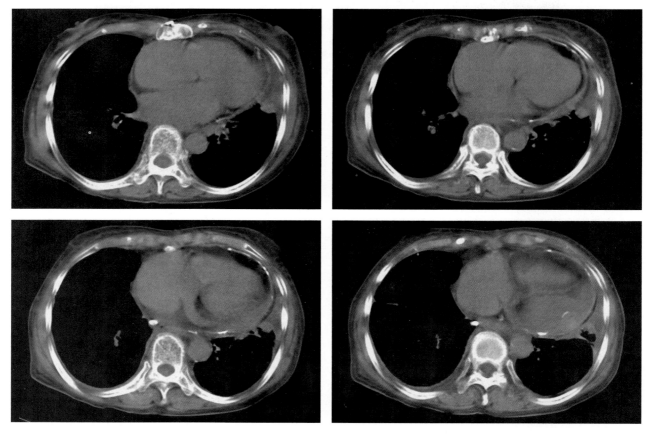

图 4-6-17 缩窄性心包炎
胸部 CT 片示心包不均匀增厚,并可见多处钙化,左右心房明显扩大

间隔僵直,心室受压变形。此外,可见下腔静脉扩张、左右心房扩大及胸腔积液等异常征象。

4. MRI　MRI 显示心包增厚敏感,可直接测量其厚度,增厚的心包在 T_1WI 上呈中等信号,T_2WI 上为中等或稍低信号(图 4-6-18)。双心室受压变形,以

右心室为著,严重者可呈管状或三角形,室间隔僵直。MR 电影成像显示右心室舒张受限,但是室壁运动尚可。双心房不同程度扩大,腔静脉扩张。个别病例可伴有少量心包积液,一侧或两侧胸腔积液,以及少量腹水。

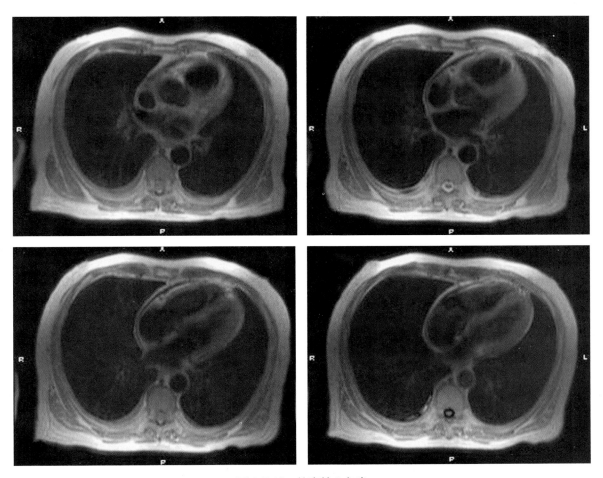

图 4-6-18　缩窄性心包炎
心脏 MRI 显示右心室周围心包明显增厚,右心室轻度变形,室间隔向左心室膨凸,右心房明显扩大

5. X 线心血管造影　可见心脏大血管搏动明显减弱,心室舒张期突然终止,收缩末期容量减小,但是心室收缩有力,根据这些征象通常提示缩窄性心包炎的诊断,但是需要与限制型心肌病进行鉴别,后者多有心脏增大,无心包钙化为鉴别要点。

【鉴别诊断】

本病主要应该与限制型心肌病相鉴别,普通 X 线检查和 CT 发现心包钙化,CT 和 MRI 显示心包增厚为鉴别诊断的要点。

【影像学检查的评价】

普通 X 线检查若发现位于心脏边缘的心包钙化,即可做出本病的诊断,但对无钙化的病例诊断效果较差,可以作为筛选检查方法。

虽然超声心动图有时难以显示右心室前方的心

包增厚,并可能将心房内的涡流血液误诊为占位性病变,但是其普及率高,无创伤、无射线,是诊断缩窄性心包炎最基本的影像学检查方法。

CT 平扫即可直接显示心包增厚及钙化,为本病的确定诊断手段。

MRI 作为一种有效补充检查手段,在本病与限制型心肌病鉴别方面有独到之处。

三、心包缺损

【概述】

心包缺损可由外伤、医源性和先天性发育异常引起。先天性心包缺损是一种罕见畸形,既可发生全部心包缺如,也可仅部分心包缺损,以后者更为常见,并且多位于左侧,右侧心包缺损和心包完全缺损均极少

见。先天性心包缺损由胎儿期静脉导管过早萎缩,使心包、胸膜失去血供引起发育障碍所致,多数病例为同侧心包与胸膜合并缺损,使心脏直接与同侧胸腔接触,导致心脏活动时失去心包的约束,容易突入形成胸腔的心脏疝。

绝大多数心包缺损的病例都无任何临床症状,少数左侧心包部分缺损的患者,在剧烈运动时,左心室自缺损处脱出发生嵌顿,或者心包缘压迫冠状动脉时,出现胸痛、晕厥、心律失常等症状,甚至发生猝死。也可在手术中偶然发现。由于本病罕见,又缺乏特征性临床表现,常被误诊为心血管畸形或肿块。

【影像学征象和诊断】

1. **普通 X 线检查** 发生于右心房、心尖、左心耳或肺动脉根部周围的部分心包缺损,在后前位平片上表现为特定部位的纵隔凸出,通常需要与心旁肿瘤相鉴别。如果随访 X 线平片连续 6 个月,病变无明显变化,可初步考虑心包缺损或心旁囊肿的诊断。典型左侧心包缺损表现为心脏向左移位,右心缘被胸骨所遮盖,心尖和肺动脉凸出,而气管不随心脏移位,肺组织异常嵌入主动脉与肺动脉,或者心脏与膈肌之间。缺损较小者,X 线平片无特征性表现,不能作出诊断。

2. **CT 和 MRI** CT 和 MRI 都能显示缺损心包,表现为壁层心包纤维层缺如,心脏向一侧胸腔移位,并直接与肺组织相邻,主、肺动脉之间嵌入肺组织等。还能显示心脏嵌顿的部位,明确嵌顿内容等。

3. **X 线心血管造影** 该检查方法不能直接显示心包缺损,但是可显示心脏局部膨隆或疝出的部位及其随心动周期动态变化的情况。冠状动脉造影可发现冠状动脉的局部受压和变窄。

【影像学检查的评价】

既往主要通过 X 线透视下进行人工气胸检查,根据心包充气来诊断本病,由于此方法为有创性检查,随着医学影像技术的发展,现在已经废弃不用。

普通 X 线检查对部分病例可作出定性诊断,是首选检查方法。

CT 和 MRI 直接显示病变为确证诊断方法,还能同时显示心脏和肺脏,尤其 MRI 被认为是心包缺损的最佳影像检查手段。

其他影像学检查诊断价值有限,一般不用于本病的诊断和鉴别。

第七节 心脏及心包肿瘤

【概述】

心脏(包括心包)肿瘤属于少见病,可分为原发和继发性(即转移瘤)两大类,其中以继发性肿瘤(转移瘤)多见,发病率为原发肿瘤的 6 倍。心脏原发肿瘤中绝大多数为良性,恶性者不足 1/4。按照心脏肿瘤所在部位,可将之分为心包、心房室壁内和心腔内肿瘤。心腔内肿瘤可引起左或右心排血受阻,心房室壁内肿瘤向心脏外侵犯可引起心脏压塞或侵蚀纵隔,若侵犯传导系统,则可引起心律失常。心包肿瘤向内可侵犯心房室壁、向外侵犯纵隔。由于心脏肿瘤的临床表现无特异性,常由影像学检查做出本病的诊断。多数心脏肿瘤若能及时发现,并进行手术切除,患者预后良好,可长期存活。因此,影像学检查和正确诊断具有重要意义。

大多数原发心脏肿瘤为良性,对儿童而言,横纹肌瘤和纤维瘤分列前两位;成年人几乎 90% 为黏液瘤,其中 90% 位于左心房,90% 为良性。

【影像学征象和诊断】

(一) 心脏肿瘤

1. **普通 X 线检查** 心脏肿瘤在 X 线平片上无特征性表现,如果发现一侧或双侧心缘不规则,或者有结节状突起,形成"怪异"形心脏,以及心脏内部有团块状钙化等,即应考虑心脏肿瘤的诊断。左心房黏液瘤若阻塞二尖瓣口,则可见肺淤血的征象。X 线平片检查仅能对不足 10% 的心脏肿瘤患者做出本病的提示性诊断。

2. **超声心动图** 超声心动图能清楚显示心脏肿瘤的形态、大小、位置、运动、有无瘤蒂及其附着部位等。但是显示房室壁肿瘤的敏感性不足,有时不能区分肿瘤与正常心肌的界限;由于成像范围小,全面判断肿瘤向纵隔侵犯有相当大的限度。

3. **MRI**

(1) 心腔内肿瘤:心腔内肿瘤以黏液瘤最为多见,而大多数黏液瘤发生于左心房。左心房黏液瘤在 MRI 上表现为左心房内有均匀或不均匀的中等信号团块,可借蒂与房壁(多为房间隔)相连,视蒂所在部位、长短不同,肿瘤的位置随心动周期发生变化,黏液瘤的形态亦可随心动周期不同而有所改变。在 MR 电影成像上,黏液瘤在高信号血池的衬托下显示为低信号,肿瘤轮廓较 SE 图像更清楚(ER4-6-5)。通常黏液瘤患者心脏各房室大小、形态均无异常改变,个别心房内肿瘤阻塞房室瓣口,或肿瘤较大,也可导致左

ER4-6-5 左心房黏液瘤

心房增大,但是多为轻至中等度扩大。位于其他心腔的黏液瘤少见,所见与左心房黏液瘤类似。

(2)心房室壁内肿瘤:良性心房室壁内肿瘤表现为房室壁限局性占位性凸起,向心腔内及心包膨胀性扩展。脂肪瘤在 T_1WI 和 T_2WI 图像上均呈高信号,纤维瘤均呈低信号,错构瘤和畸胎瘤都呈不均匀中高低混杂信号,血管瘤、淋巴管瘤和毛细血管瘤等呈不规则管网状流空低信号,若肿瘤内部有钙化,则表现为极低信号。恶性心房室壁内肿瘤最常见为肉瘤,其次是间皮瘤和淋巴瘤。MRI 显示肿瘤呈团块状不均匀信号,向心腔和心包两侧凸出,其境界欠清晰,与正常房室壁分界不清。可直接侵犯心包,并发心包积液。

4. CT　MSCT 和 EBCT 对本病的显示能力与 MRI 类似,根据 CT 测量可判断肿瘤的性质,例如:若病灶 CT 值是负值,则为脂肪瘤的特点,病灶密度混杂,有骨骼等高密度成分,则考虑为畸胎瘤。CT 的空间分辨率高于 MRI,64 排螺旋 CT 仅 5 次心跳(5s 左右)即完成心脏扫描,扫描速度快,操作简便,有助于显示肿瘤的细节。

(二)心包肿瘤

心包肿瘤以转移瘤最常为见,占全部病例的95%以上。原发心包肿瘤以心包间皮瘤最多,占第一位。良性肿瘤相对少见,以畸胎瘤相对常见。

1. 普通 X 线检查　X 线平片显示心脏外形怪异状增大,透视下心脏搏动不匀称、减弱或消失,提示有心包肿瘤的可能。心影增大不仅由肿瘤的占位所致,还与肿瘤引起的继发性心包积液有关。如果积液短期内快速形成或增加,患者可以出现心脏压塞的临床表现,但是 X 线平片可无明显改变。怪异形心影主要与心包内瘤体有关,数字化图像在诊断工作站上调节窗宽窗位,多能显示心影轮廓内的双重影(即心包肿瘤)。若发现瘤体为密度减低区,则考虑脂肪瘤;有钙化和骨化灶,则提示为畸胎瘤或错构瘤。

2. 超声心动图　超声心动图检查根据发现心包内占位性病灶,多表现为较强回声,可判断心包肿瘤的部位、大小、性质,并根据液性暗区确定合并的心包积液,并做出半定量评价。

3. CT　CT 能确定心包肿瘤的位置、大小,通过 CT 值测量能判断其内部成分,脂肪的 CT 值为负值,囊变坏死为水样密度(CT 值为十几 Hu),钙化的 CT 值则超过 100Hu。增强扫描还可显示心包肿瘤与邻近心房、心室、大血管的关系,鉴别血管性病变,了解有无心肌侵犯粘连等情况。

4. MRI　MRI 能清晰位于心包腔内、多偏于心包一侧的心包肿瘤,由呈弧线状低信号的脏、壁层心包

所包绕。肿瘤呈异常信号团块,伴有心包积液时,心包腔可显著扩大,心包积液的信号可随积液性质和扫描序列的不同而各异。心脏各房室因受肿瘤压迫,向对侧发生显著移位,并导致心腔变形(ER4-6-6)。若发现肿瘤异常信号向心包外限局性凸出,提示有直接外侵,为恶性征象。

ER4-6-6　右侧心包内间皮瘤

【鉴别诊断】

心脏及心包肿瘤主要应该与纵隔肿瘤相鉴别,MRI 能清楚显示呈弧线状低信号的心包,有较高的鉴别诊断价值。

【影像学检查的评价】

普通 X 线检查既可显示心脏轮廓,又能观察肺循环,根据怪异形心影可提示心脏及心包肿瘤的诊断,为其优点。其缺点是不能显示心内结构。由于普通 X 线检查在临床普及应用,虽然其不适用于本病的诊断,但是仍然是常规检查方法之一。

超声心动图能清楚显示心腔内和未外侵的心包肿瘤,但是对位于房室壁、心肺交界区的肿瘤显示不佳,判断肿瘤是否发生纵隔浸润的限度也较大。超声心动图以其简便易行、价格低廉、高普及率成为心脏及心包肿瘤的首选影像学检查方法。

MRI 软组织分辨率高、成像范围大,有助于显示肿瘤与周围结构(如:纵隔、肺和膈肌等)的关系;在显示肿瘤轮廓、大小、内部结构等方面比超声心动图更清楚,尤其在区分心脏壁在性肿瘤方面,效果优于超声;以其优良的组织定征能力,能准确做出脂肪瘤、纤维瘤、心包囊肿或伴发出血的定性诊断。因此,MRI 成为诊断本病最重要的影像学方法。

CT(尤其 MSCT)的密度分辨率高,显示钙化敏感,有利于确定肿瘤的组织类型和鉴别诊断;空间分辨率高,显示肿瘤内部细节清楚;检查方便、快速;也是诊断心脏及心包肿瘤的重要手段。

其他影像学技术对本病的诊断价值不大。

第八节　大血管疾病

一、马方综合征心血管病变

【概述】

马方综合征(Marfan syndrome)是一种遗传性结缔

组织病,为常染色体显性遗传,可累及多个系统,其主要病理改变和临床表现为骨骼、眼和心血管系统异常。马方综合征病例约30%~60%累及心血管系统,是影响预后的主要因素。部分病例可仅有心血管系统病变。

马方综合征的病理改变和临床表现包括:肢体细长、蜘蛛指(趾)、鸡胸或漏斗胸;晶状体脱位或半脱位,临床表现为高度近视;主动脉中层囊性坏死、弹力纤维断裂和黏液变性等,导致主动脉窦扩张、主动脉瘤,伴发主动脉瓣关闭不全,少数病例并发主动脉夹层,多数患者死于充血性心功能不全。根据骨骼、眼、心血管病变和阳性家族史,满足2项或2项以上条件者即可做出诊断。

【影像学征象和诊断】

1. 普通X线检查

(1)病程早期仅见升主动脉轻度膨凸,主动脉弓部多正常,主动脉无迂曲、延长,但少数病例的巨大升主动脉瘤,可向右突出,构成大部分右心缘。

(2)心脏(主要为左心室)增大,心缘和主动脉搏动增强呈陷落脉。

2. 超声心动图 二维超声可见主动脉根部内径大于40mm,主动脉瓣叶变长,主动脉瓣关闭不全,扩张的主动脉窦压迫后方左心房。若并发主动脉夹层,则可见主动脉壁分离为2条回声带,或者主动脉内有纤细低回声带随血流漂动;应用多普勒技术可显示真腔内血流速度加快,血流色彩鲜艳,假腔内血流速度慢而色彩暗淡。

3. MRI和CT MRI对马方综合征心血管病变的诊断效果良好,主要诊断依据有:升主动脉根部和/或主动脉窦扩张,多数病例主动脉窦扩张显著,左心房受压变扁;在矢状位或冠状位图像上,升主动脉外观呈大蒜头状;左心室扩大,室壁增厚,MR电影成像显示主动脉瓣有反流低信号。MRI还能清楚显示合并的主动脉夹层、心包积液、胸腔积液等病变。

CT(尤其MSCT)除不能直接显示主动脉瓣关闭不全外,可显示上述MRI所示本病的异常征象。

4. X线心血管造影 胸主动脉造影可准确反映本病的胸主动脉病变及主动脉瓣关闭不全。关闭不全与升主动脉扩张程度关系不大,而易发于主动脉窦明显扩张的病例。此外,还能显示合并的主动脉夹层,表现为主动脉分为真假双腔,二者之间隔以线状内膜片,并经破口相通连。

【鉴别诊断】

马方综合征心血管病变主要应该与主动脉瓣狭窄、关闭不全,高血压,其他升主动脉瘤等疾病相鉴别。根据扩张的主动脉窦和升主动脉根部呈大蒜头状外观,这一马方综合征的特征性影像学改变可资鉴别。

【影像学检查的评价】

普通X线检查作为常规影像学检查手段,能显示升主动脉扩张和心脏增大等征象,进而提示有马方综合征的可能,为筛选检查手段。

超声心动图检查可明确升主动脉瘤和主动脉瓣关闭不全,但对弓降部以远的主动脉显示不足,不能全面了解并发的主动脉病变,为其限度。

MRI既可用于确定诊断,又能用于病情定期随诊观察和评价手术治疗效果,是目前诊断本病的最佳影像学技术。

MSCT除清楚显示马方综合征心血管病变及其合并症外,还能显示冠状动脉受累程度,必将在不远的将来成为本病的最佳诊断方法。

X线胸主动脉造影曾经是诊断本病的"金标准",现在其作用已经被MRI和CT所取代,很少在临床应用。

二、主动脉瘤

【概述】

主动脉局部病理性扩张称为主动脉瘤(aortic aneurysm)。在胸主动脉,若其直径大于4cm或大于其近心端正常血管管径的1/3,则为动脉瘤。动脉瘤有多种分类方法,如果按照其病理解剖和瘤壁组织结构成分,可将之分为真性和假性动脉瘤两类。真性动脉瘤按形态改变又可分为囊状、梭形与梭囊混合形三种,其瘤壁还保留正常动脉壁的三层结构。假性动脉瘤系动脉壁破裂后形成血肿,周围包绕结缔组织所致,"瘤壁"由机化的纤维组织构成,无正常动脉壁的三层结构。胸主动脉瘤的病因包括:动脉粥样硬化、感染、创伤、先天畸形、大动脉炎、梅毒、马方综合征以及白塞综合征等。

主动脉瘤可侵犯主动脉的任何部位,一般为单发,亦可形成多发性或弥漫性瘤样扩张。瘤体较小时,患者无任何自觉症状,较大瘤体压迫侵蚀周围组织器官,产生胸背疼痛、咳嗽、气短、声音嘶哑、吞咽困难等症状。体检可发现局部体表搏动性膨凸、收缩期震颤和血管性杂音。

研究表明,动脉瘤扩张程度越大,其破裂概率越大。临床将升主动脉内径大于55mm视为手术治疗的指征。

【影像学征象和诊断】

影像学检查可确诊动脉瘤,并提供手术治疗所必需的病变结构、功能信息。

1. 普通X线检查 可初步做出胸主动脉瘤的定

位和定性诊断,其 X 线基本征象包括:

(1) 纵隔阴影增宽或局限性膨凸,该膨突至少在一个体位上与主动脉相连。通常升主动脉瘤位于纵隔的右前方,主动脉弓、降部的主动脉瘤位于左后方(图 4-6-19)。

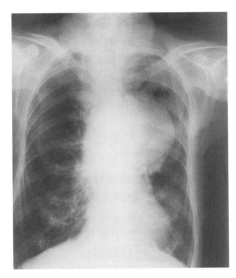

图 4-6-19　真性胸主动脉瘤
胸部平片显示左纵隔旁局限性膨凸性肿块,与主动脉相连

(2) 纵隔增宽阴影或膨凸性肿块可见扩张性搏动。

(3) 瘤壁可见钙化,升主动脉壁钙化有助于梅毒性动脉瘤的定性诊断。

(4) 显示瘤体压迫椎体或胸骨引起侵蚀性骨质缺损,对气管、支气管、食管的粘连压迫引起的移位或管腔狭窄。

(5) 心脏形态多在正常范围。

大多数动脉瘤的病例有上述典型征象,但是表现不典型的患者需要与其他靠近主动脉的肿瘤(如:纵隔肿瘤、中央型肺癌等)相鉴别。

2. 超声心动图　常规经胸二维超声心动图检查很容易显示升主动脉根部的异常扩张,经食管超声能够准确显示整个胸降主动脉,二者结合应用能做出主动脉瘤的诊断,并观察其范围、程度,鉴别真性和假性动脉瘤,分析病变部位的血流动力学改变,具有重要临床价值。一般以升主动脉内径超过 40mm,主动脉弓、降部内径超过 35mm 为判断主动脉扩张的标准;若局限扩张程度超过其近心端正常血管内径的 30%,则考虑为动脉瘤。假性动脉瘤呈局部膨凸的包块,其中心为囊性低回声(瘤腔),周围为强回声或不均匀回声(血栓组织),瘤体与主动脉腔经小口交通,多普勒检查可见彩色血流进出假性动脉瘤。

3. CT　MSCT 的 CTA 检查可显示主动脉瘤的部

位、大小和形态,三维重建图像能直观显示动脉瘤以及与周围结构的关系(ER4-6-7)。瘤体内附壁血栓表现为半月形或环形充盈缺损,个别动脉瘤内充满血栓呈中至低密度;若对比剂外溢到瘤壁之外,应警惕主动脉瘤渗漏或破裂。

CT 平扫图像显示动脉瘤瘤壁钙化的效果良好。此外,CT 还可显示伴发的动脉瘤周积液、胸腔积液等。

ER4-6-7　腹主动脉囊状动脉瘤

4. MRI　MRI 能完整全面地直接显示动脉瘤的基本病理征象,特别是假性动脉瘤的病理改变,诊断效果极佳。平扫 MRI 与对比增强 MRA 均可诊断动脉瘤,以增强扫描的效果最好(ER4-6-8)。

ER4-6-8　真性胸主动脉瘤

动脉瘤 MRI 征象包括:真性动脉瘤为主动脉局限性扩张,呈梭形、囊状或梭囊状,结合多方位图像可明确动脉瘤分型;假性动脉瘤为偏心性厚壁囊状扩张,多位于主动脉旁,形状不规则,瘤腔较小;MR 电影成像可显示假性动脉瘤破口与主动脉腔相通;瘤腔内新鲜附壁血栓在 T_1WI 自旋回波图像上表现为高信号,陈旧血栓机化呈较低信号,钙化为无信号。假性动脉瘤与真性囊状动脉瘤的鉴别要点是:前者瘤体与主动脉交通口较小,瘤体部较大,而后者瘤体与主动脉连接处为瘤体最大径所在。

5. X 线血管造影　X 线胸主动脉造影直接显示动脉瘤的部位、范围及主动脉分支是否受累。主动脉瘤的 X 线血管造影征象有:主动脉局部梭形和/或囊状扩张,主动脉显影时动脉瘤囊内充盈对比剂,或长段主动脉扩张,其管径大于正常主动脉的 30% 以上;瘤腔内对比剂可外溢或流入邻近组织器官,提示动脉瘤外穿;显示主动脉瓣关闭不全。

【影像学检查的评价】

由于主动脉瘤的介入和手术治疗发展迅速,影像学检查作用更加重要。影像学检查不仅能做出本病的定性、定位诊断,还可准确测量瘤体大小、范围,明确动脉瘤与周围组织器官的关系,为选择治疗方法和制订手术方提供足够信息。

普通 X 线检查可作为主动脉瘤的筛选和随诊观察方法。

经胸超声心动图检查简便易行,亦可作为筛选和随诊观察手段,而经食管超声心动图检查虽然诊断效果尚佳,但为有创技术,在我国临床很少应用。

对比增强 MRA 或 CTA 近年发展迅速,已基本代替诊断性 X 线血管造影的作用,提供动脉瘤大小、形态、瘤壁及有无血栓等信息。三维重建图像在显示主动脉及瘤体全貌、动脉瘤与主动脉分支的关系等方面,大大提高了主动脉瘤的可视化程度。MRA 和 CTA 不仅能显示上述征象,还能同时显示血管壁及其病变(例如:动脉硬化斑块)和动脉瘤周围的织结构,明显优于 DSA,已经成为诊断动脉瘤的首选影像学检查方法。

最后,请读者注意,根据动脉瘤影像特点和临床资料,通常可初步判断动脉瘤的病因:①先天性动脉瘤多见于青少年,位于主动脉弓、降部,瘤壁较薄、而且厚度不均匀,瘤腔光滑,无附壁血栓。②动脉粥样硬化性动脉瘤多见于老年,好发于腹主动脉,常有瘤壁钙化。动脉瘤常多发,瘤体和正常主动脉管壁均可见钙化或附壁血栓形成,降主动脉全程迂曲,管壁凹凸不平,而升主动脉内壁较光滑。③创伤性主动脉瘤多见于胸部非穿通伤,偶为医源性,可以为动脉破裂形成囊状假性动脉瘤,或者在动脉中层和内膜裂伤基础上由血流冲击形成真性动脉瘤。④感染性动脉瘤因主动脉局部破坏,以假性动脉瘤多见。⑤梅毒性动脉瘤是在动脉炎基础上晚期梅毒的并发症,好发于主动脉弓、升部,影像特点为瘤体较大伴不同程度的钙化。

三、主动脉夹层

【概述】

主动脉夹层(aortic dissection)是一种由主动脉壁中膜弹力组织和平滑肌病变,在高血压或其他血流动力学变化促发下,内膜撕裂,血液破入中膜,将主动脉壁分为双侧,形成主动脉壁间血肿,并进一步扩展。主动脉夹层的主要病理改变是动脉壁中层血肿或出血,90%的病例在主动脉内膜发现破口,无内膜破口者可能为主动脉中膜内出血或破口被血栓闭塞。高血压、马方(Marfan)综合征是本病重要的促发致病因素,动脉粥样硬化亦可能是相关因素。

近年来,随着高血压患者数量增多,主动脉夹层已经成为严重影响人民群众健康和生命的常见病,好发于 40 岁以上的中老年男性,患者突发剧烈胸痛(如刀割或撕裂样),向背部、腹部放射,严重者可发生休克。若夹层再向血管外破裂,则患者发生猝死,破入心包引起急性心脏压塞;主动脉分支受累时,可出现肢体血压、脉搏不对称,甚至脊髓缺血症状,夹层累及肾动脉,则继发肾性高血压进一步加重病情。

按发病过程,主动脉夹层可分为急性(发病在 48h 之内)、亚急性(发病 48h 至 6 周)和慢性(发病 6 周以上)。急性病例的死亡率很高,主要致死原因为主动脉夹层破裂。度过急性期的患者主要因夹层在远段形成再破口,使假腔压力下降(自然减压),主动脉形成真、假双腔引流。由于假腔血流较慢,容易形成附壁血栓,个别病例血栓填满假腔而使夹层自愈。慢性期患者可无明显临床症状。

根据主动脉夹层破口部位和血肿累及范围,De-Bakey 将夹层分为 3 型。Ⅰ型:主动脉全程受累,病变可延伸到腹主动脉甚至髂动脉,破口多位于升主动脉;Ⅱ型:夹层局限于主动脉升部,破口多位于升主动脉;Ⅲ型:破口位于主动脉弓降部左锁骨下动脉开口以远,夹层向远段剥离,其中Ⅲ甲型指夹层局限于胸降主动脉,Ⅲ乙型指夹层延伸到腹主动脉远段。在Ⅲ型夹层中,少数病例夹层除向远段剥离外,还反向撕裂达主动脉升部,笔者认为可归于Ⅰ型。

Stanford 分型是从临床治疗角度出发,将主动脉夹层分为 2 型。A 型:夹层累及升主动脉,包括 De-Bakey Ⅰ型和Ⅱ型;B 型相当于 DeBakey 的Ⅲ型。两种分型方法均普遍应用,可作为影像学诊断分型的依据。

血栓型主动脉夹层是一种少见的主动脉夹层,主动脉真假双腔之间无破口,假腔被血栓"闭塞",可能为破口与假腔被血栓阻塞,亦可能为无破口的主动脉中膜血肿。

【影像学征象和诊断】

影像学检查能准确显示主动脉夹层的病变范围与类型,明确破口和再破口的部位及数目,以及主动脉主要分支的受累情况,对确定本病的诊断,制订治疗方案和观察疗效均具有十分重要的作用。

1. 普通 X 线检查 主动脉夹层 X 线征象有:上纵隔或降主动脉增宽、扩张,边缘清楚或较模糊,若升主动脉高度扩张,则提示继发于马方综合征;主动脉壁钙化内移大于 4mm,说明动脉壁增厚,是诊断主动脉夹层的可靠征象;降主动脉搏动减弱或消失,但少数病例升主动脉搏动可增强;心影增大或胸腔积液。

2. 超声心动图 二维超声可显示主动脉内径增宽,分为真假双腔,其中间隔以线状强回声的内膜片,后者随心动周期变化摆动。通常真腔较小,假腔较大。彩色多普勒可见真腔内血流的速度较快,假腔血流速度较慢。如果假腔内有附壁中-低回声,则提示为附壁血栓。彩色多普勒超声在显示夹层破口方面也有一定价值,但是敏感度较低。此外,超声还可同时显示心室扩大、室壁增厚和心包积液等征象。

3. MRI　主动脉夹层 MRI 主要征象有:

(1) 主动脉扩张,分为真假双腔,SE 序列 T_1WI 可见真腔呈低信号,假腔呈较高信号,MRI 流速编码血流图像可测量真假腔内血流速度与方向。

(2) 真假腔之间隔以线状中等信号的内膜片,在主动脉横断位图像上内膜片呈直线或"V"形,纵向观察呈螺旋状走行。对比增强 MRA 示内膜片为线状低信号分隔高信号的真假双腔,三维重建图像显示内膜片的走行更清晰(图 4-6-20、图 4-6-21)。

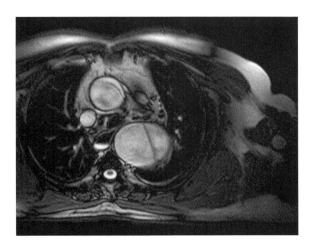

图 4-6-20　主动脉夹层(DeBakey Ⅲ型)
MRI 平扫横轴位图像显示内膜片及真假双腔;MRI 平扫矢状位图像显示内膜片、破口及假腔内血栓

(3) 内膜破口表现为线状内膜片上的局限性断裂,DeBakey Ⅰ、Ⅱ型主动脉夹层破口多位于升主动脉

近中段,DeBakey Ⅲ型内膜破口多位于左锁骨下动脉开口远段,个别位于腹主动脉;MR 电影成像可显示经破口由真腔向假腔的喷射低信号血流,亦可显示远段血流从假腔向真腔喷射的"再破口"。

(4) 假腔内可有附壁血栓形成,SE 技术 T_1WI 为中高信号,对比增强 MRA 可见血流高信号衬托下内的充盈缺损。

(5) 对比增强 MRA 结合源图像能清晰显示头臂动脉、左锁骨下动脉、左颈总动脉、腹腔动脉、肠系膜上动脉和双肾动脉等主动脉主要分支的受累情况。

4. CT　普通平扫 CT 即可显示主动脉增宽、内膜钙化内移等主动脉夹层的直接征象,以及心包积液、胸腔积液等间接征象。增强 CT 扫描能做出主动脉夹层的定性诊断,但是显示破口和再破口,以及判断主动脉主要分支受累情况困难。MSCT 对比增强扫描 CTA 能准确显示 MRI 和 MRA 所显示的上述全部主动脉夹层的征象。内膜片表现为充盈对比剂的高密度真假双腔之间的线状低密度影,假腔内血栓为较低密度的附壁充盈缺损。

5. X 线主动脉造影　主动脉造影可显示本病的内膜片、破口、再破口和真腔双腔等征象,以及主动脉主要分支的受累情况。

(1) 内膜片为真腔双腔之间的线状或条状负影,内膜片的走行与 X 线呈切线位时则可显示长段内膜片。少数病例假腔充盈不全或延迟时显影,内膜片显示不佳。

(2) 真腔对比剂喷射、外溢或龛影样突出的部位,就是破口。

(3) 夹层远段可见对比剂由假腔向真腔喷射,该

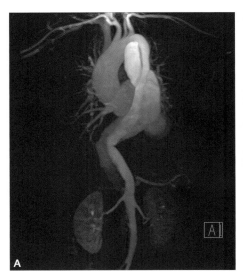
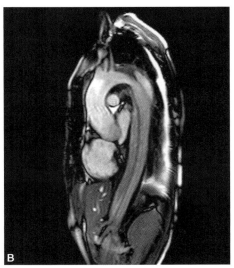

图 4-6-21　主动脉夹层(DeBakey Ⅲ型)
3D CE-MRA 显示破口位于左锁骨下动脉以远,真腔细、假腔粗,双肾动脉由真腔发出

部位即为再破口。

（4）急性期夹层真腔较大，假腔较小；慢性期则真腔较小，假腔较大。个别病例假腔高度扩张，真腔受压显示不清。若发现假腔内对比剂向血管外溢出，则为夹层破裂或并发假性动脉瘤的征象。假腔内血栓呈附壁充盈缺损。造影检查根据假腔显影的快慢，还可判断假腔内血流速度或破口大小。

【影像学检查的评价】

普通 X 线检查和超声检查是本病筛选、观察病情演变和评价疗效的常规手段。

MSCT 和 MRI 以及 CTA 和 MRA 已经成为代替 X 线血管造影确定本病诊断的影像学技术。MR 无电离辐射危害，更受患者的欢迎。但是对主动脉夹层经介入治疗动脉内置入金属支架者，检查受限，为其不足之处。对这样的病例更适用于 MSCT 检查，以满足随访观察疗效的要求。对于急性胸痛临床难以鉴别主动脉夹层与冠心病心肌梗死或肺血栓栓塞症者，64 排螺旋 CT 单次扫描 10s 左右即能完成冠状动脉、肺动脉和主动脉 CTA 扫描，并作出准确的诊断与鉴别诊断。因此 MSCT 已经成为本病诊断新的"金标准"。

X 线血管造影曾经是诊断本病的"金标准"，由于 MRA 特别是 MSCT 的 CTA 的应用，已经主要用于本病的介入治疗。

四、大动脉炎

【概述】

大动脉炎（Takayasu arteritis）为我国和东北亚地区一种常见大血管病，累及主动脉及主要分支，呈慢性、进行性炎症过程。好发于年轻女性，病理特点是以动脉中膜损害为主的非特异性全层动脉炎，受累动脉以狭窄、阻塞性病变为主，可伴有动脉扩张，按照发生率由高至低的顺序，依次为头臂动脉、胸腹主动脉、肾动脉、肺动脉、冠状动脉。患者急性期有发热、乏力、多汗等全身症状，慢性期表现为肾性高血压、主动脉弓综合征、主动脉缩窄综合征、腹主-髂动脉阻塞性疾病（Leriche 综合征），以及动脉瘤。

【影像学征象和诊断】

1. **普通 X 线检查** 可显示胸主动脉和心脏改变降主动脉某一长段或普遍内收，内收段搏动减弱或消失；主动脉弓降部边缘不整或扩张；病变受累部位不规则或线样钙化；心影不同程度增大，左心室为主；涉及肺动脉者可见肺门影缩小，肺纹理稀疏、变细。

2. **超声心动图** 二维与多普勒超声可显示胸、腹主动脉的狭窄与扩张，亦可显示肺动脉、主动脉分支近段的狭窄，但是作用有限。

3. **CT 和 MRI** CT 平扫即可显示主动脉及其主要分支的狭窄或扩张，显示受累动脉壁的高密度线样钙化。对比增强 CTA（尤其 MSCT）能全面显示主动脉及其分支、肺动脉等的受累情况，测量管腔大小、管壁厚度，侧支循环状态，以及附壁血栓等，后者呈低密度。同时还能显示心脏的形态和结构。

大动脉炎的 MRI 所见与 CT 相似，无特殊征象。表现为受累主动脉及分支的狭窄、阻塞或扩张，以及侧支循环，对比增强 MRA 显示本病的效果更佳（图 4-6-22、图 4-6-23）。

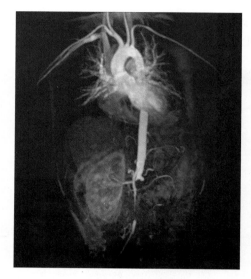

图 4-6-22 大动脉炎
3D CE-MRA 图像显示大动脉炎累及腹主动脉下段及左肾动脉，导致动脉闭塞

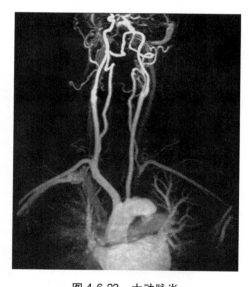

图 4-6-23 大动脉炎
3D CE-MRA 图像显示大动脉炎导致左锁骨下动脉近段闭塞，远段因侧支动脉供血显影

4. **X 线血管造影** 大动脉炎的造影表现包括：多发性病变，同时累及两个或 2 个以上动脉，以主动脉

伴头臂动脉或肾动脉受累为最常见的组合;受累动脉管腔粗细不均,多为向心性狭窄和阻塞,常伴狭窄后扩张;也可发生动脉扩张甚至动脉瘤;主动脉分支病变多累及开口部近心段;累及肺动脉可引起局限性狭窄或阻塞;病变远段可见不同程度的侧支循环。

【鉴别诊断】

本病主要应该与其他引起大动脉狭窄和闭塞的疾病(包括动脉粥样硬化、先天性主动脉缩窄等)相鉴别。

【影像学检查的评价】

普通 X 线检查对大动脉炎的筛选和初步诊断有一定价值,而超声心动图的作用不大。

既往 X 线血管造影是诊断本病的"金标准",造影的同时还可进行介入治疗。

MSCT 及 CTA 和 MRI 和 MRA 既可显示动脉管腔的异常改变,又能显示动脉管壁的异常,以及动脉与组织器官的关系,由于它们属于无创伤检查方法,除用于本病的诊断外,还适用于本病的观察病情演变、

评估预后和随访疗效,取代 X 线血管造影成为新的"金标准"。

五、腔静脉狭窄与阻塞

【概述】

能引起腔静脉狭窄与阻塞的原因很多,主要分为先天性和后天获得性两类,但以后者居多。后天获得性腔静脉狭窄与阻塞还可以分为腔静脉本身的病变和外源性病变累及腔静脉两种。例如静脉炎属于腔静脉本身的病变,炎症导致静脉壁增厚、缩窄和血栓形成,最终可使静脉闭塞;而肺癌、纵隔肿瘤、纵隔炎等疾病侵犯上腔静脉,肝脏肿瘤、腹腔与腹膜后肿瘤侵犯下腔静脉则为外源性病变累及腔静脉。

由各种原因引起下腔静脉肝段狭窄,导致下腔静脉和肝静脉回流障碍,而产生一系列临床表现者,被称之为巴德-吉亚利综合征(Budd-Chiari syndrome)(图 4-6-24)。

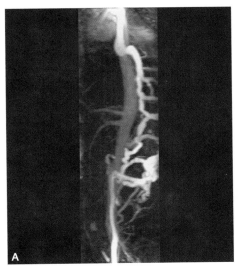
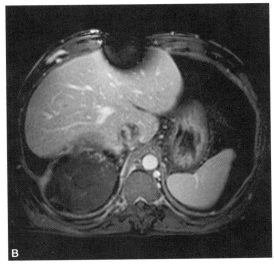

图 4-6-24　巴德-吉亚利综合征

右肾癌及癌栓阻塞下腔静脉,侧支循环形成。MRI T_1WI 对比剂增强轴位图像显示下腔静脉内癌栓及右肾癌(A);对比剂增强三维 MRA 图像显示下腔静脉中段未显影,远心段与近心段通过侧支静脉交通(B)

腔静脉狭窄和阻塞导致静脉回流受阻,阻塞部位远心段静脉压升高,侧支循环形成,引起相应临床表现。上腔静脉阻塞者可出现头痛、嗜睡、憋气等症状,查体发现上肢肿胀、青紫、眼结膜充血、颈静脉怒张、胸腹部浅静脉迂曲、扩张等体征;下腔静脉狭窄或阻塞者表现为下肢肿胀、色素沉着、下半身浅静脉扩张、行走困难、腰腹痛等症状。

【影像学征象和诊断】

1. 普通 X 线检查　很难显示腔静脉狭窄或阻塞的直接征象,但有时可见上腔静脉影消失。

2. 超声心动图　二维超声可显示腔静脉狭窄以及狭窄远段的扩张,并能测量狭窄局部的直径,发现腔静脉内血栓,表现为低至等回声团块,而血管壁连续。腔静脉内的癌栓表现为回声不均匀的团块,血管壁模糊。多普勒显示狭窄处血流速度加快,狭窄远心端血流速度缓慢等征象。

3. CT 和 MRI　CT 平扫和普通 MRI 扫描即可清楚显示腔静脉狭窄,以及引起狭窄的原发病变,做出初步诊断。MSCT 和 MRI 的多方位成像能直接测量狭窄病变内径和长度,并判断其严重程度,发现栓

子,根据其影像学征象判断栓子的成分。血栓通常均呈较低密度,瘤栓呈中等密度,二者与高密度对比剂充盈的静脉管腔形成鲜明对比。MRI 自旋回波 T_1WI 上腔静脉为流空低信号,血栓和瘤栓栓子均呈中等信号,增强扫描血栓一般不强化,而瘤栓可见轻度强化。

对比剂增强 CTA 或 MRA 能清楚显示腔静脉狭窄与阻塞的部位、范围、与周围组织的关系,以及侧支循环状态。

4. X 线腔静脉造影 静脉造影可见导管止于梗阻平面不能推进,受累腔静脉表现为突然狭窄或闭塞,狭窄远心端腔静脉扩张,同时出现显著扩张的侧支循环静脉。

【影像学检查的评价】

普通 X 线检查对本病的诊断价值不大。

超声以及彩色多普勒显像能发现腔静脉的狭窄与阻塞,做出本病的初步诊断,但是不能做出本病的全面评价。

X 线静脉造影曾经是诊断本病的主要诊断方法,但其为创伤性技术,而且不能显示血管壁,以及引起本病的原发疾病。

MSCT 及 CTA、MRI 及 MRA 均可全面评价腔静脉狭窄与阻塞病变,已经能取代 X 线血管造影技术,成为本病的首选和确定诊断的方法,具体选择哪一种技术,医生可以根据所在医院的情况决定。

(赵希刚　李永忠　李坤成)

第七章

先天性心脏病的影像学诊断

第一节　大静脉畸形和肺静脉畸形引流

一、腔静脉畸形

【概述】

腔静脉畸形占先天性心脏病的9.4%。随着心导管和X线心血管造影检查,以及心血管手术的广泛开展,腔静脉畸形的报道逐渐增多。包括上、下腔静脉的位置、起源和入口等。

1. 上腔静脉畸形　常见的畸形是双上腔静脉,即左右上腔静脉同时存在。

在先天性心血管畸形的病例中,双上腔静脉发生率为3%~5%,而在内脏或/和心脏转位的患者中,其发生率可高达40%。缘于胚胎发育过程的后阶段,当左右前主静脉之间的吻合支发育障碍时,促使左侧Cuvier管发育成为左上腔静脉即永存左上腔静脉。少数学者认为,左上矢状窦使左侧血流增加,或存在异位肺静脉引流进入左上腔静脉,而导致后者永恒存在。此外,亦有被理解为左前主静脉在头臂静脉起源处以下未能闭塞,左颈静脉和左锁骨下静脉联合后,就有一支左上腔静脉存在,并沿脊柱左侧垂直进入胸腔内。

根据流入心腔的部位不同,永存左上腔静脉分为三种类型。

(1)流入冠状静脉窦:最为最常见,如系单独存在,不伴有其他心血管畸形,则无血流动力学的改变,不会增加心脏负担。

(2)流入左心房:这种类型少见,约占永存左上腔静脉的5.7%~13%。常合并复杂先天性心血管畸形,患者常见中度发绀和杵状指,一般主动脉血氧含量并无明显差异。心电图表现为左心优势。该类型具有外科意义。

(3)流入右心房:部分或全部肺静脉,经左上腔静脉、左无名静脉回流进入右上腔静脉,更为少见。

2. 下腔静脉畸形　最多见的下腔静脉畸形是其上段缺如,亦称下腔静脉异常连接。主要有下腔静脉上段缺如和进入左心房两种畸形。下腔静脉缺如常见于上段,结果使其中段不能直接与右心房相通,而代以扩大的奇静脉,将下肢血液引流入上腔静脉。

3. 全部腔静脉畸形　此种畸形极为罕见。全部腔静脉和肺静脉血都流入左心房,只有通过房间隔缺损和室间隔缺损,血液才能进入右心房或右心室。结果必然是左心肥大,而右心萎缩。

【影像学征象和诊断】

1. 普通X线检查　约50%的永存左上腔静脉患者,在后前位胸片中,可见主动脉弓上左缘至左锁骨中1/3处,有新月状血管阴影,纵隔左上部呈V形增宽(图4-7-1)。下腔静脉缺如者胸部正位平片能见到纵隔的右上部有一半圆形阴影,侧位片显示膈肌上方的下腔静脉阴影消失,为其特征性改变。

2. X线心血管造影　本病的诊断既往主要依靠心导管和X线心血管造影检查,尤其下腔静脉缺如者表现为心导管不能从下腔静脉直接入右心房,常经过扩大的奇静脉,先进入上腔静脉,再折转向下入右心房。

3. MSCT和MRI的血管造影成像检查　能清楚显示本畸形的病变,已经成为替代传统X线心血管造影检查的确证性影像学技术。

二、肺静脉畸形引流

【概述】

肺静脉畸形引流(anomalous pulmonary venous connection,APVC)是指单支、多支或全部肺静脉未引流入解剖学左心房,而是直接引流入腔静脉-右心房系统的先天畸形。根据异位引流肺静脉支数的不同,APVC可分为部分性肺静脉畸形引流(partial anomalous pulmonary venous connection,PAPVC)和完全性肺静脉畸形引流(total anomalous pulmonary venous connection,TAPVC)。依据异位引流部位的不同,又可进

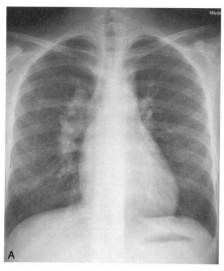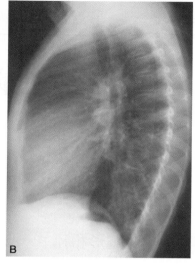

图 4-7-1　左上腔静脉

X 线平片可见主动脉弓上左缘至左锁骨中 1/3 处,有竖条状浅淡的血管阴影,位于主动脉结外缘与之重叠并向上延伸至左锁骨下,类似右上腔静脉的镜面像。A 为后前位,B 为侧位

一步分成心上型(引流入垂直静脉、无名静脉及上腔静脉)、心内型(直接引流至右心房或冠状静脉窦)、心下型(引流入下腔静脉、门静脉或肝静脉)及混合型(以上两种或两种以上引流畸形的组合)。APVC 发病率并不高(在存活新生儿中约占 5.8/10 万~8.8/10 万,在先天性心脏病中约占 0.6%~1.0%,其中 PAPVC 较 TAPVC 多见,前者约占 2/3,后者约占 1/3)。

肺静脉有两个胚胎起源:一是来自原始左心房背侧的共同肺静脉(common pulmonary vein,CPV);二是来自肺芽的内脏静脉丛,它是形成肺内静脉的原基,以后逐渐汇合成四支肺静脉与上述共同肺静脉相连。在正常发育过程中,共同肺静脉扩张融入原始左心房,构成左心房体部,于是四支肺静脉随内脏静脉丛的逐级汇合自然闭合。一旦 CPV 发育障碍未能与远端的肺静脉支相连接,则内脏静脉丛与体静脉系统的交通永存,即形成不同部位的肺静脉畸形连接。

【影像学征象和诊断】

1. 普通 X 线检查

(1) PAPVC:X 线所见与少至中量左向右分流的房间隔缺损(atrial septal defect,ASD)相似。自上肺野或肺门下部见弯刀状或弯月状阴影沿右心缘通向膈下,为右侧肺静脉或右下肺静脉引流至下腔静脉的特征性表现。前者常并存右肺或右肺动脉的发育不全,共同构成所谓的弯刀综合征(scimitar syndrome)(图 4-7-2)。

(2) TAPVC:随引流部位及有无肺静脉回流受阻而有所不同。

1) 心内型:包括引流入冠状静脉窦(coronary si-

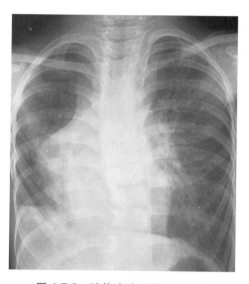

图 4-7-2　肺静脉畸形引流心下型

后前位 X 线平片示脊柱侧凸,右下肺野见两条与右心缘平行的血管,状似镰刀,为异常引流至下腔静脉的右肺下静脉,称"弯刀综合征"

nus)及右心房者。因引流静脉与心影相重,仅表现为二尖瓣型心影,主动脉结缩小,肺动脉段突出,右心房室增大及肺血增多,所见与 ASD 无异,诊断限度较大。

2) 心上型:包括引流至右上腔静脉、左无名静脉及奇静脉等。心上型 TAPVC 的 X 线平片征象归纳如下:①"雪人"征或"8"字征,大部分心上型 TAPVC 具此征象,此类肺静脉的引流方式为:右上、下肺静脉汇成一共干与左肺静脉(部分或全部)汇集引流入左侧的垂直静脉,再经左无名静脉、右上腔静脉引流入右心房(图 4-7-3);②"右半雪人征"(right hemi-snowman sign),少数心上型 TAPVC 先由左上、下肺静脉汇成一共干与右肺静脉(部分或全部)汇集引流入右侧的引流静脉经右上腔静脉引流入右心房;或左右肺静脉汇合后经一短引流静脉直接引流入右上腔静脉。以上两种情况常常造成右上腔静脉显著扩张而引起右上纵隔影增宽,其与心影共同构成"右半雪人征",因其以右上纵隔增宽为突出特征,故称"右半头雪人征"更为妥当(图4-7-4)。纵隔旁异常扩张的引流血管为静脉血管,其平片上的阴影一般较动脉血管阴影较淡,透视下其搏动亦较弱。③心上型TAPVC在侧位片上于气管前缘多可见"纺锤"状或"宽带"状阴影,即所谓的"纺锤状征",与紧贴前胸壁的胸腺影不同,也具有一定的特征性。

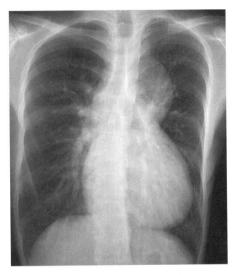

图4-7-3 完全性肺静脉畸形引流
后前位X线平片可见两肺血增多,心脏及右心房室明显增大,两上纵隔增宽外凸,与心脏一并构成"雪人"征或"8"字征

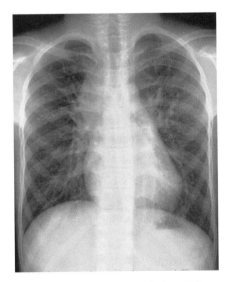

图4-7-4 部分性肺静脉畸形引流
后前位X线平片可见右上纵隔明显增宽,与心脏影一起构成"右半头雪人征"

3)心下型:文献报道该型几乎均有肺静脉回流受阻,后者限制了左向右分流,致肺血不多,心影不大,代之以肺淤血、间质性肺水肿甚至肺泡性肺水肿等一系列肺静脉高压的征象,以及肺的膨胀过度。

4)混合型:多为心内和心上型的组合。根据引流入上腔静脉系统血流的多少,上纵隔阴影可有不同程度增宽,其基本征象同心内型。

2. **超声心动图** M型超声心电图对诊断肺静脉畸形引流有一定限制,仅表现为右心容量负荷增加,室间隔于左心室后壁呈同向运。如为TAPVC,则于主动脉波群可观察到左心房后壁出现搏动方向与主动脉壁相同的线状回声。二维超声心动图对心内型和心上型TAPVC多能作出正确诊断,对混合型和心下型的诊断效果不佳。

3. **MRI和CT** 心电图门控SE序列,横轴位为最常采用的标准体位,可以清楚地看到左、右4支肺静脉与左心房的连接关系。如不能显示4支肺静脉与左心房相连,此时多在右心房后或其上方形成一共同肺静脉,而直接与上腔静脉、冠状静脉窦或右心房相连,此为TAPVC的确征。GRE快速成像,肺静脉血流呈高信号,随不同心动周期信号强度很少变化,易于同邻近的解剖结构如支气管和肺动脉(随收缩和舒张期其信号强度有所改变)相区别,从而有利于观察肺静脉与左心房正常连接,或与腔静脉-右心房的异常连接关系,空间分辨率较低为其不足之处。

CT尤其是MSCT或EBCT,因其有较高的时间、空间和密度分辨率,扫描范围大,影像无重叠,而且检查方便、安全、快捷,结合三维重建,在APVC的诊断上具有明显的优势,对患儿尤为适用(ER4-7-1)。

ER4-7-1 心上型完全性肺静脉畸形引流

4. **X线心血管造影** 本病以肺动脉造影为宜,重点观察肺静脉回流期,由于约1/3的患者合并有其他心血管畸形,故还应尽可能加做左心房、室造影。

各型TAPVC的共同造影征象:回流的4支肺静脉均不与左心房相连,通过引流静脉,共同静脉干、垂直静脉或心下型的下行静脉(亦有称下行的垂直静脉)与腔静脉、冠状静脉窦或直接与右心房沟通。

由于引流静脉不同,各型TAPVC又各有特征,各亚型则变异较大。

(1)心上型:引流入左无名静脉者均见右侧上、

下肺静脉在右肺动脉水平段下方合成肺静脉干,由右向左斜行,一般在脊柱左缘先后与左下及左上肺静脉汇合成总肺静脉,移行于上纵隔左缘的垂直静脉,然后再经左无名、右上腔静脉引流入右心房(ER4-7-2)。

ER4-7-2　心上型完全性肺静脉畸形引流

(2)心内型:引流入冠状静脉窦者,左右肺静脉或通过总肺动脉或分别注入扩张的冠状静脉窦各占半数,正位显示冠状静脉窦呈卵圆形或胆囊状与脊柱相重。右心房显影后形成双重密度影,侧位居心影后缘,上窄下宽,下端向前呈号角状开口于右心房的后壁。

(3)心下型:两侧肺静脉或汇合成总肺静脉,或直接汇入下行的垂直静脉,然后穿越膈肌分别与门静脉或静脉管相连。

(4)混合型:主要是引流入冠状静脉窦或左无名静脉的组合,两者间可有或无沟通。

【影像学检查的评价】

普通 X 线检查若正位像显示心上型的"雪人"征或"8"字征,"右半头雪人征",心下型的"弯刀征"和侧位像显示"纺锤状征"等具有诊断意义的特征性征象,则可初步做出本病的诊断。但是对心内型和混合型患者的诊断限度较大。

超声心动图对本病对心下型和混合型的诊断限度较大,由于其普及率高,与普通 X 线检查均为本病最常用影像学检查方法。

X 线心血管造影曾经是本病的确证检查方法,但是近年来被 CTA 和 MRA 所替代。

第二节　心房畸形

心房畸形是指心房间隔、结构、形态及房耳的位置排列和形态大小的异常。包括房间隔缺损、单心房、三房心、心房憩室、房间隔膨胀瘤、左心房耳增大、心耳并列。

一、房间隔缺损

【概述】

房间隔缺损(atrial septal defect,ASD)是指原始心房间隔在发生、吸收和融合时出现异常,左右心房之间残留未闭的房间孔,造成心房水平血流的分流。ASD 可以单独存在,也可与其他心血管畸形并存。ASD 是最常见的先天性心脏病之一,约占先天性心脏病发病总数的 20%~30%,女性较多见。由于小儿期症状多较轻,不少患者到成人时才被发现。

胚胎第 4 周末,心脏开始发育。首先,原始心腔中部向内生长,形成心内膜垫。其中,腹背两心内膜垫向中间生长,最终融合,两侧组织发育成房室瓣膜的一部分。此外,侧垫也发育成瓣膜。心房间隔自后上壁中线开始发育,对向心内膜垫生长,最终与心内膜垫融合,称为原发房间隔。

如在发育过程中,原发房间隔停止生长,不与心内膜垫融合而残留间隙,成为原发孔(第一孔)房间隔缺损。原发孔缺损中往往合并房室瓣膜甚至整个心内膜垫的发育不全。当原发房间隔向下生长而未与心内膜垫融合之前,其上部逐步被吸收,形成两侧心房的新通道,称为房间隔继发孔,同时于原发房间隔的右侧,另出现继发房间隔,其下方的新月形开口并不对向心内膜垫,而是对向下腔静脉入口生长。如原发房间隔被吸收过多或继发房间隔发育障碍,则上下边缘不能接触,形成缺口,就形成继发孔(第二孔)房间隔缺损。

继发孔房间隔缺损在临床上最常见,绝大多数缺损为单发。有时可以有 2 个以上甚至筛孔样缺损。缺损的大小差别很大,最小者仅几毫米,大缺损可达 40mm 以上。继发孔缺损可分为以下几个类型:

(1)卵圆孔型(中央型)缺损:临床最常见,发病率占总数 75% 以上,大多数为单发,呈椭圆形,缺损边缘清楚,距离传导束较远,手术容易缝合,也适于行介入封堵治疗。

(2)下腔型(低位)缺损:临床较少见,大约占总数的 12%,缺损位置较低,下缘缺如,与下腔静脉入口没有分界。

(3)上腔型(高位)缺损:约占本病总数的 3.5%,缺损位于卵圆孔上方,紧靠上腔静脉入口,常与上腔静脉连通,使上腔静脉血液回流至左、右心房。此型易合并右上肺静脉回流异常。

(4)冠状静脉窦隔缺损:分隔左心房与冠状静脉窦的间隔部分或完全缺如,此型常合并永存左上腔静脉。

(5)混合型:临床少见,兼有上述两种以上的缺损。

一般情况下,ASD 以左向右分流为主。使右心房、室及肺血流增加,加重肺循环负荷。当肺循环血流量达体循环 2~3 倍时,肺动脉压仍可代偿;长期大量左向右分流,肺小动脉应力加强,产生内膜增生和中膜增厚导致肺动脉压增高。如不及时治疗，肺动脉压增高严重时可以出现房水平的双向分流甚至右向左分流，称为 Eisenmenger 综合征，临床上这种病例并不多见，但后果严重。

症状出现迟早和轻重取决于缺损的大小。小缺损可以终生无症状。中等量分流者儿时可无症状，成年后可有心悸、气促、乏力、频发呼吸系统感染、心律失常。病情发展到重度肺高压时有青紫。原发孔房间隔缺损症状出现早，甚至婴幼儿期即有症状。

体征：胸骨左缘 2、3 肋间可闻及收缩期柔和杂音，肺动脉第二音亢进，固定分裂。原发孔 ASD 还可以听到心尖区收缩杂音。

心电图：继发孔 ASD 多呈不完全性右束支传导阻滞，右心房、室大；原发孔房间隔缺损还有电轴左偏，avF 主波向下等表现。

【影像学征象和诊断】

1. **普通 X 线检查**

（1）典型征象：肺血增多，心脏外形呈"二尖瓣"型，肺动脉段凸出，右心房、室增大，透视下可见"肺门舞蹈"，主动脉结变小。原发孔房间隔缺损可见左心缘饱满和心尖向下（图 4-7-5）。

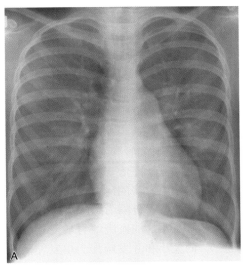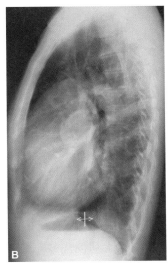

图 4-7-5　房间隔缺损

后前位 X 线平片（A）示肺血增多，心脏外形呈"二尖瓣"型，肺动脉段凸出著，右心房、右心室增大，主动脉结变小。侧位片（B）示心前间隙减小，前上部消失，肺门区肺动脉横断面影瘤样扩张

（2）伴有重度肺动脉高压 ASD 的征象：肺动脉段呈瘤样凸出，肺门动脉高度扩张，外围肺动脉分支变细、稀疏、两者不对称，呈"残根状"改变，心脏可明显增大，但以右心室为主，右心房增大反而不明显，有时难以同合并肺动脉高压的室间隔缺损鉴别。

2. **超声心动图**　显示右心房增大，右心室流出道增宽，室间隔与左心室后壁呈矛盾运动。主动脉内径较小。二维超声可显示房间隔缺损的位置及大小。多普勒彩色血流显像可观察到分流的部位、方向，且能估测分流的大小（图 4-7-6）。

3. **MRI 和 CT**　其直接征象是房间隔连续性中断，间接征象有右心房、室增大，肺动脉高压等。此外，MRI 的 GRE 电影和血流测量扫描还进行心功能和分流量测量。

4. **心导管及 X 线心血管造影**　由于超声心动图的临床普及应用，本法已很少单独用于 ASD 的诊断。心导管及相应的肺动脉造影主要用于 ASD 合并重度

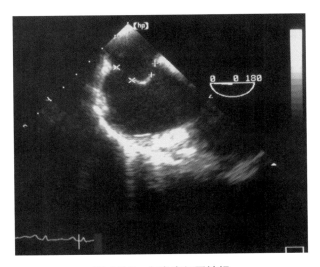

图 4-7-6　多发房间隔缺损

超声心动图显示 2 个大小分别为 1.6cm 和 1.1cm 的房间隔缺损

肺动脉高压者,或介入手术治疗前适应证的选择。右心导管检查可发现右心房血氧含量高于上、下腔静脉的平均血氧含量,导管可由右心房进入左心房,右心房、室和肺动脉压力多属正常,并按所得数据可计算出肺动脉阻力和分流量大小。

二、单心房(共同心房)

【概述】

单心房(single atrial,SA)是一种罕见先天性心脏病,系胚胎发育期房间隔的原发和继发隔均未发育所致,通常甚至无房间隔的痕迹,而室间隔完整,故又称为二室三腔心或单心房三腔心。虽然单心房可单独存在,但常合并左上腔静脉、右位心,左位心或腹腔内脏转位等畸形,二尖瓣前叶裂缺特别常见,甚至存在房室管畸形。

来自腔静脉和肺静脉的动、静脉血在单心房内相互混合,由于右心室充盈阻力小,大部分血液进入右心室,肺静脉回至心房的血流,只有一部分经二尖瓣入左心室再入体循环,使心房两侧、心室、主动脉和肺动脉内的血氧饱和度几乎一样,患者出现发绀。单心房合并腔静脉异位引流较为常见,例如:左上腔静脉引流入冠状静脉窦或共同心房的左侧。其次为下腔静脉经奇静脉或半奇静脉引流和肝静脉直接进入共同心房的右侧,形成心房内的混合血。

患者的症状和体征与巨大房间隔缺损相似。患儿常哭闹时气急、发绀,早期出现心功能不全,逐渐出现发绀和杵状指(趾),在肺动脉瓣区有喷射性杂音,第2音亢进固定性分裂,心尖区有二尖瓣关闭不全的收缩期杂音。

心电图检查:可见电轴左偏,avF 导联主波向下,常出现房室交界性节律,所见大致与心内膜垫缺损相似。

【影像学征象和诊断】

1. **普通 X 线检查** X 线平片表现与大量分流的二孔型房间隔缺损相似,常合并肺动脉高压,肺血管影纹理增多,心影扩大,以右心房、室扩大为主,肺动脉段隆起。若患儿临床有早发发绀,应考虑单心房的诊断。

2. **超声心动图** 左、右心房之间,房间隔回声反射消失,四腔切面上正常情况下,由房间隔、室间隔、二尖瓣、三尖瓣形成的十字形回声反射改变为 T 字形回声反射。

3. **右心导管检查和 X 线心血管造影** 导管极易从右心房进入左心房或导管径路与房室管畸形相似。实际上单心房为混合血液,故心房、心室和两根大动脉的血氧饱和度大致相似。选择性心房造影可显示单心房,左心室造影可显示二尖瓣反流。

三、三房心

【概述】

三房心(cor triatriatum)为一种少见的先天性心血管畸形,左心房被异常纤维肌性隔膜或间隔分成两部分。隔膜近侧即右后上方接受肺静脉血液回流的副房或称为副心腔或第 3 心腔,隔膜远侧即左前下方为固有左心房,其与左心耳、二尖瓣左心室相通的真正左心房。两者借隔膜的孔道相通。1995 年 Borst 首次应用三房心的病名,本病为较少见,约占先天性心脏病总数的 0.1%,男女之比为 1.5:1。本畸形可单独存在也常合并其他畸形,最常见为房间隔缺损或完全性肺静脉异常回流。根据副房与肺静脉的关系,可将三房心分为两大类型:副房接收全部 4 个肺静脉回血为完全型;副房接收部分肺静脉回流为部分型。某些三房心与肺静脉异常回流相互交错,概念混淆,有待进一步归纳鉴别。

一般认为在胚胎发生期共同静脉干未能与左心房融合,同时肺总静脉扩大构成左心房的一部分,未能与原始左心房融合而形成副房。也有观点认为本病是原发房间隔的异常发育,左心房内的异常隔膜,将左心房分隔为副房及真正左心房两部分。

本病的血流动力学变化取决于心房内隔膜孔道的大小和并发畸形。单发左侧三房心的血流动力学类似二尖瓣狭窄,左隔膜孔道直径仅数毫米的病例,可引起肺静脉回流淤滞、肺淤血、肺水肿和肺动脉高压,并发部分肺静脉异常回流或房间隔缺损位于右心房与副心房之间则产生左向右的分流,如果房间隔缺损与固有心房腔相近则为右向左分流。

患者的临床症状与隔膜孔道的大小有关。孔道狭小者症状严重,生后不久即可出现重度肺淤血和呼吸急促,随之发生严重肺炎及充血性心功能不全。孔道较大的病例,症状出现较迟,在幼儿或儿童期发生。孔道大的病例与房间隔缺损类似,可无任何症状,生活正常,仅在活动后稍有气促。多数病例在心底部可闻及喷射性收缩期杂音和舒张期杂音,有时可听到连续性杂音,这是由于梗阻程度严重造成孔道近远两端有很高的压力阶差所致,肺动脉第二音亢进,但也可无杂音。心电图:电轴右偏,右心室肥大,P 波增高提示右心房肥大。

【影像学征象和诊断】

1. **普通 X 线检查** 根据有无并发畸形以及后者的类型,X 线平片的表现各异。

(1)单发左侧三房心:心影多呈二尖瓣型,轻到中度增大。主动脉径正常或缩小,肺动脉段凸出,以右侧房、室增大为主。大多数病例呈现不同程度的肺淤血、间质性肺水肿及肺动脉高压征象。所见酷似二尖瓣狭窄，但无左心房耳部的膨凸。

（2）三房心合并左向右分流畸形：X 线征象与房间隔缺损相似，往往掩盖了三房心的征象。

（3）左侧三房心合并复杂畸形：后者包括法洛四联症、右心室双出口等，X 线平片主要反映复杂畸形的特征。

2. 超声心动图　二维超声心动图显示左心房内，二尖瓣上方可见到异常隔膜回声。脉冲多普勒超声检查可显示异常隔膜，并可见血流通过隔膜上的孔道以及房间隔缺损的大小（ER4-7-3）。

ER4-7-3　三房心

3. X 线心导管和造影　右心导管测量肺动脉楔压增高、而真正左心房压力低或正常有确定诊断的价值。约 1/3 病例导管进入右心房后可通过房间隔缺损或卵圆孔进入左心房。左心房造影可显示左心房内存在异常隔膜，如能显示副房，则可发现其不随心动周期变化，形态保持恒定。

四、心房憩室

【概述】

先天性心脏憩室（atrial diverticulum）非常罕见，可以发生于任意一个心腔。憩室可通过狭窄的颈部或宽大的基底部与心腔相通连，憩室壁由心肌和纤维或完全由纤维组织组成。先天性心脏憩室的发病年龄较小，有时还伴有其他畸形，但无引起心肌退化的后天疾患。

先天性心房憩室左右心房均发生，多位于心耳，呈局限性囊性膨出（单发或多发），亦可表现为心房普遍扩张。患者易发生血栓脱落继发栓塞等并发症，心律失常也较常见。

【影像学表现】

普通 X 线检查的诊断价值有限，有时可见局部凸出或异常增大的心影。确定本畸形主要依靠超声心动图、CT 和 MRI 等无创伤影像学技术，一般不需进行 X 线心血管造影检查。

五、心耳并列

心耳并列（juxtaposition of atrial appendages）非常

罕见，左右心房耳均位于心脏的同一侧为其特征改变，本畸形几乎都合并心脏节段性连接异常。正常左心耳呈指状，右心耳呈锥状，分别位于心脏的左、右侧，称心房正位；如果两心耳位置倒转（即正常的镜面像），称为心房转位；若两心耳均呈右或左心耳形态，称对称位。心耳并列与上述几种情况均不同，左、右心房彼此独立，但是左侧心耳移位至心脏右侧或者右心耳移位于心脏左侧。心耳并列可分为完全性和部分性，或左侧型和右侧型。完全性者是指左右两个心耳完全位居两大动脉的左或右侧，其中以左侧型居多，约为右侧型的 6~8 倍；部分性是指有一个心耳分居于大动脉的两侧，目前部分性者仅见于右心耳（图4-7-7）。

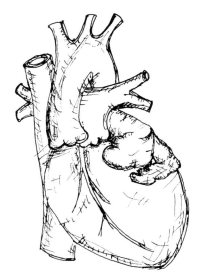

图 4-7-7　心耳并列示意图

近来的研究表明，右心耳移位至心脏左侧多合并三尖瓣畸形、右心室发育不良及肺动脉圆锥的异常；左心耳移位至心脏右侧多合并左心室流出道梗阻、左心室发育不良，而肺动脉圆锥却是正常的。

六、房间隔膨胀瘤

【概述】

房间隔膨胀瘤（atrial septal aneurysm，ASA）罕见，是覆盖在卵圆窝的房间隔组织的局限性囊状畸形，凸向右心房侧。通常伴发于某些先天性和获得性心脏病，但也有 ASA 孤立存在的个别报道。本病是一过性心律失常及矛盾栓塞的潜在危险因素，还可导致二、三尖瓣受压，甚至阻塞下腔静脉开口。

【影像学表现】

超声心动图（尤其是经食管超声心动图）（图 4-7-8）、CT 和 MRI 均能清楚显示本畸形，诊断本病并不困难。

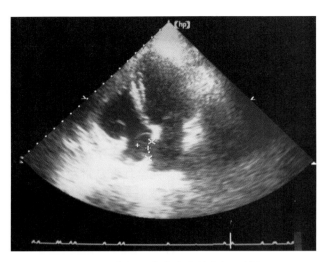

图 4-7-8 房间隔膨胀瘤合并房间隔缺损

超声心动图示房间隔卵圆窝处有一个Ⅱ孔型房间隔缺损，该处的房间隔组织呈囊状局限性膨出，凸向右心房侧

本病主要应该与左心房增大、心房囊肿或肿瘤相鉴别，房间隔凸向右心房为其特征性征象，可作为鉴别要点。

七、左心房耳增大

左心房耳增大属于先天性变异之一，无临床意义，通常在进行胸部 X 线体检时偶然发现。超声心动图、CT 和 MRI 均可清晰显示增大的左心房耳，但是需要与病理性左心房增大相鉴别。

第三节 房室瓣畸形

一、三尖瓣下移畸形

【概述】

三尖瓣叶附着缘自房室环下移至右心室腔内，造成右心室流入道房化称为三尖瓣下移畸形，由 Ebstein 于 1866 年首次报道，又称埃布斯坦畸形（Ebstein anomaly）。发病率约占先天性心脏病的 0.5%。

本畸形右心房室瓣环位置正常，三尖瓣隔瓣和后瓣附着处下移至右心室内壁，瓣膜发育不良、变形，伴有乳头肌、腱索细小及右心室壁的结构异常。本病的三尖瓣前瓣叶无下移，而且多增大，多数病例出现三尖瓣关闭不全。下移的瓣叶将右心室分成房化的右心室流入道、固有右心室和扩张的右心室流出道三部分。"房化"的右心室流入道与右心室同步运动，使肺动脉血流减少，右心房压力增高，排空延迟，显著增大，最终导致心功能不全。本病绝大多数病例合并房间交通（卵圆孔未闭或房间隔缺损）

并出现右向左分流，患者有发绀。本病也可作为其他先天性心脏病的并发畸形，临床表现随病变不同而有较大的差异。

【影像学征象和诊断】

1. **普通 X 线检查** 本病的典型 X 线表现为：心脏多为中-重度增大，心影呈球形或烧瓶状，与心包积液极为相似；右心房、室（尤其右心房）包括右心耳显著增大，构成"巨大右心房"，若右心缘搏动增强者，则提示三尖瓣关闭不全；左心缘中上段膨凸，提示右心室流出道扩张；主动脉结和肺动脉段均缩小，肺血纹理减少（图 4-7-9）。

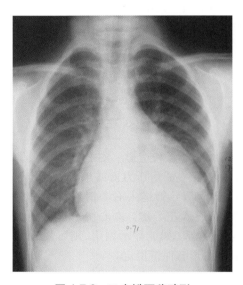

图 4-7-9 三尖瓣下移畸形

女，8 岁，后前位 X 线平片示肺血与心影不称，主动脉结小，右心房、室高度增大。心胸比率：0.71。手术诊断为房间隔缺损并三尖瓣下移畸形

2. **超声心动图** M 型超声在左心室长轴曲线上见三尖瓣前叶回声呈帆状增大，移向二尖瓣侧，室间隔回声变薄，运动异常。二维超声心尖四腔心切面见三尖瓣起点下移，在二尖瓣起点之下，二者相距超过 1cm。正常起始的三尖瓣前叶体部延长，尖部与下移的隔叶或/和后叶融和（ER4-7-4）。右心房和房化右心室占据四腔心切面大部分空间，房化右心室的室间隔运动失调。右心室流入道切面主要显示右心房、房化右心室、功能右心室、三尖瓣前叶与后叶的关系。还可显示房间隔缺损、卵圆孔未闭、肺动脉狭窄等其他并存畸形。彩色多普勒血流显像可显示本畸形的

ER4-7-4 三尖瓣下移畸形

三尖瓣关闭不全和房间隔缺损。

3. MRI　心电图门控 SE 横轴位上示二尖瓣与三尖瓣隔瓣间的距离加大,隔瓣叶增厚,前瓣瓣叶的远端可达右心室小梁部,右心房扩大。在冠状位图像上,房化右心室腔扩大、肌壁变薄,可越过中线,右心室流入道和心尖部受压,右心房、室向左上移位。GRE 快速成像收缩期可见右心室腔内无信号区,提示三尖瓣关闭不全并能判断其程度,也可同时观察有无房间隔缺损、肺动脉瓣狭窄等畸形。

4. X 线心血管造影　右心室造影本病的主要征象为:正位投照图像上显示扩大的右心房、房化右心室流入道和功能右心室;右心房与房化右心室之间的切迹即为三尖瓣环的位置,其左侧的另一个切迹为下移的三尖瓣瓣叶附着处,房化右心室与功能右心室之间形成一线形负影(类似帆影);右心室流出道常扩张(ER4-7-5),右心排空延迟,肺动脉细小或显示不佳;若左心房、室提前显影,则提示右向左分流。

ER4-7-5　三尖瓣下移畸形

【鉴别诊断】

本病需要与三尖瓣闭锁、先天性三尖瓣关闭不全、心内膜心肌纤维化等疾病相鉴别。

【影像学检查的评价】

普通 X 线检查多能提示或作出本病的"定性"诊断,并估计病变程度,是常用无创性筛选检查技术,但是对小儿、轻症或合并其他畸形者诊断困难。

超声心动图是诊断本畸形的首选检查方法。

MRI 和 MSCT 为补充和确证检查方法。

X 线心血管造影现在已经很少用于本病的诊断。

二、三尖瓣闭锁

【概述】

三尖瓣闭锁(tricuspid atresia)是三尖瓣未穿孔或者三尖瓣环处仅有一个小窝,右心房室被隔以纤维瓣膜组织,致使右心房、室之间无连通的先天性畸形。为维持肺循环,血液自右心房通过开放的卵圆孔或房间隔缺损进入左心房、室,大部分进入体循环,其余经室间隔缺损进入右心室。本病常合并肺动脉瓣或/和瓣下狭窄,双心房和左心室增大。少数患者无肺动脉狭窄,右心室发育良好,房间隔缺损和室间隔缺损都较大,甚至可出现肺动脉高压。

三尖瓣闭锁常与大动脉位置异常、主动脉异常、肺动脉异常等其他畸形伴发,这些并存畸形对患者的血流动力学起决定性影响,也是本病进一步分型的依据。由于伴发畸形不同,其临床表现相差较大,但患者通常有发绀,心电图多出现电轴左偏和左心室肥厚,为其相对特点。

【影像学征象和诊断】

1. 普通 X 线检查　本病根据解剖畸形和血流动力学情况 X 线所见各异。以无大动脉错位伴肺动脉狭窄的三尖瓣闭锁为例,主要改变是:肺血减少,部分病例有侧支循环形成的网状结构;心脏不大或轻度增大,心腰凹陷,左心缘膨隆,心影近似靴形,与四联症相似;主动脉结正常或轻度凸出。无肺动脉狭窄伴有大动脉错位的 X 线所见为:肺血明显增多,常伴有肺淤血;多数患者心脏明显增大,以右心室大为主;肺动脉段明显凸出,与无肺动脉狭窄的右心室双出口的表现近似。

2. 超声心动图　二维超声是基本检查方法,四腔心是重要切面。该切面可对比观察二、三尖瓣的形态。本病的三尖瓣仅有一个隔膜样回声带,无开口,无瓣叶活动,而二尖瓣增大,活动增强,同时可有利于显示房间隔缺损和室间隔缺损。彩色多普勒显示经房间隔缺损的右向左分流是右心房血流唯一的出口,二尖瓣口血流量加大。二维超声与彩色多普勒配合可进一步显示他并存畸形。

3. MRI　SE 体轴横断位图像显示本病最佳,典型的征象为右心房、室无交通,由带状或三角形中-高信号在三尖瓣开口的部位分隔右心房、室,右心室萎缩或发育不良,左心室增大。斜位和矢状位图像适用于显示心室与大动脉的连接关系、右心室流出道和肺动脉的狭窄有无及其程度。四腔心 GRE 快速电影成像可显示右心房-左心房-左心室、主动脉-右心室-肺动脉的血流充盈顺序,右心室不充盈或少量充盈对比剂表明其发育不良。

4. X 线心血管造影　心导管到达右心房后不能进入右心室,或者心导管经左心房进入左心室均提示有三尖瓣闭锁的可能性。右心房造影的诊断征象是:对比剂按右心房-左心房-左心室、主动脉-右心室-肺动脉的顺序充盈;右心房、室无直接交通,二者之间的透明三角区是未充盈的右心室流入道;显示室间隔缺损;下腔静脉、双心房、左心室和主动脉均扩张,而右心室小,肺动脉及其分支纤细。左心室造影可显示右心室、室间隔的形态、大小、位置,以及双心室与大动脉的连接关系。

【鉴别诊断】

本病需要与法洛四联症、右心室双出口伴肺动脉狭窄、单心室伴肺动脉狭窄等复杂发绀型畸形相鉴别。

【影像学检查的评价】

普通 X 线检查结合临床及心电图资料可提示肺血减少的三尖瓣闭锁的诊断,但是对肺血增多的三尖瓣闭锁诊断困难。

超声心动图、MRI、MSCT 检查对本病诊断和分型均有确证诊断作用,超声心动图为首选影像学检查方法。

MRI 和 MSCT 是超声重要的补充检查手段。

传统 X 线心血管造影的"金标准"地位已经被MRI 和 MSCT 所取代。

第四节 心室畸形

一、室间隔缺损

【概述】

室间隔缺损(ventricular septal defect,VSD)是指室间隔发生异常孔隙,使左、右心室相通连。VSD 分先天性和后天性两种,后者可由外伤或急性心肌梗死所致。先天性 VSD 系胚胎期原始室间隔发育不全而形成的,是最常见的先天性心脏畸形,占全部先天性心脏病的 25%~50%。根据缺损部位,本病可分为嵴上型、嵴下型(即膜部)、隔瓣后和肌部 4 个类型,或者分为膜周部、漏斗部和肌部 3 类。有人根据临床应用情况以及对手术的指导意义,又把膜部和漏斗部两种类型的 VSD 分为 5 个亚型,即膜部 VSD 分为单纯膜部型、嵴下型和隔瓣下型;漏斗部型分为嵴内型和干下型。肌部 VSD 相对少见,可单发或多发。

VSD 产生心室水平的左至右分流,分流量多少主要取决于缺损的大小。缺损大者,肺循环血流量明显增多,流入左心房、室后,在心室水平通过缺损口又流回右心室,进入肺循环,因而左、右心室的负荷都增加,引起双心室增大,肺循环血流量增多导致肺动脉压力增高。随病情发展,由于肺循环血流量持续增加,并以相当高的压力冲向肺循环,使得肺小动脉发生痉挛,产生动力性肺动脉高压;之后肺小动脉中层和内膜增厚,使肺动脉阻力升高,左向右分流量减少,形成梗阻性肺动脉高压,最后右心室压力超过左心室,导致双向或反向分流。

患者的临床症状主要取决于缺损的大小、分流量多少和肺血管阻力的高低。小缺损(≤0.5cm)一般无明显临床症状,生长发育不受影响,体检于胸骨左缘三、四肋间可闻及响亮粗糙的全收缩期杂音,肺动脉第二音无改变。缺损较大者分流量大,生长发育落后,有心悸、气喘、乏力、多汗等症状,并易患呼吸道感染,严重者发生心力衰竭,肺动脉高压显著、有双向或反向分流者,活动后可发绀或持续发绀,本病易罹患感染性心内膜炎。体检心前区隆起,心界扩大,心脏搏动弥散,杂音可向心前方传导,在响亮处可触及震颤,重者可有肺动脉瓣关闭不全而产生吹风样舒张期杂音,肺动脉第二音增强或亢进,伴轻度分裂,当并发梗阻性肺动脉高压者,原杂音减轻或消失,而肺动脉第二音亢进,呈金属性,能听到收缩早期喷射音。

【影像学征象和诊断】

1. **普通 X 线检查** 本病的普通 X 线检查表现取决于左向右分流量及肺动脉压力升高程度。

(1)典型表现:二尖瓣型心影,心脏中至高度增大,主要累及双心室,多以左心室增大为主。婴幼儿病例或位于心室流入道的 VSD,有时以右心室增大为主。肺动脉段中至高度凸出,肺门动脉扩张,肺血增多,透视可以肺门舞蹈征。如果有肺动脉高压,则可见肺野外围血管纹理扭曲、变细。主动脉结正常或增大(图 4-7-10)。

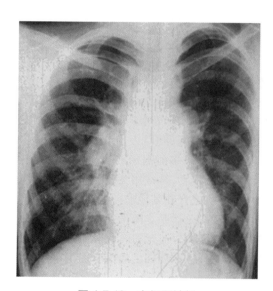

图 4-7-10 室间隔缺损

后前位 X 线平片显示:两肺血增多,主动脉结增大,肺动脉段凸出,左心室增大

(2)少量左向右分流 VSD:心脏及心室轻度增大,以左心室为主,肺动脉段不凸,肺血轻度增多,主动脉结多数正常。另外少数小 VSD 心肺 X 线所见正常,但临床体征典型,称为 Roger 病。

(3)VSD 合并重度肺动脉高压:心脏增大不显著,但右心室增大突出,并有右心房增大,肺血管纹理自中带即明显变细,甚至减少,为肺血减少的征象,主动脉结多较小。患者可有发绀,属于艾森曼格综合征。

2. **超声心动图**　可准确显示缺损的部位、大小和形状，查明缺口旁有无提供 VSD 自动关闭的组织（如：三尖瓣的瘤突或赘片）。多普勒可显示通过缺损分流的血流动力学改变。

3. **MRI 和 CT**　MRI 和 MSCT 的体轴横断位和多体位成像可以显示 VSD 的部位、大小及伴发畸形。VSD 的直接征象为室间隔中断，经缺损分流量小时，可无其他异常改变；如果分流量较大，可见肺野密度增高，肺血管纹理增粗增多；肺动脉高压者可见主肺动脉及左、右肺动脉增粗，动脉分支扭曲、右心室增大等改变（图 4-7-11）。MR 电影成像除显示 VSD 大小之外，还能评价心功能；应用血流评价脉冲序列扫描，能进行观察分流束，并可测量分流量。

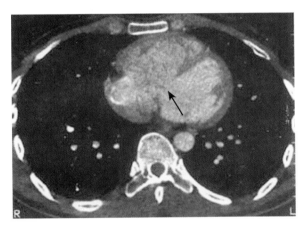

图 4-7-11　室间隔缺损
EBCT 增强扫描体轴横断位图像显示，膜周部室间隔缺损（箭头）

4. **心导管和 X 线心血管造影**　心导管检查可判断 VSD 的血流动力学变化及其程度，曾经广泛用于巨

大 VSD 合并重度肺动脉高压者，判断肺动脉高压是否为可逆性。

X 线心血管造影主要用于除外其他并存畸形，以及进行介入治疗。一般行左心室造影，以左心室长轴斜投照，能较好地显示左心室流出道及膜周部的缺损情况，判断缺损边缘距主动脉瓣的距离（图 4-7-12）。

【影像学检查的评价】
传统 X 线检查结合临床和心电图资料可做出本病的诊断，并能估计其病情程度。

超声心动图是本病首选和确证检查方法。

二、单心室

【概述】
左、右房室瓣或共同房室瓣与单一心室（主心室腔）相连通称为单心室（single ventricle）。本畸形过去曾称为共同心室（common ventricle），现在已经很少使用该名称。按照节段分析法又称为单室心（univentricular heart，UVH）或心室双入口（double inlet ventricle）。

从胚胎发育看，单心室是由房室管未能与发育中的心室正确对线，从而使两个房室瓣都对向一个心室而形成。可能由于漏斗部间隔偏离，本病常并发肺动脉瓣下阻塞。

单心室主要有两种分类方法。

1. **Van Praagh 等（1964 年）**　根据心室主体的形态学将其分为四型：

A 型：为形态学左心室，伴有包括右心室漏斗部的原始流出道，占全部病例的 78%。

B 型：为形态学右心室，无左心室窦部；占全部病例的 5%。

C 型：单心室包括左、右心室的主体部分，无室间

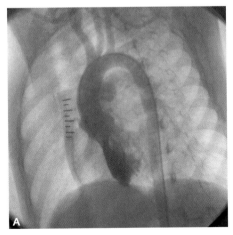
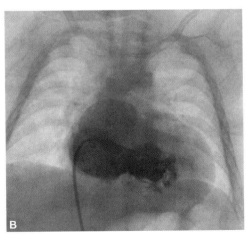

图 4-7-12　室间隔缺损
X 线左心室造影左心室长轴斜位显示室间隔膜周部，可见造影剂由左心室侧喷射入右心室。A 为斜位像；B 为正位像

隔或仅有其残迹,占全部病例的 7%。

D 型:心室不具有右心室或左心室特征(无右心室和左心室窦部),占全部病例的 10%。

上述 4 型可进一步根据其与大动脉的连接关系,以及大动脉的空间排列位置,将其各分为 I(正常)、II(右袢)和 III(左袢)型。

2. Anderson 等(1979 年)　提出另外的分类方法,认为心室区只有一个具有流入道的心室者为单心室,可有或无残余心腔。残余心腔又进一步分为输出腔(无流入道,但是与大动脉相连的心腔)和小梁囊(与大动脉不相连的小梁部)。在此基础上,单心室再分为:左心室型,主心室腔具有左心室肌小梁的形态特征;右心室型,主心室腔为右心室肌小梁特征;未定心室型,主心室腔不能区分左、右心室的特征,而且无室间隔残迹。

单心室的血流基本上为双向分流,其动、静脉血的混合程度,分流方向等取决于体、肺循环阻力和来自两心房回血的层流。若伴有明显肺动脉瓣狭窄,则以右向左分流为主,使肺血减少;不合并肺动脉瓣狭窄者,则主要为左向右分流,导致肺血增多,血流动力学与重度肺动脉高压的 VSD 类似,病程后期肺血管阻力增高,引起肺动脉高压。本病还有心室功能低下和房室瓣关闭不全。

患儿多很早即出现发绀、心动过速、体重增加缓慢、易患感冒、肺炎等临床表现。肺血较多的患儿,早期也可无症状。查体:胸骨左缘 2~4 肋间可闻较粗的收缩期杂音,肺动脉第二音亢进或减弱。肺血流增多者在心尖区可听到左侧房室瓣相对性狭窄产生的舒张期杂音。

【影像学征象和诊断】

1. 普通 X 线检查　大多数单心室是正常左位心,少数病例可见心脏异位改变,本病的普通 X 线检查所见取决于所合并的解剖畸形及其血流动力学变化。

具有漏斗部输出腔合并左位型大动脉错位的单心室(多无明显肺动脉狭窄)主要表现为:心脏中至高度增大,以向左增大为主,心影呈"主动脉型"或"主动脉-普大型",左心室段上缘略膨凸与中下缘形成"切迹"(反映漏斗部心腔);肺血明显增多,有肺动脉中心分支显著扩张,右肺上部呈"瀑布"样改变(造影观察右肺叶、段动脉分支扩张右移)等肺动脉高压的征象;左位升主动脉。

合并较重肺动脉狭窄或肺动脉发自漏斗部心腔的单心室,常示肺血减少,心影近似靴形,所见类似法洛四联症。

2. 超声心动图　B 型超声心动图可以显示本病的心内结构、心室与大动脉以及两大动脉之间的关

系,有无肺动脉瓣狭窄,以及心室出口部的情况等。多普勒技术还可对肺动脉狭窄、心室输出部阻塞及房室瓣关闭不全等的程度作出定量测定。

3. CT 和 MRI　MSCT 和 MRI 首先确定心室双入口征象即可诊断单心室(ER4-7-6),然后再分析主心室的形态结构,确定单心室的类型:左室型单心室的肌小梁纤细、整齐,其空间位置多靠后;而右室型单心室的肌小梁粗大,位置多靠前;未定型单心室的肌小梁特点不明,通常无残余心腔。最后分析包括:房间隔缺损、共同心房、主动脉弓畸形,以及主、肺动脉瓣上和瓣下狭窄等其他并发畸形。

ER4-7-6　左室型单心室

4. 心导管和 X 线心血管造影　既往该方法是确定本病诊断以及并发畸形的最重要方法,以选择性心室造影和轴位角度投射为宜(ER4-7-7)。造影的诊断要点如下:①显示心室区只有一个具有流入道的心室(主心室腔),左、右心房或共同心房借两组或一个共同房室瓣与其相连(即心室双入口)。根据此征象即可诊断单心室。②根据主心室腔的肌小梁的形态判断心室类型(左心室、右心室和未定心室型),明确有无残余心腔及其类型。③分析心室-动脉连接关系和并发畸形,后者主要包括:大动脉错位(左位型多见)、右心室双出口、肺动脉狭窄、房间隔缺损、房室瓣关闭不全、动脉导管未闭等。

ER4-7-7　右室型单心室

【影像学检查的评价】

普通 X 线检查对本病诊断的限度较大。

超声心动图为首选检查方法。

MRI 和 MSCT 能取代 X 线心血管造影成为本病的确证诊断方法,是超声的重要补充检查手段。

三、先天性室壁瘤及心室憩室

(一) 心室壁瘤

先天性室壁瘤以左心室多见,由心室壁部分肌层发育不良导致室壁局部外凸所致,多借宽基底(个别

有狭长颈部）与心室相连,好发于主动脉瓣或二尖瓣环下部或心尖。瘤壁多为纤维组织,常伴发钙化。左心室的室壁瘤常导致二尖瓣或主动脉瓣关闭不全。小室壁瘤患者可无任何症状,病变较大者可引起左、右心室功能不全、冠状动脉供血不足、心内膜炎,以及室壁瘤内血栓脱落等继发病变。听诊可闻及双重心尖冲动、二尖瓣或主动脉瓣关闭不全的舒张期杂音及血液通过室壁瘤颈部的杂音等。

普通 X 线检查可显示心影轮廓局限性凸出,透视观察有反常搏动。

超声心动图、MSCT 和 MRI 检查均可清晰显示室壁瘤的形态、位置、瘤内血栓和周围瓣膜受累情况等,并可估测心功能,还能瘤壁破裂的可能性进行判断。

（二）中线部位的心室憩室

中线部位的心室憩室（ventricle diverticulum）非常

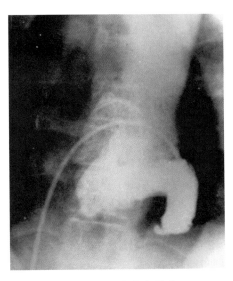

图 4-7-13　左心室憩室
X 线左心室造影显示左心室后外侧壁有一个指状憩室,内部有肌小梁结构,并随心动周期有收缩舒张运动

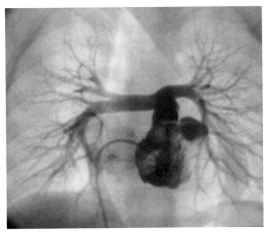

图 4-7-14　右心室憩室
右心室流出道左侧可见一个草莓状的憩室

罕见,属先天性室壁瘤的一种特殊类型,多发生在左心室心尖,憩室壁由肌性或纤维成分构成,向剑突下延伸。患儿多同时伴发腹部中线发育欠缺或脐膨出,在上腹中线区可触及搏动性肿块。

超声心动图、CT、MRI 和 X 线心室造影均可确定本病的诊断（图 4-7-13、图 4-7-14）。

第五节　肺动脉系统畸形

一、肺动脉闭锁

【概述】

肺动脉闭锁（pulmonary artery atresia,PAA）为一种少见的严重发绀,属先天性心脏病,可分为合并室间隔缺损和室间隔完整的肺动脉闭锁两种类型,后者甚为少见。本畸形的主要病理形态和血流动力学的变化有:肺动脉与心脏无解剖连接,闭锁可位于肺动脉及其分支的任何部位,以右心室漏斗部-瓣膜水平闭锁或/和肺动脉干缺如最常见;主动脉瓣下室间隔缺损;主动脉骑跨于两心室之上;肺动脉供血来自体动脉系统。本畸形多由发自主动脉弓降部的未闭动脉导管直接向肺动脉供血,少数病例还同时有体肺侧支供血。后者可分为:支气管动脉、直接连通主-肺动脉的侧支和发自主动脉分支（例如:头臂动脉、冠状动脉、胸壁-肋间动脉,以及腹主动脉分支等）的间接体肺侧支三种。

两心室血流通过 VSD 均流入升主动脉为本畸形的基本血流动力学改变,因此,患者的体动脉血氧饱和度降低,发绀明显。

【影像学征象和诊断】

1. 普通 X 线检查　普通 X 线检查可见两肺血管纹理增多、紊乱,分布不对称、粗细不均,或者同侧肺不同区域的血管纹理不对称;多数病例肺动脉主干不显影,肺血显著减少（图 4-7-15）。心脏多轻至中度增大,心影呈靴形,心腰凹陷,心尖上翘,约 30% ~ 40% 的病例见右位主动脉弓。

2. 超声心动图　M 型超声可探及右心室增大,主动脉内径明显增宽,前壁右移,与室间隔的连续性中断,主动脉骑跨在室间隔之上,但是不能探及肺动脉瓣。二维超声大动脉短轴切层可见右心室流出道呈盲端,不能探及肺动脉瓣及其活动,多数患者肺动脉瓣呈隔膜样回声。剑突下左心室短轴和右心室流出道长轴切层,可直接显示右心室流出道及肺动脉闭锁的情况。

3. CT 和 MRI　MSCT 的 CTA 和 MRI 及 MRA 均能准确诊断本病。结合多方位图像可直接显示肺动脉闭

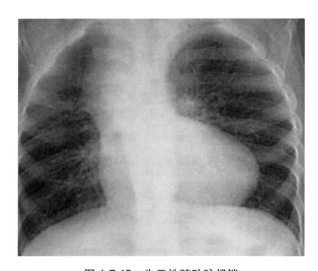

图 4-7-15　先天性肺动脉闭锁
X 线后前位平片示:肺血显著减少,肺血管纹理增多、较乱,无肺动脉干影;两肺血管纹理分布不对称,右心室增大,心尖上翘。诊断经造影证实

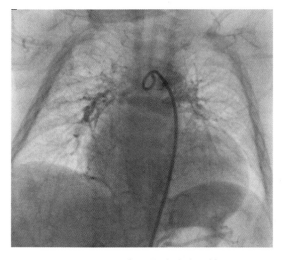

图 4-7-16　先天性肺动脉闭锁
X 线降主动脉造影,经未闭动脉导管左右肺动脉逆行充盈,可见左右肺动脉相互融合,呈"海鸥"征

锁。在 MRI 图像上即可显示主肺动脉,尤其左右肺动脉的发育,以及二者有无融合等情况,尤其对 X 线心血管造影未见"海鸥"征,或者观察不清者更有意义。此外,还能测量左右肺动脉的直径,做出定量诊断。CTA 和 MRA 能大范围观察侧支血管,并可显示体-肺动脉侧支血管的开口、走行、分布的全貌(ER4-7-8)。

ER4-7-8　先天性肺动脉闭锁

4. X 线心血管造影

(1)右心室造影正侧位(必要时长轴斜)投照可清楚观察右心室包括流出道-漏斗部形态改变,室间隔缺损以及心室-主动脉的连接关系。造影显示右心室位于右前方,心腔扩大,肌小梁增粗,左心室位于后左方,通过 VSD 显影,通常 VSD 位于主动脉瓣下;肺动脉无顺行性显影为确定本病的主要征象。

(2)主动脉弓降部和侧支血管选择性造影,可以显示侧支血管的来源及分布,侧支血管连接处有无狭窄及其程度,有无肺动脉干和左右肺动脉的发育情况,通过体-肺侧支供血,可使左右肺动脉逆行充盈,明确二者有无融合。正位像观察,有左右肺动脉融合者表现为"海鸥"征(图 4-7-16)。

【鉴别诊断】

本病应该与法洛四联症相鉴别,没有肺动脉是二者的鉴别诊断要点。

二、肺动脉狭窄

【概述】

肺动脉狭窄(pulmonary stenosis,PS)包括肺动脉瓣狭窄或/和瓣下狭窄,以前者为常见,占肺动脉狭窄的 70%～80%。病理改变为瓣膜增厚,瓣叶交界处的瓣膜缘呈不同程度的粘连,粘连的瓣叶于右心室收缩期在主肺动脉干内形成圆顶样突出的隔膜,在其中心或偏心部可见狭窄的瓣孔,中-重度狭窄时,可见瓣膜有赘生物形成或者钙化。肺动脉瓣下狭窄很少作为单发畸形出现(约 10%),主要与其他畸形并存。肺动脉瓣下狭窄在病理上可分为纤维隔膜状(环状)和局限性纤维肌性狭窄两种。

肺动脉狭窄的基本血流动力学改变为:右心排血受阻,右心室收缩压差升高,肺动脉压力正常或偏低,导致右心室肥厚,以致继发右心衰竭。瓣膜狭窄时因血流冲击狭窄瓣口产生涡流而引起主肺动脉干扩张,并延及至左肺动脉。右心导管检查,若右心室收缩期肺动脉跨瓣压差大于 20mmHg,则可确立本病的诊断;如果压差大于 40mmHg,则需要进行治疗。

大多数先天性肺动脉瓣狭窄(特别是轻-中度)患者,早期无症状,在体检中偶尔发现。晚期常有运动后气短、心悸、头晕,重症患者有活动后发绀,听诊肺动脉瓣第二音减弱或消失,为本病的特征性表现。

【影像学征象和诊断】

1. 普通 X 线检查

(1)肺动脉瓣膜狭窄的主要征象:肺动脉段直立样凸出,是其典型征象。其上缘多达主动脉弓水平,多数患者尚可见凸出的肺动脉段与左心缘连接处凹陷。肺血减少,肺血管纹理纤细、稀疏,可见两肺门影不对称,右肺门相对细小,而左肺门动脉扩张。心脏呈二尖瓣型,主要为右心室增大,约有1/3的病例可见右心房增大。若右心房显著增大,则常提示为重度肺动脉瓣狭窄或合并三尖瓣关闭不全。

（2）漏斗部狭窄的主要征象:50%以上漏斗部狭窄的病例肺动脉段平直或凹陷,心尖上翘,心影呈靴形;其余约近50%的病例肺动脉段轻凸,心影呈"二尖瓣型",右心室不同程度的增大。肺动脉段下方常见轻度膨凸,为漏斗部心腔或第三心室边缘,肺血减少的程度多较轻。

2. **超声心动图**　二维超声心动图于肺动脉长轴和短轴切层可见瓣膜边缘回声增强,瓣叶交界部位增厚,接近肺动脉的部位通常融合,导致肺动脉瓣开放呈鱼口状,活动僵硬。彩色多普勒于肺动脉瓣上和瓣下可见高速血流,可以根据血流速度估测右心室-肺动脉间的跨瓣压差。

3. **MRI和CT**　MRI显示狭窄肺动脉瓣增厚,主肺动脉和左肺动脉扩张,右肺动脉相对细小,右心室扩大。GRE电影脉冲序列图像可观察通过狭窄瓣口的高速血流低信号,PC法MRA能测量血流速度并估测跨瓣压差。MSCT的空间分辨率更高,可清楚显示上述征象,但是尚不能评价血流速度和压差。

4. **X线心血管造影**

（1）右心导管检查:选用端孔导管进行心导管检查,能测定右心室及肺动脉压力,计算跨瓣压差,估测肺动脉狭窄的程度。漏斗部狭窄在压力曲线上显示肺动脉与右心室间连续测压时有一个移行区。

（2）X线心血管造影

1）圆顶征及喷射征:表现为心室收缩期,肺动脉瓣叶开放受限,瓣膜口呈圆顶状或鱼口状向主肺动脉腔内膨凸。造影早期,心室收缩时,可以观察到含有对比剂的血液自狭窄的瓣口射出。根据以上征象可以测量瓣口狭窄程度,作为经皮肺动脉瓣成形术的参考指标(图4-7-17)。

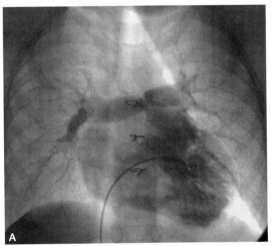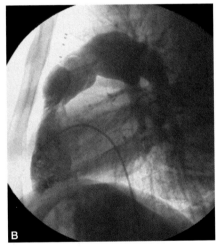

图4-7-17　肺动脉瓣狭窄

X线右心室造影侧位像:心室收缩期,瓣叶开放受限,愈合的瓣膜口呈圆顶状或鱼口状向主肺动脉干腔内膨凸。造影早期,心室收缩时,可以观察到含有造影剂的血自狭窄口射出,称"喷射征"

2）肺动脉及其分支情况:单纯肺动脉瓣狭窄可见主肺动脉狭窄后扩张,可波及左肺动脉。

3）漏斗部狭窄:由室上嵴的隔束或壁束肌肥厚所致,表现为形态不规则的短管状或局限性狭窄。

4）右心室及流出道的继发性改变:若收缩期流出道变窄,边缘光滑,舒张期可扩张到正常范围,则为功能性;若舒张期流狭窄不能或不能完全舒张,则为手术治疗的指征。

5）个别病例为肺动脉瓣下的隔膜状狭窄,表现为肺动脉瓣下的线状负影,血流受阻。

【影像学检查的评价】

普通X线检查有特征性征象,能确定本病的诊断。

超声心动图和普通X线检查都可以作为本病的首选影像学检查方法。

MRI、MSCT可作为超声的重要补充检查手段。

除行狭窄瓣膜的球囊扩张介入治疗外,一般无须X线心血管造影检查。

三、一侧肺动脉缺如

【概述】

先天性一侧肺动脉缺如(unilateral absence of pulmonary artery,UAPA)是一种罕见的先天性肺血管畸形,可以单发,亦可以并发于其他心脏的复杂畸形。

本病起源于胚胎早期左或右侧第六对主动脉弓的腹侧不发育或过早闭塞,不能与"后鳃肺血管丛"进行正常连接。

单发的一侧肺动脉缺如,多伴同侧不同程度的肺发育不全,肺内供血主要来自支气管动脉,少数还可来自其他体动脉。本畸形一般无重要的血流动力学异常,少数病例可发生不同程度的肺动脉高压。多数患者无症状,少数人因支气管动脉压力增高,管腔扩张导致反复呼吸道感染及咯血,并发肺动脉高压者可出现呼吸困难、青紫等临床表现。

【影像学征象和诊断】

1. **普通X线检查**　一侧肺动脉干消失,肺纹理稀疏,容积缩小,膈肌上抬和纵隔向患侧移位。但是如果患者伴发于其他心脏畸形(例如:有左向右分流、瓣膜血管病变等),则普通X线检查的诊断价值受限。少数病例可见肋间动脉迂曲、扩张所致的肋骨"切迹"。当对侧肺动脉血流灌注过度时,可出现肺淤血和肺水肿的征象。合并肺动脉高压者,肺血管纹理有相应改变,同时出现心脏及右心室的增大。

2. **超声心动图**　肋下区斜位断面探查可观察主肺动脉与左、右肺动脉及其连接关系。一侧肺动脉缺如表现为右或左侧肺动脉自根部缺失,二维超声还有助于观察并发的心内畸形。

3. **MRI和CT**　SE体轴横断及冠状位图像可清楚显示主动脉、左右肺动脉及其与左右支气管的关系。MRI的GRE电影和MRA,可同时显示患侧侧支血管和对侧肺动脉的分支。MSCT能直接显示缺如侧肺动脉起始部或近端呈盲端,血管壁规则,断端光滑,远端未见显影;此外,还可显示右心房室扩大、主肺动脉及对侧肺动脉扩张,以及同侧乳内或肋间动脉等侧支血管扩张的征象。肺窗显示肺动脉缺如侧有不同程度的肺纹理细小稀疏,肺野透过度增高,肺容积缩小,提示同侧肺发育不全。

4. **X线心血管造影**　右心室或肺动脉造影正侧位像可清晰显示一侧肺动脉缺如,其残端光滑,近端及主肺动脉扩张,远端未见显影。为排除合并其他心内畸形,可行选择性心腔或大血管造影(ER4-7-9)。

ER4-7-9　左肺动脉起源异常

5. **放射性核素肺通气灌注扫描**　结合双下肢深静脉显影放射性核素肺通气灌注扫描可以显示本畸形患者有肺通气灌注不匹配等改变,但是不能做出本病的准确定性诊断,鉴别诊断价值也不大。

四、肺动脉起源异常

【概述】

肺动脉异常起源很少见,主要为左肺动脉异常起源于右肺动脉、一侧肺动脉起源于主动脉,后者占所有肺动脉异常起源的90%。若右肺动脉异常起源于升主动脉,则其血流动力学改变与共同动脉干类似,也被称之为半共同动脉干。由于大动脉和半月瓣、主肺动脉和左肺动脉均正常,仅右肺动脉与主肺动脉不相连续,因此,本畸形在病理解剖上与共同动脉干不同。本病多合并其他心血管畸形,尤其多见于主-肺动脉窗或动脉导管未闭。而左肺动脉异常起源于升主动脉,则多见于右位主动脉弓的法洛四联症患者,还可合并主动脉弓离断、主动脉缩窄、室间隔缺损、房间隔缺损、二瓣化半月瓣和体循环静脉畸形等,其血流动力学表现主要与合并畸形有关。如果本病未得到及时治疗,患者很快就可继发肺动脉高压。

【影像学征象和诊断】

1. **普通X线检查**　肺血增多,心脏增大以右心室大为主,还可见肺动脉高压的征象,但是征象缺乏特异度。

2. **超声心动图**　心脏短轴观肺动脉主干远端未见明确肺动脉分支,仅见一侧肺动脉显影,并与主肺动脉延续;升主动脉可见发出的另一侧肺动脉,无论收缩还是舒张期均见血流从主动脉流向该肺动脉。

3. **MRI和CT**　均能清楚显示起源异常的一侧肺动脉及其与升主动脉的连接关系,确定本病的诊断。

4. **X线心血管造影**　右心室造影见肺动脉主干显影后一侧肺动脉显影,而另一侧肺动脉不显影。升主动脉造影则显示另一侧肺动脉,经多体位观察,可见一侧肺动脉多起自升主动脉中段的后壁(ER4-7-10)。

ER4-7-10　右肺动脉起源异常

五、肺动脉及其分支狭窄

【概述】

肺动脉及其分支狭窄约占先天性心脏病的

4.4%,其中2/3患者并发于其他心脏畸形(如:肺动脉狭窄、间隔缺损、动脉导管未闭等)。本畸形由胚胎发育过程中,第六对主动脉弓发育不全或/和心球发育缺损所致,可分为:中心型(病变累及主肺或/和左、右肺动脉主干)、外围型(累及左右肺动脉肺内分支)和混合型(前两型混合存在)3型。

本病畸形单发、并且狭窄程度较轻者,对血流动力学的影响很小。重度或多发狭窄者,可引起肺动脉高压及右心功能不全。

【影像学征象和诊断】

1. **普通X线检查**　肺动脉及其分支狭窄合并肺动脉高压者,心影呈二尖瓣型,心脏及右心室多有轻至中度增大,无肺动脉高压者心脏可不大。肺动脉段一般均有不同程度凸出,但主肺动脉本身病变较著者,肺动脉可不凸出,肺门影因狭窄类型及受累情况不同,可表现为正常、缩小、扩张或两侧不对称。病变累及一侧或两侧外围肺动脉分支时,可出现两侧肺血管纹理不对称或两侧肺血管纹理减少、粗细不均,具有一定的特征表现。

2. **超声心动图**　二维超声心动图可显示主肺动脉和左、右肺动脉的局限性或节段性狭窄,有时可探查到叶动脉支的狭窄,但是对肺动脉外围分支狭窄的诊断有很大限度。

3. **MRI和CT**　SE体轴横断位结合冠状位图像可检出主肺动脉和左右肺动脉,以及肺动脉叶段动脉水平的狭窄。MRA和MSCT的CTA可清楚显示肺动脉的全貌,明确狭窄及狭窄后扩张的部位,以及侧支血管,并能准确做出本病的分型诊断。

4. **X线心血管造影**　右心室和肺动脉造影可见主肺动脉及左右肺动脉或/和其分支的单发或多发性狭窄,程度及范围不一。局限病变常见狭窄后梭形或瘤样扩张,狭窄严重或范围较长者,其远端分支更细小,可完全闭塞。重度狭窄在左心室、主动脉充盈期可见迂曲、扩张的支气管动脉显影和其他体动脉的侧支血管。

第六节　主动脉系统畸形

一、主动脉瓣狭窄

【概述】

主动脉瓣狭窄(aortic valve stenosis)基本病变是瓣叶变形、短缩、蜷曲、变硬或/和交界融合,形成圆形或椭圆形狭窄的瓣口,中间仅留有一小孔以及瓣环的狭窄。最常见的是二瓣叶畸形,左、右冠脉瓣融合形成一个瓣叶,瓣缘增厚、蜷曲。二瓣叶畸形患者

在中年以后上述病变钙化,引起钙化性狭窄。三瓣叶的主动脉瓣狭窄常有右冠瓣发育不全,至中年期发生钙化。单瓣畸形多在婴幼儿期即形成重度主动脉瓣狭窄,预后不佳,常伴有瓣环和升主动脉发育不全。

本畸形的基本血流动力学异常是左心室排血受阻,血流通过狭窄的瓣口形成涡流,引起升主动脉狭窄后扩张,心脏压力负荷增加,肌壁逐渐肥厚与扩张,严重者发生左心功能不全或心力衰竭。

【影像学征象和诊断】

1. **普通X线检查**　基本平片X线征象是心脏不大或轻-中度增大,心影呈"主动脉型"。左心室有不同程度以肥厚为主的增大,升主动脉可见狭窄后扩张(图4-7-18)。重度狭窄时心脏显著增大并有左心房增大。一般肺纹理正常,出现左心功能不全时则有上肺静脉扩张以及间质性肺水肿等。成年患者可见瓣膜的钙化,呈花边状。

2. **超声**

(1) M型超声心动图:二瓣化狭窄时主动脉瓣关闭回声在主动脉腔内呈偏心状态。收缩期主动脉瓣的活动幅度不一致,两叶的开放幅度存在明显差异,舒张期关闭线不在腔内中心而是偏向一侧主动脉壁。单瓣叶狭窄时主动脉瓣为一条曲线,收缩期向上贴近主动脉前壁,舒张期下移靠近主动脉后壁,类似"城墙"状。

(2) 二维超声心动图:左心室长轴切面见舒张期主动脉瓣关闭偏心,收缩期主动脉瓣开放距离不等,瓣口变小。大动脉短轴切面,舒张期主动脉瓣关闭时呈"一"字形,收缩期主动脉瓣开放时形同"鱼口"状(图4-7-19)。

(3) 多普勒技术:彩色血流显像在主动脉内可检出起自主动脉瓣口的五彩镶嵌状血流,瓣口狭窄较重时呈喷射状。连续多普勒技术能测出跨瓣口高速血流的速度及压力阶差,跨瓣压差的大小与狭窄程度相关。

3. **MRI和CT**　心电图门控自旋回波(SE)技术可以观察主动脉窦和瓣叶结构。GRE脉冲序列MR电影可较清楚地显示瓣叶增厚、变形和钙化,表现为中至低和无信号结构,而升主动脉和左心室呈高信号。血流通过狭窄瓣口产生快速喷射血流,于收缩期在主动脉根部形成带状低至无信号区是主动脉瓣狭窄的重要指征。MRI易于检出升主动脉的狭窄后扩张、左心室肥厚或扩张及其程度也是主动脉瓣狭窄的重要佐证。

CT体轴横断位扫描(包括增强)适于观察瓣叶增厚、变形等,有助于区别三瓣和二瓣畸形,对钙化的检

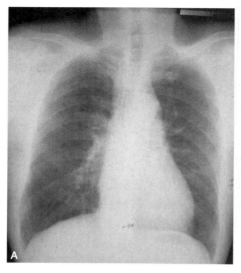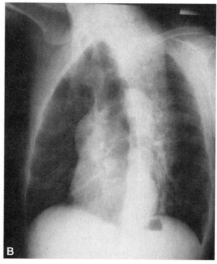

图 4-7-18 主动脉瓣狭窄

后前位(A)X线平片所见:轻度肺淤血,肺无实变,升主动脉局限性增宽,左心室圆隆。左斜位(B)像见主动脉瓣区钙化,诊断经手术证实

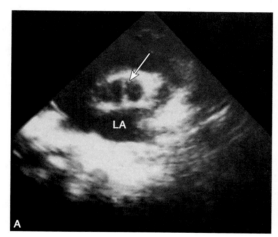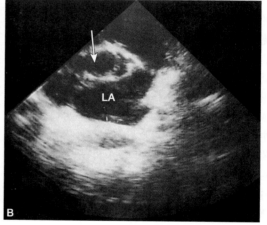

图 4-7-19 先天性主动脉瓣二瓣化狭窄

大动脉短轴舒张期像(A)可见主动脉瓣叶关闭线呈左、右两叶(箭头),大动脉短轴收缩期像(B)主动脉开放呈"鱼口状"(箭头)。LA:左心房

出尤为敏感是 CT 的优势(图 4-7-20)。MSCT 多平面重组图像可以全面地观察升主动脉和左心室,并能观察瓣口开放情况和判定瓣膜狭窄程度。

4. 心 X 线血管造影 本病典型的造影征象是"圆顶征"和"喷射征"。瓣膜增厚、瓣叶形态大小不等、尤其左冠瓣变小为相对特征性改变。而先天性主动脉二瓣化发生狭窄时,则较少形成典型圆顶征,但是常出现瓣膜的钙化。

【影像学检查的评价】

普通 X 线检查具有典型征象,结合临床杂音可提示本病的诊断。

超声心动图简便、易行,可以同时观察主动脉瓣形态结构和功能的动态变化,是本病首选的无创性影像学技术。

MRI 与 MSCT 为二线影像学检查技术,是前两种检查的重要补充。

一般不需要作 X 线心血管造影检查。

二、先天性主动脉窦瘤

【概述】

本畸形的发生系因胚胎期主动脉根部弹力纤维的发育缺陷,形成管壁的局部薄弱区。生后在主动脉内压力的作用下,该薄弱区逐步形成憩室样的膨出,形成窦瘤。破裂后构成左向右的分流和突发的左心功能不全。

先天性主动脉窦瘤(aortic sinus aneurysm)常累及

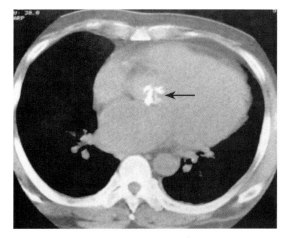

图 4-7-20　主动脉瓣钙化
CT 体轴横断位像示主动脉瓣区钙化(箭头)及狭窄

右和/或无窦,以右窦最常见。右窦可突向或破入右心室及右心房,无窦则主要突向或破入右心房,形成主动脉根部与右心室或/和右心房之间的左向右分流。单破口居多。窦瘤向右心室流出道膨凸明显者可引起流出道的阻塞。瘤体较大时还可使瓣环扩张,牵拉瓣叶移位形成主动脉瓣关闭不全。

【影像学征象和诊断】

1. **普通 X 线检查**　如果瘤体突入右心室流出道,造成右心排血受阻,X 线上可出现轻度肺血减少和/或右心室增大;若瘤体较大影响主动脉瓣的关闭,可出现轻度主动脉瓣关闭不全的征象;窦瘤破入右心后则出现心影增大,以左心增大为著,肺血轻度增多伴肺动脉段突出,但是肺血增多与心脏增大的程度不相称。多数病例还有肺淤血、间质性肺水肿或上腔静脉增宽等反映左、右心功能不全的征象。合并主动脉瓣关闭不全者,可见主动脉升、弓部增宽。因此,中度以上心影增大、左心占优势,肺血增多与心影增大不成比例并伴有肺静脉高压为本病特征性表现。

2. **超声心动图**　右窦破入右心室流出道时,二维超声心动图大动脉短轴切面显示右窦向左前方膨出,突入右心室流出道,突出的右窦位于肺动脉瓣的下方;窦瘤破入右心室流入道时,位于三尖瓣口下前部,向左前方膨凸。右冠状窦瘤向右心房膨凸时,位于三尖瓣口的流入侧。左心室长轴切面可显示位于室间隔左前方、异常膨凸的右窦瘤壁(ER4-7-11)。大动脉短轴切面可明确无冠状窦窦瘤向右心房、室或左心房的膨凸部位。

超声多普勒检查可显示本病的血流动力学异常。窦瘤破入心房时,在大动脉短轴和心尖四腔心切面上可见横穿心房腔的带状高速喷射的彩色血流;破入右心室流出道或流入道时,产生双期连续的喷射血流。

ER4-7-11　主动脉无窦破入右心房

彩色多普勒血流显像能实时显示异常血流的部位、瘤腔内湍流、瘤腔喷流及其扩散方向及范围,做出血流动力学的半定量评价。

此外,超声心动图检查对右窦破裂所致的房室增大、室间隔缺损、主动脉瓣脱垂、主动脉瓣关闭不全和其他并发畸形的诊断也有重要价值。

3. **CT 和 MRI**　MSCT 和 MRI 均能显示本病的形态学异常改变,MRI 的 SE 脉冲序列多体位图像可显示主动脉窦及其扩张情况,全面显示窦瘤凸向各心腔的形态,GRE 电影图像有助于观察窦瘤有无破裂,以及破裂窦瘤喷射的异常血流。

4. **心 X 线血管造影**　本病的主要造影征象是受累主动脉窦的局限性囊状突出,或/和窦本身的扩大,异常扩大的主动脉窦凸向左前方右心室流出道,或者凸向下方右心室流入道、右心房的部位;清楚显示病变窦与右心房、室之间的分流,以及并发的室间隔缺损或/和主动脉瓣关闭不全。

【鉴别诊断】

本病主要与马方综合征心血管病变相鉴别,后者三个主动脉窦普遍性扩张为主要鉴别要点。

【影像学检查的评价】

普通 X 线检查虽然能反映本病的病情程度,但是无特征性改变。

超声心动图检查是本病首选影像学技术。

MRI 和 MSCT 都能显示本病的异常征象,以前者效果更好,一般作为对超声心动图的补充检查手段。

X 线升主动脉造影及左心室造影能清楚显示主动脉窦瘤、窦瘤破裂以及继发和并发的室间隔缺损、主动脉瓣关闭不全等异常改变,曾经是本病诊断的“金标准”,长期用于外科手术前的检查。由于近年来 MRI 和 MSCT 等无创伤检查技术的飞速发展,目前主要用于无创检查效果不满意、高龄,以及同时进行换瓣手术的患者。

三、先天性主动脉缩窄

【概述】

先天性主动脉缩窄(congenital coarctation of the aorta)为主动脉先天性局限性狭窄畸形,可为单发畸形,但多作为复合或复杂畸形的组成部分。95%以上的主动脉缩窄发生在左锁骨下动脉开口以远、动脉导管韧带附近的主动脉弓降部（又称为主动脉峡部），多为局限性狭窄。其主要病理改变是主动脉中膜变形和内膜增厚，呈嵴状向腔内凸出。病变严重者，可仅有一小孔，导致主动脉几乎完全闭锁。本畸形对合并其他先天性畸形，以动脉导管未闭和室间隔缺损最为常见。

依据主动脉缩窄与动脉导管的相对位置关系，可将本病分为导管前、导管后和导管旁缩窄三型。远段侧支循环的形成一般与缩窄的程度成正比。锁骨下-乳内-肋间动脉是最常见的侧支循环通路，该侧支血管与胸、腹壁动脉形成吻合，向缩窄以远的降主动脉及下肢动脉代偿供血。

从临床角度还可将本病分为两型。Ⅰ型（又称典型或单纯型）：缩窄位于主动脉峡部，不合并动脉导管未闭及其他心血管畸形，多见于青少年或成年人。Ⅱ型（即不典型或复杂型）：缩窄位于左锁骨下动脉开口近端的主动脉弓部，或者同时累及左锁骨下动脉，缩窄病变较长，还合并动脉导管未闭、室间隔缺损等其他心血管畸形，此型多见于婴幼儿或少儿。

【影像学征象和诊断】

1. **普通 X 线检查**　在后前位胸部平片上显示主动脉弓下缘与降主动脉连接部有一个切迹，加上降主动脉起始段的扩张，构成所谓的"3 字征"；后前位胸片服钡摄影显示食管中上段左后缘的局限性压迹，为缩窄后降主动脉扩张所致，构成"反 3 字征"（图 4-7-21）；出现肋骨切迹，好发于第 4 后肋至 第 8 后肋的下缘，多为双侧性，反映主动脉缩窄的侧支循环；多数患者的心脏不大或轻度增大，少数病例的心脏呈中-高度增大，以左心室为主；左上纵隔影增宽，为左锁骨下动脉扩张所致，提示左锁骨下动脉参与侧支循环；合并动脉导管未闭或/和室间隔缺损时，平片出现左-右分流的征象，即肺血增多，有肺动脉高压的征象。

2. **超声心动图**　二维超声心动图经锁骨上窝探查可显示主动脉缩窄的部位和长度，缩窄段的内膜呈嵴状增厚凸出，或者呈隔膜样狭窄，以及降主动脉的狭窄后扩张。合并动脉导管未闭或/和室间隔缺损时，超声显示相应的异常改变（见有关章节）。

3. **MRI 和 CT**　普通增强 CT 扫描即可显示主动脉缩窄的部位，以及头臂动脉、纵隔、肋骨的多发侧支血管。EBCT 或 MSCT 的 CTA 可多方位显示主动脉缩窄的情况。

MRI 的 SE 脉冲序列多体位图像可显示主动脉缩窄的部位、缩窄段内腔、管壁以及侧支循环血管。膜状狭窄者，可见主动脉腔内的线状隔膜，嵴状狭窄时，内膜呈嵴状增厚凸出，形成管腔狭窄（图 4-7-22），位于主动脉弓降部的缩窄，可见主动脉弓部和左锁骨下

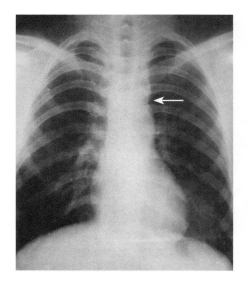

图 4-7-21　先天性主动脉缩窄
X 线平片显示心脏左心室圆隆，主动脉结下方一个"切迹"（箭头），形成双弓影或"3 字征"，左上纵隔增宽，两侧肋骨轻度压迹，诊断经 X 线血管造影和手术证实

动脉扩张，缩窄后可见降主动脉的局部扩张，但是血管壁无异常改变。GRE 电影图像可以显示通过狭窄部位的快速血流形成无信号或低信号区，并显示通过合并动脉导管未闭、室间隔缺损、主动脉瓣关闭不全的异常血流。MRA 和 CTA 显示侧支循环血管的效果更佳。

4. **X 线心血管造影**　典型的缩窄位于左锁骨下动脉远端，病变局限；不典型缩窄可累及左锁骨下动脉的开口部或其远近段的主动脉。若主动脉弓降部充盈的同时或稍后肺动脉显影，则提示合并有动脉导管未闭。根据肺动脉是先于缩窄远端的降主动脉显影、还是在其后显影，可估计未闭的动脉导管位于缩窄的近端或远端。侧支循环血管以锁骨下-乳内-肋间动脉途径最为常见，造影可见这些血管迂曲、扩张，其程度和范围与缩窄病变的严重程度成正比，并与缩窄部位有密切关系。此外，左心室造影还可显示合并的室间隔缺损。

【鉴别诊断】

本病主要应该与主动脉闭锁、主动脉褶曲，以及大动脉炎所致降主动脉狭窄相鉴别。

【影像学检查的评价】

普通 X 线检查结合临床资料可正确做出典型主动脉缩窄的诊断，可作为本病的筛选检查手段。但是复杂型主动脉缩窄者的 X 线平片通常表现为心脏显著增大，伴重度肺动脉高压的征象，诊断本病受限。

超声心动图显示本病的效果欠佳，通常不用于本病的诊断。

MRI 和 CT 是显示本病解剖畸形中无创性检查方

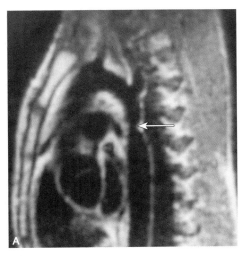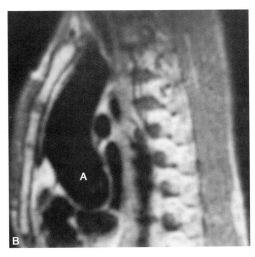

图 4-7-22 先天性主动脉缩窄

SE 序列主动脉左前斜位 MRI 图像显示典型的主动脉峡部缩窄,腔内见内膜呈嵴状突出(A,箭头),
升主动脉明显扩张(B)。A:升主动脉

法,二者的诊断效果相当,但是考虑到 MRI 及 MRA 无射线辐射危害,应该是本病的首选影像学检查方法。由于 CTA 和 MRA 除能显示动脉管腔外,还能观察动脉壁以及周围解剖结构,所以,有可能替代传统 X 线心血管造影检查的"金标准"地位。

X 线心血管造影检查正在逐渐退出本病的诊断。

四、主动脉弓离断

【概述】

主动脉弓离断(congenital coarctation of the aorta)为主动脉弓与降主动脉之间的管腔闭锁、连接中断。降主动脉与未闭的动脉导管之间形成血流通路。主动脉弓离断一般都合并动脉导管未闭和室间隔缺损,被称为"主动脉弓离断三联症"。本病较主动脉缩窄相对少见,但这两种畸形预后不同,术前明确诊断十分重要。

【影像学征象和诊断】

1. **普通 X 线检查** 一般心脏均增大,以右心室为著,肺血增多,伴有肺动脉高压。若肺动脉段突出明显,后前位示气管压迹不明显或观察不清,头臂动脉影增宽,降主动脉不清,则提示有主动脉弓离断的可能。同时注意观察是否有肋骨切迹、左锁骨下动脉扩张等侧支循环的表现。

2. **超声心动图** 二维超声心动图经锁骨上窝主动脉弓长轴探查弓部仅为较强回声的纤维条索时应疑及主动脉弓闭锁,若同时探及降主动脉不是与主动脉弓相连,而是与主肺动脉或右肺动脉相连,则可做出本病的诊断。超声还能显示并发的动脉导管未闭或/和室间隔缺损。

3. **MRI 和 CT** MRI 和 MSCT 都能显示主动脉弓离断,明确其部位、长度以及与头臂血管(特别是左锁骨下动脉)的关系,同时可见左心室扩大、室壁增厚的征象,有助于本病与重度主动脉缩窄的鉴别诊断。

4. **X 线心血管造影** 本病应选择上肢动脉插管行升主动脉造影,可见主动脉弓部完全阻塞,其断端光滑,最常见的部位是左锁骨下动脉或左颈总动脉的远端,降主动脉由侧支循环供血延迟显影。右心室或肺动脉造影则可见血流通过未闭的动脉导管流入降主动脉。

【鉴别诊断】

本畸形需要与重度主动脉缩窄相鉴别。

【影像学检查的评价】

本病首选 MRI 或 MSCT,能了解病变的全貌,作出准确诊断。普通 X 线检查和超声心动图对本病诊断的帮助不大,X 线心血管造影的"金标准"地位已经逐步被 MRA 和 CTA 所取代。

五、主动脉折曲畸形

【概述】

主动脉折曲畸形(anomalies of the aortic arch and brachiocephalic arteries)是以峡部(动脉导管韧带)为中心,主动脉弓和降部上段形成的近似"S"状的弯曲变形。折曲部分的主动脉管腔可能变窄,远端可略显扩张,甚或呈瘤样扩张。该畸形折曲部分动脉内腔无明显狭窄,血流通过不受阻,因此与主动脉缩窄造成的血流动力学改变不同,也被称为"假性主动脉缩窄"。主动脉弓折曲畸形可单发或与主动脉瓣狭窄或二瓣畸形并发。

【影像学征象和诊断】

1. **普通 X 线检查** 正位观察左上纵隔呈双弓影

或"3字征"。上部为折曲上段的主动脉,下段为折曲远端的降主动脉,密度略高。左前斜位或侧位见主动脉弓于峡部呈锐角向前下方折曲,远端向后上方弯凸,并有轻度扩张。服钡摄影于食管左缘常可见折曲远端扩张的降主动脉造成的压迹。本病无肋骨切迹、左锁骨下动脉扩张等侧支循环的 X 线征象。

2. MRI 和 CT MRI 和 MSCT 的左前斜位图像可清楚显示折曲段的解剖改变,关键是病变局部主动脉腔无明显狭窄,折曲近端的主动脉弓基本正常,折曲远端的主动脉弓降部稍有扩张。

3. X 线血管造影 除显示折曲段的形态改变外,可以同时测量主动脉折曲段近、远端的压力。若压力阶差小于 20mmHg,没有侧支循环血管,即可做出本畸形的诊断。

【鉴别诊断】

本畸形主要与主动脉缩窄相鉴别,无侧支循环、无并发畸形、无心脏房室增大病变近心和远心段无压差为鉴别要点。

【影像学检查的评价】

本病患者无任何症状,多在常规胸部 X 线检查时被偶然发现。

超声心动图的诊断价值有限。

MRI 和 MSCT 可确定本畸形的诊断,尤其前者能测量褶曲远近端的血流速度及压差,诊断效果更佳。

X 线主动脉造影曾经是诊断本病的"金标准",其地位正在被 MRI 所替代。

六、主动脉弓和头臂动脉畸形

(一)双主动脉弓
【概述】

胚胎早期第四对主动脉弓退化障碍,导致双主动脉弓(anomalies of the aortic arch and brachiocephalic arteries)持续存在。升主动脉在气管的右前方分成两支:一支在气管和食管的右后方,称右弓或后弓;另一支在气管前方向左前走行,称左弓或后弓。两者在气管和食管的后方汇合成降主动脉,因此形成一个完全性的血管环,包绕气管和食管。一般右后弓较粗大,左前弓细小(ER4-7-12A)。双弓畸形几乎均为单发畸形。

【影像学征象和诊断】

1. 普通 X 线检查 两上纵隔均可见膨凸的主动脉结,正位服钡后于食管的两缘示有双向压迹。右侧压迹较深大,位置较高,代表右大弓;左侧压迹位置稍低,代表左小弓。侧位或右前斜位观察食管后缘的压迹多是粗大的右(后)弓所致,较深大,伴有局部气管前移。

2. CT 和 MRI MSCT 和 MRI 体轴横断位经主动脉弓和弓上的层面,可直接显示位于气管两侧的右和左主动脉弓,右颈总动脉和锁骨下动脉开口于右弓,左侧颈总动脉和锁骨下动脉开口于左弓,双弓形成完整的血管环,以及血管环与气管和食管的相互位置关系、对气管和食管的压迫情况等。三维 MRA 和 CTA 的多方位观察,显示血管环更清楚。

3. X 线心血管造影 X 线胸主动脉造影可显示双主动脉弓和头臂动脉分支所有细节。

【影像学检查的评价】

X 线平片(包括服钡)可初步做出本病的诊断,MSCT 或 MRI 能对本病作出全面评价,一般情况下无需行 X 线心血管造影检查。

(二)右位主动脉弓
【概述】

右位主动脉弓(anomalies of the aortic arch and brachiocephalic arteries)(简称右弓)是最常见的主动脉弓畸形,可单独存在或合并其他先天性心脏病,如法洛四联症。右弓本身并不引起血流动力学改变,但部分右弓因形成部分血管环压迫食管可引起吞咽障碍。

右弓是由于胚胎早期左侧第四主动脉弓缩小以至消失,而右侧持续发育所致。弓部在气管和食管的右侧跨越右主支气管下行,与降主动脉相连。降主动脉位于脊柱右侧者构成右位主动脉弓-右位降主动脉。若弓部跨过右主支气管自气管和食管后方绕至右侧与位于脊柱左侧的降主动脉相连则构成右位主动脉弓-左位降主动脉。

结合头臂动脉分支和并发的心脏畸形情况,右弓有以下三种类型:

1. 镜面型右弓 右位主动脉弓及右位降主动脉,第一支头臂动脉为左无名动脉,于气管前分成左颈总动脉和左锁骨下动脉;第二支为右颈总动脉;第三支为右锁骨下动脉,头臂动脉完全呈镜面型分布。这类镜面型右弓大多并发发绀型先天性心脏病,如法洛四联症、共同动脉干、三尖瓣闭锁等。

2. 右弓+迷走左锁骨下动脉 与镜面型右弓相比,头臂动脉第一支为左颈总动脉,第二、三支分别为右颈总动脉和右锁骨下动脉。左锁骨下动脉作为第四支自降主动脉上端独立发出,该部位因左第四弓退化不全,常残留憩室样膨凸,称为"主动脉憩室"(ER4-7-12B)。又因该部位与左侧导管韧带相连,形成部分血管环,随年龄增长当弓部动脉硬化或迂曲、扩张时可压迫气管和食管引起症状。

3. 右弓+左锁骨下动脉分离 与右弓+迷走左锁骨下动脉相比,左锁骨下动脉不与主动脉升、弓、降部及任何一支头臂动脉相连,单独分离出来借左侧导管韧带与左肺动脉相连(ER4-7-12C)。本型少见,常合并其他先天性心脏病。临床上患者出现由于左锁骨下动脉窃血而产生的脑缺血和两上肢血压不对称。

【影像学征象和诊断】

1. **普通 X 线检查**　Ⅰ型右弓显示右上纵隔影突出或增宽,主动脉结位于右侧,位置偏高,可达胸锁关节平面,气管和食管的右缘可见压迹,降主动脉在脊柱右缘,侧位像观察食管后缘无"反向"压迹。由于本型右弓绝大多数合并发绀型先天性心脏病,X 线平片还出现相应畸形的征象。

Ⅱ型右弓时除右弓的征象外,在左上纵隔可见一个较小的"主动脉结",气管压迹仍在右缘,但在食管右缘和左缘各有一个压迹,侧位像观察,可见食管后壁的"反向"压迹,为右弓右降+主动脉憩室的指征。

Ⅲ型右弓 X 线征象与Ⅰ型无异。

2. **超声心动图**　胸骨上窝区二维超声可显示主动脉弓及头臂动脉的位置与走行异常。Ⅰ型右弓可探查到主动脉弓右位和左无名动脉。若左锁骨下动脉单独起自主动脉弓降部,则提示为迷走左锁骨下动脉。

3. **CT 和 MRI**　MSCT 和 MRI 均可显示主动脉各部和头臂动脉分支的解剖形态,明确右位主动脉弓和降主动脉的位置及其与气管、食管的相互空间关系,多方位图像有助于观察各型右弓和头臂动脉的起始部。准确做出本病的诊断。

4. **X 线血管造影**　前后位和左前斜位胸主动脉 X 线造影检查可直接显示主动脉各部及头臂动脉位置、开口和走行等畸形,曾经是主动脉弓和头臂动脉畸形主要确诊方法。

【影像学检查的评价】

食管服钡普通胸部 X 线检查是本病普遍应用的首选影像学检查方法,可对各种主动脉弓畸形及其类型作出初步诊断。

MSCT 和 MRI 能直接显示本畸形的解剖改变,达到确诊的目的。X 线血管造影检查正在逐步被 MSCT 和 MRI 所替代。

(三) 左位主动脉弓及伴发畸形

1. **左位主动脉弓** (anomalies of the aortic arch and brachiocephalic arteries)　合并右位降主动脉为一种少见畸形,且常合并其他心肺畸形。本畸形主动脉弓自升主动脉发出时,还位于气管和食管的左侧,但在食管后方绕向右侧与右位降主动脉相连(ER4-7-12D)。头臂动脉分支与正常的左位主动脉弓相同。

普通 X 线检查见主动脉结及相应气管和食管的压迹均在左侧,在脊柱左缘看不到通常与主动脉弓相连的降主动脉影。左前斜位或侧位观察,可见食管后缘有一个深大的压迹,气管略向前移。降主动脉在主动脉弓下水平沿脊柱右缘而下,食管中下段随之自左向中线或向右侧移位。

MRI 和 MSCT 检查能清楚显示本畸形,并做出准确诊断。

2. **左位主动脉弓合并迷走右锁骨下动脉**　迷走右锁骨下动脉为较常见的头臂动脉畸形,可单独存在或并发于其他心肺畸形。迷走右锁骨下动脉没有从左位主动脉弓的右无名动脉发出,而作为主动脉弓的第四个分支直接开口于左锁骨下动脉以远的降主动脉上端。迷走右锁骨下动脉于气管和食管后方自左后向右上斜行至右上臂(ER4-7-12E)。本畸形一般无症状,偶因食管钡餐检查而发现。

ER4-7-12　主动脉弓和头臂动脉畸形示意图

X 线胸片检查一般无异常发现。有的病例在主动脉弓顶处见一向右上斜行的带状影,相当于迷走动脉的近心段。若行食管吞钡检查,在后前位或斜位像上,可见主动脉弓上缘食管有一个自左下向右上斜行的螺旋形压迹影。先天性主动脉缩窄伴发迷走右锁骨下动脉时,X 线胸片仅见单侧(左侧)肋骨切迹。

确诊本畸形一般无须 X 线血管造影检查,MRI 和 MSCT 能做出准确诊断。

第七节　大动脉畸形

一、动脉导管未闭

【概述】

动脉导管未闭(patent ductus arteriosus,PDA)是最常见的先天性心脏病之一。国外资料 1 866 例小儿先天性心脏病中本病占17%,国内 1 085 例资料占22%,均居第二位。发病率女性高于男性,为(3~5):1。

动脉导管连接于主肺动脉与主动脉弓远端之间,是胎儿期血液循环的主要通路。一般在生后 6 个月内闭合,持续不闭者则形成动脉导管未闭。按未闭导管的长短(一般 0.5~10mm)、粗细(一般 2~10mm)可分为三个类型(ER4-7-13):圆柱型(又称管状型),导管相对细而长,其主动脉与肺动脉端粗细大致相等;

漏斗型,导管的主动脉端较宽至肺动脉端逐渐变细,状如漏斗,此型最多见,占全部病例的50%以上;缺损型,导管粗而短,形似间隔缺损,最为少见。

ER4-7-13　动脉导管未闭解剖分型

本病可单发,也可与室间隔缺损、主动脉缩窄并存,或者构成主动脉弓离断、大动脉错位、肺动脉闭锁的重要组成部分。通常情况下动脉导管未闭造成左向右分流,合并肺动脉高压、肺动脉压力接近或超过体动脉压力时,则形成双向甚或右向左分流。

大多数动脉导管未闭的病例都具有胸骨左缘第2~3肋间的连续性机器样杂音,杂音最响处伴有震颤的典型体征,但合并重度肺动脉高压者,杂音不典型,同时 P_2 高亢。本病可并发心功能不全、细菌性心内膜炎和导管部动脉瘤破裂而致死。

【影像学征象和诊断】

1. **普通 X 线检查**　心脏呈主动脉型,肺血增多、左心房室增大、主动脉结凸出或增宽、"漏斗征"阳性,以及心脏大血管搏动增强等为本病的基本 X 线征象(图4-7-23)。根据导管的粗细、有无肺动脉高压及其程度,X 线所见有所不同。肺动脉压力正常或轻度升高者,心脏不大或略大,以左心室为主,主动脉结增宽或有"漏斗征",肺动脉段不凸或仅轻度凸出,肺血轻度增多,左心室或/和主动脉搏动增强,反映心底部的左向右

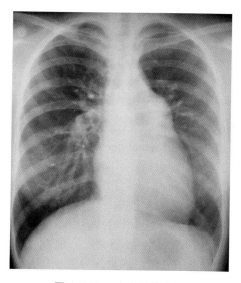

图4-7-23　动脉导管未闭
女,17岁,后前位 X 线平片显示肺血纹理增多,主动脉结增宽,有"漏斗征",肺动脉段突出,左心室增大,诊断经手术证实

分流,为本病的典型 X 线征象。肺动脉压力中度升高者,上述心底部左向右分流的征象更加明显,仍以左心室增大为主,但部分病例有一定程度的右心房、室增大。肺动脉段中度凸出,外围血管多扭曲、变细,即在大量分流的基础上有中度肺动脉高压的征象。肺动脉压力重度升高者,右心房室增大更著,部分病例右心室甚至大于左心室,肺动脉段多呈高度突出,甚至瘤样扩张。肺纹理内中带普遍扭曲、变细,即大量分流和重度肺动脉高压的征象。少数病例肺血增多不明显或仅肺门动脉扩张,外围血管普遍变细疑似肺血减少。

"漏斗征"的病理基础是动脉导管起始部主动脉管腔的漏斗状扩张及降主动脉与肺动脉相交处骤然内收而在后前位上的投影(图4-7-24),对本症与其他左向右分流引起的肺动脉高压的鉴别诊断有帮助,显示率在50%左右。导管瘤多表现为左上纵隔的搏动性肿块,侧位像观察位于主动脉弓降部前方的主动脉窗内,有时难以与纵隔肿瘤或弓降部本身的动脉瘤相鉴别。

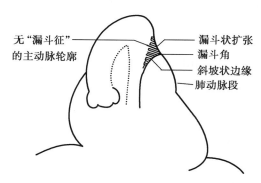

图4-7-24　平片"漏斗征"示意图

2. **超声心动图**　M 型及二维超声心动图检查可见左心室(以及左心房)增大,室间隔活动增强,主动脉增宽。胸骨上窝探查纵切面向横切面过渡时肺动脉分出左肺动脉处,降主动脉-肺动脉间有异常通道。声学造影心室收缩期肺动脉内对比剂密度减低或消失。多普勒超声心动图取样容积置于肺动脉内于舒张期出现湍流,频谱占据整个舒张期。

3. **X 线心血管造影**　一般以升主动脉造影为宜,弓降部造影可进一步显示导管的形态。导管若由降主动脉直接进入肺动脉,或者由肺动脉进入降主动脉,都可做出动脉导管未闭的定性诊断,而主动脉弓降部充盈的同时肺动脉显影为确诊本病的征象。右心对比剂排空后,于主动脉弓显影的同时肺动脉再次充盈或肺动脉顶端的有局限性"充盈缺损"(又称"稀释征")均为肺动脉水平有左向右分流的佐证。于肺动脉充盈的同时,降主动脉早于左心室和升主动脉而显影则为诊断动脉导管未闭右向左分流的有力证据。

【鉴别诊断】

本病主要应该与其他心底部分流畸形（例如：室间隔缺损合并主动脉瓣关闭不全、主动脉窦瘤破裂、主-肺动脉间隔缺损等）相鉴别。

【影像学检查的评价】

普通 X 线检查为初步或筛选技术,对有典型征象者的定性诊断和判断继发肺动脉高压有重要价值。

超声心动图对单发动脉导管未闭无并发心内畸形者的诊断准确率可达 100%。

一般情况下,心导管结合造影检查主要用于介入治疗。

二、主动脉-肺动脉间隔缺损

【概述】

主动脉-肺动脉间隔缺损（aorto-pulmonary septal defect,APSD）是一种少见先天性心底部分流畸形,占先天性心脏病的 0.2%,多见于男性。本病是由动脉间隔发育障碍,动脉干分隔不完全遗留缺损所致,畸形通常位于升主动脉左壁与主肺动脉干右壁之间。由于主、肺动脉瓣发育正常,有别于永存动脉干畸形。本病可单发,亦可合并动脉导管未闭、室间隔缺损、主动脉缩窄、法洛四联症等心脏畸形。其血流动力学改变与动脉导管未闭相同,一般分流量较大,肺动脉高压较早,很快出现右向左分流。临床诊断困难,不易与其他心底部分流畸形鉴别。

【影像学征象和诊断】

1. 普通 X 线检查　可见肺血增多、左右心室增大和肺动脉高压的改变,主动脉结可不宽,无"漏斗征",所见与大量分流的动脉导管未闭相似,无特征性征象。

2. 超声心动图　M 型和二维超声均有左心容量负荷增加的表现,与动脉导管未闭相似。二维超声大动脉短轴层面可见两根动脉壁均呈大半个圆形,另外一小部分动脉壁缺如。心尖五腔心在半月瓣上方未能检出主-肺动脉之间的间隔缺损。彩色多普勒于缺损处有层流状态的左向右分流（ER4-7-14）。

3. X 线心血管造影　心导管结合造影检查对本病的诊断很重要。若右心导管从主肺动脉直接进入升主动脉及头臂动脉,或左心导管从升主动脉直接进入主肺动脉,对诊断有重要意义（ER4-7-15）。造影征

ER4-7-14　主-肺动脉间隔缺损

象为:升主动脉与肺动脉同时显影,两者直接相通,相连部下段的主、肺动脉分离,两大动脉各有完整的本月瓣。

ER4-7-15　心导管通过畸形途径示意图

【鉴别诊断】

本病主要与动脉导管未闭、共同动脉干相鉴别,前者为降主动脉与主肺动脉间的管状交通,后者仅探及一组半月瓣为鉴别诊断的要点。

【影像学检查的评价】

普通 X 线检查的所见无特征性,超声心动图、MSCT、MRI 和 X 线心血管造影均可确诊。以超声为首选检查方法。

三、共同动脉干

【概述】

共同动脉干（trancus arteriosus,TA）亦称永存共同动脉干,是指一支动脉干发自心底部,直接供血给体、肺及冠状动脉。该病罕见,不作外科治疗,多数在 1 岁内死亡。是由胚胎期心球间隔发育障碍导致心室及其流出道分隔缺损,并累及动脉瓣所致。本病的室间隔缺损较大,动脉瓣叶可以多于 3 个,共同动脉干的根部扩张,常大于瓣环,在发出冠状动脉、肺动脉后,移行为升主动脉（图 4-7-25）。本症的解剖畸形造

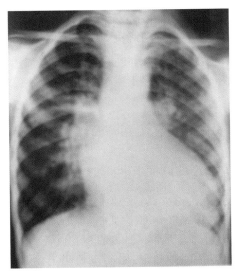

图 4-7-25　共同动脉干

X 线平片显示两肺血管纹理增多,心影近似斜卵形,上纵隔阴影偏窄,心室明显增大,诊断经造影和手术证实

成左、右心室容量或阻力负荷均增加,很快即出现心功能不全。

【影像学征象和诊断】

1. **普通 X 线检查** 显示心影增大,以左心房室增大为主,主动脉扩张,有肺血增多和肺动脉高压的征象。由于这些征象均无特异度,X 线平片对本病的诊断价值不大。

2. **超声心动图** M 型超声仅探及一根增宽的大动脉干及一组半月瓣。二维超声左心室长轴切层显示大动脉干内径增宽,于后壁向左后方向发现主肺动脉和左、右肺动脉。大动脉短轴像主要观察动脉干瓣的形态,确定有无肺动脉瓣。彩色多普勒显示粗大的动脉干同时接受左、右心室的血流及双向的过隔血流。超声准确做出定性诊断。

3. **MRI 和 CT** MRI 和 MSCT 对显示本病的解剖、分型、确定本病诊断均效果良好。MRI 的 GRE 电影还可显示共同动脉干的关闭不全,并能判断其严重程度。

4. **X 线心血管造影** 本病的主要造影征象为:一支粗大动脉干跨居左、右心室之上,主、肺动脉均显影时仅见有一组半月瓣,共同动脉干的半月瓣与二尖瓣前叶有纤维连接,动脉干下有较大的室间隔缺损。动脉干发出升主动脉、冠状动脉、主肺动脉及左、右肺动脉。

【鉴别诊断】

本病主要应该与肺动脉闭锁、主动脉-肺动脉间隔缺损等相鉴别。

【影像学检查的评价】

普通 X 线检查本病无特异性征象,但有可能做出提示诊断。

超声心动图、MRI、MSCT 均能显示本病的主要解剖畸形,超声是首选影像学检查方法。由于动脉干造影属于有创伤、有射线的检查,对比剂用量较大,对患儿不利,所以,目前已经不主张应用该技术。

第八节 全 心 畸 形

一、法洛四联症

【概述】

法洛四联症(tetralogy of Fallot,TOF)为一组复杂的心血管畸形,是最常见的发绀型心血管畸形。

本病包括四种畸形:右心室流出道(漏斗部)狭窄、室间隔缺损、主动脉骑跨和右心室肥厚。血流动力学上主要畸形为流出道狭窄和室间隔缺损。流出道狭窄可累及肺动脉瓣、瓣环、主肺动脉及左、右肺动

脉,多为中至重度狭窄。以漏斗部狭窄合并肺动脉瓣膜、瓣环狭窄最为多见。漏斗部狭窄和瓣口之间形成的小心腔,称为第三心室。肺动脉瓣狭窄为半月瓣粘连融合、二瓣畸形等病理改变。室间隔缺损大多数是膜周型,曾称为嵴下型缺损,一般缺损较大,少数情况下也可是嵴内型或嵴上(干下)型。主动脉骑跨一般在 50% 左右,若超过 75%,则属于右心室双出口的范畴。本病的常见的并发畸形有房间隔缺损、右位主动脉弓,还可伴发动脉导管未闭、一侧肺动脉缺如、肺动脉瓣缺如、心内膜垫缺损等其他畸形。

肺动脉狭窄严重者为重症四联症,此时会有来自体动脉的侧支血管或未闭的动脉导管供应肺循环。一般四联症的左心发育相对较差,当有粗大的体-肺侧支血管或动脉导管未闭时左心发育不受影响或影响不大。

【影像学征象和诊断】

1. **普通 X 线检查** 心脏为"靴形",主动脉升、弓部有不同程度扩张。部分病例,肺动脉段下方略见膨凸,为"第三心室"或肺动脉窦的投影;多数患者的心脏不大或右心室轻度增大,少数病例有右心房增大或/和上腔静脉扩张;肺血减少,肺内血管纹理稀疏、纤细,肺门阴影缩小(图 4-7-26);重症病例肺门区可见粗乱的血管影或网状血管纹理,为侧支血管的表现。

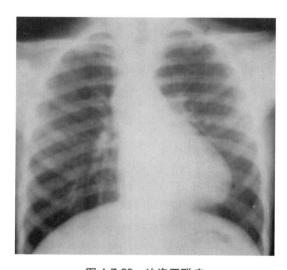

图 4-7-26 法洛四联症

X 线平片心脏呈"靴形",右心室增大,肺血纹理减少,主动脉弓右位,诊断经 X 线心血管造影证实

根据肺血减少和心脏增大程度,主动脉升、弓部扩张程度,以及侧支血管表现,X 线平片检查有助于判断四联症的严重程度。1/3～1/2 合并右位主动脉弓的患者,在气管右侧出现压迹。

2. **超声心动图** M 型和二维超声均可显示主动

脉明显增宽,主动脉前壁与室间隔连续性中断,两残端之间距离加大,并且不在同一个深度,室间隔残端位居主动脉前、后壁之间,为主动脉骑跨的表现。右心室流出道变窄、右心室增大、右心室前壁和室间隔均增厚(图4-7-27)。在心底短轴切面上可见肺动脉内径明显小于主动脉。应用多普勒技术有助于分析血流动力学变化。

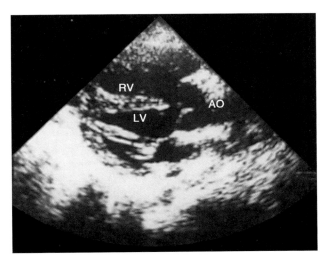

图4-7-27 法洛四联症

二维超声左心室长轴切面,主动脉增宽,前壁与室间隔连续性中断,主动脉骑跨于室间隔,室间隔回声脱失,右心室增大,室壁增厚。AO:主动脉;RV:右心室;LV:左心室

3. **MRI和CT** 应用MRI和MSCT的多体位成像,可清楚显示膜周室间隔缺损,主动脉与肺动脉的空间排列关系、管径大小,右心室流出道、肺动脉瓣、肺动脉的狭窄,右心室壁肥厚、心腔扩大的情况,MRA和CTA能清楚显示体肺动脉的侧支。此外,它们还适用于本病外科治疗后的评估。

4. **X线心血管造影** 选择性右心室造影并辅以左心室造影是确诊本病的基本方法。主要造影征象有:

(1) 右心室造影,在右心室、肺动脉充盈时,左心室和主动脉几乎同时或稍后提前显影,反映心室水平右向左分流和主动脉骑跨,是最具诊断价值的征象(ER4-7-16)。

(2) 右室流出道狭窄,可以呈局限性狭窄伴第三心室形成,或者较长的管道状狭窄。伴肺动脉瓣狭窄

ER4-7-16 法洛四联症

者,表现为收缩期肺动脉瓣呈鱼口状或幕状向肺动脉腔内凸出,瓣膜轻度增厚。若狭窄瓣叶呈"袖口"状,则提示为二瓣畸形。肺动脉干及左右主支狭小,肺内动脉分支多纤细、稀少。

(3) 室间隔缺损表现为右向左分流为主的双向分流。

(4) 升主动脉扩张,常为肺动脉主干的1~2倍,通常以肌部室间隔上缘与主动脉瓣口的关系和主动脉根部自左或右室喷入的药柱宽度来判定主动脉骑跨的程度。

(5) 右心室增大,肌小梁粗大。

(6) 右心房、上下腔静脉有不同程度的扩张。

(7) 显示体动脉的侧支血管。

【鉴别诊断】

本病需要与肺血减少的其他复杂畸形相鉴别,主要包括:伴肺动脉狭窄的右心室双出口、大动脉错位、单心室、肺动脉闭锁、三尖瓣闭锁等。

【影像学检查的评价】

普通X线检查多能做出或提示本病的诊断,患者的年龄越大,做出的诊断就越可靠。但是对婴幼儿而言,普通X线检查的限度较大。

超声心动图为本病的首选检查方法,广泛应用于临床,但是观察肺动脉解剖欠佳,不能显示体肺循环侧支血管,为其主要缺点。

MRI和MSCT能全面显示本病的形态学和血管畸形,做出本病的准确诊断,尤其CTA能显示冠状动脉,有助于显示并发的冠状动脉异常,诊断效果更佳,二者均为超声心动图的补充检查方法。

X线心血管造影曾经是本病诊断的"金标准",目前正逐步被MRI、MSCT等无创伤技术所替代。

二、心内膜垫缺损

【概述】

心内膜垫缺损(endocardiac cushion defect,ECD)发病率较低。本畸形的病理形态改变主要是一孔型房间隔缺损、室间隔缺损、二尖瓣前瓣裂和三尖瓣隔瓣裂。根据不同的组合,主要分为两型:

1. **部分型ECD** 主要畸形包括:①单纯一孔型房间隔缺损,无房室瓣裂。②一孔型房间隔缺损合并二尖瓣前瓣裂。③左心室-右心房通道。④心内膜垫的室间隔缺损合并房室瓣裂。

2. **完全型ECD(又称房室通道畸形)** 即一孔型房间隔缺损、心内膜垫的室间隔缺损合并共同房室瓣畸形。若心房间隔完全缺如,则为单心房。单纯一孔型房间隔缺损的病理生理改变与二孔型房间隔缺损类似,无肺动脉高压者为左向右分流;如果伴有房室

瓣裂,则引起二、三尖瓣的关闭不全、右心负荷过重、右心功能不全和肺动脉高压。完全型 ECD 由于多水平分流,患者很快出现心脏扩大、心功能不全和重度肺动脉高压。

【影像学征象和诊断】

1. 普通 X 线检查 本病的普通 X 线平片表现取决于房间隔缺损大小和瓣膜反流程度。部分型 ECD 的表现与中-大量分流的二孔型房间隔缺损相似,部分患者同时有左心房或/和左心室增大,而有别于二孔型房间隔缺损(图 4-7-28)。左心室-右心房通道畸形者,心脏增大以左心室、右心房为主,出现少-中量肺血增多,很少有肺动脉高压。完全型 ECD 的心脏呈“二尖瓣-普大型”,心脏高度增大,以右心房、室为主,左心室亦增大,常伴有重度肺动脉高压。

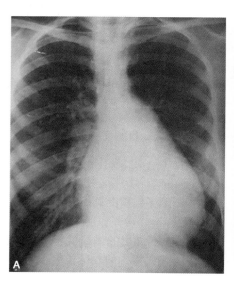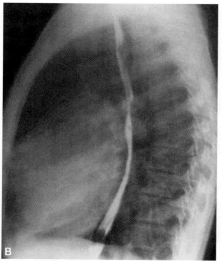

图 4-7-28 心内膜垫缺损

X 线平片示心脏呈“二尖瓣型”,右心房室增大,主动脉结小,肺动脉段突出,食管服钡为普遍性压迹,所见与中量分流的二孔型房间隔缺损极为相似。诊断经手术证实

2. 超声心动图 部分型 ECD,二维超声大动脉短轴及四腔心断面可探及低位房间隔回声脱失,二尖瓣前叶体部裂隙和发育不良的三尖瓣隔叶(ER4-7-17)。彩色多普勒在右心房侧可探及五彩镶嵌的左向右分流的血流。若在任何切层都探测不到房间隔回声,房间隔顶部光滑,彩色多普勒心房内的血流呈一体化层流状态,则为单心房的征象。完全型 ECD 表现为全心增大,以右心房、室为著,心尖四腔心断面无心内膜垫的十字交叉,同时显示房、室间隔回声脱失,以及共同房室瓣。

一组房室瓣以及右心房、右心室的增大等异常改变。MRI 电影或 MSCT 的动态图像可观察二、三尖瓣的关闭不全和房、室间隔缺损。

4. X 线心血管造影 造影一般采用正、侧位或四腔位左心室投照。本病的主要征象为:左心室流出道变形,呈“鹅颈征”阳性,具有特异征诊断意义(ER4-7-18),多见于完全型 ECD,同时左心室流出道右缘出现不规则的锯齿状致密影;二尖瓣反流;心内有左向右分流;完全型 ECD 仅有一组共同房室瓣,左心室向双心房反流,室水平还有左向右分流。

ER4-7-17 心内膜垫缺损

ER4-7-18 心内膜垫缺损

3. MRI 与 CT MRI 和 MSCT 体轴横断位像可见房间隔下部连续性中断,导致较大的房间隔缺损,在房室瓣及其下方的心室层面,可见横亘于两心室之上的共同房室瓣,部分病例可显示房室瓣裂。体轴冠状位图像可显示较大的一孔型房间隔缺损或共同心房、

【影像学检查的评价】

普通 X 线检查缺少特异性征象,如果有二孔型房间隔缺损的 X 线征象,心电图电轴左偏,则应警惕有 ECD 的可能。

超声心动图可直接显示本病所致的心脏内部的

结构、功能和血流动力学变化,是首选和确证影像学检查方法。

MRI 和 MSCT 的诊断价值也很高,但是与超声比较没有优势,一般不用于本病的诊断。

X 线心血管造影的应用也逐年减少。

三、大动脉错位

大动脉错位(transposition of great arteries)系心球间隔发育和动脉干旋转异常所致的先天性心脏病复杂畸形,可分为两大类型。

(一) 完全型大动脉错位

【概述】

完全型大动脉错位(complete transposition of great arteries)指主动脉和肺动脉分别起自形态学的右和左心室,即升主动脉发自右心室,与右心室漏斗部之间隔以圆锥肌,无纤维连接;主肺动脉发自左心室,与左侧房室瓣连接,中间隔有薄层圆锥肌。升主动脉/主肺动脉多为右前/左后排列关系,称为右位型异位(D-malposition),其次为左前/右后排列,称为左位型异位(L-malposition)。合并畸形依次为室间隔缺损、房间隔缺损、动脉导管未闭,常与两三种畸形并存。

【影像学征象和诊断】

1. **普通 X 线检查**　普通 X 线平片所见随并存畸形不同而各异,主要表现为心脏中度至重度增大,肺动脉段平直,肺门动脉扩张,肺内血管多而粗,上纵隔阴影狭小;重症病例心脏进一步增大呈普大型或球形;并发左心室流出道/肺动脉狭窄者肺血减少,心脏增大程度亦较肺血多者为轻。

2. **超声心动图**　二维超声在大动脉短轴切层能显示两大动脉的排列关系,根据发出的冠状动脉可辨认升主动脉,向下扫查可见主动脉与位于右前部的右心室连通,而居于主动脉后方的肺动脉与左心室相连。确定大动脉关系后,再向下扫查动脉下圆锥,以及其他心内结构。超声检查通常需要多切面扫查,才能明确大动脉与心室的关系、动脉瓣环与房室瓣的纤维连接关系,以及并发的流出道/肺动脉狭窄和室间隔缺损等畸形。

3. **MRI 和 CT**　MRI 和 MSCT 的体轴横断位图像经肺动脉分叉平面,可判断大动脉的相互位置,升主动脉/主肺动脉分别位于右前/左后方,即为右位型异位。在大动脉根部切层可见升主动脉与具有肌性漏斗部的右心室连接,而主肺动脉与左心室连接。根据右心室壁粗厚,有圆锥肌,可见调节束,而左心室肌壁光滑平整可区分左、右心室。

4. **X 线心血管造影**　选择性左、右心室造影长轴斜位和四腔位像,适用于显示心室形态及其与大动脉

的连接关系。若肌小梁粗大的右心室位于左心室的右前方,发出升主动脉,与三尖瓣之间无纤维连接;而肌小梁较细的左心室位于左后方,发出肺动脉,与二尖瓣无纤维连接,则可确定本病的诊断。其次,可见各心腔均有扩大(图 4-7-29),以及膜周部或肌部的室间隔缺损和右心室流出道狭窄等改变。

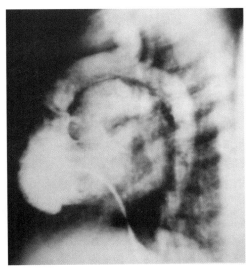

图 4-7-29　完全型大动脉错位
X 线右心室造影见左心室通过较大的室间隔缺损显影,与肺动脉根部相连,主动脉发自右心室

【影像学检查的评价】

对无肺动脉狭窄者,X 线平片检查有相对典型的征象,可提示本病的诊断。

超声心动图为首选影像学检查方法。

MRI、MSCT 和 X 线心血管造影均是本病的确证诊断方法,后者逐渐被前二者所取代。

(二) 校正型大动脉错位

【概述】

在大动脉错位的同时,由于并存房室连接不相适应,使其血流异常得到校正,即为校正型大动脉错位。本病右位的右心房借二尖瓣(右侧房室瓣)与同居右侧的左心室连接,发出主肺动脉;位于左侧的左心房借三尖瓣(左侧房室瓣)与同侧的右心室连接,发出升主动脉,主动脉半月瓣下有圆锥肌分隔,与左侧房室瓣无纤维连接;升主动脉大多位于主肺动脉的左前方,呈左位型异位。并发畸形以室间隔缺损或/和肺动脉狭窄最为常见,其次是左侧房室瓣关闭不全。

【影像学征象和诊断】

1. **普通 X 线检查**　普通 X 线平片显示升主动脉位于左前方,正位观察呈向外膨隆的较长弧形影,主动脉弓多位于左侧(图 4-7-30)。并发室间隔缺损或/

和肺动脉狭窄者,心脏不大或轻度增大,肺动脉段平直或凹陷,肺血减少或大致正常。合并左侧房室瓣关闭不全者,肺动脉段不凹,左心缘上段略抬高,可有肺淤血和左心房增大等征象。本病常合并右旋心,心脏轻度向右旋转移位。

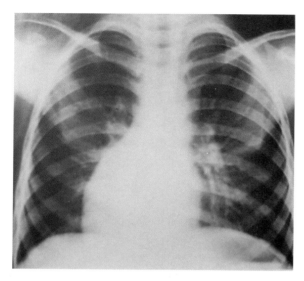

图 4-7-30 右旋心,校正型大动脉错位
女,7 岁,X 线胸片示心脏不大,为单发右位心,肺血大致正常,左上纵隔长弧状影为升主动脉,诊断经造影证实

2. **超声心动图** 二维超声心尖四腔位是确认心室转位的最好切面,可以显示右心房与左心室相连接,而左心房与右心室连通,二、三尖瓣反位,三尖瓣位于左侧与肌小梁粗大、有粗大肌束的右心室相通,二尖瓣位于右侧,与内膜光滑的左心室相通。升主动脉位于左前方,主肺动脉位于右后方。

3. **MRI 和 CT** MRI 和 MSCT 体轴横断位图像分别于肺动脉/主动脉和心室中段断面,显示升主动脉与肺动脉呈左前方/右后方的左位型异位排列关系。位于左侧的右心室肌壁较粗厚,而位于右侧的左心室肌壁较平滑。体轴冠状位和矢状位图像直接显示右心室-升主动脉(瓣下有肌性漏斗部)和左心室-主肺动脉(无肌性漏斗部)的异常连接,以及左位型异位的大动脉排列关系,同时还能显示室间隔缺损等并发畸形。MRI 的 GRE 电影和 MSCT 动态图像可显示右心室的左侧房室瓣口的反流,提示为房室瓣关闭不全。

4. **X 线心血管造影** 选择性的右侧心室造影可见形态学的左心室居右侧,而形态学右心室居左靠后,两心室几乎左/右并列。升主动脉起自形态学右心室,向左前移位,主肺动脉起自形态学左心室居中后移(ER4-7-19)。此外,还能清楚显示并发的膜周部室间隔缺损、肺动脉瓣狭窄、少至中等量的左侧房室瓣关闭不全,以及左心房增大等异常改变。

ER4-7-19 右旋心,校正型大动脉错位

【影像学检查的评价】

普通 X 线平片对有室间隔缺损和肺动脉狭窄的左位型、校正型大动脉错位多可提示诊断,但是诊断限度较大。

超声为本病的首选影像学检查方法,但是判断大动脉的连接关系效果欠佳。

MRI、MSCT、X 线心血管造影检查对本病的诊断效果均良好,为确证检查方法。

四、心脏位置异常

【概述】

1. **心脏移位** 由胸肺疾患或畸形所致心脏位置的改变被称为心脏移位(cardiac displacement),常见原因有:全肺或广泛的肺叶不张、广泛胸膜肥厚、一侧肺不发育等,牵扯心脏向患侧移位;大量胸水或气胸等推压心脏向健侧移位。胸廓畸形、鸡胸、漏斗胸、扁平胸等也可能造成心脏位置的偏离。这些继发的心脏移位本身并无循环功能异常,只是随原发病变进展或时间推移,可引起不同程度的心功能异常,引发肺心病。

2. **心脏异位** 心脏异位(cardiac malposition)系心脏位置的先天异常。根据心脏在胸腔的位置,心脏轴线的指向,可将心脏位置分为左位心(levocardia)、右位心(dextrocardia)和中位心(mesocardia)三种。而腹部内脏的位置可分为:内脏正常位(viscero-situs solitus,胃、脾在左侧,右肺三叶、左肺两叶,主支气管与肺动脉呈相应的正常分支和相对位置关系)、内脏转位(viscero-situs inversus,肝在左侧,胃、脾在右侧)和内脏异位(visceral heterotaxia,又称不定位 situs indeterminate,肝脏居中,又称水平肝,胃的位置不定,可居中或偏左、偏右)。

根据心脏在胸腔内的位置并参考内脏位置,心脏异位分为以下 5 个基本类型(ER4-7-20):

(1)正常左位心:心脏轴线左位,内脏位置正常。

ER4-7-20 心脏异位示意图

（2）镜面右位心：心脏轴线右位，内脏完全转位。

（3）单发右位心或右旋心：心脏轴线右位，内脏位置正常。

（4）单发左位心或左旋心：心脏轴线左位，内脏转位或异位。

（5）中位心：心脏轴线居中，内脏位置不定。

心脏位置异常与心脏的发育畸形常合并存在，而且与房室转位、心内复杂畸形有较密切的关系，但心脏位置仍依其轴线而定。

【影像学征象和诊断】

1. 普通X线检查　X线平片根据显示的胃泡和肝脏，可推测内脏-心房位置，并以心脏轴线的指向判定心脏位置（图4-7-31、图4-7-32）。X线胸片根据所示左、右主支气管以及肺动脉的相应位置关系，也可推测心房位置，根据上纵隔阴影可初步分析为左或右位升主动脉。

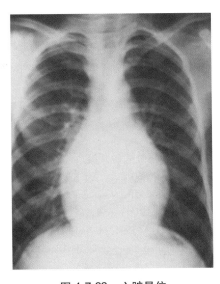

图4-7-32　心脏异位

X线平片所见：中位心，心脏轴线和心尖居中，经X线心血管造影证实为左位型校正型大动脉错位，心室转位，心房正位，合并房间隔缺损

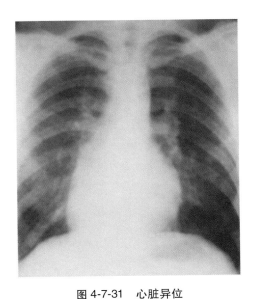

图4-7-31　心脏异位

X线平片所见：右旋心或单发右位心，心脏轴线偏右，内脏位置正常，胃泡在左，主动脉弓及降主动脉在左侧。本病例合并校正型大动脉错位和左侧房室瓣关闭不全

2. 超声心动图　二维超声可确定心脏的位置。内脏转位时，肝在左侧，下腔静脉亦转至腹主动脉的左侧，结合心脏回声在胸腔的左或右侧，可做出镜面右位心、右旋心或左旋心的诊断。根据左心房与肺静脉相接、右心房与腔静脉相接的规律，分辨左、右心房，进而分析心房是正位还是转位。超声依据检出瓣叶的数目，二尖瓣口呈椭圆形、三尖瓣口呈三角形、三尖瓣起点低于二尖瓣等形态改变，可以分辨二、三尖瓣。根据左心室内膜回声较右心室薄而平，无肌束回声，结合右心室与三尖瓣相连、左心室与二尖相连的原则，明确有无心室转位。

3. MRI与CT　MRI和MSCT成像范围大，有利于显示胸腹部的脏器，能准确显示左、右心房，甚至心耳的形态，左、右主支气管和肺动脉的形态和位置，进而确定心房位置。体轴冠状位图像可显示下腔静脉与腹主动脉的相互位置关系，以及与心房的连接关系。

4. X线心血管造影　双向正侧位或/和轴位角度投照是X线心血管造影的基本体位，根据导管走行途径可判断内脏心房位置和心脏异位。

【影像学检查的评价】

普通X线检查可用于心脏异位的筛选检查，由于不能显示心腔内部结构，不能进行房-室、心室-大动脉连接和相互位置关系的分析，不能做出准确诊断。

超声心动图能准确做出本病的诊断与鉴别诊断，能直接显示并存畸形，为心脏异位的首选和确证检查方法。

MSCT和MRI的诊断价值高于超声心动图检查，可作为后者的补充检查手段。

目前，X线心血管造影检查已经基本不用于本病的诊断。

（张立仁　郑宏　刘加立

刘明　李坤成）

参 考 文 献

［1］陈炽贤.实用放射学.2版.北京:人民卫生出版社,1998:342-348.

［2］李坤成.心血管磁共振成像诊断学.北京:人民卫生出版社,1997:83-93.

［3］贾玲,徐予.冠心病的诊断与治疗.北京:军事医学科学

出版社,2002:25-29.

[4] 杨永宗.动脉粥样硬化性心血管病基础与临床.北京:科学出版社,2004:167-223.

[5] 戴汝平.心血管病 CT 诊断学.北京:人民卫生出版社,2000:60-101.

[6] 金征宇,张竹花,林松柏,等.十六层螺旋 CT 冠状动脉造影的初步探讨.中华医学杂志,2003,83(13):1150-1155.

[7] 张兆琪.缺血性心脏病磁共振成像.中国 CT 和 MRI 杂志,2003,1(1):56-60.

[8] White RD. MR and CT assessment for ischemic cardia disease. JMRI,2004,19(6):659-675.

[9] Becker CR, Knez A. Past, present, and future perspective of cardiac computed tomography. JMRI,2004,19(6):676-685.

[10] Koyama Y, Mochizuki T, Hiyaki J. Computed tomography assessment of myocardial perfusion, viability, and function. JMRI,2004,19(6):800-815.

[11] Manning WJ, Pennell DJ. Cardiovascular Magnetic Resonance. Philadelphia:Churchill Livingstone,2002:99-271.

[12] Flamm SD, Muthupillai R. Coronary artery magnetic resonance angiography. JMRI,2004,19(6):686-709.

[13] Jerosch-Herold M, Seethamraju RT, Swingen CM, et al. Analysis of myocardial perfusion MRI. JMRI, 2004, 19

(6):758-770.

[14] 陈炽贤.实用放射学.2 版.北京:人民卫生出版社,1993:352-358.

[15] 李坤成.心血管磁共振成像诊断学.北京:人民卫生出版社,1997:122-130.

[16] 李坤成,程克正,庞志显.心包积液的 MRI 诊断.中国医学影像技术,1995,11:139-140.

[17] 李坤成,程克正,庞志显.MRI 与超声心动图诊断肥厚型心肌病的对照研究.中国医学影像术,1995,11:45-47.

[18] 李坤成,李益群.心脏肿瘤的 MRI 诊断.中国临床医学影像杂志,1998,9:242-244.

[19] 王辰.肺栓塞.北京:人民卫生出版社,2003:174-259.

[20] 中华医学会呼吸病学分会.肺血栓栓塞病的诊断与治疗指南(草案).中华结核和呼吸杂志,2001,40:778-779.

[21] Iripornpitak S, Higgins CB. MRI of pimary malignant cardiovascular tumor. JCAT,1997,21:462.

[22] Klues HG, Schiffers A, Maron BJ. Phenotypic spectrum and patterns of left ventricular hypertrophy in hypertrophic cardiomyopathy:Morphologic observations and significance as assessed by two-dimensional echocardiography in 600 patients. J Am Coll Cardiol,1995,26:1699-1701.

第五篇

呼 吸 系 统

第一章

检 查 方 法

第一节　X线检查

胸部摄片（chest radiography）是呼吸系统疾病中最基本的检查方法，多为首选应用。胸部摄片适用于具有胸部疾病临床表现的患者，并用于健康体检和肺癌筛查。采用正位胸片与侧位胸片可全面观察病变的部位和形态，对于两肺弥漫分布病变如弥漫结节、弥漫间质及弥漫片状影像，一般用正位胸片即可满足诊断需要。胸部数字X线摄片包括CR和DR。胸部摄片一般采用立位投照，对于卧床患者和婴幼儿采用卧位或坐位投照。摄片条件不合适、体位不正，或呼气位胸片如不全面分析，可导致误诊。

第二节　CT检查

CT是呼吸系统疾病的主要诊断方法。CT用于进一步确定及诊断胸部X线片上发现的病变。对临床疑有胸部病变但胸片未能发现异常者需要CT进一步检查，CT还可对肺部肿瘤分期及随访，对肺癌高危人群行低剂量CT筛查，对肺内病变行CT导向经皮穿刺活检。

1. **呼吸系统常规CT检查**　包括CT平扫（nocontrast CT scan）和增强扫描（contrast CT scan）。患者取仰卧位，从肺尖至肋膈角连续扫描。普通扫描层厚为8mm或10mm。CT薄层扫描层厚多为1.5~4mm，用于细微病变和弥漫性病变等检查。CT增强扫描采用含碘的对比剂，对比剂用量一般为100ml，由肘静脉经压力注射器注入。增强扫描用于肺门及纵隔淋巴结肿大、肺内结节病灶和血管病变的诊断与鉴别诊断。注射造影剂后在感兴趣层面上以秒为单位选择一定时间范围连续扫描称动态CT扫描（dynamic CT scan），常用于肺结节的诊断。

2. **高分辨率CT扫描**　高分辨率CT（high resolution CT，HRCT）扫描层厚一般为1.0~2.0mm，适用于肺内小结节、支气管扩张及肺内弥漫病变。对于肺内孤立结节，扫描范围应包括整个病灶。肺弥漫性病变的HRCT扫描可采用具有代表性的3个层面，即主动脉弓层面、气管分叉层面和膈上方层面。也可在全肺以相同的间隔取6~8个层面，或每隔1cm扫描一层。

3. **螺旋CT图像重建**　呼吸系统疾病常用的重建方法有病灶的多平面重组、支气管的曲面重组、病变的三维重建、CT血管成像和支气管仿真内镜等。

4. **能量CT**　能量CT在胸部疾病诊断方面，已有较深入的研究。双能减影和能谱成像技术，有助于病变的早期发现和诊断。

第三节　MRI检查

肺脏质子密度低，磁敏感性不均匀，并且由于呼吸运动和心脏搏动，以及肺内血流灌注和弥散系数的影响，胸部MRI成像应用受到限制。呼吸系统的MRI检查主要用于纵隔的肿瘤和血管病变、肺门血管异常和淋巴结肿大、肺部肿瘤和胸壁病变等。对于不适于碘造影剂者，可用MRI增强检查。

在检查方法上采用自旋回波（SE）及快速自旋回波（FSE）序列，作T_1WI、T_2WI和脂肪抑制像。层厚5~10mm，间距5~10mm。以横轴位为主，结合冠状位和矢状位成像。对血管病变的鉴别可加用梯度回波序列（TFE、FFE）。MRI增强扫描可进一步诊断血管疾病，对胸部肿物进行鉴别诊断。造影剂Gd-DTPA的成人用量为15~20ml。

随着高场MRI的应用，以及快速成像序列和相应的成像技术的开发，促进了肺部疾病MRI应用的研究。对肺癌诊断、分期和疗效评估，以及对于肺栓塞和肺功能检查也有较深入的研究。

第四节　超 声 检 查

B型超声（B-ultrasound）显像是脏器结构各微小

界面反射的超声回波强弱不同,形成亮度不等的光点,显示在荧光屏幕上构成脏器的断层切面图像。根据回波类型(全反射型、强反射型、弱反射型、无反射型或极弱反射型)做出疾病诊断。B 型超声可诊断胸腔积液及包裹性积液,确定胸腔积液的量,并可确定穿刺引流部位。

超声检查可以鉴别纵隔囊性及实性肿物,还可以显示周围型肺癌、结核球、炎性假瘤及肺脓肿的肿块。但 B 型超声独立做出定性诊断比较困难。

第五节 核医学检查

一、PET/CT

(一) 肺癌是 PET/CT 最常应用的疾病之一

^{18}F-FDG PET/CT 对肺癌的诊断主要用于:肺癌分期,PET/CT 可根据肺门和纵隔淋巴结有无代谢,确定胸内淋巴结有无肿瘤转移。可较早发现肺癌在其他部位的转移。PET/CT 提高了肺癌的 TNM 分期的准确率,有助于选择治疗方案和评估预后。

(二) 评价治疗效果

根据肿瘤的形态和代谢情况确定肿瘤在治疗后是否消失,有无复发、转移和残存病变。

(三) 肺癌早期发现和鉴别诊断

PET/CT 对于肺癌的检出和鉴别诊断具有参考价值。在肿瘤鉴别诊断方面,通常使用 SUV 高于 2.5 作为恶性肿瘤的指标。

(四) ^{18}F-FDG

PET/CT 也用于纵隔肿瘤、胸壁肿瘤的早期发现和鉴别诊断。

二、SPECT

SPECT/CT 不仅进行病变的功能显像,同时获得病变部位的解剖定位。SPECT 通气/灌注断层显像可显示肺栓塞小栓子的灌注缺损,提高亚段肺栓塞的诊断水平。

(李铁一 马大庆)

第二章

应用解剖学

根据肺的呼吸功能,可将支气管肺泡分为导气部和气体交换部。气管、支气管直至终末细支气管的各级支气管分支属于导气部分。呼吸性支气管、肺泡管、肺泡囊和肺泡为气体交换部分。支气管肺泡是肺解剖结构的主架,其周围有血管、淋巴组织及神经分布。肺有呼吸功能,并且还能分泌保持肺泡膨胀状态的肺泡表面活性物质,对在形成血管作用物质、溶纤维素和免疫等方面有重要作用。

第一节 导 气 部 分

气管和支气管的分支特征 气管于第 7 颈椎椎体上缘水平与喉相接,在食管的前方下行,在第 4 或第 5 胸椎水平分为左、右主支气管。两侧主支气管再继续逐级分支,分成肺叶支气管、肺段支气管、次肺段支气管等,直至终末细支气管,可分支 14～15 级(表 5-2-1),上叶支气管分级较少,中下叶支气管分级较多。支气管的分支形态犹如倒置的树,故称为"支气管树"。

主支气管和肺叶支气管的分支特征:右侧主支气管较粗短、陡直,长 1～4cm,与气管的延长线间形成 20°～40° 角。左侧主支气管较为细长、倾斜,长 5～7cm,与气管的延长线间形成 40°～60° 角。左、右主支气管间夹角为 60°～100° 角。

气管杈的中央部称隆突,以膜样韧带固定于心包及纵隔。右侧主支气管分出上叶、中叶和下叶支气管,分别进入右肺的上、中、下三个肺叶。右上叶支气管最先由右主支气管的后外侧壁发出。右主支气管则继续向外下走行,称为中间支气管。中间支气管再分支成右中叶支气管和右下叶支气管,右中叶支气管发自中间支气管的前壁,而右下叶支气管是中间支气管的直接延续。左侧主支气管分出上叶和下叶支气管,分别进入左肺的上、下两叶。左上叶支气管起于左主支气管的前外侧壁,左下叶支气管则为左主支气管的延续。

肺段支气管的分支特征:肺段支气管为三级支气管,其分支名称见表 5-2-2。

表 5-2-1 气道的级别与肺的划分

气道级别	气道的平均直径/cm	名称	肺的划分		营养血管
0	1.3~2.2	气管			支气管动脉
1	1.0	支气管			
2	0.7	叶支气管			
3	0.5	段支气管			
4	0.4	段支气管分支		肺段	
5~10	0.4~0.1	小支气管			
11~13	0.1~0.05	细支气管	初级小叶		
14~15	0.05	终末细支气管			肺动脉
16~18	0.05	呼吸支气管	腺泡		
19~20	0.05	肺泡管	次级小叶		
23	0.04	肺泡囊			
23	0.04	肺泡			

表 5-2-2　肺段支气管及其分支

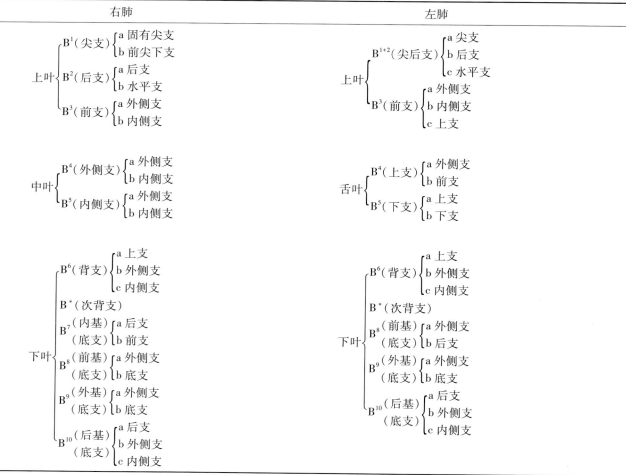

右上叶支气管分出三个肺段支气管,即尖段支气管(B¹)、后段支气管(B²)以及前段支气管(B³)。B¹、B²、B³独立分支(Ⅰ型)是最常见的分支方式,约占40%;B²独立分支,B¹和B³共干(Ⅱ型)占24%;B³独立分支,B¹及B²共干(Ⅲ型)占14%;从B³分出B¹,B¹及B²共干(Ⅳ型)占10%;B²及B³及共干,B¹独立分支(Ⅴ型)占10%;B¹缺如,由B²及B³分出B¹a、B¹b(Ⅵ型)占2%。

右中叶分出两个肺段支气管,即B⁴和B⁵,B⁴向外上走行,B⁵向前内走行。B⁴较B⁵管径小。

右下叶支气管分出B⁶、B⁷、B⁸、B⁹、B¹⁰,肺段支气管。于B⁶下方分出次背段支气管B*,较常见,占40%。B⁶从右下叶支气管后壁发出。

左上叶的B¹及B²共干(B¹⁺²),B³独立分支。从B¹⁺²分出三个分支,即Ba¹⁺²,Bb¹⁺²,Bc¹⁺²,Ba¹⁺²分布于外区。B⁴在后第八肋间水平分出Ba⁴,Bb⁴,Ba⁴向肺门前走行,Bb⁴向肺门前下走行。B⁵分出Ba⁵,Bb⁵,Bb⁵向前下稍向外走行,Bb⁶向前下走行。

左下叶支气管分出B⁶、B⁷、B⁸、B⁹、B¹⁰,B⁷大多数缺如。有时在B⁶下相当于后第8肋间水平分出次背段支气管B*。

第二节　换 气 部 分

第1、2、3级呼吸性支气管、肺泡管、肺泡囊及肺泡为肺的气体交换部分。随着年龄的不同,肺泡在肺中所占的比率也不相同,新生儿肺泡占30%～40%,青壮年占60%～70%,40岁以后肺泡的比率又下降。

右肺由上、中、下三个肺叶构成,左肺由上、下两个肺叶构成,每个肺叶又由2～5个肺段构成。肺段以下还可以分成不同级别的肺单位。

一、小叶

又称 Miller 次级小叶,是肺的解剖单位。小叶支气管相当于14～15级支气管,管径约为0.05mm。小叶呈圆锥状,大小约为10～25mm。小叶之间有结缔组织分隔,其中有小叶静脉及淋巴管。

二、腺泡

是一级呼吸性支气管所属的肺组织,大小约为6～8mm。腺泡是肺的功能单位。

三、Miller 初级小叶

是一个肺泡管所属的肺组织,此单位与气体交换有关。

四、肺泡

肺泡是多面形有开口的囊泡。肺泡表面有两种上皮细胞。Ⅰ型上皮细胞呈扁平形状,比较小。Ⅱ型上皮细胞呈立方形,比较大,细胞质内有嗜锇板层小体,它释放的内容物涂布于肺泡上皮表面,具有降低肺泡表面张力、稳定肺泡直径的作用。肺泡壁上有毛细血管网。肺泡上皮、上皮基膜、毛细血管内皮及内皮的基膜共同组成了气血屏障。肺泡上皮的结缔组织是支气管壁固有层的延伸,弹力纤维分布呈网状,起支架作用,并可调节支气管肺泡的容积。肺泡壁中有结缔组织细胞和白细胞。吞噬细胞既可在肺泡壁上,又可分布于肺泡腔中。

了解肺的侧支通气是很重要的。所谓侧支通气是指肺泡内的气体不直接来自分布到该部位的支气管,而是来自其他途径。侧支通气可分4类:①小叶内侧支通气:是指经 Kohn 孔和 Lambert 管的侧支通气。Kohn 孔是肺泡壁上的小孔,直径约 $7 \sim 9\mu m$。Lambert 管是终末细支气管远端的上皮小管,与邻近的肺泡相通;②小叶间侧支通气:当小叶分隔不全时,通过小叶内侧支通气的途径进行;③段间侧支通气可以是由于段间分隔不全,因而经小叶内侧支通气的途径发生侧支通气;④叶间侧支通气:叶间裂不全时,相邻肺叶、肺段支气管发生连通。第③、④类实际上是解剖变异。

第三节 肺 的 血 管

根据血管的功能和来源不同,肺血管可分为肺动脉、肺静脉系统和支气管动脉、支气管静脉系统。肺动脉、静脉系统是肺的功能血管,支气管动、静脉是肺的营养血管。

一、肺动脉和肺静脉

肺动脉由右心室发出,在正中线偏左侧分出左、右肺动脉,分别进入左肺和右肺。右肺动脉经升主动脉和上腔静脉的后方分为上、下两支。上支较小进入右肺上叶,下支较大,又称叶间动脉,发出分支分别进入右中叶和右下叶。左肺动脉位置稍高,横跨降主动脉前方,经左主支气管的上方,然后分为两支,分别进入左肺的上叶和下叶。肺动脉入肺后与同名支气管伴行。肺静脉起源于肺泡管、肺泡、胸膜、大支气管壁,经小叶间静脉、次肺段间静脉、肺段间静脉,最后汇合成左、右肺静脉的上干及下干进入左心房。在肺根处,左、右肺静脉的上支位于肺动脉的前下方,两侧肺静脉下支的位置较低,且靠近背侧。

二、支气管动脉和支气管静脉

支气管动脉从胸主动脉、肋间动脉发出,少数亦可起自锁骨下动脉或头臂干。两侧可各为一支或数支。发出后沿左、右支气管从肺门进入肺内。围绕于支气管的周围。支气管动脉为肺的营养血管。一般认为支气管动脉分布于呼吸细支气管以上的肺间质内,关于支气管动脉是否分布到肺泡管和肺泡壁的问题目前尚有争论。支气管静脉分为深、浅两种。浅支气管静脉引流肺外支气管、肺胸膜及肺门淋巴结的静脉血,经奇静脉、半奇静脉或肋间静脉,至上腔静脉返回右心房。深支气管静脉收集肺内支气管静脉血并和肺静脉有吻合,最后经肺静脉入左心房。

第四节 肺 的 淋 巴

肺是一个淋巴循环异常丰富的器官。肺淋巴管网可分成三组,即胸膜淋巴管网、血管周围淋巴管网和支气管周围淋巴管网。肺的淋巴引流可分为深浅两层。胸膜淋巴管网属于浅层,分布于胸膜内,在胸膜中再汇集成几支主要淋巴管,引流入肺门淋巴结。血管周围和支气管周围淋巴管网属于深层,首先在肺泡管周围形成淋巴管丛,并汇集成几支淋巴管,这几支淋巴管包绕于支气管、肺动脉和肺静脉的外周最后引流至肺门淋巴结。深浅两层淋巴管之间有吻合支。

一、胸内淋巴结的分布

胸内淋巴结包括两组,即胸壁淋巴结和脏器淋巴结。

(一)胸壁淋巴结

胸壁淋巴结又分为前胸壁淋巴结、后胸壁淋巴结和膈淋巴结三组。前胸壁淋巴结位于胸骨两侧的胸壁和胸膜之间,每侧各有 4~8 个淋巴结,左侧最后引流经胸导管,右侧注入右支气管纵隔淋巴干。后胸壁淋巴结位于肋骨小头附近,收集胸后壁的骨骼、肌肉及胸膜的淋巴,最后引流入胸导管及乳糜池。膈淋巴结包括前、中、后三组。前组位于胸骨剑突根部后方,接受前部膈及壁胸膜的淋巴。其输出管注入前胸壁淋巴结。中组位于膈神经周围,接受膈中部、心包及肝的淋巴,引流至中纵隔淋巴结。后组位于膈后部脊柱旁,与腰椎旁的淋巴结相连,引流至后纵隔淋巴结。

(二)脏器淋巴结

脏器淋巴结可分为三组,即前纵隔、中纵隔及后纵隔淋巴结。前纵隔淋巴结分上、下两组。上组称血管前淋巴结,右侧者位于上腔静脉和无名静脉之前,称静脉前淋巴结;左侧者位于主动脉弓和左颈总动脉起始部,称动脉前淋巴结。血管前淋巴结接受前纵隔、肺尖部、纵隔胸膜、心脏及心包的淋巴。下组前纵隔淋巴结位于胸骨柄之后部,接受前下纵隔、横膈及肝脏的淋巴,其输出管注入支气管纵隔干或胸导管。

中纵隔与肺淋巴结可分为 4 组,即气管旁淋巴结、气管支气管淋巴结、气管分叉下淋巴结和支气管肺淋巴结。气管旁淋巴结沿气管两侧排列;气管支气管淋巴结位于气管与两侧支气管的交角处。位于奇静脉旁者称奇静脉淋巴结,位于主动脉旁者称主动脉淋巴结,位于动脉导管旁者称导管淋巴结;气管分叉下淋巴结位于支气管分叉之间,直至下叶支气管起始部位;支气管肺淋巴结又称肺门淋巴结,位于支气管及肺动脉的分支角处。一般认为肺门淋巴结仅分布于第 3 级以上的支气管和相伴随的肺动脉的分支角内。在第 4、5 级分支部位有淋巴小结出现,又称淋巴滤泡,但淋巴小结不是一个恒定的淋巴组织结构。

后纵隔淋巴结位于食管和胸主动脉之间,接受心包、横膈后部及气管的淋巴,输出管注入胸导管。

二、肺的淋巴引流

根据淋巴引流的范围,每侧肺均可分为上、中、下

三个区,这种分区与肺叶的划分是不一致的。

右肺上区指右肺上叶的前内部,该处的淋巴引流至右肺上部的肺门淋巴结、右气管支气管淋巴结、右气管旁淋巴结以及右前纵隔血管前淋巴结。右肺中区包括右肺上叶的后外侧部、右中叶以及右下叶的上部,该区的淋巴引流至右侧中部的肺门淋巴结、右气管支气管淋巴结、右气管旁淋巴结及气管分叉下淋巴结。右肺下区指右下叶的基底部,该区的淋巴引流至右侧下部的肺门淋巴结、气管分叉下淋巴结及后纵隔淋巴结。左肺上区指左肺上叶的上部。该区的淋巴引流至左侧上部肺门淋巴结、左前纵隔血管前淋巴结、主动脉淋巴结及左气管旁淋巴结。左肺中区包括左肺上叶的下部和下叶的上部。该区的淋巴引流至左侧中部的肺门淋巴结、气管分叉下淋巴结、左前纵隔淋巴结及左气管旁淋巴结。左肺下区指左肺下叶的下部。该区的淋巴引流至左侧下部肺门淋巴结、气管分叉下淋巴结及后纵隔淋巴结(表 5-2-3)。

表 5-2-3　肺的淋巴引流

分区	范围	引流淋巴结
右上区	右上叶前部——	右侧上部肺门淋巴结 右侧气管支气管淋巴结 右气管旁淋巴结 右前纵隔血管前淋巴结
右中区	右上叶后外部 右中叶　　—— 下叶上部	右侧中部肺门淋巴结 右侧气管支气管淋巴结 右侧气管旁淋巴结 气管分叉下淋巴结
右下区	下叶基底部——	右侧下部肺门淋巴结 气管分叉下淋巴结 后纵隔淋巴结
左上区	左上叶上部——	左侧上部肺门淋巴结 左前纵隔血管前淋巴结 左气管旁淋巴结 主动脉淋巴结
左中区	左上叶下部　—— 左下叶上部	左侧中部肺门淋巴结 气管分叉下淋巴结 左前纵隔淋巴结 左气管旁淋巴结
左下区	左下叶下部——	左侧下部肺门淋巴结 气管分叉下淋巴结 后纵隔淋巴结

第五节 胸 膜

胸膜属浆膜,分为血管层、纤维层及内皮层。胸膜又可分为被覆在肺表面的脏胸膜和衬附于胸壁内面、纵隔外侧面和膈上面的壁胸膜,两者之间的窄隙称胸膜腔。壁胸膜按其所在的位置分为四个部分,即胸膜顶、肋胸膜、膈胸膜及纵隔胸膜。在各壁胸膜互相转折处夹有小空隙,肺脏不伸入其间,此间隙即为胸膜窦,包括膈纵窦及肋纵窦。壁层的胸膜有肋间神经及膈神经的分支分布。脏层的胸膜向肺实质内伸入可形成叶间胸膜。

壁胸膜和脏胸膜在肺根处相互移行,移行部的胸膜紧贴肺根并下延形成双层的肺韧带。

(李铁一)

第三章

胸部正常影像表现

第一节 正常胸部 X 线表现

正常胸部 X 线影像是胸腔内、外各种组织和器官重叠的影像,熟悉各种影像的正常及变异的 X 线表现是胸部影像诊断的基础(图 5-3-1)。

一、胸廓

在胸片上胸廓的影像包括软组织与骨骼,正常胸廓两侧对称。

(一)软组织

胸廓软组织在 X 线片上可显示不同密度影像,于后前位胸片上可见到正常软组织结构。

1. 胸锁乳突肌与锁骨上皮肤皱褶 胸锁乳突肌自胸骨柄及锁骨胸骨端,斜向后上止于乳突,在两肺尖内侧形成外缘锐利、均匀致密阴影,当颈部偏斜时,两侧影像可不对称,易误为肺尖部病变。

锁骨上皮肤皱褶为锁骨上缘 3~5mm 宽的薄层软组织影,与锁骨平行,内侧与胸锁乳突肌影相连并略

成直角,系锁骨上皮肤及皮下组织的投影。如肥胖者锁骨上窝不凹陷或有肿块时,则此影不显。

2. 胸大肌 胸大肌在肌肉发达的男性,于两肺中部的外侧形成扇形均匀致密影,下缘呈斜形曲线,由肺野伸向腋部,一般右侧较明显,不可误为病变。

3. 女性乳房及乳头 女性乳房在两下肺野形成对称的密度增高影像,下缘呈半圆形,轮廓清楚,并向外与腋部皮肤连续,上缘密度逐渐变淡以至消失。有时两侧发育不等,或因病切除术后,两侧不对称,勿将对侧乳房阴影误为肺内病变。

乳头于两肺下野可形成边缘清楚的小圆形致密影,一般左右对称。有时亦见于男性,勿误为肺内结节病灶。

4. 伴随阴影 在肺尖部沿第 2 后肋骨的下缘,可见 1~2mm 宽的线条状阴影,称为伴随阴影。此为胸膜在肺尖部的反折处及胸膜外肋骨下的软组织所形成。

(二)骨骼

1. 肋骨 肋骨起自胸椎两侧,后段呈水平向外走

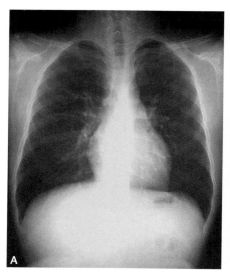
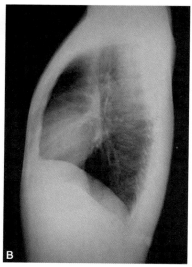

图 5-3-1 胸部正位和侧位片
A. 胸部正位片;B. 胸部侧位片

行,前段自外上向内下倾斜走行形成肋弓。前段扁薄,后段较厚而圆,显影清晰,一般两侧对称,第1~10肋骨前端有肋软骨与肋骨相连,肋软骨未钙化时不显影。约于25~30岁开始出现肋软骨钙化,通常是第1肋软骨首先钙化,以后自下部肋软骨依次向上钙化。钙化程度随年龄的增长而逐渐增多,X线表现为沿肋软骨边缘呈条状钙化,并与肋骨皮质相连,或为肋软骨内部的斑点状钙化,勿误认为肺内病变。

肋骨常见先天性变异有:

(1)颈肋:发生于一侧或两侧,由第7颈椎处发出,表现为短小的肋骨。

(2)叉状肋:肋骨前端呈叉状,有时一支明显,另支短小或仅为肋骨上的突起,勿误为骨质增生。

(3)肋骨联合:常见于第5、6肋骨后部,相邻肋骨局部呈骨性联合,或呈关节样,肋间隙变窄。

2. **锁骨**　锁骨位于两肺上部,与第1肋骨前端相交,内侧缘与胸骨柄构成胸锁关节。在锁骨内侧下缘有半圆形凹陷,为菱形韧带附着处,称"菱形窝",不可误认为骨质破坏。

3. **肩胛骨**　肩胛骨在标准投照后前位胸片上,一般应投影于肺野之外,如上肢旋转不够可重叠于肺野的上外侧,呈平行带状影,不可误认为胸膜肥厚。青春期肩胛骨下角可出现二次骨化中心,勿误为骨折。

4. **胸骨**　胸骨由胸骨柄、体及剑突构成,柄与体交界处向前突出称胸骨角,相当于第2肋骨的前端。在后前位胸片上,大部分胸骨与纵隔阴影重叠,仅有胸骨柄两侧边缘可以突出于纵隔阴影之外,投照位置略有偏斜尤为常见,有时会误认为气管旁淋巴结增大或肺内病变。

5. **胸椎**　胸椎在标准后前位胸片上于纵隔阴影内,第1~4胸椎清楚可见。胸椎横突可突出于纵隔阴影之外,勿误认为增大淋巴结。

二、气管和支气管

(一)气管

气管起于喉部环状软骨下缘,相当于第6~7颈椎平面,在后前位胸片上,气管位于上纵隔中部。气管长约10~13cm,宽为1.5~2cm,在第5~6胸椎平面分为左、右主支气管,左、右主支气管下壁连接处形成隆突。

(二)支气管及其分支

在标准后前位胸片上,可以显示气管,而在加深曝光可见到左、右主支气管。在侧位片上,左侧主支气管倾斜度较大,呈椭圆形透亮影。右侧主支气管倾斜度较小,呈管状透亮影。

两侧主支气管分别分为肺叶支气管,继而又分出肺段支气管,经多次分支,最后分支为终末细支气管(表5-3-1)。

表5-3-1　两侧支气管分支名称

右侧		左侧	
上叶	1　尖支	上叶	上部
	2　后支		1+2　尖后支
	3　前支		3　前支
中间支气管		舌部	
中叶	4　外支		4　上支
	5　内支		5　下支
下叶	6　背支	下叶	6　背支
	7　内基底支		7+8　前内基底支
	8　前基底支		9　外基底支
	9　外基底支		10　后基底支
	10　后基底支		

三、肺

(一)肺野

两侧肺部影像称为肺野,在胸片上呈透明区域。两侧肺野透明度相同,深吸气时肺内含气量增多,透明度增高,呼气时则透明度减低。

为了便于指示病变部位,通常采用横及纵的划分(ER5-3-1)。

ER5-3-1　肺野分区

纵的划分,由肺门向外至肺野外围分为三等分,把肺野划分为内、中、外三带。

横的划分,分别在第2、4肋骨前端下缘引一水平线,即将肺部分为上、中、下野。肺尖区为第1肋圈外缘以内部分。锁骨下区为锁骨以下至第2肋圈外缘以内部分。

(二)肺叶及肺段

1. **肺叶**　右肺分为三叶,即上、中、下肺叶;左肺分为两叶,即上、下肺叶。

(1)右肺上叶:右肺上叶占据右肺野的上、中部,后缘以斜裂与下叶为界,下缘以横裂与中叶分隔。

(2)右肺中叶:右肺中叶呈三角形,位于右肺的前下部,上缘以横裂与上叶为界,下缘以斜裂与下叶分隔。在正位片上,中叶上缘以横裂与上叶分界,不相重叠,内端直达右心缘,下缘自横裂最外端向内,向下斜行至右膈内侧部,不参与右肋膈角区显影。

（3）右肺下叶：右肺下叶位于右肺后下部，以斜裂与上叶及中叶分界。

右肺三叶，在侧位胸片上以斜裂及横裂为界，基本上不互相重叠。在正位胸片上、上叶与中叶以横裂分隔，不相互重叠。下叶上缘一般起自第5胸椎水平，向外、下斜行，沿第5肋下行至肺野外侧部，该线以下的肺野直至膈肌均为下叶所占据。因此，下叶的上部与上叶的下部重叠，下叶的下部与中叶重叠，只有肋膈角区为下叶所独占。

（4）左肺上叶：以左肺斜裂分左肺上、下两叶。左肺上叶相当于右肺上叶和中叶所占据的肺野。

（5）左肺下叶：左肺下叶相当于右肺下叶所占据的肺野，大致相同。

1）副叶：肺的分叶可有先天变异，额外的肺叶即为副叶。副叶是由副裂深入肺叶内形成。其中有：

2）奇叶：因奇静脉位置异常，分隔右肺上叶内侧部分成为奇叶，奇静脉与周围的胸膜反折形成奇副裂，奇副裂呈细线状影，自右肺尖部向内、下走行至肺门上方，终端呈一倒置的逗点状，是奇静脉断面的垂直投影。奇叶发生率约为0.5%。

3）下副叶（心后叶）：下副裂分隔内基底段形成独立肺叶，呈细线条影，由膈面内侧向上，内斜行达肺门，下副裂长短随深入程度而不同，其内侧部即为下副叶。较常见，发生率约6%～10%，两侧均可发生，以右侧多见。后副叶，后副裂相当于横裂同一平面，分隔背段为单独肺叶，以右侧较多见。

4）左中副叶：左横副裂分隔舌叶与上叶，构成独立肺叶，即左中副叶。

2. **肺段**　肺叶由2～5个肺段组成，各有单独的支气管。肺段通常呈圆锥形，尖端指向肺门，基底向着肺的外围。肺段的名称与相应的支气管一致（表5-3-2）。

表5-3-2　肺段名称

右侧	左侧
上叶	固有上叶
1　尖段	1+2　尖后段
2　后段	3　前段
3　前段	
中叶	舌叶
4　外段	4　上段
5　内段	5　下段
下叶	下叶
6　背段	6　背段
7　内基底段	7+8　前内基底段
8　前基底段	9　外基底段
9　外基底段	10　后基底段
10　后基底段	

（1）右肺上叶肺段

1）尖段：上缘为胸膜圆顶部，内侧与上纵隔相接，外缘自肺门上部始向外上走行达第1前肋间。正位呈圆锥形，位于右肺上叶的内侧，侧位略成"V形，尖端指向肺门。

2）后段：位于横裂上方，上缘分界不清达第1肋前肋间。正位近楔形，内缘短，外缘较长，侧位下缘以斜裂为界，前缘下部较垂直且短，上部较长向后上斜行，约达第2胸椎水平。

3）前段：正位近似楔形，下缘以横裂为界。侧位下缘以横裂为界，前缘与前胸壁相接，后缘短且垂直，于肺门上部与后段的前下部相邻，上缘向前上走行与尖段前缘毗邻。

（2）右肺中叶肺段

1）外段：正位略呈长方形，在中叶后外侧部。侧位似三角形，尖端达肺门，上缘由横裂分隔，下缘以斜裂分界，前缘模糊不达前胸壁。

2）内段：正位略呈方形，分布于中叶的前内侧。侧位呈三角形，上缘以横裂，下缘以斜裂为界，前缘接前胸壁，后缘不清，远离肺门。

（3）右肺下叶肺段

1）背段：正位呈卵圆形，占据右中肺野内缘接纵隔与肺门区重叠，上缘清楚，下缘模糊。侧位呈三角形，前缘以斜裂为界，后缘接后胸壁，下缘不清。

2）内基底段：正位在肺门下心膈角区，与右心缘重叠，是基底段中最小，最内侧之肺段，侧位呈三角形，位于心影后，基底部与膈面相接。

3）前基底段：正位似三角形，尖端指向肺门，基底部位于右肋膈角区。侧位由肺门向下至膈面呈三角形，前缘以斜裂分界。

4）外基底段：位于下叶的后外侧，正侧位均呈三角形，尖端指向肺门，基底部与膈面相接，位于前、后基底段之间，相当于腋中线区域。

5）后基底段：正位似三角形，尖端指向肺门，基底部与膈面内侧相接，内缘接纵隔与右心缘重叠，分布于下叶的后内侧，侧位似菱形，分别指向肺门及后肋膈角，分布于后肋膈角区。

（4）左肺固有上叶肺段

1）尖后段：左肺上叶尖后段是一共同的肺段支气管，相当于右上叶的尖段与后段。

2）前段：除比右上叶前段较大及下缘向前、下倾斜走行外，大致同右上叶前段。

3）舌叶上段与下段：舌部上、下段分布于左肺上叶的前下部。在正位上，由左肺门水平向下沿左心缘至心膈角区，上、外缘不清，向外可达中带或外带。侧位舌部呈三角形，尖端指向肺门，下缘以斜裂分隔，上缘不清，前缘接前胸壁。

（5）左肺下叶肺段：左肺下叶内基底段较小并入

前基底段。因左下叶前内基底段内缘紧接左心缘,其余各段与右下叶分布大致相似。

（三）肺门

肺门影的结构,是肺动脉、肺静脉、支气管及淋巴组织的投影。肺动脉和肺静脉的大分支为主要组成部分,以肺动脉为主。

在正位片上,肺门位于两肺中野,内带,通常左侧肺门比右侧高 1~2cm。右肺门由右上叶的后支静脉和下支静脉合成的下后干为右侧肺门的外上缘,与右下肺动脉构成较钝的夹角,称右肺门角。左肺门主要由左肺动脉及上肺静脉分支构成,行经左主支气管及上叶支气管间的左肺动脉弓形成半圆形影,勿误认为肿块。

侧位时,两侧肺门大部重叠,右侧肺门略偏前,右上肺静脉干及右叶间动脉在右侧肺门前方。右叶间动脉通常形成向前凸出的圆形阴影,边缘清楚,无分叶状,勿误认为病变。肺门后上缘为左肺动脉弓的投影,左肺动脉弓的下方可见左主支气管断面的椭圆形透亮影。

肺门大小、位置、形状和密度改变,可由多种病变引起。肺门增大见于肺血管病变、淋巴结增大及支气管腔内、外肿瘤等。若肺门角变成外凸,多因肺门邻近肿物所致。肺门影变小,见于肺门血管变细,因先天性肺动脉狭窄病变所致。肺门移位多见于肺不张或肺纤维化,累及上叶或下叶时,可使肺门上移或下降。肺门密度增高,常与肺门增大并存,如无肺门肿物多因肺门血管及支气管周围间质病变所致。

（四）肺纹理

肺纹理是自肺门向肺野呈放射分布的树枝状影,由肺动脉、肺静脉、支气管及淋巴管组成,主要是肺动脉分支。

肺纹理由肺门向外延伸逐渐变细,上肺野纹理较细,下肺野纹理较粗,以右下肺野明显。另可见略呈水平走行的肺静脉分支。

应注意观察肺纹理的多少、粗细、分布及有无扭曲变形等。

四、胸膜

胸膜在正常情况下,因菲薄,一般不显影。

（一）斜裂

右侧斜裂约起自第 5 后肋端水平,向前、下斜行大致平第 6 肋骨,止于距膈面前缘约 2~3cm 处,与膈顶平面约成 50° 角。左侧斜裂较右侧起点高,约在第 3~4 后肋端平面,因而倾斜度较大,前下端达肺的前下缘,与膈顶平面约成 60° 角。斜裂仅能在侧位片上显示,呈线状致密影,两侧斜裂常可同时出现,应识别之。

（二）水平裂

水平裂由肺外缘至肺门外侧近水平走行,约平第 4 前肋或第 4 前肋间,为右肺上叶与中叶之分隔,在正侧位片上均可显影。侧位片上水平裂后端起自斜裂中部,向前至肺的前缘,表现为线状致密影。但有时可呈双曲面,其内、外侧分别呈凸面向上及向下,一般水平裂不达肺的纵隔面,终达距右下肺动脉外 1cm 处。

五、纵隔

纵隔位于两肺中间,其上自胸廓入口,下至膈,前自胸骨后缘,后至胸椎之前,纵隔胸膜和肺门。

为了便于描述,分析病变,应行纵隔分区,其划分方法不一。兹就九个分区加以划分,其划分方法是:

在侧位胸片上,将纵隔划分为前、中、后及上、中、下九个分区。

前纵隔为胸骨之后,心脏、升主动脉和气管之前的狭长三角区。中纵隔相当于心脏、主动脉弓、气管和肺门所占据的区域。食管及食管以后为后纵隔。

自胸骨柄、体的交点至第 4 胸椎体下缘连一横线,横线以上为上纵隔。横线以下至肺门下缘水平线之间,为纵隔中部。肺门下缘水平线以下至膈为下纵隔。

纵隔的正常宽度受体位和呼吸影响,卧位或呼气时,纵隔变宽而短,立位或吸气时变窄而长,尤以小儿变化明显。

胸腺位于前纵隔上部,形态、大小差别很大,新生儿胸腺相对较大,青春期后逐渐萎缩。一叶胸腺增大则表现为一侧纵隔影增宽,双叶胸腺增大则表现为两侧纵隔影增宽。

正常时两侧胸腔压力平衡,纵隔位置居中。在一侧压力升高,如一侧大量胸腔积液或气胸,肺气肿及巨大占位性病变等,可使纵隔推向健侧;一侧压力减低,如肺不张或广泛胸膜增厚等,可使纵隔牵向患侧。

因炎症、淋巴结肿大、肿瘤、主动脉瘤、食管极度扩张及椎旁脓肿等可使纵隔呈局限性或普遍性增宽。

当支气管发生部分性阻塞时,改变了胸腔压力,导致两侧呼吸量不能均衡,因而在呼吸时发生左右摆动,称为纵隔摆动。

气体进入纵隔时,形成纵隔气肿。可在两侧纵隔显示透明的气带影,常伴皮下气肿。

六、膈

膈由薄层肌腱组织构成,分左、右两叶,各成圆顶状,位于胸、腹腔之间。

正位片上,内侧与心脏形成心膈角,外侧逐渐向下倾斜,与胸壁间形成尖锐的肋膈角。侧位片上,膈前端与前胸壁形成前肋膈角。圆顶后部明显向后、下倾斜,与后胸壁形成后肋膈角,位置低而深。因而下叶后基底部之肺野,在后前位胸片上被膈前部所遮盖。一般右膈顶在第5肋前端至第6前肋间水平,右侧膈通常比左侧高1~2cm。

平静呼吸状态下,膈运动幅度约为1~2.5cm,深呼吸时为3~6cm,膈运动大致两侧对称。

正常变异时膈形态、位置、运动可以有所改变。当部分膈较薄弱或张力不均时,膈穹窿上缘局部呈另一半圆形凸起,多发生于前内侧,称为局限性膈膨出。右侧较常见,深吸气时明显,并非病态,如鉴别困难时,可行气腹检查,以利识别。有时膈呈波浪状,吸气时可见3~4个弧形凸起,边缘相互重叠,深吸气时尤为明显。另外深吸气时附着于各前肋端的膈面,因过度牵引可出现数个小三角形突起,不要误认为胸膜粘连。

右侧膈前内侧局部膨出明显或右侧膈明显高举者,侧位片上,右膈前部与心影重叠部分,形成密度增高阴影,勿误认为中叶实质或叶间积液。

胸腔或腹腔压力改变,可致膈位置变化。当胸腔压力减低,如肺不张、肺纤维性病变,以及腹腔压力增高如妊娠、腹腔积液、腹部巨大肿瘤等,均可导致膈位置升高。反之,胸腔压力升高,可致膈位置降低,常见如肺气肿、气胸及胸腔积液等。

胸、腹腔炎症可使膈运动功能减弱,当膈膨出或膈神经麻痹时,可致膈运动功能减弱或丧失,则出现矛盾运动,即吸气时正常侧膈位置下降,而患侧膈位置上升,呼气时反之。

第二节　正常胸部CT表现

正常胸部CT影像是从横断面显示解剖(图5-3-2)和病变。CT的重建图像可从各个角度显示胸部解剖情况。

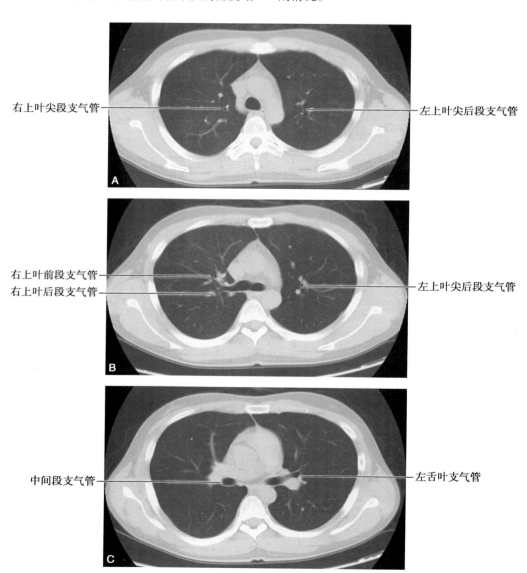

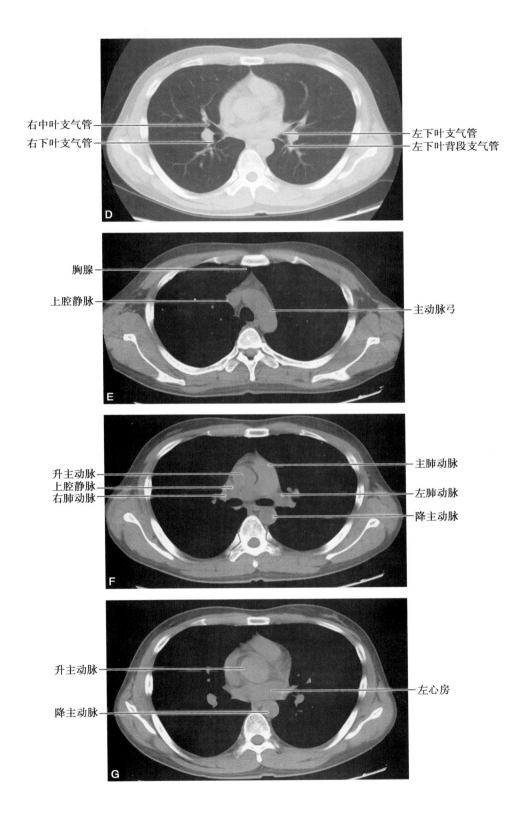

右中叶支气管　　　　　　　　　　　　　　　　　　　　　　　　　　左下叶支气管
右下叶支气管　　　　　　　　　　　　　　　　　　　　　　　　　　左下叶背段支气管

D

胸腺
上腔静脉　　　　　　　　　　　　　　　　　　　　　　　　　　　　主动脉弓

E

升主动脉　　　　　　　　　　　　　　　　　　　　　　　　　　　　主肺动脉
上腔静脉　　　　　　　　　　　　　　　　　　　　　　　　　　　　左肺动脉
右肺动脉　　　　　　　　　　　　　　　　　　　　　　　　　　　　降主动脉

F

升主动脉

　　　　　　　　　　　　　　　　　　　　　　　　　　　　　　　左心房

降主动脉

G

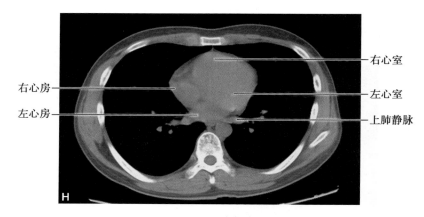

图 5-3-2　胸部 CT
A～D. 肺窗；E～H. 纵隔窗

一、胸廓

（一）软组织

纵隔窗显示胸壁胸壁的软组织。可见女性乳房影，可显示胸壁肌肉及腋窝内脂肪影。腋窝内血管不要认为是增大的淋巴结。

（二）骨骼

纵隔窗可显示骨骼，使用骨窗可进一步检查骨骼病变。CT 可显示骨骼的解剖形态，区分骨皮质和松质骨。CT 可见肋骨、胸锁关节、胸骨、胸椎和肩胛骨等。第 1 肋软骨钙化可突向肺内，不要误认为肺内病灶。螺旋 CT 三维重建可清楚显示胸部骨骼的形态（ER5-3-2）。

ER5-3-2　肋骨三维重建

二、气管和支气管

（一）气管

气管在 CT 横断位像多呈圆形或椭圆形，也可为马蹄形或倒梨状，在儿童呈圆形。在纵隔窗上，气管与周围大血管结构分界多较清楚。气管后壁为纤维膜，多呈均匀的线状影。40 岁以后气管软骨可钙化。在肺窗上，气管壁与周围结构难于区分，仅显示低密度的气管腔。在上腔静脉起始至奇静脉弓层面，气管的右侧后壁通常与右上肺相邻，此处气管壁厚度如超过 4mm，要注意有无气管壁或气管旁病变存在。

（二）支气管

右主支气管较左侧短而粗，多平面重组或三维重建可显示主支气管的长轴形态。常规 CT 检查能显示肺叶支气管和肺段支气管，薄层扫描可显示亚段支气管（表 5-3-3）。

1. 右侧支气管分支

（1）上叶支气管：右肺上叶支气管距隆突约 1～4cm，由右主支气管右缘近直角分支，向右上方进入右肺上叶。右上叶支气管长约 1～2cm，宽为 8～10mm，分为尖支、后支及前支三个肺段支气管。尖支呈垂直向上稍向外倾斜，并再分为两个分支。后支向后上走行，再分两支，一支向后，另支向腋部走行。前支向前外方呈水平走行，再分两支，一支向前，另一支向腋部走行。后段和前段支气管的腋分支，共同支配上叶腋部，构成所谓腋亚段。

表 5-3-3　两侧支气管分支名称

右侧		左侧	
上叶	1　尖支	上叶	上部
	2　后支		1+2　尖后支
	3　前支		3　前支
中间支气管		舌部	
中叶	4　外支		4　上支
	5　内支		5　下支
下叶	6　背支	下叶	6　背支
	7　内基底支		7+8　前内基底支
	8　前基底支		9　外基底支
	9　外基底支		10　后基底支
	10　后基底支		

（2）中间支气管：为右主支气管的直接延续，由右上叶开口以下至中叶开口间的支气管，长约 2～3cm，管径 10～11mm，无分支称中间支气管。

（3）中叶支气管:右肺中叶支气管开口于中间支气管下部的前壁,管径约 7mm,向前向外走行约 1.5cm 后,分为外支和内支肺段支气管。外支向外并稍向下走行,分布于中叶的后外侧区域。内支为中叶支气管直接延续部分,向前下走行,分布于中叶的内下部分。

（4）右下叶支气管:右肺下叶支气管主干甚短,管径约为 10mm,为中间支气管的延续部分,在中叶支气管开口的水平或稍下的后侧分出下叶背支。继续向后、向外走行,共分出五支肺段支气管。

1）背支:背支由下叶支气管上端后侧开口,管径与中叶支气管近端相等,在开口后约 0.5cm 处分为内分支、上分支和外分支,分别分布于背段的内、后及外侧部。

下叶支气管在分出背支后至分出 4 个基底支之前的主干,称为基底支气管干。基底支气管干又分为内基底支、前基底支、外基底支和后基底支 4 个分支。

2）内基底支:内基底支是下叶基底段支气管最小的第一分支,开口部距背支约 1.5cm,向内下走行直至膈面,分布于下叶基底部的前内侧部。

3）前基底支:前基底支是较大分支,开口于内基底支下约 1~2cm 处,由基底支气管干的前外侧分出,分布于下叶基底部的前外侧部。

4）外基底支:外基底支较前基底支细,为基底支气管干的第三分支,分布于下叶基底部的外侧部。

5）后基底支:后基底支向后下走行,可视为下叶支气管的直接延续,分布于下叶的后下部。

下叶基底支气管排列位置自外向内依次为前基底支、外基底支、后基底支、内基底支。在 45°斜位和侧位时,由前至后依次为前基底支、外基底支、后基底支。内基底支在 45°斜位时,位于外、后基底支之间。在侧位时位于前、外基底支之间。

2. 左侧支气管分支　左侧主支气管距隆突 5cm 处分出上叶和下叶支气管。

（1）上叶支气管:左肺上叶支气管长约 1~2cm,分出上部和舌部两支。上部相当于右上叶,舌部也称舌叶,相当于右中叶。

1）上部支气管长约 0.5~1cm,又分为尖后支与前支。

2）尖后支分为尖支与后支,相当于右上叶的尖支与后支。尖支较大,向上垂直走行。后支较小,向上、外,后走行。尖后支分布于左上叶的肺尖和后外侧部。

3）前支变异较大,分布于左上叶的前部。

舌部支气管即舌叶支气管,向前、向下稍向外斜行,自舌部支气管开口 1~2cm 处又分为上支及下支。

舌叶上、下支分布于左上叶的前下部。

（2）下叶支气管:左侧主支气管较长,分出上叶支气管后,向下延续部分为下叶支气管,无中间支气管,两下叶支气管开口部与隆突间距相接近。左下叶支气管向下、向外、向后走行。因心脏大部位于左侧胸腔内,左肺体积较右肺小,左肺下叶支气管分支与右肺下叶支气管分支不尽相同。左下叶内基底支较小,不从基底支气管干开口,通常开口于前基底支,成为前内基底支。因此,左下叶支气管有背支、前内基底支、外基底支、后基底支共 4 个分支。

三、肺

叶间裂位于肺叶的边界,肺段静脉位于肺段之间。支气管及肺动脉位于肺叶及肺段中心。

肺小叶由小叶核心、小叶实质和小叶间隔组成,正常情况肺小叶间隔不易显示,在高分辨率 CT 上偶可显示。在病变时可显示肺小叶的轮廓,肺小叶呈多边形,直径约 10~25mm。小叶肺动脉的断面可形成小结节影,位于小叶中心。小叶间隔构成肺小叶的边缘界,正常小叶间隔为均匀线状致密影,外围的肺小叶间隔和胸膜相连,且与胸膜垂直。

支气管血管束为支气管、血管及周围的结缔组织形成,相当于 X 线胸片的肺纹理。肺动脉分支常伴行于同名支气管,多位于支气管的前、外或上方。而肺段静脉主干则位于同名支气管的后,内或下方,多不与支气管并行,从外围引流汇合成肺静脉主干导入左心房后上部。在仰卧位检查时,由于血流分布及动力等因素,有时下胸部后方血管相对较粗,血管边缘亦相对模糊,为肺血容积坠积效应,俯卧位检查时上述现象消失。

右肺门:在右肺门上部,有右上肺动脉的分支和下肺动脉分出的回归动脉,后者参与供应右上叶后段。肺静脉有右上肺静脉干,右上叶支气管分为尖、后、前段支气管。

右肺门下部有叶间动脉、右中叶动脉、右下叶背段动脉及 2~4 支基底动脉。肺静脉为右下肺静脉干。支气管为中间段支气管和右中叶和下叶支气管及其分支。

左肺门:在左肺门上部,左肺动脉跨过左主支气管下行,左上肺动脉分为尖后动脉和前动脉。肺静脉有左上肺静脉干。左上叶支气管分为尖后段和前段支气管,并分出舌叶支气管。

在左肺门下部,左下肺动脉为左主支气管下行的延续,依次分出左下叶背段动脉、舌叶动脉和多支基底动脉。肺静脉有左下肺静脉干。左肺下叶支气管有背段和基底段支气管,后者分出前、内和后外基底段支气管。

四、胸膜

叶间裂面与 CT 扫描层面平行时,表现为无肺纹理的区域,而 X 线束与裂面垂直时,则显示为高密度"线状"影。奇静脉裂为先天发育变异,位于右上肺椎体外侧与右无名静脉间的前后走行的弧线,凸面向外侧,在其下方可见奇静脉弓(图 5-3-3)。两侧胸膜反折在肺门的下部分别形成下肺韧带。

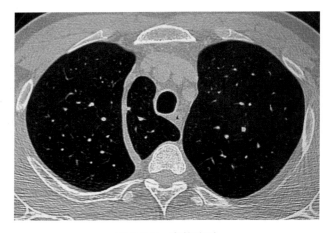

图 5-3-3 奇静脉裂
CT 显示右上叶纵隔旁弧形条状影

五、纵隔

纵隔结构主要通过纵隔窗观察。

(1)心脏:为软组织影,心腔与心肌密度相等。心包外脂肪垫为脂肪密度影,在左侧和右侧心膈角部,大致为三角形,左侧多大于右侧。

(2)胸腺:位于前上纵隔上部,为软组织密度。胸腺分左右两叶。20 岁前胸线大小形态变化大。10 岁以下儿童胸腺多为四边形,外缘常隆起;10 岁以上儿童胸腺多为三角形,外缘常凹陷。20~30 岁胸腺密度略减低,外缘平直或凹陷。30~40 岁胸腺密度明显下降,60 岁以上胸腺几乎全部为脂肪组织代替,仅见一些细纤维索条状结构。

正常纵隔淋巴结大小的范围较大,正常肺门和纵隔淋巴结大小在 12mm 以下,也有报道纵隔淋巴结短径上限为 10mm。但根据淋巴结的大小鉴别正常和病变不可靠。一般前纵隔淋巴结较多,气管旁较少,心包旁最少。隆突下淋巴结较大,下气管右旁淋巴结次之,上气管旁淋巴结最小。

CT 可显示纵隔间隙:①胸骨后间隙:位于胸骨后方,其内主要为脂肪和结缔组织。②血管前间隙:与胸骨后间隙相连,后方为上腔静脉、升主动脉、主动脉弓及其分支、肺动脉等,其内除脂肪外,尚有头臂静脉、胸腺及淋巴结。主动脉弓与左肺动脉之间为主肺动脉窗,内有脂肪、动脉导管、喉返神经、淋巴结。③气管前间隙:从胸腔入口至气管隆突,前为纵隔大血管,是淋巴结肿大的好发部位。在气管前间隙下部、升主动脉后方有时可见心包上隐窝,呈椭圆形,不要误为肿大淋巴结。④隆突下间隙:在左、右主支气管之间,前为右肺动脉和左上肺静脉,后为胸椎椎体,下为左心房,有时可见淋巴结。⑤膈脚后间隙:由两侧膈脚、降主动脉和胸椎围成的间隙,降主动脉的右侧有胸导管和奇静脉,左侧有半奇静脉。

六、膈

膈分为左右侧。膈肌与脊柱前纵韧带相连续而形成膈肌脚,简称膈脚,位于横膈后下部,分为左侧和右侧。膈脚从主动脉前方两侧向后方走行,为椎体两侧弧形软组织影,通常是逐渐移行到横膈腰部其余部分,有的右侧略厚,有的呈局部增厚。

第三节 正常胸部 MRI 表现

一、胸廓

MRI 的横断面解剖与 CT 横断解剖结构相同(ER5-3-3、ER5-3-4)。胸壁肌肉在 T_1WI 和 T_2WI 上均呈较低信号;肌腱、韧带、筋膜 T_1WI 和 T_2WI 上均呈低信号。肌肉间脂肪 T_1WI 上呈高信号,在 T_2WI 上呈较高信号。胸壁各骨的骨皮质在 T_1WI 和 T_2WI 上均为低信号,而中心部松质骨显示为较高信号,胸骨柄及胸椎体内信号较强。肋软骨的信号高于骨皮质的信号。在冠状切面上前胸壁可见内乳动脉影,而后胸壁可见肋间血管影。

ER5-3-3 胸部 MRI T_1WI 像

ER5-3-4 胸部 MRI T_2WI 像

二、肺

(一)肺脏

肺实质 MRI 信号强度略高于周围空气,整个肺实质的影像基本呈黑色,在近肺门处可见由血管壁及支气管壁形成的分支状影像。

（二）肺门

MRI 肺门横断面解剖与 CT 的横断面解剖结构一致。在自旋回波序列（SE）肺动、静脉呈无信号影，与支气管的无信号影是根据解剖位置分辨。用快速梯度成像序列，动、静脉为高信号，可以支气管区分。MRI 的冠状面及矢状面检查为横断面图像的重要补充，可多方位观察肺门结构。

三、胸膜

胸膜不易在 MRI 上显示。在胸骨后区，左右各两层胸膜所形成的前纵隔联合线，在横断面及冠状面上呈较高信号的线状影。

四、纵隔

纵隔的主要结构是气管与主支气管、心脏大血管、食管、淋巴结和胸腺等。心脏大血管的流空效应及脂肪组织所特有的信号强度，使 MRI 在显示纵隔结构和病变方面具有明显的优势。

气管与主支气管：气管与主支气管腔内为气体，无 MRI 信号。气管的右侧壁及右主支气管与肺相邻，可见管壁呈中等强度信号。

血管：在自旋回波序列（SE），因血流的流空效应血管腔内无 MRI 信号。血管壁很薄，在 MRI 难以分辨，有时可见为中等强度信号。心电门控技术可明显改善血管的成像质量。横断面检查见升主动脉粗大而居中，冠状面可见其与左心室相连续，矢状面可显示胸部主动脉的完整行程。主动脉弓上的大血管分支多能分辨。肺动脉干与左肺动脉自前向后走行，横断面和矢状面观察最满意，而右肺动脉则于横断面和冠状面观察最佳。

食管：食管腔内有气体存在，可显示食管壁的厚度（约 3mm）。食管壁的信号强度与胸壁肌肉相似。

胸腺：胸腺表现为均质的信号影。儿童期由于胸腺的 T_1 值大于脂肪，因此在 T_1WI 上其信号强度低于脂肪。随着年龄的增长，胸腺组织逐渐为脂肪所取代，与脂肪的信号强度差别也随之缩小。而胸腺的 T_2 值与脂肪相似，且不随年龄而变化，在 T_2WI 上信号强度与脂肪相似。在横断面上，胸腺位于升主动脉和主动脉弓前方，呈圆形、椭圆形或三角形，其较大横径约为 $28mm \pm 14mm$，较小径线约为 $18mm \pm 6mm$。矢状面上胸腺位于升主动脉和上腔静脉前方，上至甲状腺下极，下达心包上界，呈椭圆形结构，上下径约为 $5 \sim 7cm$。

淋巴结：纵隔内的淋巴结为均质圆形或椭圆形结构，一般在 10mm 以下。神经与胸导管：迷走神经、交感神经和左喉返神经通常不能显示。胸导管有时在横断面可显示。

五、膈

膈的 MRI 信号强度低于肝脾的信号强度。横膈肌腱及膈顶大部呈较低信号影。冠状面及矢状面能较好显示横膈的形态，为弧形线状影。膈脚呈一向后凹陷软组织信号影，自前方绕过主动脉，止于第 1 腰椎椎体的外侧缘。

（赵长江 马大庆 李铁一）

第四章

胸部基本病变的影像表现

第一节　胸部基本病变的 X 线和 CT 表现

胸部基本病变的 X 线和 CT 表现是诊断的基础。

一、支气管阻塞性改变

支气管阻塞的原因有腔内良性及恶性肿瘤、异物、炎症、结核及先天性支气管狭窄等。外压性狭窄最常见的原因是肿瘤和淋巴结增大。

CT 可显示气管和主支气管的腔内肿瘤，呈结节、息肉状或扁丘状。良性病变多为边缘光滑，如错构瘤、炎性假瘤等。癌肿边缘多不光滑，常有宽基底及气管壁增厚。CT 可显示气管支气管管腔狭窄和梗阻。局限性的狭窄多为肿瘤引起。狭窄范围较广泛见于支气管结核及复发性多发性软骨炎等，可累及气管、主支气管、肺叶甚至肺段支气管。管壁增厚在恶性肿瘤为局限性或环形增厚，可合并腔内结节、管腔狭窄及管外肿块。

支气管狭窄、阻塞引起肺内继发的改变，包括阻塞性肺气肿，阻塞性肺炎及肺不张。支气管部分阻塞可引起阻塞性肺气肿。肺不张是支气管完全性阻塞的后果。

（一）阻塞性肺气肿

阻塞性肺气肿（obstructive emphysema）系支气管不完全性阻塞，由于支气管活瓣性狭窄，吸气时空气通过狭窄支气管进入肺泡，呼气时肺泡内气体通过狭窄支气管比较困难，因而肺泡内蓄积气体量逐渐增多，导致扩大，致使狭窄支气管所属肺叶、一侧肺或两侧肺体积增大。

肺泡壁破裂可融合成肺大疱。又由于肺泡壁毛细血管受压迫产生肺泡壁血液供应障碍。

慢性支气管炎及支气管哮喘时，两肺末梢细支气管由于炎症和/或痉挛发生活瓣性狭窄，产生两肺阻塞性肺气肿。胸部 X 线影像上可见两肺野透明度增加，呼气与吸气时肺野透明度改变不大，肺内可见薄壁的、大小不同的肺大疱。肺纹理分布稀疏变细。横膈低平，活动度明显减弱，胸廓呈桶状，前后径增宽，肋骨走行变平，肋间隙变宽。心影狭长呈垂位心型。侧位胸片示胸骨后间隙增宽。在 CT 影像两肺阻塞性肺气肿分为小叶中心型肺气肿、全小叶型肺气肿和间隔旁型肺气肿。小叶中心型肺气肿表现为小圆形低密度区。全小叶型肺气肿为广泛密度减低区，肺血管影变细、稀疏。间隔旁型肺气肿为胸膜下局限性低密度区。肺大疱为 1cm 以上的含气空腔。

局限性阻塞性肺气肿的原因有支气管异物、支气管扩张、支气管内良恶性肿瘤（如错构瘤、腺瘤及原发性肺癌等）。阻塞性肺气肿的部位及范围决定于支气管梗阻的部位，多表现为一个肺叶或一侧肺的肺气肿。胸部影像上可见一叶或一侧肺透明度增加，肺纹理稀疏，横膈位置正常或降低。纵隔向健侧移位或移位不明显。支气管内异物可见呼气与吸气时纵隔摆动。支气管体层有助于因支气管内肿瘤引起的局限性肺气肿的定性诊断。

瘢痕旁肺气肿位于肺脏纤维化及瘢痕病变周围，为异常扩张的含气腔隙，常见为肺结核纤维化病灶和尘肺大块纤维化灶。

（二）阻塞性肺不张

阻塞性肺不张（obstructive atelectasis）是支气管完全阻塞的后果。支气管异物、血块、痰栓、良性肿瘤（如腺瘤、错构瘤等）、支气管肺癌、炎性肉芽肿、支气管内膜结核、先天性支气管狭窄都可以是阻塞性肺不张的原因。肺门增大淋巴结压迫引起的肺不张较腔内阻塞少见。支气管完全阻塞后 18～24h，肺泡腔内气体被血液吸收，因而肺泡萎陷。肺泡腔内可产生渗液。肺不张时肺体积缩小实变。由于支气管完全阻塞，支气管内黏液潴留可产生支气管扩张，还可并发肺炎。

1. **一侧肺肺不张**　为一侧主支气管完全性阻塞

的后果,胸部影像上可表现为患侧肺野呈均匀一致性密度增高影,胸廓塌陷,肋间隙变窄,纵隔向患侧移位,膈升高。健侧肺可有代偿性肺气肿。

2. **肺叶肺不张**　肺叶不张的 X 线基本表现是肺叶呈密度增加的大叶阴影。无气肺叶体积缩小并移位,肺门及纵隔不同程度向患侧移位,邻近肺叶可出现代偿性肺气肿。CT 检查肺叶肺不张表现为肺叶体积缩小,叶间裂移位和血管支气管聚拢。在螺旋 CT 多平面重组冠状及矢状面图像,各个肺叶肺不张与 X 线正位和侧位图像所见相似。

(1) 右上叶肺不张:右上叶肺不张时,无气肺叶向上移位,X 线表现为右上叶呈密度增加的大叶阴影,水平叶间裂上移,呈凸面向上、边缘清楚的弧形阴影。当上叶体积明显缩小时,无气肺叶于纵隔旁呈三角形,右肺门向上移位,气管可向右侧移位。右中下叶呈代偿性肺气肿。CT 表现为右上叶肺不张向内上及向前移位,形成带状或三角形影像,与纵隔相连。

(2) 右中叶肺不张:右中叶肺不张时,无气肺叶向内向下移位,水平裂下移,斜裂向上向前移位。X 线表现为在后前位胸部影像上,右下野中内带呈底向右心缘的三角形阴影,右心缘模糊,前弓位更为明显。侧位胸部影像呈底向前、胸壁尖向肺门的三角形阴影。收缩明显时可呈尖向肺门的带状甚至线状阴影。上叶及下叶出现代偿性肺气肿。CT 显示右中叶肺不张呈三角形影像,尖端指向胸壁,底部与右心缘相连。

(3) 左上叶肺不张:左上叶肺不张时,无气肺叶向前胸壁向上移位。X 线表现为在后前位胸部影像上由于左上叶上部厚,下部较薄,左上中野大片状阴影,上部密度较下部密度高,下部边缘不清。侧位胸部影像可见无气的左上叶向前移位,因为后缘为斜裂,故后缘整齐清楚。下叶可出现代偿性肺气肿。下叶背段过度膨胀可达第 2 胸椎水平。在 CT 横轴位上,左上肺不张的前缘及内侧与前胸壁和纵隔相连,肺不张的后缘呈"V"形。

(4) 下叶肺不张:左或右下叶肺不张时,无气肺下叶向后纵隔方向收缩。在后前位胸部影像上呈底向膈面尖指向肺门的三角形阴影,肺门向下移位。左下叶肺不张时,因无气的左下叶向后纵隔方向收缩,左下叶肺不张阴影可与心影重叠,在斜位或过度曝光片上可以显示。在侧位胸部影像上无气下叶向后方移位。右上中叶或左上叶出现代偿性肺气肿。在 CT 横轴位上,左及右下叶肺不张向后内侧移位,可达脊柱旁。

(5) 肺段不张与肺小叶不张:肺段不张时,在胸部后前位与侧位影像上,无气肺段可表现尖端指向肺门的三角形阴影,肺小叶不张多表现为斑片状阴影。

肺段不张及肺小叶不张的 X 线和 CT 表现不如肺叶不张典型,因而不易与肺炎鉴别。

二、肺部病变

(一) 肺泡充实性病变

肺泡充实性病变是指炎症渗出液,水肿、出血、肺泡蛋白沉着等病理成分取代肺泡腔内的气体。以炎症渗出性病变最常见。肺泡腔内渗出液可为浆液及血液,其中有白细胞、红细胞及纤维素。肺泡腔内渗出性病变(exudation) 系机体对于急性炎症的反应,见于肺炎及肺结核。当肺泡腔内病变代替肺泡腔内的气体时,X 线和 CT 上可出现大小不同密度增高影像。主要的肺部影像表现为:

1. **病变形态**　腺泡病变可为直径 6~8mm 结节状边缘模糊影,小叶范围病变呈 1~2.5cm 边缘模糊、斑片状阴影。肺段及肺叶范围影像与解剖形态一致。在肺段或肺叶阴影内有时可见支气管分支充气像,称支气管气像(air bronchogram),为肺段或肺叶内的肺泡腔内病变液体占据,而所属支气管内仍保留有气体对比所致。弥漫性肺泡病变(diffuse alveolar disease) 为两肺广泛的片状影像。见于多种炎症、肺水肿、急性呼吸窘迫综合征、肺出血、肺泡蛋白沉着症等。

在 CT 上肺泡充实性病变上分为肺实变和磨玻璃密度影。肺实变的密度高于血管的密度,可见到空气支气管征。病理基础为肺泡腔的大部分或全部气体被病理性液体及细胞成分替代。磨玻璃密度影的密度低于血管的密度。病理基础为肺泡腔的部分气体被病理组织替代,还保留较多的气体成分,见于肺泡充实性病变的早期或吸收阶段。病变密度与肺间质性病变的磨玻璃密度影相似。

2. **动态变化**　结节状和小片状影在短期内可发展为肺段或肺叶范围影像,甚至更广泛的病变影。肺内渗出性病变早期可仅为腺泡或小叶渗出性病变,在短期内腺泡或小叶内渗出液经肺泡孔迅速蔓延至邻近肺泡腔内形成肺段、肺叶甚至一侧肺部阴影。

急性肺泡充实性病变进展及吸收较快,见于各种炎症、肺水肿和出血等。经恰当治疗后吸收较快,肺炎多数于 1~2 周内可吸收减小。肺结核病灶周围渗出性病变吸收较慢。

(二) 增殖性病变

以纤维母细胞、血管内皮细胞和组织细胞增生为主,并有淋巴细胞、浆细胞形成的浸润病灶的慢性炎症的病理改变。局部组织细胞增生形成境界明显的结节状病灶为肉芽肿,其主要成分为具有吞噬作用的巨噬细胞。结核、肺尘埃沉着病(尘肺)的结节均为肉芽肿性病变。炎性假瘤的本质是增生性炎症。以上病变都是增殖性病变(proliferation)。其X线和CT表现如下：

1. 结节状、肿块状、肺段或肺叶影　一般来说，肉芽肿性病变多呈结节形状，炎性假瘤多呈球形或肿块形状，慢性肺炎多为肺段或肺叶影。

2. 病变边缘　增殖性病变与渗出性病变不同，病变边缘清楚，多数病灶聚集在一起时无融合倾向。慢性炎症所致的肺段或肺叶影常小于正常肺段、肺叶。

3. 动态变化缓慢　慢性肺炎、肉芽肿或炎性假瘤经几个月甚至几年病变无明显吸收，有的可缓慢增大。

（三）纤维化

在增殖性病变中纤维成分可逐渐代替细胞成分，病灶成分主要为纤维组织时可称为纤维性病灶。肺纤维化(fibrosis)可分为局限性和弥漫性两类。局限性纤维化常是慢性肺炎及肺结核的愈合后果。弥漫性纤维化的原因不同，胶原病、硬皮病、类风湿、肺尘埃沉着病、石棉尘、过敏性肺炎均可引起弥漫性肺间质纤维化。原因不明的肺间质纤维化又称特发性肺间质纤维化。纤维化可引起呼吸性支气管以下肺气腔扩大及支气管扩张。

局限性和弥漫性纤维化的X线表现呈结节状、肿块状、网状、线状及条索状阴影。局限性纤维化表现为结节、肿块、肺段及肺叶阴影时，纤维化与增殖性病变不能鉴别。局限性纤维化占据肺叶以上范围时，常可引起气管及纵隔向患侧移位，上叶大范围纤维化可引起肺门向上移位。弥漫性纤维化X线表现主要为小结节、网状、线状及蜂窝状影像，呈弥漫分布。

弥漫性纤维化CT表现为：①小叶间隔增厚：呈细线状影，与胸膜垂直，长约2cm。②小叶内间质增粗：为细线状和网状影。③支气管血管束异常：表现为粗细不均、形态不规则。④胸膜下弧线影像：为胸膜下与胸膜平行的线形影像。⑤蜂窝状影像：为多发的环形影像，似蜂窝状。⑥牵拉性支气管扩张：支气管扩张呈不规则的管状及环状。由严重肺间质纤维化所致。⑦磨玻璃密度影像。

（四）钙化

钙化(calcification)在病理上属于变质性病变，一般发生在退行性变或坏死组织内，多见于肺内或淋巴结。这种表现提示肺结核或淋巴结结核病灶愈合。在肺内肿瘤中，错构瘤钙化比较常见，为错构瘤的软骨成分钙化，此种征象对于定性诊断有价值。周围型肺癌的肿块内也可见钙化，但比错构瘤少见。两肺多发钙化除结核外还可见于肺尘埃沉着病、骨肉瘤肺内转移、肺泡浆菌病及肺泡微石症等。

钙化的X线及CT表现为密度很高、边缘清楚锐利、大小形状不同的影像。肺结核或淋巴结结核钙化呈单发或多发斑点状。错构瘤的钙化呈爆米花样，周围型肺癌的钙化呈单发点状或斑片状钙化。肺尘埃沉着病钙化多表现为两肺散在多发结节状或环状钙化，淋巴结钙化呈蛋壳样。结核、骨肉瘤及肺泡浆菌病的钙化以两肺散在结节形态为特点，肺泡微石症的钙化为多发粟粒状或结节状钙化。CT检查钙化CT值一般在100Hu以上。

（五）空洞

肺内病变坏死，坏死组织经引流支气管排出后形成空洞。空洞性病变(cavity)可见于结核、肺脓肿、肺癌、真菌病及韦氏肉芽肿病等。其中以结核、肺脓肿与肺癌比较多见。空洞内坏死组织不能经引流支气管完全排出时，液化坏死组织在空洞内可形成液平面，此征象肺脓肿较常见。空洞的X线和CT表现有三种。

1. 虫蚀样空洞　又称无壁空洞，病理上是大片坏死组织内形成较小形状不同空洞，洞壁为坏死组织，常为多发。X线和CT表现为在大片阴影区内多发性边缘不规则透明区，状如虫蚀状，常见于干酪性肺炎。

2. 薄壁空洞　洞壁在2～3mm以下，此种空洞多见于肺结核，病理上洞壁为纤维组织，肉芽组织及少量干酪组织。以纤维组织及肉芽组织为主的空洞为纤维空洞。其X线和CT表现为圆形、椭圆形或不规则形状的环形，空洞壁内外光滑、清楚，其周围很少有浸润影，可有斑点状病灶。肺脓肿、肺转移瘤也可呈薄壁空洞，但少见。

3. 厚壁空洞　洞壁超过3mm，多在5mm以上。此种空洞可见于结核、肺脓肿及周围型肺癌。结核性空洞多为结核球溶解排出后形成，因而洞壁外面整齐清楚，内壁模糊略显不规则。肺脓肿的空洞在大片坏死内形成，因而空洞壁外缘较模糊，可有片状影，空洞内多有液平面。周围型肺癌肿瘤组织坏死形成的空洞，洞外面呈肿瘤形态，洞壁内面凹凸不平，有时内壁上可见结节状突起，称此为壁结节。

（六）空腔

空腔(intrapulmonary air containing space)与空洞不同，不是由于肺的病变组织坏死排出后形成的。肺大疱、含气肺囊肿及肺气囊等都属于空腔。其病理变化不同，含气肺囊肿为先天性支气管发育异常，囊壁为发育不良的支气管壁。肺大疱及肺气囊为肺气腔的扩大，囊壁为肺泡壁。空腔在胸部影像上表现为壁厚1mm左右，甚至不到1mm，壁薄厚均匀。空腔感染时，腔内可见液平面，空腔周围可见斑片状阴影。

（七）结节和肿块

肺内良性肿瘤及恶性肿瘤均以形成结节和肿块

（mass）为特征，在 X 线和 CT，3cm 以下肿物为结节，大于 3cm 为肿块。

肺结节根据密度不同分为实性结节（密度高于血管）、磨玻璃密度结节（密度低于血管）和混合密度的结节。

CT 对于结节的诊断具有较高价值。

1. 结节和肿块的内部结构　结节内 1~3mm 的气体密度影，称为空泡征，多见于肺癌。良、恶性肿块均可出现空洞或钙化，使病灶密度不均匀。结节内的脂肪 CT 值为 -90~-40Hu，有助于错构瘤的诊断。肺含液囊肿也表现为结节或肿块影像，其 CT 表现为水样密度。

2. 结节和肿块的边缘　肺良性病变边缘光滑。周围型肺癌可有毛刺。结节和肿块的轮廓呈多个弧形凸起，称为分叶征，多见于肺癌。

3. 结节和肿块邻近结构的改变　结核性病变周围常有小结节和条状病灶，称为卫星病灶，可见引流支气管。肺炎性肿块邻近可合并片状影像。邻近胸膜的结节牵拉胸膜形成胸膜凹陷征，多见于周围型肺癌，肺结核球及炎性结节也可有类似表现。

4. CT 增强检查　结核球常无强化，或仅见周边环形强化。肺癌常为均匀强化，强化较明显。肺部炎性假瘤可环状强化或轻度均匀性强化。肺内血管性病变强化多与血管一致。

5. 倍增时间　倍增时间是指结节的体积增长一倍所需要的时间，倍增时间反映肿瘤病变的生长速度，可根据两次不同时间的 CT 检查测量获得。一般恶性肿瘤比良性肺结节的倍增时间短。

三、肺门的改变

（一）肺门增大或缩小

1. 肺门增大

（1）一侧肺门增大：肺门淋巴结增大是一侧肺门增大的常见原因，多见于结核及肺癌转移，炎症较少见。中央型肺癌在支气管壁内发展的管壁型或向支气管外发展的管外型均可形成肺门肿块。一侧肺动脉或肺静脉扩大也可表现为肺门增大。

（2）两侧肺门增大：两侧肺门淋巴结增大多见于结节病。两侧肺动脉瘤和肺动脉高压可引起两侧肺门增大。

确定肺门增大（pulmonary hilar enlargement）需根据胸部正位和侧位片，仅根据胸部正位片可将肺下叶背段病变误诊为肺门增大。肺门淋巴结增大的 X 线和 CT 表现为肺门部结节状或分叶状肿块。肺癌管外型肿块及管壁型肿块多表现为长而不规则形状肿块，肿块位于支气管周围。肺动脉瘤及肺动脉高压时，肿块保持与肺动脉分支相连的血管性病变特点。结核和肺尘埃沉着病可有淋巴结钙化。CT 增强可区分血管和非血管病变。

2. 肺门缩小　肺门缩小不如肺门增大常见，一侧肺门缩小可见于肺动脉分支先天狭窄或闭锁。两肺门缩小可见于法洛四联症，系肺动脉瓣或/和漏斗部狭窄所致，CT 增强、CT 血管成像可以确诊。

（二）肺门移位

肺门移位的原因为一个肺叶或相邻的两个肺叶肺不张及肺内广泛增殖性病变牵拉所致，前者以支气管梗阻性病变引起者居多，后者则以肺结核及慢性肺炎较常见。肺内广泛增殖性病变较肺不张引起的肺门移位明显，由于发生于上叶的肺结核多见，因此，上叶病变引起的肺门移位较常见。

（三）肺门密度增高

当肺门部增大的淋巴结、中央型肺癌的管壁型或管外型肿块大小未超出肺动脉上干及下干的横径时，X 线胸片可仅表现为肺门密度增高，CT 有助于显示病变。

四、胸膜病变

（一）胸腔积液

胸腔内积存渗出液、漏出液、血液及乳糜液，统称为胸腔积液。胸腔积液（pleural effusion）常见的原因可为结核、炎症、转移及外伤，也可以是系统性疾病表现之一，例如胶原病。

结核性胸膜炎产生渗出液；心肾疾病、充血性心力衰竭或血浆蛋白过低，可产生漏出液；恶性肿瘤引起的胸腔积液为血性或渗出性；外伤性胸腔积液为血液；胸腔内乳糜性积液为恶性肿瘤侵及胸导管所致。仅根据胸片表现不能鉴别胸腔积液性质。

1. 游离性胸腔积液

（1）X 线胸片检查：游离性胸腔积液（free pleural effusion）最先积存在位置最低的后肋膈角，少量积液（液量达 300ml 左右），于站立后前位胸片检查仅见肋膈角变钝。

中等量胸腔积液 X 线诊断不困难，由于胸腔的负压，液体的重力，肺组织的弹力及液体表面张力，液体上缘呈外高内低的边缘模糊的弧线形状，此为胸腔积液的典型 X 线表现。阴影的密度外比内高，下比上高。

大量胸腔积液时患侧肺野呈均匀致密阴影，有时仅见肺尖部透明。中等量及大量胸腔积液，可见纵隔向健侧移位，肋间隙增宽，横膈下降。

（2）CT 检查：中或少量积液在后胸壁内侧有液体密度影，较多液体使局部肺脏轻度受压。大量积液则整个胸腔密度增高，肺脏被压缩，其内可见含气支气管影。

2. 局限性胸腔积液 胸腔积液积存于胸腔某一个局部称为局限性胸腔积液(localized pleural effusion)。如包裹性积液、叶间积液、肺底积液、纵隔积液。其中包裹性积液多见,包裹性胸腔积液以炎症性积液常见,如结核、化脓菌感染。心力衰竭、结核、少数肿瘤转移可引起叶间积液。肺下积液与纵隔积液常见于结核。

(1)包裹性积液(encapsulated effusion):胸膜炎时,脏胸膜、壁胸膜粘连使积液局限于胸膜腔的某一部位,称为包裹性积液。好发生于侧后胸壁,也可发生于前胸壁,胸下部比上部多见。发生于侧后胸壁的包裹性积液,在胸部切线位片上表现为自胸壁向肺野内突出之半圆形或扁丘状阴影,与胸壁的夹角呈钝角,边缘清楚,密度均匀。CT可见邻近胸膜增厚。

(2)叶间积液(interlobar effusion):胸腔积液局限于水平裂或斜裂的叶间裂内称为叶间积液。叶间积液可单独存在,也可与胸腔游离积液并存。仅根据后前位胸片表现有时诊断比较困难,侧位胸片的典型表现是位于叶间裂部位的梭形阴影,边缘清楚,密度均匀。CT显示为肺叶间的高密度影,有时呈梭状或球形。其两端的叶间胸膜常有增厚。当游离积液进入叶间裂内时,可呈底向胸膜面的三角形阴影。

(3)肺底积液(subpulmonary effusion):胸腔积液位于肺底与横膈之间称为肺底积液。右侧较多见。被肺底积液向上推挤的肺下缘呈圆顶形状,易误诊为膈升高。"膈影"圆顶最高点位于中外1/3,肋膈角锐利。仰卧位摄X线胸片患侧肺野密度均匀增高,膈位置显示正常。CT显示患侧胸腔积液,膈正常。

(4)纵隔包裹性积液(mediastinal encapsulated effusion):积液积聚在纵隔胸膜与脏胸膜之间称为纵隔包裹性积液。X线表现与其他部位包裹性积液不同,少量积液时在纵隔旁呈底向下三角形阴影,液体量较多时,三角形外缘向肺野内突出。

(二)气胸与液气胸

1. 气胸(pneumothorax) 空气进入胸膜腔内称为气胸。胸壁穿通伤、胸部手术及胸腔穿刺均可使空气进入胸膜腔内。为了治疗或鉴别诊断目的,将气体注入胸膜腔内称人工气胸。肺气肿或肺大疱患者由于剧烈咳嗽,胸腔内压力突然增加,使脏胸膜破裂空气进入胸膜腔称自发性气胸。由于脏胸膜下肺内病变使胸膜破坏,也可引起气胸,常见于肺脓肿及肺结核。当胸膜裂口具有活瓣作用时,气体只进不出或进多出少,可形成张力性气胸。

气胸的X线和CT表现为肺被气体压缩,壁胸膜与脏胸膜之间形成气胸区,此区无肺纹理,气胸区的宽窄决定于胸腔内气体量的多少,少量气胸时,气胸区呈线状、带状,呼气时显示较清楚,肺轻度被压缩。大量气胸时,气胸区可占据肺野的中外带,内带为压缩的肺,呈密度均匀软组织影。壁胸膜与脏胸膜粘连时,可形成局限性气胸。大量气胸时可使纵隔明显向健侧移位,膈向下移位。气体最先位于上胸部。

2. 液气胸(hydropneumothorax) 胸膜腔内液体与气体同时存在为液气胸。支气管胸膜瘘、外伤、手术后及胸腔穿刺后均可产生液气胸,立位胸部摄片可见横贯胸腔的液平面,液体上方有时可见被气体压缩的肺组织。液体较少时,仅于肋膈角部位可见液平面。气体较少时,可只见液平面而看不见气胸征象。

常规CT检查时液气胸由于重力关系,液体分布于背侧,气体分布于腹侧,可见明确的液气平面及萎陷的肺边缘。

(三)胸膜增厚、粘连及钙化

炎症性纤维素渗出、肉芽组织增生、外伤出血机化均可引起胸膜增厚、粘连及钙化(pleural thickening, adhesion and calcification)。胸膜钙化多见于结核性胸膜炎、脓胸,出血机化后也可发生胸膜钙化。胸膜斑也见于石棉肺。胸部影像显示轻度局限性胸膜增厚粘连表现为肋膈角变钝;广泛胸膜增厚粘连,患侧胸廓塌陷,肺野密度增高,肋间隙变窄,沿肺野外侧及后缘可见带状密度增高阴影,肋膈角近似直角或闭锁,膈顶变平,膈升高。纵隔可向患侧移位。胸膜钙化在肺野边缘呈不规则片状高密度阴影。包裹性胸膜炎时,胸膜钙化可呈弧线形或不规则环形。广泛胸膜增厚粘连引起支气管扩张,可影响肺功能。

CT显示胸膜肥厚为胸壁下的带状软组织影,厚薄不均匀。胸膜钙化多呈斑片、条带状高密度影,其CT值接近骨皮质。

肺气肿时由于膈低平,使膈肌附着点呈幕状影,并有肋膈角变钝,注意不要把这些改变误认为膈上幕状粘连和肋膈角粘连。

(四)胸膜肿瘤

胸膜肿瘤(pleural tumor)有孤立性纤维性肿瘤、恶性间皮瘤及转移瘤等。孤立性纤维性肿瘤胸部影像表现为半球形、扁丘状及不规则形状的边缘清楚的肿块,密度均匀。胸膜恶性肿瘤常有胸膜增厚、结节和胸腔积液。其中转移瘤常伴有肋骨破坏。包裹性胸腔积液与胸膜肿瘤相似,B超或胸部CT检查可鉴别包裹性积液和实性肿块。胸膜结核球常有结核性胸膜炎历史,此点有助于与胸膜肿瘤鉴别。

五、纵隔的改变

(一)形态的改变

1. 纵隔增宽 脓肿、炎症、肿瘤、出血及脂肪组织增加均可使纵隔增宽。此外,主动脉瘤及肺动脉瘤也可使纵隔增宽。其中以纵隔肿瘤常见。

(1)纵隔脓肿(mediastinal abscess):颈部脓肿向下蔓延或食管穿孔是发生纵隔脓肿较多见的原因。气管穿孔或肺脓肿引起纵隔脓肿较少见。X线影像上表现为上纵隔局限性增宽,上纵隔两侧增宽偶见。食管穿孔引起的纵隔脓肿多位于后纵隔,肺脓肿穿破引起的纵隔脓肿可位于前纵隔。纵隔脓肿可伴颈椎前间隙增宽。

(2)纵隔血肿(mediastinal hematoma):冲击伤、挤压伤、胸壁穿通伤及手术后均可引起纵隔血肿,也可继发于颈根部大血管的撕裂伤。

影像表现为上纵隔两侧增宽,上纵隔一侧增宽少见。增宽的上纵隔边缘多较平直清楚。

(3)纵隔内脂肪组织沉积:激素治疗可使纵隔内脂肪组织沉积,纵隔内脂肪组织大量增加时,X线影像表现为纵隔影向两侧增宽,边缘平直且较清楚。脂肪密度病变CT值多为-50~-90Hu。大网膜疝为大网膜组织疝入胸腔,其内可见线状血管影。脂肪瘤可发生在纵隔任何部位,以右心膈角多见。

(4)纵隔肿瘤(mediastinal tumor):纵隔内良性肿瘤、囊肿、淋巴结增大及腹腔组织或脏器疝入胸腔、脏器异位、动脉瘤均可表现为纵隔肿块。良性肿瘤多发生于前、后纵隔。前纵隔常见的肿瘤有胸内甲状腺肿、胸腺瘤、畸胎类肿瘤与脂肪瘤。神经源性肿瘤多发生在后纵隔。发生于前纵隔的囊肿有胸腺囊肿、皮样囊肿及心包囊肿。支气管囊肿及淋巴管囊肿多发生在中纵隔。食管囊肿多位于中后纵隔。淋巴瘤、转移瘤、结核、结节病及巨淋巴结增殖症常有淋巴结增大。大网膜疝好发生于前下纵隔,胸腔肾好发生于后下纵隔。主动脉瘤、无名动脉瘤、肺动脉瘤、肺静脉瘤、奇静脉瘤及血管畸形也可表现为纵隔肿块。

CT检查发现实性病变CT值多在30~50Hu,一般密度均匀,也可有坏死液化或囊变,或可见钙化。囊性病变CT值多为-10~20Hu。囊肿密度均匀,囊内出血或合并感染时,密度可增高且不均匀。CT增强扫描血管性病变明确强化。实性病变中,良性病变多均匀轻度强化,恶性病变多不均匀及较明显强化。囊性病变无强化,或仅见囊壁轻度强化,脂肪密度病变仅见其内的血管强化。

2.纵隔气肿(mediastinal emphysema)　气管、支气管损伤是发生纵隔气肿的原因。胸部影像表现为纵隔内可见气带影。纵隔气肿常与气胸及皮下气肿并存。

(二)位置的改变

胸腔、肺内及纵隔病变可引起纵隔移位。肺不张、肺纤维化及广泛胸膜增厚,纵隔向患侧移位。胸腔积液、胸膜肿瘤、肺内巨大肿瘤及纵隔肿瘤可使纵隔向健侧移位。一侧肺气肿时,过度膨胀肺连同纵隔同向健侧移位,称此为纵隔疝,好发生于纵隔的前上部与后下部。

支气管内异物引起一侧主支气管不完全阻塞时,两侧胸腔压力失去平衡,呼气时,因患侧胸腔内压升高,纵隔向健侧移位,吸气时,纵隔恢复原位,称此为纵隔摆动。

六、膈的改变

(一)形态改变

1.幕状粘连　膈胸膜与脏胸膜粘连时,膈面上可见幕状阴影。此征多见于结核或炎症。

2.局限性膈膨出　膈肌局部较薄弱,腹腔压力较胸腔压力大,可使膈局限性膨出。影像表现为横膈局限性向肺下野呈半圆形膨出,右侧多见,多见于50岁以上者。

3.肿块　膈局限性肿块可见于囊肿、平滑肌瘤、转移瘤及棘球蚴病。影像表现为半球形、扁丘状或立卵形,边缘清楚肿块。

4.膈平直　明显肺气肿时,两侧膈穹窿变平,胸膜增厚粘连使膈平直,常伴膈角变钝或闭锁。

(二)位置改变

肺不张、膈麻痹及腹部肿瘤可使一侧膈升高。肺不张及膈麻痹,膈形态多无改变。腹部肿瘤除横膈升高外,还可使膈局限性突入肺下野。两侧膈升高多见于腹腔积液及腹腔巨大肿瘤。肺气肿时可使膈下降。

(三)运动的改变

1.减弱或消失　胸膜粘连、膈膨出、膈麻痹及肺气肿均可使膈运动减弱乃至消失。呼气和吸气位相可显示。

2.矛盾运动　呼吸时患侧膈运动与健侧相反,即吸气位相膈升高,呼气位相下降,此为矛盾运动。此征见于膈麻痹,膈麻痹的原因可为肿瘤、外伤或炎症。

第二节　胸部基本病变的MRI表现

一、肺部病变

(一)肺泡充实性病变

肺发生渗出和实变时,通常T_1WI上显示为片状略高信号影,T_2WI上为较高信号影。

(二)纤维化

纤维化病灶多能在黑色的肺野背景上显示,在

T_1WI 上和 T_2WI 上均呈中等信号影。

（三）空洞与空腔

空洞内空气在 T_1WI 上和 T_2WI 上均呈低信号影。空洞壁的信号强度依病变的性质、病程的长短及洞壁的厚薄而不同。如结核性空洞形成早期，洞壁厚而内壁不光整，洞壁在 T_1WI 上、T_2WI 上呈中等或中等偏高信号。之后随病情发展，干酪性物质陆续溶解排出，变薄且较光整，洞壁在 T_1WI 上和 T_2WI 上均呈中等偏低信号。对于空腔 MRI 显示困难。

（四）钙化

钙化在 MRI 上无信号，较大的钙化灶表现为信号缺损区。

（五）肿块

MRI 能够显示直径小于 1cm 的结节影。在肺周边部的结节影易于识别，在肺门的结节则易与流空的肺门血管鉴别。

1. 肿块的信号改变 一些良性病变，如慢性肉芽肿、干酪样结核或错构瘤等，由于其内含有较多的纤维组织与钙质，在 T_2WI 上呈低信号。恶性病变，如原发癌或肺转移癌，则由于其 T_2 延长，在 T_2WI 上呈高信号。如肿块出现坏死、液化，则 T_1 值和 T_2 值均延长，T_1WI 上呈低信号，T_2WI 上呈高信号。囊性病变在 T_1WI 上呈低信号，在 T_2WI 上呈高信号。血管性肿块如动静脉瘘，由于其流空效应表现为无信号。在梯度回波序列，动静脉瘘则呈显著高信号。

2. 支气管肿瘤的继发改变 中央型肺癌常引起支气管变窄或阻塞而导致阻塞性肺不张和/或炎症，MRI 一般可将癌灶与其阻塞远侧的实变区别开。在 T_1WI 上阻塞性炎症或肺不张的信号强度类似或略稍低于肿瘤信号，两者尚难区分，但 T_2WI 上由于因肺炎或肺不张的含水量高于肿瘤组织，故其信号高于肿瘤的信号。应用 T_2WI 更有助于两者的区分，随着 TE 时间的延长，肿块的信号改变不明显或略有降低，而远侧的肺炎或肺不张信号强度则相应增高。

3. 肿块侵犯邻近结构 MRI 可清楚显示癌肿对纵隔、胸膜及胸壁等结构的侵犯。表现为胸膜下及纵隔血管周围的薄层高信号脂肪影消失，并可见纵隔和胸壁肿物。MRI 可显示肺尖癌对臂丛神经和胸壁血管的侵犯。MRI 显示纵隔内肿大的淋巴结很敏感。

肺癌和转移瘤在弥散加权成像（DWI）为高信号。

二、胸膜病变

（一）胸腔积液

MRI 不但可以检出少量胸腔积液，有时能对积液的性质进行鉴别。一般非出血性的积液在 T_1WI 上多呈低信号；而结核性胸膜炎及外伤等所致的积液，由于其内含有较高蛋白质和细胞成分，在 T_1WI 上可呈中高信号。胸腔积液无论其性质如何，在 T_2WI 上均为高信号。MRI 可多体位检查，有利于包裹性积液及叶间积液的观察，也利于胸、腹水的鉴别。

（二）胸膜肿瘤

胸膜肿瘤在 T_1WI 上呈中等信号，T_2WI 上信号强度增高。恶性肿瘤常伴有中等量以上的胸腔积液。由于瘤体在 T_1WI 上的信号高于积液的信号，在 T_2WI 上低于积液的信号，因此两者多能区别。

（三）胸膜肥厚、粘连与钙化

MRI 对这些改变的显示不如普通 X 线和 CT。

三、纵隔病变

纵隔结构在 MRI 上具有良好的对比，心腔大血管因流空效应呈低信号、气管主支气管呈低信号、脂肪组织呈高信号。

（一）实性肿块

实性肿瘤通常在 T_1WI 上信号强度略高于正常肌肉组织，在 T_2WI 上信号强度多有所增高。如肿瘤内发生变性坏死，瘤灶的信号可不均匀，坏死区在 T_1WI 上呈低信号，在 T_2WI 上呈明显高信号。畸胎瘤内含脂肪、骨骼及钙化，在 T_1WI 和 T_2WI 上瘤灶的信号多样化。纵隔肿大的淋巴结在 T_1WI 上信号略高于肌肉，T_2WI 上信号明显高于肌肉。大于 2cm 或淋巴结融合成较大肿块者常提示为恶性。MRI 难于检出淋巴结钙化。

（二）囊性肿块

纵隔内囊性肿块信号均匀，信号强度取决于囊内病变。单纯性浆液性囊肿表现为 T_1WI 上呈低信号，T_2WI 上呈显著高信号。黏液性囊肿或囊内含较多蛋白成分，在 T_1WI、T_2WI 上均呈高信号。囊内有出血时，T_1WI 上也呈高信号。

（三）脂肪性肿块

由于脂肪组织在 T_1WI 和 T_2WI 上均表现为高信号，通常前者表现的高信号更为明显。在脂肪抑制序列，为低信号。

（四）血管性肿块

MRI 可显示动脉瘤、主动脉夹层，能准确显示纵隔大血管缩窄、闭塞或扩张等改变。

（马大庆 李铁一）

第五章

气管、支气管疾病

第一节　巨气管支气管症

【概述】

巨气管支气管症(tracheobronchomegaly)又称为Mounier-Kuhn综合征。本病是指气管和主支气管明显扩张。病理改变为气管和主支气管的肌层和弹力纤维发育不良,管壁变薄。软骨环之间的管壁向外呈袋状突出,管径增宽,常伴有气管憩室及肺内炎症。常见症状为咳嗽、咯血、呼吸困难和呼吸音增大。

【影像学表现】

1. 普通X线检查　显示气管和支气管影增宽,气管宽度达正常时的1.5倍(图5-5-1)。正常时气管内径自上而下逐渐加大。喉下部13~15mm,气管分叉上部为21~25mm。巨气管支气管症的气管宽度增大到30~50mm,有的达50~60mm,主支气管内径最大可达25~35mm。气管投影区可见多个横行带状低密度阴影,为环状软骨间向外突出的管壁之内有气体存留所致。气管内径随呼吸有较明显的变化,吸气时管壁增

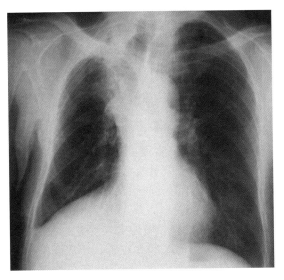

图5-5-1　胸部平片,巨气管支气管症
气管明显增宽

宽,呼气时变窄。

2. CT　气管和支气管内径增大,可为正常时的1.5倍,气管内壁在软骨环间向往外膨出(ER5-5-1)。CT横断扫描不易显示。MSCT容积再现可显示气管、支气管的形态。

ER5-5-1　巨气管支气管症

【诊断与鉴别诊断】

根据气管、主支气管内径明显增宽而诊断。

慢性支气管炎、肺气肿也引起气管内径增宽,但气管扩张的程度较轻微,多呈刀鞘状。

第二节　先天性支气管囊肿

【概述】

先天性支气管囊肿(congenital bronchial cysts)又称先天性肺囊肿(congenital pulmonary cysts)、先天性支气管肺囊肿(congenital broncho-pulmonary cysts)。本病多发生在肺内,称为肺内支气管囊肿,少数在纵隔内,称为纵隔支气管囊肿。

支气管囊肿由于胚胎时期支气管发育异常,约在胚胎第26~40天内发生,因为此段支气管的发育最为活跃。支气管在发育过程中由实心的索状演变为中空的管状。如果支气管发育障碍,某一部位仍保持实心状况,则管腔不通,远端支气管分泌的黏液潴留而形成先天性支气管囊肿。也可由肺芽组织脱落后形成。病理上,囊肿壁较薄,其内充满黏液。囊壁有黏液腺、软骨、弹力纤维和平滑肌。囊肿不与支气管相通。感染后囊肿可与支气管连通,此时囊内液体可经支气管排出,并有气体进入囊内,使囊肿为含气、含液或气囊肿。病变可为单发或多发性。

患者多在 30 岁以下。较大的囊肿压迫肺或纵隔引起呼吸困难、发绀。咯血较常见。合并感染时出现发热、咳嗽和脓痰等症状,白细胞计数增多。

【影像学表现】

1. **普通 X 线检查**　单发性支气管囊肿大小约 3~5cm,巨大的囊肿可占据一侧胸腔。含液囊肿呈肿块或结节状阴影,圆形或椭圆形,密度均匀,为水样密度。病变边缘光滑、清楚。少数囊肿因有分隔而呈分弧状轮廓。囊肿在肺野的中、内带较多见。含气囊肿为薄壁空腔阴影。含液气囊肿有液平面。囊壁一般为 1~2mm 厚,内缘和外缘光滑。合并感染时囊壁增厚、模糊,周围有片状阴影,囊内液体增多。少数小的含气囊肿 X 线平片难以发现,而支气管造影时显示。

多发性支气管囊肿可发生在一个肺段、肺叶,也可在一侧或两侧肺内弥漫性分布。多数是含气囊肿,囊壁薄。肺内形成多发的环形透光阴影。病变阴影相互重叠形成蜂窝或粗网状阴影。囊肿一般 0.5~1.0cm 大小,少数可达数厘米。合并感染时有液平面。液体较少则表现为囊肿下壁增厚。经反复感染囊肿周围有慢性炎症和结缔组织增生,X 线显示形成肺段、肺叶或一侧肺的实变阴影,其密度不均,肺体积减小,其内可见多发囊腔。

病变附近支气管常有粗细不均、扭曲、分离或聚拢及支气管扩张表现。

2. **CT**　含液囊肿为圆形或类圆形囊状影像,边缘光滑、清楚。少数囊肿呈浅弧状。CT 值为 ±10Hu 左右。含气或液气囊肿可清楚显示囊肿壁,壁厚 ≤1mm,边缘清楚(ER5-5-2)。含气液囊肿可见液平面。合并急性感染者囊肿外缘模糊。反复感染后引起囊壁增厚。多发性支气管囊肿为含气囊肿或有液平面,可局限于一个肺叶,或分布在一侧肺或双肺。

ER5-5-2　含气囊肿

【诊断与鉴别诊断】

单发性支气管囊肿为圆形或椭圆形水样密度阴影。含气囊肿为薄壁空腔阴影,边缘光滑。含液、气囊肿可见液平面。合并感染有浸润阴影。多发性支气管囊肿为多囊状或蜂窝状阴影。结合临床情况,患者年龄较轻,病程长,有反复呼吸道感染病史,普通 X 线检查可以诊断。CT 检查能够证实病变为囊性,有助于确诊。

先天性支气管囊肿需与肺大疱、肺结核空洞、肺脓肿及良性肿瘤等疾病鉴别诊断。

肺大疱见于慢性支气管炎的患者。肺大疱多发生在肺尖及肺外带胸膜下,其壁菲薄,部分壁可能显示不出。常合并小叶中心性肺气肿、间隔旁肺气肿。

肺结核空洞洞壁较薄时可与含气囊肿相似,见于纤维空洞。肺结核空洞好发于上叶尖后段及下叶背段,周围有卫星灶,有的可见外粘连带及连向肺门的引流支气管阴影。患者有结核病史,痰检可查到抗酸杆菌。

支气管囊肿合并感染时囊壁增厚,边缘模糊,有液平面,与急性肺脓肿类似。年龄较轻的患者有急性肺脓肿影像表现时应当考虑到支气管囊肿继发感染的可能,需抗感染治疗后复查胸片。随着急性炎症的症状消失,肺脓肿阴影逐渐减小及吸收,而支气管囊肿则仍有薄壁空腔阴影。

含液囊肿需与肺内良性球形病变鉴别。CT 扫描显示支气管囊肿有水样密度的 CT 值,为鉴别诊断提供可靠的证据。

第三节　慢性支气管炎

【概述】

慢性支气管炎(chronic bronchitis)的临床诊断标准是慢性进行性咳嗽连续 2 年以上,每年连续咳嗽、咳痰至少 3 个月,并除外全身性或肺部其他疾病。病因主要是细菌感染、空气污染及吸烟。影像检查的目的是除外肺部其他疾病及发现合并症。

病理改变有支气管黏液腺体增生、肥大、腺管增宽,杯状细胞增生肥大。支气管分泌物多、黏稠,不易咳出,常堵塞小支气管。支气管壁呈慢性炎症改变,黏膜充血、水肿,上皮细胞萎缩、脱落,鳞状上皮化生。平滑肌增厚,弹力纤维破坏、结缔组织增生。支气管周围有慢性炎症及纤维化。支气管壁增厚,管腔相对变细。本病常合并肺内炎症、肺气肿、肺大疱及继发肺源性心脏病。

临床表现是咳嗽、咳痰。大部分患者有黏液痰,痰较黏稠,不易咳出。咯血少见。约 3/4 的患者有呼吸困难。冬季慢性支气管炎发病较多,反复发作而病情加重,呼吸道感染时使咳嗽及呼吸困难加重。

【影像学表现】

1. **普通 X 线检查**　慢性支气管炎的 X 线表现无特征。有些患者胸部 X 线片正常。异常征象有:两肺纹理增粗、增多(图 5-5-2)。病理基础是支气管炎症、支气管周围和血管周围纤维化。在支气管走行部位可见到互相平行的线状阴影,线状阴影之间有约 3mm

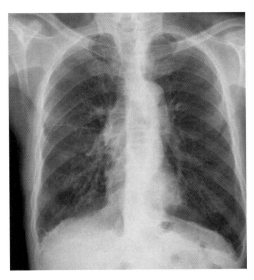

图 5-5-2　慢性支气管炎
两肺纹理增粗、增多,透光度增加

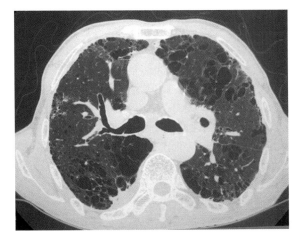

图 5-5-3　肺气肿
支气管壁增厚,两侧肺气肿,肺大疱形成

的细长透光带,称为"轨道征(tramline sign)"。线状阴影代表增厚的管壁,其间的透光带为支气管腔。胸段气管冠状管径较小,矢状径增宽。两径线的比值为0.6或更小,气管外形如刀鞘状,称为刀鞘状气管。发生机制是因用力咳嗽及呼吸,使气管内压力增加,在气管壁炎症的基础上而引起刀鞘状变形。当合并肺内炎症时,两肺内有多发片状阴影,两下肺常见。右中叶慢性炎症多见,表现为右中叶斑片状或完全实变阴影,发生肺不张时肺体积缩小。合并肺气肿见肺体积增大,表现为肋骨水平,膈低平,心影呈垂位型。胸廓因前后径及横径增大而呈桶状胸。膈在深吸气时可达第7前肋以下。肺野透明度增加。肺血管纹理变细,越靠近外带越明显。可见肺大疱,好发于肺尖及胸膜下。大小在1~2cm以上。可单发或多发。其壁菲薄,有时在一个体位照片不能显示而需拍摄另一个体位片。肺大疱内血管阴影稀少或消失,透光度增高。合并感染后肺大疱内有液平面。肺大疱破裂后可形成气胸。

2. CT　对于肺间质纤维化的患者需用薄层CT或HRCT图像诊断。主要的CT表现为支气管壁增厚,以两下肺多见。增厚的支气管壁形成两条相互平行的线状影像,即"轨道征"。"轨道征"应与呼吸活动或心影搏动引起的血管移动伪影区别。

肺气肿分为小叶中心型、全小叶型和间隔旁型肺气肿。小叶中心型肺气肿表现为肺内多发的低密度区(图5-5-3),数毫米大小,严重者在肺内广泛分布,仅残存少量正常肺组织。全小叶型肺气肿表现为较为广泛的低密度区,血管支气管变细。间隔旁型肺气肿为胸膜下的低密度区。

肺大疱在CT显示为局限性的无肺结构的区域,

有光滑的薄壁。肺尖部及膈上多见,多位于胸膜下。CT可显示肺大疱的大小、形态及周围肺组织受压改变,肺大疱内有的可见纤细的间隔,感染时可见液平面。刀鞘状支气管为胸内段气管矢状径增大,横径减小。横径与矢状径比值为0.5或0.5以下。气管两侧壁内陷,后壁向腔内突入。合并的肺内炎症为斑片状影像,慢性炎症好发于右肺中叶。可合并肺间质纤维化,表现为小叶间隔增厚,小叶内间质增厚,支气管血管束增粗,扭曲或粗细不均。晚期有蜂窝状影像和牵拉性支气管扩张。肺动脉高压时,肺门区肺动脉增粗,右肺动脉下干可在15mm以上。肺心病表现为右心室增大。在CT上慢性支气管炎引起的肺间质纤维化与特发性肺间质纤维化相似,但慢性支气管炎常引起较为显著的肺气肿改变,胸廓前后径增加及膈位置下降也较明显。

第四节　支气管扩张

【概述】

支气管扩张(bronchiectasis)是指支气管内径的异常增宽。少数患者为先天性,多数患者为后天获得性。先天性支气管扩张见于支气管软骨发育不全(Williams-Camplen综合征)。有的患者支气管具有先天异常的因素,主要见于:①纤毛无运动综合征(immotileciliasyndrome),又称为原发性纤毛运动障碍(primary ciliary dyskinesia)。本病属于常染色体隐性遗传性疾病,临床上相当少见。由于纤毛细胞和精子的超微结构异常,导致呼吸道纤毛及精子尾部运动障碍。临床表现为肺部感染、支气管扩张、内脏转位及男性不育等。Katagener综合征(支气管扩张、慢性鼻窦炎和内脏转位)属于此种异常。②先天性免疫球蛋白缺乏,如 IgA 缺乏。③肺囊性纤维化。多数患者的支气管扩张是继发于婴幼儿时期支气管、肺的炎症,如麻疹或百日咳并发肺炎。由于支气管壁炎性破坏及剧烈咳嗽时支气管内压增加而使支气管扩张。继发性支气管扩张是指发生在肺间质增生病变之后,如肺结核、慢性肺炎、肺间质纤维化等。肺结核和慢性肺炎时,支气管壁有炎性改变,肺组织纤维化后对支气管的牵拉作用引起支气管扩张。肺间质纤维化的晚期,支气管壁结缔组织、软骨和平滑肌萎缩,支气管在周围纤维化病变的牵拉作用下而扩张。胸膜严重增厚对支气管的牵扯也可引起支气管扩张。

先天性支气管扩张的病理改变是管壁平滑肌、腺体和软骨减少或缺如。因感染而引起的支气管扩张病理改变有支气管上皮脱落、支气管壁内炎症细胞浸润、管壁肿胀及周围有纤维组织增生。末梢分支内有黏液栓。支气管外围的肺组织常有慢性炎症,可使肺体积缩小或发生肺不张。支气管扩张一般发生在 3~6 级分支。根据形态特征,支气管扩张分为:①柱状支气管扩张(cylindrical bronchiectasis),扩张的支气管远端与近端宽度相似。②静脉曲张型支气管扩张(varicose bronchiectasis),扩张的程度略大于柱状,管壁有局限性收缩,支气管形态不规则,类似静脉曲张状。③囊状支气管扩张(saccular bronchiectasis),扩张的支气管远端的宽度大于近端。

患者的病史较长,可追溯到儿童时期。临床表现有咳嗽,咳脓痰。病变严重者痰量较多。约半数患者咯血,多为成人,小儿咯血少见。病变广泛者有胸闷、气短。听诊可闻及啰音。少数患者有杵状指。

【影像学表现】

1. 普通 X 线检查 支气管扩张可发生在各个肺叶,但以两下叶基底段、左肺舌叶和右肺中叶多见。有些患者 X 线平片正常,CT 发现病变。主要 X 线表现有:肺纹理增粗、模糊。柱状支气管扩张有"轨道征",即两条平行的线状阴影。囊状支气管扩张形成多发囊腔阴影,直径为 1~3cm。多个囊状阴影呈蜂窝状(ER5-5-3)。合并感染时,囊腔内有液平面,病变区支气管周围有斑片或大片状阴影。反复感染后肺体积缩小,肺纹理密集,肺野透过度下降。发生肺叶肺不张后,邻近肺组织代偿性肺气肿,使肺野透过度增高,心影向患侧移动。

ER5-5-3 支气管扩张

2. CT CT 检查采用常规 CT、薄层或 HRCT。柱状支气管扩张时支气管内腔增宽,管壁增厚。与 CT 扫描层面平行走行的支气管可表现为"轨道征"。与 CT 扫描层面垂直的支气管显示环形的支气管断面。静脉曲张型支气管扩张的支气管内腔不仅增宽,且呈凹凸不平表现(图 5-5-4A)。当扩张的支气管内有黏液充填时呈棒状影像。囊状支气管扩张表现为多发环状影像(图 5-5-4B),其内可有液平面。支气管的环形影像与相伴随走行的肺动脉横断面相连形成印戒征(signet ring sign)。囊状支气管扩张内充满黏液时则形成结节状影像。病变支气管聚拢,有肺不张。周围肺组织可有肺气肿改变。

扫描技术对支气管扩张的诊断有重要意义。薄层 CT 扫描或 HRCT 有助于细小支气管、分支支气管扩张的诊断。CT 诊断支气管扩张应注意假阳性。患者未屏气或心脏搏动,可引起肺血管的运动伪影,类似支气管扩张的双轨或环形影像。心脏搏动伪影一

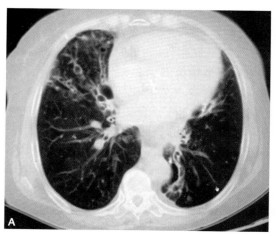
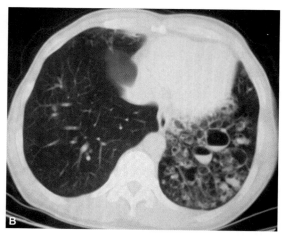

图 5-5-4 支气管扩张
A. 静脉曲张型支气管扩张。支气管内腔增宽,凹凸不平;B. 囊状支气管扩张。多发环状影像,有液平面

般位于左肺舌叶、两肺下叶及心缘旁。

【诊断与鉴别诊断】

X线平片对本病的诊断有限度,中青年患者有咯血或反复肺部感染的病史,X线平片见两下肺片状阴影不易吸收,肺纹理明显增粗,特别是有多发环状阴影时提示本病的可能性。确定诊断需做CT检查。诊断时需判断是否为继发性支气管扩张。

继发于肺结核的支气管扩张发生于两肺上叶尖、后段或下叶背段,有卫星灶及纤维化、硬结及钙化灶。有肺结核病史。

继发于慢性肺炎的支气管扩张多合并有肺叶或肺段实变的阴影,病变范围肺体积缩小。

有广泛的肺间质纤维化或严重胸膜增厚的患者,支气管扩张也为继发性。

支气管扩张应与肺大疱及蜂窝肺鉴别。肺大疱壁薄,位于胸膜下、肺尖及肺底部。蜂窝肺大小一般在3~5mm,位于胸膜下5mm的范围多见,呈多发环形影像。严重肺间质纤维化病例,蜂窝肺中包含有支气管扩张的成分。

影像方法的综合应用:胸部平片不能对支气管扩张做出确定诊断,但可发现病变,有些征象如环状影像对本病有高度提示作用。如胸部平片阴性,临床表现提示本病的诊断,或胸部X线提示本病存在时,应做CT检查。

第五节 气管、支气管异物

【概述】

气管、支气管异物(foreign bodies in trachea and bronchus)可发生于任何年龄,以5岁以下儿童多见。异物可分为以下3种:①植物性异物:如花生、瓜子、谷粒和豆类等。此类异物在支气管内潮湿后膨胀,使阻塞加重。由于花生、豆类等含有游离脂肪酸,刺激呼吸道黏膜,使之发生炎症反应而充血、肿胀,分泌物增多,从而加重梗阻。②动物性异物:如牙齿、骨块、鱼刺等,支气管黏膜反应较轻。③矿物性异物:如金属制品、石子、玻璃等,气道黏膜所受刺激及反应最轻。异物停留在气道的位置与其形态、大小有关。较大及有锐利钩角的异物易停留在上部气道,较小、光滑的异物可进入下部气道。由于右侧主支气管比左侧更接近于垂直走行,故异物易进入右侧。

异物引起的病理改变分为以下4型:①双向通气:异物较小或管状异物,气道黏膜反应轻微时,吸气及呼气气流均可通过异物所在部位,远端不发生阻塞性改变。②呼气性活瓣梗阻:吸气时气道增宽,气体可通过,呼气时气道变细,异物将气道完全阻塞,气流

不能呼出,逐渐发生阻塞性肺气肿。此类型最常见。③吸气性活瓣梗阻:由于气管近端较远端内径大,吸气时,气流使异物向气管远端移动,阻塞气道,气体不能进入远端气道。呼气时异物向气管远端移动,气体可呼出,逐渐发生阻塞性肺不张。④完全梗阻:异物将气道完全阻塞,且位置固定引起肺不张。上述改变不仅取决于异物大小及所在部位,而且与气道黏膜的炎性反应有关。异物吸入12~48h可发生较重炎性改变。异物吸入气管内首先引起剧烈的刺激性咳嗽、胸痛、青紫、呼吸困难及气喘等。较大异物阻塞喉部,或在气管分叉处堵塞双侧主支气管开口,患者很快窒息死亡。多发异物堵塞多个肺叶、肺段支气管也可引起窒息。如果异物在气管内可移动,咳嗽及呼气时异物向上撞击声门,引起特征性的气管撞击声,手指置于环甲区有撞击感。异物进入支气管后症状暂时缓解。当发生阻塞性肺炎时出现咳嗽、发热、白细胞计数增多等炎性感染表现。

【影像学表现】

1. 普通X线检查 异物的直接征象:金属、石块及牙齿等不透X线的异物在胸部X线片上可显影。根据阴影形态可判断为何种异物。正位及侧位胸片能够准确定位。异物的间接征象:非金属异物在X线上不易显示,根据异物引起的间接征象而诊断。

(1)气管内异物:异物引起呼气性活瓣阻塞时,发生阻塞性肺气肿。使两肺含气量增多。由于吸气时进入肺内气体比正常时少,胸腔负压加大,引起回心血量增多,故心脏阴影增大同时膈肌上升。呼气时,因气体不能排出,胸内压力增高,使心影变小,膈下降。这些改变与正常时吸气心影变小、膈下降,呼气心影变大、膈上升的情况相反。

(2)主支气管异物:一侧主支气管异物多数引起呼气性活瓣阻塞,吸气时支气管增宽,气体可进入肺内,患侧与健侧肺密度相似。呼气时支气管回缩,气道完全阻塞,气体不易呼出,患侧比健侧肺含气量多,肺野密度较低(图5-5-5)。患侧肺脏因支气管阻塞气体不能正常进出,肺脏密度在呼、吸气相变化不大。纵隔在呼气时向健侧移位,吸气时位置恢复正常。

支气管阻塞数小时后可发生小叶性肺炎,较长时间的阻塞后发生肺不张。阻塞性肺炎表现为斑片状阴影,肺纹理增粗、密集、模糊。肺不张发生后,肺体积缩小,呈致密阴影。长期肺不张引起支气管扩张和肺纤维化,阴影的密度不均。

(3)肺叶、段支气管异物:早期为阻塞性肺炎,为反复发生或迁延不愈的斑片状阴影。发生肺不张后肺体积缩小、密度增高。病变发生在相应的肺叶内。

2. CT 普通CT横轴位可以直接显示异物及其

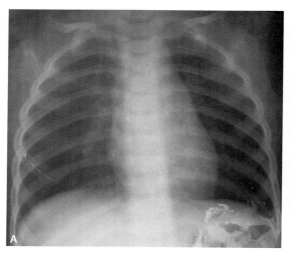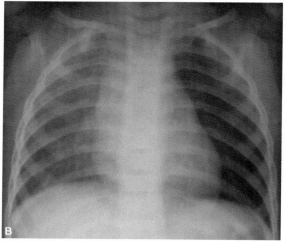

图 5-5-5　左主支气管异物
A 为吸气相,B 为呼气相。左侧肺透明度升高,吸气和呼气相密度无变化

引起的气道狭窄,可判断异物的部位。对于非金属异物的显示优于普通 X 线检查。

　　MSCT 扫描速度快、取层薄、覆盖范围广,获得高质量的横轴位图像可以清晰地显示异物。MSCT 的图像后处理如 MPR、曲面重建(CPR)、VR 及支气管仿真内镜(CTVB),可以对异物进行准确的解剖定位、判定支气管阻塞或狭窄的范围和程度,全面显示异物的形态。

　　平片是气管、支气管异物传统的影像学方法,对非金属异物的诊断依据是异物引起的间接征象。普通 CT 可以直接显示异物,多层螺旋 CT 由于提高了图像质量及后处理功能,提高了诊断效果。

　　【诊断与鉴别诊断】

　　患者有吸入异物病史及相应症状,临床诊断可确定。X 线检查的作用在于确诊及定位。X 线片不能直接显示的异物根据气道阴影截断及间接征象判断。

　　气管内金属异物有时需与食管异物区别。侧位胸片,气管异物位于气道的透明阴影内,而食管异物偏后。气管内异物如为片状或扁形时,最大径位于气管矢状面,最小径位于冠状面。食管异物则与其相反。

第六节　支气管结石

　　【概述】

　　支气管结石(broncholith)主要来自支气管周围钙化的淋巴结。由于呼吸运动及心脏的搏动,钙化的淋巴结穿破支气管壁而进入管腔内。淋巴结钙化的原因以结核多见,少数为肺尘埃沉着病或组织胞浆菌病等。支气管内的结石也可能为腔内异物或炎性分泌物作为核心而发展形成。结石的成分多为碳酸钙,少数为磷酸钙。

　　临床主要症状为咳嗽,常为刺激性咳嗽。痰中带血或咯血、胸痛。有的患者可咯出结石。

　　【影像学表现】

　　肺门有钙化的淋巴结阴影。钙化的位置和数目在不同时间照片上可有变化。结石阻塞支气管后可发生阻塞性肺炎或肺不张。相应的肺组织内有斑片状阴影,体积缩小。结石阻塞的支气管远端发生支气管黏液栓塞后形成柱状、“V”形或“Y”形致密阴影。

第七节　气 管 肿 瘤

　　【概述】

　　气管肿瘤(tracheal tumor)中良性比较少见,有乳头状瘤、纤维瘤、平滑肌瘤、错构瘤、软骨瘤和神经鞘瘤等。肿瘤较局限,突向气管腔内。气管原发恶性肿瘤约占气管肿瘤的 80%,主要为鳞状上皮癌,以及囊腺癌、黏液表皮样癌和类癌等。其中以囊腺瘤最多见,约占气管主支气管肿瘤的 40%。其他恶性肿瘤如淋巴瘤、腺癌、肉瘤和软骨肉瘤均很少见。恶性肿瘤在气管内浸润生长,向气管内突出。气管转移瘤来自邻近的部位如甲状腺、喉、食管或肺的原发恶性肿瘤,可向气管内直接浸润或经血行、淋巴转移。

　　气管肿瘤常无任何症状。早期临床表现为间断性咯血。较大肿瘤阻塞气管引起呼吸困难和肺内感染。

　　【影像学表现】

　　1. **普通 X 线检查**　胸部 X 线片显示气管肿瘤困难,仅可见肿瘤的间接表现,如肺气肿和阻塞性肺炎。CR、DR 或高电压胸片可能显示气管气道狭窄。

　　2. **CT**　气管良性肿瘤为气管内表面的结节状病

变,软组织密度,多为2cm以下,突向气管腔。一般气管壁无增厚,气管软骨正常。较大的肿瘤使气管腔明显狭窄,引起两肺气肿或阻塞性炎症。肿瘤位于气管远端时可阻塞主支气管引起肺不张及炎症。气管软骨瘤的CT值较高,错构瘤具有脂肪的CT值。

气管原发恶性肿瘤多发生于气管中下部,肿瘤呈息肉状或呈结节状突向气管腔内,基底较宽,CT值为软组织密度。也可仅为气管壁增厚。较大的肿瘤引起管壁增厚明显,肿瘤可围绕整个管壁。肿瘤进展后侵及软骨,软骨破坏,并在气管外形成肿块。气管恶性肿瘤可直接向纵隔内扩散,引起纵隔和肺门淋巴结肿大,胸膜转移引起胸腔积液和胸膜结节。气管原发恶性肿瘤与良性肿瘤的区别主要为管壁增厚。

气管转移瘤具有邻近部位器官的原发病变,如喉、甲状腺及食管肿瘤。气管转移瘤表现为腔内或腔外肿块,气管壁增厚。同时可见邻近器官的多发肿瘤。

【诊断与鉴别诊断】

主要表现为气管局限性狭窄和肿块。气管肿瘤需要与多发性软骨炎、气管结核等鉴别。多发性软骨炎引起的气管狭窄范围较广泛,无肿块,气管软骨钙化。气管结核的狭窄范围较长,肺内合并有结核播散病灶。螺旋CT的后处理如MPR可以准确显示病变的整体形态和解剖部位。气管镜检查可确定诊断。

（马大庆）

第六章

肺 部 疾 病

第一节　先天性肺发育异常

一、肺不发育和肺发育不全

【概述】

肺不发育和肺发育不全(agenesis and hypoplasia of the lung)是胚胎早期肺芽发育缺陷所致。肺不发育可为患侧支气管、肺和血液供应完全缺如,或患侧仅有一小段支气管盲管,无肺组织和血液供应。肺发育不全为患侧有主支气管形成,但比正常细小,肺组织发育不完全,或有支气管囊肿。肺发育不全可仅局限于一个肺叶。本病可合并其他畸形,如动脉导管未闭、法洛四联症、大动脉转位、先天性膈疝及骨骼畸形等。

患者多无症状,或仅有胸闷、气短。继发感染或合并其他畸形则有相应的临床表现,患侧呼吸音减弱或消失。当健侧肺向患侧疝入时,患侧有呼吸音。

【影像学表现】

1. **普通X线检查**　一侧肺不发育的患侧胸部密度增高,主要在中、下部,有时上胸部由于对侧肺疝入而有透亮含气阴影。纵隔向患侧移位,患侧膈升高。健侧肺纹理增重。一侧肺发育不全的患侧全部或部分肺野密度增高,纵隔向患侧移位。肺叶发育不全的肺叶体积缩小,密度增高。一侧肺不发育的患者由于患侧肺动脉缺如,主肺动脉仅与健侧的肺动脉相连,健侧肺动脉接收右心室的全部血液,故肺动脉各分支均较正常者粗大。一侧肺发育不全的患者有患侧肺动脉分支细小,数量减少,对侧肺动脉分支粗大。一侧肺不发育者心脏位于患侧胸腔内,肺动脉干及健侧肺动脉向患侧移位,还可显示并存的心脏及大血管畸形的相应X线表现。

2. **CT**　一侧肺不发育的患侧胸廓小,纵隔向患侧移位。患侧胸腔内密度升高,无含气肺组织及支气管像,而胸腔上部由健侧肺代偿性气肿越过中线形成

的含气肺组织影像。CT增强检查可见患侧肺动脉缺如。心脏向患侧移位,对侧肺血管增粗。一侧肺发育不全显示患侧密度增高、体积变小。主支气管变细,肺动脉细小,有时可见静脉回流异常。肺叶发育不全可见病变的肺叶密度增高,呈三角形或类圆形,三角形病灶尖端指向肺门,增强检查病变部位可有薄壁空腔影像。合并支气管闭锁好发于上叶,远端支气管有黏液栓塞,形成结节状或分支状高密度带状影像。

【诊断与鉴别诊断】

先天性一侧肺不发育多见于小儿。平片表现需与肺炎引起的肺不张鉴别。炎性肺不张经抗感染治疗后短期内消失。CT可对一侧肺不发育确诊。肺叶发育不全在CT可见支气管有狭窄及扩张改变。在成人本病需与肺结核及慢性肺炎引起的肺叶实变区别。

二、肺隔离症

肺隔离症(pulmonary sequestration)又称为支气管肺隔离症(broncho-pulmonary sequestration)。本病是指一部分肺组织与正常肺分隔,并且不接受肺动脉分支的血液,仅接受体循环异常血管的供血。肺隔离症分为肺叶内型和肺叶外型。

在胚胎发生第3周时,肺芽呈袋状从前肠发出,与前肠共同接受来自腹主动脉的腹腔血管丛的供血。当第6对鳃弓动脉发育为肺动脉后,其分支进入到肺脏原基,此时腹腔血管丛演变为支气管动脉。如果此段过程发育障碍,腹腔血管丛对某一部分肺脏的供血状况保持不变,则此部分肺脏始终仅接受体循环的供血,并与正常肺脏分隔,形成囊状畸形而失去正常功能。

(一) 肺叶内型肺隔离症

【概述】

肺叶内型肺隔离症(intralobar sequestration)是指隔离肺与邻近的正常肺位于同一个脏胸膜内。供血动脉来自主动脉或其分支,以胸主动脉多见,少数为腹主动脉或其分支。静脉回流多数患者通过肺静脉

系统,引起左向右的分流,少数患者静脉引流到下腔静脉或奇静脉系统。约 2/3 的患者隔离肺位于脊柱旁沟,多位于左下叶后段,少数为右下叶后段,上叶少见。可合并支气管与食管或胃连通畸形。此型肺隔离症多见于成人,因急性肺炎检查时发现。小儿患者有少数报道。病变为单发或多个囊状,充满黏液,感染后为脓性液体。囊壁内衬扁平上皮细胞,缺乏软骨和腺体。有些上皮为柱状上皮。异常血管一般从肺韧带下部进入病变。血管宽约 0.4~1.0cm 多见。此种动脉属于弹性动脉。

患者可无症状,在体检时偶然发现。合并感染时有发热、胸痛、咳脓痰,有的患者咯血。

【影像学表现】

1. 普通 X 线检查 隔离肺为圆形或椭圆形致密阴影,边缘光滑、清楚,密度均匀。多数病变阴影下缘与膈相连。当病变与支气管相通时,囊内液体排出,有气体进入,形成单发或多发囊腔阴影,壁薄,有液平面(图 5-6-1 A)。

2. CT 肺隔离症的 CT 影像表现为多种形态,如囊状空腔、实性肿块,或囊实性病变,边缘光滑或模糊。囊性病变可有液平面。病变范围多在一个肺段左右。病变周围可有斑片及条索影,可合并肺气肿。CT 平扫有时可见来自主动脉的血管分支,呈带状影像。增强扫描实性病变可有强化,并易发现供血血管(图 5-6-1B、C)。螺旋 CT 多平面重组及容积成像可全面显示异常血管的解剖形态及走向。

胸部 X 线检查发现下叶后段尤其是左下叶后段实性或囊性阴影,患者年龄轻、无症状或有肺炎反复发作应考虑到肺隔离症的可能。CT 增强发现供血血管可确诊。本病需与肺炎、肺癌及先天性支气管囊肿区别。

(二) 肺叶外型肺隔离症

【概述】

肺叶外型肺隔离症(extralobar sequestration)与正

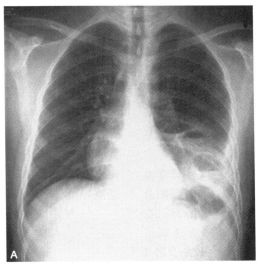

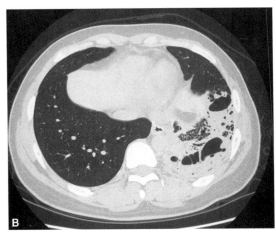
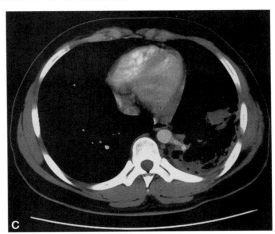

图 5-6-1 左肺下叶隔离症

A. 平片表现为多发囊腔阴影,壁薄,有液平面;B. CT 平扫(肺窗)表现为囊状空腔;C. 增强扫描可见来自主动脉的供血血管

常肺不在同一个脏胸膜内,而具有独自的完整的脏胸膜。约90%病变位于左下叶后基底段位置。也可位于膈下或纵隔内。供血动脉来自腹主动脉,静脉回流通过下腔静脉、门静脉、奇静脉或半奇静脉回流到体循环系统。多在新生儿尸检时发现。常合并其他畸形。由于肺叶外型肺隔离症封闭于独自的胸膜内,如不与胃肠道相通则不易发生感染。

【影像学表现】

普通 X 线检查及 CT 可见左下叶后段部位的密度均匀的软组织阴影。位于膈下的病变为脊柱旁的肿块影。合并一侧膈疝者占 30% 左右。可有一侧膈升高或膈麻痹。CT 增强可显示其供血动脉及静脉回流情况。

【诊断与鉴别诊断】

肺隔离症表现为软组织阴影,应和肺肿瘤鉴别;表现为囊腔或囊腔内见液平面,应和肺囊肿、支气管扩张及肺脓肿鉴别。鉴别诊断的关键是进行 CT 增强、CTA 及 DSA 等检查显示来自体循环的异常供应血管。

三、肺动静脉畸形

【概述】

肺动静脉畸形(arterio-venous malformation of the lung)病因多为先天性,由终末毛细血管网先天发育缺陷所致。少数由外伤、血吸虫病、长期肝硬化、肺癌及甲状腺癌转移引起。肺动脉和肺静脉之间具有异常交通,为单房或多房的血管囊,或迂曲、扩张的异常血管。输入血管一般是肺动脉,有的病例为体循环的分支如支气管动脉、肋间动脉。输出血管是肺静脉。在输入动脉的压力下,血管囊及异常扩张血管逐渐扩大。本病可分为 2 型:①单纯型:输入、输出血管各 1 条,交通血管呈瘤样扩张。②复杂型:输入及输出血管各为多条。异常的交通血管或为瘤样,常有分隔,或为迂曲的扩张血管,也可为互相连通的多支小血管。先天性肺动静脉瘘患者约 30%~40% 合并先天性毛细血管扩张症。可继发引起红细胞增多症。

主要临床表现为活动后呼吸困难、胸痛,常有咯血。引起红细胞增多症后可发生脑血栓。合并毛细血管扩张症时有鼻出血、便血和血尿,颜面、口唇、耳部和甲床有血管扩张。

【影像学表现】

1. **普通 X 线检查** 胸部平片有单发或多发的结节阴影,单发占 2/3 以上。下叶多见。结节直径从 1cm 至数厘米不等。密度均匀,边缘清楚,或有浅分叶。弥漫性动静脉瘘发生在多肺叶多肺段,呈多发葡萄状阴影或肺纹理增强、扭曲。有的病例在平片无阳

性所见。

2. **CT** CT 平扫动静脉畸形呈肺内结节状影像,边缘清楚,可呈分叶状。输入动脉及输出静脉呈条状影像,从结节向肺门走行(ER5-6-1)。CT 血管成像动静脉畸形的结节表现为明显强化的血管团或血管池,输入动脉和输出静脉强化,其 CT 值与肺动脉相似。动态 CT 扫描可显示异常血管与肺动脉增强时相一致。

ER5-6-1 右肺下叶动静脉畸形

3. **MRI** MRI 显示的肺动静脉瘘呈结节状形态,为类圆形或不规则形状,边缘清楚,可有分叶。肺动静脉瘘由于血流的流空效应而为低信号。但应用梯度回波快速成像技术,其内的血液则可表现为高信号。MRI 增强扫描可清楚显示动静脉瘘及其相连的血管。

【诊断与鉴别诊断】

平片显示结节及与结节相连的带状血管影像时应考虑到本病的可能。CT 平扫显示结节状影像及与肺门相连的带状血管影像为本病的诊断依据,X 线平片和 CT 平扫应与肺内其他疾病的结节影像鉴别,如周围型肺癌和结核球等。肺内结节作穿刺活检之前应首先除外本病,以免引起严重出血。CT 血管成像可确定诊断。螺旋 CT 多平面重组、三维重建及 CT 血管成像可显示病变的整体形态。

第二节 肺 部 炎 症

肺炎是呼吸系统的常见病,X 线检查的作用在于发现病变、确定病变部位和范围、观察病变动态变化,为临床治疗提供依据,因而肺炎的诊断与鉴别诊断非常重要。肺炎的分类方法不同,对于临床有价值的分类法是按病原菌及病因分类,但根据肺炎的影像作出病原及病因诊断比较困难。根据肺炎的部位可分为实质性肺炎和间质性肺炎,其中实质性肺炎又可分为大叶性肺炎和小叶性肺炎;根据患者的临床经过可分为急性肺炎和慢性肺炎,这对于选择治疗方法有价值,急性肺炎需用药物治疗,慢性肺炎并发支气管扩张时需要手术治疗。

一、大叶性肺炎

【概述】

大叶性肺炎(lobar pneumonia)的病原菌多为肺炎

双球菌,其病理改变可分 4 期:①充血期:肺泡壁毛细血管扩张、充血、肺泡腔内浆液渗出;②红色肝样变期:肺泡腔内有大量纤维蛋白及红细胞渗出物,使肺组织实变,剖面呈红色肝样;③灰色肝样变期:肺泡腔内红细胞减少,代之以大量白细胞,实变肺叶剖面呈灰色肝样;④消散期:肺泡腔内炎性渗出物被吸收,肺泡腔重新充气。

大叶性肺炎多发生于青壮年,常见临床症状起病急,突然高热、寒战、胸痛、咳嗽、咳铁锈色痰。白细胞总数及中性粒白细胞明显增高。

【影像学表现】

大叶性肺炎的影像表现与其病理变化分期有关,一般说来,X 线征象的出现较临床症状出现为晚。

1. 普通 X 线检查

(1) 充血期:X 线检查可无异常发现,也可只表现为病变区肺纹理增强,透明度减低或呈边缘模糊的云雾状阴影。

(2) 肝样变期:肺实变呈大叶性或占据整个肺叶大部分的密度增高、均匀一致阴影,有时在大叶阴影内可见含气支气管气像,不同部位大叶阴影形状不同。在胸部正位片上表现为右上叶大叶实变时,大叶阴影的下界平直清楚;右中叶实变时,大叶阴影的上界平直清楚,阴影密度自上而下逐渐减低,右心缘模糊,右心膈角清楚(图 5-6-2);右下叶实变时,大叶阴影上界模糊,阴影密度从上至下逐渐增高,右心膈角消失;左上叶实变时,大叶阴影上界模糊,阴影密度从上至下逐渐减低;左下叶实变时,阴影上界模糊,阴影密度从上至下逐渐增高。在胸部侧位片上各叶大叶性肺炎阴影形态与肺叶解剖形态一致。有的病例肺实变位于肺叶的一部分。

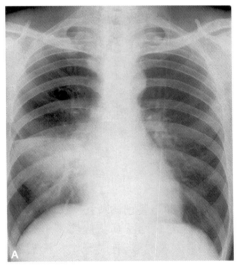
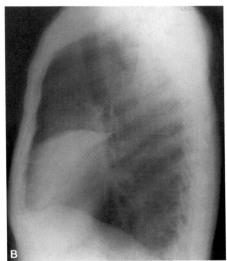

图 5-6-2　右中叶肺炎

A. 胸部正位片,右中下肺野大片高密度影,上缘清晰,右心缘模糊;B. 侧位片示病变位于右中叶

(3) 消散期:表现为大叶阴影密度减低、不均匀,呈散在斑片状阴影。病变多在 4 周内吸收,临床症状减轻常较病变阴影吸收早,少数病例可延迟 1~2 个月吸收,偶可机化演变为机化性肺炎。

2. CT　通常急性肺炎不需要进行 CT 检查,根据临床症状和胸片表现即可作出诊断,但表现比较特殊的肺部慢性炎症有时为了与肿瘤鉴别,需要作胸部 CT 检查。急性肺炎早期,病变显示为肺叶内的磨玻璃或稍高密度影,病变内部密度不均,边缘模糊。病变发展,CT 表现为肺叶内全部或大部分实变,病灶密度可均匀或不均匀,部分病灶内可见含气支气管气像(图 5-6-3),增强后病灶内可见结构完整的肺血管影像。

治疗后,由于炎症的吸收,病变范围较实变期小,密度减低,病灶内部密度更不均匀,形成大小不等的斑片状病灶。绝大部分病例短期内病变可完全吸收,少数病例吸收缓慢,甚至形成慢性炎症。

【诊断与鉴别诊断】

大叶性肺炎根据病史、临床症状、实验室检查及影像表现多能作出正确诊断。大叶性肺炎肝变期从阴影形态上需与肺结核、中央型肺癌引起的肺不张及肺炎型肺癌鉴别。表现为大叶阴影的肺炎除大叶性肺炎外,还有其他病原菌引起的肺炎,如肺炎克雷伯菌肺炎等,但其确诊有赖于细菌学检查鉴别。大叶性肺炎消散期表现应注意与浸润型肺结核鉴别。

二、支气管肺炎

【概述】

支气管肺炎(bronchopneumonia)又称为小叶性肺

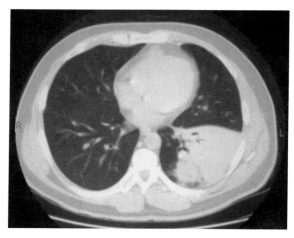

图 5-6-3 左下叶大叶性肺炎
左下叶大叶性实变影,其内可见支气管气像

炎,常见的致病菌有葡萄球菌、肺炎链球菌等。也可由病毒、肺炎支原体及真菌感染所致。病原从上呼吸道进入,先引起支气管炎,以终末细支气管病理变化较重,病理表现为支气管黏膜发生充血、水肿及浆液性渗出,渗出液中以中性多形核白细胞为主。进而纵向蔓延,累及呼吸性细支气管及肺泡。炎症也可沿终末细支气管横向蔓延,并引起支气管周围炎及肺泡周围炎,通过孔氏孔与兰勃孔向邻近肺泡蔓延累及小叶,在较短时间内可由少许小叶肺泡炎演变为毗邻的众多小叶肺泡炎。终末细支气管炎可引起阻塞性肺气肿或小叶性肺不张。

支气管肺炎多见于婴幼儿、老年人、极度衰弱的患者或手术后并发症。临床上以发热为主要症状,可有咳嗽、呼吸困难、发绀及胸痛。极度衰弱的老年患者,因机体反应力低,有的患者体温可不升高,白细胞总数也可不增多。

【影像学表现】

1. 普通 X 线检查

(1)肺纹理增强:此征是病原菌引起的支气管炎和支气管周围炎表现,X 线片表现为肺纹理增强,边缘模糊。

(2)斑片状阴影:边缘模糊的直径 6~8mm 的结节状阴影称为腺泡肺泡炎,直径 10~25mm 边缘模糊阴影称为小叶肺泡炎,而较大斑片状密度不均匀、边缘模糊阴影为多数小叶肺泡炎相互重叠影像(ER5-6-2)。

ER5-6-2 支气管肺炎

病灶多位于两肺下野内带,肺叶后部病变较前部多,沿支气管分布。支气管肺炎病灶可在 2~3 天内由散在斑片状阴影演变为融合大片状密度不均匀阴影,经抗感染治疗后病灶可在 1~2 周内吸收。从影像上不能区分小叶性肺炎病灶和小叶性肺不张病灶。

(3)肺气肿:由于终末细支气管黏膜充血、水肿、炎性渗出,可引起阻塞性肺气肿。表现为两肺野透亮度增高,胸廓扩大,肋间隙增宽及横膈低平。

(4)空洞:以金黄色葡萄球菌及肺炎链球菌引起的支气管肺炎较多见。肺炎液化坏死形成空洞时,在斑片状阴影区内可见环形透亮区,若引流支气管因炎症形成活瓣时,由于空洞内含气量逐渐增多,压力增大,壁变薄,一般称此为肺气囊,X 线影像表现为壁厚约为 1mm 的薄壁圆形空腔,肺炎吸收后可短时间消失,也可残留数月。

(5)胸膜病变:肺炎病灶累及胸膜时,由于胸膜充血、水肿及渗出,X 线片可表现为数量不等的胸腔积液征象。

2. CT 支气管肺炎分布为多肺叶、多肺段,沿支气管分布。CT 可表现为肺野内的小结节影,边缘模糊,有时呈"树芽征"。病变发展,病灶融合形成小斑片状或较大的斑片状影像,边缘不清,两下肺明显。由于炎症导致的终末细支气管阻塞,引起局限性肺气肿。部分化脓菌引起的病例,在病灶内可出现大小不等的小空洞,其边缘模糊。也有的病例可出现胸腔积液。

【诊断与鉴别诊断】

细菌、病毒及真菌等均可引起支气管肺炎,它们的影像表现类似,有时影像与浸润型肺结核、肺结核支气管播散易混淆,仅根据支气管肺炎的影像表现,判断支气管肺炎的病原性质比较困难,需结合临床病史、实验室及病原学检查才能确诊。

三、肺炎克雷伯菌肺炎

【概述】

肺炎克雷伯菌肺炎(Klebsiella pneumoniae pneumonia)多见于老年、营养不良及全身衰弱的患者,经呼吸道感染。肺部病变为大叶或小叶融合的渗出性炎症,渗出液黏稠,可引起肺组织液化坏死形成脓肿,侵犯胸膜发生脓胸。临床上起病急,发热、咳嗽、痰量多,为黄绿色脓性痰,黏稠带血或血痰。

【影像学表现】

病变可发生于任何肺叶。影像表现为大叶阴影,密度均匀或有透明区,病变肺叶体积增大,叶间胸膜移位。也可表现为两肺下野或中下野斑片状及斑片融合阴影,病灶密度不均匀,边缘模糊,可合并胸腔积液。

【诊断与鉴别诊断】

肺炎克雷伯菌肺炎的影像表现与其他大叶性肺炎影像表现相同,仅根据影像鉴别诊断困难,确诊有赖于细菌学检查。

四、病毒性肺炎

【概述】

腺病毒、合胞病毒、流感病毒、麻疹病毒及巨细胞病毒均为病毒性肺炎(viral pneumonia)较常见的致病病毒。病毒通过上呼吸道吸入,经各级支气管进入肺泡内引起支气管炎和支气管肺炎。病毒性肺炎在肺内蔓延方式与细菌性支气管肺炎相同。病变区的细支气管周围、小叶间隔及肺泡壁可见以单核细胞为主的炎症细胞浸润。肺泡腔内无明显炎性渗出物或仅有少量浆液渗出。细支气管及肺泡上皮增生肿胀,并形成多核巨细胞,其中可见病毒包涵体。严重的病毒性肺炎可见气管、支气管、肺泡上皮细胞广泛坏死、脱落。

腺病毒性肺炎常见于婴幼儿,合胞病毒性肺炎好发生在3~5岁,麻疹病毒性肺炎与麻疹伴发,流感病毒性肺炎经常为流行性,多见于成人。巨细胞病毒性肺炎多见于免疫损害患者,如器官移植后长期使用免疫抑制药物、艾滋病患者等。

【影像学表现】

1. 普通X线检查

(1)肺纹理增强:肺纹理增强为支气管炎及支气管周围炎的表现,病毒性肺炎比细菌性肺炎表现明显,尤以腺病毒性肺炎最明显。

(2)小结节阴影:此种表现的病理基础是肺泡炎或细支气管周围炎。这种表现可见于腺病毒、合胞病毒、巨细胞病毒及麻疹病毒引起的肺炎。病灶多分布在两肺下野中内带,病灶大小为6~8mm或更小,病灶边缘模糊。

(3)斑片状阴影:为小叶肺泡炎表现,多数病灶重叠则可表现为密度不均匀斑片状模糊阴影(图5-6-4),多分布于两肺中下野中内带。呈斑片状阴影的病毒性肺炎可见于腺病毒性肺炎、合胞病毒性肺炎、麻疹病毒性肺炎、巨细胞病毒性肺炎及流感病毒性肺炎。

(4)大片状阴影:相邻小叶肺泡炎可融合成大片状阴影。病变可占据一个次肺段、肺段甚至一个大叶,严重者可占据一侧肺野,此种表现可见于腺病毒性肺炎、流感病毒性肺炎。病变多分布于两肺中下野。

(5)肺气肿:胸部影像表现为胸廓扩大,两肺野

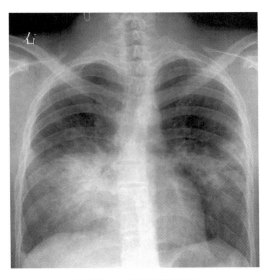

图5-6-4　腺病毒性肺炎
两肺中下肺野片状阴影

透过度增高,膈肌低平。病毒性肺炎以腺病毒性肺炎为重。

(6)胸腔积液:病毒性肺炎可伴有胸腔积液。

(7)病毒性肺炎的动态变化:病毒性肺炎病灶多数在2~4周内吸收,重者可延长至4周以上。

2. CT　病毒性肺炎早期可见两肺中下野腺泡结节影,病变发展可以融合成斑片状阴影,病灶边缘模糊。病变严重时可以见到肺段甚至肺叶阴影,常与腺泡结节及斑片状病灶同时存在。病灶多为磨玻璃密度。部分病例可见肺气肿、胸腔积液征象。

【诊断与鉴别诊断】

病毒性肺炎从影像上需与细菌性肺炎鉴别。病毒性肺炎多不按肺叶分布,多为磨玻璃密度影。腺病毒性肺炎表现为大叶阴影、大灶阴影与小结节阴影并存。肺纹理增强与肺气肿明显时,提示腺病毒性肺炎的可能性。合胞病毒性肺炎、巨细胞病毒性肺炎可表现两肺中下野多发小结节阴影。病因确诊常需结合流行病史及血清学检查。

五、支原体肺炎

【概述】

支原体肺炎(mycoplasmal pneumonia)由肺炎支原体引起,以间质改变为主。肺炎支原体一般较细菌小,较病毒大,其大小为125~150μm。冬春及夏秋之交为疾病多发季节。

支原体肺炎由呼吸道感染,肺炎支原体侵入肺内可引起支气管、细支气管黏膜及其周围间质充血、水肿、多形核白细胞浸润,侵入肺泡时可引起肺泡浆液性渗出性炎症。

小儿及成人均可患病,临床症状轻重不一,轻者

一般无临床症状或仅有咳嗽、微热、头痛、胸闷或疲劳感。临床症状重者占少数,重症可有高热,体温可达39~40℃。一般体征较少,白细胞总数可以正常或略增多,血清冷凝集试验在发病后2~3周比值较高。

【影像学表现】

1. **普通 X 线检查**

(1) 病变早期可仅表现肺纹理增多,边缘模糊,仅据此征象不能诊断支原体肺炎。

(2) 肺内出现网状阴影,与增多、模糊的肺纹理并存,提示肺间质性肺炎。

(3) 肺内出现肺泡炎表现。表现为中下肺野密度较低斑片状或肺段阴影。可以单发也可多发,占据一个大叶的支原体肺炎较少见。

2. **CT**　当支原体肺炎出现间质改变时,CT 影像可表现为肺内单发或多发的磨玻璃密度影及肺浸润影、小叶间隔增厚,在 HRCT 上显示更清晰。肺内还可出现斑片状、肺段或大叶性实变(图 5-6-5)。

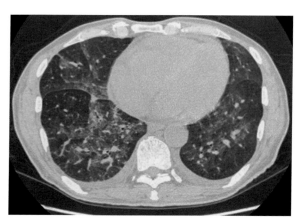

图 5-6-5　支原体肺炎
两下肺纹理模糊,其间散在边缘模糊的小斑片状阴影

【诊断与鉴别诊断】

支原体肺炎的影像表现需与细菌性肺炎、病毒性肺炎及过敏性肺炎鉴别。血清冷凝集试验对于支原体肺炎的诊断有价值。支原体肺炎在影像上与浸润型肺结核相似,临床上根据动态变化可与浸润型肺结核鉴别。支原体肺炎一般1~2周可以明显吸收或完全吸收,而浸润型肺结核经抗结核治疗,其病灶有明显变小需要1个月以上。呈大叶阴影的支原体肺炎与其他病原引起的大叶性肺炎不能鉴别,动态观察病变一般在1~2周内吸收,长者可达4周左右。

六、过敏性肺炎

【概述】

机体对于某种物质过敏引起的肺部炎症称为过敏性肺炎(allergic pneumonia),又称吕弗留综合征

(Lüffler syndrome)。寄生虫毒素、花粉、真菌孢子、蘑菇、甘蔗、谷物、鸽子粪及某些药物均可为过敏原。但不少患者查不出过敏原,自体免疫的因素亦可掺杂在内。

过敏性肺炎的主要病理变化为渗出性肺泡炎和间质性肺炎,渗出液中可见浆细胞、淋巴细胞及组织细胞,有时可见到成堆的嗜酸性粒细胞。过敏性肺炎反复发作或不吸收,可发展成为肉芽肿或肺间质纤维化。

过敏性肺炎的临床症状差别较大,急性型暴露于抗原物质4~6h 后出现咳嗽、发热、寒战、肌肉疼痛,白细胞总数增加,症状可持续8~12h。亚急性型为长期吸收小量抗原发生的过敏性肺炎,其临床表现与慢性支气管炎很相似。慢性型发生肺间质纤维化时可出现气短及肺部感染症状。

【影像学表现】

1. **普通 X 线检查**

(1) 两肺弥漫分布的2~3mm 粟粒状阴影,病灶边缘较模糊,两肺中下野病灶较密集,肺尖部可无病灶。脱离过敏原后病灶可于2~4周完全吸收。

(2) 线、网状及粟粒状阴影:病变多位于两肺下野或中下野,以网线状阴影为主,其间可见少数粟粒大小病灶,并可见肺纹理增强,边缘模糊。

(3) 斑片状边缘模糊阴影:多分布于两肺中下野,沿支气管走行分布,常多发。病变可为游走性,短时间内可一处病灶吸收,他处又可出现新病灶。病灶也可一个月或几个月不吸收。

2. **CT**　过敏性肺炎的 CT 表现主要分为间质性肺炎和肺泡炎,CT 所见明显多于普通胸片所见。间质性肺炎表现为肺内磨玻璃密度影像,呈斑片状、弥漫性分布于两侧肺内(ER5-6-3),HRCT 显示其边界较清楚。间质性肺炎还可表现为两肺弥漫分布的网线影,为增厚的小叶间隔及肺泡壁。支气管血管束增粗,其间可见沿肺间质分布的粟粒大小的结节影,其边界清楚。若治疗不及时,肺内可出现不可逆性纤维化表现,出现不规则条、片状影,周围血管、支气管受牵拉变形。实质性肺泡炎则表现为肺内边界模糊的数毫米小结节影,肺泡腔内充满浆液性渗出物。有些病例表现为大小不等结节影,类似转移瘤。病变进展,病灶融合成斑片、大片、肺段阴影,病灶边界模糊,

ER5-6-3　过敏性肺炎

部分病灶内可见含气支气管气像。其余少见 CT 影像包括肺气肿及蜂窝状改变,有些患者可见肺门、纵隔淋巴结增大。

【诊断与鉴别诊断】

过敏性肺炎的 X 线表现与支气管炎、间质性肺炎、肺结核、特发性肺间质纤维化相似。若发现肺内病变的出现与一定的工作和生活环境有关系时,可考虑为过敏性肺炎。

七、间质性肺炎

【概述】

间质性肺炎(interstitial pneumonia)常继发于麻疹、百日咳或流行性感冒等病毒性急性传染病,也见于卡氏肺孢子菌病。病理上为细小支气管壁与其周围及肺泡壁的浆液渗出及炎症细胞浸润。由于细小支气管黏膜充血、水肿及炎症细胞浸润,发生狭窄或梗阻,从而出现肺气肿或肺不张。

间质性肺炎的临床表现有发热、咳嗽、气急及发绀,临床症状明显而体征较少。

【影像学表现】

1. 普通 X 线检查

(1) 肺纹理增重:纹理边缘模糊,以两肺下野明显,但仅表现为肺纹理增重时,诊断比较困难。

(2) 肺内有密度较低的片状阴影。

(3) 网状及小点状阴影:网状阴影是肺间质性炎症的重叠影像,此征象可与肺纹理增重模糊并存,病变多分布于两肺下野及肺门周围。

2. CT　间质性肺炎主要表现为两肺野出现斑片状或大片状磨玻璃密度影像,其边界相对较清楚(ER5-6-4),特别是在 HRCT 图像上。有些病例表现为肺支气管血管束增粗、小叶间隔增厚,在病变后期有纤维化及蜂窝状改变。严重病例出现肺气肿。

ER5-6-4　间质性肺炎

【诊断与鉴别诊断】

间质性肺炎较肺泡性肺炎诊断困难,肺纹理增重、边缘模糊,网状及小点状阴影与肺气肿并存为其主要表现。间质性肺炎的 X 线表现与其他原因引起的肺间质性病变(特发性间质性肺炎、胶原病、结节病、细支气管炎)的 X 线表现相似,应注意鉴别。

八、机遇性感染

【概述】

由于疾病或治疗使机体免疫功能降低后出现的肺部感染称机遇性感染(casual infection)。慢性消耗性疾病、各种先天性免疫缺陷性疾病、艾滋病(AIDS)、恶性肿瘤患者长期使用抗癌药物或器官移植术后患者使用大量激素和其他免疫抑制剂,均可使机体免疫功能低下,降低机体对于微生物的抵抗力,从而增加肺部感染的机会。长期使用大剂量广谱抗生素,造成菌群失调也是引起肺部机遇性感染的条件。

肺部机遇性感染的病原除常见病原体外,低毒性细菌、病毒、真菌也是其病原体。肺部机遇性感染的病原体可以是一种,也可以是几种同时存在,其中以细菌、病毒和真菌较常见。由一种病原体所致的肺部感染,有时影像表现具有一定的特征。但多种病原体所致的肺部感染影像表现较复杂,因而缺少特征性。肺部机遇性感染的病原诊断,需以细菌学检查为依据。虽然影像检查对于肺部机遇性感染病原定性诊断有困难,但对于观察病变的动态变化是有价值的方法。

【影像学表现】

普通 X 线检查可以发现大部分肺部机遇性感染的肺部异常影像,但胸部 CT 的敏感性更高,可以发现普通平片所不能显示的一些征象,所以 CT 应作为平片的补充手段,合理地应用于肺部机遇性感染的病例。

1. 细菌感染　细菌性肺炎的致病菌多为肺炎球菌、铜绿假单胞菌、大肠杆菌及克雷伯菌。病理为浆液性、浆液脓性及化脓性肺泡炎。其影像表现为:

(1) 多发小斑片状阴影:边缘模糊,沿支气管分布,这种影像以细菌性肺炎多见。细菌性肺炎有时可见肺叶、肺段与小叶斑片状阴影同时存在。

(2) 肺叶实变阴影:可累及一个叶,也可两肺多叶受累,有此种影像表现应多考虑细菌性肺炎。

(3) 肿块状或大灶阴影:此种表现可见于坏死性肺炎,易形成空洞,一般为革兰氏阴性杆菌感染所致,也可见于葡萄球菌感染。血源性感染与上述气源性感染不同,常表现为边缘模糊小结节状或球形阴影,散在分布于两肺中下野,常形成空洞。

2. 真菌感染　真菌性肺炎的致病菌以曲霉和隐球菌比较常见。

(1) 曲霉感染:病理为渗出性及化脓性肺炎。其影像表现为肺内局限性浸润、肿块及空洞阴影,两肺广泛斑片状病变较少见。球形阴影也可见于曲霉感染,病理为坏死性炎症或脓肿。

（2）隐球菌感染：病理为非化脓性的渗出性浆液性肺泡炎。其影像表现为结节或肿块阴影，可形成空洞，病灶可单发，也可为多发，病变分布于一侧肺或两侧肺。

3. 病毒感染 病毒感染中以巨细胞病毒较常见，影像表现为直径2~4mm边缘模糊小结节阴影，呈粟粒状弥漫分布于两肺野。也可呈沿支气管分布的不规则阴影，表现为肺纹理边缘模糊，网状及小点状阴影，其病理基础为间质性肺炎。

4. 卡氏肺孢子菌感染 卡氏肺孢子菌属于真菌，感染途径不明，可能是内源性感染，也可能是带有病原体的动物或人的外来感染。卡氏肺孢子菌引起的肺炎为浆液性渗出性肺泡炎。肺泡腔浆液中及肺泡壁内可见浆细胞、单核细胞及淋巴细胞浸润。其影像表现为：

病变早期表现为肺内浅淡斑片状阴影，由于阴影密度低，平片很容易被忽略。CT可较早发现病变。卡氏肺孢子菌肺炎发展较快，由小范围片状影发展为两肺广泛磨玻璃密度片状影（ER5-6-5）。可合并网状和条状影像，为肺间质炎症。病变后期肺内出现多发囊状影。

ER5-6-5 艾滋病合并卡氏肺孢子菌感染

【诊断与鉴别诊断】

肺部机遇性感染可与肺转移瘤、肺水肿、化疗引起的肺病变等并存，因而增加了影像的复杂性，故有时需把因基础病变引起的肺内病变和肺部机遇性感染进行鉴别，但仅从影像上鉴别比较困难，应注意结合临床资料。

九、放射性肺炎

【概述】

因乳癌、食管癌、肺癌及纵隔恶性淋巴瘤进行大剂量放射线照射引起的肺部损害称放射性肺炎（radiation pneumonia）。放射线照射引起的急性肺部损伤，在肺泡腔内有浆液纤维性渗出、透明膜形成、肺泡壁水肿增厚及肺泡和细支气管上皮脱落。由于肺泡表面活性物质减少，可发生肺萎陷。肺泡壁毛细血管和肺小动脉上皮肿胀，管腔狭窄可导致血管栓塞。放射性肺炎经过6~12个月，肺内病变逐渐被增生的纤维结缔组织所取代。

放射性肺炎的主要临床表现为咳嗽、咳痰、胸痛及气短，有时可有发热。临床症状的轻重与放射性肺炎的范围有关。若放射性肺炎为局限性，可无任何临床症状。较大范围的放射性肺炎，咳嗽、气短与胸痛的症状较明显。

【影像学表现】

1. 普通X线检查 放射性肺炎的发生部位与照射野有关。乳癌术后照射引起的放射性肺炎病灶多在第1~2肋间。肺癌放疗后引起的放射性肺炎位于原发灶所在的肺叶。食管癌与恶性淋巴瘤放疗后引起的放射性肺炎在两肺内带。

放射性肺炎的典型影像表现为照射野局限性斑片状或大片状阴影，其密度不均匀，形状不规则，病变分界较清楚。放射性肺炎的急性期多表现为大片状阴影，边缘较模糊，其中有时可见含气支气管气像。慢性期病灶内纤维结缔组织增生明显，大片状阴影范围缩小，密度增高且不均匀，其中可见网状及纤维索条状阴影，含气支气管气像并拢、扭曲和扩张。表现为大叶阴影的放射性肺炎体积缩小时，可伴有膈升高，纵隔向患侧移位，胸廓变形塌陷，并可见胸膜肥厚粘连。

2. CT 急性期为放疗照射野内密度较淡的磨玻璃密度影像、斑片或大片状影像，病变密度不均，边缘模糊，有时患者虽有症状，但普通平片可无异常发现。随后，照射野区域出现散在的肺实变影，并逐渐扩大，其内可见支气管气像。慢性期则为实变肺体积缩小，密度增高，病变内部或周围出现纤维索条影（图5-6-6），可以造成病灶内或周围支气管迂曲、变形、扩张、纵隔、横膈移位。

【诊断与鉴别诊断】

放射性肺炎应与肺结核或急、慢性肺炎鉴别。询问放疗病史，若肺炎发生部位与照射野一致，鉴别诊断并不困难。

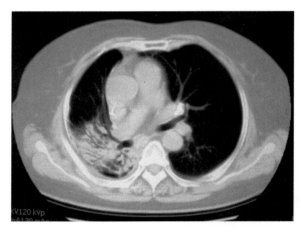

图5-6-6 放射性肺炎
右上叶大片实变，伴肺体积缩小，其内可见扩张的支气管

十、吸入性肺炎

【概述】

由呼吸道吸入食物或其他物质引起的肺部炎症性病变称吸入性肺炎(inhalation pneumonia)。本病好发生于婴幼儿、全身麻醉后及昏迷的患者。如新生儿吸入羊水、昏迷患者吸入呕吐物,以及汽车司机吸入汽油等均可引起吸入性肺炎。新生儿吸入性肺炎在临床上可有呛咳、气急、发绀与呼吸困难等。吸入汽油后可有发热、胸痛及咳嗽,咳泡沫样痰及浆液性血痰。

由于吸入物不同,其病理变化也不完全相同。羊水吸入常呈阻塞性肺气肿、肺不张及肺泡炎表现。吸入呕吐物多形成急性肺水肿。

【影像学表现】

新生儿吸入性肺炎影像表现为两肺下野纹理增重及沿支气管走行分布的斑片状、边缘模糊阴影,有时可见局限性透明度增高与类三角形致密阴影。汽车司机吸入汽油导致的肺炎表现为一侧或两侧肺野斑片阴影,中等密度,边缘模糊。吸入呕吐物引起的肺炎多表现为两肺纹理增强,结构模糊,继而演变为以两肺门为中心向两侧肺野呈蝶翼状分布的密度增高阴影。一般一周左右吸收。

【诊断与鉴别诊断】

吸入性肺炎无特征性影像表现,结合临床表现及病史多可作出诊断。

十一、慢性肺炎

【概述】

慢性肺炎(chronic pneumonia)系指慢性非特异性炎症。慢性肺炎可分为原发性慢性肺炎与由急性肺炎演变而来的慢性肺炎。前者无急性发病过程,后者有急性肺炎转为慢性肺炎的病史。

慢性肺炎的基本病理变化包括变质、增生和渗出。一般渗出性病变较轻微,以纤维组织增生硬化为主。血管内皮细胞和组织细胞增生,并有支气管肺泡上皮增生。化脓性慢性肺炎可见大小不同脓腔。慢性肺炎在大体形态上可分为弥漫性与局限性两种。前者病变弥漫分布于两肺各叶,常为支气管炎或支气管扩张伴发病变。后者病变局限于肺叶、肺段或部分肺段,呈肺叶、段实变或球形、不规则形肿块,慢性肺炎男性较多见,尤以老年人常见。局限性慢性肺炎以咳嗽、咯血及胸痛为主要症状。弥漫性慢性肺炎以咳嗽、气喘及咳痰为主要症状。

根据慢性肺炎引起的支气管改变,慢性肺炎可分为3期:第1期支气管仅有炎症性变化,而无支气管扩张;第2期发生柱状支气管扩张;第3期发生囊状支气管扩张。慢性肺炎并发支气管扩张与支气管扩张合并慢性肺炎的鉴别,前者以慢性肺炎病变为主,后者以支气管扩张为主,动态观察有助于两者的鉴别。

【影像学表现】

1. 普通 X 线检查

(1)肺纹理增强:支气管壁和支气管周围组织的细胞浸润和结缔组织增生以及小叶间隔的细胞浸润和结缔组织增生是肺纹理增强的病理基础。在胸片上表现为走行紊乱的不规则线条状阴影,而胸部 CT 上则表现为支气管血管束的增粗。部分病例可伴有血管的扭曲移位及全小叶肺气肿。

(2)结节和斑片状阴影:结节状阴影的病理基础为支气管周围的渗出与增生改变的轴位影像和腺泡病变。支气管的狭窄扭曲可导致小叶性肺不张或盘状肺不张。小叶性肺不张呈斑片状阴影,盘状肺不张呈条状阴影。

(3)肺段、肺叶及团块阴影:慢性炎症限局于肺叶或肺段时则呈肺叶、肺段阴影,阴影可伴体积缩小。由于合并支气管扩张、肺气肿、肺大疱或小脓腔,肺叶或肺段阴影的密度可不均匀,并可见支气管扩张。但支气管狭窄或阻塞较少见。有时在肺叶、肺段阴影内可见团块状阴影,其病理基础为脓肿或炎性肿块。肺叶阴影多见于右中叶慢性炎症。其他肺叶较少见,肺段阴影较常见。

呈肿块阴影的慢性肺炎,其大小从不到3cm 至大于10cm,肿块边缘较清楚,周围可见不规则索条状阴影,团块内有时可见4~6级支气管扩张。炎性肿块阴影在正侧位胸片上各径线差有时较大,例如在正位胸片上呈圆形,在侧位胸片上呈不规则形状或椭圆形,此点有利于与周围型肺癌鉴别。

(4)蜂窝状及杵状阴影:含空气的囊状支气管扩张可呈蜂窝状阴影,含有黏液的支气管扩张可表现为杵状阴影,其特点为与支气管走行方向一致。

(5)肺气肿征象:弥漫性慢性肺炎可合并两肺普遍性肺气肿。而局限性慢性肺炎常与瘢痕旁肺气肿并存,因此慢性肺炎区的密度不均匀。有时慢性肺炎还可与肺大疱并存。

(6)肺门团块状阴影:肺门区炎性肺硬化可表现为边缘不整齐、形态不规则类圆形团块状影,此时需与肺癌鉴别。慢性肺炎还可伴有肺门淋巴结增大,但较少见。

2. CT 慢性肺炎显示为肺段或肺叶阴影时,局部肺段、肺叶体积缩小,可见支气管气像,此时支气管无狭窄是确诊慢性肺炎有价值的诊断依据。有时慢性肺炎可合并支气管扩张、肺门纵隔淋巴结增大。

慢性肺炎还表现为不规则局限性实变影,类似肿块,应与周围型肺癌鉴别。此类病灶可单发、多发,边缘毛糙,周围可合并局限性肺气肿或支气管扩张。

【诊断与鉴别诊断】

慢性肺炎结合病史及影像表现,常能做出正确诊断,仅根据影像表现有时与肺癌、肺结核鉴别较困难。

十二、肺炎性假瘤

【概述】

肺炎性假瘤(pulmonary inflammatory pseudotumor)的本质为增生性炎症,增生的组织形成肿瘤样团块,因而称肺炎性假瘤。因其细胞成分不同而有不同的名称,如黄色瘤、黄色纤维瘤、组织细胞瘤、黄色肉芽肿及浆细胞肉芽肿等。

肺炎性假瘤是由纤维母细胞、淋巴细胞、异物巨细胞、组织细胞、泡沫细胞等组成的肉芽肿。大体形态呈肿瘤样,外形呈圆形或椭圆形,直径为 1~6cm。由于炎性假瘤与肺的界面的病理表现不同,因此,可有或无假性包膜,无假性包膜的炎性假瘤周围可有增殖性炎症和轻微渗出性炎症。根据炎性假瘤的细胞成分,以组织细胞增生为主者称组织细胞增生型;乳头状增生型是以肺泡-上皮的乳头状增生为主;淋巴细胞型(或浆细胞)则以淋巴细胞(或浆细胞)为主。

炎性假瘤与机化性肺炎和慢性肺炎在概念上有些不同,炎性假瘤在大体标本上呈肿瘤样外观,是慢性肺炎的一种特殊大体形态。机化性肺炎是指炎症区域的增生被机化的纤维结缔组织所取代,是炎症的一种转归,大体标本上为不规则的实变区。慢性肺炎是以增生为主的炎症。

炎性假瘤患者发病年龄以 30~40 岁多见,男性多于女性。临床症状中咳嗽较常见,痰中带血较少见,病史中有的有急性炎症阶段,有的无明确急性炎症既往史,也有的炎性假瘤无任何临床症状,一般需要手术治疗。

【影像学表现】

1. 普通 X 线检查

(1)发生部位:炎性假瘤可发生于两肺野任何部位,仅根据发生部位不同作鉴别诊断。

(2)肿块形态:肿块呈圆形或椭圆形,无分叶,边缘清楚或模糊,肿块周围有时可见不规则索条状阴影,以边缘清楚多见。肿块大小以直径 2~4cm 多见,也可大于 5cm。

(3)肿块密度:炎性假瘤密度中等且较均匀,由化脓性炎症形成的炎性假瘤可见小透明区,为空洞表现。

(4)胸膜病变:炎性假瘤的附近胸膜可见局限性

增厚粘连,炎性假瘤形成的胸膜粘连带较结核球少见。

2. CT CT 表现为圆形或类圆形,病灶边界较清楚,光滑(ER5-6-6),部分病灶可有浅分叶。内部密度均匀,有时病灶中央可见钙化,部分中心坏死则为液性密度区。增强后炎性假瘤的强化与其内部血管成分的多少、有无液化坏死及空洞有关(ER5-6-7)。炎性假瘤周围的局限性胸膜增厚表现为线样或条片状影。当炎性假瘤恶变时,其形态变为不规则,短期内体积增大。

ER5-6-6　炎性假瘤

ER5-6-7　炎性假瘤

【诊断与鉴别诊断】

炎性假瘤的影像无特征性,常误诊为其他疾病,因此,在诊断时经常需与周围型肺癌和结核球鉴别。有些炎性假瘤缺乏特征性所见,与周围型肺癌和结核球鉴别困难。如经过分析,临床症状不像肺结核和周围型肺癌,同时痰中结核菌和癌细胞检查均为阴性时可考虑炎性假瘤的诊断。对于炎性假瘤的诊断应采用排除法,将影像表现与临床相结合,加以综合考虑,做出正确的诊断。

十三、肺脓肿

【概述】

肺脓肿(lung abscess)是由肺化脓菌引起的肺化脓性炎症,以病变内液化、坏死和排出坏死物后形成空洞为其特征。病原菌经呼吸道或经血行进入肺内,均可引起肺脓肿,后者多为败血症的并发症。经呼吸道感染的肺脓肿多为单发,血源性肺脓肿多发常见。根据肺脓肿的临床经过分为急性肺脓肿和慢性肺脓肿。

急性肺脓肿为急性起病,发热、咳嗽、胸痛、咳脓臭痰,有时咯血,白细胞总数明显增加。

慢性肺脓肿可以是急性肺脓肿发展而来,也可无急性过程,临床上以咳嗽、咯血和胸痛为主要表现,白细胞总数可无明显变化。

【影像学表现】

1. 普通 X 线检查

（1）急性肺脓肿：①气源性肺脓肿：病原菌由呼吸道进入。脓肿可发生在两肺任何部位,两肺后部较前部多见,多为单发。脓肿空洞大小不一,空洞内壁多不规则且模糊,空洞外可见范围不同斑片状浸润阴影。空洞内液化坏死物经支气管引流不畅时,在空洞内可见液平面(图 5-6-7)。在合理的抗生素治疗下,一般经 2 周空洞大小和周围浸润性病变可有明显变化,经 4~6 周可完全吸收。②血源性肺脓肿：多发常见,以两下叶多见,早期表现为两肺多发散在斑片状病灶,边缘模糊,或两肺多发圆形或椭圆形密度增高影,中心为液化坏死区,一般经过 1 周或不到 1 周可发展为多发薄壁空洞,空洞内可有液平面,但较少见。可同时伴有脓胸存在。经抗生素治疗后 2~4 周可完全吸收。

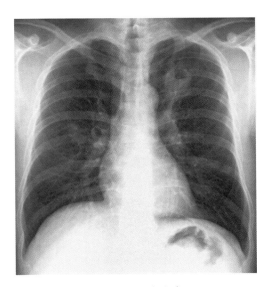

图 5-6-7　肺脓肿
左肺上叶厚壁空洞,有液平面

（2）慢性肺脓肿：慢性肺脓肿好发生于肺的后部,下叶多见,特别是下叶后基底段,但也可以发生于上叶。慢性肺脓肿一般为边界清楚厚壁空洞,呈圆形或椭圆形,多数为单发大空洞,也可为实性肿块内多发小空洞,可有液平面。当引流支气管堵塞不通畅,液化物质排不出时,可形成团块状影像,脓肿附近常可见局限性胸膜肥厚粘连。

2. CT　在胸部 CT 影像上,肺脓肿可呈结节或团块状,单发或多发,边缘多模糊,部分病灶周围可见片状阴影。病灶中央为液化坏死区,若脓腔与支气管相通,脓液排除,则形成空洞(图 5-6-8),空洞内可有或无液平面。空洞壁内、外缘不光滑,CT 增强扫描空洞

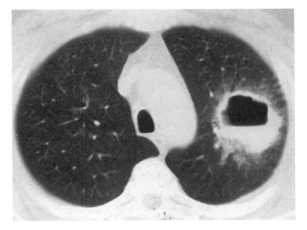

图 5-6-8　肺脓肿
CT 显示左肺上叶厚壁空洞,有液平面,周围有片状模糊影

壁可有强化。治疗后肺脓肿吸收,其周围界限清楚,空洞变小、消失,仅存留纤维索条影。

【诊断与鉴别诊断】

肺脓肿影像表现有时应与肺结核、周围型肺癌鉴别,仅根据影像表现鉴别较困难,特别是慢性肺脓肿,需密切结合临床病史及症状。查痰找结核菌或癌细胞对鉴别诊断有帮助,抗生素治疗动态变化快,有助于肺脓肿与周围型肺癌鉴别。有时周围型肺癌出现空洞,而且伴有空洞内感染及其周围肺感染时,临床以感染症状为主,此时易被误诊为肺脓肿。此类患者应在抗感染治疗后及时复查避免误诊。

第三节　肺　结　核

肺结核(pulmonary tuberculosis)是呼吸系统常见病。肺结核的诊断一般以临床症状和体征、痰菌检查和痰培养以及胸部影像检查资料为依据。其中胸部影像检查为主要依据,影像检查在发现病变、鉴别诊断和观察病变动态变化方面均具有重要作用,影像检查是肺结核防治工作不可缺少的方法。影像检查诊断主要根据胸片和 CT 上的异常表现,CT 用于进一步判断病变的形态和鉴别诊断。

结核菌经呼吸道侵入肺部后,由于结核菌数量、毒力大小与机体免疫力状态的不同,在肺内引起不同类型的病变。肺内基本病变的性质可分为渗出性、增殖性及变质性病变。渗出性病变表现为浆液性或纤维素性肺泡炎,肺泡腔内可见浆液、白细胞及巨细胞渗出。增殖性病变表现为结核性肉芽肿的形成,肉芽肿是由干酪样坏死为中心,外围由类上皮细胞,朗格汉斯细胞和淋巴细胞组成。变质性病变表现为小叶、肺段或肺叶范围的干酪样坏死性炎症。干酪样坏死性炎症被纤维组织包裹形成结核球。渗出性、增殖性

及变质性病变常同时存在于一个病灶内,而以其中某一种为主,即渗出性病变为主、增殖性病变为主与变质性病变为主。

肺结核病变的发展决定于治疗和机体的免疫力。当机体抵抗力增强,经过抗结核治疗,肺内结核病灶范围缩小或消失,空洞闭合。病灶纤维化或钙化为肺结核治愈表现。当机体抵抗力低下时,肺结核病变恶化,病灶范围扩大,形成渗出性或干酪样坏死性病灶,干酪样坏死物液化排出后形成空洞,经血行或支气管播散至肺的其他部位。经血行还可引起其他部位结核,经淋巴管可蔓延至胸膜。

肺结核的临床表现不同,可无任何临床症状,也可仅有咳嗽、咯血及胸痛。有些患者除这些症状外,全身中毒症状明显,可表现发热、疲乏、无力、食欲减退及消瘦等。在肺结核的诊断方面应重视与结核患者的接触史。痰中找到结核菌或痰培养阳性及纤维支气管镜检查发现结核性病变是诊断肺结核可靠的依据。结核菌素反应阳性对于小儿肺结核诊断有价值。肺结核可伴有肺外结核,如颈淋巴结结核、骨与关节结核及结核性脑膜炎等。

临床上确定肺结核的病期,对指导肺结核病的防治是非常重要的。综合临床情况、影像表现及痰菌检查可正确确定病期。肺结核共分 3 期:

进展期:新发现活动性病变,病变较前增大增多,出现空洞或空洞增大,痰内结核菌阳性。

好转期:病变较前缩小,空洞闭合或缩小,痰菌转阴连续 3 个月,每月至少 1 次涂片或集菌法检查均为阴性。

稳定期:病变无活动,空洞闭合,痰内结核菌连续阴性在 6 个月以上。若空洞仍然存在,痰内结核菌连续阴性 1 年以上。稳定期为非活动性肺结核,属临床治愈。再经过 2 年,如病变仍无活动性,痰内结核菌仍持续为阴性,应视为临床痊愈。有空洞者需观察 3 年才能作为临床痊愈。

肺结核的临床分类对于鉴别诊断和治疗都很重要,肺结核的临床、病理及影像表现比较复杂,较难制订满意的分类方法,因而各国有不同的分类方法,现根据 1999 年我国制订的肺结核病分类方法,介绍肺结核的影像表现。

一、原发性肺结核

原发性肺结核(primary tuberculosis)为初染结核,多见于儿童,临床症状多不明显,可有低热、轻咳、食欲减退、盗汗、乏力及精神不振,有的高热,体温可达 39~40℃,一般无阳性体征,病变范围较大或因淋巴结增大压迫支气管引起肺不张时,可有呼吸减弱等体征。

(一)原发综合征

【概述】

结核杆菌经呼吸道吸入后,经支气管、细支气管、肺泡管至肺泡,在胸膜下形成 1 个,有时可为 2~3 个浆液性或纤维素性肺泡炎。由于患者初染结核,机体缺乏免疫力,结核杆菌很快经淋巴途径蔓延,经所属淋巴管进入局部淋巴结,引起结核性淋巴管炎与结核性淋巴结炎。

【影像学表现】

1. **普通 X 线检查**　在胸片上表现为肺野内圆形、类圆形或絮片状边缘模糊阴影,也可表现为肺段或肺叶阴影,病变多位于中下肺野。但有的患者用抗生素治疗后,临床症状好转,常因此而误诊为肺炎,若此时做 X 线检查则可发现病灶并无明显动态变化。一般来说结核性病变吸收缓慢,经抗结核治疗 3~9 个月可吸收,而急性球菌性肺炎经抗感染治疗后 2~4 周则可吸收。

淋巴结增大以右侧气管旁和肺门淋巴结增大多。肺内原发灶及肺门淋巴结增大之间可见条索状阴影,即结核性淋巴管炎,三者呈哑铃状,又称双极期。原发灶、淋巴管炎与淋巴结炎的 X 线表现,称为原发综合征(primary complex)。有的患者原发灶范围较大,常可将淋巴管炎与淋巴结炎掩盖(ER5-6-8)。据统计 90% 的原发性肺结核有淋巴结增大,40% 的淋巴结增大病例中痰内可查到结核菌。

ER5-6-8　原发综合征

2. **CT**　原发综合征胸部 CT 表现为肺内模糊的结节影、片状或斑片状阴影,病灶密度不均,伴有肺门、纵隔淋巴结增大。常见的增大淋巴结为同侧肺门、上腔静脉后、主肺动脉窗、隆突下。

(二)胸内淋巴结结核

【概述】

原发综合征的原发灶较淋巴结炎吸收快,当原发灶完全吸收时,因结核性淋巴结炎常伴有不同程度干酪样坏死而吸收缓慢,此时可有纵隔和/或肺门淋巴结增大,此为胸内淋巴结结核(tuberculosis of intrathoracic lymphnodes)。

【影像学表现】

1. **普通 X 线检查**　原发综合征胸片表现为纵隔

及肺门肿块阴影,以右侧支气管旁淋巴结增大较常见,纵隔多数淋巴结增大融合可表现为纵隔一侧或两侧增宽,边缘呈波浪状。一侧肺门增大较两侧肺门增大常见。肺门增大淋巴结呈边缘清楚肿块者称肿瘤型。增大肺门淋巴结伴周围炎,可使增大淋巴结边缘模糊,此为发炎型。肿瘤型和发炎型不是固定的,可以互相转化。

2. CT CT可见肺门、纵隔单发或多发淋巴结增大,部分淋巴结可融合成团块状,平扫时密度均匀,增强后可均匀强化。当淋巴结增大显著,中心伴有干酪样坏死时,出现典型的淋巴结环形强化(图5-6-9)。

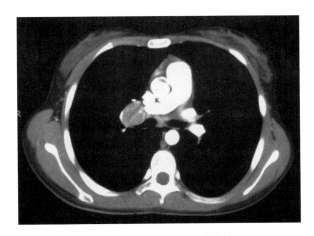

图 5-6-9 右肺门淋巴结结核
增强扫描显示淋巴结呈环形强化

绝大多数(98%)的原发性肺结核可以自愈,原发病灶可以完全吸收、纤维化或钙化,尸检证明20%钙化的原发病灶内可分离出结核杆菌。淋巴结内干酪样坏死灶不易完全吸收,但可逐渐缩小、纤维化或钙化。当机体由于某种原因而抵抗力下降时,肺内原发病灶和增大淋巴结可继续发展,形成肺内的原发性空洞,还可引起血行或支气管播散。10%的原发性肺结核可伴有胸膜炎,并多发生在结核灶的同侧。

二、血行播散型肺结核

结核杆菌侵入血液循环后可引起血行播散型肺结核(hematogenous pulmonary tuberculosis)。血行播散型肺结核又称为粟粒性肺结核。结核杆菌可来源于原发病灶、气管支气管、纵隔淋巴结结核的破溃和身体内其他脏器的结核病变。这些部位的结核杆菌进入静脉,再经右心和肺动脉播散至两肺。大量结核杆菌一次侵入或短期内反复侵入血液循环可引起急性血行播散型肺结核。亚急性或慢性血行播散型肺结核是较少量的结核杆菌在较长时间内多次侵入血液循环引起的播散病灶。

(一)急性血行播散型肺结核
【概述】

急性血行播散型肺结核(acute hematogenous pulmonary tuberculosis)临床发病急,有高热、咳嗽、呼吸困难、头痛、昏睡及脑膜刺激征等症状。有的患者临床症状轻微,仅表现为低热、食欲减退及全身不适。体检可无阳性体征,血沉多增快,但结核菌素试验可为阴性。

【影像学表现】

1. **普通X线表现** 急性血行播散型肺结核胸片表现为两肺野从肺尖到肺底均匀分布的粟粒样大小结节阴影,其特点是"三均匀",即病灶大小均匀、密度均匀和分布均匀(ER5-6-9)。病灶边缘较清楚,若为渗出性病灶,则病灶边缘不清楚。病灶数量多,分布密集时,两肺野呈磨玻璃密度影像。肺内病灶出现的时间较临床症状可晚1~3周,经抗结核治疗后临床症状的改善早于X线阴影的吸收,病灶吸收时间短者3~5周,长者需7~27个月,大多数病例需16个月左右。病灶阴影吸收后肺内可不留痕迹,也可残留少数病灶。

ER5-6-9

ER5-6-9 急性血行播散型肺结核

2. **CT** 急性血行播散型肺结核的CT表现为两肺可见1~2mm大小的粟粒结节影,病灶均匀分布于两肺各叶、段,结节大小相近(图5-6-10)。薄层和高分辨率CT检查见结节位于支气管血管周围、肺内和胸膜。部分病例可合并胸腔积液。

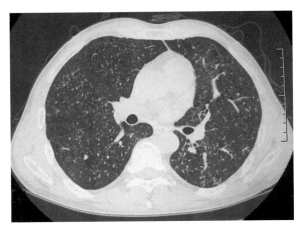

图 5-6-10 急性血行播散型肺结核
CT显示结节大小、分布均匀

（二）亚急性及慢性血行播散型肺结核

【概述】

亚急性及慢性血行播散型肺结核（subacute and chronic hematogenous disseminated pulmonary tuberculosis）起病不明显，可有低热、咳嗽、咯血、盗汗、乏力及消瘦等临床症状，这些症状不一定同时存在，可仅有咳嗽及痰中带血，也可无明显临床症状。

【影像学表现】

1. **普通 X 线检查** 胸片表现为粟粒状或比粟粒大的大小不等阴影，密度较高与密度较低病灶可同时存在，有的病灶可纤维化或钙化。病灶主要分布在两肺上、中肺野，分布不均匀，肺尖部及锁骨下病灶多见硬结钙化，其下方多为边缘清楚的结节状增殖性病灶与边缘模糊的斑片状渗出性病灶。此型肺结核好转时病灶可以吸收、硬结或钙化，病变进展时病灶可融合扩大，甚至溶解播散，形成空洞，也可发展成为纤维空洞型肺结核。

2. **CT 检查** CT 表现为两肺多发结节，病灶形态、大小、密度不同，有的已钙化。两肺分布状况不均匀，两肺上、中肺野多于两下肺野，左、右肺内病灶多少不同。此类病例常合并肺内斑片状浸润灶，部分可见空洞形成。

三、继发性肺结核

【概述】

继发性肺结核（secondary pulmonary tuberculosis）为已静止的肺内原发灶重新活动，也可为外源性感染所致，此型为成人肺结核中最常见的类型，病变预后差别较大，有的病例经及时、恰当的抗结核治疗，病变可完全吸收。如不及时治疗或治疗不恰当，病变容易进展、溶解形成空洞，形成纤维厚壁空洞与不规则空洞、广泛纤维性病变及经支气管播散的病灶同时存在，也可导致经血行肺内或肺外播散。此外，还可见因广泛纤维性病变引起的肺气肿和支气管扩张，同时还可并发肺源性心脏病。病变好转，空洞可闭合，肺内病变以纤维性病变为主体时称肺间质纤维化。

临床上轻者可无任何症状，仅有低热、乏力或盗汗。重者可有高热、咳嗽、咯血、胸痛及消瘦，血沉快，痰结核菌检查阳性率高。时好时坏是继发性肺结核的特点。当病变形成空洞及纤维化时，可有反复低热、咳嗽、咳痰、咯血、胸痛及气短，痰菌可阳性。若病变较局限，肺的代偿功能较好，症状可较轻或临床症状不明显。

【影像学表现】

1. **普通 X 线检查** 继发性肺结核的 X 线表现为小斑片状、云絮状边缘模糊病灶、球形病灶及肺段或肺叶阴影。

（1）边缘模糊斑片状及云絮状阴影：在病理上为渗出性肺泡炎或干酪性肺炎，病灶好发于两肺上叶尖后段和下叶背段，以上叶尖后段尤为多见，病灶可单发或多发。病灶内密度减低区为病灶溶解空洞形成的表现，有时还可见引流支气管。斑片状或云絮状边缘模糊阴影为浸润型肺结核的典型 X 线表现，有的病例病灶可出现在肺内已稳定原发病灶的周围。浸润型肺结核病灶可与血行播散的肺内粟粒状或结节状病灶并存，也可与经支气管播散的肺内多发斑片状阴影并存。

（2）球形阴影：2cm 以上干酪病灶被纤维包膜包裹称为结核球。大多数结核球为 2～3cm，也有的在 4cm 以上。多发生于两上叶尖后段与下叶背段，其他部位也可发生，但较少见。单发病灶较多发者常见。胸片表现为边缘光滑、清楚的球形或近似球形阴影。4cm 以上较大结核球可有波浪状边缘。在病灶与胸膜面间可见宽 1mm、长 1～2cm 以上线状粘连带或幕状粘连，结核球密度较高且较均匀，有的结核球内可见钙化。结核球内的干酪样坏死物质液化并经支气管排出后可形成空洞，有时可见引流支气管。在结核球周围常可见卫星灶。

（3）肺段或肺叶阴影：肺段及肺叶阴影的病理基础可为渗出性肺泡炎、干酪性肺炎，也可为增殖性结核及慢性肺组织炎。增殖性病灶可使肺段及肺叶体积缩小。干酪性肺炎表现为肺段或肺叶实变，其中所见不规则透明区为急性空洞形成表现。有时可在同侧或对侧肺内见经支气管播散的斑片状边缘模糊阴影。经抗结核治疗，渗出性病变较易吸收，增殖性病变不容易吸收，干酪性肺炎可吸收或纤维化，也可演变为慢性纤维空洞型肺结核。治疗不及时，患者可迅速死亡。

（4）空洞、纤维化：胸片上于 1 个肺野或 2 个肺野内可见形状规则或不规则厚壁空洞，在其周围有较广泛的纤维索条状病灶及新旧不一的结节状病灶，病变同侧下方或对侧可见斑片状及结节状播散病灶。纤维病变广泛时，可使胸廓塌陷，肺门部血管及支气管向上移位，其血管分支近似垂直走行，状似垂柳。纵隔向患侧移位，无病变区域呈代偿性肺气肿，常伴有胸膜肥厚粘连。

2. **CT** 以渗出为主的病变，CT 表现为密度较淡的小结节、斑片状阴影，呈肺内散在分布，病灶边缘模糊。病变内可见散在密度略高、边缘较清楚的实变影，为渗出性病灶内部出现的增殖性病灶。以增殖为主的病变 CT 表现为密度较高的片状、斑片状阴影，多数病灶内部密度不均，可见空洞、钙化，有些病例合并血行播散灶（ER5-6-10）。斑片及结核球周围可见大小不等结节性卫星灶，部分病灶内可见支气管气像。空洞形成时，其余肺野内可见支气管播散灶，表现为肺内大小不等结节灶及"树芽征"。当形成干酪病灶时，肺内病灶呈大片或肺叶分布。其内可见支气管气像、支气管扩张及空洞形成，干酪性空洞大小不一，边缘多不规则，称为虫噬样空洞。

ER5-6-10　浸润性肺结核

结核球好发于上叶尖后段及下叶背段，是结核干酪灶为纤维组织包裹形成，其周围可见卫星灶，有时可见空洞形成。增强后结核球无强化或环状强化（图5-6-11）。结核球的愈合形式为钙化。

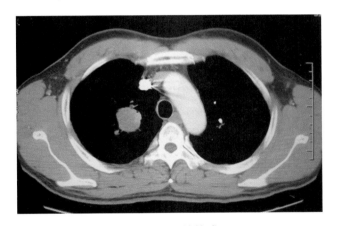

图 5-6-11　结核球

右上叶尖段可见球形病灶，周围可见卫星灶。增强后病灶无强化

病变反复发作形成慢性纤维空洞型肺结核，在两肺上叶多见。CT表现为空洞、纤维化索条、肺内浸润灶及支气管播散灶共存（图5-6-12）。空洞形态多不规则，壁厚，空洞周围常存在广泛纤维化病灶，呈条片及索条状，严重纤维化可导致周围血管支气管移位、邻近胸膜增厚、患侧胸廓塌陷、纵隔移位。病变内支气管常见扩张。无病肺野代偿性肺气肿。

四、结核性胸膜炎

【概述】

结核性胸膜炎（tuberculosis pleuritis）可与肺结核同时存在，也可单独出现而无肺内病灶。位于胸膜下的肺内结核病灶直接蔓延，累及胸膜引起的胸腔积液常与肺结核同时存在。淋巴结内结核杆菌经淋巴管

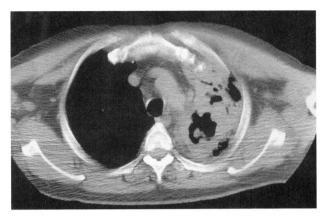

图 5-6-12　慢性纤维空洞型肺结核

左上肺实变，其内可见空洞及支气管扩张

逆流至胸膜者可单独发生胸膜炎。结核性胸膜炎可见于任何年龄，以儿童与青少年多见。

1. 结核性干性胸膜炎　仅有少量纤维素渗出的胸膜炎而无明显渗液者称干性胸膜炎。患者以发热及胸部剧烈疼痛为主要症状，深呼吸及咳嗽时胸痛加重，听诊可闻及胸膜摩擦音。病情进一步发展可出现胸膜腔积液，经抗结核治疗可治愈或自行治愈。胸片见患侧肋膈角变钝，膈抬高。也可无异常发现。

2. 结核性渗出性胸膜炎　各型结核都可引起胸腔积液，初染结核尤易发生，多为单侧。一般为浆液性，偶为血性。患者可有发热、胸痛，积液量多时可出现气急。及时诊断，早期治疗，采取抽液与抗结核治疗，胸膜腔内积液可完全吸收，不留胸膜肥厚、粘连。有些病例由于治疗不及时，未注意抽液或机体免疫力低下，大量纤维素沉着，引起包裹性胸腔积液，有时包裹性胸腔积液的胸膜钙化。病变治愈时残留胸膜增厚、粘连或钙化。

【影像学表现】

1. 普通 X 线检查

（1）游离性胸腔积液：积液量达250ml以上时，胸部X线检查则可发现。胸腔积液少量时，可见肋膈角变钝。胸腔积液量较多时，于下胸部或中下胸部可见大片均匀致密阴影，其上界呈外高内低的反抛物线形状，纵隔可向健侧移位。

（2）肺底积液：立位胸片颇似一侧横膈升高，膈顶最高点移至横膈外侧，卧位照片可见患侧胸部呈均匀一致性密度增高，横膈显示清楚，其位置及形态正常。

（3）包裹性积液：包裹性胸腔积液多发生于胸腔中下方后部或侧面。呈单发或多发扁丘状或半球形边缘清楚阴影，具有胸膜外征。

（4）叶间积液：叶间积液多与游离性胸腔积液或包裹性积液并存，也可单独出现。在正位胸片上呈边

缘清楚的圆形或长椭圆形阴影,在侧位胸片上于水平裂或/和斜裂部位可见梭形边缘清楚阴影。

(5) 结核性胸膜炎并发支气管胸膜瘘:可呈液气胸或包裹性液气胸表现。游离性液气胸呈横贯胸膜腔的液平面。包裹性液气胸阴影内可见液平面。支气管胸膜瘘形成的液气胸其表现与胸腔抽液后形成的液气胸相同,应结合临床进行鉴别诊断。

2. CT　胸腔积液时双侧或单侧胸腔内出现液性密度区,位于后胸壁与肺组织间,少量到中量积液时呈新月形,大量胸腔积液可以完全充满胸腔。胸腔积液常导致患侧肺组织受压形成膨胀不全或肺不张(图5-6-13)。当发生胸膜肥厚、粘连时,胸腔积液分布受限。胸膜肥厚可广泛或呈局限性,形成包裹性胸腔积液。结核性胸膜炎的愈合表现为胸膜钙化。

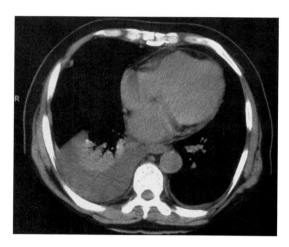

图5-6-13　结核性胸膜炎
右侧胸腔积液,右下叶部分肺不张

五、结核不常见的影像表现

肺结核的不常见影像表现有时诊断比较困难,仅根据其影像表现较难与其他疾病鉴别,特别是肺炎或肺癌。这些影像表现为:

(1) 直径4cm以上结核球:直径在4cm以上的结核球需与周围型肺癌鉴别,直径4cm以上的周围型肺癌较结核球多见。患者在45岁以上,影像检查发现这样大的肿块阴影首先应考虑周围型肺癌。多灶融合的较大结核球可有分叶征,据统计直径4cm以上的结核球有分叶者占40%,结核球位于胸膜下的胸膜粘连带占18%,此征在影像上与周围型肺癌引起的胸膜凹陷X线表现鉴别困难。较大的结核球与周围型肺癌的不同点在于病灶周围可有卫星灶,病灶密度可不均匀,其中有溶解区和钙化者较周围型肺癌多见。胸部CT检查较胸片容易发现这些征象。病灶发生在上叶尖后段和下叶背段可作为结核球诊断的参考。

(2) 肺段或肺叶影像:增殖性或干酪性肺结核均可呈孤立的肺段或肺叶阴影。肺间质纤维化及支气管内膜结核引起的肺不张也可呈肺段或肺叶阴影。肺结核的此种表现需要与中央型肺癌或慢性肺炎鉴别。呈肺段、肺叶阴影的增殖性或干酪性肺结核多发生在上叶尖后段或下叶背段,也可发生在右中叶、左舌叶及下叶。肺段或肺叶支气管多无狭窄或梗阻,肺段或肺叶阴影体积可缩小,密度可不均匀或较均匀,如肺段和肺叶阴影内发现结节病灶、空洞、支气管扩张形成的蜂窝状影像有助于肺结核诊断。一般肺门区无或有淋巴结增大。呈肺段或肺叶阴影的慢性肺炎从影像上与肺结核鉴别比较困难。

(3) 特殊形态的空洞:特殊形态的空洞包括薄壁空洞内有液平面,空洞内有球形内容物及较大厚壁空洞且空洞壁厚薄不均匀,洞周无卫星灶。①薄壁空洞:纤维性空洞或干酪性空洞均可呈薄壁空洞。净化空洞也可呈薄壁空洞,空洞内结核菌被消灭,支气管上皮长入空洞,此种空洞是结核性空洞临床愈合的一种形式。空洞感染时可出现液平面,薄壁空洞与先天性肺囊肿鉴别困难。②空洞内出现球形内容物:可见于结核空洞继发真菌感染。空洞内干酪物质与出血也可形成空洞内肿块阴影。结核性空洞内继发真菌感染时,洞内球形内容物边缘光滑,密度均匀,并可随患者体位变化在空洞内移动。干酪样物质形成的洞内球形内容物边缘不规则,密度不均匀。空洞内球形内容物经治疗可消失。③较大厚壁空洞:洞壁可薄厚不均匀,有时需与肺癌鉴别,空洞壁外面可呈浅波浪状,边缘较清楚,空洞壁内面较模糊且不规则,但无典型癌性空洞的壁结节。

(4) 两肺中下肺野多叶多段大片状影像:此种表现与肺炎鉴别诊断困难,经抗感染治疗后临床症状和X线影像无明显改善时应想到结核。

(5) 胸膜肿块:可为单发或多发,以单发者常见。其形态呈扁丘状或半圆形。胸膜肿块可单独出现或在肺结核抗结核治疗过程中出现,也可在结核性渗出性胸膜炎后出现。其病理基础不同,多为局限性包裹性积液,也可为胸膜结核球,仅根据胸片不能鉴别二者。需做B超或胸部CT检查鉴别其为液性还是实性肿块。胸膜结核球常发生于胸膜腔积液的同侧,密度中等,也可发生钙化。包裹性胸腔积液好发生于下胸部后方,也可发生在上胸部任何部位,根据胸片表现较难与实性肿块鉴别。

(6) 纵隔和/或肺门淋巴结增大:成人纵隔和/或肺门淋巴结增大,特别是年龄在45岁以上者诊断比较困难,经常需与恶性淋巴瘤、肺癌及结节病鉴别。如胸部CT增强扫描发现淋巴结中心密度低,周边部密度高,即边缘增强对于结核的诊断有价值,但这不是绝对可靠征象,鳞癌转移至淋巴结也可有这种表现。

（7）支气管内膜结核:支气管内膜结核在临床上以咳嗽为主,常为干咳,有时误诊为支气管炎。支气管内膜结核查痰找结核菌阳性率高,在胸片上可无异常发现,也可表现为一侧肺野透明度增高,肺纹理稀疏,胸部CT可见主支气管狭窄,狭窄段较长。也可表现为一侧肺肺不张,支气管狭窄或梗阻,有时于梗阻端可见软组织结节突入支气管管腔内。支气管内膜结核可表现为肺叶肺不张及肺叶支气管狭窄。肺段以下支气管内膜结核影像征象不明确。支气管内膜结核的诊断应以纤维支气管镜检查为依据,仅根据影像表现与其他疾病鉴别诊断困难。

（8）免疫损害患者肺结核:发生于老年人的肺结核较青少年少见。老年人浸润型肺结核常为硬结、钙化及纤维性病灶,也可为慢性纤维空洞型肺结核或肺间质纤维化。胸膜结核常表现为治愈后的胸膜肥厚粘连或钙化。老年人的影像上如发现斑片状及絮片状阴影、肺叶肺段阴影、两肺散在粟粒或结节状阴影、纵隔和肺门肿块、胸膜肿块和临床症状不明显的胸腔积液时诊断比较困难。有些表现与肺肿瘤鉴别困难,有些表现又难以与肺炎鉴别,老年肺结核常缺少明确的临床症状,因而更增加了鉴别诊断的难度。对于老年人肺结核的诊断前提,必须是经过全面检查后除外肺肿瘤。有时需作肺或胸膜活检进行诊断。有些暂时找不到诊断依据时,只能在抗结核治疗中作短期复查。将肺结核误诊为肺癌行放疗可导致结核病灶溶解播散。

有些活动性肺结核与糖尿病、艾滋病、器官移植手术后长期使用免疫抑制药物等有关,因此,询问有关病史及全面临床和实验室检查有助于肺结核的诊断。

肺结核的影像表现与许多疾病相似,特别是与肺癌和肺炎尤为相似,因而肺结核与肺癌或肺炎的鉴别诊断是临床较常遇到的问题。现就肺结核几种影像表现的鉴别诊断列表简述(表5-6-1~表5-6-3)。

表5-6-1　结核球与周围型肺癌的鉴别诊断

	结核球	周围型肺癌
好发部位	叶尖后段,下叶背段	肺任何部位
大小	2~3cm多见	任何大小
形态	无分叶或有波浪状边缘常见	有分叶者常见
边缘	边缘光滑	边缘常见毛刺
密度	可有钙化或空洞	密度均匀多见
卫星病灶	多见	无

表5-6-2　肺结核与中央型肺癌、慢性肺炎的鉴别诊断

	肺结核	中央型肺癌	慢性肺炎
好发部位	上叶尖后段、下叶背段	任何部位	右上叶、右中叶、左舌叶
肺叶、段支气管狭窄或梗阻	很少见	常见	很少见
密度	可不均匀,有空洞或钙化	均匀	可不均匀,有蜂窝状影像或空洞
纵隔或肺门淋巴结增大	少见	可见	少见
病程	1年以上多见	3~6个月多见	3~6个月多见

表5-6-3　呈粟粒或结节状阴影的肺结核、肺肿瘤及炎症鉴别诊断

	肺结核	肺泡癌或肺转移瘤	炎症
病灶分布	上中野多见	中下野多见	中下野多见
病灶边缘	较清楚或较模糊	较清楚	较模糊
病灶密度	病灶密度相同或不同	病灶密度相同	病灶密度相同
肺门及纵隔淋巴结增大	无	可有	无
心包或胸腔积液	少见	较常见	无
动态变化	3~6个月动态变化不明显	3~6个月可有明显变化	2周~1个月左右可有较明显变化

第四节　肺　真　菌　病

一、曲霉病

肺曲霉病(aspergillosis)由曲霉引起。最常见的病原菌是烟曲霉(*Aspergillus fumigatus fresnius*),少见者为黑曲霉(*Aspergillus niger van tieghem*)和黄曲霉(*Aspergillus flavus link*)。曲霉在自然界广泛存在,腐败有机物及土壤中均可繁殖,从谷类中常可培养出。曲霉很少使健康人致病,但在痰培养中常可发现曲霉。

肺曲霉病分为 3 型:①腐生型:为曲霉寄生于肺内原有的空洞或空腔性病变内,形成曲霉球。②过敏性支气管肺型:为机体对曲霉发生的变态反应。③侵袭型:患者的免疫功能下降,大量的曲霉在短期内侵入肺部,属于肺部机遇性感染。

(一) 腐生型曲霉病

【概述】

腐生型(saprophytic type)曲霉病的基本病理改变是曲霉球(aspergillus mycetoma or aspergilloma)。曲霉球是由曲霉菌丝、黏液、纤维素及菌体构成,位于肺内原有的空洞或空腔内。肺结核空洞、慢性肺脓肿空洞、肺癌空洞、支气管扩张、肺囊肿均可发生曲霉球。病理形态上曲霉球呈灰褐色或褐黄色,质地松脆,周围有纤维包膜。镜下见曲霉球是菌丝缠绕形成的团块,并混有坏死的细胞体和炎症细胞。周围有纤维结缔组织和慢性炎症。曲霉一般不侵及空洞(腔)壁,故曲霉球在空洞(腔)内可随体位改变而移动。洞壁上可见草酸钙沉积。

一般无临床症状,胸部 X 线检查时偶然发现。咯血为常见症状,痰中带血或大口咯血。少数患者长期咳嗽、体重减轻。

【影像学表现】

1. **普通 X 线检查**　曲霉球为圆形或类圆形致密阴影,位于肺内空洞或空腔内。曲霉球一般 3~4cm 左右,边缘清楚、光滑。其大小可多年不变,也可有变化。曲霉球由于不侵及空洞(腔)壁,其体积小于空洞(腔)内腔,故可在洞(腔)内活动。立位或卧位投照,曲霉球的位置有变化,总是位于空洞(腔)的最低位置。立位时,球体与空洞(腔)的下壁相连,球体上缘与空洞(腔)上壁之间有一半月形的空隙,称为半月征。仰卧位,球体与空洞(腔)后壁相连,球体周围有一环形透光阴影。由于真菌球易发生在肺结核空洞内,故两上叶多见,洞壁较薄多见。空洞内一般无液平面。

2. **CT**　CT 可清楚显示空洞或空腔内的球形影像,边缘清楚,CT 值为软组织密度,较长时间的病变可有钙化。曲霉球与空洞(腔)之间形成半月征。由于曲霉球可自由移动,在仰卧位及俯卧位 CT 检查,曲霉球总位于空洞(腔)的最低位置。增强扫描一般无强化,但空洞壁可有强化(图 5-6-14)。

【鉴别诊断】

曲霉病的影像诊断依据为空洞或空腔内的球形阴影,密度均匀,边缘清楚,位置可随体位移动。查痰找到曲霉对诊断有重要意义。

内有球形阴影的空洞(腔)除继发的曲霉感染外,还可见于肺结核和肺癌。肺结核内的球形内容物可

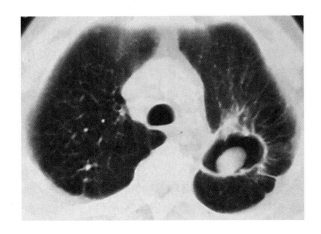

图 5-6-14　腐生型曲霉病

左上叶尖后段结核空洞内边界清楚的类圆形肿块,与空洞后壁相连

为干酪样坏死团块。周围型肺癌内癌性肿块也可形成类圆形表现。肺结核常发生在上叶尖后段或下叶背段,洞较大,壁薄,圆形或椭圆形。空洞内球形内容物密度不均匀,边缘不规则,无移动性。空洞周围有卫星灶。周围型肺癌空洞壁厚薄不均,外缘呈分叶状,洞内球形内容物形态不规则,不能移动。查痰找到结核菌或癌细胞有助于这两种疾病确诊。

(二) 过敏性支气管肺型曲霉病

【概述】

过敏性支气管肺型曲霉病(allergic bronchopulmonary aspergillosis)是由机体对曲霉发生变态反应而引起,主要病理改变是支气管黏液栓塞。由于变态反应,支气管分泌的黏液增多,黏稠度增加,曲霉菌丝更增加了黏液的浓度,使分泌物不易排出,在支气管内形成黏液栓。

支气管黏液栓塞在上叶多见,发生在肺段、次肺段或更下一级的支气管内,引起支气管扩张及炎性改变。黏液栓子呈橡皮状,褐黄色或灰绿色,内含有曲霉和嗜酸性粒细胞。支气管周围有嗜酸性粒细胞、淋巴细胞、浆细胞和类脂细胞浸润,偶见异物巨细胞。支气管黏膜上皮可发生鳞状细胞化生。

患者有长期支气管哮喘病史,可有发热、咳嗽、脓痰,有时咯血、胸痛等症状。有的患者咳出黏液栓子。多数患者末梢血白细胞及嗜酸性粒细胞增多。痰检有曲霉。

血嗜酸性粒细胞计数增多,血清 IgE 测定值增高,血清沉淀试验阳性,多价真菌皮肤试验阳性可确诊。

【影像学表现】

1. **普通 X 线检查**　X 线胸片可见肺内有长条状致密阴影,两肺上叶多见。阴影沿肺段或次肺段支气

管的解剖位置分布。条状阴影可为一支,远端有分支时呈Y形,或为多支,呈V形或手套状阴影,向肺门方向集中。阴影边缘清楚。病变远端可有肺不张。栓子咳出后X线表现为支气管扩张形成的环状或蜂窝状阴影。由于长时间哮喘两肺有肺气肿表现。

2. CT　支气管内黏液栓塞表现为"手套"征,即扇状分布的多个条状影,向肺门侧集中,边缘清楚。有的支气管黏液栓塞较粗,呈结节状。CT多平面重组图像可显示支气管长轴形态。增强扫描支气管黏液栓塞无强化。可有支气管扩张形成的环形或管状影像。远端肺组织可因侧支通气而不发生肺不张及阻塞性肺炎。CT可清楚显示支气管扩张,为环状和管状扩张。

【鉴别诊断】

过敏型支气管肺型曲霉病可根据长期支气管哮喘病史,X线或CT检查两肺上野有条状、V形、手套状阴影,或环状、管状支气管扩张阴影提示诊断。痰检曲霉阳性而得以确诊。

中央型肺癌、支气管良性肿瘤和先天性支气管闭锁均可引起远端支气管黏液栓塞。中央型肺癌可有肺门肿块、管壁增厚,腔内有软组织肿块。远端易发生阻塞性肺炎或肺不张。支气管良性肿瘤有支气管腔内肿块。支气管闭锁远端肺组织过度膨胀,血管分支减少。这些病变不引起哮喘症状,痰细胞学检查和支气管镜检查可进一步鉴别诊断。

过敏性支气管肺型曲霉病的黏液栓子咳出后,所出现的环状或管状支气管增宽影像需与其他原因的支气管扩张区别。过敏性支气管肺型曲霉病支气管异常多发生在上叶,多在近侧支气管,而感染引起的支气管扩张好发于两肺下叶,多为支气管外围分支。

（三）侵袭型曲霉病

【概述】

侵袭型曲霉（invasive aspergillosis）发生在免疫损害或抵抗力低下的患者,如急性白血病、恶性肿瘤、慢性消耗性疾病患者和艾滋病。也见于肾移植术及骨髓移植术后、放射线照射、药物中毒或肺部肿瘤转移的患者。病原菌经气道侵入肺内。死亡率较高,约30%～90%。

曲霉经支气管侵入肺组织,发生支气管肺炎。病变也累及肺泡壁,侵及肺间质。肺动脉受侵时可形成血栓,引起出血性肺梗死。常发生肺脓肿。血行播散发生率约为20%～25%,引起其他脏器病变。最常见的受累脏器为肾脏。

患者有高热、呼吸困难、咳嗽、胸痛、咯血等症状。

【影像学表现】

1. 普通X线检查　主要为一侧或两侧肺野的单发或多发斑片状阴影。有的病例类似支气管肺炎表现。也可为肺叶或肺段的实变阴影。一般早期病变为单发病灶,晚期进展成两肺弥漫性阴影。部分患者可有空洞。血行播散时在两肺形成广泛分布的粟粒状结节阴影。有的病例可出现大结节。

2. CT　真菌侵犯肺动脉分支为血管侵袭性曲霉病,肺内出现结节、肿块和片状影像,单发或多发性。结节和肿块影可见晕征（halo sign）（ER5-6-11）,为病灶周围有磨玻璃密度影,代表病灶周围出血。病灶中心有炎症和坏死。1～3周后结节内可出现新月形空洞（air crescent）。真菌血行播散引起肺内弥漫粟粒状或多发较大的结节影。气道病变表现为支气管壁增厚,及支气管周围的片状影及小结节影。

ER5-6-11　白血病合并曲霉感染

本病发生在机体抵抗力降低的情况下。多次痰检找到曲霉对本病的诊断有意义。

二、肺隐球菌病

【概述】

肺隐球菌病（cryptococcosis）由新型隐球菌［Cryptococcus neoformans（sanfe-lice）vuillemin］引起。此菌为土壤、牛乳、鸽粪和水果等的腐生菌。新型隐球菌对正常人和免疫功能损害的患者都能引起肺部感染。感染途径为吸入性。病原体在肺内能够存活较长时间而不致病,当机体抵抗力低下时引起感染。如发生于霍奇金病（又称"霍奇金淋巴瘤"）、淋巴肉瘤、白血病、艾滋病和用长期使用激素治疗的患者。

病理改变取决于机体的免疫状况。免疫功能无异常者,肺内发生非干酪样肉芽肿。免疫功能损害的患者肺内发生炎症反应,肺泡腔内充盈黏稠液体。

患者以40～60岁多见,也见于其他年龄。可有轻咳和低热。多数病例初发感染在肺内,临床上常有亚急性脑膜炎表现。由于肺内病灶很小,以致临床和X线都不能提示肺内病变存在。

【影像学表现】

普通X线检查及CT:免疫功能正常的患者肺内有单发结节或肿块影像,边缘清楚或模糊。可有空洞。也可为肺叶、肺段实变阴影。免疫功能低下的患者肺内有多发病灶,表现为广泛的肺泡实变阴影或多发肿块阴影,可合并空洞（ER5-6-12）。发生血行播散时肺内出现多发粟粒影像,可引起骨的异常。胸腔积液和肺门淋巴结肿大不多见。

ER5-6-12 隐球菌病

本病的胸部影像表现缺乏特征性。痰中找到新型隐球菌的圆形厚壁孢子,对肺内新型隐球菌感染的诊断有价值。

三、肺念珠菌病

【概述】

肺念珠菌病(candidiasis,candidosis)由白念珠菌[Candida albicans(robin)ber-khout]或其他念珠菌引起。白念珠菌存在于正常人口腔、消化道及呼吸道内。在接受抗生素治疗的患者中多见。当机体抵抗力下降时白念珠菌易引起肺内感染。本病是免疫功能低下患者最常见的感染,见于艾滋病、气管移植、恶性肿瘤、使用细胞毒性药物、严重烧伤和腹部手术后患者。感染途径为血行感染或气道吸入。

血行感染的患者肺内有弥漫分布的粟粒结节,结节中心有坏死。肺内同时有急性炎症。气道感染时形成急性支气管肺炎,可形成脓肿。

患者有发热、气促、咳嗽等症状。听诊可闻干、湿啰音。

【影像学表现】

普通X线检查及CT:肺内异常表现分为肺型和支气管型。肺型以肺内实变为特点,由气源或血源感染所致。肺内有单发或弥漫分布的片状影,有的形成空洞。一些病灶吸收后可形成新的病灶。有些病例表现为粟粒结节影像,在早期不易发现。可合并胸腔积液。支气管型由气道感染引起,影像表现为沿支气管分布的片状阴影,其中有些为非特异性炎症。

本病的临床及影像表现均缺乏特征性。免疫功能低下的患者肺内出现片状或多发结节影时应想到本病的可能。

四、肺放线菌病和奴卡菌病

(一) 放线菌病

【概述】

肺放线菌病(actinomycosis)是以色列放线菌(Actinomycosis israelii)引起的感染。放线菌为多形态的病原体。寄生于口腔及扁桃体内为杆状菌形,在组织内为菌丝形。放线菌基本属于原核细胞生物,与细菌类同。已经证实放线菌是细菌而不是真菌。其传统的分类及放线菌病在临床、X线表现与真菌相似,本病仍列在真菌病内。病原体常寄生于口腔卫生较差人的龋齿及牙龈。

放线菌分为三型:头颈部、腹部和胸部的感染。胸部感染病原体多来自口腔。少数是由颈部的感染经纵隔到胸部。胸部病变主要病理改变是肺部脓肿和胸壁窦道。病原菌首先引起肺部感染,形成脓肿,继而累及胸膜形成脓胸,脏胸膜和壁胸膜均受累。肺内和胸膜病变在慢性期发生广泛的纤维化。病变波及胸壁结缔组织、肌肉、皮下组织、肋骨和皮肤,可形成皮肤窦道。胸内病变偶可进入腹腔。感染有时累及心包,导致化脓性或缩窄性心包炎。肺内病变通常为单侧。偶可发生血行感染。窦道及脓肿引流物中有直径约1mm的黄色颗粒,称为硫黄颗粒。组织学检查见脓肿周围有肉芽组织。硫黄颗粒为枝状菌丝组成的细小斑块。中央部嗜碱性。周围有放射状的嗜酸性棒状透明突起。

感染可发生在任何年龄,成人多见。男女之比为3:1。胸部感染的症状开始为咳嗽、低热,逐渐有脓痰、血痰,发热、胸痛和皮肤窦道形成。胸部体检可见肺实变及胸壁肿块、窦道。白细胞计数正常或轻度升高。病变进展后体重减轻,有贫血和杵状指。

【影像学表现】

普通X线检查及CT:本病急性期为急性肺泡炎,表现为小片阴影,下叶多见,不按肺段分布,易发生在肺野外围部位。有时病变形成肺内肿块阴影。可有空洞。病变累及胸壁时形成胸壁肿块,约半数患者有此改变。可见胸腔积液。肋骨受侵时肋骨骨膜增生,边缘呈波浪状,并有骨质破坏。慢性阶段胸膜和肺内病变发生广泛纤维化,并与纵隔粘连。此时病变部位密度增高,肋间隙变窄,纤维化病变中可见密度较低的脓腔阴影。

【鉴别诊断】

本病的影像及临床表现特征为肺内、纵隔和胸膜均有病变,特别是有肋骨破坏和胸壁瘘管,以及瘘管引流物中有硫黄颗粒。痰检病原菌培养阳性可确诊。本病需与肺炎及肺结核鉴别。

(二) 肺奴卡菌病

【概述】

肺奴卡菌病(nocardiosis)由星形奴卡菌(Nocardia asteroides blanchard)或巴西奴卡菌[Nocardia brasiliensis(cindenberg)castellani & chalmers]引起。奴卡菌属于需氧性放线菌,是原放线菌属。奴卡菌在自然界广泛存在,为死物寄生菌。感染易发生在免疫功能低下的患者,经气道吸入感染。肺部病变经血行播散能够引起皮肤和脑感染。

病理改变包括肺泡实变和间质浸润,能发生在肺任何部位,肺上叶上部常见。病变可发展到一个或多个肺段、整个肺叶或一侧肺。可合并脓肿及肉芽肿。血行播散时有小脓肿和肉芽肿形成。可见到革兰氏染色阳性的细小分支菌丝。

主要临床表现为咳嗽、发热、胸痛、白细胞计数增高、血沉快。

【影像学表现】

普通 X 线检查及 CT:肺内有斑片状影,发生在一个或多个肺段,可累及整个肺叶或一侧肺,在上叶多见。有时形成空洞。有些病例肺内出现结节影,单发或多发,持续时间可达数月之久。有时表现为厚壁空洞,可见液平面。经治疗后洞壁变薄。病变经支气管播散。肺野外围部有新的病灶影出现。合并胸腔积液及肺门、纵隔淋巴结增大。

【鉴别诊断】

本病影像表现缺乏特征性。病原菌培养阳性可确诊。本病需与肺炎及肺结核鉴别。经抗感染及抗结核治疗无效时应考虑到真菌感染的可能。

第五节　寄生虫病

一、血吸虫病

【概述】

血吸虫病(schistosomiasis)是流行于我国南方一带,危害人们健康较严重的一种疾病。

人体与污染的疫区水接触时,血吸虫尾蚴可通过皮肤或黏膜进入体内,经静脉系统到右室再达肺毛细血管,尾蚴在毛细血管内移动,再经左室、体循环、肠系膜血管,最终达门静脉系统发育为成虫,成虫在此产卵,大部分虫卵沉积于肝脏,一部分经过腔静脉进入肺脏血管。

感染初期引起肺组织充血及点状出血、血管周围白细胞浸润。大量虫卵进入肺内,可引起组织坏死、炎症浸润,形成嗜酸性脓肿、上皮样肉芽肿结节。肉芽肿结节可纤维化,虫卵也可钙化。

患者发病前有与疫区水接触史。临床症状多出现在感染后 1~2 个月。轻症患者可无任何症状。重者有咳嗽、咳少量白色泡沫痰,偶有咯血、高热、寒战,也可有胸闷、憋气。晚期可有腹痛、腹泻、水样便,肝(脾)大,甚至有肝硬化和腹腔积液。实验室检查可见白细胞计数增高,嗜酸性粒细胞明显增多。一般发病后 2 周在便中可查到血吸虫卵,孵化常可找到毛蚴。

【影像学表现】

普通 X 线检查及 CT:两肺纹理增多。由于虫卵产生的嗜酸性肉芽肿在不同期出现,肺结节的形态、大小及新旧程度不一。病变为直径 1~5mm 的结节,密度不均匀,边缘不清楚,病变在两肺中下野的内带分布较多,肺尖部病灶较少,多沿着肺纹理分布,也可融合成小斑片状影。病灶一般在 1~2 个月可吸收。

部分病例可有斑片状或大片状影,少数有不规则块状,分布在两肺中下野,多呈对称性分布。一般在 1 个月左右吸收,极个别病例可形成空洞。

少数病例可有少量胸腔积液及胸膜增厚。有的病例因长期反复感染,肺动脉较小分支被血吸虫卵栓塞,出现肺动脉高压,使左、右肺动脉与主肺动脉扩张,严重者肺动脉可呈瘤样扩张。

【诊断与鉴别诊断】

血吸虫病有疫区水感染史,同时病变的出现与消散的影像具有一定的规律性。

二、肺吸虫病

【概述】

肺吸虫病(pulmonary paragonimiasis)是由于肺吸虫幼虫在肺内游动、生长、产卵引起的疾病。人们因吃过生的或未煮熟的含有肺吸虫囊蚴的螃蟹或蝲蛄引起。肺吸虫囊蚴进入消化道,在肠道内囊壁逐渐溶化脱出幼虫,幼虫具可穿行组织,在肠壁与肝脏间隙穿行,当穿透膈后进入胸腔、肺、支气管周围发育为成虫。

肺吸虫最初可自由穿行,穿透肺组织致使组织破坏出血,形成窟穴或隧道样空腔,病变周围炎性渗出,组织缺血坏死形成脓肿,此为出血破坏期。当脓肿周围纤维组织增生包围虫体,形成了囊肿。囊肿为单房或多房,内含虫体或果酱样内容物。囊肿与支气管穿通时,患者可将果酱样内容物咳出,形成薄壁囊肿,此为囊肿期。肉芽组织增生成结节病变,囊肿内成虫死亡脱落,病变逐渐缩小吸收,直至消失而愈合。也可纤维化或钙化,病变靠近胸膜时,可出现渗出性胸膜炎及胸膜肥厚粘连。

肺吸虫病一般临床症状较轻,有咳嗽、咳白黏痰,有的有低热、乏力与食欲不佳等,约 90% 的人有咯血或咳果酱样痰。痰中可查到嗜酸性粒细胞和夏柯-莱登结晶,有时痰中还可找到肺吸虫卵。

【影像学表现】

普通 X 线检查及 CT:X 线及 CT 征象可直接反映肺吸虫引起的肺内病理变化。

1. 浸润影像　为肺吸虫的出血破坏期表现,肺野内可见片状或圆形、椭圆形影像,密度较低,边缘模糊,大小为1~3cm,多发生在中下肺野(ER5-6-13)。

ER5-6-13 肺吸虫病

2. **多房囊状影像** 为囊肿期表现。在浸润阴影内可见单房或多房性透明区,其周围可见条索状阴影伸向肺野,此征象为肺吸虫的特征性表现。

3. **结节状影像** 在囊肿后期,形成境界清楚的圆形或椭圆形结节影像,结节中心部可见透明区,其周围有条索状阴影,结节影可为单发,也可多个聚集成片状或团块状。

4. **硬结、钙化影像** 随着病变愈合,病灶缩小,密度增高,边缘清楚。部分可呈环状、点状或小片状钙化,也有的呈纤维索条状。

本病常有两肺门增大,肺血管影增重。

胸膜肥厚粘连与少量胸腔积液较常见,有时还可见纵隔胸膜与心包粘连致心影边缘变直或呈不规则形状,可合并心包积液。

【诊断与鉴别诊断】

肺吸虫病无论哪一期的影像表现均无特异性,需与肺结核鉴别。患者有食未熟螃蟹、蛤蜊与蝲蛄病史,肺吸虫皮内试验与补体结合试验阳性。痰内查到肺吸虫虫卵即可确诊。

三、肺棘球蚴病

【概述】

肺棘球蚴病(pulmonary hydatid disease)为牧区常见病。是由犬绦虫蚴寄居于肺内所致。患者食入被犬绦虫污染的食物引起感染。虫卵经胃和十二指肠液的作用,孵化为幼虫,幼虫进入肠壁肠系膜小静脉或微血管内,随着血液循环至人体各部位,大部分进入肝脏,在肝内形成肝包虫,部分经右心室进入肺内,形成肺包虫。

棘球蚴周围有一层纤维包膜为外囊,棘球蚴囊壁可分内、外两层。外层为角质层,又称板层,较坚韧,具有保护与营养胚层的作用;内层为胚层,或称生发层,能分泌液体,具有繁殖作用。液体内有毛钩和头节,胚层还可向囊内长出多个生发囊,其内有头节,头节脱落形成多数子囊。囊肿破裂与支气管沟通,囊内容物被咯出,气体可进入内外囊壁之间。当内容物完全被咯出时,囊肿可呈一薄壁空腔或完全消失。

患者一般无临床症状,有的可有咳嗽、咳痰、咯血及胸痛。巨大囊肿可出现呼吸困难。囊肿破裂与支气管沟通时,可咯出状似粉皮样的囊壁碎片。当囊肿化脓感染时,还可出现肺脓肿症状。囊肿破裂的患者在痰液或胸腔积液内可发现棘球蚴毛钩或头节。棘球蚴病患者 Casoni 皮内试验和补体结合试验阳性。

【影像学表现】

普通 X 线检查及 CT:棘球蚴囊肿呈圆形或椭圆形,可单发或多发,以单发者多见。其大小不一,1~10cm 不等,密度均匀一致,边缘光滑、整齐,有时可见分叶征象。CT 平扫囊内 CT 值为液体密度,增强扫描囊内无强化。少数囊肿边缘可见环形钙化,常位于两肺下野,以右肺下野多见。巨大囊肿可占据一侧胸腔大部分,压迫周围肺纹理聚拢移位。囊肿破裂可表现为囊内有气体影。

囊肿破裂后囊内及囊壁的表现为:

(1)外囊破裂与支气管相通,少量空气进入内、外囊之间,于囊肿上部可见新月形透亮带,此透亮带无论在何种体位,始终位于囊肿上部(图5-6-15)。

(2)内、外囊同时破裂,并与支气管相通,囊内容物部分排出,空气进入囊腔内出现液平面。

(3)内、外囊完全破裂,内囊陷落,漂浮于液平面上,使气-液面变得凹凸不平,状如水上浮莲,此征为棘球蚴囊肿破裂的典型 X 线征象。

(4)囊肿破裂,内容物未排出,可再形成密度均匀的含液囊肿。

(5)囊肿破裂,囊内容物经支气管完全咯出,形成环形薄壁空腔,继而可完全闭合。

(6)囊肿部分破裂,继续感染后囊肿壁部分清楚,部分边缘模糊呈片状阴影,失去囊肿原来形态。

(7)靠近肺表面的囊肿破入胸腔,可形成气胸和液气胸。

【诊断与鉴别诊断】

棘球蚴囊肿大于3cm者多见,常位于右肺下叶,密度均匀,边缘光滑,CT 显示为囊性病变。囊肿破裂具有典型影像特征。棘球蚴病有一定居住地区和与家畜接触史,棘球蚴皮肤试验与补体结合试验阳性,有助于诊断。肺棘球蚴病与结核病和周围型肺癌有时鉴别较困难。结核球一般小于3cm者居多,常位于上叶尖后段与下叶背段,多有卫星灶。周围型肺癌密度均匀,有分叶,有时可见胸膜凹陷。

四、钩端螺旋体病

【概述】

钩端螺旋体病(leptospirosis)是由致病性钩端螺

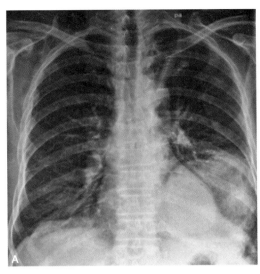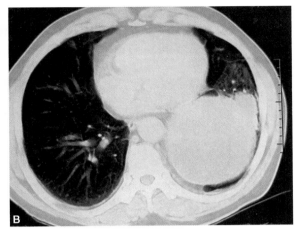

图 5-6-15　肺包虫

左肺下叶圆形肿物,边缘清晰,囊性密度。囊肿上部可见新月形透亮带(A.正侧位胸片;B.CT)

旋体引起的急性传染病。本病在我国分布广泛,南方较多见。本病在临床上分为流感伤寒型、肺出血型、黄疸出血型、脑膜炎型、休克型和肾型。

肺出血型钩端螺旋体病引起肺内弥漫性出血。肺内病理变化有细小血管充血、溢血,肺泡腔和支气管内有大量的红细胞和浆液。临床表现有畏寒发热、全身酸痛、结膜出血、淋巴结肿大、腓肠肌疼痛及压痛等全身症状,肺部症状为咯血。

【影像学表现】

普通 X 线检查及 CT:两肺呈磨玻璃密度影像、粟粒结节和片状融合阴影。中、下肺野病变较多见。肺弥漫性出血者两肺有广泛的片状融合阴影。出血停止 2～4 天后,肺内阴影大部分被吸收。7 天可完全消失。

【诊断与鉴别诊断】

根据流行病学资料,在钩端螺旋体病流行季节和区域,3 日内接触疫水史。有全身症状及咯血。肺内有出血性病变阴影应考虑为本病。确诊依据为病原体分离和血清学检查。

第六节　肺　肿　瘤

肺肿瘤可分为原发性肿瘤与转移性肿瘤。原发性恶性肿瘤以支气管肺癌常见,肉瘤少见。肺良性肿瘤较少见,良性肿瘤中错构瘤比较多见,其他病变有平滑肌瘤、乳头状瘤、纤维瘤、脂肪瘤、神经纤维瘤及血管瘤等。影像检查是肺部肿瘤的主要诊断方法,用于鉴别诊断和制订治疗计划。X 线胸片及 CT 是主要的检查方法。

一、良性肿瘤

(一)错构瘤

【概述】

错构瘤(hamartoma)是内胚层与间胚层发育异常而形成,因其病理形态近似良性肿瘤,故被列在良性肿瘤中,也有人认为是真性肿瘤。

错构瘤可发生于主支气管或肺叶、肺段支气管内,也可发生于肺内。发生在气管、肺叶及肺段支气管内的错构瘤称中央型,发生在肺内称周围型。错构瘤的主要病理成分为纤维组织和软骨,瘤体有包膜。根据病理成分将错构瘤分为软骨型及纤维型。软骨型的主要成分为软骨及被覆纤毛柱状上皮裂隙。纤维型为肺泡及呼吸性细支气管的发育异常,其主要成分为纤维组织及被覆立方上皮的裂隙或囊腔。以软骨型常见。

中央型错构瘤阻塞支气管可发生阻塞性肺炎或肺不张,临床表现为咳嗽、发热等肺部感染症状。肿瘤较小未引起支气管阻塞时无任何临床症状。周围型错构瘤多数无临床症状,常在胸部影像检查时偶然被发现。少数患有较大错构瘤者可有咳嗽、痰中带血及气短等临床症状,易被误诊为肺癌。

【影像学表现】

1. **中央型错构瘤**

(1)普通 X 线检查:中央型错构瘤引起支气管阻塞时,胸片表现为范围不同的阻塞性肺炎或肺不张阴影,如肺段、肺叶实变阴影或片状阴影,经抗生素治疗,病变可以减轻,但多数不能完全吸收,有时可反复出现。

(2)CT:CT 检查在支气管管腔内可见结节状软

组织影,边缘光滑、清楚,密度均匀,病变一部分附于支气管壁上,但支气管壁不增厚。

2. 周围型错构瘤

(1) 普通 X 线检查:周围型错构瘤的 X 线影像表现为肺内孤立结节或肿块阴影,大小以 2 ~

3cm 多见(图 5-6-16A、B)。纤维型错构瘤瘤体较大,肿瘤呈圆形或椭圆形,边缘光滑、清楚,也可呈波浪状,肿块的密度中等且均匀。纤维型错构瘤内可有囊变。软骨型错构瘤内可见爆米花样钙化。

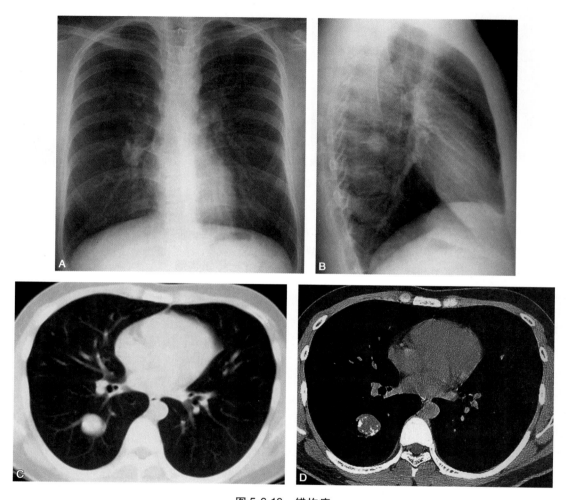

图 5-6-16　错构瘤

A. 正位胸片,右下叶背段结节,边缘光滑、清楚;B. 侧位胸片,右下叶背段结节,边缘光滑、清楚;C. CT 肺窗,右下叶背段结节;D. CT 纵隔窗,右下叶背段结节,有钙化和脂肪密度

(2) CT:肿瘤边缘光滑、清楚,一般无分叶,或有浅分叶。CT 检查可清楚显示肿块内脂肪密度,此征象对错构瘤的诊断有价值。钙化为斑片状或爆米花样,钙化量较多(图 5-6-16C、D)。

【诊断与鉴别诊断】

错构瘤的 X 线表现需与肺癌、结核球及炎性假瘤鉴别。中央型错构瘤与中央型肺癌的鉴别点是:中央型错构瘤的病史长,CT 上可见管腔内结节状软组织影像。而中央型肺癌的管腔内结节常合并支气管壁增厚。周围型错构瘤的 X 线表现有时与周围型肺癌鉴别困难。CT 显示结节内有钙化及脂肪密度有助于错构瘤的诊断。

(二) 其他良性肿瘤

【概述】

肺内脂肪瘤、软骨瘤、纤维瘤、平滑肌瘤、血管瘤等良性肿瘤均少见。肿瘤可发生在主支气管、肺叶及肺段支气管内,或在肺内。位于支气管内的肿瘤可有咳嗽、咯血、发热及胸痛等症状。肺内良性肿瘤一般无明确临床表现,较大的肿瘤可引起胸闷、气短等肿瘤压迫症状。

【影像学表现】

发生在主支气管及肺叶、段支气管的肿瘤引起阻塞性肺炎和肺不张。CT 显示支气管内的结节影像。肺内的肿瘤呈孤立结节病灶,圆形或类圆形,可有浅分叶。软骨瘤可发生钙化。

【诊断与鉴别诊断】

肺内的良性肿瘤需与周围型肺癌鉴别。肺癌的边缘毛糙、有分叶征、胸膜凹陷征及逐渐增大,可与其鉴别。发生在支气管内的肿瘤可表现为阻塞性肺炎,需与肺结核或肺炎鉴别,CT 检查可以发现支气管内软组织肿物。支气管内的肿瘤与中央型肺癌鉴别困难,需行支气管镜检查。

二、肺恶性肿瘤

肺恶性肿瘤分为原发性恶性肿瘤和转移瘤。肺原发性恶性肿瘤包括支气管肺癌及肉瘤。

(一) 支气管肺癌

【概述】

支气管肺癌(bronchogenic carcinoma)是最常见的恶性肿瘤之一,发病率逐渐增高。影像检查在肺癌诊断与鉴别诊断中有重要作用。X 线平片是肺癌首选的影像检查方法。CT 检查用于肺癌的鉴别诊断及分期,也是早期发现和确诊的重要方法。MRI 有时用于辅助诊断和分期。

肺癌的组织类型:肺癌发生于支气管至终末细支气管上皮、腺上皮及肺泡上皮。根据对肺癌的光镜及电镜观察,结合免疫组织化学标记,按照组织发生和分化情况将肺癌进行组织学分类。WHO 2004 年版肺癌组织学分类中,支气管肺癌主要分为:鳞状细胞癌(简称"鳞癌")、小细胞癌、腺癌(其中包括细支气管肺泡癌)、大细胞癌、腺鳞癌、类癌、唾液腺肿瘤(包括有黏液表皮样癌和腺样囊性癌等)和癌前病变(不典型腺瘤样增生属于癌前病变)等。

鳞状细胞癌(squamous cell carcinoma)为常见的组织类型,多发生在肺段及肺段以上支气管,也可发生在肺外围部,肿瘤易发生坏死,发展较慢,转移较晚。

腺癌(adenocarcinoma)也是常见的组织类型,多发生在肺外围部,发生在肺段及肺段以上支气管少见。肿瘤内形成瘢痕者较多,容易发生肺内、胸膜、纵隔或远方转移。

小细胞癌(small cell carcinoma)较鳞癌及腺癌少见,发病年龄较轻,发生在 40 岁以下者多见。早期即可发生胸内淋巴结转移或远方转移。小细胞癌属于来自神经内分泌细胞的低分化的癌,高分化的和中分化的为类癌和不典型类癌。

大细胞癌(large cell carcinoma)为少见组织类型,可发生在肺段及肺段以上支气管,也可发生在肺的外围部,易发生肺内、纵隔、胸膜及远方转移。

2011 年国际肺癌研究会、美国胸科学会和欧洲呼吸学会联合拟订了肺腺癌新的分类。新分类不再使用"细支气管肺泡癌"的名称;提出原位腺癌,即病变 ≤3cm,癌细胞沿肺泡壁生长,无间质、血管和胸膜浸润;将不典型腺瘤样增生和原位腺癌归类为浸润前病变。增添了微浸润腺癌,其瘤体 ≤3cm,癌细胞沿肺泡壁生长,并有最大径 ≤5mm 的浸润灶。将浸润性腺癌分为贴壁生长、腺泡、乳头、微乳头、实性为主 5 型。并提出浸润性腺癌的 4 个变体,即浸润性黏液性腺癌和胶状、胎儿型和肠型。

肺癌的大体类型:根据肺癌的发生部位可分为中央型、周围型及弥漫型。

1. **中央型(central type)** 指发生于主支气管、肺叶支气管及肺段支气管的肺癌,根据其生长方式又可分为管内型、管壁型及管外型。管内型肿瘤自支气管黏膜表面向管腔内生长,呈息肉状或蕈状,肿瘤仅侵犯黏膜层及黏膜下层。肿瘤较大阻塞支气管时,可引起阻塞性肺炎、肺不张、肺气肿及支气管扩张。管内型多见于鳞癌。管壁型肿瘤在支气管壁内浸润生长,有时肿瘤仅沿支气管壁的软骨环内的浅层浸润生长,管壁可呈轻度增厚,管腔轻度狭窄或不狭窄。有时肿瘤在支气管壁的全层呈浸润性生长,使管壁呈结节状增厚,管腔明显狭窄或梗阻,引起支气管梗阻,发生肺内继发性改变,此型多见于鳞癌和小细胞癌。管外型肿瘤穿透支气管壁的外膜层向肺内发展,并在肺内形成肿块。此型可发生在肺叶或肺段支气管,但发生在肺段支气管者多见。以受累支气管为纵轴形成圆形、椭圆形或不规则形状肿块,支气管可轻度狭窄或狭窄不明显,因而肺内继发性病变较轻,此型多见于小细胞癌。

2. **周围型(peripheral type)** 发生于较小支气管,位于肺的外围部,在肺内形成肿块。因肿瘤各部分生长速度不等,边缘凹凸相间。此种表现可见于各种组织学类型的肺癌。肿瘤各部生长速度相差不明显时,肿瘤可呈类圆形。若肿瘤内组织坏死经支气管排出,可形成空洞。具有较大空洞的肺癌多见于鳞癌。

3. **弥漫型(diffuse type)** 是一种原发灶不明显而主要表现为沿气道或淋巴蔓延的肺癌。癌瘤沿肺泡壁生长可呈肺炎样或结节状病灶。肿瘤沿淋巴蔓延时,可形成以小血管为中心的粟粒状或小结节状病灶。

肺癌的分期:在临床上采用原发肿瘤(简称 T)、淋巴结(简称 N)和转移(简称 M)的 TNM 分类。国际抗癌联盟(UICC)提出的第 8 版肺癌 TNM 分类见表 5-6-4。

表 5-6-4 肺癌的 TNM 分期（第 8 版）

T 分期

T_x：未发现原发肿瘤，或通过痰细胞学或支气管灌洗发现癌细胞，但影像学及支气管镜无法发现

T_0：无原发肿瘤证据

T_{is}：原位癌

T_1：肿瘤最大径 ≤3cm，周围包绕肺组织及脏胸膜，支气管镜见肿瘤位于叶支气管开口远端，未侵及主支气管

  $T_{1(mi)}$：微侵袭腺癌

  T_{1a}：肿瘤最大径 ≤1cm

  T_{1b}：肿瘤最大径 >1cm，≤2cm

  T_{1c}：肿瘤最大径 >2cm，≤3cm

T_2：肿瘤最大径 >3cm，≤5cm；侵犯主支气管，但未侵及隆突；侵及脏层胸膜；有阻塞性肺炎或者部分或全肺不张。符合以上任何一个即归为 T_2

  T_{2a}：肿瘤最大径 >3cm，≤4cm

  T_{2b}：肿瘤最大径 >4cm，≤5cm

T_3：肿瘤最大径 >5cm，≤7cm；侵及以下任何一个器官，包括：胸壁、膈神经、心包；同一肺叶出现孤立性癌结节。符合以上任何一个即归为 T_3

T_4：肿瘤最大径 >7cm；无论大小，侵及以下任何一个器官，包括：纵隔、心脏、大血管、隆突、喉返神经、主气管、食管、椎体、膈肌；同侧不同肺叶出现孤立癌结节

N 分期

N_x：淋巴结转移情况无法判断

N_0：无区域淋巴结转移

N_1：转移至同侧支气管周围淋巴结和/或同侧肺门淋巴结，包括原发肿瘤的直接侵犯

  pN_{1a}：仅有单站受累

  pN_{1b}：包括多站受累

N_2：转移到同侧纵隔和/或隆突下淋巴结

  pN_{2a1}：单站病理 N_2，无 N_1 受累，即跳跃转移

  pN_{2a2}：单站病理 N_2，有 N_1 受累（单站或者多站）

  pN_{2b}：多站 N_2

N_3：转移到对侧纵隔、对侧肺门、同侧或对侧斜角肌或锁骨上淋巴结

M 分期

M_x：无法评价有无远处转移

M_0：无远处转移

M_{1a}：胸膜播散（恶性胸腔积液、心包积液或胸膜结节），原发肿瘤对侧肺叶内有孤立的肿瘤结节

M_{1b}：远处单个器官单发转移

M_{1c}：多个器官或单个器官多处转移

肺癌的临床表现：中央型肺癌的主要临床症状为咳嗽及痰中带血、胸痛与发热等。周围型肺癌可仅表现咳嗽或痰中带血，也可无任何临床症状。发生在肺尖部的周围型肺癌称肺尖部癌或肺上沟瘤（superior

pulmonary sulcus tumors），又称 Pancoast 瘤。肿瘤可以侵蚀邻近的椎体及肋骨。压迫臂丛神经发生臂痛或活动受限。脑转移时可有头痛、肢体运动障碍。骨转移时，主诉转移部位疼痛。侵犯喉返神经可出现声音嘶哑。压迫食管可有吞咽困难。胸膜转移可引起大量胸腔积液，主诉有气短。有时触及锁骨上肿块可能为唯一主诉。小细胞肺癌除有上述症状外，还可产生内分泌症状。

【影像学表现】

1. 中央型肺癌

（1）普通 X 线检查

1）早期中央型肺癌：病变局限于肺段、肺叶支气管腔内或在支气管壁内，无淋巴结和其他脏器转移。胸片检查可无异常发现，也可表现为因支气管阻塞引起的条状或小斑片状阻塞性肺炎或肺不张。当癌瘤向支气管外生长，可引起肺门密度和结构轻度异常。由于这些征象常未能引起重视，因而误诊。肺癌引起的阻塞性肺炎可经抗感染治疗暂时吸收，但短期内在同一部位可又出现。

2）进展期肺癌：分为瘤体征象、支气管阻塞的肺内继发征象和胸部转移征象。肿瘤的大体类型和病期不同，其 X 线表现各有不同。

瘤体征象：X 线表现为肺门区肿块阴影。中央管壁型与中央管外型的原发肿瘤均可在肺门部形成肿块阴影（ER5-6-14）。肺门区的肿块阴影在病理上常为原发灶与转移淋巴结的融合。肿块边缘多较清楚。

ER5-6-14 中央型肺癌

支气管阻塞的继发征象：肺不张、阻塞性肺炎、肺气肿和支气管扩张是支气管梗阻的继发性变化。这些病理变化可以单独出现，也可几种同时存在。继发变化的范围可以是一个肺段，也可以是一个以上肺段，或一个肺叶，甚至一侧肺。由于梗阻的程度不同，所产生的肺部继发变化的程度也有差别。①阻塞性肺炎及肺不张：支气管不完全性梗阻时呈阻塞性肺炎（ER5-6-14），支气管完全阻塞时形成肺不张。在 X 线片上两者均可表现为肺段、肺叶或一侧肺阴影。阻塞性肺炎还可表现为小片状阴影，阻塞性肺炎有时可见含气支气管气像。肺不张区内通常无含气支气管气

像。一般来说两者不易鉴别。由于各个肺叶的形态不同,因此,各叶肺不张常可表现出各自的特定形态。肺不张与肺门肿块形成特殊性X线表现,如:在胸部正位片上右上叶肺不张与右肺门肿块形成横行"S"征,即右上叶肺不张时,由于不张肺叶体积缩小,上叶向上移位,不张上叶的下缘与肺门肿块下缘的连线呈横置的"S"状(图5-6-17)。左下叶不张时,不张的左下叶向后收缩,在胸部正位片上,左下叶肺不张阴影与心影重叠,心影略向左后方转位,称此为心影转位征。右下叶肺不张使其体积显著缩小,于右上纵隔旁可见尖向肺门的三角形阴影,称此为上三角征。右上叶不张时致右上叶体积明显缩小,于膈上方出现幕状三角形阴影,称此为下三角征。左上叶发生肺不张时,上叶体积显著缩小并向前下移位,而代偿膨胀的左下叶向后上伸展,在正位胸片上可见在肺不张的左上叶上方有一新月状透明区。②肺气肿:为支气管不完全性、活瓣性梗阻的表现。肺气肿的范围与支气管梗阻的部位有关,发生在肺叶以上的肺气肿,比较容易发现,受累范围的肺体积增大,肺叶透明度增加,肺纹理稀疏。③支气管扩张:当肿瘤完全阻塞肺叶支气管或肺段支气管的近端时,阻塞部位以远的支气管由于分泌物潴留而发生柱状扩张,有时在胸片上于肺段阴影内可见手套状密度增高影,称此为"手套"征。

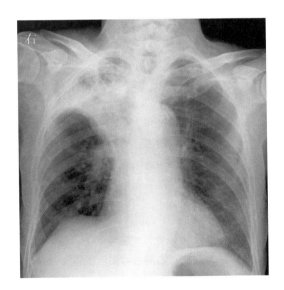

图5-6-17　右上叶中央型肺癌

正位胸片:右肺门肿块与右上叶肺不张的下缘形成横"S"征

肺门及纵隔转移:肿瘤转移至肺门和纵隔淋巴结,可引起肺门增大与纵隔增宽。

（2）CT

1）早期中央型肺癌:肿瘤局限于支气管腔内或在支气管壁内,CT显示气管管壁轻度增厚、腔内结节及支气管腔狭窄,向支气管内生长的肺癌可引起支气管阻塞、截断。癌瘤向支气管外发展时可见支气管外结节。常合并阻塞性肺炎或肺不张。

2）进展期肺癌:肿瘤进展增大后,肺门肿块常见,边缘比较清楚,为软组织密度。支气管局限性管壁增厚,引起支气管狭窄和阻塞。支气管狭窄范围较局限,管壁不规则,呈逐渐狭窄截断或突然截断。肿瘤可在支气管内形成结节,常合并管壁增厚。

支气管阻塞的继发改变:阻塞性肺炎表现为斑片或肺段、肺叶实变(图5-6-18A)。常合并支气管增粗,为阻塞性支气管扩张的影像。阻塞性肺炎常合并肺不张,同时出现肺门增大或肿块。阻塞性肺不张多为肺叶或一侧肺。肺不张合并肺门肿块时,肺门区密度增高,或见肿块轮廓。增强扫描时肺门肿块比肺不张密度低。CT增强扫描在肺不张内可见条状或结节状低密度影,为支气管内潴留的黏液不强化所致。螺旋CT的支气管多平面重组及容积再现图像可从不同角度观察病变,准确反映支气管狭窄的程度、范围、狭窄远端情况,以及肿瘤向管腔外侵犯的范围。CT仿真支气管内镜可观察病变部位支气管腔内及狭窄远端的形态。

胸部转移表现:中央型肺癌转移引起肺门和纵隔淋巴结肿大;肿瘤可侵犯肺血管和心脏。CT还可显示肺、胸膜和胸壁转移。CT增强检查有助于肿瘤转移的诊断(图5-6-18B)。

（3）MR:MRI的三维成像可从横轴位、冠状位及矢状位等多个平面显示支气管管壁增厚,管腔狭窄和腔内结节。肿瘤瘤体在T_1WI为高信号,T_2WI为低信号。中央型肺癌继发阻塞性肺不张后,在T_2WI及T_1WI增强检查时,阻塞性肺不张中肿瘤瘤体为较低的信号。

2.周围型肺癌

（1）普通X线检查

1）肺结节影像:肺结节在X线胸片表现为直径3cm或3cm以下类圆形阴影。胸片可以发现5mm左右病灶,由于病灶密度低或肿瘤结节与肋骨重叠,1cm以下的病灶有时可遗漏。大多数肺癌结节边缘有毛刺和分叶,少数边缘光滑、清楚。肿瘤位于胸膜下时,结节及胸膜间可见胸膜凹陷的线状阴影。有的肺癌呈边缘模糊斑的片状阴影,与肺炎、浸润型肺结核较难鉴别。部分结节有空洞。

2）肺肿块影像:肺肿块在X线胸片表现为直径3cm以上类圆形阴影(图5-6-19)。周围型肺癌的肿块

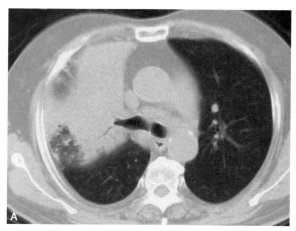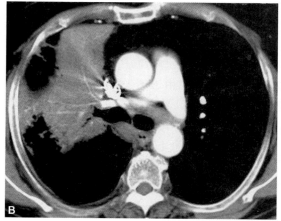

图 5-6-18　右肺上叶中央型肺癌

A. CT 肺窗：右上叶支气管狭窄，右肺上叶阻塞性肺炎，表现为肺叶实变影像；B. CT 增强纵隔窗：右上叶支气管阻塞。气管隆突下淋巴结肿大，为肿瘤转移

阴影多数有分叶和毛刺，少数呈边缘平滑的无分叶球形阴影。

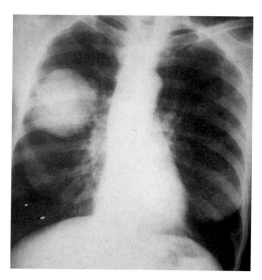

图 5-6-19　右肺上叶周围型肺癌
正位胸片：右肺上叶肿块阴影

肿瘤内组织坏死并经支气管排出后形成空洞。空洞壁较厚，且厚薄不均匀，空洞壁内面可见结节状阴影，空洞内多无液平面，周围型肺癌形成空洞者以鳞癌多见。在 X 线上肺癌肿块内显示钙化很少见。

周围型肺癌位于胸膜下易引起胸膜改变。鳞癌侵犯胸膜多表现为局限性胸膜增厚，腺癌多引起胸膜凹陷。

胸部转移征象：周围型肺癌的转移表现有肺内多发结节、胸腔积液、胸膜肿块、肋骨破坏、心包积液、纵隔增宽及肺门增大等。

（2）CT

1）肺结节影像：肺结节根据的密度分为实性密度（图 5-6-20）、纯磨玻璃密度（图 5-6-21）及部分实性密度。实性结节的密度高于血管，结节内不能显示血管影，见于各种组织类型的肺癌。磨玻璃结节密度较低，结节内可见血管影像。根据 2011 年肺腺癌新的分类，不典型腺瘤样增生为纯磨玻璃结节，结节多小于 5mm。原位腺癌主要为纯磨玻璃结节，结节 ≤3cm。微浸润腺癌为部分实性的磨玻璃结节，结节 ≤3cm，结节内的实性部分 ≤5mm。若结节内的实性部分 ≥5mm 属于浸润性腺癌。肺癌的低剂量 CT 筛查是发现小结节肺癌的重要方法。

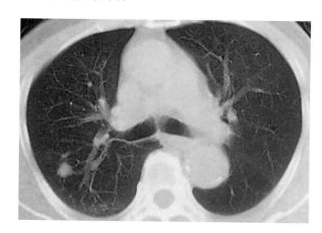

图 5-6-20　右肺上叶周围型肺癌
CT 肺窗：右肺上叶实性结节影

肿瘤的瘤体征象：肺癌有空泡征或细支气管像，空泡征为结节内数毫米的含气影像，细支气管像为结节内的支气管分支影像。3cm 以下肺癌钙化很少见。

肿瘤的边缘征象：多数肺癌边缘有毛刺。分叶征是肿瘤边缘的凹凸不平表现，约占 80% 以上。分叶之间的凹陷处可有血管影像，此种表现对肺癌的诊断有意义。

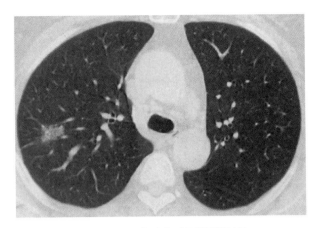

图 5-6-21 右肺上叶周围型肺癌
CT 肺窗：右肺上叶磨玻璃结节影像

肿瘤的周围征象：胸膜凹陷征较常见，表现为肿瘤与胸膜之间的线形或三角形影像。线状影在肿块与胸膜间，一条或两条，宽 1mm、长 1～2cm 左右，在肿瘤与胸膜凹的连接处常可见分叶切迹。血管集中征为相邻肺段或次肺段的血管向肿瘤聚拢。

CT 增强扫描：增强后，实性结节的肺癌 CT 值增加 15Hu 以上。肺癌强化的形态为完全强化。

螺旋 CT 的多平面重组可从不同的角度反映结节的形态特点，对于胸膜凹陷征、分叶征、肿瘤与血管的关系和肿瘤向胸膜的侵犯等征象的显示尤为重要。三维重建可全面反映肺癌结节的形态。

2）肺肿块影像：3cm 以上的肺癌发生钙化者增多，CT 检查钙化的发生率约为 6%～7%。斑片状钙化位于瘤体的中心部，相当于肿瘤的坏死部位；结节状钙化多位于肿瘤外围部位，主要是肿瘤增大过程中将肺内原有钙化包裹所致，因其密度较高，X 线检查也可显示。肿瘤瘤体可形成空洞，为厚壁空洞，洞壁一般厚薄不均，内壁凹凸不平或不规则，可有肿瘤结节

影像。肿瘤毛刺和分叶征多见。但有的肿块分叶不明显，也可边缘清楚。

肿瘤的转移表现：周围型肺癌的血行转移表现有肺内多发小结节病灶，癌性淋巴管炎表现为网线状影与小结节。胸内淋巴结转移引起纵隔及肺门淋巴结肿大。胸膜转移可见胸腔积液和胸膜结节，胸壁转移引起胸壁肿块和肋骨破坏，心包转移引起心包积液与肿块。肺尖部癌（肺上沟瘤）常侵及胸壁并引起邻近的肋骨破坏，CT 较 X 线易于显示。

（3）MRI：MRI 检查可显示肿瘤结节，呈分叶状。MRI 增强扫描肿瘤均匀强化，坏死空洞的部位无强化。

3. 弥漫型肺癌

（1）普通 X 线检查：X 线表现为两肺弥漫分布的斑片状阴影。也可表现为多个肺叶及肺段的实变影（图 5-6-22A）。病变常合并小结节。

（2）CT：两肺弥漫或多发的斑片状或大片状影像，可按肺叶及肺段分布，呈磨玻璃密度及实变密度（图 5-6-22B）。片状影像常合并多发的小结节影，对于提示本病的诊断具有重要作用。片状影像中含气的支气管影像形态不规则，粗细不均，分支不整，细小分支消失截断，对本病的诊断有意义。肿瘤的侵犯导致肺间质异常。HRCT 有助于病变形态、分布的显示。CT 增强可见"血管造影"征（angiogram sign），即在实变影像中出现血管强化的表现。

【鉴别诊断】

1. 中央型肺癌
中央型肺癌的阻塞性肺炎在胸部 X 线片有时易误为一般肺炎或肺结核。CT 检查时应注意所属支气管有无狭窄、管壁增厚与阻塞。同时应注意有无肺门及纵隔淋巴结肿大。中央型肺癌引起的肺不张应与结核及慢性肺炎引起的肺不张区别。结核性肺不张内有含气支气管气像，并常见支气管扩张，有钙化，周围有卫星灶。结核、肺炎所致肺不张均

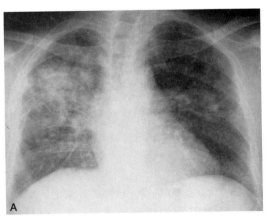

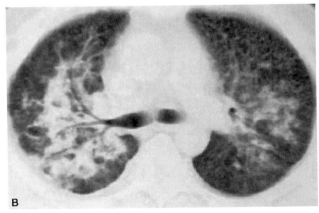

图 5-6-22 弥漫型肺癌
A. 正位胸片：两肺多发片状阴影，右肺病变较多；B. CT 肺窗：两肺多发片状阴影，并可见多发小结节病灶

无肺门肿块,支气管通畅。中央型肺癌须与支气管结核区别。肺癌的支气管狭窄较局限,而支气管结核的狭窄范围可较长。肺门肿块也是诊断肺癌的重要依据。

2. 周围型肺癌　肺内实性密度的肺癌结节,需与肺结核球、错构瘤和炎性结节鉴别。肺癌的特点是有空泡征,边缘有毛刺和分叶征,有血管集中和胸膜凹陷等。结核球的特点为边缘光滑、清楚,常有钙化及卫星灶;错构瘤边缘光滑、清楚,有浅分叶或无分叶,病变内有脂肪及钙化。慢性炎性结节边缘清楚,可有肺部炎症病史。对于磨玻璃结节的周围型肺癌,需与局灶性肺炎鉴别,肺炎在抗感染治疗后有吸收。混合密度的结节主要需与炎症区别。肺部结节增强扫描用于 CT 平扫难以确诊的病例,主要用于肺实性结节。CT 增强扫描肺癌 CT 值增加 15Hu 以上,CT 值增加在 15Hu 以下者多为结核球和错构瘤。

肺癌的倍增时间对于鉴别诊断有重要价值,肺癌实性结节倍增时间多在 36 个月。磨玻璃结节肺癌倍增时间明显增长。根据 Fleischner 学会对肺非实性结节的处理指南(2013 年),对于大于 5mm 的纯磨玻璃结节,发现 3 个月后复查,如病变未吸收,需要每年复查,至少 3 年。当病变增大,密度增高或有肺癌的临床表现提示恶性可能。大于 10mm 的结节也提示恶性可能。部分实性的磨玻璃结节在发现 3 个月后复查,如病变未变化或有增大应该考虑可能为恶性。实性结节随访 2 年未增大,基本可排除肺癌。由于肺小结节 CT 征象多不明显,动态观察主要用于 1cm 以下结节的鉴别诊断。

CT 导向经皮穿刺活检是周围型肺癌定性诊断的可靠方法。

3. 弥漫型肺癌　两肺多发斑片影及肺叶、段实变影与肺炎鉴别困难。弥漫型肺癌经抗感染治疗不吸收,有淋巴结肿大,均有助于与肺炎区别。

（二）肺肉瘤

肺肉瘤 pulmonary sarcoma)主要为纤维肉瘤及平滑肌肉瘤,其他有软骨肉瘤、纤维平滑肌肉瘤、恶性血管外皮细胞瘤及癌肉瘤等,为罕见疾病。临床表现与肺癌类似,可有咳嗽、痰中带血、胸痛。在 X 线和 CT 影像上,肺肉瘤为肿块及结节影,多为较大肿块。病变边缘多为清楚,可有分叶。CT 增强扫描有强化,由于病灶内坏死可呈不均匀强化。可合并胸腔积液及肺门、纵隔淋巴结增大。肺肉瘤与周围型肺癌鉴别困难。

（三）肺转移瘤

【概述】

肺转移瘤(pulmonary metastases)主要分为血行转移和淋巴道转移,少数为直接蔓延。

【影像学表现】

血行转移瘤为肺内多发结节影像,结节大小不等,可为多发大结节、1cm 以下小结节或粟粒结节。结节呈随机分布,可位于胸膜下、支气管血管束周围及肺内(图 5-6-23)。

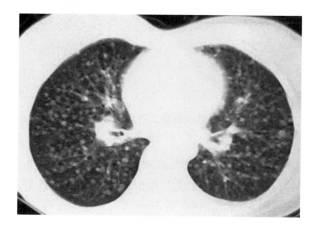

图 5-6-23　两肺血行转移瘤
CT 肺窗:两肺多发结节病灶,密度相似,大小不等

淋巴管转移可为弥漫性或局限性分布,可位于一侧肺或 1~2 个肺叶。常有小叶间隔增厚、支气管血管束增粗。肺内有多发小结节,主要位于胸膜下、支气管血管束周围及小叶间隔(图 5-6-24)。

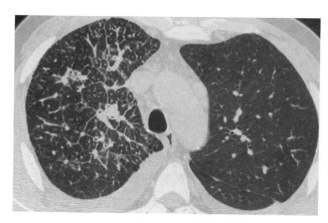

图 5-6-24　右肺癌性淋巴管炎
CT 肺窗:右肺有多发小结节病灶及小叶间隔增厚

恶性肿瘤直接蔓延的转移可见肿瘤从原发部位如胸壁、纵隔向肺内侵入生长。

【鉴别诊断】

肺转移瘤需要与肺结核、肺炎、真菌病、胶原病、肺尘埃沉着病、结节病等多种疾病鉴别。其中以肺结核与转移瘤鉴别的机会较多,特别是血行播散型肺结核及多发肺结核球。慢性肺炎的多发结节或肿块也需与转移瘤鉴别。有些病例需要进行经皮穿刺活检确诊。

第七节　尘　肺

肺通过气道与外界相通,存在于空气中的无机及有机粉尘,可经过气道进入肺脏,其中大部分粉尘可被清除。长期持续吸入高浓度的粉尘,呼吸系统的防御功能就会遭到破坏,引起气道和肺泡的损伤,最终形成肺部弥漫性纤维化,即尘肺(pneumoconiosis),又称肺尘埃沉着病。

一、尘肺的种类

国家现行《职业病分类和目录》中规定的尘肺有12种。

1. 硅沉着病(矽肺)(silicosis)。
2. 煤工尘肺(coal worker pneumoconiosis)。
3. 石墨尘肺(graphite pneumoconiosis)。
4. 炭黑尘肺(anthracosis)。
5. 石棉肺(asbestosis)。
6. 滑石尘肺(talc pneumoconiosis)。
7. 水泥尘肺(cement pneumoconiosis)。
8. 云母尘肺(mica pneumoconiosis)。
9. 陶工尘肺(kaolin pneumoconiosis)。
10. 铝尘肺(aluminum pneumoconiosis)。
11. 电焊工尘肺(electric arc welder pneumoconiosis)。
12. 铸工尘肺(foundry worker pneumoconiosis)。

二、尘肺的检查方法及诊断原则

【检查方法】

尘肺患者的检查方法包括临床检查和影像学检查。影像学检查主要为摄取标准的胸部后前位高千伏 X 线片。其他影像学检查方法有常规电压后前位胸部 X 线摄影检查,不同体位检查(侧位或斜位),体层摄影,直接放大摄影、CR、DR 胸部后前位片及 CT 检查等。但到目前为止,尘肺的影像诊断仍采用胸部后前位高千伏 X 线片,其他检查只能作为鉴别诊断资料。

1. X 线检查的价值与限度

(1)价值:目前,国内外仍摄取标准的胸部后前位高千伏 X 线片来发现与诊断尘肺,并作为尘肺分期的主要手段。ILO 国际尘肺 X 线影像分类(ILO 1991 International Classification of Radiographs of the Pneumoconiosis)的方案均以后前位胸片所示的改变为准而设计的。此外,积累尘肺的动态观察资料,追踪尘肺合并症与继发症的有无、性质、范围及程度等诸方面,均主要依靠 X 线检查。

(2)限度:胸部后前位 X 线片是胸腔前后重叠的平面图像。若尘肺小阴影的空间位置与密度较高的组织或器官(如纵隔、心脏、锁骨、膈穹窿等)重叠,则小阴影不能显示或不能满意显示。单个结节密度逐渐增高或多个结节重叠,足以在 X 线片上显示其影像时,始被发现,并非一发生病理变化即能被 X 线所证实,这就需要一段时间间隔,小结节达到一定大小的体积和密集度,并具有足够的数量方能确定诊断,否则 X 线检查可能为阴性。

2. CT 检查的价值与限度

(1)价值:CT 目前主要用于尘肺与其他疾病的鉴别诊断和对尘肺并发症的诊断。CT 可清楚地显示尘肺的小阴影和大阴影,特别有助于检出位于心后、隔后、脊柱和纵隔旁的尘肺改变。对轻度肺气肿和轻微肺间质纤维化的显示均优于标准高千伏 X 线胸片。CT 可很好地显示肺门和纵隔淋巴结的异常。定量 CT 可直接评价尘肺患者的肺功能。在石棉肺的诊断中,CT,特别是 HRCT 对肺间质纤维化和胸膜肥厚有较高的敏感性,并可鉴别由肋骨间肌和胸膜外脂肪在胸片上形成的假胸膜斑。

(2)限度:不同患者数量不等的断层图像不利于进行综合评价,到目前为止,尚没有可用于诊断尘肺的 CT 标准,CT 检查费用较高也是限制其在尘肺诊断中应用的一个主要因素。

【诊断原则】

1. 由于尘肺的诊断牵涉到劳动能力的鉴定,流行病学的调查及临床资料的分析,根据目前我国现行政策的规定:尘肺的诊断必须是由国家卫生行政部门指定的尘肺诊断小组来进行。这个小组的成员包括公共卫生、内科和放射科医师,任何个人作出的诊断都是无效的。

2. 由于许多疾病可以形成类似尘肺的肺部弥漫性变化,因此作为影像专业的医师,必须对引起尘肺的病因学、生产现场的流行病学调查及其临床病理资料有所了解。诊断时必须有标准片作为对照(我国有国家卫健委批准监制的标准片)。

3. 尘肺诊断的前提条件是患者必须具有明确的接触生产性粉尘史,并且有同行业工人发病工龄作为参考资料。

4. 由于尘肺的 X 线改变为较细致的弥漫性变化,质地不良的 X 线片可造成漏诊或误诊。因此在进行诊断前必须注意 X 线胸片是否已达到质量要求。

【影像学表现】

尘肺的 X 线表现可概括地分为类圆形小阴影、

不规则形小阴影、大阴影和胸膜斑等四种。这四种影像是粉尘引起的肺内弥漫性纤维化病理改变在X线片上的反映,并与肺内粉尘聚集、肺内纤维化程度有量的相关关系。因此,无论ILO分类方案还是我国制定的尘肺诊断及分级标准,均通用小阴影、大阴影、弥漫性胸膜增厚和胸膜斑等指标作为记录尘肺X线改变的专用术语。

尘肺其他X线所见,包括肺门改变、肺气肿和肺纹理改变等,对尘肺的综合诊断有参考价值。

1. **类圆形小阴影** 类圆形小阴影,其形态呈圆形或近似圆形,边缘整齐或不整齐。按小阴影直径大小可简略地分为p、q、r三类,这是尘肺最常见和最重要一种X线表现。常见于硅沉着病(矽肺)(ER5-6-15)。

ER5-6-15 尘肺Ⅱ期

2. **不规则形小阴影** 不规则形小阴影,指一群粗细、长短,形态不一致的致密阴影,它们可以互不相连,也可以杂乱无章地交织在一起,表现为网状,有时呈蜂窝状。可按小阴影的宽度约分为s、t、u三类。

不规则形小阴影是石棉肺、非典型硅沉着病及其他尘肺的主要X线表现。

3. **大阴影** 大阴影指直径超过10mm的阴影。大阴影的密度较浓且均匀,边界清楚;周围有明显的肺气肿;多出现于两肺上中区,常对称出现;大阴影的长轴常与后肋垂直,不受叶间裂的限制(ER5-6-16)。

ER5-6-16 尘肺Ⅲ期

由于纤维化病变范围的扩展,病变组织的收缩或周围组织纤维化的牵拉,大阴影可以增大、缩小或发生形态和位置变化。

八字形或长条形大阴影常见于典型硅沉着病。石棉肺则极少出现大阴影。

4. **胸膜斑** 尘肺常有不同程度的胸膜肥厚、粘连及钙化等改变,然而局限性胸膜斑则是石棉肺的主要X线表现之一。局限性胸膜增厚的厚度大于3mm时称为胸膜斑,多见于侧胸壁,亦可见于部分心缘和膈面。胸膜斑可以发生钙化。

若胸膜斑已涉及部分心缘和膈面可致轮廓模糊;如范围广泛,使心缘相当部分显示蓬乱,则称为"蓬发心"。

5. **肺门改变** 尘肺早期,即可出现肺门阴影增大、增浓,有时可见肿大的淋巴结影,肺门角消失。

淋巴结蛋壳样钙化多于双侧肺门对称出现,也可见于一侧;蛋壳样钙化呈圆形、椭圆形或不整形,常数个同时出现;钙化的壳壁可呈断续的残缺状。

此外,尚可见肺门移位及肺门残根现象。

6. **肺纹理改变** 尘肺的肺纹理改变,部分是由于末梢血管、主要是动脉周围形成的纤维化病变所致。尘肺早期即可出现肺纹理增强、变粗等改变。肺间质纤维化的进一步发展,使肺纹理变形。随着小阴影出现和逐渐增多,特别是不规则小阴影的增多,肺纹理则逐渐变模糊,减少或消失。

【尘肺的国际分类和我国制定的尘肺诊断标准】

1. **国际劳工组织(ILO)国际尘肺X线影像分类(1991年修订版)** ILO1991年国际尘肺X线影像分类方案对因吸入各种粉尘而引起的肺部X线改变提供了一套系统的分类记录方法。全套方案均是以后前位胸片所示的改变为准而设计的,包括一套标准胸片、文字说明及注解三部分。采用完整分类和简单分类两种形式互为补充。

(1)肺实质表现(parenchymal appearances)

1)小阴影(small opacities):小阴影形态分为两种:圆形和不规则形。每种形态的小阴影又分为三种大小。形态和大小按标准胸片所示为准,文字说明只起补充作用。

字母p、q、r表示圆形小阴影(small round opacities),其中:

p=直径最大不超过1.5mm。

q=直径大于1.5mm,不超过3mm。

r=直径大于3mm,不超过10mm。

字母s、t、u表示不规则小阴影(small irregular opacities),其中:

s=宽度最大不超过1.5mm。

t=宽度大于1.5mm,不超过3mm。

u=宽度大于3mm,不超过10mm。

密集度(profusion):无论接触哪种粉尘,小阴影密集度比小阴影的大小更能反映和接触粉尘各指标间的关系。与标准片比较,判定阴影密集度分期。

0期:无小阴影或其密集度达不到1期的下限。

1、2、3期:代表小阴影密集度逐渐升高,如相应的各期标准胸片。

附:12 点分级法

12 点分级法可作更细的分级。方法如下。

在标准胸片所规定的 0、1、2、3 四大期的基础上，将每一期再细分为三个级别，共 12 个级别，记作 0/1-、0/0、0/1；1/0、1/1、1/2；2/1、2/2、2/3；3/2、3/3、3/+。斜面上的数字代表将患者的胸片与标准胸片比较，按规定的四大期别。若认为高一期或低一期的期别也应慎重考虑，则记录在斜线下。0/0 期的胸片没有小阴影，即使有少数几个，但不够多，也不肯定，不足以定为 1 期。1/1、2/2 及 3/3 期，说明小阴影密度接近该期中点，分期没有什么大问题。0/-期代表显然没有小阴影存在。若密集度比 3/3 期高则记为 3/+ 期。这样简单 4 点分期就成为完整分类的 12 点分级。

2）大阴影（large opacities）：如标准胸片所示，异常阴影直径大于 10mm 的称为大阴影，大阴影是按阴影大小和面积分期的。

A 期：单个阴影最大直径约略超过 10mm，达到（和包括）约 50mm；或多个阴影。每个阴影的最大直径均超过 10mm，但其最大直径的总和不超过约 50mm。

B 期：单个或多个阴影，较 A 期阴影大些或较多些，但其面积的总和不超过右上肺区。

C 期：单个阴影或多个阴影的面积总和超过右上区。

（2）胸膜改变（pleuralappearances）：胸膜改变分为弥漫性胸膜增厚和胸膜斑两类。

1）肺尖：肺尖胸膜厚度超过 5mm 或显示明确的凸面，记为肺尖胸膜增厚。

2）弥漫性胸膜增厚：胸壁：按左侧或右侧分别记录。部位：按每一侧胸膜的上、中、下 1/3 分别记录。厚度：测量胸壁胸膜增厚的最大厚度是从胸壁的内侧线起到阴影的内侧边缘止。肋膈角闭锁：只记其有无。但应注明右侧或左侧。

3）胸膜斑（pleural plaque）：胸壁：按左侧或右侧分别记录。部位：按每一侧胸膜的上、中、下 1/3 分别记录。心包和纵隔的胸膜斑应记录在每一侧胸膜适当的 1/3 部位，并在注解标明其发生部位。横膈：类型，按有无钙化分别记录。

2. 我国制定的尘肺诊断及分级标准（2002 年）《尘肺病诊断标准》（GBZ 70-2002）适用于国家现行《职业病分类和目录》。

（1）无尘肺（代号 O）

1）O：无尘肺 X 线表现。

2）O⁺：X 线表现尚不够诊断为"Ⅰ"者。

（2）一期尘肺（代号 Ⅰ）

1）Ⅰ：有总体密集度 1 级的小阴影，分布范围至少达到 2 个肺区。

2）Ⅰ⁺：有总体密集度 1 级的小阴影，分布范围超过 4 个肺区或有总体密集度 2 级的小阴影，分布范围达到 4 个肺区。

（3）二期尘肺（代号 Ⅱ）

1）Ⅱ：有总体密集度 2 级的小阴影，分布范围超过 4 个肺区；或有总体密集度 3 级的小阴影，分布范围达到 4 个肺区。

2）Ⅱ⁺：有总体密集度 3 级的小阴影，分布范围超过 4 个肺区；或有小阴影聚集；或有大阴影，但尚不够诊断为 Ⅲ 者。

（4）三期尘肺（代号 Ⅲ）

1）Ⅲ：有大阴影出现，其长径不小于 20mm，短径不小于 10mm。

2）Ⅲ⁺：单个大阴影的面积或多个大阴影面积的总和超过右上肺区面积者。

【鉴别诊断】

虽有明确的接触粉尘史及流行病学资料，考虑肺内异常 X 线影像系尘肺所致，同时亦必须考虑到其他疾病可能出现类似尘肺的 X 线表现。反之，不典型的尘肺大阴影极易与肺部其他性质的病灶相混淆。所以，应根据患者的病史、体检及实验室检查资料综合分析判断。若无粉尘接触史，尽管肺内异常 X 线影像难与尘肺区别，亦可否定尘肺诊断。

1. 尘肺与肺结核的鉴别

（1）尘肺类圆形小阴影与血行播散型肺结核：尘肺类圆形小阴影边缘比较清楚，多首先出现于两肺中下区，肺尖往往清晰。急性血行播散型肺结核 X 线表现具有"三均"特点，即分布、大小及密度均匀。肺尖常受累，正常肺纹理消失。临床经过、患者症状及体征有助于二者的鉴别。

慢性或亚急性血行播散型肺结核，其 X 线特点是多种形态病变（渗出、纤维化及钙化同时并存），分布、密度及大小都不均匀，而且病变多自上肺区开始向下蔓延。肺尖部病灶较陈旧，下部病灶较新鲜。

（2）尘肺圆形融合灶与结核瘤：尘肺融合灶不像结核瘤那么圆，中间无钙化，但密度较后者高；边缘不太锐利，其周围常有纤维条影与之相连呈"伪足状"，并常有周围肺气肿征。

2. 尘肺与肺癌的鉴别

（1）尘肺与细支气管肺泡癌：细支气管肺泡癌可表现为两肺弥漫性分布的结节影。病变分布往往不均匀，一般在肺门周围较密集；结节影大小不等，大者可达 6~7mm，轮廓模糊；肺内可能看到较大病灶。

（2）尘肺大阴影与周围型肺癌：典型尘肺的大阴影与肺癌的鉴别不难。仅少数尘肺病例可以在无 Ⅰ、Ⅱ 期硅沉着病的基础上出现孤立球形块状大阴影。

这种不典型的进展及形态易与肺癌相混淆。区别在于：孤立球形块状大阴影亦是大块纤维化病灶，其周围可见有"伪足征"及气肿带；追踪观察也有向肺门及纵隔靠拢的趋势。而周围型肺癌呈分叶状轮廓；其边缘毛糙，多有细短毛刺阴影与之相连。

【并发症】

尘肺患者呼吸道的结构和生理功能均遭到严重损害，其他系统的生理功能亦随之受到影响，全身免疫功能也降低。因此尘肺患者常并发各种疾病。尘肺患者病情的轻重常取决于有无并发症。并发症不但加重患者的病情，促进病情恶化，而且有些并发症如不及时发现，或处理不当，或无法治愈，致使多数尘肺患者死于并发症。

常见的并发症有呼吸系统炎症、结核、肺癌及胸膜间皮瘤、肺气肿与肺大疱、自发性气胸、呼吸衰竭及慢性肺源性心脏病等。

1. **尘肺结核** 硅沉着病结核发病率最高（约为15%～75%），病情较重，发展快，病灶模糊。硅沉着病患者80%死于硅沉着病结核。实验研究表明，结核感染加重了纤维组织增生、促进病变的进展和融合，使病情日趋严重。系列胸片的动态观察有利于硅沉着病结核的诊断。

2. **肺癌与胸膜间皮瘤** 肺癌及胸膜间皮瘤是石棉肺的严重并发症。其他尘肺目前尚无并发恶性肿瘤的可靠证据。在各种石棉种类中，青石棉的致癌性最明显。石棉接触者肺癌的发病率比一般人群高7～10倍。一般人群间皮瘤很少见，而石棉工人，特别是接触青石棉者可达10%。石棉肺患者死后尸检中发现，胸膜间皮瘤发病率较普通人群高20～30倍。吸烟对石棉接触者肺癌的发生起重要协同作用，但对间皮瘤似无作用。

三、硅沉着病

【概述】

硅沉着病（矽肺）是由于长期吸入一定浓度的二氧化硅粉尘引起肺部弥漫性纤维化的一种职业性尘肺病。硅沉着病是尘肺中危害最大、最多见的一种，多发生于采矿、玻璃、陶瓷、耐火材料、石英制粉、机械制造业的工人中。

粉尘被吸入后在肺内引起的基本病理改变是慢性进行性肺间质纤维化及硅结节形成。多个小结节可以互相融合形成大结节或融合团块。融合团块的周围可有肺气肿。这是典型硅沉着病晚期常见的病理改变。

接触含硅的混合粉尘引起不典型硅沉着病，以间质纤维化为主。

硅沉着病早期临床表现可不明显。晚期则可有呼吸困难，甚至发绀、咯血。合并结核及慢性炎症者症状更为严重。最后因肺源性心脏病而致心肺功能衰竭。

【影像学表现】

1. **X线检查** 早期小阴影多成簇出现，首先见于中下肺区中外带，右肺早于左肺，有10%～15%可先在上肺区出现。每个类圆形小阴影密度由淡变浓，边界锐利，与周围肺组织界限分明。结节影可有钙化。晚期硅沉着病可出现八字形或长条形大阴影，为融合团块的表现。

2. **CT** 特征性CT表现为圆形小结节影，密度较高，可钙化，结节大小不等，多为2～5mm，分布特点与胸片相似，结节类型属淋巴管周围结节，即结节位于支气管血管束周围、胸膜下及小叶中心（图5-6-25）。晚期硅沉着病CT可见团块影，边缘多不规则，周围常可见典型的瘢痕性肺气肿。团块内半数以上可见钙化灶，多为针尖状或团块状钙化（图5-6-26）。团块较大时（大于4cm）内部常发生坏死而呈低密度改变，部分可形成空洞。

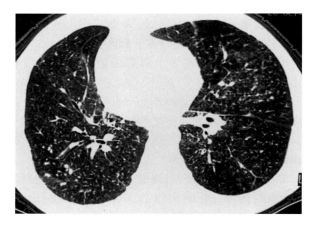

图 5-6-25　Ⅰ⁺期硅沉着病
可见簇状分布的小结节影，密度较高，结节大小不等

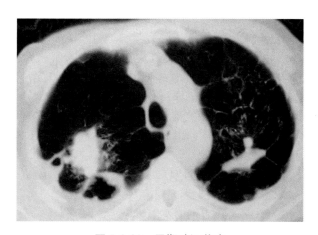

图 5-6-26　Ⅲ期硅沉着病
双上肺见团块影，边缘多不规则，周围可见典型的瘢痕性肺气肿

肺门淋巴结蛋壳样钙化有助于区别其他尘肺，但并非特异，还可见于非尘肺性质疾病，如结节病等。

四、煤工尘肺

【概述】

煤工尘肺是指煤矿各工种工人长期吸入生产环境中的粉尘所引起肺部尘肺病的总称。

由于生产工序和生产环境的不同，粉尘中所含成分差异很大，岩石掘进工作面工人接触游离二氧化硅含量较高的硅尘，所患尘肺有典型硅结节，应称为硅沉着病。采煤工作面工人，主要接触煤尘，游离二氧化硅含量不足 5%，所患尘肺有典型的煤尘灶，故称为煤肺。在煤肺的肺内能见到数量不等、直径大小不一的煤斑，大块纤维化极为罕见。煤硅肺病的病理改变兼有煤肺和硅沉着病两种病理特征，见于既接触硅尘又接触煤尘的混合工种工人。

临床上煤工尘肺早期无症状。劳动时气急、吐痰、咳嗽和胸疼是最常见的主诉。无阳性体征。

【影像学表现】

1. X 线检查　以"p""q"类圆形小阴影为主、同时可以看到"s""t"类不规则形小阴影。大阴影仅见于硅沉着病和煤硅肺病。

2. CT　主要 CT 表现为边缘模糊、密度较低的小结节影。CT 可显示 X 线平片难以显示的小叶中心肺气肿。

五、石棉肺

【概述】

石棉肺是吸入石棉粉尘后，肺部产生纤维化的改变。石棉是一种硅酸盐，具有纤维结构的矿物，其用途广泛。它主要分为两大类：即蛇纹石类和角闪石类。温石棉为蛇纹石类一种，其纤维最柔软，因此常用来纺织，制作石棉布或石棉带等，广泛用于建筑、造船、航天和交通机械中的隔热、保温、防火和制动材料。石棉粉尘随空气吸入呼吸道后，首先沉积在呼吸性细支气管内，刺激局部组织，引起支气管慢性炎症。部分粉尘由细支气管进入肺泡和肺泡间隔，由于粉尘对组织的长期刺激，产生肺间质的弥漫性纤维化和胸膜斑的形成。

临床上，石棉肺患者在 X 线出现明显的特征改变之前，就有咳嗽，气短和无力等症状。当呼吸道感染时，症状加重，并有胸痛、发绀、发热等。晚期患者常有杵状指及肺源性心脏病症状。

【影像学表现】

1. X 线检查　可分为胸膜及肺实质的变化，胸膜改变比后者更为明显。

胸膜改变为胸膜斑的形成、胸膜斑的钙化和胸腔积液。上述三种改变可以单独存在，亦可合并发生。许多患者只有明显胸膜变化，或者胸膜改变加肺实质改变。而单独只有肺实质表现者则极少。

胸膜斑是发生在壁胸膜的纤维化，为光滑或结节状增厚改变，最常见于膈肌的腱膜部分和侧胸壁（于第 7~10 肋骨水平）。

肋骨伴随阴影是正常的 X 线解剖在 X 线片上的表现，需与胸膜斑鉴别，二者区别如下：①从形态上看，肋骨伴随阴影表现为特征性的三角形，其内缘清晰，向下垂直走行，外缘与肋骨重合不能分开。常在两侧胸壁出现，但并不经常为对称性，伴随于第 5~9 肋骨。三角形影有时是倒置的，如两者重叠则可显示为棱形或倒置的 V 形。②从分布看，肋骨伴随影有时在几个肋间内见到，每一个肋间内可见到互不相连的三角形影。而胸膜斑则不受肋间的限制，可伸展于一个或多个肋间，表现为长度及厚度均不同的隆起增厚影。

胸膜斑发生于心包和膈肌腱膜时，分别表现为心缘不规则，膈肌的局限性僵直或小的圆形突起。胸膜斑可以钙化且容易辨认。

石棉肺的肺部改变以不规则形小阴影为主要所见，有时还可见到类圆形小阴影，肺野有"磨玻璃"感。不规则小阴影明显增多，可累及两肺上、中肺野，致使心脏边缘表现模糊。严重病例两肺可出现蜂窝状阴影。

2. CT　胸膜斑的 CT 表现为局限性胸膜增厚，外侧由一层薄的脂肪层把它和肋骨及胸膜外软组织分开，内侧为肺组织。胸膜斑可分为 3 类：轻度厚不超过 1mm，长 0.5~1.0cm，数量少；中度厚 1~3mm，长 1~3cm，数量较多；重度厚大于 3mm，清楚地突入邻近肺内。石棉肺患者多为中或重度胸膜斑。

CT，特别是 HRCT 能可靠地检出石棉肺的早期纤维化，依纤维化程度不同，可表现为磨玻璃密度影、网织结节影、蜂窝影。偶可见胸膜下弧线影。

第八节　结缔组织疾病与血管炎的肺部表现

结缔组织疾病（connective tissue diseases，CTD）是一组自身免疫性疾病，最容易侵犯关节滑膜、浆膜以及各种脏器中的结缔组织和血管等。由于肺具有丰富的结缔组织和血管，故易受侵犯。系统性红斑狼疮、干燥综合征、类风湿关节炎、硬皮病、风湿性肺炎、皮肌炎等为最常见的结缔组织疾病。血管炎（vasculitis)是一组不同病因引起的血管炎症和破坏的疾病,分为原发性和继发性。原发性血管炎主要包括结节性多动脉炎、韦氏肉芽肿病、变应性肉芽肿性血管炎、大动脉炎、白塞综合征等,继发性血管炎主要包括结缔组织病的血管炎、药物性血管炎、感染性血管炎等。

结缔组织疾病的病理改变具有一定共性:结缔组织具有黏液样水肿和类纤维蛋白变性,小血管炎性坏死,同时伴有淋巴细胞、浆细胞浸润。血管炎可累及全身的各种血管,病理表现为炎症细胞浸润,引起血管狭窄或瘤样变。

结缔组织疾病大多起病缓慢、病程长,缓解与加重交替出现。该病往往具有一些共同的临床表现,患者常有不规则发热、关节痛,具有多脏器损害的特点。原发性血管炎的临床表现复杂,缺乏特异性,一般与受累血管的种类、大小、解剖位置及受累范围等有关。

结缔组织疾病和原发性血管炎的肺部影像改变没有特征性,且不同的结缔组织疾病和原发性血管炎可有类似的肺部影像表现,因而定性诊断不能单纯依靠胸部的影像学表现,必须综合临床、实验室检查。

一、系统性红斑狼疮

【概述】

系统性红斑狼疮(systemic lupus erythematosus,SLE)是一种侵犯全身结缔组织的自身免疫性疾病,常同时累及肾脏、心脏、浆膜、关节及血管等。病程迁延反复,缓解和复发交替出现。死亡率较高,感染、肾功能衰竭、中枢神经系统损伤、心血管系统合并症是死亡的主要原因。在结缔组织疾病中,SLE易累及胸膜和肺,主要表现为胸膜、心包的增厚和渗出,以及肺内的感染、狼疮肺炎及纤维变。

1. 临床表现 SLE多见于青年女性,临床表现复杂多样。早期症状不典型,不易诊断。病变反复发作,侵犯多脏器后,可出现相应的临床症状。全身症状主要为发热、体重减轻、乏力等;皮肤黏膜症状主要为皮肤红斑、光过敏、口腔溃疡、雷诺现象等;骨骼肌肉系统症状主要为僵硬、关节疼痛、肌痛等;呼吸系统症状常有干咳,或咳少许黏痰并有气急和胸痛;还可出现淋巴结肿大、肝脾肿大、心包炎等症状。颜面部蝶状红斑,为急性皮肤红斑狼疮的特殊性表现,但出现率不超过50%。

2. 实验室检查

(1)溶血性贫血、白细胞降低、血沉加速。

(2)免疫学异常:血清γ球蛋白升高,抗核抗体(ANA)、抗 ds-DNA、抗 SM 抗体、抗 RNP、抗 SSA、抗 SSB 阳性,C3、C4 降低。在周围血液和骨髓中找到

SLE 细胞,具有特殊的诊断意义。

(3)胸腔积液:渗出液,很少呈血性。白细胞计数不高,以单核细胞为主。积液中有时可找到 SLE 细胞。积液中 ANA 阳性,积液 ANA:血浆 ANA≥1。

【影像学表现】

早期胸部影像表现多正常,而大部分患者可在病程的某一阶段出现某些异常表现。

1. 普通 X 线检查

(1)胸膜炎:发生率较高。病理表现为淋巴细胞、浆细胞浸润胸膜,胸膜增厚,血管周围纤维素性坏死及纤维蛋白性渗出。影像表现为胸膜增厚或胸腔积液,多为小或中等量胸腔积液,胸腔积液可自行消失,然而大部分患者需用激素治疗,病变方可消失。大量胸腔积液往往提示合并感染。

(2)急性狼疮肺炎(acute lupus pneumonia):发生率低。病理改变为淋巴细胞为主的间质浸润、急性肺泡壁损伤、肺泡出血、肺泡水肿和透明膜形成。影像表现为密度不均匀的斑点状或片状浸润性阴影,分布在一个肺段、肺叶或两肺中下野,可呈游走性,常合并胸膜病变,用激素治疗效果良好。血细胞比容急剧下降时,可能有肺泡出血,但患者很少有咯血。

(3)慢性狼疮肺炎(chronic lupus pneumonia):发生率低。病理改变为肺泡壁增厚、水肿,淋巴细胞和浆细胞浸润,及非特异性肺间质纤维化。影像表现为网状索条影或网状结节状阴影,以两中下肺多见,多伴有代偿性肺气肿,肺大疱。晚期可出现蜂窝状肺、肺体积缩小、膈肌升高。

(4)肺水肿:系狼疮性肾炎肾功能衰竭所致尿毒症引起,多出现于该病晚期,预后差,病死率高。影像表现为两肺门周围及中下肺野绒毛状或蝴蝶翼状实变阴影。

(5)心脏阴影增大:心影普遍性增大,多系心包(炎症和积液)和心肌病变所致;以左室增大为主的心脏增大,多系肾性高血压所致。

(6)呼吸肌病:SLE 可累及呼吸肌,患者出现双侧膈肌抬高,肺容积缩小,呼吸困难及限制性通气障碍,即肺萎缩综合征(shrinking lung syndrome)。

(7)肺动脉高压和肺栓塞:发生率低。

2. CT

(1)半数以上的患者可见少至中等量的胸腔积液,胸膜粘连、增厚较常见。

(2)肺早期表现多为肺内结节、斑片或磨玻璃样变,多位于中下肺和胸膜下,内常可见支气管充气征,用激素治疗后病变可短期内吸收。肺泡出血常表现为肺内斑片或磨玻璃样变(ER5-6-17)。中晚期常表现小叶间隔增厚和胸膜下线。

ER5-6-17 SLE 肺泡出血

【诊断与鉴别诊断】

SLE 胸部影像表现是非特异性的,必须结合临床资料和影像表现考虑肺内病变性质。SLE 继发性肺内感染亦表现为浸润性阴影,故诊断急性狼疮肺炎时,首先要除外病毒、细菌、真菌、结核等感染性肺炎,患者发热,血白细胞增高,抗生素治疗有效,多为肺内感染。合并真菌或病毒感染,则鉴别比较困难。SLE 胸腔积液应与结核性胸膜炎鉴别,后者积液量较大且单侧性居多,肺内尚有结核病灶,结核菌素试验强阳性。恶性肿瘤所致的胸腔积液及心包积液多为血性。

附:1985 年全国风湿病学会制定的红斑狼疮诊断标准,共 13 项:①蝶形红斑或盘状红斑;②光敏感;③口腔黏膜溃疡;④非畸形性关节炎或多关节痛;⑤胸膜炎或心包炎;⑥癫痫或精神症状;⑦蛋白尿、管型尿或血尿;⑧白细胞少于 $4 \times 10^9/L$ 或血小板少于 $100 \times 10^9/L$ 或溶血性贫血;⑨荧光抗核抗体阳性;⑩抗双链 DNA 抗体阳性或狼疮细胞阳性;⑪抗 Sm 抗体阳性;⑫O 降低;⑬皮肤狼疮带试验(非皮损部位)阳性或肾活检阳性。符合上述 13 项中任何 4 项者,可诊断为红斑狼疮。

二、肺的类风湿病

【概述】

类风湿关节炎(rheumatoid arthritis,RA)是以关节慢性炎症和毁损为主要表现的全身性疾病,可累及肺、胸膜。RA 影响肺部的形式是多种多样的。类风湿关节炎愈严重,并发肺间质纤维化的机会愈多,约占 2%~5%。

1. 临床表现 类风湿关节炎的女性发病率高于男性,但男性易出现肺部受累。关节疼痛、变形及周围软组织肿胀为常见症状。呼吸系统的症状主要为气急、咳嗽、胸痛和杵状指。有皮下结节者,较多并发肺部间质性病变。

2. 实验室检查

(1)免疫学检查:类风湿性因子阳性,部分患者 ANA 阳性。

(2)胸腔积液检查:一般为草黄色渗出液,少量呈脂性乳糜状。蛋白及乳酸脱氢酶增高。胸水糖降低甚至无糖而血糖正常,这是诊断类风湿性胸水的重要指标,也是与狼疮性胸水的鉴别诊断要点。补体

C3、C4 降低,部分患者的胸水中类风湿性因子浓度高于血液浓度或类风湿性因子仅存在于胸水中。

【影像学表现】

类风湿性肺病主要表现为以下几种征象。

1. 胸膜炎 较常见。胸膜增厚和胸腔积液是类风湿性病最常见的改变。类风湿关节炎尸检时发现约半数患者有胸膜粘连或胸腔积液,胸腔积液自小量到大量,可短时间吸收亦可变成慢性,多为少量或中等量胸腔积液而没有临床症状的无痛性胸膜炎,与狼疮性胸膜炎不同,后者往往有反复明显的胸痛。胸水多为单侧,少数为双侧、自少量至大量不等并可短时间内吸收。

2. 弥漫性肺间质纤维化 是 RA 最常见的肺部表现。

(1)病理表现:早期为淋巴细胞、浆细胞等间质浸润,之后以纤维组织增生为主。

(2)普通 X 线检查及 CT:早期表现为双肺底弥漫性斑片、实变或磨玻璃样阴影(ER5-6-18),内常可见支气管充气征。随后表现为弥漫性大小不等的网状结节状阴影,晚期表现为蜂窝状肺,肺容积缩小,膈升高。

ER5-6-18 RA 弥漫性肺间质病变

3. 类风湿性肺结节 比较少见,通常见于重度类风湿关节炎和有多发皮下结节的患者。

(1)病理表现:为胸膜下或肺间质的坏死性结节,结节的中心为不规则的类纤维蛋白坏死,外面由排列成栅栏状的大单核细胞和一层肉芽组织包围,组织结构与类风湿性皮下结节相同。

(2)X 线胸片及 CT 表现:结节可为单发亦可多发,多分布在胸膜下,大小不等,平均直径为 1~2cm,直径最大者可达 7cm,边缘光整,有的可形成空洞。结节的进展及缩小与 RA 的病情相并行。

4. 类风湿尘肺或 Caplan 综合征 指患硅沉着病的患者同时患类风湿关节炎,在肺周边出现结节。表现为边缘清晰的单发或多发圆形结节,直径 0.5~5cm,半数可见空洞,多分布于肺野周边。偶尔结节发生得非常突然和迅速,与硅沉着病伴缓慢发展引起的团块状纤维不同。

5. 两上肺纤维化合并囊泡或空洞形成 多数发生在出现关节症状之后,偶发生在关节症状出现前数

年。两上肺叶有明显的纤维化,单发或多发性囊变或空洞,肺叶收缩,肺门上提。

6. 其他肺部表现 偶发生肺动脉炎和肺动脉高压,常与雷诺现象同时存在。还可并发闭塞性毛细支气管炎肺炎(BOOP)、支气管扩张。

【诊断与鉴别诊断】

胸膜、肺的损害可出现在关节炎症状之前,此时诊断困难。

1. 胸水糖降低甚至无糖而血糖正常、类风湿因子阳性是鉴别类风湿性胸水与狼疮性胸水的要点。

2. 单发类风湿肺结节与肺结核球、周围型肺癌鉴别 前者常伴有关节症状,RF 阳性,有时需进行活检以明确诊断。

3. RA 的肺间质纤维化与特发性肺间质纤维化不同之处为肺组织免疫荧光染色无类风湿因子阳性反应,而且临床症状较特发性间质纤维变轻微,发展缓慢,病程较为良性。

三、硬皮病

【概述】

硬皮病(scleroderma)以系统性硬化(systemic sclerosis,SSc)和局灶性硬皮病最常见,系统性硬化是一种缓慢进展的结缔组织病,以皮肤炎性、变性、增厚和纤维化进而硬化和萎缩为特征,可引起消化道、肺、心脏、肾等多器官损害。女性发病率是男性的 3 倍,发病年龄多在 30～50 岁。肺的病理表现为广泛的肺小动脉、毛细血管等增生、闭塞和纤维变或纤维性肺泡炎进展至肺间质纤维化。

1. 临床表现 雷诺现象见于 90% 患者,常为本病首发症状。皮肤改变是诊断硬皮病的主要依据,病程可分 3 个阶段,即水肿期、硬化期和萎缩期。水肿期皮肤红肿、红斑、水肿、增厚、缺乏弹性;硬化期皮肤呈蜡样,皱纹和皱襞消失,全身性黑色素沉积,毛细血管扩张及皮下钙化现象,皮肤硬化致患者面部缺乏表情;萎缩期皮肤萎缩变薄。病变累及呼吸系统常出现咳嗽、气急、呼吸困难、发绀等。

2. 实验室检查

(1) 免疫学异常:约 90% 的患者 ANA 阳性,抗ds-DNA 抗体多阴性。

(2) 肺功能异常:肺功能低下、肺容量降低和限制性通气功能异常。

【影像学表现】

1. 普通 X 线检查 约 25%～82% 患者有不同程度的肺间质性病变,表现为两肺弥漫性线条状、网状或网状结节阴影,以两中下肺为著。晚期形成蜂窝肺(honeycomb lung),常可见肺大疱和小气囊。部分患者可见肺动脉高压、肺动脉扩张和右心扩大。少数患者可见胸膜增厚、胸腔积液。

2. CT 小叶间隔增厚、胸膜下线,多位于中下肺及胸膜下。双肺网状影和网状结节影,晚期呈蜂窝肺。部分患者有胸膜增厚或心包积液。

3. 食管造影 食管有不同程度的扩张,蠕动减弱以至消失,食管排空时间延长、黏膜皱襞消失、后期可并发食管裂孔疝或食管炎。

【诊断与鉴别诊断】

该病应与引起肺间质病变的其他疾病相鉴别,若仅有肺内改变,而皮肤表现不明显或缺如者,诊断比较困难,必要时可进行皮肤或肺的活检。如有关节畸形应注意与类风湿关节炎相鉴别。

四、多发性肌炎和皮肌炎

【概述】

多发性肌炎(polymyositis,PM)和皮肌炎(dermatomyositis,DM)为一组主要累及皮肤和肌肉,为原因不明的横纹肌非化脓性炎症,并可侵犯结缔组织和内脏。在各种结缔组织疾病中,皮肌炎伴发恶性肿瘤的概率最高,多见于 40 岁以上的患者,以鼻咽癌的发病率最高,其次为乳腺癌、肺癌、女性生殖器癌、胃肠道癌等。肺的病理改变为大量巨噬细胞及炎症细胞浸润,肺间质纤维化和肺血管壁增厚,与特发性肺间质纤维化无明显区别。

1. 临床表现 发病年龄 30～60 岁,女性是男性的两倍。起病缓慢,患者常出现对称性近端肌无力,伴低热、四肢轻度疼痛、皮疹等。呼吸系统的症状有气急、声音嘶哑、呼吸困难、发绀等。

2. 实验室检查

(1) 血液学异常:ESR 升高,肌红蛋白升高,肌酸激酶(creatine phosphokinase,CK)升高。

(2) 免疫学异常:部分患者 ANA 阳性,多数合并肺间质纤维化的患者抗 JO-1 抗体阳性,血清中可出现PL-7、PL-12、Ku 抗体。C3、C4 降低,γ 球蛋白增高。

(3) 肌电图:肌源性损害。

(4) 肺功能检查:限制性通气障碍和弥散性通气障碍。

【影像学表现】

1. 普通 X 线检查 弥漫性肺间质纤维化是较常见的肺部损害。早期为间质性肺炎,表现为磨玻璃样阴影,随后表现为索条状、网状或网织结节状影,以中下肺野为显著。部分患者可见胸膜增厚、胸腔积液、膈肌运动减弱、盘状肺不张、慢性进行性心脏普遍性增大、肺动脉高压或肺心病等征象。咽部及食管上段肌肉发炎、萎缩无力易引起吸入性肺炎。大量肾上腺皮质激素的应用容易引起机遇性感染。

2. CT　早期表现为小斑片,多位于中下肺。随后可见小叶间隔增厚、胸膜下线,中下肺可见弥漫的网状影和网状结节(ER5-6-19)。蜂窝肺少见。

ER5-6-19　皮肌炎肺间质病变

【诊断与鉴别诊断】

在诊断皮肌炎患者时,要特别注意有否恶性肿瘤的存在。

五、风湿性肺炎

【概述】

风湿热是一种较常见的非化脓性的全身性结缔组织病,主要累及结缔组织的胶原纤维。风湿热的肺部改变与Ⅱ型变态反应有关,是一种过敏性的血管炎,称为风湿性肺炎(rheumatic pneumonia)。风湿性肺炎较少见,但患者预后不良,因此及时诊断具有非常重要的意义。早期病理改变为肺泡内出血,坏死性肺泡炎,肺间质内可见风湿小体,胸膜浆液纤维素样炎。

1. 临床表现　多表现为高热、胸痛、气急、咳嗽等,多伴有关节炎、心脏炎的症状。

2. 实验室检查　ESR增快,C3、C4升高抗链球菌抗体滴度升高。

【影像学表现】

1. 普通 X 线检查　早期常表现为双肺模糊斑片影,可融合,严重者呈蝶翼状改变。病变具有变化快,抗生素治疗无效,激素治疗效果佳的特点。下肺肺不张常见。部分患者可见少量胸腔积液。晚期表现为双肺网状影或网状结节影,甚至蜂窝肺。心影常增大。

2. CT　早期常表现为双中下肺小斑片,可融合,变化快,少量胸腔积液。晚期常表现为小叶间隔增厚,甚至蜂窝肺。

【诊断与鉴别诊断】

应注意与变态反应性疾病相鉴别。

六、干燥综合征

【概述】

干燥综合征(Sjögren syndrome,SS)是一种主要累及全身外分泌腺的慢性自身免疫性疾病,以唾液腺、泪腺为主,其他器官、系统也可受累。SS易出现肺假性淋巴瘤和恶性淋巴瘤。SS常常合并其他结缔组织病,最常见的为类风湿关节炎,其次为红斑性狼疮、硬皮病等。呼吸道损害的病理表现为外分泌腺体、上下呼吸道黏膜的淋巴细胞浸润,腺体上皮先增生,随后萎缩,被增生的纤维组织取代;细支气管病变可使管腔出现不同程度的狭窄阻塞,肺间质病变也可为局部血管炎引起。肺假性淋巴瘤可见肺内淋巴组织浸润(成熟的淋巴细胞),淋巴结不被累及,没有恶性淋巴瘤的表现。恶性淋巴瘤可见肺组织内有未成熟的淋巴细胞浸润。

1. 临床表现　女性与男性患病率比例为9∶1,好发于50岁以上的老年人。口眼干燥为主要的症状,约10%的患者出现呼吸道症状。呼吸系统的症状有干咳、声嘶、发绀和杵状指。

2. 实验室检查

(1) 免疫学检查:多数患者抗核抗体阳性,以抗SSA抗体、抗SSB抗体阳性率高。高球蛋白血症。部分患者 RF 阳性。

(2) 肺功能检查:限制性通气功能障碍和弥散功能下降。

(3) 腮腺唾液流量降低,唇黏膜活检可见淋巴细胞或单核细胞浸润。

【影像学表现】

1. 两肺间质浸润及纤维变　表现为两中下肺网状结节状阴影,密度低且边缘模糊,互相融合可呈斑片状、纤维变和网状结节状阴影密度高、边界清晰,肺容积缩小,膈升高,甚至出现蜂窝状肺。

2. 肺假性或真性淋巴瘤　假性淋巴瘤表现为两肺弥漫性粗糙的大小不等的结节、腺泡状浸润,最后可融合成大片状阴影,如大叶性肺炎,可见支气管气像,但吸收缓慢,预后较好,可存活多年。恶性淋巴瘤表现为大小不等的孤立结节、弥漫性网状结节或两肺基底明显的肺泡浸润、肺门淋巴结肿大,偶尔出现胸水。当患者出现单克隆高γ球蛋白血症、巨球蛋白血症、IgM 降低,类风湿性因子转阴时,表示为有潜在淋巴瘤的可能,预后不良。

3. 其他表现　如胸膜增厚和积液,膈肌炎或肺内血管炎或肺内淀粉样变性等。

【诊断与鉴别诊断】

SS 的弥漫性纤维化应与特发性肺间质纤维化、结节病及其他结缔组织病鉴别,SS有口眼干燥症状,腮腺唾液流量降低,唇黏膜活检可见淋巴细胞或单核细胞浸润,而后者没有。

七、结节性多动脉炎

【概述】

结节性多动脉炎(polyarteritis nodosa,PAN)引起

全身广泛性中小动脉壁的进行性炎性病变和坏死,多见于血管分叉处,以血管阶段性病变为特征,有时也可侵犯小静脉。病变最易累及肾、心脏、肾上腺,其次为胃肠道、肝、脾和肺部。典型的病理改变包括动脉壁全层的粒细胞、单核细胞浸润,类纤维蛋白变性和坏死,可发生动脉瘤样扩张、破裂,并有血栓形成。晚期由于内膜增生和血栓形成,血管腔狭窄、闭塞。肺内肉芽肿或肺梗死形成的单个或多发的肺结节。

1. 临床表现 早期症状为乏力、发热和肌肉疼痛,以后出现皮肤病变(即沿动脉排列的皮下结节)及多器官或系统症状,以高血压、腹痛及肾功能衰竭最常见。冠状动脉受累时,可出胸闷,但很少引起心肌梗死。呼吸系统的症状较少,有咳嗽、血痰和胸痛,有些患者伴有支气管哮喘。

2. 实验室检查

(1)外周血白细胞及中性粒细胞增多,部分患者外周血嗜酸性粒细胞增多;部分患者 HBsAg 或抗 HBsAg 抗体阳性。

(2)γ 球蛋白增高,ANCA 阳性少见。累及肾脏时,血 BUN、肌酐增高,尿中可见红细胞、白细胞、管型和蛋白。

【影像学表现】

1. 普通 X 线检查 可出现肺内单发或多发斑片影、结节影,偶见空洞,有继发感染者可有气-液平面。可见肺内网状阴影或网状小结节影。少部分患者可见胸腔积液、心肌病变可引起心影增大、肺动脉高压致肺门血管影增粗。肾功能衰竭者,可出现肺水肿 X 线表现。

2. CT 双肺边界较清晰的斑片实变,多位于中下肺。也可见双肺多发结节,边界清楚,有时可见空洞。部分患者可见胸腔积液、心包积液。

3. 血管造影 多发性动脉瘤及闭塞血管,肾动脉和肠系膜动脉常受累。需除外动脉粥样硬化或肌纤维发育不良等其他原因。

【诊断与鉴别诊断】

总之,本症是结缔组织疾病中诊断最困难的一种,必须除外其他常见类似的疾病,才可考虑本病的诊断。因影像学表现缺乏特征性,只能作为综合诊断的参考。

八、白塞综合征

【概述】

白塞综合征(Behçet syndrome)是一种以口腔溃疡、外阴溃疡、眼炎及皮肤损害为临床特征的,累及多系统、多器官的全身性疾病。病程呈反复发作和缓解交替过程。基本病理改变为毛细血管、不同口径的动脉和静脉的阶段性血管炎,血管周围有中性多形核细

胞、淋巴细胞、单核细胞浸润,管壁纤维素样坏死和免疫复合物沉积,造成血管局限性狭窄和/或动脉瘤。此外,血管内血栓形成,也使血管腔变窄。动脉瘤较动脉阻塞多见,大静脉阻塞多见。

1. 临床表现 常表现为复发性口腔溃疡及外阴溃疡,皮肤结节红斑、毛囊炎,眼葡萄膜炎。呼吸系统常表现为咯血、呼吸困难、咳嗽等。

2. 实验室检查 抗核抗体、ANCA 等阴性。60%以上患者出现针刺反应阳性。累及肺部后,部分患者出现阻塞性通气功能障碍,V/Q 肺显像示肺灌注缺损。

【影像学表现】

1. 普通 X 线检查 肺动脉瘤表现为肺门血管突出或肺门快速增大,肺门周围边界清晰的圆形致密影。肺动脉瘤破裂或肺血管炎表现为肺局限性或弥漫性浸润影。肺梗死表现为肺实变、胸腔积液。上腔静脉血栓或头臂静脉血栓表现为上纵隔增宽。

2. CT

(1)平扫:肺内动脉瘤表现为肺内边界清晰的结节或肿块(图 5-6-27A、B),中心肺动脉增粗,周围肺动脉呈枯枝样改变,上腔静脉可增粗。

(2)增强扫描:肺动脉瘤强化程度与血管强化程度一致,血栓呈相对低密度(图 5-6-27C)。上腔静脉血栓呈相对低密度,其上方可见明显强化的结节或条形影,为扩张的侧支循环血管。

3. 肺动脉造影 慎用。常表现为肺动脉高压,肺动脉狭窄或闭塞,肺动脉瘤(图 5-6-27D)。

【诊断与鉴别诊断】

多种结缔组织疾病都可出现口腔溃疡、关节炎和血管炎,应结合实验室检查、影像学检查进行鉴别。

九、变应性肉芽肿性血管炎

【概述】

变应性肉芽肿性血管炎(allergic granulomatous angiitis),又称为 Churg-Strauss 综合征(Churg-Strauss syndrome,CSS),是主要累及中小动脉和静脉的坏死性血管炎。病理表现为血管壁嗜酸性粒细胞浸润,血管外肉芽肿及坏死性血管炎。

1. 临床表现 除变应性鼻炎、哮喘外,皮疹、多发性单神经根炎也较常见。

2. 实验室检查 外周血嗜酸性粒细胞明显升高。血清 IgE 升高,多数患者 ANCA 阳性。

【影像学表现】

1. 普通 X 线检查查 多表现为肺内斑片状磨玻璃样阴影,吸收较快;肺气肿,肺内纹理细小;边缘不规则结节状阴影;胸腔积液。

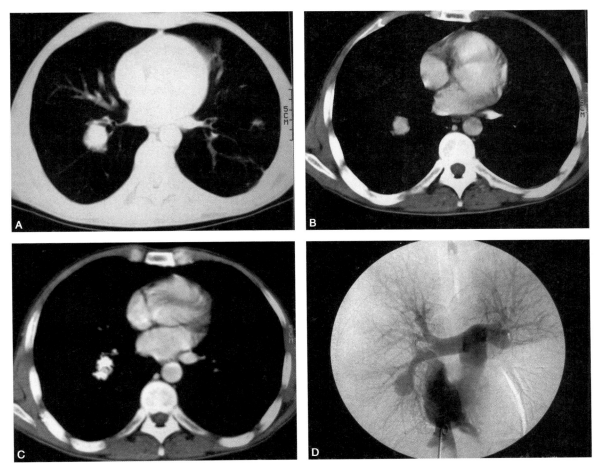

图 5-6-27　白塞综合征肺血管瘤
A、B.胸部 CT 肺窗和纵隔窗,示右肺门区光滑小结节,密度较均匀。C.增强 CT,示结节强化程度与大血管相似,但边缘不规则(为未强化的腔内血栓)。D.DSA,示右下肺动脉血管瘤

2. **CT**　多表现为磨玻璃样阴影,多位于胸膜下;肺外周动脉可见星状或不规则的扩张;实性肺结节,内可见支气管充气征,空洞少见。

【诊断与鉴别诊断】

本病常需与结节性多动脉炎、韦氏肉芽肿病鉴别。本病患者多有哮喘,嗜酸性粒细胞明显升高,很少累及肾脏,多发结节性空洞少见。韦氏肉芽肿病多累及上呼吸道,多发结节性空洞多见,易累及肾脏。结节性多动脉炎很少累及肾脏、肺,患者无哮喘。有时需进行活检以明确诊断。

十、大动脉炎

【概述】

大动脉炎(Takayasu arteritis)主要累及大动脉及其重要分支,冠状动脉、肺动脉、主动脉瓣也可受累。病理表现为淋巴细胞、浆细胞浸润血管,血管肉芽肿性炎症,管壁破坏致血管狭窄或闭塞、动脉扩张、动脉瘤,血管腔内常有血栓形成。

1. **临床表现**　多表现为高血压及组织或器官缺血症状,如头晕、脑卒中、心肌梗死等。

2. **实验室检查**　ESR 和 C 反应蛋白升高。

【影像学表现】

1. **普通 X 线检查**　常表现为主动脉弓增宽,降主动脉不规则。

2. **CT 及 MRI**　增强 CT 及 MRI 表现为主动脉阶段性、向心性狭窄,管壁增厚,腔内常可见血栓。主动脉分支开口处亦常受累,表现为管腔狭窄或闭塞常伴血栓形成。还可见动脉管腔扩张、动脉瘤。

3. **血管造影**　主动脉及大分支管腔狭窄,动脉扩张、动脉瘤亦可见。

【诊断与鉴别诊断】

本病与白塞综合征鉴别。本病没有口腔溃疡、外阴溃疡,常累及大血管,主动脉瓣亦可受累。

第九节　弥漫性肺泡出血

弥漫性肺泡出血为临床综合征,本节介绍免疫介导引起的弥漫性肺泡出血,可由血管炎、免疫疾病或

其他原因引起。肺出血影像表现为弥漫片状影像。临床表现为咯血、贫血。有的疾病在其他章节涉及。

一、显微镜下多血管炎

【概述】

显微镜下多血管炎(microscopic polyangiitis,MPA)是微小血管的坏死性血管炎。抗中性粒细胞胞质抗体(ANCA)在发病机制中起重要作用,ANCA是一种以中性粒细胞胞质成分为靶抗原的自身抗体。本病侵犯肾脏和肺,常表现为坏死性肾小球肾炎和肺毛细血管炎。

临床表现:咳嗽、发热、呼吸困难、咯血、胸痛、胸腔积液。肾脏损害出现血尿、蛋白尿、肾功能异常。肾组织活检见局灶性节段坏死性肾小球肾炎,伴新月体形成。

【影像学表现】

普通X线检查及CT:在病变的活动期肺内有大片磨玻璃影,可为单侧或双侧。可有肺实变、纵隔淋巴结肿大及胸腔积液。在疾病的稳定期,病变较局限,有散在斑片影,纤维条状影。可合并肺纤维化(ER5-6-20)。

ER5-6-20　显微镜下多血管炎

【鉴别诊断】

显微镜下多血管炎需与其他原因的肺内大片磨玻璃影鉴别,根据血ANCA阳性和肾活检特点可鉴别诊断。韦氏肉芽肿病(Wegener granulomatosis,WG)也属于ANCA相关血管炎。X线和CT检查肺内有结节、空洞和片状影。活体组织检查、痰培养、血液、尿检查和X线、CT表现等综合分析可以诊断。

二、肺出血-肾炎综合征

【概述】

肺出血-肾炎综合征(即Goodpasture综合征)属于自身免疫性疾病,病原未明。病理特点为肺泡出血及急进性肾小球肾炎。发病机制与血清中有抗肾小球基底膜抗体有关,这些抗体与肺泡毛细血管基底膜呈交叉反应。此种抗体与肺泡毛细血管基底膜及肾小球基底膜相结合,引起肾脏与肺脏先后或同时发病。肺部的病理改变是肺泡腔内出血和出现含有含铁血黄素的巨噬细胞。反复发病后肺泡壁增厚、纤维化、肺泡腔纤维蛋白沉积和炎症细胞浸润。肾脏的改变为增生性灶性肾小球肾炎,肾小管继发不同程度的病理改变。肾间质有炎性浸润。患者多为男性,约3/4的患者发病年龄在16~27岁。主要临床表现是反复咯血,从少量血丝痰到大量咯血。贫血在咯血之后发生。多数患者有尿的异常,包括蛋白尿和镜下血尿。尿的改变与咯血同时出现或先后发生。免疫检查有抗肾小球基底膜抗体。

【影像学表现】

1. 普通X线检查　肺内出血表现为小叶分布的斑片状或大片状融合阴影。病灶阴影多发生在中下肺野,也可位于肺门周围或两肺弥漫分布。咯血症状停止1周内肺内阴影即可完全吸收。再次咯血时出现相同的阴影。反复咯血后肺内含铁血黄素沉积和纤维组织增生,两下肺野肺纹理增强,并有网线状阴影出现。

2. CT　两肺分布的磨玻璃密度影像(ER5-6-21),也可表现为两肺广泛的小结节状模糊影像。反复出血的患者肺内结缔组织增生,有肺小叶间隔增厚及小叶内间质增粗影像,多分布在两肺中下肺野。

ER5-6-21　肺出血-肾炎综合征

【鉴别诊断】

根据肺内有结节、斑片及融合阴影,临床表现有反复咯血及贫血,实验室检查有尿和肾功能异常,血清学检查有抗基底膜抗体,本病可以诊断。本病除与特发性含铁血黄素沉着症区别外,还需与韦氏肉芽肿病区别。韦氏肉芽肿病也可以有肺内多发浸润阴影,进行性肾衰竭,与肺出血-肾炎综合征相似。但韦氏肉芽肿病有上气道病变,缺乏抗肾小球基底膜抗体。

三、特发性含铁血黄素沉着症

【概述】

特发性含铁血黄素沉着症(idiopathic pulmonary hemosiderosis)的病因不明,可能与原发性或免疫缺陷所致的肺泡毛细血管异常有关。急性出血期肺部病理改变有肺泡内出血,范围较广泛。细支气管和肺泡内有多量吞噬含铁血黄素的巨噬细胞,肺泡间隔内也有少量巨噬细胞。病史较长者肺间质内有含铁血黄素沉着,肺泡上皮增生、变性及脱落,肺毛细血管扩张、迂曲,可发生弥漫性肺间质纤维化。本病好发于10岁以下儿童,主要临床症状有反复咯血及缺铁性贫血,常伴有发热、肝(脾)大。痰中有吞噬含铁血黄素的巨噬细胞。

【影像学表现】

普通 X 线检查及 CT:主要影像表现为肺内斑片状阴影,有的呈磨玻璃密度影像。本病影像表现与肺出血的临床症状一致。病变的范围取决于出血的量。出血较多时引起较大范围的斑片融合影。大量咯血时,肺内有较大范围的或弥漫分布的片状阴影(ER5-6-22)。咯血好转时,肺内病灶逐渐减少或消失。急性出血时肺内阴影在短期内可有明显变化。

ER5-6-22　特发性含铁血黄素沉着症

【鉴别诊断】

肺内有多发斑片及结节状阴影,临床症状有反复咯血,缺铁性贫血。痰化验可见含铁血黄素的巨噬细胞可诊断本病。特发性含铁血黄素沉着症的胸部 X 线表现与肺出血-肾炎综合征相似。本病的发病年龄小,在 10 岁以下,肾脏受累的症状少见,血清中抗基底膜抗体阴性,可与肺出血-肾炎综合征区别。

第十节　肺血液循环障碍性疾病

一、肺水肿

【概述】

肺水肿(pulmonary edema)是肺部血管外液体的增多,过多的液体积聚在肺间质和终末气腔内。X 线检查是诊断肺水肿的重要方法,可用于肺水肿的早期诊断和了解病变的动态变化。CT 检查用于与其他疾病相鉴别。

1. 肺水肿的发生机制　正常时肺血管与肺间质通过毛细血管壁进行液体交换,液体的这种相反方向的运动处于动态平衡状况。毛细血管壁的通透性,毛细血管内、外的液体静水压和胶体渗透压,以及淋巴管对血管外液体的回收作用是维持这种动态平衡的主要因素。正常情况下毛细血管壁的通透性可使一定量的水分及小分子的蛋白质自由通过血管壁,毛细血管内静水压高于肺间质内的静水压,两者之间的压力差是液体由血管内转移至肺间质内的动力。毛细

血管内胶体渗透压正常时高于肺间质内的胶体渗透压,胶体渗透压的这种差别促使毛细血管外的液体向毛细血管内移动。由于毛细血管内外静水压之差大于胶体渗透压之差,故液体向毛细血管外移动的量较多。淋巴管把肺间质内多余的液体转移至血液循环之中,防止血管外有过多的液体积存。若维持液体动态平衡的这些因素发生异常,肺水肿则会发生。

毛细血管壁的通透性增高时,可使过多的水分子及大分子的蛋白质漏出到肺间质内,导致肺水肿。如果肺毛细血管内静水压升高,压力大于 12mmHg 时,进入肺间质内的液体增多,当间质内的液体量超过淋巴系统的回收能力时,则发生肺水肿。血浆胶体渗透压下降和淋巴管受阻也是导致肺水肿发生的因素。

根据肺水肿的发生机制,临床上常见的肺水肿分为以下几类:

(1) 毛细血管内静水压升高引起的肺水肿:最常见的是心源性肺水肿,如急性心肌梗死、心肌病、心肌炎及左心瓣膜病变等引起的左心功能不全。肾性肺水肿也较常见,如急性肾小球肾炎和慢性肾炎引起的水钠潴留和左心衰竭。静脉输液过量也可引起此型肺水肿。肺水肿还可由肺静脉栓塞及受肿瘤压迫所致,但少见。

(2) 毛细血管壁通透性增高引起的肺水肿:见于急性呼吸窘迫综合征、吸入刺激性气体、溺水和弥散性血管内凝血等。

(3) 其他原因的肺水肿:如复张后肺水肿(大量气胸或胸腔积液被迅速抽出,肺急剧膨胀后发生)、高原性肺水肿和神经性肺水肿等。这些肺水肿的发生机制比较复杂,但最终与肺毛细血管内、外的静水压之差或毛细血管的通透性有关。严重的低蛋白血症及各种原因引起的淋巴管阻塞也是导致肺水肿的因素。

2. 肺水肿的病理改变　肺水肿的前期改变为肺静脉压力升高,继之发生肺间质水肿,病变进一步发展为肺泡水肿。

肺间质水肿是指水肿液主要积聚在肺间质内,如肺泡间隔、小叶间隔、支气管周围的结缔组织及胸膜结缔组织。由于毛细血管位于肺间质内,故肺间质内的液体积聚较早。肺的间质结构增宽,小静脉淤血、淋巴管扩张及水肿。肺泡性肺水肿是指有过多的液体积聚在终末气腔内,如肺泡腔、肺泡囊、肺泡导管及呼吸性支气管内。肺泡性肺水肿初期,肺小叶实变不完全,或仅发生在一部分肺小叶内。随着病变进展,肺小叶实变并融合,肺水肿发展到两肺大部分的肺实质。

3. 肺水肿的临床表现　肺水肿发生前患者可有心悸、不安、血压升高、失眠等先兆症状。间质性肺水肿发生后患者有呼吸困难，听诊可无异常，有的患者可听到哮鸣音。肺泡肺水肿时，呼吸困难加重，咳泡沫样痰，听诊双肺有湿啰音。

【影像学表现】

临床上较常见的肺水肿是心源性肺水肿和肾性肺水肿。

1. 普通 X 线检查

（1）心源性肺水肿：心源性肺水肿的发生机制为肺毛细血管的静水压升高。主要 X 线表现为：

1）肺间质水肿：①肺血重新分布：肺间质水肿发生之前肺静脉压力升高，此时两上肺静脉分支增粗，两肺下野血管纹理变细，故两肺上野比下肺野的血管阴影粗。而正常时上肺血管比下肺血管细。②肺纹理和肺门阴影模糊：由于肺血管外的结缔组织鞘水肿，使肺血管阴影失去锐利的边缘。肺门的结构也模糊不清（ER5-6-23）。③支气管"袖口征"：较大的支气管在后前位胸片上轴位投影为环形阴影，上叶前段支气管常见环形阴影，有时上叶后段和下叶背段支气管也形成环形阴影。正常时肺段支气管壁厚约 1mm。肺水肿时，支气管壁和周围结缔组织内有液体积存，X 线显示为支气管环形阴影壁的厚度增加，边缘模糊，这种表现称为"袖口征"（cuff sign）。④间隔线阴影：主要为 Kerley B 线（简称 B 线），在后前位胸片上位于两下肺野外带，B 线短而直，不超过 2cm，与胸膜垂直并可与其相连。间隔线的病理基础是小叶间隔水肿、增厚、淋巴管扩张。⑤胸膜水肿：X 线上类似胸膜增厚的阴影。叶间胸膜水肿表现为叶间裂增厚。胸膜水肿的阴影不随体位改变而变化，由此可与胸腔积液区别。间质性肺水肿的 X 线征象中，肺纹理模糊和间隔线是主要的。常合并心影增大。

ER5-6-23　间质性肺水肿

2）肺泡水肿：肺间质水肿发展为肺泡水肿后，X 线往往兼有这两种肺水肿的表现。由于肺野内常有广泛实变，肺间质水肿的 X 线表现有时不易显示清楚。肺泡水肿具有肺泡实变阴影的特点，并且在分布上具有特征性（ER5-6-24）。①阴影的形态：两肺斑片或大片状。片状阴影波及多个肺叶和肺段，有含气支气管气像。②阴影的分布：心源性肺水肿的肺泡实变阴影多数为中央型分布。阴影主要分布在两侧肺野的中内带。外带、肺尖及肺底部阴影较少或正常。"蝶翼征"（butter fly sign）是中央型分布的典型表现。其特征为在两肺中内带对称分布的大片状阴影，境界比较清楚，肺野外带、肺尖、肺底部、叶间裂附近和大血管近旁病变轻微或正常。但典型的"蝶翼征"并非常见。部分病例阴影呈弥漫型分布，表现为肺内实变阴影广泛分布在肺野的内、中、外带，此型较少见。单侧性和两肺实变阴影严重程度不等的肺水肿一般认为与体位有关。当侧卧位一段时间后，下侧肺部的病变比上侧重。体位与病变分布的关系可能是受重力影响，因为侧卧位时靠下部的肺血管静水压增加，而靠上部的肺血管静水压减小。③阴影的动态变化：从发生部位上，肺水肿病变最初发生在肺下部、内侧及后部，很快向肺上部、外侧及前部发展。因而 X 线阴影常表现为下部比上部多、内侧比外侧多、后部比前部多的特点。病变动态变化较快，阴影在 1~3 日甚至 1 日内即可有显著的变化。④胸腔积液：胸腔积液较常见，一般为少量积液，双侧性。⑤心影增大：心源性肺水肿常合并心脏阴影增大。

ER5-6-24　肺泡性肺水肿

（2）肾性肺水肿：肾性肺水肿主要由肺毛细血管内静水压升高引起，其 X 线表现与心源性肺水肿相似。在间质性肺水肿阶段，肺纹理和肺门血管阴影边缘模糊，有支气管"袖口征"、间隔线阴影及胸膜下水肿。在肺泡性肺水肿期肺泡实变阴影多为中央型分布，有"蝶翼征"。

肾性肺水肿还表现为肺血管阴影普遍增粗，和心源性肺水肿不同的是两肺上野及下野肺纹理均有增粗。上纵隔血管影较正常增宽。肾性肺水肿的上述征象是由于水钠潴留引起体内液体增多所致。

肾性肺水肿阴影可呈弥漫性分布，多见于慢性肾炎尿毒症患者，肺野内、中、外带均有较多的阴影。一般认为其机制是尿毒症时代谢产物在体内积累，其毒性作用使毛细血管渗透性增加，引起毛细血管通透性增高性肺水肿。

（3）其他原因的肺水肿：可见于复张后肺水肿、高原性肺水肿和神经性肺水肿等，胸部 X 线表现主要为肺内范围不等的磨玻璃密度及实变影像。复张后肺水肿在大量胸腔积液或气胸快速抽出之后发生。

高原性肺水肿见于高原地区。神经性肺水肿由严重颅脑损伤疾病所致。

2. CT　肺水肿的 CT 与胸片表现相似,肺间质水肿可见小叶间隔增厚,为线形影,边缘光滑或模糊,连接成多边形状,在肺脏外围部与胸膜相连。肺门及支气管血管束增粗、模糊(图 5-6-28)。心源性肺水肿病例病变以中内肺野较重,上叶肺血管增粗比下叶明显。肾性肺水肿肺血管阴影普遍增粗。

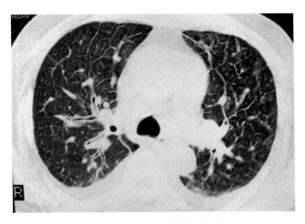

图 5-6-28　间质性肺水肿
小叶间隔增厚,肺门及支气管血管束增粗、模糊,两侧胸腔积液

肺泡水肿有磨玻璃密度和肺实变影像(图 5-6-29)。在两肺弥漫分布,不按肺叶或肺段解剖形态分布。心源性肺水肿病变在中内带及背部多见,少数于外带有较多病变。肾性肺水肿可呈弥漫性分布。

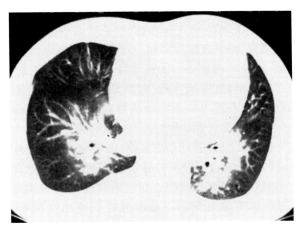

图 5-6-29　肺泡性肺水肿
两肺磨玻璃密度和肺实变影像,双侧对称。两侧胸腔积液

【鉴别诊断】

急性肺水肿的主要 X 线表现是肺泡实变阴影,与肺炎的影像相似。肺水肿与肺炎的鉴别应注意以下几点:①肺水肿阴影动态变化快,几天或 1 天内肺内影像可有显著增多或减少,而肺炎阴影明显变化一般

在 2 周左右。②肺水肿不具备肺炎的临床表现,缺乏急性炎症的发热和白细胞增多等特点。肺水肿的病因和临床表现对鉴别诊断也有重要的参考价值。

二、急性呼吸窘迫综合征

【概述】

急性呼吸窘迫综合征(acute respiratory distress syndrome,ARDS)主要表现为进行性、急性缺氧性呼吸衰竭。本病是多种原因引起的临床综合征。任何严重内科或外科疾病均可引发 ARDS,如有毒气体的吸入、误吸(特别是胃酸吸入)、氧中毒、脓毒血症、输血、外科手术、肺炎、严重外伤、各种原因的休克和胰腺炎等。ARDS 引起肺实变及通气-血流比例失调,是肺毛细血管损伤后而出现毛细血管通透性增加引起的非心源性肺水肿,主要病理改变在病变早期毛细血管充血扩张,肺泡萎陷,病变进一步发展出现间质水肿和肺泡性肺水肿,水肿液含有大分子蛋白质成分,透明膜形成是重要的病理特征。后期引起 Ⅱ 型肺泡上皮细胞过度增生和成纤维细胞浸润。

主要临床表现为在原发疾病基础上急性发病,患者有呼吸频数和呼吸窘迫。正常压力及高浓度给氧时,患者仍有严重低血氧症,PaO_2/FiO_2(吸氧浓度)≤200mmHg。

【影像学表现】

1. 普通 X 线检查　主要的 X 线表现是磨玻璃密度及实变密度影。发病初 12h 内胸片可无异常改变,或仅有小片状模糊阴背部影。肺静脉压升高和肺间质水肿的 X 线表现少见。病变进展较快,由小片状阴影发展为多发片状及融合阴影,或弥漫阴影,呈磨玻璃密度及实变密度,有的在肺野外围部分布较明显。广泛的肺实变使两肺密度普遍明显增高,仅在肺尖部及肋膈角处有少量透亮影,称为"白肺"(ER5-6-25)。可有少量胸腔积液。心脏大小一般正常。

呼吸末正压通气(PEEP)治疗后可引起合并症,如气胸、纵隔气肿、皮下气肿和肺气囊等。

ER5-6-25　ARDS

病变后期可合并肺炎,引起肺内阴影的密度不均匀,可见空洞和胸腔积液等。

2. CT　患者一般难以接受 CT 检查。病变呈弥漫性分布,为磨玻璃密度及实变密度影像。一般肺实变密度影位于肺脏下垂部(即背部),磨玻璃密度影位于肺脏腹侧。但肺炎引起 ARDS 实变与磨玻璃密度病变也可发生在肺脏任何部位,并可混杂存在。肺内影像也可能在肺野外围部较多见。

CT 可用于发现患者在机械通气治疗后引起的肺气压伤,如气胸、皮下气肿、纵隔积气、腹部积气等,可发现肺部合并的感染,如呼吸机相关肺炎、肺脓肿、脓胸等。

【诊断与鉴别诊断】

患者具有严重损伤病史及呼吸窘迫,氧分压下降,血氧指数在 200mmHg 以下。胸片是主要的检查方法。ARDS 需与肺水肿鉴别,ARDS 无典型间质性肺水肿表现,心脏及大血管正常。ARDS 的影像表现也可类似一般肺炎,需结合临床鉴别诊断。肺出血可引起肺内弥漫影像,与 ARDS 相似,但患者常有贫血,肺内表现与咯血的症状有关。

三、肺血栓栓塞症和肺梗死

(一)肺血栓栓塞症

【概述】

肺血栓栓塞症(pulmonary thromboembolism,PTE)简称肺栓塞,是肺动脉分支被血栓堵塞后引起的相应肺组织发生的供血障碍。常见的栓子是下肢深静脉血栓形成(deep venous thrombosis,DVT),约占 90% ~ 95%。久病卧床、妊娠、大手术后和心功能不全可发生深静脉血栓,是发生肺栓塞的病因。

肺栓塞多发生在肺叶、肺段动脉及分支,多为双侧发病及多支血管发病。血栓可部分性或完全阻塞血管腔。较大的血管以不完全性阻塞多见。肺栓塞的病理改变取决于肺血液循环状态和栓子大小及数目。栓子较小未能使血管完全堵塞时肺组织不易发生供血障碍,多数小栓子进入肺循环可引起肺动脉小分支多发性栓塞。较大的栓子堵塞肺动脉大分支或主干可引起急性右心衰竭而致死亡。

急性肺栓塞 2 ~ 3 周后,血栓发生机化,机化的血栓与动脉管壁紧密相连,可使血管狭窄,管壁纤维化增厚,血管阻塞。由于机化的血栓内小血管形成,使血栓再通,再通的管腔变细,或呈双腔状、筛孔状或网眼状。

主要临床症状为突发的呼吸困难和胸痛。肺动脉大分支或主干栓塞或广泛的小分支栓塞可出现严重的呼吸困难、发绀、休克或死亡。肺动脉单个较小分支栓塞多无临床症状或症状轻微。

【影像学表现】

1. 普通 X 线检查　急性肺栓塞的肺动脉较大分支堵塞或多发性小分支栓塞时,X 线平片可出现异常阴影,而较小分支栓塞即使出现临床症状但 X 线表现仍可正常。肺栓塞多位于下叶,右肺下叶较常见。主要征象为:①肺缺血改变:当肺叶或肺段动脉栓塞时,相应区域内肺血管纹理减少或消失,透亮度升高,此种表现称为"韦斯特马克"(Westmark)征。多发性肺栓塞引起广泛性肺缺血,显示肺纹理普遍减少和肺野透亮度增加。②肺动脉的改变:嵌塞在肺动脉内的血栓使相应部位的血管阴影增宽,阻塞远端因血流减少而使血管变细。③肺体积减小:肺栓塞多发生于下叶,故见下叶体积减小。表现为膈肌升高,叶间裂下移。可合并盘状肺不张。④心影增大:较大肺动脉的栓塞和多发性小分支栓塞可引起心脏阴影增大,主要是右心室增大,同时有肺动脉高压。右心功能不全时心影增大更明显,奇静脉和上腔静脉增粗。

2. CT

(1)急性肺栓塞:急性肺栓塞的诊断需要 CT 血管成像检查,肺栓塞的直接征象为血管腔内有充盈缺损及血管阻塞。①血管内充盈缺损:血栓未完全阻塞肺动脉分支时,可见血管内有被对比剂围绕的充盈缺损。血管内充盈缺损可分为位于管腔内的中心性充盈缺损和与管壁相连的附壁性充盈缺损。血管内充盈缺损引起管腔狭窄。②血管完全阻塞:血栓完全阻塞血管腔,使血管腔截断。阻塞端可呈"杯口"状或"隆起"状等多种形态(图 5-6-30)。

急性肺栓塞的间接征象:急性肺栓塞间接征象的 CT 表现与 X 线平片相似,有"韦斯特马克"征、肺体积缩小、右心增大和心包积液等。

(2)慢性肺栓塞:①慢性肺栓塞的直接征象有:血管内充盈缺损或完全阻塞,栓子呈偏心位置,与血管壁延续,栓子表面为凹面。可见血管狭窄或血管蹼形成,血栓有钙化等。②慢性肺栓塞的间接征象有:血管腔狭窄,血管壁不规则,肺动脉突然截断。有肺动脉高压,表现为中心肺动脉增宽、外围动脉明显变细。常合并支气管动脉扩张。可有马赛克征。

(3)下肢深静脉系统血栓:由于绝大多数肺栓塞患者的栓子来自下肢深静脉系统,下肢深静脉成像可显示血管内的充盈缺损。在诊断肺栓塞后继续进行下肢静脉成像可显示下肢静脉血栓的部位和形态。肺动脉与下肢深静脉系统在检查方法上联合成像检查可精简肺栓塞患者的检查程序和对比剂的用量。

(4)CT 血管成像对急性肺栓塞严重性的评价

1)心脏的变化:在心脏横断面图像,严重肺栓塞者室间隔突向左心室,右心室短轴的最大径增大,左心室的该径线减小,二者比值显著增加,其预测肺栓塞严重性的阈值是 1.18。

2)CT 阻塞指数:根据肺动脉分支阻塞的范围

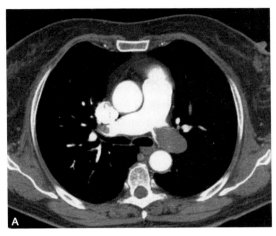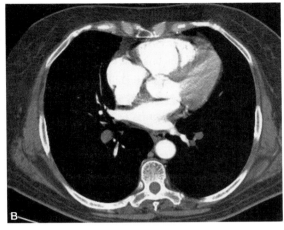

图 5-6-30　急性肺栓塞

A. 左及右肺动脉血栓,血管阻塞端呈杯口状;B. 两下肺动脉血栓,血管无造影剂强化

（血管的级别和分支数）与程度（不完全及完全阻塞）可定量评价肺动脉栓子负荷。

3）血管参数及形态变化:严重急性肺栓塞时主肺动脉、上腔静脉和奇静脉的平均直径比非严重者增大。支气管动脉扩张提示肺栓塞较严重。

MSCT 提供多种形式的图像重建:多平面重组（MPR）、最大密度投影（MIP）、表面遮盖显示（SSD）、容积再现（VR）等,对于横轴位图像是重要的补充。

3. 超声　可用于其他心脏疾病与肺栓塞鉴别诊断;可显示主肺动脉和左、右肺动脉主干的血栓,但不能显示肺叶和肺段动脉的血栓;可显示下肢深静脉的血栓,对下肢深静脉血栓的诊断具有较高的敏感性和特异性。可显示心脏的继发改变。

4. MRI　MR 血管成像可以显示肺动脉内的血栓,肺叶及叶以上的肺栓塞 MRI 较易诊断。但是 MRI 对肺段、亚段动脉的敏感性较低。血栓在 SE 序列上呈中等至高信号。MR 血流成像可测量肺动脉血流参数,反映肺动脉压力。由于检查时间长,以及对患者监测方面的困难,目前在急性患者应用较少。但此法无射线,不用碘剂,随着近年 MR 软硬件发展迅速,MR 成像评价肺循环的能力已经大为提高。

【诊断与鉴别诊断】

肺动脉 CT 血管成像为肺栓塞的首选检查方法,可直接显示血栓,与其他急性胸痛疾病如主动脉夹层、冠状动脉栓塞鉴别。可除外肺炎、气胸等疾病。

（二）肺梗死

【概述】

肺梗死（pulmonary infarction,PI）是肺组织因肺栓塞后引起的缺血坏死。可在肺栓塞后立即发生,或 2～3 天后发生。栓塞病例引起肺梗死发生率不足 10%。当严重肺淤血时,支气管动脉侧支循环障碍,则肺动脉栓子引起肺梗死。大约 3/4 的肺梗死发生在下叶,多发性肺梗死占半数以上。梗死灶呈锥形,尖端指向肺门,底部可达胸膜。梗死灶的中央部分是坏死区,周围部分为水肿带和出血区。短期内水肿和出血吸收,坏死区形成纤维化并引起胸膜皱缩。

肺梗死的临床表现可类似肺栓塞,可有咯血,但不常见。

【影像学表现】

普通 X 线检查及 CT:肺梗死具备肺栓塞的 X 线及 CT 表现,不同之处是在肺缺血区有实变影。肺梗死在早期为实变影,边界不清楚,在右侧后基底段较多见。多数患者累及 1 个或 2 个肺段。病变发展后形成楔形或锥状阴影,底部与胸膜相连,尖端指向肺门。大小约 3～5cm,大者可为 10cm。病变密度均匀,一般无含气支气管气像,空洞罕见。约 50% 的患者在 3 周后可吸收。如仅有出血和水肿,4～7 天可完全吸收。可合并少量胸腔积液。病变吸收后梗死部位残留条索状纤维化影像,并引起胸膜皱缩、局限性胸膜增厚及粘连。

【诊断与鉴别诊断】

肺栓塞的患者如有咯血和剧烈胸痛,胸片上同时见有肺部实变阴影应考虑有肺梗死的可能。

第十一节　原因不明的肺疾病

一、特发性间质性肺炎

特发性间质性肺炎的病变分型需要综合临床、病理和影像学表现。

1935 年由 Hamman 和 Rich 报道的急性进展性肺纤维化病例称为 Hamman-Rich 综合征,现在称为急性间质性肺炎（acute interstitial pneumonia，AIP）。

1952 年，Liebow 的分型为：普通型间质性肺炎（usual interstitial pneumonia，UIP）、脱屑性间质性肺炎（desquamative interstitial pneumonia，DIP）、闭塞性细支气管炎伴间质性肺炎（bronchiolitis obliterans with interstitial pneumonia，BIP）、淋巴细胞性间质性肺炎（lymphoid interstitial pneumonia，LIP）和巨细胞间质性肺炎（giant-cell interstitial pneumonia，GIP）。BIP 后称为闭塞性细支气管炎伴机化性肺炎（bronchiolitis obliterans with organizing pneumonia，BOOP），现称为隐源性机化性肺炎（cryptogenic organizing pneumonia，COP）。病理上分为 3 种组织类型：UIP、DIP、AIP。

1994 年，Katzenstein 和 Fiorelli 提出了非特异性间质性肺炎（nonspecific interstitial pneumonia，NSIP），病理上将间质性肺炎分为 4 种组织类型：UIP、NSIP、DIP 和 AIP。

2002 年美国胸科学会（ATS）和欧洲呼吸病学会（ERS）将特发性间质性肺炎分为 7 种临床病理类型：特发性肺纤维化（IPF）或隐源性纤维化性肺泡炎（CFA）、非特异性间质性肺炎（nonspecific interstitial pneumonia，NSIP）、隐源性机化性肺炎（COP）、急性间质性肺炎（acute interstitial pneumonia，AIP）、呼吸性细支气管炎伴间质性肺病（RB-ILD）、脱屑性间质性肺炎（desquamative interstitial pneumonia，DIP）和淋巴细胞性间质性肺炎（lymphoid interstitial pneumonia，LIP）。

特发性肺纤维化
【概述】

特发性肺纤维化（idiopathic pulmonary fibrosis，IPF）是一种原因不明、以弥漫性肺泡炎和肺泡结构紊乱最终导致肺间质纤维化为特征的疾病，是特发性间质性肺炎的一种独特类型，并有与普通型间质性肺炎（UIP）相关的组织学表现。估计发病率为 3/10 万～

5/10 万。常见于 50~70 岁的患者。临床典型表现为进行性气短、呼吸困难、干咳，也可有全身症状，如消瘦、乏力、关节酸痛等。体征有发绀和杵状指、吸气末爆裂音、胸廓扩张而膈肌活动度低。该病预后差，一般自症状出现到死亡的时间为 4 年。

病理上主要表现为普通型间质性肺炎。早期为肺泡炎、肺泡壁慢性炎症细胞浸润，肺内炎症过程导致进行性肺间质纤维化，最终导致蜂窝肺。肺泡壁炎症和肺泡腔内巨噬细胞的存在提示病变处于活动期，为可逆性改变；蜂窝、纤维化为不可逆性病变。特征性病理改变是病变呈灶性分布、新老病灶共存，即早期病变（慢性炎症细胞浸润）、进展期病变（胶原纤维）和终末期病变（"蜂窝肺"）不一致性同时存在。

【影像学表现】

1. 普通 X 线检查　胸片表现包括边缘模糊的磨玻璃密度影像，纤维化时可见弥漫网状阴影，以肺下野较为严重。纤维化发展时，网状影毛糙、肺容积缩小，终末期为弥漫蜂窝影像。胸片表现与其他原因的肺纤维化相似，无特征性改变。胸片表现与其临床症状及肺功能的相关性较差。

2. CT　HRCT 是最有价值的评价 IPF 检查方法，HRCT 表现包括小叶内间质增厚、小叶间隔增厚、磨玻璃密度影、胸膜下弧线影像、支气管血管束增粗、蜂窝和牵拉性细支气管扩张（图 5-6-31）。病变主要分布在胸膜下区，以肺下叶后基底段多见。小叶内间质增生表现为细线、细网状影和放射状线影像伴小叶核增大。小叶间隔增厚常不规则或扭曲变形。24%~90% 显示蜂窝影像，常合并有肺结构的破坏，蜂窝大小为 2~20mm。在纤维化严重的区域，可见牵拉性细支气管扩张。肺与支气管血管、胸膜面可见不规则界面征。

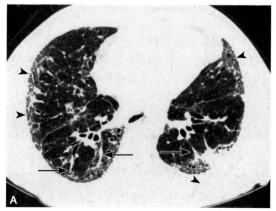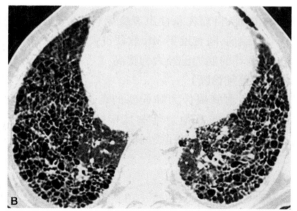

图 5-6-31　特发性肺纤维化
A.胸膜下细网状影（箭头）示小叶内间质增生、右中叶胸膜下伴牵拉性细支气管扩张。支气管血管束增粗（箭号）。
B.两肺下叶蜂窝影

【诊断与鉴别诊断】

特发性肺纤维化的诊断主要依靠典型的临床表现、胸片和 HRCT 表现及肺功能检查,并要排除尘肺、药物服用、胶原病肺侵害或其他原因的肺间质纤维化。肺活检的病理学特点为 UIP,因此,还要与其他原因所致的 UIP 相鉴别。

二、结节病

【概述】

结节病(sarcoidosis)是原因不明的多系统器官受累的肉芽肿性疾病。肺和淋巴结的发病率最高;也可累及胸膜、皮肤、骨骼、眼、脾、肝、腮腺及扁桃体等器官。非干酪样类上皮肉芽肿为本病的病理学特征。病程进行缓慢,轻者可无症状。急性发病伴结节性红斑者有自发消退倾向,慢性发病者常导致进行性严重肺纤维化。

结节病的初发病变为单核细胞、巨噬细胞和淋巴细胞浸润的肺泡炎并累及肺泡壁和间质,继而形成肉芽肿。结节病的肉芽肿为非干酪样,含上皮样细胞、朗格汉斯细胞,周围有少量淋巴细胞。淋巴结炎和淋巴结内非干酪样肉芽肿导致两侧肺门淋巴结肿大。肺泡炎和肉芽肿都可能自行消退。在慢性阶段,肉芽肿周围的纤维母细胞胶原化和玻璃样变,形成非特异性纤维化。

结节病可发生于任何年龄,80%以上发生于 20~45 岁,女性略多。约 2/3 患者无症状,在健康体检时发现。有时有轻微咳嗽,偶尔有少量咯血、乏力、发热、盗汗及胸闷等。约 1/4 病例有眼或皮肤病变。眼病变以葡萄膜炎最常见,皮肤病变表现为结节性红斑和皮下结节。1/3 可有周围淋巴结的轻微肿大,呈双侧对称性。实验室检查 Kveim 试验阳性,血管紧张素转换酶(ACE)升高,血、尿钙升高。

【影像学表现】

1. **普通 X 线检查** 结节病的 X 线表现可概括为 4 个方面:胸腔内淋巴结病变、肺部病变、胸膜病变及骨骼病变。①胸腔内淋巴结病变:75%~85%结节病患者有胸腔内淋巴结病变,半数病例为唯一的异常表现。其中 70% 为双侧对称性肺门淋巴结肿大,为本病的典型表现。或伴有右侧纵隔、左侧纵隔和双侧纵隔淋巴结肿大,肺门淋巴结肿大的程度比其他部位更加显著。淋巴结肿大很少只有纵隔淋巴结而无肺门淋巴结肿大者。肿大的淋巴结一般在 6~12 个月期间可自行消退。或在肺部出现病变过程中,肿大的淋巴结缩小或消退,或不继续增大。②肺部病变:约 60% 患者出现肺部病变,多发生在淋巴结病变之后。表现为网织结节病变、单纯粟粒性病变、磨玻璃密度病变、纤维性病变等。③胸膜病变:很少有胸膜病变,有报道仅为 1%。胸膜渗液可能为胸膜脏、壁层广泛受累所致。肥厚的胸膜为非干酪样肉芽肿。④骨骼:骨病变较少见,约占全部结节病的 10%。骨损害一般仅限于手、足的短管状骨。表现为小囊状骨质缺损并伴有末节指、趾骨的骨质吸收,变细、变短,甚至末节指、趾消失。类似神经营养性关节病。

2. **CT** ①淋巴结增大:CT 平扫及增强显示双侧肺门及纵隔多组淋巴结增大(图 5-6-32A)。②结节:多为融合的肉芽肿结节,绝大多数为直径 1~5mm 的微结节,少数为 5~10mm 的小结节,15%~25%的患者可见 1~4cm 融合的大结节(图 5-6-32B)。微结节边缘光滑,沿支气管血管束分布,表现为串珠状支气管血管束增粗,以肺门区多见。小叶间隔呈串珠状增厚,并有胸膜下结节。结节可在两肺弥漫分布,但有 50%患者分布局限,常位于肺上叶。③磨玻璃密度影:可能为间质肉芽肿及肺间质增生所致,常为病变活动期表现。④肺纤维化:肺纤维化的早期为小叶间隔增厚。大部分患者可见不规则线影像,常合并有小结

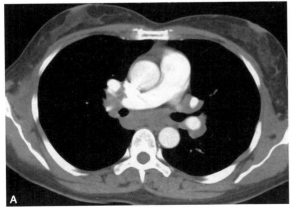

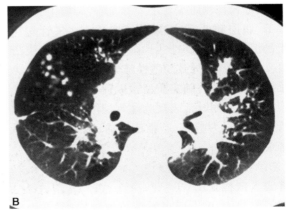

图 5-6-32 结节病

A. CT 增强显示双侧肺门和隆凸下淋巴结肿大;B. 支气管血管束串珠状增粗,肺内多发结节

节。纤维化主要沿较大的支气管血管束分布,典型表现为自肺门向中上肺野放射状分布。早期的肺变形征象为支气管扭曲移位。蜂窝肺和肺囊肿较少见。

【诊断与鉴别诊断】

诊断结节病最可靠的征象是对称性肺门淋巴结增大伴肺内弥漫微结节。结节病的肺内典型表现为沿支气管血管束、小叶间隔、叶间裂和胸膜下区分布的多发的微结节。发生纤维化时,主要累及肺门旁支气管血管周围肺组织。

结节病不典型表现,如单侧淋巴结增大,出现胸腔积液,与肺癌转移鉴别困难;出现支气管血管束及小叶间隔结节状增粗,应与癌性淋巴管炎、肺尘埃沉着病鉴别。结节病未累及肺时单纯表现为肺门、纵隔淋巴结增大,应与淋巴结结核、淋巴瘤、转移癌等鉴别。不典型结节病与上述疾病的鉴别诊断困难,皮肤病变、淋巴结和肺组织活检可作出病理诊断。

三、呼吸道淀粉样变性

【概述】

淀粉样变性是指组织或器官的细胞外淀粉样物质的沉积。呼吸道淀粉样变性(amyloidosis of respiratory tract)的病因未明。可发生于肺组织、气管或支气管内,呈局限性或弥漫性病变。

淀粉样变性可分为原发性或继发性。继发性较多见,见于慢性感染疾病,如肺脓肿、支气管扩张等。原发性病因不明,可能与蛋白质代谢紊乱有关。

本病按其侵犯的部位不同分为 2 型:①肺实质型,淀粉样物质沉着于肺实质,形成单发或多发团块。后者平均约 2~4cm 或更大。病理上表现为淀粉样结节,内有淋巴细胞、多核巨噬细胞的浸润。少数病例表现为广泛间质浸润,表现为血管、支气管壁及其周围间质和小叶间隔内广泛淀粉样物质沉积。②气管支气管型,淀粉样物质沉着于气管、支气管壁上,主要在黏膜下、肌层和外膜,不累及肺实质。在气管支气管壁上的沉着可为广泛性或局限性,后者形成团块凸入气管支气管腔内,导致阻塞性肺炎和肺不张。

临床表现不一。肺实质型常无症状,多为偶然发现。广泛间质浸润时常表现为憋气、呼吸困难。气管支气管型常表现为喘息、咳嗽或咯血,也可继发肺不张或肺炎。

【影像学表现】

普通 X 线检查及 CT

肺实质型:①单发或多发结节或肿块:多限于一侧肺,结节及肿块呈圆形或椭圆形,轮廓清楚,直径平均为 2~4cm,可占据 1~2 个肺段。②小结节和粟粒性病灶:在两肺弥漫分布,为淀粉样物质沉着于肺间质内的表现。个别病例结节可有钙化,分散于两肺底部,钙化病灶呈钉子状或玻璃渣样,表现具有特征性。③广泛分布的间质浸润:可为广泛的间质纤维化表现。CT 见两肺弥漫小结节,伴网状影和小叶间隔增厚。

气管支气管型:局限性气管支气管腔内的淀粉样结节病变引起阻塞性肺炎和/或肺不张,颇似中央型肺癌。支气管镜检查见到结节病变,病理活检可证实诊断。有时肺实质型与气管支气管型同时存在。

【诊断与鉴别诊断】

本病的影像表现缺乏特异性,常需穿刺或开胸活检诊断。病灶表现为单、多发结节或肿块应与肺转移瘤和肉芽肿性病变鉴别;病灶发展缓慢、病灶内的钙化有助于肺淀粉样变性的诊断。表现为两肺弥漫小结节的淀粉样变性与结核、结节病、肺尘埃沉着病等鉴别。

四、肺泡蛋白沉积症

【概述】

肺泡蛋白沉积症(pulmonary alveolar proteinosis)是一种病因不明的少见病,其特征是肺泡腔内充满大量的 PAS 染色阳性的磷脂及其各种表面活性蛋白。而肺泡壁及其间质在病理上无异常改变,小叶间隔可因淋巴细胞和巨噬细胞浸润、水肿而增厚。肉眼观察肺部有多发性淡黄或灰白色坚实结节,肺变硬、重量增加。肺切面有黄白色液体流出。

发病年龄多在 30~50 岁。约 1/3 的患者无症状,在体检时偶然发现。主要临床症状是进行性呼吸困难、干咳和胸痛,并有体重减轻、食欲不振等全身症状。伴有感染时咳脓性痰、常有发热。部分患者可出现呼吸衰竭而死亡。肺泡灌洗术有利于患者改善症状,也可对本病确诊。

【影像学表现】

1. **普通 X 线检查** 胸片典型表现为肺内弥漫分布的微小结节或羽毛状浸润阴影,自两侧肺门向外分布,形成"蝶翼征"表现。部分病例伴有克氏 B 线。可合并肺段性肺不张、肺气肿、肺大疱和气胸等。

2. **CT** 薄层 CT 及 HRCT 有助于显示病变。主要 CT 表现为两肺弥漫分布的磨玻璃密度或肺实变,病变与正常肺组织分界清楚,呈"地图样"表现。病变的分布可为中心性或外围性分布。薄层和 HRCT 可清楚显示肺间质的改变。磨玻璃密度影像中可见到小叶间隔增厚和小叶内间质增厚影像,则形成"铺路石征(crazy-paving)"(图 5-6-33)。CT 还可显示肺部合并炎症的影像。

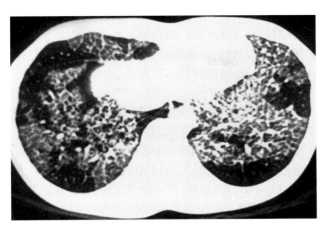

图 5-6-33　肺泡蛋白沉积症
HRCT 显示地图样分布和"铺路石征"

【诊断与鉴别诊断】

当 CT 表现为"地图样"分布的肺实变或磨玻璃密度影,或出现"铺路石"征,提示肺泡蛋白沉积症。确诊需肺泡灌洗术或肺活检,痰或糖原 PAS 染色阳性可明确诊断本病。

鉴别诊断包括病毒性肺炎、过敏性肺炎等,需结合临床表现和实验室检查诊断。

五、肺泡微石症

【概述】

肺泡微石症(pulmonary alveolar microlithiasis)为少见的疾病,病因未明。本病属家族性疾病,与遗传有关。本病的特征为两肺有弥漫性分布的、均匀的微小结石在肺泡内。

结石约 0.02～0.3mm。结石含有钙、磷及少量镁、铝、硅、铁等成分。本病可能与代谢紊乱有关。患者的血清钙、磷皆正常,未能完全解释其发病机制。有可能为钙质易溶解于酸性溶液而沉淀于碱性溶液,如果某种原因使肺泡表面处于碱性状态,可能使磷酸钙在肺泡内沉积。

疾病早期肺泡壁正常,晚期因肺间质纤维化使肺泡壁增厚。可并发肺动脉高压和肺源性心脏病。

多数患者症状轻微或无症状。主要症状为活动后气急胸闷,轻度咳嗽和咳少量黏稠痰。

【影像学表现】

1. **普通 X 线检查**　两肺弥漫分布微小沙砾状高密度或钙化阴影。密集的肺泡结石可为融合状,一般分布在肺野的中、内带,外围尚可见稀疏的微小沙砾影像。密集的结石可遮盖纵隔、心脏及膈的轮廓。有的病例可见胸膜或心包膜的细条状阴影。病变进展缓慢,或可停止发展,以致十余年无明显改变。阴影长时间无变化对本病具有特征性。

2. **CT**　薄层 CT 或 HRCT 显示两肺有弥漫分布的微小结节影,结节密度高,边缘清晰,结节大于 1mm,有些在 1mm 以下(图 5-6-34)。病变分布广泛,但以肺的下部和后部病变较多。在胸膜下微小结节融合,形成薄层细线状钙化,CT 值可达 200Hu 以上,称为胸膜下钙化线(图 5-6-35)。微石在小叶间隔表面及终末细支气管周围分布,使小叶间隔及小叶内结构密度增加。在 HRCT 上可见小叶间隔有增粗,呈条状及多角状。肺内还可见线形钙化,为结缔组织间隔的钙化。有些病例合并间隔旁肺气肿。

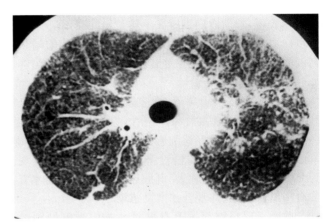

图 5-6-34　肺泡微石症
CT 肺窗示两肺弥漫粟粒状结节、密度较高,部分有融合,小叶间隔增厚

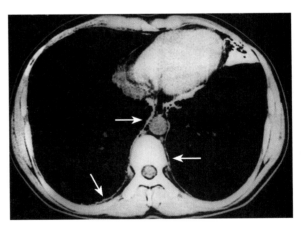

图 5-6-35　肺泡微石症
纵隔窗示胸膜广泛线形钙化影(箭头)

【诊断与鉴别诊断】

本病的 X 线胸片、CT 及 HRCT 检查肺内有密集分布的微小结节及胸膜下钙化线,一般易于诊断。本病需与血行播散型肺结核、肺尘埃沉着病鉴别。肺弥漫小钙化灶可以是血行播散型肺结核的遗留改变、可通过病史和影像表现鉴别。肺尘埃沉着病具有职业粉尘接触史。

第十二节 肺部淋巴造血系统肿瘤

一、白血病

【概述】

白血病(leukemia)是一种造血系统的恶性肿瘤,其主要表现为异常的白细胞及其幼稚细胞(白血病细胞)在骨髓或其他造血组织中进行性、失控性异常增生,浸润各种组织,使正常血细胞生成减少,产生相应的临床表现,外周血白细胞发生质与量的变化。

白血病的特异性病理改变为异常白细胞的增生与浸润;非特异性病变则为出血、组织营养不良与坏死、继发感染等。

急性白血病起病急骤,常表现为贫血、急性感染和出血表现。肝脾肿大和广泛性淋巴结肿大。慢性白血病起病缓慢,慢性粒细胞白细胞常因肝脾肿大而就诊,多伴有胸骨压痛;慢性淋巴细胞白细胞常表现为无痛性全身淋巴结肿大,肝脾也常肿大。晚期才有贫血和出血现象,并常合并继发感染。

白血病侵犯胸部主要有纵隔与肺门淋巴结肿大和肺浸润两种改变,其中肺浸润最常见于单核细胞白血病,少见于慢性髓细胞性白血病,而纵隔及肺门淋巴结肿大最常见于髓细胞性白血病。

肺浸润的发生与外周血中白血病细胞的数目高度相关,在疾病的发展过程中,白血病细胞沿着淋巴道浸润肺组织,浸润至支气管周围及细支气管周围的结缔组织,肿瘤沿细支气管周围分布可能是白血病沿淋巴道浸润肺组织的主要途径。白血病肺浸润多发生于病程的终末期,也可见于患者初诊时,急性白血病患者在初诊时肺浸润约达 5%;尸检病例中约24%~64%的病例有肺浸润。

肺部浸润的临床症状无特异性,临床上许多病例被视为呼吸困难或呼吸衰竭。在非侵袭性诊断方法中,CT 在诊断白血病肺浸润方面非常有价值。

【影像学表现】

1. 普通 X 线检查

(1) 仅较少部分白血病肺浸润可在胸片上显示异常。

(2) 双肺弥漫性肺纹理增粗、增多,相互交错呈网织状、线状阴影,是最常见的肺部表现;还看见 Keley B 线及支气管束增粗。

(3) 多发局灶性实变影或磨玻璃影

(4) 结节病灶:两肺多发或单发圆形病灶,边界模糊。

(5) 肺外胸廓内病变:①纵隔及肺门淋巴结肿大:纵隔肿物、纵隔增宽、肺门淋巴结增大。②心包及胸膜病变:心影增大,其原因为心包肿物或者心包积液。胸腔积液、胸膜肿物亦较为常见。

2. CT

(1) 支气管、血管束增粗:最常见,可表现为不规则的增粗,可在全肺野分布,亦可局限于某一肺野,其影像表现不具有特征性。其病理改变主要是白血病细胞沿着肺动脉、支气管、细支气管浸润。

(2) 小叶间隔增厚:可不规则增粗,病变可见于全肺野,也可仅见于一个肺野,多数病变发生时伴有支气管、血管束增粗及外周动脉的增粗。其病理改变主要为以下 2 个方面:①白血病细胞沿小叶间隔浸润;②小叶间隔纤维化而无白血病细胞浸润,原因不明。

(3) 磨玻璃病灶:病变多分布于支气管血管周围或胸膜下,也可随机分布,多为较具特征性的非小叶性、非节段性病变。其病理改变主要为以下 2 个方面:①白血病细胞浸润邻近肺动脉或细支气管的肺泡;②水肿、出血,出血伴有或不伴血管内白血病细胞。

(4) 肺实变伴支气管充气征:可表现为非小叶性、非节段性病变,也可表现为小叶性、节段性病变,前者是更具特征性的 CT 表现,病变主要分布于支气管血管束周围及胸膜下。其病理改变主要为以下 3 个方面:①白血病细胞浸润肺泡;②血管内细胞栓子;③水肿、出血,临近肺动脉或支气管的肺水肿伴或不伴血管内白血病细胞栓子。

(5) 肺结节:可多发或单发,病变可位于小叶中心、支气管血管周围以及随机分布,其中结节沿着增厚的支气管血管束分布是其较具特征的 CT 表现,此与恶性淋巴瘤表现十分相似。其病理变化主要为以下 2 个方面:①白血病细胞浸润肺泡,形成结节;②出血性梗死。

(6) 肺外胸廓内病变:①肺门及纵隔淋巴结肿大十分常见,约占尸检病例的 50%。CT 可表现为纵隔肿物、纵隔脂肪的浸润、纵隔淋巴结的增大。肺门淋巴结肿大,大约见于 15% 的病例,且通常伴有纵隔的病变。②胸水或胸膜受侵亦较为常见,胸水见于 20% 的尸检病例,胸水最常见于慢性髓细胞性白血病,常为单侧。其原因常为淋巴道梗阻、心力衰竭、肺部感染等,而白细胞浸润引起者不到 5%。

白血病肺浸润的影像表现无特征性,需与肺水肿、肺出血、肺感染、肺结核和药物性肺损伤等其他白血病常见的肺部并发症等进行鉴别诊断;与其他疾病引起的肺内弥漫性病变或转移癌等亦极难鉴别,必须结合临床才能确诊,CT 表现有助于提示白血病的肺浸润,间质增厚是其最常见的表现。

二、恶性淋巴瘤

【概述】

恶性淋巴瘤（malignant lymphoma）是一种起源于淋巴造血组织的实体瘤。根据组织细胞学特点，恶性淋巴瘤分为霍奇金淋巴瘤（Hodgkin lymphoma，HL）和非霍奇金淋巴瘤（non-Hodgkin lymphoma，NHL）两大类。

HL 的病理特点为单一疾病，NHL 在病理上是一组疾病，形态学上表现为多样性。HL 往往顺序地沿着淋巴管向淋巴结一组一组地扩展，很少出现跳跃式转移，绝大多数原发于淋巴结，仅在晚期出现结外器官的受累；而 NHL 则不具此特点，常有原发结外器官的表现，较早出现血行广泛播散，易出现骨髓受侵。HD 不出现白血病，而 NHL 可以合并白血病。两者在预后上也有显著的不同。

HL 有 90% 的患者以浅表淋巴结肿大为首发症状，其中 60%～70% 发生于颈部淋巴结；NHL 有 50%～70% 的患者以浅表淋巴结肿大为首发症状。

1/2～2/3 的 HL 在诊断时伴有纵隔淋巴结受侵，纵隔受侵的病例中约 1/4 合并肺门淋巴结受侵，且常为单侧肺门受累；NHL 的纵隔受侵发生率低于 20%。

10%～20% 的 HL 病例在确诊时表现为肺和/或者胸膜受侵。肺及胸膜受侵往往是由于纵隔及肺门病变发展所致，可由纵隔肺门病变直接侵犯，也可因肺门淋巴结受侵，瘤细胞沿着淋巴管逆流至肺实质，以上方式为相邻器官的直接扩散，而血行扩散造成的肺受侵较为少见。HL 胸腔积液主要有 2 种原因，其一为肿瘤侵犯，其二为肿瘤阻塞淋巴管而致淋巴液逆流漏出，临床上以后者较为常见。NHL 在病变晚期可出现肺实质受侵或胸腔积液。原发于肺的 NHL 非常少见，仅占 NHL 的 0.3%～0.4%。无论是 HL 还是 NHL，在 Ⅲ～Ⅳ 期患者中，肺部都是很常见的受累器官。

所有新确诊的患者都应常规拍胸片及进行胸、腹、盆腔 CT 扫描。尽管大多数患者的胸片无异常发现，但胸片既简单又便宜，因此仍然普遍应用。CT 能够很好地显示淋巴结及结外器官的受侵，能发现 7%～30% 胸片未检出的肺部小病变，同时在评估患者对治疗的反应时亦非常有价值。MRI 不作为常规的影像检查方法，但其在检出骨骼、中枢神经系统受侵方面具有优势。核素扫描不常规应用，可用于判断病变对治疗的反应。PET/CT 的敏感性及准确性高于单独使用 CT 或 PET，是淋巴瘤分期和疗效评估的最好方法，在发达国家已成为常规。

【影像学表现】

1. 继发性肺受侵（secondary lung lymphoma）

HL 初诊时约 11.6% 的病例有肺受侵，在治疗后复发的病例中约 40% 的病例有肺受侵。NHL 初诊时约 3.7% 的病例有肺受侵，在治疗后复发的病例中约 25% 的病例有肺受侵。HL 肺受侵常由纵隔及肺门病变直接侵犯，而 NHL 既可由纵隔及肺门病变直接侵犯，也可肺受侵单独存在而无纵隔及肺门病变。大约 30%～40% HL 病例在病程中出现肺受侵，且多为继发病变或存在于复发病例中，NHL 肺受侵的发生率低于 HL。随着治疗的进步，患者存活时间延长，无论是 HL 还是 NHL，其肺受侵的发生均较过去更常见。HL 肺受侵的影像表现形式同样可见于 NHL 肺受侵。

继发性肺受侵可由以下原因形成：①纵隔及肺门病变直接侵犯；②通过淋巴管、血行由远处病变转移；③肺实质淋巴组织病灶发展、浸润肺组织形成肺内浸润灶。

影像学表现因病变侵犯的方式及部位不同而有差异。纵隔及肺门病变侵犯肺组织，形成网格样病变，此型最为常见。肺内淋巴管受侵则造成小叶间隔增厚。侵及支气管黏膜可造成管腔梗阻，形成阻塞性肺不张或阻塞性炎症。肿瘤侵犯肺泡则可形成肺实变，与肺炎或粟粒性结核很相似。

胸片上，继发病变有多种表现形式：支气管血管束及小叶间隔增厚（41%），多发或单发肺结节（39%），肺实变（14%），粟粒样肺结节（6%），其他少见表现包括空洞形成及支气管腔内肿物。胸廓内其他病变包括纵隔及肺门淋巴结肿大、胸腔积液，均较常见。

CT 上可见以下表现形式：①大于 1cm 的肿块或肿块样实变影，可伴空洞形成或支气管气像，此型最为常见（68%），大部分病灶边界模糊，支气管通气征较常见，多见于较大的病变。②小于 1cm 的结节，边界模糊，无支气管气像，多发病变常见，上述 2 种类型常同时存在。③肺泡或肺间质浸润。④胸膜下肿物。⑤支气管血管束增粗，伴或不伴阻塞性改变。⑥胸腔积液。⑦纵隔及肺门淋巴结肿大。

HL 最常见的形式是大于 1cm 的肿块或肿块样实变影，NHL 最常见的 CT 征象是支气管血管束增粗；HL 浸润肺时常同时出现纵隔及肺门淋巴结肿大，而 NHL 则相对少见；小结节、肺泡或肺间质浸润、胸膜下肿物、胸腔积液等 CT 表现在 HL 及 NHL 之间无差异（ER5-6-26）。

血行扩散病例表现为肺多发结节，与多发肺转移瘤相似，可根据病史作出诊断；双肺弥漫性肺受侵需与肺感染、化疗药物毒性反应等相鉴别，有时十分困难，需结合病程、临床表现及实验室检查进行判断。双肺发生间质性浸润时还需与结节病、癌性淋巴管炎

ER5-6-26 HL（结节硬化型），纵隔病变直接侵犯肺实质

鉴别。

2. 原发肺恶性淋巴瘤 原发肺恶性淋巴瘤（primary lung lymphoma）在恶性淋巴瘤中并不常见（<1%），且主要是低度恶性 B 细胞源的黏膜相关 NHL。原发肺恶性淋巴瘤无法单独依靠肺部病变的病理变化与继发病变鉴别，还需要满足严格的诊断标准。

（1）原发 HL 罕见，女性多见，多数患者有症状，常见者包括发热、体重下降、夜间盗汗等。原发 HL 的诊断标准：①典型 HL 的组织学特征。②病变局限于肺内，无或仅有小的肺门淋巴结受侵。③无远处淋巴结病变。

胸片上常表现为结节或肿块（74%），其次是肺实变（12%），还有 3% 的患者，胸片无异常发现。CT 上可表现为结节或肿块，可有空洞形成，其影像表现及病灶分布不同于继发 NHL 及原发 NHL，病变常发生于上肺野，还可表现为支气管腔内肿块，HL 更易形成空洞。

（2）原发 NHL 最常见的是黏膜相关淋巴组织淋巴瘤（mucosa-associated lymphoid tissue lymphpma，69.4%~78.0%），发病高峰为 60~69 岁，男性稍多于女性，黏膜相关淋巴组织淋巴瘤趋向于长期局限在肺内，发展缓慢，预后较好，5 年生存率大于 80%。原发 NHL 的诊断标准：①肺内或/和支气管受侵。②无纵隔淋巴结受侵。③无胸外淋巴瘤病史。④无远处器官受侵。⑤无合并白血病。

最常见的影像表现是单发实变影，边界模糊，伴支气管通气征。其他表现有多发结节、双肺多发实变影伴支气管通气征、肺叶、肺段不张。

胸片上常见征象：多灶性肺实变；局限性单发肺实变；单发结节或多发结节；合并胸腔积液等。

CT 征象：①多发肺实变影，边界模糊，主要位于胸膜下，这是较具特征性的表现；②多发或单发结节，较多见，结节形态常不规则；③肺内肿块样实变、肺叶或肺段实变，可见通气支气管征（图 5-6-36）；④可合并胸腔积液。

原发肺恶性淋巴瘤需与细支气管肺泡癌、隐源性机化性肺炎、阻塞性细支气管炎伴机化性肺炎等相鉴别，隐源性机化性肺炎通常起病急、进展快，而细支气管肺泡癌的进程及影像表现与原发肺恶性淋巴瘤十分相似，确诊常需依赖病理诊断结果。

三、肺朗格汉斯细胞组织细胞增生症

【概述】

朗格汉斯细胞组织细胞增生症（Langerhans cell histocytosis，LCH）曾出现过多种名称，如组织细胞增生症病 X、Hand-ScHuller-Christian 病、孤立性嗜酸性肉芽肿、朗格汉斯细胞肉芽肿、Ⅱ型组织细胞增生症、Lettrer-Siwe 病等。是一种好发于 20~40 岁成年人的少见疾病，肺朗格汉斯细胞组织细胞增生症是一种发病率较低、致死率较高的疾病。在因慢性弥漫性肺病变而行肺活检的病例中约占 3.4%。原因不明，但与吸烟相关。LCH 可以侵犯多个器官，肺受侵可以单独存在，也可是多器官受侵的一部分。以往的分类十分复杂，为避免混淆，国际组织细胞学会（the International Histiocyte Society）建立了一个简单分类系统：

1. 单器官受侵 肺受侵（>85% 为肺单独受侵）；骨受侵；皮肤受侵；垂体受侵；淋巴结受侵；其他器官受侵。

2. 多器官病变 多器官病变，合并肺受侵（5%~

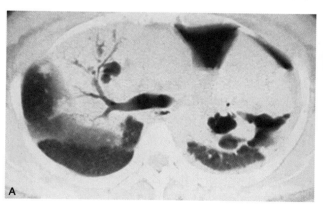

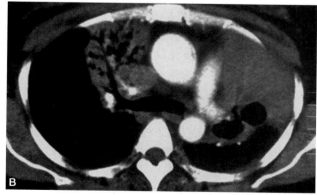

图 5-6-36 肺原发 NHL（黏膜相关淋巴组织淋巴瘤）
A 为增强扫描肺窗，B 为增强扫描纵隔窗。双上肺大片实变，其内可见通气支气管及多发空洞样改变

15%);多器官病变,无肺受侵。

病变侵犯肺组织之初,朗格汉斯细胞沿着小气道不断增殖,形成直径约 1.5mm 的富含细胞的结节,结节内可见大量朗格汉斯细胞、嗜酸性细胞、淋巴细胞、浆细胞、纤维母细胞、巨噬细胞。随着病变进展,富含细胞的结节变为细胞-纤维结节,进而变为纤维结节,结节常呈星状,同时肺泡腔扩大,过度膨胀,使肺组织形成蜂窝样结构。病变晚期,纤维结节内缺乏朗格汉斯细胞,并可见空腔形成。

肺朗格汉斯细胞组织细胞增生症的临床表现多样,约 25% 的患者无症状,最常见的症状是咳嗽、呼吸困难及胸痛。约 1/3 的患者有体重减轻、夜间盗汗、厌食,气胸见于 14% 的患者,咯血者不到 5%。

【影像学表现】

1. **普通 X 线检查** 大部分患者的胸片都有异常发现。病程早期最常见的病变为平均大小约 1～1.5mm、密度较浅淡、边界不清楚的粟粒样结节,网格样改变以及间质浸润,病变以双肺上中野分布更为密集,且常常是双侧对称性分布。粟粒病灶融合可呈小片状浸润灶,小片状浸润灶可进一步发展融合成节段性浸润或团块状阴影。囊性病变可以是胸片上的主要表现,更常见于网格样病变的背景中。病程的晚期,结节样病变趋于减少,囊性病变逐渐占据优势,相邻的囊性病变融合在一起可产生直径约 2cm 的病灶,此时从胸片上则难以与肺气肿病变及一种罕见疾病——淋巴管肌瘤病相鉴别。随着病变的进展,肉芽肿性病变逐渐被肺间质内增生的纤维性病变代替,产生弥漫的细网和粗网状病变,从而引起肺纹理扭曲变形或消失。严重时伴有广泛的小泡性肺气肿和小囊样改变,状如蜂窝肺。

胸片上,肺体积趋于正常或增加,这个征象有助于与其他间质性病变相鉴别。胸片上的其他表现包括肺门淋巴结肿大、肺动脉突出、胸腔积液等。

2. **CT** 主要介绍 HRCT 的表现。在诊断肺 LCH 方面,HRCT 是十分有用及敏感的方法。最常见的表现是结节和囊性病变,上中肺野分布较多,囊性病变直径通常小于 20mm,壁薄(≤1mm)。在病程早期,以结节病变为主,随着病程的发展,囊性病变及纤维化病变逐渐占据优势。

主要分布于上叶、中叶的弥漫性、不规则囊性病变及结节样病变是肺朗格汉斯细胞组织细胞增生症的特征性表现,结节影呈小叶中心性分布。HRCT 上的典型表现可使临床作出诊断而无需活检(ER5-6-27)。但并不是每个病例都具有典型表现,非特异性病变也可以遇到 HRCT 上其他表现有磨玻璃病变、淋巴结病变、下叶出现囊性病变。磨玻璃病变难与肺炎、阻塞性细支气管炎伴机化性肺炎、慢性过敏性肺炎鉴别。肺朗格汉斯细胞组织细胞增生症病例中约 1/3 患者在 HRCT 上可有纵隔、肺门淋巴结病变,此时可能误诊为结节病。

ER5-6-27 朗格汉斯细胞组织细胞增生症

(马大庆 李辉 陈步东 宋伟 严洪珍
王振光 黄遥 吴宁 李铁一)

第七章

胸 膜 病 变

感染(细菌、病毒、真菌、寄生虫等)、肿瘤、变态反应(风湿热、类风湿关节炎、系统性红斑狼疮)及化学(尿毒症、胸腔内出血)和物理(创伤)等因素均可引起胸膜炎(pleurisy),其中感染是胸膜炎较常见的原因。感染性胸膜炎中,以结核性胸膜炎最常见,其次是细菌感染(如肺炎链球菌、葡萄球菌等)引起的化脓性胸膜炎。

结核性胸膜炎多为原发结核的一种并发症,肺内(或肋骨、脊柱)结核病灶直接蔓延到胸膜;结核菌沿淋巴逆流或经血液循环到达胸膜均可引起结核性胸膜炎。

化脓性胸膜炎多数由肺、食管、心包、肋骨、脊柱及膈下感染灶直接蔓延,少数由远处病灶经血液循环到达胸膜。开放性创伤也可引起化脓性胸膜炎。

一、干性胸膜炎

【概述】

干性胸膜炎(dry pleurisy)是结核性胸膜炎早期表现,此时胸膜充血、水肿、表面有少量纤维蛋白性渗出物。在临床上起病急、发热,并有轻度胸痛,咳嗽或呼吸时疼痛加剧。

【影像学表现】

普通X线检查和CT:膈角模糊,横膈升高,膈肌运动受限。也可临床症状明显而无胸部异常表现。如果病变不再发展,可仅遗留轻度胸膜增厚或粘连。

二、渗出性胸膜炎

【概述】

渗出性胸膜炎(exudative pleurisy)可由干性胸膜炎发展而来,也可无明确干性胸膜炎阶段。渗出液为浆液性,并含有较多纤维蛋白和蛋白质,此外,还有红细胞、白细胞及内皮细胞。本病特点是发病急,常有高热、胸痛、气促并随渗出液量增加而加重。

【影像学表现】

1. 普通X线检查

(1) 游离性胸腔积液:游离性胸腔积液(free pleural effusion)最先积存在位置最低的后肋膈角,少量积液时(液量达300ml左右),于站立后前位检查时仅见肋膈角变钝。中等量胸腔积液液体上缘呈外高内低的边缘模糊的弧线形状。大量胸腔积液时患侧肺野呈均匀致密阴影,仅见肺尖部透明。中等量及大量胸腔积液可见纵隔向健侧移位,肋间隙增宽,横膈下降。

(2) 局限性胸腔积液:胸腔积液积存于胸腔局部称为局限性胸腔积液(localized pleural effusion)。

1) 包裹性积液(encapsulated effusion):包裹性积液的原因以炎症常见,尤以结核更为常见。由于脏胸膜、壁胸膜粘连使积液局限于胸膜腔的某一部位,称为包裹性积液。好发生于侧后胸壁,也可发生于前胸壁,胸下部比上部多见。发生于侧后胸壁的包裹性积液,在胸部切线位上表现为自胸壁向肺野内突出的半圆形阴影,其上下缘与胸壁的夹角呈钝角,边缘清楚,密度均匀。

2) 叶间积液(interlobar effusion):叶间积液可由心力衰竭或结核引起,少数肿瘤转移也可表现为叶间积液。胸腔积液局限于水平裂或斜裂的叶间裂内称为叶间积液。叶间积液可单独存在,也可与胸腔游离积液并存。仅根据后前位胸片表现有时诊断比较困难。侧位胸片上的典型表现是位于叶间裂部位的梭形阴影,边缘清楚,密度均匀。当游离积液进入叶间裂内时,可呈底向胸膜面的三角形阴影。

3) 肺底积液(subpulmonary effusion):肺下积液常见于结核。胸腔积液位于肺底与横膈之间称为肺底积液。右侧较多见。肺下缘被肺底积液向上推挤,易误诊为膈升高。如发现"膈影"圆顶最高点位于中外1/3,肋膈角锐利,应仰卧位透视或摄片,此时患侧肺野密度均匀增高,膈位置显示正常。将体位向患侧倾斜,出现游离积液时也可诊断为肺底积液。

4)纵隔包裹性积液(mediastinal encapsulated effusion):常见于结核,积聚在纵隔胸膜与脏胸膜之间。其 X 线表现与其他部位包裹性积液不同,少量积液时在纵隔旁呈底向下三角形阴影,液体量较多时,三角形外缘向肺野内突出。

(3)液气胸(hydropneumothorax):胸膜腔内液体与气体同时存在为液气胸。支气管胸膜瘘、外伤、手术后及胸腔穿刺后均可产生液气胸。立位胸部摄片可见横贯胸腔的液平面,液体上方有时可见被气体压缩的肺组织。液体较少时,仅于肋膈角部位可见液平面。气体较少时,只见液平面而看不见气胸征象。

(4)胸膜增厚、粘连及钙化(pleural thickening, adhesion and calcification):炎症性纤维素渗出、肉芽组织增生、外伤出血机化均可引起胸膜增厚、粘连及钙化。胸膜钙化多见于结核性胸膜炎、脓胸,出血机化也可发生胸膜钙化。在胸部影像上轻度局限性胸膜增厚粘连可表现为肋膈角变钝,膈运动轻度受限。广泛胸膜增厚粘连时,可见患侧胸廓塌陷,肺野密度增高,肋间隙变窄,在肺野外侧及后缘可见带状密度增高阴影,肋膈角近似直角或闭锁,膈顶变平,膈升高,膈运动微弱或不动。纵隔可向患侧移位。胸膜钙化时在肺野边缘呈不规则片状高密度阴影。包裹性胸膜炎时,胸膜钙化可呈弧线形或不规则环形。广泛胸膜增厚粘连可伴有支气管扩张,并可影响肺功能。诊断胸膜增厚粘连时,应注意不要把肺气肿时的膈低平、膈附着点呈幕状影和肋膈角变钝,误认为膈上幕状粘连和肋膈角粘连。

2. CT

(1)胸腔积液:CT 可发现少量的胸腔游离积液,液体位于胸腔的外围部及下部。大量的胸腔积液时肺受压,引起肺不张,不张的肺向肺门方向移位,密度增高,可见含气支气管气像(图 5-7-1)。增强扫描时肺不张强化,可判断液体与肺不张的界线。包裹性胸腔积液的 CT 表现为胸壁下扁丘状影像,液体周围有一层软组织密度的胸膜包裹。包裹的胸膜可较薄或较厚,也可发生钙化。当有气体进入形成气-液平面,称为包裹性液气胸。叶间积液为位于水平叶间裂和斜裂内的半圆形或梭形水样密度影像,边缘光滑,可合并叶间胸膜增厚(ER5-7-1)。

(2)胸膜增厚、钙化:结核性胸膜炎治愈后出现胸膜增厚、胸膜外脂肪沉着和胸膜钙化。胸膜增厚在 CT 上表现为沿胸壁内面走行的带状阴影,内面不规则,好发生于胸后部与外侧。胸膜增厚与胸腔积液的鉴别为:前者系实性密度,后者为水样密度。胸膜钙化时在肋骨与胸膜之间可见长条状钙化高密度影,包

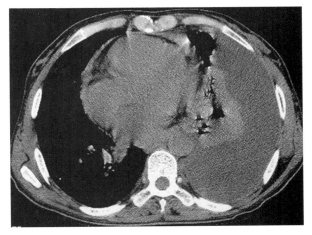

图 5-7-1　左侧胸腔积液

液体位于胸腔的外围部,引起肺不张,可见含气支气管气像

ER5-7-1　左斜裂叶间积液

裹性胸膜炎的胸膜钙化常见于周边部的钙化高密度影。接触石棉工作 15 年以上者,胸膜增厚常见,而且经常误诊为结核性胸膜炎引起的胸膜增厚。

【诊断与鉴别诊断】

位于后肋膈窦的胸腔游离性积液,在 CT 影像为沿横膈走行的带状阴影,需与肝周围的腹腔积液鉴别。

肝后内侧借肝冠状韧带连于横膈,称肝后内方为裸区,腹腔积液时裸区不见腹腔积液停留,称此为"裸区征",腹腔左侧因受脾胃韧带,脾肾韧带及网膜囊上隐窝的阻挡,腹腔积液不易至脾内侧,但不像右侧冠状韧带起绝对阻挡作用。胸腔积液可在膈的后内侧,此时膈角可向外侧移位,称为膈角移位征。胸腔积液与肝的界面不清楚,而腹腔积液与肝的界面清楚,称为界面征。

叶间积液因部分容积效应,边缘较模糊,可与肺内肿瘤鉴别。包裹性胸腔积液与从胸膜发生的实性肿瘤根据 CT 值可以鉴别。

第二节　胸膜肿瘤

一、恶性胸膜间皮瘤

【概述】

恶性胸膜间皮瘤(malignant mesothelioma of pleura)

为原发性胸膜恶性肿瘤,可发生于脏胸膜,也可发生于壁胸膜。恶性间皮瘤多呈弥漫分布,伴广泛胸膜肥厚,胸膜内有大量血性胸腔积液与浆液性、纤维素性液体,可侵犯邻近器官与组织,如纵隔、肋骨、肺及脊柱等。

恶性胸膜间皮瘤患者可有进行性呼吸困难及胸痛症状。

【影像学表现】

1. **普通 X 线检查**　恶性胸膜间皮瘤多为弥漫性,有胸腔积液及胸膜多发肿块,或进行性广泛胸膜肥厚。胸膜广泛增厚导致胸廓狭窄变形、胸椎侧凸及胸腔积液。胸腔积液增长迅速。

2. **CT**　CT 表现为广泛及不均匀的胸膜增厚,常合并纵隔胸膜增厚(图5-7-2)。胸膜增厚可超过1cm,广泛胸膜增厚包绕肺脏,肺脏被不同程度压缩,患侧胸腔缩小。增厚胸膜面可见多发或单发结节及肿块。恶性间皮瘤常合并胸腔积液,当仅表现胸腔积液时与胸膜转移瘤鉴别困难。CT 增强检查胸膜病变有强化。

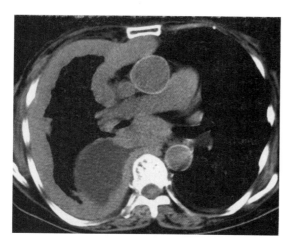

图 5-7-2　右侧弥漫性间皮瘤
胸膜广泛不均匀增厚,并见纵隔胸膜增厚,合并胸腔积液

3. **超声**　可见胸膜广泛不均匀增厚,胸膜面呈多个大小不等的突起,肿瘤回声不均。

4. **MRI**　T_1WI 上,胸膜肿瘤呈中等信号,高于胸腔积液信号,T_2WI 上,胸膜肿瘤呈高信号,低于胸腔积液信号。

【诊断与鉴别诊断】

当患者有剧烈胸痛、多发肿块伴胸腔积液,胸腔积液为血性,增长较快,有助于诊断恶性胸膜间皮瘤。当广泛胸膜肥厚与胸腔积液并存时诊断较困难。若在半年或更短时间内胸廓塌陷变形明显,纵隔向患侧移位,应考虑恶性胸膜间皮瘤。恶性胸膜间皮瘤与结核性胸膜炎鉴别困难,需要靠胸膜活检和胸腔积液查

找瘤细胞鉴别。弥漫性间皮瘤可伴胸腔积液,广泛胸膜肥厚,包括纵隔胸膜增厚,最厚大于1cm,或有多发结节,需与胸膜转移瘤鉴别。

二、胸膜孤立性纤维性肿瘤

胸膜孤立性纤维性肿瘤多数为良性,部分病例为恶性。CT 检查肿瘤呈扁丘形或球形、椭圆形软组织密度影,向肺内突出,肿块呈宽基底,与邻近胸膜相连,并相交成钝角(ER5-7-2)。CT 增强扫描有强化,有蒂的胸膜纤维性肿瘤可随体位变化而移位。从叶间胸膜发生的肿瘤可呈梭形,需要与叶间积液鉴别。横膈胸膜发生的肿瘤可能会误诊为肺内占位病变。

ER5-7-2　右侧胸膜孤立性纤维性肿瘤

超声显示肿瘤为结节状,肿瘤内部为较均匀的弱回声,有完整包膜,肿瘤与胸膜成钝角。包裹性胸腔积液与胸膜孤立性纤维性肿瘤相似,B 超或胸部 CT 检查可鉴别包裹性积液和实性肿块。胸膜结核球常有结核性胸膜炎历史,此点有助于与胸膜肿瘤鉴别。

三、胸膜外肿瘤

胸膜外良性肿瘤多呈扁丘状或球形影像,边缘清楚,表面光滑。多数肿瘤与邻近胸膜夹角为钝角。根据胸膜 CT 值可鉴别有助于鉴别诊断。脂肪瘤的 CT 值为−50Hu 以下,表皮样囊肿 CT 值为−20～20Hu,实性肿块为 30～40Hu,增强后肿瘤强化显著者可为血管瘤。

四、胸膜转移瘤

【概述】

胸膜转移瘤(metastatic tumor of pleura)常来自乳腺癌或肺癌,此外还见于消化管癌、胰腺癌、肾癌及卵巢癌等,经血液循环或淋巴转移至胸膜。肿瘤也可直接侵犯胸膜。病理上主要为胸腔积液,以血性多见,也可呈多发散在结节状。患者以进行性呼吸困难及胸痛为主要症状。

【影像学表现】

1. **普通 X 线检查**　胸膜转移瘤最常见的影像是进行性增长迅速的胸腔积液。胸膜有多发结节或肿块,也可表现胸膜局部肿块,可伴肋骨破坏。胸膜增厚较明显。

2. CT　胸膜转移瘤的 CT 表现为胸腔积液。胸膜转移瘤也可转移至胸膜表面形成实性小结节或肿块（ER5-7-3），或表现为肋骨破坏和胸壁软组织肿块。胸膜增厚多在 1cm 以上，纵隔胸膜也有明显增厚。

ER5-7-3　右侧胸膜转移瘤

3. 超声　胸膜转移瘤多与胸腔积液同时存在。超声显示为胸膜面上出现多发结节，部分结节回声较高。

4. MRI　MRI 可见游离胸腔积液，呈长 T_1、长 T_2 信号。血性胸腔积液 T_1WI 和 T_2WI 都呈高信号。

【诊断与鉴别诊断】

恶性胸膜间皮瘤、胸膜转移瘤与结核性胸膜炎是临床诊断中常遇到的问题。结核性胸膜炎与胸膜转移瘤，常为一侧胸腔积液，CT 检查有时可发现胸膜上多发结节阴影。恶性胸膜间皮瘤与胸膜转移瘤的鉴别，应重视查找胸腔内外原发病灶，发现胸部内或外有原发肿瘤者，胸膜病变应考虑为胸膜转移瘤。

胸膜局部肿块可以是包裹性胸膜炎、转移瘤或孤立性纤维性肿瘤，X 线检查有时较难鉴别，B 超或胸部 CT 检查，尤其是 CT 检查可根据 CT 值鉴别包裹性胸膜炎或实性肿块。根据实性肿块的表现，鉴别纤维性肿瘤或转移瘤比较困难。当胸腔积液或局限性胸膜肿块确诊有困难时，应作胸膜穿刺活检证实。

胸膜肿瘤应与胸膜外肿瘤（extrapleural tumor）鉴别。从胸膜外组织发生的肿瘤有脂肪瘤、神经鞘瘤、纤维瘤、血管瘤、表皮样囊肿、脂肪肉瘤、淋巴瘤、纤维肉瘤及横纹肌肉瘤等。胸膜外肿瘤在 CT 上呈肿块阴影，肿块与胸膜呈钝角，肿瘤两侧多见胸膜外脂肪组织，肿瘤与肺接触面光滑。脂肪瘤 CT 值小于 $-50Hu$，除表皮样囊肿 CT 值呈囊性外，其他胸膜外肿瘤多属实性。一般肿瘤密度均匀，也有的肿瘤内可见线带状高密度区及点状或线形钙化。脂肪瘤或神经鞘瘤在胸壁内外均可见肿块，呈哑铃形。MRI 检查脂肪瘤为短 T_1、长 T_2 信号，血管瘤有流空或不均匀信号，囊肿为长 T_1、长 T_2 信号。

（马大庆　李铁一）

第八章

纵 隔 疾 病

第一节 纵 隔 炎 症

一、急性纵隔炎

【概述】

急性纵隔炎(acute mediastinitis)比较少见,病因多数为食管穿孔。造成食管破裂的原因有多种,如食管异物穿破食管壁;食管癌溃疡穿孔;食管的自发性破裂;食管或心脏手术损伤、食管镜检查不当和食管狭窄行球囊扩张引起的医源性食管穿孔。食管的自发性破裂可发生于剧烈的呕吐、严重哮喘发作、分娩过程和剧烈的运动后,剧烈呕吐所引起的食管破裂,常发生在食管下段8cm范围,因该段的周围结缔组织较为稀少。其他原因尚有咽后壁脓肿向下扩散进入纵隔;肺、胸膜、骨骼、纵隔淋巴结和心包膜等的急性炎症直接蔓延到纵隔;支气管镜检查损伤气管壁或支气管壁;纵隔直接外伤和枪伤及穿刺伤等。临床上如有上述病史,患者有明显的胸骨后疼痛并放射到颈部,伴有高热和寒战等症状,即应想到本病的可能。少数患者可出现上腔静脉阻塞综合征,甚至呼吸困难。如是食管破裂引起的急性纵隔炎,其预后通常较差。

【影像学表现】

1. **普通 X 线检查** 急性纵隔炎主要表现为两侧纵隔阴影增宽,通常以两上纵隔明显,边缘光滑、清楚,较严重时,两侧纵隔普遍增宽变直,侧位胸片见胸骨后区密度增高,气管、主动脉弓轮廓模糊。急性纵隔炎如由于食管穿孔所引起,即伴有纵隔气肿,可并发气胸或液气胸,当食管穿孔位于食管远段时,液气胸较多见于左侧胸腔;而当食管穿孔位于食管中段时,液气胸更倾向于右侧胸腔。食管造影可见造影剂经穿孔处流到食管以外(图5-8-1),甚至到达胸腔。一般认为用钡剂造影是安全的,也有文献报道当怀疑有食管穿孔时,建议用水溶性碘造影剂,但由于其密

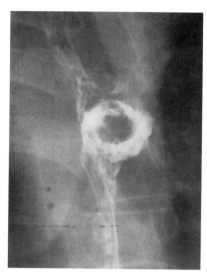

图 5-8-1 急性纵隔炎
食管癌患者放射治疗后出现食管破裂,食管造影,显示钡剂从穿孔处到达纵隔

度比钡剂低,小的裂口可能漏诊。

2. **CT** CT 能直接显示纵隔结构,因此 CT 有助于急性纵隔炎的诊断。食管破裂引起急性纵隔炎的CT 表现包括食管壁增厚,周围脂肪层模糊,食管旁纵隔内可见异常软组织和液体密度影,如合并有管腔外气体或造影剂显影时更有价值。

二、慢性纵隔炎

【概述】

慢性纵隔炎(chronic mediastinitis)大多数是由感染所致,其中最常见的是结核及真菌引起,少数引起慢性纵隔炎的病因不明。慢性纵隔炎有多种多样的名称,如纤维性纵隔炎、硬化性纵隔炎、肉芽肿性纵隔炎、纵隔纤维化等。传统认为由结核、真菌和结节病等所引起的肉芽肿性纵隔炎,其病变多数位于前、中纵隔的上中部,这些患者多数没有症状,部分患者可因肉芽肿压迫引起上腔静脉阻塞、吞咽困难、气管支气管受压、气管食管瘘和肺静脉受压阻塞。随着 CT

和 MRI 等影像技术的广泛运用,现认为这种肉芽肿性纵隔炎主要是上述病因引起的纵隔淋巴肿所致的一系列改变,而非真正的纵隔炎,故其影像学表现将在相关疾病中叙述。以下主要介绍纤维性纵隔炎(fibrosing mediastinitis)的有关改变。

纤维性纵隔炎临床较少见,以纵隔软组织慢性炎症和纤维化为特征。它的病因并不明确,大多数认为是多种原因引起的,包括感染和非感染因素。虽然在欧美文献报道中,感染以组织胞浆菌最常见,但从流行病学看,结核菌应该是最重要的原因,虽然多数患者找不到致病菌,不少患者很可能是慢性肉芽肿性感染的后果。非感染因素包括自身免疫性疾病、肿瘤、某些药物等,少数患者甚至有家族史,有些患者在其他部位伴有同样性质的纤维化病变,如后腹膜纤维化、Riedel 甲状腺炎。纤维性纵隔炎的病程通常是进行性,且可以是局灶性或广泛性,但引起进行性纤维化的原理目前仍不清楚。纤维性纵隔炎好发于前、中纵隔的上中部,右侧较左侧多见,也可见于隆突下、肺门区,甚至累及肺内。病变呈肿块状、扁平状或片状白色纤维硬块。纤维性纵隔炎的临床表现多种多样,主要是纤维组织引起纵隔结构的不同程度压迫所致,严重时可引起纵隔血管、气管和食管的阻塞。纵隔中薄壁的静脉最易受累,故常出现上腔静脉阻塞综合征,因此患者就诊时可表现为头痛、发绀、颈及脸部肿等。其他临床表现多呈非特异性,如咳嗽、胸痛、发热、呼吸困难、吞咽困难和咯血等。

【影像学表现】

1. **普通 X 线检查** 纤维性纵隔炎的表现可呈纵隔阴影增宽,但通常纵隔不增宽而仅表现为纵隔胸膜增厚,或纵隔轻度增宽而较平直,病变区可出现钙化阴影。少数患者可出现肺内网状、结节状阴影,这可能与肺淤血或淋巴回流受阻有关。上肢静脉造影可显示上腔静脉阻塞改变。食管钡餐造影有助于发现食管阻塞改变,通常表现为隆突以上的外压性改变,吞钡时食管呈光滑的、逐渐变细的漏斗状改变。

2. **CT** 部分患者虽然已有气管或大血管阻塞的表现,但普通 X 线检查可显示纵隔轮廓正常。因此,当怀疑患者有纤维性纵隔炎时,CT 扫描几乎是常规的检查。CT 能清晰地显示钙化的位置和纵隔软组织浸润的范围,气管及主支气管狭窄的部位和程度,用静脉注射造影剂可显示肺动脉、肺静脉及上腔静脉受累的改变。尤其是多层 CT 的运用,配合强大的图像后处理技术,是目前比较理想的检查方法。纤维性纵隔炎累及大气道时以右主支气管最常受累,其次是左主支气管,如引起阻塞时可合并阻塞性肺炎或肺不张。

3. **MRI** MRI 能区分纤维组织和软组织,由于纤维性纵隔炎的纤维成分,在 T_1WI 呈混合信号,T_2WI 呈低信号,从这一点上优于 CT,另一优点是无需造影剂即能显示大血管和气道的异常。但 MRI 不能显示钙化,加上它本身固有的弱点,使 MRI 在本病的诊断中所起的作用有限。

三、纵隔脓肿

【概述】

纵隔脓肿(mediastinal abscess)的病因与急性纵隔炎相同,或为急性纵隔炎的发展,炎症局限化以后形成脓肿。脓肿往往局限于纵隔的某一部位。

【影像学表现】

1. **普通 X 线检查** 脓肿形成软组织块影向纵隔的一侧凸出。如脓肿靠近气管使气管受压移位,位于食管旁者可使食管移位。如脓肿是由于食管穿孔所产生者,即伴有纵隔气肿现象。脓肿内通常或迟或早会出现脓腔和气-液平面,气体和液平面的出现可由于脓肿和食管或气管支气管相通而成,也可以是产气细菌的感染所致。

如纵隔脓肿为食管手术后的并发症或临床疑为食管穿孔所引起者,做食管碘化油或有机碘溶液造影,可直接显示食管穿孔的部位、大小以及与脓肿的关系。

2. **CT** 当纵隔脓肿较小而且未出现气-液平面时,普通 X 线检查可能是阴性的。CT 能直接检出纵隔脓肿灶的存在以及确定其准确位置,病灶呈圆形或类圆形影,中心密度较低,增强扫描可呈环状强化,CT 还有助于引导纵隔脓肿的经皮穿刺引流进行介入治疗。MRI 很少用于纵隔脓肿的诊断。

第二节 纵 隔 气 肿

【概述】

纵隔间隙中出现气体积聚即称纵隔气肿(mediastinal emphysema)。气体可来源于 5 个部分,即肺、纵隔、气道、食管、颈部和腹腔。纵隔气肿的原因多种多样,按其原因分类可分为:自发性、外伤性、食管或气管破裂、胸部手术后以及其他原因,如继发于气腹、腹膜后充气及颈部手术如气管切开等。

自发性纵隔气肿最为常见,大多继发于间质性肺气肿。当肺泡内的压力突然明显增高可使肺泡破裂,空气进入支气管和血管周围的肺间质,形成间质性肺气肿。肺间质内的气体经肺门进入纵隔,产生纵隔气肿。剧烈的咳嗽或用力屏气均可促使肺泡内的压力突然增高而破裂。支气管哮喘、细支气管炎、肺炎(尤其是葡萄球菌性肺炎)、肺结核都可能并发纵隔气肿。

自发性纵隔气肿在新生儿比较多见,常继发于肺透明膜病和羊水吸入。肺间质内的气体也可向外围发展,经脏胸膜破入胸腔,或纵隔内的气体经纵隔胸膜破入胸腔,因而纵隔气肿与气胸同时存在。纵隔内气体可进入颈部和胸壁,形成颈部和胸壁的皮下气肿。

外伤性纵隔气肿可发生于闭合性胸部外伤。其发生原因可能与自发性纵隔气肿相同,因肺泡内压力突然增高使肺泡破裂,空气经支气管和肺血管周围的间质通过肺门而进入纵隔。

前胸壁闭合性外伤,气管支气管断裂也可产生纵隔气肿。支气管镜和食管镜检查不当时可穿破气管和食管,继而产生纵隔气肿。食管破裂引起的纵隔气肿通常合并急性纵隔炎。

胸腔内手术,尤其是在心脏和纵隔手术后数日内,通常有少量纵隔气肿存在,但可较快吸收,无明显临床意义。

临床症状与进入纵隔内的气体量和有无继发感染有关。患者可感到突然的胸骨后疼痛,放射到两肩和两臂。疼痛随呼吸和吞咽动作而加重。纵隔积气如较严重可压迫静脉阻碍回流,如不及时处理可造成循环衰竭。纵隔内气体可进入颈部和胸壁,即出现皮下气肿。

【影像学表现】

1. 普通 X 线检查　纵隔气肿在后前位胸片表现为纵隔胸膜被气体所推移,在纵隔的两侧边缘呈线状阴影与纵隔的轮廓平行,线条阴影内侧有透亮的气体,通常在上纵隔和纵隔的左侧缘较为明显。侧位胸片表现为胸骨后有一增宽和透亮度增高区域,将纵隔胸膜推移向后呈线条状阴影,升主动脉的前缘轮廓特别清楚,有时可见环状透亮影勾画出肺动脉影。尤其在婴儿,侧位胸片显示纵隔气肿较后前位胸片更为明确。

婴儿纵隔内的大量气体可将胸腺轮廓显示更为清楚,并向上移。颈部和胸壁皮下气肿婴儿较成人少见,但并发气胸婴儿多见。

纵隔内气体如向下扩散位于心脏与膈之间,可使横膈的中央部显示,左右两侧膈通过纵隔部分呈连续状,称为“膈连续征”,也为纵隔气肿的征象。食管损伤或自发性破裂引起的纵隔气肿常伴有胸腔积液或气胸。早期纵隔气肿可局限于左侧膈上及食管旁,这是食管自发性破裂特征性的表现。

2. CT　CT 显示在纵隔的两侧边缘呈线状阴影与纵隔边缘平行,在线条阴影内侧有透亮的气体(图5-8-2)。CT 有助于发现普通 X 线检查阴性的少量纵隔气肿,尤其是发现肺内间质性肺气肿比普通 X 线检查更敏感,表现为血管支气管旁平行的透亮影。当可疑纵隔气肿而普通 X 线检查未发现时,CT 有助于明确诊断。MRI 由于气体没有信号,对纵隔气肿的诊断无价值。

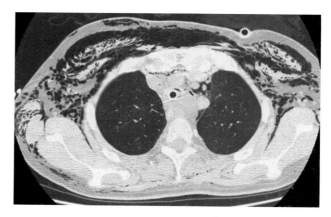

图 5-8-2　自发性纵隔气肿
上纵隔的左侧边缘可见线状透亮的气体阴影与纵隔的轮廓平行,胸壁广泛皮下气肿

第三节　纵隔血肿

【概述】

纵隔血肿(mediastinal hematoma)通常由外伤所致,车祸和胸部挤压伤较为多见,大多数来自静脉,其他原因有主动脉瘤破裂、咽后壁及颈部出血向下扩散进入纵隔和胸部手术后纵隔出血等。凝血机制障碍可发生自发性纵隔出血。

少量的出血一般没有症状,胸部外伤后出现胸骨后疼痛放射到背部时,应想到纵隔出血的可能。纵隔血肿较大且位于上部偏右时可压迫上腔静脉并出现相应症状。

【影像学表现】

1. 普通 X 线检查　少量出血可无异常 X 线表现,大量出血可使两侧纵隔均匀对称增宽。局限的血肿形成软组织块影,可位于纵隔的任何部位,向纵隔的一侧或双侧凸出。血肿可压迫气管或食管,上述 X 线表现并无特殊诊断价值,必须结合病史和临床加以考虑。

2. CT　CT 在诊断纵隔血肿上明显优于普通 X 线平片,约 90% 的急性血肿呈局部高密度影,即使少量出血也能被检出。另外,CT 不仅能准确显示纵隔血肿的位置和范围,还有助于显示引起血肿的原因。因此,当怀疑有纵隔血肿时,应该首选胸部 CT 检查。

MRI 检查对纵隔血肿的诊断极为有用,可直接定性诊断。

第四节 纵隔肿瘤、囊肿及肿瘤样病变

纵隔肿瘤、囊肿及肿瘤样病变（mediastinal tumors, cysts, and tumor-like lesions）的共同表现为纵隔内出现占位病变。产生纵隔肿块的病因多种多样，其发生率各家报道不一，且大部分来自外科手术的结果。临床上有许多纵隔肿块并不一定需要或不可以手术，如甲状腺肿块、囊肿性病变、主动脉瘤和某些纵隔淋巴结肿大等，这些病变一般都未被全部包括在其中，因此，其结果和实际发病率可能有差异。在 Mayo 医院的一大组病例（1 064 例）报道中，75% 为良性，25% 为恶性。不同年龄组的病因也有不同，如神经源性肿瘤、生殖细胞肿瘤和前肠囊肿几乎占了儿童中纵隔肿块的 80%，而原发性胸腺肿瘤、主动脉瘤、心包囊肿和胸内甲状腺在儿童中则很少见。

由于纵隔肿块性病变的疾病很多，诊断与鉴别诊断比较困难。因此，在影像诊断过程中首先应明确肿块的定位诊断，然后才是肿块的定性诊断。纵隔自上至下，自前至后宽度差别很大，两侧纵隔面显著地凹凸不平。在前纵隔胸骨后区，第 2 至第 4 前肋水平处，两肺上叶非常贴近，形成前联合线。在后纵隔食管旁及食管后，两肺也非常贴近，形成食管旁线及后纵隔线。在这些纵隔线两旁的肺组织发生的肿瘤，在后前位胸片上，肿块阴影的内侧部可能被纵隔的轮廓所遮盖，易误认为纵隔肿瘤。因此，纵隔肿块的定位诊断首先是鉴别肿块位于肺内还是纵隔内，明确肿块位于纵隔内后再进一步确定肿块位于纵隔哪一部分，以及其与纵隔内各重要器官的相互关系。

纵隔为软组织结构，大多数纵隔的肿块性病变也为软组织结构，密度差别不大，即使是囊肿在普通 X 线检查中其密度也无法与软组织肿块相鉴别。在常规 X 线检查下，除少数纵隔肿块较小，其纵隔轮廓不变而仅仅引起纵隔线改变而被发现外，常需等肿块增大到一定体积，将纵隔胸膜向外推移，出现纵隔的轮廓异常之后，才能发现病变。当然 CT 和 MRI 能检出普通 X 线检查不能发现的占位性病变，而且无论对纵隔病变的定位还是定性诊断都更准确。

1. 纵隔肿瘤和肺内肿瘤区别 普通 X 线、CT 和 MRI 检查，纵隔肿块有宽的基底与纵隔连接，密度一致；肿块的外缘有纵隔胸膜包裹，轮廓光滑；肿块的边缘与纵隔胸膜连续，显示纵隔胸膜被肿瘤推移向肺内凸出；通常肿块边缘与邻近纵隔边缘的夹角成钝角。肺内肿瘤其内缘紧贴纵隔胸膜面者，表现为肿块与纵隔贴近的基底部往往小于肿块的最大径线，肿块的边

缘与纵隔边缘的夹角为锐角，肿块的外缘没有纵隔胸膜包裹，因而其轮廓可以毛糙、不规则或不整齐。

位于胸腔最高或最低处的纵隔肿瘤肿块与纵隔胸膜的夹角一般均为锐角，注意胸膜返折线被纵隔肿瘤推移向外，则定位诊断可以确定。

CT 和 MRI 对纵隔肿块的鉴别诊断除了能明确定位外，还可通过它们的大小、形状、其他特征如 CT 的密度、MRI 在不同序列的信号强度及变化，以及肿块与周围结构的关系等进行综合分析，缩小纵隔肿块的鉴别诊断范围，提出诊断。

2. 纵隔肿瘤的定性诊断 分析纵隔肿块的影像学表现，做出纵隔肿瘤的定性诊断应注意下列各点：

（1）肿块在纵隔内的位置：多数常见的纵隔肿瘤在纵隔内各有其好发部位。纵隔的分区便于描述病变的所在部位之外，也有助于判断肿瘤的来源和性质。传统上将纵隔在侧位胸片上划分为前、中、后及上、中、下共九个区。近年来有把纵隔分区简单化的趋势，国外学者把纵隔分为三部分，即从气管前缘和心脏影的后缘画一条连线，连线以前部分为前纵隔，中后纵隔以椎体前缘的连线为分界，这种分类方法比较简单，容易操作。

前纵隔常见的肿瘤有胸骨后甲状腺、胸腺瘤和畸胎瘤。其中以胸骨后甲状腺的位置最高，位于前纵隔的上部；胸腺瘤和畸胎瘤位于前纵隔中部者较多，少数可位于前纵隔的上部或下部。

中纵隔的常见肿瘤有淋巴瘤、支气管囊肿和心包囊肿。淋巴瘤位于两侧气管旁、隆突下和肺门区，相当于中纵隔的上中部。支气管囊肿位于气管、主支气管和肺门支气管邻近，同样相当于中纵隔的上中部，心包囊肿贴于心包膜上，多数位于心膈角区，相当于中纵隔的下部。

后纵隔的常见肿瘤为神经源性肿瘤。食管囊肿发生于食管的行经部位即中后纵隔交界处，一般偏向于脊柱之前，也可较偏前进入中纵隔。

值得注意的是，在传统上按照纵隔肿块在纵隔内的位置把它们分为前、中和后纵隔肿块，对纵隔肿块的定性诊断有一定的帮助。这主要还是为了描述上的方便，实际上并无明确解剖界线来限制各区中肿块的生长。这种分类虽然有助于对某些肿块好发于某些部位的记忆，但也在一定程度上限制了我们的思考和缩小了对它们还要做的更详细的解剖上的分析。

（2）肿瘤与其周围器官的关系：注意肿瘤与周围器官的关系，对研究肿瘤的位置和来源有重要意义。气管旁的肿瘤常压迫气管使其变窄移位，常见于胸骨后甲状腺。位于食管旁或起源于食管壁的肿瘤，使食管受压、移位或变形，甚至有狭窄和充盈缺损，位于食

管行经部位上的纵隔肿块,摄片应加吞钡剂检查。紧贴于主动脉壁上的肿瘤应注意与主动脉瘤鉴别。肿瘤邻近骨骼边界整齐的压迫性骨质缺损是良性肿瘤的表现,侵蚀性骨质破坏是恶性肿瘤的征象。

（3）肿瘤为实质性或囊性:纵隔肿瘤大体分为实质性与囊性两大类。鉴别肿瘤为实质性还是囊性对肿瘤的定性诊断很有价值。常规 X 线检查对鉴别肿瘤为实质性或囊肿性有一些帮助。通常实质性肿瘤质地较坚实,囊肿性肿瘤质地较柔软。当改变体位投照,包括仰卧位、侧卧位水平投照,与常规立位、后前位片比较时,较大的囊肿性病变和脂肪瘤,可发现肿块的形态和位置有较明显的改变。

CT 扫描对鉴别肿块为实质性或囊性的意义更大。实质性肿瘤的 CT 值一般在 +30～+60Hu,脂肪性肿瘤为 -40～-120Hu,囊肿性肿瘤 CT 值一般为 -10～+20Hu,如囊肿内液体含蛋白质较高如支气管囊肿或囊肿内有出血时,CT 值可高达 +30～+50Hu。囊肿壁如有钙化则表现为沿肿块边缘呈弧线形的钙化影,CT 值也可显著增高,超过 +100Hu。

（4）肿块内的密度均匀度:除了观察肿瘤的密度高低外,还要注意密度是否均匀,有无局部密度减低或钙化,骨化和牙齿状致密影。沿肿块边缘的弧形或环形钙化影提示肿块为囊肿性病变或为实质性肿瘤已有囊性退行性改变。不规则的钙化常见于畸胎类肿瘤和甲状腺肿,但也可见于其他肿瘤,如胸腺瘤、神经源性肿瘤等。骨化和牙齿状致密影则为畸胎瘤的特征性表现。脂肪瘤的密度最低,是脂肪瘤的重要 X 线征象,肿瘤越大含脂肪组织的成分越高则密度减低越为明显。在常规胸片如何体会肿瘤的密度减低,应注意肿瘤的轮廓。通常肿瘤的轮廓在充气的肺野对比下轮廓应非常清楚锐利,如果有局部轮廓出现边界不清楚以至轮廓消失则提示有密度减低的可能。测量 CT 值以估计肿瘤的密度最有价值。

（5）肿瘤的形态和轮廓:纵隔肿瘤一般都有完整的包膜,凸入于肺野的部分又为纵隔胸膜所包裹,因而轮廓整齐光滑。肿块呈分叶状形态在良性和恶性肿瘤均可出现,无重要鉴别意义。如肿块的轮廓呈明显的多个小结节状凸起则应考虑为恶性病变,常见于恶性胸腺瘤,轮廓不清楚和不规则,提示肿瘤突破包膜向邻近组织浸润。良性肿瘤和囊肿 CT 显示肿瘤的边界较清楚,如肿瘤的边界很不清楚,与纵隔内器官结构分界不清,应考虑为恶性病变,同样也提示肿瘤已突破包膜向邻近组织浸润。

临床上纵隔肿瘤往往没有明显症状,很多患者常因其他原因作胸部 X 线检查才被发现。体积较大的纵隔肿瘤或恶性纵隔肿瘤,可因压迫或侵犯纵隔内的重要器官而产生以下症状:①气管压迫症状,如干咳和气促;②食管压迫症状,如吞咽困难;③上腔静脉压迫征象,如脸部、颈部和上胸部水肿及颈静脉怒张;④神经压迫症状,如膈肌麻痹、声音嘶哑、肋间神经痛和交感神经受压征象;⑤胸骨后隐痛。

一、胸内甲状腺肿

【概述】

胸内甲状腺肿(intrathoracic thyroid)包括胸骨后甲状腺肿及先天性迷走甲状腺肿。迷走甲状腺肿很少见,和颈部甲状腺没有联系,完全位于胸内且没有好发部位。胸骨后甲状腺肿较多见,为颈部甲状腺增大并沿胸骨后延伸进入纵隔上部。

大多数位于气管及其前方,少数可延伸至气管后方。病理性质可为甲状腺肿、甲状腺囊肿或腺瘤,恶性者较少见。临床上往往在颈部可扪及肿大的甲状腺。

【影像学表现】

1. 普通 X 线检查　迷走甲状腺肿在纵隔内无固定位置,缺少特征性,只有在其所在区域排除了较常见的纵隔肿瘤时,才考虑有这种可能。胸骨后甲状腺肿位于前上纵隔,在前纵隔的各类肿瘤中,它的位置最高。多偏于纵隔的一侧,较大的胸骨后甲状腺肿可向纵隔的两侧凸出。肿块影通常上端较宽大与颈部的软组织影相连续。因此,肿块的上缘轮廓不清楚,外侧缘向上达锁骨水平后,也因融入颈部软组织中,没有充气的肺野做对比而轮廓消失。气管受压移位是胸骨后甲状腺肿的重要征象之一,气管被肿块压迫向对侧移位,常自颈根部开始向下延续至纵隔内(图5-8-3),也提示肿块起自颈部向下延伸至上纵隔内。

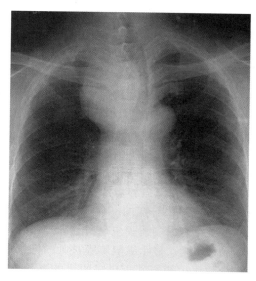

图 5-8-3　胸内甲状腺肿

右上纵隔肿物,气管受压向对侧移位

侧位胸片见气管旁有软组织肿块影,肿块较多偏于气管前,将气管压迫向后,也可偏气管后,将气管压迫向前、食管向后。肿块还可沿气管后壁向下扩展达隆突平面。肿块内可有钙化,呈肿瘤实质内的斑点状钙化,通常见于较大的良性甲状腺肿。

肿块上端宽大,上缘轮廓消失;外侧缘达锁骨水平轮廓消失;以及气管受压自颈根部开始,向下延续至上纵隔,以上三点提示肿块呈颈纵隔连续征象,可作为诊断胸骨后甲状腺肿的重要 X 线依据。

2. CT 胸内甲状腺呈位于胸廓入口以下、胸内气管周围边缘清楚的圆形或分叶状的肿块;在 CT 上分辨胸内甲状腺的一个有利征象是无论在平扫还是增强扫描中,正常甲状腺都要比邻近的肌肉组织有较高的衰减值,增强后 CT 值可达 100Hu 以上,而且强化时间长。在良性病变中常见钙化,表现为一个或多个致密的、边缘清楚的钙化,其形态可为结节状、弧线状或圆形;胸内甲状腺越大,钙化越常见。但钙化也可见于恶性甲状腺肿瘤中,通常恶性钙化呈成堆的细点状,主要见于乳头状和滤泡状癌中。但髓样癌中的钙化容易和良性钙化混淆,它们也呈十分致密、边缘清楚的钙化灶,甚至呈环状。在检出钙化的能力上 CT 要明显优于胸片。CT 也容易发现胸内甲状腺中圆形的、局灶性的囊状低密度区,特别在增强扫描,周围正常甲状腺有明显增强时更明显。

在 CT 上区别胸内甲状腺的良、恶性不容易,因为两者的边缘都可以清楚或模糊,肿块内可有钙化或出血,除非当肿块有明显的向外侵犯或有纵隔淋巴结肿大时,可考虑为恶性。

3. MRI MRI 和 CT 一样可以区分肿块内的囊性和实性成分,但不能检出钙化。在 T_1 加权像上的信号强度和肌肉相似,当有出血或在胶性囊肿中呈高信号;在 T_2 加权像上呈均匀的高信号,囊变处呈特别高的信号。仅根据信号强度 MRI 也不易鉴别甲状腺腺瘤和甲状腺癌。

核素成像在检出纵隔肿块中的胸内甲状腺上的敏感性和特异性都很高。

【诊断与鉴别诊断】

右上纵隔的胸骨后甲状腺肿的鉴别诊断在普通 X 线检查时应考虑无名动脉伸展迂曲和无名动脉瘤。老年患者,主动脉弓明显伸展迂曲者,无名动脉也可伸展迂曲,于后前位胸片上突出于右上纵隔,有时可呈明显的肿块突起。伸展扭曲的无名动脉、左颈总动脉和左锁骨下动脉于侧位胸片上,在上纵隔形成血管切迹影像,呈半月形阴影向后下突出,其下端与主动脉弓交界后则消失,对诊断头臂动脉硬化有重要意义,可称为"头臂动脉硬化半月征"。无名动脉伸展扭

曲不致压迫气管,也无胸骨后甲状腺肿的颈纵隔连续征象。

无名动脉瘤较少见,常并发主动脉弓扩张和主动脉瓣关闭不全,左心室扩大。无名动脉瘤可于右侧前上纵隔形成较大肿块,压迫气管向左向后。动脉瘤壁常有钙化。

CT 和 MRI 检查对胸骨后甲状腺肿的诊断比较明确,跟其他上纵隔肿块一般容易鉴别。

二、胸腺瘤

【概述】

胸腺瘤(thymoma)是前纵隔最常见的肿瘤,其发病率略高于畸胎类肿瘤。胸腺瘤可发生于任何年龄,以中年人发病率最高,儿童及 20 岁以下者极为少见。胸腺瘤发生于未退化的胸腺组织,传统组织学上根据肿瘤的细胞构成比将胸腺瘤分为 4 型(1961):上皮细胞型、淋巴细胞型、混合型和梭状细胞型。Marino 等根据显微镜下肿瘤胸腺上皮细胞的形态,将胸腺瘤分为 3 个组织学类型(1989):皮质型、髓质型和混合型。这种分类法与预后的评估有关,髓质型的患者预后比皮质型好。WHO 组织学分型(2004)将胸腺瘤分为 A、AB、B1、B2、B3、胸腺癌(包括神经内分泌癌)等亚型组。A、AB、B1 型预后最好,B2、B3 型为其次。

一般认为良性胸腺瘤有完整的包膜,恶性胸腺瘤包膜不完整,肿瘤组织突破包膜向邻近组织侵犯甚至转移。但是由于两者在显微镜下的表现是一样的,或仅有轻微或不典型的差别,因此在临床上根据胸腺瘤的生物行为,通过有无包膜外的蔓延进行诊断,而不是以病理学家依据胸腺内的组织学表现而诊断的良性或恶性来决定胸腺瘤性质,把有包膜外蔓延者称为侵袭性胸腺瘤,文献报道约 15%~40% 的胸腺瘤为侵袭性胸腺瘤。侵袭性胸腺瘤侵犯心包膜时可产生心包积液,侵犯胸膜时可形成多个大小不等的胸膜结节和血性胸腔积液。侵犯上纵隔使双侧上纵隔阴影增宽。

良性胸腺瘤可有不同程度的囊性改变,也可完全呈囊肿形态,病理称胸腺囊肿。胸腺上皮组织中混合大量脂肪组织,病理称胸腺脂肪瘤。

临床上胸腺瘤与重症肌无力有明显关系,约 35%~40% 的胸腺瘤患者有重症肌无力,10%~15% 重症肌无力患者有胸腺瘤,少数患者合并甲状腺功能亢进、单纯红细胞性贫血或系统性红斑狼疮等。

【影像学表现】

1. 普通 X 线检查 较小的胸腺瘤可完全位于纵隔内,于后前位胸片上不能显现,只有较大的胸腺瘤才能在胸片上显示。胸腺瘤位于前纵隔,最多位于前

纵隔中部,心脏底部与升主动脉交界部及肺动脉段区(ER5-8-1)。少数胸腺瘤位置较高,可位于前纵隔上部。较大的胸腺瘤常从前纵隔中部向下扩大达前纵隔下部、自前纵隔向后扩大达中纵隔、也可自前纵隔中部向上扩大达上纵隔。直径大于10cm的肿瘤则恶性的可能性明显增大。肿瘤通常向纵隔的一侧突出,较大的可向两侧突出。肿瘤通常呈圆形或椭圆形,实质性肿瘤较易出现分叶状轮廓。有时肿瘤呈较扁的椭圆形,使其在侧位胸片因密度较淡而显示轮廓不清楚。有些囊性胸腺瘤则因液体的重力,使其上部较扁下部较宽大且较为突出,于侧位片有时可出现肿块上缘不清楚、下缘较清楚。胸腺脂肪瘤可形成较大的肿块,由于含有大量脂肪组织使其质地较软,肿块自前纵隔中部向下达纵隔下部并延伸至膈面,形成近似三角形阴影。另外,由于含有大量脂肪组织使其肿块密度较低,肿块的外缘在充气的肺野对比下仍显示密度较淡,轮廓不够清楚锐利。CT扫描可显示含脂肪组织的CT值,诊断更为明确。

ER5-8-1 胸腺瘤

2. CT 由于胸腺的胚胎发育特点,胸腺瘤可发生在自颈部到横膈之间的任何部位,但大部分位于前上纵隔,位于升主动脉、右心室流出道和肺动脉上方的血管前间隙;典型者向一侧突出,向两侧生长者较少。但可沿血管间隙突入邻近的中纵隔和后纵隔,少数可位于下纵隔,偶可见于肋膈角处。CT在检出胸腺瘤方面要较胸片敏感得多。在CT上,非侵袭性胸腺瘤常表现为密度均匀的致密肿块影,呈圆形、卵圆形(图5-8-4)或分叶状,大多数呈不同程度地向一侧突出;少部分患者可见局灶性钙化,多为致密的、不规则和粗糙的钙化。有的肿瘤密度可不均匀,其中的低密度区代表出血、坏死或囊性变。平扫时CT值多为40~75Hu,和胸壁肌肉相似,增强后呈均匀的普遍强化;但也可表现为有软组织壁结节的囊性胸腺瘤。

3. MRI 在MRI的T_1加权像上表现为与骨骼肌相似或较高的中等信号,在T_2加权像上信号增强。在增强扫描后为不均匀增强。高水分区在T_1加权像上为低信号,T_2权重像上则为高信号。

【诊断与鉴别诊断】

CT和MRI均对胸腺瘤的检出和诊断有很大的价值,鉴别诊断中要注意与胸腺增生鉴别,尤其是有重

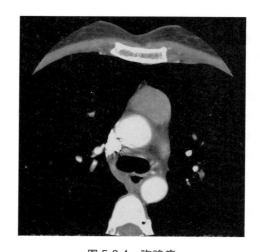

图5-8-4 胸腺瘤

CT增强扫描显示升主动脉前方可见软组织肿块影,密度均匀、边缘清楚,与主动脉之间的脂肪层清晰、完整

症肌无力的患者。两者的区别点在于胸腺瘤表现为胸腺的局部增大,而胸腺增生则常呈整个胸腺的膨大,如后者也呈以局部膨大为主时,则两者常不能区别。因此,胸腺瘤的诊断不是靠测量胸腺的大小,而在于是否有不对称的局部增大。胸腺瘤尤其是侵袭性胸腺瘤还需与胸腺癌相鉴别。

三、畸胎类肿瘤

【概述】

畸胎类肿瘤(dermoid cyst and teratoma)为较常见的纵隔肿瘤,在原发性纵隔肿瘤中,其发病率仅次于神经源性肿瘤和胸腺瘤。畸胎类肿瘤为胚胎期胸腺始基(第三对鳃弓)发育时,部分多潜能生殖组织脱落并随着心血管的发育携入胸内演变而成。畸胎类肿瘤的组织虽然在出生时就已经存在,但一般都到儿童或成人后,肿瘤达到一定的体积,才在X线检查时被发现。

畸胎类肿瘤通常可分为2类,囊性畸胎瘤和实质性畸胎瘤。囊性畸胎瘤即皮样囊肿,是组织较简单的畸胎瘤,包含外胚层和中胚层组织。通常是单房,也可为双房或多房,房内含皮脂样液体,囊肿壁为纤维组织,内层似表皮组织,有复层鳞状上皮、皮脂腺、汗腺、毛囊、毛发、横纹肌和平滑肌,囊壁可钙化,也可含软骨、骨骼和牙齿。实质性畸胎瘤通常称为畸胎瘤,组织学上包括三个胚层的各种组织,结构复杂,人体内任何器官的组织结构都可出现。肿瘤内常有大小不等的囊性区域。实质性畸胎瘤恶性变的倾向较囊性畸胎瘤大。肿瘤如与支气管相通或有瘘管通颈根部时,可在咳出的痰液或自瘘管流出的液体中发现头发或豆渣样皮脂物质,有重要诊断意义。

肿瘤在短期内增大应疑有恶性变的可能。但肿

瘤继发感染、囊肿内液体迅速增多或囊内出血,也可使肿瘤在短期内显著增大。囊肿继发感染破入胸腔可并发胸膜炎和胸腔积液。

【影像学表现】

1. 普通 X 线检查　畸胎类肿瘤发生于前纵隔,较多位于前纵隔中部,心脏与升主动脉交界处,与胸腺瘤的好发部位基本相似。少数位置较高,上缘越过主动脉弓顶部,也可位置较低,位于前纵隔下部,偶尔也可在后纵隔。一般只向一侧纵隔突出,个别病例可向两侧突出。肿瘤的大小差别很大,大的肿瘤可以自前向后达后纵隔,甚至占满一侧胸腔。

畸胎类肿瘤通常呈圆形、椭圆形,多房囊肿常呈大分叶状。肿瘤轮廓一般清楚、光滑,由于含有多种不同的组织,可以显示密度不均匀的现象。含脂肪组织多的部位密度较低,软骨组织可出现斑点和不规则的钙化影,囊肿壁可出现弧线形钙化。在肿瘤内可见到骨骼影或牙齿状阴影为畸胎类肿瘤的特征性表现。

2. CT　畸胎类肿瘤的 CT 表现呈多种多样,最常见的为边缘清楚、多房囊性前纵隔肿块,呈薄的软组织囊壁,有时可呈厚壁,囊内可见分隔,囊壁明确,常有弧线状钙化。囊肿内成分呈水的密度,约 3/4 病例 CT 可显示肿块内有脂肪密度(图 5-8-5),约 15% 病例以脂肪为其主要成分。有时可见脂液平面或脂肪液体混合的表现。当畸胎瘤有破裂时可见肿块内部的成分更不均匀,邻近有肺实变、肺不张、胸腔积液和心包积液,甚至在肺内可见到脂肪。纵隔内其他部位的畸胎瘤较少见,尽管其位置不典型,但其形态、密度等表现和典型的畸胎瘤一样。CT 显示多房薄或厚壁囊性占位性病灶,内混杂有低 CT 值的脂肪组织区、软组织影和高 CT 值的钙化,骨质和牙齿影像,对畸胎瘤的诊断与鉴别诊断有重要意义。

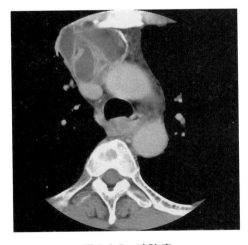

图 5-8-5　畸胎瘤
CT 显示右前纵隔囊性占位病变,囊内可见分隔,囊壁明确,左侧缘可见弧线状钙化,肿块内有脂肪密度

四、淋巴瘤

【概述】

淋巴瘤是淋巴网状系统的全身性淋巴过度增生性疾病,病理上分为霍奇金淋巴瘤(Hodgkin lymphoma,HL)和非霍奇金淋巴瘤(non-Hodgkin lymphoma,NHL)。这两大类淋巴瘤中又分出若干不同的类型。这两大类淋巴瘤无论是在临床、影像表现,还是在对治疗的反应以及预后上都有明显的差异。霍奇金淋巴瘤的特点是主要侵犯淋巴结,占 90%,结外病变仅占 10%,通常呈循序发展蔓延,扩散时先侵犯相邻的淋巴结或器官,仅少数产生血行转移,临床上发现体表淋巴结增大时,颈部锁骨上区 70%,腋窝 26%,髂和腹股沟区 26%。因此,当临床发现颈或腋淋巴结时,需做正、侧位胸片和胸部 CT 检查;如临床发现腹股沟区淋巴结时,则进行盆腔和腹部 CT 检查。非霍奇金淋巴瘤的特点是约占成人全部恶性肿瘤中的 3%,可发生在各种年龄中,但平均发病年龄为 55 岁。非霍奇金淋巴瘤在儿童更常见,其临床表现和病理特征都较复杂,病变累及全身较为广泛,约 40%~50% 累及胸部,而初诊诊断为非霍奇金淋巴瘤的患者中,约 10% 仅有纵隔病变,约 1/3 的患者首诊时已发现结外器官受侵,且呈跳跃性无序播散,因此,影像学检查时,除常规胸部平片外,应常规进行胸部及腹部直至盆腔 CT 扫描,以更好地评价患者的情况,有利于更准确分期。

胸部是淋巴瘤最常累及的部位,成人纵隔淋巴瘤占所有纵隔肿瘤的 20%。临床上纵隔内的病变多与颈部及周身的淋巴结病变同时发现,可先在纵隔淋巴结发生,然后才蔓延至其他淋巴组织,或者先侵犯其他系统,以致疾病的晚期才侵犯纵隔和肺部淋巴组织。纵隔的淋巴瘤通常涉及两侧气管旁及肺门的多数淋巴结,以气管旁淋巴结为主,也可侵及气管及前纵隔胸骨后淋巴结。肿瘤生长迅速,融合成块。早期可以局限于一侧气管旁淋巴结,通常迅速发展侵及两侧纵隔淋巴结。淋巴瘤可发生自胸腺组织。淋巴瘤可侵犯肺、胸膜、骨骼,也可发生于胃肠道。临床症状主要为发热和浅表淋巴结肿大。

【影像学表现】

1. 普通 X 线检查　主要为两侧气管旁和肺门淋巴结肿大。通常以气管旁淋巴结肿大为主,并且多为两侧对称性。早期可能仅表现为气管两旁上纵隔阴影轻度增宽。由于肿瘤生长迅速,发现病变时,多数明显肿大的淋巴结均已融合成块,使上纵隔向两侧显著增宽,轮廓清楚而呈波浪状,密度均匀。侧位胸片见肿瘤位于中纵隔上中部,即气管及肺门区,肿块边界不清楚,前纵隔胸骨后淋巴结也常被侵及,表现为紧贴于胸骨后的圆形或椭圆形带有波浪状向后突出的阴影。

2. CT　CT扫描能准确显示纵隔各组肿大淋巴结,明显优于常规X线检查。病变早期,纵隔轻度增宽时,CT扫描可显示肿块的部位和形态符合纵隔的肿大淋巴结,以及各组淋巴结受侵的范围,对诊断很有帮助。

霍奇金淋巴瘤的CT表现:霍奇金淋巴瘤和非霍奇金淋巴瘤在影像上有一定的差异。霍奇金淋巴瘤中,约85%的患者有胸部表现,其中99%有淋巴结肿大,最易累及血管前和气管旁淋巴结,约98%的患者中,有多组淋巴结受累(ER5-8-2),如单组淋巴结受累时,最常见于血管前,增大的淋巴结可呈散在分布或融合成块,边缘清楚或模糊,较大的纵隔肿块常直接侵犯肺内或胸壁,发生于后纵隔较少见,约占5%～12%。增大的淋巴结大多数呈均匀软组织密度,增强后淋巴结内呈低密度或坏死并不少见,约10%～21%的增大淋巴结出现囊变或坏死。但是,增大淋巴结的囊变或坏死与分期、病变范围、细胞类型以及预后均无关。另外,治疗前淋巴结很少钙化。其他胸外改变包括较大的纵隔淋巴肿可造成上腔静脉阻塞、对食管或气管的压迫,约10%～30%的患者出现胸腔积液,但这通常不是胸膜被侵犯的缘故,而常是由于淋巴管或静脉被阻塞的结果,胸膜或胸膜下结节较少见,胸壁侵犯少见,可呈胸壁肿块,累及膈神经并引起膈麻痹罕见。

ER5-8-2　霍奇金病

非霍奇金淋巴瘤的CT表现:虽然纵隔淋巴结增大仍然是胸部最常见的异常表现,而且上纵隔淋巴结增大仍然最常见,但是结外受累比霍奇金淋巴瘤更常见。淋巴结增大以血管前和气管旁最常见,约占75%,约40%的患者仅累及单组淋巴结,当累及多组淋巴结时,增大的淋巴结可以不相邻,淋巴结肿大多数呈均匀软组织密度,偶呈中心低密度或环状强化,增大淋巴结可包绕大血管,引起上腔静脉综合征。其他表现包括:肺实质受累,呈结节、肿块或灶性实变影,胸腔积液约占20%,胸膜软组织结节或肿块少见,胸膜侵犯少见。

对于两大类淋巴瘤的比较,霍奇金淋巴瘤更倾向于累及前纵隔和气管旁淋巴结,其中的结节硬化亚型

几乎都有前纵隔病变;而非霍奇金淋巴瘤中的弥漫性大细胞亚型也好发于前纵隔淋巴结,形成大的分叶状前纵隔肿块,约半数可见中央坏死,大部分霍奇金淋巴瘤累及两组或两组以上的淋巴结增大,而约50%的非霍奇金淋巴瘤仅累及一组淋巴结。

淋巴瘤对化疗和放疗甚为敏感,可于短期内明显缩小甚至完全消退,但对某些淋巴瘤患者,由于合并增生的纤维组织,因而放疗后仍可保持一定体积而不完全消失。在治疗后淋巴结有缩小时,囊状坏死区可继续存在,治疗前淋巴结钙化很少见,化疗或放疗后淋巴结可见钙化,呈不规则、蛋壳状或弥漫性钙化。

相对于普通X线检查,CT在了解淋巴瘤胸内的分布情况方面要明显优于胸片,对纵隔内的肺动脉、上腔静脉和大支气管的压迫情况的估计也优于胸片,而且CT常能见到肺门、隆突下和内乳等区的增大淋巴结。据文献报道,经CT检查霍奇金淋巴瘤的患者,发现40%胸片未见的增大淋巴结,20%改变了原来的分期,25%改变了治疗方案。而非霍奇金淋巴瘤CT发现28%胸片未见到的病变。

CT还有助于淋巴瘤的治疗后复查和疗效判断,由于CT能准确估计病灶的大小,如淋巴瘤经治疗后变小或甚至消失,提示治疗有效。但是部分患者治疗2～4个月后病灶没有明显变小,这时并不表示所有这些患者均对治疗没反应,其中部分患者可能由于其肿瘤本身的纤维成分(特别是结节硬化型),使病灶治疗后纤维化而导致病变缩小不明显,病理上常被称为"灭活的淋巴瘤"。但部分患者随诊复查时可能进一步缩小或吸收。CT的另一个作用是帮助判断淋巴瘤是否复发,一般认为当CT显示肿块增大时提示复发,但值得注意的是,CT对病灶密度的估计对判断活动和非活动残留肿块意义不大,另外,大的肿块和前纵隔的肿块是复发的潜在因素。

3. MRI　相对于CT主要显示不同组织密度大小差异,而MRI主要是显示不同组织信号强度差异。弛豫时间的不同主要依靠组织中的水和蛋白质的比例,淋巴瘤细胞含大量水和相对低比例的蛋白质,T_2加权像呈高信号;而纤维组织含较少的水和高比例的聚合蛋白质,故其T_2加权像低信号。根据此原理,MRI有助于估计病变的活动性。一般认为,淋巴瘤治疗后6个月内,MRI信号的改变比病变的大小改变更重要,当然由于空间分辨率的限制,微小的残留肿瘤可不被MRI检出,残留肿块可在12～18个月内吸收或持续不变,但当残留肿块中新出现高信号灶时强烈提示早期复发。

CT是淋巴瘤定位、诊断、分期最重要的检查方法,而MRI是CT检查的一种补充方法,在淋巴瘤的评

价中有相当重要的作用,尤其是术后观察治疗效果和判断是否复发优于 CT。由于 CT 和 MRI 对淋巴瘤的诊断主要依靠淋巴结的增大,如淋巴结不增大时则不易发现。然而,PET/CT 主要通过检测淋巴结代谢异常进行诊断,因此对淋巴瘤的诊断,尤其是分期更敏感、更准确。

【诊断与鉴别诊断】

在 X 线表现上应注意与结节病、转移性淋巴肿和淋巴结结核鉴别。结节病通常以双侧肺门淋巴结肿大为主,气管旁淋巴结不肿大或肿大不明显,淋巴瘤的纵隔淋巴结增大常呈不对称性,多以右侧气管旁淋巴结肿大较明显,前纵隔胸骨后淋巴结肿大较多见于淋巴瘤。转移性淋巴结肿大最多见于肺癌,常见于原发灶一侧的肺门和气管旁淋巴结。结核性淋巴结肿大,一般出现于一侧的肺门或/和同侧的气管旁淋巴结。纵隔淋巴结结核最多见于右侧气管旁淋巴结,其次为隆突下淋巴结,偶尔也见到两侧气管旁淋巴结均显著肿大,甚似淋巴瘤,淋巴结出现钙化影在结核最为多见,CT 增强扫描有助于鉴别。结核淋巴结增大增强后通常呈环状强化,而淋巴瘤虽可呈中心密度减低,但不出现周边强化。

五、淋巴管瘤

【概述】

淋巴管瘤(lymphangioma)也称淋巴囊肿、囊性水瘤(cystic hygroma)。淋巴管瘤是一种少见的包括淋巴管或囊状淋巴间隙的淋巴系统肿瘤样先天性畸形,占纵隔肿瘤的 0.7% ~ 4.5%,大多数位于上或前纵隔。淋巴管瘤一般为良性,恶性的极少,可为单房或多房囊肿,或为海绵状淋巴管瘤。囊肿内壁是和血管壁相同的内皮细胞,外壁为纤维结缔组织,囊肿内为乳白色的淋巴液或淡黄色液体。由于囊肿质地柔软,可体积很大仍无症状。前纵隔淋巴管瘤与颈部淋巴管瘤同时发生者较多见于儿童,称囊性水瘤。淋巴管瘤中可含部分血管成分。少数病例可并发乳糜胸。

【影像学表现】

1. **普通 X 线检查**　淋巴管瘤可表现为圆形、椭圆形或不规则形态的肿块。位于前纵隔的上中部者较多,也可位于前纵隔的下部。少数位于中纵隔的上、中、下各区。肿块轮廓清楚、光滑,也可有部分轮廓较模糊和不规则,密度均匀、没有钙化影。海绵状淋巴管瘤可表现为两侧纵隔阴影增宽,范围较大。如合并颈部淋巴管瘤则两侧上纵隔阴影增宽尤为明显。

2. **CT**　CT 上大多数表现为偏一侧性囊性占位,少数为水和实质的混合物,边缘光滑或分叶,可包裹邻近纵隔结构,偶尔其边缘模糊。CT 值呈水的密度,

或呈稍高于水的密度但低于肌肉密度,可能是其内含蛋白成分的缘故。如有出血则密度更高。囊肿可呈单房或多房,后者囊内可见粗细不等的间隔,有时呈血管状,但不增强,而血管能强化。偶见钙化,则此时不易和畸胎瘤鉴别。

3. **MRI**　淋巴管瘤在 MRI 上呈不均匀的信号强度,在 T_1 上可有低、中和高信号;在 T_2 上则为高信号。

六、支气管囊肿

【概述】

支气管囊肿(bronchogenic cyst)是胚胎时期支气管胚芽发育异常移位于纵隔的异常部位演变而成。病理上支气管囊肿壁的结构与支气管壁的结构相同,内膜为支气管黏膜上皮,囊内为黏液样液体。囊内通常为单房,其中可有隔膜,囊腔与支气管腔不通。纵隔的支气管囊肿好发于气管、主支气管和肺门大支管的邻近,但可发于纵隔的任何部位,偶尔可见自纵隔突入于叶间裂内。按其在纵隔内的位置可分为以下几组:①气管旁组:囊肿贴于气管壁,右侧较左侧多见;②隆突下组:囊肿贴于隆突下,两侧主支气管壁下缘,向下沿右侧中间支气管的内缘,然后突出右侧纵隔;③肺门组:囊肿贴于主支气管壁上缘及上叶支气管壁内缘,自纵隔向肺门突出;④食管旁组:囊肿与食管关系密切,紧贴于食管壁上,可位于食管的上、中、下各段;⑤前纵隔组:较多位于前纵隔的中下部,与前纵隔常见的胸腺瘤和畸胎瘤甚为类似;⑥后纵隔组:位于后纵隔的脊柱旁沟,与后纵隔常见的神经源性肿瘤甚为相似;⑦叶间裂组:自纵隔向肺叶间裂内突出。

【影像学表现】

1. **普通 X 线检查**　支气管囊肿呈圆形或椭圆形,密度均匀,轮廓光滑。个别病例报道,在局部的囊肿壁上出现弧线形钙化。由于支气管囊肿内为液体质地,较为柔软,附着在气管或主支气管壁的一侧边界,因与气管或主支气管壁的挤压支气管囊肿而略呈扁平状。这种囊肿与气管壁的相互挤压征象,可谓纵隔支气管囊肿的特征性表现。上述各组支气管囊肿由于所在位置不同而表现如下特征:①气管旁组:位于气管右侧者,其内侧缘紧贴气管右壁并略呈扁平状,气管无受压移位表现。位于气管左侧与主动脉弓之间者,由于主动脉弓的位置很固定并有强劲的搏动,因而可见囊肿压迫气管下段并使其向右移位。②隆突下组:支气管囊肿上缘紧贴隆突及双侧为主支气管的内侧壁缘,使气管分叉角度变钝,囊肿紧贴右侧中间支气管壁内缘,向下扩大于右心后缘,突出于右侧肋膈角区,其内侧缘则压迫食管下段使其向左移位。③肺门组:支气管囊肿紧贴于主支气管上缘及上

叶支气管的内后缘,突出于肺门的上后方,侧位胸片通常显示囊肿的前下缘与支气管壁相贴处略呈扁平状。④食管旁组:支气管囊肿位于食管行经部位,食管钡餐可见囊肿与食管关系密切,食管受压移位,与食管囊肿非常相似。⑤前纵隔组:支气管囊肿与没有钙化阴影的胸腺瘤和畸胎瘤甚为相似,常规X线片鉴别很困难。如进行CT扫描,显示肿块为含液体的单房薄壁囊肿病变,则可考虑为支气管囊肿。⑥后纵隔组:支气管囊肿在常规X线片与神经源性肿瘤甚难鉴别。⑦叶间裂组:支气管囊肿突入于叶间裂内,紧靠大支气管壁处,仔细观察可见囊肿与支气管壁相互挤压,则可与肺门肿瘤鉴别。

2. CT　CT是评价支气管囊肿的理想无创性检查技术,虽然支气管囊肿可发生于纵隔内任何位置,但最常见于气管旁和隆突下。CT呈典型的纵隔薄壁单房性囊性占位,囊内如含有空气或气-液平面时,可见壁很薄,仅几毫米,且内壁光滑,上述表现都可在CT上清楚地呈现。另外,CT还能显示其薄壁的囊性肿物的可塑性,表现为周围组织、器官的挤压可使囊肿的一部分边缘呈尖角状。许多囊肿呈接近水的密度,CT值在 $-10 \sim +10$ Hu 之间,某些囊肿的密度可以较高,相当于软组织的密度(ER5-8-3),甚至有高达120Hu的报道,这可能反映了囊肿内的高蛋白成分,而后者可能和出血有关,也有少数支气管囊肿因与支气管相通而呈含气囊肿。本病大部分为单房性,但少数也可为多房性者。

ER5-8-3　支气管囊肿

七、食管囊肿

【概述】

食管囊肿(esophageal cyst)也称肠源性囊肿(enteric cyst)。其起源与支气管囊肿较接近,均来源自胚胎期前肠,但其发病率远较支气管囊肿低,因此,有些作者将食管囊肿与支气管囊肿共称为前肠囊肿。病理上容易区分这两种囊肿,食管囊肿的壁包含黏膜层、黏膜下层和肌肉层,且黏膜层的细胞可以和食管、胃或小肠的黏膜相同,具有胃黏膜上皮的囊肿可以发生溃疡而穿孔。囊内的液体呈黏液样,如为胃黏膜即呈酸性。食管囊肿通常位于食管旁,也可见于食管壁内。本病较多见于婴儿和儿童。

【影像学表现】

1. 普通X线检查　囊肿位于后纵隔前部食管旁,可发生于食管行经的任何部位。体积可大可小,呈圆形或椭圆形,轮廓光滑。食管钡餐检查可见食管显著受压,但黏膜皱襞完整。位于食管旁的支气管囊肿,其X线表现与食管囊肿相同,不易鉴别,最后诊断往往需手术后的病理检查才能决定。如囊肿发生溃疡与食管相通,囊内见有气体,钡餐检查可见钡剂进入囊肿内,则诊断也可明确。

2. CT和MRI　CT显示食管旁圆形影,呈均匀的水样密度(ER5-8-4),也可表现为软组织密度肿块影,但造影增强后未见强化。MRI检查显示 T_1 加权像呈低或高信号,而 T_2 加权像呈均匀的高信号。尽管CT或MRI能清楚显示囊肿的位置和大小,但同普通X线检查一样,并不能与位于食管旁的支气管囊肿相鉴别。

ER5-8-4　食管囊肿

八、心包囊肿

【概述】

心包囊肿(pericardial cyst)的内壁为间皮细胞,也称间皮囊肿(mesothelial cyst)。绝大多数为先天性,由于体腔发育过程中变异所形成,极少数可能是由于急性心包炎后经过若干年逐渐形成的。发生于心包膜部位者,称为心包囊肿,离开心包膜部位者即为纵隔胸膜囊肿。心包囊肿和纵隔胸膜囊肿的组织结构相同。囊肿的内壁为单层的间皮细胞,外壁为疏松的结缔纤维组织,囊内含澄清的液体。囊肿通常为单房,体积大小有很大的差别,通常直径为 $3 \sim 8$ cm,有报道最大达28cm。非特异性纵隔胸膜囊肿为炎性病变所形成。囊肿内壁为纤维组织和炎性组织,不属于间皮囊肿。心包囊肿为较常见的间皮囊肿,通常位于心膈角区,右侧较左侧多见。也可发生于沿心脏周围心包膜的任何部位。如囊肿与心包腔相通,即为心包憩室。患者常无症状。X线检查时才发现病变。

【影像学表现】

1. 普通X线检查　心包囊肿大多位于心膈角区,约90%的囊肿与膈肌相连,10%的囊肿位置较高,可高达近段升主动脉的水平。右侧常见,位于右侧肋膈角区约占全部囊肿的65%。囊肿呈圆形或椭圆形,轮廓清楚、光滑、密度均匀、无钙化。囊肿的内缘紧贴于心脏边缘，与其完全融合不能区分，外缘则轮廓光滑圆整。有时在侧位胸片可见囊肿呈水滴状、上尖下圆的阴影，可能为囊肿质地柔软，上端嵌入斜裂所形成，具有一定的特征性。较大的心包囊肿，改变体位摄片，有时可见囊肿的形态有明显的改变，但其内缘则保持与心影密切相连。

2. **CT 和 MRI** CT 扫描显示为含液的薄壁囊肿，边缘光滑，呈圆形和卵圆形，很少发生钙化，部分囊肿可进入叶间胸膜。如内缘紧贴心包缘时，诊断则更为明确。MRI 呈心缘旁典型的囊肿征象。

九、脂肪瘤

【概述】

纵隔脂肪组织的肿瘤包括脂肪瘤（lipoma）和脂肪肉瘤。脂肪瘤为成熟的脂肪组织，外围有包膜。脂肪肉瘤包含未成熟的脂肪细胞和成熟的脂肪细胞。

脂肪瘤可发生于纵隔的任何部位，但较多见于前纵隔下部和心膈角区。脂肪瘤质地柔软，可生长到很大体积仍无任何症状。有些脂肪瘤可呈哑铃状，一端在纵隔内，另一端通过肋间隙达前胸壁或通过胸廓入口达颈部。纵隔脂肪肉瘤很少见，呈分叶状，有向周围组织侵犯的倾向。据少数报道的病例，在纵隔内无好发部位。

【影像学表现】

1. **普通 X 线检查** 脂肪瘤较多位于前、中纵隔的下部，即心膈角区。通常体积大小差别很大，可生长到很大体积。脂肪瘤质地柔软，常向下贴于横膈上，使其较少呈轮廓整齐的圆形或椭圆形。由于质地柔软，较大的脂肪瘤改变体位摄片，可显示其形态有明显的改变。脂肪瘤的另一特点为其密度与同等大小的其他肿瘤比较，相对较小，肿块越大越为明显。肿瘤若生长较快或侵犯邻近组织，应考虑为脂肪肉瘤。

2. **CT** CT 扫描由于其具有特征性的脂肪密度，可以确诊。纵隔脂肪瘤大多数突出于纵隔的一侧，呈边缘清楚的圆形和卵圆形，CT 值为 -80~-120Hu。如病灶中混杂有软组织密度影，CT 表现可从以脂肪密度为主到完全呈软组织密度肿块提示有脂肪肉瘤的可能。纵隔的脂肪肉瘤罕见。

【诊断与鉴别诊断】

在 CT 上，一些更常见的纵隔内含脂肪的非肿瘤性改变需与纵隔脂肪瘤相鉴别。包括纵隔脂肪过度堆积症、膈疝和为脂肪替代的增大淋巴结等。纵隔脂肪过度堆积症主要见于过度肥胖、外源性类固醇治疗和库欣综合征的人群，表现为纵隔间隙中的脂肪组织明显增多，从胸廓入口至两肺门水平两侧纵隔的对称

性增宽，位于心膈角的增大的心包脂肪垫可随体重增加而增大。膈疝包括食管裂孔疝、Morgagni 疝和 Bochdalek 疝，当疝囊中的内容物仅为网膜脂肪时，别误认为纵隔脂肪瘤，根据其特定的位置和局部膈肌线中断可作出正确诊断。另外，在已知淋巴结解剖部位处的圆形或卵圆形的中央呈脂肪密度，周围有环形软组织影的结节，应考虑为脂肪替代的增大淋巴结。

十、神经源性肿瘤

【概述】

神经源性肿瘤（neurogenic tumor）在纵隔肿瘤中最为常见，约占成人原发性纵隔肿瘤的 20%。神经源性肿瘤起源于神经鞘细胞、脊神经节、自主神经节或副交感神经系统，病理分类上，良性神经源性肿瘤包括神经鞘瘤，神经纤维瘤和节细胞神经瘤。恶性神经源性肿瘤包括恶性神经鞘瘤（神经性肉瘤）、节神经母细胞瘤和交感神经母细胞瘤。较少见的有从副神经节发生的良性和恶性嗜铬细胞瘤，能分泌肾上腺素，临床上有波动较大的高血压。

神经源性肿瘤可发生于任何年龄，以青年人发病率最高。成年人中以神经鞘瘤和神经纤维瘤最多见，节细胞神经瘤和神经母细胞瘤多见于儿童。

绝大多数的神经源性肿瘤发生于后纵隔脊柱旁沟的神经组织。后纵隔的肿瘤绝大多数为神经源性肿瘤。个别少见的神经源性肿瘤（如起源于迷走神经）可位于中纵隔。有些纵隔神经源性肿瘤生长呈哑铃状，一端在椎管内，另一端通过椎间孔位于脊柱旁。这类肿瘤可因压迫脊髓而引起神经功能障碍，压迫椎骨使椎间孔扩大。

纵隔神经源性肿瘤可伴有其他部位的多发性神经纤维瘤。在纵隔内的病变少数也可为多发。

【影像学表现】

1. **普通 X 线检查** 神经源性肿瘤最多见于后纵隔脊柱旁，在侧位片上肿块影的后缘重叠于椎间孔，上、中纵隔较下纵隔略为多见。肿瘤通常为单个，少数可于同侧纵隔多发或双侧纵隔多发。发生于迷走神经的肿瘤位于中纵隔气管旁。肿瘤常呈圆形或椭圆形，良性和恶性肿瘤都可呈分叶状，但很少见。也可以呈较长而扁的椭圆形，紧贴于脊柱旁，或近似长扁而角钝的三角形，长的一边紧贴于脊柱旁，这类肿瘤多数为节细胞神经瘤。肿瘤通常轮廓清楚、光滑，密度均匀。少数肿瘤可有斑点状钙化，偶见肿瘤退行性改变形成囊肿，沿囊肿壁出现钙化。神经鞘瘤较常见出血灶及坏死改变，更易发生钙化影。肿瘤可压迫邻近椎体或肋骨引起骨质缺损，哑铃状的肿瘤可使椎间孔受压扩大。良性和恶性肿瘤都可以并发胸腔

积液。

2. CT　CT 表现为后纵隔脊柱旁的边缘清楚的圆形或卵圆形肿块(ER5-8-5)。大多数肿块在平扫时呈略低于胸壁肌肉的密度,增强扫描时通常呈不均匀强化。增强扫描中的不均匀区是由于肿瘤内含高细胞区组织、低细胞区组织、脂质细胞、囊性退化和出血改变等分布不同而致。少数患者可见肿块内有散在的、针尖状的钙化,如纵隔内可见弥漫性周围性神经梭形肿大或沿周围神经途径发生多发性肿块,而呈不规则多分叶状表现时应考虑为神经纤维瘤病。神经源性肿瘤可引起相应的肋骨或椎体的压迫性变形和移位,与肿瘤直接接触的骨呈扇状,骨皮质常仍保留并常有增厚。肋骨可变薄、肋间隙增宽、椎间孔可变大,CT 可比普通 X 线检查更好地显示脊柱和椎管内的改变。恶性神经源性肿瘤通常大于 5cm,边缘可以光滑、清楚,但当其有胸壁或附近纵隔结构的侵犯时,肿块边缘可变模糊。

ER5-8-5　神经纤维瘤

3. MRI　神经源性肿瘤在 MRI T_1 加权像上呈均匀的与肌肉相似的信号,在 T_2 加权像上则较肌肉为高。神经母细胞瘤和 Schwann 瘤偶显示中央和边缘部有不同的信号,在 T_1 加权像上中央部信号较高,而在 T_2 加权像上周围部信号较中央部为高,符合中央部为神经组织,而周围部为黏液样变性的组织学表现。Schwann 瘤和神经节瘤可在 T_2 加权像上呈不均匀的高信号,在 T_1 加权像上为低至中等强度信号,T_2 加权像上的高信号为囊状变性的结果。神经节瘤也可显示为螺旋状表现,符合胶原性纤维组织和神经组织的螺旋状组织学表现。

十一、神经性肠囊肿

【概述】

神经性肠囊肿(neurogenic enteric cyst)是很少见的先天性畸形,伴有一个到多个相邻椎体中线缺如,是由于胚胎期早期内胚层与脊索的不完全分离,以后发育而成。

囊肿壁包含肠道和神经的组织,囊肿常有一蒂(闭塞的纤维索或可通的管道)与脊膜相连,囊肿的下端有管道和胃肠道的某部相通,其中以与食管相连最常见,如与食管相连即通常管道为闭塞状,如与小肠相连即通常为管道与肠道相通。

临床上主要因疼痛就诊而被发现,多见于年轻人。

【影像学表现】

1. 普通 X 线检查　囊肿位于后纵隔脊柱旁,呈圆形或椭圆形,轮廓清楚、光滑,密度均匀。在囊肿与脊膜附着处通常有明显的椎体畸形,很大的囊肿可并发脊柱侧凸畸形。有时脊髓造影可见一管道与蛛网膜下隙相通。囊肿如与小肠相通即有空气和液平面。作钡餐检查钡剂可进入与小肠相通的管道或部分的囊腔。

2. CT　神经性肠囊肿的 CT 表现与食管囊肿相似,但椎体异常是诊断本病的主要依据,约 50% 的患者可同时发现椎体异常改变。另外,囊肿中极少出现气-液平面。

十二、胸内脊膜膨出

【概述】

胸内脊膜膨出(intrathoracic meningocele)较少见,为脊膜通过椎间孔向后纵隔脊椎旁膨出,可为单个或多个。囊内含脑脊液。通常在脊膜膨出处有椎体和肋骨的畸形。

【影像学表现】

1. 普通 X 线检查　脊膜膨出位于后纵隔脊椎旁,呈圆形阴影,轮廓光滑,密度均匀,可位于胸椎的任何一段,通常为单发,如为多个则可位于单侧或双侧后纵隔,大小不同。在囊肿与脊髓交界处,通常有椎体或肋骨的骨质缺损。脊髓造影,如位置适当,可见造影剂进入囊腔内,是脊膜膨出的特征性表现。

2. CT　根据脊膜膨出与脊柱的关系分为前脊膜膨出和侧脊膜膨出。由于其内含脑脊液,因此 CT 上呈水样低密度肿块影。诊断主要依靠同时合并同水平的肋骨或脊柱畸形,且多伴有脊柱侧凸,而且囊性肿块通常位于脊柱侧凸的顶部。如椎管内注入造影剂后,肿块显影。神经性囊肿虽然通常也合并椎体畸形和脊柱侧凸,但脊髓造影时囊肿内不显影,根据这一点可与脊膜膨出相鉴别。

3. MRI　MRI 在诊断本病中更具价值,且无需造影。

十三、血管瘤

【概述】

纵隔血管瘤(hemangioma)是罕见的良性血管肿瘤,包括海绵状血管瘤、血管内皮瘤、血管外皮瘤、血管肉瘤,以海绵状血管瘤较为多见,约占 75%。血管瘤大多数见于年轻人,小于 35 岁约占 75%,部分患者出现纵隔结构的压迫症状,近一半的患者没有临床症状。

海绵状血管瘤由大小不等的衬有血管内皮的血管组织所组成,其中可有静脉石,外围有包膜。如局部有浸润现象则包膜不完整,也有呈广泛浸润性生长,没有包膜。肿瘤如位于后纵隔脊椎旁,可引起邻近肋骨的骨质缺损,也可引起骨质增生肥大。血管瘤也可呈哑铃状生长,一端在后纵隔内形成肿块,另一端在椎管内可压迫脊髓引起症状。

【影像学表现】

1. **普通 X 线检查**　血管瘤可发生于纵隔的任何部位,以前纵隔较多,其次为后纵隔。血管瘤较多呈圆形,轮廓清楚、光滑,也有呈浸润性生长,肿块没有清楚的边界。如在质量良好的胸片或体层摄影片上看到肿瘤内有静脉石影,是血管瘤的特征性表现,可以确定诊断。血管造影通常不能使肿瘤实质显影。

2. **CT**　CT 比普通 X 线检查能更清楚地显示病灶,大多数病变呈边缘清楚的肿块影,仅少部分与周围结构分界不清或呈弥漫浸润。平扫时肿块密度不均匀,部分患者肿块内可见小点状钙化或静脉石,偶尔肿块内可见脂肪密度影。增强后呈典型的不均匀强化,强化可呈多灶性或弥漫性,也可呈中央型或外围型强化,肿块内也可见强化的血管腔,在动脉期即能显示与纵隔血管一样强化。

十四、纤维瘤

【概述】

发生于纤维组织的肿瘤,包括纤维瘤(fibroma)和纤维肉瘤都很罕见。可发生于纵隔的任何部位。肿瘤通常形成局部的肿块,轮廓清楚。

【影像学表现】

1. **普通 X 线检查**　纤维瘤和纤维肉瘤都没有特征性表现。在纵隔内没有特殊好发部位。肿块通常轮廓清楚,向纵隔的一侧凸出,没有钙化。良性和恶性纤维瘤都可并发胸腔积液。

2. **CT**　纵隔纤维瘤在 CT 上也没有特点,表现为密度均匀的软组织肿块影,边缘清楚。

十五、精原细胞瘤

【概述】

纵隔原发性精原细胞瘤(seminoma)很少见,发生自前纵隔迷走的胚细胞。基本上仅见于男性青年,也有报道发生于女性者。肿瘤的细胞和组织与睾丸精原细胞和卵巢无性细胞瘤相同。肿瘤可有完整的包膜,也可局部侵犯和远处转移。

【影像学表现】

1. **普通 X 线检查**　精原细胞瘤位于前纵隔,常呈分叶状,向纵隔的一侧或双侧凸出,与恶性畸胎瘤不易鉴别。精原细胞瘤对放疗和化疗都很敏感。

2. **CT**　典型的精原细胞瘤呈密度均匀、边缘光滑或分叶状的较大软组织肿块。其内有时可见小低密度灶,偶也可见环状或小灶性钙化,肿块周围脂肪层可模糊。部分患者可出现胸腔积液或心包积液,引起转移可出现局部淋巴结增大和骨骼转移。

十六、原发性绒毛膜癌

【概述】

原发性绒毛膜癌(primary choriocarcinoma)为发生自纵隔胚细胞的肿瘤。较精原细胞瘤更为少见,为恶性程度很高的肿瘤。较多见于男性青年。肿瘤呈圆形,分叶状,有时可有薄的包膜。肿瘤生长迅速,常有胸部症状,包括胸痛、咳嗽、咯血。乳房呈女性型。

【影像学表现】

1. **普通 X 线检查**　肿瘤常发生于前纵隔,分叶状,向纵隔一侧或双侧凸出,无特征性。

2. **CT**　CT 显示肿块密度不均,其内可见边缘不清的低密度灶,可能是继发于坏死、出血或囊样变的缘故,有时肿块内可见钙化。肿块常呈浸润性,周围脂肪层模糊,有时可见毛刺。

十七、胸导管囊肿

【概述】

胸导管囊肿(thoracic duct cyst)极为罕见。囊肿为胸导管的局部扩大所形成,与胸导管相通,囊内为淋巴液。可发生于胸导管的任何一段,因而可位于后纵隔的中下部或中纵隔的上中部。囊肿可以长到相当大的体积,压迫纵隔使其移位,也可压迫气管导致呼吸困难。

【影像学表现】

1. **普通 X 线检查**　囊肿呈圆形,轮廓清楚、光滑,密度均匀。淋巴管造影时囊肿显影可确立诊断。

2. **CT**　呈后纵隔囊性肿块影。

十八、髓外造血

【概述】

长期严重溶血性贫血的患者,可在胸椎椎体旁形成肿块状病变。这可能是长期严重贫血引起骨髓外代偿性造血功能亢进所致,因此称为髓外造血(extramedullary haematopoiesis)。多见于儿童母红细胞性贫血(地中海贫血)、遗传性球形红细胞增多症、镰状细胞贫血等。这些椎体旁肿块的来源还不清楚,可能是椎体或肋骨骨髓从小的骨皮质缺损疝出,也可能是来源于淋巴结或单核吞噬细胞系统。

【影像学表现】

1. **普通 X 线检查** 髓外造血在胸椎椎体旁形成轮廓清楚的圆形或椭圆形阴影。双侧多发性病变较多见,也可为单个病变。病变可分布于第 2~11 胸椎,但以下段胸椎较多见。肿块呈实质性,无钙化现象。

2. **CT** CT 显示椎体旁软组织肿块影,通常呈多发性和对称性,肿块呈分叶状的均匀软组织密度影像,有时其内可见脂肪密度灶,而且经治疗后脂肪影可增大。根据临床上有长期严重贫血,影像学上呈椎体旁多发对称软组织肿块影,可以诊断。

十九、纵隔肿瘤的鉴别诊断

纵隔肿瘤的鉴别诊断在叙述各种肿瘤时已分别提到,现再作补充如下。

(一)主动脉瘤

纵隔肿瘤需与胸主动脉瘤鉴别。主动脉瘤好发于主动脉升部、弓部和降部上段。主动脉弓部和弓部前段的动脉瘤需与前纵隔肿瘤(如胸腺瘤、畸胎瘤)鉴别。主动脉弓部后段和降主动脉的动脉瘤需与后纵隔的肿瘤(神经源性肿瘤)鉴别。

升主动脉的动脉瘤在升主动脉的右侧或左侧向外凸出,也可以向左右两侧凸起。主动脉弓部的动脉瘤往往为动脉壁的一侧局部向外膨出呈圆形肿块。动脉瘤常由于动脉硬化所产生,因此常见主动脉弓明显伸展、迂曲。动脉瘤的轮廓清楚,瘤壁常有钙化。较大的升主动脉瘤可以呈明显右上纵隔增宽。升主动脉的基底部可因有主动脉炎而管壁扩大。降主动脉部的动脉瘤,位置较神经源性肿瘤略为偏前。神经源性肿瘤紧贴脊柱旁沟,后缘重叠于椎间孔。降主动脉瘤的后缘往往重叠于椎体,可以造成胸椎椎体的压迫性骨质缺损。观察肿瘤的轮廓和主动脉壁的关系,对鉴别主动脉瘤或纵隔肿瘤有帮助。主动脉瘤表现为肿块在各种方向观察下均与主动脉壁紧密联系不能分开,肿块的边缘与主动脉壁连贯,与主动脉瘤边缘交界处的主动脉壁有被动脉瘤牵引而随之向外膨出的现象。动脉瘤的基底部紧贴主动脉壁,并且在动脉瘤的基底部一般不应看到主动脉壁的边界。

纵隔肿瘤紧贴于主动脉壁上者鉴别比较困难,应注意重叠于肿瘤基底部的主动脉壁的轮廓,与肿瘤边缘交界处主动脉壁没有被动脉瘤牵引向外膨出的现象。

CT 增强扫描和 MRI 均能清晰显示其血管特性,明确诊断为动脉瘤,是诊断动脉瘤的首选无创性检查方法。

(二)膈疝

胸骨旁疝可于右侧心膈角区形成肿块阴影。肝脏、大网膜、肠道均可进入疝囊内。疝囊内容物为肝脏或大网膜即呈实质性软组织影或脂肪影,如为肠道则可见气体或液体。钡餐检查见肠道进入疝囊内,钡剂灌肠见横结肠中段向右侧心膈角区易位成角或见结肠直接进入疝囊内均可明确诊断。

位于膈上心脏后的囊性阴影,可能为食管裂孔疝。较大的食管裂孔疝可于胸片上发现膈上有囊性阴影并通常有空气和液平面出现。食管钡餐显示疝入膈上的胃底部及其与食管下端的关系,即可明确诊断。

(三)椎旁脓肿

胸椎结核形成的椎旁脓肿通常为双侧性,也可一侧较为显著而另一侧不显著。注意椎旁脓肿处椎间隙的变窄和胸椎椎体的破坏,诊断通常很明确,不易误诊为纵隔肿瘤。少数病例椎体的破坏和椎间隙变窄均不很明显而椎旁脓肿却表现较为突出,误诊为纵隔肿瘤。这种情况往往发生于临床作为纵隔肿瘤摄胸片而没有进一步摄脊柱片,是导致误诊的主要原因。与后纵隔的神经源性肿瘤比较,椎旁脓肿略为偏前,位于椎体旁或椎体前,位于椎体前的脓肿可压迫食管使其向前移位。神经源性肿瘤原发于脊柱旁沟,向前紧贴于椎体旁,但不延伸至椎体前,因而神经源性肿瘤不易压迫食管使其向前移位。CT 增强扫描或 MRI 对椎旁脓肿的诊断较容易。

(陈启航)

第九章

膈 的 疾 病

第一节 膈 疝

　　腹腔及腹膜后器官或组织可通过先天性或后天性膈肌薄弱区或外伤性破孔疝入胸腔形成膈疝（diaphragmatic hernia），最常见的非外伤性膈疝是食管裂孔疝（hiatus hernia），少见的是胸腹裂孔疝（pleuro-peritoneal hiatus hernia，Bochdalek's hernia）及胸骨旁疝

（parasternal hiatus hernia，Morgagni's hernia）。

一、食管裂孔疝

【概述】

　　食管裂孔疝形成的原因部分归结于先天性食管裂孔的薄弱，但一些后天性的因素亦起着重要作用，如怀孕、肥胖、便秘、剧咳等。发病年龄高峰在 60 岁以上。大部分食管裂孔疝的患者无临床症状，常由胸

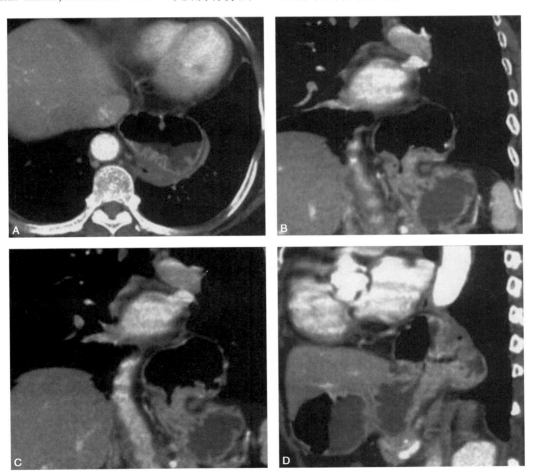

图 5-9-1　食管裂孔疝

A. CT 增强扫描横断面图，显示胸主动脉左旁类肿物影，其内可见气-液平面，为胃疝入胸腔所致；B、C. CT 增强扫描冠状位重建图；D. CT 增强扫描矢状位重建图，清楚显示部分胃通过食管裂孔疝入胸腔

片或上消化道造影检查发现异常,可出现胸骨后烧灼痛,最典型的为饭后或平躺时出现症状。

【影像学表现】

胃是最常见的疝入器官,胸片上常见心影旁肿物,其中常可见有气体或气-液平面,但有时确诊需要行上消化道造影检查或 CT 扫描。偶尔疝入的器官或组织较大,在胸片上极像一个肺内肿物;有时疝入的胃可发生扭转并在后纵隔形成一肿物;疝入的器官可发生嵌顿及胃绞窄时,可出现急性上消化道症状。

除胃以外,疝入的内容物还可以是横结肠、胰腺假性囊肿、大网膜或肝脏,腹水亦可以通过裂孔从腹腔进入后纵隔,这些可以在 CT 上被很好地显示(图 5-9-1)。

二、胸腹裂孔疝

【概述】

是出生婴儿中最常见的膈疝,且病情常常十分严重;在出生婴儿中的发病率为 1/2 200,好发生于左侧(90%),是由于横膈和背侧系膜于胸腹膜未完全融合形成,裂孔部位在膈肌的腰肋部之间,胸腹裂孔大小不一,较大膈疝,胃、左侧结肠、小肠与脾均可由此进入胸腔,致左侧肺膨胀不全,纵隔及心影向健侧移位,并可影响健侧肺膨胀。在临床上大的膈疝可有呼吸困难、发绀和呕吐等。

小膈疝更多见于成年人而非婴儿,可无任何临床症状,常在体检时才发现,且随着年龄增长,发病率上升,提示发病与后天因素相关。

【影像学表现】

可见一侧胸腔密度增高阴影,若为消化管疝入胸腔时,阴影密度不均匀,其内可见含气消化管。阴影占据胸腔的范围决定于腹腔内脏器进入胸腔的多少。胃、左侧结肠与小肠大部分进入胸腔时,阴影可占据左半侧胸腔;若仅脾一部分进入胸腔时,于左侧膈上可见长椭圆形密度均匀、边缘清楚阴影,在临床上可无症状。消化管疝入胸腔时,借助于消化道钡餐造影或 CT 可以确诊。脾疝可采用 B 超或 CT 检查确诊。CT 冠状位及矢状位重建可更好地显示膈肌的缺损处(图 5-9-2)。

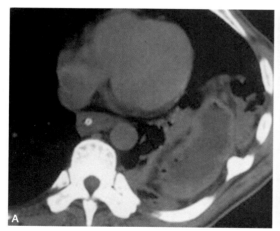
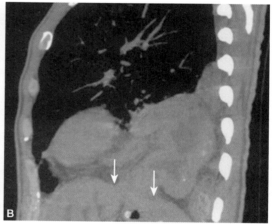
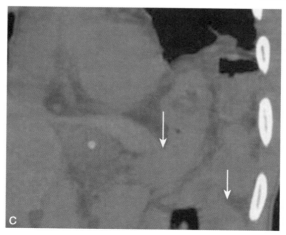

图 5-9-2　胸腹裂孔疝

A 为 CT 平扫横断面图,显示疝入胸腔的肠管;B 为 CT 平扫矢状位重建图,C 为 CT 平扫冠状位重建图,两者清楚显示膈肌裂孔大小及疝入胸腔的肠管腹裂孔疝的影像表现与外伤性膈疝相似,但前者无外伤史且发病部位恒定。还需与膈下高位肾及胸腔异位肾鉴别,借助于 CT,则不难做出诊断。

三、胸骨旁疝

【概述】

胸骨旁疝(parasternal hiatus hernia)是一种不常见的膈疝。腹腔脏器通过肋三角区疝入胸腔,好发生于右侧。结肠右侧、小肠、大网膜、胆囊及肝脏均可通过胸肋三角区进入胸腔。缺损虽然是先天性的,但常在中年以后出现临床症状被发现,因此胸骨旁疝的发生与一些后天因素如肥胖、过度用力、外伤等造成的腹压增加有关,因此患者多为肥胖的中年妇女。与胸腹裂孔疝不同的是多数病例可形成腹膜囊,其内容物通常是大网膜,有时是肝脏或肠管,少见的内容物可以是充满结石的胆囊、胃等。季肋部不适是较常见的临床症状,有时兼有肩背部痛疼,少数还可有腹痛、腹胀及呕吐等症状. 多数无任何临床症状。

【影像学表现】

在胸部正位片上于右膈上或右心膈角处可见密度增高阴影,且边界清楚、光滑。若为消化管疝入胸腔时,阴影密度不均匀,其中可见含气消化管影;若系结肠疝入,钡灌肠检查或 CT 扫描均可提示,行钡灌肠可见倒置的"V"形或"U"形横结肠影像;大网膜疝或肝疝时,可见半圆形、边缘清楚、密度增高阴影,在侧位胸片上,上述阴影位于前肋膈角,借助于胸部 CT 检查,根据 CT 值可鉴别大网膜疝或肝疝。

胸骨旁疝的特点是发病部位恒定,疝孔较小,无其他特征,诊断时应与心包囊肿、心包脂肪垫、纵隔肿瘤等鉴别。

四、外伤性膈疝

外伤性膈破裂,腹腔脏器如胃、结肠、小肠及肝等通过膈破裂部进入胸腔,此为外伤性膈疝(traumatic diaphragmatic hernia)。影像表现依据破孔大小、疝内容物的不同而表现各不相同,与胸腹裂孔疝的影像表现相似。

第二节 膈 膨 升

【概述】

膈纤维先天性减少或后天性萎缩,可使膈一部分或全部向胸腔膨出称膈膨升(diaphragmatic eventration)。见于任何年龄,以中老年较常见,男性较女性多见。左右侧膈均可发生,一侧膈全部膨升多见于左侧,限局性膈膨升多见于右侧膈内前方。一般为单侧

发生,也可两侧同时发生。有时与膈麻痹难以鉴别。限局性膈膨升或一侧膈轻度膨升可无任何临床症状,一侧膈膨升高达第三前肋水平以上时,有时可有呼吸困难、胸痛、上腹部不适感及呕吐等。新生儿由于膈膨升可压迫心脏,引起纵隔摆动而出现呼吸困难及发绀等。

【影像学表现】

膈膨升多发生膈的一侧,左侧多见;可见患侧膈升高,膈穹窿部凸度增加,膈肌光滑完整,此征象在 CT 多平面重组图上或 MRI 多平面图上显示得尤为清楚;呼吸气时膈穹窿的形态无明显变化,横膈运动减弱多见,但运动完全消失少见;膈膨升可合并盘状肺不张或胃扭转。

膈膨升的诊断多无困难。对于局限性膈膨升,通过 CT 或 B 超检查可与膈肌肿瘤、膈疝相鉴别,膈膨升时,在升高的腹腔脏器、大网膜或腹膜后脂肪之上仍可见变薄的但连续的膈肌。

第三节 膈 下 脓 肿

【概述】

横结肠及其系膜将大腹腔分为结肠上区和结肠下区,结肠上区亦称为膈下区,脓液积聚在一侧或两侧膈下、横结肠及其系膜的间隙内者,通称为膈下脓肿(subphrenic abscess)。患者平卧时膈下部位最低,急性腹膜炎时脓液易于积聚于此,细菌亦可由门静脉和淋巴系统到达膈下。膈下脓肿一旦形成,可出现明显的全身症状及局部症状,且可通过淋巴引起胸膜和肺的反应,脓肿可穿破到胸腔形成脓胸。

多数病例诊断并不困难,但由于抗生素的应用,使有些病例的表现不典型,可能会误诊为肿瘤。膈下脓肿多见于术后,也可见于免疫功能低下、肠道炎性病变、胆道或尿道梗阻、内脏穿孔等。

在膈下脓肿的影像检查方法中,平片为了确定脓肿的部位和大小采用多种体位检查,敏感性较低;B 超和 CT 检查对于膈下脓肿的诊断价值较高,并可实时穿刺引流,B 超在显示肝周、脾周、肾周病变时十分灵敏,且可实施床边检查;CT 在检出腹腔脓肿时更加常用,可提出准确诊断,显示解剖部位。影像学的作用是提出肯定诊断,并明确是局限性病灶还是弥漫性病变,原发病变或继发性变化,如内脏穿孔、胰腺炎、腹膜炎、术后改变等亦能在 CT 上明确显示。

【影像学表现】

1. 脓腔气影或软组织肿块 平片上,右肝上间隙脓肿常出现脓腔气影,右肝下间隙主要表现为软组织肿块。CT 上脓肿常表现为中心低密度脓腔形成,脓

腔壁厚且强化明显,脓液的密度与水接近,但由于含有高蛋白成分和细胞碎屑,CT 值可达 30~40Hu,静脉注射造影剂后脓液无强化(ER5-9-1)。脓肿内可见斑点样气体影。脓肿可以单发,也可以多发,CT 可以显示准确的解剖部位,便于穿刺引流术的实施。

ER5-9-1 膈下脓肿

2. **脏器移位** 脓肿较大时可引起相邻脏器移位,右肝上间隙脓肿,可使右膈普遍升高,肝下移及右腹部膨出。左肝下间隙脓肿,可使胃窦受压移位。左肝上间隙-胃肝陷凹脓肿可使左膈上移,胃底和胃小弯受压移位。胃脾陷凹脓肿可使左膈肌上移。胃底、胃体大弯和胃前壁受压致胃向内后移位。左肝上后间隙一脾肾陷凹脓肿可使左膈后部向上移位,胃底与左膈间距离增宽,脾下移。

3. **炎症征象** 炎症可表现为相邻腹脂线增宽、密度增高、边界模糊甚至消失;软组织肿胀增厚、层次不清;胸腔积液、肺底炎症、小叶性肺不张、膈运动减弱;脊柱凸向健侧;肠充气扩张。

4. **原发灶征象** 主要有急性腹膜炎、急性胰腺炎、急性阑尾炎、蛔虫肠穿孔,还可有肋骨骨髓炎等。

第四节 膈 肌 肿 瘤

【概述】

膈肌肿瘤(tumors of diaphragm)极为罕见。膈肌病变可分为:①良性肿瘤;②原发恶性肿瘤;③继发恶性肿瘤;④囊肿;⑤炎性病变;⑥子宫内膜异位症。在良性肿瘤中脂肪瘤最常见,肌纤维瘤、神经纤维瘤、血管纤维瘤较常见。在原发恶性肿瘤中以纤维肉瘤比较常见,横纹肌肉瘤、平滑肌肉瘤、纤维肌肉瘤、纤维血管内皮肉瘤、神经纤维肉瘤、多形细胞肉瘤、梭形细胞肉瘤及混合细胞肉瘤均少见。继发恶性肿瘤可以是邻近肿瘤的直接侵犯,也可以由血液循环或淋巴道转移而来,前者更为多见,原发病变器官可以是肝、肺、结肠、胃、胰腺、肾、肾上腺,也可以是恶性淋巴瘤、间皮瘤侵犯膈。

在膈肌肿瘤的诊断中,除常规及胸部正侧位片以外,CT,MRI 冠状位、矢状位成像对于显示肿瘤与膈肌的关系亦很有优势,已取代大部分有创检查。疑为肝病变时,可进行 B 超、CT 或 MRI 检查,可与膈病变进行鉴别;怀疑脾脏、左侧腹腔病变或腹膜后肿瘤时,可进行胃肠造影、超声、CT 等检查。

【影像学表现】

1. **膈肿物形状** 呈扁丘状或卵圆形阴影,密度均匀,边缘清楚,在透视下令患者呼吸时,可见膈肿物随横膈上下运动,与横膈不能分开。膈转移瘤也可呈盘状或扁丘状,其表面呈浅波浪状。膈原发性肿瘤可呈半球形,表面可呈凹凸不平表现。

2. **膈肿物密度** 胸部 CT 扫描时,根据膈肿物 CT 值可以鉴别囊性、脂肪性或实性肿物。膈囊肿为囊性,CT 值为 ±10Hu。膈脂肪瘤的 CT 值在 −50Hu 以下,大部分膈实性肿物 CT 值为 40~50Hu。

膈肌肿瘤需要与膈包虫、肝疝、脾疝、限局性膈膨升鉴别。膈肿物钙化常见于包虫,肝疝和脾疝时,CT 扫描显示肿物与肝或脾相连。

(黄遥 吴宁)

第十章

胸 部 外 伤

胸部外伤（injury of chest）比较常见，车祸、挤压伤、挫伤、刀伤、火器伤及爆炸伤均可引起胸壁软组织、肋骨、胸骨、胸膜、肺、气管、支气管、纵隔及膈的损伤。由于暴力作用的情况不同，所引起胸部损伤的部位和程度也不同。影像学检查对于确定胸部损伤的部位和严重程度具有重要作用。胸片和 CT 是主要的检查方法。

一、骨折

（一）肋骨骨折

肋骨骨折（fracture of rib）在胸部外伤中比较常见，常为胸壁钝伤所致。

一般为多发肋骨骨折，也可为单发肋骨骨折，或是同一肋骨的双骨折。第 3~10 肋骨腋段及背段是好发部位（ER5-10-1）。不全骨折、无显著错位和骨折线不明显的骨折及膈下肋骨的骨折不易发现。发生于腋段的肋骨骨折亦易被遗漏。肋骨骨折常伴发广泛皮下气肿、气胸、纵隔气肿及肺出血，也可使肋骨骨折显示不清楚，在诊断时应引起注意。第 1、2 肋骨由于受锁骨和肩胛骨保护较少发生骨折。第 1、2 肋骨发生骨折是胸部严重创伤的标志，可有 2% 的患者发生支气管断裂。

ER5-10-1　胸部外伤

注意临床症状，根据压痛部位，仔细逐肋观察或增加斜位片可减少误诊或漏诊。多层螺旋 CT 肋骨的三维重建有助于肋骨骨折线的显示和判断骨折错位情况。

（二）胸骨骨折

胸骨骨折（fracture of sternum）较少见。直接暴力常是胸骨骨折的原因，如车祸，驾驶盘撞击司机胸骨。胸骨骨折可为胸骨体横形或斜形骨折，也可为胸骨柄与胸骨体软骨联合处分离，侧位胸骨片较易发现胸骨骨折。直接暴力引起胸骨下段后移，间接暴力使胸骨上段后移。椎体弯曲使胸骨"屈曲"变形。胸骨的 CT 三维重建有助于骨折的诊断。

二、气胸及液气胸

（一）气胸

【概述】

空气进入胸膜腔内称为气胸（pneumothorax）。胸壁穿通伤、胸部手术及胸腔穿刺均可引起胸膜损伤而发生气胸。胸壁开放性外伤时，胸膜腔与外界相通，由于胸膜腔内压等于大气压力，患侧肺可完全萎陷。胸膜破裂处形成活瓣性阻塞时，气体进入胸膜腔只进不出或进得多出得少，使胸腔内气体逐渐增多，压力增大形成张力性气胸。

【影像学表现】

1. 普通 X 线检查　肺被气体压缩，于壁胸膜与脏胸膜之间形成气胸区，或称为气胸带。此区无肺纹理，气胸带的宽窄决定于胸腔内气体量的多少，少量气胸时，气胸带呈线状、带状，呼气时显示较清楚，肺轻度被压缩。诊断气胸时应注意不要把皮肤皱褶误认为压缩肺边缘。大量气胸时，气胸区可占据肺野的中外带，内带为压缩的肺，呈密度均匀软组织影像。壁胸膜与脏胸膜粘连时，可形成局限性气胸。大量气胸时可使纵隔明显向健侧移位，膈向下移位。张力性气胸表现为大量气胸，肺部受压显著。不能仅根据一次胸片提出张力性气胸诊断，应根据胸片动态变化及临床症状作出诊断。

2. CT　气胸表现为肺外围部位的带状无肺纹理区，透亮度增高，其内侧可见被压缩肺的边缘，以细线状弧形的脏胸膜影像为界，与胸壁平行。根据气胸量的不同，肺组织有不同程度的受压萎陷，严重气胸时整个肺被压缩成球状，位于肺门处。气胸常引起纵隔向对侧移位,同侧的横膈下降。

(二)液气胸

【概述】

胸膜腔内液体与气体同时存在为液气胸(hydropneumothorax)。外伤引起的肺撕裂、气胸合并肋间血管破裂时可发生血胸或血气胸,手术后及胸腔穿刺后也可产生液气胸。立位胸部摄片可见横贯胸腔的液平面,液体上方有时可见被气体压缩的肺组织。液体较少时,仅于肋膈角部位可见液平面。气体较少时,只见液平面而看不见气胸征象。

【影像学表现】

CT检查可见液气胸由于重力关系,液体位于背侧,气体位于腹侧,可见明显的液气平面及萎陷的肺边缘。

三、肺挫伤

【概述】

胸部受到直接外力撞击或气浪冲击均可引起肺挫伤(contusion of lung)。由于肺挫伤引起肺泡腔内有水肿液及血液渗出,并可进入血管或支气管周围的肺间质内。

【影像学表现】

普通X线检查及CT　可呈范围不同的不规则斑片状或大片状阴影,密度中等,边缘模糊。支气管与血管周围漏出液及出血可表现肺纹理边缘模糊。这种改变多发生在直接暴力部位,气浪冲击伤两肺均可发生。于受伤即刻或伤后6h左右出现,伤后48h开始吸收,3~4天左右可完全吸收。吸收较慢者可于1~2周后完全吸收。

四、肺撕裂伤和肺血肿

【概述】

肺撕裂伤和血肿(laceration and hematoma of lung)多由胸部钝伤及震荡伤引起,肺撕裂发生在肺外周胸膜下肺组织时,可形成薄壁囊肿,或称为假囊肿。囊肿内可有血液进入,形成气液囊肿,或被血液充实的肺血肿。受伤后常因肺挫伤漏出液或出血遮盖而不能显示,待漏出液或出血吸收后囊肿方可显出。

【影像学表现】

普通X线检查及CT　肺撕裂伤形成的囊肿为含气薄壁空腔,含有液体的空腔有气-液平面(图5-10-1)。肺血肿可呈边缘光滑、清楚、密度均匀囊状阴影。肺撕裂伤吸收缓慢,需数周或数月。X线胸片复查可动态观察病变愈合过程。

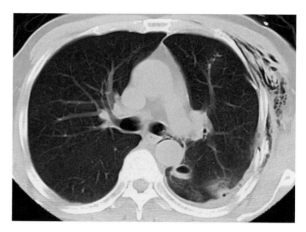

图 5-10-1　左肺撕裂伤

左侧肋骨骨折、皮下气肿。左肺撕裂伤,形成囊状影像

五、外伤性支气管裂伤

【概述】

外伤性支气管裂伤(laceration of trachea and bronchus)主要发生于胸部闭合性外伤,如胸部撞伤和挤压伤。多见于交通事故或其他严重事件。裂伤常发生在主支气管,右侧多见,常位于隆突下2.5cm以内。急性期主要表现为大量气胸、纵隔气肿和皮下气肿、肺不张、肋骨骨折。如果患者未能得到及时治疗,病变晚期,病变支气管断端闭合,引起一侧肺不张,合并胸腔感染及脓胸。

【影像学表现】

普通X线检查及CT　外伤性支气管裂伤主要采用X线胸片检查。严重的裂伤可表现为皮下气肿、纵隔气肿及气胸。气胸是病变早期的主要表现,由于支气管断裂处气体持续地溢出,引起广泛的纵隔气肿、大量气胸、皮下气肿及严重的肺不张。经闭式引流肺脏仍不能复张。气体从纵隔进入到颈深部组织间隙内形成颈深部气肿,在颈部侧位相上显示清楚。立位胸片可见被气胸压缩的肺由于支气管断裂失去支持而下垂到胸腔的底部,称为"肺下垂"征,此征为支气管完全断裂的重要征象。卧位投照被压缩的肺向外移位,与纵隔之间存在一定的距离。有时在平片上可见到主支气管气像的不连续及气柱断端。

外伤性支气管裂伤的患者常合并第1、2肋骨骨折。上部肋骨骨折表明胸部损伤的严重程度。未经有效治疗者当合并肺不张及感染后,一侧胸部普遍密度增高,纵隔向患侧移位。根据典型的外伤及X线表现,可及时获得影像诊断。

六、纵隔气肿与血肿

【概述】

胸部闭合性外伤时,由于压力突然增高,使肺泡破裂,气体进入肺间质,再经肺门进入纵隔内,发生纵隔气肿(mediastinal emphysema)。气管或食管破裂常并发纵隔气肿。纵隔内气体进入颈部或胸壁可形成皮下气肿。X 线上于纵隔两旁可见平行于纵隔的气带阴影,心影两旁尤为明显,纵隔胸膜被推向外侧,呈线条状阴影。侧位胸片示气体位于胸骨后方,将纵隔胸膜向后推移,呈线状阴影。

【影像学表现】

纵隔血肿的 X 线及 CT 表现决定于出血量,纵隔内少量出血,可无异常影像表现。纵隔对称性向两侧增宽或局部出现软组织肿块,表示出血量较多。

七、外伤性膈疝

【概述】

腹腔脏器经外伤性膈破裂孔疝入胸腔,称为外伤性膈疝(traumatic diaphragmatic hernia)。直接暴力或间接暴力均可引起外伤性膈破裂,间接暴力引起的膈疝多位于左侧,因右侧膈受肝的保护,但严重的外伤常可同时有肝破裂。直接暴力可见于子弹伤、刀伤引起的膈疝,发生膈疝的部位与暴力作用的部位一致。疝入胸腔的内容物取决于裂口的大小与部位。疝入内容物可为胃与结肠,也可为大网膜、小肠及脾等。

【影像学表现】

腹腔脏器通过破裂的膈疝入胸腔时,影像学检查可造成横膈升高的假象,吸气时健侧膈下降,腹压增加,因而疝入胸腔的腹部脏器向上移动,呼气时,健侧膈上升,腹压减低,疝入胸腔的腹部脏器又向下移动,此种表现并非横膈矛盾运动。当见到含气消化管疝入胸腔时,诊断比较容易。

(李铁一　马大庆)

第十一章

胸部手术后的改变及并发症

胸部手术后 X 线检查,可了解手术后情况,有无并发症,对于进一步治疗具有重要意义。一般采用胸部透视或胸片即可满足诊断需要,诊断有困难时,可采用胸部 CT 检查。

第一节　胸部手术后的改变

根据解剖部位,胸部手术可分胸壁手术、肺切除手术、纵隔及气管手术。平片的价值有限,CT 可以很好地显示正常或异常的术后改变。

(一) 胸壁手术

1. 乳腺癌根治术　乳腺癌根治术后由于一侧胸壁软组织被大量切除,在胸片上显示两侧肺野透明度不同,手术侧肺野透明度普遍增高,并在锁骨下可见胸壁软组织的凹陷边缘及皮肤反褶阴影。CT 可显示软组织的缺损、手术切口及其他术后改变如术区积液等。

2. 胸廓成形术(thoracoplasty)　胸廓成形术是使肺组织压缩,达到治疗目的。胸片上可见一侧胸部多根肋骨残缺,胸廓塌陷,胸膜肥厚,肺被压缩。

(二) 肺段、肺叶或一侧肺切除手术

肋骨部分缺失,通常是第 5 和/或第 6 肋骨,经过一段时期后,从肋骨残端可见再生细小畸形肋骨,有时肋骨未被切除而是分离移位,此时可能会造成肋骨骨折。肺叶肺段切除后,剩余正常肺快速膨胀,充填空间,可有少量积气及积液,纵隔和膈肌可轻度移位。一侧肺切除术后,胸腔为液体逐步充填,经过一段较长时间,通常需要数周至数月,积液部分或完全吸收,积液完全吸收者,纵隔明显向患侧移位,膈升高,健侧肺发生代偿性肺气肿,有时可发生纵隔疝,患侧胸廓塌陷,胸膜(包括纵隔胸膜)明显增厚;积液部分吸收者,上述改变的幅度变小。

(三) 纵隔手术

因心脏大血管病变、纵隔病变而手术者,胸骨劈开术后改变,有时可见高密度金属固定钉,术后 2~3 周内,胸骨周围可见软组织水肿或血肿,术后 1 周内,纵隔内可见少量积气。

食管癌切除术后,可见胸腔胃及液气胸表现,大部分是左侧胸胃,CT 上显示吻合口、胸胃多位于脊柱左旁,毗邻降主动脉,左侧膈肌脚有时会发生移位。

第二节　胸部手术后的并发症

胸部手术后引起的病变称胸部手术后并发症,影像检查是发现手术后并发症不可缺少的方法。大部分术后并发症发生在 10 天以内,如肺不张、肺水肿、支气管胸膜瘘、脓胸、肺炎、肺栓塞等。

(一) 肺不张及余肺膨胀不全

肺不张是术后最常见的并发症,最主要的原因是痰栓,其他原因可有膈神经麻痹、疼痛等。常发生于术后 2~3 天内,右上叶和右上中叶切除术后的患者中发生率最高,可发生叶或一侧肺不张。影像学表现如下:肺叶或一侧肺不张实变,较少见,多见征象为片状密度增高影,边界不甚清楚,肺体积轻度变小,另外尚可见盘状肺不张;CT 上可见支气管内软组织密度影,让患者咳嗽后复查,支气管内阴影消失;如果短期内进行复查,肺不张影可因肺内通气膨胀而恢复正常,据此可诊断痰栓阻塞支气管所致肺不张。

肺叶切除术后,余肺不能完全扩张充满胸腔,可遗留下胸腔内残腔。术后胸腔感染、胸膜粘连、肺炎、胸水都可是余肺膨胀不全的原因。

(二) 肺水肿

肺水肿是较为严重的并发症,在行肺切除手术的患者中发病率约为 2.5%~5%,死亡率较高,可达 80%~100%。术后肺水肿的诊断需首先排除其他诊断,如吸入性肺炎、细菌性肺炎、心力衰竭、血栓栓塞、支气管胸膜瘘等才能做出诊断。在一系列的胸片上,严重的肺水肿表现与急性呼吸窘迫综合征类似但无肺泡的毁损,可见肺门周围实变影,实变影中有时可见通气支气管,其他表现还有 Kerley 线、支气管壁增

厚、血管壁模糊等。

（三）肺炎

其发生率在2%~22%不等,最常见的是吸入性肺炎及肺不张合并细菌性肺炎。影像学表现如下:一侧肺或双肺可见斑片状、边缘模糊阴影,而大叶实变则较少见。CT表现为小叶中心性阴影、泛小叶性阴影、支气管血管束增厚,呈斑片状或区域样分布;病变迁延或细菌毒力强,可形成坏死性肺炎,可见大片实变区及磨玻璃密度区,患肺体积扩大。

（四）支气管胸膜瘘

在肺切除术后的病例中,大约2%可能发生支气管胸膜瘘(bronchopleural fistula),其死亡率极高(30%~70%),由于支气管断端组织坏死或缝合处裂开,均可发生支气管胸膜瘘,在手术范围较大、支气管断端肿瘤复发、术后放疗、糖尿病等病例中,发生率上升。术后10天内突然出现呼吸困难和痰血,应警惕支气管胸膜瘘的发生。

CT扫描(尤其≤2mm薄层CT扫)优于胸片,更易于显示和评估支气管胸膜瘘。下述影像学征象有助于诊断:积液增多;吸气时纵隔向健侧移位;因气体经

支气管溢出,剩余肺发生实变;气体持续性或进行性增多,气体突然出现在原有胸腔积液中;进行性皮下、纵隔气肿。

（五）食管胸膜瘘

食管胸膜瘘(esophageal-pleural fistula)发生于食管切除术、食管扩张术后。CT扫描无需患者太多配合,可同时显示纵隔及胸膜病变,甚至在造影阴性时仍可显示瘘形成,因此CT扫描优于食管造影及胸片。食管胸膜瘘的影像表现为:纵隔增宽,可有积气、软组织肿胀等;胸腔积液;液气胸;食管造影或CT扫描显示口服造影剂漏入胸腔;肺部炎症(图5-11-1)。

（六）脓胸

少见的并发症,多发生在术后几周内,需与引流管不畅或肋间动脉出血鉴别,若胸腔积液量逐渐增多,并有发热、咳嗽及胸痛等症状,应考虑为手术后感染。

胸片的价值有限,但下述征象仍可能提示脓胸可能:积液快速增多;气-液平面或气体消失后又出现;纵隔可向健侧移位。CT扫描对诊断脓胸的价值远远高于胸片,可见积液增多,患侧纵隔胸膜凸面向内(正常

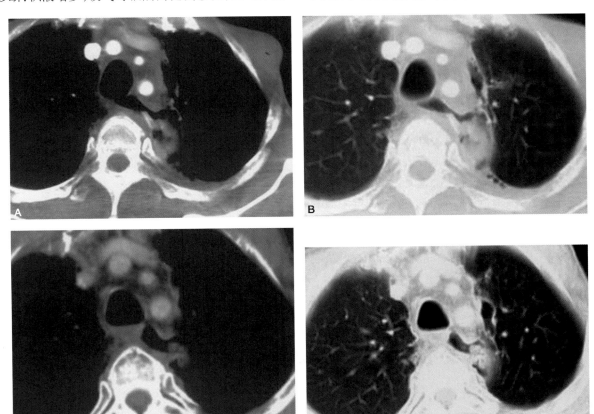

图5-11-1　食管癌术后,食管胸膜瘘

A、B.保守治疗前CT增强扫描,A为横断面纵隔窗,B为横断面肺窗,显示左胸术后改变,吻合口与胸腔相通,胸腔内可见少量气体,纵隔血管周围区域密度增高,提示纵隔炎症;C、D.保守治疗中,显示瘘口变小,胸腔内积气基本消失,同时纵隔血管周围区域密度较前降低,提示纵隔炎症较前改善

术后改变为凸面向外),可有多发气-液平面,纵隔可向健侧移位。

(黄遥 吴宁)

参 考 文 献

[1] 李铁一,吴恩惠. 中华影像医学:呼吸系统卷. 北京:人民卫生出版社,2002.

[2] 李松年. 现代全身 CT 诊断学. 北京:中国医药科技出版社,2001.

[3] 谢汝明,马大庆,李铁一,等. 肺内球形结核 CT 增强特征及其临床意义. 中华放射学杂志,2001,35(9):651-654.

[4] 赵大伟,马大庆,王薇,等. 严重急性呼吸综合征的早期 X 线及 CT 表现. 中华放射学杂志,2003,37:597-599.

[5] 马大庆. 周围型肺癌钙化征象的 CT 表现及诊断意义. 中华放射学杂志,1993,27(6):370-372.

[6] 汤钊猷. 现代肿瘤学. 2 版. 上海:上海医科大学出版社,2000:945-958.

[7] 陈炽贤,郭启勇. 实用放射学. 2 版. 北京:人民卫生出版社,2000.

[8] Muller NL,Fraser RS,Colman NC,et al. Radiologic Diagnosis of Diseases of the Chest. Philadelphia:W. B. Saunders,2001.

[9] Fraser RS. Diagnosis of Diseases of the Chest,Volume Ⅳ. 4th ed. Philadelphia:W. B. Saunders,1999.

[10] Applegate KE,Dardinger JT,Lieberml,et al. Spiral CT scanning technique in the detection of aspiration of LEGO foreign bodies. Pediatr Radiol,2001,31:836-840.

[11] Swensen SJ,Viggiano RW,Midthun DE,et al. Lung nodule enhancement at CT:multicenter study. Radiology,2000,214:73-80.

[12] Schoepf UJ,Costello P. CT Angiography for diagnosis of pulmonary embolism:State of the art. Radiology,2004,230:329-337.

[13] Wormanns D,Diederich S. Characterization of small pulmonary nodules by CT. Eur Radiol,2004,14:1380-1391.

[14] Nicolaou S,Al-Nakshabandi NA,Muller NL. SARS:Imaging of severe of severe acute respiratory syndrome. AJR,2003,180:1247-1249.

[15] Kiani B,Magro CM,Ross P. Endobronchial presentation of Hodgkin lymphoma:a review of the literature. Ann Thorac Surg,2003,76:967-972.

[16] Vassallo R,Ryu JH,Colby TV,et al. Pulmonary Langerhans'-cell histiocytosis. Medical Progress,2000,342:1969-1978.

[17] Miller WT,Miller WT Jr. Tuberculosis in the normal host:radiological findings. Semin Roentgenol,1993,28:109-118.

[18] Myers TJ,Cole SR,Klatsky AU,et al. Respiratory failure due to pulmonary leukostasis following chemotherapy of acute nonlymphocytic leukemia. Cancer,1983,51:1808-1813.

[19] Metser U,Goor O,Lerman H,et al. PET-CT of extranodal lymphoma. AJR,2004,182:1579-1586.

[20] Au V,Leung AN. Radiologic manifestation of lymphoma in the thorax. AJR,1997,168:93-98.

[21] Lee JY,Lee KS,Han J,et al. Spectrum of neurogenic tumors in the thorax:CT and pathologic findings. JCAT,1999,23:399-406.

[22] Boiselle PM,Rosado-de-Christenson ML. Fat attenuation lesions of the mediastinum. JCAT,2001,25:881-889.

[23] Kawashima A,Fishman EK,Kuhiman JE. CT and MR evaluation of posterior mediastinal masses. Crit Rev Diag Imag,1992,22:311-167.

[24] Brink JA,Heiken JP,Semenkovich J,et al. Abnormalities of the diaphragm and adjacent structures:findings on Multiplanar spiral CT scans. AJR,1994,163:307-310.

[25] Anderson LS,Forrest JV. Tumors of the diaphragm. AJR,1973,119:259-265.

[26] Goodman LR,Kay HR,Teplick SK,et al. Complications of median sternotomy:computed tomographic evaluation. AJR,1983,141:225-230.

[27] Korst RJ,Humphrey CB. Complete lobar collapse following pulmonary lobectomy. Chest,1997,111:1285-1289.

[28] Heater K,Revzani L,Rubin JM. CT evaluation of empyema in the postpneumonectomy space. AJR,1985,145:39-40.

[29] Tecce PM,Fishman EK,Kublman JE. CT evaluation of the anterior mediastinum:spectrum of disease. Radiographics,1994,14:973-990.

第六篇

乳　　腺

乳腺疾病是妇女常见病、多发病,其中半数以上为乳腺肿瘤。乳腺影像学检查方法包括乳腺 X 线摄影(mammography)、超声、MRI 和 CT 等。乳腺影像学检查目的在于:检出病变并对其进行诊断及鉴别诊断;对乳腺癌进行分期;治疗后随诊;间接评估肿瘤生物学行为及其预后。对此,不同检查方法有着不同的价值。

第一章

乳腺检查技术

第一节　乳腺 X 线检查

一、常规 X 线检查

乳腺常规 X 线检查适用于乳腺疾病诊断和乳腺癌筛查。乳腺腺体组织随月经周期而有所变化,故 X 线检查的最佳时间为月经后 1 周。常规 X 线摄影应包括双侧乳腺,以利于比对。通常常规投照位置包括内外斜位(mediolateral oblique,MLO)和头尾位(craniocaudal,CC),必要时辅以侧位(lateral)、上外-下内斜位(superolateral-to-inferomedial oblique,SIO)、外内斜位(lateromedial oblique,LMO)、局部压迫(spot compression)摄影及全乳或局部压迫放大摄影等。局部压迫点片和局部放大点片作为一个附加的投照位置,有时具有很大的诊断价值,一般在下列情况下需投照此位:一是当局部触及硬结或肿物,而 X 线片上显示局部致密,未见明显肿物影,此时宜局部加压点片,期望能暴露出被掩盖的肿物影;二是当 X 线片怀疑有微小钙化而不能完全肯定时,应做局部加压点片放大摄影,加以证实或除外钙化;三是行乳导管造影时,疑有小分支导管病变,亦宜做全乳或局部放大摄影,证实或除外导管病变。行乳腺投照的原则是使可触到的病变尽可能完全包括在胶片内;在摆位的同时应对乳房施加适当的压迫,以减少乳房的移动;使乳腺内结构距增感屏-胶片更近,以降低图像的几何模糊度;使乳腺厚度及乳腺组织更均匀,以降低胸壁与乳头之间区域的密度差以及被检查者所接受的辐射剂量,更容易确定可疑病变。加压后的乳房厚度通常以 3~5cm 左右为宜,注意加压时动作要轻柔并逐渐增压,以免引起严重不适和疼痛。

近年来数字化乳腺 X 线设备在临床中的应用日趋增多,其主要优势在于:可根据乳房的大小、压迫的厚度及致密程度自动调节投照的 X 线剂量,解决了传统乳腺 X 线摄影对致密型乳腺穿透不足的缺陷;可进

行图像后处理,根据具体情况调节对比度,并对局部感兴趣区进行放大观察等,提高了显示效果;减少了部分因技术不当、图像不满意或需局部放大而导致的重复摄片,有助于减少辐射剂量;可通过 PACS 传输,并便于远程会诊。

二、乳腺导管造影

乳腺导管造影(galactography)适用于有乳头溢液的患者。为经溢液的乳腺导管在乳头的开口注入对比剂使乳腺导管显影的 X 线检查方法。通过造影可发现乳腺导管内的变化,如导管有无扩张、截断、充盈缺损、受压移位、走行僵直、破坏、分支减少及排列紊乱等。

第二节　乳腺超声检查

患者一般取仰卧或侧卧位,在检查侧于其肩下放置一硬枕,并抬起上臂,充分暴露乳房。乳腺超声检查一般采用频率为 7.5~10MHz 的线阵型探头,检查时在乳房表面皮肤涂以耦合剂,将探头置于乳腺区顺序进行横切、纵切和斜切扫查,同时注意两侧乳腺对比观察。10MHz 以上的探头可提高成簇微小钙化的检出率,但其敏感性仍不如 X 线片。除常规二维超声检查外,乳腺彩色多普勒血流显像(CDFI)检查能够反映乳腺病变内部及周围的血流状况,对病变的诊断及鉴别诊断有一定的帮助。近年来乳腺超声弹性成像已用于临床,能够客观定量评估乳腺病变的硬度,从而为病变尤其为小病变的诊断与鉴别诊断提供了新的信息。此外,超声引导下乳腺病变定位或穿刺活检也适用于临床触诊不清而影像检查发现且难以确定良恶性的乳腺病变,可进行核芯针穿刺活检或组织切割活检。

第三节　乳腺 MRI 检查

20 世纪 70 年代末、80 年代初磁共振成像问世伊

始,即有许多学者试图利用 MRI 所具有的较高软组织对比特性发现和鉴别各种乳腺病变,但由于乳腺良、恶性病变的组织信号强度存在着很大的重叠,其结果难以令人满意。此后,MRI 各种检查技术虽有了一定程度的提高,如脂肪抑制技术的应用,但对乳腺疾病诊断的敏感性和特异性仍未能有关键性的突破。鉴于平扫 MRI 存在的问题,Heywang 等人于 1985 年首先开展将顺磁性对比剂 Gd-DTPA 应用于乳腺 MRI 诊断的研究,特别是将快速梯度回波成像序列与顺磁性对比剂同时结合应用,使乳腺癌与其他良性乳腺病变的鉴别诊断水平有了很大的提高。

乳腺 MRI 诊断准确性在很大程度上有赖于检查方法是否恰当,所用扫描成像序列及技术参数是否合理。目前,由于各医疗机构所用设备及磁场强度不同,乳腺 MRI 检查方法亦不尽相同,难以制定统一的方法,但在乳腺 MRI 检查中应遵循以下主要原则:①乳腺 MRI 检查应在磁场非常均匀的高场设备上进行;②必须采用乳腺专用线圈;③除常规平扫检查外,须采用对比剂行动态增强检查;④采用三维快速梯度回波成像技术尽可能平衡高空间分辨率和高时间分辨率两方面的要求(空间分辨率高以准确描述病变的形态学表现,时间分辨率高以评价病变动态增强后的时间-信号强度变化);⑤应用 MRI 设备的后处理功能进行多平面重组和容积再现。

乳腺 MRI 检查前应详细向患者解释整个检查过程,以消除其恐惧心理并得到患者最好的配合。由于乳腺腺体组织随月经周期变化而有所变化,因此乳腺 MRI 检查最佳时间为月经后 1 周。患者俯卧于检查床上,双乳自然悬垂于专门的乳腺相阵列表面线圈的双孔内。扫描方位一般采用横轴面及矢状面。在乳腺 MRI 检查中,最常用的成像序列包括自旋回波序列、快速自旋回波序列和梯度回波序列等。乳腺 MRI 平扫检查通常采用 T_1WI、T_2WI 和脂肪抑制 T_2WI,以观察乳腺的解剖情况,T_1WI 可以观察乳腺脂肪和腺体的分布情况,而 T_2WI 能较好地识别液体成分如囊肿和扩张的导管。扫描层厚一般不大于 5mm,无层间距。扫描范围包括全部乳腺,必要时包括腋窝。

单纯乳腺 MRI 平扫检查除能对囊、实性病变做出可靠诊断外,在对病变定性诊断方面与 X 线检查相比无显著优势,故应常规行动态增强 MRI 检查。为了满足高的空间分辨率(以准确描述病变的结构,发现小乳癌)和时间分辨率(以评价病变动态增强前后的时间-信号强度曲线变化)两方面的要求,动态增强检查应采用三维快速成像技术,它可使所有扫描层面同时激励,并在较短时间内对所有层面进行测量,进行薄层(小于 3mm)无间距扫描,行任意角度或方位图像重

建,因而不会遗漏病灶,并可获得较高的信噪比。MRI 增强检查常用的对比剂为 Gd-DTPA,所用剂量为 0.1～0.2mmol/kg,采用静脉内团注法,一般在增强后进行快速梯度回波 T_1WI 的不同时相动态扫描。动态扫描一般 1～2 次/min,延迟 7～10min。此外,为了避免高信号的脂肪组织掩盖强化的病变,脂肪抑制技术在检查中非常必要,应用脂肪抑制成像技术可使脂肪组织在图像上显示为低信号,正常腺体组织显示为中等信号,这对于异常信号病变的检出或增强扫描时强化病灶的显示较为敏感,特别是对较大的脂肪型乳腺更有价值。如所用设备不宜行脂肪抑制成像技术,则需要对增强前后图像进行减影,以使强化病变更加明显。

如所用设备条件允许,可加作弥散加权成像(diffusion weighted imaging,DWI)和磁共振波谱(magnetic resonance spectroscopy,MRS)检查。DWI 一般多采用单次激发回波平面成像技术。^{1}H-MRS 多采用点分辨表面波谱(point-resolved surface coil spectroscopy,PRESS)技术进行检查,体素选取要最大范围包含病灶,同时尽可能避免周围脂肪组织。近年来研究已表明应用动态增强 MRI 检查结合 DWI 和 MRS 可明显提高对乳腺癌诊断的特异性。

第四节　乳腺 CT 检查

CT 通常不作为乳腺疾病本身的常规影像学检查技术,但对乳腺癌治疗前分期和治疗后评估有较高价值。胸部平扫 CT 检查能够发现较明显的乳腺病变,并可检出乳腺癌的腋窝、纵隔淋巴结转移及肺转移。患者可取仰卧位或俯卧位。扫描范围自双乳下界向上行连续扫描直至腋窝。扫描层厚根据情况而定,当肿物较大时,可常规取 10mm 层厚,肿物较小或不明显时,宜选择小于 5mm 层厚。

第五节　乳腺不同成像技术的临床应用价值和限度

一、乳腺 X 线检查的应用价值和限度

乳腺 X 线检查主要用于乳腺疾病的筛查和乳腺癌的早期发现及早期诊断。乳腺导管造影主要适用于有乳头溢液的患者。乳腺 X 线检查操作简单,价格相对便宜,诊断准确,如果熟练掌握正确的投照技术和诊断技能,能够对乳腺癌做出早期诊断,它能发现那些直到 2 年后临床才可触到肿块的病变,已成为乳腺疾病首选的影像学检查方法,并被用于 40 岁以上

妇女乳腺疾病的筛查手段。尽管 X 线检查目前是诊断乳腺疾病的主要手段,但在某些方面尚存在局限性,即使在最佳的摄影和诊断条件下,仍约有 5%~15%乳腺癌因各种原因如发生在致密型乳腺、乳腺手术后或成形术后的乳腺癌以及由于乳腺 X 线片本身的局限性等而呈假阴性。乳腺 X 线检查的另一个较大局限性是关于良、恶性病变的鉴别诊断问题,在美国依据 X 线筛查而建议活检的妇女中只有 25%~29%为乳腺癌,低的阳性预期值是乳腺 X 线检查公认的另一局限性所在。尽管如此,乳腺 X 线检查至今仍是诊断乳腺疾患最基本的影像学检查方法。乳腺病变的检出是依靠病变与正常乳腺之间密度差及病变形态学表现,乳腺病变和其他系统病变相同,也存在"同病异影、异病同影"的诊断难题,因此,必须了解乳腺疾病各种影像学表现的病理基础,并同临床资料相结合。

二、乳腺超声检查的应用价值和限度

超声检查能清晰显示乳腺内各层结构,对于乳腺疾病的诊断也是一种有价值的影像学检查方法。超声检查对囊性病灶较敏感,可明确区分囊性及实性肿块,并能在囊性增生性病变中发现乳腺肿瘤;具有实时性,可动态观察病灶的弹性、活动性并可观察彩色多普勒血流情况;对临床未触到或 X 线检查未发现的病灶进行确认并可行超声引导下活检及术前定位;可显示腋窝淋巴结;有助于评估致密型乳腺及植入假体后乳腺内的可疑病变;对纤维腺瘤有较为特征性表现。超声检查无辐射性,是年轻或妊娠、哺乳期妇女乳腺病变的首选检查方法。但其诊断准确性很大程度上取决于所使用的设备及检查医生的个人经验;10MHz 以上的探头虽可提高成簇微小钙化的检出率,但敏感性仍不如 X 线片;对于较小病变,超声常不易显示或不能可靠区分良、恶性。

三、乳腺 MRI 检查的应用价值和限度

MRI 软组织分辨率高且无射线辐射,已成为继乳腺 X 线及超声检查后的重要补充方法。乳腺 MRI 检查具有以下优势:软组织分辨力高,对发现乳腺病变具有较高的敏感性,特别适于观察致密型乳腺内的肿瘤、乳腺癌术后局部复发以及确定乳房成形术后乳腺组织内有无肿瘤等;MRI 三维成像使病灶定位更准确、显示更直观;对乳腺高位、深位病灶的显示较好;对多中心、多灶性病变的检出、对胸壁侵犯的观察以及对腋窝、胸骨后、纵隔淋巴结转移的显示较为敏感,可为乳腺癌的准确分期和临床制订治疗方案提供可靠的依据;能可靠鉴别乳腺囊、实性肿物;可准确观察乳房假体位置、有无破裂等并发症;行动态增强检查还可了解病变血流灌注情况,有助于良、恶性病变的鉴别;双侧乳腺同时成像,以利对比观察,且检查无辐射性。乳腺 MRI 检查的局限性在于:对微小钙化显示不直观,特别是当钙化数目较少时,因此,乳腺 MRI 仍需结合 X 线检查;MRI 检查比较费时,费用也相对较高;良、恶性病变的 MRI 表现也存在一定的重叠,因此 MRI 表现不典型的病变仍需进行活检,以明确诊断。

四、乳腺 CT 检查的应用价值和限度

由于乳腺组织对射线较为敏感,而常规 CT 检查的射线剂量显著高于 X 线摄影,且检查费用相对较高,因此,目前不宜作为乳腺疾病的常规检查手段。但 CT 检查对于检出乳腺癌的腋窝、内乳淋巴结转移及肺、肝和骨转移仍有较高价值。

五、乳腺各种成像技术的优选和综合应用

在众多乳腺影像学检查方法中,由于成像原理不同,各种检查方法各有其所长及其所限,因而必须根据病情和设备条件选择适合的方法或最佳的组合。目前乳腺影像学检查主要以 X 线和超声检查为主,两者结合是目前国际上广泛采用的检查方法并被认为是乳腺影像学检查最佳的黄金组合。MRI 和 CT 检查因各自的成像优势,已成为 X 线及超声检查的重要补充方法。

（刘佩芳）

第二章

正常乳腺影像学表现

第一节 正常乳腺的解剖结构

乳腺的基底部位于前胸壁锁骨中线第 2~5 肋之间,覆盖于胸肌筋膜的表面,内侧至胸骨旁线,外侧达腋中线,外上可延伸至腋前线。通常成年女性的乳房呈半球形,中央有乳头突起,其表面有输乳管的开口,称输乳孔,乳头周围直径 3~4cm 的圆形色素沉着区为乳晕,表面有许多小圆形突起,其深面有乳晕腺,分泌脂状物润滑乳头。乳腺主要由皮肤、输乳管、腺叶、腺小叶、腺泡以及位于它们之间的间质(脂肪组织、纤维结缔组织、血管及淋巴管等)构成(ER6-2-1)。乳腺内以乳头为中心有 15~20 条输乳管呈放射状向后分布达腺叶,腺叶又分成许多腺小叶,小叶由若干腺泡构成。输乳管在近乳头处扩大称为输乳窦,在输乳窦以后输乳管逐级分支为排乳管、小叶间导管、小叶内终末导管和腺泡,构成乳管系统。小叶间终末导管及小叶共同构成终末导管小叶单位(terminal duct lobular unit,TDLU)(ER6-2-2),乳腺癌通常起源于该组织结构。乳腺内的脂肪组织分布于皮下以及输乳管、腺叶、小叶和腺泡之间,其内含有许多由皮肤贯穿于乳腺至胸肌筋膜的网状束带样纤维结缔组织,对乳腺起支持作用,称之为乳腺悬吊韧带(suspensory ligament),因 Astley Cooper 于 1845 年首先详细描述此韧带,故又名为 Cooper 韧带,当乳腺癌累及 Cooper 韧带时,此韧带收缩失去弹性,导致邻近皮肤凹陷,称为"酒窝征"。位于乳腺后方、胸肌筋膜前方的疏松组织,称为乳腺后间隙。

ER6-2-1 正常乳腺结构示意图

ER6-2-2 终末导管小叶单位示意图

第二节 正常乳腺影像学表现

乳腺是一终身变化的器官,乳腺外形及其内纤维腺体组织随年龄、经产情况、乳房发育、营养状态、月经周期、妊娠、哺乳以及内分泌等多种因素的影响而有所不同,因此,所谓"正常影像学表现"只是相对而言,在大多数情况下,两侧乳房的影像表现应基本对称(仅少数正常人两侧可不对称),判断时应注意双侧对比,尚需密切结合年龄、生育史、临床情况及体检所见。

一、正常乳腺 X 线表现

正常乳腺各结构 X 线表现分述如下:

1. **乳头(nipple)** 乳头位于锥形乳腺的顶端和乳晕的中央,密度较高,大小不一,但一般两侧等大。

2. **乳晕(areola)** 乳晕呈盘状,位于乳头周围,乳晕区皮肤厚度为 1~5mm,较其他部位的皮肤稍厚。

3. **皮肤** 皮肤呈线样影,厚度均一,但在下后方邻近胸壁反褶处的皮肤略厚。皮肤的厚度因人而异,为 0.5~3mm。

4. **皮下脂肪层** 通常表现为皮肤下方厚度为 5~25mm 透亮的低密度带,其内交错、纤细而密度较淡的线样影为纤维间隔、血管和悬吊韧带。皮下脂肪层厚度随年龄及胖瘦不同而异:年轻致密型乳腺此层较薄;肥胖者则此层较厚;脂肪型乳腺的皮下脂肪层与乳腺内脂肪组织影混为一体(图 6-2-1)。

5. **纤维腺体组织(fibroglandular tissue)** X 线上的所谓纤维腺体影是由许多小叶及其周围纤维组

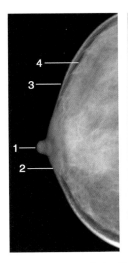
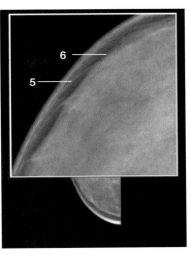

图 6-2-1　乳头、乳晕、皮肤、皮下脂肪、悬吊韧带、浅筋膜浅层 X 线表现

1. 乳头；2. 乳晕；3. 皮肤；4. 皮下脂肪；5. 悬吊韧带；6. 浅筋膜浅层

织间质重叠、融合而成的片状致密影，边缘多较模糊。通常，纤维腺体组织的 X 线表现随年龄增长而有较大变化：年轻女性或中年未育者，因腺体及结缔组织较丰富，脂肪组织较少，X 线表现为整个乳腺呈致密影，称为致密型乳腺（ER6-2-3A）；中年女性随着年龄增加，腺体组织逐渐萎缩，脂肪组织增加，X 线表现为散在片状致密影，其间可见散在的脂肪透亮区；生育后的老年女性，整个乳腺大部或几乎全部由脂肪组织、乳导管、残留的结缔组织及血管构成，X 线上较为透亮，称为脂肪型乳腺（ER6-2-4A）。

ER6-2-3　致密型乳腺 X 线、CT、MRI 表现

ER6-2-4　脂肪型乳腺 X 线、CT、MRI 表现

6. 乳导管　正常人有 15 ~ 20 支输乳管即乳导管，开口于乳头，呈放射状向乳腺深部走行。X 线平片上有时可显示大导管，起自乳头下方，呈线样放射状向乳腺深部走行，但也可表现为均匀密度的扇形影而无法辨认各支导管。X 线片上乳导管表现的线样影同纤维组织构成的线样影难以鉴别，可统称为乳腺

小梁（breast trabeculae）。乳腺导管造影能清楚显示大导管及其分支导管（ER6-2-5）。

ER6-2-5　右乳导管造影头尾位和内外斜位片

7. 乳腺后脂肪　乳腺后脂肪位于乳腺纤维腺体层后方、胸大肌前方，与胸壁平行，X 线上表现为线样透亮影，厚度 0.5 ~ 2mm，向上可达腋部。在 X 线片上，乳腺后脂肪的显示率较低。

8. 血管　X 线上在乳腺上部的皮下脂肪层内多能见到线状静脉影，静脉的粗细因人而异，一般两侧大致等粗。未婚妇女静脉多较细小；生育及哺乳后静脉增粗。乳腺动脉在致密型乳腺多不易显示；在脂肪型乳腺有时可见迂曲走行的动脉影。动脉壁钙化时，呈双轨或柱状表现（图 6-2-2）。

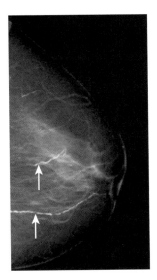

图 6-6-2　乳腺内动脉壁钙化（↑）X 线表现

9. 淋巴结　乳腺内淋巴结（intramammary lymph node）一般不能显示，偶尔可呈圆形结节影，直径多小于 1cm。X 线上常见的淋巴结多位于腋前或腋窝软组织内，根据其走向与 X 线投照的关系可呈圆形、椭圆形或蚕豆状的环形或半环形影，边缘光滑。淋巴结的一侧凹陷称为"门（hilum）"部，表现为低密度区，此处有较疏松的结缔组织，血管、神经和淋巴管由此进出淋巴结。正常淋巴结大小差异较大，当淋巴结内含有大量脂肪即脂肪化时可至数厘米（图 6-2-3）。

由于正常乳腺的 X 线表现个体间差异很大，缺乏恒定的 X 线类型，目前尚无统一的分型标准。国内外

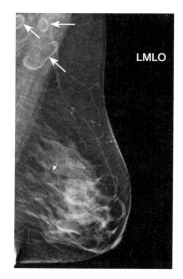

图 6-2-3　腋前淋巴结 X 线表现

淋巴结(↑)呈椭圆状环形影,可见低密度淋巴结"门"结构。
LMLO:左侧内外斜位

许多学者对正常乳腺均进行过分型。美国放射学会提出的乳腺影像报告和数据系统(breast imaging reporting and data system,BI-RADS)将乳腺分为 4 型:脂肪型(乳腺内几乎全部为脂肪组织,纤维腺体组织<25%)(ER6-2-4A)、少量纤维腺体型(乳腺内散在纤维腺体组织,占 25%～50%)(ER6-2-6)、多量纤维腺体型(乳腺呈不均匀致密表现,纤维腺体组织 51%～75%)(ER6-2-7)、致密型(乳腺组织非常致密,纤维腺体组织>75%)(ER6-2-3A)。这种分型的主要意义在于说明 X 线对不同乳腺类型中病变检出的敏感性不同,对发生在脂肪型乳腺中病变的检出率很高,而对发生在致密型乳腺中病变的检出率则有所降低,临床医师了解这一点很重要。

ER6-2-6　少量纤维腺体型乳腺 X 线表现

ER6-2-7　多量纤维腺体型乳腺 X 线表现

二、正常乳腺超声表现

1. 乳头　乳头位于乳房前表面中心,其大小、回声因年龄、发育阶段及经产情况而异。通常表现为边界清楚的中低回声类圆形结节。

2. 皮肤　皮肤表现为稍强回声的平滑光带,厚度 0.5～3mm,边缘光滑、整齐。

3. 皮下脂肪层和悬吊韧带　皮下脂肪层回声较低;内有散在的条索状或三角形的强回声光带为悬吊韧带。

4. 纤维腺体组织和乳导管　乳房深部为乳腺腺叶和乳导管。腺叶呈分布较均匀、中等强度的光点或光斑,其内可见或多或少的低回声脂肪组织和条状、斑片状中等回声的纤维组织;放射状切面扫查易于显示自乳头基底呈放射状分布的乳导管长轴,导管短轴面则为圆或椭圆形,呈液性暗区,排列不整,但大小相似。

5. 乳后脂肪间隙　介于纤维腺体层和胸肌之间,与胸壁平行,乳腺后脂肪回声较低。

6. 胸大肌及肋骨　胸大肌位于乳后脂肪间隙的深层,呈均匀实体性低回声(图 6-2-4)。胸肌深层的肋骨呈强回声,后方有声影,肋软骨为边界清晰的椭圆形低回声区。

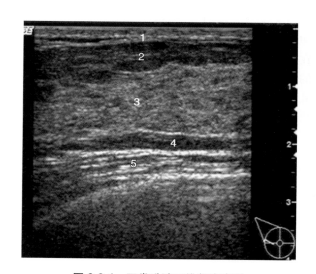

图 6-2-4　正常乳腺二维超声表现

1. 皮肤;2. 皮下脂肪层;3. 纤维腺体层;4. 乳后脂肪;5. 胸肌及肋骨层

7. 乳腺血管　二维声像图中纤维腺体内血管呈管状无回声区,静脉较动脉位置表浅。彩色多普勒血流显像(color Doppler flowing imaging,CDFI)能够显示乳腺血流信号。乳腺动脉血流频谱呈低速低阻型,静脉为连续性低振幅频谱。

8. 淋巴结　正常淋巴结在二维声像图上呈圆形或卵圆形,形态规则,界限清楚,表面光滑、整齐,淋巴结门呈强回声。

三、正常乳腺 MRI 表现

乳腺 MRI 表现因所用脉冲序列不同而有所差别。

1. **脂肪组织**　通常在 T_1WI 和 T_2WI 上呈高和中高信号,而在脂肪抑制序列上均呈低信号,增强检查几乎无强化。

2. **纤维腺体组织和乳导管**　在 T_1WI 和 T_2WI 上,纤维和腺体组织通常不能区分;T_1WI 上表现为较低或中等信号,与肌肉大致呈等信号;T_2WI 上,表现为中等信号(高于肌肉,低于液体和脂肪);在 T_2WI 脂肪抑制像上则呈中等或较高信号。乳腺类型不同,MRI 表现有所差异:致密型乳腺(ER6-2-3C)的纤维腺体组织占乳腺的大部或全部,T_1WI 为低或中等信号,T_2WI 上为中等或稍高信号,周围是较高信号的脂肪组织;脂肪型乳腺(ER6-2-4C)主要由高或较高信号的脂肪组织构成,残留的部分索条状乳腺小梁在 T_1WI 和 T_2WI 上均表现为低或中等信号;中间混合型乳腺的表现介于脂肪型与致密型之间。动态增强 T_1WI 扫描时,正常乳腺实质通常表现为轻度、渐进性强化,增强幅度不超过强化前信号强度的 1/3,如在经期或经前期也可呈中度甚至重度强化表现。

3. **皮肤和乳头**　乳房皮肤厚度大致均匀,增强后呈程度不一渐进性强化。乳头双侧大致对称,亦呈轻至中等程度渐进性强化。

四、正常乳腺 CT 表现

正常乳腺的 CT 平扫表现与乳腺 X 线表现类似,但 CT 的密度分辨力高,可通过调节窗位和窗宽,观察不同密度结构,清晰地显示乳头、皮肤、皮下脂肪层及悬吊韧带等,这些结构 CT 表现与 X 线片类似,并可通过测量获得不同正常组织的 CT 值。增强检查则可观察乳腺的血供情况。

1. **脂肪组织**　乳腺脂肪组织在 CT 上清晰可辨,呈较低密度,CT 值在 $-110\sim-80Hu$ 之间。在 CT 上,乳腺后脂肪间隙的显示明显优于 X 线片。

2. **纤维腺体组织和乳导管**　纤维腺体组织在 CT 上表现为片状致密影,其内可见或多或少的斑点或斑片状低密度的脂肪岛。纤维腺体的 CT 值随年龄和生理变化而不同,为 $10\sim30Hu$。乳腺实质类型不同,CT 表现亦有所差异:致密型乳腺(ER6-2-3B)呈一致性致密影,缺乏组织间层次对比;脂肪型乳腺(ER6-2-4B)密度较低,层次对比较为清晰;而中间混合型表现则介于脂肪型与致密型之间。增强 CT 扫描,正常纤维腺体显示轻度强化,CT 值增加 $10\sim20Hu$。大导管在 CT 上表现为乳头下呈扇形分布的致密影,多难以辨认出各支乳导管。

(刘佩芳)

第三章

乳腺基本病变的影像学表现

第一节　乳腺基本病变的 X 线表现

一、肿块

肿块(mass)为在两个不同投照位置均可见的占位性病变。肿块可见于良性及恶性病变(图 6-3-1、图 6-3-2)。对于肿块的分析应包括以下几方面:

形状(shape):肿块的形状可分为圆形、卵圆形、分叶状及不规则形,按此顺序,良性病变的可能性依次递减,而癌的可能性依次递增。

边缘(margin):边缘特征可以是边界清晰(circumscribed)、模糊(obscured)、小分叶(microlobulated)及毛刺(spiculated)。肿块边缘清晰、锐利、光滑者多属良性病变;而轻微分叶、边缘模糊及毛刺多为恶性征象,但表现为边缘模糊时需注意是否系与正常组织重叠所致,此时作局部压迫点片有助于明确判断。

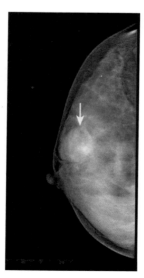

图 6-3-1　乳腺良性肿块(纤维腺瘤)X 线表现
肿块(↑)轮廓清晰,边缘光滑,密度均匀并近似于腺体密度

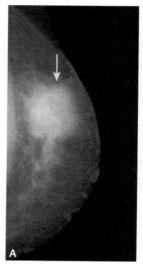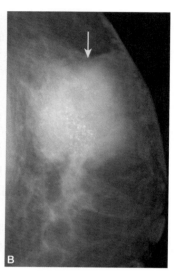

图 6-3-2　乳腺恶性肿块(乳腺癌)伴恶性钙化 X 线表现
A. X 线头尾位片;B. 肿块局部放大片。显示肿块(↑)部分边缘不清,密度较高,肿块内可见细小沙砾状钙化(局部放大图显示钙化更清晰),局部皮下脂肪层混浊,皮肤增厚

密度(density):根据与周围或对侧相同体积的正常乳腺组织密度进行比较,分为高密度、等密度、低密度和含脂肪密度。一般良性病变呈等密度或低密度,多与正常腺体密度近似;而恶性病变密度多较高,极少数乳腺癌亦可呈低密度。含脂肪密度肿块仅见于良性病变,如错构瘤、脂肪瘤和含脂肪的囊肿等。

大小:肿物大小对良、恶性的鉴别并无意义,但当临床检查测量的肿块大于 X 线所示时,则恶性可能性较大。

二、钙化

乳腺良、恶性病变均可出现钙化(calcification)。通常,良性病变的钙化多较粗大,可呈颗粒状、爆玉米花样、粗棒状、蛋壳样、新月形或环形(图 6-3-3),密度较高,比较分散;而恶性病变的钙化多呈细小沙砾状,常密集成簇,大小不等,浓淡不一,钙化可位于肿块内或外(图 6-3-2、图 6-3-4)。因此,钙化的大小、形态和分布是鉴别良、恶性病变的一项重要依据。大多数临床隐性乳腺癌多凭钙化做出诊断。

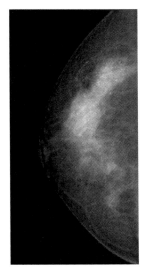

图 6-3-4　乳腺恶性钙化(乳腺癌)X 线表现
乳腺内多发细小沙砾状钙化,密度较淡,沿乳导管方向走行

四、局限性不对称致密

与以前 X 线片比较,发现一新出现的局限致密区或两侧乳腺对比有局限性不对称致密(focal asymmetrical density)(图 6-3-6),特别是当致密区呈进行性密度增高或扩大时,应考虑浸润性癌的可能,需行活检。

五、导管征

导管征(ductal sign)表现为乳头下一或数支乳导管增粗、密度增高、边缘粗糙(图 6-3-7)。可见于乳腺恶性病变,但非特异性,也可出现在部分良性病变中。

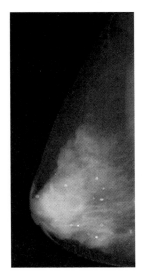

图 6-3-3　乳腺良性钙化 X 线表现
乳腺内多发大小不等粗颗粒状钙化,密度较高,部分呈环形

三、结构扭曲

结构扭曲(architectural distortion)是指乳腺实质与脂肪间界面发生扭曲、变形、紊乱,但无明显肿块(图 6-3-5)。可见于恶性浸润性癌,也可见于良性病变,如慢性炎症、脂肪坏死、手术后瘢痕、放疗后改变等,应注意鉴别。此征象易与乳腺内正常的重叠纤维结构相混淆,需在两个投照体位上均显示时方能判定。对于结构扭曲,如能除外手术后及放疗后改变,应建议活检以除外乳腺癌。

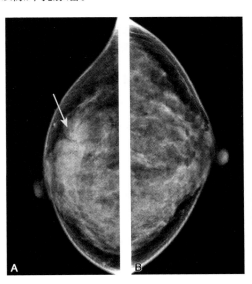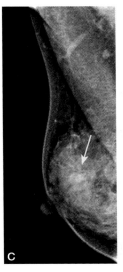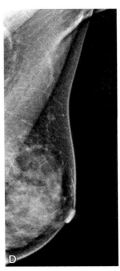

图 6-3-5　右乳结构扭曲(↑)X 线表现(乳腺癌)
A、B. 右及左乳 X 线头尾位片;C、D. 右及左乳 X 线内外斜位片

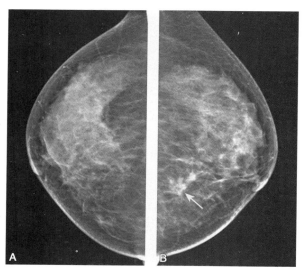

图 6-3-6　左乳局限性不对称致密(↑)(乳腺癌)X 线表现

右及左乳 X 线头尾位

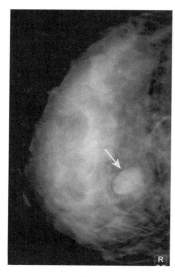

图 6-3-8　肿块周围部分晕征(↑)(纤维腺瘤)X 线表现

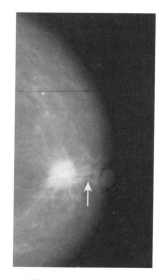

图 6-3-7　导管征阳性(↑)(乳腺癌)X 线表现

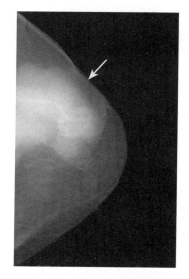

图 6-3-9　乳腺外侧皮肤局限增厚、凹陷,酒窝征(↑)(乳腺癌)X 线表现

六、晕征

晕征(halo sign)为肿块周围一圈薄的透亮带,有时仅显示一部分(图 6-3-8)。常见于良性病变,如囊肿性病变或纤维腺瘤,但有时也可见于恶性肿瘤。

七、局限性皮肤增厚、凹陷

局限性皮肤增厚、凹陷(skin thickening, retraction)多见于恶性肿瘤,由于肿瘤经浅筋膜浅层及皮下脂肪层而直接侵犯皮肤,或由于血运增加、静脉淤血及淋巴回流障碍等原因造成皮肤局限性增厚并可向肿瘤方向回缩,即酒窝征(dimpling sign)(图 6-3-9),但也可为手术后瘢痕。

八、乳头回缩

乳头后方的癌瘤与乳头间的组织有浸润时,可导致乳头回缩(nipple retraction)、内陷,即漏斗征(funnel sign)(图 6-3-10),但也可见于先天性乳头发育不良。

九、血供增多

血供增多(increased vascularity)多见于恶性肿瘤,由于血供增加,可在乳腺内出现增多、增粗、迂曲的异常血管影。

十、腋下淋巴结肿大

淋巴结肿大(adenopathy)可为癌瘤转移所致,也可

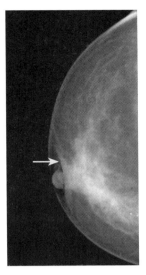

图 6-3-10　乳头回缩、漏斗征(↑)(乳腺癌)
X 线表现

为炎症所致,病理性淋巴结一般呈圆形或不规则形,密度增高,淋巴结门结构消失或发生实变(图 6-3-11)。

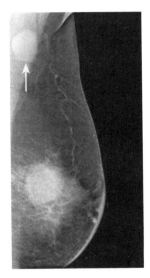

图 6-3-11　左侧乳腺癌伴左腋下淋巴结转移
(↑)X 线表现

十一、乳腺导管改变

乳腺导管造影可显示乳导管异常改变,包括导管扩张、截断、充盈缺损、受压移位、走行僵直、破坏、分支减少及排列紊乱等。

第二节　乳腺基本病变的超声表现

一、肿块

分析时应包括肿块的形状、边缘、纵横径线比、内部回声、有无后方回声衰减及侧方声影,并观察彩色多普勒血流情况。

良性肿块:多表现为轮廓整齐,边缘光滑,横径通常大于纵径,有包膜回声,内部为均匀或比较均匀的低回声,肿块后方回声正常或增强(ER6-3-1),常有侧方声影,CDFI 显示肿块内通常无彩色血流或血流较少。含液体的囊性肿块表现为边缘整齐锐利的液性暗区,肿块后方回声增强。

ER6-3-1　乳腺良性肿块(纤维腺瘤)声像图表现

恶性肿块:轮廓不整齐,呈分叶状,边缘多粗糙,纵径通常大于横径,无包膜回声,内部回声不均匀,呈实性衰减,肿块后方回声多减弱且不清,侧方声影少见,常有周围组织浸润(ER6-3-2),CDFI 显示肿块内有较丰富的高阻血流。

ER6-3-2　乳腺恶性肿块(乳腺癌)声像图表现

乳腺良、恶性肿块的声像图鉴别要点见表 6-3-1。

表 6-3-1　乳腺良、恶性肿块的声像图鉴别要点

声像图特征	良性	恶性
形状	规则,圆形或椭圆形	不规则
边缘	光滑	粗糙
活动性	活动	不活动
压缩性	可压缩	压缩性差
包膜回声	有	无
内部回声	无回声或均匀低回声	低回声,不均匀
后方回声	正常或增强	部分有衰减
侧方回声	多有侧方声影	无
皮肤受累	无	有
周围组织浸润	无	有
CDFI	一般无血流信号	血流信号丰富,血流速度快

二、钙化

钙化呈强回声光点或光团,其后方有声影。超声对存在于腺体组织中小于波长的钙化显示困难,但可显示在低回声肿物中小的钙化灶,对于大于波长或堆积成团状伴声影的钙化灶显示无困难。

三、结构紊乱

乳腺结构紊乱表现为腺体增厚,内部呈强弱不等的网格状回声。

四、导管改变

导管扩张时,可见导管显著增粗,如增粗的导管内出现肿块提示导管内有占位性病变。

五、淋巴结增大

对增大淋巴结的观察应包括其形态、内部回声、血流情况等。转移性淋巴结多表现为单个或多个结节,形态不规整,边缘不光滑,皮、髓质分界不清且回声均较低,强回声淋巴结门结构消失;CDFI 显示血流信号丰富。

第三节　乳腺基本病变的 MRI 表现

通常,对乳腺病变的 MRI 检查分析应包括形态学(morphology)表现、信号强度(signal intensity)和内部结构(internal architecture),尤其是动态增强后强化分布方式和血流动力学表现特征,如增强后早期强化率(early phase enhancement rate)和时间-信号强度曲线(time-signal intensity curve)类型等。如行 DWI 和 ^{1}H-MRS 检查,还可对乳腺病变的表观扩散系数(ADC)值和总胆碱化合物(Cho)进行测量和分析。

1. **形态学表现**　通常平扫 T_1WI 有利于观察乳腺脂肪和腺体的解剖分布情况,而 T_2WI 则能较好地识别液体成分如囊肿和扩张的乳导管。但单纯乳腺 MRI 平扫检查除能鉴别病变的囊、实性外,在病变的检出及定性诊断方面与 X 线检查相比并无显著优势,故应常规行 MRI 增强检查。依据美国放射学会的 BI-RADS-MRI 诊断规范,乳腺异常强化被定义为其信号强度高于正常乳腺实质。对异常强化病变的形态学观察和分析应在高分辨率动态增强检查的早期时相,以免由于病变内对比剂廓清或周围腺体组织的渐进性强化而影响观察。乳腺异常强化的形态学表现可为灶性、肿块性和非肿块性。

(1)灶性强化:为小斑点状强化灶,难以描述其形态和边缘特征,无明确的占位效应,通常小于 5mm。

灶性强化也可为多发,呈斑点状散布于乳腺正常腺体或脂肪内,多为偶然发现的强化灶。灶性强化可为腺体组织灶性增生性改变,如两侧呈对称性分布则提示可能为良性或与激素水平相关。

(2)肿块性强化:为呈立体结构的异常强化的占位性病变。对乳腺肿块性病变的形态学分析与 X 线检查相似:其中提示恶性的表现包括形态不规则,呈星芒状或蟹足样,边缘不清或呈毛刺样;反之,形态规则、边缘清晰则多提示为良性。然而,小的病变和少数病变可表现不典型。

(3)非肿块性强化:如增强后既非表现为灶性强化又非肿块性强化,则称为非肿块性强化。其中,导管样强化(指向乳头方向的线样强化,可有分支)或段性强化(呈三角形或锥形强化,尖端指向乳头,与导管或其分支走行一致)多提示恶性病变,特别是导管原位癌(ductal carcinoma in situ,DCIS)。区域性强化(非导管走行区域的大范围强化)、多发区域性强化(两个或两个以上的区域性强化)或弥漫性强化(遍布于整个乳腺的广泛散在强化)多发生在绝经前妇女(表现随月经周期不同而不同)和绝经后应用激素替代治疗的女性,多提示为良性增生性改变。

2. **信号强度及内部结构**　平扫 T_1WI 上乳腺病变多呈低或中等信号;T_2WI 上信号强度则依其细胞、胶原纤维成分及含水量不同而异,通常胶原纤维成分含量多的病变信号强度低,而细胞及含水量多的病变信号强度高。一般良性病变内部信号多较均匀,但多数纤维腺瘤内可有胶原纤维形成的分隔,其在 T_2WI 上表现为低或中等信号强度;恶性病变内部可有坏死、液化、囊变、纤维化或出血,而于 T_2WI 表现为高、中、低混杂信号。动态增强检查,良性病变的强化多均匀一致或呈弥漫斑片样强化,表现为肿块的良性病变强化方式多由中心向外围扩散,呈离心样强化,或为均匀渐进性强化(图 6-3-12);而表现为肿块的恶性病变强化多不均匀或呈边缘环状强化(图 6-3-13),强化方式多由边缘强化向中心渗透,呈向心样强化,而表现为非肿块性的恶性病变,多呈导管样或段性强化。

3. **动态增强后血流动力学表现**　包括评价增强后病变的早期强化率和时间-信号强度曲线类型等。关于早期强化率,因所用设备和序列而不同,目前尚缺乏统一标准。对于异常强化病变的时间-信号强度曲线的分析包括两个阶段,第一阶段为初期时相(通常指注射对比剂后 2min 内),其信号强度变化可分为缓慢、中等或快速增加;第二阶段为延迟时相(通常指注射对比剂 2min 以后),其变化决定了曲线形态。通

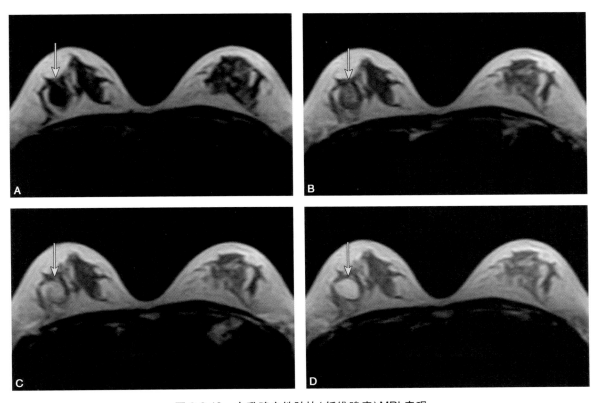

图 6-3-12　右乳腺良性肿块(纤维腺瘤)MRI 表现
A. MRI 平扫;B~D. MRI 增强后 1. 5min、3min、7. 5min。动态增强扫描显示病变(↑)轮廓清晰,信号强度随增强时间呈渐进性增加,强化方式由中心向外围扩散,呈离心样强化,边缘整齐

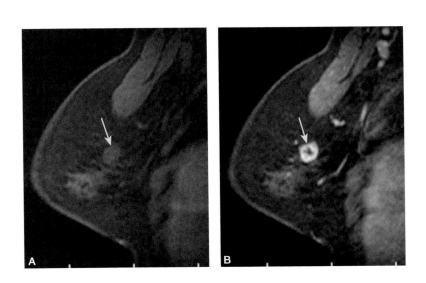

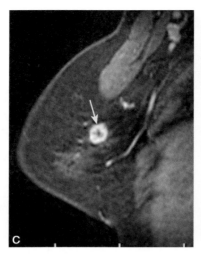
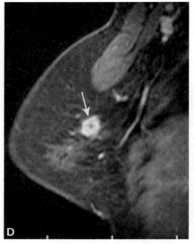

图 6-3-13　右乳乳腺癌 MRI 表现
A. 矢状面平扫 T_1WI,显示右乳内肿块($\uparrow$),边缘呈小分叶;B～D. 增强后 1min、2min 和
8min 矢状面 T_1WI。右乳肿块($\uparrow$)于动态增强早期(B)呈不均匀强化且以边缘强化明显,
随时间延迟肿块强化由边缘环形强化向中心渗透(C、D)而呈向心样强化

常将动态增强曲线分为三型:①渐增型:在整个动态观察时间内,病变信号强度表现为缓慢持续增加;②平台型:注药后于动态增强早期时相信号强度达到最高峰,在延迟期信号强度无明显变化;③流出型:病变于动态增强早期时相信号强度达到最高峰,其后减低。一般而言,渐进性曲线多提示良性病变(可能性为 83%～94%);流出型曲线常提示恶性病变(可能性约为 87%);平台型曲线可为恶性也可为良性病变(恶性可能性约为 64%)。

4. MRI 弥散及波谱成像　乳腺的 DWI 和 ${}^1H$-MRS 检查为磁共振鉴别乳腺良、恶性病变提供了另外有价值的信息。DWI 检查能够检测出与组织内水分子运动受限有关的早期病变。并有助于乳腺良、恶性病变的鉴别:通常恶性肿瘤在 DWI 上呈高信号,ADC 值较低;良性病变的 DWI 信号相对较低,ADC 值较高。MRS 是检测活体内代谢和生化成分的一种无创伤性技术,能显示良、恶性肿瘤之间的代谢物差异。

在 ${}^1H$-MRS 上,大多数乳腺癌可检出胆碱峰,相比仅有少数良性病变可出现胆碱峰。动态增强 MRI 结合 DWI 和 ${}^1H$-MRS 检查可明显提高乳腺良、恶性病变诊断的准确性。

第四节　乳腺基本病变的 CT 表现

一、肿块

CT 可清晰显示良、恶性肿块的特征,表现与 X 线相同(图 6-3-14,ER6-3-3)。此外,CT 的密度分辨力高于 X 线摄影,可以发现较小的病变;根据 CT 值测量还可对囊肿、肿块内的脂肪以及出血、坏死进行判断。增强 CT 扫描:良性肿块可呈中等强化,强化后 CT 值常增高 30～40Hu;恶性肿块多有明显强化,CT 值常增高 50Hu 以上。

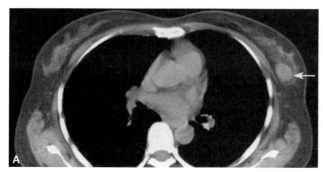
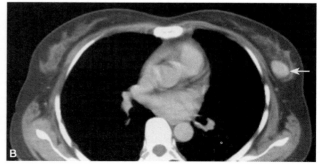

图 6-3-14　左乳腺良性肿块(纤维腺瘤)CT 表现
A. CT 平扫;B. CT 增强扫描。左乳腺外侧肿块($\uparrow$)边缘整齐,轮廓清晰,密度均匀,增强后呈中等程度强化

ER6-3-3　右乳腺恶性肿块（乳腺癌）CT 表现

二、钙化

乳腺良、恶性病变钙化的 CT 表现与 X 线相同，但对于十分细微的钙化灶的显示，CT 不如 X 线摄影。

三、乳头回缩及局部皮肤增厚、凹陷

当乳腺癌对乳头或表面皮肤有浸润时，可导致乳头回缩，局部皮肤增厚、密度增高并向肿瘤方向凹陷。

四、乳腺后间隙消失及淋巴结肿大

恶性肿瘤侵及胸壁肌肉时，乳腺后间隙消失。有淋巴结转移时，在腋窝部及胸骨后可见肿大的淋巴结。

（刘佩芳）

第四章

影像学观察、分析和诊断

第一节　X线观察、分析和诊断

乳腺是一终身变化的器官，年龄、月经周期、妊娠、经产、哺乳、乳腺的发育以及内分泌等因素均可对乳腺X线表现产生影响，故观察时除应注意两侧乳腺对比外，尚需结合年龄、生育史、临床及体检所见，如有以前的照片，还应进行对比。观察乳腺X线片时，以左侧乳腺为例，时钟12~3点之间为外上象限，3~6点之间为外下象限，6~9点之间为内下象限，9~12点之间为内上象限，乳头及乳晕区称中央区。应将双侧乳腺相同位置的照片对称排列，对比观察，从上至下、由后向前按顺序全面仔细观察，并结合不同投照位置的图像，确定乳腺X线表现类型及病变的部位和特征。

乳腺X线表现类型描述有助于临床医生对X线诊断可靠程度进行判断。X线对致密型乳腺内的病变诊断最为困难，良性肿瘤或小的癌灶可能被掩盖，故误诊或漏诊率较高，而CT、MRI检查对此型乳腺内病变的检出则有很大优势。相反，X线对脂肪型乳腺内的病变诊断正确性最高，漏诊率最低。

对病变的分析，如肿块性病变除应确定部位和大小外，还应分析形态、边缘和密度以及伴随的钙化或其他征象；对钙化的分析应包括部位、形态、类型、分布、伴随征象；对结构扭曲应观察有无伴随的钙化或其他征象。此外，还应注意是否有邻近皮肤增厚、皮下脂肪层混浊、乳头回缩、血运增加、淋巴结肿大及其他异常征象。乳腺导管造影出现导管内充盈缺损、导管扩张等征象时，应考虑导管内有占位性病变，若同时伴有导管截断、僵直、破坏等征象应高度怀疑恶性病变。

乳腺X线诊断可根据下述美国放射学会的BI-RADS做出评估分类。0类：需要进一步行其他影像学检查，包括局部加压、放大或特殊投照体位摄影及超声等或与前片比较；1类：阴性，无异常发现；2类：良性；3类：可能是良性（恶性率<2%），建议短期随访；4类：有恶性可能，需要考虑活检；5类：高度怀疑恶性（恶性可能性≥95%），临床应采取适当措施；6类：活检已证实为恶性肿瘤的治疗前检查。

第二节　声像图观察、分析和诊断

乳腺超声诊断一定要了解受检者当时所处的生理周期，不同生理周期的声像图有不同特点，应根据生理变化分析声像图，必要时行两侧乳腺对比观察。检查时应有序进行横切、纵切和斜切扫查，防止跳跃式检查，以免漏诊。乳腺为实质性柔软器官，超声检查时的手法很重要，注意应用动态检查的优势，通过适当加压探头了解病灶的弹性、移动性以及轮廓的改变。同时应观察声吸收特征的变化，尤其是肿块边缘回声征象。若探测多普勒血流信号时，要避免加压探头，以防信号丢失。对于病灶分析应包括形状、边缘、可压缩性、移动性、纵横径线比、内部回声、后方回声及侧方回声、对周围组织的影响，并观察彩色多普勒血流情况。

第三节　MRI观察、分析和诊断

单纯MRI平扫除能对囊、实性病变做出可靠诊断外，在定性诊断上与X线检查相比并无显著优势，故应常规行MRI增强扫描。对病变观察分析时，应包括形态学表现、信号强度及内部结构，尤其是动态增强后信号强度表现特征，如观察增强后时间-信号强度曲线类型等。从某种意义上讲，MRI对肿块性病变尤其是小于1cm病变的良、恶性鉴别诊断，分析动态增强前后病变时间-信号强度曲线的变化比分析病变的形态学表现更为重要。

第四节　CT 观察、分析和诊断

在观察乳腺的 CT 图像时,应做到全面、仔细地分析病变的形态学表现,如形态、数目、大小、边缘、密度、有无钙化以及病变周围情况等。发现病变或有可疑病变时,需行增强 CT 扫描,增强后除观察病变的形态学表现外,还需注意观察增强前后病变密度的动态变化情况。对小病灶可加行薄层扫描。同时还要观察各区淋巴结有否肿大,有无肺转移,以期明确诊断和对乳腺癌做出准确分期。

(刘佩芳)

第五章

乳腺良性疾病

第一节　乳腺感染性疾病

【概述】

常见的乳腺感染性疾病包括急性乳腺炎（acute mastitis）、慢性乳腺炎（chronic mastitis）和乳腺脓肿（abscess of breast）。乳腺炎多见于产后哺乳期妇女，尤其是初产妇更多见，而青春期前和绝经期后则较少发病。急性乳腺炎具有典型的症状及体征，很少需行影像学检查。另外，在乳腺 X 线投照中常需对乳房施加一定的压迫，除增加患者痛苦外，也可能促使炎症扩散、加重，故对急性乳腺炎患者应尽量避免 X 线检查。在少数患者，为鉴别急性乳腺炎与炎性乳腺癌而必须行 X 线检查时，应注意轻施压迫，CT 或 MRI 检查无需压迫，可作为首选检查方法。超声检查主要用于乳腺脓肿穿刺定位及与其他乳腺疾病鉴别。

【临床与病理】

急性乳腺炎初期可无全身反应，严重时可有寒战、高热，患乳肿大，表面皮肤发红、发热，并有跳痛及触痛，常伴有同侧腋下淋巴结肿大、压痛。若治疗不及时可形成慢性乳腺炎和乳腺脓肿。脓肿可向外溃破，亦可穿入乳管，使脓液经乳管、乳头排出。少数乳腺脓肿则来自囊肿感染。乳腺炎致病菌常为金黄色葡萄球菌，少数为链球菌。实验室检查常有白细胞总数及中性粒细胞数升高。感染初期以渗出、组织水肿为主，病理学表现腺体组织中存在大量中性粒细胞浸润。炎症可累及一个、几个腺小叶或整个乳腺组织。

【影像学表现】

X 线：急性乳腺炎常累及乳腺的某一区段或全乳，表现为片状致密影，边缘模糊，血运增加，患处皮肤水肿、增厚，皮下脂肪层混浊，并出现较粗大的网状结构。经抗生素治疗后，上述 X 线征象可迅即消失。慢性乳腺炎病变多较局限，呈致密影，皮肤增厚亦较局限且轻微（图 6-5-1）。有些病例并有多发或单发大小不等的脓肿，根据脓液成分不同，脓肿所表现的密

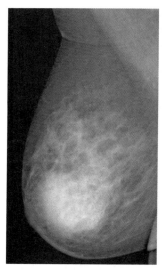

图 6-5-1　慢性乳腺炎 X 线表现
病变区局限致密，结构紊乱，乳晕及下方皮肤增厚，局部皮下脂肪层混浊

度有所不同，可呈类圆形边界清晰或部分清晰的低或中等密度影（ER6-5-1A）。脓肿破溃后可造成皮肤窦道，X 线上表现为局限性缺损区。亦可因纤维瘢痕而造成皮肤增厚、凹陷等改变。

ER6-5-1　左乳腺脓肿 X 线、CT、MRI 表现

超声：急性期腺体层明显增厚，回声减低，病变区边界不规整。慢性期或脓肿液化不全时，出现暗区，其内有不均质点、片状回声。脓肿形成后可见单个或多个类圆形的液性暗区，脓液黏稠伴有纤维组织时表现为不均质的弱回声，其内有粗大的强回声光斑，边缘增厚而不光滑。形成较大脓腔时内呈不均质无回声区，无明显包膜样反射，其后方回声增强。CDFI 表

现:急性期见多数腺体内血流信号轻度增加,脓肿形成时可在脓肿壁处探及低阻血流,这与乳腺恶性肿瘤的高阻血流不同。腋窝淋巴结肿大,但质软、表面光滑,活动度尚好。

MRI:急性或慢性乳腺炎在 T_1WI 上表现为片状低信号,T_2WI 上呈高信号,且信号强度不均,边缘模糊,炎症周围的导管和腺体组织结构紊乱,纤维组织和血管扭曲,皮肤水肿、增厚。增强 MRI 扫描通常表现为轻至中度强化,且以延迟强化多见。乳腺脓肿在 MRI上较具特征,T_1WI 表现为低信号,T_2WI 呈中等或高信号,边界清晰或部分边界清晰,脓肿壁在 T_1WI 上表现为环状规则或不规则的等或略高信号、在 T_2WI 上表现为等或高信号,且壁较厚(ER6-5-1C、D)。当脓肿形成不成熟时,环状壁可厚薄不均匀或欠完整,外壁边缘较模糊;而脓肿形成成熟后,其壁厚薄均匀、完整。脓肿中心坏死部分在 T_1WI 上呈明显低信号、在 T_2WI 上呈明显高信号。水肿呈片状或围绕脓肿壁的晕圈,在 T_1WI 上信号较脓肿壁更低、在 T_2WI 上信号较脓肿壁更高。增强后 MRI 检查,典型的脓肿壁呈厚薄均匀的环状强化,多数表现为中度、均匀、延迟强化。当脓肿处于成熟的不同时期时,其壁亦可表现为厚薄均匀或不均匀的环状强化,强化程度亦可不同。脓肿中心坏死部分及周围水肿区无强化。部分脓肿内可见分隔状强化。较小的脓肿可呈结节状强化。

CT:急性乳腺炎 CT 表现与 X 线平片大致相同,表现为片状不规则致密影,边缘模糊,密度不均,皮下脂肪层混浊,皮肤增厚。增强 CT 扫描病变区常呈轻度至中度强化。慢性乳腺炎时,CT 上常显示病变较局限,皮肤增厚亦较急性乳腺炎轻微,随着炎症日趋局限,边缘则渐变清晰。乳腺脓肿在 CT 平扫上表现为类圆形边界清晰或部分清晰的低或中等密度区,脓肿壁密度较高(ER6-5-1B)。增强后脓肿壁依不同时期而表现为厚薄一致或不均一的环状强化,中心部分无强化。当慢性脓肿的脓肿壁大部分发生纤维化时,则强化较轻。若脓腔内出现气体,则可见更低密度区或气-液平面。

【诊断与鉴别诊断】

急性乳腺炎根据病史、典型症状及体征临床上不难做出诊断,然而有时急性乳腺炎需与炎性乳腺癌鉴别,而行影像学检查。两者鉴别的要点是:①炎性乳腺癌患者临床症状不如急性乳腺炎明显,多无发热和白细胞计数升高,疼痛亦不明显,皮肤改变广泛,可见橘皮样改变及乳头凹陷;②X 线上炎性乳腺癌常表现为乳腺中央部位的密度增高,乳晕亦因水肿而增厚,皮肤增厚则多以乳房的下部为明显;③增强 CT、MRI检查,炎性乳腺癌通常表现为快速明显强化;④炎性

乳腺癌抗生素治疗后短期复查无显著变化,而急性乳腺炎经 1~2 周抗生素治疗可很快消散。

乳腺脓肿形成后,需与良性肿瘤和囊肿鉴别。乳腺脓肿在 CT 和 MRI 上具有特征性表现,可显示脓肿壁较厚,增强后呈环状强化,中心为无强化的低密度或低信号区。

第二节　乳腺增生

【临床及病理】

乳腺增生是乳腺组织在雌、孕激素周期性作用下发生增生与退化的过程,是女性乳腺多见的一类临床症候群。有关此类疾病的病理诊断标准及分类,尚不统一,故命名较为混乱。一般组织学上将乳腺增生描述为一类以乳腺组织增生和退行性变为特征的病变,伴有上皮和结缔组织的异常组合,包括囊性增生(cystic hyperplasia)、小叶增生(lobular hyperplasia)、腺病(adenosis)和纤维性病(fibrous disease),其中囊性增生病包括囊肿、导管上皮增生、乳头状瘤病、腺管型腺病和大汗腺样化生,它们之间有依存关系,但不一定同时存在。乳腺增生并非炎症性或肿瘤性疾病,甚至其大多数情况下都是乳腺组织对激素的生理性反应,而不是真正的病变。仅有少部分可能属于病变,其中出现非典型增生或发展成原位癌,甚至最终演变成为浸润性乳腺癌,但这个过程并非呈线性进展。乳腺增生多发生在 30~40 岁患者,多为双侧发病,临床症状为乳房胀痛和乳腺内多发性"肿块",症状常与月经周期有关,以经前期明显。

【影像学表现】

乳腺 X 线摄影、超声为此类病变的主要影像学检查方法。

X 线:X 线表现因乳腺增生成分不同而各异。通常表现为乳腺内局限性或弥漫性片状、棉絮状或大小不等的结节状影,边界不清(图 6-5-2)。反复增生退化交替的过程中,可出现组织退化、钙盐沉积,表现为边界清楚的点状钙化,大小从勉强能辨认的微小钙化至 2~4mm 直径,轮廓多光滑、清晰,单发、成簇或弥漫性分布,若钙化分布广泛且比较散在,易与恶性钙化区别,若钙化较局限而成簇,则易被误诊为恶性钙化。小乳管高度扩张形成囊肿时,表现为大小不等圆形或卵圆形影,密度较纤维腺瘤略淡或近似,边缘光滑、锐利。因部分囊肿密度近似于纤维腺瘤,有时 X 线上难以准确区分乳腺囊肿和纤维腺瘤,需要结合临床、超声或 MRI 检查鉴别诊断(ER6-5-2)。乳腺囊肿如有钙化多表现为囊壁线样钙化。

超声:乳腺腺体增厚,结构紊乱,内部回声不均

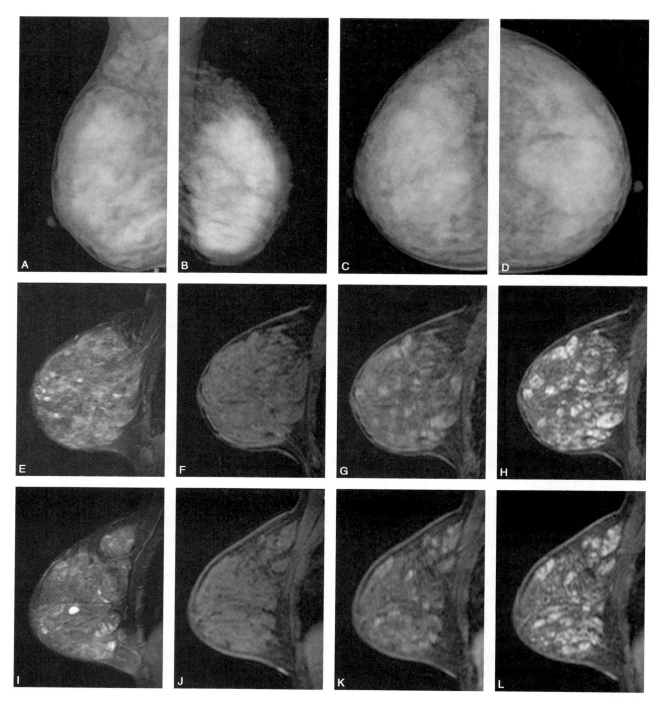

图 6-5-2 双乳增生 X 线和 MRI 表现

A、B. 右、左乳 X 线内外斜位;C、D. 右、左乳 X 线头尾位,显示双乳呈致密型乳腺,其内可见多发斑片状及结节状影,与腺体密度近似;
E. 左乳 MRI 平扫矢状面脂肪抑制 T₂WI;F~H. 分别为左乳相同层面 MRI 平扫、动态增强后 1min 和 8min;I. 右乳 MRI 平扫矢状面脂肪抑
制 T₂WI;J~L. 分别为右乳相同层面 MRI 平扫、动态增强后 1min 和 8min,显示双乳呈多量腺体型乳腺,平扫 T₂WI 双乳腺内多发大小不等
液体信号灶,动态增强后双乳腺内弥漫分布多发斑点状及斑片状渐进性强化,随着时间的延长,强化程度逐渐增高,强化范围逐渐扩大

ER6-5-2 双乳囊性增生 X 线和 MRI 表现

匀,回声光点增粗(图6-5-3)。如有乳导管囊性扩张或形成囊肿,可见管状分布或类圆形、大小不等的无回声区,边界清晰,后方回声增强。

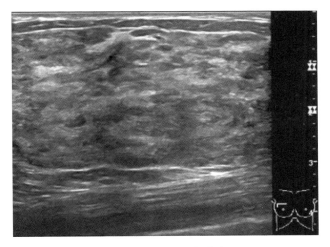

图6-5-3　乳腺增生超声表现

MRI:在平扫T_1WI上,增生的导管腺体组织表现为中等信号,与正常乳腺组织信号相似;在T_2WI上,信号强度主要依赖于增生组织内含水量,含水量越高,信号强度亦越高。动态增强检查,多数病变表现为多发或弥漫性斑片状或斑点状轻至中度的渐进性强化,随强化时间的延长,强化程度逐渐增高,强化范围逐渐扩大(图6-5-2),强化程度通常与增生的严重程度成正比,增生程度越重,强化就越明显,严重时强化表现可类似于乳腺恶性病变,正确诊断需结合其形态学表现。当导管、腺泡扩张严重,分泌物潴留时可形成大小不等囊肿,T_1WI上呈低信号,T_2WI上呈高信号(ER6-5-2)。少数囊肿因液体内蛋白含量较高,T_1WI上亦呈高信号。囊肿一般不强化,少数囊肿如有破裂或感染时,其囊壁可有强化。

CT:CT平扫可见乳腺组织增厚,呈片状或块状多发致密影,密度略高于周围腺体,在增厚的组织中可见条索状低密度影。当有囊肿形成时,表现为圆形或椭圆形水样密度区,密度均匀,无强化。

【诊断与鉴别诊断】

在乳腺增生的影像学诊断中,应注意下列几个问题:①在乳腺增生影像学诊断中,选择正确的检查时间很重要。由于乳腺腺体组织随月经周期变化而有所变化,某些妇女在月经前有生理性的乳腺增生改变,所以最好在月经后1周行影像学检查,或经前、经后分别检查以进行对比。②乳腺增生的影像学诊断应密切结合临床资料,如患者年龄、临床症状及体征、生育史及月经情况等。因为同样的X线表现,如为一年轻、临床阴性的女性,则很可能是一正常的致密型

乳腺,但若为中、老年曾生育过的且有临床症状的患者,则可能提示有增生。③部分增生患者可为多种成分的增生,乳腺影像学方法尚不能像病理组织学一样做出具体的诊断,当难以区分何种成分增生时,可统称为乳腺增生。④因为乳腺增生与乳腺癌特别是部分不典型乳腺癌的临床和影像学表现有部分重叠,容易混淆,造成相互误诊,影像诊断医生的工作重点是在两者中如何正确判断有无可疑乳腺癌的恶性征象。

乳腺增生的诊断要点是:①患者多为30~40岁,病变常为双乳,临床症状与月经周期有关,乳腺胀痛和乳腺内"肿块"在经前期明显;②X线上,增生的乳腺组织多表现为弥漫性片状或结节状致密影;③动态增强MRI检查病变多表现为缓慢渐进性强化,随强化时间的延长,强化程度逐渐增高,强化范围逐渐扩大。④囊性增生中囊肿在超声上表现为大小不等无回声区,边界规则、清楚,后方回声增强。

局限性乳腺增生,尤其是伴有结构不良时需与乳腺癌鉴别。局限性增生通常无血供增加、浸润及皮肤增厚等恶性征象,若有钙化,亦多较散在,而不同于乳腺癌那样密集,增生多为双侧性。动态增强MRI检查也有助于两者的鉴别,局限性乳腺增生的信号强度多表现为缓慢渐进性增加,于强化晚期时相,病变的信号强度逐渐增高,强化范围逐渐扩大,而乳腺癌的信号强度则呈快速明显增高且快速减低的表现。

囊性增生中的囊肿在X线上表现与纤维腺瘤鉴别困难,此时超声检查有助于两者之间的鉴别。

第三节　乳腺良性肿瘤

乳腺良性肿瘤除纤维腺瘤外,其他肿瘤均少见。

一、乳腺纤维腺瘤

【概述】

乳腺纤维腺瘤(fibroadenoma)是最常见的乳腺良性肿瘤,多发生在40岁以下妇女,可见于一侧或两侧,也可多发,多发者约占15%。乳腺X线摄影、超声是乳腺纤维腺瘤的主要影像学检查方法,而CT、MRI检查则有助于进一步确诊及鉴别诊断。

【临床与病理】

患者一般无自觉症状,多为偶然发现,少数可有轻度疼痛,为阵发性或偶发性,或在月经期明显。触诊时多为类圆形肿块,表面光滑,质韧,活动,与皮肤无粘连。

纤维腺瘤是由乳腺纤维组织和腺管两种成分增生共同构成的良性肿瘤。在组织学上,可表现为以腺上皮为主要成分,也可表现为以纤维组织为主要成

分,按其比例不同,可称之为纤维腺瘤或腺纤维瘤
(adenofibroma),但多数肿瘤以纤维组织增生为主要
改变。其发生与乳腺组织对雌激素的反应过强有关。

【影像学表现】

X线:纤维腺瘤通常表现为圆形或卵圆形肿块,
亦可呈分叶状,直径多为1~3cm,边缘光滑、整齐,密
度近似正常腺体密度(见图6-3-1),肿块周围可有薄
层晕环,为被推压的周围脂肪组织。部分纤维腺瘤在
X线片上可见钙化,钙化可位于肿块的边缘部分或中
心,可呈蛋壳状、粗颗粒状(ER6-5-3)、树枝状或斑点
状,钙化可逐渐发展,相互融合而成为大块状钙化或
骨化,占据肿块的大部或全部。纤维腺瘤的X线检出
率因肿瘤的部位、大小、病理特征、钙化情况及乳腺本
身类型而异,如发生在致密型乳腺中,由于纤维腺瘤
本身的密度近似于正常腺体组织,缺乏自然对比而呈
假阴性,此时行超声、CT或MRI检查有助于正确诊
断,相比较,X线对脂肪型乳腺中的纤维腺瘤检出率
则非常高。

ER6-5-3　右乳纤维腺瘤X线表现

超声:肿块呈圆形或卵圆形,轮廓整齐,横径通常
大于纵径,有光滑、清晰的包膜回声。内部呈均匀低
回声,肿块后方回声正常或轻度增强(ER6-3-1),可见
侧方声影。如有钙化,则其后方可出现声影。彩色多
普勒显示肿块内通常无血流。

MRI:纤维腺瘤的MRI表现与其组织成分有关。
在平扫T_1WI上,肿瘤多表现为低信号或中等信号,轮
廓边界清晰,圆形或卵圆形,大小不一。在T_2WI上,
依肿瘤内细胞、纤维成分及水的含量不同而表现为不
同的信号强度:纤维成分含量多的纤维性纤维腺瘤
(fibrous fibroadenomas)信号强度低;而水及细胞含量
多的黏液性及腺性纤维腺瘤(myxoid and glandular fi-
broadenomas)信号强度高。肿瘤内结构多较均匀,信
号一致。发生退化、细胞少、胶原纤维成分多者在
T_2WI上呈低信号。约64%的纤维腺瘤内可有由胶原
纤维形成的分隔,分隔在T_2WI上表现为低或中等信
号强度。钙化区无信号。通常发生在年轻妇女的纤维
腺瘤细胞成分较多,而老年妇女的纤维腺瘤则含纤
维成分较多。动态增强MRI扫描,纤维腺瘤表现亦可
各异,但大多数(80%)表现为缓慢渐进性的均匀强化
或由中心向外围扩散的离心样强化(见图6-3-12),少

数者,如黏液性及腺性纤维腺瘤亦可呈快速显著强
化,其强化类型有时难与乳腺癌鉴别,所以准确诊断
除依据强化程度、时间-信号强度曲线类型外,还需结
合病变形态学表现进行综合判断,以减少误诊。

CT:平扫,肿块呈圆形或卵圆形,轮廓整齐,边缘
光滑,密度一般较淡,部分瘤内可见钙化。当肿瘤发
生于致密型乳腺内时,密度与腺体组织近似,CT平扫
常常漏诊。增强扫描,纤维腺瘤一般呈轻、中度均匀
强化,强化后CT值常增高30~40Hu(见图6-3-14),但
少数血运较丰富的纤维腺瘤亦可呈明显强化。

【诊断与鉴别诊断】

乳腺纤维腺瘤的诊断要点是:①患者多为40岁
以下的青年女性,无明显自觉症状,多为偶然发现;
②影像学表现为类圆形肿块,边缘光滑、锐利,可有分
叶,密度或信号均匀,部分可见粗颗粒状钙化;③CT、
MRI增强扫描,大多数纤维腺瘤表现为缓慢渐进性的
均匀强化或由中心向外围扩散的离心样强化。

乳腺纤维腺瘤除应与乳腺癌鉴别外,尚需与乳腺
其他良性肿瘤和肿瘤样病变鉴别,如乳腺脂肪瘤、错
构瘤和积乳囊肿等。

纤维腺瘤与乳腺癌鉴别要点是:①乳腺癌患者年
龄多在35岁以上,多有相应的临床症状;②乳腺癌病
变边缘不光滑,密度较高,有毛刺,钙化多细小;③CT、
MRI动态增强扫描,乳腺癌密度或信号强度趋于快速
明显增高且快速减低,强化方式多由边缘向中心渗
透,呈向心样强化。

纤维腺瘤与乳腺脂肪瘤鉴别要点是:①脂肪瘤少
见,多发生在中年以上妇女,触诊时为柔软、光滑、可
活动的肿块,界限清晰。②脂肪瘤在X线上表现为卵
圆形或分叶状脂肪样密度的透亮影,周围围以较纤细
而致密的包膜,在透亮影内常有纤细的纤维分隔。
③声像图上病变呈扁平状,边界清晰,内部为均匀中
低回声,高于皮下脂肪组织回声,无后方回声增强及
侧方声影,具有可压缩性。④脂肪瘤在CT上表现为
卵圆形脂肪样低密度肿物,其内常可见纤细的纤维分
隔,周围有纤细而致密的包膜。肿瘤较大时,周围乳
腺组织可被推挤移位。⑤脂肪瘤在MRI T_1WI和
T_2WI上均呈高信号,在脂肪抑制序列上呈低信号,其
内无正常的导管、腺体和血管结构,有时可见肿瘤周
围的低信号包膜,增强后无强化。

纤维腺瘤与乳腺错构瘤鉴别要点是:①乳腺错构
瘤为正常乳腺组织的异常排列组合而形成的一种少
见的瘤样病变。病变主要由脂肪组织组成,其可占病
变的80%,余为混杂不同比例的腺体和纤维组织。触
诊肿物质软,或软硬不一。②X线上,混杂密度为乳
腺错构瘤的典型表现,包括低密度的脂肪组织及较高

密度的纤维腺样组织,且多以低密度的脂肪组织为主,具有明确的边界,据此特征性表现即可明确诊断,无需进一步检查。

纤维腺瘤与乳腺积乳囊肿鉴别要点是:①积乳囊肿比较少见,它是由于泌乳期一支或多支乳导管发生阻塞、乳汁淤积形成,常发生在哺乳期或哺乳期后妇女。②根据积乳囊肿形成的时间及内容物成分不同,X线上呈不同表现类型:其中致密结节型积乳囊肿表现为圆形或卵圆形致密结节影,密度可均匀,或因脂肪聚集而出现小透亮区,边缘光滑、锐利,周围亦可有完整或不完整的透亮环,此型与纤维腺瘤不易鉴别,多依靠临床病史及体检加以区别;透亮型积乳囊肿内含大量脂肪,表现为圆形或卵圆形部分或全部高度透亮的囊性结构,囊壁光滑、整齐且较厚。③超声或MRI检查较X线更能明确囊肿内容物成分,增强后囊壁可有强化。

二、乳腺大导管内乳头状瘤

【概述】

乳腺大导管内乳头状瘤(intraductal papilloma)是发生于乳晕区大导管的良性肿瘤,乳腺导管上皮增生突入导管内并呈乳头样生长,因而称其为乳头状瘤。常为单发,少数也可同时累及几支大导管。本病常见于经产妇,以40~50岁多见。发病与雌激素过度刺激有关。乳腺导管造影是诊断导管内乳头状瘤的重要检查方法。

【临床与病理】

主要临床症状为乳头溢液,可为自发性或挤压后出现。溢液性质多数为浆液性或血性。约2/3患者可触及肿块,多位于乳房中部或乳晕附近,挤压肿块常可导致乳头溢液。

在大体病理上,病变大导管明显扩张,内含淡黄色或棕褐色液体,腔内壁有乳头状物突向腔内。肿瘤起源于乳导管上皮,直径一般仅数毫米,很少大于1cm。本病很少发生恶变。

【影像学表现】

X线:常规乳腺X线平片常无阳性发现。乳腺导管造影是最准确、最有效的检查方法,表现为乳导管突然中断,断端呈光滑杯口状,若大导管以远导管同时显影则其内可见光滑圆形或卵圆形充盈缺损,同时显示近大导管侧的乳导管明显扩张,管壁光滑、整齐(图6-5-4)。

超声:在乳腺导管不扩张时较难发现肿物。典型的导管内乳头状瘤表现为在扩张的无回声的导管腔内出现不规则的似息肉样中等回声,表面光滑,形状规整,直径多在1cm左右或更小。

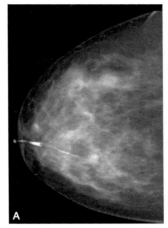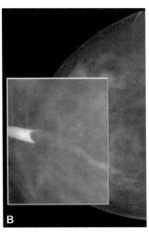

图6-5-4　乳腺大导管乳头状瘤导管造影表现

A. 乳腺导管造影显示近大导管侧的乳导管明显扩张,大导管以远导管腔内可见杯口状充盈缺损,管壁光滑、整齐;
B. 乳腺导管造影片局部放大后显示病变更清晰

MRI:MRI亦不是乳头溢液的首选检查方法。肿物在T_1WI上呈低信号,T_2WI上呈较高信号,边界规则,与纤维腺瘤相仿。增强扫描时纤维成分多、硬化性的乳头状瘤无明显强化;而细胞成分多、非硬化性的乳头状瘤可有明显强化(ER6-5-4)。用重T_2WI可使扩张积液的导管显影,所见类似乳腺导管造影。

ER6-5-4　右乳腺大导管乳头状瘤X线和MRI表现

CT:CT不是乳头溢液的首选检查方法。由于肿瘤较小且位于乳晕附近,CT上常难以显示。当导管内乳头状瘤较大或形成较大囊肿后,CT上可显示圆形或卵圆形肿物,边缘光滑,多在乳晕下大导管处。

【诊断与鉴别诊断】

大导管内乳头状瘤的诊断要点是:①临床上患者常有乳头浆液性或血性溢液,可为自发溢液或挤压后出现;②肿物通常较小,直径在1cm以下,多在乳晕下大导管处;③行溢液导管造影,乳头状瘤有较特征性表现,表现为乳导管突然中断,断端呈光滑杯口状,若大导管以远导管同时显影则其内可见光滑圆形或卵圆形充盈缺损,同时显示近大导管侧的乳导管明显扩张,管壁光滑、整齐。

大导管内乳头状瘤需与其他良性肿瘤鉴别,通常并不困难,前者发生部位典型即在大导管处,并且乳腺导管造影有特征性表现。

三、乳腺脂肪瘤

【临床与病理】

乳腺脂肪瘤（lipoma of the breast）不多见。患者多为中年以上的妇女，一般无症状。脂肪瘤生长缓慢，触诊时表现为柔软、光滑、可活动的肿块，界限清晰。在大体病理上，脂肪瘤与正常脂肪组织类似，但色泽更黄，周围有纤细的完整包膜。镜下观察脂肪瘤由分化成熟的脂肪细胞构成，其间有纤维组织分隔。

【影像学表现】

X线：脂肪瘤在X线上表现为卵圆形或分叶状脂肪密度样阴影，周围围以较纤细而致密的包膜（ER6-5-5），在透亮影内有时可见纤细的纤维分隔。肿瘤直径常在3cm以上。

ER6-5-5 乳腺脂肪瘤X线表现

超声：病变呈扁平状，边界清晰，内部为均匀的中低水平回声区，其回声较皮下脂肪组织回声为高，无后方回声增强效应及侧方声影，具有可压缩性。

MRI：脂肪瘤由脂肪组织和包膜组成，常规钼靶X线检查能够做出诊断，因此不需进行MRI检查，一般多由于其他原因行乳腺MRI检查而发现。脂肪瘤在T_1WI和T_2WI上呈高信号，在抑脂序列上呈低信号，其内无正常的导管、腺体和血管结构，有时可见肿瘤周围的低信号包膜。增强后脂肪瘤无强化（ER6-5-6）。

ER6-5-6 右乳腺巨大脂肪瘤X线和MRI表现

CT：CT上表现为卵圆形低密度肿物，密度与正常脂肪组织相近，周围围以纤细而致密的包膜（ER6-5-7），在透亮区内常可见纤细的纤维分隔。肿瘤较大时，周围乳腺组织可被推挤移位。

【诊断与鉴别诊断】

脂肪瘤的诊断要点是：脂肪瘤特征性X线表现为境界清楚的脂肪密度肿块，周围围以较纤细而致密的包膜，其内可见纤细的纤维分隔。一般无需行进一步检查。

ER6-5-7 右乳腺脂肪瘤CT表现

乳腺脂肪瘤需与错构瘤鉴别，脂肪瘤内不含纤维腺样组织，在透亮区内常可见纤细的纤维分隔；而错构瘤表现特点为混杂密度，其内包括低密度的脂肪组织及高密度的纤维腺样组织。必要时加照局部加压点片或行CT、MRI检查排除病变周围腺体组织的重叠。

乳腺脂肪瘤需与透亮型积乳囊肿鉴别，积乳囊肿常发生在哺乳期妇女，脂肪瘤多系中、老年妇女；脂肪瘤的体积常较积乳囊肿大；脂肪瘤的周围有纤细而致密的包膜，形态可为分叶状，而积乳囊肿多为圆形，且囊壁较厚；脂肪瘤的透亮区内可见纤细的纤维分隔，而积乳囊肿则无；脂肪瘤为实质性低密度病变，而透亮型积乳囊肿为低密度囊性病变，超声检查有助于鉴别；脂肪瘤在CT上呈脂肪密度，CT值在-70Hu以下，而积乳囊肿的CT值则较之为高，强化后其壁有强化，而脂肪瘤的壁则无强化。

乳腺脂肪瘤需与正常乳腺内局限脂肪岛鉴别，脂肪瘤具有完整纤细而致密的包膜，而正常乳腺内局限脂肪岛在不同透照位置上观察缺乏完整边缘。

四、乳腺错构瘤

【临床与病理】

乳腺错构瘤（hamartoma of the breast）为正常的乳腺组织异常排列组合而形成的一种少见的瘤样病变，并非真性肿瘤。多数患者无任何症状。触诊肿物质软，或软硬不一，呈圆形、椭圆形、活动，无皮肤粘连受累征象。妊娠期及哺乳期肿物迅速增大为本病特点。病理上，病变主要由脂肪组织组成，脂肪成分可占病变的80%，混杂有不同比例的腺体和纤维组织。大体观察见错构瘤呈圆形或椭圆形，有薄而完整的包膜，大小不一，质软。错构瘤内若含有多量纤维组织时，大体标本很像纤维腺瘤，若含有多量脂肪组织则像脂肪瘤。

【影像学表现】

X线：混杂密度为乳腺错构瘤的典型X线表现，包括低密度的脂肪组织及高密度的纤维腺样组织，多以低密度的脂肪组织为主，肿物具有明确的边界（ER6-5-8）。肿物多呈圆形、椭圆形、分叶状，边缘光整无毛刺，肿物较大时压迫、推挤周围组织移位。

超声：错构瘤呈圆形或椭圆形，边界清楚，可见较完整的包膜，内部以中等回声多见。根据错构瘤组织成分不同，回声光点强弱、分布有所不同。以脂肪组

ER6-5-8　右乳腺错构瘤 X 线和 MRI 表现

织成分为主的错构瘤回声偏低,均匀、细腻;以纤维组织和血管成分为主的错构瘤回声偏中等强度,回声光点粗糙,分布欠均匀,易与纤维腺瘤混淆。

　　MRI:错构瘤一般多由于其他原因行乳腺 MRI 检查而发现,错构瘤通常主要由脂肪组织组成,其中混有结节状纤维性和腺性增生。组织学上,这三种组织可以某一种为主,以不同比例组成。形态学多表现为圆形或卵圆形,边缘光滑。依据肿瘤内成分含量不同,在 T_1WI 和 T_2WI 上表现为不同信号强度,如以脂肪组织为主,则呈高信号表现,其中可见低或中等信号区;如以腺体和纤维组织为主,则信号强度低,并在其中可见高信号区(ER6-5-8)。增强后一般无强化或轻度强化。

　　CT:错构瘤在 CT 上亦具有较特征性的表现,它表现为一混杂密度的、形态规整的肿物,兼有低密度的脂肪,亦有呈软组织密度的纤维组织和腺体组织。增强扫描时,软组织密度部位可有轻度强化。

　　【诊断与鉴别诊断】

　　错构瘤的诊断要点是:混杂密度为乳腺错构瘤的典型 X 线表现,包括低密度的脂肪组织及高密度的纤维腺样组织,且多以低密度的脂肪组织为主,肿瘤具有明确的边界,根据此种特征性表现即可做出错构瘤诊断,无需进一步检查。

　　错构瘤与脂肪瘤鉴别的要点见乳腺脂肪瘤。

　　错构瘤与纤维腺瘤鉴别的要点见乳腺纤维腺瘤。

第四节　乳腺其他良性病变

一、乳腺积乳囊肿

【临床与病理】

　　积乳囊肿(galactocele)比较少见,其形成与妊娠及哺乳有关。在泌乳期时,若一支或多支输乳管排乳不畅或发生阻塞,引起乳汁淤积而形成囊肿。因其内容物为乳汁或乳酪样物而不同于一般的囊肿。

　　肉眼看,积乳囊肿为灰白色,可为单房或多房性,内含乳汁或乳酪样物。囊壁从内向外由坏死层、圆细胞浸润层及结缔组织层组成,并可见到一或数支闭塞的导管。

　　患者多为 40 岁以下曾哺乳过的妇女,多在产后

1~5 年内发现,偶可在 10 余年后才发现。由于囊肿较柔软,临床上可摸不到肿块而由 X 线或超声意外发现,或可触到一光滑、活动肿块。若囊壁纤维层较厚,则肿块亦可表现为较坚硬。如发生继发感染,则可有红、痛等炎症症状及体征。少数积乳囊肿病例亦可发生自发性吸收消散。

　　【影像学表现】

　　X 线:积乳囊肿可发生在乳腺的任何部位,一般位置较深。直径在 1~3cm 左右,偶可达 6~7cm。肿块轮廓清楚,边缘光滑、锐利。根据积乳囊肿形成的时间及内容物成分不同,X 线上呈不同表现类型。积乳囊肿形成较早期、水分较多时可表现为圆形或卵圆形致密结节影,密度均匀,或因脂肪聚集而出现小透亮区,囊壁较厚,囊壁周围可有完整或不完整的透亮环,此种表现类型可称为致密结节型积乳囊肿(ER6-5-9)。积乳时间较长时,水分吸收,乳汁稠厚,或积乳囊肿内含大量脂肪,则表现为圆形或卵圆形部分或全部高度透亮的结构,囊壁光滑、整齐,此型可称为透亮型积乳囊肿(图 6-5-5)。积乳囊肿表现为致密型还是透亮型,主要取决于囊肿内容物成分。

ER6-5-9　乳腺致密结节型积乳囊肿 X 线表现

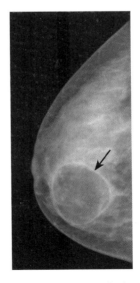

图 6-5-5　乳腺透亮型积乳囊肿 X 线表现

乳腺内类圆形透亮影(↑),内部密度欠均匀,壁光滑、清晰且较厚

　　超声:肿块轮廓清楚,表面光滑,探头加压时有弹性感。肿块内部呈弱回声反射,较均匀,水分较多时

可似囊肿呈无回声反射;水分较少时可见有乳酪样均匀细密的强回声光点漂浮;当乳汁内水脂分离时可见脂液分层样回声表现。积乳时间较长时水分吸收,乳汁稠厚,可表现为均质的回声反射,若水分完全吸收,乳汁结成硬块时表现为中强回声反射而类似实性肿物。

MRI:积乳囊肿内水分含量较多时可呈典型液体信号特征,即在 T_1WI 上表现为低信号,在 T_2WI 上表现为高信号(ER6-5-10)。如积乳囊肿因脂肪或蛋白含量较高,在 T_1WI 和 T_2WI 上则表现为明显高信号,脂肪抑制后表现为低信号或等信号(ER6-5-11)。增强 MRI 扫描囊壁可有轻至中度强化。

ER6-5-10　右乳腺积乳囊肿(患者于停止哺乳后发现右乳肿物,逐渐增大)

ER6-5-11　左乳腺积乳囊肿伴慢性炎症(哺乳时发现左乳肿物,逐渐增大)

CT:积乳囊肿在 CT 平扫上的表现与 X 线相同。增强 CT 扫描囊壁可有轻至中度强化(图6-5-6)。

【诊断与鉴别诊断】

致密结节型积乳囊肿的 X 线表现与其他良性肿瘤不易鉴别,只能依靠临床病史及体检加以区别。

透亮型积乳囊肿与乳腺脂肪瘤鉴别的要点见乳腺脂肪瘤。

二、乳腺脂肪坏死

【临床与病理】

乳腺脂肪坏死(fat necrosis of the breast)为一非化脓性的炎性病变,常发生在中年巨大脂肪性悬垂乳房的患者中。虽然乳腺内含有大量的脂肪组织,但发生脂肪坏死者并不多见。根据病因可将乳腺脂肪坏死分为原发性和继发性两种。绝大多数为原发性脂肪坏死,由外伤后引起,外伤多为钝器伤,尽管有些患者主诉无明显外伤史,但一些较轻的钝器伤如桌边等的碰撞也可使乳腺脂肪组织直接受到挤压而发生坏死。继发性乳腺脂肪坏死可由于导管内容物淤积并侵蚀导管上皮,使具有刺激性的导管内残屑溢出到周围的脂肪组织内,导致脂肪坏死,也可由于手术、炎症等原因引起。

脂肪坏死多发生在巨大脂肪型乳腺患者。发病年龄可从 14 岁至 80 岁,但多数发生在中老年人。约半数患者有外伤史,病变常位于乳腺表浅部位的脂肪层内,少数可发生于乳腺任何部位。最初表现为病变处黄色或棕黄色瘀斑,随着病变的发展,局部出现肿块,界限多不清楚,质地硬韧,有压痛,与周围组织有轻度粘连。后期由于大量纤维组织增生,肿块纤维样变,使其边界较清楚。纤维化后可有牵拽征,如皮肤凹陷、乳头内陷等,应注意与乳腺癌鉴别。部分患者肿块最后可缩小、消失。少数患者由于炎症的刺激可伴有同侧腋窝淋巴结肿大。

脂肪坏死的病理变化随病期而异。最早表现为一局限出血区,脂肪组织稍变硬。镜下可见脂肪细胞浑浊及脂肪细胞坏死崩解,融合成较大的脂滴。3~4周后形成一圆形硬结,表面呈黄灰色,并有散在暗红区。切面见油囊形成,囊大小不一,其中含油样液或暗褐色的血样液及坏死物质。后期纤维化,病变呈坚实灰黄色肿块,切面为放射状瘢痕样组织,内有含铁

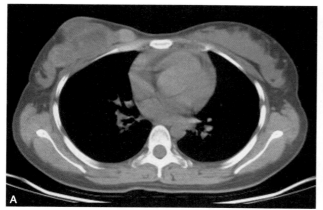

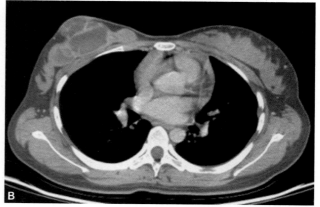

图 6-5-6　透亮型积乳囊肿 CT 表现
A. CT 平扫右乳多发透亮影,囊壁较厚;B. CT 增强扫描囊壁强化

血黄素及钙盐沉积。

【影像学表现】

X线:乳腺脂肪坏死在X线片上可能无明显的异常改变,也可呈酷似乳腺癌的改变。病变多位于皮下脂肪层较表浅部位。病变早期,若皮肤有红肿、瘀斑,则可显示非特异性的皮肤局限增厚与皮下脂肪层致密混浊。出血区可表现为密度略高而境界不清的浸润或结节样阴影,边缘可出现毛刺。有些病例表现为数枚小结节样阴影或星芒状局限致密影,边缘清楚,密度与腺体相同(ER6-5-12)。患乳血运常较健侧丰富,静脉管径增粗。病变的大小亦常较临床触诊小,因而在X线片上也易被误诊为乳腺癌。后期纤维化而累及皮肤时,则可出现皮肤局限凹陷以及乳头内陷。有的可出现类似乳腺癌的沙砾样钙化。

ER6-5-12　乳腺脂肪坏死X线表现

超声:脂肪坏死早期表现为脂肪液化样的弱回声反射,边界清楚;时间较长时由于纤维及肉芽组织增生而形成肿块状轮廓,内部回声均匀,边界清楚,后方可有衰减。

MRI:乳腺脂肪坏死表现典型者病变多位于皮下脂肪层较表浅部位(ER6-5-13),当脂肪坏死发生在乳腺较深部位与纤维腺体重叠而表现为边缘欠清的肿块性病变时易误诊为乳腺癌。病变早期,若皮肤有红肿、瘀斑,则可显示非特异性的皮肤局限增厚与皮下脂肪层致密混浊。在MRI上新鲜脂肪坏死表现为形状不规则,边界不清楚,病变在T_1WI上表现为低信号,在T_2WI上表现为高信号,内部信号不均匀。动态增强检查病变可呈快速显著强化,与恶性肿瘤鉴别困难。病变后期纤维化后,动态增强检查有助于脂肪坏死的诊断,其强化方式缺乏典型恶性病变具有的快进快出特点。

ER6-5-13　右乳脂肪坏死MRI表现

CT:乳腺脂肪坏死CT表现与X线大致相同。

【诊断与鉴别诊断】

乳腺脂肪坏死典型病例多有外伤、手术、炎症史,病变常发生在乳腺表浅部位的脂肪层内。乳腺脂肪坏死依靠临床病史及多种影像学检查方法有可能做出正确诊断。但通常影像学表现缺乏特异性,最后确诊依靠病理学检查。

乳腺脂肪坏死应与乳腺癌鉴别:乳腺癌的肿块呈渐进性增大,边界不清,表面凹凸不平;乳腺脂肪坏死肿块的边界相对较清楚,大多呈缩小趋势。乳腺癌的肿块不像乳腺脂肪坏死那样表浅,且可与深层组织粘连,并可有硬或融合的淋巴结;而乳腺脂肪坏死虽可与皮肤粘连,但与深层组织无关,淋巴结多较软、孤立。

(刘佩芳)

第六章

乳腺恶性肿瘤

第一节 乳腺癌

【概述】

乳腺恶性肿瘤中约98%为乳腺癌(breast carcinoma)，我国乳腺癌发病率较欧美国家为低，但近年来在大城市中的发病率正呈逐渐上升趋势，已成为女性首位或第二位常见的恶性肿瘤。乳腺癌的5年生存率在原位癌为100%，Ⅰ期为84%~100%，Ⅱ期为76%~87%，Ⅲ期为38%~77%，表明乳腺癌早期发现、早期诊断和早期治疗是改善预后的重要因素。目前在乳腺癌一级预防尚无良策的阶段，乳腺癌的早期诊断具有举足轻重的作用，而影像学检查更是早期检出、早期诊断的重中之重。

乳腺X线摄影和超声检查为乳腺癌的主要影像学检查方法，尤其是乳腺X线摄影对显示钙化非常敏感。CT、MRI检查对致密型乳腺内瘤灶的观察、乳腺癌术后局部复发的观察、乳房假体术后乳腺组织内癌瘤的观察，以及对多中心、多灶性病变的检出、对胸壁侵犯和胸骨后、纵隔、腋窝淋巴结转移的显示要优于其他方法，这对乳腺癌的诊断、术前分期及临床选择适当的治疗方案非常有价值。此外，CT、MRI对乳腺病变不仅可作形态学观察，还可通过动态增强扫描，了解血流灌注情况，有助于乳腺癌与其他病变鉴别并可间接评估肿瘤生物学行为及其预后。

【临床及病理】

病理学上通常将乳腺癌分为三类：①非浸润性癌；②浸润性非特殊型癌；③浸润性特殊型癌。乳腺癌好发于绝经期前后的40~60岁妇女，临床症状常为乳腺肿块、伴或不伴疼痛，也可有乳头回缩、乳头溢血等。肿瘤广泛浸润时可出现整个乳腺质地坚硬、固定，腋窝及锁骨上可触及肿大的淋巴结。

【影像学表现】

X线：乳腺癌常见的X线表现包括肿块、钙化、肿块伴钙化、结构扭曲或结构扭曲伴钙化等。肿块是乳腺癌常见的X线征象。肿块在X线片显示率因乳腺本身类型及肿瘤病理类型而异，在脂肪型乳腺显示率高，而在致密型乳腺显示率则相对较低。肿块的形状多呈分叶状或不规则形。肿块的边缘多呈小分叶、毛刺或浸润，或兼而有之，肿块密度通常高于同等大小的良性肿块，其内可伴多发细小钙化(见图6-3-2)。钙化是乳腺癌另一个常见的X线征象。乳腺癌的钙化形态多呈细小沙砾状、线样或线样分支状，大小不等，浓淡不一。分布上常呈簇、线样或段样走行(见图6-3-4)。钙化可单独存在，亦可位于肿块内或外。钙化的形态和分布是鉴别良、恶性病变的重要依据。大多数导管原位癌是由乳腺X线检查发现特征性钙化而明确诊断，临床触诊并无肿块。部分乳腺癌亦可表现为乳腺结构扭曲或局限性不对称致密。此外，与乳腺癌相伴随的异常征象包括导管征、血供增加、皮肤增厚和局限凹陷、乳头内陷和淋巴结肿大等。

超声：肿瘤形态不规则，纵径通常大于横径，界限与正常组织分界不清，边缘可表现为模糊、成角、微分叶或毛刺，无包膜回声。肿瘤内部多为不均匀的低回声，如有钙化可出现强回声光点，部分有声影。肿块后方回声衰减，侧方声影少见(ER6-3-2)。CDFI显示病变有较丰富的高阻血流信号。部分患者可探及患侧腋窝处回声较低的肿大淋巴结。

MRI：乳腺癌在平扫T_1WI上表现为低信号，当病变周围有高信号脂肪组织围绕时，则轮廓清楚；若病变周围为与之信号强度类似的腺体组织，则轮廓不清楚。肿块形态不规则，呈星芒状或蟹足样，边缘可见毛刺。在T_2WI上，其信号通常不均匀且信号强度取决于肿瘤内部成分，胶原纤维所占比例越大则信号强度越低，细胞和水含量高则信号强度亦高。动态增强MRI是乳腺癌诊断及鉴别诊断必不可少的检查步骤，不仅使病灶显示较平扫更为清楚，且可发现平扫上未能检出的肿瘤。动态增强MRI检查，乳腺癌信号强度趋于快速明显增高且快速减低(图6-6-1，ER6-6-1，ER6-6-2)，表现为肿块性病变的乳腺癌强化多不均匀

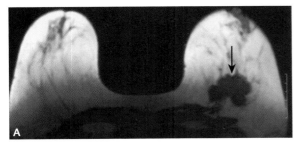

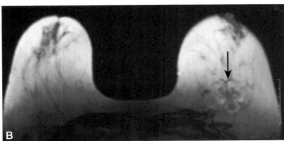

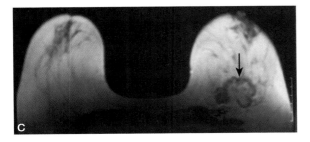

图 6-6-1　左乳腺癌 MRI 表现
A. MRI 平扫；B、C. MRI 增强后 1min、7min。左乳腺内肿块（↑）形态不规则,分叶状,动态增强后肿块呈不均匀强化且边缘强化较明显（B）,强化方式由边缘环状强化向中心渗透（C）,呈向心样强化

或呈边缘强化,强化方式多由边缘强化向中心渗透而呈向心样强化（见图 6-3-13）；而表现为非肿块性病变的乳腺癌,可呈导管或段性分布强化,特别见于导管内原位癌。在 DWI 上,大多数乳腺癌呈高信号,ADC值较低（图 6-6-2）。在 ^{1}H-MRS 上,部分乳腺癌于

3.2ppm 处可出现胆碱峰（ER6-6-3）。由于 MRI 对比剂 Gd-DTPA 对乳腺肿瘤并无生物学特异性,其强化方式并不取决于良、恶性,而与微血管的数量及分布有关,因此,良、恶性病变在强化表现上亦存在一定的重叠,某些良性病变可表现类似恶性肿瘤的强化方式,反之亦然,故诊断时除评价病灶增强后血流动力学表现外,还需结合形态学、DWI 和 MRS 进行综合考虑。

ER6-6-1　乳腺癌 MRI 表现

ER6-6-2　乳腺癌伴腋窝区多发淋巴结转移增强后 MRI 表现

ER6-6-3　右侧乳腺癌 MRS 表现

CT：乳腺癌的 CT 平扫表现与 X 线片基本相同,但在某些征象的显示上,各有优缺点。增强 CT 检查乳腺癌多有明显强化（见图 6-3-1）,且表现为"快进快出"类型,CT 值常增高 50Hu 以上,但有少数良性肿瘤亦可有较明显强化,此时需结合病变的形态学表现综合判断。

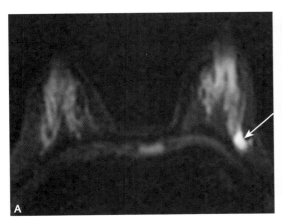

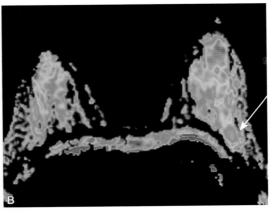

图 6-6-2　左侧乳腺癌在 DWI 及 ADC 图表现
A. DWI；B. ADC 图

【诊断与鉴别诊断】

乳腺癌的诊断要点是：①患者多为 40~60 岁的妇女，有相应的临床症状。②X 线片上，肿块形状不规则，边缘不光滑，多有小分叶或毛刺，密度高。钙化常表现为细小沙砾状、线样或线样分支状，大小不等，浓淡不一，分布上呈簇、线样或段样走行。③MRI 增强检查，病变信号强度趋向快速明显增高且快速减低，DWI 上大多数乳腺癌 ADC 值较低。

乳腺癌需与纤维腺瘤鉴别，鉴别要点已在乳腺纤维腺瘤中叙述。

第二节 乳腺血管肉瘤

【临床与病理】

乳腺血管肉瘤（angiosarcoma of the breast）也称血管内皮肉瘤，是由血管内皮细胞或向血管内皮细胞分化的间叶细胞发生的恶性肿瘤。原发性乳腺血管肉瘤是一种来源于乳腺小叶或其周围毛细血管的高度恶性肿瘤。由于该病临床少见，病理形态易于混淆，术前常规检查缺乏特异性，易造成诊断和治疗延误。2003 年 WHO 乳腺肿瘤组织学分类中将血管肉瘤定义为由具有上皮细胞形态特征的肿瘤细胞构成的恶性肿瘤，包括以前命名为血管性肉瘤、血管母细胞瘤、淋巴血管肉瘤和化生性血管瘤的全部肿瘤。血管肉瘤多发生于皮肤及软组织，原发于乳腺的血管肉瘤较罕见，文献报道乳腺血管肉瘤发生率占乳腺肿瘤的 0.03%~0.04%，但血管肉瘤是乳腺肉瘤中相对常见的类型，约占所有乳腺肉瘤的 2.7%~9.1%。血管肉瘤的病因尚未明确，有报道依据其好发于 30~

40 岁年轻女性，妊娠、哺乳期妇女及乳腺癌保乳术后患者发病率明显高于正常人群，推测其发生可能与雌激素水平有关，但存在争议。病理上，乳腺血管肉瘤位于乳腺实质内，多无包膜，边界不清，浸润性生长，质地软或脆，切面呈鱼肉样、海绵状，灰白色或灰红色，含扩张的血管腔，常合并出血、坏死，可侵及皮肤。

临床上乳腺血管肉瘤好发年龄在 40 岁以下，临床表现缺乏特异性，通常表现为短期内迅速增大的乳房肿物，伴或不伴疼痛，少数病例无明显肿块，仅表现为弥漫性全乳房肿大或持续性皮下出血。瘤组织表浅处皮肤可呈局限性斑点状或边界不清的紫蓝色或紫红色改变，被认为是乳腺血管肉瘤较特异性的表现。肿瘤一般体积较大，大多数肿瘤直径大于 4cm，边界不清，质地较软，活动度好，与皮肤或胸壁无粘连。乳腺血管肉瘤与乳腺癌不同，皮肤凹陷、乳头溢液非常少见。以血行转移为主，常见的转移部位为皮肤、肺、骨骼及腹部脏器（特别是肝及卵巢）等，甚少发生淋巴结转移，故目前多采用肿物局部广泛切除或全乳腺切除，由于血管肉瘤镜下范围常常超出大体标本边界，肿块单纯切除的局部复发率很高，一般不主张采用。由于病例较少，放、化疗效果目前尚不确定。乳腺血管肉瘤的预后很差，复发率高，复发和转移与肿瘤的病理分级有关。

【影像学表现】

乳腺血管肉瘤 X 线表现缺乏特异性，一般肿块多较大，常呈分叶状，边缘锐利或模糊，密度可均匀或不均匀，少数有粗大钙化（图 6-6-3），有时因肿块较大而仅见大范围密度异常增高影，不伴典型乳腺癌常见的

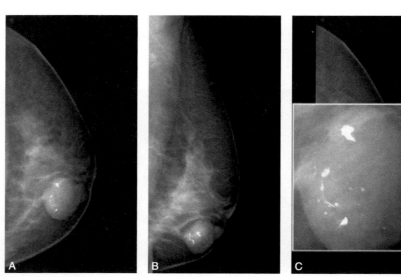

图 6-6-3 左乳腺高分化血管内皮肉瘤伴间质灶性钙化 X 线表现

A. 左乳 X 线头尾位片；B. 左乳 X 线内外斜位片；C. 病变局部放大片。显示左乳内下方腺体表面类圆形肿物，大部分边界清楚，边缘光滑，密度中等，肿块内多发小斑片状钙化

细小钙化。若累及皮肤,可造成局限皮肤增厚,但罕见有水肿或橘皮样改变。行 MRI 增强检查对定性诊断有帮助。文献报道当临床疑为乳腺血管肉瘤时,MRI 表现对确定其肿块内血管特性具有帮助,乳腺血管肉瘤在 MRI 常表现为 T_1WI 低信号、T_2WI 高信号,增强后肿瘤强化较明显(图 6-6-4),肿瘤内的囊性含血液区在 T_2WI 上表现为点状或片状高信号为乳腺血管肉瘤的特征性表现。

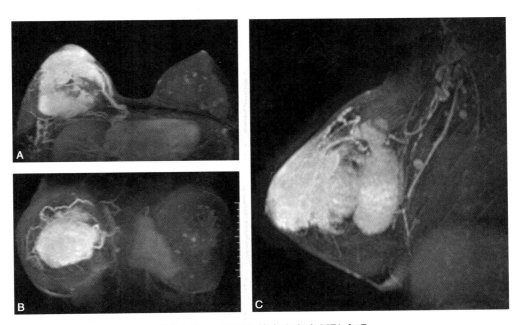

图 6-6-4　右乳腺血管内皮肉瘤 MRI 表现

A. MRI 增强后横轴位 MIP 图;B. MRI 增强后冠状位 MIP 图;C. MRI 增强后矢状位 MIP 图。显示右乳腺内巨大不规则明显强化肿块,血供丰富,邻近皮肤受累

【诊断与鉴别诊断】

　　乳腺血管肉瘤 X 线上易被误诊为良性肿瘤、叶状肿瘤或乳腺癌,在术前做出正确诊断较为困难。乳腺血管肉瘤与乳腺癌在 X 线上表现的不同之处在于:①血管肉瘤钙化较典型乳腺癌钙化相对粗大且少见,镜下显示血管肉瘤的钙化一般位于异常血管间隙内,而乳腺癌的钙化常位于导管内和小叶内;②乳腺癌肿瘤边缘常见毛刺样改变,血管肉瘤肿瘤边缘虽然不光整,但毛刺征象较少见。

(刘佩芳)

第七章

乳腺叶状肿瘤

【临床与病理】

乳腺叶状肿瘤（phyllodes tumor of the breast）由乳腺间质和上皮两种成分构成，是一种少见的纤维上皮型肿瘤，占所有乳腺原发肿瘤的0.3%~1.0%，占乳腺纤维上皮型肿瘤的2.0%~3.0%。根据间质过度增生程度、肿瘤细胞密度、形态、细胞异型性和核分裂象、生长方式以及周边浸润情况等分为良性、交界性和恶性三种组织学类型。病理诊断恶性叶状肿瘤主要依据肿瘤间质成分的表现特点，包括浸润性边缘、高度间质细胞过度增生、核分裂象>5个/10高倍视野（HPF）和间质细胞异型性。虽然根据组织学表现可将叶状肿瘤进行组织学分型，但该肿瘤的生物学行为难以预测，病理组织学分类与临床过程无明确相关性，良性、交界性和恶性叶状肿瘤在术后均有复发或转移，文献报道局部复发率可达20%，因此，临床治疗需行广泛手术切除。

临床上乳腺叶状肿瘤好发于中年女性，高峰年龄为50岁左右，极少有男性病例报道。最常见的临床表现为无痛性肿块，少数伴局部轻度疼痛。肿瘤增长缓慢，病程较长，多数有一个较长时间无特殊不适的乳房肿块，部分患者有肿块在短期内迅速增长的病史，对诊断此病有提示意义。肿块边界多清楚，活动性好，一般无乳腺癌常见的间接征象，如皮肤凹陷、乳头回缩、乳头溢液和腋窝淋巴结肿大等。

【影像学表现】

X线：叶状肿瘤的X线表现依肿瘤的大小而异。肿瘤较小时多表现为边缘光滑的结节，呈圆形或卵圆形，密度均匀，与纤维腺瘤难以区别。肿瘤较大时，表现为分叶状、高密度、边缘光滑、锐利的肿块，此征象为叶状肿瘤较特征性的表现（ER6-7-1，图6-7-1）。患乳血供可有明显增加，出现粗大的静脉。表面皮肤多数正常或被下方肿块顶起而变得菲薄。叶状肿瘤通常缺乏边缘浸润、毛刺及邻近皮肤增厚、乳头回缩、周围结构扭曲等类似乳腺癌的恶性征象。肿瘤内可出现钙化，但较少见，钙化可呈粗大不规则的颗粒状、片状或环形，粗大成片钙化者颇似纤维腺瘤的钙化，镜检见钙化发生在瘤灶内纤维变性区或坏死区。有作者提出肿块的密度有助于叶状肿瘤与大纤维腺瘤鉴

ER6-7-1　右乳腺交界性叶状肿瘤X线表现

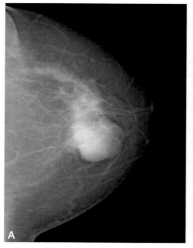
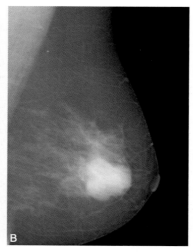

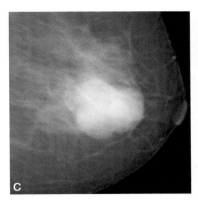
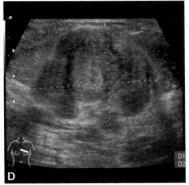

图 6-7-1　左乳腺交界性叶状肿瘤

A. 左乳 X 线头尾位片；B. 左乳 X 线内外斜位片；C. 左乳病变局部放大片，显示左侧内侧明显分叶状肿物，密度较高，大部分边缘光滑、清晰，部分边缘与邻近腺体重叠而显示欠清，边缘未见毛刺，其内未见钙化，肿物周围可见粗大的血管影；D. 左乳病变超声斜切面，显示左乳内上象限分叶状低回声反射区，边界清楚，内部回声不均匀

别，叶状肿瘤的密度常比纤维腺瘤高，但这些征象并非特异性改变。

超声：乳腺叶状瘤超声检查的特点主要为肿瘤呈圆形或分叶状，边界清楚，内部回声中等偏低（图 6-7-1），其内可见回声减弱区或大小不等的囊腔，部分病变出现后方回声增强。彩色多普勒检查肿瘤大多血供丰富。

MRI：在 MRI 平扫，多数叶状肿瘤表现为边缘清楚的类圆形或分叶状肿块，T_1WI 上多表现为不均匀低信号；T_2WI 上表现为不均匀较高信号，当叶状肿瘤内有出血、坏死或黏液样变时，其信号相应发生变化。肿瘤巨大时，可见整个乳腺被肿瘤占据，但皮下脂肪层仍较完整。存在囊腔时，内部信号常不均匀。增强 MRI 检查肿瘤多呈明显强化，时间-信号强度曲线多为渐增及平台型，囊腔和分隔显示更加明显，有作者认为囊腔的存在是叶状肿瘤较为特征性表现。于 DWI 上叶状肿瘤的 ADC 值多偏低。于 MRS 上部分叶状肿瘤可见胆碱峰（图 6-7-2），可能与肿块在短期内迅速增长有关。

CT：有关乳腺叶状肿瘤的 CT 表现报道不多。CT 平扫与 X 线表现大致相同，小的叶状肿瘤多表现为边缘光滑的类圆形结节，密度均匀，与纤维腺瘤难以区别。肿瘤较大时出现特征性的分叶状外形，边缘仍光滑、锐利，无毛刺或浸润（ER6-7-2）。

ER6-7-2　左乳腺叶状瘤 CT 表现

【诊断与鉴别诊断】

X 线上，较小的叶状肿瘤与纤维腺瘤或其他良性肿瘤难以区别，大的叶状肿瘤可根据肿瘤明显的分叶状外形，边缘光滑、锐利，血供明显增加以及无皮肤增厚等影像学特征而做出正确诊断。超声或 MRI 检查，可显示肿瘤内的囊腔，有重要的鉴别诊断价值。

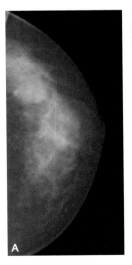
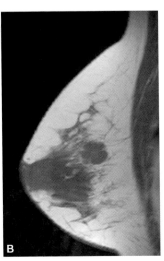
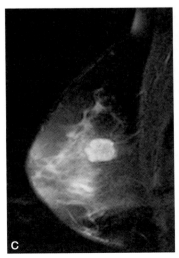
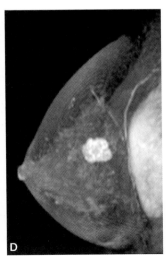

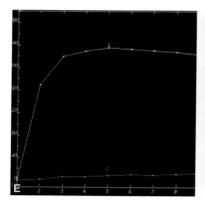
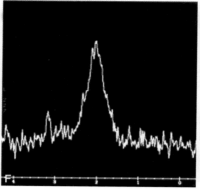
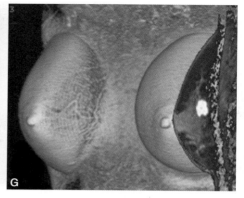

图 6-7-2 左乳腺良性叶状肿瘤,部分区域间质细胞较丰富

A. 左乳 X 线头尾位片,显示左乳外侧肿物,轻度分叶,大部分边界清楚,密度均匀;B. MRI 平扫矢状位 T_1WI;C. MRI 平扫矢状位脂肪抑制 T_2WI;D. 增强后左乳 MIP 图;E. 左乳病变区时间-信号强度曲线图;F. MRS;G. VR 图。显示左乳外上方轻度分叶状肿物,边界清楚,T_1WI 呈较低信号,T_2WI 呈较高信号,内部信号不均匀,可见分隔,动态增强后病变明显强化,时间-信号强度曲线于早期时相呈渐增,延迟时相呈平台表现,肿块区 MRS 于 3.2ppm 处可见胆碱峰

叶状肿瘤与乳腺癌的鉴别要点是乳腺癌的边缘多不整齐,有毛刺或浸润,皮肤亦常受累。

叶状肿瘤与其他乳腺肉瘤亦可有相似的表现,如边缘亦较光滑、锐利,但其他乳腺肉瘤分叶状表现不如叶状肿瘤显著。有时乳腺叶状肿瘤仅依据影像学表现与其他疾病鉴别困难,最后诊断需依靠病理学确诊。

(刘佩芳)

参 考 文 献

[1] 鲍润贤. 中华影像医学:乳腺卷. 北京:人民卫生出版社,2002.

[2] 李树玲.乳腺肿瘤学.北京:科学技术文献出版社,2000.

[3] Kaiser WA. MR Mammography. Berlin Heidelberg:Springer-Verlag,1993.

[4] Heywang SH. Contrast-Enhanced MRI of the Breast. Belgium:Schering,1990.

[5] American College of Radiology(ACR). ACR BI-RADS@-Mammography. 4th Edition. In:ACR Breast Imaging Reporting and Data System, Breast Imaging Atlas. Reston, VA:American College of Radiology,2003.

[6] American College of Radiology(ACR). ACR BI-RADS@-Ultrasound. First Edition. In:ACR Breast Imaging Reporting and Data System, Breast Imaging Atlas. Reston, VA. American College of Radiology,2003.

[7] American College of Radiology(ACR). ACR BI-RADS@-Magnetic Resonance Imaging. First Edition. In:ACR Breast Imaging Reporting and Data System, Breast Imaging Atlas. Reston, VA. American College of Radiology,2003.

第七篇

消 化 系 统

第一章

概　　述

第一节　检　查　方　法

一、钡餐造影

（一）常规造影检查

1. **食管造影**　透视时采用后前立位及左、右斜位，口服 70%～100% W/V 的钡剂，必要时可用 3∶1～4∶1 比较黏稠的钡剂。在患者吞服时，从不同角度观察食管于不同充盈状态下所显示的轮廓、黏膜皱襞形态以及蠕动、柔软度等。

（1）黏膜法：吞服少量钡剂，使之附着于黏膜表面，显示黏膜皱襞形态。

（2）充盈法：大口吞服钡剂，使之充盈食管管腔，显示管腔轮廓形态，观察扩张情况。

必要时增加卧位，如仰卧位、左、右前斜位及俯卧位。检查食管裂孔疝时，采取头低位并憋气及腹部加压等方法观察是否有食管逆流。

2. **胃十二指肠造影**　以往胃的常规 X 线检查方法采用黏膜法、充盈法及压迫法。自 1923 年由 Fischer 首先应用双对比造影法在显示结肠微小病变方面获得成功以后，1950 年以来，日本学者白壁彦夫教授进行了将此项技术运用于胃的 X 线检查方面的研究。1953—1954 年间，通过胃管向胃内注入气体，再口服硫酸钡的位双对比造影法获得成功。同样可显示胃内微小病变，甚至黏膜面的轻微凹凸不平都能得以清晰地显示。这样，就与 Berg、Bucker、Prevot 所发明的微黏膜法、Gutmann、Porcher、Hafter 所强调的胃充盈法，以及一直被大家认为有效的胃压迫法相结合，形成了较为完备的胃的 X 线检查程序。使用中等黏稠的钡剂，钡水比例为 1∶1～1∶1.5。一次量 250～300ml。检查前日晚饭后禁食至当日清晨检查前。

（1）黏膜法：先给予少量（30～50ml）的钡剂，利用体位转动及压迫法显示胃各部黏膜皱襞形态，通过观察黏膜皱襞形态变化，如黏膜皱襞集中、变形（变细、肥大、融合等）、中断、消失等进行诊断的方法。于俯卧位显示胃前壁黏膜皱襞形态；仰卧位显示胃后壁黏膜皱襞形态。

（2）充盈法：上述检查后，将钡剂继续吞服，即给予足量钡剂（一般需要 250～300ml）使胃充盈，根据充盈胃的边缘的变化进行诊断的方法。可于立位左、右前斜位观察食管，至服完全量钡剂，使胃及十二指肠充盈，显示胃及十二指肠的轮廓、形态、蠕动以及位置、张力等。

（3）压迫法：上述检查中，应于可能的部位用压迫器同时进行压迫检查，以更清晰地显示黏膜皱襞及病变形态。

3. **小肠造影**　于检查前日晚饭后禁食，次日清晨于检查前 1.5h 左右让患者服 50% W/V 之钡剂 300ml。之后于右侧卧位半小时，开始进行间隔的 X 线透视检查，根据情况间隔 0.5～1h，顺序观察各段小肠，直至钡剂充盈回肠末端，到达盲肠、升结肠为止。

4. **结肠钡剂灌肠造影**　应用较稀的钡剂，钡水比例约为 1∶3～1∶4。

（1）充盈法：于清洁洗肠后，经肛管灌注充分量的钡剂，使之从直肠充盈至盲肠。观察结肠轮廓形态、张缩功能等。

（2）黏膜法：充盈法检查后，将充盈的钡剂排出，以残留的少量钡剂显示结肠黏膜皱襞形态。

（3）压迫法：上述检查中，于可能范围内及可疑病变部位以压迫器进行适度的压迫，以更清晰地显示病变形态。

（二）双对比造影检查

1. **对比剂**　双对比造影对对比剂的要求比较严格，根据国内、外学者的研究，应具备以下条件。

（1）含量：硫酸钡含量应在 95% 以上。

（2）颗粒：硫酸钡颗粒应细小而均匀，一般认为粒径以 0.5～1.0μm 为宜。也有主张，不同粒径者对显示胃小区有利。

（3）黏度：要求硫酸钡在黏膜附着性好，又流动性好,理想的是它能薄薄地附着在胃肠道黏膜表面,多余的钡剂在变换体位时能平稳地在胃肠道内流动,这对小肠、结肠造影尤为重要。这就需要很好地控制硫酸钡的黏度,根据临床及实验室研究,当钡剂浓度为100% W/V时,黏度为15～20布氏黏度(CPS)为宜。

(4)悬浮稳定性:要求硫酸钡浓度为100W/V时,静置3h后,沉淀率小于10%。

(5)耐酸性:要求钡剂在pH 1.5以下的弱酸中不凝固。这样,对胃酸高的患者进行造影时,就不会发生絮凝现象。

(6)浓度:检查部位不同,要求浓度不一。一般来说,食管、胃造影用硫酸钡浓度为160% W/V,小肠为50%～60% W/V,结肠为60%～65% W/V。

2. 低张药物的应用　双对比造影时,需用低张药物,以抑制胃肠道蠕动,减低张力,在充以适量的钡剂与空气后,能充分地扩张,使黏膜面展平,以显示出微细的黏膜结构和病变。同时,还能够减少胃液分泌,钡剂的黏膜附着好;减慢胃肠道的排空,减少检查部位以外肠道影像的重叠;以及消除功能性因素的影响,易于发现器质性疾患等优点。

我国常用的低张药物为盐酸山莨菪碱(654-2)。为胆碱能神经阻断剂,可使平滑肌明显松弛,副作用较小。可肌内注射20mg,注射后5min左右产生低张效果。脑出血急性期及青光眼患者禁用。此外,还可用胰高血糖素(glucagon)、丁溴东莨菪碱(buscopan)等。

3. 气体产生的方法　不同部位的双对比造影,气体导入的方法也不相同。总括起来有以下三种方法。

(1)经导管直接注入法:消化道任何部位双对比造影都可采用经不同导管直接注入空气法。如食管、胃双对比造影,将胃管插入至适当位置;十二指肠双对比造影,将十二指肠管插入至降部的上1/3或中部;小肠双对比造影,将B-D管插入至十二指肠空肠曲部位;结肠双对比造影则通过肛管直接注入空气,达到双对比目的。

(2)发泡剂:可制成粉剂、片剂,造影时服入,达到产气目的。用于胃及十二指肠双对比造影检查。

(3)空气吸入法:用于食管双对比造影。

4. 食管双对比造影　为诊断早期食管病变,特别是早期食管癌的重要方法之一。造影方法比较简单,可让患者口中含一大口钡剂,再大吸一口空气,让钡和空气一起咽下,及时照立位正面及左、右前斜位照片。或者采用导管注气法,先将胃管经鼻插入至食管入口部。让患者口含一大口钡剂,吞咽钡剂同时经导管注入空气,同时摄影。需注意吞咽钡剂、注入空气及照片三者应配合一致。

5. 胃双对比造影　检查前应尽量除去胃内滞留液,采用经胃管注气法者,于造影前,先经胃管将滞留液尽可能抽出,并用对比剂进行冲刷。肌内注射低张药物后,进行如下程序检查:

(1)俯卧位检查(前壁黏膜像及双对比造影):患者服入30～50ml钡剂后,采取俯卧位照前壁黏膜像。怀疑前壁病变需作精细检查时,再经胃管注入250～300ml空气,取俯卧头低位,有时需腹部加一小棉垫压迫。行胃前壁双对比造影,为不遗漏病变,还需左、右后斜位检查。

(2)仰卧位双对比:让患者立位,继续服钡剂200～300ml,服钡时,同时进行左、右前斜位食管检查。服完后,让患者仰卧位,经胃管注入适量(300ml左右)空气(或口服发泡剂),让患者反复向左、右翻转身体,以达到钡剂充分冲刷胃黏膜、均匀涂布于黏膜表面的目的。主要用于观察胃体下部、角切迹及窦部的后壁黏膜。

(3)仰卧右前斜位双对比:仰卧位双对比造影时,胃窦部常有钡剂积存而显影欠佳,尤其是窦部背曲或肥胖型者更为明显。此时,可让患者右前斜位以达到胃窦部及角切迹部位清晰的双对比。

(4)半立位左前斜位双对比:升起台面45°,左前斜位观察胃体上部、胃底及贲门区。

(5)立位检查:包括三个内容。即:①胃底部双对比。②正位充盈像,观察胃体、胃窦及角切迹形态及边缘变化。并右前斜位45°观察胃后壁边缘改变。③压迫法检查胃体下部、胃窦、角切迹及十二指肠球部。

(6)半立位或水平卧位充盈法:观察胃底部黏膜皱襞,胃窦、角切迹及十二指肠外形。

胃底贲门区双对比造影贲门区周围是病变好发部位。由于其特殊的位置关系,无法应用压迫法检查。当贲门处于收缩状态时,黏膜表面的详细情况常被突出的黏膜皱襞的聚集所掩盖。若服大量钡剂使之展开,又常因密度过高而不易观察其微细结构。因此,贲门区一直被认为是普通的钡餐造影中难于检查的区域。而双对比造影法有重要意义。方法为:先肌内注射低张药物,并服发泡剂让胃底部充以足量气体。再口服2～3口钡剂,卧位翻身转体3～4周,后取立位左、右前斜位,采用同时口服钡剂及吞咽空气方法达到食管下端,达到贲门区双对比目的。在胃底部充以足量气体的背景上,贲门区形态常显示得极为清晰。再取仰卧半立位左前斜位或俯卧半立位右后斜位,让患者脊柱尽量屈曲,边服钡剂边吞咽空气进行双对比观察贲门区形态。

6. 低张力十二指肠造影

（1）十二指肠插管法：患者清晨空腹，经鼻或口导入带有金属头的十二指肠管，于透视下将导管尖端进至降部的上 1/3 或中部。之后，静脉或肌内注射低张药物。患者仰卧，经导管缓慢注入钡剂 30～40ml，充盈至降部。再左侧卧位注入 100ml 左右的空气，然后仰卧位观察钡剂在十二指肠壁的附着情况。若附着不好，可再追加 20～30ml 的钡剂。之后，变换体位观察十二指肠各部的变化。①从仰卧位翻转至左侧卧位，以得到双对比造影像；②从仰卧位翻转至右侧卧位，可得到充盈像；③俯卧左前斜位可得到乳头部正面像；④仰卧位可得到乳头部侧面像。

此法优点是可以调节对比剂及空气量，避免胃内对比剂的重叠，能得到比较满意的低张力十二指肠造影图像。缺点是插管本身操作复杂，增加患者负担。

（2）胃管法：空腹经鼻或口插入胃管，肌内注射低张药物后，经胃管注入钡剂 40～80ml，再注入 500ml 左右的空气，用右手加压，按摩胃窦部，使对比剂充盈至全部十二指肠。患者左侧卧位使十二指肠内的钡剂向空肠排出，空气则从胃进入十二指肠，显示出双对比。以后检查顺序同前法。

本法优点是插管容易，能注入足量空气。缺点是有时胃影与十二指肠相重叠，而观察不满意。

（3）无管法（简便法）：于肌内注射低张药物后，立即口服 100ml 钡剂及大量的发泡剂（约胃造影的 3 倍量）。以后检查顺序同前。

本法优点是不用插管，简便易行。目前多被采用。缺点是，在仰卧位有时十二指肠部分与胃相重叠而观察不满意。此时，可采用小棉垫加压法。或头低位，使胃内钡剂大部分移至胃底。胃窦部则由于充气而舒展开，附着淡薄的钡剂，减少影像的重叠。

7. 小肠双对比造影 检查前两日开始进少渣饮食，检查前一日晚饭后服缓泻剂（蓖麻油 30ml），检查当日晨禁食、禁水。这样使小肠、结肠处于空虚状态，既可缩短检查时间，造影效果又好。

操作步骤如下：

（1）对于某些对咽部刺激极敏感的患者可采用含漱 0.5% 的卡因，达到咽部黏膜表面局部麻醉的目的。

（2）经口或鼻插入 B-D 管，当导管进入胃后，向导管内插入导丝，以控制导管在胃内前进的方向，防止盘曲。当尖端到达球部时，略向外抽出导丝，以利于向降部转弯。直将导管的尖端进至十二指肠空肠曲。

（3）经导管注入 50% W/V 的硫酸钡 300～400ml。注意注入速度不可太快，采用每次注入 100ml

的分割注入法。并边注入钡剂，边于透视下用压迫法检查各段肠管。

（4）观察到钡头至回肠末端时，再注入空气，约500～1 000ml。可因人而异，达到满意的双对比效果为止。

（5）空气达回肠末端部，下部小肠充分扩张时，注射低张药物。

（6）充分变换体位后，于仰卧位分别摄上、中、下部小肠照片。对病变部位应拍摄各体位照片以显示清楚病变。

8. 结肠双对比造影造影程序中的要点

（1）造影前肠道准备：不用清洁洗肠法，而是采用饮水、饮食、泻药等综合方法，达到清洁肠道目的。主要于造影前一日进低脂、少渣饮食，大量饮水，给予盐类及接触性泻剂。根据此原则可安排一个适当的食谱。采用此法，除个别便秘及乙状结肠过长者外，约 90% 以上可以达到检查要求。有的有少量小残渣而不妨碍诊断。与清洁洗肠法相比，此法节约检查时间。更重要的是，这种方法使造影剂在黏膜面的附着更好，易于显示结肠黏膜的微细结构或微小病变。因为，根据研究，灌入结肠内液体的回收率平均为 4/5 至 2/3，假若洗肠液体为 2 000ml。约有 400～700ml 的液体残存于肠管内，肠管内有这样多液体残存，往往造成对比剂黏膜附着性不好，而不利于微细结构的显示。因此，要达到清晰的双对比造影目的，必须采用不洗肠的肠道清洁法。

（2）对比剂：要求流动性好，在黏膜面的附着性好，浓度为 60%～65% W/V。灌入量 300ml 左右。

（3）空气量：要使肠管达到充分扩张状态。一般约需 700ml。

（4）低张药物：于造影前 5min 肌内注射低张药物盐酸山莨菪碱（654-2）20mg。

（5）检查时，应不断变换体位，达到各部位双对比造影目的。并及时摄片观察。又因结肠肠管相互重叠，屈曲较多。为避开其重叠，应用斜位观察，以避免遗漏病变。

（6）造影时间应控制在半小时以内，时间过长对比剂出现凝固，产生龟裂现象，妨碍细微结构的观察。

造影程序：

（1）插入肛管后取俯卧头低位（10°～15°），注入钡剂。

（2）钡剂灌至左结肠曲或横结肠中段（300ml 左右），即可停止注入。

（3）缓慢注入空气，当患者诉有腹胀感时，应在透视下观察空气量，慎重注入。看到钡剂由于空气的压力移动至盲肠、升结肠，盲肠充气而扩张时，即可拔去肛管(一般空气量约为700ml)。

（4）让患者向右侧转身,从俯卧位—仰卧位,再从仰卧位—俯卧位。反复2~3次,让钡剂充分附着于黏膜面,再回到俯卧头低位。即是从直肠、乙状结肠至降结肠中下部的双对比造影。

（5）让患者右侧卧位,进行腹式呼吸2~3次,回到俯卧位,使降结肠的钡剂大部分流到横结肠。升起台面至半立位,降结肠上部的钡向下移动。取左前斜位即是降结肠中上部,左结肠曲、横结肠左半部的双对比造影。

（6）放平台面,让患者仰卧位,再转到右前斜位,即是横结肠中部至右半部的双对比造影。再升起台面至半立位,即是以右结肠曲为中心的横结肠右半部,升结肠上半部的双对造影。正位时,可显示全部横结肠双对比造影。

（7）放平台面,让患者俯卧位头低15°左右,让钡剂流至结肠曲。可为盲肠、升结肠下部及乙状结肠、直肠区域双对比造影。

二、CT 扫描

（一）检查技术

1. 扫描范围 根据临床检查怀疑病变部位决定(直肠癌术后者从骶骨岬至耻骨联合)。层厚10mm,层距10mm。采用实时螺旋扫描,可选用5mm层厚,2~3mm重建间隔。

2. 消化道CT检查的技术要求 和其他腹部脏器相比,消化道是空腔脏器,生理状态下由于存在胃肠蠕动,经常处于收缩和舒张状态,胃肠道内容物的多少也使管腔充盈程度发生改变;管腔是否获得良好的扩张对病变的显示有相当大影响;呼吸和心血管的搏动也会对图像质量产生一定的影响。这种形态的不恒定性,对于以静态图像为基础的CT诊断而言,影像的理解和分析存在相当大的难度。胃肠道疾病影像表现的复杂多样也是困扰CT诊断的一个因素。消化管的CT检查有如下要求:

（1）低张药物:应用解痉剂抑制胃肠管蠕动,并使管壁充分伸展扩展。

（2）胃肠道内对比剂:为客观显示病变部位的管壁形态,应使腔内充满液体或气体,使之适度膨胀。因空气与活体组织的CT值相差甚大,一般以口服被稀释成50~70倍的水溶性碘制剂为宜。上消化管由于本身分泌消化液,仍有稀释作用。可用被稀释成50~60倍的水溶性碘剂。胃十二指肠检查,于检查前口服300ml即可。小肠检查时,于检查前1~2h口服300ml,检查时再服300ml,总量为600ml。食管、胃检查也可采用充气法。结肠、直肠检查时,用被稀释成60~70倍的水溶性碘剂,也可用水或橄榄油。采用逆行性灌注法。注入量为300~500ml。若检查盲肠部位,可适当增加量。

（3）注意肠管的扩张、伸展应适度。过度扩张会压迫周围组织,造成阅片分析诊断的困难。

（4）水、口服碘剂和空气共存时形成液平面,于此处形成干扰影。因此,需注意于口服造影剂时,尽量避免混入空气。

（5）根据病变部位决定患者的检查体位。是否需用俯卧位、侧卧位。

（6）造影增强,一方面可了解病变有无增强效果,另一方面由于血管本身被浓染而易于判断其周围有无肿大的淋巴结。同时,还可了解病变与周围实质性脏器的关系。

一般采用静脉团注法。此外,还可并用动态扫描,有以下优点:①动态扫描可协助诊断肿瘤(尤其黏膜下肿瘤、腔外肿瘤)的组织学性质。②可鉴别有明显增强效果的血管丰富性肿瘤(血管瘤、平滑肌瘤、平滑肌肉瘤)、增强效果低的肿瘤(淋巴瘤、癌)以及无增强效果向奇静脉,半奇静脉及甲状腺下静脉,下部流入胃左静脉,然后入门静脉。

第二节 解剖、生理与正常表现

一、食管

食管的生理功能主要是将食物从咽腔传送到胃,它主要是靠食管的蠕动完成的。正常食管有两种蠕动。第一蠕动为原发性蠕动,由下咽动作所激发,使钡剂迅速下行,于数秒内进入胃部。第二蠕动又称继发性蠕动,因食物团对食管壁的压力所引起,始于主动脉弓下水平向下推进。而第三收缩则是由于食管环形肌的限局性不规则性收缩,在食管下1/3形成波浪状或锯齿状边缘,常突然出现,迅速消失。多见于老年人及贲门失弛缓症患者。

此外,因深吸气时,食管裂孔收缩,致使钡剂暂停顿于膈上方,可见膈上食管有一段长约4~5cm的一过性扩张,称之为膈壶腹。于呼气时消失。

另于贲门上方3~4cm长的一段食管为胃食管前庭段,是食管过渡到胃的区域,具有特殊的神经支配,有防止胃内容物反流的重要功能。它的左侧壁与胃底形成一个锐角切迹,称之为食管胃角或贲门切迹。

二、胃

（一）胃的生理表现

1. 胃的紧张力 指胃在静止状态的长度及张力,

与胃的肌层有直接关系。

2. **胃的运动** 胃的运动包括胃的蠕动与紧张性收缩。胃的蠕动来源于肌层的波浪状收缩。由胃体上部开始,有节律地向幽门方向推进。波形也逐渐加深。大小弯蠕动波的深度往往不对称,大弯较深。一般,胃壁上同时可见 2~3 个蠕动波。胃窦部则呈现整个向心性收缩,使胃窦呈一细管状,将钡剂排入十二指肠。之后,胃窦又整体舒张,恢复原来状态。胃的紧张性收缩为平滑肌的持续性缓慢收缩,使胃保持一定形状、位置及压力。有助于消化及排空。

3. **胃的排空** 胃的排空受胃张力、蠕动、幽门功能及精神状态的影响。一般服钡后 2~4h 排空。

4. **胃的分泌** 健康成人的胃,每天有 1.5~2.5L 的胃液分泌。胃液内包括盐酸,钾、钠的氯化物及消化酶,黏蛋白与内因子等。

(二) 正常 X 线解剖

一般把胃分成三部分,即胃底、胃体及胃窦(图7-1-1)。

胃底为贲门水平线以上部分,立位时含气,称胃泡。贲门至胃角(小弯拐角处,也称胃角切迹)的一段称胃体。胃角至幽门管部分,斜向右上方走行,称胃窦。由贲门至幽门的右缘称胃小弯,为小网膜附着处。其左外缘称胃大弯,为大网膜附着处。幽门为一短管,长度不超过1cm,宽约数毫米,将胃与十二指肠相连。

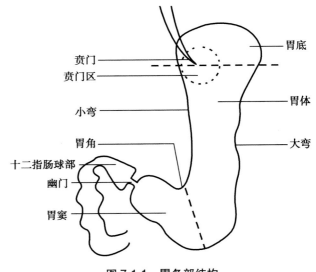

图 7-1-1 胃各部结构

胃的充盈像显示小弯及胃窦大弯光滑、整齐,胃体与胃窦交界处小弯形成圆滑而急剧的折曲,即胃角。胃角左右对称,其对称轴垂直。胃体大弯轮廓常呈锯齿状,系横、斜行走行的黏膜皱襞所致。胃腔的宽度以胃角处最大,向贲门及幽门方向则徐缓变小。

胃的形状与体型、张力及神经系统的功能状态有关。可分为四种类型(图7-1-2)。

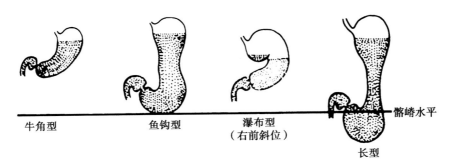

图 7-1-2 胃的分型

1. **牛角型** 位置、张力高,呈横位,上宽下窄,胃角不明显,形如牛角。多见于胖型人。

2. **鱼钩型** 位置、张力中等,胃角明显,形如鱼钩。大弯最低处大致于髂嵴水平。

3. **瀑布型** 胃底大而向后反折;胃体小,张力高。造影时,钡先进入后倾的胃底,充满后再溢入胃体,犹如瀑布。

4. **长型** 又称无力型,位置、张力低,胃腔上窄下宽如水袋状,大弯最低处在髂嵴水平以下。见于瘦长体型人。

胃的黏膜皱襞像可见皱襞间的沟内充以钡剂,呈条纹状致密影。皱襞则显示为条状透亮影。胃底部

皱襞排列不规则,弯弯曲曲,略呈网状。近小弯侧皱襞整齐,与小弯平行。一般可见 3~5 条。角切迹以后,一部分沿小弯走向胃窦,另一部分呈扇形分布,斜向大弯。因而,大弯侧皱襞为斜行、横行,而呈现不规则的锯齿状,不如小弯侧那样平行、光滑。胃窦部皱襞可为纵行、斜行及横行,收缩时为纵行,舒张时以横行为主。

双对比造影显示胃整体的边缘由光滑、连续的曲线形成,由于钡剂在边缘部分的沉积形成边缘线,为完全连续的一条光滑曲线,其粗细、密度在任何部位都相同,无急剧的突出及陷凹,等同于充盈像的边缘。

双对比造影能显示黏膜面的微细结构,清晰地显

示出胃小区、胃小沟。正常胃小区约1~3mm大小,呈圆形、椭圆形或多角形大小相近的小隆起,是由于钡剂残留于互相邻接的浅小细沟即胃小沟中而衬托出来的,似网眼状。正常胃小沟粗细一致,轮廓整齐,密度淡而均匀,细于1mm。正常情况下,幽门胃窦部易显示出胃小区,体部、胃底部难以显示。

(三)胃正常CT表现

胃底部常有液平面,易形成条形伪影。胃底左后方是脾,右前方是肝左叶,内侧是左膈脚。胃体垂直部断面呈圆形,靠前方,与肝左叶、空肠、胰尾及脾的关系密切。结肠脾曲可在其左侧,腹腔动脉及肠系膜上动脉可出现于同一层面。胃体水平面自左向右与胃窦相连。胰体在其背侧,十二指肠位于胰头外侧。扩张适度的胃,其胃壁厚度正常在2~5mm。虽有个体差别,但均在10mm以下。

(四)胃血管

胃左动脉通常是腹腔动脉干的第一分支,发自该干的前上壁,沿胃小弯缘右行与来源于肝固有动脉的胃右动脉相吻合,同时,与来自脾动脉的胃短动脉存在丰富的吻合支。胃大弯的动脉有胃网膜左、右动脉,胃网膜右动脉为胃十二指肠动脉的直接延续,胃网膜左动脉为脾动脉的分支,它向右走行与胃网膜右动脉相吻合。

三、十二指肠

(一)正常X线解剖

十二指肠全程呈"C"形,称为十二指肠曲,内侧包绕胰头部。上与幽门连接,下与空肠连接。分为壶腹部、降部、横部、升部。壶腹部呈锥形,两侧缘对称,尖端指向右上后方,底部平整。幽门开口于底部中央,底部两侧称为隐窝或穹窿。相当于第1腰椎水平急转向下成为降部,壶腹部与降部之间的一小段称壶腹后部。降部走行于第1~3腰椎的右缘,于第3腰椎高度转向左上,称为升部。升部与降部间有一小段肠管呈横行,称横部或水平部。升部于第1~2腰椎水平急转向下形成十二指肠空肠曲。壶腹部轮廓光滑、整齐,黏膜皱襞为纵行、彼此平行的条纹,降部以下皱襞形态与空肠相似,呈羽毛状。

低张力十二指肠造影时,肠管腔增宽,黏膜皱襞呈横行排列或呈龟甲纹状。降部外侧缘形成光滑的曲线。内侧缘于中央部常可见一肩状突起,称为"岬部",于岬部以下肠管变宽,因此肩状突起之下即是乳头和小带,乳头呈圆形或椭圆形透明区,直径一般不超过1.5cm。乳头之下为小带,与内侧缘相重叠,内可见纵行皱襞,形成一短的直线部分。

(二)十二指肠正常CT表现

十二指肠上接胃窦,向下绕过胰头及钩突,水平段横过中线,走行于腹主动脉、下腔静脉和肠系膜上动、静脉之间。其肠壁厚度与小肠相同。

(三)十二指肠血管

十二指肠的动脉主要为胰十二指肠上、下动脉。胰十二指肠上动脉为胃十二指肠动脉的分支,沿降部与胰头之间下降;胰十二指肠下动脉为肠系膜上动脉的分支,沿横部与胰头之间上升,二者再吻合成动脉弓。十二指肠升部还接受空肠动脉第一支的血供,十二指肠上部还有来自邻近血管的十二指肠上动脉、十二指肠后动脉及十二指肠返动脉。十二指肠的静脉多与动脉并行,注入肠系膜上静脉。

(四)十二指肠生理表现

十二指肠接受胃内容物以及从瓦特壶腹排出的胆汁、胰液,具有吸收功能以及搅拌、消化作用。它和胃一样,具有一定紧张度,通常与胃的紧张度是一致的。而保持一定速度把内容物向前推进。它还具有一定的运动功能,表现为:①壶腹部的蠕动。它与胃的蠕动无关,为壶腹部向远侧的环状收缩。收缩后,壶腹部呈一小三角形,将内容物推向降部。②降部、水平部的蠕动。降部除有蠕动外,还有频繁的环状收缩,以将球部内容物输送至空肠。水平部及升部的运动与空肠相同。正常情况下,十二指肠可有逆蠕动。

四、小肠

(一)正常X线解剖

小肠附着在肠系膜上,在腹腔内除两端固定外,活动范围很大。小肠的长度及直径个体差异很大。据统计我国正常人小肠长度平均为5~7m。从空肠向回肠的移行,是逐渐的。内腔逐渐变细,管壁逐渐变薄,环形皱襞趋于矮小,绒毛逐渐稀疏而细小。小肠黏膜皱襞的X线形态与黏膜肌层的紧张状态、黏膜固有层的血流、淋巴管的状态有密切关系。因而形态较为复杂。主要为环形皱襞,即Kerckring皱襞。自十二指肠至空肠中段,环形皱襞密集,尤其空肠上部皱襞的隆起较高,宽度约为1~2mm,间隔约为1~3mm。越向下,皱襞数目减少,变得低平。回肠则很低矮,几乎只有1~2mm,其间隔也加宽,甚至于普通条件的X线照片上几乎看不到。

此环形皱襞与肠管长轴呈垂直排列,呈横纹状,于肠管扩张时显示;而当肠管恢复一般状态时,皱襞呈小皱纹状,或为细羽毛状;当肠管收缩时,皱襞呈纵行;造影剂排出后,呈小斑点,斑片状残存状态。因此,小肠于不同的功能状态,皱襞形态不同。

于低张双对比造影时,肠管充分伸展,呈均等地扩张。空肠皱襞的排列呈密集的横纹状,肠管的边缘形成规则的门齿样形态。回肠皱襞显示稀少,肠管的边缘一般比较光滑。

关于小肠黏膜的微细结构,于小肠黏膜内可见到散在的淋巴滤泡,即淋巴小结。越靠近下段,数目越多,体积越大,形成集合淋巴小结,于高质量的双对比造影片上可以显示。

小肠绒毛为黏膜面最小的肉眼结构,于近端空肠最密集,回肠逐渐减少,至回盲部之结肠口部消失。绒毛呈叶片状,叶状及杵状,高约 0.5~1.5mm,直径平均为 0.15~0.2mm。目前,用放大内镜能观察其形态。普通 X 线照片上尚难于显示,近年来,有报道用高分辨率摄片系统能显示出绒毛形态。

(二)小肠正常 CT 表现

小肠肠曲之间有少量脂肪,小肠系膜内有大量脂肪。十二指肠空肠曲后移行为空肠,通常空肠位于左上腹部,回肠位于右下腹部。具体某一肠袢于 CT 图像上难以判断。充盈造影剂之小肠肠壁厚度正常时小于 5mm。

(三)小肠血管

小肠动脉来自肠系膜上动脉,起自腹腔动脉下方,向前下方走行,经胰腺下缘和十二指肠横部之间,再向右下斜行至右髂窝。其右侧发出胰十二指肠下动脉、中结肠动脉、右结肠动脉和回结肠动脉;左侧发出 10~20 支空肠动脉及回肠动脉,并于走行中反复分支、多次吻合,形成 3~5 列血管弓。在近肠壁附近,自最后一列血管弓发出多数细支,垂直伸向小肠壁。回肠的小分支多而细,形成细网状,末端的小动脉比空肠短。

(四)小肠生理表现

小肠是食物消化与吸收的重要器官,也是重要的内分泌器官。

1. 运动功能 小肠有三种运动形式,即蠕动、钟摆运动及分节运动。蠕动为推进性运动,空肠迅速有力,回肠慢而弱。钟摆运动见于空肠,分节运动多见于回肠,回肠末端可见逆蠕动。一般于口服造影剂后,2~4h 钡剂前端到达回盲瓣,6h 钡剂从小肠全部排空。小儿可 5~8h,老年人延迟至 11h。

2. 消化与吸收功能 每日小肠分泌大量肠液,内含大量水分及钠、钾、钙、氯及有机物,并含有多种消化酶,具有消化作用。小肠又是营养吸收的主要部位,吸收作用主要在上部小肠进行,下部小肠以吸收维生素 B_{12} 及胆盐为主。

五、大肠

(一)正常 X 线解剖

大肠分盲肠、升结肠、横结肠、降结肠、乙状结肠和直肠,绕行于腹腔四周。升、横结肠转弯处为肝曲,横、降结肠转弯处为脾曲。横结肠和乙状结肠的位置及长度变化较大,其余各段较固定。直肠居骶骨之前,其后部与骶骨前部紧密相邻。大肠中直肠壶腹最宽,其次为盲肠,盲肠以下肠管逐渐变小。其长度与宽度随肠管的充盈状态及张力而不同。

在充盈钡剂后,结肠 X 线主要特征为显示有结肠袋,表现为多数大致对称的袋状突出,之间由半月皱襞形成不完全的间隔。其数目、大小、深浅因人因时而异。横结肠以上明显,降结肠以下逐渐变浅,至乙状结肠接近消失,直肠则没有结肠袋。

大肠黏膜皱襞为纵、横、斜三种方向交错结合形成之纹理。盲肠、升、横结肠皱襞密集,以横行为主,降结肠以下皱襞渐稀疏,以纵行为主。

双对比造影时,膨胀的肠腔充以气体,边缘为约 1mm 宽的光滑而连续的充以钡剂的线条影,勾画出结肠的轮廓。由于应用低张药物,结肠袋显示浅。于黏膜面可显示出与肠管横径平行的无数微细的浅沟,称之为"无名沟"。它们彼此间平行,并可交叉形成微细的网目状结构,形成细长的纺锤形小区,与胃小区类似。其小沟的深度约为黏膜厚度的一半,小区的大小约为 1mm×(3~4)mm。小沟与小区为结肠双对比造影能显示的黏膜面的最小单位,为结肠病变微细诊断的基础。

另于结肠 X 线检查时,于某些固定的部位可见比较经常地处于收缩狭窄状态,称之为生理收缩环。其狭窄肠段自数毫米至数厘米长,形态多有改变,且黏膜皱襞无异常,一般易与器质性病变相鉴别。个别情况下,形态较为固定,注意与器质性狭窄鉴别。

常见的结肠生理收缩环为 7 个部位。可分为三种类型。第一类型为盲升结肠交界处外缘的 Busi、升结肠中段稍偏近端的 Hirsch 及乙状结肠中段的 Moultier 收缩环,其局部的纵行肌及横行肌增厚;第二类型是 Can-non 收缩环,位于横结肠中段或右 1/3 处,亦可稍偏左。它相当于胚胎期中肠和后肠的结合部。解剖上肠系膜上神经丛与肠系膜下神经丛在此呈交错状分布。因此,其收缩狭窄可能为两个神经丛发出的神经冲动不平衡所致;第三类型为降结肠近端的 Payr-Strauss、降结肠与乙状结肠移行部的 Balli、乙状结肠与直肠移行部的 Rossi 收缩环,此型是通过神经反射。其中 Payr-Strauss 及 Balli 收缩环是由于排便反射刺激后,诱发激烈肠蠕动而引起的收缩,而 Rossi 收缩环则是乙状结肠内粪便潴留时的一种反射性收缩功能。也有人发现这些部位的环行肌也是增厚的。

此外,于回肠末端形成突入盲肠腔内的瓣状结构,即回盲瓣。通常位于盲肠的后内侧壁,约占90%。瓣可分为上、下唇。两唇的外侧相互融合成为结肠带系带。上唇比下唇长,上唇长度平均2cm,下唇约0.6cm。两唇厚度相似,平均为0.3~0.5cm,直径约2~4cm。回盲瓣的厚度与大小个体差异很大。X线检查时,可表现为种种不同的形态。检查方法不同,其形态及大小也会有差异。一般正面(右前斜位)为圆形、椭圆形等。侧面(左前斜位)为半圆形,倒"3"形等。其正常大小之界限一般认为4cm。超过4cm者为回盲瓣肥大。

(二)大肠正常CT表现

结肠外脂肪层厚,CT图像显示清晰。正常壁厚3~5mm。升、降结肠在腹膜后,肾前筋膜前方,内含气体。它们的位置以及肝曲、脾曲位置均比较固定。

横结肠及乙状结肠位置、弯曲度及长度变异较大。横结肠多数位置偏前靠近腹壁。结肠内常有气体,外形显示结肠袋。

直肠壶腹部位于盆腔出口水平的正中。肠壁周围脂肪层较厚,肠腔内常含有气体及粪便。直肠脂肪层外为肛提肌及尾骨肌,盆腔两侧壁的肌肉和筋膜对称。

(三)大肠血管右半结肠的动脉供应来自肠系膜上动脉

由肠系膜上动脉发出:①回结肠动脉,供应回肠末端、盲肠和阑尾及升结肠的下1/3;②右结肠动脉,供应升结肠上2/3;③中结肠动脉,供应横结肠。

左半结肠的动脉供应来自肠系膜下动脉。肠系膜下动脉发出:①左结肠动脉,供应降结肠;②乙状结肠动脉,一至数支。供应乙状结肠。上述结肠动脉彼此间吻合成边缘动脉,再从边缘动脉发出终末动脉至肠壁。

结肠的静脉与动脉伴行,注入肠系膜上、下静脉。肠系膜上静脉与动脉伴行,肠系膜下静脉则在脊柱左侧、腹膜后结缔组织中上升,注入肠系膜上静脉与脾静脉汇合处,也可注入脾静脉或肠系膜上静脉。肠系膜上静脉与脾静脉合成门静脉。

(四)大肠生理表现

大肠的运动主要为总体蠕动,右半结肠出现强烈的收缩,成细条状,将钡剂迅速推向远端。结肠的充盈和排空时间差异较大,一般服钡后6h到达肝曲,12h到达脾曲,24~28h排空。结肠对食物无消化作用,但在维持机体的水及电解质平衡方面起重要作用。

第三节 胃肠道异常影像学表现

一、钡餐造影异常表现

(一)胃肠道轮廓的改变

从胃肠道壁发生的病变,可以导致胃肠道轮廓的异常。常见如下征象:

1. **龛影** 胃肠道壁产生溃烂或凹陷,达到一定深度,造影时被钡剂填充,当X线从病变的侧面通过,呈切线位投影时,则形成一突出于腔外的钡斑影像。如胃溃疡时,形成的突出于胃腔之外的半圆形钡斑。称之为龛影或"壁龛"。

正面观察,于双对比造影或压迫法检查时,显示为限局性存钡征象,而见不到胃肠道轮廓的异常改变。如胃溃疡时,龛影正位显示为类圆形存钡区,龛影周围常伴有水肿和炎症。

2. **充盈缺损** 肿瘤从胃肠道壁向腔内生长,占据一定空间,造影时此部位不能被钡剂充填,而形成器官的充盈缺损。充盈缺损的位置、形态、大小即代表肿瘤的位置、形态与大小。

胃肠道内壁的炎症性病变所形成的小突起,如假性息肉等,以及静脉曲张向管腔的轻微隆凸,均可形成不同形态及不同程度的充盈缺损和密度减低征象。

起自胃肠道壁向腔外生长的肿瘤,于钡剂造影时不显示充盈缺损征象。当肿瘤很大时,可造成胃肠道受压、移位等轮廓变化。

3. **憩室** 胃肠道黏膜经过管壁的薄弱区向外膨出形成的囊袋状空腔,或因管外邻近组织病变的牵拉、粘连,造成管壁各层向外形成囊袋状膨出。

主要X线特征为胃肠道之限局性囊袋状突出,称为憩室。其内及其附近的黏膜皱襞形态正常。

(二)管腔大小的改变

1. **管腔狭窄** 超过正常限度的管腔持久性缩小称为管腔狭窄。病变性质不同引起管腔狭窄的形态也不相同。

(1)肿瘤性狭窄:癌瘤浸润造成的管腔狭窄范围比较局限,边缘不规则、管壁僵硬。

(2)炎症性狭窄:炎症性纤维组织增生造成的管腔狭窄范围比较广泛,或为分段性。边缘比较整齐。

(3)外压性狭窄:多于管腔的一侧,可见整齐的压迹,伴有移位。

(4)先天性狭窄:边缘光滑、局限。

(5)粘连性狭窄:多见于小肠,狭窄形态多不规则,肠管移动度受限或相互聚拢、折曲成角。

（6）痉挛性狭窄:形态不固定,于痉挛消除后恢复正常。

2. 管腔扩张 超过正常限度的管腔持续性增大称为管腔扩张。

各种原因造成的胃肠道梗阻可产生近端胃肠道的扩张。其累及范围比较长,并可见积气积液征象,肠管蠕动增强。

因胃肠道紧张力降低引起的肠管腔扩大,也可见积气积液征象,但肠管蠕动减弱。

因胃肠道限局性器质性病变形成的狭窄,如浸润型癌,其狭窄的近端常可见继发性扩张。

（三） 位置及移动度改变

胃肠道位置及移动性异常改变常可见于:

1. 压迫性移位 腹部肿瘤可造成对胃肠道的压迫移位。局部胃肠道空虚,并可见弧形压迹。被推移部分的肠管相互聚集。

2. 肠管粘连、牵拉造成的位置改变,其移动性受限。

3. 腹水可造成小肠位置、分布异常。肠管活动度加大。

4. 肠管先天性固定不良,如移动盲肠等,肠管活动度加大。

5. 肠管先天性位置异常,如盲肠位置过高或过低;肠旋转异常,小肠位于右腹,结肠位于左腹;腹部器官完全转位等。

（四） 黏膜皱襞改变

黏膜皱襞的异常表现对发现早期病变及鉴别诊断有重要意义。

1. 黏膜皱襞破坏 表现为黏膜皱襞影像消失,代之以杂乱不规则的钡影。与正常皱襞间有明确的分界,而造成黏膜皱襞的中断现象。大都由于恶性肿瘤的侵蚀所致。

2. 黏膜皱襞平坦 表现为皱襞的条纹状影像变得平坦而不明显,甚至完全消失。见于以下两种情况:

（1）出现于恶性肿瘤破坏区的周围,因黏膜及黏膜下层被肿瘤浸润。特点为形态固定而僵硬,与正常黏膜分界清楚。

（2）黏膜及黏膜下层的炎症性水肿,常见于溃疡龛影的周围。与正常黏膜无锐利的分界而是逐渐移行。

3. 黏膜皱襞增宽和迂曲 表现为透明条纹影像的增宽,也称为黏膜皱襞的肥厚或肥大,常伴有皱襞的迂曲与紊乱。是由于黏膜和黏膜下层的炎性浸润、肿胀及结缔组织增生所致。多见于慢性胃炎。黏膜下静脉曲张也表现为皱襞的增宽和迂曲。

4. 黏膜皱襞集中 表现为皱襞从四周向病变区集中,呈车辐状或放射状。常因慢性溃疡性病变产生显著的纤维结缔组织增生（瘢痕收缩）造成。有时浸润型癌的收缩作用也能造成类似改变,但较僵硬而且不规则,并有中断现象。

5. 胃微皱襞改变 胃小区大小、胃小沟粗细及其形态变化对病变的早期诊断有一定价值。

中度及重度萎缩性胃炎可显示胃小区增大、大小不均;胃小沟增宽、密度增高。

良性溃疡周围胃小区及胃小沟存在,但大小、粗细不均。

癌瘤局部胃小区及胃小沟完全破坏、消失,呈现极不规则的条纹。

（五） 功能性改变

1. 张力改变 胃肠道有一定张力,受神经系统调节与平衡,以维持管径的正常大小。

张力增高造成管腔缩窄、变小。如痉挛,即是胃肠道局部张力增高而致肌肉收缩。食管痉挛时,其轮廓呈现波浪状;胃大、小弯痉挛时,局部呈现边缘光滑的切迹状凹陷;回盲部痉挛时,致使其充盈不良,一旦充盈则迅速排空,呈现"激惹"征象等。

张力低则使胃肠道管腔扩大。

2. 蠕动改变表现 为蠕动波多少、深浅、运行速度及其方向的改变。

（1）蠕动增强:表现为蠕动波增多、加深、运行加快。

（2）蠕动减弱:表现为蠕动波减少、变浅、运行减慢。

（3）逆蠕动:为与正常运行方向相反的蠕动,常出现于梗阻部位的上方。

（4）蠕动消失:肿瘤浸润造成局部蠕动消失;胃肠道麻痹可造成广泛性蠕动消失。

3. 运动力改变 运动力即胃肠道运送食物的能力。钡餐造影时,表现为某部的排空时间。它又与胃肠道张力及蠕动等有密切关系。

4. 分泌功能改变 胃肠道分泌功能增加时,造影剂的黏膜涂布不好,细微结构显示不清。如胃液分泌增加,则空腹滞留液增多,对比剂的黏膜涂布不良,胃小区就很难显示清楚;小肠分泌增多时,黏膜皱襞显示模糊,对比剂呈不规则之斑点、斑片状分散于分泌液之中。

二、CT 扫描异常表现

（一）消化道壁增厚

一般食管壁超过 5mm、胃壁超过 10mm、小肠壁超过 5mm 为壁增厚。大肠壁超过 5mm 为可疑增厚，超过 10mm 则可肯定为异常增厚。CT 横断面图像上，能清楚地显示消化道壁增厚征象。为判断病变存在及其性质提供重要依据。

一般炎症性疾患，如克罗恩（Crohn）病等，可引起肠壁的广泛性增厚。而肿瘤的壁内浸润多为限局性、向心性增厚，甚至形成团块。恶性淋巴瘤浸润所致消化道壁增厚可达 70~80mm，还可显示向壁外的浸润。

（二）腔内肿块

肿瘤可显示为腔内肿块，良性者如平滑肌瘤其肿块光滑、半圆形；恶性为不规则形态，其内并可见有溃疡存在。

（三）周围脂肪层变化

周围脂肪层存在与否是确定肿瘤有无向浆膜层浸润，是否与周围脏器粘连的重要指征。一般认为脂肪层清晰及有钙化是良性病变征象。相反，恶性肿瘤浸润时，可见脂肪层模糊、消失。但要注意瘦人的周围脂肪层也可不清楚。

（四）邻近器官浸润

消化道恶性肿瘤侵犯邻近组织及器官时，CT 可显示异常征象。如胃体上部肿瘤多向腹主动脉周围及脾门浸润；胃角及幽门部肿瘤易浸润肝门及胰腺；小肠肿瘤多有肠系膜增厚；下部结肠癌可侵及精囊、坐骨神经、前列腺、膀胱、子宫、卵巢、肾上腺及输尿管等，还可侵犯骨骼，呈溶骨性破坏。

（五）淋巴结转移

CT 可显示消化道肿瘤的淋巴结转移征象。因肿瘤部位不同而表现为不同部位的淋巴结转移征象。如食管癌、胃癌常转移至纵隔淋巴结、肺门淋巴结、肝门淋巴结、主动脉旁淋巴结、髂外淋巴结等。一般认为淋巴结直径大于 15mm 者有诊断意义。

（六）远程转移

CT 扫描还可诊断肿瘤的远程转移征象。如经血行转移及腹膜播种，胃癌可转移上至肺门、纵隔，下至坐骨直肠窝。结肠癌等可有肝转移。

因此，根据 CT 检查所见，可对消化道肿瘤进行分期。有学者提出如下标准：

Ⅰ期 腔内肿物，管壁不增厚，无扩散、转移征象。

Ⅱ期 管壁厚达 10mm 以上，无扩散、转移征象。

Ⅲ期 管壁增厚且直接侵及邻近脏器，但无远程转移。

Ⅳ期 有明显远程转移。

三、血管造影异常表现

（一）肿瘤的血管造影异常表现

有以下几点。恶性肿瘤以其中 1、2、3、4 所见为主体。

1. **血管浸润征象** 血管壁显示不规则性狭窄、阻塞、急剧屈曲，管径粗细不等，有时于狭窄、阻塞部位可见侧支循环形成。多见于围绕动、静脉呈浸润性发育的腺癌，尤其是未分化腺癌。

2. **异常新生血管征象** 肿瘤内新生的异常血管与正常血管不同，没有内膜肌层。表现为短小的、管径不同的蛇行迂曲，无一定走行方向的不规则血管形态，也称为"肿瘤血管"，主要于动脉期显示。常见于血管丰富的恶性肿瘤。

3. **肿瘤染色征象于毛细血管期** 肿瘤组织全体呈现浓染，称为"肿瘤染色"，同时也可显示限局性胃肠道壁增厚征象。恶性肿瘤的肿瘤染色不均匀，边缘也不规则；良性肿瘤也可见到肿瘤染色征象，但其边缘规则，染色均匀；部分炎症性疾患，也可见到染色征象。

4. **静脉提前显影** 因动脉与静脉间不通过毛细血管即形成异常交通，在动脉期即可见到引流静脉提早显影。多见于富于肿瘤血管的恶性肿瘤，也可见于某些炎症性疾患，良性肿瘤则少见。

5. **血管扩张血管丰富性肿瘤** 可见供血动脉的扩张征象。

6. **血管受压移位征象** 由于肿瘤对周围血管的压迫使之走行异常，血管包绕肿瘤，从各方向受压，呈直线状或为圆弧状。多见于良性肿瘤。

（二）炎症

急性炎症与慢性炎症血管造影所见有很大不同。慢性炎症不同阶段表现也不一样。

1. **局部染色征象** 因病变部位有微细的异常血管新生，从动脉期至毛细血管期可见局部染色征象，并可显示增厚的肠壁。染色比较均匀。

2. **血管扩张** 可见营养血管呈轻度至中等度扩张征象。由于炎症导致微细血管增生，血流量增加所致。

3. **静脉提早显影** 因炎症区域血流增加，动静脉间有异常交通所致。

4. **血管不规则** 可出现狭窄、阻塞征象。

（三）外伤

因外伤种类及程度不同，造影所见也不相同。

1. 血管移位、阻塞当有血肿形成时，可见血管的受压移位，由于血管痉挛及压迫，也可发生阻塞。

2. **对比剂漏出**　当有血管断裂时，可见胃肠道内或其周围有对比剂潴留现象，说明有活动性出血存在。有时可见静脉早期显影现象。

（四）出血

急性出血时，可见造影剂漏出于血管之外，流至消化管内腔、腹膜腔内。有时尚可见静脉提早显影征象。

慢性出血时，多不能显示造影剂的漏出现象，但可观察到静脉曲张、血管结构不良及肿瘤等原发疾患。

（孙应实　唐磊　徐荣天　张景荣）

第二章

食　管

第一节　检查方法

（一）常规造影检查

1. 造影剂　所用钡剂要求高能度低黏度的混悬液,具有良好的附着性和流动性,以 100%~160%(重量/体积)(W/V)的微粒钡较好,对显示黏膜皱襞与咽、食管轮廓均有利,便于检查者观察。若遇食管梗阻患者,应使用稀钡。若婴幼儿食管病变,还可使用碘液或碘化油进行检查。

2. 检查前准备　一般不必作任何准备,但不宜于食后立即检查,这可避免少许食物残渣附在黏膜上造成误诊。若是梗阻患者,可视病情适当禁食。

3. 操作方法　患者取立位或卧位均可。一般情况是梗阻患者取立位,非梗阻者取卧位,防止钡通过食管过快影响检查。患者先取后前位观察食管颈段的轮廓与黏膜皱襞。随后将患者转到右前斜位,使食管位于心影与脊椎之间,自上而下观察各段食管充盈后的轮廓和蠕动,待大部钡剂通过后观察黏膜皱襞。最后再行正位和左前斜位观察,从而获得食管的全面概况。

（二）辅助检查方法

1. 呃气法　服钡后,让患者做呃气动作,使胃内气体向上冲,此时食管和咽部有短暂而明显的扩张,并形成双对比像。此法简单易行,对判断食管是否有局限性狭窄、浸润、僵硬颇有价值。

2. 低张造影法　先肌内注射盐酸山莨菪碱20mg,10~15min 后服钡,可获得食管低张造影像。其作用是:①更好地确定肿瘤的范围和病理形态;②由于食管静脉充盈较好,可使静脉曲张的检出率提高约25%,特别有利于显示轻度静脉曲张;③可使食管失弛缓症的狭窄段略有舒张,有助于此病与癌的鉴别;④有利于发现小的裂孔疝;⑤能协助区别痉挛性还是器质性狭窄。

3. 头低腹部加压法　采用卧位,头低 15°~35°,可消除钡剂的重力作用,减慢钡剂的流动速度,有利于病变的观察。

4. 双对比造影法　食管双对比造影法由于传统的钡餐检查法,它的优点是:①可显示传统检查法不能显示的某些病变征象,特别是早期食管癌的征象;②食管病变的 X 线征象显示更为清晰与明确;③对显示食管胃交界处的解剖形态和病变有利。

第二节　食管先天性疾病

一、先天性食管闭锁和食管气管瘘

食管发源于前肠,原为实质性,后来其中发生多数空泡,融合而成为管形。如发育过程中受到障碍,有一部分未形成,即成为食管闭锁。如发育过程中食管和气管未被分隔,即成为食管气管瘘。两者可合并存在。本病并不罕见,发生率约 1:4 000,临床症状:主要是新生儿第 1~2 次喂奶时即有呕吐和喂奶时呛咳、发绀。一般分为五型:①食管上段和气管沟通,下段呈盲管状;②食管上段呈盲管状,下段与气管沟通,此型占 90% 以上;③食管上、下段分别与气管沟通;④食管上、下段均呈盲管;⑤食管气管瘘:气管与食管沟通而食管通畅。此病常合并其他的先天性畸形如肛肠畸形、心脏畸形等。（图 7-2-1）

X 线表现:X 线平片或透视可看到食管盲端充气扩大,如见到放导管受阻即可确定诊断。盲端大多在第 2~5 胸椎水平。经导管注入少量碘化油,可显示食管盲端,并可看到有无碘化油从瘘管进入气管。这是观察上段食管闭锁和食管气管瘘的有效方法,但有增加吸入性肺炎的可能,不必作为常规方法。要确定下段食管是否与气管沟通,应注意观察胃肠道有否气体,若有气体则说明下段食管与气管沟通,无气体多说明两者不通。对于食管闭锁患者,还需注意检查有否其他先天畸形以及有无肺炎等。

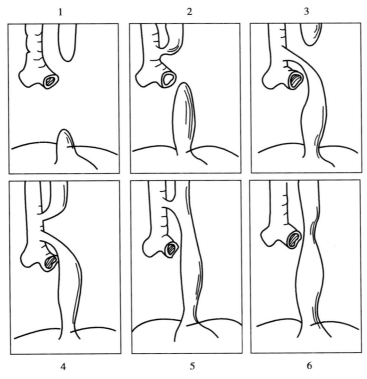

图 7-2-1 先天性食管闭锁和食管气管瘘示意图

二、先天性食管狭窄

本病较罕见,多由食管膜、蹼或纤维肌增厚等所致,以食管膜或蹼较常见。

X线表现:透视下可见食管有局限性环状或管状狭窄,边缘光滑,管壁柔软可以扩张,皱襞正常。钡剂受阻、滞留,有时需用钡棉来发现钡剂受阻的狭窄情况和部位。若是食管膜所致狭窄阻塞,可见钡剂被隔膜搁住,形如架棚状,钡剂经管腔一侧流过。

三、先天性食管囊肿(食管重复)

本病较少见,重复畸形具有消化道的结构,但实际上大都是一个不与食管相通的囊肿,常位于后纵隔,大小不定,可将食管向前推移,与其他囊肿和肿瘤难以鉴别。食管重复与后纵隔成神经细胞瘤的不同点为前者不侵犯脊椎与肋骨。此病常伴有颈、胸椎畸形。在少数情况下,重复畸形可以与食管腔相通,服钡可以显示出长形或圆形囊腔。

四、先天性贲门弛缓症

1. **病因** 一种系由于原因不明的贲门括约肌缺乏张力,另一种可累及食管下 2/3,食管呈扩张状态。临床症状:患儿在生后数日出现吐奶。多在喂奶后把患儿平放时出现。

2. **X线诊断** 通过鼻管注入硫酸钡造影剂后,可见食管和胃的结合部(贲门上下)呈扩张状态,有功能性收缩。在平卧位可见硫酸钡逆流到食管内,贲门呈开放状态。有时可见食管下 2/3 均扩张,无收缩蠕动。

五、大血管畸形造成食管压迫、狭窄

(一)右侧主动脉弓及双主动脉弓

1. **病因** 正常的主动脉弓在食管的前面由右向左到主动脉弓部再向下形成降主动脉。右侧主动脉弓时,自右向上,越过右气管后绕到食管的后方,再沿脊柱左缘向下。双主动脉弓时除右侧主动脉弓外,另有一弓在气管前面,两支再重新结合成为降主动脉。大多数患者前支较小,这种畸形比单纯右侧主动脉更容易产生症状。

2. **临床症状** 主要症状为吞咽困难及在咽下运动以后产生呼吸困难,发生青紫。双主动脉弓比单纯右侧主动脉弓症状更为明显。

3. **X线诊断** X线检查可协助确诊。于前后位可见主动脉弓位于右上纵隔,吞钡后进行侧位检查可见局部食管有压迹,压迹的特点是在食管后壁,相当于主动脉部位有一明显的、比较深的压迹。在透视下压迹可见搏动性阴影。双主动脉弓时,有时可见气管也同时受压,管腔变窄。

（二）锁骨下动脉畸形

1. 病因 迷走的右锁骨下动脉可发生在主动脉的左方然后向右后方绕行,经过食管的后面而压迫食管引起症状。

2. 临床症状 主要为食管受压迫而造成的咽下困难。程度并不严重。

3. X线诊断 主要依靠吞钡剂检查。在斜位或侧位观察,于第2、3胸椎水平处,可见食管后壁局部有一压迹。压迹的特点是宽度比右侧主动脉弓狭窄,约1cm。边缘光滑,有时压迫呈斜行压迹,因锁骨下动脉从其后方斜行向右上方所造成。这也是诊断本症的特有征象。

第三节 食 管 异 物

食管异物(esophageal foreign bodies)主要分为可透X线异物及不透X线异物两类。多发生在儿童。异物多易停留在食管生理狭窄处,尤以食管入口的第一生理狭窄处最为多见,其次在主动脉弓压迹处及左主支气管压迹处。小的或圆钝异物不易在食管内存留。临床上常有明确异物吞入史,检查前了解异物的性质、形状、大小及患者疼痛、梗阻的部位,常有助于设计较合适的检查方法来显示病变。症状主要是异物感、梗阻感、疼痛感或吞咽困难等。X线检查是诊断食管异物的重要方法之一,它可以显示异物的有无、位置、大小、形态,供食管镜检查参考。

X线表现:可透X线异物无论用透视还是摄片均较难显示。半透X线异物在合适的摄片中仔细观察或可发现。此类异物若较大者,在钡剂检查中可显示充盈缺损征象,但细小异物则需反复吞服钡剂,在钡剂流入胃内后,仔细观察食管有无涂布钡剂的异物,或被损伤的食管黏膜上是否附着钡剂。发现食管黏膜附着钡剂并非能确定异物存在。吞服含钡的棉絮常需慎用,若为插入食管壁的鱼刺,则可使鱼刺插入更深或鱼刺折断。不透X线异物常在透视或摄片中即可发现,从而可以确定异物大小、形状和位置。当食管内异物穿破食管壁时,应注意颈部或纵隔的脓肿、气肿、食管气管瘘、胸膜瘘等征象。

第四节 食 管 憩 室

食管憩室(csophageal diverliculum)指食管局部较固定的向食管外膨出的囊袋状病变。其分类方法多样。按其发生原因可分为先天性与后天性两类。先天性憩室极少见,系由支气管性、胃源或肠源性小囊肿与食管交通而成,需依靠组织学才能确定诊断。后天性憩室占绝大多数。按照憩室发生机制可分为内压性憩室与牵引性憩室两类。按其形态可分为广基型与带蒂型两种。按憩室壁的结构可分为真性憩室和假性憩室两种,真性憩室的壁由食管壁的全层组成,假性憩室则只含食管壁的部分结构。食管憩室的发病部位,胸段多,约占90%,颈段约占10%。临床表现:大多数患者没有症状,仅在X线钡餐造影时偶然发现。少数患者可有吞咽不适感或咽下梗阻感。大的憩室可有食物潴留和食物反流等症状。咽食管憩室较大时在颈部可触及软囊袋,压之食物可自口返出。(ER7-2-1)

ER7-2-1 食管憩室示意图

一、内压性憩室

多发生在咽食管及膈上段。较少见。咽食管处后壁正中央是斜行的咽下缩肌和横行的环咽肌之间一个缺少肌层的小三角形薄弱区。当咽下缩肌与环咽肌功能失调时,食管内压增加,可导致局部黏膜及黏膜下层自该薄弱区向后膨出而形成咽食管憩室。膈上憩室多发生于膈上5~6cm内,因局部肌纤维缺少和内压增加所致,常伴有贲门痉挛与裂孔疝。

二、牵引性憩室

多发生在食管中段,气管分叉处。较多见。多因食管外因素的牵引使食管壁向外突出,憩室壁包括食管壁的全层,为真性憩室。常见于纵隔内淋巴结炎症(结核性多见)的粘连收缩、纵隔炎,偶见胸主动脉硬化的伸长、迂曲。

X线表现:牵引性憩室一般较小,形如三角形或帐篷状,尖端指向外方或外上方,广基底,不潴留食物,常单发。牵引性憩室较大,呈囊状,也有带蒂者,造影时可见钡餐在内存留。咽食管憩室位于咽部向后突出,呈圆形或椭圆的囊袋状,直径可自1~2cm到5~10cm。边缘光滑,大者可压迫食管引起梗阻。膈上憩室较少见,多为内压性,早期因憩室肌层仍存在,故大小可变化,晚期憩室扩大明显,肌层萎缩可下垂于膈上,常可见钡剂滞留。食管多发性憩室较少见,表现为多数小憩室影突出于食管壁外,部分还可见蒂存在。

第五节 食管运动功能障碍

一、食管痉挛

食管痉挛(esophageal spasm)为食管任何部分因运动功能紊乱所致食管暂时性狭窄。食管痉挛分为局部性痉挛(又称节段性痉挛)和弥漫性痉挛。多发生于对食管物理性及化学性刺激,中枢神经性或周围神经性疾患,以及药物或金属中毒等情况;也可继发于食管器质性病变,为食管神经肌肉功能异常的表现。弥漫性食管痉挛的病理为弥漫性食管肌肉的肥厚。其与食管失弛缓症不同的是神经节细胞数目并不减少。临床表现主要为胸骨下疼痛及压迫感,严重者似发作性心绞痛。可有吞咽困难,呈间歇性反复发生,可持续数年。发作时用抗痉挛药物,症状可以缓解。男女均可患此病,任何年龄均可发病。

X线表现:钡餐造影常无阳性发现。节段性痉挛者多发生于食管中1/3,呈相隔1~2cm的4~5个较深的环形收缩,食管边缘光滑、柔软、黏膜皱襞正常,一过性食管显示正常,或肌内注射解痉药后食管显示正常。弥漫性食管痉挛发作时作钡剂检查多见于食管远2/3,为不规则、不协调的收缩波。食管呈螺旋状、波浪形或串珠状比较对称的狭窄,狭窄段随收缩波而上下移动,管壁光滑柔软,狭窄近段食管无扩张。

二、贲门失弛缓症

贲门失弛缓症(cardiac achalasia)又称贲门痉挛(cardiospasm)、食管失蠕动(aperistalsis of theesophagus)、巨食管(megaesophagus)等,是指食管无任何器质性狭窄病变,而只因食管神经肌肉功能障碍所致的一种疾病。1674年由Willis最先提出。1915年被Hurst命名为失弛缓症。本病特征是食管高度扩张和贲门痉挛同时存在。病因尚未完全阐明,目前研究认为可能为神经源性疾病。多数人认为是由于该区食管壁间神经丛的神经节变性和数量减少而导致交感与副交感神经功能失调,以致贲门不能弛缓,食管扩张。本病好发于20~30岁的青壮年,病史较长,可延及数十年。临床表现以吞咽困难为主,90%的典型病例对食物均感咽下困难。病情进展可极为隐匿、缓慢,直到梗阻晚期才以重视而诊断。亦可受情绪波动、刺激性食物而诱发。早期仅有吞咽时胸骨后疼痛,进热食(饮)或舌下含硝酸甘油片尚可缓解。梗阻严重者可有呕吐、干咳、气短,或并发食管炎、糜烂、溃疡等。久病者常营养不良。(ER7-2-2)

ER7-2-2 贲门失弛缓症示意图

(一)X线表现

1. 胸部检查 长期贲门痉挛患者往往在胸透与胸部平片中发现右纵隔影自上而下显著增宽,呈宽带状,轮廓光滑、整齐,有时在增宽的纵隔影中出现较大液平面。这是由于极度扩大的食管造成的,勿误为纵隔积液,服钡后检查即可区别。

2. 食管造影检查 早期,食管下端显示变窄、光滑,如漏斗状,其上端食管呈一般性扩张。当钡剂到贲门时,常只有少量钡剂通过贲门到胃内,黏膜皱襞正常。在一般情况下,蠕动时微弱的,有时出现食管第三收缩波与活跃的逆蠕动。晚期,见食管下段呈圆锥状狭窄,如鸟嘴或大萝卜根状,长约3~5cm。上端食管普遍扩张,超过正常约4~5倍。其内滞留大量食物或液体,有时出现三层现象(食物、液体、气体),使纵隔向右增宽。食管张力低、蠕动消失;显示延长、迂曲、柔软。由于贲门不能开放,胃底常看不到气体。若贲门完全阻塞,可让患者吞数口温水,服多量钡剂,或硝酸甘油类药物,方可克服贲门痉挛的阻力,将少量钡剂间歇性地向胃内喷流。局部黏膜皱襞显示完整。(图7-2-2)

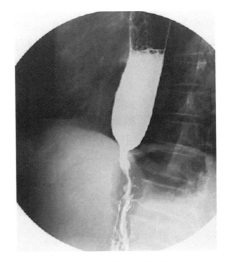

图7-2-2 贲门失弛缓症
食管下段呈圆锥状狭窄、边缘光滑,其上端食管呈明显扩张

(二)诊断与鉴别诊断

长期间歇性咽下困难,伴胸骨下或中上腹疼痛,并因情绪激动或进冷的食物,或刺激性食物而诱发加

重者,结合典型的 X 线征象容易对本病进行诊断。当本病与食管下段浸润型食管癌难以鉴别时,除仔细分析 X 线造影所见征象外,也可试作醋甲胆碱(methacholine)试验:皮下注射醋甲胆碱 5~10mg 后,正常人食管压力基线稍升高,蠕动略增强;但本病患者注射药物 1~2min 后食管发生强烈收缩,食管内压力骤增,症状加重,产生剧痛和呕吐。X 线表现更明显,食管收缩波增强而频繁、狭窄更甚,并向上段延伸。对食管极度扩张者有时可无反应。本病还应与心绞痛、食管神经症、食管良性狭窄、胃和胆囊病变所致的反射性食管痉挛及硬皮病相鉴别。

三、贲门弛缓症

贲门弛缓症(或贲门失禁),病因尚不清楚,多数人认为是由于交感神经和副交感神经兴奋得不平衡所致,尤其是迷走神经兴奋增强而交感神经受抑制,故表现为贲门失禁。临床主要表现为嗳气,饭后 1h 胸骨后烧灼感,时有半边胸痛不适感。

X 线表现

于仰卧位观察,可见钡剂从胃反流至食管,可达气管分叉部,甚至可达食管入口部。同时还可见不规则的逆蠕动波出现。

第六节 食管静脉曲张

食管静脉曲张(esophagcal varices)主要表现在食管黏膜下以及食管周围静脉。按其发生的行向,食管静脉曲张可分为下行性和上行性两类。下行性食管静脉曲张较少见,是由于颈部疾患如甲状腺癌等病变引起的,这些疾患使食管上段(包括食管静脉丛、奇静脉丛)的静脉血回流至心脏的必经通道即甲状腺下静脉压迫受阻,于是产生淤滞而致食管静脉曲张。上行性食管静脉曲张最常见,是由于腹部疾患所造成。最常见的原因是肝硬化所致的肝内阻塞,其次是由于脾门静脉系统栓塞所致的肝外阻塞。正常食管黏膜下层和食管周围各有一组静脉丛,汇集食管的静脉血,食管下半段的静脉网与门静脉系统的冠状静脉、胃短静脉间存在吻合与交通,在肝内型或肝外型门脉阻塞时,因门静脉血流流通所阻,产生门静脉高压,从而使胃冠状静脉、胃短静脉等均呈淤血曲张,大量门静脉血液反流,经过侧支循环即食管下段的黏膜下静脉和食管周围静脉丛,经奇静脉引入上腔静脉,从而形成食管静脉曲张。此类静脉曲张是门静脉高压的重要并发症,发生率约占食管静脉曲张的 80%~90%,故一般所讲的食管静脉曲张是指上行性食管静脉曲张。

上述曲张的静脉是由松散的黏膜下层结缔组织所支持,常受到粗糙的食物损伤或黏膜面溃疡糜烂而破裂,引起急性大出血。临床表现早期常无症状,中晚期主要为门静脉高压所致的脾肿大,脾功能亢进,腹水等引起的消化系统症状。食管及胃底静脉曲张破裂后,发生急性大量出血时,有呕血和柏油样大便。由于此时食管管壁薄弱,缺乏弹性收缩,又因肝功能失常,脾功能亢进引起血凝结机制紊乱,出血不易自止,患者可产生休克,甚至死亡。X 线检查对于食管静脉曲张的诊断是一种主要的方法。

(一) X 线表现

若有肝硬化等明确病史结合 X 线表现,很容易确定诊断。

食管静脉曲张的放射学诊断目前仍以钡剂造影为主,严重者 CT 检查也能显示良好。双对比检查对诊断早期食管静脉曲张较为困难。

病变早期食管下段见局限性黏膜增宽,稍呈迂曲,皱襞呈虚线状,但柔软,时见串珠状或蚯蚓状充盈缺损。管腔边缘不规则略呈锯齿状凹陷,深度约 1~3mm。随病变加重,增粗迂曲的静脉突入腔内,X 线显示管壁边缘明显不规则。晚期,食管张力减低而轻度扩张,管壁蠕动减弱,伸缩性存在,排空稍有延迟。严重者管腔明显扩张,不易收缩,钡剂排空延迟。其黏膜皱襞近乎消失,食管中下段呈蚯蚓状和串珠样的充盈缺损。管壁边缘呈高度不规则锯齿状凹陷,深度可超过 0.5~0.6cm(图 7-2-3)。

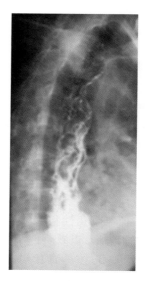

图 7-2-3 食管静脉曲张
食管张力减低而管腔扩张,黏膜皱襞近乎消失,食管中下段呈蚯蚓状和串珠状充盈缺损

食管静脉曲张常始于食管下段,渐延及食管中段及胃底,极少数可波及食管上段。胃底部静脉曲张时可显示胃底及贲门附近黏膜皱襞呈多发息肉状,呈圆

形、椭圆形或弧形充盈缺损,双对比时可显示为环形、半环形或蚯蚓状。偶呈分叶状团块影时作 CT 强化很容易鉴别。

（二）鉴别诊断

1. 空气泡或唾液造成小的负影酷似静脉曲张。重复检查时,空气泡所致的小充盈缺损消失,非恒久存在,而食管静脉曲张则多次检查始终存在,位置不变。

2. 第三收缩波也造成管壁波状或锯齿状不齐,但其黏膜皱襞正常,不增粗。

3. 食管癌尤其是髓质型食管癌应与局限性中度以上食管静脉曲张相区别,前者管壁僵硬,管腔狭窄、固定、食管有梗阻征象,后者管壁柔软,管腔扩张良好。

4. 裂孔疝的膈上疝囊内出现粗大迂曲或颗粒状胃黏膜皱襞影时易误认为曲张的食管静脉,但在胃内充盈钡剂后,不难鉴别。

（三）显示食管静脉曲张的注意点

1. 食管内存钡不宜太多,以显示良好的黏膜皱襞像。

2. 要在食管静止时透视或摄片,才能显示皱襞像。食管正在收缩或扩张时不能显示静脉曲张。

3. 透视下在各种体位观察很重要,早期改变必须摄片才能显示。

4. 尽量避免咽入空气泡或唾液。

5. 深吸气法有助于食管静脉曲张的显示,因为深吸气时胸腔负压增加,食管松弛,静脉充血较多。同时横膈下降,食管易于观察。

6. 注射抗胆碱药物,使食管张力减低,分泌减少,有利于显示轻度扩张。

第七节 食管炎症

一、腐蚀性食管炎

腐蚀性食管炎（corrosive esophagitis）又称食管腐蚀伤,是由于系吞服或误服腐蚀剂造成的一种瘢痕性的食管狭窄,部分可致食管坏死穿孔。腐蚀剂通常分两大类:强酸及强碱。强酸有硫酸、盐酸、硝酸、石炭酸等,强碱有工业用火碱等。其他还有卤水、农药、甲酚、氨水等。强酸使食管黏膜水肿,组织蛋白凝固致黏膜呈黑色坏死。强碱具有强烈的吸水作用,脂肪皂化作用和蛋白溶解作用,使食管黏膜高度肿胀、溃疡、组织坏死,发展到瘢痕性狭窄,甚而穿孔。病变通常以损害中下段为重,因为腐蚀剂一般经过食管上段较快,而达膈上、食管下段都停留片刻才入胃,故有时损伤仅局限于食管下段。若浓度很高,病变在食管上段即开始,随即可累及整个食管。病变的范围及程度与腐蚀剂种类、浓度及吞咽速度有密切关系。

（一）病理改变

急性期通常 1~10 天,食管黏膜接触腐蚀剂后,立即产生急性卡他性反应,黏膜高度水肿,表面糜烂,出现渗出、出血及组织坏死,食管痉挛等,产生食管早期梗阻。水肿多在 3 天后开始消退。亚急性期为第 11~20 天,此期炎性反应渐消失并伴有组织修补过程。3 周后的慢性期,主要是食管黏膜和肌层被增厚的纤维组织所代替,瘢痕形成及挛缩,产生食管狭窄。狭窄近端管腔有不同程度的扩张与管壁增厚。严重的腐蚀性食管炎并发症有食管穿孔、纵隔炎或毒素被吸收所致的中毒。腐蚀性食管炎的病变范围和损伤程度常与服用腐蚀剂的性质、浓度、剂量和吞服速度有明显关系,也与对症治疗是否及时,措施是否得当有关。由于食物在食管下段速度常减慢或停留片刻,所以食管下段的损伤常较重。临床表现为服腐蚀剂后即刻口腔及胸骨后剧烈疼痛,唇舌及口腔黏膜均被灼伤,流涎,进食、吞咽困难。严重者伴有发热、呕吐、呕血、吸入性呼吸道感染甚而昏迷等症状。经数日到一周后,吞咽疼痛、梗阻症状渐有减轻,患者能进流食、半流食。3~6 周后,因食管挛缩而再度发生吞咽困难,并逐渐加重到完全梗阻,滴水不入。检查可采用稀钡、碘化油或碘液进行。

（二）X 线表现

依据病变损伤程度及病史长短,食管 X 线表现不一。

（1）早期食管显示轻度水肿,痉挛造成的狭窄,食管黏膜增粗、紊乱。病变严重者,早期多有明显痉挛和不规则收缩造成的广泛狭窄,食管壁不规则,可伴有多发小刺状、线状、斑片状糜烂或溃疡。

（2）病变较轻者、后期食管造影可未见异常改变或下段食管壁稍显僵直,管腔轻度狭窄。后期不同程度的管腔狭窄,也造成近端食管不同程度的扩张。

（3）严重者正常食管与狭窄交界处呈漏斗状或鼠尾状。狭窄段常起于主动脉弓下方,呈向心性,边缘光整或轻度不规则,造影见狭窄食管呈线状或带状。狭窄范围均较长,多为连续性,也有的为间断性。食管黏膜或平坦消失,或增粗呈息肉样充盈缺损。

（4）当食管穿孔时可见造影剂流入或弥散到纵隔内。食管气管瘘形成时见气管、支气管显示造影剂。

（三）鉴别诊断

依据吞服腐蚀剂病史,造影检查发现食管狭窄,即能明确诊断。食管造影可确定病变狭窄部位、长度、程度,显示食管镜无法了解的狭窄远端食管和胃的情况。伴食管穿孔形成纵隔炎患者做 CT 检查能了解纵隔炎范围。腐蚀性食管炎狭窄段较短时,应与硬化型食管癌鉴别,后者管壁僵硬,病变与正常食管分界明显。本病尚需与反流性食管炎鉴别,胃内容物的反流,或裂孔疝的存在均为鉴别依据。灼伤后的食管癌变率极高,约为正常人的 10 倍,故病程较长者应定期检查以期早日发现癌变。

二、反流性食管炎

反流性食管炎(reflux esophagitis),又称消化性食管炎。是由于胃食管连接部的抗反流功能失调,不能阻止胃或十二指肠内容物(胃酸、胃消化酶、胆汁等)反流至食管内,于是胃酸、胃消化酶、胆汁等经常作用于食管黏膜,长期反复地刺激食管黏膜。由于食管黏膜的鳞状上皮对反流的胃酸及碱性肠液等极为敏感,一旦接触后引起食管下段黏膜的炎症。本病是最为常见的一种食管炎,常继发食管裂孔疝,晚期可因瘢痕而致食管狭窄。其病因主要有贲门切迹的瓣膜功能和膈肌裂孔的钳闭作用减弱或完全消失,食管下端括约肌功能减弱,食管胃底之间锐角(His 角)变钝甚而消失,食管排空功能或食管黏膜防御机制下降等。胃大部切除、食管贲门区手术、严重呕吐、饮酒、吸烟及某些药物等也能导致本病。

以其不同发展过程,病理上分三期,早期:病变轻微;中期:炎症进展及糜烂形成期;晚期:慢性溃疡形成及炎症增生期。内镜所见:早期:食管黏膜无异常表现或呈弥漫性、斑块状充血;中期:沿食管长轴的条纹状糜烂区,偶呈片状糜烂;晚期:单发或多发可融合的食管溃疡,环行溃疡及瘢痕形成。瘢痕组织可使管腔弹性消失、变硬、狭窄。反流性食管炎病变程度取决于反流物的性质、病程时间的长短及食管对反流物的清除能力。

其临床表现为烧灼痛、心绞痛样疼痛、反酸、嗳气,甚至吞咽困难、呕血等。因酸性反流物对食管上皮下感觉神经末梢的化学性刺激所致烧灼痛,多发在餐后 1~2h,发生率达 58%~85%。常随体位改变(如:仰卧、侧卧)而加重。疼痛大部分位于胸骨后,其他有放射到臂部、肩背部、颈部、耳部等,发生率达 66%。食管狭窄或因炎症继发食管痉挛均能引起吞咽困难。实验室检查有食管内 pH 值测定、食管压力测定、食管滴酸试验等。

(一) X 线表现

食管双对比造影最为常用,其表现如下:

(1) 食管下段痉挛性收缩,常在食管下段有数厘米至十几厘米长的轻微痉挛性狭窄,钡剂通过受阻,狭窄段一般管壁光滑、规则。偶见锯齿状第三收缩波。

(2) 由于瘢痕收缩可形成食管管腔的器质性狭窄。狭窄段不超过 10cm,管壁僵硬、毛糙,边缘不规则。狭窄段常有短缩而呈拉紧、变直,有时呈息肉状改变。狭窄以上食管多呈扩张,狭窄处则呈漏斗状。

(3) 部分患者在做双对比检查时,显示胃内对比剂的反流征象。尤其在卧位时更易显示。

(4) 部分患者显示滑动性食管裂孔疝,表现为横膈上方见疝囊,疝囊上方见狭窄的食管。也有显示为短食管性的裂孔疝。

(二) 鉴别诊断

当患者主诉胸骨后烧灼痛,并与体位有明显关系时应考虑本病,尤其有胃部分切除史者,反流性食管炎可能性更大。内镜检查可对本病作病理上分期,并可取活体组织。双对比检查对本病早期诊断不易,中晚期又常与其他类型食管炎难以鉴别,常需结合病史及其他诊断方法。反流性食管炎呈严重狭窄、短缩时,应同硬化型食管癌鉴别,前者狭窄食管壁与正常部分分界不明显,系渐进改变,狭窄段常见小龛影。后者狭窄段与正常食管壁界限清楚,狭窄段较短,一段不超过 5cm。反流性食管炎呈现颗粒状改变时应与肉芽肿性食管炎、感染性食管炎鉴别。当出现食管溃疡时,需与 Barrett 食管鉴别,后者溃疡较深,易引起出血或穿孔,内镜活检可确诊。

三、白念珠菌食管炎

白念珠菌食管炎又称食管真菌病,近年来由于大量广谱抗生素、皮质激素、抗肿瘤药物的广泛应用,加上急性或慢性传染病所致之全身和局部抵抗力降低等,使本病的发生有增多的趋势。白念珠菌病发生于食管主要表现为大量纤维素及白细胞浸润,随之发生炎性坏死、假膜形成,重者可波及肌层,引起出血和溃疡。临床表现主要是胸骨后烧灼感、咽痛、肝大、吞咽困难、鹅口疮等。本病的诊断需密切结合实验室检查和病理检查。

X 线表现:①在病变区的食管有激惹和痉挛现象,钡剂通过较快,当有黏膜水肿和假膜形成时,则显示食管壁不光滑,呈颗粒状,形成许多大小不等的鹅卵石状的充盈缺损,严重时可波及全段食管。②当假膜剥脱时,深层组织就出现充血、水肿和炎性改变,并形成各种形状的小溃疡,食管轮廓不规则,呈锯齿状。③由于本病发展迅速,如治疗不及时可致食管腔狭窄,黏膜皱襞不规则甚至完全消失。

第八节 食管其他疾病

一、食管贲门黏膜裂伤综合征

食管贲门黏膜裂伤综合征(又名 Mallory-Weiss 综合征)1929 年由 Mallory-Weiss 首次描述。报道了 4 例,均系在酗酒后因剧烈呕吐而引起大量呕血。尸解发现食管及胃交界处有黏膜撕裂。我国对此病报道仍少。

(一)病因

任何原因引起的腹内压力或胃内压力骤然升高是产生黏膜裂伤的主要原因。常见原因为剧烈呕吐、剧烈咳嗽、分娩等。食管裂孔疝、溃疡病、肝硬化等症可能为诱因。

(二)病理

为食管和胃的交界处的黏膜及黏膜下层发生纵行撕裂。裂伤多为单发,但也可为多发。

(三)临床表现

在暴饮暴食发生呕吐以后,产生呕血、黑便的病例应考虑有本病的可能。本病出血特点多为无痛性。出血量一般较多。部分病例仅有少量血丝在呕吐物中。

(四)X 线诊断

食管钡剂造影多无明显阳性所见,仅偶尔在双对比造影下可以看到钡剂进入裂伤口内,形成条纹状钡剂存留。阴性结果可以排除食管静脉曲张。明确的诊断多在内镜下可以看到裂伤及出血。腹腔血管造影在急诊情况下,如有条件,可以协助确诊并注射血管收缩剂加以止血治疗。

二、柱状上皮食管(Barrett 食管)

(一)病理

柱状上皮食管(Barrett 食管)是食管一部分上皮细胞被覆柱状上皮细胞并存在溃疡。正常情况下,整个食管被覆鳞状上皮细胞。柱状上皮细胞可从胃向上延伸到食管下 1/2～1/3,同时可以发生溃疡。溃疡呈局灶性,较深。

(二)病因

可能为先天性或后天性。

先天性异常:在胎儿时期,食管上皮为简单柱状上皮,到 5～6 个月以后,鳞状上皮代替柱状上皮。从食管中段开始向两侧发展。如果这一发育中断,柱状上皮就可能部分残留在食管。

后天性异常:多由于反流性食管炎引起炎症及糜烂,然后发生柱状上皮再生。有时食管可以发生类似小肠的上皮。

(三)临床症状

吞咽困难为主要症状。有时并发疼痛,烧心也是主要症状之一,为溃疡形成的症状。

(四)X 线诊断

为首选方法,主要表现如下:

1. 食管位于膈上约 7cm 处可发生局部狭窄,呈环行狭窄。狭窄以上为鳞状上皮,以下则为柱状上皮细胞。

2. 溃疡形成:发生率为 27%～68%。

3. 并发裂孔疝:并发率为 80% 左右,呈滑动型。

4. 食管下端黏膜皱襞增厚,不规则,呈粗网格状或颗粒状(类似胃小区状)。此为诊断 Barrett 食管的重要依据之一。

三、食管功能紊乱

常因局部存在病变或胃肠道其他部位有病变而引起,但大多数情况下可不伴有临床症状。

1. **食管第三收缩波** 在食管中下段出现不规则、紧密排列的收缩环,分布不对称。此收缩环可一个紧接一个出现,几秒后,该现象消失,恢复常态。在 X 线平片上,可见食管壁边缘不规整,呈起伏状改变,凹陷深度不一,凸起也不对称,可以是圆钝的,也可以是尖锐的。

2. **食管功能性憩室** 在食管中下段出现多数很深的环状收缩波,使食管钡柱明显弯曲如螺旋或波浪形(有人称为"软木塞样"食管),或者使食管呈分节,状如一串念珠或憩室。食管第三收缩波和功能性憩室往往没有临床表现,但多数人认为这是神经肌肉功能不协调所致。功能性憩室可认为是一种加深的第三收缩波,也迅即自行消失。

四、横膈疝

(一)横膈 X 线解剖

横膈是分隔胸腔与腹腔的隔膜,其周边为肌肉组织,附着于胸腔底的四周。横膈有三个较大的孔,一个是主动脉的通道,一个是下腔静脉的通道,一个是食管的裂孔。食管裂孔位于主动脉及下腔静脉通道之间。由于裂孔向围有可滑动的结缔组织,易于发生如果在胚胎时期横膈的裂隙未能闭合,即可形成先天性疝,如位于后外侧的胸腹膜裂孔,位于胸骨后的胸肋三角孔。

(二)横膈疝(herniation of diaphragm)的分类
1. 先天性横膈疝

(1)胸腹膜裂孔疝:多见于左侧。症状多于生后数日或数周突然发生呼吸困难、青紫,有的患儿可发生呕吐。X线检查可见左胸胸腔内有充满气体的胃或肠腔。横膈看不到。应进行急诊手术治疗,否则死亡率很高。

（2）胸腹三角横膈疝:较为少见。多发生在胸骨后,可无症状。也有主诉腹痛及肠梗阻症状。照正侧位胸部X线平片可协助确诊。主要依据为前胸部可见有充以气体的肠腔阴影。可以用钡剂灌肠证实诊断。

（3）食管裂孔疝:胃经过横膈裂口上升进入胸腔。这类滑动疝没有疝囊。发生原因系由于先天食管横膈韧带薄弱,再加上后天腹压增高或肥胖等因素造成。

滑疝可完全无症状,偶在胃肠造影检查时发现。当出现症状时多主诉胸骨下疼痛,或有嗳气及呕吐,呕吐物有时有血液。

X线诊断

（1）先天短食管型:先天性食管短,胃疝入胸腔。短食管直接与胃相连,没有疝囊形成。

（2）食管旁型:食管一胃结合部仍在膈下,但胃底在食管旁侧疝入胸腔。

（3）滑动性裂孔疝:发病率最高。多在俯卧位时,右前斜位进行 Valsalva 试验时发现（ER7-2-3）。

ER7-2-3　食管裂孔疝

固定型的滑动疝疝囊可相当大,口服钡剂后胃底部及体部脱向横膈以上,食管偏向右侧,与脱出的胃相连,贲门多在横膈上方。

对可逆性、滑动性裂孔疝,一般常规检查方法难于发现。典型X线征象为"三环征"的出现。可在横膈以上看到食管有三个环形狭窄:上环是食管与膈壶腹上部的交界;中环为食管-胃结合部（脱入胸腔）;下环为脱出的胃经过横膈所产生的狭窄区。

2. 外伤性横膈疝　多发生于车祸之后,横膈破裂造成。外伤患者常规胸片检查如发现胸腔内密度增高但有充以气体的肠或胃腔,则应考虑为横膈疝的可能。

五、食管外压和牵拉性疾病

食管的四周紧邻许多组织和器官。在颈部,食管的前方有气管,两侧有甲状腺的侧叶及颈部血管神经束。在胸部,于第6胸椎高度处有主支气管横过其

前,在第4胸椎水平有主动脉弓跨越于其左前,继而胸降主动脉伴行于其左,在食管裂孔上方,胸主动脉又交叉于其右。食管下端的前面贴于心包膜。当食管四周的脏器发生病变时,均可能引起食管位置的改变。造成这种改变的原因甚多,尤以后纵隔肿瘤、心血管病变、脊椎畸形、胸部疾患等最为常见。临床表现主要为吞咽不适与咽下困难。食管吞钡检查时,食管移位常有一定的征象和规律,对诊断胸部和纵隔内器官的疾患可提供很有价值的诊断依据。对于右位主动脉、迷走右锁骨下动脉、风湿性心脏病等有诊断意义,对于脊椎病变、纵隔肿瘤、淋巴结病变以及胸部疾患等的诊断也有很大帮助。

（一）纵隔肿瘤

纵隔肿瘤对食管的影响,尤以中纵隔和后纵隔的神经性肿瘤及原发或继发淋巴结病变等为多见。X线征象:在平片上多能发现纵隔肿瘤阴影。服钡后可显示食管的弧形受压与移位。食管黏膜皱襞正常。食管限局性受压变窄,边缘光滑、整齐,钡剂通过稍迟缓,管壁柔软。根据食管受压的方向和形状,可协助判断纵隔肿瘤的位置和性质。

（二）心血管病变

食管中下段与大血管根部及心脏后方紧密相邻,故有心脏及主动脉病变时,检查食管颇为重要。特别是大血管的先天畸形,可造成咽下困难等症状,正确诊断更为必要。

1. 左心房扩大致食管改变　主要使主动脉弓下段相当于左房区的食管向右向后呈限局性弧状受压移位,黏膜皱襞显示正常,钡剂通过顺利。

2. 心脏普遍增大或心包积液致食管改变　主要使食管中下段均匀向后受压移位,此移位较左心房增大之局限压迹要广泛得多。

3. 主动脉扩大（动脉瘤）致食管改变　升主动脉弓扩大使该处食管向左后移位,降主动脉弓扩大使食管向右后移位,降主动脉扩大使食管向右前移位。

4. 主动脉迂曲致食管改变　使食管呈"S"形弯曲,上段向右后,下段向左前移位。此外,降主动脉可造成食管下段右后壁半圆形压迹。

5. 主动脉弓畸形致食管改变　①右位主动脉弓:主动脉结阴影出现在纵隔右旁,在食管右旁转折向后成降主动脉而下行。吞钡正位观,见相当于主动脉弓处食管右缘有一弧形压迹影,右前斜位观,于后方出现小半圆状压迹,勿误为纵隔肿瘤。②双主动脉弓:升主动脉在主动脉弓处分为两支,一支在气管之前,另一支在食管之后,两支重新合成一支成为降主动脉,大多数患者后支较大。这种畸形能造成不同程度的食管和气管压迫症状。透视见两侧皆有

主动脉结节影。吞钡正位观,食管的左右缘均有压迹,斜位或侧位可见食管后壁相当于主动脉弓部位有弧形压迹。

6. 异位右锁骨下动脉致食管改变 此种血管起源于主动脉弓左侧最后一支,向右上方走行,达到它的正常部位。据国内统计约70%位于食管之后,20%位于食管与气管之间,10%位于食管之前。多因吞咽梗阻而就诊,易误为食管癌。又名迷走右锁骨下动脉。X线表现:正位及右前斜位见食管压迹是从左下行至右上方,呈典型的螺旋状。左前斜位及右侧位,相当于主动脉弓水平稍后上方,有一弧形压迹,透视下可见该处血管搏动现象。其局部黏膜正常。

(三) 肺部病变

1. 肺癌致食管改变 中心型肺癌伴有肺不张者,可使食管中等度向患侧移位,移位距离相当于肺不张区域,而食管外形多光滑、整齐。纵隔淋巴结转移可使食管受压移位,或包绕食管而使之狭窄。

2. 结核或慢性炎症致食管改变 食管呈现明显和不均衡的向患侧牵拉移位,移位距离较病变范围要大,食管显示扭曲。若有胸膜增厚、肺纤维化则食管向患侧移位更显著,有时伴脊椎侧凸。

(四) 脊椎畸形

胸椎后凸、侧凸畸形致食管改变,主要使胸段食管不同程度地向后、向左或向右移位。食管可扭曲,但柔软,黏膜正常。

(五) 颈部病变

颈部肿物(甲状腺肿瘤、脓肿等)引起食管改变,主要使颈段食管向一侧移位。

颈椎椎间盘退行性变引起食管改变:明显的肥大性改变有骨赘向前伸出,可使食管后壁局限性受压或向前方移位。患者可有吞咽不适感。

第九节 食 管 肿 瘤

食管肿瘤可概括地分为良性及恶性两大类。大多数为恶性瘤,主要是食管癌;肉瘤和类癌较少见。食管良性肿瘤也少见,主要有起源于黏膜和黏膜下层的乳头状瘤、腺瘤、脂肪瘤、纤维瘤和血管瘤;发生在肌层的则有平滑肌瘤,且较常见。现分述于后。

一、良性肿瘤

比较少见。但在诊断及治疗上均有其特殊性。X线检查对病变的部位、范围及组织类型均可以提供重要参考资料。良性肿瘤可分为壁间型及腔内型或二者混合型。病理上以平滑肌瘤多见,其次为息肉、脂肪瘤、血管瘤、纤维瘤及神经纤维瘤等。有的肿瘤可生长一较长的蒂,肿物甚至可伸入胃内,此为良性肿瘤的特点。

(一) 平滑肌瘤

平滑肌瘤(leiomyoma)占食管良性肿瘤的2/3,常见于中年人,男性较女性为多。

1. 病理 肿瘤起源于食管壁的肌层,多数位于食管下1/3。肿瘤可大可小,大者可达10cm以上。瘤体坚硬。表面光滑。切片组织学所见为平滑肌组织。

2. 临床症状 肿瘤体较小时,多无症状。发生症状则以咽下困难为主。症状时间较长但多无明显消瘦。

3. X线诊断 肿瘤为壁间型,但肿物可见于腔内或同时向腔外生长,并可同时向两侧生长。肿物表面光滑,形成充盈缺损,食管发生偏心性狭窄,局部呈现僵硬表现。周围黏膜皱襞完整,没有破坏,但皱襞的距离可以增宽,肿瘤达到一定程度后皱襞也可以消失。造影剂可沿肿物两侧向下呈分流状态。蠕动在肿瘤较小时可以正常,当肿物增大时则可以消失。在侧或斜位时可以看到软组织肿物。

(二) 其他良性肿瘤

有乳头状瘤、腺瘤、纤维瘤、脂肪瘤、神经纤维瘤、血管瘤等。这些肿瘤可以生长很大而无症状,到一定大小以后才产生轻度的食管梗阻症状。X线检查可发现一限局性充盈缺损,周围黏膜完整无缺,蠕动多无大变化。带蒂肿物在透视下可以看到肿物上、下活动;肿物如靠近贲门则可以脱到胃内。

二、恶性肿瘤

(一) 食管癌

1. 临床表现 食管癌(carcinoma of esophagus)是一种常见的恶性肿瘤,在消化道癌瘤中居首位,好发于40岁以上的人,男性多于女性,尤以北方地区较多。主要症状是进行性吞咽困难,时有胸闷和胸背痛。若肿瘤侵及喉返神经可出现声嘶。若侵破气管,形成食管气管瘘,出现进食呛咳。晚期有贫血、消瘦、恶病质等现象。

2. 病理

(1) 早期食管癌:癌肿位于黏膜及黏膜下层,没有转移。病灶多呈糜烂性小缺损,与周围境界清楚。糜烂处呈细颗粒状。有的病变呈小乳头状突起,瘤体一般在3cm以下。有的早期癌肿黏膜表面有轻度充血或黏膜轻度紊乱、增粗,肉眼不易看出,但镜下检查可找到癌肿细胞。

(2) 中晚期食管癌:癌肿侵及肌层或达浆膜或浆膜以外,有局部或远处淋巴转移。可分为以下几型。

1) 溃疡型:肿瘤表面形成深溃疡;可达肌层甚至

达到周围组织,溃疡周边稍隆起,癌组织侵及周围组织。

2)蕈伞型:瘤体呈圆形或椭圆形,肿块隆起而突入腔内,表面可形成浅溃疡。瘤体主要向腔内发展。

3)缩窄型:瘤体形成明显的环形狭窄,病变往往较短,但侵及全周。瘤组织较硬。食管近端扩张。

4)髓质型:瘤体同时向腔内及外扩展,并累及周径大部,上下侵犯较长。切面呈灰白色,如脑髓样。

3. X线检查方法 通常准备稀、稠两种钡剂。检查时,可先服稀钡一口进行观察,倘钡通过甚快,不易观察,可用稠钡。食管癌的检查,常规方法是转动患者多轴位透视(特别是卧位,后前位,左、右前斜位等),必要时摄片。这种透视检查可以避免钡剂通过时将小的病变遮掩,导致漏诊,特别是它可以克服由于单一后前位遗漏后壁病变或单一右前斜位遗漏左后壁病变的弊病。故此法对于观察食管壁局限性癌肿浸润较好,是食管癌诊断的有效方法。近年来发展起来的低张双对比造影法,有利于显示各型早期食管癌的病变征象,值得采用(见本章第一节)。其他各种辅助检查法或特殊检查法均可视情况而选用。

4. X线表现

(1)早期食管癌:对于早期或可疑食管癌的诊查,检查者应详细观察食管黏膜皱襞的改变,了解食管的充盈像以及功能变化。对于可疑的病变区,还应摄数片进行分析。倘临床症状明显,而X线又无所发现者,还应在2~4周内短期追踪复查,以免延误治疗。

早期食管癌的X线征象:主要表现在食管壁的一段或一侧的小部分柔软度及扩张度消失和僵硬,局部黏膜增粗、扭曲、紊乱、交错,边界粗糙、发毛,甚至中断,有轻度破坏改变。有时,还可发现0.2~0.4cm大小的小溃疡龛影。若仔细观察,还可发现管壁内突出的小结节状充盈缺损,最小约0.5cm(图7-2-4)。有时钡剂通过时速度突然缓慢,暂时停留,这是由于局部伴有炎症引起痉挛所致。

虽然X线检查可发现一些早期食管癌的征象,但检查还是有限度的。特别是对食管的黏膜粗糙的分析和小溃疡的显示均有一定困难,因此还需进一步借助临床食管镜检或活体组织病理学检查,或者用"拉网法"进行组织细胞学的检查等。只有进行综合检查,早期食管癌的阳性诊断率才可大大提高。

(2)中晚期食管癌概括起来有三点特征

1)黏膜皱襞改变:由于癌组织表面粗糙,高低不平,因而正常黏膜皱襞出现中断消失和破坏现象(图7-2-5)。

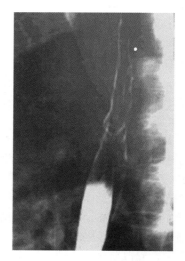

图 7-2-4　早期食管癌
食管上段黏膜局部黏膜增粗、扭曲,边界有轻度破坏改变,管壁略显僵硬

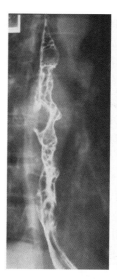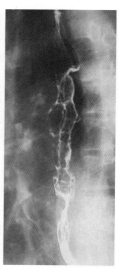

图 7-2-5　中晚期食管癌
黏膜像:食管中下段黏膜皱襞中断、破坏、消失

2)管腔狭窄:由于癌肿呈环状或短管状的增殖性改变,使食管显著增厚,因此出现食管向心性环状狭窄,轮廓可光滑、整齐,也可不规则,病变一般较局限。狭窄近端食管呈漏斗状扩张。病变区食管壁僵硬,不能扩张,尤其吞服大口钡剂或做呃气动作时表现得更明显。有时在管腔狭窄相应处还可见到软组织肿块阴影,系肿瘤向腔外扩展。病变区蠕动消失(图7-2-6)。

3)腔内充盈缺损:当癌肿呈扁平小结节状增厚时,管腔内可出现广泛的不规则小结节状及条索状充盈缺损。当癌肿自黏膜侵犯肌层浅层时,癌肿便呈较大块影,如菜花状椭圆形突入管腔,使管壁边缘不规则,一侧或两侧出现大小不等、不规则充盈缺损,从而使食管腔也呈不规则的狭窄。如为溃疡型癌,则在充盈缺损区内出现一个较大的长形龛影,与食管的纵轴一致。正位观,在相应区见不整齐的存钡影;切位观,此龛影可略突出于食管轮廓外(ER7-2-4)。

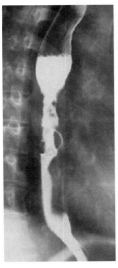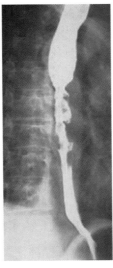

图 7-2-6 中下段食管癌
充盈像:中下段食管管腔不规则狭窄,黏膜破坏、中断

ER7-2-4 蕈伞形食管癌

由于食管无浆膜层,外层结缔组织与周围组织直接相连,因此食管癌很容易累及邻近器官。

食管癌溃疡可以穿入气管、支气管、肺和主动脉。纵隔脓肿和食管(支气管)瘘为多见并发症。

(3) 各种病理类型食管癌的 X 线表现

1)浸润型:由于病变属管壁内浸润,因而主要引起食管不同程度的狭窄。常见环形狭窄,病变较局限,长约 3~5cm,严重者可呈漏斗状狭窄。狭窄以上的食管明显扩张(ER7-2-5)。大多数黏膜皱襞较平滑,肿瘤软组织影多不能见到。个别患者癌肿的黏膜面可因小结节和表浅溃疡而呈细微锯齿状。

ER7-2-5 浸润型食管癌

2) 增生型:由于肿瘤向腔内生长,因而主要表现为腔内有不规则的充盈缺损,多呈类圆形或菜花状。因肿块向腔内突出,故导致食管呈偏心性狭窄,钡剂通过可视癌肿范围而出现程度不同的梗阻,管腔有轻度或中度扩张(ER7-2-6)。当肿瘤的表面黏膜破坏时,常可见到深浅不一、大小不等、轮廓不规则的龛影。

ER7-2-6 增生型食管癌

3) 溃疡型:癌自黏膜层侵犯深达肌层,主要表现为溃疡龛影。此龛影多呈卵圆形或不规整形,常与食管的纵轴一致,多位于食管轮廓之内(ER7-2-7)。在龛影周围还可见到一个环状透亮充盈缺损区,类似环堤。一般钡剂通过食管无明显梗阻。

ER7-2-7 溃疡型食管癌

4) 混合型:多具两种类型以上的 X 线表现。
(4) 不同部位食管癌的 X 线表现

1) 食管上段癌,较早出现梗阻和呛咳,食物易入气道。侧位观察,见气管后软组织影增宽,喉头向前方推移。服钡后见局部呈不规则狭窄和充盈缺损,阻塞严重者,钡可反流至食管。因此,有人主张用碘化油进行检查。

2) 食管中段癌,因附近淋巴丰富,尽管癌原发灶小,但气管分歧部淋巴结已受侵犯。X 线可主要表现为外在性肿块所引起的移位和压迫,如不注意观察黏膜皱襞和管壁轮廓改变则常引起本身病变的遗漏。对此,双对比检查很有帮助。

3) 食管下端癌,常为胃贲门癌累及食管下段所致,显示管下段不规则狭窄,管壁僵硬,钡剂通过受阻。胃贲门部和胃泡内可见软组织块影。立位和俯卧位,利用气钡双对比观察胃贲门、胃底病变即可满意显出(参阅本篇第三章第五节"胃癌")。

5. 鉴别诊断

(1) 贲门痉挛:食管下段贲门部显示变窄,管壁光滑,呈漏斗状或鸟嘴状,其近端食管扩张较均匀,用解痉剂可缓解,局部可见细致平行状黏膜皱襞,无充盈缺损。食管癌则反之。

(2) 食管良性狭窄:多有误服或吞服强酸、强碱以及某些金属盐类如升汞、硝酸银等的病史,其食管狭窄多较广泛,边缘较食管癌稍光滑,病变区与正常食管间逐渐移行而无截然分界,无肿块状充盈缺损。

(3)食管静脉曲张:多有肝硬化病史,食管并无狭窄。黏膜增宽,但不同于癌肿黏膜的中断、破坏。管壁柔软,不同于癌肿管壁的僵硬和扩张不良。其表现为虫噬状充盈缺损区蠕动多显正常,而在肿瘤充盈缺损区,局部蠕动消失。

(4)消化性食管炎:易与食管下段浸润型癌相混淆。炎症常在食管下段1/3,后期由于瘢痕狭窄,管腔可以持续变窄,但仍可舒张,而且无黏膜皱襞破坏。而癌则显示管腔窄且僵硬,边缘不规则,黏膜纹有中断、破坏。

(5)食管外压性改变:多由纵隔内肿瘤、甲状腺瘤、纵隔淋巴结肿大、血管异常等压迫引起。X线表现为食管边缘有光滑压迹,局部黏膜纹规则,食管常有局限性向对侧移位。特别是向腔内生长的增殖型癌,有时不易与外压性病变区别,必须结合临床资料予以分析。

(二)食管肉瘤

极为少见,国内报道者有纤维肉瘤、平滑肌肉瘤、网织细胞肉瘤、淋巴肉瘤和横纹肌肉瘤等。可发生于任何性别与年龄,大多为单发,有人将其分为乳头型和溃疡型。前者是乳头型的梭形细胞瘤自食管的黏膜层向管腔内生长,境界分明,发展和转移慢,组织破坏也较轻微;后者是溃疡型的圆形细胞瘤呈弥漫性浸润、生长迅速,可致阻塞、出血和穿孔等。如造成食管狭窄者则可有吞咽困难及胸口烧灼感。

X线表现

1. 发生于黏膜层的肉瘤,大多形成一个巨大的肿块样充盈缺损,管腔狭窄,狭窄以上食管通过受阻。它与癌难以区别。

2. 发生于壁内或黏膜外的肉瘤,则可见食管某一段出现整齐的圆形或卵圆形的肿块状充盈缺损,也可出现类似食管良性肿瘤的"环形征",钡柱偏流或叉状分流。如又向腔外突出时,则可勾画出整个肉瘤的外形大小及范围。此外,在肉瘤的表面也可出现坏死,形成溃疡,显示龛影。

(孙应实　唐磊　徐荣天　张景荣)

第三章

胃

第一节　解剖与检查方法

　　X线解剖通常将胃分为胃底部、胃体部、胃角部、胃窦部等几个区域,经常使用的名称还有胃小弯、大弯、角切迹、贲门、幽门等(图7-3-1)。

　　胃的形状与体型、张力及神经系统的功能状态有关。可分为四种类型:①鱼钩型;②牛角型;③瀑布型;④长型,又称无力型。

　　充盈像上胃小弯和胃窦大弯边缘轮廓为光滑、规则的连续性曲线,胃体及胃底大弯轮廓常呈锯齿状,系横、斜走行的黏膜皱襞所致。在黏膜像上,胃黏膜皱襞沟内充钡,呈条纹状致密影,黏膜皱襞嵴部则显示为条状透亮影;胃底部黏膜皱襞排列不规则,略呈网状;小弯侧皱襞平行整齐,大弯侧皱襞为斜行、横行,呈不规则的锯齿状;胃窦部皱襞可为纵行、斜行及横行,收缩时以纵行为主,舒张时以横行为主。双对比像显示胃的边缘为光滑连续的曲线,无明显的突起和凹陷;双对比像能清晰显示胃黏膜的胃小沟和胃小区等微细结构,正常胃小沟粗细一致,轮廓整齐,密度淡而均匀,宽约1mm;胃小区由胃小沟包绕形成的网格状区域,直径约2~3mm,呈圆形、椭圆形或多角形。

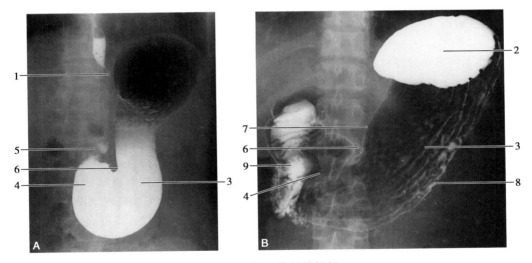

图7-3-1　胃正常X线解剖

A. 胃充盈像;B.胃双对比像。1. 贲门;2. 胃底;3. 胃体;4. 胃窦;5. 幽门;6. 胃角;7. 胃小弯;8. 胃大弯;9. 十二指肠

　　胃蠕动由胃体上部开始,有节律地向幽门推进,一般同时可见2~3个蠕动波。胃蠕动波的多少、深浅与和胃张力有关。胃的排空时间通常为2~4h,排空时间与胃张力、蠕动、幽门功能和精神因素等有关。

　　与传统X线立位充盈像不同的是,CT和MRI采用卧位扫描,此时胃的形态和位置都与立位有明显的

不同。仰卧位由于没有立位钡剂充盈时向足侧的重力作用,胃壁向足侧方向的牵拉明显减弱,胃的位置相对上移;卧位时脊柱对胃的托垫作用也较立位时明显。由于上述因素的影响,卧位时的胃型发生以下变化:胃角切迹开大或不明显;胃腔的左右径和前后径增加;胃体上部大弯轻度向后偏转,而胃窦部及胃角部大弯轻度向前偏转;胃窦部在前后方向重力的作用

下被向后拉长。在 CT 图像中,对于扩张良好的胃,胃壁较薄,正常时厚度不超过 4mm,增强扫描胃壁常表现为三层结构,内层与外层为高密度,中间层为低密度。内层与中间层分别相当于黏膜层和黏膜下层,外层相当于肌层和浆膜层。

胃的血供来自胃左动脉、胃右动脉、胃网膜左动脉、胃网膜右动脉和胃短动脉。

1. **胃左动脉** 一般自腹腔干发出(少数为腹主动脉),向左上方行于胃胰襞的较深处,约在贲门的稍下方发出食管支并弯向右下方靠近胃小弯,在肝胃韧带两层之间下行,其终支与胃右动脉相吻合,形成胃小弯动脉弓。

2. **胃右动脉** 多起源于肝固有动脉,向左内下沿胃小弯走行于肝胃韧带内。亦有起自肝总动脉、肝左动脉或胃十二指肠动脉。

3. **胃网膜左动脉** 是脾动脉或脾动脉下极支的分支。此动脉初在胃脾韧带内,后在大网膜两层之间,由左向右沿胃大弯走行。此动脉一般较短,分布范围亦小,常限于胃体部大弯侧左下部。

4. **胃网膜右动脉** 是胃十二指肠动脉的主要终末支。在大网膜两层之间沿胃大弯向左走行。该动脉分布范围一般超过胃体部大弯的右侧半。

5. **胃短动脉** 起自脾动脉主干或其分支,少数起自胃网膜左动脉,一般有 4~6 条,经胃脾韧带分布于胃底的外侧部。

胃的静脉基本与同名动脉伴行,均注入门静脉的不同部位。

胃壁内淋巴系统起始于黏膜表面腺体间的结缔组织内,向下经黏膜深侧,进入黏膜下层,垂直穿过肌层达浆膜下层。淋巴管在上述四层中形成淋巴管网,即黏膜内、黏膜下、肌间、浆膜下淋巴管网,其中黏膜下与浆膜下层管网最为发达。四层淋巴管网间互相吻合,彼此交通,向上与食管下部,向下与十二指肠均有交通。

胃的输出淋巴管大部分沿胃左动脉、脾动脉、肝总动脉及其分支走行,逆动脉血流方向,向其根部积聚。在其走行经路中沿动脉旁分布许多淋巴结。由 CT 和 MRI 可较好地显示胃周血管的分布与走行,胃周淋巴结在解剖上沿动脉走行分布这一特点,使 CT 和 MRI 在术前正确判断和对淋巴结分组可发挥较大作用。

自 20 世纪 70 年代以来,虽有纤维内镜(fiber-scope)的广泛应用,X 线检查仍居首选地位,钡餐造影,特别是双对比造影,对多数胃部疾病可以做出正确诊断。部分不能定性者,与胃镜及胃黏膜活检相配合,可以收到完美的诊断效果。CT、MRI 及超声检查可以用于了解病变向胃外发展或扩散的情况,更多地用于恶性肿瘤的术前分期、指导制定手术方案等。

第二节 胃 炎

一、急性胃炎

【概述】

急性胃炎(acute gastritis)的病因,可分为两大类:急性外因性胃炎(acute exogenous gastritis)和急性内因性胃炎(acute endogenous gastritis)。前者系由饮酒、过食,或服用药物、腐蚀剂等化学性或/和物理性刺激所致的急性胃炎;后者系指胃部细菌感染所致的急性胃炎,如化脓性胃炎、胃蜂窝织炎等。病理改变轻重不一。可有充血、水肿、糜烂、黏膜剥离,乃至溃疡和出血等变化。胃壁常因炎性浸润而增厚、变硬。强酸、强碱所致的腐蚀性胃炎,多深达肌层,甚至引起胃穿孔;晚期可导致纤维增生,胃腔狭窄。

根据病因不同,临床表现不一,了解发病前所服伤害物质至关重要。一般在食后数小时突然发病,多有上腹剧痛、拒食、恶心和呕吐。呕吐物中可混有胆汁和血液。化脓性感染可有白细胞增多。一般急性胃炎,数日后可以缓解。

【影像学表现】

腹部平片常见胃内充气、胃壁增厚。如为产气性细菌感染或气体自破溃处进入胃壁,可见胃壁内黏膜下或浆膜下有排列和集聚的小气泡。穿孔时则见气腹征。

急性胃炎一般依靠临床症状、病史可以做出诊断,不需 X 线造影检查。近年来,通过胃镜与 X 线造影相印证,有报道钡餐造影表现可分为三型①水肿型:胃角至前庭部黏膜高度增厚,胃窦缩窄,但加压时黏膜和胃壁仍可变形,与浸润型胃癌不同,此型恢复较快;②出血糜烂型:除水肿型所见外,胃壁硬化比较明显,在双对比造影时,黏膜内有散在的出血点,钡剂呈斑片状附着不良,随访观察一周左右可以恢复正常;③急性溃疡型:除上述两型表现外,加压和双对比检查可见多发不整性状的浅表龛影。此型恢复较慢,需一个月左右。应结合急性胃炎病史,注意与多发性胃溃疡鉴别。

二、慢性胃炎

【概述】

慢性胃炎(chronic gastritis)病因不明,分类不一。通常按 Schindler 分类,分为浅表性、萎缩性和肥厚性三种。其中以浅表性和萎缩性最为多见,肥厚性者十分少见。浅表性者可演变为萎缩性胃炎,后者又常伴有增生,形成萎缩增生性胃炎。X线检查难以做出与病理分类一致的诊断。

萎缩性胃炎(atrophic gastritis):病理上有胃腺萎缩、减少或消失。黏膜固有层有炎症细胞浸润、水肿,并常有淋巴滤泡肿大和肌壁肥厚。根据固有腺、腺窝上皮的萎缩和增生情况不同,以及有无肠上皮化生,可分为三种类型,即萎缩性胃炎、萎缩增生性胃炎(atrophic hyperplastic gastritis)和肠上皮化生(intestinal metapasia)。多数情况三者混杂共存,并以胃窦部的改变最为明显。

临床上多无特异症状,其表现与病理改变程度并不一致。一般无疼痛,多有胃部胀满和不适感。可有胃液分泌量减少和低酸。

【影像学表现】

轻度萎缩性胃炎可无变化。中、重度者可有以下表现:①由于肌层肥厚,可见胃窦收缩、张力增高,窦腔狭窄,失去圆隆外观;②胃窦黏膜皱襞增粗或粗细不均及走行迂曲,可为环形或斜行;③多发增生性息肉,有时排列成行如玉米穗状;④胃小区增大,有的可达5~6mm,大小不均,呈鹅卵石样,胃小沟增宽、模糊、毛糙。

【鉴别诊断】

加压和双对比造影检查如有上述③④两项改变,可提示本症的存在,结合胃镜活检,可以判明病变程度。胃窦收缩狭窄和炎症性黏膜增粗应与浸润型胃窦癌相鉴别。前者低张造影狭窄部可以扩张,黏膜虽迂曲紊乱但仍有连续性和可变性,以及狭窄与正常胃壁之间分界不清,呈逐渐移行表现等,与浸润性胃窦癌不同。

三、胃黏膜巨大皱襞症

【概述】

胃黏膜皱襞的宽度因人而异,并有一定可塑性。当胃腔充分伸展,而黏膜皱襞大于10mm时,称为巨大皱襞症(giant rugae)。其中伴有胃液分泌过多和低蛋白血症者,称为Menetrier病。后者在组织学上可见上皮和腺体细胞增生及圆形细胞浸润,腺体基底部扩张,有时正常的主细胞和壁细胞可为分泌黏液的细胞所代替。病变多发生于胃底和胃体部,并以大弯部为主。胃窦部比较少见。

本症相当少见。多见于中年,男女之比约为3:1。Menetrier病,临床上可有胃部不适、隐痛、水肿及消化道出血等。约半数以上血浆蛋白低于59g/L,多数有低酸或无酸。

【影像学表现】

可分为限局型和弥漫型,以后者多见。充盈像胃大弯呈粗锯齿状,蠕动和柔韧性基本正常。胃腔无狭窄。双对比像可见黏膜增粗、迂曲,状如脑回。低张、大量充气也不能展平。加压检查,因黏膜仍有弹性,可见迂曲的黏膜变形,这与浸润型胃癌不同。发生于胃底部者应与静脉瘤区别,后者多与食管静脉曲张并存,并有门静脉高压。

四、糜烂性胃炎

【概述】

糜烂性胃炎(erosive gastritis)为黏膜表面的炎性组织缺损。可分为两型:平坦型和隆起型。前者与周围黏膜等高或稍有凹陷,常为多发,外形多样,可为点状或不整形,低部发红或附有白苔;后者呈小圆形隆起,顶部因有糜烂而轻微凹陷,因而亦称疣状胃炎,可单发,多数为多发,主要分布于胃窦部。两型也可混合存在,但以隆起型多见。

临床上以30~60岁多见,男性多于女性。常有烧心、胃胀、胃痛及出血等症状。合并溃疡者则多表现为胃或十二指肠溃疡症状。

【影像学表现】

平坦型者显示比较困难。在双对比造影像上,表现为边缘模糊的斑片状浅淡影,胃小区结构模糊或消失。糜烂境界不清,周围无黏膜纠集,与Ⅱc型早期胃癌不同;隆起型者在加压或双对比造影检查时,可见直径5~10mm的圆形透光区,其中心部有点状钡斑,为中心糜烂凹陷的投影,称为"靶征"(ER7-3-1)。病灶多集聚于胃窦部,在黏膜皱襞上呈串珠状,排列成行。多发的"靶征"和排列特点为本症特异性表现,据此可以做出诊断。经随访观察证明,此型糜烂可在数日内消失,亦可长期持续存在。

ER7-3-1 糜烂性胃炎

第三节 胃 溃 疡

【概述】

胃溃疡(ulcer of the stomach)是消化道的常见疾病。发病机制不清,据说与胃酸水平有关。有报道,烟、酒、咖啡的嗜好、长期服用阿司匹林和激素类药物、高紧张职业以及过度精神刺激等,可能为诱发胃溃疡的因素。

病理改变主要为胃壁溃烂缺损，形成壁龛。溃疡先从黏膜层开始，逐渐累及黏膜下层、肌层和浆膜层，甚至穿透浆膜，通入游离腹腔，导致急腹症；若与邻近组织和器官粘连，可穿入其中，形成慢性穿孔。溃疡多位于小弯和胃角附近，其次为胃窦部，其他部位比较少见。多为单发，20%~30%为多发。形态多样，但以圆形、类圆形和线状者多见。圆形者直径多在 2cm 以内。线状溃疡长短不一，可由数毫米至数十毫米。溃疡口部周围有不同程度的炎症细胞浸润、水肿和纤维组织增生，因而导致溃疡口部隆起和黏膜向口部纠集。圆形溃疡口部一般光滑、整齐，底部也比较平坦；线状者因纤维组织增生广泛，致使胃壁短缩、胃腔卷曲，可形成显著变形。

多有长期上腹疼痛史。疼痛性质不一：急性者疼痛剧烈，慢性者常为钝痛、灼痛或胀痛。疼痛部位与溃疡位置有关：胃体上部的溃疡，疼痛一般在剑突下偏左侧；而胃窦部者往往偏于右侧；胃后壁溃疡可向背部放散。疼痛与饮食有一定规律，穿孔时则此规律发生变化。除疼痛外，可有恶心、呕吐、嗳气、反酸等症状。若有出血可有黑便或呕血。有的患者可有便秘或腹泻。查体多有剑突下压痛。胃酸改变无特异性。

【影像学表现】

因溃疡的形状、大小、数目、部位及病程不同，X 线上表现各异。

1. **圆形溃疡** 由于具有典型征象，早在 20 世纪初就应用 X 线进行诊断。

（1）壁龛（niche）：为造影剂充填胃壁缺损的直接投影，是诊断胃溃疡的依据。边缘部溃疡，在充盈像和双对比像上可见壁龛的侧位观。表现为突入胃壁的乳头状或半圆形龛影，位于胃轮廓线之外（图 7-3-2）。若为穿透性溃疡，则龛影较深，至少在 1cm 以上；立位像有时可见气体、液体和钡剂呈上下分层现象。浅而小的溃疡可呈锥形。龛影的边缘锐利、整齐。

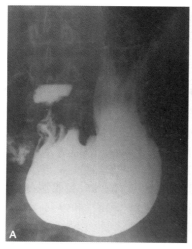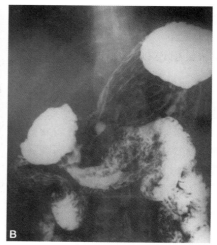

图 7-3-2 胃角小弯溃疡
A. 充盈像，胃角溃疡呈乳头状向腔外突出的龛影；B. 双对比像，胃角圆形龛影，边缘光滑、整齐

远离大小弯部的溃疡，在加压像、黏膜像和双重对比像上，可见龛影的正面观。典型表现为圆形或类圆形钡斑。双对比造影检查，由于体位转换，造影剂可以从溃疡中流出，钡剂附着于溃疡内壁，则显示为环形龛影；有时其中也可残留少量钡剂，在环形龛影中见有不规则的钡影。新鲜的溃疡，钡斑或环形影边缘整齐，慢性溃疡因纤维组织增生，则失去圆形或类圆形外观，变得不规整。

溃疡若呈斜位观，其表现则介于上述两者之间。

（2）溃疡底：在溃烂缺损的底部，无论正面观还是侧位观，大部分光滑、整齐，这是两性溃疡的特征之一。但对于深而大的溃疡，有时因肉芽增生、凝血块或食物残渣的存在，可呈现小结节状透光区。

（3）溃疡口：在溃疡与胃壁的连接部，因有炎性水肿、纤维组织增生和黏膜肌的挛缩，口部周围常有不同程度的隆起，通常贲门端比幽门端更加明显，称为溃疡堤（ulcer mound），侧位像表现为龛影的上下胃壁凹入。同时在龛影与胃腔的交界处，有时可见 1~2mm 宽的透光线，可出现于龛影上端或下端，也可贯穿整个口部，病理证实为溃疡壁的黏膜突入口部所致，称为 Hampton 线，一般认为是良性溃疡的特征。近来有报道个别恶性溃疡也有此征。侧位像在溃疡口部,常见一个数毫米宽的均匀透亮带,称为项圈征(collar sign),为溃疡口部炎性水肿和收缩的侧面投影,也是良性溃疡的特征。(图7-3-3)

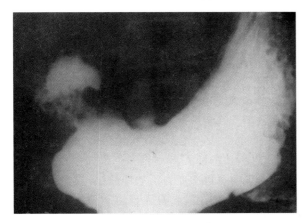

图7-3-3 胃角溃疡
胃角小弯龛影口部狭小,呈项圈征

上述病理改变的正面观,显示为钡斑周围一环形透光区,在加压检查时可以见到。双对比像则表现为口部周围黏膜展平,微皱襞疏散或消失。

陈旧性的溃疡因水肿减少,代之以不规则的纤维组织增生,溃疡堤和口部多不规则,有时由于溃疡堤明显隆起,致使龛影一部分或大部分位于轮廓线之内,即所谓胼胝性溃疡。此时应注意同恶性溃疡加以鉴别。

(4)黏膜纠集:溃疡周围纤维组织收缩,引起黏膜皱襞呈放射状向口部纠集,是一切溃疡病变的常见征象。但胃溃疡的黏膜纠集比较规则,走向口部时逐渐变细,可以达到口部边缘,无中断,与恶性溃疡不同。伴有炎性水肿的黏膜,尖端可以增粗或展平,达不到口部。但仍比较整齐,无蚕食、狭窄、融合或明显扭曲等表现。(图7-3-4)

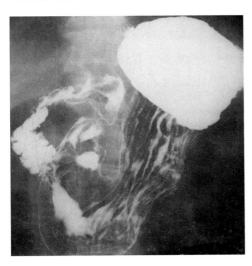

图7-3-4 胃窦溃疡
胃窦后壁较大溃疡,边缘光整,周边可见黏膜纠集

(5)胃变形:瘢痕收缩或肌肉痉挛可引起程度不同的胃轮廓异常。圆形单发溃疡,一般表现比较轻微,可有胃壁限局性僵直、凹陷、胃角开大、小弯短缩以及痉挛切迹等。

(6)幽门梗阻:为胃溃疡常见的并发症,多由幽门部溃疡所致。X线可见排出障碍和胃蠕动异常。痉挛可造成暂时性梗阻,不引起排空延迟;若有瘢痕狭窄,则形成器质性梗阻,可见空腹潴留液增多,排空时间延长。服钡1h后胃内可残留钡剂1/4以上,24h胃内仍有钡剂。

2. 线状溃疡 是以线状壁龛(linear niche)为特征的胃溃疡。因溃疡周围纤维组织显著增生,病理上称为线状瘢痕。自20世纪60年代应用双对比造影检查以后,线状壁龛才得以诊断。这种溃疡并不少见,据报道占胃溃疡的17.7%~33.0%。多位于胃角部或胃体部,前庭和贲门部非常少见。溃疡长短不一,与病程长短呈正相关,可在13~130mm。多单发,少数多发。常为线状,亦可呈分支状。在线状溃疡上,可有点状或不整形的糜烂或溃疡。其走行方向多数与胃小弯垂直,并跨越小弯,伸向胃前后壁。少数也可斜行或与胃长轴平行。此种溃疡一般病程较长,修复较慢。

(1)线状壁龛:在双对比像上表现为光整或毛糙的线状沟影。因溃疡深浅、宽窄不一和附着钡剂多少不同,线状沟影浓淡和粗细不均,甚至表现为断续相连的不规则小点状影。在溃疡跨越小弯处,可见小尖状龛影。后者在充盈像、加压像和双对比像上均可以发现。如结合双对比像仔细观察,可以证实这种尖状龛影是同胃前或/和后壁的线状沟相延续的(ER7-3-2)。

ER7-3-2 线状溃疡

(2)胃变形:线状溃疡因有显著的纤维增生,常引起胃轮廓明显变形。因溃疡部位不同,外形改变不一。与小弯交叉的溃疡以形成小弯短缩、蜗牛胃或囊状胃为特征。溃疡越是接近幽门端,变形越明显。溃疡位于胃体部时,大弯可以凹入,形成B形胃。立位充盈像对发现胃变形最为敏感。频繁或强烈的蠕动可遗漏较轻微的变形。应强调在胃静止时观察和拍片。

(3)黏膜纠集:线状沟两侧,一般均可见黏膜纠集或走行异常。有的直达线状沟边缘,有的在其附近消失。黏膜尖端的表现与发生在圆形溃疡者相似。

3. 多发溃疡 胃内同时存在两个以上溃疡时,称为多发溃疡。病理报告占胃溃疡的20%～30%。多发溃疡通常较小,或因相互重叠,或因检查时常于发现一个溃疡就做出诊断,实际遗漏较多。溃疡数目多在2~4个,以2个较多见。多为圆形或不整形。大多分布于胃体部。少数病例圆形与线状溃疡并存。

X线检查可见多发龛影,黏膜纠集紊乱而不规则,但仍具有上述良性黏膜纠集的特征。体部前后壁的对吻溃疡(kissing ulcer)多形成砂钟胃。小弯并列的溃疡,则引起胃壁憩室样突出,局部胃壁平直或凹入等变形。胃变形的多样化,认为是多发溃疡的特征(ER7-3-3)。

ER7-3-3 胃体后壁多发溃疡

4. 特殊部位的溃疡 胃溃疡如有上述征象,一般诊断不难。但因溃疡的部位不同,也可有不典型表现,应选择恰当的检查方法,才能明确诊断。

(1)胃远端溃疡:胃窦和幽门溃疡一般较小而浅,因伴有胃窦炎而黏膜增粗、迂曲,并易引起胃窦和幽门痉挛或瘢痕狭窄,导致胃潴留,因而给造影检查带来困难。这时清除胃液,采用低张双对比检查并用加压法,十分重要。在舒张的胃窦内易于区分粗大的黏膜皱襞和钡斑。前者仍具有连续性、可变性;后者则为一定形态的恒定龛影。幽门前区和幽门部溃疡,有时只显示为点状龛影,黏膜纠集比较少见。但有时可伴有幽门管偏位、延长或十二指肠球部变形。因瘢痕收缩可造成幽门狭窄或关闭不全。

(2)胃近端溃疡:位于胃底、贲门和体上部的溃疡,因钡剂通过较快,又无法进行压迫检查,小的溃疡容易漏诊。有时贲门痉挛或大弯切迹可能为溃疡存在的间接征象。此时拍取不同方向的贲门、胃底双对比像,至关重要。左前斜位像可以观察正常的贲门黏膜结构;右前斜位有助于显示贲门下胃体后壁情况。在满意的双对比照片上,可以显示直径为数毫米的龛影,并可见黏膜纠集。

(3)大弯溃疡:大弯溃疡一般较大,溃疡周围反应增生显著,常形成宽大的溃疡堤,因此龛影可以大部或全部在胃轮廓之内,又因黏膜纠集常不典型,易误为恶性溃疡。但龛影比较整齐,溃疡堤也比较光滑,与胃癌不同。

5. 溃疡的愈合与复发 龛影逐渐缩小,周围水肿消失,集中的黏膜尖端变细并相互接近,为溃疡走向愈合的标志,但完全愈合则为瘢痕形成。瘢痕的大小与肌板的断裂呈正相关。无肌板断裂的黏膜下层溃疡,可不留明显瘢痕,有时只在溃疡处见有胃小区呈花瓣状排列。肌板断裂者,可表现为纠集的黏膜相互交叉,呈星芒状。较大的瘢痕区可形成轻微凹陷,其中有结节状影为再生上皮,附近黏膜尖端变细,终止于瘢痕周围。线状溃疡可以完全消失,或残留蜿蜒形瘢痕,其中也可见结节状上皮再生。追查中稳定的愈合,是良性溃疡的标志。

愈合的溃疡再次变为活动性溃疡,或又出现新的溃疡,称为溃疡的复发。有人报道溃疡复发可分为散发型和邻近型:圆形溃疡多为散发型,即在瘢痕以外的部位,发生新的溃疡;线状溃疡可为散发型或邻近型,后者在线状瘢痕处发生新的溃烂。复发的溃疡,多与原来的溃疡属于同一类型。

【鉴别诊断】

典型的胃溃疡,根据上述表现,一般诊断不难。有时由于瘢痕组织不规则增生或溃疡比较扁平,或溃疡同胃癌并存,须同胃癌加以鉴别。

1. 不规则的圆形溃疡与溃疡癌 慢性溃疡口部和底部可不光滑,溃疡堤也不甚规则,易与溃疡癌混淆。归纳以下各项,可供鉴别(表7-3-1)。

表 7-3-1 良、恶性溃疡鉴别要点

	良性溃疡	恶性溃疡
部位	多在胃角附近	大弯侧多为恶性,良性少见
形状	圆形或椭圆形,较规则	不规则,周围指压痕,正位呈星芒状
大小	数毫米至2cm	较大,多在2cm以上
溃疡环堤	光滑、整齐	不整齐,宽窄不均
深度	较深,突出于胃腔之外	较浅,在胃腔之内
Hampton线和项圈征	阳性	阴性,极个别为阳性
溃疡底	平整,偶见小结节	多不规整,有结节性阴影
黏膜纠集	均匀规则,尖端变细,达口部边缘	不规则纠集,尖端增粗、融合、狭窄、蚕食、中断
随访复查	短期缩小、愈合、形成溃疡	增大,不易愈合

2. 溃疡瘢痕与Ⅱc型早期胃癌的鉴别 见早期胃癌的鉴别诊断。

3. 线状溃疡与早期胃癌 据报道线状溃疡同早期胃癌并存占4.4%。可存在于线状溃疡边缘的一部分或其周围,因线状龛影比较醒目,若不注意其近旁变化容易漏诊,以双对比造影显示溃疡两侧的结构十分重要。若在线状溃疡旁见有浅凹陷钡斑,或纠集的黏膜尖端增粗,或远离线状沟而中断,应想到有胃癌的可能。可疑时应进行胃镜黏膜活检。

4. 佐林格-埃利森(Zollinger-Ellison)综合征 本症以胃分泌亢进、高酸、消化道溃疡和非β胰岛细胞瘤为特征。遇有多发胃溃疡,久治不愈或反复复发者,应注意检查胰腺有无肿瘤。同时可有食管、十二指肠和小肠溃疡。胃和十二指肠也可有异位肿瘤。

第四节 胃良性肿瘤

胃良性肿瘤,就其起源来讲可分为上皮性肿瘤(即胃息肉)和非上皮性肿瘤。

一、胃息肉

胃息肉(gastric polyp)是一组起源于黏膜的隆起性病变,分类意见不一,常见者可有以下几种。

(一)增生性息肉

增生性息肉(hyperplastic polyp)是在胃黏膜慢性炎症基础上的反应性增生改变,有人认为并非真性肿瘤。直径多不超过10mm,高度低于5mm。小者呈半圆形,大者呈球形,或带蒂,恶变率很低。多见于高龄患者,无性别差异,一般无何症状。(ER7-3-4)

ER7-3-4 胃体后壁息肉

(二)腺瘤性息肉

腺瘤性息肉(adenomatous polyp)是由异型上皮构成的腺瘤结构,亦称为腺瘤型异型增生(adenomatous dysplasia)。直径多大于10mm,比增生性息肉高,基底较宽或带蒂。表面不光滑,呈颗粒状。多见于胃窦偏小弯侧。直径大于20mm时可有癌变。男性多于女性,多见于50~70岁,常伴有低酸。

(三)胃肠道息肉病

如家族息肉病(familialadenomatosis)、Peutz-Jeghers综合征、Cronkhite-Canada综合征及青年息肉病等,将在结肠息肉中详述。发生在胃部的息肉,有如下特点。

1. 家族性息肉病 多见于胃底腺区,即胃底和胃体部。直径在5mm以下,无蒂呈半圆形,常密集多发。多见于学龄前儿童和青年。胃内息肉尚无癌变报道。

2. Peutz-Jeghers综合征 约25%胃内可见息肉。小者数毫米,大者可达30mm左右,较大者基底部呈山田Ⅲ型或Ⅳ型。表面不光滑有颗粒或带分叶。常见于青少年,易癌变。

3. Cronkhite-Canada综合征 除结肠外,胃内比较多见。直径多在20mm左右。带蒂或无蒂。呈多散在性分布。本症除胃息肉外,胃黏膜可有不规则的粗大变形,形如Ménétrier病。有合并胃癌的报道,但是否为息肉恶变,尚不清楚。

4. 青年息肉病 胃内可有大小不等的息肉,直径2~3mm至30~40mm。带蒂或无蒂,多密集呈较大的隆起病变。

【影像学表现】

胃息肉呈边缘锐利、外形整齐的充盈缺损,双对比像则呈环形或半环形影,表面圆隆、光滑。若带蒂、多发或伴有肠道息肉,结合临床表现,诊断一般不难。较小的息肉应与Ⅱa型胃癌鉴别;宽基底的高大息肉,特别是肿瘤性息肉,表面可不甚光滑或带有分叶,应与隆起型早期胃癌Ⅰ型和BorrmannⅠ型胃癌加以鉴别(参阅隆起型胃癌相关内容)。一般大于20mm的息肉,癌变可能性较大,应做外科切除。

二、非上皮性良性肿瘤

非上皮性良性肿瘤为起源于胃黏膜以外组织的良性瘤的总称。其中以平滑肌瘤最为多见,其次为纤维瘤、神经性肿瘤、脂肪瘤,血管性肿瘤、淋巴管瘤等少见。

(一)平滑肌瘤

平滑肌瘤(leiomyoma)直径多在5cm以下,大者可超过10cm。可分为胃内型、胃壁型和胃外型。前两者占绝大多数。

X线表现依类型而异。胃内型者呈典型的黏膜下肿瘤形态,即基底部呈山田Ⅰ型,表面可有正常黏膜及桥形皱襞(图7-3-5)。较大的肿瘤表面可形成溃疡。胃壁型和胃外型者,如肿瘤较小,可无明显异常;肿瘤较大时可有压迫征象。胃壁造影、CT扫描、B超可见胃壁限局增厚和肿块。平滑肌瘤为多血管性肿瘤,血管造影可见肿瘤新生血管和肿瘤染色。主要应与平滑肌肉瘤鉴别(见平滑肌肉瘤部分)。

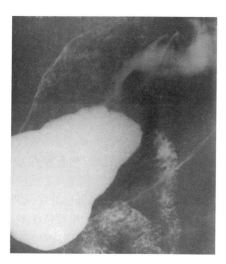

图 7-3-5 胃体平滑肌瘤
胃体贲门下见山田Ⅰ型隆起,表面可见桥形皱襞通过

（二）胃血管瘤

胃血管瘤(hemangioma)是一种位于黏膜下或浆膜下的血管畸形,一般认为起源于中胚层组织的残余。有海绵状血管瘤、蔓状血管瘤、血管淋巴管瘤、平滑肌纤维血管瘤、胃黏膜下血管瘤几种类型,临床极少见。有的表现为向胃外生长的带蒂血管瘤,因蒂扭转导致剧烈腹痛和瘤内出血。有的因胃血管瘤破裂入腹腔,酷似腹部卒中而误诊为胃穿孔。其病因及发病机制尚不清楚,可能与毛细血管括约肌功能丧失或静脉扩张、毛细血管慢性炎症致阻塞等有关。先天或遗传因素起主要作用,后天因素为诱因。部分胃血管瘤可同时合并有肝血管瘤。胃血管瘤无特异性临床症状和体征,仅在黏膜溃疡致血管瘤破裂或长大后引起压迫梗阻时才出现症状。X线双对比造影表现为黏膜下肿瘤的特征;CT则可见类似肝血管瘤的强化特征。

（三）纤维瘤

纤维瘤(fibroma)约占10%,可见于胃内各部。呈球形或卵圆形。因表面易形成溃疡、糜烂,多有出血症状。X线检查呈黏膜下肿瘤表现,与平滑肌瘤、神经性肿瘤不易区别。

（四）神经性肿瘤

神经性肿瘤(neurogenic tumor)占13%,包括神经鞘瘤(schwannoma)和神经纤维瘤(neurofibroma)。据报道前者女性偏多,多见于40~60岁,出血和腹痛为主要临床症状,常为单发,多位于体部小弯黏膜下;后者可见于胃内各部,向胃腔突出,有的带蒂。有时同神经纤维瘤病(Recklinghausen病)并发。

（五）脂肪瘤

脂肪瘤(lipoma)占6%,95%发生于黏膜下,多单

发,偶尔多发。常见于胃窦部。多呈黏膜下肿瘤形态,少数病例也可带蒂。表面也可形成溃疡和糜烂。X线检查表现为境界比较清楚的肿块。与平滑肌瘤比较,溃疡形成较少、质软。CT扫描为密度均匀、境界清楚的肿块。CT值为-50~-100Hu,可做出组织学诊断。

（六）胃神经内分泌肿瘤

随着纤维胃内镜及病理免疫组化技术的广泛应用,胃神经内分泌肿瘤(gastric neuroendocrine tumor,GNET)的检出率大为提高。近年的观点是GNET包括了由高分化到低分化的一个谱系。

第五节 胃 癌

胃癌(gastric cancer)是全球最常见的恶性肿瘤之一。据统计,2000年全球新发胃癌病例87.6万,死亡64.6万,死亡率在恶性肿瘤中位居第二。我国20世纪70年代和90年代两次死亡率调查,胃癌均居恶性肿瘤死亡率的第一位。2000年我国胃癌死亡率上升到24.65/10万,男性32.23/10万,女性16.54/10万。胃癌病程发展缓慢,出现症状较晚,而一旦进展后发展迅速,是导致其死亡率居高不下的重要原因。胃癌的早期诊断成为提高诊治水平、改善预后的重要途径,其中影像学检查是关键手段之一。

一、胃癌的X线诊断

临床一般根据浸润深度将胃癌分为早期和进行期两类,癌组织浸润限于黏膜层及黏膜下层者,定义为早期胃癌(early gastric cancer,EGC);癌组织侵及肌层以下者定义为进行期胃癌(advanced gastric cancer,EGC)。本节将分别对其X线征象及诊断要点进行介绍。

（一）早期胃癌

癌组织浸润仅限于黏膜层及黏膜下层者为早期胃癌,而不管癌肿范围、大小或有无淋巴结转移。早期胃癌预后较好,术后5年生存率在94%以上。早期胃癌根据癌肿大体形态分为隆起、凹陷和平坦3种类型。

1. 早期胃癌的X线表现

（1）隆起型早期胃癌:隆起型早期胃癌占早期胃癌的20%~30%,好发于胃窦部,高龄者较多见。隆起型早期胃癌主要包括Ⅰ型、Ⅱa型和Ⅱa+Ⅱc型;病理学上,本型早期胃癌几乎都是分化型癌,未分化型仅见于部分Ⅱa+Ⅱc型早期胃癌。

1）Ⅰ型:Ⅰ型早期胃癌为高度超过5mm的隆起。大体形态上,分为无蒂和有蒂两类,以无蒂隆起

居多(80%)。

无蒂者,直径多大于2cm。表面不光滑,可呈花瓣状、颗粒状或较大结节状。本型早期胃癌很少是有蒂隆起,作为有蒂隆起的早期胃癌,常常只是隆起某一局部的恶性改变,而并非隆起的整体。

在检查时,首先应明确病灶有无蒂的存在,在压迫时要注意变换压迫的方向与力度。只要能看到隆起蒂部的存在,并且可以活动,即使有蒂隆起的头部已相当大,也很少是进行期癌(0.6%)。

2)Ⅱa型:本型早期胃癌的隆起高度低于5mm,表现为多种形态,可呈孤立或集簇的结节状隆起。

熊仓将本型早期胃癌的特征归纳为:①局限性扁平的黏膜隆起;②隆起的边缘清晰锐利;③隆起的表面多不光滑,可呈芋虫状、菊花状、桑葚状、蛇行状等。X线检查上,应注意显示隆起的轮廓、高度、表面性状等,尽可能地显示病变的侧面观,表面不光滑或凹凸不平,对于区别良性隆起很有帮助。

3)Ⅱa+Ⅱc型:Ⅱa+Ⅱc型是在Ⅱa型的基础上,隆起的表面出现浅溃疡。与其他类型的隆起型早期胃癌相比,sm癌的比例较高,其直径多大于2cm。

本型早期胃癌有多种形态,佐野将其分为三型:息肉型、糜烂型和深部浸润型。深部浸润型较少,但容易侵及脉管,预后欠佳,病理上多为未分化型癌。

X线检查,应注意观察隆起黏膜表面的形态,凹陷的形状、深度及其占隆起表面的比例,薄层法和压迫法对于显示病变特征有很重要的作用。(图7-3-6)

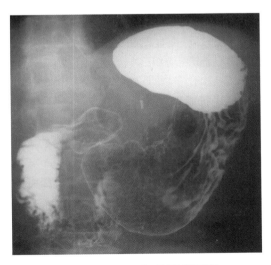

图7-3-6　Ⅱa+Ⅱc型早期胃癌
胃角小弯较大范围颗粒状隆起,中央伴有不规则溃疡,术后病理证实为印戒细胞癌,侵及黏膜下层

(2)凹陷型早期胃癌:凹陷型早期胃癌约占早期胃癌的3/4,包括Ⅱc型、Ⅲ型以及两者的混合型Ⅱc+Ⅲ、Ⅲ+Ⅱc型,其中80%以上伴有溃疡性改变,Ⅱc型

是其最基本类型。Ⅲ、Ⅱc+Ⅲ、Ⅲ+Ⅱc型,可认为是Ⅱc型早期胃癌病灶内合并消化性溃疡时的表现,当溃疡治愈后病变可重新表现为Ⅱc型。

1)凹陷型早期胃癌的主要征象

A.壁边缘变形:当凹陷型早期胃癌的部位跨越或靠近胃边缘部分时,由于病变直接累及或间接牵拉,可引起胃壁轮廓线变形,如胃壁边缘毛糙,呈锯齿状,胃壁伸展不良与僵直,边缘凹陷,不规则龛影等。

B.黏膜皱襞尖端的改变:早期胃癌黏膜皱襞尖端的改变有多种形态,可表现为变细、增粗、融合等,在凹陷灶的边缘,皱襞尖端可见截断、缩窄、蚕食不整及结节等。

C.凹陷灶的不规则形态:凹陷灶的轮廓不规则和锯齿状边缘是早期胃癌的显著特征。因凹陷深浅的不同,钡斑或浓或淡。凹陷底部常可见大小不等的颗粒。

D.黏膜面的形态异常:周围黏膜进行比较,可发现局限性胃小区破坏、胃小区结构不清,其中散在有大小不等的颗粒。

2)不同类型凹陷型早期胃癌的诊断

A.Ⅱc型:Ⅱc型早期胃癌的主要表现是不规则型的浅糜烂,形成浅淡钡斑;糜烂边缘多清晰锐利,可呈锯齿状;周围黏膜皱襞尖端有恶性改变;胃黏膜结构的破坏,其中伴有颗粒状影;局限性胃壁伸展不良。(图7-3-7)

B.混合型(Ⅱc+Ⅲ型和Ⅲ+Ⅱc型):Ⅱc+Ⅲ型和Ⅲ+Ⅱc型早期胃癌都伴有一个较深的溃疡,其周围有或大或小的癌性浅糜烂。几乎都伴有黏膜皱襞的集中或走行异常。在检查中注意显示溃疡周围有无癌性糜烂,是与良性溃疡鉴别的关键。

C.Ⅲ型:本型胃癌仅占早期胃癌的2%~3%。癌组织仅在溃疡口部边缘很小的范围内存在,无明显的隆起或凹陷。当钡斑的一侧边缘毛糙,并形成钡剂向外"溢出"现象时,提示Ⅲ型早期胃癌的可能。

Ⅲ型早期胃癌经过一段时间后,溃疡口部周围可出现癌性糜烂,转变为Ⅲ+Ⅱc型;浅糜烂面扩大,则成为Ⅱc+Ⅲ型;当病灶中心的溃疡修复、缩小时,亦可变为Ⅲ+Ⅱc型或Ⅱc+Ⅲ型;溃疡消失则为Ⅱc型;若溃疡复发又可演变为Ⅲ型。这一现象被称为"恶性溃疡周期"(村上忠重)。因此,对于高度怀疑的病例,即使活检阴性,也应定期复查。

(3)平坦型早期胃癌:Ⅱb型早期胃癌的主要表现有:大小不等的颗粒影,这些颗粒较正常胃小区稍大而圆隆;颗粒间沟的不规则;形态不规则、密度浓淡不均的钡斑影;胃壁边缘的伸展不良和不光滑;局部胃小区形态与周围黏膜的不一致等。

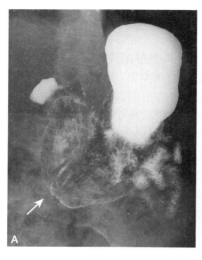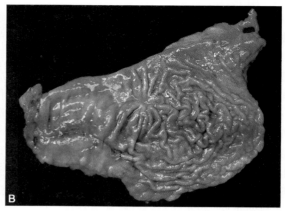

图 7-3-7 Ⅱc 型早期胃癌

A. 双对比像显示胃角区后壁大弯侧小凹陷性病变(箭头),凹陷底不平整,周围黏膜纠集,皱襞尖端有增粗、中断改变;B. 同一病例的大体标本

2. 胃癌浸润深度的 X 线诊断　胃癌的浸润深度与预后有密切的关系,5 年生存率随浸润深度加深而下降。为了给临床选择治疗方案,如早期胃癌经内镜治疗和估计预后提供有价值的依据,浸润深度的术前判定也就成了一个重要的问题。

（1）隆起型

1）Ⅰ型:有蒂者几乎都是 m 癌。广基者,直径小于 2cm 为 m 癌,直径超过 5cm 后 sm 癌迅速增加。广基隆起轮廓光滑或表面伴有浅凹陷者,多为 sm 癌。病理学类型是未分化癌者,多为 sm 癌。

2）Ⅱa 型:与Ⅰ型大致相同。直径超过 4cm 后,sm 癌的出现增加。隆起的表面有明显的凹陷者,可与Ⅱa+Ⅱc 型同样对待。

3）Ⅱa+Ⅱc 型:本型早期癌较其他型更易出现 sm 浸润,sm 癌多见于直径 2cm 以上者,超过 3cm 则进行期癌的可能性增加。小于 2cm 凹陷浅、病变小者,m 癌的概率大。

检查中压迫力度的调整,除可对隆起表面的形态与高度进行观察外,还可明确病灶的柔软度。形态可变的是黏膜内癌,稍有一定硬度的是黏膜下层癌。

（2）凹陷型:病变的大小对于浸润深度的判定有一定价值,据报道,病灶的直径≤5mm 者全部为早期胃癌;直径 6～10mm、11～20mm、21～30mm 时,早期癌所占比例分别是 91.7%、87.8%、79.0%;直径超过 30mm 后,进行期癌的比例明显增加。

m 癌的 X 线特点:黏膜皱襞的尖端以变细或中断为主;凹陷面较浅,边缘不甚锐利;随胃内气量的多少和压迫力度的改变,病变的形态变化较明显。

sm 癌的 X 线特点:胃壁伸展不良较明显;黏膜皱襞呈杵状增粗、中断并伴有尖端蚕食;凹陷边缘锐利,明显不规则,凹陷底的颗粒大小不等;压迫观察可见凹陷周围的小隆起透光;调节气量,改变胃壁伸展度,病变大小及形态变化相对不明显。

mp 癌的 X 线特点:癌肿侵及固有肌层而未及浆膜下层者,称为 mp 癌,又将其称为中期胃癌,实际上是进行期胃癌的初期表现,预后比较良好。

类似凹陷型早期胃癌的 mp 癌与早期胃癌的不同之处有以下几方面:mp 癌的钡斑都较为浓密,而早期胃癌则较为浅淡;mp 癌的凹陷缘更为清晰锐利,且形态不规则;较深的凹陷而底部平滑者多为 mp 癌,或者结节较大,质较硬,明显凹凸不平,压迫时形态较为固定;皱襞尖端肥大、增粗、融合甚或形成隆起,标志着癌肿向深层浸润。

（二）进行期胃癌

癌组织越过黏膜下层侵及肌层以下者为进行期胃癌。1926 年,Robert Borrmann 基于胃癌的大体所见提出了胃癌的病理学大体分型。Borrmann 分型在判断胃癌的生物学行为、临床预后等方面,都有着重要的临床应用价值。

1. 进行期胃癌的 X 线表现

（1）Borrmann Ⅰ型:本型胃癌在进行期胃癌中发生率最低,约 5%。5 年生存率为 57.80～59.26%,在进行期癌中预后最好。多见于高龄者,病理学类型以分化型癌为主。

癌肿外形呈结节状、巨块状、蕈伞状、菜花状、孤立的息肉状等。边缘可有切迹,表面凹凸不平,可有小的溃疡存在。具有明显的局限性,邻近黏膜、胃壁正常,无周围浸润征象。

充盈缺损是本型胃癌最具特征性的X线表现,隆起的表面可呈颗粒状、结节状、分叶状、绒毛状等多种形态,且越向腔内生长,其表面的形态变化越显著。双对比造影时,由于隆起基底部形态的不同,其X线表现也各不相同。当隆起较低矮,与正常黏膜间呈钝角时,癌肿不形成锐利的边界,仅表现为隆起的部位较周围更为透光;当隆起的基底部接近直角时,则表现出清楚的边缘轮廓;而当隆起的基底部与胃壁间出现切迹形成锐角时,在X线上,隆起可表现为两个边缘,外缘为肿瘤的边缘,内缘为基底与胃壁间的切迹,由于切迹处易于有钡剂存积,内缘的周围常常形成较淡的钡层。(图7-3-8)

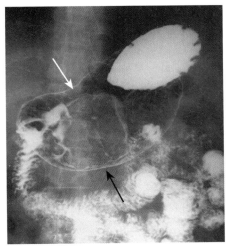

图7-3-8 Borrmann Ⅰ型胃癌
胃窦及胃角区后壁近巨块状隆起(箭头),表面凹凸不平,与周围正常胃壁分界清楚

(2)Borrmann Ⅱ型:本型胃癌约占进行期胃癌的30%~40%,预后较好,5年生存率为48.00%~57.53%。与其他型相比,易于发生肝转移。

Borrmann Ⅱ型胃癌的形态特征为:癌肿形成明显的溃疡,溃疡的边缘呈堤状隆起(环堤),局限性生长,与正常胃壁分界清楚。当癌肿较小时,癌性溃疡与环堤都相对较为规则。随着癌肿的生长,环堤增宽,溃疡加深,环堤的内缘呈结节状,龛影的形态变得不规则,形成了所谓的"指压迹"和"裂隙征"。溃疡底多呈不规则的结节状,凹凸不平。环堤的外缘多清晰锐利,与周围胃壁分界清楚。(图7-3-9)

(3)Borrmann Ⅲ型:Borrmann Ⅲ型胃癌是进行期胃癌中最常见的一种类型,约占进行期胃癌总数的45%~55%。预后较差,5年生存率为29.00%~42.86%。好发于胃窦及贲门部。

本型胃癌的大体形态特征为:溃疡大而浅,环堤宽而不规则,外缘呈斜坡状,向周围浸润性生长,与周围胃壁分界不清。此型亦称浸润溃疡型。(图7-3-10)

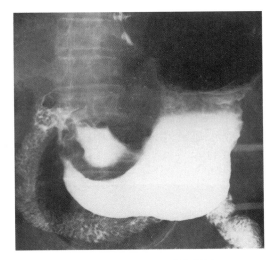

图7-3-9 Borrmann Ⅱ型胃癌

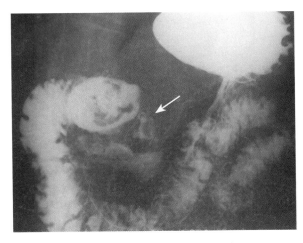

图7-3-10 Borrmann Ⅲ型胃癌
胃窦小弯侧不规则溃疡(箭头),底凹凸不平,周围伴有不规则堤宽,胃角侧环堤外缘呈斜坡状,向上浸润至胃体中部,与周围胃壁无明确分界

与Borrmann Ⅱ型胃癌的龛影相比,Borrmann Ⅲ型胃癌的龛影有大而浅的特点。部分病例的龛影边缘显得不十分锐利,较为浅淡。由于癌肿向周围胃壁的浸润性生长,部分环堤出现破溃,表现为局部环堤外缘不连续,在破溃部环堤与周围黏膜逐渐过渡,不形成明显的边界。当环堤破溃部外周的黏膜出现癌浸润时,X线表现为不规则的糜烂、胃小区的破坏和排列紊乱。癌肿在黏膜下的浸润除表现为胃壁伸展受限外,双对比像的胃小区排列不规则或与周围黏膜相比局部胃小区的形态不清晰,也是深层癌浸润的征象。黏膜皱襞的集中现象较Borrmann Ⅱ型胃癌多见,集中的黏膜皱襞尖端呈棒状、杵状增粗或融合,并构

成环堤。

（4）Borrmann Ⅳ型：占进行期胃癌的15%左右。在进行期胃癌中的预后最差,5年生存率约为15.0%~21.9%。也称弥漫型癌或浸润型癌。

X线表现为：胃腔狭窄、胃壁僵硬、蠕动消失、黏膜异常等。胃腔狭窄有多种形态,如：铅管胃、砂钟胃、哑铃胃、革囊胃等。胃壁的变形在充盈像上表现较为明显,胃壁边缘的正常曲线消失,胃壁僵硬,呈直线状、阶梯状或不规则状。黏膜形态异常,表现为黏膜皱襞的粗大、僵硬、中断、破坏消失及不规则的沟槽影。（图7-3-11）

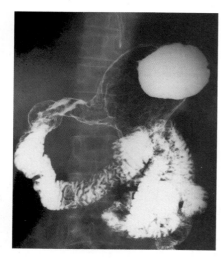

图 7-3-11 Borrmann Ⅳ型胃癌
胃窦局限性胃壁僵硬和胃腔狭窄,与近侧胃壁分界清楚

本型胃癌易于出现腹膜种植转移,在X线造影检查时,应当注意有无腹腔转移的间接征象,如胃横结肠间距、胃底膈肌间距、肠间距增宽等征象,以及肠管移动度异常和腹水等。

2. 进行期胃癌诊断的有关问题

（1）狭窄前期浸润型胃癌的诊断：浸润型胃癌一旦出现胃腔狭窄这一典型征象,实际上癌组织已有了很明显的深部浸润与广泛的腹腔转移,治疗效果极为不佳,即使进行手术探查也常因癌组织穿透浆膜向周围浸润和腹腔的种植转移,而失去行根治术的机会。

Sasakawa根据X线胃壁伸展受限和胃腔缩窄程度的不同,将Borrmann Ⅳ型胃癌的发展过程分为六期,0期：无异常所见；1期：胃壁边缘轻度不规则及伸展不良；2：明确的胃壁伸展受限；3期：轻度胃腔狭窄,胃腔为正常胃的2/3；4期：胃腔中度狭窄,为正常胃的1/2；5期：革囊胃。并指出Borrmann Ⅳ型胃癌在0~2期阶段发展缓慢,由1期发展到2期需3年1个月,一旦出现轻度胃腔狭窄（3期）则病变进展迅速加快,由3期发展到4期只需1年3个月,进入4期后仅

2个月即可发展为管状胃。

从X线诊断的角度来看,目前对于处于0期阶段的浸润型胃癌的诊断存在较大困难,而对于已出现胃腔狭窄者,即使做出诊断,也常不能获得理想的治疗效果,因此,浸润型胃癌诊治的关键是在胃腔狭窄出现之前做出正确诊断,也即发现上述1~2期的病变。

局限性的单侧胃壁伸展受限和胃内Ⅱc样凹陷灶是浸润型胃癌最常见的早期X线征象,这些早期征象易于出现的部位是胃体部大弯侧。在检查中,应使用足量的气体和钡剂使胃壁充分伸展,对所发现的胃内凹陷灶进行仔细检查。对出现胃体大弯侧胃壁轻度伸展不良的病例,一定不要放松警惕,这常常是Borrmann Ⅳ型胃癌胃腔狭窄前的征象。

（2）贲门癌的诊断：贲门部的定义尚未完全统一,通常是指以贲门口为中心周围2.0~2.5cm的区域。发生在这一区域的胃癌被称为贲门癌。贲门癌的发生部位多以小弯为中心（79%）。从大体形态上,形成溃疡的Borrmann Ⅱ、Ⅲ型癌占85%（前者为21%,后者为64%）,其他各型所占比例较少。病理学类型以中高分化型腺癌为主（69%）。

贲门癌侵及食管者占86%。其中范围在1cm以内者占35%,1.1~2.0cm占17%,2.1~3.0cm占24%,3.1~4.0cm占13%,4.1cm以上者占11%。大体形态不同,贲门癌向食管浸润的浸润距离也有差异,限局型癌几乎都小于2cm,而浸润型癌超过3cm者并不少见。（ER7-3-5）

ER7-3-5 贲门癌 Borrmann Ⅲ型

大角度左前斜位双对比像辅以薄层像对病变形态特征的显示效果最佳。立位右前斜位双对比像对于判定癌肿向食管浸润距离较佳。

对于大体类型为非溃疡型者,检查中应注意观察食管下端黏膜的形态、钡剂通过贲门的状态、肿块的有无、胃壁的伸展性及胃壁的厚度。

（3）胃癌浸润范围的判定：胃癌的浸润范围是放射科医师必须回答的问题,如在术前未能明确癌肿的浸润范围,会造成常规手术后的断端残留癌。有文献对946例胃癌手术切除标本进查,发现有80例出现切断端癌残留率分别为根治术3.8%、姑息切除16.8%。因此,术前能否正确地判定胃癌的浸润范围,特别是癌肿向口侧方向的浸润,对于外科手术有很重要的

意义。

仰卧半立大角度左前斜位像对于显示癌肿的上缘与贲门的距离是很有价值的。一般可通过查明：隆起或凹陷的边缘、胃壁伸展受限的界限、黏膜皱襞的改变等，来确定病变的范围。

二、胃癌的 CT 诊断

（一）胃癌的基本 CT 征象

1. **胃壁增厚**　癌肿沿胃壁浸润造成胃壁增厚，主要是癌肿沿胃壁深层浸润所致。增厚的胃壁可为局限性或弥漫性，根据癌肿浸润深度的不同，浆膜面可光滑或不光滑，但黏膜面均显示不同程度的凹凸不平是胃癌的特点之一。平扫时胃癌病灶的密度与正常胃壁相近，偶尔在黏液腺癌时，由于病灶内含大量黏液样物质而表现为弥漫性低密度，印戒细胞癌有时可在肿瘤内部看到弥漫性的点状钙化。（ER7-3-6）

ER7-3-6　Borrmann Ⅳ型胃癌

2. **腔内肿块**　癌肿向胃腔内生长，形成突向胃腔内的肿块。肿块可为孤立的隆起，也可为增厚胃壁胃腔内明显突出的一部分。肿块的表面不光滑，可呈分叶、结节或菜花状，表面可伴有溃疡。注意观察肿块与胃壁间的关系，对于判定癌肿的生长方式很有价值。（ER7-3-7）

ER7-3-7　Borrmann Ⅱ型胃癌

3. **溃疡**　胃癌形成腔内溃疡，溃疡所形成的凹陷的边缘不规则，底部多不光滑。周边的胃壁增厚较明显，并向胃腔内突出。在横断面图像上，有时溃疡与黏膜面的凹凸不平在鉴别上存在一定难度，利用三维成像则能较好地显示病变中央的溃疡。（图 7-3-12）

4. **环堤**　环堤表现为环绕癌性溃疡周围的堤状隆起。依癌肿生长方式的不同，环堤的外缘可锐利或不清楚。依胃形态和位置不同，环堤在 CT 横断图像上的表现也不尽相同。当 CT 扫描层面与癌肿垂直时，可显示病灶的剖面像，比较容易判定环堤的隆起高度及其基底部与周围胃壁的关系；当病灶与扫描层

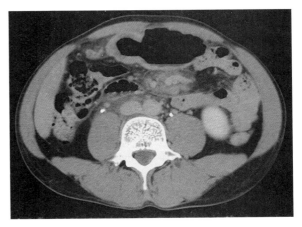

图 7-3-12　胃窦大弯 Borrmann Ⅲ型胃癌

胃窦大弯不规则溃疡凹陷及胃壁不均匀增厚

面平行时，则应根据连续扫描层面病灶形态变化的顺序，判断癌肿的隆起与凹陷及其与周围胃壁的关系。当判定有困难时，可通过三维重建显示环堤与溃疡的关系。（图 7-3-13）

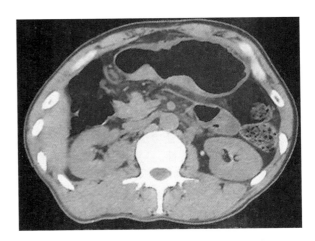

图 7-3-13　胃体后壁 Borrmann Ⅲ型胃癌

扫描层面与肿瘤垂直，肿瘤呈火山口状，环堤隆起明显，外缘呈斜坡状浸润，溃疡大而深，凹凸不平

5. **胃腔狭窄**　表现为胃壁增厚基础上的胃腔狭窄，狭窄的胃腔边缘较为僵硬且不规则，多呈非对称性向心狭窄，伴环周非对称性胃壁增厚。三维重建可较好地显示胃腔狭窄的程度。

胃窦生理收缩也可出现类似胃腔狭窄的改变，收缩的胃壁可形成突向胃腔内的肿块样表现。值得注意的是，其表现多为对称性，胃壁轮廓光滑，变细的胃腔范围较小，周围胃壁及黏膜正常。（ER7-3-8）

6. **黏膜皱襞改变**　黏膜皱襞在 CT 横断面图像上，表现为类似小山崎状的黏膜面隆起，连续层面显示崎状隆起间距和形态出现变化，间距的逐渐变窄、融合、消失标志着黏膜皱襞的集中、中断和破坏等改

变。这些细微的改变,在三维图像上能够较好地再现。胃癌的黏膜皱襞增粗、肥大,增强后多有较明显强化,常伴有局部胃壁增厚。

ER7-3-8　胃窦部 Borrmann Ⅳ型胃癌

7. 胃壁异常强化　胃壁出现异常强化是胃癌的一个很有意义的表现。增强时机对于显示病灶有较大影响。黏膜面病灶(如早期癌)在注射造影剂后35~45s 即可明显强化,而侵及肌层的病变,其高峰时间则在黏膜面强化之后,一般在 50~60s 之后出现,并且较正常胃壁强化明显且时间延长。(ER7-3-9)

ER7-3-9　胃窦部 Borrmann Ⅲ型胃癌

(二)胃癌淋巴结转移的 CT 诊断

正常情况下,随淋巴结直径的增大,其数量相应减少,而转移淋巴结由于癌组织不断生长,其大小可不断增大。随淋巴结直径增加,转移率明显升高。淋巴结直径与转移的相关性,是判定淋巴结转移的依据之一。

应当指出,CT 上淋巴结增大并不意味一定是转移,当增大淋巴结出现下述表现时,提示转移的存在:蚕食状、囊状、周边高密度中心低密度、相对高密度及花斑状者,呈串珠状排列、对血管产生压迫和肿块状增大的淋巴结多有转移。此外,增强扫描时转移淋巴结的 CT 值可明显高于非转移淋巴结,转移淋巴结较非转移淋巴结有更大的短轴/长轴比值。

在实际临床工作中,根据上述淋巴结形态及增强表现判定淋巴结转移的方法,只适用于较大的淋巴结,而对于较小的淋巴结,在诊断上仍存在较大难度。由于小淋巴结仍有相当比例的转移率,因此,在淋巴结转移的诊断过程中,不能只注重较大的淋巴结,提高对小淋巴结的重视程度,对于提高诊断的敏感性和特异性,提高胃癌的治疗水平,降低假阴性有更重要的意义。

(三)浆膜及邻近器官受侵的 CT 诊断

由于种植转移是胃癌腹膜转移的最主要途径,因此腹膜转移与癌肿是否穿破浆膜有密切关系。

在 CT 判断癌肿是否侵及浆膜时,不应仅仅着眼于浆膜面本身的改变,将浆膜面表现与胃周脂肪层的改变结合起来进行综合判定,能进一步提高胃癌穿透浆膜诊断的准确率。

CT 表现为浆膜面光滑,胃周脂肪层清晰时,病理上大部分癌肿只侵至肌层,个别侵至浆膜下层,浆膜面尚未受累。浆膜面较光滑胃周脂肪层密度增高,或浆膜面毛糙胃周脂肪层清晰的病例,可为穿透浆膜的较早期表现,也可能是浆膜反应造成的。

浆膜面毛糙,周围脂肪层密度增高,出现索条毛刺影,大多数情况是由癌肿穿透浆膜所致。多为癌肿侵及胃周脂肪层后,继发癌性淋巴管炎的表现。少数情况下也可由炎性反应引起,此时可结合病变大小、大体类型等因素综合判断。浆膜面呈结节状外突者,无论周围脂肪间隙有无密度改变,均应高度怀疑癌肿穿透浆膜。

癌肿与邻近脏器间脂肪层消失,接触面凹凸不平是受侵的主要征象。在胃邻近脏器中,大网膜受累最为常见,其次为胰腺、肝脏、食管下端、横结肠和十二指肠等。有时轻度侵犯和粘连不易区分,若表现为胃与邻近脏器轮廓或密度的改变,则为受侵的可靠征象。

在判定癌肿与周围脏器间的关系时,应注意 CT 断面对癌灶形态显示的影响,当病变与扫描线呈斜面或平行时判定与周围脏器的境界有时是不准确的。对于腹腔内脂肪相对较少的病例,有时不易显示脏器间的脂肪层,恶病质患者的脂肪间隙也显示不清,此时如果单纯依据脏器间脂肪间隙的消失而作出胃周脏器受侵是不准确的,必须结合胃壁增厚的情况综合判断。(ER7-3-10)

ER7-3-10　胃体部 Borrmann Ⅲ型胃癌,胰腺受侵

(四)胃癌腹膜转移的 CT 诊断

胃癌腹膜种植转移时,常常可观察到腹膜转移灶与胃癌原发灶的密切关系。大网膜与肠系膜增厚及密度增高,经常表现为以胃的原发灶为中心,越靠近胃表现越明显,离胃越远则表现相对较轻。这一现象可能是癌肿穿透浆膜后,在重力作用下癌细胞沿大网膜和肠系膜向下播散种植的结果。发生腹膜转移的病例,以癌肿累及胃大弯和前壁者居多。

网膜饼作为腹膜恶性病变的特征性 CT 表现,胃

癌腹膜转移时出现网膜饼主要位于上腹部,且越向下表现相对较轻。注意这一 CT 影像学特点,在与其他累及腹膜恶性肿瘤鉴别诊断时,会有一定帮助。(图7-3-14)

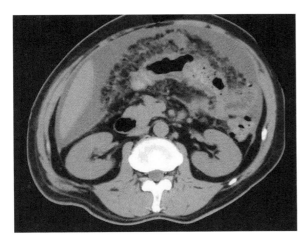

图 7-3-14　胃癌伴腹膜广泛转移
网膜密度增高,其间有大量索条影,伴腹水

"降落伞征"是累及腹膜的恶性肿瘤经常出现的 CT 征象,主要表现为小肠系膜密度增高,系膜内血管束增粗,拉直呈扇形伸展。其病理学基础主要是:癌细胞经血行转移至系膜血管,侵及血管壁,使其增厚、僵硬。

肠管出现转移时,表现为肠壁结节、肠壁增厚、肠袢的僵硬变形,肠系膜密度增高并包绕肠管等改变。

卵巢转移癌又称 Krukenberg 瘤,占女性胃癌病例的 10%~27%,表现为盆腔肿块。其 CT 表现与原发性卵巢实质性肿瘤相似,常引起误诊,盆腔 CT 扫描时,应注意最上方层面是否存在改变,如有则需加扫中、上腹部 CT,以利明确病变范围和鉴别诊断。(图 7-3-15)

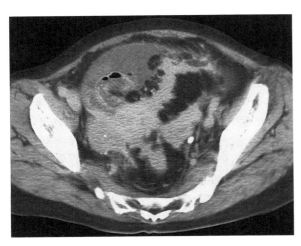

图 7-3-15　胃癌卵巢种植转移
右侧附件区一直径约 3cm 的球形软组织肿块,形态不规则。盆腔积液

胃癌出现广泛的腹膜转移实际上已是疾病的晚期,为了能在腹膜转移的更早期做出诊断,应当注意在形成腹膜饼和出现大量腹水之前,腹膜种植灶的形成、发展的 CT 表现。

较早期胃癌腹膜转移首先可表现为大网膜或肠系膜内的小结节影,这些小结节常为边缘相对较为模糊的不规则形,多层螺旋 CT 可检出直径约 2~5mm 的小结节。当病灶增多时,在小结节周围可见较大的斑片状影,为小结节融合发展而形成。病变继续发展,斑片影及其周围的索条不断增多、增厚,网膜和系膜密度增高,最终可形成网膜饼。

由于大网膜、肠系膜大部分由较低密度的脂肪组织构成,采用较宽的窗宽(300~350Hu)和较低的窗位(-20~+10Hu)能更好地显示腹膜病变,网膜及系膜内的结节及毛刺、小血管等也可得以清晰地显示。以腹膜外脂肪密度为标准,大网膜、肠系膜密度高于腹膜外脂肪密度时,即可考虑密度增高。

利用工作站电影回放功能连续播放二维图像或多层 CT 的多平面重组功能,能较为容易地区分腹膜结节和小血管断面。小淋巴结须与网膜和系膜内的结节鉴别,注意以下表现可有帮助:小淋巴结多呈圆形或类圆形,且具有沿血管走行分布的特点,而后者多呈不规则形,边缘欠光滑,分布无上述规律。

三、胃癌的磁共振诊断

MRI 曾因扫描时间长、伪影多、空间分辨率差等缺点,被认为不适合于胃部检查。近年来随着磁体、线圈等硬件技术的进步,MRI 成像速度大大加快,图像采集效率及分辨率明显提高;各种新序列的开发应用,增加了胃壁对比度,丰富了诊断信息;前处置的规范化,弥补了胃蠕动及形态多变的先天不足;加上 MRI 固有的高软组织分辨率的优势,更加利于对胃癌的定位和定性诊断,为胃癌术前分期及疗效评价提供了丰富信息。

(一) MRI 检查的优势

1. 任意角度、方位成像,便于病变特征的显示,可对病变范围进行客观、准确的评价,为临床提供立体、直观的信息。

2. 多参数、多序列成像,提供多种对比度,丰富了信息量。

3. MRI 的高软组织分辨率是目前任何其他影像学手段无法企及的,胃的体外高分辨研究(HRMR)已能显示过去只能在光镜下可见的细微解剖结构,展示了其在精确 T 分期方面的广阔前景。

4. MRI 独有的流空效应,利于区分血管与淋巴结,分辨率的提高,结合不同的成像参数和序列,已能检出 5mm 以下的小淋巴结,同时 MRI 还可显示肿大淋巴结内部的软组织结构信息,提高了 N 分期水平。

5. 脂肪浸润、腹膜转移及肝转移的高敏感性,使 MRI 对胃癌转移和播散的判断能力超过 CT,M 分期更加准确。

6. 无辐射损伤,使多次采集及对胃的动态观察成为可能,达到钡餐造影的效果;多种相关手段的应用,可以提供关于癌肿的丰富信息。

7. 独特的功能成像,为胃癌诊断提供了新的对比度,同时也为临床疗效评价提供了新的手段。

胃癌的 MRI 检查也存在一些不足,包括胃充盈程度的把握问题,胃肠道蠕动及呼吸运动造成的运动伪影及气-液平造成的磁敏感伪影问题等。这些问题,通过注射低张药物、快速扫描序列及口服对比剂和静脉团注造影剂的应用,已经得到了一定程度的解决。随着技术进步和新序列的开发,将会得到进一步的完善。

(二) 胃癌的 MRI 表现

胃癌形态改变的 MRI 征象与 CT 相似,可表现为胃壁增厚,肿块,溃疡及环堤,胃腔僵硬、狭窄,黏膜皱襞改变等,不同之处在于 MRI 检查的手段更加多样化,可进行包括横轴位、冠状位、矢状位及胃长轴位等多方位扫描,从而对病变形态的显示更加客观。同时,MRI 也可进行胃虚拟内镜(MRVE)成像,实现对胃腔内部形态的全方位观察。需要注意的是,适度的充盈是影响 MRI 检出胃癌的重要因素。充盈不足,容易将增厚的胃壁误为肿瘤;充盈过度,则容易漏诊表浅的早期病变。根据患者的体型,一般给予 600 ~ 1 000ml 水即可达到较为满意的充盈。

胃癌信号特征根据扫描序列的不同而有所差异,平扫在 SE 序列 T_1WI 一般为等信号,快速扰相梯度回波(FSPGR)序列 T_1WI 多为低或等信号,在快速恢复快速自旋回波序列(FRFSE)多为等或低信号,SS-FSE 及 FIESTA 序列则常表现为等或不均匀稍高信号。胃癌信号与正常胃壁信号的差异,对那些仅凭胃壁和黏膜形态改变不足以作出诊断的病例具有重要意义,同时也有助于判断肿瘤的侵犯范围,进行正确的 T 分期。静脉注射造影剂后,多数胃癌相对正常胃壁呈高强化,强化模式可有多种表现,较为多见的有两种,一种为早期强化,正常胃壁多在注射造影剂 90s 后,胃黏膜的强化达到峰值,而胃癌的黏膜面强化峰值提前,出现在增强早期(30 ~ 90s);另一种则表现为胃癌强化程度持续增高,到间质期达峰值,随着强化时相的延迟,癌肿和正常胃壁之间的对比越来越明显。

近年来随着 MRI 技术的发展,对胃癌分期准确率明显提高,相关研究报道 T 分期准确性已达 70% ~ 90%。胃癌的螺旋 CT 与快速屏气序列 MRI 对比研究也表明,MRI 对 T 分期的准确性(73% ~ 81%)已经高于 CT(66% ~ 73%);而 N 分期方面 MRI(55% ~ 65%)与 CT(58% ~ 73%)大致相当。利用动态增强减影图像可以分辨胃壁的 2 ~ 3 层结构,T 分期准确性可达 88%。

四、鉴别诊断

(一) 早期胃癌的鉴别诊断

1. Ⅰ型早期胃癌需与胃内较大的隆起性病变鉴别

(1)腺瘤性息肉:大的广基底腺瘤性息肉,约半数为恶性,带蒂者若直径>2cm,约有 1/3 恶变。良性腺瘤性息肉直径多在 2cm 以内,呈球形、分叶较少,表面比较光滑,与Ⅰ型早期胃癌表现不同。

(2)黏膜下肿瘤:为起自黏膜下层并向胃腔内突出的一组病变,如平滑肌瘤、神经源性肿瘤等,其基底部多为山田Ⅰ型。表面光滑,无分叶,有时可见黏膜皱襞延伸至肿瘤之上,形成桥形皱襞(bridging folds),可与Ⅰ型早期胃癌鉴别。

(2)Borrmann Ⅰ型胃癌:与Ⅰ型早期胃癌只是浸润深度不同,有时很难鉴别。但前者直径较大,多在 4cm 以上,呈大分叶;而早期胃癌直径较小,多为小分叶,表面呈桑葚状。

2. Ⅱa型早期胃癌需与胃内低平的隆起性病变相鉴别

(1)胃息肉:腺瘤性息肉如上所述。增生性息肉一般比较低平,直径不超过 1cm,与Ⅱa型胃癌相似。前者外形圆隆、整齐,无分叶,且常多发与后者不同。

(2)腺瘤型异型增生:病灶由大量增生的异型腺管构成,突出于黏膜表面。其大体形态同Ⅱa型早期胃癌相似,常需胃镜活检方能确诊。文献报道,其直径多在 2cm 以内,表面颗粒均匀,凹陷少见;Ⅱa型胃癌表面颗粒大小不均,或有凹陷,可供鉴别参考。

(3)反应性淋巴网织细胞增生症:本症为比较罕见的良性病变,其形态多样,有时形成限局性隆起,与Ⅱa型胃癌相似;有时又可形成浅凹陷,形如Ⅱc型胃癌,故须注意鉴别。据报道本症好发于胃底腺与幽门腺交界处,约 70% ~ 80% 伴有溃疡和糜烂,其周围纠集的黏膜可有增粗、中断,但无不规则狭窄。以往病例多经过追查或反复活检才明确诊断。

(4)息肉型早期淋巴瘤:常为多发,光滑的隆起,与Ⅱa型胃癌不同。

(5)疣状胃炎:本症常为散在多发,并有靶征,与Ⅱa型胃癌易于鉴别。

3. 单纯Ⅱc型早期胃癌需与胃内浅凹型病变鉴别

（1）溃疡瘢痕：修复过程中的溃疡，中心可见浅凹陷，形成浅淡阴影，周围纠集的黏膜尖端，因增生和水肿而显得不规则，易与Ⅱc型早期胃癌混淆。但黏膜尖端无收缩狭窄和蚕食，凹陷底部比较平坦，无大小不等的结节，也无明确凹陷边缘等，可与Ⅱc型早期胃癌鉴别。

（2）限局性黏膜萎缩：由于腺体萎缩黏膜皱襞变平或消失，局部微皱襞不规则，与周围正常部位形成相对的凹陷面，状如Ⅱc型早期胃癌。因黏膜萎缩与正常部位是移行的，不能形成清楚的边缘与Ⅱc型胃癌不同。

（3）反应性淋巴网织细胞增生症：如前所述，Ⅱc样浅凹陷病变，还应与弥漫型反应性淋巴组织增生进行鉴别。

4. 凹陷混合型的早期胃癌，X线诊断常有困难 因深在溃疡极易显示，而癌性糜烂部分改变轻微，易误诊为良性溃疡而漏诊。努力显示溃疡口部特征及其周围的黏膜形态十分重要。有关单纯的Ⅲ型胃癌，前已述及。伴有Ⅱc型的混合型者，在良好的双对比像上，可见黏膜远离口部而中断，在口部与中断的黏膜之间形成一个不规则的浅凹陷面，显示为浅淡的钡斑。其周围的黏膜纠集，尖端可有膨大、狭窄、蚕食等特征；而良性溃疡周围黏膜逐渐变细，可直达口部，其周围也无凹陷表现。两者迥然不同。

（二）进行期胃癌的鉴别诊断

进行期胃癌，因有典型的X线表现，一般诊断不难。有时需与大的隆起性和凹陷性病变加以鉴别。

1. BorrmannⅠ型胃癌 在直径2cm的隆起性病变中，胃癌占绝大多数。少数腺瘤性息肉，良、恶性间质瘤或平滑肌瘤、单发的肿块型淋巴瘤、神经性肿瘤、纤维瘤、脂肪瘤、类癌、限局性嗜酸细胞肉芽肿和异位胰腺等，均呈隆起性改变。这些病变的表面也可有糜烂形成的钡斑，或带有分叶，形如BorrmannⅠ型胃癌。但这类隆起性病变临床症状轻微，无恶病质表现。表面比胃癌光滑，分叶较少。其中除腺瘤性息肉外，均起源于黏膜下层，基底宽呈山田Ⅰ型。在肿块边缘可有桥形皱襞或黏膜分离表现。胃石也表现为充盈缺损，有时状如Ⅰ型胃癌，但随体位而移动，不难鉴别。

2. BorrmannⅡ、Ⅲ型胃癌 此型胃癌均以巨大不规则的扁平溃疡为特征，一般容易诊断。需与良性溃疡鉴别（参阅表7-3-1良、恶性溃疡鉴别要点）。此外需与淋巴瘤的溃疡鉴别。后者溃疡较浅，底部和环堤更不规则，环堤外缘因呈斜坡状而境界不清，邻近

胃壁有广泛肥厚等可供参考。难以鉴别时应进行胃镜活检。

3. BorrmannⅣ型胃癌 胃窦部的浸润型癌应与肥厚性胃窦炎鉴别。后者黏膜正常仍有弹性，胃壁光滑，低张造影胃腔可以扩张，狭窄的境界不清，无袖口征，与胃癌不同。淋巴瘤有时也可引起胃腔不规则的狭窄变形，但仍有伸展性，不发生皮革胃那样的固定狭窄，鉴别不难。多发溃疡瘢痕，也可导致明显的胃变形，但非瘢痕处胃壁柔软，双对比像可见黏膜纠集，有多发瘢痕可鉴别。

4. 类似Ⅱc型的进行癌 溃疡较小，易与早期癌或良性溃疡混淆。但前者多见于胃体部，特别是后壁偏大弯侧；溃疡一般较深，边缘比Ⅱc型锐利，龛影浓密，与早期癌不同。同良性溃疡的鉴别，主要在于周围黏膜尖端的特征。

第六节 胃肠道间质瘤

【概述】

胃肠道间质瘤（gastrointestinal stromal tumor，GIST）是消化道最常见的原发性间叶源性肿瘤，过去临床和病理医生依据肿瘤发生部位和形态学表现将其诊断为平滑肌和神经源性的瘤及肉瘤等。Mazur等于1983年首次提出了胃肠道间质瘤的概念，免疫组织化学和电镜研究发现，这类肿瘤不同于平滑肌源性或神经源性肿瘤，具有自身形态学、免疫表型和遗传学特征。GIST的界定从最初提出时即存在混淆和争论，特别对GIST与平滑肌肿瘤和神经性肿瘤的关系一直很含糊。直至近年，原癌基因c2kit的表达产物CD117蛋白大量用于GIST的研究，使GIST的概念逐渐明晰并被多数学者接受。c2kit（CD117）是一种酪氨酸激酶跨膜受体蛋白，是骨髓原始造血干细胞标志物。Hirota等发现胃肠道间质瘤中存在c2kit（CD117）基因突变和特异的阳性表达。研究发现，虽然有许多细胞都能表达c2kit或CD34，但只有正常胃肠道壁肌层中的卡哈尔细胞（interstitial cells of Cajal，ICC）和GIST瘤细胞可同时表达这两种成分，因而，GIST的起源与ICC有关已逐渐被越来越多的学者所认同。目前普遍接受的GIST的诊断概念是胃肠道的非上皮性、非肌源性、非神经源性及非淋巴性肿瘤，由梭形及上皮样细胞组成，且表达CD117蛋白。由于GIST的形态多变，与真性平滑肌瘤或神经鞘瘤极为相似，同时在生物学行为上常难以判断，使它在诊断与鉴别诊断以及临床治疗上都存在较大的困难。CD117免疫组织化学阳性可以说是诊断GIST的"金标准"，这也是GIST与胃肠道其他间叶性肿瘤的主要鉴

别点。

GIST 可发生在从食管至直肠的消化道的任何部位,多发于胃和小肠,其中发生于胃 60%～70%,小肠 30%,直肠 4%,另有 2%～3% 发生于结肠、食管、十二指肠甚至腹腔内的网膜、肠系膜。GIST 男女发病率没有明显的差异,但小肠的 GIST 更多见于女性。GIST 总的发病人群大约为每年 10/100 万～20/100 万,发病年龄平均为 60 岁,也常见于年轻患者,但儿童极其罕见。

在形态学上,GIST 主要由梭形细胞构成,有时伴有上皮样细胞或单独由上皮样细胞组成,而梭形细胞的形态与其他梭形细胞类的肿瘤如平滑肌瘤和神经鞘瘤相似,光镜下很难鉴别。免疫组织化学检测是诊断 GIST 必不可少的手段。根据肿瘤组织学形态,GIST 可分为梭形细胞型、上皮样细胞型和混合细胞型。

GIST 的临床表现缺乏特异性,临床上最多见的首发症状为不明原因的腹部不适、隐痛或者可扪及的腹部肿块,其次是由肿瘤引起的消化道出血或者仅表现为贫血。GIST 还能引起一些肠道症状,如腹泻、便秘和肠梗阻等。

【影像学表现】

1. **上消化道造影(GI)** 胃腔变窄,局部黏膜撑开、展平、壁柔软,蠕动正常,可见龛影形成,或表现为充盈缺损但胃壁柔软(ER7-3-11)。GI 可从整体上显示病变的部位、形态、范围,能很好地观察黏膜有无中断、破坏,比 CT 能更敏感地发现龛影,并能动态观察胃蠕动的变化,作为排除胃癌的检查手段;但 GI 较难判断是胃黏膜下病变还是胃外器官来源的肿块,观察肿瘤与胃壁的关系时受到一定的限制,不能显示腔外生长的肿瘤,因此只能作为 CT 检查的重要补充或作为筛选检查。

ER7-3-11 胃间质瘤

2. **CT** CT 是诊断胃间质瘤最佳的方法,检查速度快,密度分辨率高,能直接显示肿瘤发生的部位、生长方式、瘤灶的大小、形态、有无分叶、密度、均匀性、强化程度、边界、轮廓,胃壁是否增厚、增厚的程度,邻近结构有无侵犯以及周围有无淋巴和其他器官转移,已成为 GIST 常规的检查方法。表现为胃腔变窄,肿块与胃壁关系密切,平扫多为低密度,密度不均匀,

因肿瘤容易合并坏死、囊变、黏液样变或出血,一般无钙化,肿块亦容易出现溃疡,溃疡较大时可发现气钡液平面。增强扫描肿块呈中度不均匀强化,静脉期强化比动脉期明显,坏死、囊变区无强化。(ER7-3-12)

ER7-3-12 胃间质瘤

3. **MRI** 肿块信号不均匀,T_1WI 以低信号为主,T_2WI 以高信号为主,内部可见液化坏死,呈 T_1WI 低信号、T_2WI 高信号,增强扫描肿块中度不均匀强化,坏死区无强化。GIST 的 MRI 信号无特征性改变,但可清楚显示肿块坏死囊变区、黏液样变性区、出血区的范围,有助于肿块良恶性的判别;MRI 可多方向成像,多种成像序列联合应用,比 CT 更能显示肿块与周围结构的关系,特别是瘤体较大时,或肿瘤以蒂与胃壁相连时,对肿块定位优势更明显。缺点是成像较慢,受呼吸运动影响,运动伪影较多。近期新发展的 MRI 快速成像序列一定程度上解决了以上问题。常用序列包括 SS-FSE、FIESTA、FRFSE-RT、FSPGR 等。以 CT 为基础,MRI 作为补充,对确定肿块的来源与良恶性的判断有重要意义。

【鉴别诊断】

GIST 的影像学检查并无特异性,与胃肠道平滑肌类肿瘤、神经源性肿瘤鉴别困难。明确的诊断要依赖病理免疫组化或电子显微镜检查。

第七节 其他恶性肿瘤

一、恶性淋巴瘤

【概述】

恶性淋巴瘤(malignant lymphoma)占胃肉瘤的 60%～80%。以非霍奇金淋巴瘤多见,包括网织细胞肉瘤和淋巴肉瘤,占 80%～90%,其余为霍奇金病(又称"霍奇金淋巴瘤")。病变起自胃黏膜下的淋巴组织,常多发亦可为单发。病变多在胃体部,侵及全胃者占 16%。发生在胃窦部者,可累及十二指肠,此点与胃癌不同。生长形式多样。早期在黏膜下生长,改变轻微。可有黏膜浅表糜烂或溃疡,限局或多发结节状隆起,限局或弥漫性黏膜皱襞肿胀、增粗。晚期淋巴瘤可分为四型:肿块型、溃疡型、浸润型和息肉结节型,其中以后者多见。

与胃癌相比发病年龄较早,多在40~50岁。无性别差异。早期无何症状,随病变进展,可有上腹痛、食欲减退、体重下降、恶心、呕吐、黑便以及弛张热等症状。80%可触及上腹部肿块,也可有表浅淋巴结或肝脾肿大。极少出现幽门梗阻。胃镜活检正确诊断率只有50%~60%,X线检查有重要作用。

【影像学表现】

依类型不同,表现各异。

1. **肿块型**　为境界锐利的隆起性块影。正面观和侧面观,外形都不规则。基底宽大,表面常见多发的小溃疡或有粗大迂曲的黏膜,有时可见正常的皱襞直接从肿块边缘通向顶部,形成桥形皱襞。

2. **溃疡型**　呈腔内巨大溃疡,直径可达十几厘米。外形多样,深浅不一,边缘锐利。周围呈弥漫性隆起,浸润范围广泛,同正常胃壁境界不清。由于淋巴瘤主要是由瘤细胞构成,不伴有广泛的纤维增生,因而浸润的部位仍有伸展性。

3. **浸润型**　病变主要在黏膜下沿胃壁蔓延,以致胃壁增厚,变硬、胃腔稍缩窄变形。黏膜皱襞粗大、迂曲、紊乱,表面可有多发小溃疡和小结节,也称为巨大皱襞型。有时很像Borrmann Ⅳ型胃癌,但胃腔狭窄不明显,胃壁仍有良好的伸展性与前者不同。

4. **息肉结节型**　病理上以形成多发的息肉状小隆起为特征,正面观为多发的圆形透亮像,大小不一,状如鹅卵石。侧面观为半球形,边缘锐利,外形光滑。

上述四型可以混合并在,X线表现多样,称为混合型。

CT是诊断胃恶性淋巴瘤的一种方便、无创伤、准确的方法。它提供了治疗前关于病变部位、范围、有无淋巴结肿大的准确信息。CT扫描应包括全腹及盆腔,以利判断胃淋巴瘤在腹内的转移与浸润情况,对其进行准确的分期。CT还可用于评价疗效和发现肿瘤复发。

胃壁增厚是胃淋巴瘤的一个常见征象。胃壁增厚可以是局限性的,但更多见是弥漫性的。在胃壁最厚处测量,厚度通常大于1cm。增厚的胃壁与正常胃壁逐渐移行。(图7-3-16)

胃壁增厚通常累及胃的多个部位,同时累及胃底和胃体最常见,其次是累及胃体和胃窦或三者同时受累。与胃癌好发于胃远端不同,淋巴瘤的胃窦受累常见于弥漫性病变中。淋巴瘤的CT值变化范围较大,CT值在同一患者病变的不同部位可不相同。胃淋巴瘤的胃壁内可见低密度,这可能与淋巴瘤的限局性坏死、水肿及梗死有关。

胃黏膜面大多不规则,胃壁的外部轮廓可以是光滑、规整或分叶的,也可表现为胃壁外缘显示不清,胃

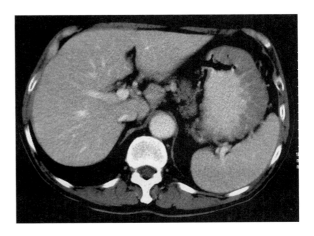

图7-3-16　胃淋巴瘤
胃壁明显增厚,浆膜面光整,增强扫描轻度强化

周脂肪层消失。胃周脂肪层存在表明胃淋巴瘤没有向胃外侵犯。原发性和继发性淋巴瘤均可发生胃外的直接侵犯。最常被侵及的结构依次为脾、胰腺、大网膜。

胃的淋巴组织广泛分布于黏膜固有层和黏膜下层,胃淋巴瘤扩展主要向黏膜下。胃壁的环周及胃内多部位受累与胃淋巴瘤的黏膜下扩展有关。尽管胃壁增厚明显且呈弥漫性,但胃的梗阻很少见,从病理学角度来看,这是肿瘤细胞增生而不破坏正常细胞及缺少成纤维反应的缘故。相反,胃癌细胞增生破坏了正常胃细胞,细胞死亡诱发了显著的成纤维反应。

伴有或不伴有溃疡的肿块是胃淋巴瘤的又一CT表现。肿块边缘光滑或表面有小的表浅溃疡。有时溃疡较大,环堤较均匀、规整,周围可见粗大的黏膜皱襞。

CT可以检测出淋巴结增大并且确定准确的位置。胃周淋巴结肿大发生于50%~60%的患者。大多数异常的胃周淋巴结位于胃小弯、腹腔干或胃大弯。

【鉴别诊断】

不典型的淋巴瘤与各型进行期胃癌相似,常不易鉴别。下列表现可供参考:①具有黏膜下肿瘤特征,如黏膜环绕、分离和桥形皱襞;②多发溃疡,或溃疡巨大而表浅,环堤弥漫,边缘不清;③多发结节、外形圆隆,边缘相对光滑、整齐;④病变广泛,看来胃容积缩小,但胃壁伸展性良好,不引起梗阻;⑤胃窦部病变可跨越幽门,侵及十二指肠;⑥病变广泛、巨大,而临床一般情况较好;⑦其他部位有淋巴瘤表现。

此外,巨大皱襞型淋巴瘤,有时需与胃窦炎、巨大皱襞症等进行鉴别。后者黏膜柔软、无圆隆结节或多发溃疡,与淋巴瘤不同。淋巴瘤有时与反应性淋巴组织增生表现相似,须反复活检才能鉴别。

二、胃平滑肌肉瘤

【概述】

平滑肌肉瘤(leiomyosarcoma)过去认为占胃肉瘤的30%左右,但近年病理学、组织学的研究表明,其中较多可能为间质瘤,胃典型的平滑肌瘤和平滑肌肉瘤并不多见。平滑肌肉瘤起源于固有肌层或黏膜下层。组织学上分为平滑肌肉瘤和成平滑肌细胞瘤(liomyoblastoma)。前者好发于胃上部;后者好发于胃窦部,而肝转移较少,预后较好。肿瘤大小不一,可从十几毫米至数十毫米。多为单发,极少多发。肿瘤呈圆形或分叶形,无真正包膜,切面如鱼肉样。大的肿瘤常有坏死、出血和囊性变。表面可形成溃疡,并与内部坏死腔相通。按肿瘤部位和生长方向,可分为三型:胃内型主要发生于黏膜下,向胃腔内生长;胃外型位于浆膜下,主要向胃外生长;胃壁型可限于胃壁之内,也可向胃壁两侧生长,部分在黏膜下,部分在浆膜下,呈哑铃状。

可在青年发病,以30~60岁多见。男女无大差别。早期无症状。肿瘤增大时,上腹疼痛、出血和腹部包块为主要临床表现。疼痛多为隐痛和钝痛。半数以上有呕血或黑便,偶尔有急剧大出血,血红蛋白降低。有的患者因偶然发现肿块而来就医。因肿瘤增大坏死可有发热或恶心、呕吐等症状。

【影像学表现】

依上述不同类型表现各异。

1. **胃内型** 可见球形或半球形充盈缺损,外形光滑、规则,或略带分叶。基底宽大,附近胃壁因无浸润而伸展、柔软。黏膜可直达肿瘤边缘,以至延伸到肿瘤表面,逐渐展平形成桥形皱襞。肿瘤表面多有或大或小的溃疡,溃疡边缘比较整齐。

2. **胃外型** 肿瘤较小时,可无明显征象。较大者可见胃受压移位或胃壁局限凹入。局部黏膜伸直、分离或呈弧形,与胃外肿物的压迫不易区分。位于大弯侧的肿瘤,在邻近组织和器官衬托下,偶尔可见胃壁外软组织块影。采用胃壁造影则显示得更为明确。有时可有较深的溃疡,延伸至肿块之中。若见较大的胃外肿块同胃内龛影相组合,首先应想到本型肿瘤。

3. **胃壁型** 小的壁内肿瘤不引起异常。只有增大呈哑铃型时,才可发现,X线表现兼有上述两者特点。

CT扫描对显示腔外肿块十分有益。肿块边缘清楚。大的肿块可有占位效应。若造影剂进入溃疡,可见造影剂从腔内外溢。如肿瘤较小,与平滑肌瘤不易区别。但平滑肌肉瘤有时可见细小的钙化灶;或因肿瘤坏死、液化、囊性变等,出现境界清楚的低密度区;若有新鲜出血,可有不规则的高密度影,这些表现与胃癌和淋巴瘤不同。本症多不侵犯局部淋巴结,主要向肝、肺转移。

【鉴别诊断】

胃内型和胃壁型平滑肌肉瘤,以其具有黏膜下肿瘤的特征,一般与进行期胃癌可以鉴别。

胃外型者,需与肝、脾、胰等胃周围器官或组织的压迫加以区别。借助胃壁造影、B超或CT扫描,可以明确肿块与胃壁的关系,做出鉴别诊断。

良性平滑肌瘤的X线表现与肉瘤相似。据报道直径在5cm以下者多为良性,恶性者其直径平均为7cm。表面有无溃疡,并无鉴别价值,但多发溃疡、溃疡大而不规则,或有窦道通向胃外瘤体者是恶性表现。

平滑肌肉瘤有时同其他胃肉瘤很难鉴别,多经术后病理检查,才可确定肿瘤性质。

第八节 胃其他疾病

一、胃石

【概述】

胃石(gastric bezoar)可分为植物性结石和毛发结石两种。前者可由水果或蔬菜的籽、皮、叶、根等形成,常因一次吃入过多,在胃酸作用下凝集、沉积所致;后者多为儿童或精神不正常的人,有长期吞食毛发习惯而形成的团块。

胃石多呈圆形或椭圆形,大小不一,毛发石可以很大,充满大部分胃腔。胃黏膜因机械性刺激,可有充血、水肿,甚至形成糜烂和溃疡。较大的胃石可导致幽门不全梗阻。

【影像学表现】

腹部平片有时在胃部可见块影。造影检查可见与结石大小、外形一致的移动性充盈缺损;双对比像因结石表面涂有钡剂可显示出胃石轮廓。此外,可有胃炎或溃疡等X线表现。

【鉴别诊断】

有时胃石与胃内隆起性病变性状相似,但胃石可随体位变化而移动,不难鉴别。

二、胃黏膜脱垂

【概述】

胃黏膜与肌层之间为一层疏松的结缔组织,胃黏膜有一定的滑动性和可塑性,胃窦部黏膜较厚而长,更为松弛。当幽门括约肌收缩时,因胃蠕动黏膜被推向幽门部,形成环形皱襞起瓣膜作用,与关闭的幽门共同防止胃内容进入十二指肠。幽门开放时此环形皱襞自行消失,并不进入十二指肠。若胃窦黏膜发生炎症、水肿、肥厚等改变,黏膜失去正常的调节功能,在胃窦部强烈收缩时,肥大的皱襞被推挤越过幽门,进入十二指肠,则形成黏膜脱垂(prolapse of gastric mucosa through the pylorus)。早期的黏膜脱垂是可恢复性的;若经常发生,幽门管也随之扩张,松弛,则称为永久性脱垂;炎症加重时,可出现幽门不全梗阻。

轻者可无症状。多数患者有食后堵塞、上腹痛、呃逆、烧心等症状。用一般解痉挛和制酸药物效果不明显。如黏膜糜烂或形成溃疡,可有呕血或黑便。

【影像学表现】

在胃 X 线检查中 0.8%~18% 见有黏膜脱垂,其表现为幽门管扩张、松弛、不能关闭;有时可见 1~2 条胃黏膜直接通过幽门管;在十二指肠球底部两侧可见菜花样充盈缺损,亦可仅出现于球基底的一侧,为胃黏膜在十二指肠球中的嵌入表现。此外,可能有胃窦炎征象,如黏膜粗大,蠕动增强等,若有糜烂、溃疡可见龛影或钡斑。(图 7-3-17)

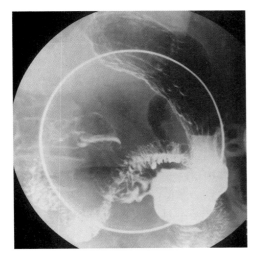

图 7-3-17 胃黏膜脱垂
可见数根胃黏膜穿过幽门进入十二指肠球,在球基底形成菜花样充盈缺损

【鉴别诊断】

胃黏膜脱垂一般诊断不难。但有时因幽门肌收缩压迫十二指肠球基底部,使其上凸呈伞状,易误为黏膜脱垂;有时因十二指肠球倾斜,使其底部形成双重边缘,也很像黏膜脱垂,但后两者边缘都比较光滑、无分叶表现,又无幽门管扩张和黏膜通过,只要注意观察不难鉴别。

三、胃底静脉曲张

【概述】

胃底静脉曲张(gastric fundal varices)是门静脉高

压的重要并发症,常与食管静脉曲张合并存在,也可单独发生于胃部,多见于贲门区和胃底部,有时也可见于胃窦部和胃体部。

病理上无论肝内性还是肝外性门静脉高压,凡门静脉系统血流进肝受阻或肝静脉血流出肝受阻,皆可导致侧支循环形成,首先发生胃底静脉曲张,然后才发生食管静脉曲张。因而诊断胃底静脉曲张,有重要临床价值。

因引起门静脉及其分支阻塞的病因不同,表现各异。除原发病变的症状外,主要为门静脉高压表现,如肝脾肿大、腹水、腹壁静脉扩张等。如胃底静脉破裂,则有突发的呕血和黑便。

【影像学表现】

造影检查可见胃底至贲门区黏膜迂曲、扩张,或见直径 1~2cm 的结节状影,甚至呈边缘光滑、境界清楚的肿瘤样隆起,并带有分叶。以半卧位左前斜位双对比检查显示最佳。所见阴影因胃底充气量不同,性状可变,表明质地柔软。发生于胃窦部和胃体者也呈同样表现。

血管造影可以查明侧支循环的范围和程度。采用经肠系膜上动脉门静脉造影法,有时因肠系膜上静脉和门静脉血流量较大,血管影像淡薄,不够理想;若采用经胃左动脉门静脉造影法,同时给予血管扩张剂,则造影剂可大量进入胃冠状静脉和胃短静脉,胃底和食管静脉曲张可更清晰地显示出来。

增强 CT 表现为胃底部静脉扩张,呈增粗、迂曲的血管团(图 7-3-18)。增强 CT 对于胃底静脉曲张的显示率明显高于钡餐造影,可以进一步明确静脉曲张的范围和程度。

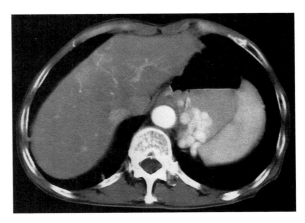

图 7-3-18 胃底静脉曲张
增强 CT 示胃底部迂曲、扩张静脉呈团块状强化

【鉴别诊断】

胃底静脉曲张伴有导致门静脉高压的病因及其临床表现,并多伴有食管静脉曲张,一般诊断不难。

单独发生于胃部者,应与胃淋巴瘤、浸润型胃癌和巨大皱襞症相鉴别(参阅有关病变)。

四、胃憩室

【概述】

在消化道中胃憩室(gastric diverticulum)最为少见。多见于胃贲门附近小弯侧,有时可见于胃大弯,极少情况可发生于幽门前庭部。病因不清,有人认为是先天性异常,因为在婴幼儿可见本症;多数学者认为与肌肉发育有关。因胃底环形肌缺如,斜行肌薄弱,胃贲门压力较大,故多发生在贲门部。后天性憩室可分为内压性和牵引性两种,后者多因胃周围炎粘连牵拉所致。胃憩室为真性憩室,具有胃壁完整结构,内部黏膜正常。多为单发很少多发。贲门憩室直径多在3~5cm,胃体部憩室一般较小。

临床上无特异表现,有者可有心窝痛、呕吐等一般症状。多数在胃肠检查中偶然发现。很少并发憩室炎,文献上有溃疡、穿孔、出血和憩室扭转的个别报道。

【影像学表现】

因好发于贲门口后壁,以立位右前斜位显示最佳。X线可见从胃腔向外突出的囊袋状影,外形光滑、整齐,颈部稍窄;憩室壁柔软,随胃内压力改变,可见伸缩变形;憩室内黏膜多不能显示,但可见胃黏膜经颈部呈放射状进入憩室之中;钡剂在其中停留时间长,借助气体可见液平面。如合并憩室炎或溃疡时,可见外形不整,或在边缘部见有龛影。

【鉴别诊断】

贲门部憩室表现典型,X线诊断无何困难。但须注意同胃底溃疡或溃疡穿孔鉴别。憩室外形光滑,有伸展性,颈部可有胃黏膜进入,口部无环堤等,可供鉴别。

五、胃扭转

【概述】

凡胃的大弯和小弯,在相互位置关系上发生变化者,称为胃扭转(volvulus of stomach)。根据扭转方式不同,可分为三型:①器官轴型或纵轴型扭转,即以贲门与幽门连线为轴心,向上翻转,以致小弯向下,大弯向上;②网膜轴型或横轴型扭转,即以与长轴相垂直的方向,向左或向右翻转;③混合型扭转,兼有上述两型不同程度的扭转。在三种类型中以器官轴型扭转最为常见,网膜轴型次之,混合型少见。

按扭转范围不同,可分为完全扭转和部分扭转。前者除胃与横膈附着部分之外,整个胃都扭转;后者只有部分扭转,通常为胃远端扭转。完全性扭转常为

向前、向上翻转,超过180°乃至360°,此时大弯向上,胃后壁向前,形成急性扭转。部分性扭转最为多见,不超过180°,一般为慢性扭转。

胃扭转与胃周围韧带先天性缺欠有关。如胃结肠韧带、肝胃韧带等过长或松弛,易导致扭转;也可继发于膈膨出、膈疝、溃疡或肿瘤等的牵拉、推挤;多数无何诱因,称为特发性胃扭转。

急性扭转发病急剧,可有梗阻、绞窄等症状(将在急腹症中介绍)。慢性胃扭转以中年男性多见。症状轻重不一。或有食后胀满、上腹部灼痛、反酸、嗳气、恶心及呕吐等一般症状,多无规律性。

【影像学表现】

腹部平片胃积气增多。立位时常见两个较大的液平面。造影检查依类型不同表现各异。

1. **器官轴型扭转** 贲门端下降,食管腹段延长,胃远端位置升高,两者甚至在同一水平。胃大弯向右上方翻转呈凸起的弧形,并向右下方延伸与十二指肠球和降段相连。小弯向下,故凹面向上。与正常相反,大弯向右上,小弯向左下。黏膜像和双对比像可见黏膜皱襞呈螺旋状或倒"V"形扭曲。

2. **网膜轴型扭转** 若扭转角度较大,胃绕成环形。胃底移向右下胃窦移至左上。胃窦和十二指肠近端与胃体部交叉,甚至越过胃体居于左侧。顺时针扭转,胃窦位于胃体之后;逆时针扭转,则胃窦位于胃体之前。

【鉴别诊断】

本症采用单对比或双对比检查均能做出正确诊断。瀑布胃因胃底下垂胃体相对上升,有时需同器官轴型扭转鉴别。瀑布胃通常只见一个液面,胃窦多低于胃底,贲门无下移,特别是无大小弯错位,不难鉴别。

六、胃重复畸形(肠源性囊肿)

【概述】

胃肠道重复畸形是一种少见的先天性疾病,其中45%的重复畸形发生于回盲部,包括阑尾,而胃重复畸形则是其中最少见的一种,仅占3.8%~5.0%。胃重复畸形多见于小儿,其表现为囊性肿块,出生时体检通常肿块较小,以后由于分泌物聚集而逐渐增大,大多数发生于胃大弯侧,偏向幽门部,位于胃与横结肠之间。重复胃与正常胃壁共用平滑肌层和胃网膜血管,并可与正常胃腔相通。重复胃腔内可出现胃黏膜、肠黏膜,其内出现异位胰腺组织也曾有报道。另有报道称重复胃腔可以发生癌变。胃重复畸形可并发食管、小肠、十二指肠重复畸形,也可并发其他先天性畸形,如呼吸系统异常等,其病因目前仍存在较多

争论。

【影像学表现】

腹部 X 线平片检查多无阳性发现。偶尔胃肠道造影可见重复的胃腔内充填对比剂，但大多数情况下仅显示为肠道外压迹。超声和 CT 检查可发现位于胃肠道腔内、壁内或腔外邻近部位的囊性肿块，单房或多房，与所附着的消化管壁相连，囊壁厚，光滑，界限清晰，并多有钙化，增强扫描囊壁可有强化。⁹⁹ᵐTc 可检出重复胃腔内的异位胃黏膜。

【鉴别诊断】

胃重复畸形的鉴别诊断包括肠系膜囊肿、胰腺假性囊肿、大网膜囊肿等。大部分胃重复畸形的最终诊断方法为剖腹探查。

七、胃异位胰腺

【概述】

异位胰腺又称迷走胰腺或副胰，其定义为正常胰腺位置以外的胰腺组织，两者之间没有解剖上的联系，拥有独立的血液供应和神经支配。它可具正常胰腺组织所具有的任何组织成分，但往往由导管和周围产生黏蛋白的腺体组成。1859 年，Klob 首次从病理学上证实本病的存在。异位胰腺是一种先天性疾病，其发生机制尚未完全清楚，多数学者认为由于胚胎时期胰腺原基与原肠粘连或穿透原肠壁，并随原肠纵向生长及旋转而被异常移植；也有认为由异常部位的内胚层细胞异向分化或化生而来。正常部位胰腺的任何疾病均可发生于异位胰腺，如急、慢性胰腺炎、囊肿、腺瘤或腺癌等。当异位胰腺组织恶性变时，便可发生异位胰腺癌。

消化道内镜检查是诊断异位胰腺的首选方法，典型的上消化道异位胰腺多位于幽门附近，呈隆起性病变，大小不一，中央可有脐型凹陷，表面黏膜光滑或有充血、糜烂，但由于其常位于黏膜下层或肌层，需采用多次深部活检取材。当内镜不能诊断时可行 X 线钡餐造影。造影特征为由异位胰腺的胰管所构成的"导管征""脐样征"，如多数胰管被充盈，则可见有小钡点向四周辐射的线状影。此外，将 X 线结合消化道内镜进行异位胰腺胰管造影，可提高术前诊断率。

【影像学表现】

异位胰腺癌的影像学表现多不典型，许多病例术前不能诊断。肿块的发生部位：异位胰腺好发于空腔脏器壁内，大多发生于胃肠道，尤其好发于胃窦部，因此异位胰腺癌也以上述部位为多发。病变发生于胃壁内者显著特点为位于黏膜下层和肌层，很少累及黏膜和浆膜。肿块的形态和密度病灶多表现为圆形或卵圆形肿块，大小约数厘米，边界光滑或呈锯齿状。

病灶多呈囊实混合性，囊壁厚，其内有实性分隔。文献中所有病灶均有一囊性区域，有病理证实该囊性区域为扩张的胰腺导管或坏死成分。病灶实性成分平扫呈等或稍低密度，囊性成分呈液体密度。增强后囊性成分无强化，实性成分强化可明显可不强化。实性成分增强后轻度强化，呈相对低密度灶。而本例病灶实性成分有明显强化。未恶变的异位胰腺组织有以下三种强化方式：①均匀明显强化，与正常位置胰腺相似，因病灶主要由与正常胰腺组织一样的腺泡组成；②轻度强化，病灶主要由导管和增生肥大的肌肉组织组成，而胰腺腺泡成分很少；③病灶呈囊性，无强化，因病变主要为假性囊肿，由扩张的导管构成主要成分，只有很少量的腺泡成分。而有囊性变的异位胰腺组织容易发生恶变。笔者认为，异位胰腺癌的强化方式，不仅与恶变前异位胰腺组织的组成成分有关，还与病变是否具内分泌功能有关。与起源于正常部位的胰腺肿瘤一样，起源于异位胰腺组织的胰腺肿瘤，如不具内分泌功能，则恶变部分由于生长迅速，血液供应不足，表现为少血供的肿瘤，在 CT 增强扫描后强化不明显。

第九节　凹陷性和隆起性病变

综上所述，胃内良恶性病变大都表现为凹陷、隆起，或以凹陷为主伴有隆起，或以隆起为主内有凹陷。仔细分析和显示这些改变，有助于鉴别良性或恶性。

一、凹陷性病变的分析

此类病变良性者以溃疡或胼胝性溃疡为代表；恶性者以溃疡癌为代表，其次为平滑肌肉瘤、溃疡型恶性淋巴瘤。主要应从以下三方面进行分析。

1. **凹陷灶**　主要观察其形状、轮廓、深度及凹陷底部特征。

凹陷灶的形状呈圆形、类圆形等较规则形态者，多为良性。形态不规则呈地图状者，多为恶性病变。

轮廓清晰、边缘光滑者可考虑为良性，轮廓不清晰、边缘不规则者多为恶性。癌性糜烂靠近大弯侧的边缘多较为锐利，而靠近小弯侧的边缘多不甚清晰。应注意到良性溃疡的修复期，凹陷灶的形态可变得不规则，边缘不清晰。

溃疡的深度对良恶性鉴别的意义不大。必须将病灶的范围与其深度进行比较，病变相对较浅而范围较大者，多见于早期胃癌。

良性溃疡的溃疡底多较光滑，但在急性期时，溃疡底可凹凸不平，凹陷的最深部分位于病灶的中央则是其明显的特征。凹陷底出现隆起的黏膜岛可看作恶性病变的一个重要特征,当凹陷底的这种岛状黏膜隆起为多发时,恶性的可能性进一步增大。

2. 凹陷周边的隆起 良性溃疡周边的隆起在溃疡的不同时期各具不同的形态。急性期,由于黏膜的水肿增厚所形成的环形隆起,表面光滑,逐渐向周围正常黏膜移行,外缘不清。修复期,环形隆起的表面可变得不光滑,但较少呈结节状改变。隆起越靠近凹陷处越明显,而远离凹陷的部位则逐渐减轻,与周围正常组织不形成明确的边界,压迫像所出现的透光区没有清楚的外缘。与此相反,恶性病变的隆起为不规则性,表面呈凸凹不平的颗粒状,颗粒大小不均,外缘多清晰、锐利,与外周正常黏膜的界限较清楚。平滑肌肉瘤、淋巴瘤,其周边部多无明显隆起。

3. 黏膜皱襞 黏膜皱襞的集中,不仅仅是发现病灶的有力线索,同时对于鉴别诊断也有很重要的意义。皱襞的尖端可出现各种改变,但皱襞的狭窄、中断、棒状或杵状增粗、融合等被认为是恶性的表现。但平滑肌肉瘤、恶性淋巴瘤的溃疡可无此改变。

良性溃疡时黏膜皱襞的尖端逐渐变细。恶性时的变细则为突然性的狭窄改变,为非连续性变化;黏膜皱襞可形成中断,这种皱襞的中断多位于凹陷的边缘。

皱襞的尖端出现棒状或杵状增粗者,多表明癌在黏膜下层的浸润。分化型的黏膜内癌也可出现这种改变,但与皱襞的变细和中断混同存在。良性溃疡时,由于黏膜下的炎性水肿与纤维增生,也可出现皱襞的增粗与肥大,但无尖端的蚕食性改变。

黏膜皱襞出现融合改变,多标志着癌肿向深层的浸润。

应当指出,由于有恶性溃疡周期的存在,复查随访对于鉴别诊断是很重要的。即使认为是愈合期的溃疡,也应于 6 个月内复查一次。少数凹陷型早期胃癌,经过内科治疗可以缩小,但一般不易完全恢复,且该区还可再发溃疡糜烂,对这类患者即使活检阴性,也要定期复查。

二、隆起性病变的分析

山田、福富(1966)根据隆起性病变基底部形态不同,将其分为四种类型(ER7-3-13)。

ER7-3-13　山田分型

山田 I 型:基底部呈钝角,与周围胃壁没有明显的分界。

山田 II 型:基底部与周围胃壁形成明显的分界,但不出现内凹切迹。

山田 III 型:基底部与周围胃壁形成明显的内凹切迹,但有蒂。

山田 IV 型:隆起有一较细小的蒂部存在,即有蒂隆起。

恶性者以 Borrmann I 和隆起型早期胃癌 I 型、IIa 型早期癌为代表,良性者以腺瘤性息肉和黏膜下肿瘤为代表,后者可为恶性亦可为良性。恶性者如平滑肌肉瘤、恶性淋巴瘤、胃转移瘤及类癌等;良性者如神经源性肿瘤、纤维瘤、脂肪瘤、血管瘤、血管内皮瘤、血管球瘤、淋巴管瘤、嗜酸性细胞肉芽肿、囊肿、异位胰腺以及异位胃黏膜等。

此类病变的分析,应注意观察以下几点①性状:隆起呈圆形或椭圆形,边缘光滑者多为良性;形态不规则,边缘不光滑者多为恶性。②高度:单纯从病变的高度来看不易判定良恶性。对于较高的隆起而言,半球状者多为良性,而呈盘状者恶性的可能性较大。③基底部:有蒂者除病变特别大者,多为良性;基底部与周围胃壁呈钝角者,也多为良性;基底部与正常胃壁间形成切迹者,应当想到有恶性病变存在的可能。④表面形态:表面光滑,或有轻微的凸凹,但程度细小且均匀,接近正常胃小区形态者,为良性的表现;与此相反,明显的凹凸不平,呈大颗粒状,且大小不均者,多为恶性表现。表面呈花瓣状的大分叶病变,如周边部的颗粒较中央部的颗粒大者,可认为是恶性的征象。⑤有无凹陷:伴有小而深的溃疡者,多考虑良性病变;溃疡浅而较大者,多见于恶性病变。当隆起表面的凹陷仅为表浅的糜烂时,对于鉴别诊断的意义不大。当凹陷较大,难以判定究竟是隆起性病变还是凹陷性病变的情况下,多为恶性的表现。

1. 山田 I 型 I 型隆起多为黏膜下肿瘤。压迫像表现为边界不清的透光区,常可看到"桥形皱襞"(bridging fold)。通常在压迫时,隆起透光的大小、形态容易改变,特别是小的隆起,可随压迫力度的变化,透光区时隐时现。

双对比像上,本型隆起的边缘多不清楚,对于 1cm 以下的病变,有时甚至无任何异常所见。直径大于 2cm 的病变,双对比像有时会出现类似山田 II 型隆起那样的清晰轮廓,此时若行压迫法检查,就可显示出山田 I 型隆起的特征。胃上部的病变由于无法进行压迫检查,双对比造影时应多体位点片,观察有无桥形皱襞,隆起的基底、轮廓形态等均与体位有关。

调整体位、胃内充气量、呼吸深度,可观察隆起的大小与位置的变化。当病变的位置与大小变化较明显时,应考虑胃外肿物的压迫。压迫法检查还应注意隆起的硬度如何,柔软可变的多为脂肪瘤;黏膜下的囊肿性病变,也有一定的柔软度;动态观察,有时可见到囊肿大小在短期内的改变。

2. 山田Ⅱ型与Ⅲ型　Ⅱ型与Ⅲ型隆起,无论从 X 线还是病理基础上都有相当大的共性,在此一并介绍。

Ⅱ型隆起在压迫像上表现为境界清晰的透光区,改变压迫力度和方向,形态几乎不发生变化,不伴有桥形皱襞,边缘清晰锐利。在双对比像上,小的Ⅱ型隆起有时不易与气泡区别,压迫后气泡消失可作为鉴别依据。

Ⅲ型隆起在压迫像上也表现为境界清晰的透光区,但常可看到隆起灶的部分边缘不锐利,调整压迫力度和方向,边缘不锐利部分的位置也随之发生变化,这一现象是由隆起的基底部所形成的。双对比像可显示隆起基底部的切迹,隆起的整体轮廓也可清晰地显示出来。双对比像有时不易与Ⅱ型隆起相区别,这时应充分发挥压迫法在观察隆起性病变中的长处。

单从隆起的大小与良恶性的关系来看,山田Ⅱ型隆起直径超过 5mm,山田Ⅲ型隆起直径超过 10mm,就有恶性病变的存在,因此在诊断上必须引起重视。

1967 年高木将这两型隆起进一步分为两个亚型,即盘形隆起和半球形隆起,这一区分对于鉴别诊断有重要意义。

1) 盘形隆起:盘形隆起中最为常见的就是Ⅱa 型早期胃癌和不典型增生。一般情况下,表面凹凸不平,形态不规则,直径>2cm 者,多为早期胃癌;不典型增生的直径多小于 2cm,隆起的表面较光滑,也可呈颗粒状和结节状,但形态、大小都较为均匀,轮廓比Ⅱa 型早期胃癌规则。必须强调,有时Ⅱa 型早期癌也可很小,多点活检对于诊断是必不可少的。此外,扁平隆起也偶见于嗜酸性细胞肉芽肿。

2) 半球形隆起:半球形隆起是山田Ⅱ型、Ⅲ型隆起中最为多见的类型。隆起表面的形态,对鉴别诊断有一定帮助。表面呈显著的结节状隆起者,多为恶性;表面呈颗粒状者,多为良性息肉或腺瘤,少数为不典型增生;表面光滑者,首先考虑各种黏膜下肿瘤。当半球形隆起表面伴有凹陷时,除与 Borrmann Ⅱ型癌鉴别外,应考虑黏膜下病变,如平滑肌源性肿瘤、类癌、转移瘤、异位胰腺等的可能。

3. 山田Ⅳ型　此型具有较大的头部和与之相连的蒂部。压迫像可清晰显示出头部和蒂部,随压迫方向和力度,可见头部和蒂部位置发生变化。这种现象称为"摆头征象"。双对比像多能将隆起的蒂部清晰地显示出来,但短蒂隆起的蒂有时在双对比像不易显示;在病灶的正位观,常可看到隆起呈双环表现,外环为隆起的头部,内环为较狭窄的蒂部,转动体位可见两环间的相对位置发生变化。

山田Ⅳ型隆起的绝大多数都是胃息肉,单纯从病变的形态和大小上,良、恶性鉴别的意义不大。山田Ⅳ型隆起癌的发生率不高,直径超过 2cm 后有恶性病变的可能,通常只是表现为隆起某一局部的恶变,而并非隆起的整体。检查中,显示隆起的蒂部非常重要,只要能看到隆起蒂的存在,并且可以活动,即使有蒂隆起的头部已相当大,也很少是进行期癌。

(孙应实　唐磊　徐荣天　张景荣)

第四章

十 二 指 肠

第一节　十二指肠溃疡

【概述】

自 Barclay(1910)首次报道十二指肠溃疡的 X 线表现以来,钡餐造影检查一直是诊断十二指肠溃疡(duodenal ulcer)的有效方法。20 世纪 60 年代以后,采用双对比造影与纤维胃镜相配合,对本症的诊断已达到相当完善的地步。

十二指肠溃疡远比胃溃疡多见。约 95% 发生于壶腹部,偶尔出现于壶腹后部,称为壶腹后溃疡(post-bulbar ulcer),后者多在壶腹以上至壶腹部顶端一段。壶腹部溃疡多在前、后壁。

单发溃疡呈圆形、椭圆形,大小和深浅不一。可为 1~3mm,多不超过 10mm。溃疡周围有炎性浸润、水肿和纤维组织增生。慢性者因瘢痕形成而产生壶腹部变形。约 1/4 为多发溃疡,可有 2~3 个小溃疡分布于前壁或后壁。若两个溃疡在前、后壁相对应,称为对吻溃疡。也可与胃溃疡同时存在,称为复合性溃疡。据报道壶腹部线状溃疡发生率在 4.3%~20.3%,多在邻近幽门管部,以小弯侧为中心,累及前壁或后壁,约 75%~90% 长于 2cm。半数以上深达肌层乃至浆膜层。

发生于壶腹底部的溃疡,易向幽门部延伸,造成幽门偏位、狭窄和幽门梗阻。前壁的溃疡若穿透浆膜层,易引起穿孔,导致急腹症;后壁者可与邻近组织或器官粘连,若穿破胰十二指肠动脉,可引起大出血。壶腹后溃疡易发生管腔狭窄,较壶腹部溃疡更易出血。

十二指肠溃疡较胃溃疡发病早,多在 30~40 岁。男性多于女性。临床症状与胃溃疡相似,多有周期性、节律性右上腹部痛。疼痛多在两餐之间,进食或服制酸剂可以缓解。部分患者可有夜间痛。多数患者有胃酸增高。一般有反酸、烧心、嗳气等症状。十二指肠溃疡比胃溃疡并发症多,主要为出血、梗阻和穿孔,一旦出现则有相应临床症状。壶腹后壁的穿透性溃疡,疼痛常向背部放散。

【影像学表现】

诊断溃疡的直接征象是龛影和壶腹部变形。单发的圆形溃疡,多位于前或后壁中央部,因而正位充盈像,可无异常表现。加压检查是最好的方法。采取仰、俯卧位双对比法也有帮助。此时溃疡表现为圆形或不整形钡斑,周围黏膜纠集。若周围的水肿明显,与胃溃疡一样,可见溃疡环堤。转动体位,寻找溃疡的侧位观很重要,采用侧位或左前斜位多可见突出腔外的龛影。此型溃疡 2/3 可引起壶腹部变形,多在大弯或小弯一侧见有切迹。变形程度决定于溃疡大小、病程和位置。直径大于 10mm、病程较久和距离幽门管较远的溃疡,变形明显。

多发溃疡可见两个以上龛影。90% 于前壁可见龛影,其余龛影分布于后壁、大弯或小弯侧。60% 前、后壁同时见有龛影。若为对吻溃疡,在正位加压检查时可能相互重叠,易误为单发溃疡,采用侧位或斜位观察则可识别。多发溃疡壶腹部变形明显,绝大多数为大小弯两侧性变形,少数也可仅见于一侧。

线状溃疡表现为不同走行的线状沟。边缘不整齐或伴有小点状壁龛,呈串珠状。邻近黏膜向线状沟纠集。采取立位加压法和俯卧压迫法,85% 以上可以显示线状沟。距离幽门管较远者易于显示。有报道线状溃疡越长、距离幽门管越远和长期不修复的溃疡,多致壶腹部两侧性变形,否则为单侧性变形。

壶腹后溃疡的 X 线表现与壶腹部不同。因壶腹后段痉挛收缩和蠕动亢进,钡剂通过快容易遗漏龛影。由于痉挛和纤维增生,主要表现为肠腔狭窄,多为偏心性;因水肿和痉挛收缩,附近黏膜紊乱、增粗;运用适当的加压检查技术,可以发现龛影,多为类圆形或不整形;病程较长者可有壶腹部扩张。

十二指肠溃疡除上述改变外,也有一些间接征象,如壶腹部痉挛、胃窦炎、胃空腹潴留液增多及反射性幽门或贲门痉挛等。若溃疡穿入邻近组织和器官,形成外瘘,可见钡剂外溢至十二指肠之外并残留于腔外;若穿入胆囊或胆总管,可见其中有气体或对比剂。

急性十二指肠溃疡,大部分可以消失,不留痕迹;而慢性溃疡,只有部分修复。愈合过程表现为龛影缩小、变浅以至消失;如残留瘢痕,则呈浅淡的小钡斑或线状沟;周围纠集的黏膜依然可见,但因水肿消失,其尖端逐渐变细或相互交叉;由瘢痕牵引所致的壶腹变形,不能恢复甚至更加明显,它所形成的袋状假憩室,将继续存在;其他如临床症状减轻、间接征象减少等,也是溃疡走向愈合的佐证(ER7-4-1)。

ER7-4-1　十二指肠溃疡的龛影和壶腹变形

【鉴别诊断】

若见龛影和恒定的壶腹部变形,诊断十二指肠溃疡并无困难。但要注意同愈合性溃疡鉴别。后者一般无龛影,如有点状钡斑,系瘢痕形成的浅凹陷所致,其轮廓模糊而较浅淡,纠集的黏膜尖端靠拢、交叉以及原有临床症状消失等,与活动性溃疡不同。

线状溃疡形成的线状沟,应与正常的黏膜沟加以鉴别。后者一般较深,走行有一定规律,边缘锐利整齐,而较浓密;前者比较浅淡,边缘多呈锯齿状,或串珠状,加压点片摄影,形状和位置固定,与正常黏膜沟不同。

壶腹部的巨大溃疡,有时需与恶性肿瘤的溃疡鉴别。后者在十二指肠壶腹部发病率很少,主要表现为黏膜破坏、消失,并可向腔外蔓延形成肿块,有时可压迫邻近器官。CT 扫描可见腔外软组织块影,可供鉴别。

腹部器官的炎症,如十二指肠炎、十二指肠周围炎、胆囊炎和阑尾炎等,皆可引起壶腹部变形。后者为痉挛所致,痉挛过后壶腹部仍可充盈,呈正常形态,无恒定变形和假憩室,不难鉴别。

此外,长期不愈合或爆发性多发性十二指肠溃疡,同时伴有胃酸过多,应注意排除胰源性溃疡的可能。

第二节　十二指肠憩室

【概述】

十二指肠憩室(duodenal diverticula)在我国占消化道憩室的首位。发病率报道不一,在钡餐检查中有

2%~22%的患者发现憩室。真正的病因不清,认为可能与先天性肠壁发育薄弱,生后十二指肠蠕动压力增高有关。病理上为多层或单层肠壁向腔外呈袋状突出。多为单发,约 20% 为多发。60%~70% 见于十二指肠下行部的内侧。并多在距离乏特壶腹 3cm 以内。其次为下水平部和上行部。少数位于十二指肠圈的外侧。憩室大小不一,颈部较细,多数直径在 2~3cm。极少数病例有憩室炎、憩室周围炎以及憩室内结石、溃疡、肿瘤的报道。

多见于高龄患者,30 岁以下非常少见。单纯的憩室多无症状,常为偶然发现。据报道仅 15% 的患者,可有上腹部痛、不适感、恶心、呕吐等。若合并憩室炎或溃疡,可有出血。较大的乳头旁憩室,因憩室炎和憩室周围炎的波及或直接压迫胰、胆导管,可伴有胆道炎、胆结石和胰腺炎,因而出现相应的临床症状,即所谓 Lemmel 综合征。

【影像学表现】

憩室通常为圆形或卵圆形囊袋状影,突出于肠腔之外。边缘整齐、光滑,以一窄颈与肠腔相连。十二指肠黏膜经颈部进入憩室,以加压法或双对比法多可显示。较大的憩室在立位检查时,因含有气体、液体和钡剂,可见不同密度的分层界面。憩室中的钡剂多能自行排空,若颈部狭窄,也可停留数日。憩室内若有食物残渣、凝血块、结石或肿物,可形成充盈缺损。偶尔可见法特乳头开口在憩室之中,甚至胰、胆导管可以部分显影。如合并憩室炎或憩室周围炎,则见黏膜增粗、憩室边缘不整或变形。

【鉴别诊断】

十二指肠憩室具有典型表现,X 线诊断并无困难。但有时因胃远端与十二指肠重叠,可以遗漏,或因憩室部分显示于胃边缘部,误诊为胃溃疡。采用仰卧位或右前斜位,可以显示十二指肠各段,上述情况可以完全避免。

第三节　十二指肠恶性肿瘤

十二指肠恶性肿瘤,可分为原发恶性肿瘤和转移癌。前者包括十二指肠癌、乳头部癌、肉瘤和类癌;后者主要为胆总管末端癌和胰头癌对十二指肠的直接侵蚀。

一、十二指肠癌

【概述】

十二指肠癌(duodenal cancer)占全部小肠癌的1/3~1/2。按发生部位,Mateer(1932)根据胚胎发生学,分为乳头上部型、乳头下部型和乳头周围部型。按病

理大体类型,Burgerman(1956)分为四型:即溃疡型、息肉型、环状狭窄型和弥漫浸润型。其中以溃疡型和息肉型比较多见。但至进展期,多有弥漫浸润和管腔狭窄。

早期癌约半数无任何症状,其余可有腹痛、上腹部不适等一般症状。伴随肿瘤进展,腹痛加重,多有呕吐、胃部胀满、贫血和体重减轻。若乳头部受累,可有黄疸、发热等表现。乳头下部癌在呕吐物中可伴有胆汁,与乳头上部癌不同,乳头周围部癌可早期出现黄疸。查体有时可触及肿块。半数以上便潜血为阳性。

【影像学表现】

上胃肠道造影或十二指肠低张造影,可归纳有以下征象:①不整形的钡斑,周围隆起,伴有充盈缺损;②黏膜消失、破坏或增厚、肠壁僵硬,肠腔缩窄;③外形不规则的息肉样充盈缺损,伴有肠腔狭窄;④境界锐利的限局性环形狭窄,肠壁僵硬,不能扩张;⑤狭窄近端的十二指肠扩张,或伴有胃扩张和潴留。

CT扫描可以了解肿瘤向腔外的扩散程度、腹部淋巴结或远隔器官有无转移,并可排除周围器官的肿瘤对十二指肠的侵蚀。

【鉴别诊断】

由于十二指肠癌发病率低,人们对其缺乏警惕;又因蠕动的影响,不采用低张十二指肠造影,早期不易发现。及至进行期,出现境界锐利的环形或偏心性狭窄,或不规整的溃疡或分叶形肿块,结合病史和临床症状,不难诊断。

息肉型癌同良性肿瘤,溃疡型癌同溃疡型肉瘤,甚至同巨大的良性溃疡,有时形态相似,需注意鉴别。其鉴别要点请参阅有关病变。同转移癌的鉴别,根据病变所在部位,主要应排除胰癌、胆管癌和胆囊癌的蔓延侵蚀。经淋巴道或血管的远隔转移,非常罕见。弥漫浸润型癌形成的管腔狭窄,应与良性狭窄鉴别。后者病程长,黏膜比较柔软,管腔仍有伸展性;而前者病程短,黏膜僵硬、破坏,形态固定等可以区别。在上述病变之间鉴别困难时,选用CT扫描、内镜逆行胰胆管造影(ERCP)或胃镜活检是必要的。

二、十二指肠乳头癌

【概述】

十二指肠乳头癌(cancer of duodenal papilla)系指来源于十二指肠乳头部黏膜、壶腹内黏膜、主胰管和胆总管共同开口部的壁间黏膜上皮的癌瘤,不包括胆总管末端癌或胰头癌等向乳头部的扩散。占全部十二指肠癌的1/2~3/4。大体类型分为肿瘤型、溃疡型和混合型。后者系指在肿瘤表面形成溃疡或在溃疡

周围有肿瘤样隆起者。该部肿瘤转移较晚,手术切除率较高,术后5年生存率远高于胰头癌。

多见于老年人。无性别差异。黄疸、发热和疼痛为三大主要症状。其他症状为上消化道疾病的一般表现。查体可有胆囊和肝脏肿大。

【影像学表现】

低张十二指肠造影是X线检查的最佳方法。一般取俯卧第二斜位可见乳头正面观。仰卧第一斜位可显示乳头侧面观。仔细观察乳头形态十分重要。早期癌仅有乳头增大,或边缘不规整;有者黏膜破坏,形成糜烂或溃疡。进行期癌多有典型征象:肿瘤型者表现为分叶状块影,表面凹凸不平,环形皱襞破坏;溃疡型者可见扁平钡斑,长轴通常与十二指肠长轴一致,外形不整,附近可见环堤或黏膜纠集、中断;混合型者则兼有上述两者改变。

CT扫描有助于显示胆总管扩张或肿瘤扩散程度。有报告增强CT扫描,乳头癌可显示增浓的结节状影向腔内突出。

【鉴别诊断】

进行期癌结合临床症状一般不难诊断。主要应注意同转移癌的鉴别(参阅前述内容)。早期癌诊断有一定困难。当临床症状可疑,发现乳头增大或结构异常不能确定性质时,应及时进行ERCP检查和活检(图7-4-1)。

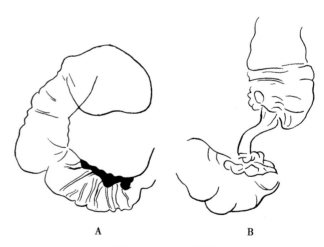

图7-4-1　十二指肠癌

A.乳头癌,示乳头部不规则溃疡;B.十二指肠腺癌,环形溃疡

三、十二指肠肉瘤

【概述】

十二指肠肉瘤(duodenal sarcoma)占胃肠道肉瘤的10%~20%,发生于十二指肠的恶性肿瘤中,肉瘤约为癌的1/10~1/5,十分罕见。十二指肠肉瘤大多为平滑肌肉瘤和恶性淋巴瘤。其他如血管肉瘤、神经肉

瘤、纤维肉瘤和脂肪肉瘤等更为少见。

肉瘤临床症状出现较晚,十二指肠梗阻和黄疸症状较轻,腹部肿块触及率较高,与十二指肠癌不同。其他无何特征。

【影像学表现】

依靠 X 线造影检查,有时与十二指肠癌不易鉴别。有报道认为,见有下列征象应想到平滑肌肉瘤可能:①同时占据肠腔内、外比较光滑的巨大充盈缺损;②黏膜破坏、僵硬表现较轻者;③巨大的肿瘤与其引起的管腔狭窄不相符合者;④钡剂外溢,出现瘘孔、窦道或憩室样钡斑者;⑤胃窦、小肠等周围器官受压移位者。

淋巴肉瘤的 X 线表现多样:多有充盈缺损,或溃疡形成,有时二者兼而有之;黏膜肥厚、形成结节或黏膜展平、消失;管壁僵硬、不规整、肠管狭窄,但常保持一定的伸展性,无明显通过受阻;有者病变广泛、多发,其他部位有淋巴瘤。

四、十二指肠类癌

十二指肠类癌(duodenal carcinoid),约占胃肠道类癌的 2%~4%。其中 20%发生转移。临床可有类癌综合征表现。本病多见于十二指肠壶腹部,少数在其他各段。壶腹部的类癌多呈结节状隆起,表面可见糜烂或小溃疡。兼有上皮性肿瘤和黏膜下肿瘤的表现,为类癌的特征(详见小肠和结肠类癌)。

第四节 十二指肠良性肿瘤

【概述】

十二指肠良性肿瘤(benign tumor of duodenum),约占全部小肠肿瘤的 20%~30%,比较少见。由于检查方法的进步,近年来报道增多。可分为上皮性肿瘤和非上皮性肿瘤,以前者多见。上皮性肿瘤主要有腺瘤性息肉和 Brunner 腺瘤,其他如囊肿、异位胰腺、迷走胃组织等少见。在非上皮性肿瘤中,以平滑肌瘤、脂肪瘤较为多见,神经性肿瘤、纤维瘤、淋巴管瘤、血管瘤等更为少见。

良性肿瘤的临床症状,主要来自三方面原因,①局部刺激症状:表现为上腹痛、重压感或胀满感等,无特异性;②肿瘤阻塞症状:因肿瘤占位所致通过障碍,可有疼痛、恶心和呕吐等,尤其肿瘤较大时,出现率较高;③出血症状:因上皮性肿瘤的表面糜烂或非上皮性肿瘤的中心坏死、溃疡形成,多有间歇性出血,便血较呕血多见,长期可导致贫血,甚至临床上诊为"原因不明的贫血"。

【影像学表现】

上消化道造影良性肿瘤的一般表现为:①圆形或类圆形充盈缺损,边缘锐利;②表面比较光滑,可有小的糜烂或溃疡;③邻近肠壁无浸润僵硬表现,蠕动正常;④肿瘤周围的环形皱襞正常,无破坏。

【鉴别诊断】

按上述表现 90%以上的良性肿瘤可做出正确诊断。但区别为何种肿瘤,有时尚有一定困难。需采用加压法进行不同方向的检查,方能显示某些特征。有时采用 CT 扫描或血管造影,会有所帮助。下面仅就几种较常见的良性肿瘤,做一介绍。

1. **十二指肠腺瘤性息肉**(duodenal adenomatous polyp) 以十二指肠降段多见,呈圆形或椭圆形腔内充盈缺损,直径多在 3cm 以下。表面可略带分叶,但比较光滑。基底部呈山田Ⅲ型或Ⅳ型。加压检查容易显示肿瘤蒂部并有移位。多单发,也可为多发。后者可能为胃肠道息肉综合征的局部表现,应结合临床和其他部位有无息肉,加以鉴别。若肿瘤表面极不规则,呈桑葚状,应想到有绒毛样腺瘤(villous adenoma)可能。后者有高度恶变倾向。

2. **布氏腺瘤**(Brunner adenoma) 亦称布氏腺增生,并非真性肿瘤。多发生在壶腹部,也可累及下行部。可多发亦可单发,但以前者多见。多发者表现为广泛圆隆的结节,呈鹅卵石状,大小仅数毫米,边缘清楚。单发者有时较大,可达数厘米,呈边缘光滑的充盈缺损,宽基底,表面可有小凹陷。与宽基底的腺瘤性息肉不易区别。常需黏膜活检才能确定。

3. **十二指肠平滑肌瘤**(duodenal leiomyoma) 基底宽,多呈山田Ⅰ、Ⅱ型,有时可见桥形皱襞。有向腔外生长趋向。发现时多已较大,可压迫周围器官移位。局部蠕动消失。CT 扫描可见腔外软组织肿块。表面可有小溃疡。若肿瘤和溃疡较大,应与平滑肌肉瘤鉴别。一般认为腔外肿块大于 5cm,腔内者大于 4cm 者,可能为恶性。血管造影见有肿瘤血管侵蚀、狭窄或中断者,为恶性指征。

4. **十二指肠脂肪瘤**(duodenal lipoma) 常为大而光滑的充盈缺损,加压检查肿块可见变形。CT 扫描显示为负值,有重要鉴别价值。血管造影无肿瘤染色,只在肿瘤周围可见细小的血管网,与平滑肌瘤不同。

第五节 十二指肠炎症

一、十二指肠炎

【概述】

由于纤维内镜的应用,十二指肠非特异性炎症的诊断,比以往增多。十二指肠炎(duodenitis)病理上分为浅表型、间质型和萎缩型。同胃炎一样以浅表型多见。炎症多限于黏膜层，也可发生糜烂。常与胃溃疡、十二指肠溃疡或糜烂性胃炎相伴存在。也可单独发生。多见于壶腹部和下行部。

男性多见。青壮年居多。症状表现不一，部分患者可无症状。单独发生时，可有消化不良、胀满、嗳气、反酸等；少数患者因糜烂也可出血；若伴有溃疡病，则多有疼痛，其他症状也较明显；否则与胃炎症状相似，无何特殊。

【影像学表现】

浅表炎症可无异常。若炎症较重或有糜烂，可见壶腹部痉挛激惹、下行部运动亢进等十二指肠紧张力增强表现。壶腹部常充盈不佳，外形不整，但无固定变形。黏膜因水肿或炎性浸润而增粗、紊乱。低张造影球部黏膜可呈网格状。

【鉴别诊断】

若不见龛影而有上述表现时可提示炎症存在。确切的诊断有赖于黏膜活检。腹部器官炎可使十二指肠紧张力增强，但无黏膜增粗、紊乱等表现。

二、十二指肠结核

【概述】

十二指肠结核（duodenal tuberculosis）少见，约占肠结核的 2.5%。系吞咽带有结核菌的痰液或食物感染所致。病理上分为溃疡型、增殖型和混合型。无论何型，均可导致出血、管腔狭窄、扩张、粘连，有时可形成瘘孔。邻近淋巴结常有肿大。病变好发于十二指肠下水平部和升部。

多见于青壮年，可有肺结核或腹腔结核病史，或有结核中毒症状。除上腹部不适、隐痛、乏力、食欲差和消瘦等一般症状外，十二指肠梗阻是晚期的重要表现。查体多可触及上腹部肿块。

【影像学表现】

按类型不同表现各异。溃疡型者，早期可见十二指肠远端呈激惹表现，蠕动亢进，钡剂不能停留，或呈线样征（string sign）。若见黏膜则表现粗糙、紊乱，黏膜上的溃疡不易显示。病变进展导致肠壁增厚，可见管腔不规则的狭窄。狭窄段可长可短，与正常部位界限不清。明显的狭窄，可有近段扩张，蠕动增强或有逆蠕动。病程越长，扩张越明显。有时扩张肠襻在立位时可形成较大的液平面。增殖型者一般病变范围较小，主要为限局性管腔狭窄，外形不整，黏膜可有息肉状增生。肠道外肿大的淋巴结，可压迫肠管狭窄或移位，有时可使十二指肠圈扩大。也可因粘连而形成牵引性憩室。混合型者，则可兼有上述某些征象。

【鉴别诊断】

增殖型十二指肠结核，晚期引起的肠腔不规则狭窄，需与浸润型恶性肿瘤鉴别。前者病程长，近端扩张明显，肠外可有肿大或钙化的淋巴结等，与恶性肿瘤不同。

第六节 十二指肠外压性变化

一、肠系膜上动脉压迫综合征

【概述】

肠系膜上动脉，正常时在第 1 腰椎平面从主动脉分出后，进入肠系膜根部向下斜行。在第 3 腰椎平面，十二指肠的下水平部介于主动脉和肠系膜上动脉之间。这两支动脉的夹角一般大于 45°，肠系膜上动脉与十二指肠上缘也有一段距离，不致形成压迫。若肠系膜上动脉开口过低、小肠系膜与后腹壁固定过紧；或腹壁松弛内脏下垂，使夹角变小，对十二指肠产生压迫性狭窄，则导致慢性十二指肠壅积。

多见于瘦长体型，女性偏多，发病常在 30 岁以后。一般病程较长，主要是食后腹痛、恶心、呕吐，呕吐物中可有胆汁。若采取俯卧位或左侧卧位或胸膝位时，上述症状可以缓解。

【影像学表现】

吞钡后在十二指肠下水平部，见有与肠系膜上动脉走行一致的笔杆形压迹。其近端扩张壅积，蠕动增强，并有频繁的逆蠕动。常在十几分钟后，方见钡剂少量通过狭窄处进入空肠，而钡剂在近端长时间停留，不能顺利通过。

【鉴别诊断】

根据十二指肠近端扩张和下水平部肠系膜上动脉的压迹，诊断不难。但若未见压迹，只有一定程度的壅积扩张，则可能为十二指肠功能失调或动力障碍所致。不能轻易诊断为肠系膜上动脉的压迫。为确定诊断有人采用肠系膜上动脉造影，同时进行十二指肠低张造影，然后摄正位像、斜位像和侧位像，用以明确血管与十二指肠的关系。

二、胰腺的压迫

十二指肠圈包绕胰腺头部，若胰头增大，则产生占位效应，使十二指肠圈开大；或在内侧缘形成双重轮廓，即垫征；因乳头部比较固定，乳头上、下段受压外移，可出现"反 3 字征"。通常见于胰头癌、慢性胰腺炎或囊肿。受压的十二指肠内侧缘可以平滑或呈锯齿状。只有黏膜破坏才能证实为恶性。一般多压迫十二指肠下行部，如肿瘤过大，或向周围扩延，也可影响下水平部或壶腹部。

三、胆系的压迫

胆囊位于十二指肠上膝部至下行部的外侧。若胆囊增大可在其外上方形成压迹。除病理的胆囊增大外,有时也见于正常情况。胆总管通常在十二指肠上部与上膝部移行处相互交叉。一些可使胆总管扩张的病变,均可在此处见有压迹。

第七节 十二指肠异物

经口吞入的异物,若小而圆钝则可顺利通过十二指肠,较大或锐利的异物可经幽门而停留于十二指肠。异物多停留在十二指肠弯曲部,如壶腹部、下膝部和十二指肠空肠曲等处。因异物的摩擦或刺伤,可以出血,甚至穿孔。

除经口异物外,胃石也可经幽门排入,并停留于十二指肠。胆系结石有时经胆总管和法特乳头进入十二指肠;也可因胆囊或胆总管的炎症,与十二指肠粘连,经穿孔直接进入。有报道肠道寄生虫也可上行至十二指肠。十二指肠单对比或双对比造影皆可显示异物的大小、形状和停留位置。不透 X 线异物,腹部平片即可发现。

(张景荣　徐荣天)

第五章

小 肠

小肠占胃肠道的大部分,在腹腔内走行迂曲,肠祥间相互重叠。尽管有纤维内镜和胶囊式内镜,但影像学检查仍是小肠疾病的主要检查方法。小肠造影能发现黏膜面病变、能显示管腔狭窄及扩张、能了解小肠功能性改变,是小肠病变的首选检查方法。CT图像质量好,肠管间无重叠,能同时观察肠腔内、肠壁和肠外的情况,多排螺旋 CT 快速扫描能进行小肠多期扫描和三维重建,因此,CT 已成为小肠疾病重要的检查方法,也是小肠造影和小肠镜检查的必要补充,对于部分黏膜下和主要向腔外生长的小肠病变,CT已成为首选检查方法。MRI 图像软组织分辨率高、可直接多平面成像、同时观察肠腔内外的病变情况、能够判定疾病的活动性和进行功能成像、无电离辐射,胃肠道 MRI 检查的应用也越来越多。小肠血管造影、超声和同位素检查在某些小肠疾病的诊断上也有一定价值。

第一节 解剖、检查方法 与正常表现

一、小肠解剖

小肠包括十二指肠、空肠和回肠。

十二指肠起自幽门,于 Treitz 韧带处与空肠连接,全长约 25~30cm,多呈"C"形包绕胰头。一般将十二指肠分为四段和三曲。第一段通常称为球部或上部,约 5cm,几乎全周被覆腹膜,分为前壁、后壁、大弯侧、小弯侧、内穿窿、外穿窿、球顶和球底。球底中央为幽门管开口。十二指肠球部上方与肝脏和胆囊颈相接触,下方为胰头部,后方为胆总管、肝动脉、胃十二指肠动脉和门静脉。球顶与第二段连接处称球后部,此段长者可达 4~5cm,短者几乎不存在。第二段又称为降段,全长约 7~10cm,为腹膜后器官,仅前面被后腹膜覆盖,走行于第 1~3 腰椎的右侧。十二指肠降段右侧为右肾内缘,前面为横结肠、胆囊及

肝右叶,后面为右肾动、静脉和下腔静脉,左侧为胰头、胆总管末段。胆总管从十二指肠上部的后方通过胰腺后面的胆总管沟,与降部平行下降,斜穿入十二指肠壁后内侧,开口于法特(Vater)乳头。Vater 乳头是胆总管和胰管开口处形成的隆起,一般为 1.0cm×0.5cm×0.5cm。有时在 Vater 乳头上方还有一个副胰管的开口,形成一个小乳头状突起,称为副乳头,直径一般在 0.5cm 以下。第三段又称水平段,长约 10~12cm,位于腹膜后,后方为脊柱、腹主动脉、下腔静脉及右输尿管,前方紧贴肠系膜上动、静脉,上方为胰腺。第四段又称升部,长约 2~3cm,由水平部向左上斜升,至第 2 腰椎左侧折向前下连接空肠。升部右侧毗邻胰头和腹主动脉,前面及左侧有腹膜覆盖,左缘与横结肠系膜根之间有十二指肠悬韧带(Treitz 韧带)。十二指肠第一、二段相接形成十二指肠上曲;第二、三段相接形成下曲,第四段与空肠相接形成十二指肠空肠曲,由 Treitz 韧带固定。

空肠起自 Treitz 韧带,回肠末端通过回盲瓣与盲肠相连,空、回肠全长约 5~6m。空肠约占空回肠总长的 2/5,多分布在左上腹和中腹部。空肠管径约为 2.0~2.5cm,壁较厚,血供丰富,黏膜皱襞高而密集,蠕动活跃。回肠约占空回肠总长的 3/5,多位于中下腹及右下腹,末段回肠多位于盆腔。回肠管径约 1.5~2.0cm,壁较薄,血供较少。黏膜皱襞矮而稀疏,在末段回肠几乎消失。

肠系膜是包绕空、回肠并将其悬挂于后腹壁的双层腹膜结构,其附着处称肠系膜根。肠系膜起自第 2 腰椎左侧,斜向右下到达右骶髂关节前方,长约 15cm。肠系膜的肠缘是空回肠的系膜缘,与空、回肠全长相等,系膜缘对侧肠壁称独立缘或游离缘。由于肠系膜根短而肠缘长,因此肠系膜呈扇形,随肠祥迂曲折叠,小肠有较大的活动度。肠系膜的双层腹膜间含有血管、淋巴管、淋巴结、神经和脂肪组织。血管、淋巴管和神经在肠系膜缘进出肠壁。

小肠壁分为黏膜层、黏膜下层、肌层和浆膜层四

层。黏膜层分为固有层和黏膜肌层。固有层内有大量小肠腺,还有散在孤立的淋巴小结,在回肠内还有较多集合淋巴小结。黏膜肌层又分为外纵行肌纤维层和内环行肌纤维层。黏膜下层连接黏膜层与肌层,其中包含血管、淋巴管、神经及疏松结缔组织。黏膜下神经丛(Meissner 神经丛)位于黏膜下层。在十二指肠黏膜下层还有分泌碱性液体的布氏(Brunner)腺,以球部最多,向下逐渐减少,到十二指肠空肠曲消失,腺体大小为 3~5mm。肌层由内环行和外纵行平滑肌组成,环行肌层较厚,纵行肌层较薄,两层肌间有肌间神经丛(Auerbach 神经丛)。浆膜层是腹膜演变而成的小肠外壁,在十二指肠仅上部与末端有完整浆膜。

十二指肠的供血动脉主要为胰十二指肠上、下动脉。胰十二指肠上动脉为胃十二指肠动脉的分支,沿十二指肠降段与胰头之间下降。胰十二指肠下动脉为肠系膜上动脉的分支,沿十二指肠水平段与胰头之间上升,二者再吻合成动脉弓。十二指肠升段还接受空肠动脉第一支的血供。十二指肠上部还有来自邻近血管分支的胰十二指肠动脉、十二指肠后动脉及十二指肠返动脉供血。十二指肠的静脉多与动脉伴行,注入肠系膜上静脉。

空回肠主要由肠系膜上动脉供血。肠系膜上动脉起自腹主动脉,向下、向前在胰和十二指肠水平段之间穿出进入肠系膜根部,向右下走行进入右髂窝。空回肠动脉(统称小肠动脉)从肠系膜上动脉左侧壁发出约 12~18 个分支,呈放射状走向肠壁,途中各分支吻合成动脉弓。近段空肠系膜内通常只有 1 级弓,远段回肠系膜内血管弓可达 4~5 级。自末级动脉弓分出直动脉,空肠直动脉较长,回肠直动脉较短。直动脉再分前后两支到肠管的两侧形成包围小肠的动脉环,再分出穿透动脉支穿透肠壁肌层而供应肠壁的各层。空回肠静脉与动脉伴行,汇入肠系膜上静脉。肠系膜上静脉在肠系膜上动脉右侧与其伴行,在胰颈后方与脾静脉汇合形成门静脉。

小肠淋巴管始于小肠绒毛内的中央乳糜管和肠壁内的毛细淋巴管,小肠黏膜内有散在的淋巴小结,在回肠还可见集合淋巴小结。十二指肠的淋巴管经幽门上下淋巴结、肝淋巴结和胰十二指肠上下淋巴结引流至腹腔淋巴结和肠系膜上淋巴结。空回肠较大的淋巴管自肠壁进入肠系膜,逐级引流到肠系膜上动脉起源处的肠系膜淋巴结。肠系膜淋巴结的输出管至腹腔淋巴结或与腹腔淋巴结的输出管汇合成肠干,最后注入乳糜池。肠系膜淋巴结数量较多,按位置分为三组:近侧组沿肠壁排列,中间组位于血管弓之间,远侧组沿肠系膜上动脉干排列。

支配小肠的神经为交感神经和副交感神经。交感神经能抑制小肠蠕动,副交感神经(迷走神经)则促进小肠蠕动和腺体分泌。小肠的内脏传入神经纤维经交感神经和迷走神经传入脑和脊髓,传导机械性、化学性和伤害的感觉冲动。

二、检查方法

(一)X 线检查

1. 腹部透视及平片检查 站立位腹部透视常用在小肠造影检查之前,了解肠内积气和积液情况,对疑有肠梗阻和胃肠穿孔的病例应作为常规检查。还能了解腹部有无异常钙化或其他致密影如异物。

2. 低张力十二指肠造影 十二指肠多与胃同时进行检查。如果怀疑病变在十二指肠,可采取低张力十二指肠造影,对十二指肠结构仔细观察。无管法简便易行,应用较多。检查前禁食水至少 6h,检查前 5~10min 肌内注射低张药物,口服 3~6g 产气粉和 100ml 左右双对比造影用钡剂,患者先取右侧卧位使钡剂进入十二指肠,再取左侧卧位使空气进入十二指肠,可以得到十二指肠双对比造影。本法的缺点是十二指肠易被胃内钡剂遮挡,影响观察。

插管法是将导管插入十二指肠内,然后注射低张药物,经导管注入少量钡剂(30~40ml),使十二指肠充盈,再让患者左侧卧位经导管缓慢注入 100ml 左右气体,利用体位变换观察十二指肠各部的双对比造影像。插管法的优点是可以自由调节造影剂用量,没有胃内钡剂遮挡,但插管较麻烦,患者不易接受。

3. 口服钡剂法小肠造影(small bowel follow through,SBFT) 患者在检查前禁食 12h,最后一餐食物要清淡、易消化。在上胃肠道造影结束后患者可加服 300ml 左右低浓度(70% W/V 左右)稀钡液,每隔半小时至 1h 再检查一次,直到钡头充盈盲升结肠。在透视下逐段观察,尽量将互相重叠的肠管分开。如果不需要观察小肠动力,可在完成上消化道检查后口服甲氧氯普胺 20mg,常能使钡剂在 30~60min 内到达回盲部。怀疑胃肠道破裂、穿孔和肠梗阻时使用含碘造影剂,一般口服 40~60ml。

口服钡剂法小肠造影操作简便,可以了解小肠的位置、走行,观察小肠移动性,确定有无粘连,了解小肠功能,发现较明显的隆起或凹陷性病变、管腔狭窄和扩张等。缺点是检查时间较长,容易漏诊较小病变。

4. 小肠钡剂灌肠造影(enteroclysis) 造影前 3 天开始必须停用镇静、镇痛或低张药物。检查前两日开始进少渣饮食,检查前一日晚饭后口服泻药(番泻叶、甘露醇等)。不主张清洁灌肠,以免水、气进入小肠影响检查。检查当日晨禁食水。小肠和结肠处于空虚状态,有利于造影剂在小肠内运行,可以缩短检查时间,并获得良好的造影效果。经口或鼻插入 B-D 导管至 Treitz 韧带下约 5cm 处,将气囊充气以阻止钡液反流。经导管注入 18% ~ 50% W/V 稀钡 600 ~ 1 000ml,使小肠连续均匀充盈钡剂。

小肠钡剂灌肠造影可以很好地显示黏膜皱襞的形态及充分扩张肠管,能显示轻微的管腔狭窄。使用压迫器可以显示较小的溃疡、隆起性病变和瘘道。一般 30min 可完成检查。缺点是对微细病变的显示仍不理想;有上消化道局部管腔狭窄的患者插管会遇到困难或不能插入;有食管裂孔疝或胃十二指肠手术史的患者插管也受影响;不能了解小肠的运动功能。

5. 小肠双对比造影(double contrast radiography of small intestine) 造影前准备及插管方法同小肠钡剂灌肠造影。经导管注入 50% ~ 80% W/V 钡剂 300 ~ 600ml。注入钡剂时在透视下观察并分段进行压迫。当钡剂到达回盲部时,再注入空气 800 ~ 1 200ml。空气到达回盲部后注射盐酸山莨菪碱(654-2)或其他低张药物,以获得满意的双对比图像。

小肠双对比造影时肠管扩张更充分,能清晰显示黏膜皱襞和黏膜面,易于发现小病变,对小肠病变检出的敏感性更高,是目前检查小肠疾病的最好方法。

6. 口服钡剂结肠充气小肠造影(peroral pneumocolon) 患者口服低浓度稀钡后,当造影剂到达回盲部或升结肠时,给患者注射盐酸山莨菪碱或胰高血糖素使回盲瓣松弛开放。经肛门插管注气 1 000 ~ 1 500ml 使盲肠扩张,气体经开放的回盲瓣逆流进入末段回肠而显示小肠双对比影像。适用于末段回肠病变的检查。直肠和乙状结肠充气扩张后可使盆腔回肠上移,有利于观察盆腔小肠病变。

(二)CT 检查

获得优良的小肠 CT 图像是发现病变、正确诊断病变的前提。充盈不好的肠祥常与脓肿、肿块或增大淋巴结混淆。将造影剂引入小肠使之充分扩张肠管,有助于判断肠管走行、肠壁厚度、肠内占位、管腔狭窄、瘘道形成等。目前多采用口服和插管的方法将造影剂引入小肠。

根据密度不同可以将引入小肠的造影剂分为 3 种:①阳性造影剂,如 2% ~ 4% 水溶性碘造影剂、2% 稀硫酸钡。②中性对比剂,如水、2.5% 等渗甘露醇。③阴性对比剂,如气体、脂性造影剂和 Mucofalk。Mucofalk 是一种新型口服阴性肠道对比剂,从车前草籽的壳中获得。

患者检查前禁食水 12h,在检查前 1 ~ 2h 内将 1 000 ~ 2 000ml 造影剂分次服下。通过口服产气粉或经肛门注入气体将气体引入小肠,通常只能将近段小肠和远段小肠充盈较好。对于急性完全性肠梗阻患者可不服造影剂、在胃肠减压前直接检查。CT 平扫时,在肠外低密度脂肪和肠腔内阳性造影剂的衬托下,可以较清楚显示肠壁,而增强检查时,阳性造影剂不利于正确判断肠壁强化程度和发现较小病变。中性和阴性造影剂能较好地衬托出肠壁的强化程度,但气体有时产生伪影。

插管法 CT 扫描(CT-enteroclysis,CT-E)是小肠插管与 CT 扫描相结合的技术。常用的造影剂有 4% ~ 15% 甲基纤维素水溶液和 1% 稀硫酸钡液。此种方法能充分扩张小肠。但插管过程会给患者带来不适。

CT 检查前 5 ~ 10min 肌内注射盐酸山莨菪碱或胰高血糖素可以抑制肠管蠕动和降低管腔张力,使肠管充分扩张。对有禁忌证的患者应慎用或不用。

扫描范围包括十二指肠至回盲部整个小肠,为了术前分期和更好地判断病变范围,可以从右侧膈肌扫描至耻骨联合。常规扫描层厚为 5 ~ 10mm,如果进行三维重建,扫描层厚应不大于 3mm。如果不能在一次屏气时间内完成整个扫描范围,应注意对患者进行呼吸训练,以免因患者呼吸不均而遗漏病灶。增强扫描使用离子型或非离子型造影剂,1.5ml/kg,高压注射器注射速率 2 ~ 4ml/s。注射对比剂后,25 ~ 30s 扫描为动脉期,60 ~ 70s 扫描为静脉期,180s 扫描为平衡期。根据诊断需要可适当延迟扫描时间。

(三)MRI 检查

随着高性能梯度系统的广泛采用,快速成像序列的图像质量大大改善。通过扫描前准备、引入胃肠道对比剂、优化扫描序列使胃肠道 MRI 图像质量能够用于影像学诊断,MRI 胃肠道成像应用越来越多。

根据对比剂造成的肠腔信号改变不同,将 MRI 对比剂分为:①阳性对比剂,多数阳性对比剂为顺磁性物质,含钆、铁或锰离子,在 T_1WI 上胃肠腔内呈高信号,有助于识别呈低信号的正常和病变肠壁。顺磁性物质对减少 T_2 也有一定作用,但其对比效果较差。作为阳性对比剂的顺磁性物质用于 T_1WI。肠腔内阳性对比剂的缺点是可掩盖胃肠道内的小病变、掩盖肠壁增强效果、降低信噪比。②阴性对比剂,包括超顺磁性物质、高浓度顺磁性物质、硫酸钡、全氟烷化合物和气体。它们通过降低肠内容物的 T_2 或减少肠道内氢质子浓度来减低肠腔内信号。这些阴性对比剂常用于 T_2WI 或 PDWI,也常用于 T_1WI。③双相对比剂,常用的有甲基纤维素水溶液、2.5% 等渗甘露醇或聚乙烯二醇(polyethylene glycol,PEG),在 T_2WI 上增加腔内信号强度,在 T_1WI 上降低腔内信号强度。

患者检查前禁食水 12h,在检查前 1 ~ 2h 内将造影剂经分次口服或插管(MRI 灌肠)引入小肠。检查前 5～10min 肌内注射盐酸山莨菪碱或胰高血糖素,抑制肠管蠕动和降低管腔张力,使肠管充分扩张,减少蠕动伪影。

患者通常采用仰卧位扫描。线圈选用相控阵表面线圈,覆盖整个小肠范围。扫描序列通常采用屏气扫描的快速序列。T_1WI 一般选用脂肪抑制的 2D 或 3D 梯度回波序列。T_2WI 一般选用单次激发的 TSE、半数采集单次激发快速自旋回波(HASTE)、真实稳态进动快速梯度回波(true-FISP)序列,根据需要决定是否加用脂肪抑制序列。HASTE 序列可产生重 T_2WI,对化学位移伪影不敏感,可用来测量肠壁厚度,但对磁敏感性伪影比较敏感,如果肠腔有气体可产生信号缺失伪影。true-FISP 可提供更高的信噪比和空间分辨率,对磁敏感性伪影也不敏感,适合显示肠系膜。常规扫描横断面和冠状面图像,冠状面能更好地显示小肠全貌、小肠病变范围和小肠走行,需要时加扫矢状位。

增强检查使用 Gd-DTPA,0.1～0.2mmol/kg。快速扫描序列和高压注射器的使用使小肠三期扫描成为可能。肠腔内阴性对比剂和静脉注射对比剂联合应用有助于判断病变范围、病变侵犯深度和炎性病变的活动性。

三、正常影像表现

(一) 小肠造影

十二指肠球呈三角形或圆锥形,边缘光滑、整齐,球部黏膜纹可纵行,也可呈花纹状,少数可横行。球部充盈不足时轮廓可稍不规则。双对比造影时,球部腔壁线呈纤细的白线,黏膜光整,穹窿圆钝。幽门管开放时呈小环影,闭合时呈小圆形高密度影,不要误认为龛影。球部顶端有时可见胆囊压迹。十二指肠球部以下黏膜皱襞,在肠腔松弛时呈环形皱襞,收缩时可出现小段纵形皱襞。在十二指肠降段内侧中央部可见一肩状突起称为"岬部",岬部下方即是 Vater 乳头,呈圆形或椭圆形透明区,直径一般不超过 1.5cm。有时在 Vater 乳头上方还可见一数毫米直径的圆形透光影,为副乳头。从十二指肠乳头延伸向下有一纵行皱襞,即使在十二指肠呈舒张状态仍呈纵行。十二指肠球部的蠕动为整体收缩,收缩后球部呈一小三角形,将内容物推向降部。降部和水平部表现为波浪式推进性蠕动,有时可见正常的逆蠕动。降部还有频繁的环状收缩。有时在水平段可见钡剂暂时停留。由于十二指肠毗邻许多重要脏器如胰腺、胆囊,这些结构发生病变容易累及十二指肠,使十二指肠发生形态、结构和功能改变,要注意观察和鉴别。

从空肠至回肠管腔逐渐变细。两个相互平行的肠管相邻内壁距离之和为相邻两肠壁的厚度,一般小于 3mm。空肠的环形皱襞较多、较深,相邻皱襞相互平行或呈弹簧状,皱襞宽度为 1～2mm,高度为 2～5mm。空肠充盈钡剂时边缘如锯齿状,钡剂通过后原来黏膜皱襞的凹陷处仍有钡剂充盈而形成较规则的细羽毛状,钡剂从空肠内排空后仍有少量钡剂残留在皱襞的凹陷处而呈雪花状。回肠与空肠虽无明显分界处,但空肠上段与回肠下段的黏膜皱襞相有较大差异。回肠黏膜皱襞稀少而浅,皱襞宽度为 0.5～1mm,高度为 0.5～3mm。回肠通常显示为充盈像,呈边缘光滑的管带状,加压时才能看到稀而浅的横行皱襞。回肠末段常显示纵行皱襞。空肠明显扩张时也能看到皱襞,而回肠在轻度扩张时即无黏膜皱襞可见。

小肠末端回肠向右上走行与盲肠相接,连接处有时可见到回盲瓣形成的小唇状突起影。在末端回肠常可见到直径 1～2mm 的小类圆形颗粒影,为正常淋巴滤泡。如颗粒较大、分布较密集、范围较广多为异常。

当蠕动通过时空回肠黏膜皱襞呈纵行排列,称为收缩状态的皱襞相,同一个时期内可见到 2～3 个这种收缩皱襞相。超过三个可视为张力增强。加压检查时见全部肠曲活动度及柔软度良好,肠管位置、形态及肠腔大小可随压迫力度不同而改变。

正常小肠内钡剂分布连贯性很好。如果出现分节现象,则为异常。痉挛性分节是指一部分肠腔狭窄,使钡剂分节;扩张性分节是指肠管部分扩张,钡剂分节中断。如果在钡剂分节的中间出现雪花状残余斑点像提示异常。

正常情况下,钡剂与小肠内分泌液混合均匀,黏膜皱襞显示清楚。如果小肠内有大量液体潴留,使钡剂不能附着在肠壁上,认为是异常表现。

正常口服钡剂 2～6h 后钡剂前端可达回盲部。若钡剂到达回盲部的时间少于 2h,常称为"动力过快",晚于 6h 则称为"动力过慢"。服钡后 6～9h,钡剂应全部从小肠排空。若超过 9h 称"排空延迟"或"小肠滞留"(前提是胃的排空正常)。钡剂通过小肠的时间是反映小肠功能的一个重要指标。

婴儿出生后数十小时在小肠内即有气体。4～8h 气体可达大肠。小肠内含气量随年龄增大而减少。婴儿小肠黏膜皱襞远不如成人明显。钡餐检查时,黏膜皱襞浅,连续性差,呈分节状。婴儿小肠运动力较成人慢。

(二) CT 表现

小肠在腹腔内走行迂曲,与 CT 扫描方向各不相同,因此轴位图像上肠管断面可表现为圆形或弯曲管状。十二指肠球呈尖端指向背侧的圆锥形或三角形,向后走行至下腔静脉前方接续十二指肠降段。在CT横断面图像上,乳头表现为突向腔内的小软组织密度影,不要误诊为息肉。有时不能观察到乳头,追踪胆总管末端走行可推断乳头位置。当肠管充分扩张时肠壁厚度为1~3mm,有时甚至无法辨认肠壁。壁厚大于3mm提示可能为异常。正常管腔宽度小于3cm。近段小肠可见较密集的黏膜皱襞结构。增强后动脉期可见黏膜强化较明显,静脉期肠管强化趋向均匀一致。在动脉期、静脉期和延迟期中,各小肠段之间比较,CT值没有大的差别。因此,在评价某一段或某一区域的小肠病变血供时,可参照其他肠段。肠壁浆膜面光滑,周围脂肪内可见血管断面形成的小圆形或管状软组织影及血管弓,增强后显示更清楚。肠系膜脂肪的CT值在-75~-125Hu之间,CT值增高表明有水肿、出血、炎症细胞浸润或纤维化等病理改变。正常情况下,肠管旁和血管弓淋巴结的CT显示率很低,当CT可以确认其为淋巴结时,常提示为淋巴结增大。偶尔,肠系膜内可有一些小淋巴结,直径在3~5mm。

(三) MRI 表现

在被抑制的低信号脂肪和低信号肠腔的衬托下,小肠壁表现为光滑连续的中等信号结构,厚度1~3mm,肠腔直径小于3cm。未加脂肪抑制序列时肠系膜为高信号,其内可见呈低信号的血管和淋巴结。

第二节 小肠先天性异常

一、小肠重复畸形

【概述】

小肠重复畸形(duplication)是一种少见的消化道先天性畸形,又称为肠囊肿、肠源性囊肿、巨大憩室、包含囊肿、重复回肠等。因其附着于消化道的一侧且具有消化道的组织结构,目前统一采用消化道重复畸形这一命名。消化道重复畸形可发生在消化道的任何部分,以回肠最多见,其次为食管,十二指肠占5%~7%。

消化道重复畸形的形成机制有多种学说,包括肠管发育过程中憩室外袋未退化持续存在学说;外胚层和内胚层粘连学说;尾端孪生畸形(或称部分双胎)学说;胚胎早期消化道再通障碍学说等。

消化道重复畸形病理组织学上具有三大特征:①附着于消化道;②腔内壁衬有消化道上皮,其黏膜类型多与邻近部位消化道黏膜相同,也可有异位的其他消化道黏膜如胃黏膜;③壁内有发育良好的平滑肌结构。重复畸形的平滑肌可与肠管的平滑肌紧密相贴,甚至两者共用一个肌层。消化道重复畸形的形状常为球形、椭圆形或管状,与消化道相通或不通。与肠管相通的形式及位置各异,可以是其近端、远端都与肠管相通,或只有一端相通而如憩室一样。畸形两端与消化道均不相通,成一闭合囊肿,或呈管状与肠管并行。畸形粗细常与小肠相仿,长短不一。畸形可位于肠腔内(常称肠囊肿),也可位于肠腔外,附着在肠壁上或位于肠系膜内。多数重复畸形与邻近正常肠管有共同的肌壁和供血血管。少数重复畸形具有独立的系膜、神经支配和血供。

消化道重复畸形所引起的症状与其大小、部位、是否与肠管相通有关。与肠管不相通的畸形,因囊内上皮组织分泌大量液体而压迫周围器官,引起梗阻和胀痛。近端肠管重复畸形常引起高位梗阻的症状,局部可触及肿块。畸形穿过横膈进入胸腔或纵隔可有心肺受压的症状。较大的十二指肠重复畸形可压迫胆管或胰腺,出现黄疸和胰腺炎的症状。十二指肠与肠管相通的重复畸形一般不引起梗阻和疼痛,常因囊壁内有异位胃黏膜而发生囊壁消化性溃疡,引起出血和穿孔。位于肠腔内的重复畸形可诱发肠套叠,引起肠梗阻。

【影像学表现】

1. **小肠造影** 不与肠道相通的消化道重复畸形在术前很难正确诊断,造影检查仅能发现较大囊肿对消化道的推移压迫或引起肠梗阻改变,肠腔内的重复畸形表现为肠腔内充盈缺损,易误诊为肠道其他良性肿瘤。少数与肠腔相通的重复畸形,在平片可发现囊内有液气平面,造影检查对比剂进入囊内使其显影,表现较典型,可以术前诊断。如有穿孔,可见钡剂溢出。有时交通管非常细,造影检查也不能显示。

2. **CT** CT能很好地显示重复畸形的位置、大小、形态、内容物性质。口服阳性造影剂后,能了解是否与肠道相通。重复畸形通常与正常肠管关系密切。囊内容物多为无色或淡黄色的黏液,CT显示为低密度,CT值介于水和软组织之间。若合并出血则密度增加,有时见液-液平面。与肠道相通时囊内可见气体和肠道内对比剂。增强扫描可见囊壁有均匀或不均匀强化。仔细观察,囊壁可见"双环晕征",内环为囊壁水肿黏膜和黏液组成的低密度环,外环为完整肌层构成的高密度环,为本病较特征的改变。CT多平面重组(MPR)图像能更好地显示畸形与肠管的关系、显示与肠道相通处、显示畸形的大体形态等。

3. **超声** 囊肿内呈无回声改变。出血时见粗乱或细小高回声光点沉积，能随体位移动。囊壁横断面声像呈双环征，长轴声像呈类肠管样囊状扩张。壁内层可清晰显示黏膜皱褶。囊壁因含平滑肌可有蠕动收缩。

4. **同位素** 异位胃黏膜在肠重复畸形中常见，达35%。采用^{99}锝核素扫描有助于确定重复畸形的位置。

【鉴别诊断】

消化道重复畸形与肠道相通有气体影时需与腹腔脓肿鉴别。后者常表现为不规则的局限性液性密度区，不均匀的厚壁强化，周围常有炎症渗出及浸润索条影。临床常有发热、白细胞增高等病史。

二、肠旋转异常

【概述】

先天性肠旋转不良（intestinal malrotation）是指胎儿在发育过程中，中肠（即十二指肠至横结肠中部，由肠系膜上动脉供给血运的肠段）旋转过程发生障碍所遗留的肠道解剖位置的畸形。常见的畸形有：①肠的不旋转，当中肠退回腹腔时，可不发生任何程度的逆时针方向旋转，保持原来在脐带内的关系，小肠位于腹部右侧，而结肠位于左侧，盲肠在左下腹，回肠自右至左进入盲肠。②肠旋转不良，十二指肠全部位于右侧，因此当盲肠停留在右上腹时，由于盲肠本身或盲肠与右后腹壁间的腹膜索带压迫十二指肠第二、三段，引起十二指肠梗阻。肠旋转不良时常伴小肠系膜的异常，空回肠易环绕肠系膜根部发生扭转。盲肠和升结肠若不固定也可发生扭转，扭转往往是顺时针方向。③肠逆向旋转，表现为中肠由正常逆时针旋转变为顺时针方向旋转，造成十二指肠位于肠系膜上动脉前方，横结肠转到肠系膜上动脉后方，使小肠系膜附着在横结肠前方，横结肠可发生梗阻。④盲肠下降异常，发生在肠旋转过程的最后阶段。盲肠下降至右髂窝后，其系膜与后腹膜未完全融合，活动度大，称游离盲肠，易发生扭转。盲肠位于右中腹，在髂嵴之上，甚至位于肝下方，有时盲肠转向上方，称盲肠高位，无临床症状。盲肠位于盆腔内（同时无内脏下垂）称盲肠低位，多无临床症状，有时有下坠感。

肠旋转不良在婴儿时期常出现不完全性和间歇性的高位梗阻症状，婴儿于出生几天内即有呕吐，呕吐物含有胆汁。偶尔梗阻为完全性而不能缓解。肠不旋转可不引起任何症状，大多在钡剂检查时偶然发现。

【影像学表现】

1. **X线平片** 由中肠扭转、粘连索带、盲肠位置异常等肠外因素造成的十二指肠梗阻，常出现高位梗阻表现。症状较轻或发作初期时腹平片检查可无异常发现。少数病例出现小肠低位梗阻的表现，立位片显示多个充气扩张的肠曲和液平。中肠扭转伴血供障碍发生绞窄性肠梗阻时，肠内液量增多和腹腔积液使腹部密度均匀增高，胃及小肠上段充气扩张伴液平。肠坏死并发肠穿孔时可见气腹征象。（图7-5-1A）

2. **小肠造影** 十二指肠部分性梗阻者近端有不同程度扩张，钡餐缓慢通过狭窄段，排空延迟；完全性梗阻者，钡剂不能通过梗阻点，近端肠段扩张，蠕动增强，充满钡剂和气体。在症状缓解期可无明显十二指肠梗阻症状。肠道位置异常和固定不良时，十二指肠空肠曲位置异常，十二指肠空肠固定不良呈螺旋形游离状态，提示有扭转。十二指肠空肠曲位置也可正常而其余的小肠肠曲位于腹部右侧；或者反之，十二指肠空肠曲位置异常而其余的小肠位置正常。肠道位置异常时也可见空肠位于腹腔的右侧，而结肠位于左侧。

3. **钡剂灌肠** 目的在于显示盲肠的位置异常。旋转不良时，盲肠可位于右上腹、右中腹，或横结肠肝曲仍在右上腹，而升结肠向左折，盲肠可达胃体下部。在中肠不旋转时全部结肠位于左腹部，末端回肠从右向左进入盲肠。有的病例小肠位置分布正常，但盲肠活动度大，当肠腔充满钡剂时，盲肠呈高位向前或横向，钡剂排空后则又下降至右下腹，并可被推至腹中部。有时残留的腹膜索带使升结肠上段向内偏移，而其余结肠位置正常。如果盲肠本身折叠，盲肠端和阑尾移向上、向内和向后，接近十二指肠甚至跨过中线至腹腔左侧。

4. **CT** 肠系膜上动、静脉位置"互换征"是肠旋转不良的特征。正常情况下肠系膜上动脉、肠系膜上静脉于胰头钩突水平呈左右排列，相互伴行，肠系膜上静脉位于肠系膜上动脉右侧。旋转不良时，肠系膜上静脉位于肠系膜上动脉左侧旁（图7-5-1B）。中肠扭转表现为小肠肠袢及系膜以肠系膜上动脉根部为轴心盘绕聚集，形成"旋涡征"，是肠旋转不良伴扭转的特征性表现（图7-5-2）。未被转入旋涡的近端肠袢充气、积液而扩张，紧邻旋涡缘呈鸟嘴样，称"鸟喙征"。扭转较重或时间较长时可见肠壁水肿、系膜水肿及静脉淤血征象。CT血管重建可以显示扭转肠系膜血管呈螺旋形。肠不旋转时，在CT轴位上可以观察到小肠结构位于腹腔右侧，原来相当于盲升结肠走行区内无大肠肠管，大肠结构位于腹腔左侧。在MPR图像或结肠容积成像时这种异常改变显示得更直观。

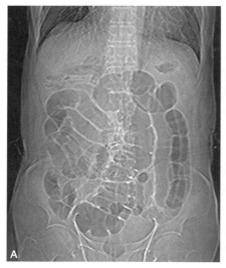

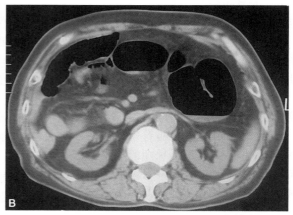

图 7-5-1　肠旋转不良
A. 腹平片显示多个充气扩张的肠曲;B. CT 平扫肠系膜上静脉位于肠系膜上动脉左侧旁

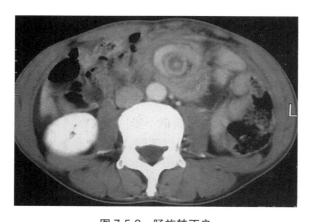

图 7-5-2　肠旋转不良
小肠肠祥及系膜以肠系膜上动脉根部为轴心盘绕聚集,形成"旋涡征"

三、小肠闭锁与肠狭窄

【概述】

小肠闭锁与肠狭窄的确切发病机制还未完全明了,过去多认为是胚胎时期肠管腔化过程异常所致,现代对其发病机制的解释是:因宫内缺氧或应激反应,使发育中的肠管产生血管性损伤并形成局部坏死,然后在其恢复与瘢痕形成的过程中形成肠闭锁或肠狭窄。

肠道任何部位都可以发生闭锁或狭窄。肠闭锁最多见于回肠及空肠下部,其次是十二指肠及空肠近端,结肠闭锁较少见。肠狭窄以十二指肠最多见,回肠较少。

肠闭锁可分为三型:①肠腔内隔膜型闭锁,较少见;②盲端型肠闭锁,可与其远侧肠管完全分离,也可由纤维索带与远侧肠管相连;③多发性肠闭锁,约占 10% ~ 25%。

肠狭窄可为膜性狭窄与管性狭窄,狭窄处内径差别极大,最细者仅勉强通过探针,最宽者仅相对地有轻度狭窄。另外,一些其他先天发育异常可压迫肠管引起不同程度管腔狭窄,如腹膜附着异常、肠旋转异常、迷走血管、肠重复畸形和环状胰腺等。

肠闭锁症状出现早,以呕吐、腹胀、无胎便为主要特征,部分病例可排胎粪。闭锁部位越高,呕吐出现越早;闭锁部位越低,腹胀的程度越明显。因为闭锁部位多在十二指肠乳头以下,呕吐物中常含胆汁。严重的肠狭窄临床表现与肠闭锁相似,不严重的狭窄症状可较轻并可延至数日或数周后才出现,若仅有轻度狭窄,可有/无呕吐,或仅有腹痛及腹胀。肠闭锁常伴有其他先天畸形。

【影像学表现】

常规拍摄腹部正立、正卧及右侧卧位片可解决诊断问题。在十二指肠闭锁时,胃和十二指肠球充气扩张,各形成一个明显的大气泡,其他肠内无气体,称"双泡征"。双泡间由增宽的幽门影相连,双泡的大小可因体位变换而发生明显变化。空肠上段高位闭锁时,空肠也可以充气扩张形成第三个气泡,称"三泡征"。闭锁的部位越靠下,积气积液的肠祥越多,在腹腔内广泛分布,对闭锁部位的准确判断越加困难。在多发肠闭锁时仅能显示最高一处肠闭锁的特点,无法判断是单发还是多发肠闭锁。

在肠闭锁时通常禁止作钡餐检查,可经胃管注入含碘造影剂。造影剂在闭锁处截断或呈"袋状"盲端,闭锁近端肠管显著扩张,蠕动减弱或增强。钡灌肠发现幼稚结肠有助于进一步判断肠闭锁的部位,即小肠闭锁的位置越高,幼稚结肠的管径越较粗,位置越低则幼稚结肠的管径越较细。若有高位小肠闭锁又显示极细的结肠,则应想到有多发性小肠闭锁或另有低位小肠闭锁。

肠狭窄能否在腹部平片上显示出肠梗阻征象取决于狭窄的程度。严重狭窄者与肠闭锁相似,可由平片诊断。但对狭窄不严重、临床表现不典型者,钡餐检查是必要的。造影时可很好地显示狭窄段及其上方的扩张段,容易确定狭窄部位及程度,但对狭窄原因诊断困难。肠膜性狭窄时,造影检查局部加压有时可显示出膜样物征象。当十二指肠降段中部出现向心性狭窄时应想到环状胰腺的可能,CT 检查对确定诊断有帮助。钡灌肠查明盲肠位置有助于判断肠狭窄是否由肠旋转不良引起,但通常不主张将钡灌肠作常规使用。

第三节 腹 部 结 核

腹部结核(abdominal tuberculosis)以肠结核、腹膜结核和肠系膜淋巴结结核最常见。它们解剖关系及因果关系密切,常不同程度地存在于同一个患者。腹部结核的感染途径主要有三条:①经口感染。经口咽下的含有结核杆菌的痰液或被结核杆菌污染的食物首先到达肠黏膜,随后侵入肠壁深层、邻近区域淋巴结和腹膜。②血行播散。腹膜、淋巴结和腹部脏器常通过身体其他部位的结核灶血行播散而受累。血行播散可在腹部结核发作前几年发生。③直接侵犯。子宫附件、腰大肌、腰椎的结核病灶直接侵犯腹膜、邻近肠管和淋巴结。

一、肠结核

【概述】

肠结核(tuberculosis of the small intestine)是结核杆菌引起的肠道慢性特异性感染,绝大多数继发于肺结核。常见于青少年,40 岁以下者占 90%,女性多于男性。

回盲部是肠结核的好发部位,占胃肠道结核 60%~80%,其次是回肠、空肠,单纯结核结核少见,十二指肠、胃及食管结核更少见。食糜在回盲部停留时间较长和回盲部淋巴组织丰富与结核好发于回盲部有关。

肠结核大体病理上分三种类型:①溃疡型。早期时肠壁淋巴组织充血、水肿,随后出现干酪样坏死,同时伴有闭塞性动脉炎,使局部缺血。肠黏膜坏死脱落,形成溃疡,并沿环绕肠壁的淋巴管扩展成深浅不一、边缘不整的横行或环行溃疡。溃疡可深达肌层甚

至浆膜层。因浆膜层有反应性炎症增厚,所以结核性溃疡急性穿孔者少见,慢性穿孔可形成脓肿或肠瘘。局部的腹膜和肠系膜淋巴结也常受累。病变修复过程中大量纤维组织增生,致肠管收缩变形、变短,由于溃疡常呈环形分布,因此常引起肠腔环形狭窄。②增殖型。黏膜充血水肿之后有大量结核性肉芽肿和纤维组织增生,使肠壁局限性增厚、变硬,形成大小不等的结节状隆起,甚至呈瘤样肿块突入肠腔内,使管腔狭窄变形。干酪样坏死少见,黏膜表面大多完整,或仅见浅表溃疡。③混合型。为上述两型混合出现,多呈鹅卵石样改变。

肠结核一般起病缓慢,病程较长。除结核病的全身表现外,肠结核的主要表现是:①腹痛,多在右下腹,隐痛或钝痛,继发肠梗阻时可有绞痛。②腹泻,每日 2~4 次,多者可 10 余次,为糊状或水样便,不伴里急后重,或者出现腹泻与便秘交替现象。③腹部肿块,多在右下腹部,境界不清,较固定,多见于增殖型肠结核,也见于溃疡型肠结核伴发局限性腹膜炎或肠系膜淋巴结结核。④肠外结核与并发症,肠结核患者多有肠外结核而有相应的临床表现,如腹膜结核、肺结核和女性生殖系统结核。

实验室检查可有中度贫血,血沉增快,结核菌素试验阳性,粪便呈糊状,无黏液及脓血。

【影像学表现】

1. **小肠造影** 溃疡型肠结核因炎症及溃疡刺激,病变肠襻激惹现象明显,透视下钡剂排空快,无钡剂或仅有少量钡剂呈线状,而病变肠段的近端和远端肠腔充盈良好,如同跳跃一段肠襻,称"跳跃征"(skip sign)。此时病变肠襻如能充盈,管腔尚能扩张。肠黏膜皱襞紊乱,有小结节样充盈缺损。溃疡较短、多发,可见星状或横行溃疡伴黏膜皱襞集中。溃疡使肠壁呈锯齿状。病变后期因大量纤维组织增生致管壁增厚,管腔狭窄、变形,形态较固定。近端肠管淤积、扩张。

增殖型肠结核主要表现为肠腔不规则狭窄、变形,黏膜皱襞粗乱,可见多发小息肉样或较大的充盈缺损,激惹征多不明显,因肠腔狭窄而近端肠管扩张。回盲部的增殖性病变,回肠末段呈全周性狭窄,而回盲瓣张开,回盲瓣对侧盲肠收缩,盲肠缩短,有时呈囊袋状,升结肠也常狭窄缩短。结肠系膜受累而发生纤维收缩,盲肠及末段回肠牵拉上移,使回盲部肠管排成一直线,称为"一字征"。

肠结核的病变多为移行性,病变与正常之间缺乏清楚的境界。肠结核常有局部腹膜结核而使肠襻分布紊乱,位置粘连固定或可触及包块。

2. **CT** ①肠壁增厚,为向心性或偏心性,增厚

程度为轻、中度。增厚肠壁内偶可见低密度坏死。增厚肠壁黏膜面不光滑,有时可见较大结节突向肠腔。病变累及范围较长,可以是多节段受累。增强后病变可有不同程度强化,病变活动期强化较明显。②肠腔狭窄,肠袢僵直、肠管缩短。回盲瓣可狭窄或增宽,回盲瓣增宽在其他疾病并不多见(ER7-5-1)。③CT上也可以显示跳跃征,表现为病变肠段不能获得很好的充盈,管腔呈细线样,病变两端肠管充盈良好。④在阳性造影剂的衬托下,可以很好地显示瘘道形成及脓肿大小。⑤继发肠梗阻时可显示近端肠管扩张、积液积气征象。⑥如同时显示腹膜系膜增厚、腹水和系膜淋巴结增大则有利于肠结核诊断。

ER7-5-1　肠结核

二、结核性腹膜炎

【概述】

结核性腹膜炎(tuberculous peritonitis)是最常见的慢性腹膜炎,绝大多数见于 20~40 岁,女性较多。病理上结核性腹膜炎分为三型:①腹水型(渗出型),最常见。腹膜弥漫性充血和水肿的基础上,满布黄白色或灰白色细小的粟粒样结核结节,随病程可融合成较大的结节或斑块状。腹腔内有不等量的浆液性纤维蛋白渗出性腹水,性状多为草黄色,微混浊,偶为微带血性。腹腔和肠管多无粘连。在慢性病例中,结核结节可增大,纤维组织增多,腹膜可显著增厚。②粘连型。腹腔内有少量浆液性渗出和大量纤维素渗出。纤维组织蛋白沉积可使腹膜明显增厚,大网膜、肠系膜增厚、缩短、变硬,卷缩成团,肠系膜、肠系膜淋巴结及肠管间发生粘连,形成包块。可以发生慢性不全性或急性完全性肠梗阻。壁腹膜与脏腹膜之间可有一层很厚的结核性肉芽组织或纤维层粘连。少数病例腹腔脏器、肠管及大网膜可粘连成团致腹腔成冰冻状态。本型可由渗出型腹水吸收逐渐发展而成,有时可残留多房性小量包裹性混浊或脓性积液,也可开始即以粘连为主。③干酪型(小房型)。多由腹水型或粘连型发展而成。以干酪样坏死为主要病变。腹腔内分隔成很多小房。在肠曲、大网膜、肠系膜之间有包裹性积液,呈脓性,内有干酪样坏死的淋巴结,可形成结核性脓肿。脓腔可与肠曲、腹壁等形成内瘘或外瘘。多见于感染严重和机体抵抗力极度低下的患者。

本病起病多较缓慢,但也可急性发病。常见的症状是体温升高、腹痛、腹胀、腹泻和食欲下降等,触诊可有典型的"揉面感"、压痛肿块及腹水等。

【影像学表现】

1. **小肠造影**　X 线表现随病理分型而不同。腹水型,可见腹部密度增高,腹脂线及肝下角模糊不清,小肠间距增宽,小肠呈漂浮状,肠管也可被腹水推挤至腹中部而盆腔内常无肠曲。小肠活动度减低或固定。粘连型,肠袢粘连固定成角,不能分离,粘连侧肠壁黏膜纹呈尖刺状纠集或梳子状排列。粘连重者有肠管扩张、逆蠕动等不完全性肠梗阻征象。干酪型,肠袢粘连及肠管外在性压迹,有肠瘘形成者,可见空、回肠之间或小肠与结肠间异常钡剂影像。还可见小肠广泛分节舒张、胀气和动力不足等表现。除上述外,还常伴有肠结核、肠系膜淋巴结结核的表现。

2. **CT**　典型的腹膜结核表现为腹膜光滑、均匀轻度增厚,有明显强化(图 7-5-3)。不典型者表现为腹膜结节样不规则增厚,须与腹膜种植转移鉴别(ER7-5-2)。大网膜结核表现为网膜污秽状、结节状或网膜饼形成。如能看到光滑的网膜线提示为结核。肠系膜结核表现为系膜内密度升高的索条影、系膜血管束拥挤,系膜内可见多发大小不等的结节,或系膜呈弥漫软组织密度影。肠系膜内可见增大的淋巴结,淋巴结破裂或广泛干酪化形成结核性脓肿。放射状增厚的肠系膜导致肠袢固定。选择较宽的窗宽和窗位有利于上述征象的显示。

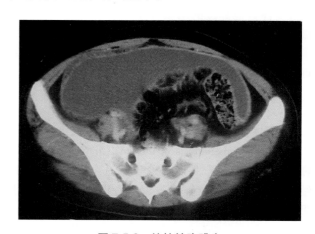

图 7-5-3　结核性腹膜炎
腹膜光滑、均匀轻度增厚,有明显强化

ER7-5-2　结核性腹膜炎

结核性腹水可为游离性、包裹性或多房性。包裹性或多房性更多见于结核（ER7-5-3）。由于含有较多的蛋白和细胞，腹水密度较高，CT值25～45Hu，也可为水样密度。腹水内出现脂-液平面罕见，为淋巴道梗阻产生乳糜性腹水所致，如同时有干酪样坏死的淋巴结，为结核的特征性表现。

ER7-5-3　结核性腹膜炎

【鉴别诊断】

结合临床表现及身体其他部位的结核病史，结核性腹膜炎的诊断不困难，伴有肠结核、肠系膜淋巴结核者就更易于明确。以大量腹水为主要表现时需要与其他原因如肝硬化、肾功能衰竭、低蛋白血症等所致的腹腔积液相鉴别。出现腹膜、网膜系膜增厚时需要和腹膜转移、腹膜间皮瘤、非结核性腹膜炎等鉴别。

三、肠系膜淋巴结结核

【概述】

肠系膜淋巴结结核（tuberculosis of mesenteric lymph node）最好发于肠系膜、网膜、胰周、门脉周围、下腔静脉周围和 L_3 椎体以上上部腹主动脉周围的淋巴结。与这些淋巴结引流小肠、回盲部、右半结肠、肝脏、脾脏的淋巴有关。左半结肠罕见结核，因此 L_3 椎体以下下部腹主动脉周围淋巴结结核少见。但如果是血行播散性结核或有生殖系统结核，那么下部腹主动脉周围淋巴结可以受累。

组织病理学上淋巴结结核分为5期：1期，淋巴组织增生伴结核结节和干酪样肉芽肿形成；2期，淋巴结中央出现干酪样坏死；3期，包膜破坏，形成淋巴结周围炎，淋巴结互相粘连形成肿块；4期，淋巴结破裂，寒性脓肿形成进入周围组织；5期，纤维化和钙化而治愈。

【影像学表现】

1. 小肠造影　常见改变为肠功能紊乱，肠曲不规则舒张、分节和胀气。病变淋巴结附近肠管由于炎症刺激可有激惹征象。较大的淋巴结可对邻近肠管造成压迹或与邻近肠管粘连。淋巴结结核愈合后发生钙化，很容易辨认。

2. CT　不同病理时期的淋巴结结核在影像上有不同的表现。平扫CT上，淋巴结结核表现为密度均匀或不均匀的低密度或软组织密度，其内可有钙化。

可为圆形、椭圆形或形态不规则，边界清晰或模糊。平均最大直径约2cm，一般不超过4cm。增强扫描后，淋巴结结核有4种强化方式。①环形强化。环形强化是淋巴结结核最常见的强化方式，见于60%病例。中央为液化或干酪样坏死的物质，周边为炎性反应和新生血管。环形强化又可以分为薄壁、均匀、完全强化，壁较厚、不规则、边缘完全或不完全强化，淋巴结融合成团形成多房状强化几种形式（图7-5-4）。环形强化高度提示为结核，但不是结核所特有。②不均匀强化。③均匀强化。可以是中等程度或明显均匀强化，通常为病变的早期，淋巴结直径通常小于2cm（图7-5-5）。④无强化。通常见于机体抵抗力极度低下者如 AIDS 患者，可能是机体对结核菌没有炎性反应。淋巴结周围脂肪密度升高、模糊，提示包膜破裂。治愈后淋巴结纤维化、钙化。超声和CT能较早检出淋巴结内钙化。

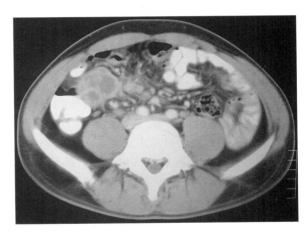

图7-5-4　肠系膜淋巴结结核

肠系膜淋巴结肿大融合，呈多环形强化，中央为液化或干酪样坏死的物质

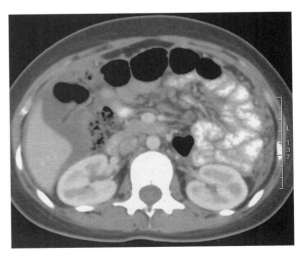

图7-5-5　肠系膜淋巴结结核

多发肠系膜淋巴结肿大，呈中等程度均匀强化

3. MRI 腹部淋巴结的强化方式与 CT 所见相似。在 T_1WI 上,病灶表现为等信号或低信号。根据病灶所处时期不同,在 T_2WI 上病灶中心可表现为由高信号至低信号的各种不同信号,病灶中心的高信号与液化坏死对应,低信号可能是由于干酪样坏死中心有活动性巨噬细胞分泌的顺磁性自由基。

【鉴别诊断】

腹部淋巴结结核还需要与淋巴瘤、淋巴结转移等鉴别。直径大于 1cm 的结核性淋巴结常呈周边环形强化,多个环形强化淋巴结易粘连融合成"多房状",结核性淋巴结增大具有自限性,直径常小于 4cm。淋巴瘤常为均匀强化,偶尔可见少数增大淋巴结有低密度坏死,但其周围增大淋巴结常呈均匀强化。淋巴瘤淋巴结可以很大。非血行播散性腹部淋巴结结核较少累及 L_3 椎体以下腹主动脉周围淋巴结,淋巴瘤常累及整个腹主动脉周围淋巴结。血行播散性腹部淋巴结结核的解剖分布与淋巴瘤相似,但常有肺结核。

第四节 克 罗 恩 病

【概述】

克罗恩病(Crohn disease)又名局限性肠炎、节段性肠炎、慢性肠壁全层炎等,是原因不明的慢性胃肠道炎性肉芽肿性疾病。目前多认为与免疫缺陷、感染及遗传等因素有关。可累及从口腔到直肠的消化道任何部分,回肠末段是好发部位,常同时累及小肠和结肠。病变可累及一处或多处肠段,病变肠段与正常肠管相间,因此称节段性肠炎,是本病的重要特征。

组织学以非干酪性肉芽肿为特征,由上皮样细胞和多样核巨细胞组成,中心为非干酪样坏死组织,见于 50%～70% 病例。除胃肠道,肠系膜及局部淋巴结也可见非干酪性肉芽肿。克罗恩(Crohn)病是一种累及肠壁全层的炎症,以黏膜下层及浆膜层的病变最明显。病变早期黏膜可出现针尖大小的出血点,继而形成点状溃疡,溃疡逐渐增大,较表浅,边界清楚,周围黏膜充血水肿隆起,形成阿弗他溃疡(Aphthoid ulcer)。溃疡继续扩大,形态逐渐不规则,边缘呈匐行性,溃疡间有正常黏膜。溃疡纵行排列或连接成条,称纵行溃疡。有的纵行溃疡呈线状裂隙,如刀切样深入肠壁,称裂隙样溃疡(fissuring ulcer),为本病的重要特征之一,长者可达数厘米,位于肠管系膜侧,多与肠纵轴平行,也可与之垂直。纵行溃疡可呈分支状或与横行溃疡互相连接,将溃疡间的黏膜分隔成岛状,岛状黏膜因黏膜下水肿、纤维化及炎症细胞浸润而隆起,形成特征性的卵石征(cobblestone sign)。黏膜层及黏膜下层的纤维组织增生可形成多个大小不等的炎性息肉。病变穿透浆膜时导致肠粘连、腹腔内脓肿或与邻近肠管、脏器、腹壁、会阴等形成内瘘或外瘘。晚期肠壁因水肿及广泛纤维化而明显增厚,肠腔狭窄,管壁僵硬。狭窄近端的肠管扩张,管壁因肌纤维肥大而不同程度地增厚。肠系膜因为肉芽肿性炎症而增厚,收缩变短,所属淋巴结增大。

Crohn 病好发于青壮年,性别无明显差异。除少数病例呈急性发作易误为阑尾炎外,多数病例起病缓慢。常见的消化道症状有腹痛、腹泻、腹部包块、便血和肠梗阻。肛门或直肠周围常有脓肿、窦道和瘘管。全身症状有发热、营养障碍,还可有眼、关节、肝、肾、皮肤黏膜等其他系统损害。

实验室检查可有贫血,活动期或腹腔脓肿及瘘管形成时白细胞和中性粒细胞增高、血沉加快,粪便检查无致病菌,大便潜血实验多为阳性。

【影像学表现】

1. 小肠造影 ①溃疡。阿弗他溃疡是 Crohn 病的早期征象,表现为直径 1~2mm 的钡点,周边有环状透亮晕,散在分布于黏膜表面。也可见约 1cm 大小的多边形或星状溃疡,见于病变早期或复发性病变。随着病程的进展可见较大的圆形和卵圆形溃疡,多呈纵行排列,周围黏膜皱襞可向龛影集中。纵行线状溃疡是 Crohn 病特征性的表现,长度不等,位于肠系膜侧,其长轴与肠管纵轴一致,常因黏膜皱襞向线状溃疡集中而被发现。双对比造影显示溃疡比较好。②黏膜表面隆起。早期黏膜表面可见小的颗粒状隆起,是黏膜和黏膜下层水肿所致。病变进一步发展,黏膜下层明显水肿和炎症,淋巴滤泡增生使黏膜表面出现大小不等的结节状表现,肠壁边缘呈花边状或显示指压痕。卵石征是 Crohn 病相对特征性表现,表现为纵横交错的溃疡之间的形状不一、大小不等的卵石样结节,边缘光滑、锐利。③管腔狭窄。狭窄段长短不一,有时呈节段性累及多段肠管。多为非对称性狭窄,短段狭窄也可呈对称性环形狭窄。早期因为水肿和痉挛,狭窄的肠管形态可以变化,晚期由于肠壁纤维化,狭窄肠管形态固定、僵硬。严重狭窄时管腔显示为僵直的细线状影,长度从 1cm 到数厘米不等,称"线样征",为本病较特征的征象。狭窄近端管腔不同程度扩张和蠕动增强,有时可见逆蠕动。④病变好发于肠系膜侧或肠系膜侧病变程度比较重,呈不对称性分布。病变肠系膜的浸润硬化使其相邻肠壁僵硬,加上肠系膜侧收缩,使对侧肠壁膨出形成囊袋状假憩室(ER7-5-4A),或呈弓状变形,也是 Crohn 病较特征的表现。⑤黏膜皱襞不规则增厚,边缘模糊,并有黏膜皱襞相互融合或呈小结节状表现,黏膜表面绒毛增大呈毛刺状。这些为非特异性表现,是黏膜和黏膜下层水肿、肠分泌增多、绒毛异常等所致。⑥横行或纵行溃疡穿透浆膜层形成瘘管,可为盲管状,也可形成内瘘或外瘘。⑦病变呈节段性分布为 Crohn 病的特征之一(ER7-5-5)。典型者在正常肠管和病变肠管之间有移行区。从病变区到移行区,病变越来越轻。盲肠病变好发于回盲瓣或盲肠内侧,是末段回肠通过回盲瓣的直接侵犯,也可以是原发病变。

ER7-5-4　Crohn 病

ER7-5-5　Crohn 病

2. CT　CT 能显示肠壁改变和肠管外并发症,判断病变的活动度、病变范围和程度,指导临床制定治疗方案。肠壁增厚为 Crohn 病的主要 CT 表现,壁厚可达 1~2.5cm。急性期,肠壁可显示分层现象,表现为靶征或双晕征:内层和外层呈显著增强,为炎性充血的黏膜层和浆膜层,中层呈相对低密度,为水肿的黏膜下层和肌层。分层现象为活动性炎症的特异性表现,炎症肠壁的增强程度与炎症程度密切相关。有时用阳性对比剂可以显示黏膜的鹅卵石样改变(图 7-5-6)。慢性期,随着纤维化的出现,肠壁分层现象消失。增强扫描显示增厚肠壁轻度强化或无强化,密度均匀一致。肠壁纤维化、增厚可以引起肠腔狭窄,导

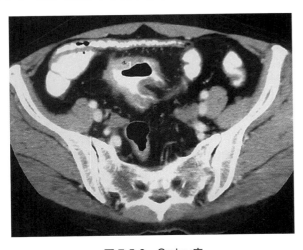

图 7-5-6　Crohn 病
CT 平扫口服阳性造影剂显示黏膜的鹅卵石样改变

致不全性肠梗阻。表现为狭窄前部肠管积液积气扩张。

肠系膜脂肪纤维性增生,肠系膜肥厚,将病变肠袢与正常肠袢分离,肠间距加大(ER7-5-4B)。肠系膜内的炎性浸润及脂肪纤维化增生,造成肠系膜脂肪组织的 CT 值明显升高。增强扫描可见病变肠袢所属肠系膜血管增多、扩张、扭曲,提示 Crohn 病处于活动期。血管弓受肠系膜内沉积的脂肪推挤,与肠壁间距增大,造成直小动脉被拉长,间距增宽,沿肠壁呈梳状排列,称为“梳样征”(Comb sign)。正常回肠的直小动脉远较空肠直小动脉短,这种回肠血管的梳样改变又称“回肠血管空肠化”。

蜂窝织炎表现为靠近肠系膜或网膜脂肪的边界模糊的索条影或混杂密度肿块(ER7-5-6),与周围器官分界不清,增强后可强化。部分患者发展为腹腔脓肿,CT 上表现为圆形或卵圆形低密度肿块影,增强后脓肿壁环形强化,中心的坏死组织不强化。出现瘘与窦道时可见肠腔内高密度造影剂溢出肠外。CT 能较好地显示瘘道及与周围脏器有无穿通(ER7-5-4C)。

ER7-5-6　Crohn 病

肠系膜内淋巴结肿大,一般在 3~8mm,如果超过 10mm 应注意与淋巴瘤和癌鉴别。

3. MRI　由于 MRI 软组织对比度好,对对比剂增强的敏感性高,能任意平面成像,能显示肠腔内、外的结构,无电离辐射,因此应用 MRI 检查小肠 Crohn 病的研究逐渐增多。一些研究认为,显示正常和病变肠壁,增强后的 MRI 比 CT 更优越。MRI 诊断炎症性肠病的敏感度和特异度以及对肠壁增厚、脓肿和瘘管的显示优于传统小肠灌肠。MRI 对鉴别 Crohn 病处于非活动期和活动期以及纤维狭窄性和感染性或穿孔性疾病非常有价值,对临床制订治疗计划有指导意义。

Crohn 病的 MRI 表现包括:①肠壁强化增加。炎症肠壁的增强程度与炎症程度密切相关,肠壁的异常增强较肠壁增厚能更敏感地发现早期的炎性病变,只有轻度或无肠壁增厚时已有异常强化。炎症肠壁的异常增强可准确反映病变的范围。强化可为均匀性或分层,分层为活动性炎症的特异性表现。在非活动性纤维狭窄性 Crohn 病,一般无肠壁强化或仅轻度强化,无肠壁分层现象。②肠壁增厚,肠壁厚度<10mm

时,多为不对称增厚,以系膜侧增厚为重,肠壁厚度≥10mm时,多为环行增厚。这是由于 Crohn 病早期的溃疡和炎症以系膜侧肠壁为重,随着病变发展,系膜对侧的肠壁也明显增厚。在 T_2WI 上肠壁表现为高信号,提示病变处于活动期。③多个节段性病变,表现为多个肠段肠壁增厚和强化增加,其间隔以正常厚度和强化的肠段。④肠管外病变表现。肠管周围的蜂窝织炎和脂肪纤维增生在脂肪抑制 T_2WI 上表现为肠管周围脂肪信号增高,边缘模糊,提示病变处于活动期,增强后明显强化。形成炎性肿块时在脂肪抑制 T_2WI 上呈限局性高信号,增强后明显强化,边界较清楚。炎性肿块进一步液化坏死可形成脓肿,呈长 T_1、长 T_2 信号,增强后边缘强化,坏死区无强化。炎症穿透邻近肠管、膀胱、腹壁,形成瘘管,阳性对比剂可以直接显示瘘道。同时可伴肠系膜和后腹膜淋巴结肿大。在非活动性疾病期,常可以观察到明显的纤维脂肪组织增生,但在脂肪抑制 T_2WI 上信号很低甚至缺失。当存在纤维性狭窄而肠壁增厚程度又不明显时,此时 MRI 对病变的检出率下降。

【鉴别诊断】

肠结核与 Crohn 病都好发于青壮年,最常累及小肠、回盲部及结肠,都呈炎症性肠病,临床和影像表现也有相似之处,因此常常将二者误诊。小肠双对比造影能提供良好的黏膜像,CT 检查能显示肠外改变,将二者结合对鉴别诊断有重要帮助。①Crohn 病小肠系膜侧损害明显,对侧缘损害较轻或未受累,尤以早期更明显,加之痉挛,在对侧缘出现假憩室样改变;肠结核即使早期也多为环绕管腔全周的侵犯。②Crohn 病以肠管纵轴因素病变、纵行溃疡、线状溃疡为特征,而肠结核以横轴因素病变、带状溃疡及形成全周性"面"的溃疡为特征。③Crohn 病具有节段性特征,即病变之间有正常肠段,该正常肠段因相连的病变肠段狭窄而继发扩张。病变与正常之间分界较清楚;肠结核的病变为连续性、移行性。④Crohn 病的纵行溃疡常伴横行裂隙,与增生的肉芽组织形成鹅卵石征;肠结核少有纵行溃疡,偶然有也短小,结核性肉芽肿多数较大,肠结核的痉挛、激惹征象更明显。⑤Crohn 病较结核病更易发生穿孔,形成瘘管或窦道,肛门或直肠周围脓肿多见。⑥Crohn 病的回盲瓣受累率远远低于肠结核。⑦临床方面,1/4 Crohn 病患者有类似阑尾炎急性发作史,误作阑尾切除术者于术后常复发。体内少有结核病灶(如肺结核、腹部结核等),抗结核治疗疗效不显著;肠结核为慢性起病,伴有其他脏器的结核病灶,抗结核治疗疗效显著。部分病例仍难鉴别时需要病理检查确诊,Crohn 病肉芽肿为非干酪样,而肠结核为干酪样肉芽肿。

小肠淋巴瘤的发病年龄及好发部位与 Crohn 病相似,淋巴瘤表现为多发性小息肉样充盈缺损时可误诊为卵石征,淋巴瘤也可为多发性病变,应注意鉴别。淋巴瘤的充盈缺损多较大,病变范围较广泛,管壁增厚更明显但管腔狭窄不明显,病变段管腔甚至可扩张,黏膜表面有溃疡形成但无裂隙性溃疡,CT 检查可见腹腔淋巴结明显肿大。临床一般状况迅速恶化,可触及腹部包块,伴有浅表淋巴结及肝脾肿大。

第五节　小 肠 肿 瘤

虽然小肠占消化道长度的 75%、黏膜面的 90%,但小肠肿瘤仅占全消化道肿瘤的 3%~6%。一些理论用来解释小肠抵抗肿瘤发生的机制:①小肠上皮细胞更新快;②小肠内容物排空快,致肿瘤物质在肠内停留时间短;③小肠内容物为液体性状,对肠壁的机械性刺激小;④小肠的淋巴组织丰富,对肿瘤有较强的抵抗力;⑤小肠内微粒体酶浓度高,对致肿瘤物质如苯并芘有灭活作用;⑥肠壁 IgA 水平高,IgA 具有中和病毒和抗肿瘤生长的作用;⑦小肠腔内细菌计数低,其代谢产物少。

小肠肿瘤可来自上皮组织或间叶组织,分良性和恶性两大类。小肠良性肿瘤约占胃肠道良性肿瘤的 0.5%~2%,良性肿瘤中腺瘤和良性间质瘤最常见,脂肪瘤、血管瘤、神经源性肿瘤等较少见。小肠恶性肿瘤少见,约占胃肠道恶性肿瘤的 0.8%~3%,以腺癌、淋巴瘤、恶性间质瘤、类癌较多见。小肠肿瘤好发于小肠两端,即十二指肠、空肠近端和远段回肠。临床表现主要有腹痛、便血、腹部包块、消瘦、肠梗阻等,无特异性,加之未能选择恰当的检查方法,常导致小肠肿瘤延误诊断,尤其恶性肿瘤,手术时多为晚期,预后不佳。小肠双对比造影有利于发现病变,结合 CT、MRI 和超声检查能提高诊断准确率。

一、小肠良性肿瘤

(一) 小肠腺瘤

【概述】

小肠腺瘤(adenomas)占小肠良性肿瘤的 1/3,最常发生于十二指肠,其次为空肠和回肠。小肠腺瘤由腺上皮构成,组织学上分为管状、管状-绒毛状和绒毛状腺瘤三类。目前已经明确腺瘤为癌前病变。腺瘤可单发或多发,形态为圆形、椭圆形或分叶状,有蒂或无蒂。根据腺瘤的生长方式和大体形态分为腺瘤性息肉和绒毛状腺瘤。

部分患者没有症状,或有非特异的消化道症状,发生肠套叠引起梗阻时出现相应症状和体征。

【影像学表现】

1. **小肠造影** 腺瘤性息肉表现为管腔内充盈缺损,肿瘤较小,平均直径<2cm,表面光滑,境界清楚。常单发,无蒂。多发时,通常累及一个肠段,肿瘤大小不等,可有蒂。蒂涂钡后呈轨道样双线征,当蒂和瘤体同时呈正面像时,表现为双环征。透视下观察带蒂肿瘤有一定活动度。腺瘤性息肉为多发时需要与家族性息肉病鉴别。后者充盈缺损分布于整个小肠和结肠,大多数大小相等,无蒂。绒毛状腺瘤病变较大,直径常超过3cm,广基,分叶状,偶尔表现为形态不规则、表面多发小结节样充盈缺损。病变周围肠壁柔软,黏膜正常。腺瘤表面如有不规则龛影,常为恶变征象。随着腺瘤体积增大,恶变率也增高。

2. **CT** 表现为肠腔内的软组织密度肿块,境界清楚,轮廓光滑或呈菜花状,周围有肠腔内造影剂环绕。增强后有中度强化。如果肿瘤所在部位肠壁增厚,应与腺癌鉴别。

【鉴别诊断】

单纯从影像表现上诊断小肠腺瘤很困难,鉴别诊断包括小肠腺癌、Peutz-Jeghers综合征的错构瘤性息肉、炎性纤维性息肉、血管瘤或其他突入管腔内的黏膜下肿瘤。P-J错构瘤表现为大小不等的多发息肉,略分叶,分布广泛,可融合。胃和结肠可同时存在相似改变。炎性纤维性息肉表现为孤立、圆形或纵形充盈缺损,大小约2~6cm,主要位于回肠。大于1cm的腺瘤,恶变率就明显增加,应予以注意,正确诊断依赖病理组织学检查。

(二) 小肠间质瘤

【概述】

胃肠道间质瘤(gastrointestinal stromal tumor, GIST)是来源于胃肠道原始间叶组织的非定向分化的肿瘤。根据组织学形态及免疫组化和电镜特点,按分化倾向分为四型。Ⅰ型:平滑肌分化型;Ⅱ型:神经分化型;Ⅲ型:平滑肌与神经混合分化型;Ⅳ型:未分化型,缺乏平滑肌与神经两种成分。以上几型中以Ⅰ型和Ⅱ型最常见,占70%左右,其中又以Ⅰ型最常见,占50%左右。Ⅲ、Ⅳ型非常少见,尤其Ⅳ型更少见。以往根据光镜检查结果多诊断为平滑肌瘤(肉瘤),目前认为小肠没有真正的平滑肌瘤。如果没有条件作免疫组化或电镜检查,建议使用小肠间质瘤的称谓。小肠间质瘤的分型诊断并不是主要问题,重要的是鉴别良恶性,间质瘤是一种具有潜在恶性的肿瘤。

GIST最好发部位是胃,在肠道的发生率依次为空肠、回肠、十二指肠、盲肠和结肠,偶见于网膜或腹膜后。小肠间质瘤更倾向于恶性,肿瘤直径大于4cm即

提示为恶性可能大,容易转移和局部复发。即使较小的组织学良性的间质瘤也有转移和局部复发的可能。转移主要发生在肝脏、腹膜和系膜,淋巴结、骨骼和肺转移少见。

根据肿瘤生长方向分为4型:①壁内型,肿瘤在肠壁内生长,没有明显的腔内或腔外突出。此型肿瘤较小,多小于1.5cm,可能代表肿瘤早期发展阶段。②腔内型(黏膜下型),肿瘤在黏膜下向肠腔内生长。③腔外型(浆膜下型),肿瘤向肠腔外生长,通常较大。④哑铃型(混合型),肿瘤向腔内及腔外两个方向生长。小肠间质瘤多数单发,偶有多发。境界清楚,可有或无包膜。瘤体呈圆形、椭圆形、哑铃形或分叶结节状。肿瘤较大时常因血供不足而出现坏死或囊性变,少数肿瘤可见钙化。肿瘤较小时黏膜皱襞可正常,较大时黏膜皱襞被拉直、展平,由于血供不足黏膜表面发生溃疡,引起肠道出血。腔内型和腔外型可有粗细、长短不一的蒂。

小肠间质瘤好发于中老年人,男性略多于女性。临床表现与肿瘤大小、部位有关,壁内型几乎无症状,仅在尸检或手术时偶然发现。常见腹痛、腹胀、呕血、黑便、腹部包块等无特异性临床表现。腔内型可以引起肠套叠。

【影像学表现】

1. **小肠造影** X线表现随肿瘤生长方式、大小和部位而异。良性小肠间质瘤,腔内型表现为偏心性的圆形、椭圆形或分叶状充盈缺损,与肠壁呈锐角分界,境界清楚,表面光滑,部分病例黏膜面有较表浅的圆形或线形溃疡,局部管腔变窄,但梗阻不明显(ER7-5-7A)。腔外型表现为病变肠袢有弧形压迹,局部黏膜可展平,肠腔稍变窄,相邻肠袢受压移位,显示无肠管的空白区(blank space)。哑铃型兼有上述两型的特点,管腔内部分通常较小。腔内型带蒂者透视下观察病变有一定活动度,蒂表现为条带状充盈缺损。引起肠套叠时,可见近端肠管扩张呈弹簧状。恶性小肠间质瘤通常较大,向腔外生长较明显,周围肠管受压移位显示无肠管的空白区,管壁形态不整,黏膜可有增粗、紊乱或破坏消失。肿瘤表面容易形成较大的不规则溃疡,或有瘘管,或肿瘤中心有钡剂充盈的空腔(ER7-5-8)。

ER7-5-7 小肠间质瘤

ER7-5-8 恶性小肠间质瘤

2. CT CT能很好地显示间质瘤的大体形态特征。对于主要向腔外生长的肿瘤,CT是首选检查方法。良性小肠间质瘤表现为由肠壁向肠腔内或肠外突出的圆形、椭圆形或分叶状软组织肿块。肿瘤直径多小于4cm。肿块多偏心性生长,边缘光滑,密度多均匀,坏死或囊变较少见,有时可见钙化。突向腔内的肿块有时可在表面发现溃疡,溃疡多较小。小肠间质瘤血供丰富,增强后肿瘤多明显均匀强化,无强化的坏死囊变区显示更清楚(ER7-5-7B)。一般认为出现下列表现时多提示为恶性小肠间质瘤:①瘤体直径大于4cm;②肿瘤轮廓明显不规则、分叶状,邻近肠袢黏膜破坏;③肿瘤表面有较大溃疡、肿瘤内有空腔形成、与肠管间形成瘘管;④肿瘤密度不均匀,有大片坏死、实性部分强化明显;⑤肿瘤边界不清,与邻近结构有明显粘连或直接侵犯邻近结构;⑥肿瘤增长迅速(图7-5-7、图7-5-8)。

（三）脂肪瘤

【概述】

小肠脂肪瘤(lipomas)发病率仅次于腺瘤和间质瘤,居小肠良性肿瘤的第三位。好发部位依次为回肠、空肠和十二指肠。小肠脂肪瘤多起源于肠壁黏膜下层脂肪组织,有时也可发生在浆膜下而突向肠腔外。大多数为单发,境界清楚,常有包膜,呈卵圆形或分叶状。肿瘤较大,可有坏死、囊变或钙化。脂肪瘤很小时可无临床表现,体积增大到一定程度后可出现腹痛、恶心、呕吐、腹泻,易于引起肠套叠,出现梗阻或

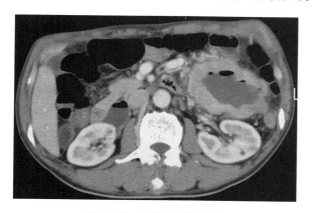

图 7-5-7 恶性小肠间质瘤

CT增强扫描肿瘤呈分叶状,肿瘤实质部分明显强化,中央见不规则液化坏死腔,并与肠腔相通形成多发小气-液平面

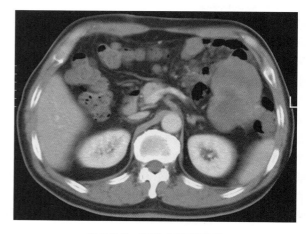

图 7-5-8 恶性小肠间质瘤

CT增强扫描肿瘤强化不均匀,其内可见广泛坏死区。肿瘤与周围组织粘连

便血等症状。

【影像学表现】

1. 小肠造影 脂肪瘤表现为管腔内充盈缺损,光滑无蒂,平均直径3~4cm,大于2cm的肿瘤表面容易发生溃疡。形状与小肠相适应,在小肠蠕动、受压或压迫时容易变形。

2. CT 表现为光滑的卵圆形或分叶状肿块,密度均匀,CT值为-40~-120Hu,为脂肪瘤的特征(ER7-5-9)。有时可见瘤周钙化。脂肪瘤有溃疡时,其内可见软组织密度索条影或分隔。脂肪瘤常引起肠套叠,诊断时不要将套叠内的肠系膜脂肪影与脂肪瘤混淆,脂肪瘤内无血管影,肠系膜脂肪内可见系膜血管影。随套叠时间延长,脂肪瘤由于水肿而密度增高,甚至形成软组织密度影,不易诊断。全身性脂肪瘤病也可能累及小肠,表现为集中于某一肠段的黏膜下多发性脂肪瘤,较多见于中老年人。本病与多发性脂肪瘤的主要区别在于后者多散在于各肠段而不是集中于某一段。

ER7-5-9 小肠脂肪瘤

（四）神经源性肿瘤

【概述】

神经源性肿瘤(neurogenic tumor)起源于浆膜下神经鞘或 Aurebach 丛和 Meissner 丛细胞。大多数位于浆膜下、系膜对侧缘。小肠是否有真正的神经鞘瘤尚存争议,过去文献中报道的小肠神经鞘瘤可能是小

肠间质瘤。胃肠自主神经瘤属低度恶性胃肠道间质瘤,有多发倾向,少数可能转移至肝脏。神经纤维瘤以在神经纤维瘤病中多发为特征。神经纤维瘤病又称 von Recklinghausen 病,以周围神经形成丛状为特征,是常染色体显性遗传性疾病,其特征为多发性神经纤维瘤和皮肤色素沉着,可伴有全身多种畸形和病变,多属良性,少数为恶性。分 4 型:周围型、中枢型、内脏型和顿挫型。内脏型罕见,以内脏和自主神经系统的神经纤维瘤和节细胞瘤为特点。神经节瘤、副神经节瘤和神经节细胞副神经节瘤非常少见。神经源性肿瘤多位于空肠,直径一般小于 5cm。

【影像学表现】

孤立的神经源性肿瘤与小肠间质瘤的临床表现、生长方式、影像表现很相似,仅从影像表现难以鉴别二者。内脏型神经纤维瘤病的多发肿块常很小,平均直径小于 2cm,通常位于管壁内,CT 见腹腔和盆腔内广泛结节状病灶,外形不规则,以肠系膜为中心生长,仅轻度强化,伴肠壁广泛明显增厚,可有腹水。

（五）血管瘤

【概述】

胃肠道血管瘤(hemangioma)好发于小肠,约 90% 发生于空肠和回肠。一般来源于小肠黏膜下血管丛,也可来自浆膜下血管。小肠血管瘤有下述几种常见类型:①弥漫浸润性海绵状血管瘤,多见于婴幼儿,病变始于黏膜下,初起为局限性,逐渐向肠壁各层延伸,环绕肠管生长致肠腔狭窄;②局限性息肉样海绵状血管瘤,多见于成人,单发性,位于黏膜下,向肠腔内突出形成息肉样肿物,可致肠梗阻或肠套叠;③毛细血管瘤,青年人多见,单发或多发,位于黏膜下,向肠腔内呈结节状突出;④多发性静脉扩张,多见于成人,黏膜下有多灶性结节,镜下形态类似海绵状血管瘤,但扩张的静脉与肠壁正常血管相通,其本质是错构瘤还是肠壁血管的局灶性扩张尚不明了;⑤血管瘤病,是全身性血管瘤病在小肠的局部表现,常为多灶性,形态学上为毛细血管瘤或海绵状血管瘤,诊断需结合临床有无其他部位的多发性血管瘤。

临床上以出血(便血及贫血)为主,可引起肠套叠出现肠梗阻症状。遗传性出血性毛细血管扩张症(Osler-Weber-Rendu 病)、性腺发育不良(Turner 综合征)和结节性硬化等病的小肠血管瘤发病率高,这些患者出现便血应想到小肠血管瘤的可能。

【影像学表现】

小肠血管瘤的术前诊断主要依赖血管造影。钡剂造影表现为边缘光滑或分叶息肉样病变,表面可有溃疡,也可以表现为较大范围的肠管弥漫性膨胀性外观,病变大小、形态可变,病变内常有散在小静脉石

影。CT 表现为肠壁单发或多发软组织影,突向腔内或浆膜下,或表现为肠壁弥漫性增厚。静脉石表现为肠壁内点状钙化,是提示血管瘤较特异的征象,还可见肠周血管扩张迂曲。

二、小肠恶性肿瘤

（一）腺癌

【概述】

小肠腺癌(adenocarcinoma)好发于十二指肠、空肠近端和回肠远端,大多为单发,少数可多发。多为浸润性生长,也可为宽基底肿块,偶为带蒂息肉状。小肠原发性腺癌较多呈环状侵犯肠管,致管腔狭窄;呈乳头状或息肉状突起的腺癌多发生在腺瘤、P-J 息肉病和 Crohn 病癌变时。

小肠癌多见于 40 岁以上,性别无明显差异。常见症状为腹痛、出血、贫血、梗阻及腹部肿块。长期乳糜泻、Crohn 病、神经纤维瘤病患者易患小肠癌,应予注意。

【影像学表现】

1. 小肠造影　多表现为范围较小、形态不规则、边界较清楚的管腔狭窄、肠壁僵硬,黏膜皱襞破坏,钡剂通过受阻,近端管腔扩张(ER7-5-10)。形态不规则的充盈缺损表现较少见,其表面有不规则的溃疡。极少数带蒂肿瘤可有一定活动性。继发肠套叠时可掩盖肿瘤的直接征象,小肠相互重叠也使诊断困难。肿瘤穿孔可形成小肠之间、小肠结肠或小肠腹腔瘘。

ER7-5-10　十二指肠腺癌

2. CT　小肠腺癌表现为肠壁不规则或环形增厚,黏膜面不光整,肠腔狭窄,或可见限局性突入肠腔内的软组织肿块。肿块内有气体或对比剂进入表示肿瘤有坏死、溃疡形成。病变范围一般较短。增强后肿块或增厚肠壁呈轻到中度强化。继发肠梗阻时可见近端肠管扩张,内有气-液平面。CT 还能显示病变对邻近结构的侵犯、淋巴结转移及远隔转移如肝转移等(图 7-5-9)。

CT 术前分期对制订治疗计划、判断预后有重要意义。由于 CT 对小肠肿瘤壁内浸润深度的判定存在限度,TNM 分期在临床应用中受到限制(表 7-5-1)。美国癌症联合会(American Joint Committee On Cancer, AJCC)根据小肠癌的浸润深度、淋巴结转移和远隔转

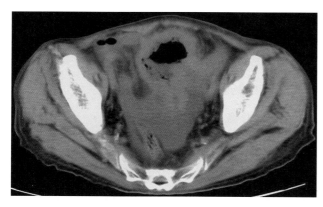

图 7-5-9　小肠腺癌
CT 平扫显示肠壁不规则,黏膜面不光整,肠腔狭窄

表 7-5-1　小肠癌的 TNM 分期

T_{is}	原位癌
T_1	癌浸润限于黏膜层和黏膜下层
T_2	癌浸润未超过固有肌层
T_3	癌侵及浆膜下层的范围<2cm
	或者累及未被浆膜包绕的肠壁肌层(空回肠的系膜附着处)
	或位于腹膜后的肠管(如十二指肠)
T_4	癌肿穿透浆膜或直接侵及邻近组织>2cm
N_0	无局部淋巴结转移
N_1	有局部淋巴结转移
M_0	无远隔转移
M_1	有远隔转移

移情况,提出了适应临床的综合 CT 分期标准。由于 CT 能较准确地判定癌肿是累及肌层还是穿透肠壁,因此 AJCC 的小肠癌分期方法便于临床应用(表 7-5-2)。通常认为小肠恶性肿瘤手术不可根治切除的标准是邻近器官(不包括十二指肠或胰头)受侵、血管包绕、淋巴结远处转移、血行转移和腹腔种植转移。CT 是目前评估小肠恶性肿瘤可切除性的首选检查方法。

表 7-5-2　小肠癌的 AJCC 分期

0	T_{is}	N_0	M_0
I	T_1 或 T_2	N_0	M_0
II	T_3 或 T_4	N_0	M_0
III	任何 T	N_1	M_0
IV	任何 T	任何 N	M_1

(二) 淋巴瘤

【概述】

小肠淋巴瘤(lymphoma)分为原发性和继发性两

大类,以后者多见。局灶性或多发性小肠病变为全身淋巴瘤一部分者称为继发性小肠淋巴瘤,是淋巴瘤的晚期表现。起源于小肠或最早以肠道症状为表现的淋巴瘤称为原发性小肠淋巴瘤。Dawson 于 1961 年提出原发胃肠道淋巴瘤的诊断标准为:①无浅表淋巴结肿大;②胸片(CT)未发现纵隔淋巴结肿大;③白细胞总数及分类正常;④肝、脾未发现异常;⑤剖腹探查时仅发现胃肠道病变及区域淋巴结受累,无其他肉眼所见的侵犯。

小肠淋巴瘤多数为非霍奇金淋巴瘤,极少数为霍奇金淋巴瘤。黏膜相关淋巴样组织(mucosa associated lymphoid tissue,MALT)型淋巴瘤是起自与黏膜有关的淋巴组织肿瘤,属于非霍奇金淋巴瘤中的外周 B 淋巴细胞肿瘤。MALT 淋巴瘤好发于全身淋巴组织丰富的部位,主要见于胃肠道,占 50%以上。其他较常见的具有特征性的小肠淋巴瘤还有淋巴瘤性息肉病、免疫增生性小肠疾病(地中海淋巴瘤)和肠病相关性 T 细胞淋巴瘤。

淋巴瘤可发生于小肠的任何部位,以淋巴组织丰富的回肠远段发生率最高。肿瘤发生于黏膜下淋巴组织,可多中心发生。早期在黏膜下层浸润形成结节或肿块,也可弥漫性浸润使管壁增厚。向表面侵犯时可形成溃疡,向外侵犯时可达肌层,但较少向浆膜外浸润。可有区域淋巴结增大。肿瘤较少出现坏死及出血。肿瘤大体形态与组织学类型无关,肉眼可分为多发结节型、肿块型、溃疡型和浸润型,小肠淋巴瘤中以浸润型多见。病变可局限于一段肠管或散在分布于多段小肠。

肿瘤浸润肠壁可造成肠蠕动失常,引起肠套叠。肿瘤形成的溃疡可造成肠穿孔。肠壁神经丛破坏,可引起蠕动消失,肠管张力减低,病变段肠管扩张,称"动脉瘤样扩张"。肠腔变窄可引起不全性肠梗阻,但完全性肠梗阻较少见。

小肠淋巴瘤多见于青壮年,男性多于女性,症状有持续性脐周钝痛,不规则发热,腹泻或腹泻与便秘交替,多数患者可触及与腹痛部位一致的包块,常有出血及贫血,消瘦乏力。晚期患者有吸收不良综合征,是黏膜及肠系膜淋巴循环障碍及黏膜萎缩所致。继发于全身恶性淋巴瘤者,常有表浅淋巴结肿大。在病变早期,实验室检查包括骨髓象检查无特异性,所以影像学检查是诊断原发小肠淋巴瘤的主要手段。

【影像学表现】

1. **小肠造影**　表现为弥漫性小息肉样或多发性大小不一的结节状充盈缺损,黏膜结构紊乱破坏或不规则增厚,表面可有溃疡。病变也可以表现为单发息肉样或肿块样充盈缺损,肿块表面光滑或凹凸不平。由于肿瘤突向肠腔,造成部分梗阻,使肠蠕动增强,肿瘤被推挤向前而发生肠套叠。病变主要向肠腔外侵犯时,表现为小肠外压移位及部分肠壁浸润。肿瘤内部缺血性坏死和破溃,形成较大坏死腔,与肠腔相通,造影表现为大片钡剂或气体充满形态不整的空腔,边缘不规则。浸润型表现为管壁僵硬,管腔呈向心性、偏心性狭窄或呈动脉瘤样扩张(ER7-5-11),黏膜皱襞变平消失或破坏。病变范围较长,多大于5cm,可以多节段分布。病变肠管与正常肠管可以有反压迹。不

全梗阻时,近端肠管扩张积液或有食物潴留(图7-5-10A)。上述表现常同时存在,而以某种表现为主。肠系膜内多发性大小不等的淋巴结侵犯压迫肠管形成压迫性狭窄。

ER7-5-11 小肠淋巴瘤

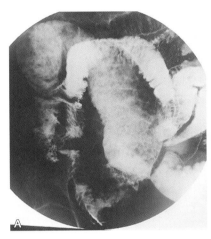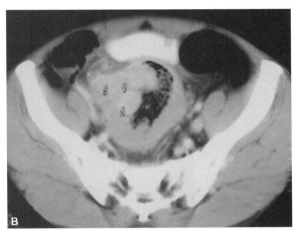

图 7-5-10 小肠淋巴瘤

A.胃肠造影病变呈多节段分布,病变肠管与正常肠管可以有反压迹。病变近端肠管扩张积液,有食物潴留。
B.CT增强扫描可见突向肠腔内多发息肉样肿块,明显强化。

2. CT ①肠壁增厚,肠壁增厚的程度多较明显,肠壁增厚可对称或不对称。受累的肠段较长。②动脉瘤样扩张,尽管有明显的管壁增厚,但病变肠段管腔无明显狭窄,有时管腔反而扩张,直径可大于3cm,管腔轮廓呈不规则结节状,是淋巴瘤较特征的改变(图7-5-11)。③突向肠腔内单发或多发的息肉样肿块,有时可以很大(图7-5-10B)。部分肿块突向肠壁外和浆膜面。肿块密度多较均匀,形态规则或不规则,表面可有溃疡,中心坏死时可与肠腔相通。④肿瘤沿肠系膜浸润表现为肠系膜脂肪密度升高、系膜增厚和索条影。肠系膜内见形态不规则结节状肿块,推挤、压迫邻近肠袢移位或引起肠梗阻。肠系膜和后腹膜淋巴结可明显增大,包绕相应的系膜血管及其周围脂肪,形成"三明治征"。增强后上述肠壁病灶及淋巴结呈轻、中度均匀强化,偶尔强化较明显。化疗或放疗后可有不均匀强化。继发肠套叠时,可在套头部见到软组织肿块或肠壁增厚,有时原发病灶较小不能清晰显示。

【鉴别诊断】

小肠癌好发于近段小肠,病变范围较短,多为单发,管腔狭窄较明显,常伴梗阻。淋巴瘤好发于远段回肠,病变范围较长,有时为多段肠管受累,肠壁增厚明显但肠腔多无明显狭窄,常呈动脉瘤样扩张,梗阻少见。

肠腔内肿块型淋巴瘤需与肠腔内良性肿瘤或肿瘤样病变如良性间质瘤、腺瘤、息肉或肉芽肿等鉴别。若CT上同时发现肠系膜多发淋巴结肿大则强烈提示淋巴瘤。肠腔内良性肿瘤边缘常光滑,相邻肠壁无增厚,淋巴瘤可呈分叶状,相邻肠壁可有增厚。

哑铃型伴有坏死囊腔和瘘管形成的小肠恶性间质瘤与有空腔形成的肠内外型淋巴瘤很相似,但前者较局限,后者常伴有其他肠段的改变,且病变范围较广。CT增强显示间质瘤实性部分强化较明显且其内密度可不均匀,而淋巴瘤多呈轻、中度均匀强化。

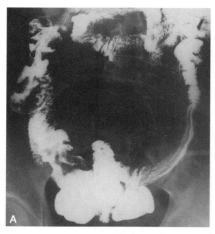
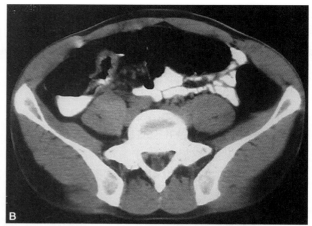
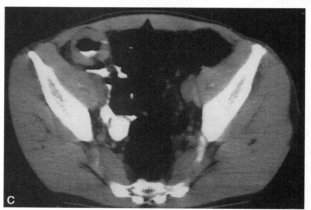

图 7-5-11 小肠淋巴瘤

A. 胃肠造影；B、C. CT 平扫。显示明显的管壁增厚，但病变肠段管腔无明显狭窄，有时管腔反而扩张

（三）类癌

【概述】

类癌（carcinoid）是起源于肠道黏膜嗜铬细胞的肿瘤，为低度恶性，多有局限性浸润性生长，可有转移。肿瘤可分泌 5-羟色胺、激肽类、组胺等生物活性物质，可致血管运动障碍、胃肠及心肺病变，称"类癌综合征"，表现为皮肤潮红、腹泻、腹痛、心悸、阵发性高血压和哮喘等。类癌为少见病，90% 发生于胃肠道，主要见于阑尾、回肠远端和直肠。

类癌多数单发，约 1/3 病例为多发，约 1/3 病例与其他原发恶性肿瘤合并存在。类癌起源于小肠隐窝基底的嗜铬细胞（目前统称为内分泌细胞），为黏膜下肿瘤，可以逐渐侵犯肌层、浆膜和系膜。肿瘤较小时其表面的黏膜正常，肿瘤增大，表面可有糜烂或溃疡形成。较大者呈息肉样突入肠腔内，可有蒂。环绕管腔生长、引起肠腔狭窄者少见。侵犯小肠壁的肌层可导致区域淋巴结转移或远处转移。肿瘤在周围黏膜下层和肠系膜内可引起很强的促结缔组织生成反应。类癌生长缓慢，一般较小，直径 1~2cm，直径大于 3cm 少见。小于 1cm 者很少有转移。大于 1cm 者转移率可达半数。

类癌患者的总体预后比其他小肠恶性肿瘤好。

小肠类癌较小时多无症状，较大或肝转移时除类癌综合征外，尚有腹痛、腹泻、间歇性不全梗阻及出血等。

【影像学表现】

1. **小肠造影** 因肿瘤较小又位于黏膜下，小肠造影时容易漏诊。较小者表现为边界清楚、光滑的息肉样充盈缺损；较大时向腔内及腔外同时生长，腔内部分表现为较大的充盈缺损，欠规则，导致肠腔狭窄，腔外部分使邻近肠襻压迫移位。管腔环周狭窄较少见。多发类癌时肠腔内可见多个充盈缺损，一般大小在 1~3cm。肿瘤向黏膜下浸润生长可导致黏膜皱襞和肠壁增厚。类癌向肠壁外侵犯时释放 5-羟色胺，使肠系膜纤维化，肠系膜粘连牵拉引起肠襻呈轮辐状排列或呈锐角粘连、固定，肠壁僵直，轮廓呈毛刺样。引起肠系膜动脉狭窄、闭锁时可出现小肠缺血性坏死表现。5-羟色胺等活性物质的刺激可致小肠运动加速和吸收不良，表现为肠腔扩张、分节状充盈及钡剂絮状沉积等。

2. **CT** CT 在显示类癌的侵犯范围上有价值。

肿瘤表现为突向腔内的软组织肿块（ER7-5-12），少数表现为肠壁增厚。系膜受累表现为系膜内软组织肿块，肿块边缘有毛刺，呈放射状进入周围脂肪内，与邻近肠袢相连，肠袢通常移位、固定或成角。发生缺血时可见小肠壁环形增厚。CT 还能显示肠系膜淋巴结增大、腹水、腹膜种植或肝转移等。

泛肠粘连，肠曲固定不动，如冰冻状（ER7-5-13）。因肠系膜及肠壁增厚、僵硬，可有偏心性或向心性管腔狭窄。合并腹水时，小肠间距增大。受累肠壁穿孔，与相邻脏器形成内瘘或瘘管，造影时见钡剂溢出形成不规则空腔。腹腔转移淋巴结较大时可对肠壁造成多发性结节样压迹。

ER7-5-12　小肠类癌

ER7-5-13　小肠转移瘤

3. **血管造影**　选择性肠系膜血管造影对诊断与鉴别诊断有较大价值。可见病变区小动脉呈放射状，肠系膜动脉弓及其分支狭窄，没有肿瘤血管，也无静脉早期显影，这些改变与其他恶性肿瘤不同，主要是类癌侵及肠系膜或肠系膜纤维化所致。

【鉴别诊断】

类癌的影像学表现没有特异性，有类癌综合征时可以诊断。否则需要与突向肠腔内的其他良、恶性肿瘤鉴别。回肠类癌与 Crohn 病的影像表现有许多共同点，如管腔狭窄、肠袢粘连固定、系膜受累、多段肠管受累、肠梗阻等，二者鉴别较困难。

（四）**小肠转移瘤**

【概述】

小肠转移瘤（metastases）可来自血行转移、淋巴结转移、腹腔种植及直接侵犯。血行转移多见于黑素瘤、肺癌、乳腺癌、卵巢癌、宫颈癌、肾癌及胃肠道癌，可发生于原发恶性肿瘤治疗后数年。转移灶可多发或单发，环绕管腔生长或形成腔内息肉状肿块，表面可有溃疡形成。腹腔内种植多来自胃肠道及卵巢恶性肿瘤，转移灶的部位与腹水流向有关，常位于盆腔、右下腹、右结肠旁的小肠；直接侵犯多见于肾、卵巢、子宫、前列腺的恶性肿瘤，首先侵犯小肠的浆膜层，呈偏心性，再向内侵犯，易发生溃疡、穿孔和瘘管等。

临床表现没有特异性，可有小肠功能异常、便潜血或黑便、腹痛、腹胀、腹部包块及肠梗阻等。

【影像学表现】

1. **小肠造影**　直接侵犯时，因合并的原发肿瘤多较大，邻近肠管受推压移位，肿瘤侧肠壁有外压性及侵蚀性改变，黏膜皱襞完整或破坏。血行转移表现为多发或单发的充盈缺损，境界清楚，多发者大小相仿，或表现为管腔狭窄，管壁僵硬，黏膜破坏，肠腔可出现溃疡，近端肠管梗阻扩张。腹腔种植的转移瘤可对肠壁造成多个弧形压迹，有时因腹膜弥漫转移而出现广

2. **CT**　表现为小肠壁上多发软组织结节影或肠壁弥漫性增厚，肠壁边缘不规则，可伴有多发的粘连及索条（图 7-5-12）。有时见小肠袢被肠系膜肿块包裹，同时可见腹膜、肠系膜及网膜受侵增厚，腹腔淋巴结增大，腹水。穿孔或瘘管形成时可见阳性造影剂溢出。肠腔狭窄引起肠梗阻改变。周围脏器肿瘤对小肠的直接浸润表现为与原发病灶相连续的不规则团块。

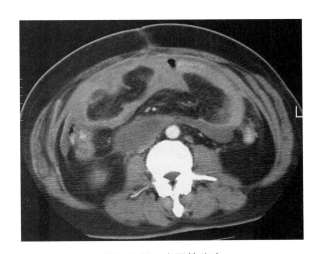

图 7-5-12　小肠转移瘤
CT 增强扫描小肠壁弥漫性增厚，伴有多发的粘连及腹水

【鉴别诊断】

小肠转移瘤的影像表现没有特异性，与小肠原发恶性肿瘤或炎性病变很难区分。密切结合病史，应考虑到转移性肿瘤的可能。最后确诊有赖于手术及病理。

第六节　小肠其他疾病

一、小肠憩室

【概述】

小肠憩室（diverticula）分真性和假性两种，真性憩

室包括肠壁各层,如先天性憩室、牵引性憩室。假性憩室只有黏膜和黏膜下层,是黏膜通过肌层某个薄弱处向外突出而形成,如肠系膜血管、胆总管和胰管进入肠壁处。

假性憩室以老年人多见。随着年龄增长,会发生退行性改变,肠壁薄弱处更加薄弱,在肠内压力异常增加或肠肌收缩不协调时,薄弱处向腔外突出形成憩室。小肠憩室好发于十二指肠、空肠近端 Treitz 韧带附近,远端回肠多为先天性憩室。十二指肠憩室中,60%~70%见于十二指肠降段内侧,并多在距离 Vater 壶腹 3cm 以内,其次为水平段和升段,球部较少。少数位于十二指肠圈的外侧。十二指肠腔内憩室罕见,为先天性肠壁畸形引起的向肠腔内突出的憩室,其内外两面均被黏膜覆盖,开口与十二指肠腔相连。小肠憩室可单发,但常为多发。

梅克尔憩室(Meckel diverticulum)是肠卵黄管部分未闭合所遗留的先天性畸形,发病率为 2%~4%。在胚胎早期,中肠通过卵黄管与脐的卵黄囊连接,当肠管返回腹腔后,卵黄管萎缩成纤维索条,最后完全退化消失。如果卵黄管退化不完全可形成脐瘘、卵黄管囊肿和梅克尔憩室。梅克尔憩室是卵黄管连脐的一端退化闭合或留有一个条索而小肠端仍与肠腔相通形成的,位于回肠远端距离回盲瓣 20~100cm 的肠壁上,位于肠系膜对侧是其特点。憩室长短不一,较长者呈指状,长 10cm 以下,基底窄;较短者呈袋状,基底宽。憩室顶端游离在腹腔内,也可有残留的纤维索索与脐部相连。组织学上憩室具有完整的各层肠壁结构,但黏膜皱襞不如正常肠管明显,肌壁较正常薄。憩室的黏膜内可含有异位的其他消化器官黏膜如胃黏膜、十二指肠黏膜、胰腺组织等。梅克尔憩室有来自肠系膜上动脉分支的血液供应。

单纯憩室常无临床症状。当憩室发生炎症、坏死、穿孔时则出现相应的临床表现如腹痛、恶心、呕吐、嗳气、发热等。梅克尔憩室内有异位黏膜时可发生溃疡、出血,是 10 岁以下儿童肠道出血常见的原因。基底较宽的憩室翻入肠内可形成套叠,憩室内异物、结石、肿瘤或憩室周围炎症粘连可引起肠梗阻。较大的乳头旁憩室或乳头开口在憩室内,因憩室炎和憩室周围炎的波及或直接压迫胰腺、胆总管,可伴有胆系感染、胆结石和胰腺炎,出现相应临床症状,即 Lemmel 综合征。

【影像学表现】

1. **小肠造影** 憩室表现为由肠壁向外突出的囊袋状结构,有宽大或较窄的颈部与肠腔相通(图 7-5-13A)。憩室大小可自数毫米至数厘米,也可多发。钡剂充盈时呈圆形、椭圆形、三角形或管状,轮廓光滑。钡剂排空后可见黏膜皱襞,与肠内黏膜连续。立位时可见气-液平面。偶尔在憩室壁上又有憩室(ER7-5-14)。十二指肠腔内憩室表现为肠腔内袋状或管状影,与肠壁有线状透亮的憩室壁相隔,容易误诊为息肉。偶尔可见 Vater 乳头开口在憩室之中。由于给予低张药物或患者壶腹部括约肌松弛,可见钡剂从憩室内反流至胰管、胆总管使其显影。这种反流可引起胆道和胰管的逆行性感染。憩室内钡剂通常随小肠钡剂同时排空,个别情况钡剂滞留较长时间。注意不要将十二指肠岬部肩样突出误诊为憩室,憩室与胃重叠时,不要误认为溃疡。检查时设法让钡剂充盈憩室,避免与胃重叠。

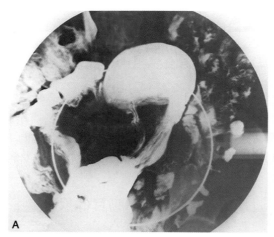
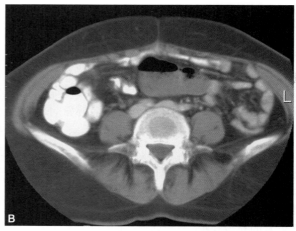

图 7-5-13 小肠憩室

A. 胃肠造影表现为由肠壁向外突出的多发囊袋状结构,有较窄的颈部与肠腔相通;B. CT 平扫表现为突出于肠壁外囊袋状影,壁较薄,轮廓光滑,其内可见气-液平面

ER7-5-14 小肠憩室

梅克尔憩室表现为囊袋状或棒槌样突向肠腔外，其盲部可扩张，也可呈哑铃状，长短不一，一般为2~5cm长，比回肠管腔细。文献报道巨大梅克尔憩室有长达100cm者。较长的憩室可缠绕末段回肠呈扭麻花样。

憩室炎时，憩室轮廓不规则，粘连侧呈锯齿样。黏膜增粗紊乱，有时可见钡斑或龛影，邻近肠管有激惹。憩室内有明显潴留，排空延迟。有时可见与邻近小肠或结肠形成瘘管。憩室内可见充盈缺损，为异物、结石、血块或肿瘤。炎症引起憩室颈水肿、阻塞时钡剂不能进入，此时X线不能显示憩室。

2. CT 憩室表现为突出于肠壁外的圆形、卵圆形囊袋状影，壁较薄，轮廓光滑（ER7-5-15）。憩室内含有阳性造影剂和/或少量气体。含阳性造影剂的憩室，不要误认为胆管内结石。完全为液体充盈的憩室不要误认为胆总管下端和胰头的囊性病变。当憩室较大时可类似肠管结构，但连续层面观察一侧为盲端（图7-5-13B）。CT多平面重组矢状位或冠状位有时能更好地显示憩室与肠管的关系。合并憩室炎或憩室周围炎时，可见憩室壁增厚，与憩室相邻肠壁可水肿增厚，周围脂肪间隙密度升高，有索条影。严重者可见脓肿形成。如有穿孔，肠旁可见气体影。十二指肠降段憩室炎症常波及胰头和胆总管，胰头受压移位，甚至出现胰腺炎改变，胆道可有梗阻扩张。

ER7-5-15 十二指肠憩室

随着MRCP技术应用增多，十二指肠憩室在MRI图像上显示机会增多。当憩室内充满液体时，表现为突出肠壁外的高信号袋状影，与胃肠造影表现相似。由于胰胆管同时显影，因此能很好地显示十二指肠憩室与胰胆管间的位置关系。

二、小肠肠壁囊样积气症

【概述】

肠壁囊样积气症（pneumatosis cystoides intestina-lis）为罕见的良性病变，可见于食管至直肠的整个消化道，好发于小肠，其次为结肠，少数可发生于腹膜后、网膜、肠系膜、腹壁等。

肠壁囊样积气症可分为原发性和继发性两类，原发性较少见，不伴胃肠道疾病；继发性占绝大部分，多与胃肠道疾病共存，少数继发于胸部疾病，个别见于结缔组织病及肠损伤（如腹部外伤、手术及内镜检查后）。发病学说较多，与机械损伤、细菌作用、淋巴管扩张、营养缺乏等因素有关。为良性经过，有时可自愈。

肠壁囊样积气症发生于黏膜下或浆膜下，很少发生于固有肌层。病变范围广，一般均累及某一肠段或同时累及小肠和大肠。肉眼观为数毫米至数厘米呈簇状的半透明小泡，如葡萄或肥皂泡样。位于浆膜下的气囊肿以系膜侧为明显，破裂时可形成气腹，甚至引起肠粘连。位于黏膜下的气囊肿可呈结节状或息肉状突起，使黏膜表面凹凸不平呈鹅卵石样外观。由于气囊肿表面被覆正常黏膜，内镜检查多不能确诊。

本病可发生于任何年龄，成人较多，无性别差异。临床表现取决于并发症。可有腹胀、腹痛、腹泻，并发肠扭转、肠套叠、气腹及肠粘连时有相应表现。

【影像学表现】

1. 腹平片 本病腹平片即可确诊，表现为多发性、大小不一、圆形或类圆形透光区，散在或聚集呈串珠状、链条状或葡萄状等，沿肠壁排列。在肠腔充气时可衬出肠壁轮廓。气囊肿破裂出现气腹时，临床症状及体征均不明显，不致误诊为胃肠道穿孔引起的急腹症。偶尔，破裂气体沿着大血管上升到纵隔时可见纵隔气肿征象。

2. 小肠造影 表现为多发的圆形或类圆形光滑的充盈缺损，基底较宽，密度低，可变形，局部肠壁柔软。上述表现，尤其囊内气体的低密度在腹平片即可显示，颇具特征，容易与多发性息肉鉴别。

3. CT CT对肠壁囊样积气症有诊断价值。CT检查时需采用肺窗进行观察。表现为肠壁内单发、多发或环绕肠壁的气体影，囊肿壁菲薄，甚至显示不清。肠黏膜受压、聚拢，肠管可呈实心样。并发气腹时可见气体聚集在前腹壁下方（ER7-5-16）。

ER7-5-16 小肠肠壁囊样积气症

三、吸收不良综合征

【概述】

吸收不良综合征(malabsorption syndrome)是指各种原因引起的小肠消化、吸收功能障碍,引起营养物质缺乏的临床综合征。吸收不良一般包括对多种物质的吸收障碍,而以脂肪吸收不良最突出,故又称脂肪泻。吸收不良综合征的原因分为:①消化不良:胃手术、胰腺外分泌不足(慢性胰腺炎、胰腺癌、胰腺切除等)、胃泌素瘤;②肠腔内胆汁酸浓度减低:肝病、小肠内细菌过度繁殖、胆盐肠肝循环中断、药物吸附或胆盐沉淀(新霉素、考来烯胺、碳酸钙等);③肠吸收面积不足:小肠切除、空回肠旁路、胃结肠瘘;④肠黏膜吸收障碍:双糖酶缺乏、单糖转运障碍、叶酸和维生素B_{12}吸收不良、非热带口炎性腹泻(non-tropic sprue,又称麦胶性肠病,乳糜泻)、Crohn 病、嗜酸细胞性胃肠炎、放射性肠炎、淀粉样变、低丙种球蛋白血症、缺 β-脂蛋白血症等;⑤小肠动力异常:过速(急性肠炎、甲亢)、过慢(肠假性梗阻、系统性硬化等);⑥感染:热带口炎性腹泻(tropic sprue)、Whipple 病、肠寄生虫病;⑦淋巴管梗阻:淋巴瘤、腹部结核、淋巴管扩张症;⑧心血管病:充血性心力衰竭、缩窄性心包炎、肠系膜血管功能不全;⑨内分泌代谢病:糖尿病、甲亢、甲减、肾上腺功能不足、类癌综合征、肠血管活性肽瘤。

除原发病变的表现,临床上主要是多种营养物质吸收障碍引起的一系列病理生理变化,常见表现有腹痛、腹胀和腹泻,乏力倦怠、消瘦,严重者可有恶病质及多种维生素与电解质缺乏的表现。实验室检查对诊断有重要意义。

【影像学表现】

1. 小肠造影 5%~10%的患者造影表现正常。小肠造影主要是小肠运动和分泌功能异常及黏膜皱襞改变在 X 线上的反映:①小肠积气、积液,腹平片即可显示,钡餐造影时可见钡剂稀释、沉淀,呈斑片状或雪花状,钡剂涂布不良,肠黏膜模糊不清;②黏膜皱襞增粗、紊乱或完全消失,肠壁平直呈"蜡管"状;③肠腔扩张,以空肠中、远段明显;④小肠分节现象;⑤钡剂通过时间异常,表现为钡头到达盲肠及小肠完全排空时间早期可缩短,后期延长。小肠吸收不良也可出现胃、食管及结肠功能改变。应注意寻找引起吸收不良综合征的小肠器质性病变。

2. CT 表现为小肠扩张,小肠腔内积液增多,造影剂稀释,还可见小肠黏膜皱襞增宽,肠系膜和/或腹膜后淋巴结肿大。注意寻找引起吸收不良的小肠器质性病变。

小肠吸收不良综合征的诊断需结合临床尤其是实验室检查。影像检查如发现溃疡、狭窄、憩室、肠瘘、小肠广泛性切除等病变,有助于病因诊断。对肝胆系统、胰腺等进行影像检查在病因的诊断上也是必要的。

四、Whipple 病

【概述】

Whipple 病又称肠源性脂肪代谢障碍,已明确由 Whipple 杆菌感染所致,抗生素治疗有效。病原菌经口侵入,可侵犯全身各器官,小肠为最主要的受累部位。

大体观察可见肠腔扩张,肠壁肥厚僵硬,黏膜皱襞增宽,小肠浆膜面可见纤维蛋白渗出。肠系膜水肿增厚,肠系膜及肠腔动脉周围淋巴结肿大,切面呈筛状。除小肠黏膜外,心、肺、脾、胰、食管、胃、后腹膜以及全身淋巴结等均可侵犯。小肠黏膜和肠系膜淋巴结内有含糖蛋白的巨噬细胞浸润为其特点。

本病无特异的临床症状。最常见的症状是长期、多发性、反复发作的关节痛。在关节炎出现以前,有的患者已有腹泻,逐渐出现脂肪泻,有典型小肠吸收不良症状,个别病例仅有腹痛与低热,其他表现包括全身淋巴结肿大、脾肿大等。少数病例出现神经系统症状。

【影像学表现】

1. 小肠造影 表现为十二指肠及空肠黏膜皱襞增宽呈螺旋状,绒毛增宽。

2. CT CT上小肠黏膜皱襞增厚较具特征,空肠最常受累。肠系膜和腹膜后存在增大的淋巴结,淋巴结内因含有脂肪而特征性地表现为低密度。还可有肝、脾肿大和腹水。

五、小肠蛔虫病

【概述】

小肠蛔虫病(ascariasis)是常见的肠道寄生虫病,多见于热带和温带地区。蛔虫卵被食入后,在空肠孵化成幼虫,穿破肠黏膜进入静脉或经淋巴管到右心和肺毛细血管,再进入肺泡,然后经支气管、气管到喉部而再被吞下,到小肠后发育为成虫。

成虫在肠道内可引起机械性刺激和毒素反应,发生肠痉挛,引起腹痛、腹部不适、消化不良。虫体数量多时可产生肠梗阻、肠坏死、肠套叠或肠扭转,偶尔蛔虫可穿破肠壁而发生腹膜炎。蛔虫可潜入阑尾或经 Vater 壶腹而进入胆总管、胆囊或胰管,导致肝胆系统炎症和胰腺炎。

【影像学表现】

1. 腹平片 成虫数量少时,在 X 线平片上无异常发现。大量成虫聚集引起肠梗阻时,可见局部肠管扩大,在肠内气体的衬托下可见多数平行的条纹状软组织影,或聚集盘旋成团。

2. **小肠造影** 充盈钡剂的肠管内可见一条或多条长条状透光影(ER7-5-17),长而光滑如蚯蚓样,有时可卷曲,一般长约 10～30cm,宽 3～6mm。当蛔虫吞入钡剂时,蛔虫的消化道也显影,表现为肠管内长条样充盈缺损的中央可见与虫体长轴一致的细线状钡影。有时小肠内钡剂已排空,而此线状钡影仍存在。当蛔虫数量多、聚集成团时,表现为肠腔内边缘不规则的团块样充盈缺损,仔细观察,其内可见蛔虫消化道内的钡剂影。同时可见小肠功能改变,如蠕动活跃,钡剂不连续呈分节状或雪花状,小肠黏膜水肿增厚,黏膜皱襞粗糙、不规则,严重者有糜烂和小溃疡。

ER7-5-17 小肠蛔虫

3. **CT** 在肠道阳性造影剂的衬托下,当虫体与扫描层面平行时表现为相对低密度的细长条影,虫体吸收造影剂后,在虫体中央可见细线样高密度,为虫体的消化道显影,具特征性。当虫体与扫描层面垂直时,表现为肠腔内圆形低密度影,虫体吸收造影剂后,其内见小点状高密度,似靶征。虫体与CT扫描层面平行时比较容易被发现,当虫体与扫描层面垂直时,由于虫体断面仅占肠管断面的一小部分而使其较难发现(图 7-5-14)。蛔虫卷曲成团时表现为肠管内充盈缺损样软组织影,需与软组织肿块鉴别。

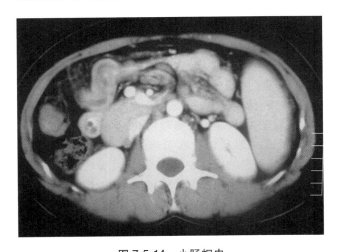

图 7-5-14 小肠蛔虫
CT增强扫描表现为肠腔内圆形低密度影,虫体吸收造影剂后,其内见小点状高密度,似靶征

六、肠型白塞综合征

【概述】

白塞综合征(Behçet syndrome)是一种与免疫有关的系统性疾病,以口腔阿弗他溃疡、外阴部溃疡和虹膜炎为特征,也可侵及关节、皮肤、血管系统、消化系统和中枢神经系统等。消化系统受累占 10%,多在发病后 4～5 年出现,以回盲部溃疡较多见。可发生于任何年龄,成年人多见,男性多于女性。

肠型白塞综合征的溃疡较深,为圆形、椭圆形或不规则地图状,很少为线状或表浅溃疡。溃疡多较大,位于小肠系膜对侧缘,相邻黏膜正常或轻度炎症反应。溃疡为穿透性,常深达浆膜层。小血管炎为主要病理表现,但没有特异性,很少有淋巴管扩张和纤维囊性坏死,无上皮样肉芽肿,溃疡愈合后可残留纤维化。

肠型白塞综合征的临床表现为腹痛、血便、发热和体重下降。穿孔后伴腹膜炎和脓肿形成,是疾病严重的表现。病程缓慢,手术后可复发。

【影像学表现】

1. **小肠造影** 表现为回盲部肠管形成大的阿弗他样、椭圆形或不规则形溃疡,溃疡较深,边缘较光滑,有时可见黏膜皱襞集中,周围黏膜增厚、紊乱,肠管变形、僵硬。回盲瓣增厚、增宽,盲肠收缩变形。肠管扩张,对比剂被稀释,钡剂涂布差。很少有肠管狭窄,有时可见瘘管形成。

2. **CT** 显示肠壁增厚,增厚肠壁可有分层改变,肠浆膜面毛糙,周围脂肪可有水肿、渗出,或形成肿块及腹腔脓肿改变。增强后肠壁可有明显强化(图 7-5-15)。

【鉴别诊断】

肠型白塞综合征与 Crohn 病的鉴别很困难。两者的临床表现有时也非常相似。Crohn 病的主要 X 线表现为纵行溃疡或多发溃疡纵行排列,卵石样结节,肠管非对称狭窄,病变节段性分布。肠型白塞综合征溃疡为圆形或椭圆形,无卵石样结节,很少有肠管狭窄。此外,还需要与肠结核、淋巴瘤和小肠癌等鉴别。

七、嗜酸性胃肠炎

【概述】

嗜酸性胃肠炎(eosinophilic gastroenteritis)以胃肠壁大量嗜酸性粒细胞浸润为特征,是一种良性、慢性反复发作的过程。病因不明,半数患者有食物过敏史或过敏性疾病家族史,用激素治疗有效。可发生于任何年龄,以 20～50 岁居多,男女相同。消化道自食管至直肠均可累及,以胃和小肠最常见,同时累及胃窦和近端小肠是本病的特点,有助于提示诊断。肠段多为弥漫性受累,局灶性者少。肝脏和胆道系统也可受累。

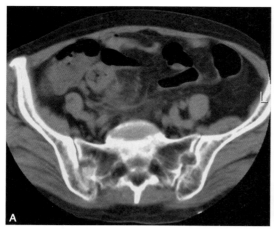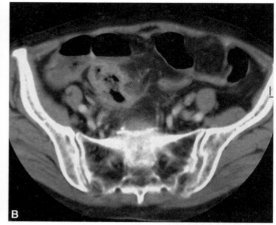

图 7-5-15 肠型白塞综合征
CT 平扫+增强显示肠壁增厚,肠浆膜面毛糙,周围脂肪可有水肿、渗出,增强后肠壁可有明显强化

大体观察,病变肠壁因水肿而增厚,黏膜呈颗粒状隆起,偶见溃疡。浆膜面常有纤维蛋白性渗出。肠系膜淋巴结常肿大。病理上将嗜酸性胃肠炎分三型:①黏膜型主要浸润胃肠黏膜与黏膜下层;②肌型主要浸润肌层,少见;③浆膜型主要浸润浆膜下层或累及肠壁全层。累及肠壁肌层和浆膜下层者常伴嗜酸性腹膜炎、腹水。有些病例还有坏死性肉芽肿和血管炎改变。

临床表现有恶心、呕吐、上腹痛、腹胀和腹泻,急性或亚急性起病。食用某些食物可加重病情。梗阻、胃肠道出血、吸收不良和蛋白质丢失性肠病少见。90%患者外周血中嗜酸性细胞增多。IgE、IgG 可有升高。

【影像学表现】

1. **小肠造影** 小肠肠壁的炎症性改变导致水分吸收减少及分泌增加,肠腔内液体增多,使钡剂涂抹不良,呈斑片状或雪花状;小肠黏膜皱襞可因水肿而增粗增高,有时呈不规则结节状;有时可见肠壁上有小溃疡;肠壁边缘不整,呈波浪状或锯齿状;肠壁增厚造成肠间距离增宽。小肠动力改变,早期动力加速,排空快;晚期动力减慢,小肠张力减低,管腔扩张。肌层受累时引起肠腔狭窄甚至梗阻。

2. **CT** 黏膜型表现为胃肠壁增厚,黏膜皱襞结节状和不规则状增厚、增粗,粗大的黏膜皱襞间造影剂呈"蜘蛛足"样改变,与恶性肿瘤伴黏膜皱襞破坏的不规则增厚不同。黏膜下水肿导致增厚的胃肠道壁呈分层样改变,与恶性肿瘤肠壁增厚不同(ER7-5-18)。可有肠腔狭窄,但无梗阻,提示为炎性痉挛。肠腔内可见肉芽肿形成,呈软组织密度影,伴轻度强化。肌型表现为胃肠壁增厚、僵硬伴肠腔狭窄及梗阻。浆膜型和弥漫浸润型可见腹水和浆膜外结节。结节可有环形强化。可有多处肠道受累,受累范围较长。

ER7-5-18 嗜酸性肠炎

上述钡剂造影和 CT 表现没有特异性,诊断必须密切结合实验室检查和临床病史。

八、缺血性肠病

【概述】

小肠的血液供应来自腹腔动脉和肠系膜上动脉,肠系膜上动脉、腹腔动脉和肠系膜下动脉之间存在广泛吻合。尽管血管分布密集,但肠系膜缺血仍然常常发生。常见的原因有:①肠系膜动脉栓塞,栓子常来源于左房、左室或心瓣膜,也见于动脉粥样硬化斑块脱落;②肠系膜动脉血栓形成,主要原因为动脉粥样硬化、高凝状态、红细胞增多症及夹层动脉瘤等;③肠系膜静脉血栓形成,可见于门静脉高压、高凝状态、口服避孕药或外伤等;④非闭塞性肠系膜缺血,可见于心力衰竭、休克、全身缺氧等肠壁低灌注状态,急性胰腺炎、阑尾炎、腹膜炎等炎性疾病,黏膜或肠系膜的肿瘤浸润,原发性或放疗后引起的肠系膜纤维化,结缔组织疾病引起的血管炎等;⑤绞窄性肠梗阻、肠套叠、肠扭转时引起肠系膜血管机械性受压;⑥其他相关临床因素有高龄、高血脂、吸烟、下肢动静脉炎等。

肠缺血开始限于黏膜,逐渐波及黏膜下层、肌层和浆膜层,分为三期:第Ⅰ期,又称可逆性小肠炎或结肠炎,黏膜表面有表浅的缺血、坏死和溃疡形成,病变通常局限于黏膜层,可自愈;第Ⅱ期,肠壁损害达到黏膜下层和肌层,黏膜下层充血水肿,可产生局部纤维性狭窄;第Ⅲ期,为透壁性肠坏死,临床死亡率高,需要立即手术或介入治疗。

临床表现为急性或慢性腹痛,腹痛开始于上腹部并放射至全腹部,在饭后 30~60min 发作,称腹绞痛,患者因而不敢进食,逐渐消瘦。

【影像学表现】

1. **腹平片** 显示非特异性的主动脉钙化和小肠内积气,梗阻患者可见液气平面,在气体的衬托下有时可见肠管狭窄或指压痕。

2. **小肠造影** 病变初期可无明显改变,以后可显示一段或几段肠管轻度狭窄,狭窄为对称性的向心性狭窄,与两端肠管逐渐移行,狭窄肠段边缘光滑或僵硬不规则,呈锯齿状及指压痕改变,黏膜皱襞增粗,有时可见弥漫分布的线状或宽的浅龛影。肠壁增厚,肠管变直或分离。部分病变比较广泛,受累肠管张力减低。远端空肠最常受累。

3. CT ①肠壁增厚或变薄。在肠管扩张良好时,如果肠壁厚度>3mm 即为肠壁增厚,为肠壁水肿、出血和继发感染所致。通常为环形增厚,可有肠壁分层现象。肠壁强化程度减弱、强化延迟或不强化。肠壁强化说明肠壁仍处于存活状态,肠壁不强化对诊断肠缺血特异性较高,可达 96%。全肠壁小肠梗死时,由于黏膜内神经和肌层破坏,弹性丧失,肠管扩张,肠壁也可以变得非常薄。肠系膜静脉阻塞、绞窄性肠梗阻、肠扭转、肠套叠等引起的肠缺血,肠壁增厚较重,单纯动脉阻塞性肠缺血肠壁增厚程度较轻。②肠壁呈低密度或高密度。低密度由肠缺血水肿引起。高密度是弥漫或局限于黏膜下层的肠壁出血所致。③肠管扩张,积液,积气。与肠蠕动减慢及消失有关。在可逆性肠缺血时,由于肠管痉挛性收缩,此征象较少见。④肠系膜水肿、积液和腹水,多见于肠系膜静脉阻塞、透壁性小肠梗死及绞窄性肠梗阻。⑤肠壁积气和门静脉、肠系膜静脉内积气少见,但却是肠缺血较特征的表现。此征象还可见于其他疾病如炎症、肿瘤、医源性黏膜下损害等。⑥肠系膜血管发生栓塞后平扫时密度增高、管径增粗,增强后管腔内无造影剂充盈。肠系膜上静脉血栓形成时常伴有脾静脉和门静脉血栓形成(ER7-5-19)。

ER7-5-19 缺血性肠病

肠缺血的影像表现依其病因、缺血程度、分布范围及是否合并黏膜下或壁内出血、细菌感染、肠穿孔等不同而表现各异,多数为非特异性表现,需要综合临床、实验室检查和放射学表现,与其他疾病鉴别。选择性肠系膜血管造影可以证实肠系膜血管缺血的部位和程度,并可同时作药物灌注治疗。

九、放射性小肠炎

【概述】

放射性小肠炎(radiation intestinitis)是腹腔或盆腔内的恶性肿瘤经局部放疗后所发生的并发症。由于小肠肠壁较薄,肠黏膜上皮增生又十分活跃,因此对放射性损伤非常敏感。在放疗前有腹部手术史的患者更常见。小肠的放射性损伤分为急性损伤和迟发性损伤。

急性损伤多发生于放疗后不久,以 5~8 周内最明显。病变轻微者仅表现为肠黏膜上皮变性坏死,黏膜及黏膜下层水肿,血管扩张。黏膜上皮损害严重时可见溃疡形成,可出现不同程度的纤维化。照射停止 2 周后上述病变多能恢复。照射剂量过高时可导致肠壁全层坏死并发穿孔。

迟发性慢性放射性损伤发生于治疗后 2 个月至 10 年,多见于放疗后 5 年内。病变范围与放射野一致。肠壁增厚、僵硬,管腔狭窄,肠襻间常有粘连。黏膜表面可见深浅不一的溃疡形成,偶见腺瘤样息肉,可并发穿孔及瘘管形成。闭塞性血管炎可能是慢性放射性肠炎的发病基础。

急性损伤患者可没有明显的临床症状,或仅表现为恶心、呕吐等一般消化道症状,数周或数月后症状可消失。慢性损伤患者表现为反复发作的腹泻、腹痛、呕吐等不完全性梗阻症状。体检照射区皮肤可有色素沉着。

【影像学表现】

1. **小肠造影** 显示与照射野一致的较大范围的肠管运动减弱,管壁僵硬,黏膜皱襞水肿增粗,黏膜面可见多发表浅的溃疡,肠壁轮廓可见溃疡形成的棘刺样改变。管壁增厚,肠管间距离增宽,肠腔可有狭窄。肠管粘连、固定,粘连侧肠黏膜纠集、轮廓呈毛刺样。有穿孔及瘘管时可见造影剂溢出。

2. CT 急性放射性肠炎 CT 表现为小肠壁水肿增厚,呈晕征,邻近肠系膜脂肪密度升高伴索条影。慢性放射性肠炎表现为肠壁增厚、管腔狭窄,肠襻粘连、固定,瘘道形成等(ER7-5-20)。

ER7-5-20 放射性肠炎

十、腹茧症

【概述】

腹茧症(abdominal cocoon sign)是一种罕见的腹部疾病,又称小肠禁锢症、腹部蚕茧症、先天性小肠纤维包裹症、硬化性腹膜炎等。其特点是全部或部分小肠为一层致密、灰白色、质韧的纤维膜所包裹,其中小肠粘连迂曲,造成肠梗阻。偶尔纤维膜可包裹多个器官如大肠、肝脏、胆囊、胃、脾和盆腔或弥漫性内脏受累。镜下见包膜由大量纤维组织构成,伴或不伴炎症细胞浸润,有时可见玻璃样变性。腹茧症的确切病因尚不清楚,可能为多种因素单独或综合作用引起:①某种原因的感染引起的腹膜炎后遗症,如结核、经血倒流、手术、腹水合并感染;②与先天胚胎发育异常

有关,如大网膜缺如或短缩;③β受体阻滞剂类药物如普萘洛尔,能导致细胞过度增殖,使胶原蛋白过度产生进而形成纤维化。

发病年龄以中青年居多,女性好发。反复发作腹痛、腹胀、呕吐,或长期便秘,可有腹部包块,包块较柔软。腹部不对称膨隆,表面可闻及肠鸣音。

【影像学表现】

1. **小肠造影** 可见除十二指肠以外的全部或部分小肠犹如在囊袋中蜷曲或往返盘绕,活动度受限,偶可见回盲部也包裹在囊内。加压检查囊内肠管不易分离,呈整体性移动,钡剂通过延迟,肠管可有扩张。

2. **CT** 显示扩张的小肠肠祥被增厚的纤维膜包裹或分隔,固定在腹部某一部位,包膜厚约 0.1～0.3cm,边缘光滑。在有肠管出入的部位和与后腹膜临界处包膜可不连续。有时十二指肠水平段变细,其以上肠管扩张,口服造影剂不易进入包裹内小肠。增强扫描显示纤维膜可有轻、中度强化(图 7-5-16)。由于 CT 能直接显示增厚的纤维膜,因此多能在术前作出正确诊断。

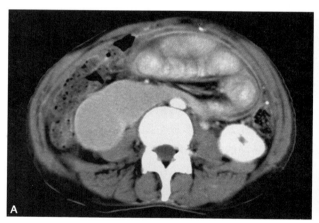
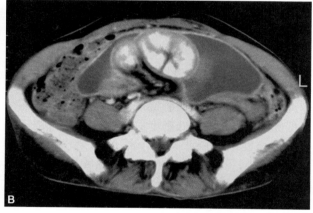

图 7-5-16 茧腹症

CT增强扫描显示扩张的小肠肠祥被增厚的纤维膜包裹或分隔,固定在腹部某一部位,边缘光滑,其上段肠管扩张

十一、小肠异物

【概述】

胃肠道内异物多种多样,常见有义齿、别针、硬币、金属钉、纽扣、小玩具、果核、鱼刺、鸡骨等。因食入山楂、柿子、毛发形成的胃石可经幽门排入小肠;胆系结石经 Vater 乳头或胆囊与十二指肠穿孔处进入小肠,小肠内也可有原发结石。经口咽下的异物主要停留在咽和食管的狭窄处,一旦到达胃内,则向下运行的可能性较大。小而钝的异物可顺利通过,较大而锐利者,容易停留在幽门、小肠折曲和管腔狭窄处,如十

二指肠第二、三段交界处、十二指肠空肠曲和回肠末段,可停留较长时间。

多数病例有明确的异物吞入病史。异物摩擦或刺伤肠黏膜,可有腹痛、黑便,穿透肠壁,则引起穿孔和感染,异物嵌顿阻塞时,引起肠梗阻。

【影像学表现】

不透 X 线的异物如金属异物摄片和透视均能发现,细小的金属异物以摄片为宜。对于针状金属异物,有时需要透视下转动体位观察。对于能透过 X 线的异物如塑料制品、果核,摄片难以发现,需要胃肠造影检查。钡餐检查可见异物为某种特殊形状的充盈

缺损改变,能随体位移动,不典型者需要与血块、肿瘤性病变鉴别,同时注意肠壁有无溃疡或穿孔征象。CT密度分辨率高,肠管无前后重叠,能显示肠腔、肠壁和肠外情况,因此对于其他方法不能确诊或需要了解异物确切位置、梗阻及穿孔等并发症时,CT检查能提供较多信息(ER7-5-21)。

ER7-5-21 小肠异物

十二、艾滋病

【概述】

艾滋病(获得性免疫缺陷综合征,AIDS)伴发的机遇性感染和恶性肿瘤常侵及胃肠道。致病微生物如白念珠菌、巨细胞病毒、鸟型分支杆菌、隐孢子虫、奈瑟氏淋球菌、单纯疱疹病毒、蓝氏贾第鞭毛虫、溶组织阿米巴等均可引起AIDS患者胃肠道炎性改变,可为一种也可为多种致病微生物同时感染。病理检查,感染早期可无明显改变或仅有胃肠黏膜充血、水肿,进一步发展表现为颗粒或结节状改变,可有糜烂或溃疡形成,严重者可有穿孔和窦道。

AIDS患者容易发生胃肠道Kaposi肉瘤和淋巴瘤。晚期患者,小肠绒毛萎缩,绒毛腺管比例减低,有丝分裂减少,称为"AIDS肠病",患者出现吸收不良表现。

临床表现一般有持续发热、腹痛、腹泻和体重显著下降。

【影像学表现】

AIDS胃肠道感染影像表现无特异性。小肠造影可见黏膜结构紊乱,黏膜皱襞规则或不规则增厚,有不同大小和不同形态的充盈缺损及龛影。可有不同程度肠管扩张和分泌增加,或有肠痉挛、激惹改变。CT可见黏膜下水肿所致的肠壁增厚,黏膜面光滑或见凹凸不平的结节。有时可见肠壁积气。可伴有淋巴结肿大、脾大和腹水。继发穿孔、腹膜炎、肠梗阻和肠套叠时可见相应表现。

胃肠道Kaposi肉瘤表现为黏膜下单个或多个散在分布的结节或息肉样充盈缺损,边界清楚,大小约0.5~3cm。息肉样病变中心可有存钡区,表现为"牛眼征"。结节或息肉样病变可融合,环形浸润可造成肠壁僵硬、肠腔狭窄和梗阻等改变。CT检查还能显示腔外浸润及淋巴结增大。

(李雪丹 徐荣天)

第六章

结肠、直肠、阑尾

第一节 解剖与生理

大肠由阑尾、盲肠、升结肠、横结肠、降结肠、乙状结肠及直肠等部分组成(图7-6-1)。结肠绕行于腹腔四周,升、横结肠转弯处为肝曲,横、降结肠转弯处为脾曲。横结肠和乙状结肠为系膜结肠,其位置、

长度变化较大,其余各段较为固定。直肠位于骶骨前,其后部与骶骨前部紧密相邻。直肠壶腹最宽,其次为盲肠,盲肠至乙状结肠肠管逐渐变细,其长度与宽度随肠管的充盈状态及张力变化而不同。阑尾在钡餐或钡灌肠时都有可能显影,表现为长条状影位于盲肠内下方。一般粗细均匀、边缘光滑、易于推动。

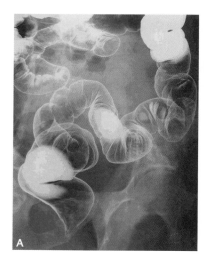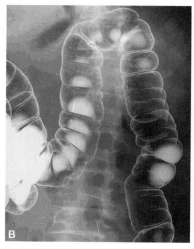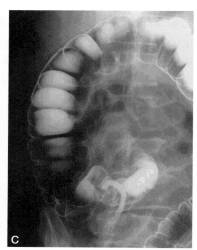

图7-6-1 大肠双对比造影显示各段肠管
A.直肠、乙状结肠;B.降结肠、部分横结肠;C.部分横结肠、升结肠、阑尾及回盲部

结肠主要X线特征为多数大致对称的袋状突起,称为结肠袋。它们之间由半月皱襞形成不完全的间隔,其数目、大小、深浅因人因时而异,横结肠以前明显,降结肠以下逐渐变浅,至乙状结肠接近消失。直肠通常可见上、中、下三个直肠横襞。

结肠黏膜皱襞为纵、横、斜三种方向交错结合形成的纹理。盲肠、升、横结肠皱襞密集,以横行及斜行为主,降结肠以下皱襞渐稀疏,以纵行为主。

在低张双对比造影像中,结肠轮廓清晰,腔壁光整、连续,可见结肠表面的微皱襞影像,称为无名沟和无名区。

结肠X线检查时,某些固定的部位经常处于收缩

狭窄的状态,称之为生理收缩环。其狭窄肠段长约数毫米至数厘米,形态多有改变,且黏膜皱襞无异常,一般易与器质性病变鉴别。

回肠末端形成突入盲肠腔内的瓣状结构为回盲瓣。通常位于盲肠的后内侧壁。回盲瓣的上下缘呈对称的唇状突起,在充盈像上呈透亮影。

大肠的血供来自肠系膜上动脉和肠系膜下动脉。

肠系膜上动脉约在第1腰椎高度自腹主动脉前壁发出,经胰颈和十二指肠之间进入小肠系膜,除小肠外还供应右半结肠,包括盲肠、阑尾、升结肠和横结肠右半,其向结肠的分支有回结肠动脉、右结肠动脉和中结肠动脉。

肠系膜下动脉约在第3腰椎高度起自腹主动脉前壁,在壁腹膜深面走向左下方,供应左半结肠(包括横结肠左半、降结肠和乙状结肠)的分支有左结肠动脉和乙状结肠动脉。

从肠系膜上、下动脉发出的上述五条动脉的分支,在靠近结肠的边缘处彼此互相吻合,形成一大的血管弓称边缘动脉。从边缘动脉发出的终末动脉,在未到达肠壁前,分为长支和短支。短支几乎与肠管纵轴呈垂直方向进入肠壁;长支分别沿肠管的前、后面经浆膜和肌层之间向系膜对侧缘走行,分布于系膜对侧1/3的肠壁。注意边缘动脉和终末动脉的形态和走行特点,对于结肠疾病的诊断与鉴别诊断有一定的帮助。

结肠的静脉属支大多与同名动脉伴行,收集同名动脉分布区的血液,最后汇入门静脉。肠系膜下静脉的走行与同名动脉略有不同,它跨过腰大肌后呈弧形上升,注入脾静脉,其属支左结肠静脉在同名动脉的外侧注入肠系膜下静脉。

直肠的动脉供应来自直肠上、中、下动脉和骶中动脉的直肠支。

直肠上动脉是肠系膜下动脉的延续,一般将该动脉的起点定在左髂总动脉的下缘,在直肠与乙状结肠连接处(约第3骶椎)的后方,该动脉分为左右两终支,沿直肠两侧下降。

直肠中动脉多起自阴部内动脉或臀下动脉,也有来自膀胱下动脉、闭孔动脉、脐动脉及髂内动脉等,在直肠中部的两侧,分支分布于直肠、肛提肌。直肠下动脉分布于肛门附近的皮肤、肛管及直肠下部、肛门外括约肌等。骶中动脉的直肠支走行于骶前筋膜的深面,与分布直肠的其他动脉相吻合。

大肠的淋巴系统主要与大肠的动脉伴行。肠系膜上动脉供给阑尾、盲肠、升结肠及横结肠右半;肠系膜下动脉供给横结肠左半、降结肠、乙状结肠及直肠上部。日本大肠癌研究会对大肠的淋巴结及与大肠癌转移有关的大肠外的淋巴结做了反复的修改完善,根据大肠淋巴结在肠系膜上、下动脉系统的分布特点,从末梢向中枢将淋巴结分为:

(1) 肠壁淋巴结:沿结肠直动脉排列,多位于肠脂垂、网膜带、独立带附近的浆膜下。

(2) 肠旁淋巴结:沿结肠边缘动脉弓分布,其输出淋巴管彼此吻合。(1)和(2)可合称为边缘淋巴结。

(3) 中间淋巴结:与结肠的主干动脉伴行。在右半结肠为回结肠淋巴结、右结肠淋巴结、中结肠淋巴结,在左半结肠为左结肠淋巴结和乙状结肠淋巴结。乙状结肠淋巴结根据乙状结肠动脉的数目可有1~3组。

(4) 主淋巴结:位于结肠动脉起始部或其共同干起始部。在右半结肠,位于肠系膜上动脉发出分支水平,分别为回结肠动脉根部淋巴结、右结肠动脉根部淋巴结、结肠中动脉根部淋巴结。在左半结肠,引流左结肠淋巴结和乙状结肠淋巴结的主淋巴结都是肠系膜下动脉根部淋巴结。一般把肠系膜下动脉起点至左结肠动脉起始处之间称为肠系膜下动脉根部,沿这段动脉排列的淋巴结即为肠系膜下动脉根部淋巴结。

(5) 主淋巴结→中枢淋巴结:右半结肠的淋巴流进入主淋巴结后,向上再注入肠系膜上动脉根部淋巴结(位于胰腺下缘、结肠中动脉起点以上),再注入肠淋巴干,最后注入乳糜池。左半结肠的淋巴流进入肠系膜下动脉根部淋巴结后,于腹主动脉旁注入腹主动脉旁淋巴结,然后再注入左腰淋巴干。

(6) 其他淋巴结:指骶前淋巴结、腹股沟淋巴结、髂外动脉淋巴结、胃幽门下淋巴结、大网膜淋巴结及脾门淋巴结。

大肠各部分的淋巴引流:

盲肠:盲肠前面的集合淋巴管多注入盲肠前淋巴结,后面的多注入盲肠后淋巴结。盲肠前、后淋巴结的输出淋巴管注入回结肠淋巴结或直入肠系膜上淋巴结。盲肠的一部分集合淋巴管可直接入回结肠淋巴结,然后至肠系膜上淋巴结。在少数人,盲肠的一条集合淋巴管直接注入肠系膜上淋巴结。盲肠的淋巴最后都汇入肠系膜上淋巴结。

升结肠:淋巴都汇入肠系膜上淋巴结,但所经过的淋巴结不同。升结肠中部及下部的集合淋巴管,经过右结肠淋巴结及回结肠淋巴结注入肠系膜上淋巴结,而升结肠上部的集合淋巴管可有两种不同方向,有半数例沿右结肠动脉的升支下行,经右结肠淋巴结注入肠系膜上淋巴结,其余则沿中结肠动脉的右支向左行,经中结肠淋巴结而入肠系膜上淋巴结。

横结肠:淋巴可汇入肠系膜上淋巴结及肠系膜下淋巴结。横结肠中间部分的集合淋巴管都是经中结肠淋巴结入肠系膜上淋巴结。横结肠右侧部及结肠肝曲的大分集合淋巴管也是经中结肠淋巴结入肠系膜上淋巴结;一部分集合淋巴管沿右结肠动脉的升支下行,经右结肠淋巴结注入肠系膜上淋巴结。横结肠左侧部及结肠左曲的集合淋巴管走向两个方向,有半数例沿中结肠动脉入中结肠淋巴结,其余沿左结肠动脉的升支下行,经左结肠淋巴结入肠系膜下淋巴结。

降结肠:集合淋巴管多注入左结肠淋巴结,然后入肠系膜下淋巴结,降结肠上部的一部分集合淋巴管可沿中结肠动脉的左支向右行,或沿肠系膜下静脉走行,而后注入中结肠淋巴结,再至肠系膜上淋巴结。

乙状结肠:集合淋巴管多数至乙状结肠淋巴结,一部分入直肠上淋巴结,这些淋巴结的输出淋巴管都入肠系膜下淋巴结。

直肠:与结肠的淋巴引流集中向一个方向不同,直肠的淋巴引流是分散向不同的方向。腹膜返折以上的直肠乙状结肠部和直肠上部一般只有上方向的淋巴引流。腹膜返折以下的直肠下部有上方向和侧方向两个方向的淋巴引流。肛管部有上方、侧方和下方三个方向的淋巴引流。

上方向的淋巴引流沿直肠上动脉的走行排列,中间淋巴结为直肠上淋巴结,自小股盆上缘至肠系膜下动脉发出左结肠动脉的下方沿肠系膜下动脉排列。上方向的主淋巴为肠系膜根部淋巴结,位于左结肠动脉分支以上的肠系膜下动脉周围。这是直肠最重要的淋巴通路,直肠癌转移也以此部最多。

直肠侧方向的淋巴引流除沿直肠中动脉和直肠下动脉的引流外,还有沿膀胱下动脉、闭孔动脉、骶外侧动脉和骶正中动脉的引流。边缘淋巴为直肠中淋巴结、直肠下淋巴结等,中间淋巴结是直肠中动脉根部淋巴结、髂内淋巴结、闭孔淋巴结、髂外淋巴结、髂间淋巴结等,主淋巴结为髂总淋巴结。

直肠下方向的淋巴流主要引流齿状线以下的肛管皮肤和肛门外括约肌的淋巴流。不与动脉伴行,大部分沿肛门周围皮肤向前经会阴与大腿根部之间注入腹股沟浅淋巴结。中间淋巴结是腹股沟浅淋巴结和腹股沟深淋巴结。主淋巴结为髂外淋巴结和髂总淋巴结。

第二节　炎症性疾患

一、溃疡性结肠炎

【概述】

溃疡性结肠炎(ulcerative colitis)为一原因不明的结肠黏膜的慢性炎症性病变,以溃疡糜烂为主,累及结肠的大部分。

根据国内的报道,发病年龄以 20~40 岁占多数,约为 70%,无男女性别差异。多数病例起病缓慢,病程可为持续性,或活动期与缓解期交替的慢性过程。起病急骤者仅占 5% 左右,发展迅速,中毒症状严重,预后较差。慢性者也有突然加剧之可能。本病表现为轻重悬殊现象,有以下一些症状。

大便异常:常为血性黏液便或水样便、黏液性稀便,每日可排大便 2~3 次至每 1~2h 一次。活动期为血便、脓血黏液便或无粪便血水常为主要症状。

腹痛:多为肠痉挛性疼痛,多在左腹部。腹痛引起便意,便后疼痛缓解。病期严重者病变可侵犯浆膜层,此时可引起持续性腹痛。本病常累及直肠,故也常有里急后重。

可有纳差、恶心、呕吐、发热、衰弱、消瘦、贫血、失水、电解质平衡失调等表现。

自身免疫反应症状:①结肠炎严重阶段出现大关节炎者占 11%;②皮肤黏膜病变有结节红斑、口腔黏膜溃疡等;③虹膜炎或虹膜睫状体炎,发生率占 5%~10%。

化验粪便有脓血,白细胞增多,血沉增快,低血色素性贫血。急性期免疫学检查有 IgG、IgM 增加。

在病理上病变多累及左半结肠,也可遍及全部结肠,少数也可累及距回盲瓣 10cm 内的回肠及回盲部。病变位于黏膜层,也可深达黏膜下层;严重者可侵及肌层和浆膜层,这主要见于中毒性扩张型溃疡型结肠炎。病变部的结肠无光泽,失去伸展性,结肠袋消失。肠壁的厚度可因水肿、脂肪沉着、肌层增生等原因显得增厚。但在急性爆发型和中毒型巨结肠病例,肠管由于扩张而使肠壁变薄,很容易穿孔。在黏膜面上可见多数不规则的浅而小的溃疡形成,残留黏膜形成炎性息肉。炎性息肉多呈圆形或棒状,或在肠管黏膜表面形成分支的丝状息肉,有时高起黏膜表面形成黏膜桥。末段回肠可有浅表性黏膜炎症,又名回流性回肠炎(backwash ileitis)。组织学检查可见本病为渗出性质,黏膜渗出及水肿为主要改变,随着时间推移,结肠出现变形、僵直、变短及狭窄现象。溃疡性结肠炎的纤维化改变不甚显著,肠管狭窄及短缩主要是由于肠壁肌层肥大增生所致。局部淋巴结常见非特异性炎症肿大。

【影像学表现】

溃疡性结肠炎的病理变化开始主要在黏膜上,宜用双对比造影检查。疑有结肠中毒性扩张时,则应照腹部平片,以免穿孔。

溃疡性结肠炎的影像学表现可为急性期、亚急性期及慢性期。

1. **急性期**　放射学表现与水肿、溃疡和动力异常的严重程度有关。

(1)炎症引起动力异常,表现为痉挛及激惹现象,严重时一段肠袢可细如绳名"绳样征"(string sign)。

(2)急性期黏膜分泌大量黏液、渗出物和血液,而使钡剂出现颗粒状或絮状形态,黏膜即可显示这种变化。

(3)多发的溃疡在结肠充盈时肠壁外缘发生锯齿状改变,排空期则在黏膜上有许多小刺形成。双对比造影时多发的溃疡内存积钡剂如同小斑点状改变。

（4）在溃疡性结肠炎的急性爆发期，结肠外形模糊不清，这是由于肠内有大量的分泌物及弥漫的溃疡所致。当溃疡较大而明显时，结肠外缘变为不规则的锯齿状，有时出现向外突出的领扣状或名"T"形溃疡，这是由于溃疡融合较大且穿至肠壁所致。当溃疡继续进展，其相间的水肿的黏膜形成假性息肉状表现，这是由于炎性黏膜残余引起。

（5）黏膜水肿明显时，则呈粗大的颗粒状，形成对称的、一致的隆起状缺损，在肠外缘呈现花边状或指印状外缘。

2. **亚急性期**　溃疡继续进行，炎性反应和黏膜增生开始发展，有如下的表现。

（1）黏膜的颗粒状、结节状及息肉状改变更为明显（图7-6-2）。

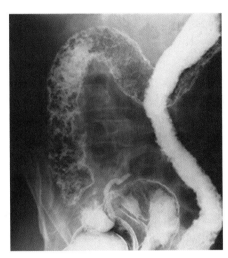

图7-6-2　溃疡性结肠炎

升结肠、横结肠、降结肠黏膜面见多发小息肉和浅溃疡形成，呈锯齿状凹凸不平改变

（2）当溃疡较深而广泛时，肠外形常不规则，有时颇似肿瘤的表现。炎性息肉有时密集在一处，类似绒毛型肿瘤。

（3）关于结肠袋的变化颇不一致，病情较轻时，结肠可正常；严重者结肠袋常有变形、粗大、不规则，甚至僵直。

（4）肠管僵直，肠腔狭窄是溃疡性结肠炎继续进展的结果，随着炎症进展而逐渐加重。

3. **慢性期**　此期主要病理变化为上皮再生、假息肉形成及肌层肥大增生。

（1）结肠变短，结肠袋消失，肠腔变细如僵直的管状物。若病变累及全部结肠，可见肝、脾曲曲度减小，下降平直等现象。骶骨前间隙增大，这是由于炎症常累及直肠，直肠壁增厚使骶骨前缘与直肠后壁的

距离加大所致。

（2）约有20%的溃疡性结肠炎，回肠末段张力低下，回盲瓣开放，或黏膜上呈现颗粒现象，然而回肠很少见到溃疡出现。这种改变即为回流性回肠炎的表现。

4. **结肠中毒性扩张**（toxic dilatation of the colon）　此为最严重的合并症之一。它可发生于急性期或慢性期，常伴有明显的临床症状，如中毒症状，腹胀、腹痛、肠鸣音减弱或消失，有反跳痛。实验室检查有白细胞增多。此症易并发穿孔，死亡率可达11%～50%。此时放射学检查方法主要是腹部平片，钡剂灌肠有引起穿孔的危险。在急性期发生率约为2%，慢性期较低。中毒性扩张是由于炎症波及结肠肌层及肌间神经丛，以致肠壁张力急剧下降，呈节段性麻痹，肠内容物及气体大量聚积，从而扩张，肠壁菲薄，常累及横结肠及乙状结肠，也可累及全部结肠。

在腹部平片上结肠管径超过5.5～6.5cm，内含气体，有压痛，扩张的结肠外缘不规则，因各层均有炎症和多数假息肉形成所致，常有坏死，但无梗阻。此时应注意观察有无气腹，同时观察充气充液的结肠袢内的液面形成现象，常常是液水平的数目较少而较长。有些病例临床表现为暴发型急性溃疡性结肠炎，结肠扩张并不甚严重，但全结肠有连续性充气现象，也为结肠中毒性扩张的另一种表现。

5. **良性狭窄**　良性狭窄发生在溃疡性结肠炎者约为7%～10%，多发生于长期的重型病变。良性狭窄的特点是结肠有局限性的僵硬变、中心对称性管腔狭窄，狭窄区与正常区结肠的移行段是渐变性的，没有截然的分界。狭窄区长度不一，可自十几厘米至数厘米不等，可单发，也可是多发的。

良性狭窄形成的原因目前认为主要是肌层的肥大增生和收缩引起。收缩强烈有力，以致黏膜肌层的内环肌层拉向内与外纵肌层分离，出现了肠腔狭窄。良性狭窄与痉挛引起的肠腔狭窄不同，区分二者可采用解痉剂或缓张剂，如经肌内注射丁溴东莨菪碱、盐酸山莨菪碱或胰高糖素0.5～1mg；若为痉挛引起的狭窄则可缓解，若为良性狭窄，则狭窄继续存在。

6. **溃疡性结肠炎与结肠癌**　溃疡性结肠炎约有5%发生癌变，其发生率10倍于无溃疡性结肠炎者。一般说有10年以上的溃疡性结肠炎的历史者，在以后的10年中有20%发生癌变，而有更长病史累及全部结肠的患者中发生癌变者更为多见。癌变部位可为多发，更多在近侧结肠发生癌变，发病年龄也较一般结肠癌年轻，癌肿区常扁平，境界不清，在组织学上多为分化不良的癌，而不似一般的结肠腺癌，这些是溃疡性结肠炎癌变的一些特点。在长期患溃疡性结

肠炎的人的结肠常见有上皮发育异常现象,这常被认为是一种癌前的变化。

典型的溃疡性结肠炎癌变的 X 线表现,除上述黏膜颗粒状改变、溃疡形成、炎性息肉改变以外,出现单发或多发的充盈缺损区是肯定诊断的依据。不过有些病例并不都是这样典型,他们仅表现为结肠有一数厘米长的狭窄段,多为偏心性狭窄,肠为不规则状的僵硬管状物,近端肠管轻度扩张。溃疡性结肠炎恶变后的类型常是硬性癌及环形癌,蕈伞型癌较为少见。在疑有癌变时,应作结肠镜检查,并取活检作组织学定性。

本病的诊断标准是:①临床有持续反复发作性黏液血便,腹痛,不同程度的全身症状;②钡剂灌肠见黏膜粗乱及细颗粒状变化,多发溃疡及假息肉形成,肠管狭窄、缩短、结肠袋消失呈管状肠管;③结肠镜:弥漫性充血、水肿,细颗粒状黏膜及假息肉形成。

【鉴别诊断】

1. **结肠 Crohn 病** 此病与溃疡性结肠炎的不同点在于 Crohn 病是节段性的而非连续性的,病变的分布不对称,一般直肠不受累。溃疡性结肠炎病变是连续的,病变分布对称,直肠与乙状结肠经常受累。Crohn 病的溃疡多为纵行的,炎症改变的黏膜上有多数"卵石状"表现,在晚期瘘道形成是个非常显著的特点,瘘道往往非常复杂,肠管与肠管之间、肠管与腹壁、会阴部皮肤之间也可能形成瘘,而溃疡性结肠炎几乎见不到这种改变。

2. **肠结核** 肠结核好发部位为回盲部、盲肠与升结肠,而左侧结肠尤其是直肠与乙状结肠很少受累。溃疡性结肠炎的好发部位为直肠、乙状结肠、左侧结肠,虽右侧结肠也可受累,然较为少见。病变的发展趋向二者也不相同,肠结核是自回盲肠-盲肠往升结肠向下发展,而溃疡性结肠炎是自直肠-乙状结肠往降结肠向上发展。病变范围在肠结核是不连续性的,在溃疡性结肠炎则为连续性的。黏膜上的改变在前者为不规则的浅糜烂,没有假性息肉改变,在后者龛影微小,呈斑点状、"T"形或领扣状。治愈后的变化也不相同,在前者可有短缩、变形、环形狭窄、黏膜集中、瘢痕收缩等;在后者则肠管狭细短缩、结肠袋消失、僵硬如铅管状,有炎性息肉形成等。

3. **家族性息肉综合征** 溃疡性结肠炎常有多数的假性息肉形成,因之有时可与家族性息肉综合征相混淆。溃疡性结肠炎的主要特点是炎症改变,如黏膜上颗粒状变、溃疡形成、结肠袋变不规则或消失、管腔变细窄、纵径变成一细直僵硬的管道等。在临床上溃疡性结肠炎有脓血便、腹泻、全身症状等;家族性息肉综合征则无结肠炎改变,便血为主要症状,除可见无

数大小不一的息肉外,结肠管径、结肠袋、结肠外形均正常,与溃疡性结肠炎不同。前者为遗传性疾患,后者则否。

二、结肠 Crohn 病

【概述】

结肠 Crohn 病(Crohn disease of the colon)是一种原因未明的肉芽肿性炎症病变,可侵及胃肠的任何部分,自口腔到肛门都可受累。

结肠 Crohn 病多见于青年人,起病隐袭,症状轻微,易被忽略。最常见的症状是腹痛与腹泻。腹痛是间歇性的,轻者仅为腹部不适,重者可为严重的绞痛。进食含纤维性较多的食物常易引起腹痛症状的发作。腹痛可在排气或排便后缓解,病变进一步发展后,肠管发生狭窄时,可出现部分肠梗阻症状,此时腹部可见肠型、腹胀、腹痛症状加剧现象。病变侵犯回肠末段可出现持续性腹痛,是由于内脏或腹膜的神经末梢受到刺激所致。腹痛常伴有腹泻症状,多为间歇性发作,排便次数不一,可每日 2~3 次,多者可达 10 余次,严重者可达数十次。粪便性质多为软便或稀便,也可为水样便或脂肪泻。直肠受累时,可出现里急后重症状。

在全身症状方面,有消瘦、体重下降、营养不良等,约 1/3 患者有低热或中等发热。有时伴有关节炎、结节性红斑等。

晚期患者瘘道形成及肛门直肠周围病变也很常见,例如肛门周围、直肠周围脓肿、窦道和瘘管,其发生率可自 14.2% 至 81% 不等。直肠和肛门周围感染可发展成直肠脓肿、直肠阴道瘘等。当 Crohn 病病变侵及肌层及浆膜层可发展成小肠-结肠或结肠-结肠瘘,以及结肠-膀胱或结肠-阴道瘘,或进一步发展成脓肿,此时尿道或阴道中可排出肠内容物。有时病变侵及肠系膜或腹膜也可形成腹腔内脓肿。此外,也可形成肠壁外瘘或手术瘢痕处出现瘘管,这说明肠内病变已蔓延到肠周围炎症或腹壁感染,常需手术治疗。广泛的窦道及瘘管形成,说明此病已进入晚期。

儿童由于严重的营养缺乏、贫血、低蛋白血症、维生素缺乏、电解质紊乱、缺钙等存在,往往因此而发生生长迟缓或成熟迟缓等。

结肠 Crohn 病的病理变化与胃肠道其他部位的 Crohn 病的改变相似。此病为非特异性慢性炎症,可侵及结肠壁的各层,尤其使黏膜下层。肠壁受炎症侵及后常有增厚及僵硬现象,管腔狭窄可引起肠腔闭锁。溃疡往往很深,形成长的线状溃疡,相互交错形成深而长的裂隙。溃疡与溃疡之间的黏膜水肿,黏膜表面形成粗糙的结石状改变,如同卵石路状态。肠壁

的受累是偏心性的,而不是环形的。受累的肠段相互粘连成一炎性包块。肠祥之间或与腹内脏器形成瘘道或腹内脓肿。当回肠与结肠同时发生此种炎症,则名肉芽肿性回肠结肠炎(granulomatous ileo-colitis)。

早期改变见于黏膜及黏膜下层,多为口疮样阿弗他样小溃疡,大小不等,伴有出血,较大者边界清楚而浅表,底为白色。在病变区有淋巴细胞聚集,此外,还有浆细胞、多核细胞和嗜酸性粒细胞出现。同时可见血管和淋巴管扩张,黏膜层可见陷窝脓肿。上述改变形成一非干酪样肉芽肿,中心无干酪样坏死。病变到后期浆膜层也受侵。晚期溃疡可以很深,自黏膜直达浆膜,甚至更深,穿透肠壁形成内、外瘘管。

【影像学表现】

诊断结肠 Crohn 病可以用两种检查方法,即充盈法或单对比造影,先充盈再照排空片,可显示功能性变化,如痉挛、激惹、分泌过多,以及观察轻度僵硬现象等。第二种检查法是双对比钡剂灌肠,能显示小的阿弗他样溃疡,以及黏膜的细微变化。两种钡剂灌肠检查法各有优缺点。

此病常见的放射学表现如下:

1. **病变分布范围** 多数结肠 Crohn 病同时累及小肠,约85%的患者结肠病变同时可见结肠及回肠病变,只有15%的患者单纯为结肠病变。最常见的分布是自回肠末段至脾曲结肠或至乙状结肠,而直肠则无病变;只有10% ~ 15%的患者全结肠累及包括直肠。结肠 Crohn 病的特点与小肠 Crohn 病相似,病变分布的特点是节段性的,右侧结肠的病变多于左侧结肠。

2. **最早期的改变** 小的阿弗他样溃疡是最早期的病变,分散而浅表地分布在结肠黏膜,并伴有不规则的黏膜上小结节是典型表现。这些小溃疡在双对比造影时显示清楚,为多数小的中央钡斑存留,外面包围以透明的环。在结肠充盈期于结肠边缘处这些小溃疡表现为多数小的刺状凸起,同时存在的溃疡在腔内者则不易看出。这些溃疡形成的龛影是由于黏膜内的淋巴组织增生处发生的微小脓肿所致,小的阿弗他样溃疡早于埋藏性溃疡、纵行溃疡及横行裂隙之前发生,后者到晚期方能找到。小的不规则状结节是淋巴组织增生及阻塞性淋巴水肿的继发性改变。

3. **结肠袋的变化** 继而可见结肠袋增厚,结肠变僵硬,并有分泌增多的现象。这些变化可以很弥漫,也可以仅局限于一短段结肠,或多发节段性病变而间以正常的肠段,即所谓"跳越"征象。

4. **假憩室形成** 一段结肠在肠壁的一侧变僵硬时,对侧肠壁可以不受累,产生偏心性病变。受累的一侧肠壁有溃疡、痉挛、收缩,以及不规则的小结节样充盈缺损,而该段肠壁的对侧则表现正常,不变僵硬,

柔软度正常,可舒展折叠成憩室样凸出,即所谓假憩室征(pseudodiverticulum sign)。(ER7-6-1)

ER7-6-1 直肠 Crohn 病

5. **黏膜卵石症** 初期的黏膜面上小的阿弗他溃疡继续发展,增大,增深,产生多数不规则的裂隙溃疡。这些溃疡表现为纵行与横行的裂隙,相互交错,其间的炎性黏膜即出现一卵石状的结构,表现为大小不等的隆起性病变,此征象在诊断结肠 Crohn 病时有一定的特征性。有时由于肠壁纤维变而把黏膜皱襞分隔为多数小块,小块之间为凹陷的小沟渠,钡剂进入这些沟渠,则高起的炎性黏膜呈现出大小不等的隆起性病变,也可出现黏膜卵石征。

6. **深的领扣状溃疡** 晚期黏膜溃疡加深,穿透结肠壁的各层,形成与结肠长轴垂直的埋藏较深的溃疡,凸出于肠腔轮廓以外,如"T"形或领扣状溃疡,肠腔以外凸出如圆球状或囊袋形的龛影或脓肿,颇似结肠憩室。晚期结肠 Crohn 病的放射学表现与溃疡性结肠炎不易区分。

7. **肠狭窄** 晚期引起广泛的肠粘连与肠壁纤维变,结果出现结肠腔分段性狭窄,可引起不全性肠梗阻。腹腔内可见到多数液气平面现象。(图7-6-3)

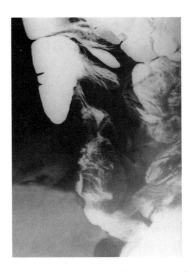

图 7-6-3 回肠远端及盲肠 Crohn 病

回肠远端及盲肠肠腔变窄,轮廓变形,黏膜形态不规则,伴有黏膜集中

8. **瘘道形成** 在病变的晚期,裂隙溃疡穿透至邻近的器官或其他部位肠管,则发生复杂的瘘道。此时

检查可见对比剂通过瘘道,出现曲折的钡剂阴影。结肠 Crohn 病的瘘道不如小肠 Crohn 病的瘘道多见。瘘道有时直接通向会阴部皮肤形成瘘道,或与膀胱、阴道相通。

9. 腹腔内脓肿与肠壁肌内脓肿 由于 Crohn 病引起广泛的炎症、坏死、粘连、纤维化与穿孔,在腹腔可见到包裹性脓肿,或在肠壁内引起壁内脓肿。造影时脓肿部位形成一炎性包块,肠管围绕其排列,手可触得一巨大的肿块。

诊断结肠 Crohn 病依据临床与 X 线密切配合,当遇到一青年患者有腹痛、腹泻等症状,又有全身症状时,应检查其消化道。Crohn 病初期的征象是黏膜粗乱、溃疡形成、卵石征、假憩室征、节段分布、肠管痉挛等,到晚期则为肠狭窄、瘘管及脓肿形成、广泛粘连等征象。根据这些变化可诊断结肠 Crohn 病。

【鉴别诊断】

1. 溃疡性结肠炎 见表 7-6-1。

表 7-6-1 结肠 Crohn 病与溃疡性结肠炎的鉴别诊断

结肠 Crohn 病	溃疡性结肠炎
病变是节段性而非连续性的	病变是连续性的
直肠约一半病例是正常	直肠经常受累
末段回肠 30% 受累	末段回肠只有 10% 受累
黏膜有散在的溃疡,有裂隙溃疡及卵石征	黏膜颗粒状,有溃疡而无裂隙溃疡
常见浆膜受累	浆膜基本正常(急性暴发型除外)
肠壁纤维化可使结肠变短,纤维性狭窄常见	肌层病变引起结肠变短,纤维性狭窄少见
肠瘘与皮肤肠瘘道形成占 10%	很少发生瘘道
炎性息肉不明显,不广泛	炎性息肉很常见,很广泛
癌性改变与否仍有争论	癌性改变已经公认,癌发生率较正常人高 10 倍
75% 有肠管病变:肛管多发瘘道;肛管溃疡或慢性裂隙,或炎性结节	不到 25% 有肛管病变,可有急性裂隙或直肠阴道瘘

2. 肠结核 回盲部结核或结肠其他部位结核,在很多情况下,放射学表现与结肠 Crohn 病不易区分。不过 Crohn 病所特有的黏膜卵石征、瘘道形成、节段性受累、与腹部脓肿等在肠结肠很少见到,相反伴发肺或骨关节结核等则在 Crohn 病也很少见到。这两种病若发生在回盲部常需在病理上作最后鉴别。

3. 阿米巴结肠炎(amebic colitis) 此病没有结肠 Crohn 病的特征性改变,如卵石状黏膜、肠狭窄、瘘道形成等。阿米巴结肠炎常累及盲肠而回肠末段则正常,此点与 Crohn 病不相同。阿米巴结肠炎在慢性期病变是连续性的,而结肠 Crohn 病则是不连续的节

段性的。阿米巴结肠炎在钡剂灌肠时常出现明显的痉挛现象,器质性改变则不明显。阿米巴形成的黏膜溃疡修复期可发生纤维变,瘢痕收缩可使肠管变窄、变短,尤其在盲肠部可形成圆锥形盲肠,有一定的特点,这些在结肠 Crohn 病则不存在。当阿米巴结肠炎形成阿米巴瘤(ameboma)时,表现为偏心性或不匀称的肠管狭窄,它与正常肠管之间的移行段是渐变性的,没有截然的分界,这种充盈缺损是阿米巴结肠炎所特有的,经过治疗它可以缩小,这同结肠 Crohn 病是不同的,当两种疾病不易区分时,可作粪便检查找到阿米巴滋养体确定诊断。

4. 缺血性结肠炎(ischemic colitis) 此病在临床上的特点是有腹痛及便血的急性发作症状,影像学上也有炎性水肿迅速地进行至肠指压痕状边缘变形、痉挛、激惹、节段分布的病变、分泌增加等征象。此病可很快缓解或很快变窄。上述变化常不到一个月至一个半月内即可见到。此病主要变化为炎性改变,缺血性改变消失后即消失,最多残余一些肠假性囊形突出性改变。

5. 结肠 Crohn 病与结肠癌 关于 Crohn 病并发结肠癌的问题,曾有过不少争论。文献中报道小肠 Crohn 病并发小肠癌者,颇有一些病例。结肠 Crohn 病发生结肠癌者则远较小肠者为少,但也有报道者。总的说 Crohn 病并发癌变者发病率约为 4.8%,其中发生于小肠者占 67%,在结肠者为 33%。许多作者发现 Crohn 病发展结肠癌者低于溃疡性结肠炎。发生癌的原因仍被认为是结肠黏膜上皮发育异常所致。

结肠 Crohn 病发生结肠癌后的特点为:①患者的年龄较一般结肠癌者为轻;②患者有长期患 Crohn 病的历史;③分布的部位与一般的结肠癌不同,而与 Crohn 病的好发部位相一致;④Crohn 病发生结肠癌的预后也较一般的结肠癌差,无一例报告能生存在 5 年以上者。

三、结肠结核

【概述】

肠结核是比较多见的疾患,虽近年来在我国的发病率明显降低,但仍为常见病之一。绝大多数病例继发于肠外结核病,主要是肺结核。

结肠结核(tuberculosis of the colon)没有特异的症状和体征,起病多缓慢,以下一些症状较为常见:

腹痛:多位于右下腹部,伴有腹泻或腹泻与便秘交替。大便每日数次或数十次,大便多为半成形或水样,带有黏液。

体重下降:由于食欲下降,食量减少,蠕动异常等消化和吸收的异常,体重往往下降,并有贫血等一系列营养障碍的表现。

中毒症状:发热、盗汗、虚弱,病变严重者可合并高热。

压痛及其他体征:由于病变发生于回盲部,故可触到肿块,并伴有局部压痛、肠鸣音亢进或反跳痛等。

结肠结核可分为溃疡型、增殖型和混合型。

【影像学表现】

结核病变好发于回盲部,故检查方法可用钡餐造影,也可以用钡剂灌肠。总的来说,结核病变有两种主要类型:一是溃疡型结核,二是增殖型结核。溃疡型结肠结核主要表现为黏膜及黏膜下淋巴干酪病变溃破成溃疡,增殖型结肠主要表现为肉芽性增生、肠壁增厚、短缩等变化。它们在 X 线造影后有如下改变。

溃疡型结肠结核的溃疡多数很表浅,肠管刺激性增高出现激惹现象,此现象在回盲部较为明显,当钡餐检查时钡剂行至回肠末段时见钡剂迅速进入升结肠,如同跳跃一样,在回肠末端及盲肠不停留,瞬时即通过,自回肠进入盲肠每次只有少量钡剂流过,盲肠有痉挛收缩变形。病变可自回盲部向上、下蔓延,累及升结肠或更远结肠或回肠。病变的形态是可逆的,治疗后好转时,激惹征象可以消失,结肠袋可以恢复,变形的肠管可以恢复正常。一般说溃疡表浅不易看到龛影,只有那些深入的溃疡于充盈像上可以看到多数针头或绿豆大小的龛影突出到结肠腔以外。此时回肠也不正常,表现为黏膜皱襞粗大、紊乱,肠外形可因痉挛而变细或分节状。(ER7-6-2,图 7-6-4)

ER7-6-2　肠结核

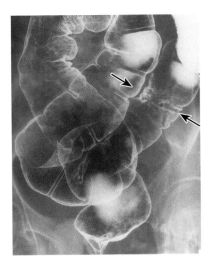

图 7-6-4　肠结核

降结肠与乙状结肠交界部见一带状溃疡(箭头),溃疡长轴与肠管长轴垂直,黏膜紊乱,肠壁边缘局限性不规则

增殖型结肠结核的病变也常位于回肠末段、盲肠或/和升结肠,黏膜上有息肉样增生,结肠壁增厚,肠腔变小,结肠袋消失,结肠挛缩变短,盲肠与升结肠变形并上缩变短,回盲瓣开大。结核病变常常累及结肠系膜与肠系膜,故盲肠位置常上移,回肠末段也随之向上,并与盲肠接近。若升结肠与横结肠也为结核波及,这些结肠也缩短,肠管不规则性狭窄,并向内下移位。

结肠结核的诊断要点:①临床上有腹痛、腹泻或腹泻与便秘交替、体重下降、结核中毒症状如发热、盗汗、虚弱等、右下腹触痛或肿块,血沉增快,结核菌素试验(OT 试验)阳性,以及身体其他部位结核病变;②X 线造影检查时出现上述的表现者,如回肠痉挛、张力亢进、蠕动加速,肠激惹征象,黏膜破坏成溃疡或增殖成息肉状改变,肠壁增厚、结肠袋消失、回盲部上提变短等征象;③纤维结肠镜检查见到溃疡或增殖型病变,活检发现结核性病变,即可确诊。

【鉴别诊断】

1. **回盲部 Crohn 病**　Crohn 病多以回肠为主,结肠也可发生,小肠病变呈节段性分布,结肠同样具有此特点。结核病变多见回肠末端与盲肠或再连同升结肠同时有病变,多呈连续性。肠结核的溃疡见到龛影者较少,而 Crohn 病则多见裂隙性溃疡,即纵行溃疡较为多见。Crohn 病病变多呈肠腔一侧分布,而结肠结核病变多侵犯肠腔四周。

2. **溃疡性结肠炎**　溃疡性结肠炎多侵犯左侧结肠,右侧结肠及回肠较为少见,而结肠结核则多侵犯右侧结肠及回盲部。溃疡性结肠炎的溃疡细小呈锯齿状,比较弥漫,而结核者不常见,有也比较局限于回盲部。溃疡性结肠炎多见假性息肉,性状不规则,而结核的肉芽肿较为限局且比较光滑。晚期溃疡性结肠炎肠管因纤维瘢痕形成无结肠袋的细管状影,以左侧结肠为主,结核则常在回盲部、升结肠有肠管狭窄变形,并有向上内移位皱缩变形。

3. **结肠癌**　尤以发生于盲肠的癌瘤应与回盲部增殖性结核相鉴别。结肠癌多为移行段较短的充盈缺损,呈蕈伞状或环形肿块阴影,外形不规则,而结肠结核多同时累及回盲瓣及回肠末段,病变与正常结肠的移行段较长,境界也不清楚,整个增殖性肉芽肿境界相对光滑。结肠结核影响到结肠系膜时可出现盲肠逐渐向上方移位及回肠因肠系膜受累也随盲肠向上移位,并向盲肠靠拢的现象均为结肠癌时所不常见的征象,二者可以鉴别。

四、结肠血吸虫病

【概述】

结肠血吸虫病(schistosomiasis of the colon)是由

于血吸虫寄生于结肠内引起的一系列变化。

血吸虫尾蚴经皮肤侵入人体后,进入静脉系统,经腔静脉侵入右心、肺循环、左心到达体循环内。尾蚴主要寄生在腹部脏器肝门静脉系统内,发育为成虫。成虫逆流进入肠系膜静脉,并在其细支内产卵,虫卵进入结肠壁的黏膜下层,使黏膜充血、水肿,形成嗜酸性脓肿,以后形成表浅溃疡,如不再感染,溃疡可逐渐愈合。若长期反复感染,黏膜下有大量虫卵沉积可形成较大的肉芽肿。后期结肠纤维组织大量增生,肠壁变厚,与结肠系膜广泛粘连,形成巨大炎性肿块。病变部位以直肠、乙状结肠、降结肠最为常见,其次为右侧结肠。因修复作用,结肠的黏膜上可形成大小不等的息肉状或乳头状结节。在上述改变的同时可引起肝硬化、门静脉高压、腹水、食管静脉曲张等改变。

在临床表现上,患者与疫水接触后血吸虫尾蚴侵入皮肤时可出现皮炎,经过 40 天左右的潜伏期后出现发热、咳嗽、肝脾肿大、腹胀、腹泻等症状。反复感染可引起结肠感染症状,如腹痛、腹泻、粪便排出虫卵或孵化的尾蚴,此时常伴随肝硬化、门静脉高压、腹水等症状。

【影像学表现】

1. 早期 X 线检查　多无特异性改变,表现为结肠炎性变化,如黏膜水肿、运动加速、结肠痉挛等异常。

2. 晚期病变　主要累及乙状结肠、直肠、降结肠,其次为横结肠及盲肠、升结肠,病变可单发在一段结肠或累及几段结肠。它的主要 X 线表现为:

(1) 黏膜呈息肉状增生,多为散发,呈小圆形或蜂窝状充盈缺损,双对比造影黏膜表现为鱼鳞状。

(2) 病变区肠壁显示有大小不等的细小溃疡,使肠边缘处呈现散在性锯齿状或米粒状突出肠腔以外的龛影。

(3) 因肠壁大量纤维增生,使肠管有不同长度的狭窄表现,一般在 2~10cm 左右,狭窄的边缘表现毛糙,与正常结肠部分为逐渐的移行现象,无明显的截然分界处。肠管同时有僵直及缩短表现,结肠袋消失,病变区黏膜上同时可见到息肉增生性改变。

(4) 结肠血吸虫肉芽肿形成,可在结肠腔内,也可在肠腔周围。若在肠腔内形成肉芽肿常表现为境界不清楚、外形不规则的充盈缺损,附近黏膜破坏,有多数小息肉状改变。肠腔内肉芽肿较为常见,肠周型肉芽肿较为少见。若为结肠周围肉芽肿,则肠管有广泛粘连、固着现象,并压迫肠管使之移位,触之有不规则的肿块,质地中等,伴有压痛。

(5) 肝、脾肿大,常有腹水,小肠间距增宽,肠管有漂浮现象。胃底与食管下端可见有静脉曲张表现。少数患者也可有胃与小肠的血吸虫病变。

【鉴别诊断】

在血吸虫感染急性期,一般不需要 X 线检查,在新鲜粪便或乙状结肠镜中找出虫卵或孵出的尾蚴即可作出诊断。在晚期感染阶段 X 线造影可见典型征象,如结肠黏膜息肉性变化,多发的溃疡,肠管狭窄,结肠腔内、外的肉芽肿形成,患者来自流行区,若伴有门静脉高压的征象,更可诊断血吸虫病对结肠的侵及。

血吸虫病的结肠的改变在晚期应与溃疡性结肠炎相鉴别,有时仅从 X 线上鉴别会有困难,必须结合病史及临床,如患者来自流行区,有疫水接触史,粪便内查到虫卵等,则鉴别不难。血吸虫病结肠病变有 1%~2% 发生恶变而成结肠腺癌。此时与结肠肉芽肿不易区分。一般说血吸虫形成的肉芽肿病变较长,肉芽肿与正常结肠之间改变是逐渐移行的,而结肠癌则改变突然,截然分界,病变也比较短而局限。

五、阿米巴结肠炎

【概述】

阿米巴结肠炎(amebic colitis)由溶组织阿米巴原虫寄生于人结肠内引起。这些年由于营养和卫生条件的改善,此病在我国的发病率已明显降低。

阿米巴包囊被人误食入后,到小肠下段经胰蛋白酶的消化作用,囊壁破裂阿米巴小滋养体脱囊而出,此时多寄生于回盲部。在人体抵抗力不足或局部肠黏膜有损伤时,小滋养体即变成大滋养体,分泌溶组织酶,破坏肠壁组织而侵入结肠黏膜及黏膜下层形成脓肿及溃疡。溃疡大小不一,有时可深达肌层甚至浆膜层。溃疡与溃疡之间系正常黏膜。病程拖久以后,肠壁组织破坏与结缔组织增生同时进行,可致肠壁增厚,肠腔狭窄,可形成较局限的阿米巴性肉芽阿米巴瘤(ameboma)。

在刚误食阿米巴包囊后,一般无临床症状,这个时期可持续一段时间,然后表现为阿米巴肠炎,有腹痛、腹泻、稀便、大便含未消化的食物和黏液,这一时期与一般的肠炎类似。病变再发展后,即出现阿米巴痢疾,患者有发热、腹痛、腹泻、血性黏液便或血便,严重的病例并有中毒症状。长期慢性病例可出现肠狭窄或阿米巴肉芽肿,此时临床方面出现不同程度的肠梗阻症状。

【影像学表现】

90% 的阿米巴结肠炎发生于盲肠,其次常见的部位是乙状结肠及直肠,更少见的是大部结肠受累。

在起始阶段,钡灌肠时其黏膜的改变与急性肠炎没有区别。正常结肠袋外形不整或消失,黏膜面呈细颗粒状,伴有细小的毛刺状阴影。此种改变右半结肠最为常见,有时严重者也可见于左半结肠。这是由于黏膜水肿及多发斑点状溃疡引起。结肠激惹现象很明显,表现为通过迅速,不易使其充盈,受累段结肠有明显痉挛与水肿现象,因之其轮廓变形。溃疡多数很浅,但也有深入黏膜下层者,后者的外形呈瓶口状或纽扣状,与溃疡性结肠炎的溃疡有些类似的地方,在此阶段受累肠段有肌肉节段性痉挛和肠壁不同程度的增厚。

阿米巴结肠炎进一步发展后,肠壁更为水肿、增厚,溃疡更为广泛,盲肠相当僵硬,固着不易移动。盲肠逐渐丧失正常袋状外形,变窄变细,变不规则。回盲瓣向下移位,靠近盲肠的尖端,瓣变粗大、僵硬、形状固定,功能开放不能关闭,结果引起向回肠逆流。见到此现象应注意检查其他部位结肠,以便发现类似的病变,一般说回肠正常,见不到病变。

慢性阿米巴结肠炎阶段,结肠由于黏膜溃疡的纤维愈合常出现狭窄现象。此种狭窄常见于横结肠及乙状结肠,以及结肠的肝、脾曲处,狭窄区长约数至十几厘米,也可多发。狭窄区与正常的结肠之间没有清楚的界限,由正常结肠逐渐变窄,再由狭窄区逐渐过渡到正常结肠。

慢性阿米巴结肠炎在晚期有时由于其在肠壁的脓肿的继发性细菌感染而形成了增生性肉芽肿,即阿米巴瘤。此种肉芽肿在放射学上表现为局部肠壁明显增厚,形成环形或偏心性结肠腔狭窄,其周围可触到一固定不能移动的硬性肿块。在阿米巴瘤以外,其他处结肠还可见到有结肠炎的表现,如肠痉挛及多发小溃疡等,尤其在盲肠常有这些异常表现。上述阿米巴瘤的 X 线表现当抗阿米巴治疗有效时可变小,结肠柔软度也部分恢复,肠狭窄也可有缓解现象。

阿米巴结肠炎也可有合并症,例如阿米巴肝脓肿和胸部阿米巴感染,出现相应的变化。在急性暴发型阿米巴结肠炎时,可伴发严重的合并症,中毒性结肠扩张及溃疡的穿孔引起的急性腹膜炎。

【鉴别诊断】

阿米巴结肠炎的诊断除依靠上述典型的钡剂灌肠的表现外,最主要的是从患者的新鲜粪便中找到阿米巴原虫即溶组织阿米巴滋养体,得到确诊。

在鉴别诊断中,阿米巴结肠炎应与以下疾病鉴别:

1. 溃疡性结肠炎 病变分布多在盲肠开始逐步扩大到结肠其他部位为阿米巴结肠炎的特点,这与溃疡性结肠炎不同。另一特点在阿米巴结肠炎时,结肠内溃疡虽似溃疡性结肠炎,但其溃疡与溃疡之间的黏膜一般是正常的,而溃疡性结肠炎则病变是弥漫而连续的。在慢性期阿米巴肉芽肿所形成的阿米巴瘤

的征象在溃疡性结肠炎是见不到的。抗阿米巴感染药物应用使病变减轻或缓解是溃疡性结肠炎所见不到的,具有鉴别诊断的意义。

2. 肠结核 发生在盲肠部的阿米巴病变,应与该处的肠结核相鉴别。二者盲肠均可变形,回盲瓣都可发生变化,但阿米巴结肠炎时远端回肠多表现正常,而肠结核时常也有结肠病变。在阿米巴结肠炎使回盲瓣增厚、僵硬和固定于开放状态,因之逆流而至回肠的现象很突出,这在肠结核时较难见到,相反有激惹现象出现造影剂跳跃现象,很快通过回盲瓣进入升结肠。

3. 结肠 Crohn 病 在 Crohn 病时节段性回肠累及几乎经常可以见到,而阿米巴结肠则不如此,很少累及。Crohn 病的卵石状黏膜是其特点,这在阿米巴结肠炎时很少见到。此外 Crohn 病时,无论在小肠还是结肠病变均呈分段性分布,相间有许多正常的肠段,而阿米巴结肠炎则不如此。此外,在 Crohn 病时瘘道形成比较复杂而多见,在阿米巴结肠炎则不如此。这些都是两病的鉴别要点。

4. 阿米巴肉芽肿(阿米巴瘤)与结肠癌的鉴别诊断 结肠癌的充盈缺损与正常肠管之间的改变是截然分开的,而阿米巴肉芽肿是渐变性的。结肠癌附近结肠由于癌组织的浸润及破坏故蠕动消失,而阿米巴结肠病变破坏肠壁的程度不如结肠癌严重,故在阿米巴瘤附近的结肠仍存在一定的柔软度,蠕动仍能使其轻度发生肠腔的变化。阿米巴肉芽肿在抗阿米巴治疗后可以缓解、缩小或减轻,这与结肠癌是有效的鉴别之点。

六、传染性结肠炎

【概述】

传染性结肠炎(infectious colitis)包括一些由细菌感染引起的急性或慢性结肠炎。它的主要代表性疾患应该是细菌性痢疾。

这是由于志贺菌(Bacillus shigae)引起的结肠炎。在人口密集卫生条件较差的热带,此病可成为流行病。

细菌性痢疾的潜伏期为 24h 至 1 周,发病可急可缓。有的仅表现为单纯的腹泻,表现轻微,有的则发病凶险呈暴发型出现。它的主要症状为腹部绞痛、里急后重、腹泻、排水样便,内含血及黏液,伴有发热及呕吐。至晚期粪便中只含血性、黏液性的脓性渗出物及大量痢疾细菌,每日排便达到 20~40 次之多。

病理上细菌性痢疾为急性广泛性结肠炎,开始时黏膜充血,随之水肿、出血、白细胞浸润,黏膜下层也受侵,肠壁增厚。黏膜上皮坏死脱落,形成假膜,然后

出现溃疡,可深至黏膜下层或肌层。病变在直肠、乙状结肠及降结肠最严重,有时回肠末段也可受累。溃疡可继发感染,发展成慢性结肠炎。慢性细菌性痢疾可见结肠内广泛纤维化及瘢痕形成,可以反复发生急性发作,临床上颇类似溃疡性结肠炎。

【影像学表现】

X线平片上可见结肠及部分小肠充气,口服造影检查可见小肠及结肠有痉挛、蠕动增强、通过较快等功能性变化,一般不需要作X线检查即可依靠粪便细菌学作出诊断。慢性期在严重病例可见乙状结肠、直肠区黏膜上有多数浅溃疡形成,在肠边缘处出现小龛影,结肠壁有明显痉挛、结肠壁僵硬如管状,结肠袋基本消失,最后可能有一段肠较狭窄。

【鉴别诊断】

细菌性痢疾在急性期依靠典型症状及大便细菌学检查即可诊断,不需X线检查。在慢性期其X线表现与溃疡性结肠炎几乎没有区分,此时结肠镜检查与粪便细菌学检查仍为主要确诊手段。

七、缺血性结肠炎

【概述】

缺血性结肠炎(ischemic colitis)又名坏死性结肠炎,它由于任何一段结肠缺血而出现的病变。结肠缺血在严重程度上有很大的不同,轻微的缺血瞬息即逝,常事后回忆起来方能记起,而严重的结肠坏死可导致死亡。

此病可由于腹部手术、感染、肿瘤或心血管疾患所引起结肠血管栓塞、损伤或梗死等改变所产生的结肠缺血病变。有时抗凝药物治疗、口服避孕药物,以及血管造影也可导致缺血性结肠炎。缺血病变可发生在动脉,也可发生在静脉,动脉梗死迅速引起结肠坏死,而静脉梗死则发展缓慢,但结果也可引起结肠坏死。

缺血性结肠炎的病理改变可分三个阶段,一过性的、坏死性和狭窄性阶段。

在初期为肠痉挛和出血引起的持续性的腹痛,伴有呕吐、腹泻、便血等症状。继而出现胀痛、腹胀、肠鸣音消失、发热、便血等症状,是由于肠麻痹、肠梗阻和肠腔出血所致,严重者可发生休克。若患者安全度过肠坏死期,最终出现修复,结肠受累段发生纤维化而肠腔变窄,此时主要症状为不同程度的梗阻。

【影像学表现】

1. **腹部平片** 常显示结肠有轻度扩张表现,有时有积气积液现象。若肠系膜上动脉发生梗死,则右侧结肠出现上述征象较为明显,若发生在肠系膜下动脉,则左侧结肠表现明显。

2. **钡剂灌肠** 可见受累的肠管黏膜皱襞粗大,这是水肿的表现,结肠袋变浅或消失,肠管出现痉挛。有时严重者出现多发的花边状或指压状外缘,它们是黏膜下层或肌层内出血造成的。这些指压状缺损可出现在结肠壁两侧,且常不对称,在肠管中间可出现横形增粗的黏膜皱襞,即所谓"横脊征"。血肿排出,黏膜出现溃疡,但此时不易显示,因肠壁水肿、肠腔充液仍很明显,黏膜及其溃疡常被压平而不易看出。

3. 进一步当肠壁内血肿消失,花边状或指压状外缘现象也随之消失。此时黏膜异常那个可较清楚地显示,溃疡表现为多数突出肠腔轮廓外的龛影,有的如刺状,有的如埋藏的纽扣状。

4. **修复愈合期** 肠壁纤维化使肠壁的一侧(肠系膜侧)变平直、僵硬,在肠系膜的对侧则出现囊袋状突起如假憩室状。若纤维化继续进行,肠管变成一长管状、外形光滑的向心性狭窄段。肠狭窄很少见于直肠,由于直肠侧支循环较丰富,缺血性病变较轻。

5. **缺血性结肠炎** 整个过程发展迅速,自起始的痉挛、水肿阶段到广泛的纤维变狭窄常在数周内均可观察到。在广泛的纤维变肠狭窄出现以前,病变是有逆转可能性的,也可停留在某一时期不继续发展。

缺血性结肠炎在CT上表现为结肠壁不规则增厚,这是由于黏膜层和黏膜下层的出血、水肿所引起,病变肠管呈节段分布,密度均匀,少数可有分层现象,肠袋变浅甚或消失;肠系膜如有出血,则密度出现升高(ER7-6-3)。增强扫描时,病变肠段不强化。当出现肠壁积气、肠系膜或门静脉内积气时,提示肠坏死的发生。在团注增强时,有时可见动脉闭塞及肠系膜动脉或门静脉系统的血栓形成和侧支血管影。

ER7-6-3 缺血性结肠炎

严重缺血时,可见肠壁轮廓的模糊不清,腹腔或肠腔内出现高密度的血性积液。

【鉴别诊断】

缺血性结肠炎在X线上有一定的特点,例如指压征、黏膜皱襞粗大、假性憩室征、管状肠腔狭窄及肠狭窄等,结合临床上的腹痛、便血症状,作出正确诊断是不难的。

在鉴别诊断中,应与结肠癌区分,还应与肉芽肿结肠炎(结肠 Crohn 病)区分。结肠癌有悬挂边缘、偏心性狭窄、环形缺损等特征;Crohn 病则在黏膜上有卵石征、分段性分布、回肠末段较常受累等特征,与缺血性结肠炎是较易鉴别的。

八、放射性结肠炎

【概述】

放射性结肠炎(radiation colitis)是由于较大剂量的放射线照射至结肠引起的病变,主要见于腹部或盆腔的放射治疗患者。此种病变发生在治疗结束后的数周到数月内,个别病例也可发生在数年以后。

从病理上说,放射性结肠炎是由于放射线引起的慢性进行性动脉内膜炎及淋巴管炎所致。早期主要为黏膜充血、水肿、糜烂,以后肠壁小动脉栓塞,黏膜坏死,脱落形成溃疡。随即肠黏膜表面为纤维渗出物覆盖,纤维组织增生,肠壁增厚,肠腔狭窄,浆膜受侵,血管扩张。

主要的临床症状是腹泻、腹痛、便血,大便中伴有大量的黏液,大便次数也明显增多。为此病进入慢性阶段,逐渐出现部分肠梗阻症状,患者感到有腹胀、肠蠕动加强、肠鸣音增加。病变的范围及程度取决于照射的范围及剂量的大小,严重程度与剂量成正比。在腹部照射野范围内可以看皮肤上有色素沉着、皮肤萎缩、毛发脱落及毛细血管扩张等表现。

【影像学表现】

放射性结肠炎的 X 线表现很不特异,早期可见病变区肠曲固定,黏膜粗乱不整,局部结肠有痉挛现象,长约数厘米到十几厘米,边缘比较光滑,溃疡表现为多数的次状突起。

受累段的结肠有不同程度的外形不规则及狭窄,若伴有肠梗阻时,则其上方的肠管有扩张积气现象。狭窄的肠段与正常肠段之间缺乏清楚的分界,而是逐渐移行的,狭窄段肠壁仍有一定的柔软性,无明显的僵硬、浸润感觉。

【鉴别诊断】

放射性结肠炎的诊断一定要密切结合在腹部有大剂量照射的历史,尤其在近数周至数月以内。X 线诊断依靠其在照射野范围内结肠有黏膜水肿、增生、溃疡、狭窄等改变。

在鉴别诊断方面,应与结肠癌及慢性结肠炎区分。结肠癌变轻短,有截然的环形狭窄,病变处肠壁僵硬,与放射性结肠炎不同。

放射性结肠炎与其他慢性结肠炎不同之处是病变分布范围与照射野有关,时间上与放射密切相连。

九、过敏性结肠炎

【概述】

过敏性结肠炎(allergic colitis)是结肠的一种功能性异常,并非炎症引起的疾患。它表现为两种状态:一是运动失调,二是分泌异常。这都与自主神经系统的功能异常有关,也可能是一种变态反应。从 X 线表现异常的结肠标本上未能发现器质性变化。它的主要病理改变为结肠的张力、动力障碍和黏膜分泌亢进,黏膜可轻度水肿,但仅为过敏性反应。

患者感觉长期腹部不适,伴有腹痛、腹泻、便秘或二者交替出现,排泄出的粪便多为稀便或混有大量的黏液。腹痛在排便后可得到缓解,此外还有轻度头痛、乏力、失眠、心悸、出汗等神经血管不稳定状态或症状。

【影像学表现】

由于结肠处于高度刺激状态,X 线造影前不应再服用影响结肠功能的药物。钡餐温度应接近体温,不宜过冷或过热;钡剂灌肠也应注意压力,不宜过高,注入速度也应缓慢,总之要尽力避免人为的刺激因素。过敏性结肠炎表现为一系列结肠功能紊乱的状态,有时为功能抑制,有时为功能亢进,有时为减退,且同一患者在不同时期可出现不同的功能紊乱异常,很重要的原则是一定要除外器质性病变后,方可诊断过敏性结肠炎。

口服对比剂时可见钡剂通过迅速现象,半小时至 6h 对比剂首端可能已抵达盲肠,甚至左侧结肠或直肠。小肠可表现为张力升高甚至痉挛,结果出现使肠腔变细现象。结肠袋明显增多、增深,张力增高,结肠变短,弯曲拉直,有的表现为排空加速;有的排空延迟,结果由于水分吸收,钡剂在结肠呈分隔的块状致密影;有的多次排便,仍有多量钡剂残留。当结肠内有大量黏液时,钡剂呈现"线样征",它是由于小量钡剂依附在长条状黏稠的黏液上所致。有的结肠内充满黏液,并伴有黏膜水肿,造影后可见黏膜皱襞增粗或显示不清楚。

钡剂灌肠检查的主要表现为肠管的功能异常,有频繁的痉挛、收缩、张力增高,并有不断出现的局部肠刺激性增强征象。一般初灌肠时,直肠、乙状结肠通过顺利,再往上行则易出现痉挛,使局部肠管变细,痉挛缓解后,仍能正常通过。肠管张力较高,肠管显得较细,故少量钡剂即可使全结肠显示。在检查过程中常出现痉挛,尤其在几个生理狭窄区更易出现不规则的收缩区,这种改变在不同的时间可随时在变化中。收缩变细的结肠外形不光滑,边缘表现为不规则的锯齿状,范围常较广。当结肠内有较大量的黏液积存时,结肠壁呈"双层肠壁"状,因黏膜面涂上的薄层钡剂与沉积在肠腔中的钡柱相分离而出现此双层肠壁征象。钡剂排出后,黏膜皱襞紧缩,结肠袋浅,因黏液较多使黏膜涂布不上,呈现黏膜不清的表现,也同样可出现"线样征"。

【鉴别诊断】

过敏性结肠炎主要表现是功能异常,上述许多征象仅为张力、动力、分泌功能异常等功能紊乱的一些现象,它们都是非特异性的。此病的诊断有两条可以遵循的原则,首先要肯定 X 线上所见的异常表现是功能性异常而非器质上的病变;其次在诊断过敏性结肠炎时一定要排除其他各类结肠炎性病变,如溃疡性结肠炎、肉芽肿性结肠炎、传染性结肠炎、阿米巴结肠炎、结肠血吸虫病等。过敏性结肠炎患者的病程一般较长,而往往营养状态尚可;X 线征象虽然较多,分布较广,而影响患者的健康并不甚严重。再在胃肠造影或钡剂灌肠时发现上述一些征象,即可诊断为过敏性结肠炎。

在鉴别诊断方面重点要与溃疡性结肠炎和接触结肠癌区分。溃疡性结肠炎与过敏性结肠炎虽然有一些相似之处,但过敏性结肠炎的 X 线异常表现不是固定的而是随时在变化的,其粪便除黏液外不带脓血,若仍不能鉴别可作结肠镜检查或取活检肯定性质。结肠癌分布的范围较窄、较局限;病变区与正常结肠交界处改变突然,没有较长的移行段;病变是固定在结肠一处,而不像过敏性结肠炎有易变性特点。根据这些特点二者是不难区分的。

第三节 结、直肠肿瘤

一、结、直肠癌

【概述】

结、直肠癌(colorectal carcinoma)是常见的消化道恶性肿瘤之一,多见于老年人,常发生于 50 岁以上者,发病高峰年龄为 60～70 岁。在我国,随着人们生活水平的提高和饮食结构的改变,发病率有逐渐升高的趋势。我国结、直肠癌的发病部位多见于直肠和乙状结肠,直肠约占 50% 以上,乙状结肠约占 25%,以下依次为升结肠(6%～9%)、盲肠(3%～5%)、横结肠、降结肠、阑尾。

结、直肠癌通常有数年的潜伏期,最常见的症状是大便带血,可表现为缺铁性贫血或不明原因的低热、不明原因的腹痛、肠型的改变或粪便口径的改变等,肠梗阻或肠穿孔的出现表明病变的进展。绒毛状肿瘤偶可因分泌大量黏液引起水样便,导致低钾和低蛋白血症。

病理学上,结、直肠癌多为腺癌,依其分化程度可分为高分化腺癌、中分化腺癌和低分化腺癌,此外,还有黏液癌、印戒细胞癌、鳞状上皮癌、腺鳞癌、未分化

癌等。

1. 进行期结、直肠癌 对于进行期结、直肠癌的大体形态,国际上通常采用 Borrmann 分型。

Borrmann Ⅰ型(蕈伞型):癌肿向腔内形成大的隆起,表面不伴有大的溃疡。

Borrmann Ⅱ型(局限溃疡型):癌肿形成明显的溃疡并伴有境界清楚的环堤。

Borrmann Ⅲ型(浸润溃疡型):癌性溃疡周围的环堤破溃,环堤境界不清。

Borrmann Ⅳ型(浸润型):癌肿不形成明显的溃疡和环堤,沿黏膜下或深层广泛浸润。

根据 Borrmann 分型对进行期结、直肠癌的统计分析显示,大多数的进行期癌为 Borrmann Ⅱ型(限局溃疡型),约占 75%。其次为 Borrmann Ⅲ型约为 13%,Borrmann Ⅰ型约占 8%,而 Borrmann Ⅳ型癌仅占 1%～2%,另有少数为无法分型者。

由于大部分进行期癌发生于直肠和乙状结肠,因此,在检查中对这一区域肠管显示的充分与否就显得非常重要。另一个值得注意的特点是,盲肠尽管在全大肠中其所占面积较小,但癌肿的发生率与升、横、降结肠癌的发生率相近,如果计算单位长度或单位面积癌肿的发生率,盲肠是后者的 10 倍。因此,这一部位也就成为 X 线检查的又一重点部位。

2. 早期结、直肠癌 早期结、直肠癌与早期胃癌的定义相同,是指癌肿的浸润深度限于黏膜层和黏膜下层者。其大体分型方案也与早期胃癌相同,即Ⅰ型(隆起型)、Ⅱa 型(表浅隆起型)、Ⅱb 型(表浅平坦型)、Ⅱc 型(表浅凹陷型)、Ⅲ型(凹陷型)等。值得引起重视的是早期结、直肠癌几乎都是以隆起为主要特征,据统计Ⅰ型占 81.2%、Ⅱa 型占 11.9%、Ⅱa+Ⅱ型占 7.3%,而Ⅱc 型仅为 0.6%。

对于Ⅰ型(隆起型)又进一步分为有蒂的Ⅰp 型和广基的Ⅰs 型。有蒂者在早期癌中所占比例超过半数(52.5%)在病理学上大肠早期癌的Ⅰ和Ⅱa 型,多数是具有腺瘤成分的早期癌(carcinoma in adenoma),早期癌的分布部位与进行期癌类似,直肠和乙状结肠约占 80%。

【影像学表现】

放射学的作用在结、直肠癌的诊断中有重要的意义,包括对肿瘤的发现、定性、分期、并发症的诊断以及肿瘤复发的诊断。

结肠双对比造影是准确、有效、有价值的安全检查方法;CT、MRI、超声对于肿瘤分期,并发症及复发的诊断有重要作用。

1. 进行期结、直肠癌的 X 线表现

(1) Borrmann Ⅰ型:癌肿表现为突向肠腔内的境

界清楚的大肿块影,表面呈菜花状,有时可伴有轻微的凹陷。基底部与周围肠壁分界清楚,无周围浸润的征象(ER7-6-4)。

ER7-6-4 乙状结肠癌 Borrmann Ⅰ型

在充盈像上,肿块表现为轮廓凹凸不平的充盈缺损。双对比像能更好地显示出菜花状的肿瘤表面形态,并且能充分地观察到肿块与周围黏膜的关系。

Borrmann Ⅰ型癌与其他类型相比,较少引起明显的肠腔狭窄,但常引起肠套叠。

(2)Borrmann Ⅱ型:Borrmann Ⅱ型癌约占进行期结、直肠癌的 3/4,X 线上表现为伴有周围境界清楚的环境的溃疡型肿瘤,隆起中央的火山口状溃疡的存在是与 Borrmann Ⅰ型癌鉴别的关键。

由于肠管的管腔不像胃那样宽大,大肠的 Borrmann Ⅱ型癌不易获得如胃癌那样的中心存在钡液的"半月综合征"的影像。因此,在双重造影时应尽可能利用钡剂在肠管内流动的钡层来显示环堤与钡龛,特别是在肠管屈曲较多的直、乙结肠部位,更应注意选择不同的体位来获得最佳的影像学征象。

当 Borrmann Ⅱ型癌沿肠壁环周浸润超过肠管周径的 3/4 时,就产生了进行期结、直肠癌的典型 X 线表现"苹果核征"(apple-core sign),其两端为环堤形成的隆起边界,中央的管腔狭窄段为癌性溃疡所形成的癌性隧道。(图 7-6-5)

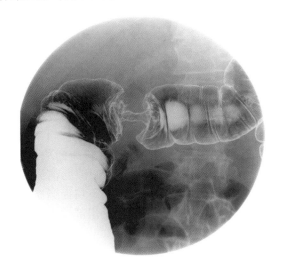

图 7-6-5 横结肠癌 Borrmann Ⅱ型
横结肠环周狭窄,黏膜破坏,呈典型"苹果核"征,与周围正常肠壁交界呈锐角,分界清晰

(3)Borrmann Ⅲ型:病灶的边缘不甚锐利,环堤较为低矮部分环堤出现破溃,溃疡的边缘亦可见向周边破溃而不完整,肿瘤的周围常伴有黏膜的粗大结节和巨大皱襞,表现为黏膜皱襞的集中和类似黏膜下肿瘤的所见。本型更易于向肠壁外生长。

癌肿沿肠壁环周浸润可造成管腔的狭窄,出现"苹果核"征,但其两端与周围肠壁的分界变得不锐利,并有沿肠管长轴浸润的征象。(图 7-6-6)

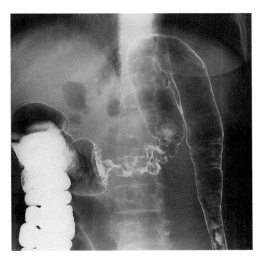

图 7-6-6 横结肠癌 Borrmann Ⅲ型
横结肠显示管腔狭窄呈"苹果核征",肛侧环堤外缘呈斜坡状,与周围正常肠壁无明确分界

(4)Borrmann Ⅳ型:值得注意的是,大肠 Borrmann Ⅳ型癌所占比例仅为 1%~2%,甚为少见。因此,在 X 线诊断上应注意与其他疾病进行鉴别,如缺血性肠炎,溃疡性结肠炎、肠结核、Crohn 病、弥漫性的憩室周围炎、放射性大肠炎、脂膜炎、恶性淋巴瘤、转移癌等鉴别。

Borrmann Ⅳ型癌多见于直肠、乙状结肠和降结肠,常表现为范围较长的管腔狭窄,由于癌肿沿黏膜下层及其深层弥漫性浸润,不形成明显的环堤或溃疡,肿瘤与正常肠管间的分界不明显。病变区的肠壁僵硬,移动性差,黏膜表面可见粗大的皱襞和结节状隆起,可伴有糜烂所形成的小浅钡斑。(ER7-6-5)

ER7-6-5 乙状结肠癌 Borrmann Ⅳ型

2. 结、直肠癌的并发症

(1)肠梗阻:临床上常表现为顽固性便秘,完全梗阻时则形成急腹症,由于大肠内气体和液体的大量聚积,当在回盲瓣处不能向回肠逆流时,可引起回盲部破裂;当出现逆流时,表现为大肠、小肠的共同扩张。

（2）肠套叠:多见右半结肠的隆起型癌,钡剂灌肠时,可见肠襻的扩张和套叠段肿瘤周围的多数的环状黏膜皱襞呈弹簧状。

（3）瘘道:进行期癌侵犯邻近器官,并穿破周围脏器形成瘘道。钡剂灌肠和钡餐造影时,可见与膀胱、胆囊、胃、子宫等的瘘道内造影剂充填形。

3. 不同类型早期癌的 X 线表现

（1）Ip 型:是早期结、直肠癌中最为多见的类型,病变都有明显的蒂。其大小多在 10～30mm,病理学上常是腺瘤内癌,由于这一病理学特点,X 线和内镜对其良、恶性鉴别都存在很大的困难,其最终诊断常有赖于切除标本的病理学检查。一般情况下,蒂的存在是否定进行期癌的重要指征。

（2）Is 型:表现为境界清楚的较明显的突向腔内的隆起,广基、肿瘤表面呈分叶状、结节状、边缘多不整齐。

（3）Ⅱa 型:为扁平的隆起,隆起的高度较低、大小多为 6～20mm,边界较为清晰,表面不甚光滑。

（4）Ⅱa+Ⅱc 型:为Ⅱa 型早期癌的隆起中央出现凹陷者,利用钡层的流动显示病灶中心的凹陷非常重要,本型癌多已有黏膜下层的浸润。（ER7-6-6）

ER7-6-6　直肠Ⅱa+Ⅱc 型早期癌

与早期胃癌相比,大肠的Ⅱc 型早期癌非常少见。多发生在大肠的慢性炎症性病变等的基础上。

4. 结、直肠癌的 CT 和 MRI 诊断
结、直肠癌的基本 CT 和 MRI 征象有肠壁增厚、腔内肿块、肠腔狭窄、肠壁的异常强化。

结、直肠癌在 MRI 的 T_1WI 图像中表现为低信号,T_2WI 图像中表现为高信号。由于 MRI 可以显示肠壁的分层改变,结、直肠癌可显示为肠壁局限增厚,局部分层结构消失。（图 7-6-7）

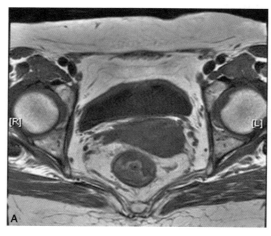
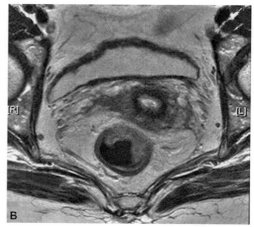

图 7-6-7　直肠癌

A. MRI T_1 图像;B. MRI T_2 图像。直肠左前壁溃疡性病灶(箭头),T_1 图像为低信号,T_2 图像为高信号

早期结、直肠癌的 CT 和 MRI 表现常常类似于腺瘤性息肉,当 CT 或 MRI 显示有肠壁的局限性增厚并伴有强化时,对于诊断有重要意义。

Borrmann Ⅰ型癌表现为伴有肠壁增厚的肠腔内大的广基偏心性分叶状肿块。溃疡型癌（Borrmann Ⅱ、Ⅲ型）常常表现为环形或半环形肠壁的增厚,伴有肠腔的不规则狭窄（图 7-6-8、图 7-6-9）。Borrmann Ⅳ型癌表现为肠壁弥漫均匀性增厚、僵硬（图 7-6-10）。

由于结肠周围有较为丰富的脂肪组织,因此,CT 和 MRI 更易于对浆膜是否受侵做出判定。CT 和 MRI 对于邻近器官是否受侵同样具有较高的应用价值。通常应用癌肿与邻近器官间脂肪间隙的消失作为判定受侵的标准,但应当注意参考上下层面脂肪间隙的情况。当输尿管受侵时,可发现受累部位上方的输尿管扩张。

CT 和 MRI 还可显示结、直肠癌所形成的穿孔、脓肿、梗阻和窦道。

5. 结、直肠癌分期
目前临床上较为常用的是改良 Dukes 分期和 TNM 分期。

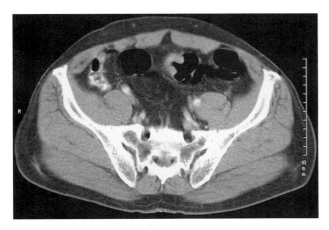

图 7-6-8 乙状结肠癌 Borrmann Ⅱ型
乙状结肠壁较小的局限溃疡型病灶,可见癌肿形成的环堤
及溃疡,环堤外缘境界清楚

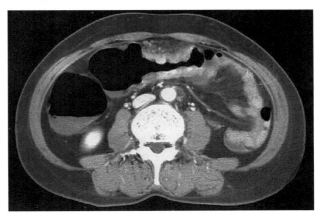

图 7-6-9 横结肠癌 Borrmann Ⅲ型
癌肿位于横结肠,累及肠管全周,管腔明显狭窄,环堤外缘
呈斜坡状,与周围正常肠壁分界不锐利

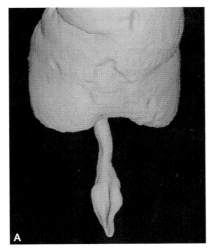

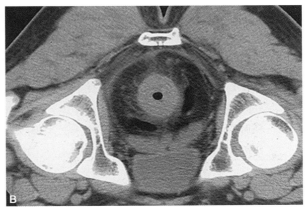

图 7-6-10 直肠癌 Borrmann Ⅳ型
A. 螺旋 CT 三维重建图像,显示直肠管腔明显狭窄,轮廓不规则,病变口侧端与正常肠壁分界清楚;B. CT 平扫图
像,显示直肠壁环周增厚,管腔明显缩小

原始的 Dukes 分期是 1932 年提出的直肠癌分期,仅分为三个阶段,A:癌肿局限于直肠,B:癌肿侵及直肠外,C:伴有淋巴结转移。在以后的应用过程中,对这一分期进行了许多修改,虽然这个分期仍沿用 Dukes 的名称,但已与原来的分期有很大不同。改良 Dukes 分期已成为临床上最常用的结、直肠癌分期方法,在决定治疗方案和判定预后方面显示出很高的价值(表 7-6-2)。

表 7-6-2 改良 Dukes 分期

A	病变局限于黏膜或黏膜下层
B₁	病变超过肌层但未侵及浆膜,无淋巴结转移
B₂	病变穿透肠壁全层,无淋巴结转移
C₁	有区域淋巴结转移,但无肠系膜血管根部淋巴结转移
C₂	肠系膜血管根部淋巴结转移
D	有远处转移

另一个经常使用的分期方法是 UICC-AJCC 提出的 TNM 分期,通过这一方法能对肿瘤更好地定义(表 7-6-3、表 7-6-4)。TNM 分期包括:T 肿瘤的原发灶,N 局部淋巴结,M 远隔转移。Ⅰ~Ⅲ期大致相当于原始的 Dukes 分期,Ⅳ期相当于 D 或远隔转移。这一分期与 5 年生存率的关系大致为:0 期 > 95%;Ⅰ 期 75%~100%;Ⅱ 期 50%~70%;Ⅲ 期 30%~50%;Ⅳ期 < 10%。

目前,最常用于结、直肠癌分期的方法有 MRI、CT 和腔镜超声。尤其是 MRI,因其能够多参数、多序列成像,具有高软组织分辨率,同时可以提供多种对比度成像,无辐射损伤等优势,已经广泛应用于直肠癌术前分期。但由于 MRI 受呼吸运动等影响和限制,在结肠癌分期中更多的应用 CT 来进行诊断。

表 7-6-3　大肠癌 TNM 分期

原发灶：

- T_{is}　位于上皮或固有黏膜层
- T_1　癌肿侵及黏膜下层
- T_2　癌肿侵及固有肌层
- T_3　癌肿穿透固有肌层
- T_4　癌肿穿破浆膜或进入腹膜间隙或直接侵及其他器官

局部淋巴结：

- N_0　无局部淋巴结转移
- N_1　1~3 个结、直肠周围淋巴结转移
- N_2　4 个以上结、直肠周围淋巴结转移
- N_3　沿血供分布的淋巴结大量转移

远隔转移：

- M_0　无远隔转移
- M_1　有远隔转移

表 7-6-4　UICC-AJCC 大肠癌分期

分期	T	N	M
0	T_{is}	N_0	M_0
I	T_1 或 T_2	N_0	M_0
II	T_3 或 T_4	N_0	M_0
III	任何 T	N_1	M_0
	任何 T	N_2、N_3	M_0
IV	任何 N	任何 N	M_1

CT 不能显示肠壁的分层结构，不能够正确区分 T_1 和 T_2 期，对于 T_2 期和较早的 T_3 期的区分也有一定的困难。在 CT 图像上，肿瘤外侵表现为结、直肠外壁不规则或周围脂肪组织内的线状软组织密度影。肠管邻近肌肉组织的受侵表现为正常脂肪间隙的消失和局部肌肉组织的增大。与其相似，邻近器官的受侵也可导致周围脂肪间隙的消失，同时可伴有邻近组织器官的局部增厚或异常强化。快速薄层 CT 扫描可以提高这些异常改变的显示率。膀胱和输尿管受累可导致肾盂积液。骨转移表现骨皮质破坏及其周围伴有肿块。

由于直肠内线圈的应用，提高了图像分辨率，使得肠壁分层这样的细节结构得以清晰显示，从而提高了肿瘤 T 分期的准确性。但由于中晚期直肠癌肿物较大，管腔狭窄严重时，MRI 直肠内线圈有时不能通过，无法准确评估肿瘤的 T 分期，因此，直肠内线圈的使用有很大限度。随着近年 MRI 技术的快速发展，应用体部相控阵线圈同样可以获得高信噪比的高分辨率图像，同时可采用较直肠内线圈更大的视野，更有利于进展期直肠癌的 T 分期（ER7-6-7、ER7-6-8）。

ER7-6-7　直肠癌（T_2 期）

ER7-6-8　直肠癌（T_3 期）

局部淋巴结转移（肠上淋巴结和肠旁淋巴结）是结、直肠癌的常见转移方式。

在 CT 图像上，淋巴结表现为结、直肠周围脂肪组织内的圆形或椭圆形结构。淋巴结必须同一些垂直通过扫描平面的圆形血管结构相鉴别。应用增强扫描对于鉴别淋巴结和血管有一定帮助，淋巴结的强化程度要低于血管的强化程度。

在 MRI 图像上，淋巴结表现为直肠周围脂肪组织内的圆形或椭圆形结构。虽然淋巴结的大小作为判定淋巴结是否转移标准的特异性较差，但是，淋巴结的大小仍是一个比较客观的可以测量的指标，对于淋巴结增大没有一致的标准。除了大小外，如果淋巴结出现边缘模糊或呈针芒状，以及淋巴结内部信号不均匀强烈提示转移，都均有较高的特异性。所以，应用淋巴结的大小结合淋巴结的形态和内部信号改变来判定淋巴结转移的特异性明显增高。

结、直肠癌的远隔转移以肝脏为最多（75%），其次为肺，其他依次为肾上腺、卵巢、骨、脑等。肝转移主要为门脉血行转移，常为多发，偶有钙化。结、直肠癌的卵巢转移的发生率是胃癌转移的两倍，尤其绝经期前的女性患者更易受累。CT 和 MRI 在结、直肠癌的远隔转移方面具有较高的应用价值（详见相关章节）。

6. 关于多发癌的问题　根据 Sezaki 和 Kariya 对手术切除的 324 例进行期大肠癌的统计，同时性多发结、直肠癌有 23 例，占 7.1%，其中包括进行期癌合并进行期癌、进行期癌合并早期癌。这一统计结果意味着每 14 例进行期结、直肠癌中，就有 1 例可能是多发癌。因此，有必要对多发大肠癌给予足够的重视。

除了同时性多发大肠癌之外，还存在异时性多发结、直肠癌的可能，因此，对于结、直肠癌术后的病例，仍有必要定期进行复查。

7. 有关结、直肠癌术后复发的诊断问题　结、直

肠癌术后复发大部分发生在术后 2 年内,为尽早发现复发,主张术后 6~8 周行 CT 或 MRI 扫描作为基准对照片,每 6~9 个月随访一次。

吻合口复发表现为吻合口处出现腔内结节影或肠壁环周增厚,肠腔偏心性狭窄,肠壁轮廓不规则,浆膜面毛糙,与基准片对比可与吻合口手术折叠造成的局部增厚鉴别。

除吻合口复发外,吻合口周围及腹膜的种植也是复发的重要表现。表现为吻合口周围的软组织肿块,大网膜及肠系膜的密度或信号改变,并可形成结节或网膜饼。骶前复发表现为骶前区渐进性增大的不规则软组织肿块。周围器官如子宫、膀胱、肾脏、输尿管等,可受压移位,肿块也可侵犯周围组织器官,相邻骨质较易受累。伴淋巴结肿大及远处转移。有时术后复应与炎性改变所致的纤维瘢痕组织相鉴别。

【鉴别诊断】

由于进行期结、直肠癌多为 Borrmann Ⅱ、Ⅲ 型癌,当出现典型的"苹果核征"时诊断多无困难。对于小的隆起性病变的诊断应在发现病灶的基础上,注意有无局部肠壁凹陷、切迹或僵硬。对于表现不典型的病灶,则在诊断中注意与以下情况进行鉴别。

1. **黏膜下肿瘤**　常见的有恶性淋巴瘤、平滑肌瘤、平滑肌肉瘤等。与结、直肠癌相比,黏膜下肿瘤的隆起边缘较为平缓,多为山田 Ⅰ 型隆起,肿瘤的表面虽可呈分叶结节状,但表面相对较光滑;当病变出现溃疡时,与周围肠壁的改变相比,溃疡的范围相对较小,而且病变部位的肠壁相对较为柔软。

2. **肠结核**　由于受肠管淋巴分布的解剖特点的影响,肠结核好发于回肠末段与盲肠,常同时受累。早期可在肠系膜缘对侧可见到溃疡性病灶,继之沿壁内淋巴管形成与肠管长轴相垂直的带状溃疡。病变反复发作引起纤维瘢痕性改变,可产生肠管的缩短和管腔狭窄,但狭窄段与正常肠壁间常逐渐移行过渡,而不似结肠癌那样分界明显,在病变肠段内常可见黏膜面的炎性息肉存在。

3. **Crohn 病**　Crohn 病的发病部位主要以末段回肠和盲升结肠为主,病变范围较结、直肠癌广,往往呈节段性分布,于系膜侧常可见到纵行的裂隙状溃疡、痉挛、收缩,和不规则的小结节样充盈缺损,由于病变对侧肠壁受累相对较轻,常表现假憩室样改变。黏膜面出现铺路石征是一个有价值的鉴别诊断征象。当直肠部位出现肠腔狭窄疑诊 Borrmann Ⅳ 型癌时,更应注意与 Crohn 病进行鉴别。

4. **溃疡性结肠炎**　溃疡性结肠炎好发于直、乙结肠及降结肠,病变范围较结、直肠癌广泛,病变呈连续性分布,广泛多发的小溃疡和假息肉,管腔边缘可见纽扣状或小刺状溃疡。但应注意溃疡性结肠炎的癌变率较高,对于有较长病史的患者应当警惕癌变。

5. **急性缺血性肠炎**　在临床上通常有腹痛和便血的急性发作症状,好发于左半结肠。通常表现为左半结肠的急性炎性水肿及溃疡,肠壁可见多发的指压迹样改变,肠管边缘呈花边状。黏膜皱襞增粗、结肠袋变浅或消失,急性期肠管可见较明显的痉挛激惹象,大多数患者在起病后数周或数月,结肠可恢复至正常,说分病例可出现肠管的变形及假性憩室。少数病例发展为坏疽型缺血性结肠炎,可出现肠壁内气体或腹腔内游离气体和门静脉内气体和血栓。

6. **肠息肉及腺瘤**　结肠息肉和腺瘤与结肠癌的鉴别应注意以下几点:

(1) 形状:隆起呈圆形或椭圆形,边缘光滑者多为良性;形态不规则,边缘不光滑者多为恶性。

(2) 高度:单纯从病变的高度来看不易判定良恶性。对于较高的隆起而言,半球状者多为良性,而呈盘状者恶性的可能性较大。

(3) 基底部:有蒂者除病变特别大者,多为良性;基底部与周围肠壁呈钝角者,也多为良性;基底部与正常肠壁间形成切迹或基底部局部肠壁出现切迹及凹陷者,应当想到恶性病变存在的可能。

(4) 表面形态:表面光滑,或有轻微凹凸,但程度细小且均匀,为良性的表现;与此相反,明显的凹凸不平,呈大颗粒状,且大小不均匀者,多为恶性。表面呈花瓣状的大分叶病变,如周边部的颗粒较中央部的颗粒大者,也可认为是恶性的征象。

(5) 有无凹陷:伴有小而深的溃疡者,多考虑为良性病变;溃疡浅而较大者,多见于恶性病变。当隆起表面的凹陷仅为表浅的糜烂时,对于鉴别诊断的意义不大。当凹陷较大,难以判定究竟是隆起还是凹陷性病变的情况下,多为恶性的表现。

二、结肠淋巴瘤

【概述】

结肠淋巴瘤(lymphomas of the colon)根据肿瘤内细胞成分的不同可分霍奇金病和非霍奇金淋巴瘤两大类,在非霍奇金淋巴瘤中包括淋巴肉瘤、网状细胞肉瘤、巨滤泡性淋巴瘤等。

结肠淋巴瘤多见于右侧结肠,特别是盲肠和回肠末端,以淋巴肉瘤及网状细胞肉瘤较为多见。男女性别之比约为 3:1,霍奇金病青中年常见,非霍奇金淋巴瘤则以老年较多见。

患者常见的症状是腹部肿瘤性淋巴组织的迅速增长而形成的腹部肿块,肿块压迫可引起腹痛和食欲减退等症状。结肠受肿瘤侵害可引起组织坏死脱落,出现便血症状,伴有腹泻、腹胀、部分肠梗阻,以及肠套叠等症状。患者有肝脾肿大和其他部位的淋巴结肿大,常有不规则发热。

【影像学表现】

依据淋巴瘤生长方式及发展范围不同可有以下几种表现。

1. 淋巴瘤限局于黏膜下层时,造影表现为结肠腔内限局性狭窄,附近有充盈缺损,黏膜粗乱或颗粒状如多发息肉样表现。此种现象有时与结肠癌不易区分。若病变分布比较广泛时沿肠壁可常见大小不等的充盈缺损,散布在较长一段结肠。若淋巴瘤浸润较深,破坏了结肠壁肌层组织及其神经丛,又因淋巴瘤组织缺乏硬化纤维反应,恶性溃疡可能变得较大,因而受累的结肠腔扩大成类似动脉瘤的巨大肠管,具有一定的特征性改变。

2. 淋巴瘤沿肠壁浸润生长时,病变常侵及一长段肠管,使肠管轻度不规则状狭窄,狭窄段僵硬,黏膜粗大或展平,病变区与正常结肠之间没有明显的分界。

3. 当淋巴瘤向肠壁浸润出现肠腔内及肠腔外的肿块时,可见结肠局部有充盈缺损,并触及狭窄区结肠外有肿块,此处肠蠕动消失,肠管与肠管间有距离加大现象。

4. 当淋巴瘤的病变散布极为弥漫时,可见整个结肠及回肠末端均可累及,整个结肠狭窄与扩张交替出现,肠腔异常不规则,有的地方结肠袋也可消失。黏膜皱襞可以极度不规则,有的呈熨平状,有的地方呈增粗状,有的地方出现多发的息肉状改变。

5. 当淋巴瘤浸润广泛而深入时,常出现多发的较大的溃疡,有的坏死区进入腔外的肿块内,可形成巨大溃疡及瘘道,并可与其他肠管相通。

6. 淋巴瘤引起的肠套叠,较易还原。

7. 当淋巴瘤累及结肠及小肠时,肠系膜及局部淋巴结往往形成一巨大肿块,压迫结肠使其呈现一外压移位现象。

CT表现:肠壁增厚,厚度可达7~12cm,通常不伴有结缔组织的增生。淋巴瘤引起的肠壁增厚程度远远大于结、直肠癌及憩室炎。当肿瘤侵及固有肌层内的自主神经丛时,导致肠壁肌张力下降,引起管腔的扩张,表现为一特殊的征象——动脉瘤样扩张。结肠淋巴瘤还可向肠壁外生长,形成突出于肠壁外肿块,肿块可出现溃疡,甚至可出现穿孔,形成瘘道。当肿瘤沿肠系膜浸润时,出现脂肪层密度的升高、系膜的增厚和索条状影。肠系膜和后腹膜的淋巴结也可见显著增大。(ER7-6-9)

与结、直肠癌相比,恶性淋巴瘤对放疗和化疗更加敏感,治疗后可见病变的明显缩小。

ER7-6-9　淋巴瘤致盲升结肠套叠

【鉴别诊断】

结肠淋巴瘤的诊断,必须无表浅淋巴结肿大,纵隔也无淋巴结肿大,白细胞总数及分类均正常,肝及脾正常,除胃肠道受累部位及其局部淋巴结有淋巴瘤外,无其他器官侵犯时,方可诊断原发性结肠淋巴瘤。造影表现虽如上述,但并不特异,必须与一些结肠病变相鉴别。

1. **家族性结肠息肉综合征**　淋巴瘤除息肉样病变外,黏膜皱襞粗大紊乱常很明显,常在盲肠部位有较大的肿块影。淋巴瘤时回肠及结肠同时受累,也与家族性结肠息肉综合征不同。

2. **结肠癌**　结肠癌往往为限局性环形狭窄,肠腔出现不规则的充盈缺损,与正常结肠交界处截然分开,并有悬挂缘,这些与淋巴瘤不同。恶性淋巴结的隆起边缘较为平缓,肿瘤的表面虽可呈分叶结节状,但表面仍较光滑,具有黏膜下肿瘤的特点,发生于回盲部的肿瘤型病变,常引起肠套叠。恶性淋巴瘤形成溃疡性病变时,其周围的环堤不似Borrmann Ⅱ型癌那样清晰锐利、隆起相对较为平缓。

3. **溃疡性结肠炎**　结肠淋巴瘤时结肠袋往往保留,没有如溃疡性结肠炎的肠管短缩表现及激惹性增高现象。

4. **结肠Crohn病**　Crohn病黏膜有卵石状改变,结节大小一致,境界模糊不清,周围有炎性分泌物,最终引起回盲部狭窄变形,溃疡形成及短缩现象,而结肠淋巴瘤黏膜粗大,结节大小不一,境界清楚锐利,一般不引起回盲部狭窄变形及短缩现象。

5. **霍奇金病与非霍奇金淋巴瘤**　它们之间无论从临床表现还是X线造影所见看,均不能鉴别。

三、结肠类癌

【概述】

结肠类癌(carcinoid of colon)可以发生于任何年龄,平均发病年龄为50~58岁。从类癌在胃肠道的分布情况看,发生在阑尾者占47.0%,直肠占17.0%,结肠占2.0%,其余为小肠及胃。

多数类癌在早期没有症状。阑尾类癌可表现为急性阑尾炎的症状。2/3以上的直肠类无症状,仅少数可有大便习惯改变或便血等,大多数是在常规肛门指诊或直肠镜检查时发现,指诊可触及圆形的小结节,病变体积较小,较为限局。结肠类癌以盲肠类癌较多,多为位于黏膜下的小肿块结节,症状与结肠癌相似,但出血者不似结肠癌常见,等长大以后也可浸润周围组织,表现出恶性肿瘤的特性。

结肠类癌当发生肝转移后可发生一组症候群,名为类癌综合征,它表现为阵发性皮肤血管性征(上身皮肤潮红)、皮肤青紫、腹泻、哮喘性发作及右侧心脏瓣膜性疾患等。它是类癌细胞分泌过量的 5-羟色胺(serotonin),而肝脏又将其转化为 5-羟基吲哚乙酸(5-hydroxyindole acetic acid)自尿中排出引起。结肠类癌出现类癌综合征者较少。

【影像学表现】

为了叙述方便,将造影表现分三部分讨论。

1. 阑尾类癌 小的阑尾类癌常为急性阑尾炎手术切除后的偶然发现,常不为造影发现。体积大于 2cm 的阑尾类癌可能表现出恶性的特征,即浸润肠系膜、局部淋巴结转移,以及肝转移。此时造影可见该瘤释放的血管活性物质形成的对邻近肠系膜引起的硬纤维反应,使小肠发生牵拉呈辐射排列现象,盲肠内下方出现压迫或浸润变形征象。若用 CT 扫描,还可能发现局部淋巴结肿大及肝内转移灶。

2. 结肠类癌 结肠类癌多数位于盲肠及右侧结肠。这部位的类癌多为广基的大而呈蕈伞状肿块,常侵犯浆膜层,在早期可出现淋巴结及肝脏转移。结肠类癌在造影可误诊为腺癌,表现为广基蕈伞状肠壁内肿块,或限局性环形狭窄的充盈缺损。大的结肠类癌浸润广泛,破坏黏膜皱襞,使肠壁僵硬,并发生溃疡。当其穿破浆膜层可形成结肠壁外巨大肿块,产生压迫征象,故同时有肠腔内的充盈缺损与壁外肿块使结肠类癌具有一定的诊断特点。

3. 直肠类癌 早期体积较小,为光滑、整齐的圆形结节,造影可见息肉样病变或不易发现。此时切除,预后良好。直径大于 2cm 的直肠类癌开始出现恶性肿瘤表现,如局部浸润、局部淋巴结转移、肠壁外肿块形成、肝转移等。大的蕈伞状或菜花状肿瘤造成大块充盈缺损或环形狭窄,同时伴有腔外巨大肿物,使直肠推向骶骨前方,即骶骨前间隙增大。

【鉴别诊断】

类癌为生长缓慢的恶性肿瘤,当其较小时,一般显示不出恶性的特点,随着体积的增大逐渐出现浸润、局部淋巴结转移、肠系膜硬化纤维反应,使肠管集中辐射排列,当出现肝转移以后,多显示出类癌综合征。肠系膜出现病变时,肠系膜下动脉造影或肠系膜上动脉造影也可显示肠系膜血管受累引起的辐射状排列的征象,有一定的特征。胃及直肠(前肠与后肠)的类癌可产生成骨性或溶骨性骨转移,或阳光状骨针形成,伴骨膜新生骨形成,颇类似成骨肉瘤的表现,但是小肠与结肠(中肠来源的)类癌则很少出现骨转移。

在诊断结肠及直肠类癌时,应密切联系临床症状,注意其特征性放射学变化,常能想到其可能性。在鉴别诊断上,主要是结肠腺癌,早期当其体积甚小时,也应与良性息肉性病变鉴别。一般早期与息肉,晚期与腺癌的鉴别诊断都是困难的,常需组织学检查作最后的判断。

四、结肠息肉和息肉综合征

【概述】

结肠息肉(colonic polyps)是指隆起于结肠黏膜上皮表面的限局性病变,它可以是广基的、短蒂的或长蒂的。若结肠内有为数甚多的息肉存在,即称息肉综合征(polyposis syndromes)。从组织学角度说结肠息肉可以是腺瘤性息肉、错构瘤性息肉、炎性息肉、增生性息肉或息肉状癌。息肉状癌系指良性息肉癌变者,不在此讨论。

结肠息肉或结肠息肉综合征最常见的症状是便血,多为无痛性鲜红色血液覆盖在粪便表面,不与粪便混合。有时在便血之外有较多量的黏液排出,可伴有腹痛或大便次数增加等症状。当息肉合并感染时,除大便有黏液外,尚可有脓汁。息肉也可诱发肠套叠,出现急腹症表现,有的息肉也可自肛门脱出,直肠内有长蒂的息肉可发生这种症状。各息肉综合征尚各有自己的特征性临床表现,到叙述各个综合征时再分别讨论。

【影像学表现】

最理想的检查方法是双对比钡剂灌肠,息肉一般表现为结肠腔内境界光滑、锐利的圆形充盈缺损,有时也可呈分叶状或绒毛状。在气体对比下结肠息肉为表面涂有钡剂的环形软组织影。若息肉带蒂用压力将其压到可显示出蒂的阴影,蒂可长可短,长者息肉的活动度较大(ER7-6-10)。有的结肠息肉可自行脱落,再次造影检查时则消失。

ER7-6-10 乙状结肠有蒂息肉

息肉生长过程中可以恶变,尤以腺瘤性息肉恶变者较多,据统计直径在 2cm 以上的腺瘤性息肉恶变者约占 50%,绒毛状息肉恶变率较此更高,有长蒂的息肉恶变者较少。息肉恶变的表现有:①体积迅速生长时,为恶性变的征象之一;②未恶变的息肉外形光滑、整齐,恶变后则不规则;③带蒂的息肉恶变时息肉顶端增大并长进入蒂内,结果使蒂变短,形成一广基的肿块;④良性息肉对肠壁多无影响,恶变后在其基底部肠壁产生凹陷切迹,为癌组织浸润使肠壁收缩所致。

结肠息肉的诊断主要是依靠钡剂灌肠,发现轮廓光整的充盈缺损,有的为广基的,有的为短蒂型,有的则为长蒂型。全部结肠都应检查到,在乙状结肠与直肠更为常见。若为全结肠分布的息肉,还应检查小肠。需要与这些息肉鉴别的有肠内气泡的存在及粪块。气泡移动范围较大,边缘锐利,多为正圆形。粪块的外缘不规则,用压力可将其碎裂,同样移动性过大,与息肉不同。若诊断不明确或不易定性时,还可用结肠镜检查核实或否定诊断。

【鉴别诊断】

1. 家族性结肠息肉综合征(familial polyposis) 这是一种简单常染色体显性遗传性疾患,家族中每个成员有 50% 遗传的可能性。此综合征出现症状约在20 岁,到 40 岁左右可发生癌变。

这些息肉在左侧结肠较多,右侧结肠较少,至回肠末端则不见。息肉的病理成分多为管状腺瘤,大小自数毫米至数厘米不等,非常密集,可多至 300~3 000 个,一般在 300 个以下者甚少。大小均匀一致,可大量密集在一起呈一团块阴影,若见到单个息肉直径超过 2cm 以上者,应疑及为恶变的可能性。息肉均呈圆形或椭圆形阴影,表面光滑,若较大息肉表面粗糙或出现不规则的分叶状者,也应疑及恶性变的可能性。患者的结肠无激惹性,结肠袋正常,结肠无短缩现象,黏膜上也不显溃疡病变。有的息肉可带蒂,因数目过多,蒂也不易辨识。

患者常因便血、黏液便、贫血或体重减轻来就诊,在诊断此病时,除了依靠上述的 X 线所见外,了解家族史也非常重要。还有当发现这类综合征的患者,检查其家族中其他成员的结肠也不可忽略。此外,还应与其他息肉综合征鉴别。

2. Gardner 综合征 此综合征的特点是结肠息肉的病理。X 线表现类似家族性息肉综合征,也为单染色体显性遗传疾患。与家族性息肉综合征不同者是除了结肠多发管状腺瘤性息肉外,还伴有结肠外病变,如①骨瘤:在颅骨及下颌骨较常见;②表皮样囊肿:多发生在腿部、头皮及手臂等处;③牙齿异常:阻生齿、多生齿、齿囊肿等;④纤维母细胞活动性病变:腹壁或腹腔内硬纤维瘤。在以上诸伴发疾病中以软组织肿瘤及骨瘤较为常见。

在诊断此病时应注意以下几点:①发病年龄往往较家族性息肉综合征稍早;②结肠外病变往往易引起家人及医生注意,但其主要的结肠多发性息肉反而被忽略,故实际诊断出本综合征容易被推迟;③当诊断出本病后对其家族中成员应进行检查,因本综合征伴发下颌骨骨瘤者相当多,可先行下颌骨 X 线摄影,若有骨瘤应立即进行结肠造影检查;④目前医学界趋向认为家族性息肉综合征与 Gardner 综合征属于同一范畴的病变,其区别仅为是否伴有结肠外病变的外显率;⑤本病息肉恶变率与家族性息肉综合征相同。

3. Peutz-Jeghers 综合征(Peutz-Jeghers syndrome) 本综合征是由 Peutz 和 Jeghers 两人分别在1921 年和 1949 年报道,故即由二人的姓命名本病。

本综合征具有三大特征:①多发性胃肠道息肉,分布于空肠、回肠者较多,也见于胃十二指肠,以及结肠;息肉主要系错构瘤性息肉,有时也可混杂有腺瘤性息肉;②特定部位的皮肤及黏膜的黑色素沉着斑,如口唇周围皮肤、口唇及颊部黏膜,以及手掌、指、足跖、趾皮肤等处;黑棕色素沉着出生后即可出现,以后逐渐增多,至青年期最明显,年长后逐渐消退,但黏膜色素斑不消退;③本症是遗传性疾病,系常染色体显性遗传。

本综合征的主要症状是腹痛、便血、贫血等,息肉可诱发肠套叠。

在 X 线诊断方面本症息肉的表现为成堆的菜花状充盈缺损,0.5~4cm 大小,可为带蒂或广基息肉,数目可多可少,分布不均匀或集中出现。本综合征恶变者较少,若有也多在胃十二指肠、结肠处,恶的 X 线表现亦如结肠癌所见。本症具有一定的特征,诊断不困难。

4. Turcot 综合征(Turcot syndrome) 本综合征特点为结肠有腺瘤性息肉,并伴发脑部恶性肿瘤,常为幕上胶质母细胞瘤。本症多发生于 10~25岁,其临床症状常表现为腹痛、腹泻、便血及脑瘤症。结肠内病变造影时无特殊表现,与一般腺瘤性息肉相同。患者多死于脑瘤。本病为常染色体隐性遗传性疾患。

5. 幼年性结肠息肉综合征(juvenile polyposis) 本征多发生于儿童期,成人者极少见。息肉不是腺瘤性息肉,也不是错构瘤性息肉,多系留滞性或炎性息肉。它的境界光滑,表面圆整,其中为含黏液的囊性结构,在组织学上基质为结缔组织构成,覆以上皮,其中有多数炎症细胞。本息肉未见有恶变报道者。

幼年性结肠息肉综合征有好几种临床类型:儿童发生者可为孤立性或多发性结肠息肉,外形为圆形或椭圆形。另有一型结肠多发性幼年息肉综合征(multiple juvenile polyposis），除结肠息肉外，其他部位如胃与小肠也有广泛性幼年息肉，也可同时伴有结肠腺瘤性息肉症。此型有遗传性，为常染色体显性遗传。

6. Cronkhite-Canada 综合征（Cronkhite-Canada syndrome）　本综合征多发生在中老年患者，平均年龄为 60 岁，无性别、家族、民族与地区差异。最常见的首发症状为数月的腹泻，大便中含黏液及血液，为不成形的大便。腹泻时伴有恶心、呕吐、腹痛、有明显的体重下降症状。电解质丢失常引起衰竭无力，低血钙常引起抽搐。大便中排出大量蛋白导致低血蛋白症而引起外围性水肿。本病同时有外胚叶异常，表现为秃发、皮肤棕色色素沉着、指甲萎缩等。

X 线造影检查可发现胃及结肠内有多发的息肉，半数患者的小肠内也有息肉，同时有黏膜增厚及分泌亢进现象，极个别患者的使管内也发现息肉。这些息肉在组织学检查层认为是腺瘤性息肉合并炎性反应，并有腺体囊性扩张，类似 Menètrier 病的改变，现在则认为系增生性息肉。此综合征不伴有胃肠道恶性肿瘤的趋向。

男性患者趋向自行缓解，而女性患者则常因长期腹泻后出现的全身衰竭及恶病质，而每况愈下，预后较差。

五、腺瘤

【概述】

结肠腺瘤（adenoma）的发病部位与结、直肠癌相似，好发于直肠和乙状结肠，大多数的结肠息肉为腺瘤。在病理学上腺瘤又可分为腺管腺瘤、腺管绒毛腺瘤、绒毛腺瘤（后述）。

【影像学表现】

结肠腺瘤在 X 线上表现为境界清晰的息肉状隆起，可分为有蒂和无蒂息肉两种形态。

对于有蒂息肉，检查时应注意充分显示头部与蒂部的形态，注意观察头部大小和蒂的粗细及长短，虽然压迫法是对于隆起性病变的首选方法，但在结肠由于部位的关系常不能用的压迫法进行观察，因此获得良好的双对比像就显得很有意义，利用体位的变换，可更好地展示息肉的形态，特别是蒂的形态。

对于无蒂息肉应注意显示有无隆起中央的凹陷和切线位像肠壁边端的改变，一般认为，当无蒂隆起的中央出现凹陷和肠壁出现切迹时，可认为是恶性的征象，而不具备上述表现者多为腺瘤，双对比造影时，应利用薄层法，使钡剂在瘤体的表面流动，借以显示有无隆起中央的凹陷。

当发现隆起性病变时，还应注意与气泡、粪渣、憩室等进行鉴别。

六、绒毛腺瘤

【概述】

绒毛腺瘤（villous adenoma）好发于直肠及乙状结肠，直径多大于 2cm，为扁平或广基的隆起，表现呈绒毛菜花状，由于该腺瘤含有多量的杯状细胞，能分泌黏液，当黏液与分泌过量时可引起腹泻和电解质紊乱。

【影像学表现】

X 线上，绒毛腺瘤呈广基的隆起性病变，表面呈伴有细小的颗粒的菜花状，由于黏液较多，常使钡剂附着不佳，由于肿瘤向周围生长并替换正常腺体，X 线上可见肿瘤周围黏膜有轻度的不光滑（ER7-6-11），与一般的腺瘤相比，绒毛腺瘤的边界常显得不太清晰锐利，由于绒毛腺瘤可由于切除时残留而造成复发，因此，在检查时应仔细地显示病变的范围，这对于决定切除的范围是很重要的。

ER7-6-11　直肠绒毛腺瘤

七、脂肪瘤

【概述】

脂肪瘤（lipoma）在大肠良性肿瘤中所占的比例，仅次于腺瘤位居第二。可发生于大肠的任何部位，约半数发生于盲肠和升结肠。

【影像学表现】

通常为单发，隆起的表面轮廓光滑，基底部呈钝角，较为柔软，压迫观察和肠管收缩时，隆起的形态可出现变化，有时隆起的基底部可见切迹，偶为有蒂性隆起。

由于脂肪的 CT 值较低，在 CT 上具有特异性，因此，结肠脂肪瘤能被 CT 很好地显示，并能做出正确诊断（图 7-6-11）。其特征性的表现是与肠管关系密切、位于肠腔内的具有脂肪密度的团块，CT 值为 $-80 \sim -120Hu$，密度均匀，相邻肠壁不增厚。然而，较小的脂肪瘤往往不能被很好地显示，这主要是由于采用的检查方法是否规范和 CT 的部分容积效应所致。发生于回盲部的脂肪瘤应注意与回盲瓣的脂肪沉积相区别。

当肿瘤表面出现炎症伴有浅溃疡时，需注意与上皮性肿瘤鉴别。

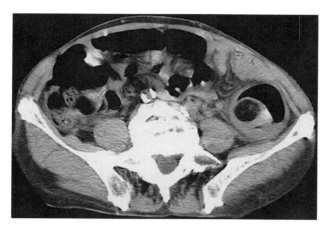

图 7-6-11 降结肠脂肪瘤

降结肠内脂肪密度团块,轮廓清楚,表面光滑

结肠脂肪瘤是成人引起肠套叠的重要原因,在诊断中应注意不要将套叠内的肠系膜脂肪影与脂肪瘤混淆。

八、平滑肌瘤

【概述】

大肠的平滑肌瘤(leiomyoma)不像上消化道那样常见,好发生于直肠和乙状结肠,多为单发。

【影像学表现】

X 线上大多表现为黏膜下肿瘤的形态。根据肿瘤生长方式的不同,可向壁外生长,也有报道向腔内呈有蒂息肉状者。

CT 一般表现为圆形或椭圆形肿块,边界清晰(ER7-6-12)。静脉注射造影剂后,肿瘤的强化效果明显,在团注造影剂的初期可出现不均匀强化,一般于注射 10s 后,在毛细血管期达到高峰,CT 值平均比平扫时增高 1~1.5 倍。

ER7-6-12 直肠平滑肌瘤

当肿瘤较大并且出现溃疡时,应考虑平滑肌肉瘤的可能。

九、平滑肌肉瘤

【概述】

平滑肌肉瘤(leiomyosarcoma)多发于直肠下部,临床表现有便血、排便异常、肛门部疼痛等。常是单发,肿瘤的大小多在 5cm 以上、中心形成溃疡者约占 1/2。

【影像学表现】

1. **X 线表现** 平滑肌肉瘤具有黏膜下肿瘤的特点,隆起的基底部呈钝角,表面光滑,出现溃疡时,可见隆起中心的钡斑,钡斑的边缘较为光整。当肿瘤向壁外生长较明显时,可出现肠管的移位和受压变形。

2. **CT 表现** 可呈球形、分叶状或不规形突出于腔内或腔外,或浸润性生长包绕大部分肠管及肠系膜血管。肿块直径多较大,密度不均,中心常为低密度,周边为软组织密度。有时可见中心的液化坏死,偶有钙化。注射造影剂后可见肿瘤边缘强化而中心不强化。亦可见局部淋巴结肿大和肝内低密度转移灶。

十、恶性黑素瘤

【概述】

恶性黑素瘤(malignant melanoma)主要发生于直肠及肛管,临床上多表现为便血、排便异常、脱肛、肛门部疼痛等。

【影像学表现】

X 线上表现为伴有溃疡肿块,肿瘤表面呈黑色为其特征,但应注意无黑色素性黑素瘤(amelanotic melanoma)的存在。

第四节 结肠其他疾病

一、结肠憩室

【概述】

结肠憩室(colonic diverticulosis)是结肠黏膜通过肠壁薄弱部位向外疝出而形成的憩室性病变。此病在欧美国家发病率较高,多发生在乙状结肠,也可发生在结肠的任何部位,但直肠则未见有报道者。在我国此病比较少见,多发生在右侧结肠,且常为单发。

结肠憩室及憩室炎(diverticulitis)多发生在 50~70 岁的老年人,女性多于男性,30 岁以下者甚为罕见。

结肠憩室的壁由疝出的黏膜及覆盖的浆膜所构成,内不含肌层,故它是一假性憩室。病理学研究指出患结肠憩室的患者的局部结肠肌层增厚,此段肠内压增高,再加上食物、情绪、胆碱能药物的因素作用,在结肠壁局部薄弱之处可形成憩室。结肠憩室的直径可自数毫米至数厘米不等。肠内容物通过一细口较易进入憩室内,但不易排出,引流不畅常常并发憩室炎。结肠憩室炎有急性和慢性两种。

单纯的结肠憩室,一般没有症状,有许多是 X 线造影检查时偶然发现。若有症状也很轻微且不特异,如便秘、腹痛、腹胀。当并发憩室炎后,在急性憩炎时症状较为明显,主要有腹痛、腹胀、便秘、发热、白细胞增高等。急性憩室炎常见的合并症是:①憩室炎穿孔引起限局性或弥漫性腹膜炎;②穿孔后形成脓肿,或憩室周围炎性肿块;③脓肿扩散形成瘘道;④便血。慢性憩室炎常引起肠壁水肿、肠壁增厚、纤维化与周围的组织粘连,可引起不同程度的肠梗阻和便秘症状,此时多伴有痉挛性腹痛。

【影像学表现】

结肠憩室最好用钡灌肠方法检查,憩室易发生于结肠带边缘系膜侧血管入肠壁处,故结肠充盈后常被遮盖,应采用多角度观察方能发现。若用双对比检查憩室呈水疱样征象,且可见到其中的液平面现象。有时口服钡餐检查可见钡剂通过后,遗留于憩室内的钡剂呈小囊袋状或一串葡萄状阴影,较为清楚。当憩室数目较多时,结肠有不同程度的变短现象,结肠腔的膨胀性也受限制,结肠变短可能是由于肌层肥大及由于黏膜穿过肌层,进入憩室所致。憩室为凸出肠壁外的圆球状、瓶状、柱状、环状或半月状阴影。(ER7-6-13)

ER7-6-13 结肠憩室

在憩室炎发生后,在上述的改变以外,可以出现四组征象:

1. **憩室变形** 最早的憩室炎改变表现为憩室黏膜内的淋巴滤泡的灶性炎症改变,这种炎性改变可引起微小的穿孔及一个小脓肿的形成。憩室炎使憩室变成不规则状,由于黏膜水肿或瘢痕变形皱襞不规则所致。

2. **脓肿形成** 结肠周围脓肿可引起充盈的结肠呈现外压变形,可大可小,若较小时则常难以发现。此时其典型的憩室外形消失,不能显示,只表现为外压处结肠有不规则的钡剂阴影。

3. **瘘道形成** 此为憩室炎最典型的征象,也较易辨识,它表现为肠腔以外有钡剂溢出,与结肠壁平行的瘘道阴影,多见于乙状结肠或盆腔结肠内。它是脓肿穿孔位于浆膜下的瘘道,常可与数憩室的囊袋相通。瘘道不规则,可长达数厘米至十几厘米。

4. **激惹痉挛征象** 结肠憩室炎症段结肠常表现出明显的激惹征象。结肠内容通过憩室炎段时非常迅速,肠管痉挛变细,边缘不规则呈锯齿状,憩室位于锯齿的顶端,其对侧呈凹陷的切迹,形如弹簧。

【鉴别诊断】

结肠憩室与憩室炎的放射学诊断在典型病例并不困难,关键是检查时要采用多方向多体位检查,照片反映三维图像,可清晰显示憩室的阴影。憩室炎要注意其憩室形态的改变、脓肿及瘘道的形成,以及伴随的激惹痉挛性改变。

与结肠憩室与憩室炎需要相鉴别的疾患有:

1. **结肠癌** 结肠憩室与憩室炎一般累及较长的一段肠袢,在结肠边缘处可见有憩室或不规则的锯齿状外,若合并脓肿或瘘道形成后更可见脓肿外压肠腔或与肠腔平行的瘘道阴影。结肠癌一般病变比较限局,多呈环形肠腔狭窄,也不似憩室及憩室炎那样常伴随激惹及痉挛现象。

2. **结肠 Crohn 病** 结肠憩室炎的病变长度通常较结肠 Crohn 病短,约长 3~6cm,而后者通常约长 10cm;前者多位于乙状结肠,而后者则可位于结肠的任何部位。憩室的外形比较规整,内部常含粪石,而结肠 Crohn 病发生脓肿后方看到凸出肠腔的脓肿影,其外形多不规则,内部不含粪石。结肠憩室炎的结肠黏膜病变区以外黏膜皱襞比较接近正常,而结肠 Crohn 病则常可见黏膜溃疡及卵石状皱襞。二者所形成的瘘道也不相同,憩室炎多为短的结肠旁瘘道,而 Crohn 病则常为较长的肌肉瘘道或结肠旁瘘道。憩室炎时,肠内分泌物无明显增多现象,而结肠 Crohn 病时则结肠内的分泌物明显增多,故钡剂涂布常不均匀。

3. **溃疡性结肠炎** 与结肠憩室及憩室炎不同的是溃疡性结肠炎多发生在年龄稍轻的患者,而前者则多发生在 50~60 岁以上的患者。溃疡性结肠炎常累及较大范围内的结肠,黏膜破坏不整齐有较广泛的溃疡,有的较大的溃疡可表现为纽扣状外形,黏膜皱襞广泛呈颗粒状,病变常累及结肠袋,使其变浅或消失。结肠憩室及憩室炎则不具备上述的表现。

二、结肠气囊肿症

【概述】

结肠气囊肿症(pneumatosis coli)的特点是在结肠的黏膜下或浆膜下有多发的含气性囊肿出现,此种病常合并有胃肠道及呼吸系统疾患,如幽门梗死、肺气肿、慢性结肠炎,以及各种原因引起的慢性肠梗阻等。其他肠道产气杆菌感染,经黏膜损伤处侵入肠壁淋巴管内引起感染、堵塞也可形成结肠气囊肿症。结肠气囊肿症至今病因不明,虽有许多种解释,但统一的说法尚未成立。

结肠气囊肿症一般没有症状,临床上出现的症状常常是并发疾病的症状,如消化性溃疡引起的幽门梗阻,慢性结肠炎,以及各种原因所引起的慢性肠梗阻等。病变以左侧结肠为主的患者,常有左下腹痛,复发的慢性腹泻及便血。当囊肿较大时可有腹胀感,局部可触及弹性包块。当结肠浆膜下气囊肿破裂可导致自发性气腹,而无急腹症的任何症状。

【影像学表现】

本病的诊断 X 线检查具有重要的决定性意义。

1. 在腹部透视或立位腹部平片上如发现横膈下有游离气体,而在临床上缺少腹膜炎体征时,应想到本病的可能性。

2. **腹部平片** 当气囊较小时,不易发现。若结肠气囊多而广泛,多数又在浆膜下,平片上可见受累的结肠有多数散在的成簇聚集的大小不等的气泡状透明区,性状不一,有的如串珠,有的呈蜂窝状。

3. 当结肠气囊肿破裂后气体可进入腹膜腔、肠系膜内,甚至可沿着大血管上升至纵隔形成纵隔气肿。

4. **钡剂灌肠** 在结肠充盈像上,结肠腔边缘处有多数大小不等的透明区,气囊突入肠腔内形成指压痕状圆形或椭圆形充盈缺损,肠壁则相当柔软。此种表现颇具特征性,因此种充盈缺损的密度很低,为气体密度,边缘光滑。

5. **钡餐造影** 常表现为幽门梗阻,或其慢性部分肠梗阻征象。

【鉴别诊断】

当发现无症状的气腹或纵隔气肿时,又发现有幽门梗阻时,应想到本症。应加照腹部平片,若见到结肠串珠状或气泡状阴影时,一般可明确诊断。若仍不能肯定,可做钡灌肠,若在左侧结肠或右侧结肠显示有指压痕状气阴影压迫肠腔及肠边缘,即可确定诊断。

结肠气囊肿症应与下列疾患鉴别:

1. **结肠息肉症** 密度较气囊肿高,腹部平片难以显示。在充气较多的肠腔内气囊基底平坦,息肉无此现象。充钡时气囊肿由肠腔外压迫肠腔呈圆形缺损,并向肠外延伸,且充盈缺损的基底较宽,而隆起的黏膜是规则的。气囊肿的形态有时可以改变,但息肉是固定。

2. **结肠肿瘤** 肿瘤的充盈缺损在肠腔内,平片不可见,造影以后是固定的软组织占位病变,密度较气囊肿高。若为恶性肿瘤则黏膜有破坏,外形有分叶或不规则,且在肠腔内,这些不难与结肠气囊肿症鉴别。

三、性病性淋巴肉芽肿病

【概述】

性病性淋巴肉芽肿病(lymphogranuloma venereum)是由衣原体属(*Bedsonia* group)病毒引起的一种性病性淋巴结及乙状结肠、直肠病变,又名衣原体腹股沟淋巴肉芽肿(Bedsonia lymphogranuloma inguinalis),或名第四性病。

性病性淋巴肉芽肿病几乎都是通过性交传染的,在原发性器官病变处、受感染的淋巴结内、直肠、乙状结肠及盆腔软组织病变处找到细胞内的病毒。病理学、临床和放射学的表现随感染的时间长短和严重程度而变化。

此病感染后大约 2 周开始出现疱疹样病变,通常在男性的阴茎及女性的阴唇、后阴道壁或子宫颈部呈现为无痛的小丘疹、疱疹或溃疡,这些病变常不引起患者的注意。衣原体病毒有显著的侵犯淋巴组织的特性,局部淋巴结因之很快肿大,在性交后 4~8 周产生急性化脓性淋巴结炎。在男性,第二期病程进行缓慢,腹股沟淋巴结肿大,融合在一起形成排脓的瘘道。在女性,盆腔淋巴结,尤其是肛门、直肠组淋巴结容易受感染,随之累及直肠,此时从粪便中排出脓血便,有里急后重感。因为男女性盆腔淋巴引流不同,故本病累及女性的直肠、乙状结肠者远较男性为多,除非男性鸡奸可将衣原属病毒直接接种至直肠内。

由于此病毒侵犯直肠并堵塞直肠的恶淋巴管即引起直肠病理改变:淋巴管炎及淋巴滞留再伴有继发感染可使直肠水肿、在黏膜下层及肌层有细胞浸润、小动脉炎和静脉炎、终至黏膜破坏、发生溃疡性直肠结肠炎、外生殖器象皮病,以及直肠周围瘘道及脓肿形成。此时在直肠壁可出现多数肉芽肿。瘘道可将感染蔓延到臀部,或向上到子宫旁组织、腹膜,甚至偶尔可到上部结肠及小肠。随后肠壁病变纤维化而形成直肠与乙状结肠狭窄。在女性直肠阴道隔受累可形成大的直肠阴道瘘,此时女性外生殖器的起始病变反而不引起注意。

本病的第二期病变,在男性腹股沟的急性化脓性淋巴结炎常有脓液性分泌物。当发生直肠结肠炎后,临床上常出现腹泻、便秘、直肠出血,以及脓血便等。这些症状可在不洁性交后早至 3 周出现,急性肛管炎指诊或直肠镜时可发现黏膜呈颗粒状,易破碎、易出血的黏膜上盖有一层假膜。

到本病的第三期时,弥漫的肛管纤维化及狭窄非常显著,代表慢性肛管炎。此时临床上表现为直肠疼痛、便秘、大便变细等为主要症状。若有直肠阴道瘘,则阴道排解粪便,可能还伴有肛门周围瘘及外阴部象皮病等表现。直肠壶腹部出现明显狭窄及存在大量瘢痕组织,狭窄区的黏膜脆弱易脱落、出血,并有溃疡形成。肛门周围皮肤增厚、水肿,并有典型的淋巴管痔。

【影像学表现】

性病性淋巴肉芽肿病在 X 线表现上大致可以分

为两个阶段,即肠狭窄前阶段与狭窄阶段。在狭窄前阶段,可间直肠壶腹部轻度变窄,有痉挛及结肠袋消失现象,直肠及乙状结肠黏膜也不清,直肠外形不规则,有多数溃疡,可以发现有瘘道及直肠周围脓肿形成,直肠乙状结肠向前移位,骶前间隙变大。当病变进展至纤维化阶段,即出现直肠、乙状结肠有长度不同的肠狭窄,在此阶段狭窄段一般较长,10~20cm,多呈管状狭窄,与正常肠的移行段是渐变性的,也有的狭窄段不连续,在其间伴有正常宽度的肠段。狭窄也可伴有直肠阴道瘘道、肛门周围瘘道、脓肿或外阴部象皮病。在检查时应采用多角度观察,以及侧位照片,以便发现直肠阴道瘘及直肠后瘘道,和观察乙状结肠直肠段的由于炎症及脓肿向前方移位和骶骨前间隙增大现象。

【鉴别诊断】

在有性病接触的患者中,若发现有直肠、乙状结肠较长段的病变时,首先应除外性病性肉芽肿病,它的诊断可用血液补体结合试验和 Frei 皮内试验证实,也可从血、粪便或腹股沟肿大的淋巴结中培养发现衣原体属病毒而确诊。

性病性淋巴肉芽肿病的病变不难与直肠、乙状结肠癌区分,首先癌没有上述的临床表现,病变较短,狭窄部位与正常之间的移行段很截然,不像本病有较长的渐变性的移行段。本病与结肠 Crohn 病的不同点是分布范围不同,本病变多数限于直肠及乙状结肠,女性常见,而结肠 Crohn 病则多累及回盲部,不限于直肠与乙状结肠,后者在修复期黏膜上出现较典型状卵石状皱襞,两病的临床表现有明显不同的特点。

第五节 阑尾疾病

一、慢性阑尾炎

【概述】

慢性阑尾炎(chronic appendicitis)可由急性阑尾炎转化而来,或由于阑尾粪石、异物、寄生虫等引起的管腔梗阻和刺激而导致阑尾慢性感染。慢性阑尾炎的病理变化是壁有纤维结缔组织增生,瘢痕形成,肉芽组织增生,使阑尾壁增厚、发白、硬韧、系膜缩短,阑尾腔不规则,部分狭窄或完全闭合,阑尾因周围粘连而扭曲等。

慢性阑尾炎的主要症状是右下腹疼痛,伴有消化道功能障碍,如消化不良、腹胀、恶心、上腹部不适,排便次数增加或便秘等。在体征上右下腹部限局性压痛是最重要的诊断依据,此部压痛是固定的,反复可触到。

【影像学表现】

1. **限局性固定性压痛** 当阑尾充盈后检查者压迫阑尾,慢性阑尾炎时感觉限局性固定性压痛,而阑尾以外腹部则无明显压痛。若阑尾被推压至其他部位,压痛点也随阑尾阴影移位。压痛点始终限局于阑尾这一征象是诊断慢性阑尾炎的较为重要的依据之一。

2. **阑尾显影不全** 慢性阑尾炎时管腔狭窄或部分闭塞,故可以不显影或充盈不全。

3. **阑尾变形** 阑尾外形不规则,边缘粗糙不整齐,多处狭窄与扭曲固定,均为慢性炎症与粘连引起(ER7-6-14)。

ER7-6-14 慢性阑尾炎

4. 阑尾与末端回肠与盲肠有粘连现象。

慢性阑尾炎的诊断不能单纯依靠一两种征象作出结论,在诊断此病时,X 线是有一定限度的,X 线的重要作用之一是排除胃肠道其他疾患,密切结合临床病史与体征方能作出正确诊断。

二、阑尾周围脓肿

【概述】

阑尾穿孔后可形成阑尾周围脓肿(periappendiceal abscess),此种脓肿可为腹膜内脓肿,或为腹膜后脓肿,其具体部位在阑尾附近,通常临近盲肠及回肠末端。脓肿可位于右下髂窝或在盆腔内。若阑尾位置异常,或其长度过长,脓肿可位于腹部任何部位。

【影像学表现】

阑尾周围脓肿的 X 线表现在腹部平片上可见右下腹部软组织肿块,将充气的盲肠及邻近的回肠压迫移位。此软组织肿块内有不规则的透明区,脓肿内细菌感染产生气体小泡呈斑点状阴影。有时阑尾周围脓肿形成单房的肿块内含气体及脓汁,构成液平面,应照立位腹平片或卧位腹平片水平射线摄影才能看出。为了与结肠内液平面区分,常需作钡灌肠检查。阑尾炎患者钡灌肠时若在盲肠基底部、内侧有外压现象,阑尾又不能充盈,常说明有阑尾周围脓肿。若钡餐造影见肿块与肠管粘连,或附近肠管有激惹、痉挛、肠腔缩小、盲肠短缩等征象,更进一步说明为阑尾周围脓肿。当大量脓液进入盆腔流到乙状结肠附近,可形成乙状结肠或直肠旁脓肿。此时钡灌肠可见肠管向左移位,右侧出现压迹。超声和 CT 检查在诊断阑尾脓肿也起一定的作用。在右下腹部扫描可查到脓肿的存在,其中可见气体液体成分,还可查出阑尾结石的阴影(图 7-6-12)。

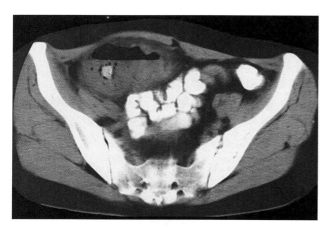

图 7-6-12　阑尾周围脓肿
盲肠下方囊性包块,其内可见气-液平面,液体内可见高密度粪石影,包块壁厚薄不均,边缘模糊

三、阑尾结石

阑尾内出现高密度阴影称阑尾结石(appendico-liths),在右下腹部平片中若见成层的卵圆形阴影,首先应考虑阑尾结石。少数也可为多发的不规则形阴影。口服钡餐造影或钡剂灌肠时阑尾充盈后也可残留钡剂于阑尾中形成钡结石。有时口服进一些小异物存留于阑尾中也可形成阑尾结石。一般认为阑尾结石与急性阑尾炎有密切的关系,见到阑尾结石又有急性阑尾炎的症状,即可在很大程度上确诊急性阑尾炎。更有甚者,有阑尾结石伴发急性阑尾炎的患者最易合并阑尾坏死或穿孔。这可能是由于阑尾结石在阑尾炎更易引起阻塞及充胀,故较无结石者更早更易穿孔。

阑尾结石应与钙化的淋巴结、异位的胆道结石、梅克尔憩室内的结石、盲肠憩室等相鉴别。除有关器官造影明确关系外,还可用超声检查来鉴别。

四、阑尾类癌

胃肠道类癌发生于阑尾者占 47.0%,临床表现常为阑尾炎,70% 的阑尾类癌(carcinoid of the appendix)直径小于 1cm,大多数位于阑尾尖端,另有 10% 位于阑尾的基底部。类癌是阑尾最常见的肿瘤,占所有阑尾肿瘤的 50%~90%。阑尾类癌多发生在青壮年患者,最高发病年龄为 40~50 岁。所有阑尾外科切除标本中 0.1%~0.7% 为阑尾类癌,平均占 0.3%。绝大多数阑尾类癌切除后,不再复发,也不发生转移。由于

其位置特殊,X 线造影检查常易发现。当阑尾设法充盈后,可见其中有小的充盈缺损。5 年生存率可高达 99%。

少数阑尾类癌生长较大直径超过 2cm 后可表现为肠系膜浸润、局部淋巴结肿大,甚至发生肝转移,其预后则较差。有关这方面的情况已在本篇第六章第三节结肠类癌中讨论,现不赘述。

五、阑尾憩室

阑尾憩室(diverticulum of the appendix)很少见,一般位于肠系膜的一侧,X 线表现为突出于阑尾腔外的一囊状阴影,约 3~5mm。阑尾憩室一般没有临床意义,除非有憩室炎,才出现阑尾炎症状。

六、阑尾黏液囊肿

【概述】

阑尾黏液囊肿(appendiceal mucocele)多继发于阑尾炎症,炎症使阑尾腔闭锁,其远端的黏膜腺体功能仍然保留,继续分泌黏液,形成圆形或椭圆形囊肿。囊肿内充满黄色黏液,其壁纤维化,也可钙化。此外,阑尾粪石、异物、类癌、粘连、扭转均可使阑尾腔闭塞形成黏液囊肿。囊肿大小不一,一般直径为 5~6cm,个别大者可如胎头。

有的黏液囊肿没有临床症状,多数类似阑尾炎,有腹痛或不适,右下腹部有压痛,有时可扪及囊性肿块。

【影像学表现】

1. 钡餐造影阑尾不显影,少数可见一短的阻塞近端的阑尾阴影。

2. 右下腹有圆形或椭圆形、境界清晰的软组织阴影,有的与盲肠粘连不能分开,或与盲肠同时移动。

3. 盲肠内有被压入的圆形、广基的充盈缺损,回肠末段也可向上向右推移。

4. 超声及 CT:在右下腹部可查出一个囊性肿物,内为无回声的或为水样密度(CT)的结构,在增强扫描时可不增强(ER7-6-15)。

ER7-6-15　阑尾黏液囊肿

有慢性阑尾炎史,又在右下腹扪及囊性肿块者都应疑及阑尾黏液囊肿的可能性。应作钡剂灌肠明确其与盲肠及回肠末段的关系。若能见到上述典型表

现,超声证实为囊性病变,可进一步考虑此诊断。

【鉴别诊断】

与阑尾黏液囊肿应当鉴别的有下列三种疾患:

1. **内翻的阑尾切除后残端**　它在盲肠末端内侧,为一较小而限局的充盈缺损,为外压所致。黏液囊肿为较大的圆形或椭圆形的阴影,有压痛,回肠有移位现象。

2. **阑尾周围脓肿**　有急性阑尾炎史,有压痛,周围肠管有痉挛、激惹,脓肿压迹较浅;而阑尾黏液囊的压迹较深,没有感染化脓的症状,二者可以鉴别。

3. **盲肠癌**　癌产生不规则的黏膜破坏,蕈伞状充盈缺损,肠壁浸润;而阑尾黏液囊肿则光滑、锐利,它是黏膜外病变,与癌不难鉴别。

（孙应实）

第七章

胃肠道手术后改变

第一节 食管的手术后改变

一、检查方法

食管术后的影像学检查方法包括钡餐造影检查、CT 检查、PET/CT 检查及 MRI 检查。

（一）造影检查

在食管术后的各种影像学检查方法中，以造影检查最为常用，造影剂常用医用硫酸钡，根据治疗方式不同，病情不同，采用不同的浓度，一般采用 160% ~ 200%W/V 浓度，硫酸钡食管造影，可以显示术后残留食管的长度，是否有扩张，显示吻合口的宽度，有无狭窄等，还可以观察术后食管的功能状态，重要的是在恶性肿瘤术后复查时，可以显示吻合及周围的黏膜有无破坏，即有无肿瘤复发。在可疑有较小的食管纵隔或食管气管漏时也可以采用硫酸钡造影，但在可疑或考虑有较大的食管气管漏、纵隔漏时就要采用泛影葡胺造影，以避免硫酸钡大量进入气管、肺内，另外，在术后，禁食时或未排气时也应采用泛影葡胺造影检查。一般来说，外科手术后肠道动力差，此时过早采用硫酸钡检查可能延迟患者排气时间，加重腹胀的症状。

食管术后的改变差异很大，由于食管疾病不同，采用的治疗方式和术式不同，术后就有不同的影像学改变，为了更好地显示病变，除了采用一般的站立体位检查，尚需要根据不同的术式采用不同的体位，在检查时尚需要旋转不同的角度。食管术后检查与术前的造影检查不同，尤其是在食管与胃吻合的外科手术后患者，应该观察吻合口下方的黏膜改变，这时就要采用卧位，并让患者在检查床上旋转，以充分涂抹吻合下方黏膜，使其显影。

（二）CT 检查

CT 可以观察消化管管腔外的改变，因此在食管外科手术后或其他手术治疗后更多地应用 CT 检查，尤其是应用于食管癌术后复查中。CT 检查增强扫描优于平扫，可以观察有无异常强化的软组织影以及有无淋巴结肿大等。在 CT 检查时，扫描范围不要仅限于食管，最好应包括整个胸部，以观察有无淋巴结肿大。

（三）PET/CT 检查

PET/CT 目前尚不作为食管术后常规的检查方法，在食管癌术后观察有无淋巴结转移，有无局部以及全身远隔转移时才考虑使用 PET/CT 检查，PET/CT 可以发现较小的转移灶，显示其代谢活性升高。此外，PET/CT 可鉴别术后瘢痕与肿瘤复发，在这一点上较其他影像学方法有优势。

（四）MRI 检查

MRI 目前较少应用于食管及食管的术后检查，但由于血管的流空效应，不使用造影剂即可鉴别纵隔血管及淋巴结，用于不能作 CT 增强患者的食管癌术后检查。

二、良性食管狭窄的手术后改变

（一）概述

良性食管狭窄包括先天性食管狭窄，腐蚀性食管炎所致的食管狭窄；消化性食管炎后期炎症深入肌层，引起黏膜下层内纤维组织增生，纤维收缩可导致食管狭窄；创伤性食管炎如伤及肌层，则早期可出现痉挛性狭窄，后期可由于瘢痕挛缩而导致食管狭窄，食管消化性溃疡即 Barrett 溃疡也可致食管狭窄；其他如食管外压和牵拉性改变，食管下段痉挛肌肉肥厚，食管硬皮病患者及食管良性肿瘤均可导致良性食管狭窄。

良性食管狭窄的治疗方式不同，包括介入手术治疗及外科手术治疗。部分先天性食管狭窄，腐蚀性食管炎所致食管狭窄，消化性食管炎引起的食管狭窄以及创伤性食管炎，Barrett 溃疡、食管下段痉挛肌肉肥厚、食管硬皮病患者均可以采用介入治疗，或在病情不稳定期暂采用介入性治疗，待病情稳定后，狭窄的程度范围不再变化后再最终施以外科手术治疗,病情稳定前的介入治疗可以暂时缓解梗阻症状,改善营养状态,为最终的外科手术治疗做准备。

（二）良性食管狭窄介入手术后的改变

良性食管狭窄介入手术治疗方式包括球囊形成术及内支架置入术。

1. **球囊成形术后改变**　良性食管狭窄在病变的非稳定期要选择球囊成形术,此种手术式式可以多次反复施行,术后患者症状均可有不同程度的改善或缓解。在良性食管狭窄性病变介入治疗术后,一般仅需要行硫酸钡食管造影检查,即可起到观察疗效的目的,多不需要进行 CT、PET/CT 和 MRI 检查。良性食管狭窄球囊扩张术后,钡餐造影多可见原来狭窄的部位轻度或有明显的增宽,钡多通过狭窄部位较术前通畅,一般黏膜结构在术后均无明显改变,需要注意的是良性食管狭窄可多段性发生,要注意每一段治疗部位的改变,同时,对良性食管狭窄的介入球囊扩张治疗,要注意观察有无并发症发生。食管球囊扩张术一般是安全的,罕见并发症发生。食管破裂、食管瘘是其严重并发症,表现为造影剂自食管溢至食管外,进入纵隔。

2. **内支架置入术后改变**　管腔内支架近来越来越多地应用于管腔狭窄性病变,良性食管狭窄符合适应证患者也可进行此项治疗。根据支架形状不同,食管内支架置入术后,表现为置入部位的不同的金属构架结构,一般跨越狭窄部位,狭窄部位病变程度会有不同程度的改善,如为非覆膜支架仍可见食管的黏膜结构,如为覆膜支架则食管黏膜于支架处可被覆盖。

（三）良性食管狭窄外科手术后改变

部分良性食管狭窄采用外科手术治疗,如先天性局限性食管狭窄、创伤性食管狭窄、食管外在牵拉性改变、食管良性肿瘤等,根据式式不同其术后有不同的影像表现。

1. **食管局部成形术改变**　术后基本均可解除狭窄,缓解梗阻,食管局部轮廓可以不规整,黏膜走行由于手术原因可以改变方向,一般无黏膜结构的破坏及溃疡形成改变。

2. **食管部分切除,食管在胸腔内与胃吻合**　这是治疗食管病变的常见外科式式,食管下部分切除后,胃提至胸腔内,食管上段与胃在胸腔内吻合。此种手术式在钡餐造影时均可显示吻合口,食管黏膜至吻合口处消失,中断,吻合口可为斜性或不规则形,吻合口以下为胃底黏膜结构,比食管黏膜明显粗大、迂曲。吻合口的宽度应在 1cm 以上,小于 1cm 为吻合口狭窄,此类患者吞钡后均可有不同程度的梗阻现象,根据患者的主诉,梗阻程度不同,可适当降低医用硫酸钡的浓度,使之能够通过吻合口以利于显示吻合口的位置和长度。

三、贲门失弛缓症的手术后改变

（一）概述

贲门失弛缓症表现为不同程度的贲门狭窄,可表现为鸟嘴征,狭窄区以上食管扩张,目前治疗贲门失弛缓症有介入手术及外科两种方式,介入手术方法为以不同直径的球囊导管对贲门狭窄区进行扩张治疗。介入手术方式一般有两种,一种在 X 线透视操作,由引导导丝导引的球囊导管通过狭窄贲门部位,通过侧孔充气便球囊膨胀,扩张治疗;另一种方法是可以在胃镜引导下,把导丝通过狭窄的贲门,然后也以球囊导管进行扩张。外科治疗贲门痉挛曾采用过多种手术方法,并发症少的手术是 1913 年 Heller 提倡使用的。

（二）贲门失弛缓症介入手术后改变

贲门失弛缓症在球囊扩张术后,贲门狭窄均可缓解,表现为梗阻消失,造影剂可通过贲门部,贲门部黏膜结构连续,无消失及破坏,应当注意的是,贲门失弛缓症的患者在就诊时均有长期的慢性梗阻,食管均有明显的扩展改变,即使在介入治疗后,由于管腔宽大,收缩时也不能达到正常的管腔宽度,甚至出现黏膜增粗、迂曲的现象,甚至类似于食管静脉曲张（图 7-7-1）。诊断时要了解病史,参考胃镜所见,或者复习旧片,做出诊断。

（三）贲门失弛缓症的外科手术后改变

外科手术切断了食管壁肌层纵行和环状肌纤维,术后贲门位置 可以轻度向上移位,走行略迂曲。黏膜结构无破坏,但黏膜可走行迂曲,贲门开大,梗阻消失,造影剂可较顺利进入胃内,但食管动力仍差,管壁仍有不同程度增宽。

四、食管静脉曲张的手术后改变

（一）概述

食管静脉曲张是肝硬化门静脉高压的并发症,是上消化道出血的重要原因之一。目前肝硬化食管静脉曲张的治疗包括胃镜下硬化治疗,介入性经胃冠状动脉及胃短静脉硬化栓塞治疗以及手术断流、分流以及胃底静脉曲张结扎术。从 20 世纪 90 年代起,内镜下食管静脉曲张结扎逐渐替代了内镜下食管静脉曲张硬化治疗,其疗效和安全性要高于食管静脉曲张的硬化治疗。内镜下食管静脉曲张结扎是对胃底、胃管连接处及食管上段黏膜结扎。胃镜下食管静脉曲张的硬化治疗是自胃镜向曲张的静脉内注入硬化剂。介入性治疗,是在经颈静脉肝内门腔内支架分流术中,导管经门静脉系统进入胃底静脉及胃冠状静脉,

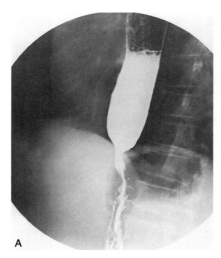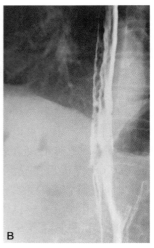

图 7-7-1 贲门失弛缓症介入手术后改变
A.贲门失弛缓症介入手术前,食管下端呈鸟嘴样狭窄;B.介入手术后出现黏膜
增粗、迂曲的现象,类似于食管静脉曲张

然后向静脉内注入无水乙醇和鱼肝油酸钠等硬化剂。外科手术断流是切除脾脏,同时结扎迂曲、扩张的食管胃底静脉丛,分流术则一般不对食管胃底曲张的静脉做处理,而是在门静脉与肝静脉或肾静脉下腔静脉间建立分流。胃底静脉曲张结扎术是开腹开胸后对胃底及食管曲张的静脉进行直视下的结扎治疗,此项治疗不仅可以对食管黏膜下的曲张静脉进行结扎,还可以对食管周围静脉丛曲张静脉进行结扎治疗。目前此项治疗也有人以胸腹腔镜手术的方式完成。

(二) 硬化治疗后改变

1. 胃镜下硬化治疗后的改变 硬化治疗时,向曲张的静脉内注入硬化剂,曲张的静脉血管可结痂、萎缩,食管钡餐造影表现为管壁僵硬,局部黏膜伸展不良,串珠样改变减轻,变为平坦的或伴有浅隆起样改变,可有黏膜中断或增粗的改变。

2. 介入性胃冠状动脉、胃短静脉硬化治疗 介入性硬化治疗由于导管是经门静脉系统进入胃短静脉及胃冠状动脉,硬化剂从静脉内部进入栓塞因此治疗后黏膜结构较胃镜下硬化治疗要规整,串珠样不规则的隆起性改变可见有明显的减轻,一般无黏膜中断改变,无溃疡性改变,管壁可有一定的僵硬感。钡剂通过硬化后的食管仍较缓慢,食管动力恢复较差。

3. 外科断流及分流术后改变 外科断流是开腹后对曲张的胃冠状静脉、胃短静脉在根部结扎,同时结扎食管胃底周围迂曲、扩张的静脉,此种术式均同时行脾切除术,以减少脾静脉的血液回流。外科分流术一般不结扎胃冠状静脉或胃短静脉,在脾肾分流或门静脉下腔静脉分流后,门脉系统的压力依据分流量的大小,就会就不同程度地下降,从而降低了食管曲张静脉内的压力。此两种术式术后食管内压力均能缓解,食管曲张的程度可有减低,原来重度曲张的食管胃底静脉,"串珠样""蛇皮样"的改变,可显示为食管黏膜的增粗,原中度静脉曲张,术后黏膜表现为一定程度的增粗、迂曲,或仅表现为黏膜的轻度增粗,食管的动力也可有良好的恢复。外科断流及分流术的患者,术前一般都有中重度的食管静脉曲张,轻度静脉曲张,少有上消化道出血,此类病例一般不是外科手术适应证。

4. 食管静脉曲张结扎术后改变 目前食管静脉曲张结扎术实施有不同的途径,内镜下食管静脉曲张结扎是常用的术式,开胸开腹后对胃底食管静脉曲张结扎术由于创伤大,已逐渐不用或很少采用,胸腹腔镜下的结扎治疗是目前正在探索的手术方式,一般来说,食管静脉曲张结扎治疗术后以钡餐食管点片复查为主,曲张的静脉在结扎术后,其隆起性改变更加局限,随着术后时间的推移,结扎后的曲张静脉均有不同程度的萎缩,表现为食管点片上原来的串珠样改变,变为彼此分离的隆起样的改变,隆起的程度减轻,小隆起改变的根部黏膜结构不规则,走行略迂曲,但一般不见黏膜的破坏,可以有一定的黏膜走行的扭曲改变。术后食管动力一般无明显的改变。

五、食管癌的术后改变

(一) 概述

食管癌目前治疗方式有手术治疗、放射治疗、介入治疗及内科化疗等治疗方式。手术治疗术式一般是癌灶的切除,残留正常的食管与胃在胸腔内吻合;放射治疗术也是食管癌经常采用的治疗方式,适用于患者年龄大,不能或无法手术的患者;介入治疗是食管癌姑息的手术治疗方式,单纯的球囊扩张治疗效果不佳,目前均采用金属内支架置入术,所用的金属内支架分为两类,即覆膜支架和非覆膜支架,选用合适管径及适宜支撑力的内支架,可使食管癌所致的管腔狭窄得到缓解,从而解决了患者进食的问题,延长了患者的生命,提高了患者的生存质量。

(二) 食管癌外科手术后改变

食管癌多沿食管浸润生长,手术切除时其肿块上方均需要切除一定长度的食管,以保证彻底切除肿瘤。术后,胃提至胸腔内与食管吻合。术后复查时首先应进行钡餐造影检查,可以观察钡餐通过吻合口情况,有无梗阻及钡剂食管内潴留,在此基础上如需要方可再进行食管镜检查。因此食管钡餐造影在食管癌外科术后是常用的基本检查方法。食管癌可有纵隔淋巴结及纵隔的转移浸润,术后 CT 检查也是常规的检查手段。

1. **钡餐造影检查**　食管癌术后钡餐造影常规采用站立体位,点片时要采用左前斜位,右前斜位及正位摄片,有时残留段食管较短,吻合口通畅,这时钡剂可较迅速自食管进入胸腔胃(图 7-7-2),此时食管钡剂涂抹欠佳,吻合口观察不理想,可采用半卧位观察。食管癌术后的患者均应观察吻合口胃底部分的黏膜结构,所以应采用卧位,并加以尚应采用旋转体位,充分涂抹胃底黏膜后再拍片。

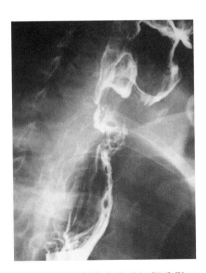

图 7-7-2　食管癌术后钡餐造影
残留段食管较短,吻合口通畅,这时钡剂可较迅速自食管进入胸腔胃

食管癌术后点片所用的硫酸钡可采用 200% 的浓度,但当透视时发现吻合口狭窄变曲,钡剂通过困难,则应降低浓度,以使钡剂通过吻合口,进入胃内,达到检查目的。

食管癌外科术后,钡餐造影表现为食管部分切除胃提至胸腔内,食管黏膜无中断,可伸至吻合口位置,吻合口下方为胃黏膜结构,较迂曲,明显比胃黏膜较粗大,吻合口宽度在 1cm 以上均属正常,小于 1cm 时钡剂通过吻合口可有迟滞及梗阻。胃提至胸腔后,胃腔均有不同程度的拉伸,钡剂进入胃内后可较快地进入十二指肠排空。因此,为减少排空速度,在做食管癌术后的食管胃肠钡餐造影检查时,饮钡必要时可采用半卧位右前斜位,以使钡剂在胃底存留。

食管癌外科术后,可发生瘢痕狭窄、吻合口瘘以及癌复发等并发症,瘢痕狭窄表现为吻合口僵硬、狭窄,钡剂通过吻合口梗阻,但吻合口上方食管黏膜及下方的胃黏膜均无中断破坏或杵状增粗改变。吻合口瘘的检查多需用稀硫酸钡,透视时有时可能观察不到较小的瘘的存在,需对点片仔细观察。吻合口瘘表现为从吻合口横行或斜行的条状影。食管癌术后的复发也发生在吻合口处,表现为吻合口僵硬,黏膜破坏、中断,且呈杵状增粗,吻合口狭窄,与之相邻的食管固定,蠕动消失。

2. **CT 检查**　食管癌外科手术后复查时也需要观察纵隔内有无肿大的淋巴结和食管周围有无肿瘤转移,因此 CT 也是食管癌术后复查常用的影像检查方法。CT 检查时为使食管充盈,显示管腔,常引入气体或液体作为对比剂。CT 扫描时吞服产气剂可使管腔膨胀,便于观察管壁的厚度,CT 增强扫描,扫描前饮水可减少气体产生的伪影,观察管壁强化,测量 CT 值无气体干扰。食管 CT 检查应尽可能包括整个胸部。

食管癌术后管壁厚度均匀,无异常强化。吻合口周围管壁略增厚,但无软组织肿块,食管周围无淋巴结肿大和软组织影浸润。肿瘤复发则表现为吻合口处管壁不规则增厚,形成软组织肿块,并向后方主动脉周围浸润,增强扫描则有异常的强化,CT 值升高的程度高于正常的食管壁。在疑有肿瘤复发时,应再进行光学内镜检查,并取得病理,证实诊断。

(三) 食管癌放射治疗术后改变

食管癌放疗后依疗效不同,有不同的 X 线表现,钡餐造影是食管癌放疗后观察疗效的有效手段;CT检查用于放射治疗前的定位,放射治疗后肿块疗效的观察,以及纵隔淋巴结的观察。

1. **钡餐造影检查**　食管癌多为鳞状细胞癌、鳞癌对放射治疗较敏感,疗效较好者可使肿块或溃疡消失,钡餐造影表现为管腔狭窄消失,也可有轻度的狭窄,黏膜结构不清晰,但黏膜破坏多不能显示,管壁柔软度略差,局部收缩动力与食管整体收缩不协调,钡剂通过顺利;疗效略好者表现为病变段管腔不规整、狭窄,可见黏膜结构的破坏,中断改变,食管柔软度差

（ER7-7-1）；疗效不佳者，病变形态甚至无明显变化，病变大小无明显变化，管腔狭窄无改善。放射治疗过程中可有并发症发生，最常见的并发症是瘘道形成，包括食管气管瘘（ER7-7-2）或食管纵隔瘘，食管气管瘘的常见临床表现是饮水呛咳，或饮水进食后胸痛。检查瘘道形成最好使用浓度较低的硫酸钡，先少量饮用，吞咽后见造影剂到达病变处后迅速点片。有时造影剂自漏口进入气管，气管内造影剂重叠可影响漏口位置的观察，因此吞钡后第一张点片对观察漏口的位置是重要的。

ER7-7-1 食管癌放射治疗术后改变

ER7-7-2 食管气管瘘

2. CT检查 食管癌放疗后CT检查用来观察食管病变范围的大小，病变侵犯深度及纵隔淋巴结转移等，CT检查的方法与外科手术后检查相同，影像所见应该与放射治疗术前进行对比，在肿块大小、食管管壁厚度、病变范围、周围侵犯及淋巴结转移等方面进行对比，观察疗效。

（四）食管癌介入治疗术后改变

介入治疗是晚期食管癌食管梗阻的有效的姑息治疗方式，通过置入覆膜和非覆膜金属内支架使狭窄的管腔得到扩张。钡餐造影检查是内支架置入术后有效的检查方式，由于金属支架可产生伪影，且内支架置入术后其病变大小范围并不会产生变化，因此不需要CT检查。钡餐造影检查时首先要透视观察食管内支架的位置，然后吞钡，观察管腔是否通畅。内支架膨胀是否满意，在吞咽时内支架是否有移位（ER7-7-3）。

ER7-7-3 食管癌食管梗阻覆膜金属内支架治疗术后

内支架置入术后并发症包括内支架脱落至胃内或内支架上下移位，这些改变均可通过钡餐造影进行观察。

第二节 胃十二指肠的手术后改变

一、检查方法

胃十二指肠疾病是临床常见病、多发病，消化性溃疡与胃癌是胃十二指肠疾病中手术治疗的最主要病种。目前在胃十二指肠手术后，临床仍多以光学内镜为复查的主要方法，但胃肠钡餐造影及CT检查也是术后检查的不可替代的方法，钡餐造影可以观察吻合口的位置，造影剂通过吻合口的状态，造影剂在肠管内运动速度等。CT检查可以观察吻合口肠管壁的厚度，吻合口周围有无软组织影，周围肠管有无粘连等，并且CT检查可以同时检查肝脏、腹腔及腹膜后有无淋巴结肿大。一般来说，平扫CT价值有限，所有患者在行CT检查时，条件允许，均行直接增强。

MRI尚不作为胃十二指肠术后的常规检查方法，但在鉴别诊断肝内转移性病灶时，不能行CT增强扫描的患者，可考虑选择使用。PET/CT对恶性肿瘤术后的患者有较大价值，可以鉴别肿瘤复发及转移，尤其是与CT扫描比较。难以鉴别的术后瘢痕改变与肿瘤复发的诊断方面，PET/CT可依据病变处组织的代谢水平做出诊断，PET/CT今后有可能为肿瘤术后复查的必要检查方法。

胃十二指肠术后在行钡餐检查时，检查方法应该根据所行术式不同，调整饮钡时的体位及检查步骤，在胃大部切除术后，尤其是Billroth II式胃空肠吻合术，饮入的钡剂较易进入十二指肠内，残胃内不易留钡，这时应在半卧位右前斜位饮钡，饮钡后迅速采用卧位检查，以避免造影剂流出。在检查时仍以吻合口为检查重点，包括胃内黏膜结构的显示，同时还要注意吻合口十二指肠、空肠侧的改变，注意造影剂在肠管内运行的速度，有无肠胃反流等改变。

胃十二指肠疾病目前治疗仍以外科手术治疗为主，其中开腹手术为多数医院目前采用的手术途径，腹腔镜胃大部切除术也是临床近来开展的手术方式，且取得了成功的经验。光学内镜也可以直视下对溃疡出血进行止血治疗，因其不改变病变形态，且治疗下可观察止血的疗效，所以内镜止血后不进行其他的影像学检查。介入放射治疗也可用于胃十二指肠溃疡出血的止血治疗，是在胃十二指肠动脉造影后，经病变供血动脉注入止血药物，此项治疗不改变胃十二指肠的解剖学形态，因此术后也不再进行其他影像学检查。本节以及下面小肠结肠术后改变均只叙述外科开腹手术的术后影像学改变。

二、胃十二指肠溃疡手术后改变

（一）概述

胃十二指肠溃疡的术式有溃疡缝合术及胃大部切除术，溃疡缝合术后因其复发，故疗效不好，目前多采用胃大部切除术。胃大部切除术有两种吻合方式，①胃十二指肠吻合术，即 Billroth Ⅰ式；②胃空肠吻合术，即 Billroth Ⅱ式。Billroth Ⅰ式术后胃肠关系更接近于生理结构但易并发吻合口狭窄，Billroth Ⅱ式手术胃肠吻合后张力小，一般不出现吻合口狭窄与梗阻，但可出现其他一些合并症，如输入袢综合征等。

（二）Billroth Ⅰ式术后改变

1. 胃肠钡餐造影表现　胃窦及十二指肠球部切除，胃体部与十二指肠吻合，在胃体小弯侧缝合切口，因此胃体小弯侧为缝合端。吞钡造影时，钡剂通过贲门进入残胃，钡剂可在残胃中存留，残胃为胃底及胃体的一部分。残胃小弯侧由于缝合，可出现沿小弯至吻合口的隆起样改变，隆起处表面较光整，一般无溃疡性改变，但黏膜不规整，走行较僵直。此种改变，勿误为占位性病变。Billroth Ⅰ式手术吻合口一般在 1~1.5cm，可见胃黏膜结构延伸至吻合口处，吻合口以下为十二指肠，呈羽毛状黏膜皱襞。Billroth Ⅰ式术后检查要观察有无吻合口狭窄，钡剂可否顺利进入十二指肠，注意胃肠动力改变。

临床上 Billroth Ⅰ式经常在术后 7 天至 1 个月内出现胃动力减弱现象，表现为进食后不能排空，呕吐胃内容物。这时经常需要影像检查证实，并除外吻合口狭窄，考虑到有吻合口过窄或吻合口漏的可能，此时采用泛影葡胺造影。泛影葡胺造影时，重点是观察胃动力改变，即在透视下观察胃是否有蠕动，如胃蠕动消失，证明为胃动力减弱，如胃蠕动正常，而泛影葡胺不能进入十二指肠，则说明有吻合口狭窄的可能性，应建议在吻合口水肿消失后，再次进行复查。

2. CT 表现　Billroth Ⅰ式多为胃或十二指肠溃疡治疗所采用的术式，但部分胃癌也可采用此种术式。胃十二指肠溃疡术后较少采用 CT 检查，在有术后并发症的患者，如对包裹性积液、肠梗阻等患者，CT 检查是较好的选择；胃癌患者术后应常规行 CT 扫描，作为以后随诊复查对比的依据。

Billroth Ⅰ式手术后的 CT 检查也需饮水或气体以充盈胃腔，平扫时可以吞服产气剂，增强扫描可以饮水，一般在上机前饮水 500ml，上机后再饮水 300~500ml，以尽可能充盈胃腔，然后立即行 CT 扫描，对于无禁忌证的患者可肌内注射平滑肌松弛剂盐酸山莨

菪碱 10~20mg，既可以减少胃肠蠕动，又可以松弛胃壁，有利于观察胃内及吻合口处的改变。

Billroth Ⅰ式 CT 可见残胃的胃底及胃体部分，可以显示吻合口的位置，CT 可以观察吻合口周围有无肿块，吻合口以远肠管的走行。CT 的优势是显示胃周围、腹腔及腹膜后有无淋巴结肿大，还可以观察腹腔内的实质脏器。

（三）Billroth Ⅱ式术后改变

1. 胃肠钡餐造影表现　胃大部切除，十二指肠球部也同时切除，缝合闭锁十二指肠降段，将空肠上提与残胃做端侧吻合，此种手术胃体小弯侧仍需要缝合，但由于是与空肠侧壁吻合，因此吻合口可以适当增宽。吞钡造影时，钡剂通过贲门进入残胃，钡剂即可由吻合口大部分进入空肠（ER7-7-4），残胃小弯侧也由于缝合的原因，沿胃小弯至吻合口处也可见隆起样改变，与 Billroth Ⅰ式相似，吻合口处有时可见到手术金属夹影（ER7-7-5）。在 Billroth Ⅱ式手术吻合口一般在 2~3cm 左右，可见大弯侧及前后壁的黏膜自然延伸至吻合口处，吻合口以下为空肠，空肠皱襞呈环形排列，蠕动活跃，肠腔排空钡剂后，空肠黏膜呈羽毛状影像，也可呈雪花样钡剂残留。Billroth Ⅱ式术后一般不发生吻合口狭窄，钡剂在大多数病例能较快进入空肠。在 Billroth Ⅱ式术后检查时，应注意钡剂可能较快地自胃进入空肠，以致胃内钡剂存留较少，进入空肠较多，影响检查，必要时可以采用半卧位或同时采用右前斜位，尽量使钡剂暂时较多地留存在胃内，转动体位，使钡剂均匀涂抹在胃缝合端及吻合口，注意钡剂是否可以进入输入袢及输出袢，有无输入袢梗阻等改变。

ER7-7-4　Billroth Ⅱ式术后改变

ER7-7-5　Billroth Ⅱ式吻合

2. CT 表现　CT 检查的作用与 Billroth Ⅰ式相同，在胃十二指肠术后并发症观察方面有一定的价值，在 Billroth Ⅱ式术后可以观察输入袢有无异常扩张，以证明有无输入袢梗阻。

BillrothⅡ式手术后 CT 检查前准备与 BillrothⅠ式也相同。

胃空肠吻合术后 CT 可以观察残胃,也可以观察吻合口的位置,CT 可显示与胃吻合的空肠,输入袢肠管一般在吻合口右侧,输出袢空肠在吻合口左侧。由于空肠上提与胃吻合,空肠走行于胆囊与结肠的内侧上方,而输出段以远的空肠也会改变其位置走行,应注意观察鉴别。

三、胃癌手术后改变

(一)概述

根据胃癌病变部位不同,采用不同的手术术式。贲门胃底癌有经开胸手术术式,也有开腹手术或经胸腹入路手术。对需要腹腔内淋巴结廓清的患者多采用经开腹的手术入路。手术切除贲门、部分食管及近端胃体,胃体与食管下端吻合;胃体部癌根据侵犯范围不同,行全胃切除术或保留贲门的 BillrothⅡ式手术;胃窦癌根据侵犯范围可行 BillrothⅠ式、BillrothⅡ

式或全胃切除术。胃癌术后复查的影像学方法包括钡餐胃肠造影、CT 检查及 PET/CT 检查等。

(二)贲门胃底切除术后改变

1. 钡餐造影表现 其表现与食管下端癌术后钡餐造影表现相似,胃提至胸腔内,与食管切除后的下端相吻合,其钡餐造影表现与食管癌术后造影表现相似,参见食管癌的手术后改变(ER7-7-6)。

ER7-7-6 贲门胃底切除术后改变

2. CT 表现 CT 扫描时可见胃位置上移至胸腔内,与食管吻合的为胃底,胃壁厚度均匀,胃腔略变形,拉长,正常情况下吻合口厚度环周较均匀,不应形成软组织肿块。胃周无淋巴结肿大(图 7-7-3)。

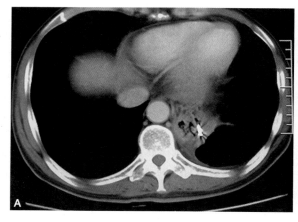
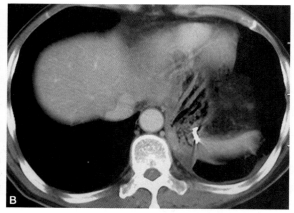

图 7-7-3 贲门胃底切除术后改变

A. 胸腔胃 CT 扫描见胃位置上移至胸腔内,与食管吻合,吻合口有高密度金属吻合器影;B. 胃壁厚度均匀,可见胃黏膜,胃腔略变形,拉长,吻合口厚度环周较均匀,无软组织肿块。胃周无淋巴结肿大

(三)全胃切除术后改变

胃体癌或胃底癌胃体大部侵犯时,多采用全胃切除术,可以避免因保留胃窦而出现残胃溃疡、残胃癌等并发症。全胃切除术后,空肠与食管吻合,一般需加用金属吻合器。

1. 钡餐造影表现 吞钡后,造影剂经食管小肠吻合口,迅速进入空肠内,并向下运行。吻合口以上为食管纵行黏膜结构,而吻合口以下为空肠黏膜,其皱襞呈环形排列,钡剂进入小肠后迅速随蠕动向前输送。

全胃切除术后,钡餐造影检查为首先选择的常规检查方法。操作也较方便,一般不需卧位。

2. CT 表现 CT 可在上腹部观察到小肠的位置改变,上腹小肠位置一般发生变化。检查时为利于前后对比,扫描位置条件及摄片窗宽窗位尽可能在多次检查时都保持一致。CT 也可显示吻合口的位置。最主要的是观察上腹部腹腔无有无软组织肿块及腹腔和腹膜后淋巴结有无肿大。

(四)BillrothⅠ式和Ⅱ式胃切除术后

此两种术式已在上述胃十二指肠溃疡手术后改变叙述,在行钡餐造影时应注意吻合口的宽度,有无狭窄及梗阻。在行 CT 检查时应适当饮水,注意胃肠周围有无淋巴结肿大及软组织肿块(图 7-7-4)。

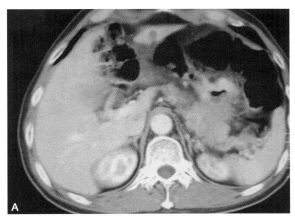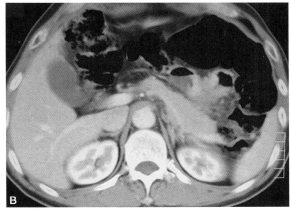

图 7-7-4　胃大部切除 Billroth Ⅰ式吻合术后

A. CT 可见残胃的胃底及胃体部分,可以显示吻合口的位置;B. 吻合口右侧可见与胃吻合的十二指肠的走行。CT 显示胃体壁增厚,大弯侧有结节影,此例为残胃癌

四、其他胃十二指肠术后改变

(一) 概述

胃十二指肠疾病虽以溃疡和胃癌多发,但其他疾病也并不少见。如胃黏膜下肿瘤、胃息肉、胃憩室、十二指肠憩室、十二指肠肿瘤等。由于疾病不同,其手术治疗方式或术式也不相同。了解这些疾病的术式有助于正确的影像诊断。

胃黏膜下肿瘤多为胃间质瘤,早期外科手术方式并不统一,有学者采用肿瘤核出术,也有人采用胃大部切除术,目前由于胃间质瘤大多数学者认为其为潜在的恶性肿瘤,故多主张施行胃大部切除术,根据部位不同,分别施行 Billroth Ⅰ式、Ⅱ式或胃底贲门切除术,术后影像改变请见本节前述。

胃息肉也是常见胃内疾病,胃息肉的治疗也有不同的途径,以往采用开腹息肉切除以及胃大部切除术,目前胃息肉的治疗多采用光学内镜下的切除术,可取得同样效果,且不需要行开腹或胃大部切除术。内镜息肉切除术,是以内镜电烧或氩气刀切除的方法切除胃息肉。

胃憩室也是胃常见疾病之一,多发生在胃底部,病变一般较小,多不需要手术切除,个别胃憩室较大者,可引起反复发作的憩室炎,可考虑行憩室切除。此外,其他腹部疾病也可累及胃,如胰尾肿瘤、结肠肿瘤等,根据疾病性质以及累及范围不同,分别需要行肿物与胃剥离术、胃大部切除术或全胃切除术。

十二指肠憩室是常见病、多发病,并发憩室炎时可有上腹部烧灼感、疼痛,甚至夜间痛、空腹痛等类似于十二指肠球部溃疡的症状。十二指肠憩室以内科治疗为主,个别憩室可引起胆总管慢性炎症,甚至梗阻,这时需手术治疗。十二指肠肿瘤并不少见,包括十二指肠间质瘤,十二指肠纤维瘤,十二指肠腺瘤、腺癌或类癌等。十二指肠肿瘤均采用手术切除,术式根据病情而选择,如十二指肠切除,胃大部分切除 Billroth Ⅱ式吻合或选择胰十二指肠切除术。

(二) 胃息肉内镜切除术

胃息肉表现为胃内的隆起性病变,电烧或氩气刀切除后,短期内,病变处胃壁可有表浅的凹陷,也可仍有轻度的隆起,但凹陷或隆起处表面均不光滑,钡餐造影表现为浅钡斑或轻度隆起样改变,表面有不规则的钡点,周围黏膜结构走行正常,由于治疗的原因,胃黏膜走行至病变处可以中断,不连续,但无杵状增粗改变。经过一段时间以后,胃息肉的术后改变可以逐渐消失,局部黏膜结构可恢复至正常。胃息肉术后也可选择胃镜复查,一般不选用 CT 检查。

(三) 胃憩室切除术

胃憩室一般表现为胃底、体部的囊袋状外突影,憩室切除术后,胃壁可有一些修补性的缝合改变,胃肠对比造影表现为胃黏膜皱襞可向缝合处集中,缝合处可略扭曲,黏膜欠规则,但无黏膜破坏及杵状增粗等恶性形态表现。胃壁可有轻度局部的僵硬感。有时切线位仍可见手术处胃壁轮廓略欠光整。

(四) 十二指肠憩室切除术

适用于憩室较大者,憩室切除后行十二指肠切口局部缝合,切口可有十二指肠黏膜集中,走行不规则改变。胃肠钡餐影表现为环形的十二指肠黏膜皱襞走行紊乱,可有向一点集中现象,可有不规则浅凹陷改变,十二指肠壁局部可略有僵硬感,柔顺性减低,肠腔少有变细。

(五) 胰十二指肠切除术

适用于十二指肠肿瘤、胆总管胰头段癌、壶腹癌及胰头癌等,主要有胰十二指肠切除术(Whipple 术)、保留胃和幽门的胰十二指肠切除术（PPPD术）以及扩大的胰十二指肠切除术。Whipple术切除范围一般包括远端部分胃十二指肠、胰头部及胆总管下端，PPPD术保留了胃的正常生理功能，肠胃反流受到部分阻止，改善了营养状况，不必行胃部分切除，十二指肠

空肠吻合较简单，缩短了手术时间。Whipple术后小肠与胰头吻合，小肠可以向胰头部聚集，有时小肠聚集成团，不要误认为肿瘤，可以行增强扫描，并向下逐层观察，可见与小肠相延续，并可以看到小肠黏膜结构（图7-7-5）。

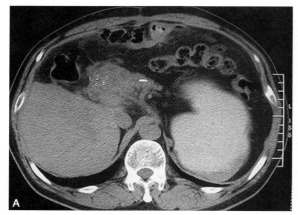
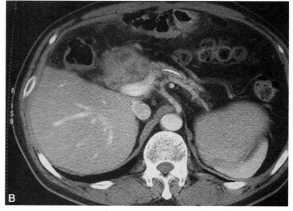
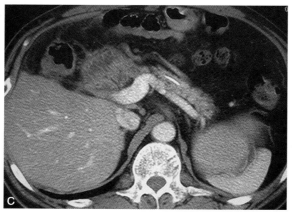

图7-7-5 胃十二指肠术后

A.胰十二指肠切除Whipple术后，CT平扫胰头区团状影，可疑肿瘤；B.行CT增强扫描，平扫胰头区团状影与术后的胰腺颈部相连接；C.上图的下一层面，胰头区团状影内可见黏膜结构，证明为与胰头吻合的小肠，并向下逐层观察可见与小肠相延续，并可以看到小肠黏膜结构

第三节 小肠的手术后改变

一、检查方法

小肠疾病并不少见，由于检查方法的局限性，长期以来诊断的阻断率并不高，小肠疾病包括特异性和非特异性炎症，小肠淋巴瘤、腺癌、免疫性疾病、血管性疾病以及粘连梗阻性疾病等。根据疾病的种类不同，分别采用药物治疗或手术治疗，手术治疗主要以开腹手术为主，部分符合适应证的病例采用腹镜手术的术式，目前对于小肠疾病尚较少采用或开展介入性手术治疗，手术治疗多以开腹手术为主。小肠的手术后改变可以划分为两大类，即行胃部手术后小肠的术

后改变，以及各种小肠手术后的术后改变，此两部分小肠的术后影像改变将在本节以下内容中详述。

小肠手术后的检查方法，包括平片检查，口服造影剂胃肠造影检查，CT检查、MRI检查以及PET/CT检查。各种检查方法的价值及作用不同，小肠术后要根据病情及检查需要选用。

（一）平片检查

通常采用立位腹部平片，根据需要也可采用侧卧位水平投照或仰卧位前后位检查。

平片检查适用于胃肠道手术后观察腹腔内有无游离气体及有无肠梗阻改变。

（二）口服造影剂胃肠造影检查

1. 口服泛影葡胺胃肠造影检查 适用于手术后禁食的患者，检查小肠有无梗阻，梗阻的大致部位，小

肠蠕动情况等。一般口服 60~100ml 造影剂,不加水稀释有助于提高检查效果。口服后在透视下观察,追踪泛影葡胺在小肠内运动的速度,通过及达到的部位等。

2. 口服硫酸钡胃肠道造影检查　适用于术后已能正常饮食的患者,观察小肠的位置、形态结构及其运动蠕动情况。服用的硫酸钡浓度及饮用量与胃肠造影相同。检查时一般不用肌内注射平滑肌松弛剂,可以观察钡剂在小肠内通过到达盲肠的时间。

(三) CT 检查

随着 CT 扫描速度的提高以及后处理重建方法的运用,CT 也应用于小肠疾病的诊断及术后的随诊复查。CT 以显示肠腔的宽度、黏膜面的形态,还可以显示小肠浆膜面的形态,相邻肠管的关系,系膜血管的改变等,小肠术后改变的 CT 检查,一般都需要增强检查,先行 CT 平扫,然后以非离子或离子型碘造影剂行增强扫描。在扫描前需要饮用水或泛影葡胺以充盈小肠。无禁忌证者肌内注射盐酸山莨菪碱等平滑肌松弛剂,有助于抑制小肠蠕动,提高图像质量。

(四) MRI 检查

MRI 空间分辨力不及 CT,目前不作为小肠手术后常规的检查方法。目前有学者探讨以 MRI 水成像的方法进行小肠成像,检查诊断小肠病变,这种检查方法可以显示小肠的狭窄、扩张及肿块性病变,但在 T_1 加权扫描时平扫及增强扫描对病变的显示均不及 CT。

(五) PET/CT 检查

主要应用于腹腔恶性肿瘤术后的检查,观察小肠及腹腔内有无代谢活性升高的肿块,代谢图像与 CT 图像融合可以定位诊断。但腹腔内代谢水平不升高的肿瘤也不除外为肿瘤性病变。

二、胃部手术后的小肠改变

胃大部切除或全胃切除术后,由于小肠上提与残胃或食管吻合,小肠的位置关系发生了变化。在胃肠双对比造影及 CT 检查时,肠管的走行与术前有所不同。

(一) 胃大部切除术后的小肠改变

1. Billroth Ⅰ式后小肠的改变　Billroth Ⅰ式术后,十二指肠球后段与胃体部吻合,此种吻合仍保持了原来人体正常的食物走行路径,胆汁仍进入十二指肠,术后并发症较少。在胃肠造影上,显示为胃体部吻合口,为胃与十二指肠的分界,十二指肠降段、水平段基本在原位置,但在吻合口处十二指肠向下陡直走行,十二指肠此段移动度减少,食物从胃内吻合口较快进入十二指肠水平段及空肠曲处。

CT 扫描,也可显示吻合口,显示吻合口处十二指肠在胰头外侧走行,基本呈前后方向。十二指肠其余部分走行及位置无变化。

2. Billroth Ⅱ式术后小肠的改变　Billroth Ⅱ式手术方式是在胃大部切除术后,将十二指肠切除端闭合,将空肠与胃断端吻合,十二指肠至吻合口称之为输入袢,吻合口以后小肠称为输出袢,通常根据手术者习惯可分别在横结肠前吻合或在横结肠后吻合。Billroth Ⅱ式手术改变了胃肠的解剖结构,术后并发症较多。在胃肠造影上,造影剂从吻合口向吻合口两侧流入输入袢与输出袢,呈人字形,输出袢造影剂向下进入远端空回肠。Billroth Ⅱ式吻合口较 Billroth Ⅰ式略宽。与 Billroth Ⅰ式一样,胃大部切除,除吻合口外,多条的切口部分要缝合,缝合部位的改变已如前述。

Billroth Ⅱ式术后的小肠改变,根据吻合口是在结肠前或结肠后略有不同。结肠前吻合,表现为小肠移位至横结肠前,小肠袢均偏向于前部,空肠位置有上移,空肠输出袢走行于横结肠左前方;结肠后吻合,小肠与残胃在结肠后方吻合,输入袢在右侧,可追踪其至十二指肠窗,输出袢在结肠后方向左侧走行,空肠位置上移,左上腹小肠肠管影增多。

(二) 胃全切除术后的小肠改变

胃全切除时,由于空肠要与食管吻合,吻合口位置较高,张力大,此时为减少输入袢长度,需将输入袢与空肠端侧吻合,空肠断端与食管吻合,在胃肠造影上可见造影剂经过食管空肠吻合口,进入空肠,一部分造影剂经过空肠端侧或端端吻合进入输入袢,另一部分进入输出袢小肠。

CT 扫描,一般于食管空肠吻合口处可见吻合器影,表现为高密度的环状影,向下层面可见空肠向下走行,连续层面观察,可见有输入袢接续,空肠向上移位,并向左侧腹部集中,食管空肠吻合口及空肠吻合口均少见狭窄性改变。

三、各种小肠手术的术后改变

小肠疾病在行外科开腹手术时,均可把病变区域小肠切除,同时切除病变段小肠附属的系膜血管等,小肠切除后,可以行端端吻合,根据手术切除的部位不同有不同的表现。

(一) 空肠切除术后表现

空肠位于左侧腹及中腹部,空肠切除后,胃肠造影可见左侧腹小肠有不同程度的缩短,造影剂较快地进入盆腔及右侧腹的回肠,多数情况下较难见到吻合口的影像改变,小肠运动速度一般有所加快。

(二) 回肠切除术后改变

回肠切除一部分后,可表现为右侧腹及右下腹小肠的减少及长度的缩短,如回肠切除长度较长,则可见右侧腹及右下腹小肠很短,右侧腹腔呈空虚状态,造影剂从空回至回肠后,运行很短距离,迅速至回盲部,进入升结肠。

(三) 回盲肠切除术后改变

回盲部是疾病的好发部位,很多疾病均可累及回肠末端,回肠末端及回盲部的病变,根据病情可采用盲升结肠部分切除,回肠部分切除术,或保留回盲瓣的回肠末端切除术,一般来说,为彻底切除病变,避免术后出现肠梗阻,多采用前一种术式。此种手术,将回肠与升结肠断端吻合,类似于右半结肠切除术。口服钡餐造影表现为造影剂经回肠,在右侧腹部进入升结肠,可以见到明确的吻合口部位,吻合近侧空肠与远侧结肠黏膜结构形态完全不同。由于回盲瓣缺失,小肠运动速度可明显加快。回盲部切除术后有时也可以采用钡剂灌肠检查,可见升结肠缩短,钡剂从升结肠内侧或下方的吻合口进入回肠,吻合口较清晰,结肠与回肠有明确的分界。CT 检查,也可看到回肠与结肠吻合口,表现为升结肠部分缺失,回肠充填了右下腹升结肠的位置。且可见右侧腹壁及腹壁下方的瘢痕。

第四节 结肠的手术后改变

一、检查方法

结肠疾病术后的检查方法,以内镜检查和 CT 检查较多采用,钡灌肠检查有很大的价值,在恶性肿瘤术后的患者,一般不用口服钡餐造影,有时也用 PET/CT 检查。MRI 检查仍然处于探索阶段,血管造影检查用于检查肠系膜上动脉或肠系膜下动脉血管的改变以及有无活动性动脉性出血等。对各种放射影像检查的价值和作用介绍如下。

(一) CT 检查

CT 检查是结肠术后常用的检查方法,尤其是结肠癌的患者对于观察肿瘤的转移有很大的价值,可以观察吻合口有无软组织肿块,还可以观察腹腔内的淋巴结、系膜、网膜有无种植转移等。CT 检查前要禁食,一般在空腹 4h 以上行 CT 检查,CT 检查时可以饮用低浓度的泛影葡胺,以充盈小肠。肿瘤患者术后复查,一般不建议口服泻药,因肿瘤复发、转移均可造成肠腔不同程度的狭窄,口服泻药后可加重病情,诱发肠梗阻,甚至需行急诊手术。CT 扫描最好同时行平扫及增强扫描,便于发现病变及进一步定性诊断。

(二) 钡灌肠检查

钡灌肠检查也是结肠术后可采用的一种方法,但钡灌肠前均需要口服泻药或洗肠作为钡灌肠检查的准备,对于年老体弱或可疑有肠梗阻的患者,要尽力避免口服泻药,如果实在需要行此项检查,可采用洗肠的方法,洗肠后钡剂不易在肠壁附着,涂抹不良,可影响对病变的观察,钡灌肠不能用于结肠造口术后的患者。

(三) 口服钡餐造影检查

口服钡餐造影不作为结肠术后的常规检查方法,尤其是注意肿瘤复发的患者,硫酸钡可以诱发加重肠梗阻,加重病情。尽可能不用这种检查方法。

(四) 血管造影检查

血管造影可以观察肠系膜上动脉和肠系膜下动脉,适用于结肠术后,结肠供血血管的观察,尤其是术后有下消化道出血的患者,血管造影可以检查动脉出血的部位,必要时栓塞出血的动脉血管,达到止血的目的。血管造影对直肠出血也可以有一定的诊断价值。

二、结肠手术后改变

结肠疾病的治疗,包括内科治疗、内镜治疗、介入治疗及外科手术治疗,目前腹腔镜治疗尚处于探讨阶段,临床尚少采用,内镜治疗是结肠息肉首先选择的治疗方法,可采用电切或氩气刀切除,术后也可用结肠镜复查。介入治疗用于结肠的动脉出血性疾病的栓塞治疗,此种治疗方案对结肠黏膜面形态及管腔结构均无影响。外科手术治疗根据病变部位分别采用不同的术式,包括右半结肠切除术、右半结肠横结肠切除术、左半结肠切除术及结肠造口术。对各种结肠术后的钡灌肠及 CT 检查表现介绍如下。

(一) 内镜息肉切除术后改变

内镜息肉切除术后,一般情况下在 1 个月内应再次以光学结肠内镜复查,钡灌肠检查对息肉的显示率不高,术后的患者更难以显示其改变,故一般不选择钡灌肠检查。灌肠检查可以显示病变消失,病变处皱襞局部不规整改变,但只有精细的双对比检查才能显示此种改变。

(二) 右半结肠切除术

盲肠和升结肠一部分切除,如病情需要可切除全部升结肠,回肠末端与升结肠或横结肠起始部吻合。钡灌肠检查,可见钡剂至结肠肝曲或升结肠后,管腔变细,此处肠袋结构消失,黏膜形态改变,此即为吻合口,钡剂通过吻合处即进入回肠,显示为较细的管腔,呈纵行的黏膜结构(ER7-7-7)。

CT 扫描为结肠术后常用的检查方法。可以显示右半结肠缺如,横结肠起始端与回肠端吻合,吻合口经常可见金属密度吻合器影,相当于升结肠的部位可

ER7-7-7　右半结肠切除术后改变

见迂曲的小肠影。结肠癌或淋巴瘤术后的患者,要观察肠系膜根部,腹腔及腹膜后有无肿大淋巴结,有无异常肿块影(ER7-7-8)。

ER7-7-8　右半结肠切除术后改变增强表现

(三) 右半结肠及横结肠切除术

横结肠病变范围较长累及结肠肝曲,需要做右半结肠及部分或全部横结肠切除术,空肠末端的断端与横结肠残余部分或结肠脾曲吻合。术后可用钡灌肠检查,钡灌肠可显示乙状结肠及左半结肠,但钡剂到达脾曲或横结肠远端后管腔突然变细,即为吻合口,钡剂通过吻合口进入回肠,为纵行或网状的黏膜皱襞。口服钡餐造影检查,也可显示吻合口,但由于结肠侧有肠内容物,往往显示不满意,难以确切显示吻合口结肠侧的改变,而结肠癌的断端复发多发生于此处,因此口服钡餐造影一般不作为常规采用,而采用钡灌肠检查。

CT 检查,可显示右半结肠及横结肠缺如,右侧腹结肠位置被小肠所充填,可见回肠与横结肠远端或结肠脾曲吻合,吻合口有时可见金属环行吻合器影。CT增强扫描可见肠壁厚度均匀,吻合口肠襞一般无明显增厚。

(四) 左半结肠切除术后改变

左半结肠肿瘤等病变需行左半结肠切除术,降结肠及结肠脾曲切除后,根据病变范围及所余留结肠长度,可分别选择乙状结肠与降结肠吻合,如乙状结肠余留部分不足以与降结肠或结肠脾曲吻合,则要缝合乙状结肠切口,在横结肠远端或降结肠造口,将结肠引至腹壁。此种术式,如患者乙状结肠较长,病变范围较短,则在钡灌肠检查时,可无明显发现,其术后改变并不显著。甚至难以显示吻合口部位,如切除范围较长,则钡灌肠检查可见钡剂从直肠进入,然后向上走行,乙状结肠曲消失,结肠脾曲位置降低并移向内侧,有时也难以显示吻合口位置,部分患者可显示吻合口,表现为局部肠腔较正常结肠略

细,在非肠袋结构处肠壁略向内凹陷。黏膜面一般均较光滑、整齐。

CT 扫描,可见乙状结肠迂曲消失,向上直行与降结肠或结肠脾曲相延续。而右半结肠及横结肠均无明显变化,如为结肠癌患者,则要注意观察,盆壁、腹壁及腹腔和腹膜后有无转移等。

(五) 直肠手术后改变

一般采用以下两种术式之一,直肠前切除术(Dixon 术式)或腹会阴联合直肠切除术(Miles 术式)。前者多可保留肛门,直肠与乙状结肠吻合,多应用金属吻合器(图 7-7-6);腹会阴联合直肠切除术不保留肛门,行结肠造口,详见下述。

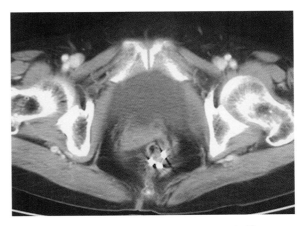

图 7-7-6　直肠前切除术后改变 CT 扫描

保留肛门,应用金属吻合器直肠与乙状结肠吻合,直肠与乙状结肠吻合口肠壁均匀强化,无增厚

三、结肠造口术的术后改变

有如下情况需要行结肠造口术:直肠癌,病变距离肛门较近,不能保留肛门;降结肠癌范围较大,防范浸润,乙状结肠较短,不足以与残余近端结肠吻合,或为急诊手术暂时行结肠造口,然后择期行结肠吻合闭合瘘口,急诊手术造口的目的是为了避免吻合口漏。结肠造口术后经常选用 CT 扫描来行检查,因造口处无括约肌功能,因此无法行钡灌肠检查,口服钡餐造影仍可使用,用以检查胃、小肠的病变。CT检查可以看到结肠通至腹壁造口处,再向左下侧观察也可以看到乙状结肠及直肠,管腔明显缩小,呈萎陷的状态。部分小肠也可以有向造口处移位集中的改变,甚至小肠从造口处疝出(图 7-7-7)。结肠造口术的 CT 检查要注意腹腔内有无肿瘤复发与转移的征象,重点观察手术部位的瘢痕形态,注意有无肿瘤复发。瘢痕表现为骶骨前方不规则的软组织影,可以有一定程度的强化效应,延迟可以继续强化(ER7-7-9)。

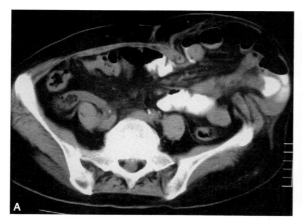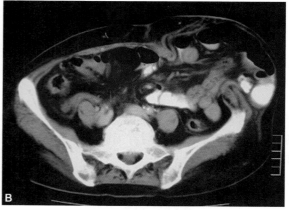

图 7-7-7 直肠造口术后改变 CT 平扫+增强扫描

A.见结肠通至腹壁造口处,也可以看到乙状结肠,管腔明显缩小,呈萎陷的状态;B.部分小肠向造口处移位集中,小肠从造口处疝出

ER7-7-9 结肠造口术的 CT 检查增强

第五节 胃肠道术后并发症

一、吻合口狭窄或梗阻

吻合口狭窄或梗阻是胃肠道手术后常见并发症,患者会有腹胀、腹痛、呕吐表现。根据狭窄发生部位、程度不同,表现不同。一般来说,吻合口直径小于1cm视为吻合口狭窄。吻合口狭窄或梗阻,由于吻合器的使用,术后吻合口梗阻者已很少出现。外科术后吻合口狭窄或梗阻可以在手术后15~25天发生,个别患者可以1~2个月后发生症状,与术式、感染、吻合口瘘及患者体质、有无水肿和进行放疗有关。吻合口狭窄或梗阻,可进行介入扩张治疗,需要时可以行内支架置入术,如果以上方法都不能缓解狭窄或梗阻,就要再次手术治疗。

吻合口狭窄或梗阻的影像学检查方法,根据吻合口部位不同而采用不同的方法,食管-胃吻合可以用硫酸钡或泛影葡胺造影;胃肠吻合口可以用硫酸钡或泛影葡胺造影或 CT 检查;小肠吻合口多用硫酸钡或泛影葡胺造影检查,小肠结肠吻合口可以用钡灌肠或 CT 检查;结肠与结肠吻合口或结肠与直肠吻合口多采用 CT 检查。吻合口狭窄或梗阻的影像学表现,主要是观察吻合口的宽度及有无造影剂通过障碍来进行诊断。

二、胃食管反流和食管裂孔疝

生理解剖结构下也有一部分患者发生胃食管反流和食管裂孔疝,外科手术后由于食管和胃的解剖结构发生改变,同时张力也发生了改变,可以导致胃食管反流和食管裂孔疝,贲门或胃底切除的患者更是容易发生胃食管反流。

胃食管反流应使用造影检查,透视下观察有无造影剂从胃内反流入食管,贲门或胃底切除的患者在卧位有造影剂从胃内反流入食管,为术后改变。食管裂孔疝可以使用造影透视检查,也可以采用三维 CT 检查,横轴位 CT 很难显示裂孔疝的部位。

三、吻合口瘘

为胃肠外科手术后严重的并发症。吻合口瘘发生率与手术时机、切除吻合方式、手术技术手法、吻合口有无张力、吻合口有无继发感染、患者手术前的营养状况等因素有一定关系,吻合口瘘一般在手术后7天内发生,也可能在7~14天发生。

吻合口瘘的检查应使用泛影葡胺造影检查,一般不用硫酸钡。透视下观察有无造影剂从吻合口流入消化管外,也可以采用三维 CT 检查,比横轴位 CT 显示瘘的存在更有优势,但是 CT 不能显示吻合口瘘的部位。

四、倾倒综合征

倾倒综合征是指由于手术,多在胃切除后1个月内,在胃切除与胃空肠吻合术后,尤以 Billroth Ⅱ式术后,胃内食物快速倾入十二指肠或空肠,出现上腹胀痛、恶心、呕吐、排便急迫感及腹泻表现,患者还有眩晕、心动过速、血压降低,甚至昏迷的表现。倾倒综合征的发生是由于胃肠吻合术后,大量高渗性胃内容物迅速进入肠腔,小肠膨胀,神经反射、肠壁释出的 5-羟色胺、血管活性肠肽的结果。倾倒综合征一般要根据临床进行诊断,考虑到存在的危险,尽量不要行影像检查。

五、输入袢综合征

输入袢综合征是 Billroth Ⅱ 式胃切除术后,结肠前吻合,由于输入袢发生梗阻引起胆汁或胰液的淤滞。有急性、慢性梗阻两种类型,急性可以是完全性梗阻,慢性的可以是可复的和部分的梗阻。

急性输入袢梗阻常在术后 24h 内发生,但也可在术后数日甚至数年发病。梗阻可为部分性或完全性,间歇性或永久性。Billroth Ⅱ 式术后,患者在输入袢接近胃空肠部位发生梗阻,其中结肠前吻合较结肠后吻合多见。结肠前吻合时,由于输入袢留得过长,在穿过空肠输出袢系膜与横结肠系膜之间空隙时嵌在输出的后方而发生绞窄性梗阻;若胃空肠吻合口或十二指肠空肠曲部位呈交叉位置,输入袢在后,输出袢在前,如后者系膜入袢肠管,造成输入袢空肠的闭合性梗阻。结肠后吻合者,输入袢可因退缩到横结肠系膜孔,而出现梗阻。

慢性输出袢梗阻多在术后数周发病,但也有术后次年或更长时间发病者。此型多发生于 Billroth Ⅱ 式术后而有成角存在,特别是结肠前吻合者。系因输入袢凸入胃空肠吻合口后面的间隙而引起,另有少数由粘连和空肠-空肠套叠等所致。当胆汁和胰液在输入袢中积聚而使之扩张,进而刺激肠蠕动,使积液排入胃内,引起呕吐含有胆汁的液体。

腹平片可见右上腹部扩张肠袢,并有巨型液平面。钡餐检查可证明十二指肠和输入袢空肠呈巨型扩张。CT 检查可以看到右上腹部扩张小肠影像,连续层面观察可以确定为扩张的十二指肠和输入袢空肠。

六、盲袢综合征

即小肠郁滞或肠袢郁滞综合征,表现为小肠细菌过度生长伴营养物质吸收不良。发生在术后主要为以下原因所致:术后的解剖的改变、手术盲袢、手术再循环肠袢、各种术后梗阻等。诊断盲袢综合征,影像诊断方法有一定的参考价值,腹平片可见腹部有短小液-气平面,提示为轻度扩张小肠袢影,造影检查可证明部分小肠呈轻度扩张。CT 检查有时可以看到轻度扩张小肠影像。

七、短肠综合征

短肠综合征是指小肠切除长度过多,使小肠消化

吸收面积减少引起腹泻、脱水、水电解质及营养物质吸收受损的综合病症,常易导致水电解质平衡紊乱及严重的营养不良。

短肠综合征的并发症有:体内营养要素、微量元素和维生素的缺乏;体内胃酸的过度分泌、乳酸酸中毒以及胆囊和肾脏的结石形成。小肠切除长度过多严重的可以引起死亡。

短肠综合征发生在术后主要为小肠或结肠切除过多,需要注意的是合并 Crohn 病或放射性治疗的患者,虽然保留肠管长度充分,由于吸收面积不足,也可以发生短肠综合征。短肠综合征时造影检查应注意肠管位置、形态、运动速度;CT 检查要注意肠管位置、形态,肠壁厚度改变等。短肠综合征影像检查只是作为参考,不能以此为诊断,应根据临床病史和表现,由临床医生作出诊断。

八、空肠胃套叠

成人胃肠手术后会发生多种类型的肠套叠并发症,有时空肠会通过胃肠造口向胃套叠,称为空肠胃套叠,是一种罕见并发症。对于术后腹痛患者,应当注意空肠胃套叠的可能。

空肠胃套叠检查可以行普通平片、X 线造影及 CT 检查。腹部 X 线平片可见部分有肠管积气、积液和持续扩张的小肠影,有时可见假肿瘤征。肠麻痹征象见于合并腹膜炎时。口服钡餐检查,胃空肠吻合术后并发空肠胃套叠表现为胃吻合口有弹簧样改变,CT 检查可以在胃内发现同心圆征。

九、手术后粘连

手术后人体发生损伤,损伤部位渗出血纤维蛋白原的血清渗出物。血纤维蛋白原会在酶的作用下,生成血纤维蛋白,血纤维蛋白过量沉积就会形成薄的粘连组织。手术后可以发生腹腔的粘连,肠管间也可以发生粘连,甚至导致粘连性肠梗阻。手术后粘连各种影像检查方法都难以观察到粘连组织的直接征象,但是可以根据一些间接征象来提示诊断,X 线平片有时可见短小液平面,严重的可见部分有肠管积气、积液和持续扩张的小肠影;胃肠造影可以看到小肠扩张,排列聚集,移动度减低;CT 显示部分肠管排列集中,向粘连处聚集,甚至出现肠梗阻的改变。

第六节　胃肠道疾病手术后复发

胃肠道疾病手术后复发可以采用影像学检查方法进行复查,常用口服钡餐造影或钡剂灌肠造影检查,CT 是胃肠道肿瘤术后常用的复查手段,MRI 仍处

于研究探讨中，PET/CT 在判定肿瘤复发及转移中是有效的检查手段，但是上述影像检查方法均有其局限性，均不能取得组织学材料进行病理诊断。因此，胃肠道手术后确定溃疡复发或肿瘤复发转移仍要首先进行光学内镜检查，内镜检查可以鉴别术后瘢痕与肿瘤复发。其他各种影像学检查方法的价值根据疾病不同，检查部位不同分述如下。

一、溃疡复发

胃及十二指肠溃疡可以采用 Billroth Ⅰ式或 Billroth Ⅱ式手术，术后溃疡复发在胃泌素瘤患者是多见的，在一般的患者中复发率并不高。溃疡复发可在残胃的吻合口周围，或残胃体等处。胃双对比钡餐造影表现为近吻合口的钡斑或龛影，可见黏膜纠集等改变，残胃溃疡复发可在吻合口上，表现为吻合口黏膜不规则，吻合口变形、狭窄，也可见到黏膜集中表现，龛影可不明显。残胃溃疡复发一般不行 CT 扫描检查，CT 扫描可见残胃胃壁增厚，有时可见其密度减低，呈水肿性改变，龛影有时难以见到，有时表现为胃壁的浅凹陷或不规整改变。缝合端胃壁可较厚，但无软组织肿块。

二、胃癌复发

胃癌复发是指胃癌手术后，近期内在吻合口及其附近又发现癌肿病变发生，胃癌复发应与残胃癌相区别，残胃癌也可以发生在吻合口附近及其周围，但残胃癌多发生在术后 2 年以上的患者，为残胃改变了生理解剖结构，在此基础上，由正常黏膜组织结构演变而发生的胃癌，有时在形态和发生部位上讲，很难区别胃癌复发与残胃癌，但从发生时间上一般可以区别诊断。

胃癌复发的影像学检查，常用双对比造影及 CT 检查，双对比造影的为筛选性检查，是胃癌患者术后常用的检查方法，但当有可疑的异常改变时，应及时行光学内镜检查，取得病理诊断。CT 检查对明确病变侵犯的范围，肿瘤周围结构的侵犯以及有无远隔转移有重要价值。

胃癌多采用 Billroth Ⅱ式手术，也有的患者，由于原病变范围小，而采用 Billroth Ⅰ式手术，胃癌复发均表现为残胃的溃疡性或隆起性病变，胃癌复发形态往往不典型，与原发癌的形态可以不同，有时难以进行 Borrman 分型。

胃癌复发的胃肠双对比钡餐造影表现为残胃的溃疡性、隆起性或不规则形态病变，隆起或不规则病变表面可有溃疡性改变，黏膜有集中现象，可见恶性黏膜征象，如黏膜破坏、中断、消失，呈杵状增粗、融合

等改变。残胃壁僵硬，局部蠕动差或蠕动消失，残胃管腔可有不规则缩窄改变。胃癌复发的患者行 CT 扫描时，可肌内注射平滑肌松弛剂如盐酸山莨菪碱 10～20mg，以松弛胃壁，在上机扫描时饮水，以充分充盈胃腔。胃癌复发 CT 上的表现，首先为胃壁及吻合口的管壁增厚，胃腔有不规则的狭窄，增强扫描可见胃黏膜面结构层次不清，病变处有胃壁不规则增厚，黏膜层和黏膜下层层次消失，浆膜末面有侵犯时可表现为浆膜面不光滑，有结节样或颗粒样小突起，也可表现为浆膜面小血管影增多。胃外淋巴结可见肿大，如肿块较大可与周围结构粘连。

值得注意的是，胃癌的复发不仅可以在胃内，也可发生在胃外。胃癌的胃外复发 CT 增强扫描更是必不可少的项目，胃外复发表现为腹腔内或残胃后方的软组织肿块影，CT 可见不规则强化，病变中心部 CT 强化效应较差，或有坏死液化而无明显强化，需要注意的是，胃癌的胃外复发需要与胃癌术后的瘢痕组织相鉴别，一般来说瘢痕组织在术后 1 年以后，强化一般不明显，中心无坏死液化，边界较弥漫，与正常组织分界不清；而胃癌胃外复发形成的肿块多有强化效应，中心有坏死液化，有一定的肿瘤边界，有时病变难以鉴别，需要行 PET/CT 扫描，明确病变组织代谢水平，以鉴别诊断。

三、结肠癌术后复发

结肠癌术后复发依据原手术方式不同，复发的部位不同，如原为右半结肠切除术，术后复发可发生在横结肠近端，吻合口附近，横结肠切除，肝曲脾曲及剩余横结肠吻合的可发生在吻合口附近，左半结肠切除术后复发，肿瘤可发生在结肠脾曲与降结肠吻合处。结肠癌术后复发与结肠再发癌不同，后者是指原来的正常部分再发生的癌肿，可均远离吻合口。

结肠癌术后复发的影像学检查，也常用结肠气钡双对比造影及 CT 检查，但是结肠镜作为可取得病理诊断的检查方式仍为结肠癌术后复发的诊断金标准。结肠双对比造影为必要的检查方法，对定位诊断仍然有价值，但不适合于造瘘的患者。CT 检查是结肠癌术后复发确定治疗方案的重要检查方法，CT 检查对明确病变部位、范围、肿瘤对周围结构的侵犯以及腹腔和腹膜后淋巴结肿大、有无远隔转移均有重要价值。

结肠癌术后复发气钡双对比造影表现，表现为结肠吻合口周围或吻合口附近的不规则管腔狭窄，管壁僵硬，黏膜皱襞结构及肠袋结构破坏消失，吻合口结肠侧也可出现"苹果核"征，结肠癌术后复发的患者有时可以肠梗阻为首发表现，这时就不能口服泻药来做

肠道准备,因口服泻药会加重肠梗阻,可以考虑用洗肠的方法来清洗肠道做肠道准备,然后再行检查。

　　CT 是结肠癌术后复发必不可少的检查项目,即使诊断已经明确,也必须进行 CT 扫描,以明确肿块的范围、大小,周围浸润粘连情况,有无淋巴结转移及远处转移等。结肠癌术后复发 CT 扫描可显示吻合口周围或附近的软组织肿块,病变沿结肠生长,形态不规则,密度不均,结肠肠腔明显狭窄,甚至闭塞消失,在软组织肿块中,可见金属吻合器影,已被软组织肿块包绕淹没。复发的肿瘤可以侵犯腹壁,侵犯肝脏胆囊

或侵犯脾脏(图 7-7-8)。CT 增强扫描肿瘤有不均匀强化,病变可有不规则的液化坏死改变,通常肿瘤均有较明显的强化效应。结肠癌复发在腹腔内及腹膜后均可发生淋巴结转移,表现为大小不等的类圆形结节状软组织组织影,轻中度强化,均匀强化或不均匀强化。有时淋巴结多发转移可包绕在腹主动脉周围,结肠癌复发时也可在腹腔内形成种植性转移包块,表现为网膜、系膜或在 Douglas 腔,附件等的不规则的软组织肿块,肿块中心密度可以减低,但病变大部分有明显的强化,与周围结构明显粘连。

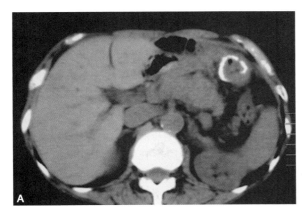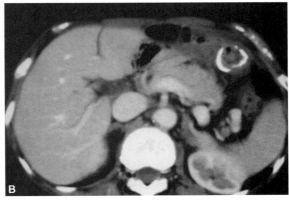

图 7-7-8　结肠癌术后复发 CT

A. 平扫可显示吻合口周围的软组织肿块,病变沿结肠生长,可见金属吻合器影,已被软组织肿块包绕淹没;B. 增强扫描肿块形态不规则,密度不均,结肠肠腔明显狭窄,复发的肿瘤侵犯腹壁

（任　克）

第八章

小儿消化系统常见疾病

第一节 概 述

一、消化道胚胎发育

原始肠管于妊娠第 3 周末由内胚层卷曲形成,头端部分称为前肠,将演化成咽、食管、胃十二指肠上段及肝胆胰和呼吸道。如果分化或分隔异常,可发生食管囊肿、支气管肺前肠畸形、支气管囊肿、食管气管瘘、食管壁气管软骨异位症、胃壁肌层缺损,食管、胃十二指肠闭锁等。中肠发育成胆总管以下至横结肠右段的肠管,中肠于妊娠 5~10 周自脐部突出腹腔外,经过旋转、延长并还纳腹腔,若此过程发育异常可出现小肠自脐部膨出、短小肠、肠回转异常等。中肠扭转可发生肠坏死、穿孔,可发展为胎粪性腹膜炎、肠粘连、肠闭锁等。原肠空化障碍或内胚层与外胚层粘连,可发生消化道重复畸形,也是新生儿肠闭锁、肠狭窄的重要原因。后肠衍化为横结肠左段、降结肠、乙状结肠、直肠和肛管上段。后肠末端的膨大部分与尿囊相通,称泄殖腔,其后部发育成直肠,前部形成膀胱及尿道。如果分隔异常可发生各种直肠肛门膀胱畸形,如直肠膀胱瘘,直肠、膀胱重复畸形。肠壁副交感神经节细胞发育缺陷可发生先天性巨结肠。

胎儿自妊娠 3 个月以后开始有消化道功能,能够吞咽羊水和吸收羊水。约在妊娠 5 个月时吞咽的羊水、胆汁、胃液和肠液组成胎粪。如果肠闭锁以下肠管内有胎粪,表明闭锁发生之前肠道通畅且有功能。足月儿每日吞咽羊水约 500ml,如果吞咽障碍或食管闭锁可导致母亲羊水过多或早产。

二、检查方法及正常表现

(一) 检查方法

小儿消化道的影像检查方法目前主要有 X 线平片及造影、超声等。对于某些疾病,多层螺旋 CT (MSCT)、MRI、DSA、单光子发射计算机体层成像

(SPECT)等影像检查技术也有很大价值。

1. **X 线平片** 是小儿急腹症最常用的检查方法。常规摄腹部立、卧位片;可疑肠梗阻摄腹部正立、侧卧位片,以明确梗阻部位并判断是否为完全梗阻;怀疑消化道穿孔者应行腹部立位或水平侧卧位,观察是否有游离气体;先天性肛门闭锁的患儿摄倒立正侧位片,以便了解闭锁盲端与肛穴的距离。

2. **腹部 X 线造影检查** 对于诊断小儿消化道病变具有最重要的价值,包括上消化道钡餐造影和钡灌肠检查。新生儿、婴幼儿消化道钡餐造影前需禁食、水 3~4h,儿童需空腹。钡灌肠检查除怀疑先天性巨结肠的患儿外,检查前一般需清洁洗肠,尤其对有血便怀疑结肠息肉者。空气灌肠对肠套叠有诊断价值,且可进行复位。适应证:不明原因呕吐、腹痛及便秘患儿;疑有消化性溃疡、憩室、肠重复畸形、肠息肉、先天性巨结肠及肠套叠患儿;疑有食管、胃底静脉曲张、食管炎、慢性胃炎患儿在无条件进行内镜检查时,可行钡剂检查,如为阴性不能作为排除诊断依据。禁忌证:先天性食管畸形(如需造影可选用泛影葡胺);肠梗阻;重症胃食管反流患儿(特别是伴呛咳及慢性咳嗽者);患儿一般情况极差(重度贫血、重度营养不良、休克);消化道出血患儿出血尚未停止,如需检查应于活动出血停止 1 周后实施。

3. **超声检查** 适用于部分胃肠道疾病的诊断。具有价格低廉、方便快捷、安全无辐射的优势,已成为小儿胃肠道疾病诊断的一种补充检查方法。胃肠道气体的回声影响使超声诊断价值受限。超声检查在小儿肠套叠的诊断与复位中发挥重要作用。

4. **CT** 对恶性肿瘤有无向腔外侵犯及程度,有无淋巴结和远隔脏器转移等方面的诊断有较高价值。

5. **MRI** 组织分辨率高,能较为准确地显示病变的某些组织学特征,有利于疾病的诊断,因而可运用于一些小儿消化道疾病的诊断。另外,由于 MRI 检查还可通过多方位、多参数、多序列的成像,以及血液的流空效应不用对比剂就可以获取血管的信息,为疾

病的定性提供最为有益的帮助。MR 水成像技术可用于消化道病变的诊断。

6. 数字减影血管造影（DSA）　在判断消化道肿瘤良、恶性，显示肿瘤供血血管方面具有优势，尤其适用于消化道出血的病因诊断和消化道血管疾病的诊断。

7. 单光子发射计算机体层成像（SPECT）　通过核素在异位胃黏膜内浓聚，可用于腹部梅克尔憩室的诊断与寻找、消化道重复畸形的诊断、判断消化道出血的部位。

（二）正常表现（仅介绍胃肠造影正常表现）

1. 咽　吞钡后依次充盈会厌谷、梨状隐窝、整个咽腔，最后进入食管。正位相会厌谷表现为两侧对称的半圆形凹陷，中间有舌会厌皱襞形成的切迹，有时可见线形会厌上缘投影。梨状隐窝位于喉咽两侧，会厌谷下方，两侧梨状隐窝之间可见喉软骨压迫形成的纺锤形透亮区。充盈两侧梨状隐窝的钡剂沿斜行咽皱襞逐渐向中下汇合进入食管。

侧位充盈的咽腔和食管呈圆柱状，位于第 6 ~ 7 颈椎水平。咽食管交界处管腔稍狭窄，为咽下括约肌所在。咽前缘有会厌谷和梨状隐窝形成的隆突，于会厌谷下方可见尖向后上的三角形会厌形成的负影。

2. 食管　婴幼儿纵隔相邻器官引起的食管压迹不甚明显，右前斜位有主动脉压迹和左主支气管压迹，有时左肺静脉汇合处可见压迹。食管中下段一般见不到左房压迹，深呼气时食管可以后移。婴幼儿食管壁弹力组织及肌组织发育不全，食管相对较宽，黏膜皱襞不易显示，较大儿童则可以显示食管黏膜。

婴幼儿的食管前庭部抑制胃内容物反流的功能不够健全，因此钡剂自胃反流至食管下段的现象并不少见。胃食管前庭的膈上段在蠕动波到达时舒张膨大形成膈壶腹，一般暂时存在。

3. 胃　胃的形态、大小与位置往往随胃内容物、小儿的体位、年龄及体型而异。婴幼儿胃内积气较多，主要与贲门松弛、呼吸、啼哭、仰卧等因素有关。胃内液体也较多，主要与流体食物、蠕动缓慢等有关，不要误认为胃扩张。

婴幼儿胃底一般可见黏膜皱襞，但胃窦部不易见到，可能为胃黏液量相对较多，影响钡剂的良好涂布有关。蠕动波浅而间距大，6 个月后蠕动开始逐渐明显。婴幼儿胃排空时间比学龄儿童和成人长，约为 4 ~ 12h。排空迟缓的原因主要由于婴儿在食前、食时及食后通常保持仰卧位，使气体充盈胃窦部，同时在喂食及啼哭时吞下大量空气，胃及小肠均充气扩张，影响造影剂进入十二指肠。

4. 小肠　十二指肠呈环形或框状走行。新生儿十二指肠球部常呈球形或圆柱形，位置靠后，因此必须侧位观察。十二指肠尤其是球部蠕动收缩频繁，排空快，因此不易获得完全充钡充盈像。新生儿的十二指肠黏膜皱襞往往不易见到，有时于十二指肠第一段和第二段连接处可见胆总管压迹，水平段可见肠系膜上动脉压迹。

空肠黏膜皱襞密集，呈羽毛状。回肠黏膜皱襞则较少。3 ~ 10 岁的儿童末端回肠的黏膜常因黏膜下淋巴滤泡增生而呈卵石状，此称为卵石状表现，排列规律，肠壁柔软度正常，无外在肿块或肠腔狭窄，可以与病理性表现鉴别。

钡剂通过小肠的时间在婴幼儿和学龄前、学龄儿童有很大差别。后者钡柱前端在 2 ~ 5h 内可达盲肠，而婴幼儿约需 3 ~ 6h。钡剂末端经过回盲瓣一般所需时间为 7 ~ 8h，有时 24h 后回肠末端仍能见到少量钡剂，这是钡剂通过回盲瓣从结肠逆流至回肠，并非病理现象。

5. 结肠　钡剂检查时，结肠的表现取决于结肠的充盈程度。新生儿的结肠袋浅而少。当结肠过度扩张时可似巨结肠。结肠的排空时间差异很大，少量钡剂在排钡后可存留 3 天。口服钡剂后 2 ~ 6h 盲肠开始充盈。钡灌肠时阑尾充盈的机会较少，只有 20% 左右。

第二节　食　管

一、吞咽功能不良

【概述】

吞咽是一种复杂的、协调的反射性动作，通过吞咽中枢、吞咽神经、迷走神经及舌下神经完成，吞咽过程中的任何障碍皆可出现病态表现。

吞咽功能不良（swallowing dysfunction）常见于早产儿及脑外伤婴儿，也可见于后鼻孔闭锁、口内及鼻腔内肿瘤、腭裂、软腭隐裂、腭咽腔闭锁不全等。先天性自主神经功能异常也可导致吞咽时吸入气管。

临床上常常表现为吞咽困难，普遍有呕吐症状。

【影像学表现】

普通 X 线检查　吞咽功能不良可分为咽共济失调型和食管共济失调型两种，有时也可兼有两者，一般仅在吞钡造影动态观察时才能发现异常征象，对吞咽功能不良的患儿应从多方面详细检查，明确有否导致本病的具体病因。在咽共济失调型时，婴儿吞咽困难，透视下见对比剂在患儿口腔内停留的时间明显延长，常常仅有部分对比剂进入食管，其余部分反流至鼻腔及口腔内造成呕吐；另外，常可见有一部分吸入气管，是产生肺内感染或肺不张的直接原因之一（图7-8-1）。在食管共济失调型时，吞咽对比剂后见食管来回地无效蠕动，通常它开始于食管中下段，并将对比剂推回咽部及口腔内。

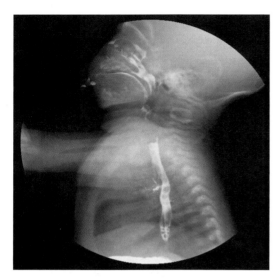

图 7-8-1　咽共济失调型吞咽功能障碍
钡剂较长时间停留在口腔内，在进入食管的同时，部分钡剂反流至鼻腔，并可见钡剂吸入气管

【诊断与鉴别诊断】

新生儿暂时性食管张力低下（hypotonia）普遍有呕吐，也常有吞咽困难。吞咽钡乳进行检查时食管显得几乎是处于静止状态，即使延长检查时间也很少有明显蠕动，但它仅仅是神经肌肉未成熟的反映，数日后即可逐渐出现正常蠕动，并且症状随之好转。

二、食管闭锁及食管气管瘘

【概述】

食管与气管在胚胎早期本是一根管道，后因前肠侧壁褶入，才使两者分开。若在发育过程中气管食管隔发育不良或气管与食管的分隔不完全，便产生食管闭锁或食管气管瘘。若在胚胎时发生缺氧或应激反应，导致血管损伤，也将引起食管的限局性坏死并形成食管闭锁或/和食管气管瘘。

本病最常用的是 Vogt 分类法和 Gross 分类法（ER7-8-1）。其中 Vogt Ⅰ型食管完全闭锁；Ⅱ型食管闭锁而食管上、下段分别形成盲囊；Ⅲ型分 a、b、c 三个亚型，皆有食管闭锁，Ⅲa 型食管上段盲囊与气管间形成瘘道，Ⅲb 型食管下段盲囊与气管或左主支气管间形成瘘道，而Ⅲc 型食管上、下段盲囊各自与气管或左主支气管间形成瘘道。Gross A、B、C、D 型各相当于 Vogt Ⅱ、Ⅲa、Ⅲb、Ⅲc 型，Gross E 型通常也称作 H 型

食管气管瘘，不伴有食管闭锁（表 7-8-1）。在各型中以 Vogt Ⅲb 型即 Gross C 型最常见，约占 80%~90%。

ER7-8-1　食管闭锁与食管气管瘘的分型和各型所占的比率

表 7-8-1　食管闭锁及食管气管瘘分类

Gross 分类法	A	B	C	D	E
Vogt 分类法	Ⅰ 型	Ⅱ 型	Ⅲa 型	Ⅲb 型	Ⅲc 型
食管闭锁	+	+	+	+	+	−
食管气管瘘	−	−	−	+	+	+
胃肠道充气	−	−	−	+	+	+
%		5%~10%	1%	80%~90%	1%~3%	5%~8%

食管闭锁常并发其他畸形，其中以消化道畸形和先天性心脏病最常见，可各占 25%，肛门闭锁占 10%，此外，如脊柱、神经、泌尿、生殖器等几乎各系统都可并发畸形。

患儿在出生后几小时之内就因唾液不能通过食管而不断从口腔溢出，形成泡沫状，且同时因吸入而呛咳、青紫、甚至窒息；开始喂水、喂奶后可见边喂边吐，症状更加显著，且有吸入性肺炎体征。

【影像学表现】
普通 X 线检查

部分患儿平片可确诊，诊断不清可插管证实。平片摄正位及右侧卧位片，应包括颈部及胸腹部，右侧卧位像应摄入肛门直肠区，以便全面观察。透视监视下由鼻腔插管以确定食管闭锁位置，一般用 8F 或 10F 导管，X 线不显影的普通导管可先吸入少量钡液涂抹内壁。插入后可见导管抵达食管闭锁处后向上折回。

（1）平片表现：若食管上段形成盲囊，于上纵隔及胸腔入口处可见低密度充气扩张盲囊影（ER7-8-2A），呕吐后此盲囊影不明显，通过导管注气后也可显示。侧位片可见盲囊影将气管向前推移。若食管下段形成的盲囊与气管或左主支气管间存在瘘道，则胃肠道充气，若大小肠充气均匀且在侧位片上见结肠各段无异常，则可除外伴发的肠道畸形。同时应观察肺部是否有炎症和肺不张，一般位于右肺上叶，若存在是本病的重要提示。尤其应该注意的是，H 型食管气管瘘可能仅以肺炎、肺不张为突出表现，常于喂奶水后出现窒息，若疑及此病可经造影证实。

ER7-8-2　Ⅲb 型食管闭锁并食管气管瘘

（2）食管造影检查：若临床疑为 H 型食管气管瘘，或在手术前需要进一步核实食管闭锁的详情，可行造影检查。但一般不作为常规。患儿取右侧卧位，导管经鼻插入盲囊后注入少量泛影葡胺等碘水剂，使盲囊显示清楚，马上点片并吸出造影剂（ER7-8-2B）。

【诊断与鉴别诊断】

如果食管造影发现造影剂进入气管支气管，一定要鉴别造影剂是来自食管气管瘘，还是由于吞咽功能不良呛入气管或造影剂经食管反流至咽部后吸入气管，此时应立即将患儿放于俯卧位并慢慢转动体位，仔细观察。H 型食管气管瘘位置高，且由食管前壁发出，婴儿造影时取俯卧位，导管只插到上段食管，注入少量对比剂后在水平侧位透视观察并点片。若患儿年龄稍大，可改用奶瓶，在侧卧位边喂边观察。若采用动态摄片或电视录像可更准确地发现瘘道，并与反流至咽部后的吸入等相鉴别。

三、先天性食管狭窄

【概述】

一般认为先天性食管狭窄是由于胚胎期食管中空化不足所造成，但现在更倾向于胎内缺氧或应激反应使食管供血不足的结果。此病较食管闭锁少见，可分为膜性狭窄与管性狭窄，前者即食管蹼。限局性纤维肌肉增厚也可引起此病。

临床症状出现的早晚和轻重，取决于狭窄的程度。严重的可在早期即出现类似食管闭锁的症状，食管上段扩张部分可压迫气管引起喘鸣和呼吸困难，吸入反流物可导致吸入性肺炎。狭窄较轻的病例常在婴儿期除喂乳外添加固体食物后才出现呕吐；有的病例直到儿童期才因果核或肉块等偶尔堵在狭窄处，出现不完全梗阻症状。

【影像学表现】

普通 X 线检查　通常食管吞钡检查即可清楚显示狭窄段。大部分食管狭窄位于食管中、下 1/3 交界处，长短不一，长度 1～2mm 常见，边缘光滑，通常其上方食管不同程度扩张，而下方食管管径正常，扩张段与狭窄段间界限清楚，即使造影中狭窄段管径可有变化，狭窄段也不能扩张至其上、下方食管的宽度（ER7-8-3）。有的纤维肌肉增厚的食管狭窄病例，长度可达

1cm 或更长；有的病例狭窄程度很轻，只是在因其他原因作检查时偶尔发现。

ER7-8-3　食管蹼（手术病理证实）

【诊断与鉴别诊断】

消化性食管狭窄是由胃食管反流、消化性食管炎引起，多与食管裂孔疝并存，其下方多可见疝囊，狭窄段位于食管下段，多较长。食管灼伤者有误吞强酸或强碱病史，狭窄段更长，且边缘不光滑。

四、食管蹼

【概述】

食管蹼（webs of esophagus）是在食管腔内一层薄而脆的蹼状隔膜，可能由于胚胎早期食管中空化不全或上皮增生所致。食管蹼按其所在的部位可分为上食管蹼、中食管蹼及下食管蹼。临床表现与先天性食管狭窄相似，唯一的症状是吞咽困难，但多数患者无症状。有的学者将其归入先天性食管狭窄的一个类型，食管异物在狭窄段以上停留常是就诊原因。

【影像学表现】

普通 X 线检查：典型者吞钡造影检查时可见"阳台"状充盈缺损自食管壁向中心突出，厚度为 1～2mm，钡剂自中央孔通过。在蹼以上食管可有不同程度扩张，以下食管管径正常；或蹼上下方食管呈同等程度的扩张。狭窄多位于食管中段，轻度狭窄钡剂通过无困难，严重狭窄者食管有一隔膜，中央有小孔，钡剂通过延缓，狭窄以上食管扩张明显。

五、食管重复畸形

【概述】

食管重复畸形为少见的先天异常，是指附着于食管壁一侧，具有与食管相同组织形态，呈球形或管状空腔结构，多数认为是由于胚胎发育过程中上皮增殖及空泡化过程发生紊乱而各空化腔不能融合所致。可分为囊肿型、管腔型。大多数重复食管与主食管无交通，表现为邻近器官压迫症状，如喘憋、咳嗽、吞咽困难和呕吐等。部分病例无明显症状，仅在体检或因肠重复畸形常规胸部检查时被发现。

【影像学表现】

1. 普通 X 线检查　食管重复畸形胸片显示为后纵隔软组织包块影，边缘锐利，可有以下几种形态：

①半圆形或三角形:半圆形最常见,边缘锐利,大者可占据半个胸腔,压迫周围肺组织。三角形阴影系囊肿伸入肺上中叶间裂所致。一般气管向对侧或前方移位,管腔有时变窄。②颈部和上纵隔旁囊肿:向肺尖部呈半圆形突出,压迫气管向对侧移位,侧位片显示咽后壁软组织影增厚,气管管腔变窄前移。③半葫芦形囊肿:右侧囊肿较大时常在上半部与下半部之间有一凹痕,可能为血管压迫所致。④充气囊肿:极少见,囊肿充气扩张或有气-液面。⑤纵隔软组织影增宽并向膈下延伸与胃囊肿相连。⑥音叉形食管:重复食管呈管状与正常食管并行,下段汇合相通。较大的囊肿,食管服钡检查可见弧形压迹和前移改变,音叉形食管可见食管和并行的重复食管管状畸形同时显影。

2. CT　CT表现为后纵隔境界清楚、密度均匀的低密度囊性病变,囊内有较稠厚的黏液,蛋白含量较高时,CT值近乎软组织密度,增强不明显。

3. MRI　MRI有助于观察肿物与血管的关系。囊肿本身T_1WI等低信号,T_2WI等高信号,强化不明显。

4. 超声　声像图表现为后纵隔囊壁光整的无回声区,与食管壁紧密相连。当囊内容物黏稠、出血或继发感染时呈低回声区,但内壁光滑、后壁增强仍可提示为囊肿。

【诊断与鉴别诊断】

食管重复畸形应与其他后纵隔囊性肿瘤,如肠源性囊肿、神经管原肠囊肿及支气管囊肿相鉴别,超声、CT、MRI可以鉴别囊实性,并依靠临床表现及其在纵隔内部位来加以鉴别。支气管囊肿临床上以呼吸道症状为主,它主要位于隆突下和气管右旁,有时在气管和主支气管壁上产生压迹,由于部分支气管囊肿可以附着于食管壁上或嵌入食管肌层,二者同起源于胚胎前肠,发生部位大致相同,食管吞钡检查均见弧形外来性压迫,所以食管重复畸形与食管旁或壁内的支气管囊肿难以鉴别,鉴别诊断只能依赖于组织学。肠源性囊肿常因吞咽困难而被发现,它与食管密切相连,与食管相通时可见气体或造影剂进入囊肿内,与食管重复畸形鉴别困难。神经管原肠囊肿通常位于后纵隔,在椎体上有贯通性骨质缺损使囊肿可与脊膜相连,同时可伴有其他脊柱畸形如蝴蝶椎、半椎体及脊柱侧凸等。

六、胃食管反流

【概述】

婴儿比年长儿或成人更易发生胃食管反流(gastroesophageal reflux,GER)的原因在于下食管括约肌(lower esophageal sphincter,LES),LES是一紧接贲门

的厚环形肌,静息时张力性收缩,食管蠕动末期松弛,这是由神经元参与协调,同时抑制性神经介质使LES在适当时松弛,该介质是非胆碱能和非肾上腺素能。LES的不适当松弛,与异常的中枢神经系统功能或发育中过强的肠反射有关。婴儿胃食管前庭部较成人短,功能不成熟,生后7~8周才能产生正常的紧张力,在此之前常能见到胃食管反流,但它是生理性、自限性的,等到紧张力正常后便可自愈。胃食管反流常见于早产儿或中枢神经系统障碍,若婴儿在早期即有大量反流或超过3个月仍有明显症状,或伴有合并症,则为病理性反流。

胃食管反流可并发于幽门狭窄、幽门肌肥大或胃十二指肠梗阻和炎症性疾病等,称为继发性贲门弛缓。

病理性胃食管反流在临床上表现为喂食后过度的、顽固的胃内容性呕吐,可开始于生后几天到几周,于每次喂食后发生,取仰卧位时更易发生。通常为非喷射性,少数为喷射性呕吐。若同时存在十二指肠胃反流,呕吐物中便混有胆汁。此病可并发消化性食管炎或吸入性肺炎,多有生长发育延迟。

【影像学表现】

1. 普通X线检查　最常用的诊断方法是上消化道钡餐检查。在检查过程中应尽可能使患儿保持安静而不采用任何使腹压增加的方法。在全面检查上消化道的同时,应该注意当食管内钡剂全部进入胃内以后,食管内无或仅有少量钡剂涂抹,在仰卧位上出现如下表现(图7-8-2):①食管胃角(His角)变钝(正常为30°~50°);②胃内容反流入食管;③胃食管前庭部增宽,单纯胃食管反流时贲门的位置正常;④食管往往扩张、弛缓,蠕动波浅而不完全。同时应该注意合并的食管裂孔疝、反流性食管炎和反流造影剂的廓清情况。

判断和评价胃食管反流,根据反流高度可划分为Ⅰ~Ⅴ级:

Ⅰ级:反流钡剂仅在食管末端。

Ⅱ级:反流达气管隆突以上,但没有进入颈段食管。

Ⅲ级:反流进入颈段食管。

Ⅳ级:无约束的顽固性反流入颈段食管,伴一个宽大圆锥形的开放贲门(贲门松弛)。

Ⅴ级:钡剂反流伴气管和肺的吸入。

Ⅰ~Ⅱ级属较小反流,其中Ⅰ级反流应该注意如下情况:

(1) 自由反流:可确诊为胃食管反流。

(2) 用某些方法,如头低位或增加腹压促使反流,不可靠。

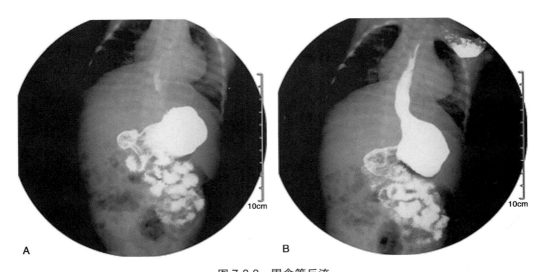

图 7-8-2　胃食管反流

仰卧位检查，在食管内钡剂大部分进入胃内后，可见钡剂由胃内向食管反流，到达气管隆突以上水平，食管胃角（His 角）明显变钝，胃食管前庭部增宽，贲门位置正常。食管张力减低，扩张状

（3）偶尔出现的少量反流，无诊断意义。

Ⅲ～Ⅴ级属较大反流，5min 内有 3 次以上反流可确定有 GER，若反流至颈段食管或由宽大开放的贲门反流至颈段食管或反流合并吸入即可确诊。伴有消化性食管炎也可确诊为胃食管反流。

2. **超声**　正常小儿胃食管连接部位常在膈下肝左叶后方与腹主动脉之间显示，两条食管壁和中间空虚的食管腔形成三条并行线，充满内容物的胃底部容易显示，小气泡呈明亮的斑点。在喂奶时进行动态超声检查，可见明亮的斑点自胃逆流入扩张的食管下段，并向上移动。至少有两次在不同时间内观察到反流物充满食管下段及有胃内容物在食管下段和胃之间来回移动时，超声方可诊断为胃食管反流。病理性胃食管反流测量食管腹腔段比正常短，食管贲门角变钝。

【诊断与鉴别诊断】

需要区别生理性反流和病理性反流，生理性反流偶尔出现，而且反流量小，反流时食管胃角一般无明显变钝。也要鉴别特发性反流与继发性反流，继发性反流为胃幽门窦、幽门或十二指肠梗阻所致，主要见于肥厚性幽门狭窄、幽门痉挛、十二指肠狭窄和闭锁、环状胰腺等。食管共济失调型吞咽功能不良时食管内容廓清延迟伴反流也要与真正的 GER 鉴别，前者并非由胃向食管内反流，而是由于吞咽功能不良，钡剂在食管下段潴留，且食管上下段压力不同等原因导致向上反流。还要区分单纯性反流与合并食管裂孔疝的反流。

七、食管裂孔疝

【概述】

腹部脏器通过食管裂孔进入胸腔称为食管裂孔疝（hiatus hernia），疝出部分主要是胃，有时也可包括部分大小肠甚至部分肝、脾等脏器。

长期以来都认为小儿食管裂孔疝地域差别较大。在我国，过去也多认为此病少见，中国医科大学附属盛京医院潘恩源教授等经研究证明此病是我国新生儿、婴幼儿呕吐的常见病因之一，在 11 年中平均每年确诊 39.27 例（新生儿、婴幼儿占 95.6%）。

此病的可靠检查方法首选钡餐造影，巨大型食管裂孔疝胸部平片可以显示。

临床症状主要为呕吐，生后不久即已出现，可呈喷射状，但无特异性。少数病例呕吐较轻以致未引起家长注意，有的也可延缓发生。有的病例可因便潜血、黑便、呕血或缺铁性贫血等症状就诊，少数甚至因不相关疾病（如先天性心脏病）摄片被偶尔发现。

中国医科大学附属盛京医院 11 年报道的 432 例中：新生儿 109 例，婴儿 266 例，幼儿 38 例，学龄前儿童 18 例，10 岁的学龄儿童 1 例，未发现 10 岁以上青少年病例，表明小儿食管裂孔疝与因变性、萎缩等原因导致膈食管膜松弛、食管裂孔开大等所产生的中老年后天性食管裂孔疝之间无因果关系或延续关系。同时在这些病例中未发现真正符合定义的先天性短食管和食管旁型食管裂孔疝；巨大型疝并不都意味着嵌顿；大部分小型疝的疝出部分虽在患儿哭闹时随着腹压的变化时而扩张，时而缩小，但并非都上下滑动；即使少数病例检查时瞬间符合混合型疝表现，但不同瞬间可分别显示混合型疝、小型疝和无扩张疝囊的柱状疝特点，并不断相互转化，并不恒定。

【影像学表现】

1. **普通 X 线检查**　基于小儿食管裂孔疝特点，

潘恩源教授将该年龄组食管裂孔疝分为四个基本类型,然后在类型后加注说明疝出部分的特点和并发症。

四个基本类型是:

(1)巨大型食管裂孔疝(图 7-8-3):全胃或部分胃疝至右侧膈上,或全胃疝至左侧膈上。共 49 例。占 11.34%。其中包括全胃疝至膈上的巨型疝 35 例(除 1 例在左膈上外皆位于右膈上);部分胃疝至右膈上的大型疝 14 例(其另外一部分胃 11 例位于左膈下,3 例位于左膈上)。巨型疝与大型疝的表现也不完全恒定,有的在同一次检查中即可见由巨型疝转化为大型疝,巨大型疝年龄在全组中偏大,但最小者生后 15 天确诊。全部都有胃扭转,且巨型疝重于大型疝。62.5% 在新生儿期即已出现呕吐,但可延缓发病。钡餐显示食管裂孔最宽达 43mm。与胃同时疝至膈上者包括结肠肝曲或脾曲 12 例、小肠 4 例、肝 1 例、脾 1 例。

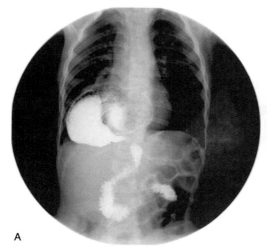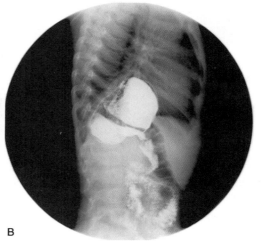

图 7-8-3 巨大型食管裂孔疝
全胃疝至右膈上,伴有胃扭转,大小弯转位,十二指肠位于扭转胃的左下方

(2)中型疝:贲门及胃的 1/3 经食管裂孔疝至膈上,胃窦及部分胃体在左膈下,疝出部分大体上呈钟形。共 33 例(占 7.64%)。

(3)小型疝:贲门及<1/3 的胃经食管裂孔疝至左膈上而胃的其他部分位于左膈下。共 168 例(占 38.89%)。其中 30 例的疝出部分呈漏斗状,也可称为漏斗状疝。

(4)柱状疝(ER7-8-4):诊断依据是胃食管交界部由食管裂孔明显移至左侧膈上,但膈上部分不扩张成囊状。共 182 例,占 42.13%。钡餐表现如下:

ER7-8-4 食管裂孔柱状疝

1)钡乳到达胃食管交界部时稍停顿,当其上方钡乳较多而下方呈黏膜像时,多条胃黏膜皱襞的上端形成一排小的弧形切迹或连成一条多弧形分界线。少数病例其上方食管增宽。下方黏膜皱襞切迹清晰,局部呈蘑菇头状。

2)胃食管交界部上、下方钡量适度时,局部显示为稍斜行或接近横行的透亮带或半透亮带,代表胃食管交界部的下食管黏膜环,系非炎症性的横行黏膜皱襞。

3)钡乳稍往下排,稍斜行的透亮带在两侧食管壁上出现或深或浅的小内凹切迹,即食管胃环(B环),通常在充盈像上多能显示。

4)胃食管交界部上下方皆呈黏膜像时。局部表现为多弧形或锯齿状线形影(Z 线)。

5)在黏膜像上见连续的胃黏膜皱襞经食管裂孔跨越膈肌上下。

6)胃食管交界部下方常较收缩,使局部的一侧或两侧食管边缘突然内收,与其上方充盈的食管形成鲜明对比。

以上 6 种表现中的全部或大部可见于同一病例、同一次检查的不同瞬间,且随局部钡剂的充盈或排出而不断相互转化,具有特异性和可靠性。

在基本类型确定后,首先还需要说明疝出部分的基本特点,包括:①疝出部分的大小形态在不同瞬间是否基本恒定。②在患儿哭闹或深呼吸时,疝出部分是随腹压的高低变化而上下滑动还是交替地收缩、扩张。③延时复查见疝出部分的位置、形态有何变化。

④有否腹部其他脏器随胃经食管裂孔疝至膈上。
⑤有否暂时性食管胃套叠或胃食管套叠。

其次需要说明是否有并发症。包括:①有否胃扭转及扭转的类型与程度。有否通过受阻与受阻程度。②有否胃食管反流、消化性食管炎、消化性食管狭窄和/或消化性食管短缩。③有否肥厚性幽门狭窄。

2. CT　CT可显示食管裂孔疝的大小及形态,CT能够准确显示疝内容物,特别是常规胸片不易发现的呈脂肪密度的网膜、系膜及肝脾等实质性脏器;CT尤其是冠状、矢状位重建能够准确反映巨大型疝合并的畸形;口服造影剂后再作CT检查可明确造影剂充盈的胃肠道。对复杂巨型疝和部分小儿病例,CT检查尤为方便。

3. **超声**　腹段食管闭合状态下呈三线样,中央细线样强回声为食管黏膜;贲门部肌层表现为较厚弱回声,中央较粗强回声为贲门部黏膜;食管贲门交界处形成鹰嘴样结构,食管裂孔疝时上移至膈上。膈上可见与胃腔相通的囊柱样膨大,高频探头可显示囊壁,有时可观察到其与腹腔内胃壁相延续之五层结构。膈上囊柱样膨大与膈下胃腔相通,其内食糜来回运动状况,尚可见胃食管反流现象,吐奶后膈上囊柱样膨大缩小或消失。

【诊断与鉴别诊断】

食管裂孔疝应该与膈壶腹鉴别。胃食管前庭的膈上段在蠕动波到达时往往舒张膨大呈壶腹状,称为膈壶腹,颇似疝囊,但膈壶腹一般只能暂时存在,透视下观察变化迅速,无胃食管交界部上移、胃黏膜皱襞横跨食管裂孔、B环、Z线等食管裂孔疝征象。应该指出的是,CT扫描时膈上食管扩张诊断食管裂孔疝并不可靠,很可能是充气扩张的膈壶腹表现,需要钡餐造影鉴别证实

八、贲门失弛缓症

【概述】

贲门失弛缓症(cardiac achalasia)又名贲门痉挛症,小儿较少见,当吞咽食物后,食管下端不出现反射性弛缓,阻碍食物通过,近端食管逐渐扩大,为神经肌肉运动失调所致。病变发生在食管下段,贲门肌层肥厚,持续痉挛,扩张功能不全,近端因扩张而张力及蠕动均减弱。主要症状为逐渐加重的咽下困难及呕吐,病变轻者,与平时喂奶后溢奶相似,但较频繁,量较大,有腐臭,但无奶块。小儿营养不良,虚弱,1/3合并吸入性肺炎。

【影像学表现】

1. **普通X线检查**　胸片可显示纵隔内有气影或气-液平面,纵隔影稍宽,食管服钡检查见有轻至中度扩张,造影剂下降到胃食管前庭部短时间停留后以细流入胃,有时食管贲门突然松弛、钡剂喷射状入胃,食管排空延迟。晚期病例,胸片显示纵隔右缘不同程度增宽,扩大的食管内有明显气-液面,服钡检查食管扩张,其内有食物颗粒形成的充盈缺损,食管远端变尖,钡剂呈细流通过,呈萝卜根状,蠕动波始于食管上段,到食管下段蠕动波变浅、消失。并发食管炎时食管边缘不规则或有龛影,钡剂停留较久,持续不入胃(图7-8-4)。

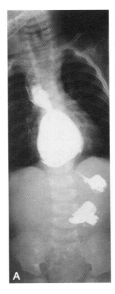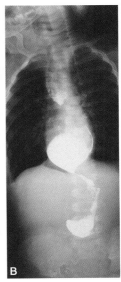

图7-8-4　贲门失弛缓症
吞钡检查食管下段重度扩张呈囊状,排空延迟。食管内有食物颗粒形成的充盈缺损,食管远端变尖,钡剂呈线状通过,呈萝卜根状,囊状扩张处蠕动变浅、消失

2. CT　CT可见后纵隔食管不同程度扩张。中重度贲门失弛缓可见狭窄上方食管明显扩张,其内积气积液,并可见食物残渣。一般扩张的食管壁无增厚,而食管下端狭窄段管腔逐渐变细,管壁光滑,伴有食管壁对称性增厚,但并非特异性改变。

【诊断与鉴别诊断】

1. **反流性食管炎**　反流性食管炎的患儿食管下括约肌功能减退,胃内容物长期反复刺激食管黏膜导致炎症、溃疡,晚期出现食管狭窄。吞钡造影早期可见食管下段轻微痉挛,管壁光滑规则;中期食管管壁毛糙,并有尖刺状龛影,黏膜皱襞增粗紊乱,食管壁轻度变形不规则;晚期瘢痕形成导致食管狭窄,狭窄以上食管扩张,狭窄段短缩拉直、管壁僵硬毛糙。以上表现与贲门失弛缓症有所不同。另外,反流性食管炎造影同时可见胃食管反流及食管裂孔疝改变。

2. **食管裂孔疝**　较大的食管裂孔疝在横膈上方形成较大的疝囊,平片有时在心影后方可见气-液平

面,此时需要与重度贲门失弛缓相鉴别,而且食管裂孔疝也常常合并反流性食管炎,引起食管下端梗阻,症状上颇似贲门失弛缓。钡餐造影鉴别二者并不困难,食管裂孔疝主要征象为膈上疝囊、胃黏膜通过横膈、胃食管交界部位于膈上等,与贲门失弛缓完全不同。

九、腐蚀性食管炎

【概述】

腐蚀性食管炎系患儿误服腐蚀剂造成的食管损伤。腐蚀剂分为强酸和强碱两大类,强酸有硫酸、盐酸、硝酸和石炭酸等,强碱主要为工业用火碱。强酸导致食管黏膜水肿、组织蛋白凝固,使黏膜黑色坏死;强碱具有强烈的吸水作用、脂肪皂化作用和蛋白溶解作用,使食管黏膜高度肿胀、组织坏死和溃疡形成,进一步发展为瘢痕形成,甚至造成穿孔。病理和临床改变分三期:急性期为1~10天,主要为黏膜渗出、水肿、糜烂、出血和组织坏死,食管痉挛,临床上出现早期梗阻;亚急性期为11~20天,主要为炎性反应消退及组织修补的过程,此期吞咽疼痛,食管梗阻症状逐渐减轻;3周以后进入慢性期,黏膜和肌层被增厚的纤维组织代替,瘢痕形成导致狭窄,临床上再度出现吞咽困难,并逐渐加重。严重的腐蚀性食管炎需要胃造瘘进食或进行肠管移植代替术。

【影像学表现】

1. **普通X线检查** 急性期不做造影检查,亚急性期为了了解病变程度和范围,可用碘水剂做食管造影检查。慢性期如果临床上不考虑有穿孔或瘘管,可用稀钡进行检查。①轻型:早期水肿及痉挛狭窄较轻,食管黏膜增粗紊乱,后期轻型病变可以恢复正常,或食管下段管壁稍显僵硬,管壁轻度狭窄。②重型(图7-8-5):早期明显痉挛形成广泛狭窄,管壁不规则,出现小刺状、线状或斑片状糜烂或溃疡,后期均有不同程度的管腔狭窄,近端管腔扩张。严重者正常食管与狭窄交界处呈漏斗状或鼠尾状。狭窄段一般在主动脉弓下方食管中下段,呈线状或带状,向心性,范围较长,连续或间断状,边缘光整或轻度不规则。食管黏膜或者平坦消失,也可以明显增粗迂曲,甚至出现息肉状充盈缺损。食管穿孔可见造影剂流入纵隔内,形成食管气管瘘者则气管同时显影,并可以显示瘘道。

2. **CT** 对于食管穿孔形成纵隔炎的患者CT检查是十分必要的,可以了解病变的程度和范围,纵隔炎表现为心脏大血管旁增厚的不均匀密度影,往往呈厚壁囊状,内容为液性,有时可见气-液平面。水肿期及慢性瘢痕形成的慢性期可见食管壁增厚,并无特征性。

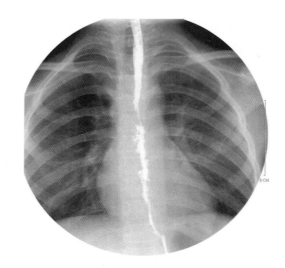

图7-8-5 腐蚀性食管炎
食管中下段不规则狭窄,管壁僵硬,可见多发尖刺状、线状、不规则形龛影。钡剂通过稍受阻

十、食管异物

【概述】

食管异物分为不透X线的阳性异物与透X线的阴性异物两类。前者主要有金属制品如别针、硬币、骨头等,后者有塑料制品、果核、鱼刺等;多发生于儿童。异物常停留在食管的三个生理狭窄处,尤以食管入口处(即第一生理狭窄处)最多见,占70%,其次是主动脉结压迹处或左主支气管压迹处。检查前,应该询问是否有异物吞入史,吞入何种异物以及疼痛和梗阻的部位,这对选择检查方法十分重要。食管异物继发感染可造成食管穿孔。

【影像学表现】

1. **普通X线检查** 平片是食管异物最重要的检查方法,阳性异物如硬币等透视或平片即可明确显示异物的形态和位置(ER7-8-5)。金属硬币呈扁圆形,在食管内其平面恒定与人体冠状面一致,所以在正位像可见硬币的最大圆面,而侧位像可见硬币的侧面投影,即使硬币的密度不是很高,在侧位像上由于其厚度增加而可以清楚观察到致密的纵行条状影。如果为半透X线的异物,如:塑料纽扣,或透X线的异物,如:鱼刺、果仁等,常需作食管钡餐造影或钡棉造影检查才能确诊。钡棉造影主要显示刺入食管壁的刺状

ER7-8-5 食管金属异物

物,可见异物处纵行长条状或柳叶状钡棉悬挂现象,重复吞咽或口服清水仍然不能排除。如果有颈椎前软组织增宽,纵隔积气、积液等则考虑为穿孔或继发感染等并发症。

2. CT　当平片检查仍然无法确诊时,可以考虑使用 CT 进一步检查,由于 CT 的密度分辨率较高,可以观察到异物的位置和形态。异物停留处食管壁一般均有不同程度水肿增厚,有的食管壁可见不规则低密度区,食管周围形成低密度软组织肿块,肿块内有时可见气体存在,出现气-液平面,表明异物刺破食管壁继发感染、食管壁及食管壁外脓肿形成,此时尚可见局部食管周围脂肪层模糊消失。

【诊断与鉴别诊断】

1. 气管异物　气管内异物可以导致咳喘和呼吸困难。金属硬币,其最大平面与矢状面一致,正位像可见硬币的侧面观,呈条状影,这与气管的前后径长于左右径有关。另外,气管异物尤其是支气管异物尚可出现呼吸系统并发症,如肺气肿、肺不张和阻塞性肺炎等。

2. 食管占位　食管异物一般有明确的病史,高密度食管异物与食管占位不存在鉴别问题。少数病史不详的情况下,食管内的不规则的肿块形成的充盈缺损需要与食管阴性异物鉴别。必要时行 CT 增强扫描或食管镜检查,肿瘤病变可强化,而异物不强化。

第三节　胃

一、胃扭转

【概述】

胃扭转(volvulus of stomach)分为原发与继发两类,前者病因不明,约占 2/3,后者约占 1/3,继发于食管裂孔疝、膈膨升、消化性溃疡等,还可以并发先天性巨结肠、肠旋转不良、空肠梗阻、肥大性幽门狭窄等。原发性主要见 3 个月内小婴儿。胃扭转根据扭转的轴线分为器官轴型胃扭转和网膜轴型胃扭转,前者常见,后者偶见,另外一型兼有二者特点,为混合型。器官轴型胃扭转是以贲门和幽门两个固定点纵连线为轴,由于胃韧带松弛,胃体沿此轴转动,活动过度即发生扭转,一般小于180°,因而发生远端梗阻者极少见。网膜型胃扭转是以网膜为横轴,以胃小弯和胃大弯中点为两个固定点,幽门沿横轴转向左侧上方到贲门前,胃底下移至幽门位置,形成扭转。胃扭转为小婴儿最常见的呕吐原因,2 个月以内占 30%。呕吐占 95%,为最常见症状,多数于 1 周内开始呕吐,内容物为奶水,少数可吐"黄水"或"咖啡样物"。吐前常有哭闹不安。一般营养状况尚好,约 15%病例有 I 度营养不良。

【影像学表现】

普通 X 线检查

(1) 器官轴型(ER7-8-6):约占 61%,特点为:①胃呈大虾状,可有两个气-液面或长液平面;②食管腹段延长,胃大弯黏膜皱襞与食管腹段相交叉;③胃大弯接近横膈,胃小弯位于大弯下方;④幽门部高于十二指肠球部,球部呈倒吊状。

ER7-8-6　器官轴型胃扭转

(2) 网膜轴型:约占 27.5%,特点为:①胃黏膜皱襞十字交叉,有胃环形成;②腹段食管无延长,与胃黏膜无交叉;③幽门与贲门距离缩短,幽门位于球部之下方。

(3) 混合型:约占 12%,当患儿改变体位时胃扭转的轴型可改变。

小婴儿胃扭转多数为不完全性扭转,扭转程度<180°。用手按摩上腹部或改变体位对,部分病例可复位,称为可复性胃扭转。

因胃扭转而致胃远端梗阻者极少见,多因呕吐就诊急性发病,钡餐显示胃体部扩张,内有多量滞留液。幽门前庭可呈鸟嘴状,钡剂不能通过。常有并发畸形如食管裂孔疝、膈膨升等。无幽门梗阻的胃扭转通常胃内无明显滞留液,右侧卧位时服钡后 30~60min 约 50%以上钡剂达回肠。仰卧位时钡剂排空时间延长并常见食管钡剂反流。

【诊断与鉴别诊断】

新生儿水平横胃(horizional transvers gastria of new born)为新生儿呕吐原因之一。临床表现与胃扭转相似。腹部平片大多数表现正常,胃泡横行,通常无扩张;小肠充气正常。确诊依靠钡餐检查,胃窦、胃体抬高与胃底及幽门管、十二指肠球部均在同一水平。正位像胃底与胃体相重叠,胃窦与幽门管、十二指肠球部相重叠。侧位片显示幽门管及十二指肠球均指向后方脊柱。钡剂通过顺利。通常胃泡不大,十二指肠无扩张,小肠充钡正常。但患儿仰卧位时钡剂易停滞在胃底部,排空时间延长。右侧卧位呕吐症状可缓解。

二、胃重复畸形

【概述】

胚胎期消化道中两个空泡行列融合为一,若两个空泡行列未能沟通融合为一,此段胃肠道可分为两个。其一为主腔,与整个胃肠道相通连,另一则形成两端闭合的重复胃肠段,平行依附于主要胃肠管,或与主腔相通,形成憩室,或不相通而形成囊肿。胃重复畸形(duplication of the stomach)最为少见,约占3.8%,形状和大小各异,小者仅为直径几厘米的圆形囊肿,大者为整个胃重复,甚至延至十二指肠与食管,可发生在胃任何部位,多位于胃底、胃体偏大弯侧,多为不与胃腔相通的囊肿,内含液体,内衬以胃黏膜,与胃共一肌层和共用血管,覆盖以胃黏膜(少数为邻近消化道黏膜)。出生时通常较小,以后由于分泌物聚集迅速增大。临床症状无特异性,常见表现有腹痛、呕吐、呕血。上腹部有时能触及包块。可合并其他畸形。

【影像学表现】

1. **普通 X 线检查**　交通性胃重复畸形与胃憩室相似,钡餐检查时可见充盈钡剂的囊袋状影伴随于大弯侧。如果为闭合囊肿,常与胃的一部分相邻,呈软组织包块影,局部胃壁受压较僵直,囊肿突入胃腔内时,可显示边缘光滑的软组织团,胃容积变小。如果胃重复畸形位于胃窦部,早期可出现胃出口梗阻表现。

2. **CT/MRI**　腹部 CT 可发现上腹部囊性肿物,与胃关系密切,邻近胃壁不同程度增厚,囊肿可位于胰腺上方、脾门、胃区,增强扫描可能显示明显强化的重复畸形内的胃黏膜层,并可能显示胃重复畸形浆膜与胃浆膜相延续,上述征象有助于诊断。

3. **超声**　胃重复畸形一般呈囊状液性占位,表面光滑,张力较高,囊内液体透声性良好,其后方回声增强,饮水观察示胃腔可以受压变形狭窄,有的病例可见邻近胃壁解剖层次紊乱,囊肿与胃腔常常不通,压之与胃不能分离,邻近脏器可被推移。

4. **放射性核素显像**　胃重复畸形的黏膜与正常胃黏膜对 $^{99m}TcO_4^-$ 具有摄取和分泌的作用,局部出现放射性浓集。显像具有一定时间特性及和胃基本同步显影的规律,绝大多数胃重复畸形的黏膜于 3～5min 在胃显像的同时或稍后出现了异常浓聚区。胃重复畸形显示的浓聚影像范围则较大,呈团块状或大圆形。

【诊断与鉴别诊断】

胃重复畸形应与上腹部其他腹部囊性病变,如系膜和网膜囊肿、胆总管囊肿、腹腔脓肿、腹腔囊性畸胎瘤等相鉴别,由于胃重复畸形囊肿壁内存在发育良好的平滑肌,部分患者可观察到囊壁蠕动收缩的轮廓改变。而因后者缺乏肌层结构,形态无变化,另外由于后者无胃黏膜,增强 CT 检查见不到明显强化的胃黏膜,核素扫描也见不到典型的胃黏膜的核素浓集现象。

三、先天性胃窦部隔膜

【概述】

先天性胃窦部隔膜(menbranous stenosis of the gastroantrum)又称胃窦蹼、胃幽门前隔膜,为新生儿、婴幼儿呕吐原因之一,大多数经保守治疗,症状可缓解,但可间断发作。狭窄严重者需手术治疗。潘恩源曾报道 31 例,年龄自新生儿至 4 岁,小于 4 个月者均经保守治愈。

【影像学表现】

普通 X 线检查

X 线表现:腹部平片可显示胃泡扩张,肠内积气较少。钡餐检查是确诊本病主要方法,钡量不宜过多,采用右侧卧位避免胃体与胃窦相重叠。

钡餐造影表现:①狭窄部近侧呈"耳状面"样改变。②隔膜孔。狭窄严重者,钡剂通过膜孔呈钝的圆柱影(与幽门狭窄的鸟嘴征不同)。③胃窦小囊。隔膜与幽门管之间充盈钡剂,如十二指肠球部同时充盈则形成"双球征"。若小室内钡剂排空,则形成狭窄面远侧与幽门管之间不光滑的线样征。④胃内钡剂排空不同程度受阻。⑤当隔膜两侧均充钡时隔膜显影,呈光滑的切迹状透亮影,厚 1.5～5mm,形态较固定,与蠕动波不同(ER7-8-7)。

ER7-8-7　胃窦部隔膜

【诊断与鉴别诊断】

本病需与肥厚性幽门狭窄、幽门痉挛及胃窦憩室鉴别。如胃窦小囊处于收缩状态则与幽门痉挛或肥厚性幽门狭窄的瞬间表现相似,胃窦小囊偏向一侧时则呈憩室状。幽门肌肥厚主要表现为胃幽门窦部狭窄呈"鸟嘴样",光滑单纯的幽门管狭窄变细伸长,可见"肩样征"、小突、线样征、双轨征等特征性改变;幽门痉挛充钡时幽门管最宽不超过 5mm,而胃窦小囊宽径时大于 5mm。胃窦憩室常呈偏向一侧的囊袋样充盈区,无隔膜影,与本病不同。

四、胃壁肌层缺损

【概述】

胃壁肌层缺损(defects of gastric musculature)较

少见,为新生儿气腹常见原因之一,一般多见于未完全成熟的早产儿。多于生后 2~6 天内发病,尤其在喂奶后突然腹胀,患儿烦躁不安,甚至休克。多见于胃大弯侧,病因病理是由于胃壁在发育生长过程中出现血管异常导致胃壁全层发育障碍,主要为浆膜和肌层缺损,出生后吞咽空气使胃泡充气扩张,加上吸吮乳汁,胃压不断加大,于薄弱处黏膜外突发生破裂、穿孔。胃壁肌层缺损很难于术前做出诊断,但胃泡不规则形扩张可提示本病。

【影像学表现】

普通 X 线检查

1. **腹部平片** 可见胃扩张,无张力,胃泡形态有时较特殊。胃内可有巨大液平面,小肠充气基本正常或减少。胃穿孔后胃泡变小、腹腔内大量积气积液,肠管无粘连,腹腔内无钙化可提示胃穿孔。偶尔胃壁肌层缺损范围较小,穿孔较小,穿孔部位被周围脏器覆盖使胃内气体和液体不易溢出,胃泡亦可不缩小,因此胃泡的扩张不能排除胃穿孔的可能性。当出现广泛性腹膜炎和肠壁炎症水肿时,平片显示肠壁增厚、僵直、间距增宽,呈花瓣状聚拢,提示预后不良。

2. **钡餐造影检查** 一般临床上胃壁肌层缺损均由于胃破裂急诊手术,在胃破裂之前行钡餐检查的病例很少,如果检查时发现胃泡扩张,为安全起见,行泛影葡胺造影是明智的。表现如下:胃明显扩张,蠕动减弱,胃外形除膨大外,尚可见较大的异常突出,但发或多发,幽门开放延迟,造影剂下行困难。

【诊断与鉴别诊断】

由于本病常引起胃破裂游离气腹和腹膜炎,应与胎粪性腹膜炎并发肠穿孔相鉴别,后者腹腔常出现不规则胎粪钙斑,肠管僵硬,粘连成团,出现气-液平面及腹膜炎等征象。此外,还需要与坏死性小肠炎并穿孔鉴别,后者多日龄较大,有明确的小肠炎病史,全身症状明显,有时于平片可见肠壁内气泡影。

五、肥厚性幽门狭窄

【概述】

肥厚性幽门狭窄(hypertrophic pyloric stenosis)是新生儿、婴儿胃肠道常见病之一,我国发病率约为 1/3 000~1/2 000,男婴约占 80%~90%。其病因至今尚无定论,目前值得重视的是胃酸、胃分泌素学说和迷走神经过度兴奋学说。

本病主要表现为幽门环形肌高度延长、肥厚,形成枣状或橄榄状肌块,它不仅累及幽门管,而且也累及幽门前区并稍突入十二指肠球底,使胃的出口延长、变窄,产生完全或不完全性梗阻,胃也可因排空受阻而产生胃炎、糜烂、溃疡。

中国医科大学附属盛京医院统计资料显示:呕吐症状于首次喂奶后即出现者占 20.38%,呕吐开始于出生后 14 天以内者占 26.20%,最晚于出生后 1 个月左右出现,仅占 9.43%。就诊时最小 12 天,最大 5 个月零 7 天,平均 45.01 天±21.28 天。此病呕吐常有其特点,最初仅回奶,不久即进行性加重呈喷射性呕吐,呕吐较重后便每次喂后都吐,约 1/5 病例始终频吐。呕吐物通常为乳汁、黏液,常含凝乳块,不含胆汁。少数呕吐严重有因黏膜毛细血管破裂而含鲜血或变性血红蛋白。通常前腹壁上可见活跃的胃蠕动波,在右上腹部可扪及肥厚幽门肌所形成的橄榄形肿块。

上腹部扪及肿块且有相应呕吐病史,经过钡餐检查可以确诊本病,钡餐检查目前仍为最准确可靠的手术前诊断手段。

【影像学表现】

1. **普通 X 线检查** 腹部透视或平片可见胃充气扩张而肠气较少,确诊依靠钡餐检查。

钡餐检查于禁食水 3h 后进行,先取正、侧位作一般透视,然后取右侧卧位喂以钡乳观察食管、贲门等,在胃内充钡后将患儿改取适当角度体位以便清晰地显示胃窦、幽门和十二指肠球部。

主要表现(图 7-8-6)如下:①胃蠕动先强后弱。通常都有不同程度的幽门通过延迟,严重者幽门长时间不开放。约 70% 病例可见胃食管反流。②胃窦的幽门前区常呈鸟喙状,称为鸟喙征(beak sign),当蠕动波到达时更为明显;其大、小弯侧被肥厚的幽门肌

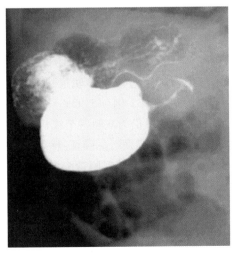

图 7-8-6 肥厚性幽门狭窄

胃窦的幽门前区常呈鸟喙状,胃幽门窦部大、小弯侧被肥厚的幽门肌压迫形成"肩样征";幽门管延长变细,呈现"线样征"。十二指肠球底形成蕈样压迹

压迫形成弧形压迹，称为"肩样征"（shoulder sign）；胃小弯的每次蠕动波在此压迹的前方停止前进、形成持续数秒以上的、位置不变的尖刺样突起，称为"小突"或"乳头征"（tit sign）。③幽门管延长、变细，其长度可达 30~35mm，称为"线样征"（string sign），绝大多数都程度不同地向头侧弯曲，仅个别病例较平直。④有的病例幽门管较扁平，两侧各显示一条线形影互相平行，称为"双轨征"（double track sign）。⑤肥厚的幽门肌压迫十二指肠球底，形成蕈样压迹。

不典型 X 线表现：①小弯侧限局性小肿块状幽门肌肥厚（lesser curve mass）：表现为小弯侧边缘光滑的持久性切迹。②幽门肌不完全环绕性肥厚，使幽门窦呈漏头状（funnel antrum）。③胃窦部肌肉不均匀肥厚，使胃窦部不规则狭窄，钡餐显示胃窦部呈毛刺状或锯齿状（spiculated antrum）。④正常幽门环肌的中央部分较其远、近侧肌索都薄，在肥厚性幽门狭窄时，有的病例远及近侧肌索显著肥厚，幽门管中段便因黏膜突出产生龛影样表现，称作"钻石征"（diamond sign），但它经常变化，与恒定的溃疡龛影不同。⑤有的幽门肌仅轻度肥厚，表现为恒定而显著的短段幽门狭窄，触诊往往无明显肿块。

潘恩源教授报道此病的 5 种不典型 X 线表现，皆由手术证实：

（1）粗管型：管腔较宽，若以最大管径>5mm 划界有 44 例（21.89%），即使以 >6mm 划界也有 14 例（6.97%）。有些病例开始较细而在检查过程中逐渐变宽，不少病例管腔内见有明显的甚至多量凝乳块。此型同时偏长（最长 30mm，最短 13mm，平均 19.57mm±5.57mm），年龄也偏大（从 1 个月至 5 个月零 7 天，平均 62.86 天±37.56 天）。

（2）多轨征：在管径较粗的病例中并不罕见，共有 75 例（75/201,37.31%）。有的病例在检查过程中逐渐由线样征、双轨征过渡到多轨征，但有的也可直接显示为多轨征。有 32 例（15.92%）多轨征仅见于管腔近侧段，而远侧段仍为双轨甚至线样征。

（3）限局性花瓣样横行黏膜征：横行黏膜的位置与"钻石征"相似，但常见其近侧管腔多轨而远侧管腔双轨，虽仅有 3 例，但其形象特征反映出此横行黏膜正好位于幽门管与幽门前区交界处。

（4）管腔内切迹征：仅 1 例，是幽门部肌肉不均匀肥厚的表现，其管腔宽度及由远段小弯侧向管腔内突出的切迹恒定。

（5）管腔远近段宽度不等征：共 7 例，显示为管腔的远段宽而近段窄，反映了其远近两部分肌肉不均

匀肥厚。

2.**超声** 肥厚性幽门狭窄（ER7-8-8）的超声表现为幽门部管壁全周性均匀性增厚，增厚肌壁呈低回声，幽门管短轴切面呈"靶环征"，周围为环状低回声，长轴切面呈"子宫颈征"图形，管腔细窄，胃内容物通过受阻，近幽门部蠕动消失或出现逆蠕动。Blumhage 等详述了超声诊断肥厚性幽门狭窄的标准，即幽门肌长度大于 20mm，前后径大于等于 15mm，肌厚度大于等于 4mm，幽门直径在 11~14mm 之间者才需做 X 线检查确诊。

ER7-8-8　肥厚性幽门狭窄

【诊断与鉴别诊断】

短段肥厚性幽门狭窄须与幽门痉挛鉴别，幽门痉挛呕吐发生早，出生后不久即出现，呕吐轻，呈间断发生，上腹部无阳性体征，触不到肿块，抗痉挛治疗有效，方法是口服阿托品，用 1∶1 000 溶液，喂奶前半小时，从 1 滴开始，逐渐加量至皮肤发红为止。一般每次量不超过 5 滴。幽门痉挛者呕吐缓解或消失。

六、幽门痉挛

【概述】

幽门痉挛（pylorospasm）的确切发病原因尚未明确，可能与新生儿胃的解剖生理特点有关。正常情况下，新生儿胃呈水平位，胃底发育差，贲门较松弛，而幽门发育较成熟，幽门处于较紧张状态，尤其在有某些因素影响时，如喂养不当等，可导致幽门暂时性功能失调，胃排空阻力增大而致呕吐。幽门痉挛主要症状为间歇性呕吐，多见于初生后数日小儿。上腹部触不到包块。偶见胃蠕动波，用解痉药可缓解症状。

【影像学表现】

普通 X 线检查 呕吐严重的小儿腹部平片仅见胃泡充气酷似胃闭锁，小肠无气影。但多数小儿腹部充气正常。服钡检查显示胃蠕动增强。幽门管有时细长，排钡延迟，类似幽门肥大性狭窄，但胃窦及十二指肠球基底部无压迹、无乳头征。反复核查可见痉挛之幽门管增宽，有蠕动波。胃排空可延迟，但胃泡多无扩大，滞留液往往不多（ER7-8-9）。

ER7-8-9　幽门痉挛

七、胃扩张

【概述】

胃扩张（gastric distension）常引起上腹部胀痛、呕血、脱水。病情多较重。常见的原因如肥厚幽门狭窄、幽门痉挛、高位小肠梗阻等。此外，有坏死性胃小肠结肠炎、消化性溃疡，胃扭转等。少见的原因有胃出口处重复畸形、胃壁肌层缺损等。腹膜炎、胆囊炎、胰腺炎可导致反射性胃扩张。小儿暴食亦可引起胃扩张。

【影像学表现】

1. **普通 X 线检查**　腹平片显示左上腹部巨大胃泡影，胀气扩大的胃泡下界可达下腹部。通常胃泡内积气积液为主，亦可有食物滞留，合并胃出血时可有泡沫状阴影在液平面上方，小肠充气减少。有胃壁坏死时可出现胃壁积气，在大弯侧可见线状或囊状透亮区。合并胃壁肌层缺损时胃泡形态特殊可呈梯形。多数病例复查显示胃形态可恢复正常（ER7-8-10）。

ER7-8-10　急性胃扩张

2. **CT**　多个层面可以显示胃腔扩大，积气积液。对于腹膜炎、胰腺炎、胆囊炎等导致的反射性胃扩张，CT 对于诊断原发病有很大的价值。

【诊断与鉴别诊断】

鉴别诊断主要要分清导致胃扩张的原因，不同原因的胃扩张临床处理方法不同。胃扩张同时有十二指肠和空肠近端扩张时可提示高位肠梗阻存在。胃扩张同时有横结肠胀气时应想到胰腺炎的可能性。胃扩张同时有小肠扩张时可提示麻痹性肠梗阻、腹膜炎、肠炎等。胃扩张合并右上腹肠管胀气时可提示胆囊炎的可能性。膈疝合并胃扩张时可有胃嵌顿的可能性，及时减压或手术治疗可避免胃坏死。胃扩张穿孔后可发生液气腹，积气积液较多，可见横贯全腹大液平面。亦可发生膈下感染。如穿孔部位在胃后壁亦可不发生气腹。

CT 检查对于导致胃扩张的病因的诊断价值很大。

八、腐蚀性胃炎

【概述】

腐蚀性胃炎（corrosive gastritis）多见于儿童误服强酸所致，误服强碱的小儿亦可发生，但由于胃酸的中和病变较轻。主要症状为呕吐、呕血及上腹痛，严重的可因胃穿孔致死。

【影像学表现】

1. **普通 X 线检查**　急性期一般不做 X 线检查。通常在误服腐蚀剂 20 天以后口服钡剂检查，表现为胃蠕动减弱，胃壁有多数小溃疡形成的龛影使胃边缘呈锯齿状。胃黏膜粗厚或模糊。由于瘢痕收缩使胃不规则变形，胃容积变小，胃窦部狭窄，呈牛角形或砂钟状，胃底或胃体部可有憩室样改变，胃出口有梗阻（图 7-8-7）。食管常合并腐蚀性食管炎，不规则狭窄，如果食管炎很轻，由于胃部梗阻导致食管扩张，可伴有胃-食管反流。

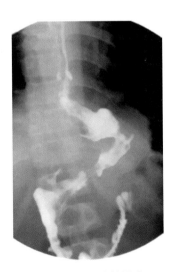

图 7-8-7　腐蚀性胃炎
胃腔内可见胃管影。胃明显变形缩窄，边缘僵硬不规则，可见龛影。合并腐蚀性食管炎

2. **CT**　胃腔缩窄，胃壁广泛不均匀增厚，即使饮水扫描也不扩张。

九、胃肿瘤

【概述】

小儿胃肿瘤种类构成与成人不同，病种较为分散,小儿胃肿瘤良性肿瘤所占比例较高。小儿胃良性肿瘤有两种来源:一为黏膜上皮,如息肉;另一来源为间叶组织,如平滑肌瘤、畸胎瘤、血管瘤、淋巴管瘤和脂肪瘤等。以平滑肌瘤和畸胎瘤多见。胃息肉可以单独发生在胃或作为全身息肉病的一部分。畸胎瘤较常见,可在胃内或/和胃外生长。异位胰腺可发生在胃肠道的任何部分,在十二指肠和胃较常见。恶性肿瘤有淋巴肉瘤、平滑肌肉瘤和胃癌,前两者可为原发,也可由良性平滑肌瘤或畸胎瘤转化而来。小儿胃癌很少见,Mc Neer 研究发现在 506 例小于 30 岁的胃癌患者中,15 岁以下的儿童仅占 19 例,约为 3.7%。此外,淋巴瘤与白血病等恶性肿瘤亦可侵犯胃壁,常为黏膜与黏膜下层。常见的临床表现有腹痛、呕吐、呕血、食欲减退、消瘦等,在良、恶性肿瘤中均可见,良性肿瘤生长缓慢,就诊时可触及肿物。

【影像学表现】

1. **普通 X 线检查** 胃息肉于造影时表现为边缘光滑、清楚的圆形成卵圆形充盈缺损,大小不等,可单发或多发。畸胎瘤的表现为肿瘤有钙比,造影显示充盈缺损和胃变形;平滑肌瘤主要表现为基底较大的边缘光滑的块状充盈缺损,表面可由溃疡形成的龛影(图 7-8-8)。异位胰腺表现为小的黏膜下结节,中心有凹陷为其特征。恶性肿瘤的主要特征为不规则的充盈缺损和黏膜破坏,可有不规则龛影和胃壁僵硬等改变。

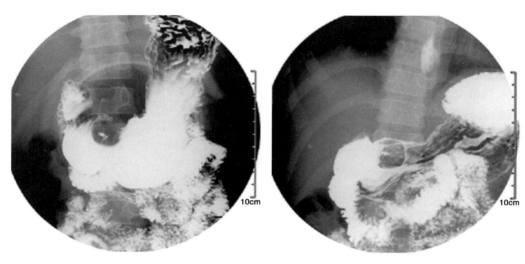

图 7-8-8 胃平滑肌瘤

胃窦部小弯侧边缘光滑的圆形充盈缺损,黏膜像呈环状影,表面可见黏膜通过,形成"黏膜桥征",表面有溃疡形成的小钡斑

2. **CT** 对于小儿胃部肿瘤的 CT 表现参见相关章节,作为钡餐造影的必要补充,CT 对胃肿瘤的诊断有以下优越性:①显示肿瘤向管腔外扩张的范围,与邻近器官的关系。②显示有无淋巴结转移和其他脏器转移。③胃肿瘤术后复查,观察吻合口周围有无复发。

3. **超声** 胃空腹时多呈现"假肾"和"靶环"征象(pseudokidney and target sign)。贲门癌超声表现为贲门管壁限局或全周性增厚、僵硬、内膜面不平整。饮水时可见液体通过速度减慢,有中断现象。肿块多为低回声。胃癌饮水后观察显示病变处胃壁五层结构不清,弥漫或局限性增厚,内膜面不平整。如合并恶性溃疡可出现黏膜中断,表面凹陷,严重时出现"火山口"样改变。胃壁僵硬,蠕动消失。部分病例流出道狭窄。胃平滑肌类肿瘤声像图特征为圆形、类圆形低回声团。轮廓清晰、边缘光滑、宽基底或带蒂。多为腔内型生长。恶性平滑肌肉瘤较大,呈圆形、分叶状或菜花状。轮廓一般较清晰,肿块表面黏膜破坏者,其内常有液化坏死,腔外生长常见,肿块部蠕动消失。胃恶性淋巴瘤表现为胃壁增厚 1cm 左右,波及范围广泛,透声较好,肿块为低回声或近似无回声。胃周及大血管周围可见多个圆形低回声团,代表淋巴结肿大。胃畸胎瘤超声显示内部回声极不均,可见无回声区和强回声钙化区。

【诊断与鉴别诊断】

1. **平滑肌瘤和平滑肌肉瘤** 平滑肌瘤多发生于固有肌层,少数发生于黏膜肌层、胃血管壁平滑肌;

分为胃内型、壁内型、胃外型,以前两者为多。典型者为半圆形边缘光滑的山田Ⅰ型隆起,可有桥形皱襞。胃内型可为山田Ⅱ、Ⅲ型隆起,表面覆以正常的黏膜。胃外型仅仅表现为胃外压迫性改变。平滑肌肉瘤以胃外型为多。平滑肌肉瘤直径多>5cm,出现溃疡的概率明显大于平滑肌瘤。有的具有侵袭性并远处转移。

2. **恶性淋巴瘤** 原发于胃的恶性淋巴瘤少见,更常见为全身恶性淋巴瘤的一部分,在全消化道恶性肿瘤中,胃的非上皮恶性肿瘤约占 0.5%~2.3%,恶性淋巴瘤占其中的 60%。其形态分为隆起性、凹陷性、平坦性,常常多种形态混合存在。主要有如下表现:隆起部分具有黏膜下肿瘤特点,恶性肿瘤形态,病变复杂多样:Ⅱc样浅凹陷、不规则的多发溃疡、巨大皱襞与隆起混合存在,淋巴瘤的胃壁浸润对胃壁的柔软性影响不大,与胃癌相比恶性淋巴瘤的胃壁僵硬程度相对较轻,而胃癌浸润时胃壁僵硬。胃淋巴瘤的胃腔缩小较胃癌少见,幽门梗阻的概率也较小。CT 胃淋巴瘤平均胃壁厚度>5cm,较胃癌明显。胃淋巴瘤的胃周脂肪消失与邻近脏器侵犯不如胃癌明显。CT 增强显示胃淋巴瘤强化程度不如胃癌明显。胃淋巴瘤的腹内淋巴结常较胃癌的淋巴结转移数目多、体积大。肾门以下层面增大淋巴结数目较胃癌多。

3. **异位胰腺** 也称为迷走胰腺,多发生于胃窦部大弯侧,少数见于胃体部;以黏膜下层为多,其次为固有肌层。男性多见,好发年龄为 30~50 岁,大小在 0.5~3.0cm 之间。X 线具有黏膜下肿瘤的特点:①半圆形隆起,中央凹陷,此凹陷为中心管或排泄管的开口部。此型多见于胃窦部。②盘形隆起,呈边缘不清的平缓隆起,多见于胃体部。表面形成糜烂或溃疡者占 5%~14%。

4. **胃石** X 线征象:①胃内单发或多发大小不等的充盈缺损,大者接近于 10cm,小者数厘米,部分充盈缺损呈息肉样。②充盈缺损边缘不规则,毛糙或锐利,表面凹凸不平,涂钡后表面呈网格状、条状及脑回状,条状影和胃黏膜平行走行,酷似粗大黏膜皱襞。③改变体位时,充盈缺损影可出现移动,如果无明显移动时压迫可使缓慢移动,且有变形,呈柔软感。④钡剂沿充盈缺损边缘分流,胃黏膜粗大,无中断,蠕动及张力基本正常,胃壁柔软,轮廓规整,仍保持其完整性。诊断胃石时应特别注意有无食山楂、柿子等历史,结合上述 X 线征象,与其他疾病鉴别不难,行胃镜

检查可明确诊断。

十、胃石

【概述】

小儿胃内异物较少见,多数异物均停滞于食管内不能下行。在我国报道最多的是进食大量柿子和黑枣(0.5~1.5kg)所形成的柿石和黑枣石,少数为毛粪石。空腹食入大量的柿子或黑枣,使其所含果胶和鞣酸与胃酸作用凝固成团块,形成坚硬的结石。临床表现为上腹部不适,恶心、呕吐、食欲低下、消瘦、腹痛。进食后加重。于上腹部或偏左侧可触及包块,质稍硬,可活动。

【影像学表现】

1. **普通 X 线检查** 柿石或黑枣石显示为密度不均匀软组织包块影位于胃内。立位胃泡呈凹面向下的新月状,立卧位时包块影可上下移动。钡餐显示胃内较大的一块或数块形态不规则的充盈缺损,与胃壁无蒂相连,可上下移动(ER7-8-11)。胃壁光滑完整,充盈缺损区不易显示黏膜影,胃蠕动正常或减弱。幽门无梗阻。钡剂沿充盈缺损边缘分流通过。有时可见暂时性受阻,但改变体位或给手法按摩后钡剂可顺利通过。

ER7-8-11 胃石

2. **CT** CT 扫描可以显示胃腔内肿块,边缘不整,密度不均,其内可有气体影,与胃壁不相连,不同体位扫描可见其位置有变化,增强扫描不强化。

3. **MRI** MRI 可以显示较大的胃石,由于胃石的构成不同,其信号不定且不均匀,胃水成像可以较好地显示胃腔内的胃石,其中毛粪石是由食物残渣、毛发等物质和胃液所构成的硬块,其信号较有特征:T_1WI 与 T_2WI 上均呈以低信号为主其内混杂少许斑片状稍高信号,结合病史,不难作出诊断。

4. **超声** 胃石一般表现为强回声光团,可在胃液中缓慢移动,且具有一定浮力,服胃显像液后见其在胃内随体位转动而快速移动。声像图常只能显示其前半部,后半部回声衰减,后方伴宽大声影。胃石可合并糜烂性胃炎、溃疡。糜烂性胃炎声像图表现为胃黏膜增厚、毛糙,连续中断,黏液较多,呈条索

状,一端附着于胃黏膜层,另一端漂浮于胃液中。溃疡处胃壁局灶性增厚,中央凹陷,表面有渗出物,周边隆起。

【诊断与鉴别诊断】

本病需与胃内肿瘤鉴别。由于胃石可移动,胃壁完整不受侵犯,胃蠕动存在,加上食柿子、黑枣或毛发病史与肿瘤不难鉴别。

（王玉　刘鑫）

第九章

急 腹 症

第一节 概 述

一、检查方法和影像解剖

（一）急腹症 X 线检查

1. 腹部透视 在腹部 X 线透视之前，应常规先行胸部透视。因为一些胸部疾病，如：右下急性肺炎、急性心肌梗死、主动脉夹层等均可产生上腹部疼痛，类似急腹症，必须先排除这些疾病。对急腹症来说，腹部透视主要是观察腹腔及肠道是否有异常气体和液体。

2. 腹部 X 线平片检查 常规腹部 X 线摄影应拍立位及仰卧位两张片。仰卧位腹平片应包括整个腹部，上方达双侧膈顶，下方应包括耻骨联合。

（1）立位：可确定有无气腹、腹膜腔内或肠腔内是否有异常气体及液体聚集；气-液面的多少及程度等。但对扩张的肠管的确切部位及大小肠的区别不如仰卧位片准确。

（2）仰卧位：可以确切鉴别大、小肠及其部位，还可以较清晰地观察两侧胁腹部软组织解剖结构及肝、脾脏的外形轮廓，同时可发现小量气腹。这些均对急腹症的诊断有重要价值。

（3）水平侧位或左侧卧位水平投照：如果患者病情危重，可令患者仰卧或左侧卧，X 线管转向水平方向投照，这两个位置可以观察气腹，甚至少量游离气体，也可以观察腹腔及肠腔内是否有异常气液体积留。

（二）急腹症造影检查

对一些常规检查不能确诊的急腹症患者，在严格选择适应证的基础上，可进行一些造影检查，如胃肠道钡餐造影、碘水剂胃肠道造影等。钡灌肠和空气灌肠对于肠套叠、肠扭转等具有诊断与治疗的双重目的。应注意下列原则：

（1）结肠梗阻、可疑胃肠道穿孔及绞窄性肠梗阻禁忌行胃肠道钡餐造影。胃肠道穿孔如行钡餐检查，因钡剂外溢会引起腹膜反应，造成不良后果，同时给手术带来不便。

（2）怀疑小肠梗阻，如欲了解阻塞部位并确认为完全性或不完全性时，可通过引流管注入稀释硫酸钡，然后观察钡剂停留部位及变化，如果连续观察钡剂仍不能通过，可及时确诊完全性小肠梗阻，为外科手术治疗提供依据。

（3）有机碘水溶液的应用：碘水剂胃肠道造影是通过观察碘液在胃肠道内走行的速度、肠腔充盈的形态和碘液有无渗漏，来诊断小肠梗阻、反射性肠淤积和胃肠道穿孔等急腹症的方法之一。造影前需先做碘过敏试验。造影剂可用 76% 泛影葡胺，成人剂量 150ml，儿童用量酌减，宜用低浓度对比剂以避免造成脱水。可经胃肠减压管注入，检查方法与钡餐检查相同。

适应证：有急性肠梗阻可能，但不能排除胃肠道穿孔者；急性肠梗阻或反射性肠淤积的临床症状显著，但腹部平片不能肯定诊断。当患者疑诊有胃肠道穿孔，但临床症状不典型，而 X 线检查气腹又为阴性时，可给病者口服有机碘水溶液（如泛影葡胺）50ml。然后令患者采取右侧卧位 5min 后，用透视或照片观察是否有对比剂外溢到胃肠腔以外腹腔内。一旦发现有外溢则可确诊。

禁忌证：碘过敏者；极度脱水者；绞窄性肠梗阻。正常情况下碘水剂液 1h 可到达结肠。缺点是显影较淡，不能清晰显示梗阻端的情况。

（4）钡灌肠：适应证为①结肠梗阻（如肠套叠、结肠扭转、结肠癌引起的梗阻）平片诊断有困难者；②某些小肠梗阻的病因及部位不易确定者（如婴儿先天性小肠梗阻时，钡灌肠可以显示幼稚结肠而得以诊断）；③无肠坏死、腹膜炎等合并症的肠套叠、部分轻型盲肠扭转及非闭袢性乙状结肠扭转的整复等。

（5）泌尿系造影：静脉尿路造影、逆行性尿路造影常用于泌尿系结石和损伤的诊断。

（三）急腹症 CT 的应用

CT 密度分辨力比 X 线片高,使腹内脏器、肌肉、脂肪等组织清晰显影。对急腹症引起的异常密度变化,如脏器的水肿、脓肿、腹水,异常气体及液体的聚积,异常钙化灶及异物等,均可确切辨认,比其他影像学检查手段优越。

适应证

（1）异常气体及液体积留,而普通 X 线检查不能确认者,如急性胰腺炎的炎性渗出液多比较深,只能 CT 检查方可显示。

（2）由于 CT 对钙化病灶显示比平片敏感,平片不能显示的钙化在 CT 扫描可以显影,如部分钙化的结石。

（3）腹部实质性脏器闭合性损伤(如肝脾破裂、肾包膜下出血)CT 可直接显示脏器裂隙,并可判断新鲜出血。

（4）对于引起急腹症的腹内肿块,CT 可确认其性质、部位及与周围脏器关系。

（四）急腹症血管造影检查

急腹症的诊断,一些情况下需要血管造影检查。腹主动脉造影主要用于排除主动脉本身病变(动脉瘤、主动脉夹层)及动静脉瘘等。选择性血管造影则用于上或下消化道急性出血、急性肠缺血和肝脾破裂。

（五）急腹症超声检查

超声检查操作简便,诊断迅速,安全无损,且能床边检查,重复性强,符合率也较高,这些优点使 B 超成为某些急腹症首选检查手段。超声可以进行多体位、多切面成像,可对脏器的本身及其周围组织和邻近脏器进行观察,运用介入超声检查可以做出病因及病理诊断。超声对急腹症诊断能从定性、定位、定量三个方面为临床提供诊断信息,主要有如下作用①证实病变:如实质性占位病变、创伤性血肿等,可做出特异性或符合性诊断。②筛选:通过超声检查辅助临床医生从几个可能性诊断中选出正确的诊断。③意外发现:超声检查结果是临床医生未预想到的诊断。④否定作用:即超声检查否定了临床诊断、达到鉴别诊断的目的。⑤非特异性作用:有时超声检查只能做出特征性描述,而不能直接作出疾病诊断。如脏器肿大、腹盆腔积液等。⑥脏器功能评价:如胆囊收缩功能、肠蠕动功能等。

超声检查对急腹症诊断虽有较大的应用价值,但也有许多不足。如对胃肠道疾病、包性阑尾炎等有时缺乏特异性,使检出率降低。超声仪器的性能和检查医生的经验在急腹症诊断中也有重要作用。

（六）检查方法的合理选择

一般急腹症的影像学检查以普通 X 线检查为主(包括透视、腹部平片及胃肠造影等)。单纯腹部 X 线平片检查除个别情况外,大多可提供诊断信息。钡剂造影检查无论对小肠及结肠梗阻(尤其是结肠)更有优越性。B 超对探查腹腔内游离液体很敏感,尤其是对胆系急性疾患诊断为首选方法,但当腹内气体多时会造成干扰,使检查受到限制。个别急腹症在有条件情况下可进行一些特殊检查,如 CT 及血管造影。CT 对急性胰腺炎、腹腔内及外脓肿、腹部外伤有独特诊断价值;而急性消化道大出血则应进行急诊血管造影,可同时解决诊断(出血部位)及进行介入性治疗。

二、正常腹部影像学表现(影像解剖)

（一）与急腹症有关的腹部 X 线平片的正常表现

腹部实质脏器密度与周围软组织及体液几乎相等,不易显影,但由于有的脏器有脂肪包绕或在肠气衬托下也可以在平片上显影。肝脏位于右上腹部,呈均匀致密影。肝脏上缘与右膈面相靠近,二者影像不可分开。偶见膈下脂肪层形成一透明带使肝脏顶部与膈分开,应与气腹鉴别。肝脏下缘如果局部脂肪丰富,可使肝三角清晰显影。如果肝三角影像不清,有临床意义。脾脏位于左膈下靠近左外侧胸壁。大量饮水后可稍膨大。如脾周脂肪多,在平片上可以见到脾脏内、下方轮廓。脾脏下缘在正常情况下清晰可见,可作为腹腔内是否有游离液体存在的 X 线指征之一。正常胰腺在腹部 X 线平片上不能显影。

正常消化道在腹部平片上由于腔内气体可以显示出一部分。仰卧位气体均匀地充盈胃体及胃窦,立位时充盈胃底。仰卧位时部分胃液沉于胃底,可于左膈下形成一圆形致密影,不要误为占位病变。十二指肠球部立位片有时可看到一小液面;十二指肠必须扩张到一定程度方有诊断意义。正常成人小肠内很少有气体停留。一般气体经过胃,排到十二指肠、小肠到达结肠只需 20~30min。在检查过程中可能有一小段小肠充以气体,但其内径正常。在定位观察有时也可见小液面形成也应被认为是正常现象,短期即可消失。空肠位于左上及中腹部,环状皱襞较多,相距很近且距离相等。回肠多位于右下腹部及盆腔,管壁较光滑且环形皱襞逐渐减少。结肠具有其特征表现,内径较宽,可有气体及粪块。盲肠及升结肠位置比较固定,靠近右侧腹壁。横结肠及乙状结肠肠系膜较长,比较活动,移动性较大。结肠袋具有特点,每一结肠袋之间距离较宽,形状呈长方形,两个结肠袋之间有肠壁浆膜层切迹。

正常肋腹部可以见到 4 条透明线,但一般也能看到两层:一是皮下脂肪层,一是腹膜外脂肪层。因为这两层脂肪较厚,易于观察。腹膜外脂肪层向上可达到肝脏或脾脏,向下达到髂骨窝。腹肌之间的脂肪线往往因为比较薄而不易显影。

(二) 与急腹症有关的腹部的血管造影正常表现

小肠动脉来自肠系膜上动脉,起自腹腔动脉下方,向前下方走行,经胰腺下缘和十二指肠横部之间,再向右下斜行至右髂窝。其右侧发出胰十二指肠下动脉、中结肠动脉、右结肠动脉和回结肠动脉;左侧发出 10~20 支空肠动脉及回肠动脉,并于行走中反复分支、多次吻合、形成 3~5 列血管弓。于近肠壁附近,自最后一列血管弓发出多数细支,垂直伸向小肠壁。回肠的小分支多而细、形成织网状。末端的小动脉比空肠短。

右半结肠的动脉供应来自肠系膜上动脉。由肠系膜上动脉发出三支:回结肠动脉供应回肠末端、盲肠和阑尾及升结肠的下 1/3;右结肠动脉供应升结肠上 2/3;中结肠动脉供应横结肠。左半结肠的动脉供应来自肠系膜下动脉。肠系膜下动脉发出:①左结肠动脉:供应降结肠。②乙状结肠动脉:一至数支。供应乙状结肠。上述结肠动脉彼此间吻合成边缘动脉从边缘动脉发出终末动脉至肠壁。

结肠的静脉与动脉伴行,注入肠系膜上、下静脉。肠系膜上静脉与动脉伴行,肠系膜下静脉则在脊柱左侧、腹膜后结缔组织中上升,注入肠系膜上静脉与脾静脉汇合处,也可注入脾静脉或肠系膜上静脉。肠系膜上静脉与脾静脉合成门静脉。

(三) 与急腹症有关的消化道造影、腹部 CT 及超声检查的正常表现

见本编相关章节,不再赘述。

三、异常腹部影像学表现

(一) 腹部 X 线平片的异常表现

1. 异常气体

(1) 胃肠道以外的气体

1) 气腹(pneumoperitoneum):最常见于胃肠道穿孔。立位检查时,气体升至膈下,呈新月形或镰刀状透亮影。小量气腹仰卧位片上可有以下征象①内脏表面的气泡影:如正常肝区呈均匀致密影,少量气腹时在肝区可见直径大小不等的气泡影,多为胃或十二指肠前壁穿孔。②腹腔隐窝内气体积留:如摩理森陷凹(Morison pouch)或小网膜囊,多为十二指肠后壁穿孔所致。③圆韧带或镰状韧带显影,多为前壁穿孔的指征。圆韧带在肝外一段在有气体积留时,平片上表现为边缘锐利的弯曲带状阴影。立位摄片镰状韧带也可同时显示,与圆韧带影相连呈 V 形。

2) 脓肿:腹膜腔脓肿内多可见气体,立位检查时可形成一气-液面。液面大小因脓肿大小而不同。液面小时易与胃肠腔内气-液面相混淆,液面直径超过数厘米以上时应首先考虑为腹膜腔内脓肿。

(2) 肠壁间异常气体

1) 肠壁坏死:多见于肠系膜动脉栓塞、假膜性肠炎、绞窄性疝等。X 线表现为肠壁内出现线条状或半月状透明阴影。

2) 肠壁囊样积气症(pneumatosis cystoides intestinalis):是一种少见病,病因不清,可发生于肠道任何部位,回肠最多见。肠壁上含有大小不等、数目很多的皂泡状小气囊。气囊的大小从直径 1~2mm 到 10mm 不等。X 线平片显示多发的大小不等的气囊沿肠壁边缘呈串珠样、葡萄状分布,也可呈孤立圆形透明影。气囊也可突入肠腔,囊壁可以显影。气囊内有时出现小液平面。气囊破裂可以产生气腹。

(3) 脏器及血管内异常气体

1) 胆囊内气体:①胆囊与胃肠道发生瘘道(由癌肿或结石引起);②气肿性胆囊炎(emphysematous cholecystitis)。

2) 胆道内气体:肝门部可见细管状透明影,原因为:①十二指肠球部、胆管、胆囊、胃、胰腺、结肠等部位的癌肿产生瘘管。②胆结石引起胆囊或胆管肠瘘。③胃十二指肠溃疡穿孔到胆总管。④手术后,如胆总管括约肌切开术、胆囊小肠吻合术、胆总管十二指肠吻合术后等。

3) 门静脉系统气体:多位于肝脏周围,呈细管状透明阴影,可蔓延到肝内,原因如下:①肠系膜静脉血栓;②小肠系膜动脉栓塞;③肠梗阻合并肠坏死;④坏死性肠炎;⑤盆腔脓肿。

4) 膀胱内气体:按发生部位可分为膀胱壁及膀胱腔内。气肿性膀胱炎 X 线平片于膀胱壁上可见透明线条状阴影。原发于膀胱内者又称原发性气尿症,仰卧位片可见膀胱区类圆形透明影,立位片有气-液平面形成。

(4) 胃肠腔内异常气体

1) 胃扩张:常见于幽门机械性梗阻或胃麻痹性扩张。

2) 十二指肠扩张:常由于器质性狭窄(肿瘤或外压)或炎症性反射所引起。器质性狭窄在立位可见"双泡征",胃与十二指肠球部各形成一液面。

3) 单独小肠扩张:最常见原因为小肠梗阻。

4) 大肠扩张:结肠呈广泛性扩张最常于巨结肠症,若发生梗阻可产生急腹症症状。结肠局部扩张:①横结肠扩张。可能由于远端肿瘤梗阻或为中毒性扩张(如溃疡性结肠炎)。②盲肠或乙状结肠扩张,多见于肠扭转。

5) 大小肠同时扩张:见于①麻痹性肠。大小肠均处于麻痹状态,呈中等扩张积气;如并发腹膜感染可同时出现腹膜炎 X 线征象。②急性肠系膜动脉梗死。为较严重急腹症之一。典型 X 线表现多以回肠及升结肠扩张为主。同时腹腔内有液体征象。如果临床有风湿性心脏病,而病者又有明显临床症状(如剧烈腹痛、血压下降,病情危重)应考虑此病可能。

2. 异常液体 X 线表现 腹腔内少量游离液体多积于盆腔直肠旁窝,仰卧 X 线平片不易显示。当液体达到 200ml 左右时,液体上升至结肠旁沟,使之增宽,升降结肠内移。更多腹水时小肠间隙增宽,液体游离到肝脏下面则肝三角消失。右腹壁与肝脏之间距离增宽。肝脏左移。液体继续增多则肾脏及腰大肌阴影均变模糊。

3. 肿块及假性肿瘤阴影 肿块阴影可由囊肿、肉瘤、癌肿等形成;胰腺炎假性囊肿及绞窄性肠梗阻闭锁肠袢形成假性肿瘤征象,腹平片上在周围充气肠管影衬托下形成致密的团块影,应进一步行超声或 CT 等影像学检查来鉴别肿块的性质。

4. 与急腹症有关的腹内钙化灶 腹内钙化灶可发生于很多疾病,X 线检查可根据钙化灶数目、大小、形态、密度、部位及可移动性等征象来判断病变的性质,解释临床症状,对诊断有时很有帮助。与急腹症有关的钙化如下:

(1)右上腹部钙化灶:胆囊区有以下可能:①胆囊阳性结石。②含钙胆汁,立位腹平片上可见分层现象。③胆管阳性结石。肝内钙化灶则常为肝管内阳性结石或肝肿瘤钙化。肝包虫病可发生钙化,肝包虫囊肿破裂可引起急腹症症状。

(2)右下腹部钙化灶:最常见为阑尾结石,约10%的急性阑尾炎 X 线片上可见结石影。

(3)左上腹部钙化灶:主要为脾脏钙化,较少见。原因可为脾脓肿、动脉瘤、血肿等。

(4)肾区钙化灶:主要为肾结石钙化。

(5)腹部中央区钙化灶:①胰腺钙化:多发生于慢性胰腺炎,当有急性发作时可作为参考征象。X 线表现为上腹部与胰腺走行一致的散在性多发小钙化斑。②椎旁脓肿钙化:见于结核,同时合并脊椎病变。③腹主动脉及其分支钙化:呈平行线状、壳状钙化,对诊断动脉瘤和动脉夹层有一定作用。

5. 肝脾肿大 平片可以大致估计肝脾是否有肿大,确定诊断应依靠 B 超及 CT 或 MRI。

6. 肾脏及腰大肌阴影 X 线平片可对肾脏大小、位置及外形作出初步判断。为进一步影像学检查提出依据。腰大肌多呈对称性,如单侧消失有一定意义,应排除周围有炎症、出血或肿瘤等可能。

7. 骨骼阴影 应同时对平片上所包括的骨骼(包括肋骨、腰椎及骨盆骨等)进行分析,一些病变,如肿瘤性破坏,外伤性骨折,炎症性侵蚀对急腹症均有一定的参考价值。

(二)腹部 CT 的异常表现

1. 异常密度改变

(1)确定病变的位置:病变位于腹膜腔内或外,位于后腹膜间隙或骨盆内等;病变脏器本身及其周围的改变。

(2)CT 值测量:CT 值可供辨认异常病灶的性质。CT 值相当水的密度(5~10Hu)可能为腹水、尿液或淋巴液聚积,也可能为陈旧性血肿、囊肿或囊肿破裂,肿瘤的中心坏死或液化等。CT 值在 60~90Hu 之间则以新鲜血液为最可能。如 CT 值大于 90Hu,则可能为结石或结核灶钙化(如淋巴结),陈旧性血肿钙化,慢性胰腺炎(有钙化),粪石,腹膜转移癌或其他有钙化的转移灶等。CT 值如为负值,例如-100Hu 以下则为脂肪组织(如脂肪瘤)。CT 值很低多为气体,多见于脓肿内气体、腹腔内游离气体、肠壁气囊肿及外伤后引起的气体积留等。

2. 病灶形态学分析 应对异常改变的大小、形态、外形轮廓等方面进行分析,具体分析如下:①病变如占据整个脏器,则可根据 CT 值推测其为炎症、水肿抑或肿块。②如系脏器局限性肿大,应考虑为肿物、脓肿、出血或炎症。③外形模糊多位炎性肿块,脏器破裂可见裂隙,如肾周围血肿可见肾轮廓增大等。④CT 能准确判断脏器的移位。⑤腹腔内炎症液体的聚集位置及形态多无规律性,无论是游离或包裹,CT 均易于发现。

3. CT 增强表现 ①首先应确认病灶本身是否有增强效应,造影剂注射前后 CT 值有无明显改变。②增强后影像的形态特征也有助于判断病变性质。如慢性脓肿往往可见环状强化,因为脓肿中心坏死组织不强化,而周围血管丰富的肉芽组织强化明显。

(三)腹部血管造影的异常表现

动脉栓塞应注意以下几个方面:阻塞是否存在及其部位,为主干栓塞或小分支栓塞。阻塞原因可为血栓、血管内膜剥脱或夹层形成。有无动脉扩张(可由外伤或动脉瘤引起)或血管移位,后者可由血管周围组织的肿块或血肿形成。早期静脉回流可由于动静脉瘘,血管发育不良等造成。若见对比剂外溢,为出血指征,一般每分钟 0.6~6.0ml 的连续出血方可显示。应分析对比剂发生外溢确切位置,系位于胃肠道管腔内或腹膜腔内;同时并对其供应血管加以分析。

血管造影可显示更清晰的器官移位,如脏器包膜下或周围血肿形成。血管造影也可诊断脏器破裂。脏器实质内的充盈缺损可能由外伤后的梗死或实质内血肿所造成。

动脉血流变缓见于如下情况:脏器实质出血、水肿;脏器内小动脉阻塞;脏器实质显影不均匀。静脉血流变缓可能为静脉栓塞,或静脉受压(外压性、出血性、肿块性压迫)。

（四）腹部消化道和超声检查的异常表现

见本篇相关章节,不再赘述。

第二节　腹　膜　炎

【概述】

引起急腹症的急性腹膜炎可分为原发性和继发性两类。原发性腹膜炎少见,好发于妇女和儿童,占30%左右,往往伴有上呼吸道感染、急性肾炎、丹毒、猩红热等感染性疾病,系细菌经血行播散或经盆腔器官侵入腹腔而发病。继发性腹膜炎主要由于腹腔内脏器官的急性感染、胃肠穿孔、腰部创伤所致的内脏破裂和腹部手术的污染所致。腹膜炎分为局限性和弥漫性两种类型。影像检查主要解决如下几个方面问题:有无急性腹膜炎存在? 炎症属于渗出浸润,还是已有脓肿形成? 炎性渗出物(尤其是炎症坏死所产生的液体)主要聚集在腹腔的哪些部位? 若已形成脓肿,指出脓肿的位置和大小。腹膜炎的主要症状为腹痛,多开始于原发病变所在部位,扩散后仍以该处为显著。局部有压痛、反跳痛、肌紧张等腹膜刺激征象。

【影像学表现】

1. 普通 X 线检查　急性腹膜炎的主要 X 线征象(ER7-9-1):①反射性肠淤积:局限性腹膜炎时,在原发感染病灶的周围伴有反射性肠管充气扩张,有时可见气-液平面。弥漫性腹膜炎时,表现为麻痹性肠梗阻征象,小肠和结肠广泛充气扩张,伴多数小气-液平面。有时可见肠壁增厚、肠管间距增宽,这是由于肠壁炎性水肿和腹腔积液所致。并发肠粘连时,肠曲间位置较固定,排列紊乱。②腹腔积液征:仰卧位平片上,500ml 以下的液体,在盆腔显示楔状、新月状、半月状或满月状致密影。500ml 以上的液量,于结肠外侧出现细带状致密影。大量游离液体可使结肠向内移位,小肠呈漂浮状态,胁腹部外凸呈"蛙腹样"。因胃肠道穿孔或因产气菌感染而腹腔内聚集较黏稠液体时,在致密的腹腔积液影内可见小气泡影。如为胃肠道穿孔引起的腹膜炎,膈下还可见到游离气体,有时还可显示液平面征象。③腹膜刺激征象:腹脂线模糊,甚至消失。局限性腹膜炎时,腹脂线改变限于一侧,而弥漫性腹膜炎时,其改变则波及两侧。腹肌挛缩,腰椎凸向健侧,患侧腰大肌边缘模糊不清。在弥漫性腹膜炎时,两侧胁腹部均趋缩短、平直;两侧腰大肌边线

不清。④其他征象:在胃肠道气体的衬托下,有时可显示出引起腹膜炎的病因。胃或十二指肠球部溃疡穿孔,可能显示充气的龛影,急性胆囊炎往往可显出肿大胆囊影;急性阑尾炎或阑尾周围脓肿往往可见盲肠及阑尾区密度增高或软组织包块影,蛔虫性肠穿孔常能在腹腔内外见到蛔虫影。这些征象对判断继发性腹膜炎的病因,是很有意义的。⑤胸部改变:弥漫性腹膜炎时,还常合并双侧膈肌运动减弱,肺底部炎症和小叶性肺不张等。

ER7-9-1　腹膜炎

2. CT　腹膜急性炎症时,由于水肿、充血及纤维蛋白沉着,CT 显示壁腹膜和脏腹膜增厚,表面不光滑。胃肠道浆膜层增厚并可发生粘连;腹腔积液、积气均较常见,弥漫或局限分布,后者主要是由于粘连所致。此外,腹膜炎可引起肠淤张,表现为普遍肠管积气。严重的病例,壁腹膜外脂肪间隙可见水肿增厚,模糊,密度升高。CT 扫描还应该注意胸部的继发改变:胸腔积液、下肺炎症、盘状肺不张等。

局限性腹膜炎常发生于脏器炎症局部腹膜受累或弥散性腹膜炎的局限化。局限性腹膜炎时腹膜增厚、腹腔积液、腹壁水肿、肠壁增厚及粘连以及肠淤张等征象均局限于某一区域。而且还可能显示一定的原发灶征象(例如阑尾增粗、结石、周围粘连、软组织肿块等)。

3. 超声　胃肠道穿孔导致细菌或消化液进入腹腔,大网膜异常增厚,炎症细胞浸润,产生大量渗液,同时大网膜移向病灶,集聚成片状、团块状或包裹状,包围堵塞穿孔部位,修复脏器破孔,形成局限炎症。超声可见相应脏器周围包绕团状、厚片状异常回声,弥漫雾状中等或低回声,分布均匀,明显区别于腹腔其他器官回声,同时可见腹腔积液、积气、肠管扩张及蠕动异常等征象。

【诊断与鉴别诊断】

腹膜病变除了腹腔脏器穿孔造成的炎性病变外,还有结核性腹膜炎、腹膜肿瘤转移及腹膜原发肿瘤等。后三者主要在 CT 上可以显示一些较特殊征象,可资鉴别。急性腹膜炎时主要报表现为磨玻璃样与粗乱条索改变,CT 特点为病变纤细模糊,病理改变为小血管充血,纤维组织增生,炎症细胞渗出;而结节改变主要见于肿瘤病变,CT 特点为病变边缘清楚,其病

理改变为粗乱排列的胶原纤维与肿瘤细胞团。肝硬化所致的腹膜水肿多于系膜根部、腹膜后见结节样、片状高密度区，边缘模糊，部分颇似肿大的淋巴结。线、条状腹膜增厚既见于炎症，也见于肿瘤转移，需要观察原发病以资鉴别。软组织肿块与饼状腹膜多由肿瘤所致，软组织肿块CT上密度均匀，饼状腹膜CT可见散在分布脂肪密度区。肿瘤合并炎症时腹膜也可出现磨玻璃样改变，少数情况下，腹膜炎也可表现为粗乱条索与结节、软组织肿块及饼状腹膜，主要由于纤维瘢痕与肉芽组织增生粘连所致，但炎症时病变边缘常常模糊不清，周围腹膜仍可见磨玻璃样改变，此点与肿瘤病变腹膜与周围脂肪分界清楚、粗乱的条索和结节边界也较清楚有所不同。

第三节　急性肠梗阻

一、机械性小肠梗阻

【概述】

急性机械性小肠梗阻（acute mechanical intestinal obstruction）发生原因很多，如：①肠壁受粘连带压迫；②肠腔内有肿物、寄生虫（如蛔虫团）、胆石或毛粪石等；③肠结核、放射性肠损伤等。其中以肠粘连而引起者最为常见。

在病理上可产生以下几种情况：①梗阻的上方小肠肠腔扩张，充满气体及液体。气体的来源主要为病者咽下的空气；肠内细菌分解食物及从血液内弥散到肠腔中的气体也占一部分。液体主要为分泌的消化液为主。人体每日上消化道所分泌的大量消化液，部分排泄到体外，大部均经肠管吸收到血液中。②细菌繁殖。肠道发生梗阻后，阻塞上方的肠管内可发生细菌过度生长繁殖。所以患者可吸收大量毒素危及生命。③肠管腔内压力增高，一方面影响血液循环造成坏死，另一方面也有穿孔危险。

临床上为急性腹痛、呕吐、停止排气及腹胀四大症状。腹痛特点为发作性绞痛。如为高位梗阻，呕吐更为频繁，症状危急。低位梗阻呕吐物有粪便样物。体征可见腹部有肠蠕动，听诊肠蠕动音增强呈高音调。

【影像学表现】

1. 普通X线检查　X线检查主要解决以下问题：是否有肠梗阻存在；如果有肠梗阻，应了解梗阻的部位，肠梗阻的性质，系单纯性还是绞窄性，尽量能诊断出梗阻原因。

（1）确定是否有肠梗阻，主要依靠常规X线检查，透视结合腹部X线平片，其X线表现如下。

立位（透视及照片）：于中或下腹部可见膨胀而弯曲的小肠祥，并有气-液平面形成。液面可多少不等；如果梗阻在上部空肠则液面较少，如在下部回肠则液面可达10多个。在立位片上往往不易鉴别扩张肠管为大肠或小肠，如确切了解，应进一步拍照仰卧位腹部平片。

仰卧位腹部平片：可以确切观察扩张的肠管的程度及肠管结构，借以判断肠管的位置及大小肠。一般小肠分布在腹部中央地带。可以从环状皱襞的多少来决定扩张肠管是空肠或是回肠。一般空肠环状皱襞丰富，而回肠管腔相对光滑。扩张的肠祥弯曲靠拢形成咖啡豆状。

在确定有小肠扩张之后，还必须解决结肠是否有气体。因小肠梗阻的远侧肠腔，包括小肠及结肠均呈闭塞状态，此为确诊是否有完全性小肠肠梗阻的关键点。如果间断拍片连续观察结肠内无气体，而小肠明显扩张无变化则应确诊为完全性小肠梗阻，如结肠内始终有气体存在则小肠梗阻则不能成立。如临床有肠梗阻症状则可能为不完全性肠梗阻。但有时晚期肠梗阻，结肠由于发生肠麻痹而可扩张。所以肠梗阻的诊断不能脱离临床状态而孤立地从X线所见片面下结论。

（2）关于小肠梗阻部位的确定

1）高位小肠梗阻：胀气肠管局限在上腹部偏左位置，气-液平面较少，位于左上腹部（图7-9-1）。应该注意的是，由于反复呕吐，梗阻上部肠腔内容物大部分呕出，此时肠管可能仅有少量气体。梗阻下方肠管仍然呈闭塞状态，致使整个腹部看不到气胀肠腔阴影。此时如果患者肠梗阻症状明显而不缓解，应警惕有高位小肠梗阻的可能性。

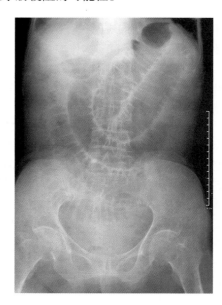

图7-9-1　高位小肠梗阻

仰卧位像显示中上腹部偏左侧多个胀气肠祥，有典型的空肠环行皱襞

2）低位小肠梗阻的诊断（图 7-9-2）：如果立位检查，小肠扩张所形成的"阶梯状"液面见于全腹部，数量较多。同时可见多个气胀而弯曲的肠袢呈倒 U 形排列于全腹部。这说明梗阻的部位在远侧小肠。

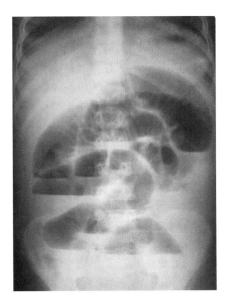

图 7-9-2 低位小肠梗阻
立位像显示拱形积气扩张的小肠肠袢，数量较多的气-液平面呈"阶梯状"排列，遍布大部分腹部

（3）确定小肠梗阻的类型：机械性肠梗阻可分为单纯性及绞窄性两种。前者 X 线征象比较典型而明确，易于诊断。后者所呈现的 X 线征象较难于掌握，详见后述。

（4）小肠梗阻的原因：仅有少数情况下可能在手术前确诊。如果在 X 线平片上发现有蛔虫团或胆石的阴影则可有助于梗阻原因的诊断。从发生率来讲，最常见的原因为肠粘连；对曾经有过腹部手术的患者应首先考虑为肠粘连所致。

2. CT CT 虽然不是诊断小肠梗阻的主要方法，但有时有助于病因的诊断。在腹部症状鉴别不清时，CT 检查有时也可显示小肠梗阻的存在。小肠梗阻的 CT 表现主要呈软组织密度的肠系膜肿块。如果口服造影剂则可见扩张的小肠袢；并有多个小肠液面形成。

CT 诊断小肠梗阻的判断标准：①肠梗阻的判断。小肠肠管扩张内径>25cm，结肠扩张内径>60cm；见到近侧肠管与塌陷或正常管径的远侧肠管之间的"移行带"。②梗阻部位的判断。从远侧肠管开始，逆行向近侧肠管追踪，直至遇见扩张的肠管即可确定为梗阻部位，通过比较扩张肠管与塌陷或正常肠管的分布及多少来判断梗阻平面的高低。③肠梗阻病因诊断正确的标准。"移行带"发现明确病变并能初步判断为肿瘤、肠套叠、肠扭转、疝、炎症或胆石等，"移行带"未发现明确病变则考虑粘连为梗阻原因。

CT 在小肠梗阻原因诊断中的作用：不同病因所致小肠梗阻的 CT 征象也具有一定的特征。

（1）肿瘤性小肠梗阻（图 7-9-3）：CT 表现为梗阻部位（移行带）软组织肿块或肠壁不规则增厚。对没有特殊病史（如手术、外伤、感染等）的老年患者，一定要仔细观察梗阻部位有无新生物；对于肠套叠引起的梗阻，在成人要进一步寻找隐匿的原发病灶，肠套叠的病因有结肠癌、小肠平滑肌瘤、脂肪瘤及 Meckel 憩室（详见后述）；结肠梗阻多为恶性肿瘤所致。另外，腹部恶性肿瘤术后常引起小肠梗阻，结直肠癌术后肠梗阻发生率约为 28%，卵巢癌术后小肠梗阻发生率高达 42%。因此区分良性（如肠粘连、肠扭转、术后瘢痕性狭窄等）和恶性（局部复发或腹腔内转移）小肠梗阻对临床治疗有指导意义，以下 CT 表现支持恶性小肠梗阻的诊断：手术部位或之前出现肿块，淋巴结增大，移行带狭窄不规则，肠壁不规则增厚。良性小肠梗阻常发生在术后早期阶段（3 个月内）。

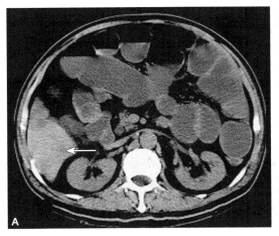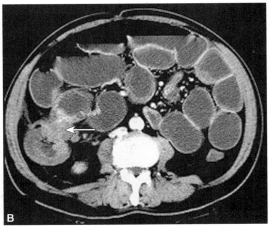

图 7-9-3 结肠癌侵及回盲瓣，肝转移，低位小肠梗阻
A. 平扫；B. 增强扫描动脉期。回盲部不规则肿块，动脉期不均匀强化，邻近结肠肠壁增厚。近侧小肠普遍积气积液，并形成气-液平面。肝下角可见多个低密度结节，中心密度更低

（2）粘连性小肠梗阻：CT表现特征是在梗阻部位（移行带）肠壁光滑，见不到明确的器质性病变（ER7-9-2）。CT对粘连性小肠梗阻的正确诊断率相对较低，因此在分析CT片时一定要结合病史，没有特殊病史则要考虑先天性狭窄并仔细除外小肿瘤。对"移行带"未发现明确病变的病例，如果条件允许作X线灌肠或CT灌肠检查有助于明确诊断。

ER7-9-2 直肠癌术后，粘连性小肠梗阻

（3）腹内外疝：腹外疝引起的小肠梗阻CT诊断较容易，CT检查的目的主要是判断有无绞窄及其他合并症。腹内疝引起小肠梗阻的CT表现有如下特点：腹腔内见成团的富含血管的脂肪组织（肠系膜）及局限性扩张更明显的肠管。

（4）其他原因：胆石性小肠梗阻CT表现具有特征性：胆石都较大，直径可达4cm，梗阻部位一般都在回肠下段，这与回肠较空肠细有关，另外，患者都有胆石症史。感染性病变所致小肠梗阻CT都能提示诊断，诊断中应与肿瘤穿孔鉴别，一般肠肿瘤表现为局限性肿块或肠壁不均匀偏侧增厚。粪石常由未消化的果皮、果核或其他异物凝集而成，CT表现特点是：肠腔内表面光滑的圆形肿块，中部呈低密度。这与良恶性肿瘤CT表现不一样，良性肿瘤密度常较均匀，较大的恶性肿瘤中部可坏死液化呈低密度，但边界常不规则且偏于肠壁一侧。

3. 超声 机械性小肠梗阻的共同声像图特征为：管径增宽，管壁无明显变化，管腔内容物在管腔内往返运动。因病因不同，各自有不同声像表现：①肿瘤性小肠梗阻表现为沿扩张肠管追踪发现肠壁不规则增厚，管腔狭窄，管壁走行僵直。如没有发现肿瘤或结石，尤其是结肠，只发现粪便样回声，提示可能为粪便性小肠梗阻。②粘连性小肠梗阻表现为肠壁-肠壁或肠壁-腹壁相贴，深吸气无分离。③肠套叠性小肠梗阻长轴表现为肠管重叠的"套桶"样征象，多层肠管平行排列；短轴切面为偏心"同心环"或"靶环"状，合并肿瘤时可见实性肿物回声。④肠扭转性小肠梗阻表现为腹部某处可见一长度不同、宽度不一的局限性积液肠祥，连续扫查见扩张的肠祥呈C形、O形或U形。肠扭转或疝合并肠系膜血运障碍时可见肠壁增厚，肠壁的厚度与血运好坏相关，血运越差肠壁越厚。

【诊断与鉴别诊断】

小肠梗阻的及时诊断及鉴别诊断很重要。一些

危重患者在确诊为小肠梗阻后必须立刻进行外科手术治疗；如果延误时间，则死亡率很高。而确定诊断有时比较困难，部分典型病例可根据小肠异常充气而结肠无气原则进行诊断；在实际工作中，如何辨别扩张的肠腔为小肠还是结肠，往往是需要经过反复检查才能确认。有时发生梗阻后检查时间过早，则结肠还可有少量气体，过晚则小肠气胀过度与结肠不好区分。如小肠梗阻合并腹膜炎产生麻痹性小肠梗阻，结肠也可扩张。但此时临床可出现腹膜炎征象，如能结合临床症状、体征、X线表现，参考发病经过，单纯性机械性小肠梗阻的诊断比较易于鉴别。

二、绞窄性小肠梗阻

【概述】

绞窄性小肠梗阻（strangulated intestinal obstruction）由于肠系膜血管因发生狭窄，血液循环发生障碍，易引起小肠坏死，临床症状比较更为危重：

1. **血液的丢失** 由于小肠发生绞窄以后静脉血回流发生障碍，黏膜充血及淤血，以致引起小血管破裂，产生出血性梗死。此时血液大量渗入肠腔及腹膜腔内。

2. **毒素的吸收** 绞窄性小肠梗阻肠腔内可产生大量细菌。患者大量吸收其毒素，造成毒血症，加重休克。

3. **体液、电解质的丢失** 尤其是高位梗阻体液丢失而不能回收，脱水迅速。

临床症状比单纯性严重，除腹痛、呕吐、腹胀外，易并有休克。

【影像学表现】

1. **普通X线检查** 腹部X线平片表现：

（1）嵌顿的肠曲呈C形或"咖啡豆状"，呈固定部位及X线表现（ER7-9-3）。

ER7-9-3 绞窄性小肠梗阻

（2）由于嵌顿的肠祥内充满液体呈现软组织团块阴影，形成"假肿瘤"征。

（3）阻塞的近侧肠管扩张，有液面形成。

（4）腹腔内可有液体出现。

（5）结肠内一般无气体，但当绞窄的时间过长可有气体出现，这会给诊断带来一定困难。

2. **CT** CT检查可协助确定"假肿瘤"征，对诊

断有帮助。扩张肠袢及肠系膜血管以梗阻部位为中心呈放射状分布,或见扩张积液的肠曲呈 U 形或 C 形则考虑为闭袢性小肠梗阻;有肠梗阻存在时,肠壁增厚(扩张肠袢壁厚>2mm),肠壁强化减弱,局限性肠系膜改变(积液或水肿)则为肠缺血表现,提

示绞窄性小肠梗阻。肠缺血或绞窄 CT 表现是肠壁增厚(呈靶征),肠壁强化减弱,闭锁肠袢内可出现血性积液,密度升高;局限性肠系膜水肿。CT 是诊断绞窄性小肠梗阻最好的影像学方法,特异性很高(图 7-9-4)。

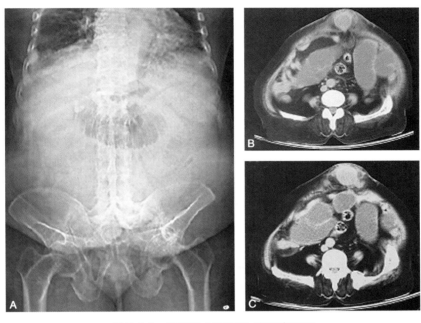

图 7-9-4 绞窄性小肠梗阻,腹壁嵌顿疝
A.CT 定位图显示上中腹部局限积气肠袢。B.平扫、C.增强:腹壁疝,平扫显示疝出肠管内液体密度升高,邻近皮下软组织内可见条网状渗出影。腹内肠管积液扩张。增强扫描肠壁可见强化

3. **超声** 绞窄性小肠梗阻早期肠壁不增厚或略增厚,肠腔扩张,肠壁观察一段时间无蠕动,肠腔因无蠕动肠内容物沉积在下方,液体在上方且清亮,肠黏膜皱襞呈梳状排列的表现,早期腹腔液体量较多,与病变不相符,高度提示肠壁血运障碍。进一步发展,肠壁明显增厚呈特有的"面包圈"征或"铜钱"征,肠腔不扩张,反而缩窄,肠管无蠕动,有一定的特征性。如腹水短时间内迅速增加,则同样提示肠管有血运障碍。

【诊断与鉴别诊断】
绞窄性小肠梗阻与单纯性肠梗阻的鉴别;"假肿瘤"征与腹部肿瘤的鉴别诊断;含气闭锁肠袢与腹部胃肠源性重复畸形和包裹性气液腹的鉴别诊断。

三、麻痹性小肠梗阻

【概述】
不是因为肠腔狭窄,而是由于各种原因引起的整个胃肠道动力丧失所致的肠内容物通过障碍,叫做麻痹性肠梗阻。常见于腹部手术后、腹部炎症(腹膜炎)、胸腹部外伤及感染等。最常见的原因为急性腹

膜炎和手术后肠麻痹。临床症状主要为腹部胀痛和便秘,体格检查可发现腹部膨隆和肠鸣音消失。

急性腹膜炎的患者常出现腹水征,严重时还可见腹脂线模糊,肠壁因水肿、充血而增厚,甚至出现横膈动作受限,胸腔积液等征象。

【影像学表现】
1. **普通 X 线检查** 麻痹性小肠梗阻(ER7-9-4)的特点是卧位腹部平片显示大、小肠呈均等积气、扩张,胃部也常胀气扩大。立位腹部平片,充气扩大的大、小肠和胃内出现宽狭不等的液平,这些液平可以高低不等,但少数患者表现为许多液平几乎位于同一高度,有时有的小肠充气扩大的程度较重,呈连续的管状;有的小肠扩大较轻,表现为与反射性肠淤张相仿的分格状。如无腹膜炎则扩张的肠腔互相靠近,肠

ER7-9-4

ER7-9-4 麻痹性小肠梗阻

间隙正常。如同时合并腹腔内感染,则肠间隙可增宽,腹膜脂肪线模糊。再结合临床症状及体征加以确诊。确定是否有腹内感染对急腹症的诊断也是很重要的,X线检查可提供重要资料。

2. **超声** 声像图共同表现为小肠直径比正常小肠直径稍宽,常常大于2.5cm,但能发现小肠蠕动减弱,肠黏膜皱襞水肿增厚,呈梳状排列,结肠无明显改变,多提示是由炎症引起腹膜炎所致。阑尾炎声像图为右下腹长轴切面呈腊肠状,短轴切面呈"同心圆"征,加压不变形。胃肠穿孔声像图为在穿孔位置可见缺损区从腔内达腔外,周围管壁增厚,回声减低,小网膜增厚呈偏高回声的包块包绕穿孔处。

四、肠系膜动脉梗死

【概述】

肠系膜动脉梗死(embolism of mesenteric artery)多由于心脏病血栓子脱落而使肠系膜动脉发生梗死。肠系膜上动脉较下动脉多见。动脉硬化症也可以由于动脉管腔狭窄而形成血栓。肠系膜动脉发生梗死后先出现小肠缺血性痉挛,以后产生水肿。随后静脉发生栓塞,肠壁的毛细血管充血甚至发生破裂、出血,继而产生肠坏死,最终可发生穿孔。患者可主诉腹痛,但体征多不明显,早期诊断较困难,待病情发展严重,腹痛呈持续性。呕吐血样物,腹泻,并排血样便为重要症状。

【影像学表现】

1. **普通X线检查** 疾病初始缺乏明显X线征象,病情进一步发展X线平片于右下腹部可见充气扩张小肠;盲肠及升结肠也同时扩张。受累肠壁增厚、僵直,管腔缩小,黏膜皱襞增粗,造影检查可见肠管外形呈锯齿状。扩张小肠内充满液体时可形成"假肿瘤征"。当肠壁出现间断性弧线状、半月状气体透亮影,为肠坏死征象。门静脉内可出现气体。腹平片上腹腔积液表现为结肠旁沟增宽、肝三角消失及肠间隙增宽。

2. **CT** 肠系膜动脉梗死平扫CT显示不同程度小肠积气积液和肠管扩张,与单纯性肠梗阻相比,范围更大和程度更重。常可见受累肠襻环形增厚,形成"双边"征象,部分出现少量腹水。增强CT检查及CTA血管重建可以显示肠系膜上动脉主干或分支狭窄甚至闭塞,或者显示栓子的充盈缺损。多数情况下CT增强扫描可以显示受累肠襻强化程度减低,甚至完全不强化,正常明显强化的黏膜线消失。

3. **超声** 声像图表现为类圆形或椭圆形囊性暗区。随着积血的黏稠度逐渐增大,液性暗区充满密集细小强回声光点,又因肠管麻痹不蠕动,这些液体和光点无流动现象。这种特殊征象既不同于麻痹性肠梗阻全腹肠管明显扩张所形成的多发性腊肠形暗区,亦不同于一般绞窄性肠梗阻在梗阻上段扩张的管腔内液气积存反流活跃的图像。

【诊断与鉴别诊断】

上述腹部X线平片所见均为非特征性,诊断的关键是如有上述所见,结合临床,有急性腹痛及血便病史,体征有腹水。同时如有风湿性心脏病者,应考虑到本病可能,及时决定外科手术治疗。由于延误诊断而造成严重后果甚至死亡者有之。与之相似的疾病应与绞窄性小肠梗阻相鉴别,但小肠梗阻患者以小肠扩张为主;右侧结肠不应有扩张,为主要鉴别点。X线征象有与阑尾炎相似之处,但结合临床无典型阑尾炎体征。

五、乙状结肠扭转

【概述】

乙状结肠扭转(volvulus of sigmoid colon)多发生在乙状结肠过长而肠系膜过短时,多见于老年人。可分为闭襻性及非闭襻性两种:前者为肠腔在扭转处形成闭襻,闭襻内有扩张的结肠襻,内容物可进入扩张的近端,而不易排出,使闭襻内乙状结肠扩张。非闭襻性扭转为乙状结肠在一点形成单纯旋转360°,无闭襻形成。这种扭转无肠壁血供障碍,而只有单纯肠腔狭窄。临床有不同程度下腹痛,呈持续性,阵发加剧,无粪便排出,有明显腹胀。

【影像学表现】

1. **普通X线检查**

(1) X线平片表现:非闭襻性乙状结肠扭转X线表现有以下特点,扭转以上结肠扩张,但较轻,一般不超过10cm,因梗阻系不全性。扩张结肠位于中腹部或左腹部,回肠可轻度扩张。立位、扩张结肠内无或有少量液面。

闭襻性乙状结肠扭转特点如下:结肠扩张明显,可超过10cm以上甚至可达20cm。立位时可见两个较宽的液面形成。扩大的乙状结肠呈马蹄铁形。马蹄的圆顶可高达中及上腹部。此马蹄形阴影由于位置有时可重叠,必须变换摄片位置及时确诊(图7-9-5)。

(2) 钡剂灌肠所见:如梗阻完全,钡剂充盈至乙状结肠下部时,尖端逐渐变细,指向一侧,如鸟嘴状。如梗阻不完全,可有少量钡剂进入扭转的肠襻,此时可见螺旋状、变细肠管。钡剂可继续向前进入扩大的近侧肠管(ER7-9-5)。

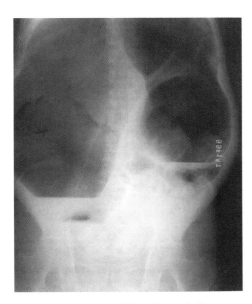

图 7-9-5 闭袢性乙状结肠扭转

立位腹平片可见显著扩张的结肠肠管几乎分布于全部上中腹部,呈马蹄铁形,越向下肠管管径略变窄,并可见两个气-液平面

ER7-9-5 非闭袢性结肠扭转

2. CT 当扫描层面通过结肠扭转的闭锁肠袢时可见左腹部两个极度扩张的肠管环形影,随其向下观察可见两个相邻环影逐渐靠近到闭袢根部,此部表现为一个三角形的软组织影。当输入段与输出段肠管与扫描层面平行时,输入段表现为由粗变细,输出段由细变粗,表现为"鸟嘴征"。肠系膜血管束呈放射状向闭袢的根部聚拢,可呈旋涡状,中心为上一级肠系膜动脉,周围为伸展扩张的小血管。当乙状结肠扭转变成绞窄型肠梗阻时,可以出现如下征象:肠壁分层增厚,出现晕征。增强扫描肠壁强化减弱或不强化,并出现延迟强化改变。乙状结肠扭转的鸟嘴征由光滑变为毛糙,甚至呈锯齿状。肠系膜云雾状密度升高,肠系膜血管放射状增粗。可以出现腹水,肠壁梗死时可见肠壁积气。

3. 超声 直接声像:脐下方常见 U 形液性包块,包块外缘光整,挤压腹壁可见包块移动。肠管扩张超过 5cm,甚至可达 10cm 以上。U 形液性包块内壁结肠袋间可见半月襞,呈多个膨大囊状相连的管道。扭转肠管内的液性暗区形态固定,肠内残留物显示为液性包块内散在光点漂浮声像。间接声像:

沿结肠走向探查,降、横、升结肠不同程度扩张,肠管内液质流动活跃。其他尚可见腹腔和盆腔伴有少量积液声像。

【诊断与鉴别诊断】

1. **盲肠扭转** 见本节下述内容。

2. **小肠扭转** 小肠扭转占肠扭转的 80%,多发生于回肠。先天因素主要是肠旋转不良和肠系膜固定不良;后天性因素主要是小肠局部与腹壁粘连,成为扭转的轴心。病理上小肠扭转属于闭袢性绞窄型肠梗阻,影像学结合临床尽早明确诊断对于及时治疗十分重要。临床上除了有一般肠梗阻症状外,腹痛腹胀更为明显,腹部可见不对称膨隆,可触及肿大的肠管。平片表现并无特异性,典型者腹部平片表现为充气扩张的小肠肠袢多为回肠,空肠扭转时胃十二指肠也有不同程度扩张,顺时针扭转胀气肠袢呈"n"形排列;逆时针扭转,肠袢多位于左上腹部,少数情况下可见肠壁积气及气腹,表明肠缺血性坏死及穿孔,造影表现为造影剂通过缓慢,梗阻点通过受阻,梗阻点呈锥形改变,少量造影剂通过时可见螺旋形变细的肠管。

3. **卵巢囊肿合并蒂扭转** 主要在超声检查时需要鉴别,卵巢囊肿合并蒂扭转的包块多位于子宫的左右上方,圆或椭圆形,壁薄光整,包块内分隔光带多少不定,呈长条状,分布不规则,不伴有结肠扩张声像。乙状结肠扭转包块较卵巢囊肿蒂扭转更高,包块呈 U 形,壁较厚,结肠袋间可见半月襞,分布规则,伴有全结肠扩张积液声像。

六、盲肠扭转

【概述】

盲肠扭转(volvulus of cecum)比较少见,多发生于 20~40 岁,发生原因有游离盲肠,即盲肠或回盲肠系膜过长,加上外伤、粘连、剧烈运动等。常常合并末段回肠及部分升结肠扭转。临床症状可不典型,主要表现为突发右下腹痛,严重时出现恶心、呕吐和腹胀等低位肠梗阻症状。体检可发现右或中腹部膨胀。由于盲肠与升结肠位置比较固定,并且无肠系膜。少数人其活动度可以达到引起扭转的程度,扭转主要分为两个类型:①以右半结肠的长轴为轴心,呈顺或逆时针扭转;这种扭转程度如超 180° 则可发生肠梗阻而产生症状,叫结-结肠型扭转。②以回盲肠系膜为轴心,顺或逆时针扭转,称为回-结肠型扭转。小肠及回盲瓣可旋转至右侧结肠外侧,多合并不同程度的血供障碍、水肿、出血及最后穿孔的可能。

【影像学表现】

1. 普通 X 线检查

（1）腹部 X 线平片：腹部平片表现为盲肠及部分升结肠明显积气扩张，立位可见宽大的气-液平面，小肠轻至中度扩张，位于扩张积气的盲肠右侧，闭祥性盲肠扭转表现为以盲肠为中心放射状聚集。在仰卧位时于中或偏左腹部可见一扩大肠腔阴影；偶可见扩张小肠阴影。立位时，扩大肠腔内可见一个大液面，而小肠多无明显液面。

（2）钡剂灌肠所见：钡剂可一直充盈到右侧结肠而受阻，阻塞的远端不似乙状结肠扭转所形成典型鸟嘴状，而呈圆钝形或略有尖细改变，钡剂少量通过扭转肠段时可见螺旋状黏膜皱襞，钡剂受阻端与平片所见的扩张肠祥相连。

2. CT　盲肠扭转显示结肠梗阻表现，梗阻近端结肠及回肠扩张，并伴有气-液平面，扩张的结肠可见结肠袋及半月皱襞。阻塞的远端可逐渐变细或突然狭窄提示扭转肠管部位。空肠多无明显扩张或扩张程度较轻。

第四节　脏器破裂

一、空腔脏器破裂

【概述】

胃肠道破裂（rupture of gastro-intestinal tract）或穿孔患者主诉剧烈腹痛，有时有呕血，腹部检查有肌紧张及腹膜刺激症状。

胃穿孔主要原因是胃溃疡，也可见于创伤、肿瘤、炎症等，此外，吸氧、洗胃、绞窄性膈疝、心肺复苏等医源性原因均可以导致胃破裂。穿孔很小或穿孔被堵塞、腹腔漏出物少的患者，临床症状多不典型。胃后壁的穿孔并不导致弥漫性腹膜炎，甚至并不出现游离气腹，此时需要与急性胰腺炎、急性胆囊炎等鉴别。如有外伤史临床上还需注意与肝、胆、肾等腹腔实质性脏器破裂鉴别。新生儿自发性胃破裂的病因可能是新生儿胃壁肌层先天发育不完善，加上胃内压增高及各种诱发因素如窒息、乏氧或感染所致。

十二指肠破裂或穿孔最常见的原因是溃疡病，外伤引起者少见。十二指肠始末两端大部被腹膜包裹，此两处损伤常因破入腹腔表现为明显的腹膜炎。其余大部分十二指肠为腹膜后位，损伤时若后腹膜

完整，临床症状较轻，腹膜炎体征出现较晚，早期诊断相当困难。小肠破裂是腹部外伤时常见的腹内脏器伤，主要为车祸直接撞击伤、高处坠落伤、跌摔伤和踢伤。小肠占腹腔的大部分，大部分小肠紧贴腹壁，缺乏固有组织的保护，加上小肠较长，因此暴力容易导致小肠受伤。正常小肠内气体较少，肠液酸性成分少，导致腹膜炎症状轻，部分患者破裂孔较小，由于肠壁收缩、肠黏膜外翻、肠内容物堵塞、肠周围大网膜包裹及渗出的纤维蛋白附着等原因可使破裂孔闭塞，导致气液腹及急腹症等临床影像表现不清。

【影像学表现】

1. 普通 X 线检查

（1）胃破裂（rupture of stomach）：X 线表现主要为游离气腹和腹膜炎征象。立位透视或立位腹平片可见横膈下线状、新月状气体负影。腹膜炎的征象主要有麻痹性肠梗阻；腹腔积气积液形成气-液平面，双侧胁腹部脂肪线模糊消失。新生儿胃破裂典型 X 线征象为腹腔内大量的游离气体，多可见一个贯穿整个腹腔的巨大液气平面。大量的气体使膈面升高，右侧衬托出肝脏边缘，左侧可显示胃和结肠的脏壁影及脾脏影，横膈与肝脾之间距离明显增大，肝脾向中线移位，呈现所谓的"马蹄征"，胃泡明显缩小或消失，在大量气体的衬托下镰状韧带被显示出来，往往小肠无梗阻性液平（图 7-9-6）。胃破裂的其他 X 线征象：①橄

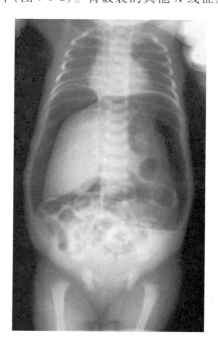

图 7-9-6　胃破裂
腹腔大量游离气体，横膈抬高，肝脾及胃肠道向中心移位，肝上缘偏右及横膈之间可见纵行的镰状韧带。下腹部可见宽大的气-液平面

榄球征:仰卧位腹平片显示腹部中央椭圆形透亮影,为大量气体聚集在前腹壁下所致。有时可见纵行的镰状韧带。②双壁征:大量气腹时,肠腔内外气体可以将肠内外侧壁显示出来。③倒 V 征:大量气腹时显示气体衬托下的前腹壁的脐侧韧带,显示出下腹部对称的向外下方走行的条带状影,呈倒 V 形。

（2）肠破裂:十二指肠破裂在平片上主要表现为气腹征。肝脏边缘显影征是十二指肠穿孔时仰卧位腹平片的典型征象,此时少量气体溢出多聚集在肝肾隐窝处,即 Morison 陷窝处,仰卧位时气体上升至前腹壁下,呈新月状透亮影,衬托出肝脏的边缘。十二指肠球部后壁的破裂,可能破入小网膜囊及右侧肝下间隙内,导致其内积气积液,仰卧位片上仔细观察可以发现右上腹部肝胃之间或右肾上方椭圆形或三角形的透亮影。有时也可以口服碘造影剂来观察破裂口的位置及破裂口的大小。小肠破裂仅有少数患者出现气腹征,应该注意的是,小肠穿孔也可以出现液气平面,分为腹膜腔内、肠腔内两种:腹膜腔内网膜炎性粘连形成多房空腔和积气积液,形成腹膜腔内气-液平面;肠腔内液气平面则是吸收受阻的液体在肠腔内潴留。有时二者鉴别很难。

结肠外伤多见于横结肠及乙状结肠。可产生破裂及血肿。后者可以引起压迫性缺血造成症状,X 线平片可见结肠扩张,多由于压迫性阻塞所造成。

2. CT　CT 可以对液体定性,新鲜外伤可以确定是否有血液游离到腹膜腔。胃肠道穿孔的 CT 表现主要有以下几点:①穿孔局部管壁不规则,境界不清。周围脂肪层模糊,邻近脂肪间隙内有小气泡影。胃壁穿孔常可在破孔部位周围看到密度不均匀的软组织块影。②由于胃肠内容物的漏出及对腹膜的刺激可引起腹腔积液。严重可引起广泛性或局限性腹膜增厚及腹腔内局限性感染灶。③膈下或腹腔内散在游离气体影。此征象是胃肠道穿孔的定性诊断依据。CT 除了可以清晰地显示膈下及腹腔内的游离气体影,还能清晰地显示腹腔内脏器及其与周围组织的关系。对临床症状较轻,穿孔较小,X 线透视膈下无游离气体的患者,CT 可依据腹腔内散在游离气体做出诊断。另外,CT 还可通过穿孔部位的病变征象提示定位诊断。并能对穿孔后并发症的存在提供诊断依据。

CT 对于诊断十二指肠破裂有很大价值,其常见的 CT 特征是:十二指肠腔外、右肾前间隙游离气体和/或液体积聚。右肾周明显模糊,十二指肠扩张,造影剂可中断而不进入远侧十二指肠。此外,CT 还可以发现腹部其他脏器的复合损伤,对于少量游离气体的显示优于 X 线平片,特别是气体局限于肝胃之间、

小网膜囊或腹腔侧壁时。在腹部 X 线平片中未见异常时,CT 扫描常常有新的发现,一般均能清晰显示十二指肠肠腔外、右肾前旁间隙游离气体和液体积聚,CT 扫描可作为早期诊断的手段。

小肠管及肠系膜钝伤时,CT 能检出小肠及肠系膜损伤,评价肠壁和肠系膜出血、腹腔积液、游离气体和其他脏器损伤。目前已公认 CT 为评价实质性脏器损伤的方法之一。CT 主要缺陷是检查费时,这对于病情不稳定的外伤患者是一种危险,可用腹部超声检查腹内液体。螺旋 CT 尽管对腹部病变的显示较普通 CT 优越,但是它在评价肠、肠系膜损伤方面的作用尚未被确认,螺旋 CT 所见必须与临床资料（如血流动力学稳定性、败血症或腹膜炎等）相结合,才可作为决定采取手术或非手术治疗的依据。

3. 超声　超声对腹部空腔脏器损伤的直接征象很难发现,但部分间接征象有助于诊断。腹腔内有膈下游离气体存在时,膈下可见游离气体强反射回声,肝脾体积缩小,受损的空腔脏器周围有局限液体聚积。

【诊断与鉴别诊断】

1. 膈下游离气体与肺下缘鉴别　①前者在 CT 上多表现为卵圆形或圆形。后者多为月牙状;同一层面如出现两处以上的气泡影为游离气体;②连续层面观察,膈下游离气体有层面间断现象;③膈下游离气体影可随体位改变。

2. 膈下脂肪　要注意通过调节窗宽条件发现游离气体。常规腹部扫描的窗位窗宽条件为45/200Hu。气体与脂肪同显黑色。故对脏器间脂肪组织内的游离气体较难发现。应调节窗宽后使脂肪与气体的密度区别开,才能发现较小的游离气体影。

3. 腹部处置后　腹部手术后、输卵管造影通水术后及腹腔诊断性穿刺后,常可在腹腔内留有少量游离气体。此时 CT 检查如发现有此征象,应考虑这一影响因素。需密切结合临床,以免误诊。

4. 间位结肠　结肠肝脾曲位于横膈与肝脏、脾脏/胃之间时 X 线平片表现为横膈下气体负影,此带状气影一般较宽,边缘不锐利,可见结肠袋及肠腔的间隔,此间隔不贯穿肠腔全径。

5. 膈下脓肿　膈下脓肿一般见于术后或肝脓肿破裂。平片显示为气-液平面,临床上有发热、白细胞升高、肝区疼痛等表现。超声及 CT 可以进一步与膈下游离气体鉴别。

6. 小肠破裂形成的腹腔气-液平面与小肠梗阻的鉴别　根据两者发生机制,以下几点有助于相互鉴别:①认真仔细地询问病史,掌握临床检查的重要体征综合判断。询问有无腹部外伤史,肠穿孔疾病、腹

腔内脓肿,急性胃肠炎,灌洗肠口服泻药,有无腹痛、腹胀、排气排便停止和呕吐病史,找到对诊断有帮助的线索。②肠腔内液气平面X线透视特点:肠腔均有胀气,特别是"长液平征"顶部应有扩张的肠管壁。大小液平面可以排列成阶梯状。卧位后胀气的肠管能形成连贯的透亮影,液平面可随肠管蠕动迅速的上下升降。③腹腔内液平面的特点:腹部立卧位和按摩后,液平数量、大小、形态可发生快速的变化。液平面如同时伴有膈下游离气体、腹腔内积液则确诊无疑。

二、实质性脏器破裂

【概述】

在腹部创伤中脾损伤最常见,约占整个腹部闭合性损伤的40%。脾脏本身血运丰富,质地较脆,有致密的被膜。左下胸部或左上腹部钝挫性打击、挤压、手术牵拉胃及结肠均易破裂,脾脏完全性破裂可出现弥漫性腹痛及腹膜刺激症状,大量失血导致休克;中心破裂及脾脏包膜下出血疼痛及压痛可局限在左上腹部,可扪及脾脏增大。

肝脏是腹内的最大器官,体积约占腹腔容积的1/2,右下胸部及右上腹部的直接暴力可以导致肝脏损伤。如果外伤后有右下10~12肋骨骨折,患者主诉右上腹疼痛,血红蛋白下降明显,均为肝脏裂伤的指征。一般根据肝脏破裂是否突破被膜将其分为两大类,第一类即中心性破裂及肝包膜下血肿,第二类为肝破裂伴肝脏包膜撕裂,后者血液及胆汁可以进入腹膜腔,严重者引起腹膜炎及失血性休克症状。

腹部闭合性损伤中胰腺损伤约占1%~5%,但死亡率可高达20%,车祸伤多见。胰腺损伤典型临床三联症:腹痛、血白细胞升高和血清淀粉酶升高。由于胰腺位于腹膜后,临床表现常不典型或延迟出现。胰腺外伤包括胰管断裂、挫伤、外伤性胰腺炎。1/3的生存者合并假性囊肿、脓肿、出血、急性胰腺炎、胰漏等,诊断的延误导致死亡率的提高。

【影像学表现】

1. 普通X线检查 脾破裂时胸及腹部X线平片可见如下表现:①左下肋骨(第11~12肋骨)骨折。②脾脏影增大,轮廓模糊、消失。有时脾脏区域密度升高。③结肠脾曲下降,胃体右移,胃大弯与结肠脾曲间隙增宽,胃底横膈间距及降结肠与胁腹线间距增大。④腹腔积液征象。

肝破裂时胸及腹部X线平片可见如下表现:①右横膈升高且活动度减低,右下肋骨(第10~12肋)骨折;右侧胸腔积液、气胸或皮下气肿。②肝影增大、轮廓模糊:中心血肿肝脏增大不明显,包膜下血肿导致肝脏整体增大,靠近边缘的肝实质血肿则显示局部突

出;肝脏粉碎性破裂时肝脏轮廓不清,边缘模糊,肝三角消失;偶可见肝脏裂隙阴影。③肝脏损伤应急状态或腹膜炎导致肠道扩张积气。④邻近肠道如结肠肝曲下移,升结肠与右侧胁腹线距离增大。⑤腹腔积液。

胰腺损伤时平片可见横结肠、胃充气扩张,左侧横膈升高,左下胸腔积液等;胰腺破裂慢性期可形成假性囊肿,表现为软组织肿块,有时可见假性囊肿壁的钙化。胃肠道造影时可以显示胰腺假性囊肿对胃和十二指肠、横结肠的压迫:胰头囊肿导致十二指肠框扩大,胃窦部向左上方移位,大弯有弧形压迹;胰体部囊肿可使胃向右上移位,十二指肠水平段及升段、空肠上段及横结肠中部均向下移位,侧位显示胃前移;胰尾囊肿可导致胃体向右前方移位,囊肿大时可将十二指肠空肠交界部推向右下,结肠脾曲下移,胃有向右的弧形压迹。

2. CT 脾脏损伤CT表现如下:①包膜下血肿。呈新月形或半月形,受压脾缘扁平或呈锯齿状。1~2天呈等密度;10天以上呈低密度;增强扫描脾脏强化而血肿不强化。②脾实质内血肿。脾脏实质内圆形或卵圆形的不同程度高、等或低密度区。③脾撕裂。单一者呈线状低密度区,CT平扫或外伤早期裂伤边缘不清,增强扫描或愈合期则边缘清楚;多发撕裂表现为多发低密度区。增强扫描不增强部分为挫伤或血栓所致。常伴腹腔积血或脾周血肿。脾脏损伤常分为四级:一级:局限性包膜破裂或小包膜下积血。二级:较小的外周撕裂及脾实质内血肿,直径<1cm。三级:撕裂延伸至脾门及脾内血肿直径>3cm。四级:粉碎脾及血管撕裂(ER7-9-6)。应该注意的是,约1/4的脾脏损伤在CT上无直接征象。

ER7-9-6 脾外伤碎裂

肝损伤多发生于肝右叶后上段,CT表现与脾损伤相似。最常见为沿右、中静脉分支和门静脉血管周围撕裂,或伴门静脉主干或下腔静脉周围的出血及右半横膈下肝裸区的包膜下血肿。肝脏损伤的分级:一级,包膜撕裂,表面撕裂深度<1cm,包膜下血肿直径<1cm,肝静脉血管周围轨迹。二级,表面撕裂深1~3cm,中央和包膜下血肿直径1~3cm。三级,表面撕裂深度>3cm,实质和包膜下血肿直径>3cm。四级,实质和包膜下血肿直径>10cm。肝叶组织破坏,血供阻断。

五级:两叶组织破坏或血供阻断。肝脏破裂的特殊表现(图7-9-7):①门脉周围轨迹征:肝损伤伴门静脉周围出血。②伴行淋巴管受损或受压导致梗阻扩张、水肿或淋巴液外溢。③胆汁瘤(biloma),也叫胆汁假性囊肿,位于肝包膜下或肝周局部,表现为大而薄壁均匀液性囊肿,CT值<20Hu,也可位于肝实质内,呈较小的低密度囊状影。④动脉瘤,表现为瘤样扩张,明显强化的血管结构。⑤肝内积气:肝组织损伤坏死软化,伤后72h在肝组织坏死区或/和包膜下积气,有时血管、胆管内也可出现气体。

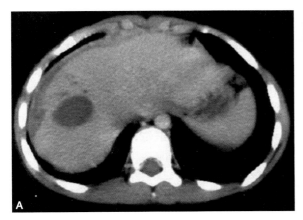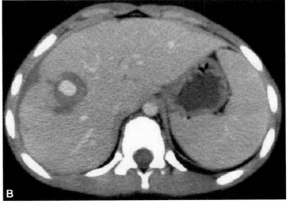

图 7-9-7 肝外伤、胆汁瘤、动脉瘤
A.平扫;B.增强。肝右叶局部肝实质裂伤,增强扫描可见裂隙,邻近肝被膜下积液。平扫肝实质内可见边缘光滑的椭圆形低密度区,考虑为胆汁瘤。其下方可见圆形稍高密度影,周围可见低密度水肿带,增强扫描中心强化与血管相似,DSA证实为动脉瘤

CT对诊断胰腺损伤的诊断价值很大。胰腺损伤的CT分型为 ①局限水肿型:主要表现为胰腺的一部分肿胀,密度不均匀,边界欠清楚,但无明确的胰腺炎的表现。病理为部分胰腺组织的挫伤。②弥漫性急性胰腺炎型:主要表现为胰腺组织弥漫肿胀,水肿,体积增大,边缘模糊不清,肾前筋膜增厚,以左侧多见。病理有胰管的挫裂伤,造成胰液外漏,引起急性胰腺炎。③胰腺断裂型:CT平扫可见胰腺边缘不完整,部分边缘可见线条状高密度影,周围模糊,呈水肿表现。手术病理表现为部分胰腺组织断裂,有出血,部分累及胰管而有胰腺炎的表现。④胰腺炎伴假性胰腺囊肿形成型:CT上既有胰腺炎的征象,又有单个或多个囊肿形成。一般病史较长,手术及病理可见胰腺有挫伤且有胰管的断裂,胰腺前方筋膜下积液或胰后条带状积液而造成的假性胰腺囊肿形成。第四种类型最多见,实际是前三种类型的演变。

胰腺裂伤或断裂的直接CT征象为胰腺内低密度条影垂直于胰腺长轴;CT上胰腺裂伤灶超过其厚度的50%则可能有主胰腺管损伤,其损伤需是几个相邻层面见到低密度灶。胰腺裂伤灶在损伤急性期CT上可无密度变化,胰腺内低密度裂伤灶亦可因裂伤局部血肿形成,阻塞断裂线或胰腺断裂间隙闭合而产生假阴性。胰内高密度血肿灶高度提示胰腺裂伤,是胰腺损伤的直接征象。即使胰腺形态无异常,胰周脂肪间隙密度增高或积液,尤其脾脏形态及密度无异常,而

有脾周积血者,应想到胰腺损伤的可能性。CT动态增强薄层扫描对于胰腺闭合性损伤是十分必要的,胰-脾静脉间隙积液征象对胰腺损伤具有诊断价值。但胰-脾静脉积液在胰腺损伤中不具特异性,该征象与肾旁前间隙积液有关。结合外科手术,胰腺CT分级如下①Ⅰ级:即胰腺挫伤,CT平扫胰腺形态、密度无异常,复查可能显示胰前间隙及小网膜囊假性囊肿形成。仅见胰腺轻度增大。②Ⅱ~Ⅲ级:即胰腺裂伤,CT平扫胰腺内仅见低密度裂伤灶并胰腺局限增大。胰腺内仅见局限高密度血肿灶,胰腺局限增大。胰腺形态异常或无异常,胰前间隙密度增高,未见裂伤或血肿灶。小网膜内及脾周见高密度灶。③Ⅳ级:即胰腺横断,CT显示胰腺内低密度灶长径等于胰腺厚度,宽约2cm。可见胰前肾前脂肪间隙密度增高、积液或肾前筋膜增厚,同时有的可见胆囊窝、十二指肠降段及结肠肝曲周围脂肪间隙密度增高。可见小网膜囊内低或高密度灶、胰腺-脾静脉间隙积液,表现为胰后-脾静脉前方低密度条影。可见腹腔积液。

3. DSA 一般不需要DSA检查。可发现活动性出血,对于肝破裂可明确诊断动脉瘤及血管胆管瘘等。

4. **超声** 腹部实质性脏器损伤时受损脏器相应部位有明显的探头压痛或反跳痛,并且脏器不同程度肿大或局限性体积增大,包膜回声连续性中断或不规整,实质回声不均伴长条形或不规则形回声增强、减

弱区。周边实质受压致回声光点增强、密集。包膜下血肿形成时呈包膜下的液性暗区。根据出血量的多少所表现的区域不同:出血量多时腹盆腔内可见游离的不规则暗区,出血量少时暗区可仅限于肝肾、脾肾隐窝或膀胱直肠间隙。腹膜后血肿形成时于腹膜后呈圆形或椭圆形的液性暗区。

第五节 肠 套 叠

【概述】

肠套叠系一段肠管套入邻近肠腔内所致,属于绞窄性肠梗阻。肠套叠根据肠管蠕动方向分顺行性套叠和逆行性套叠,前者多见。按套入部和套鞘肠管决定其命名,最常见的是回结肠型和回盲结肠型套,临床占总数的80%以上。其他类型还有回回肠型、结结肠型、回回结肠型;除此之外,尚有罕见的阑尾套叠、盲肠袋套叠、空肠由吻合口套入胃等。已经形成的肠套叠,再作为一个套入部进入远端肠管内,称复杂性套叠,临床更少见。

肠套叠由三层肠壁所组成,相互折叠的肠管分别称为外筒、中筒和内筒,外筒又称外鞘或套鞘;中筒和内筒合称套入部;套入部两筒的远端反折称为头部,套鞘的近端肠管反折处称为颈部。外筒和中筒的相邻面为黏膜,中筒和内筒的相邻面为浆膜,其间还有卷入的肠系膜,因此,不仅使肠腔发生梗阻,肠系膜血管也变压,故可使套入部肠管发生绞窄坏死。临床急性肠套叠有四大典型症状,即肠绞痛、呕吐、黏液血便及腹部包块。成人肠套叠按病因分为四种类型:①与肿瘤有关,约占90%以上,在单独累及结肠成人肠套叠中,恶性肿瘤的发生率极高。在小肠肠套叠中,良性肿瘤占40%,以脂肪瘤最多见,多发生在回肠末端。②手术后引起。③其他,如腹茧症、梅克尔憩室等。④特发性肠套叠,罕见,可能与肠壁受刺激有关。婴幼儿肠套叠主要是由于其肠系膜的解剖特点或由多种原因引起的肠蠕动紊乱所致,也与与局部或全身炎性刺激、应激性反应、浅表淋巴结肿大有关。

【影像学表现】

1. 普通 X 线检查

(1)腹平片难于确诊,但有时可提供一些线索:在充气的结肠框内,发现位于肠管中央的软组织块影,与扣及的腹部肿块相符。回肠移位于升结肠之处,盲肠部被充气小肠取代。出现上述情况,高度可疑肠套叠,应及时超声或灌肠等进一步检查确诊。

(2)空气灌肠:借气体把套入部软组织包块衬托出来。当套入部与 X 线垂直时,套入部表现为半月形、钳形或长柱形。当套入部与 X 线平行时,套入部则表现为球形、哑铃形、巨大息肉形。套叠局部痉挛时,上述表现时隐时现,甚至完全消失。

(3)钡灌肠:套入部在致密的钡柱中显示为充盈缺损区,钡柱前端呈典型的"杯口状"或球形缺损,当钡剂进入套鞘内时,"杯口状"影变为"长钳状",球形缺损可演变为模糊螺旋形影(ER7-9-7)。套叠肠段反复痉挛收缩,套鞘收缩将其内钡剂大部分排出,可出现典型的平行环状影或弹簧状改变。

ER7-9-7 结肠肠套叠(过敏性紫癜)

(4)钡餐检查:可用于慢性肠套叠。肠套叠中央管的显现具有特征性,当钡剂通过套入部时,可见该段肠腔显著变窄,呈边缘平滑的索条状影像,此种影像代表套入部的内筒,也称中央管。由于每次进入中央管内钡剂多少不等,索条状影像时宽时窄。窄时如线状或完全闭锁,宽时可见清晰的纵皱襞。远端肠腔扩大呈杯口状或螺旋状环绕中央管。回盲型和回结型套叠,回肠末端及其系膜已被卷入升结肠或横结肠内,由于系膜牵拉,使整个套叠部向内下移位,痉挛、激惹可使套叠结构显示不清,仔细观察中央管的纵皱襞更有意义。钡剂通过套入部的时间往往延长。

2. CT 肠套叠由三条同心管组成,即套入管、反折管及套鞘,典型者肿块自外向内可分为六层:即鞘部外层肠壁、鞘部内层肠壁及二者间的造影剂,其余三层为偏心位套入的肠系膜脂肪、套入部肠壁和套入部肠管内的气体或造影剂。CT 表现多为类圆形边缘光滑、密度不均的肿块,呈靶环状表现。Merine 等将肠套叠 CT 表现分为三型:Ⅰ型最常见,为肠腔内软组织的肿块(套入部)伴偏心性脂肪密度区(套入的肠系膜);Ⅱ型为肾型或双叶型肿块,周围增厚的肠壁密度较高,中心为低密度套入部;Ⅲ型为高、低密度相间的香肠状肿块,这些密度不同区域代表肠壁、肠系膜脂肪、肠液及气体。肠套叠的 CT 表现主要与其长轴及层面间角度有关。当套入部长轴与层面垂直时,则表现为圆形或类圆形肿块,密度不均,呈靶状,类似Ⅰ型。当套叠部长轴与层面倾斜或平行时,表现为肾形或香肠状,类似Ⅱ、Ⅲ型(图 7-9-8)。当肠系膜及其内血管被嵌入套入管和反折管两层之间较长时间,将导致肠壁供血障碍,CT 表现为肠壁增厚,常大于 4mm,肠祥扩张积液,肠黏膜水肿。

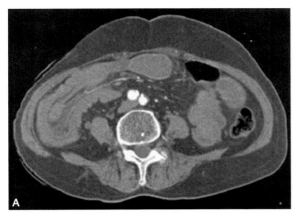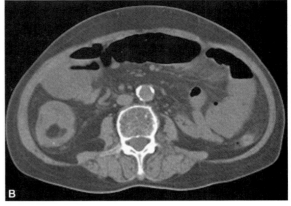

图 7-9-8　肠套叠（小肠脂肪瘤）

CT 表现Ⅲ型。A. 较低层面增强扫描：高、低密度相间的香肠状肿块，可见肠壁、肠系膜脂肪及肠系膜内明显强化的血管。
B. 上方层面 CT 平扫可见套入部头端的肠管结构和肠壁上均匀脂肪密度小肿块

3. 超声　肠套叠的声像图长轴表现为肠管重叠的"套桶"样征象，多层肠管呈平行排列，短轴切面为偏心"同心环"或"靶环"状，合并肿瘤时可见实性肿物回声。同时可以显示肠套叠导致的肠梗阻相应征象，即肠管的积气和积液形成的液性回声。

第六节　腹腔脏器急性炎症

一、急性阑尾炎

【概述】

急性阑尾炎（acute appendicitis）约占全部急腹症患者 50%，多由于阑尾内粪石、寄生虫、虫卵或异物等引起梗阻，阑尾内容物排泄困难，导致细菌繁殖。感染初期阑尾肿胀，浆膜充血，黏膜及黏膜下层有明显中性粒细胞浸润，此谓单纯性阑尾炎。此后由于炎症持续加重，分泌增多，静脉血回流受阻，炎症累及全层，形成急性化脓性阑尾炎。如果发生阑尾血运障碍，产生坏死，成为坏死性阑尾炎，阑尾穿孔可形成限局性腹膜炎，甚至弥漫性腹膜炎。

临床典型症状为急性腹痛。起病时有的主诉上腹痛，以后逐渐局限在右下腹部。疼痛呈持续性，查体右下腹部有限局性压痛点，可伴有反跳痛及肌紧张。异位阑尾的体征不够典型，给诊断带来一定困难。末梢血象白细胞多增高。

【影像学表现】

1. 普通 X 线检查　急性阑尾炎在不同阶段 X 线表现如下：

早期多无阳性所见。有时腹部平片可见腰椎侧凸（凹面向右），此乃由于右侧腹痛，肌肉痉挛所致。如果能在右下腹部发现钙化的阑尾结石，则对诊断有参考价值。

当炎症进一步发展，引起浆膜反应，则可产生下列征象：①右下腹膜外脂肪线模糊。②右下腹部限局性肠淤张；在立位检查时回肠可有液面形成。升结肠也可见胀气。

合并限局性腹膜炎时则右下腹部肠淤张明显，局部小肠明显扩张。胁腹部脂肪线更加模糊。有时腹部平片显示阑尾内出现小气泡，此乃由于阑尾坏死所致。

阑尾脓肿形成时钡灌肠检查显示盲肠上移，回肠向内移位，邻近肠黏膜皱襞增粗，同时可见肠淤张。

2. CT　急性阑尾炎（图 7-9-9）的 CT 直接征象：阑尾肿大增粗（直径>6mm）；阑尾壁增厚，可呈不同密度分层的"同心圆"样结构；阑尾边缘模糊，密度近似甚至高于邻近肌肉。不能单纯凭借阑尾石诊断阑尾炎，需要结合上述其他相关改变。

急性阑尾炎的 CT 间接征象：阑尾炎可引起局部盲肠壁增厚，使充有对比剂的肠腔在阑尾开口与盲肠接合部形成"箭头征"，特异度很高。急性阑尾炎伴有阑尾-盲肠周围炎时，CT 表现为右下腹阑尾及盲肠周围脂肪间隙模糊，密度升高，出现较高密度条索影；阑尾周围少量的液体渗出。当炎症向周围蔓延、扩展可造成盲肠与右侧腰大肌间的脂肪间隙模糊。肠系膜脂肪也由稀薄、混浊到出现条纹状影，局部筋膜增厚、积液，甚至出现不均匀软组织密度模糊影（蜂窝织炎）等改变。阑尾及其周围的局部炎症被网膜包裹时可形成炎性肿块，常沿回结肠系膜向内延伸，呈尖端指向内侧的三角形。

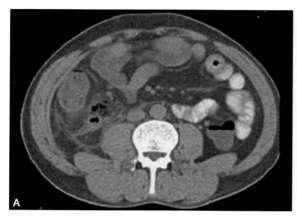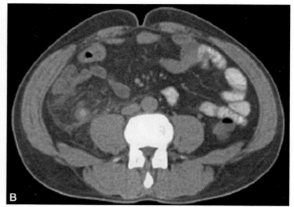

图 7-9-9　急性阑尾炎（阑尾结石、穿孔）

A. 阑尾尖端位置较高，管壁增厚穿孔，邻近可见气泡影，局限性腹膜炎（腹膜增厚，脂肪内密度升高）。B. 下方层面显示增厚的阑尾壁，其腔内可见高密度的阑尾结石

3. **超声** 正常阑尾或阑尾炎早期超声不易显示。只有在阑尾发生浆膜面充血、水肿、增粗、变大及腔内有血性或纤维索脓性渗出物等一系列的病理变化时，才能为超声诊断提供一定的病理声像特征。急性阑尾炎超声直接征象：肿胀的阑尾直径>0.6cm，具有盲端的指状或管状，呈中、低等回声结构；同心圆或靶环征为短轴切面典型征象；阑尾壁增厚；阑尾腔内呈低回声或暗区为阑尾积脓征象；阑尾周围增厚的强回声带为大网膜环绕包裹特征。间接征象：在阑尾周围可见杂乱混合呈中、低等密度回声或囊性块物，盆、腹腔积液，"超声麦氏点压痛征"阳性，尚可见阑尾腔内粪石和并发粘连性肠梗阻的声像。

【诊断与鉴别诊断】

典型急性阑尾炎大部分可不用 X 线诊断。但一般应进行常规胸腹部透视及拍片，因有一些胸部疾病可以产生酷似阑尾炎症状应加以排除。对非典型病例在早期诊断有一定困难，腹部 X 线及超声检查均属必要。腹部 X 线平片如有上述阳性所见可以协助诊断，如为阴性当然也不能完全除外阑尾炎。但某些阴性结果还可排除其他急腹症如肠梗阻或急性胃肠道穿孔等。所以 X 线检查是有意义的。

阑尾癌主要表现为阑尾区的不规则软组织密度肿块影，多数位于阑尾末端，少数位于基底部。发生于基底部的癌肿可阻塞阑尾腔，引起远端管腔明显扩大（通常直径>1.5cm），瘤体较大时可在回肠末端和盲肠内侧产生压迹。肿瘤对周围肠壁有浸润时，可形成肠壁不规则增厚或肠腔内占位性改变。

二、急性胰腺炎

【概述】

急性胰腺炎（acute pancreatitis）也是常见急性暴发性腹部疾患之一。

在病理上可分为两型：①急性水肿型（间质型）。此型最为常见，胰腺普遍肿大、间质水肿、充血和炎症细胞浸润。②急性坏死型。胰腺腺泡及脂肪组织发生急性坏死、液化。坏死及出血为本型特点。此种变化可波及周围组织，如网膜、肠系膜、腹膜及后腹膜组织。病变还可以向上波及网膜囊上窝，甚至可以再向上穿破横膈进入纵隔内。

急性炎症过后可继发假性囊肿形成。囊肿部位可位于胰腺内；也可以在其周围甚至波及后腹膜间隙。

患者多主诉突然发生上腹疼痛，疼痛多在中、上腹部。极少数疼痛在下腹部或全腹部。大部分患者同时有恶心、呕吐及发热。休克为坏死型的主要表现、可突然发生。甚至可不为人察觉而死亡。休克发生原因与胰蛋白酶激活各种血管活性物质有关，从而产生血管的突然舒张及通透性的增加而引起休克。

【影像学表现】

1. **普通 X 线检查**

（1）十二指肠或上段空肠限局性淤张。此征象的出现可怀疑上腹脏器有急性炎症，对急性胰腺炎无特异性。

（2）"结肠截断征"表现为横结肠无气体，而肝及脾曲可有多量气体；或横结肠中段右侧肠腔扩张积气，而左侧呈现突然无气状态。此征象可出现于急性胰腺炎。

（3）中腹部相当于胰腺部位出现气泡影，此征象有特异性，但不易显示，为病情重、预后不良征象。

（4）胰腺区有钙化灶，说明病者曾有过慢性胰腺疾患。

（5）胆结石的发现也可协助诊断胆石性胰腺炎。

2. CT 急性单纯性胰腺炎可无阳性所见,也可出现胰腺体积弥漫性或局限性增大,胰腺密度正常或轻度下降,密度均匀或不均匀;胰腺轮廓清楚或模糊,渗出明显者可有胰周积液。增强扫描胰腺均匀增强。急性出血坏死性胰腺炎(ER7-9-8)的主要 CT 表现为:胰腺弥漫性明显增大。CT 值低于正常胰腺,坏死区 CT 值更低,出血区 CT 值则高于正常胰腺。增强扫描无强化区代表坏死或血液灌注减低。胰腺包膜增厚掀起,胰周或胰腺外积液,小网膜囊积液最常见,即而出现胰源性腹水,左肾旁前间隙最常受累,肾周筋膜增厚。胰腺炎的扩散范围可以很广泛,右肾旁前间隙、肾周间隙内、肾旁后间隙均可受累,甚至可进入肝脾实质内;也可向上进入纵隔。急性坏死性胰腺炎可并发蜂窝织炎、脓肿、假性囊肿等,蜂窝织炎常发生于胰体尾,严重时可见大片不规则低密度软组织影。和积液的扩散途径一样。也可并发脓肿,与周围组织腔隙一致或者不规则,边界清楚或模糊,病灶区域出现气体,增强后脓肿壁可有强化。假性囊肿在急性胰腺炎病程的 4~6 周内形成,可位于胰腺内或胰腺外,单发或多发,多为单房,囊壁较均匀。部分假性囊肿可自行吸收,囊肿可穿破到腹腔或胃肠道、继发感染及出血。另外,急性胰腺炎可导致门脉闭塞和静脉血栓形成。胰液或炎症侵蚀胰周血管可导致血管破裂出血。约一半的急性胰腺炎可并发胆系结石。

ER7-9-8 急性坏死性胰腺炎

3. MRI 急性胰腺炎 MRI 和 MRCP 主要征象如下:①胰管的扩张,直径大于 2mm,胆总管轻度扩张。②胰管或胆总管狭窄,前后宽窄不一致。③胰腺肿大,体部超过 1 个椎体,尾部超过相应椎体的 2/3 以上。④局限性胰周积液和腹腔积液,呈长 T_1、长 T_2 信号。凡胰腺肿大和整个胰腺信号不均匀、炎症超过胰腺周围,出现腹腔积液都是重度胰腺炎的 MRI 表现,轻度胰腺炎无上述表现。重症胰腺炎时主胰管显示不清或表现为囊状扩张、管壁不规则和狭窄,胆总管狭窄或扩张,扩张、增粗的胆总管腔内结石表现为低信号充盈缺损,胰头肿大或假性囊肿可使胆总管受压。⑤胰腺坏死,增强扫描显示为无强化区。

4. 超声 急性水肿型胰腺炎表现为胰腺肿大,边缘饱满,胰腺内部呈低回声并见无回声小暗区夹杂有稀疏散在的光点,后壁回声增强,下压探头,胰腺部位有明显压痛。如果胃肠道内积气太多,上腹部气体反射明显,胰腺显示不清,需要与胃穿孔和肠梗阻相鉴别。出血坏死型胰腺炎表现为胰腺体积明显增大,边缘不规整,头部常常增大更明显,有时整个胰头可表现为几乎无回声的暗区,而胰体、尾部呈片状、斑点状中等回声。

【诊断与鉴别诊断】

主要是局限性胰腺炎与胰腺癌鉴别。在胰腺肿大时,一时往往不易与胰腺肿瘤相区分,在随访过程中,炎症的变化比较明显,可以排除肿瘤的诊断。了解病史,CT 或 MRI 增强扫描有助于鉴别二者。

第七节 腹 腔 脓 肿

【概述】

腹腔脓肿是急性腹膜炎的并发症,常见有膈下脓肿、肠间脓肿和盆腔脓肿等。膈下脓肿发生在膈肌下方、横结肠及其系膜以上,多继发于胃十二指肠溃疡急性穿孔、急性胆道感染、肝脓肿以及腹部术后。肠间脓肿多发生于急性阑尾炎穿孔、小肠穿孔或腹膜炎局限以后。盆腔脓肿位于膀胱直肠间隙或子宫直肠间隙,多因急性阑尾炎、盆腔炎症引起。膈下脓肿,可有上腹部疼痛,随移动体位和呼吸运动而加剧;局部有压痛及肌紧张,胸壁呼吸运动受限。肠间脓肿可扪及腹部肿块,压痛明显,但腹肌紧张不明显。盆腔脓肿常伴有腹泻、里急后重或尿频。

【影像学表现】

1. 普通 X 线检查 腹腔脓肿多位于腹腔的间隙或隐窝中。常以腹壁、器官及韧带作为脓腔壁的一部分。主要 X 线表现是:①脓腔内有气体时,可见含气、液的空腔或气泡征象;②脓腔内无气体时,表现为软组织块影。如与实质器官相邻,则因缺乏对比而不易显示;③脓肿相邻器官受压移位;④脓肿周围炎症浸润,使相邻脂线增宽、密度增高,甚至消失;⑤如炎症扩散,则有关的间隙、隐窝因引流而有新脓肿形成;⑥上腹腔炎性淋巴引流。可出现胸腔积液、肺底炎症及小叶性肺不张等。

依脓肿所在部位,还可有一定的特别表现。例如,膈下脓肿,脓腔壁为腹壁、肝、膈及韧带,脓肿总是位于上腹腔的解剖间隙内,并位于上腹腔的周围。结肠下区脓肿,位于结肠旁沟时,结肠旁沟增宽,相邻结肠受压、移位,胁腹脂线也有一定改变。盆腔脓肿常使相邻盆壁脂线发生改变,直肠受压移向对侧。

(1)膈下脓肿:常见于右侧,偶有两侧者。直接征象:脓腔内含气者可显出液平面,多体位 X 线观察,可判定脓腔的位置和大小。左膈下脓肿和胃泡相邻,可见两个液平面上下分列。有的脓肿不含气体,仅表现为局部致密影,借膈肌可显示其上界,右侧膈下脓肿的下界,融合于肝脏阴影内不易分清。左侧可见胃泡受压,造影检查胃底出现压迹,胃底黏膜增粗紊乱。间接征象:病侧膈肌局限或整体升高,运动减弱或消失,脓肿居于后方者,则后肋膈角减小,甚至消失。膈肌增厚、上界不清,合并同侧胸腔积液、肺炎或肺不张等。在脓肿附近的肠管反射性肠淤积,尤以结肠肝曲较为显著。有时可伴有气-液平面,充气肠管有时可衬托出脓肿的存在。脓肿尚可压迫和推挤附近脏器,使之呈现压迹或移位。左侧膈下脓肿使食管下段向右后方移位,胃和结肠脾曲向下移位。脓肿位置较低者,可推挤和压迫胃体;右侧膈下脓肿可压迫肝脏下移,使肝脏下界位置下降。肝下区脓肿可显示结肠肝曲向下移位以及十二指肠球部变平等征象。

(2)肠间脓肿:腹部平片上肠间脓肿多呈孤立的团块状致密影像,有时可有索条状或楔状的致密影像向周围伸展,邻近肠曲常呈反射性肠淤积征象,有时充气的肠曲好似以手握住脓肿表面,称为"根球征"。肠间脓肿内的液平面或小气泡影,在变换体位时其大小、位置无变化,以此可作为与肠管内气体的鉴别。脓肿可使相邻肠曲受压、聚集于一侧。由于炎性浸润使局部肠壁增厚,黏膜皱襞变粗,邻近腰大肌边缘不清,患例腹脂线模糊或消失。

结肠旁沟脓肿可使结肠向内推移,且有密度增高影像与之相邻。

钡餐或钡剂灌肠检查,可见小肠及结肠受压移位,脓肿附近肠管显示黏膜水肿。

(3)盆腔脓肿:常呈圆形或卵圆形致密影或在脓腔内形成液平面,位置固定,脓肿附近直肠、乙状结肠、小肠可有移位,周围常有充气肠曲和短小液平面。在脓肿附近肠曲间有时形成楔状分流,为脓液进入肠曲间隙所致。钡灌肠检查通过肠管受压改变能正确估计脓肿的部位、大小及大致的形态。

2. CT 腹腔脓肿(图7-9-10)的CT表现如下①脓肿壁:早期的腹腔脓肿呈软组织密度肿块,中心密度不均匀,当中心液化坏死到一定程度时,可见脓肿壁,厚薄不均,一般<2cm,脓肿内壁随着疾病的发展逐渐变光滑,外壁由于炎症渗出和周围组织炎性反应而变得毛糙模糊,此时中央密度较均匀,CT值<30Hu,脓肿单发或多发,单房或多房,一般肠间脓肿呈多房改变,增强扫描脓肿壁明显强化,高于正常软组织。②腔内气体影:腔内气体影的出现率约为50%,高度提示为脓肿改变,气体影形态可呈点状、不规则状或蜂窝状,如果与肠腔相通,可出现气-液平面。③脓肿邻近脏器其境界模糊。脓肿周围组织的炎症反应,纤维组织增生、粘连导致邻近脏器境界模糊,邻近空腔脏器(肠管、膀胱)壁增厚。④腹腔脂肪组织炎性改变。脓肿周围脂肪组织出现炎性反应,主要是水肿和坏死,表现为出现条索状、斑片状或网格状密度升高影。⑤腹壁组织炎性改变。邻近腹壁的腹腔脓肿引起邻近腹壁组织粘连增厚,甚至合并腹壁脓肿,表现为腹壁增厚、层次不清,身后出现低密度脓腔,增强扫描脓腔内壁明显环状强化。

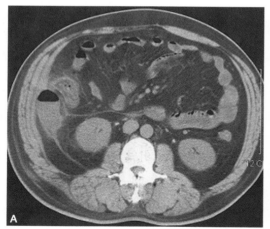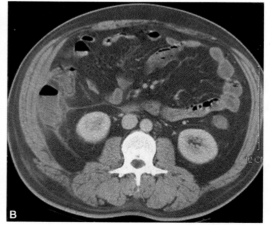

图7-9-10 腹腔脓肿
A. 平扫;B. 增强。右腹腔局限包裹积液,位于右肾前旁间隙,其内液体密度较高,且可见气-液平面。邻近腹膜,包括有肾前筋膜、肾后筋膜、侧锥筋膜增厚;邻近脂肪内网状、片絮状密度升高。增强扫描:囊壁及邻近增厚筋膜明显强化

3. **超声** 因受膈肌和肝脏限制,膈下脓肿常呈扁圆形。腹膜后脓肿包括腹膜后阑尾炎形成的脓肿、出血坏死性胰腺炎脓肿、脊柱结核腰大肌脓肿和肾周围脓肿等,超声表现为圆形或椭圆形囊性包块,边缘欠规整,壁厚,脓肿后壁及后方回声增强。当腔内含坏死组织碎片时,内见大量点片状、条索状高回声。肠

间脓肿形态不规则,常为多发性且易合并不全小肠梗阻。盆腔脓肿初期表现为低弱欠均质实性包块,边界模糊,坏死液化时表现为厚壁非均质液性肿块,肿块内充满低淡光点,即典型脓肿回声图像。

【诊断与鉴别诊断】

1. 肝脓肿。右肝上间隙脓肿易与肝脓肿相混淆。肝脓肿时右膈肌局限性隆凸,大多位于前方和中部,有时可累及前肋膈角;膈下脓肿,膈肌隆凸或抬高大多偏于后方,且多影响后肋膈角。肝脓肿为肝实质的破坏,其脓腔边缘不规则,不如膈下脓肿的规整。此外,肝脓肿常有肝影增大,肝下角变钝。CT扫描可以鉴别。

2. 右侧膈下脓肿有时需要和右侧肺底积液鉴别。右侧肺底积液应拍摄站立后前位和仰卧位X线片作对照检查。右侧肺底积液由立位改为仰卧位时,显示左右肺野透亮度不一致。而膈下脓肿则无此变化。右侧卧水平位片对鉴别诊断甚有帮助,可显出肺底积液流注于侧胸壁上。

腹腔脓肿需要与腹腔肿瘤(尤其是有中心坏死和囊性变者)、囊肿、包裹性积液、充满液体的肠管鉴别。腹腔实质性肿瘤的坏死多呈不规则形,其内密度常常不均匀,CT值大多>30Hu,内壁不规则,外壁可呈分叶状,但较光整,邻近脏器的境界面也大都清晰。增强扫描脓肿壁的强化高于软组织,而实质性肿瘤的强化依肿瘤的血供情况而不同。当肿瘤坏死合并继发感染时,其中央低密度常均匀,瘤壁也明显强化,壁较厚,且厚薄不一,需结合其他CT表现加以鉴别。囊性肿瘤以皮样囊肿、畸胎瘤、卵巢囊肿、囊腺瘤多见,此类肿瘤囊内可有脂肪影、骨骼影,呈低、等、高混杂密度可与脓肿鉴别。肿瘤性病变常无邻近脏器境界模糊改变,亦无腹腔脂肪组织及腹壁组织炎性改变,有助于鉴别。包裹性积液以小网膜囊积液常见,无菌性积液常因肝硬化门静脉高压所致,可伴有腹水,增强扫描时网膜囊不强化,以资与网膜囊脓肿鉴别。充液的肠管可通过口服造影剂及反复观察形态上的变化,鉴别不难。

第八节 其他急腹症

一、泌尿系结石

【概述】

泌尿系结石也可以出现急腹症的临床表现。由于结石嵌顿,发生局部刺激、尿路阻塞和继发感染,可表现为腰痛、血尿、合并感染等症状。腰痛性质为肾区绞痛,可沿输尿管下行,向外阴、大腿部放散,也可表现为腰部钝痛和肋脊角压痛。当合并感染时,可出现脓尿。

【影像学表现】

1. 普通X线检查 KUB可显示绝大多数肾结石,多为圆形、椭圆形或鹿角形,碎裂或不连续的鹿角形结石往往提示合并肾盂肾炎,在急性感染时应予注意。IVU肾结石于任何体位均应与肾盂、肾盏完全重叠,同时观察有无肾盂积水、肾功能减退而显影不良。低密度结石和阴性结石可被造影剂遮盖而不能显示或表现为充盈缺损。

KUB上输尿管结石呈卵圆形或枣核样致密影;位于脊柱两旁,多在输尿管三个生理狭窄处;输尿管引起绞痛发作时,肠道有反射性淤张。IVU:肾盂、肾盏、结石以上输尿管有不同程度的扩大积水,部分阻塞时,结石显示为造影剂中密度更高(阳性结石)或密度稍低(阴性结石)的长圆形影。逆行肾盂造影:输尿管导管及造影剂常于结石部位受阻。

膀胱结石多为阳性,KUB上可以显示,结石密度均匀或不均,有的呈年轮状或桑葚状,造影可以显示膀胱炎症改变,即小梁增粗。

2. CT 肾结石显示为高密度影,CT值常在200Hu以上,其近端肾盏积水扩张。多数情况下由于输尿管结石导致的上尿路梗阻,在CT上可见结石上方的肾盂输尿管扩张,所以沿着扩张的输尿管向下寻找可见输尿管腔内的高密度结石影,此为直接征象。

输尿管结石(ER7-9-9)的间接征象包括肾脏增大,肾周积液,肾周脂肪条纹征等,严重梗阻合并感染时甚至可导致肾破裂,出现严重的急腹症症状。输尿管腔内高密度影周围出现软组织边缘征,表示输尿管管壁水肿,为输尿管结石的特异表现,此征象于急腹症72h内检查更为多见。螺旋CT的问世结合非增强螺旋CT输尿管重建技术进一步提高了结石诊断率,使输尿管结石及其上方的继发肾积水显示得更为直观,在肾绞痛发作时可以做此检查。

ER7-9-9 输尿管结石

膀胱结石根据其组成成分分为阳性结石和阴性结石两类。CT密度分辨率高,可检出X线平片不易发现的阴性结石。膀胱结石CT表现为圆形、卵圆形高密度影,CT值均在100Hu以上,密度可以不均,常显示高低相间的年轮状改变。膀胱结石因密度高,平扫即可确诊,无需增强,因增强后肾盂输尿管充盈高密度造影剂反而掩盖了结石。

3. MRI 阳性泌尿系结石由于含有钙质,在 T_1WI 及 T_2WI 上均为低信号,T_1WI 上与水的液性低信号不易区分,T_2WI 上由于肾盂肾盏内的尿液呈高信号,与结石的信号形成鲜明的对比,尤其是较大的结石,往往引起肾盂及近端的肾盏积水,此时显示更为清楚。

磁共振尿路造影(MRU)是传统影像学检查的重要补充,是一种无创性检查方法,尤其是 IVU 患侧不显影、双侧结石合并上尿路重度扩张积水、结石合并肾功能不全、逆行插管失败、高龄、碘过敏、不能耐受腹部加压拒绝作 IVU 或逆行性尿路造影等情况均适合行 MRI+MRU 检查。MRU 尿路显影率很高,积水越重显影越佳。MRU 可以显示并排除输尿管结石下方尿路无输尿管狭窄及其他异常情况。输尿管结石在 MRU 上有其特征及间接征象,多见于肾绞痛发作 72h 的患者,输尿管结石在 MRU 中的特点为低或无信号病灶,系结石自身低运动性的质子密度及短 T_2 弛豫值造成,输尿管周围积液,在梗阻区与梗阻区水平以上输尿管周围有高信号的模糊影,称为"边缘征",即水肿的输尿管壁。

膀胱结石 MRI 上表现为长 T_1、短 T_2 信号影,T_1WI 由于与尿液信号相近,显示不清;T_2WI 尿液为高信号,可以显示低信号的结石影。

4. 超声 泌尿系结石中 B 超可见特殊结石影,患侧肾结构改变或肾积水等。只要熟知输尿管的行程特点,了解输尿管的五处狭窄部位及超声探查技巧,采用适当加压的手法,在膀胱充盈的情况下,基本上都能找到扩张的输尿管及其远端的结石,有时在膀胱未能充盈时,应用上述方法,亦能显示输尿管结石及正确定位。

【诊断与鉴别诊断】

KUB 肾结石应该与肾外钙化(胆系结石、肠系膜淋巴结钙化、肋软骨钙化等)鉴别,肾外钙化其位置随体位及呼吸运动的改变而移动度大,多体位照片及造影、超声和 CT 检查有助于区分。泌尿系结石有一些临床症状,尤其是输尿管结石,可以出现腰腹痛、血尿等表现,有助于明确诊断。输尿管远端结石和膀胱结石需要与盆腔静脉石鉴别,后者较小,圆形光滑,常在盆腔外侧,往往两侧多发,静脉石可显示"尾"征,即静脉石有静脉相连。肾盂和输尿管的阴性结石造影检查需要与凝血块、脂肪球、气泡、肿瘤的充盈缺损相鉴别。膀胱阳性结石有时需要与子宫肌瘤钙化、前列腺结石与钙化、膀胱肿瘤钙化等鉴别。膀胱阴性结石需要与向腔内生长的肿瘤,血块、气泡相鉴别。综合影像分析并结合临床可以得出正确诊断。

二、横膈破裂

【概述】

横膈外伤破裂并不罕见,多发性外伤死亡病例中约 5% 有横膈破裂。大多为车祸伤、坠落伤或穿通伤,多伴有腹部外伤。左侧横膈损伤占 95%,少数发生于双侧,常发生在横膈中央腱前部,呈线状、多边形、Y 形裂伤或横贯裂伤。临床表现为喘憋、青紫、失血、休克。膈破裂患者,由于腹压较高,如不及时处理,于外伤后不久或 1~2 周内可并发横膈疝,出现胸闷、气急、胸腹痛或肠梗阻症状。

【影像学表现】

1. 普通 X 线检查 横膈外伤约 60% 胸片可提示诊断。早期 X 线表现为患侧膈位置升高,动度减弱甚或消失,肺基底部含气不良,常伴胸腔积液,纵隔向健侧移位。有膈疝患者尚可见腹腔脏器进入胸腔,左侧膈疝内容多数为胃和结肠脾曲,少数为脾脏,右侧常为肝脏疝入胸腔。如见有充气肠管由腹部向胸部延伸,膈疝之诊断即可成立。如果鉴别困难,插入胃管见其盘旋于胸部胃泡时诊断更明确。胃肠造影如果见到胃或小肠、结肠疝入胸腔内,即可明确诊断。如肝、脾疝入胸腔内,平片诊断可能较困难,依据肝、脾影像的上移,下缘位置异常,仅能推断可能为肝脾疝入胸腔,需要 CT 或其他检查证实。

2. CT 横膈损伤好发生在左侧,因为右侧有肝脏保护。CT 扫描可以显示横膈损伤的直接征象即横膈断裂,横膈损伤时腹腔脏器可疝入胸腔,横膈上下范围 CT 扫描对于判断疝入胸腔脏器与横膈关系,较平片优越,如果腹腔脏器位于横膈边缘外侧,可诊断为横膈破裂(ER7-9-10)。

ER7-9-10 横膈破裂

3. 超声 超声扫描可床边施行,简便、安全,同时可以探查腹腔积血以及其他腹部脏器创伤,应列为首选的方法。超声纵切面及横切面扫描,正常横膈两侧对称,肝肺间形成强回声弧形带。双侧膈脚位主动脉两侧呈带形暗区。外伤时上述横膈强回声带中断、错位,同时于肺后方胸腔内及膈下探及液性暗区。双侧对比下还可清楚显示患侧膈运动受限。

【诊断与鉴别诊断】

1. 疝入胸腔的胃肠道一旦发生梗阻或嵌顿,则高度扩张,胃腔内含较大气-液面,纵隔随之右移,平片上需要与液气胸鉴别,但后者出现较早。

2. 先天性肺囊性病变(先天性多发性肺囊肿、先天性囊腺样病变)和金黄色葡萄球菌肺炎伴肺大疱形成作鉴别。因为新生儿空肠黏膜皱襞和结肠袋不明显,因而疝入胸腔的肠曲往往看不到明显的空肠黏膜纹和结肠袋形,多数表现为囊状、蜂窝状透亮影,而上述一些疾病在胸部也可显示类似阴影,但在生后第1天往往不发生金黄色葡萄球菌肺炎伴肺大疱改变,而先天性囊腺样畸形,最初往往显示为无气的肿块,仅在以后气体进入,可引起混淆的 X 线表现,最重要的鉴别点在于这两种疾病腹部肠曲充气正常,先天性多发性肺囊肿有时可与本病混淆,但结合腹部充气情况可以作出鉴别,钡餐检查可进一步排除膈疝的诊断。

3. 膈上巨大食管憩室有时易与膈疝混淆。其鉴别要点是:①憩室内为食管黏膜,故内壁光滑,而膈疝疝囊是粗大的胃底黏膜。②膈上食管憩室造影时钡剂先进入憩室内,然后经一段憩室下方食管进入胃底。而膈疝钡剂先经贲门入胃底,通过疝口进入疝囊。

4. 胸壁、腹壁疝与膈疝的鉴别。此病在透视下膈上也可见充气肠管影,并与腹部肠管相连。笔者曾遇到一例外伤后胸壁、腹壁疝患者(经手术证实膈肌完整,胸腹壁皮下与肌层钝挫伤后分离形成疝囊,结肠及大网膜疝入)。其透视下膈上气体影不恒定,患侧膈肌清晰、光整,行胃肠道造影检查,可进一步明确诊断。

(刘 鑫)

第十章

腹膜腔和腹壁

第一节 解剖与正常表现

一、腹膜腔正常 X 线解剖

腹膜(peritoneum)由壁层和脏层两部分组成。壁腹膜贴附于大腹腔和网膜囊内,脏腹膜被覆于腹内脏器表面。脏腹膜实际上是壁腹膜从腹壁向腹内脏器延伸而包绕被覆于脏器表面的腹膜结构。因此,横膈以下,盆底以上,腹膜包绕范围内,由腹膜反折所形成的韧带、系膜、网膜以及由它们所分隔形成的间隙、隐窝、窝、陷凹等即所谓的腹膜腔(peritoneal cavity)。解剖学上,腹膜腔指横膈以下到盆缘以上区域。包括腹腔,但不包括盆腔。由于腹膜反折是具有连续性的,腹膜腔内的间隙与盆腔也是相互交通的,因此从放射解剖学的观点看,腹腔与盆腔应该是一个整体。近年来,不少临床解剖学家也习惯于将这两部分综合起来进行描述。

腹膜腔(含盆腔)以横结肠及其系膜、盆缘为界,可粗略划分为三部分:上腹腔、下腹腔及盆腔。

(一) 上腹腔

指横膈以下,横结肠及其系膜以上区域。镰状韧带、圆韧带及下腔静脉从纵的方向将上腹腔分为左、右两大部分。

右侧上腹腔,冠状韧带居肝脏后方,右肝上区域存在一个右肝上间隙,在肝脏面下方与横结肠及其系膜之间,圆韧带右侧方,存在右肝下间隙。它由后上斜向前下,分前、后(即前下、后上)两部分。其后上扩展部分即解剖上所谓的肝肾隐窝,临床上所谓的莫里森袋(Morison pouch)。后者居腹膜肝肾反折处以下,右肾上份前方。上界即冠状韧带下层。下界为肝曲结肠和横结肠右份及其系膜。内侧为网膜孔及十二指肠。外侧向上绕过右三角韧带与右肝上间隙相通;向下与右结肠旁沟相连。前下部分处于肝脏面与前份内脏之间及前方。此间隙与腹膜其他间隙较易交

通。在冠状韧带上、下层之间即肝裸区,属于腹膜外间隙。冠状韧带的上层呈斜行走向,外侧靠后,内侧(相对)靠前,从后向前逐渐向内移行,而冠状韧带下层近似水平走向,因此裸区的外侧分较窄,内侧分较宽,呈三角形。裸区与其他的肝左三角韧带前、后层间狭长的裸区也相交通。

左侧上腹腔解剖比较复杂,韧带和脏器对左上腹腔间隙的划分起了重要作用。

肝三角韧带位于膈与肝左叶之间,由前内斜向后外走行,其长度多数均超越肝左叶外侧缘并继续延伸至左膈下。因而它有效地将左肝上区域划分为左肝上前与左肝上后两个间隔。在其下方的肝左叶、胃和脾脏也起了重要的屏障作用。因此,左上腹腔可以粗略地被它们分为前、后(或称前外和后内)两大部分。前分又被胃分为内、外两个间隙。内侧即左肝上前间隙和与其相通连的靠下方的肝胃隐窝,外侧即胃脾隐窝。后份上方,内侧即左肝上后间隙(即真正肝膈之间的部分),外侧经过膈胃之间,即与它相通连的靠外后的肾脾隐窝。后份下方,即网膜囊。

网膜囊前壁为小网膜(肝胃韧带)、胃和十二指肠球部以及胃结肠韧带;后壁为腹膜覆盖下的胰腺、左肾上份和肾上腺;上方为膈胃韧带,肝尾叶向下突入上隐窝内;下方为横结肠及其系膜;右侧经网膜孔与大腹腔相通;左侧为胃脾韧带、脾肾韧带及脾门。在网膜囊内,前庭下方,有胃胰襞,可以它为界,将网膜囊分为上、下两部分。上部分包括前庭、上隐窝及网膜孔;下部分包括下隐窝及脾窝。下部分大于上部分约4~5倍。

因此,上腹腔的解剖间隙划分可归纳如下:

右上腹腔:分为右肝上(膈下);右肝下(分前、后两部分);裸区(实际上应属腹膜后间隙)。

左上腹腔:分为前份、后份、外份。

前份有:内侧-左肝上前间隙、胃肝隐窝;外侧-胃脾隐窝。

后份有:上方-左肝上后间隙、肾脾隐窝;下方-网

膜囊(分上、下两部分)。

外份有:脾周围间隙。

（二）下腹腔

指横结肠及其系膜以下到盆缘以上区域。在从盲肠到乙状结肠这个结肠框内,又被由左上方向右下斜行走向的小肠系膜划分为右、左两部分,即右结肠下间隙和左结肠下间隙。

右结肠下间隙被盲肠、升结肠、右半横结肠及其系膜以及小肠系膜所围绕,呈近三角形,且较封闭,仅于小肠系膜根部上端和邻近回盲瓣处才较易与左结肠下间隙和盆腔相交通。左结肠下间隙位于降结肠内侧、左半横结肠下方,小肠系膜左侧。下方偏左侧份为乙状结肠系膜,偏右侧份与右髂凹及盆腔相通。比较开放。

在盲肠、升结肠与右肋腹脂线间,有右结肠旁沟;降结肠与左肋腹脂线间,有左结肠旁沟。右结肠旁沟上方与右肝上、下间隙,下方与盆腔间相通。左结肠旁沟上方由于在结肠脾曲处有膈结肠韧带附着于脾曲与左腹之间,其前方呈游离缘,形似堤坝,因此在一定程度上限制了左结肠旁沟与左膈下的交通;下方与盆腔是相通的。

因此下腹腔解剖间隙的划分可大致归纳如下:

右结肠下间隙;左结肠下间隙;右结肠旁沟;左结肠旁沟。

（三）盆腔

自盆缘以下到盆底这个范围。

男性在膀胱与直肠之间,有膀胱直肠窝;女性在膀胱与子宫之间有膀胱子宫窝,子宫与直肠之间有子宫直肠窝。在直肠周围有直肠旁窝,从前向后环绕直肠,它与膀胱直肠窝(在女性则与子宫直肠窝)相通连。在盆腔两侧还有盆外侧隐窝(也称膀胱外侧隐窝),它们均与膀胱直肠窝或子宫直肠窝相通连,向外上延伸并可通向两侧结肠旁沟。膀胱直肠窝的下界大约在骶椎3~4之间平面。

（四）腹腔间隙间的交通

腹膜腔从总体上看,分为大腹膜腔和网膜囊。后者有如房中之房,仅靠网膜孔与大腹膜腔相交通。由于网膜孔实为一裂隙,因此大腹膜腔与网膜囊之间并非想象中的那样通畅。即网膜孔是比较容易封闭的。这也说明为什么有时大腹膜腔内有大量积液而网膜囊未受累。

上、下腹膜腔及盆腔诸间隙、隐窝、窝或陷凹,多属潜在间隙,大多可以不同程度彼此交通。在腹腔积气或积液时更易显示。它们间的交通情况除前面叙述过的以外,尚有以下特点:

1. 仰卧位时,盆腔和肝肾陷凹位置最低,腹腔积液易首先积聚于该处。

2. 由于膈下区域负压较高,腹腔积液也容易优先积聚于左、右膈下间隙。

3. 右结肠旁沟较左侧结肠旁沟宽、深,因此右结肠旁沟较对侧更易积液,更利于腹液的通过。

4. 左结肠旁沟上方因有脾结肠韧带存在,一定程度限制腹腔积液在左膈下间隙与左结肠旁沟间的流通和相互扩散。

5. 右肝上、下间隙可通过右三角韧带外侧面而相互交通,并可与右结肠旁沟相通。这是右上腹腔与下腹腔及盆腔间炎症扩散和积液流动的主要通道。

6. 盆腔与下腹腔的通道主要有:①右结肠旁沟;②左结肠旁沟;③左结肠下间隙;④右结肠下间隙(须越过邻近回盲瓣近侧小肠)。炎症或积液在它们之间扩散是双向的,即可以从前述诸间隙向盆腔扩散。

二、腹壁正常X线解剖

腹壁(abdominal wall)指从皮肤到腹膜(后分为腹横筋膜)之间整个腹壁的解剖组成。在前腹壁,肌层主要有腹直肌;在侧腹壁,肌层主要包括腹外斜肌、腹内斜肌和腹横肌;在后腹壁,肌层主要包括腰大肌、腰方肌及腰部的骶棘肌。另外,还包括相应的骨结构,下部胸椎和腰椎居正中线,骨盆在下方,上腹部还有肋骨和肋软骨。

（一）腹侧壁

腹外侧壁从内向外依次为腹膜外脂肪、腹横肌、肌间筋膜、腹内斜肌、肌间筋膜、腹外斜肌、皮下脂肪及皮肤,表现在平片上则成为相互平行、层层相隔的4条低密度线和4条高密度线,即多层明暗相间的条纹,称为肋腹线。如果再加上壁腹膜、大网膜脂肪层及充气的结肠外侧壁,则还得外加两条高密度线及其间的一条低密度线。其中腹膜外脂肪线最具临床意义,正常表现为清晰的低密度线条,急性腹膜炎或有腹水时就变得模糊不清。肌间筋膜低密度线最细,仅约1mm宽。皮下脂肪层的厚度与人的胖瘦一致。肋腹线的起止点:上起肋弓,下止于髂窝中间或髂窝外侧部。

（二）腹后壁

腹后壁主要由脊柱、骨盆、腰背部肌肉、皮下组织及皮肤构成。

第二节　腹　腔　积　液

【概述】

腹腔积液(peritoneal effusion)即腹膜腔内病理性液体聚集,是多种疾病所致的病理改变。积液可以是漏出性、渗出性、血性、脓性,也可以是乳糜性、胆汁、胰液、尿液、脑脊液等,病因可以是炎症、外伤、肿瘤、低蛋白血症等。由于发生腹腔积液的病因不同,可有不同的原发疾病的临床表现,但都有腹腔积液导致腹压增高的各种表现。如腹胀、腹痛、消化不良等。

腹腔积液在没有并发症的病例中,液体通常流入腹膜腔最低的部位,如肝肾隐窝、盆腔、结肠旁沟。仰卧位肝肾隐窝在上腹部隐窝中位置最低,盆腔是腹腔最低处。膈下间隙虽然位置不低,但是由于膈肌运动的抽吸作用使液体也可聚集在此间隙。小网膜囊一般积液不流入此间隙。也有例外的情况,如张力性腹水、局限性来源积液(胃溃疡或胰腺炎)。还有癌性或感染性腹水可以流入小网膜囊。积液的形态因所在的解剖间隙不同而变化。游离液体的形状由周围组织结构所界定,邻近器官的形态大致不变,液体可在器官间流动。局限性积液多呈圆形、梭形、边缘隆起、包裹,并且不符合器官边缘轮廓形态。

【影像学表现】

1. **普通 X 线检查** 腹腔积液腹部平片检查通常采用前后卧位和侧卧水平位。此方法对腹腔积液诊断不敏感。

仰卧前后位上,肝脏外缘被推挤向内侧,远离腹壁,右肾上极的脂肪线可有局限性模糊改变,膀胱两侧对称性密度增加("狗耳"征),升结肠和降结肠移向内侧,腹脂线移向外侧。其他间接征象包括:弥散性腹部模糊影;胁腹部膨隆;腰大肌和肾脏轮廓消失。小肠肠袢分离;含气小肠漂浮于腹水中,向中心靠拢。膈肌抬高。侧卧水平位,腹脂线与结肠间的距离变窄,含气的肠管上浮到远离地面的一侧,说明有流动的液体随体位变化。

2. **CT** 由于腹腔积液使潜在的腹腔间隙被动撑开,积液的 CT 值又较低,因成分不同而略有变化,故 CT 扫描可以很好地显示腹腔积液所充填的解剖间隙以及积液的性质。

单纯腹腔积液表现为低密度的游离液体集聚,CT 值 0~30Hu,密度均匀。少量腹水可聚集在右侧肝周间隙、肝肾隐窝、道格拉斯凹陷。腹水增多时可出现在结肠旁沟,肠袢向中心靠拢,在肠系膜处勾勒出三角形状。大量腹水可以把潜在的腹膜间隙撑开(ER7-10-1)。不同间隙积液,由于其所在特定的解剖间隙存在着各自的特点,因而有不同解剖界限和范围(图7-10-1)。腹腔积液的 CT 值测定,对判断积液价值有一定参考意义。一般漏出液 CT 值偏低,而血性积液尤其是新鲜出血 CT 值较高,渗出液居二者之间。渗出液的密度随蛋白成分的增加而增加。

ER7-10-1 大量腹腔积液

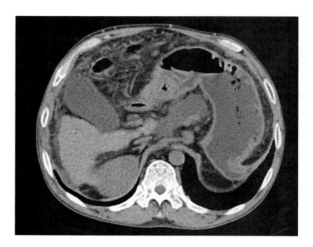

图 7-10-1 小网膜囊积液

肝硬化脾切除术后平扫 CT:小网膜囊可见少量均匀低密度影,CT 值 15Hu。腹腔脂肪间隙密度增高,可见纤维索条影。肝脏边缘可见少量液性低密度影

除腹腔积液表现以外,CT 扫描还可显示导致积液的病原性征象。例如:肝硬化所致腹腔积液可同时伴有肝硬化的影像表现;外伤所致腹腔血性积液,可同时显示实质脏器损伤的征象;腹膜肿瘤所致腹腔积液,可同时显示腹膜相关征象。

3. **MRI** 腹腔积液 MRI 表现,从形态学上基本同于 CT。但 MRI 可同时行横轴位、矢状、冠状位扫描,使腹腔积液的显示更全面、准确。

MRI 可更好地显示积液的成分变化。漏出液在 T_1WI 上低信号,T_2WI 上高信号,信号强度一般均匀一致。渗出液呈短 T_1、长 T_2 信号,T_1 弛像时间随蛋白成分增加而减少。新鲜出血,T_1WI 及 T_2WI 上均呈高信号,利用脂肪抑制技术,除外脂肪,可更好地显示积液特点,对于定性更有意义。

4. **超声**

(1)非并发性腹水:均匀,自由运动的无回声区;深部声波增强。游离液体与器官边界呈锐角,随体位改变而变化,随漏出液压力增加而加压。

(2)并发性腹水:呈渗出液;继发于感染、炎症、恶性肿瘤。内部回声:粗糙(血液);细腻(乳糜);分为小腔:液体分布不典型。其内多发分隔,见于结核性腹膜炎、腹膜假性黏液瘤。簇状;累及肠袢。液体与邻近结构的交界面增厚;腹膜线状、网膜增厚。

(3)分为小腔的腹水:粘连、恶性或感染。患者体位改变无变化。探测头加压无回缩。

（4）胆囊壁增厚：良性腹水时超过3mm，恶性腹水时小于3mm。

（5）位于陷凹处的少量腹水在女性中属正常生理现象。

（6）位于肝肾隐窝和肝周的少量腹水，可形成暗区。

（7）小肠肠襻垂直于肠系膜排列，见于大量腹水情况。

（8）横结肠和乙状结肠经常漂浮于液体的顶部，这是因为患者仰卧时肠管内气体向上漂浮，升结肠和降结肠不漂浮。可以被推向前外方。

（9）三角状液体帽：是指液体聚集在临近子宫底部的腹膜反折处。过度扩张的膀胱使之显示不清。

【诊断与鉴别诊断】

腹膜假性黏液瘤：表现为腹腔内较大的低密度影，其内多发分隔，分为多个小腔，呈多囊状肿块；可见钙化。腹膜和网膜表面增厚。

乳糜性腹水：CT值小于0Hu；腹膜腔内及腹膜外（创伤时）水样密度液体。

胆汁性腹水：CT值小于20Hu；典型病例腹水位于右侧和左侧的结肠系膜上间隙，临近肝脏或胆管结构。胆汁瘤有锐利的边缘。

尿液性腹水：CT表现无特异性。静脉注射造影剂经肾脏排泄后在腹腔内汇聚。

胰液性腹水：位于胰腺周围、小网膜囊、肾前间隙。缘自胰管破裂或严重的胰腺炎。

第三节　腹　膜　炎

【概述】

腹膜炎（peritonitis）依发病急缓、致病原因、病变范围、病原性质，而分为急性与慢性、继发性与原发性、弥漫性与局限性、非特异性与特异性等不同类型。以急性、继发性、弥漫性和非特异性较常见。原发性较少见。慢性腹膜炎中，结核性腹膜炎发病率近年来有上升趋势。

腹膜炎主要病理改变为腹膜充血水肿、细胞浸润、纤维蛋白渗出。从而导致腹膜增厚，腹腔渗液。常见的急性弥漫性化脓性腹膜炎多继发于胃肠、胆囊穿孔，或腹腔术后合并感染。原发性腹腔炎多见于女性青少年或脓毒败血症。

腹膜炎的临床表现，依类型不同而有较大差异。胃肠穿孔所致的急性全腹膜炎，其发病均十分急骤，症状、体征显著，常有发热、剧烈腹痛、腹胀、甚至恶心、呕吐。腹肌张力增高，呈板状腹，有全腹压痛及反

跳痛以及白细胞增加、核左移等。急性阑尾炎穿孔所致局限性腹膜炎，除具有急性阑尾炎的发病过程外，还具有腹膜炎的临床表现，但症状、体征突出表现于右下腹部，尤其是麦氏点部位。结核性腹膜炎，症状多不典型，常为慢性病程。腹部扣诊有揉面感，压痛不太固定、确切，也可伴有一定腹腔积液。原发性腹膜炎较常见于年轻女性或女性婴儿以及败血病时，症状、体征同于胃肠穿孔所致全腹膜炎。

后腹膜的炎性病变并不少见，但大多数均来自邻近器官感染的蔓延，仅少数为原发于后腹膜的炎性病变。最常见的有急性胰腺炎、肾周围脓肿、消化道穿孔、脊柱感染的蔓延。应用常规X线检查，诊断十分困难。CT和MRI均能显示因炎症引起的腹膜、筋膜等细胞间隔的增厚及渗出液的聚积，并能清晰地直接显示脓肿的部位和大小。大多数后腹膜的炎性病变根据和CT、MRI所显示的直接或间接征象均能得到满意的诊断结果，但少数比较复杂的炎性病变加上不典型的病史可能会与肿瘤或其他病变混淆。

【影像学表现】

1. **急性全腹膜炎（acute diffusive peritonitis）**　普通X线检查可显示：①游离气腹征；②腹膜增厚征；③腹腔积液征；④反射性肠淤张征；⑤肠壁增厚及粘连征（由纤维蛋白附着于肠外壁所致）；⑥胁腹脂线加宽、密度增大征。这些征象通常均需对照仰卧位和侧卧水平位腹部平片来加以确定（ER7-10-2、ER7-10-3）。

ER7-10-2　急性腹膜炎

ER7-10-3　急性腹膜炎

CT扫描观察判断上述征象，比平片更加容易也更加准确。除显示与上述平片表现相似的共通性影像学表现外，不同病因所致急性全腹膜炎还可能显示一定特殊性影像学表现（图7-10-2）。例如，来源于胆囊结石、炎症、穿孔者，其腹腔积液主要分布在右肝下间隙、右肝上间隙和右结肠旁沟。在胆囊或前述区域内可能发现胆石，一般无气腹征存在。又如胃溃疡后壁穿孔所致全腹膜炎常并有网膜囊内积液、积气征象。

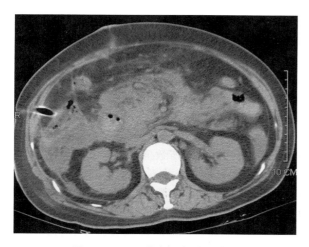

图 7-10-2　胆道术后急性腹膜炎
平扫 CT：右腹见引流导管影，右前腹壁局部腹膜增厚，胰尾下后方，钩突周围，肝下内缘与肾周之间见不整形低等混杂密度影，周围结构乱

2. 局限性腹膜炎（localized peritonitis） 影像学表现主要在于它是局限在某一区域内，并不累及全腹。或者虽然整个腹部都有一定改变，但优势表现于某一局限部分（后者常为全腹膜炎的局限化）。在平

片检查中，由于大网膜移位及炎性块的存在，因而在某一区域，密度相对高于其他部分；局部肋腹脂线增粗、密度加大；局限性肠淤张。CT 扫描更可显示局部腹膜增厚及粘连现象，因而平片及 CT 扫描均可以明确诊断。除上述表现还可能显示病因方面的征象。例如急性阑尾炎穿孔所致右下腹局限性腹膜炎，CT扫描就可能观察到阑尾粗肿、有粪石或合并位置外移，邻近脂肪组织受炎症浸润而密度增大，甚至在炎症区内见到小气泡征等。

3. 原发性腹膜炎（primary peritonitis） 总体上看比较少见。主要来源有二：①细菌从女性生殖器官进入腹腔；②败血症并发腹膜感染。其影像学表现除一般无游离气腹外，基本同于胃肠穿孔全腹膜炎。

4. 结核性腹膜炎（tuberculous peritonitis） 主要影像学表现为腹腔积液及腹膜增厚（图 7-10-3、ER7-10-4）。后者可以不均匀，呈污垢状、饼状或结节状。应结合全身其他改变及临床进行综合诊断但应慎与腹膜肿瘤相区别。一般说来，结核性腹膜炎常合并胸腔甚至心包腔积液，可能有肺结核或腹部区域的淋巴结核，后者在增强扫描中出现的环状强化有一定助诊意义。

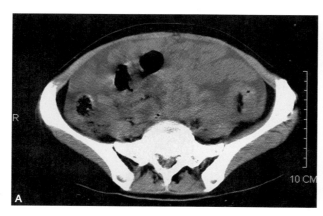
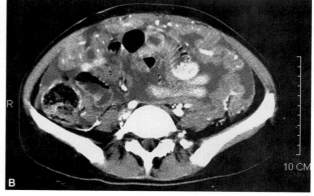

图 7-10-3　结核性腹膜炎
A. 平扫 CT：盆腔可见大量水样密度影，腹膜广泛性增厚，腹膜可见多个散在小结节。腹腔肠管粘连，轻度扩张，肠间可见液体密度影，肠系膜略扭曲。B. 增强扫描：后腹膜、囊壁、直肠子宫隐窝内软组织肿块、腹膜上结节明显强化

ER7-10-4　结核性腹膜炎（增强 CT）

第四节　腹腔脓肿

【概述】

　　腹腔脓肿（peritoneal abscess）系指腹腔内某一间隙或部位的局部积脓，内含脓液，坏死组织、细菌、白

细胞，常由腹腔内肠曲、内脏、腹壁、网膜或系膜等包裹粘连而形成的。腹腔脓肿常以腹壁、腹内脏器及韧带、系膜、网膜等所形成的腹腔解剖间隙作为脓腔壁，因此它基本上与腹腔间隙相顺应。但是由于部分间隙之间可以相互交通，因而脓肿可以不限于单一腹腔间隙，因此腹腔脓肿并不都是与解剖间隙完全一致的。由于腹腔间隙解剖结构上的差异，脓肿受腹壁、脏器、韧带、系膜等的制约，使脓肿在形态、大小、位置上有不同的表现。例如，右肝上间隙脓肿处于右膈与肝脏膈面之间并以它们作为脓肿周壁，呈与肝膈面相顺应的狭长的、带弧形的脓肿。其后方受限于冠状韧带上层及肝裸区，内侧以镰状韧带为界，有其解剖学

和影像学特征。

腹腔脓肿常继发于腹部手术、腹部创伤后的腹膜炎，或内源性细菌因消化道炎症、穿孔、肠缺血、外科手术等从胃肠道侵入腹膜腔而引起。腹腔脓肿形成的时间长短不等，有的只需几天，有的长达数年。弥漫性腹膜炎患者，当脓液未完全吸收时在数周后就形成腹腔脓肿。腹腔脓肿可单发亦可多发，死亡率高，应引起重视。

临床中常见的腹腔脓肿包括以下几种：

（1）膈下脓肿：有原发和继发之分。原发者少见，临床致病原因尚未明了。后者常继发于腹部感染灶，其中 60% 继发于急性阑尾炎穿孔，胃十二指肠溃疡穿孔及肝胆系统疾病。膈下脓肿的菌种与原发病有密切关系，最常见的是大肠杆菌、链球菌、克雷伯菌和厌氧菌的混合感染。

（2）盆腔脓肿：盆腔是腹膜腔最低垂处，而患者往往取半坐位，腹腔内炎性渗出物流入盆腔内，故盆腔脓肿亦较常见，常为腹部尤其是盆腔术后、阑尾炎、盆腔炎等的后果。

（3）肠曲或系膜间脓肿：脓肿位于肠曲或系膜间，占腹腔脓肿的 4%。病因可以是膈下或盆腔脓液流注肠间，亦可是肠管、肠系膜局部外伤、炎症等引起。往往发生在体质较差的尤其既往有手术史、腹腔内粘连的患者，因急腹症或其他腹部疾患再次手术时，肠间残留的液体因而形成脓肿。

腹腔脓肿以膈下和盆腔最常见，一般来说，膈下感染如能及时治疗，大多能自行消退，近 30% 形成脓肿。其发生部位与原发病密切相关。膈下脓肿形成后，如不及时引流，患者因严重感染并发脓毒性休克或多脏器衰竭，应当引起重视。

【临床表现】

腹腔脓肿多来自腹腔感染的局限化，因此常有腹膜炎的病史。也有一部分病例来源于脓肿相邻脏器的炎症或穿孔，因而也有一定原发灶征象。例如源于急性阑尾炎穿孔的右下腹局限性腹膜炎及腹腔脓肿，就可能有急性阑尾炎的部分症状及局部体征。

腹腔手术后脓肿发生一般在术后 1 周到 1 年，平均 2.7 个月。开始常被原发病或手术所致的机体反应所遮盖，一旦患者体温下降后又上升，伴乏力、腹痛及全身感染征象时应警惕腹腔感染的可能。脓肿形成后症状、体征明显，主要表现为发热，常波动在 39℃上下，伴全身不适、恶心、腹胀等症状。体检时局部深压痛明显。膈下脓肿时季肋部或肩背部叩击痛，呼吸音减弱。盆腔脓肿全身症状轻而局部症状相对明显，脓液刺激直肠或膀胱出现下腹坠胀感，大便次数增多或尿频等。肠间脓肿有不同程度的腹胀或不完全梗阻表现。实验室检查可见白细胞数增加、核左移等。

【影像学表现】

腹腔脓肿的影像学检查，为了全面了解腹腔脓肿本身及其扩散途径的改变，了解病变的原发灶情况，一般认为均应以 CT 扫描作为首选和最主要的检查方法。B 超虽然也可探明脓肿的部位及大小，但由于对周边解剖情况不及 CT 扫描全面、精细和准确，尤其是当脓肿内有气体存在时，将影响 B 超扫描，因此 B 超可作为初步的检查方法。平片对腹腔脓肿价值有一定限度，对较小的脓肿常易疏忽。MRI 因费用较高，不主张常规检查广泛使用。

1. 普通 X 线检查　平片检查脓肿，主要呈炎性肿块征象，它占有一定空间，使作为脓肿壁的解剖结构受压移位。例如可使膈肌上移、肋腹壁扩展、肝脏移位及旋转、肠曲移位等。由于它是炎症性的肿块，炎症浸润使相邻的腹膜外脂肪、肠壁水肿增厚，密度加大。脓肿内可有气体或气-液平面。脓肿相邻肠道可因淤张而局限积气，因此腹部平片也有一定诊断价值（ER7-10-5、ER7-10-6）。

ER7-10-5　右膈下脓肿

ER7-10-6　右膈下脓肿

2. CT 及 MRI　腹腔脓肿早期在 CT 或 MRI 平扫上为软组织密度或信号影，增强扫描无明显强化。当脓肿坏死液化后结缔组织包绕，CT 平扫时中央呈水样密度，MRI 呈长 T_1、长 T_2 信号改变，周围脓肿壁密度稍高，边界一般清楚，增强扫描见脓肿壁呈环形强化。邻近脏器和结构受压移位（ER7-10-7）。如左侧膈下脓肿使胃受压，右侧膈下脓肿使同侧胸腔内可见

ER7-10-7　腹腔脓肿

反应性胸水(图7-10-4、ER7-10-8),如脓肿增大可破入胸腔出现脓胸、肺脓肿或支气管胸膜瘘(ER7-10-9)。

围相邻的脂肪组织水肿、增宽,脓肿内有液体密度结构,或同时并有一定气体(包括气泡、气-液面)。

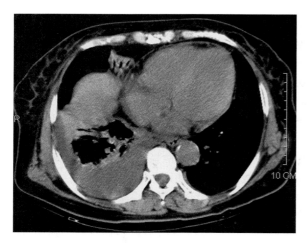

图 7-10-4　右膈下脓肿

右侧膈肌升高,膈下可见不规则形低密气体影,右侧膈上胸腔内可见反应性胸水

ER7-10-8　右膈下脓肿

ER7-10-9　膈下积脓

脓肿腔内有时可见气体影,其出现率占腹腔脓肿的25%~50%。气体影可由产气杆菌感染所致,也可以是脓肿与肠道交通的结果。虽然气体影的出现不具特征性,但可高度提示诊断。

腹腔脓肿还可能具有原发灶征象。例如,肝脓肿溃入右肝上间隙,在CT扫描中可能显示肝脓肿直接溃入右肝上间隙的情况。

下腹腔脓肿,常见为左、右结肠旁沟脓肿。它们在腹部平片或CT上均表现为结肠与胁腹脂线间距加宽。CT更能显示脓肿内的组成,例如,有局限液体,或靠上方侧有气体或气-液平面。左、右结肠下间隙(指结肠各段所包绕的范围,中央被小肠系膜分割为两个间隙)脓肿比较少见,解剖上,它们可超越升、降结肠前方与结肠旁沟脓肿相联系或交通。

盆腔脓肿CT扫描可见直肠受压移位,肠壁显示压迹及肠壁黏膜水肿(图7-10-5、图7-10-6)。脓肿周

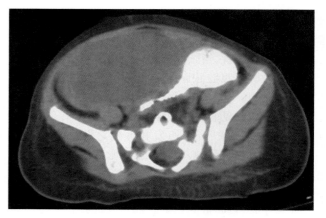

图 7-10-5　肛门闭锁术后并发盆腔脓肿

直肠前方可见一形态不规则的软组织密度肿块,乙状结肠肠壁不规则增厚,肠腔较窄。肠管周围脂肪间隙密度增高、模糊

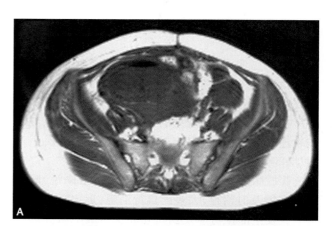

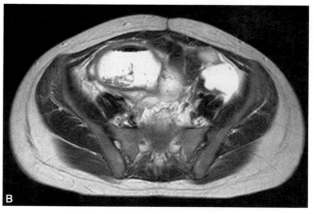

图 7-10-6　右侧附件区脓肿

脓肿紧贴子宫上方略偏右,内有分隔并可见液气平面。直肠子宫隐窝及左侧盆底可见局限性长 T_1、长 T_2 信号积液影($A. T_1WI$;$B. T_2WI$)

【诊断与鉴别诊断】

腹腔脓肿的诊断与鉴别诊断有时较难,需密切结合临床综合分析。常常要与肿瘤的坏死液化、囊肿继

发感染、包裹性腹腔积液、未能充盈的肠管等区别。有时要从检查技术着手，如变换体位再次口服造影后复扫，利用图像重建等方法增加诊断信息。

第五节　腹膜肿瘤

【概述】

腹膜肿瘤（peritoneal tumor）分为原发性与继发性。原发性肿瘤主要指起源于腹膜上皮及其深面的结缔组织的肿瘤。良性肿瘤中如腹膜间皮瘤、脂肪瘤、神经纤维瘤、黏液囊肿等，均很少见。恶性肿瘤中，原发性者主要为恶性腹膜间皮瘤，但更常见的是继发性腹膜恶性肿瘤。它可通过多种途径扩散而来。最常见的是腹内脏器恶性肿瘤，肿瘤侵犯脏腹膜（或胃肠道的浆膜）而向腹腔种植性转移。另一较常见的转移途径为肿瘤沿系膜、韧带、网膜等腹膜结构直接扩散。例如胃窦癌就可沿胃结肠韧带扩散而侵犯到横结肠靠上方的肠壁。当然肿瘤也可以经血液循环和淋巴系统扩散至有腹膜组织的解剖结构从而导致腹膜受累。腹膜肿瘤从广义上来看，应包括壁腹膜、脏腹膜以及大网膜、小网膜、肠系膜及韧带等的肿瘤。

【临床表现】

腹膜肿瘤主要临床表现包括腹胀、腹部包块、腹腔积液、消化功能障碍等。部分病例亦以不明原因的腹腔积液为其首发症状。腹膜肿瘤若发生于上腹腔其病变体积小时，多无临床症状，体检时偶然发现病变。当腹腔积液量较大或肿瘤增大，腹压增大使膈肌上升，可导致呼吸困难。继发性腹膜肿瘤多并有原发性肿瘤的有关症状。

【影像学表现】

腹部平片对腹膜肿瘤诊断意义不大。仅可显示腹腔积液征象。

B超、CT及MRI均可显示腹膜肿块及腹腔积液。CT和MRI扫描范围大，利于反映腹腔全貌，可以显示病变的密度或信号特征，从而更好地判断病变的性质和范围。肿瘤沿壁腹膜生长扩散，表现为腹膜表面各种形态结节病灶，也可发生于肠系膜、网膜和韧带等结构，CT及MRI均可显示相关解剖结构的关系（图7-10-7）。但是较大的肿块较难区分其来源，既可起源于腹膜结构，也可能源于邻近脏器，应注意观察邻近脏器是推移性改变还是本身发生肿瘤。位置偏后的巨大腹膜肿瘤应注意与腹膜后间隙肿瘤鉴别，后者位于后腹膜与腹横筋膜之间，分肾旁前、肾周和肾旁后三个间隙，三个间隙内的肿瘤各有特点及对邻近脏器的推压方式。CT和MRI扫描也可以帮助判断肿瘤的病理性质。病变内的成分可以通过CT值或磁共振信

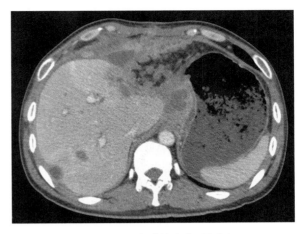

图 7-10-7　腹膜转移癌（胃癌）
增强CT：上腹部肝脏前方腹膜广泛增厚，不均匀强化，可见囊性低密度影，肝胃之间可见相似病变。肝被膜增厚，肝右叶被膜下可见囊性低密度灶，肝实质内亦可见低密度结节

号得到反映，如液体、钙化、出血、脂肪等。

一、腹膜间皮瘤

【概述】

腹膜间皮瘤（mesothelioma）是原发性腹膜肿瘤，主要发生于腹膜浆膜面。可为良性或恶性，60%的恶性间皮瘤发生在胸膜，20%～30%的恶性间皮瘤发生在腹膜，另外，少数也可出现在心包、鞘膜。大体病理可见间皮瘤弥漫分布于受累腹膜表面，包绕和浸润邻近脏器，沿浆膜面生长形成实质性肿瘤，局部的肿物大小可以从几毫米到几厘米。病变常见形态有两种：纤维增生型：表现为腹膜表面增厚并包绕脏器的弥漫性病变；局限型：表现为腹部增大的肿瘤包块，并有腹膜散在的结节。间皮瘤可分为三个组织学类型：上皮型（54%）、肉瘤型（21%）、混合型（25%）。本病较少见，发病率约1/1 000 000～2/1 000 000。病因学上，恶性间皮瘤与接触石棉有关，从开始接触到诊断可以有20～40年间隔，猿病毒是可能的辅助致癌物质。良性囊性间皮瘤：与石棉无关。

恶性间皮瘤：可发生于任何年龄，多见于60～70岁，男性多见于女性；良性囊性间皮瘤：常见于30～40岁，女性多于男性。较小的良性间皮瘤可无临床症状，部分病例症状以疼痛为主，腹腔肿物明显，腹水少，而有的则以腹胀症状为主，腹水较明显。其他表现包括体重减轻、腹部不适、绞痛等。恶性间皮瘤预后极差，平均生存6个月，通常1年内死亡。单发的肿瘤比弥漫性腹腔内肿瘤预后好，局限于腹腔并有局部侵袭，并不通过血行播散。良性囊性间皮瘤是非致命性的，但容易局部再发。

【影像学表现】

1. 普通X线检查　腹膜间皮瘤中50%有钙化

斑,而胸膜间皮瘤中只20%有类似改变,提示腹膜间皮瘤患者可能接触石棉更多一些。

腹部平片可显示肠祥的分离和固定。当肠壁受侵时,肠祥呈锯齿状。当肠管环周受侵时出现节段性狭窄。

2. CT 腹膜间皮瘤的主要表现为增厚的腹膜及生于网膜和腹膜的肿物,CT可发现胸膜钙化斑,而腹膜肿物的钙化则不常见。肠系膜可呈星芒状增厚,肠系膜血管可被包绕和拉伸。病变沿浆膜表面播散并可直接侵入邻近脏器,尤其是结肠和肝脏。常伴有不等量的腹水,大量腹水少见。良性囊性间皮瘤,常表现为盆腔内低密度的多房性囊性肿物,可以有钙化。

3. MRI T_1加权病变呈中低信号,为脏器包绕的网膜和腹膜肿物,良性囊性间皮瘤表现为低信号的多囊性肿物;T_2加权病变呈高信号的腹膜结节改变,出血可继发液-液平面,良性囊性间皮瘤表现为中到高信号的多房性囊性肿物。T_1加权增强扫描增厚的腹膜和结节有增强效应。

4. 超声 病变为低回声分层的腹膜肿物,低回声肿物内可有高回声区域,表明内有包绕的肠系膜或网膜脂肪。网膜增厚。良性囊性间皮瘤表现为多房,薄壁的囊性盆腔肿物,内有无回声区域。

5. 核医学 镓扫描表现为弥漫性核素浓聚。

6. 推荐影像学检查 最佳检查法为增强CT,用水或经口对比剂来扩张小肠祥有利于肠道及病变范围的显示,结肠区冠状面重建对检测膈附近的种植转移很有帮助。

【诊断与鉴别诊断】

1. 肿瘤

(1)腹膜转移癌:腹膜转移癌是网膜肿物和腹膜种植物的最常见原因。腺癌沿浆膜播散,尤其是卵巢、胃、结肠、胰腺。

(2)腹膜假黏液瘤:腹膜假黏液瘤表现为低信号的腹膜肿物,种植物可使脏器浆膜表面呈扇形扭曲。

(3)淋巴瘤:淋巴瘤伴发的多发淋巴结肿大可表现为"三明治"症,即汇合于肠系膜血管周的肠系膜结节样肿物。但没有分隔包裹的腹水改变。

2. 感染

(1)结核:40%的腹腔结核病例有低信号的淋巴结肿大。腹水密度增高(25~45Hu)。淋巴结肿大通常出现于肠系膜,网膜和胰腺周围,而不是后腹膜。可表现为盲肠和回肠末端增厚。光滑的增厚腹膜有明显的强化。渗出可横贯腹膜,范围广泛。

(2)炎症:腹腔炎症可表现为腹膜增厚、粘连,一般没有网膜或腹膜结节,临床相关征象有利于鉴别。

二、继发性肿瘤

【概述】

继发性肿瘤即腹膜转移性肿瘤。腹膜转移癌是腹膜常见恶性肿瘤。卵巢和消化道(胃,结肠,胰腺等)腺癌是最常见的病因,腹腔腺癌沿浆膜播散转移至网膜,腹膜表面,腹膜韧带和/或肠系膜。其他少见的原因还包括肺、乳腺和肾癌转移,肉瘤、淋巴瘤转移更为少见。大体病理改变主要包括腹膜表面、网膜和肠系膜上的浸润性肿物,网膜肿物以及腹水。流行病学特点根据原发肿瘤不同而不同。腹膜转移表明疾病处于恶性肿瘤Ⅳ期,预后较差。

【临床表现】

最常见的体征/症状包括:腹胀腹痛,体重减轻;可有或无腹水。由于原发肿瘤种类较多没有单一可靠的实验室指标。腹水脱落细胞或穿刺细胞学检查阳性可帮助诊断。

腹膜转移性肿瘤的多发年龄在成人阶段,通常>40岁,由于卵巢癌的存在,通常女性患者比男性多。本病如不进行治疗会继续进展,严重时导致肠梗阻。主要腹膜播散方式包括:沿肠系膜和韧带直接种植;通过腹水播散造成腹腔内种植;通过淋巴道蔓延;通过血行转移。根据原发肿瘤不同而不同,总体预后差。

【影像学表现】

网膜肿物、腹膜表面的软组织种植物是最佳的诊断依据。腹膜假黏液瘤可使肝脏/脾的轮廓呈"扇形扭曲",卵巢癌时在腹膜表面可有囊性肿物。腹膜转移癌可伴有腹水、肠系膜扭曲、肠梗阻。转移灶部位包括腹膜、肠系膜、腹膜韧带等,大小不等,从5mm的结节到大的融合性网膜肿物,形态可为结节样、斑片状或大的网膜肿物。

1. 普通X线检查 可显示腹水、肠梗阻等征象。多数腹水明显的患者有盲肠向中间移位、盆腔"狗耳征"、肝外缘向中间移位(Hellmer征)等表现,侧腹膨出,肠祥向中间移位,腰大肌边缘模糊。肠梗阻的平片可见扩张的肠管(>3cm),立位片肠腔内有液气平面,高位梗阻结肠塌陷无气体。

钡剂透视:小肠全程钡透可显示扩张的肠管有跳跃区域或部分性小肠梗阻;小肠有浆膜种植可以有外壁压迫的充盈缺损征象;Douglas腔的直肠乙状结肠转移受到牵拉,外侧可见毛刺样压迹;腹膜种植使盲肠呈扇边样改变;"网膜肿物"可以侵袭横结肠系膜使其上部轮廓变成结节状和毛刺状。

2. CT 平扫CT仅可显示腹水及腹腔脂肪衬托下的腹膜结节病灶(图7-10-8)。腹水的CT值较低,因成分不同而略有变化,CT 扫描可以很好的显示腹腔积液所填的解剖间隙以及积液的性质。但腹水本身不具有诊断特异性,为明确诊断常需增强扫描寻找其他证据。增强 CT 可更清楚地显示腹水、腹膜结节样增厚及其强化特点,可显示少血供网膜肿物。转移性结节可分布于腹膜、肠系膜、韧带等处,大小不等,原发病变不同腹膜结节特点也因之差异较大(ER7-10-10)。卵巢癌的转移结节多为囊性。受侵袭肠系膜可呈毛刺样改变。体积较大肿物可压迫周围结构,如导致肠系膜扭曲,甚至引起肠梗阻,从扩张肠管到非扩张肠管之间的跳跃地带是肠梗阻的证据。

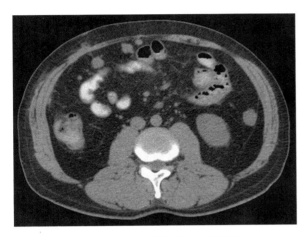

图 7-10-8　大网膜转移癌(结肠癌)
平扫 CT:腹腔大网膜等脂肪结构内可见多发大小不等软组织密度结节影,肠管内可见高密度对比剂和气体影,可与之区别

ER7-10-10　腹膜腔多发转移瘤(间质瘤)

3. **MRI**　T₁加权:腹水呈低信号,腹膜肿物呈中等信号;T₂加权像:腹水呈高信号,腹膜肿物呈中等信号;T₁增强:使用钆可见腹膜低信号的结节和肿物异常强化。与 CT 一样,通过发现腹水、网膜肿物、腹膜表面的软组织种植物是最佳的诊断依据。

4. **超声**　超声可实时诊断,显示有分隔的腹腔积液、低回声网膜肿物和腹膜种植物等。但在没有腹水时超声对发现腹膜种植物并不敏感。因此推荐采用的最佳影像学工具是增强 CT 或 MRI。

【诊断与鉴别诊断】
1. **结核性腹膜炎**　结核性腹膜炎时增强检查腹膜和肠系膜可有异常强化,腹膜或肠系膜结节状或对称性增厚,MRI 可见不同程度腹水及低信号的肠系膜

结节。14%的病例有钙化。另外,还可表现为回盲部增厚、脾大等。总之,结核的 CT 表现与腹膜转移有相似之处。

2. **腹膜乳头状浆液性癌**　既没有其他来源的腹膜转移(种植、腹水、网膜肿物)也没有卵巢或消化道原发肿瘤。特异性的 CT、超声、MRI 表现可鉴别腹膜转移和卵巢癌。

3. **腹膜间皮瘤**　全部间皮瘤的 1/5 发生在腹膜,主要表现为网膜和肠系膜上大的实质肿物,通常浸润肠管和肠系膜。

4. **腹膜假黏液瘤**　典型表现为弥漫聚集于腹膜内的凝胶样肿物。增强 CT:肝脏和脾脏边缘呈扇边样改变。病因与阑尾黏蛋白肿物穿孔有关。

第六节　腹壁疾病

腹壁(abdominal wall)指包绕腹腔的软组织及骨性结构。靠前、外侧份,它包含从皮肤到腹膜层之间的区域;在后份,它指腹后壁皮肤到腹横筋膜之间的区域。在腹横筋膜与后腹膜及肠系膜之间有巨大的腹膜后间隙。后者包括肾旁前、肾周及肾旁后间隙,将在本篇第十一章加以介绍。腹壁软组织主要为皮肤、皮下脂肪层、肌肉层及肌束间的脂肪以及壁腹膜。就肌肉层而言,不同部位的腹壁尤其主要肌肉结构。前腹壁有腹直肌,侧腹壁有腹外斜肌、腹内斜肌、腹横机,后腹壁有腰大肌、腰方肌及骶棘肌。

腹壁常见疾病包括炎症、肿瘤、外伤、腹疝等。由于腹壁较表浅,症状、体征均较容易显示,因此多数情况下,不需行影像学检查。但以下情况影像学检查有助于临床诊断:①腹壁病变与腹内病变并存;②腹壁深层病变主要向腹腔方向扩散;③腹后壁病变。因此影像学检查均应将腹壁及腹腔包括在检查范围内,并应注意其扩散途径。

一、腹壁感染

【概述】
腹壁炎症性病变部位红、肿、热、痛常不明显。尤其是腹后壁病变,往往仅表现出局部丰满,轻微发红,温度稍上升,有叩击痛。但可以有腰大肌、髂腰肌激惹征象。患者可有白细胞数上升等改变。

腹壁炎症性病变常使皮下脂肪、肌肉及腹膜发生充血、水肿从而导致增厚。腹壁炎症部分可来源于腹腔感染的扩散。尤其是邻近脏器炎症,脓肿破溃而进入。部分病例来自血源性感染。脓肿内可有少量气体或气液同时存在。其气体可来源于产气细菌感染,脓腔与体外或肠道相通,也可为手术残留。

【影像学表现】

腹壁炎症性病变,若仅处于急性炎症阶段,平片主要表现为软组织增厚,密度增大,皮下脂肪与肌肉层以及肌束之间的分层不清,壁腹膜若受累也可增厚。这些改变在 CT 扫描可更好地显示(ER7-10-11)。

ER7-10-11　腹壁炎症

若病变发展成脓肿阶段,CT 扫描可显示脓肿中心液化坏死,呈密度减低区,CT 值呈液体中偏高者。脓肿周壁一般较完整,增强扫描轻度强化。脓肿周围水肿,一般不一定显示晕症,而表现为脓肿壁边缘模糊。

如果腹壁脓肿处于慢性机化阶段,CT 扫描则呈均匀一致的软组织密度结节或不规则斑块,边缘一般不规则。病变可深及壁腹膜,伴有腹膜增厚。深及腹腔内时,可有网膜或肠道粘连、牵引表现。有时甚至粘连成一个肿块。

二、腹壁肿瘤

【概述】

腹壁肿瘤较少见。包括脂肪瘤、纤维瘤、血管瘤等原发肿瘤(可以是良性或恶性的)以及转移性肿瘤。腹壁肿瘤可表现为患处丰满突出,可扪及肿块。但较深在部位或主要向腹腔生长的肿瘤,查体中有时难以与腹腔内肿瘤相区别(图 7-10-9)。

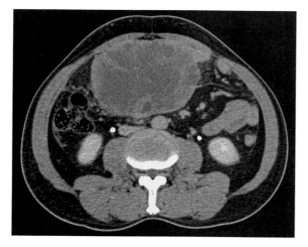

图 7-10-9　腹壁滑膜肉瘤
腹壁正中腹直肌内侧可见巨大软组织密度肿块。腹部略向前隆起,但肿块主要向腹腔内生长。增强 CT 扫描可见肿块血供不丰富,呈不均匀强化

【影像学表现】

腹壁肿瘤依肿瘤病理组成不同而有不同表现。脂肪瘤或脂肪肉瘤,肿块内则可显示一定脂肪组织密度。脂肪肉瘤因常常具有脂肪、黏液及纤维组织三种成分,故除脂肪密度外,还可显示类似液体密度的部分及纤维索条结构。部分脂肪成分不明显者主要表现为后两者成分。腹壁血管瘤可能在肿块内显示少量静脉石。但多数情况下,腹壁肿瘤仅表现为软组织密度肿块影,较难做进一步的病理诊断。MRI 对区分病变组织成分,鉴别病理性质可有一定帮助。总的来说腹壁肿瘤较少见。

三、腹壁外伤

【概述】

腹壁外伤分开放性与闭合性。可伴有腹内脏器损伤。腹壁因挫、裂伤而水肿、出血、血肿形成。导致软组织增厚及层次不清,软组织范围内可合并骨折。合并腹腔内脏器损伤者临床表现复杂。

【影像学表现】

腹壁外伤如果仅局限于腹壁,腹内无腹腔积血或脏器破裂表现,其腹壁的影像学表现主要有:软组织增厚、脂肪组织密度增高、肌肉层边界模糊等(ER7-10-12)。这些改变在 CT 扫描中与急性炎症表现有相似之处,但病史明显不同,容易区别。MRI 对新近出血或血肿的显示更有帮助,T_1WI 及 T_2WI 均呈较高信号。腹壁挫裂伤若合并腹内脏器损伤,例如肝、脾破裂,常需增强 CT 扫描,可以明确显示脏器裂伤、挫伤、血肿、包膜撕裂,邻近腹腔间隙积液等征象。

ER7-10-12　腹壁外伤(皮下血肿)

四、腹壁疝

【概述】

腹壁因先天和后天原因而有一定缺损时,可发生疝。一般的腹外疝通常不需要影像学检查,但无症状或轻度病变可能被临床疏忽而在影像检查中发现。腹膜有裂隙时,腹内容物也可进入腹壁内。腹壁疝可因嵌闭而继发肠梗阻改变。腹壁疝若急性发作,尤其是有较窄情况时,常表现出急性较窄性肠梗阻的种种临床表现。局部可以发现疝囊,但个别内疝从体外无法发现。切口疝因发生于切口部位,容

易区分。

【影像学表现】

腹壁疝利用平片检查可以显示疝囊及其并发的肠梗阻征象,但照片的摄影范围应足够大,必须将疝囊包括在投照野内,同时又要能显示肠梗阻的情况。CT 扫描能更全面的显示上述征象(图 7-10-10)。

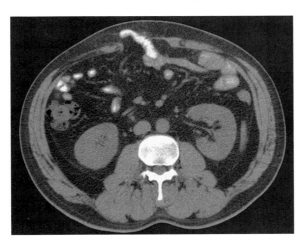

图 7-10-10　腹壁疝

平扫 CT:右侧腹壁肌层不完整,局部肠管(内可见高密度造影剂)向外突入皮下组织

(廖　伟)

第十一章

腹膜后间隙

第一节 概 述

一、检查方法

腹膜后间隙（retroperitoneal space）的影像学检查方法包括常规 X 线、CT、超声、MRI 等，以 CT 最重要。

常规 X 线包括腹部平片和腹膜后注气造影。平片检查中，当病变影响到腹膜后间隙诸脂线时才可显示一定征象，因而诊断价值有限。腹膜后注气造影在 CT 普遍使用后已趋于放弃。

CT 扫描检查，在窗技术使用比较合宜时（一般宜使用较宽的窗宽），可以清楚显示腹膜后间隙的筋膜及间隙，是最利于腹膜后间隙病变检查的影像学手段。

超声检查，由于腹膜后间隙内脂肪组织的干扰，成像上受到一定影响。但是对肾及肾周区域，尤其是有渗液存在的情况下，仍具有一定优势。

MRI 检查，因图像质量随技术进步已日趋改善，能提供的信息较多，能显示多轴断面，MRI 在腹膜后间隙疾病中的应用日益受到重视，文章也逐渐增多。MRI 检查在确定肿瘤性质、出血等方面可能优于 CT 扫描，但对筋膜的显示则稍逊于 CT 扫描。

二、正常 X 线解剖

腹膜后间隙位于后腹，是后腹膜与腹横筋膜间各间隙的总称。按解剖学概念，此间隙尚应包括膈下筋膜间隙及盆外筋膜间隙，本节不拟将它们一并进行详细讨论。腹膜后间隙内各脏器也不属本节讨论范围。但后腹壁内与腹膜后间隙相邻、相关的部分解剖结构，例如腰大肌和腰方肌，本节将适当涉及（ER7-11-1）。

腹膜后间隙解剖比较复杂。该间隙内相当部分筋膜的附着、延伸及分布情况以及由它们所分隔形成的各间隙的确切范围及相互间的通连关系，长期以

ER7-11-1 腹膜后解剖示意图

来，一直存在着争议，迄今尚无统一见解，从而影响了临床、放射诊断，被认为是难于认识和易于误诊的部位。

20 世纪 70 年代初，Meyers 对腹膜后间隙的传统解剖概念提出了不同见解，明确提出肾旁前间隙、肾周间隙及肾旁间隙这一新的解剖划分。它后来被 CT 扫描所证实，并对腹膜后间隙疾病的 CT 诊断奠定了解剖基础。尽管 80 年代中期以来，对腹膜后间隙的划分及变异情况，尤其是有关腹膜腔、肾旁前间隙从肾周间隙外侧反褶至肾后的变异问题，两侧肾囊间的通边情况以及肾筋膜后层的内侧止点等，又有不少学者提出了新的见解，但 Meyers 关于腹膜后间隙的划分方法，迄今仍被广泛引用。现介绍如下：

1. **肾旁前间隙**（anterior pararenal space） 位于后腹膜与肾筋膜前层之间。其内主要为消化器官。包括胰腺，十二指肠降段、水平、升段以及升、降结肠。肾旁间隙于胰腺平面两侧可交通，其余平面，内侧与脊柱近似平行，外侧止于圆锥侧筋膜和肋腹壁。下方在髂嵴稍下平面与肾周、肾旁后间隙相交通。

2. **肾周间隙**（perirenal space） 位于肾筋膜前、后层之间，即肾囊其中主要包括肾及肾上腺。它们周围，尤其是肾下极的后、外，有较多脂肪组织。肾囊下端逐渐变小，拟似圆锥体，过去曾被称为肾圆锥。肾筋膜前、后层在外侧融合为圆锥侧筋膜（lateroconal fascia），后者继续向前外行于结肠的外侧，然后与侧腹膜相融；在内侧，肾筋膜前层（也称肾前筋膜）与肠系膜根部大血管周围致密的结缔组织相融，肾筋膜后层（也称肾后筋膜）则与腰肌筋膜相融。肾周间隙下方，于髂嵴稍下平面，内侧与输尿管鞘，外侧与髂筋膜呈

疏松融合,并可与肾旁前、后间隙相通。

3. **肾旁后间隙**(posterior pararenal space)　位于肾筋膜后层后方与腹横筋膜之间,其中主要为脂肪组织。外侧向胁腹延伸,续腹膜前(外)脂肪间隙,即平片所显示的胁腹脂线。内侧止于腰肌筋膜与肾筋膜后层相融合处。下方于髂嵴稍下平面与肾旁前、肾周间隙相通。上方融于膈肌筋膜(ER7-11-2)。

ER7-11-2

ER7-11-2　腹膜后间隙三个主要间隙的划分

近年来,对腹膜后间隙更深入的放射解剖学研究,又提出了一些新见解。其中部分见解,对准确认识腹膜后间隙疾病及其扩散途径的影像学表现的解剖基础,以及选择恰当的引流途径,均有重要意义。

例如,CT 和超声检查所见肾后积液,除肾周间隙的后部及肾旁后间隙本身的积液以外,还包括两种解剖变异:一种情况,肾后筋膜分前(也称内、外)两层,其前层与肾前筋膜会合,后层则延续为圆锥侧筋膜,因而肾旁前间隙从外侧伸至肾的后外方;另一种情况,后腹膜在结肠与胁腹壁间向后方伸到肾后外方。两种情况均将肾周间隙与肾旁后间隙分隔开,在CT 与超声显像中表现为肾后渗液。前一情况比较常见,尤其易见于急性胰腺炎时;后一情况比较少见,主要显示大腹腔积液向该区域延伸,当然结肠或小肠也可以伸入该腹腔反褶内。

又如,近年有作者认为在左肾静脉平面或稍下,两侧肾筋膜前层可相续连;两侧肾周脂肪囊在腰椎2~5 平面,在腹主动脉和下腔静脉前方可相互交通,这为解释两侧肾周间隙感染可相互影响提供了解剖基础。

十分明显,熟悉腹膜后间隙正常解剖及变异(尤其是各间隙的分隔和交通情况),以及它们的放射学表现,有助于认识病理情况下局部放射学表现,预测其扩散途径和可能产生的放射学病征。

第二节　腹膜后间隙感染

【概述】

肾旁前间隙炎症主要来自急性胰腺炎、十二指肠腹膜外各段向腹膜后方向穿破,以及腹膜后位阑尾炎穿孔向上后扩散等。肾周间隙炎症常继发于肾实质的炎症,如肾痈、肾结核、肾盂肾炎等病变溃破肾包膜所致。肾旁后间隙炎症多因其他间隙或腰肌炎症向此间隙内扩散所继发。依病变累及间隙和病因不同而有不同临床表现。一般说来均有全身反应,如发热、血象改变等,但局部体征轻微或很不典型,因而较易漏、误诊。少数病例可有腰背部较深在的隐痛,局部腹后壁有轻微软组织水肿。

【影像学表现】

肾旁前间隙炎症,由于此间隙与横结肠系膜、小肠系膜相通连,来自胰腺炎的此间隙炎症可使该两系膜受累,同时还可使十二指肠降段前移和右移。来自十二指肠降段以下各段以及升、降结肠向腹膜后穿破者,肠内气体及肠内容可进入肾旁前间隙,CT 检查显示出该等脏器后方的间隙增宽,内有气体和/或积液。腹膜后位阑尾炎时,病变向上后扩散,可在胰腺下方有局限性肾旁前间隙积液或脓肿形成。按 Meyers 的观点,平片检查,肾旁前间隙炎症时,腰大肌及肾周脂线将不会受到影响。

肾周间隙炎症包括肾周炎及肾周围脓肿。平片检查主要表现为:①肾周界、腰大肌上份边缘模糊或消失,胁腹脂线浸润等;②肾移位、肾轴旋转;③肾固定;④肾周区域内有多数气泡;⑤脊柱侧凸、患侧膈动度下降及肺底改变等。CT 检查除可更确切的显示上述改变外,可以准确定出脓肿位置及相信间隙扩散情况,肾周间隙增宽、局限积液(CT 值呈液性密度)以及气泡征等。此外,还可以很好地显示肾实质内的病变情况。

肾旁后间隙炎症平片检查仅显示腰大肌边缘模糊或消失以及胁腹脂线增宽、模糊、密度增大等改变。CT 扫描可见此间隙增宽,脂肪组织内有软组织密度斑片影或条形影,有脓肿形成者,还可见气泡及含液腔。脓肿沿间隙分布、前后径一般均较小。

【鉴别诊断】

平片检查对区分中间隙炎症有一定限度。当脂线改变比较明显或腹膜后间隙内有积气征象时,根据它们出现的部位及范围,可以帮助判断受累间隙是在肾旁前、肾周或肾旁后间隙。超声检查对无脓腔气影者可以定位、但常难对其扩散情况作出全面诊断。CT 检查可以明确显示受累间隙及显示范围以及扩散情况,是最恰当的检查方法。

第三节　腹膜后间隙肿瘤

腹膜后肿瘤(retroperitoneal tumors)种类繁多,绝大多数起源于腹膜后脏器,如肾上腺、肾、胰腺等,只有 0.2% 的肿瘤是原发性的。来源于腹膜后固有器官的肿瘤如胰腺肿瘤、肾脏肿瘤等已于专门章节介绍，不再赘述。由于腹膜后间隙的存在，只有当肿瘤长到相当大小时才会压迫影响邻近脏器，因此，原发性腹膜后肿瘤通常在发现时已相当大。据 Lane 的一组资料显示，恶性肿瘤的直径平均为 11~20cm，良性肿瘤直径平均为 4~7cm。

腹膜后间隙肿瘤来源较多，可来源于腹膜后的固有器官，也可来源于腹膜后的间叶组织、骨骼肌肉组织、神经组织和淋巴系统等。发生于腹膜后其他结构的肿瘤种类繁多，但以起源于间叶组织的肿瘤较为多见，如脂肪瘤和脂肪肉瘤、平滑肌瘤和平滑肌肉瘤、横纹肌瘤和横纹肌肉瘤、恶性纤维组织细胞瘤、纤维瘤等，其中以肉瘤更为常见。其他肿瘤还有神经源性肿瘤，血管瘤等。另一大类为淋巴系统的恶性肿瘤，如淋巴肉瘤和淋巴结转移瘤等。

腹膜后肿瘤的临床表现缺少特异性，一般最常见的症状为腹痛、腹部包块、体重减轻以及后期邻近脏器受累所产生的相应症状。临床上初诊时一般已相当大，可呈单一巨大肿块或多发性肿块，并累及邻近器官而产生症状。

一、原发肿瘤

原发性腹膜后肿瘤组织来源较复杂，其中 60%~90% 为恶性。腹膜后肿瘤除极少数外，绝大多数一开始即为恶性，而不是由良性肿瘤恶变而来。一般认为原始未分化的间叶细胞有向多种间叶组织分化的潜能，可分化为纤维组织、肌肉组织、血管、淋巴管等，因此原始未分化间叶组织可能是多种腹膜后恶性肿瘤、特别是低分化肉瘤的组织来源。

原发性腹膜后肿瘤以组成肿瘤的细胞类型为基础进行分类。腹膜后恶性肿瘤主要包括脂肪肉瘤、平滑肌肉瘤、恶性纤维组织细胞瘤、恶性畸胎瘤、纤维肉瘤、神经纤维肉瘤、横纹肌肉瘤和血管肉瘤等。腹膜后良性肿瘤主要包括脂肪瘤、平滑肌瘤、畸胎瘤、异位嗜铬细胞瘤、神经鞘瘤、神经纤维瘤、血管瘤以及淋巴管瘤等。

（一）脂肪肉瘤
【概述】
腹膜后肿瘤以脂肪肉瘤（liposarcoma）发生率最高，男性多见，平均发病为 60~70 岁。肿瘤发现时多较大，根据瘤内脂肪细胞的分化程度以及纤维或黏液组织的多少分为三种组织学类型：①分化良好的脂肪肉瘤；②黏液样脂肪肉瘤；③混合型脂肪肉瘤。

【影像学表现】
1. CT　分化良好的脂肪肉瘤呈现以脂肪密度为主的不均质肿瘤，其内含有不规则较高密度区，有的呈条纹状，这是分化良好脂肪肉瘤的特征。含黏液性组织较多的黏液样脂肪肉瘤呈囊性外貌，肿瘤密度均匀。CT 值近似水，但不是脂肪密度，部分肿瘤中央呈软组织密度，表明有实性成分，有的肿瘤内可见坏死区。混合型脂肪肉瘤内常含有坏死灶；呈密度不均匀之肌肉密度肿块，一般以纤维组织为主的实性成分中夹杂有散在的脂肪灶，CT 值约为 -20~ -40Hu（图 7-11-1）。

上述不同表现反映肿瘤内脂肪含量的多少及其分布。一般来讲，即使分化好的脂肪肉瘤因为常伴有其他组织，因而 CT 值也常高于正常脂肪，因此当测得一小部分组织 CT 值高于 0 时，应高度怀疑脂肪肉瘤，若能见到它的浸润征象时更需考虑脂肪肉瘤。分化不良的脂肪肉瘤其 CT 值与其他软组织肉瘤相似，鉴别会有一定困难，若有钙质沉着应注意与畸胎瘤鉴别。

2. MRI　根据肿瘤内含有的脂肪成分及分化程度的不同，MRI 诊断脂肪肉瘤有一定特异性。分化良

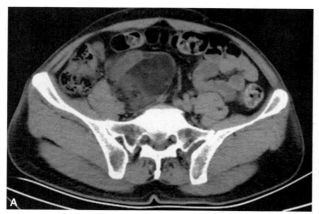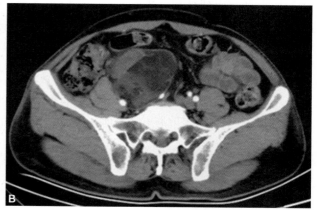

图 7-11-1　脂肪肉瘤
A. 平扫 CT：腹腔占位，右侧为软组织密度区，CT 值为 9Hu 左右，左侧见极低密度，CT 值约为 -53Hu，内有线状分隔影。B. 增强扫描：病变实性部分有轻度强化

好的脂肪肉瘤,在 SE 序列上表现为与成熟脂肪相似的信号特征,即 T_1WI 为高信号,T_2WI 为高信号或等信号,在脂肪抑制图像上信号被抑制。因脂肪肉瘤内多伴有其他成分,在脂肪信号内可见有低信号的分隔,增强后脂肪肉瘤可强化。分化良好的脂肪肉瘤与单纯脂肪瘤从影像上不易区别,边界情况、强化表现以及是否伴其他成分可作为判断良、恶性的参考。对于含有黏液样及纤维成分较多的实体型脂肪肉瘤,MRI 信号缺少特征性,有时与纤维肉瘤不易区分。总之,脂肪肉瘤的组织学分化程度,是决定 MRI 信号的关键。

【鉴别诊断】

腹膜后含有脂肪的肿瘤种类不少,常见的有脂肪肉瘤、脂肪瘤、畸胎瘤等。脂肪瘤为良性肿瘤,为均质的脂肪密度肿块罕有其他组织密度的成分,造影后不

增强。脂肪肉瘤除了含有脂肪成分外,往往含有大量其他组织成分,CT 上表现为正 CT 值的组织。这是两者的鉴别要点。畸胎瘤一般以囊性肿块为常见,中间可有脂肪成分或钙化灶,如果发现牙齿、团状的毛发等诊断即可确立。

（二）平滑肌肉瘤

【概述】

平滑肌肉瘤(leiomyosarcoma)在原发性后腹膜肿瘤的发病中占第二位,女性多见,多为不均匀性肿块,肿瘤直径一般在 10cm 以上,内部常含坏死及囊变区。

【影像学表现】

平滑肌肉瘤常表现为巨大的肌肉密度肿块,中央常见坏死区,若坏死腔较大时很像厚壁囊性肿块。增强后扫描常呈环形增强(图 7-11-2)。较小的平滑肌肉瘤一般呈均匀的肌肉密度,少见坏死液化。

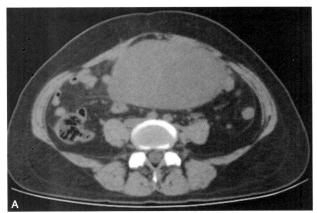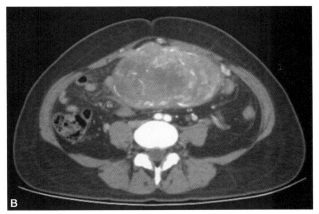

图 7-11-2 平滑肌肉瘤（病理证实）

A. 平扫 CT:腹腔内见较大规则囊实性肿物,与周围肠管分界不清。CT 值 17Hu,内部可见软组织分隔影。B. 增强扫描:肿物囊性部分无强化,分隔可见强化

MRI 多表现为 SE 序列 T_1WI 低、高混合信号,T_2WI 上高、等混合信号。平滑肌肉瘤多为富血管肿瘤,因此,增强后强化明显,强化常不均匀,常见低信号无强化的坏死出现。当坏死区有出血时,MRI 较敏感,可见 T_1WI 上呈高信号,T_1WI 上呈低信号环。

（三）神经母细胞瘤

【概述】

神经母细胞瘤(neuroblastoma)是婴儿最常见的来源于神经嵴的实质性肿瘤,大部分发生在 4~5 岁以下,病变大部分发生于肾上腺,也可发生于肠、腹、盆腔。婴儿常伴腹部包块、高血压、眼球震颤及腹痛等。

【影像学表现】

1. CT 肿瘤位于肾上腺区或脊柱旁,外形不规则,境界模糊,呈软组织密度影伴中央低密度区。75%~80%的腹部包块内有钙化,钙化形状多样,呈粗

斑点状、细砂状、块状或环状,以无定型或云雾状多见(图 7-11-3)。增强扫描强化不明显。肿瘤较大时常跨越中线,并推挤邻近的组织器官,将肾脏向后推移,将脾静脉向前推移,并可包埋主动脉或下腔静脉。腹膜后常见肿大淋巴结。

肿瘤起源于交感神经链者,约 15%侵犯椎管及脊髓的神经根。

2. MRI 肿瘤呈长 T_1、长 T_2 信号改变,与肾脏信号相仿。信号可均匀一致或不规则,后者提示有出血、坏死或明显钙化灶。与 CT 相比,MRI 在显示肿瘤与周围血管的关系、肾脏移位、椎管内受侵、骨髓转移等方面优于 CT,但 CT 显示肿瘤内钙化有优势。

（四）神经鞘瘤和神经纤维瘤

【概述】

神经鞘瘤(schwannoma)和神经纤维瘤(neurofibroma)(ER7-11-3)均属于周围神经肿瘤。神经鞘瘤

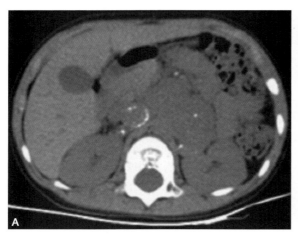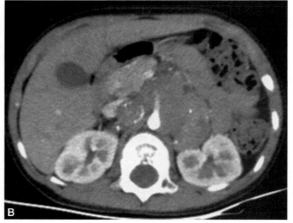

图 7-11-3 神经母细胞瘤

A. 平扫 CT:脊柱旁可见类圆形囊实性软组织肿块影,内见点片状钙化,下腔静脉被肿块包绕,周围器官受推移。B.增强扫描:病灶实质部分明显不均匀强化

也称施万细胞瘤,多数为良性,主要由神经鞘细胞组成,仅有少量胶原组织,生长过程中对神经干主要为推压移位,肿瘤中常见继发性改变,包括透明变性、出血、灶性纤维化等;本病好发于中青年,一般多见于颈胸部,偶尔发生于腹膜后腔。神经纤维瘤主要由神经外衣、神经束衣和神经鞘细胞组织;含胶原组织丰富,生长过程中与受累神经无界限,腹膜后腔是其好发部位之一,主要沿脊柱中线分布,在全身多部位发生时称为神经纤维瘤病。

ER7-11-3 神经纤维瘤

【影像学表现】

神经鞘瘤在 CT 上的表现为密度不均匀的肿块,肿块内密度从接近水的密度到肌肉组织的密度均可,边界光整,造影后呈不均匀增强。临床上也可见恶性神经鞘瘤,常表现为密度更不均匀的肿块。在 MRI T_1WI 信号高低不定,多为稍低或等信号,信号较均匀;T_2WI 为不甚均匀高信号,有时中心可见更高信号,与神经鞘瘤的囊变坏死有关;增强后多有明显强化。

神经纤维瘤通常为双侧性,在 CT 平扫上常呈边缘光滑的软组织密度均质肿块,常位于脊柱两侧。造影后可均匀增强,也可增强不明显。在 MRI 上,T_1WI 较肌肉组织信号略高,T_2WI 为高信号。Gd-DTPA 增强后可见神经纤维瘤有较明显的增强。神经纤维瘤和鞘瘤单凭 CT 和 MRI 确诊还有困难。

(五) 横纹肌肉瘤

【概述】

横纹肌肉瘤(rhabdomyosarcoma)为儿童常见的软组织肉瘤,起源于原始的横纹肌母细胞或多潜能性间质细胞,腹膜后横纹肌肉瘤可见于腹膜后间隙。

【影像学表现】

CT 及 MRI:腹膜后较大软组织肿块(ER7-11-4),常伴中央坏死、壁较厚、可有瘤内出血,肿瘤多与肌肉关系密切,骨转移常见。

ER7-11-4 横纹肌肉瘤

(六) 脂肪瘤

【概述】

后腹膜脂肪瘤(lipoma)比较少见,可发生于任何年龄组。临床上无明显症状,常为偶然发现或扪及肿块后才发现。

【影像学表现】

1. CT 脂肪瘤有比较特征性的表现,肿瘤呈均质脂肪密度,边界光整,造影后不增强(图 7-11-4)。一般见不到较高密度影,若见到较高密度影,提示有脂肪肉瘤的可能。

2. MRI 脂肪瘤的信号表现具有特征性,T_1 加权图像上脂肪成分为高信号,T_2 加权时亦为高信号,边界清楚。在各种序列中,病变信号与腹部皮下脂肪信号一致,但随回波时间延长,信号强度逐渐下降。偶尔可见低信号分隔。

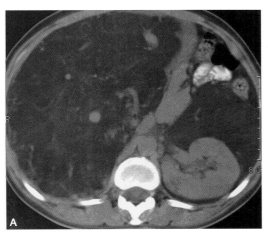
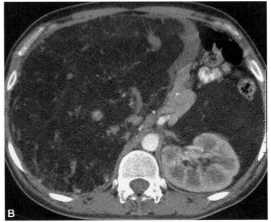

图 7-11-4　脂肪瘤

平扫 CT:腹腔内弥漫性占位,密度极低,CT 值-100Hu 以下,边界清晰。增强扫描:病变无强化。

(七) 畸胎瘤

【概述】

畸胎瘤(teratoma)好发于盆部,特别是女性的卵巢,发生于后腹膜者较少。大多数为良性,少数为恶性畸胎瘤。畸胎瘤通常由两个胚层或三个胚层组织衍化而来,偶见于肿瘤中只含一个胚层的组织或以单胚层组织为主要成分,这些组织可以是成熟的或未成熟的。畸胎瘤可以是囊性或实性,其恶性倾向与组织分化程度有关,而不决定于肿瘤本身为囊性或实性。

【影像学表现】

1. CT　畸胎瘤大小一般直径为 5~10cm,较少超过 15cm 的。大多数畸胎瘤为囊性肿块,边界光滑,囊内含有大量油脂,CT 上为负 CT 值的物质。除尚未脂外,囊内还可含有毛发、牙齿等组织,CT 上可见相应的表现。畸胎瘤的囊壁上往往可见一向腔内突起的实质性结节,造影后可有增强。结节内可有钙化以至

骨化的组织,实质性畸胎瘤比较少见,与其他后腹膜肿瘤较难鉴别,除非含有牙齿、毛发等特征性表现(图 7-11-5)。

2. MRI　畸胎瘤可表现为 T_1 加权和 T_2 加权均是高信号的囊性肿块,信号不均匀,MRI 对钙化不敏感,较大的骨性或钙化成分在 T_1WI 及 T_2WI 上均为低信号。应首先怀疑畸胎瘤,不过 MRI 对畸胎瘤内的钙化灶不如 CT 敏感。脂类成分及囊性区域在 SE 序列上均有典型表现,并可见液体-脂肪交界面形成的不同信号平面(ER7-11-5、ER7-11-6)。

【鉴别诊断】

腹膜后腔原发性肿瘤虽然少见,但种类繁多、来源复杂,影像学表现多种多样,缺少特异性,且由于腹膜后腔解剖结构的特殊性,使得肿瘤的定位与定性均有一定困难。

一般腹膜后肿瘤多推压腹膜后脏器致肾脏向前

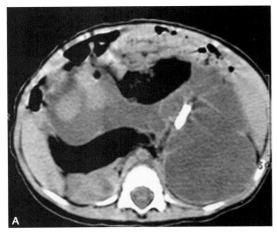
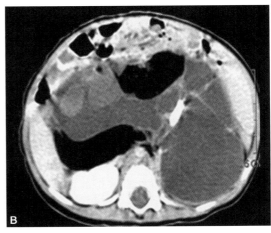

图 7-11-5　畸胎瘤

A. 平扫 CT:腹腔内囊实性不规则占位病变,病变内部可见大片状钙化及长骨状结构,并有多量脂肪密度及实质性软组织结构。B. 增强扫描:病变无显著强化,仅分隔轻微强化

ER7-11-5　畸胎瘤

ER7-11-6　畸胎瘤

移位及肾轴旋转,主动脉及腔静脉移位较明显,胰腺亦常因受压前移,根据腹膜后器官的移位情况有助于对腹膜后肿瘤的定位。

另外,从肿瘤在腹膜后生长的部位、血供丰富程度及 CT、MRI 的一些密度、信号特征上,有助于鉴别诊断。

1. 神经源性肿瘤偏向于沿中线脊柱生长,双侧发生较多,尤其是神经纤维瘤。

2. 增强后有显著强化表现的,以平滑肌肉瘤、神经鞘瘤、异位嗜铬细胞瘤多见。平滑肌肉瘤多有大片坏死区;神经鞘瘤囊变较多,信号较均匀。

3. 脂肪肉瘤具有侵袭性生长方式,常可伸入各组织间隔,是其特征;另外,脂肪肉瘤的分化程度是决定 MRI 上信号变化的关键,对一些低分化脂肪肉瘤,见到条索状或局灶脂肪信号有助于诊断。

4. 神经母细胞瘤多见于婴幼儿患者。

5. MRI 对钙化不敏感,因此对于伴有钙化的一些肿瘤,如恶性纤维组织细胞瘤、神经母细胞瘤等发现钙化的机会较低,有时需与 CT 相结合,以做出诊断。

6. 腹腔内及腹膜后淋巴瘤一般多为信号均匀的肿块,这一点在后腹膜肿块的鉴别诊断上较有帮助。

二、继发性肿瘤

【概述】

腹膜后间隙继发性肿瘤以转移瘤最多见。转移病变大都来自胃、肝、结肠、胰腺、胆道及卵巢和子宫等脏器的恶性肿瘤。转移途径可经淋巴扩散、瘤栓血行播散、经肠系膜和韧带附着处直接扩散或种植,但以一种途径为主。

CT 和 MRI 是检出后腹膜转移性病变最敏感而有效的方法,常规 X 线检查只有当转移灶相当大或伴发肠梗阻或尿路梗阻时才能诊断。CT 和 MRI 不但能早期诊断后腹膜转移性病变,而且对于制定治疗方案及随访都有积极意义。

【影像学表现】

后腹膜转移瘤在 CT 和 MRI 上最常见的为两种类型,即实质性肿块或淋巴结增大。实质性肿块表现多样,没有一定的特征性。部分后腹膜转移瘤系由于脊柱椎体转移瘤扩展而来。CT 上除显示软组织肿块外,还能清晰显示椎体骨破坏的情况,MRI 更能了解椎管内转移瘤侵犯的范围。

转移性卵巢癌常表现为"网膜饼"样软组织肿块,邻近的正常脂肪层消失,胃癌转移也可有类似改变(ER7-11-7)。

ER7-11-7　胃癌腹膜后转移

大的种植转移灶表现为软组织肿块,内见肿瘤坏死所致的低密度区或 T_1 加权图像上低信号和 T_2 加权图像上的高信号。并常伴有腹水。淋巴播散多位于腹主动脉旁淋巴结,偶尔也有侵犯腰肌、肾门或肠系膜处的淋巴结。

CT 和 MRI 只能从淋巴结的大小上来判断有无病变,一般直径超过 1.5cm 的应考虑有临床意义(ER7-11-8)。CT 和 MRI 目前尚无法鉴别肿大淋巴结的良、恶性,也无法除外正常大小的淋巴结有无转移。

ER7-11-8　腹膜后转移(右肾盂癌术后 1 年)

睾丸肿瘤是后腹膜转移瘤中较常见的原发灶,淋巴转移和血行播散可发生,但以淋巴转移更为多见。未下降的睾丸易于发生恶变,恶变的睾丸癌常沿性腺静脉引流入"哨兵淋巴结",这些淋巴结常伴于胸$_{11}$~腰$_4$水平的腹主动脉两侧,CT 和 MRI 可以较早地发现这些转移的淋巴结,以便于制定合适的治疗方案。

(马全美　辛军)

第十二章

肝　脏

第一节　解剖与生理

一、肝的解剖

肝脏是人体最大的腺体,其重量约占成人体重的1/50,胎儿和新生儿的肝脏可达体重的1/20。肝呈楔形,分为左、右、方叶和尾状叶四个叶,有上、下两面和前、后、左、右四缘。上面又称膈面,与膈肌接触。下面又称脏面,与腹腔脏器毗邻。脏面有略呈"H"形的两条纵沟和一条横沟。横沟前方为方叶,后方为尾状叶。横沟内有门静脉左右支、肝固有动脉左右支、左右肝管、淋巴管和神经出入,称为第一肝门。右纵沟前方为胆囊窝,后为下腔静脉窝,前缘斜向肝门,位于右叶与方叶之间;左纵沟略窄,前为肝圆韧带,后为静脉韧带,分别划清左叶与方叶和左叶与尾状叶的界限。

(一)肝内的管道系统

1. **Glisson 系统**　肝内管道分为两个系统,即Glisson 系统和肝静脉系统。Glisson 系统包括门静脉、肝动脉和胆管,三者一同被包在结缔组织鞘内,在肝内走行及分布基本一致。门静脉由肠系膜上静脉和脾静脉在胰颈部后方汇合形成,在肝门部分成左右支。肝内门脉系统的分支变异约占20%,最常见的模式有门脉主干分三支(7.8%~10.8%),起源于门脉主干的右后段支(4.7%~5.8%)和起源于门脉左支的右前段支(2.9%~4.3%)。

门静脉的属支主要有肠系膜上静脉、脾静脉、胃左静脉和肠系膜下静脉。此外还有胃右静脉、胆囊静脉和附脐静脉。上述属支,除胆囊静脉、附脐静脉为数条细小静脉外,主要属支基本与各自的同名动脉伴行(ER7-12-1)。

2. **肝小叶**　肝小叶是具有相似形态和相同功能的基本单位,人类肝脏约有 50 万个肝小叶,由网状支架分隔形成。每个小叶呈多角棱柱体,约 1mm×2mm

ER7-12-1　门静脉的主要属支

大小,小叶的中轴贯穿一条静脉,为中央静脉。肝细胞以中央静脉为中心呈放射状排列,形成肝细胞索。肝细胞索相互吻合成网,网眼间有窦状隙和血窦。肝细胞间的管状间隙形成毛细胆管。肝小叶是由肝细胞、毛细胆管、血窦和相当于毛细淋巴管的窦周隙(狄氏间隙)所组成(ER7-12-2)。门静脉经多次分支后在汇管区形成小叶间静脉。小叶间静脉的分支进入肝小叶内,其终末支门小静脉扩大成肝血窦。肝小叶内的肝血窦汇集至中央静脉,后者出肝小叶在小叶间汇合,先成为小叶下静脉,最终成为左、中、右肝静脉,分别开口于下腔静脉。

ER7-12-2　肝小叶结构的模式图

3. **肝静脉系统**　肝静脉系统起自于小叶中央静脉,逐级汇合成段间静脉、叶间静脉,最后汇合成肝左、中、右静脉,在腔静脉沟的上端注入下腔静脉,称"第二肝门"。腔静脉沟下部的左、前和右壁可见多支肝小静脉汇入,称为"第三肝门",一般有 2~15 支,可多达 30 支,收集尾状叶及部分右叶上段的回流血液,特殊的静脉引流使得尾状叶在肝脏发生弥漫性疾病时常有独特的影像学表现。

4. **肝脏的淋巴引流**　肝的淋巴起自肝小叶间的组织间隙,淋巴管同小叶间动、静脉和小叶间胆管并行,淋巴集合管分浅、深两系,两系间交通充分。

浅淋巴管行于肝的浆膜下结缔组织中,形成淋巴管网,向胸骨旁链、第一肝门、贲门旁和腹腔淋巴结四个方向引流。深淋巴管联合成上行干和下行干:①上行干伴随肝静脉各级属支走行,沿下腔静脉引流至膈淋巴结中组;②下行干伴门静脉支走行,出第一肝门,终止于肝淋巴结,一小部分则经小网膜内行向左侧,达胃左淋巴结。熟悉肝脏的淋巴引流途径将有助于理解 HCC 上腹部转移的解剖分布特征。

(二) 分叶和分段

Couinaud 根据肝内门静脉和肝静脉的分布范围,将肝脏分为八段,门静脉分支分布于肝段内,肝静脉位于肝段间。具体如下:以肝中静脉所在纵行平面将肝脏分为左右半肝,以肝左静脉为界将左半肝纵行分为左内与左外叶,左内叶即传统定义的方叶。以门静脉左支为界将左外叶分为上下两段;以肝右静脉纵向、门静脉右支横向将肝右叶分为上下前后四段,肝尾叶为单独的一段。即 S1 为尾状叶,S2 为左外叶上段,S3 为左外叶下段,S4 为左内叶,S5 为右前叶下段,S6 为右后叶下段,S7 为右后叶上段,S8 为右前叶上段。

(三) 韧带和间隙

肝表面被覆一层结缔组织膜,大部分外面还被浆膜、即脏腹膜覆盖。腹膜皱褶形成肝周韧带,共有 8 条,包括膈面的左、右冠状韧带,左、右三角韧带及镰状韧带,以及脏面的肝十二指肠韧带、肝胃韧带和肝圆韧带。肝圆韧带是脐静脉闭锁后形成的纤维索,自脐移行至脐切迹,经镰状韧带游离缘的两层腹膜之间到达门静脉左干的囊部与静脉韧带相连。镰状韧带将肝脏的膈面分为右大左小两部分,是左叶间裂在肝脏表面的标志。韧带下端与脐切迹和静脉韧带相连,上端向后上方延伸与冠状韧带相移行。左右冠状韧带的前后页向外侧延伸,分别汇合成左右三角韧带,左三角韧带内往往有血管和迷走胆管。右冠状韧带的中央部分为第二肝门,即左、中、右肝静脉的下腔静脉入口处。

右冠状韧带的前后两页之间有较大的间隙为裸区,位于下腔静脉右侧的肝右叶后上缘,该处肝组织直接借结缔组织与膈肌相连,没有腹膜覆盖,故称裸区,裸区与膈之间称膈下腹膜外间隙。此处的肝肿瘤可从膈动脉获得血供;若肿瘤突破肝裸区向肝肾间隙生长,肾上腺动脉也为其提供血供;胆囊床、第一肝门、下腔静脉周围也缺乏腹膜覆盖。

胸水和腹水的鉴别要点(ER7-12-3):①胸水位于膈肌上外侧,腹水位于膈肌内下侧;②当只有胸水时,其与肝脏的界面模糊不清,而只有腹水时,其界面清

楚锐利。③膈肌脚的移位,胸水量多时膈肌脚向前移位;④肝脏后部有裸区,在 CT 或 MRI 图像上,腹水被裸区阻断,不能到达脊柱旁,而胸水可以到达脊柱旁,称为"横膈征"。

ER7-12-3　胸腹水鉴别

肝脏及其所属韧带把膈与横结肠及其系膜之间的区域(即结肠上区)分成若干间隙,统称为膈下间隙,分为肝上间隙和肝下间隙。①肝上间隙:借左三角韧带和镰状韧带分为右肝上间隙和左肝上间隙;右肝上间隙又被冠状韧带分为右肝上前间隙和右肝上后间隙,其中右肝上后间隙为脓液最易积存处。②肝下间隙:肝下间隙被肝圆韧带及与其相连的部分镰状韧带分为左、右肝下间隙,右肝下间隙是仰卧位时腹腔的最低点,因其下缘为右肾,故又称肝肾隐窝(Hepato-renal pouch)。左肝下间隙又被小网膜和胃分为左肝下前间隙和左肝下后间隙,后者又称小网膜囊(ER7-12-4)。

ER7-12-4　膈下间隙

上述任何一个间隙发生脓肿时,均称膈下脓肿,其中以右肝上、下间隙脓肿较为多见。膈下腹膜外间隙常为肝穿刺行肝内胆管造影术进针的部位。

小网膜囊的左侧部为肝胃韧带,右侧为肝十二指肠韧带,在解剖上划分为上隐窝、前庭、下隐窝和脾肾窝 4 个区域。前庭位于肝尾叶下方、十二指肠球的左上方、胰头前方,前庭向上延伸部分即上隐窝,位于肝尾叶周围,由前庭往左下延伸的区域为下隐窝,下隐窝左上区是脾肾窝,为网膜囊最左侧部分。网膜孔(Winslow 孔)是其唯一的对外通道,网膜囊与大腹腔之间借网膜孔相互沟通(图7-12-1)。

(四) 肝脏先天发育异常

1. 先天性分叶肝　因先天发育的原因,导致各肝叶间外观界限明显,常表现为各肝叶间不同程度的裂隙,其内可见显露的脉管,称为先天性分叶肝

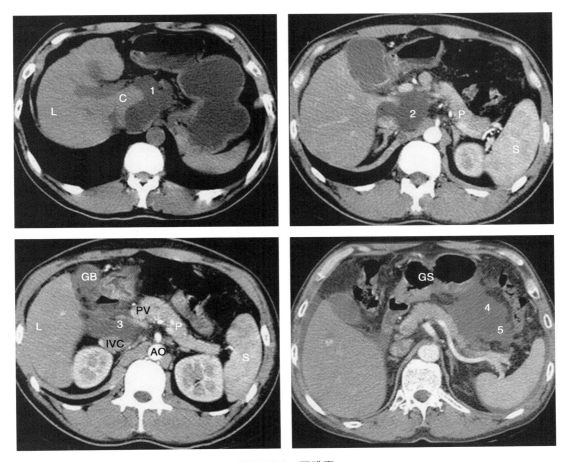

图 7-12-1　网膜囊

1. 前庭;2. 上隐窝;3. 网膜孔;4. 下隐窝;5. 脾肾窝;L. 肝脏;C. 尾状叶;S. 脾;P. 胰腺;PV. 门静脉;IVC. 下腔静脉;GB. 胆囊;GS. 胃;AO. 主动脉

（图 7-12-2）。

2. 附加肝和肝组织异位　①附加肝是指有血管蒂与肝主体或肝门血管、胆管相连的异位肝组织,常见于右肝附近,多呈椭圆形,血管蒂内有肝动脉、门静脉、肝静脉和胆管分支,若体积较大或位于肝上,应注意与肿块鉴别。②肝组织异位:a. 左位肝,合并内脏转位畸形(situs versus viscerum);b. 肝疝,先天性膈肌缺损导致肝脏大部分上移至胸腔;c. 胸腔异位肝,膈肌完整而肝位于胸腔者,极为罕见。

3. **肝叶发育畸形**　①肝右叶肥大,多表现为Riediel叶,为自肝右叶向下呈牛舌状延伸的肥大肝叶,有肝实质、胆管和血管与右肝主体相连,胆囊可附着在 Riediel 叶下方(ER7-12-5);②肝左叶肥大,较为少见,需与肝硬化所致的左叶肥大鉴别;③肝叶萎缩或发育不良:常见于肝左叶,以左外叶居多,偶见于肝右叶和方叶。先天性肝右叶发育不全时,门脉右支、右肝管和肝右静脉显示不清,同时合并肝后胆囊,右侧间位结肠及右肾上移。肝左叶发育不全表现为左叶至胆囊窝左侧缘肝脏实质的缺失和肝圆韧带及门脉左支的缺失,胆囊位置上移至膈下,U 形胃及高位十二指肠球。

二、肝的功能

肝脏是人体最大的腺体,它在人的代谢、胆汁生成、解毒、凝血、免疫、热量产生及水与电解质的调节中均起着非常重要的作用,是人体内一个巨大的"化工厂"。

1. **代谢功能**

(1) 糖代谢:肝脏将肠道吸收的葡萄糖合成肝糖原贮存起来;当机体需要时,肝细胞又能把肝糖原分解为葡萄糖供机体利用。

(2) 蛋白质代谢:肝脏是人体白蛋白唯一的合成器官;除 γ 球蛋白以外的球蛋白、酶蛋白及血浆蛋白的生成、维持及调节都要肝脏参与;氨基酸代谢、尿素合成及氨的处理均在肝脏内进行。

(3) 脂肪代谢:脂肪的合成和释放、脂肪酸分解、酮体生成与氧化、胆固醇与磷脂的合成、脂蛋白合成和运输等均在肝脏内进行。各种慢性损伤常引起不同程度的肝细胞脂肪变性。

(4) 维生素代谢:许多维生素如维生素 A、维生

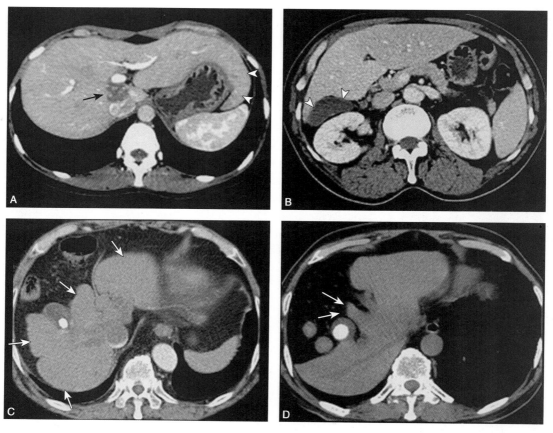

图 7-12-2 肝叶发育畸形

A.肝左叶肥大,跨越胃底抵达脾脏前缘,呈"象鼻征"(白色短箭头);B.肝右叶发育不良,左叶肥大,肝脏逆时针转位,肝后胆囊(白色短箭头);C.先天性分叶肝,肝脏形态不整,各叶间裂加深,肝脏呈多叶状,胆囊内可见结石;D.肝方叶发育不良,肝方叶缩小,呈小舌状,肝裂显著开大,可见大量脂肪填充,胆囊内可见结石

ER7-12-5 Rediel 叶畸形

素 B、维生素 C、维生素 D 和维生素 K 的合成及储存均与肝脏密切相关。肝脏明显受损时会出现维生素代谢异常。

(5) 激素代谢:肝脏参与激素的灭活,当肝功能长期损害时可出现性激素失调。

2. 胆汁生成和排泄 胆红素的摄取、结合和排泄,胆汁酸的生成和排泄都由肝脏承担。肝细胞制造、分泌的胆汁,经胆管输送到胆囊,胆囊浓缩后排放入小肠,帮助脂肪的消化和吸收。

3. 解毒作用 人体代谢过程中所产生的一些有害废物及外来的毒物、毒素、药物的代谢和分解产物,均在肝脏解毒。

4. 免疫功能 肝脏是最大的网状内皮细胞吞噬系统,它能通过吞噬、隔离和消除入侵及内生的各种抗原。

5. 凝血功能 几乎所有的凝血因子都由肝脏制造,肝脏在人体凝血和抗凝两个系统的动态平衡中起着重要的调节作用。肝功破坏的严重程度常与凝血障碍的程度相平行,临床上常见有些肝硬化患者因肝功衰竭而致出血甚至死亡。

6. 其他 肝脏参与人体血容量的调节、热量的产生和水、电解质的调节。如肝脏损害时对钠、钾、铁、磷、等电解质调节失衡,常见的是水钠在体内潴留,引起水肿、腹水等。

第二节 检查技术及正常表现

一、检查技术

(一) X 线检查

1. 腹部平片 可摄立位腹平片及仰卧、侧卧位腹片,显示肝轮廓大小和密度的改变,以及肺组织和膈肌与肝脏的关系,但应用价值有限,尤其是超声和其他检查方法普及的今天。

肝脏为一密度均匀的软组织影,位于上腹部,大部分偏右侧,近似三角形。上界为右膈肌,下界在右半结肠充气情况下可衬托出形态呈平直状或略内凹。右下角尖锐而清晰,下方与腹脂线紧邻。肝左叶界限不清。偶尔在胃泡气体的衬托下显出其边缘(图7-12-3)。

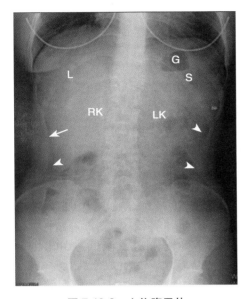

图 7-12-3　立位腹平片
L.肝脏;S.脾脏;LK.左肾;RK.右肾;G.胃;双侧胁腹线(箭头所示)

2. 血管造影　肝血管造影是诊断肝脏肿块病变和门静脉高压的重要方法,随着介入放射学的飞速发展,肝血管造影也日益应用广泛。

肝动脉造影:采用 Seldinger 技术,经皮穿刺股动脉,将导管尖端送进肝总动脉或肝固有动脉造影。肝动脉表现为肝实质内树枝状分布的血管影,自肝门向外围逐渐变细,走行弯曲、自然、边缘光滑、整齐(图7-12-4);毛细血管期可显示肝窦,呈均匀性密度增高

影,称肝象;门静脉期:门静脉显影,可再现毛细血管期。

将导管插至脾动脉或肠系膜上动脉注入造影剂,经门静脉回流至肝脏显影是为门静脉造影。门静脉主干约位于第1、2腰椎平面,与人体中线形成10°~50°,宽度约 7~15mm,平均 13mm。肝内分支呈树枝状,可直达肝外缘(图7-12-5),因门静脉血流量大于肝动脉,故而实质期肝脏密度较动脉造影更高。

(二)超声检查

超声检查对实质脏器病变灵敏度高,对人体组织影响小,且费用低廉,因此广泛用于临床,是肝脏疾病首选的影像学手段。检查无需特殊准备,需要观察胆系者当日空腹即可,患者仰卧,探头经右侧肋间、右肋缘下、正中剑突下行复合矢状、横断、纵断、斜切面扫查,从各种断面显示肝脏(ER7-12-6)。彩色多普勒血流显像可观察肝内血管。超声检查对实质脏器病变灵敏度高,对人体组织影响小,且费用低廉,因此广泛用于临床,是肝脏疾病首选的影像学手段。

(三)CT 检查

目前广泛应用的多排探测器 CT(multidetector CT)能在一次屏气内完成整个腹部扫描(20s 以内),最大限度消除呼吸等移动伪影,避免间断扫描引起的层面遗漏现象,还可以把握静脉注射造影剂后的扫描时机,满意地显示肝脏及其病变不同时期的增强效应。

1. 平扫　扫描前常规口服 1%~1.5%的泛影葡胺 500~800ml,以便更好地显示胃肠道。扫描范围自膈顶达肝下缘。根据需要及设备情况,扫描层厚可用3~10mm。

2. 增强扫描　平扫 CT 发现异常征象,或者其他检查发现肝内占位病变,可进行增强扫描以确定病变的性质、范围,与血管和肝内胆管的关系。

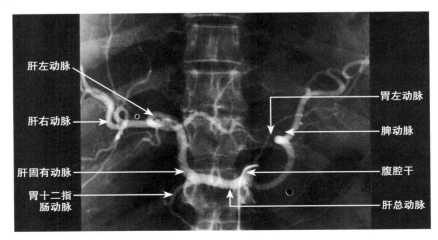

肝左动脉　胃左动脉
肝右动脉　脾动脉
肝固有动脉　腹腔干
胃十二指肠动脉　肝总动脉

图 7-12-4　腹腔干造影

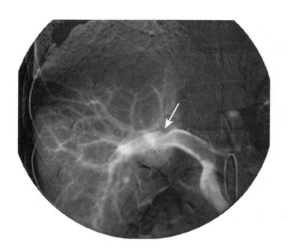

图 7-12-5 门静脉造影

门脉左支阻塞(肝癌侵犯,箭头所示),门脉右支显示清晰

ER7-12-6 肝脏超声扫查

(1)多时相增强扫描:肝脏由门静脉和肝动脉双重供血,其中门静脉供血约占75%,肝动脉约占25%。静脉团注对比剂后,20~30s为肝动脉优势期;70s为门静脉优势期;100~120s时为平衡期。需要对比剂的总量为2ml/kg,注射速度应以3~5ml/s为宜,才能保证较好的强化程度(ER7-12-7)。

ER7-12-7 多时相增强CT

(2)CT血管造影:包括动脉造影CT(CTA)和门脉造影CT(CTAP)。将导管置于肝固有动脉内,注射造影剂后进行CT扫描,称为CTA。将导管至于肠系膜上动脉内注入造影剂,经过肠系膜循环,约40s后大量含有造影剂的血液回流入门静脉进入肝脏时扫描,称为CTAP。与多时相CT相比,CTA及CTAP更能准确显示病变的数目、供血特点及与肝脏的对比关系。

3. 三维重建 多排螺旋CT扫描速度快、覆盖面大,具有强大的三维成像技术,能对肝脏疾病及血管作出准确的综合评价。

(1)多平面重组:可以任意层厚重建肝脏横断、冠状、矢状面图像,也可以任意角度进行斜位和曲面重建,弥补了既往只能进行横断面重建的缺憾(ER7-12-8)。

ER7-12-8 CT的重建功能

(2)CT血管造影(CT angiography,CTA):由于肝动脉分支细小,因此重建肝动脉宜采用薄层扫描,一般可选0.6~1.0mm;重建门脉则可选择1~2.5mm。扫描的时间与多时相增强CT相似,也可进行小剂量团注(test bolus)试验,根据时间-密度曲线决定最佳扫描时间。

(3)CT胆管造影(CT cholangiography):可分为阳性造影和阴性造影两种方式。阳性造影是利用经胆道排泄的阳性造影剂,使胆管内密度升高,然后利用三维重建方法重建胆管,包括静脉胆道增强法及口服法两种。对于严重胆道梗阻患者,由于胆管上皮细胞受损,排泌功能下降,因此成像满意度较低。

阴性法胆管成像是利用低密度胆胰管与肝胰实质增强后存在密度差,以多维成像(MinIP、多平面重组、表面遮盖显示等)方式,达到显示胆胰管的目的,目前此方法应用较为广泛。

4. 肝脏灌注成像 CT灌注成像技术可以获得组织微循环血流动力学的信息,使CT功能成像成为可能。

(四)MRI检查

1. 普通扫描 肝脏MRI平扫常进行轴位和冠状位扫描。扫描范围从膈顶至肝下缘,常规扫描需包括 T_1WI 和 T_2WI 等序列。传统的自旋回波(spin echo,SE)是肝脏MRI检查的常规序列,但成像时间长,易受呼吸、心跳搏动和胃肠蠕动等生理活动的影响,图像伪影多(图7-12-6)。目前 T_1WI 多采用各种GRE序列, T_2WI 采用FSE合并脂肪抑制技术。其他的快速成像技术,如半数采集单次激发快速自旋回波(half acquisition single-shot turbo spin echo,HASTE)和平面回波成像(echo planar imaging,EPI)等序列也正在引起广泛关注。

2. 动态增强检查 肝脏的MRI动态增强一般采用Gd-DTPA作为造影剂,扫描前先进行常规的 T_1WI 和 T_2WI 平扫,然后进行动脉期、门脉期和平衡期的多回合扫描,有时需增加延迟扫描。由于MRI检查具有组织特异性好和对比剂团注效果佳的优点,因此MRI动态增强扫描延迟时间较CT增强扫描短。动脉期为

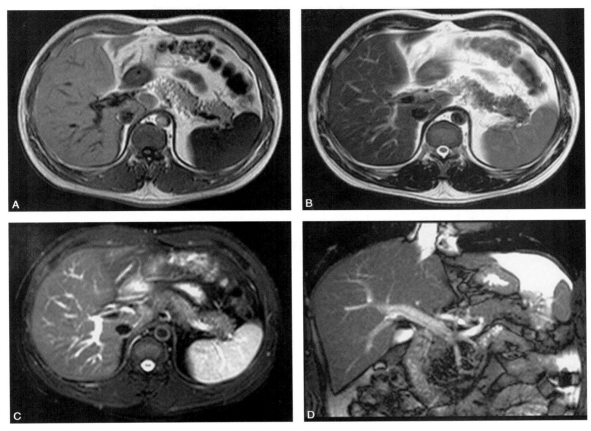

图 7-12-6　MRI 扫描

A. T$_1$ FFE 肝脏信号均匀,高于脾脏,肝内血管呈流空低信号;B. TFE T$_2$WI 肝脏信号低于脾脏,可见与门脉并行的胆管呈高信号;
C. STIR TFE(脂肪抑制 T$_2$WI) 腹壁及网膜脂肪信号显著降低;D. 平衡式快速梯度回波(balanced FFE)脂肪信号降低,血管及胆
管均呈高信号

注射对比剂后 5～10s,门脉期为 45～60s,平衡期为 90～120s,延迟扫描可在注射造影剂后 3～5min。

3. **磁共振胰胆管成像**(magnetic resonance cholangiopancreatography,MRCP)　胆胰管内的液体成分与纯水相似,在 T$_2$WI 图像上呈极高信号,是一种天然对比剂,利用重 T$_2$WI 成像技术抑制其他脏器的信号,仅显示含液的胰胆管内腔(图 7-12-7)。

4. **磁共振血管成像**(magnetic resonance angiography,MRA)　利用磁共振技术进行肝血管重建成像。常用的成像方法包括时间飞跃法、相位对比法及对比增强法等(图 7-12-8)。三维对比增强 MRA 是目前广为使用的成像技术,可以包括整个门静脉系统(包括门静脉、脾静脉、肠系膜上静脉、肠系膜下静脉)及典型的侧支循环通路。常用的序列包括 3D FLASH、SPGR 以及 FISP 等。

5. **脂肪抑制技术**　脂肪抑制技术可以有效抑制皮下和腹腔内的脂肪高信号、消除正常肝脏和脂肪肝、肝硬化等病变的肝内脂肪信号,提高信噪比(SNR)和病灶的对比度噪声比(CNR)。常用的脂肪抑制技术主要有频率选择脂肪抑制(frequency selec-

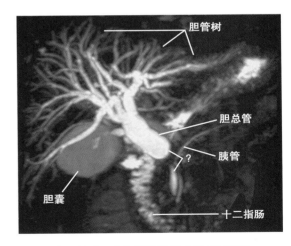

图 7-12-7　磁共振胰胆管成像(MRCP)
低位胆系梗阻(箭头所示为胆总管狭窄部位)

tive fat suppression)和化学位移成像(chemical shift imaging,CSI)。

6. **水分子弥散加权成像(DWI)**　可以无创性检测活体组织内水分子布朗运动的水平,提高病变的检出率,并可提供鉴别诊断信息,还可用于磁共振的功

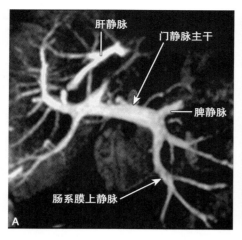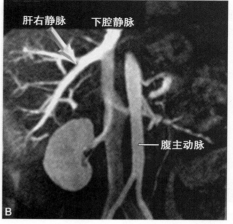

图 7-12-8 磁共振胰血管成像（MRA）

A. 门静脉系统重建；B. 下腔静脉、肝静脉重建

能成像。

7. 磁共振波谱 磁共振波谱（magnetic resonance spectroscopy，MRS）是迄今为止唯一能无损伤性研究活体肝脏代谢、生化变化及化合物定量分析的方法。目前用于肝脏波谱研究的原子核包括 ^1H、^{31}P、^{13}C、^{23}Na、^{19}F 等。

二、正常影像学表现

（一）正常表现

1. 肝段解剖 第一肝门以上顺时针：7 8 4 2；第一肝门以下顺时针：6 5 4 3；第 1 段（尾状叶）。肝段划分的主要解剖标识为①正中裂：左右叶分界线，分开 S4 与 S5+S8，该切面与水平面形成一开口向左的 75°夹角，其解剖投影在肝门上部为肝中静脉长轴与下腔静脉左前壁连线，下部为胆囊窝中点与下腔静脉左前壁的连线；②左叶间裂：分开 S4 与 S2+S3，上部为左叶间静脉长轴或中点与下腔静脉左前壁的连线，中部为门静脉左支脐部的长轴，下部为肝圆韧带裂；③左段间裂：依肝左静脉长轴及其段间支来确定左段间裂，分开 S2 和 S3，S2 较小，靠后，位于后上方，S3 较大，位于前下方；④右叶间裂：肝右静脉长轴与下腔静脉左前壁的连线，分开 S5+S8 和 S6+S7，右后下静脉不能作为分段依据；⑤右段间裂：是划分 S6 和 S7 以及 S5 和 S8 的界面，其解剖标志为门静脉呈三叉型的水平面。

2. 典型层面 详见 ER7-12-9。

（二）肝脏影像分析

1. CT 图像

（1）形态、密度改变：肝脏大多数病变平扫时呈低密度，少数为等密度，可单发或多发，CT 值介于水和正常肝组织之间，良性者边界清楚整齐，恶性者模

ER7-12-9 肝段的横断面解剖

糊不清。低密度中可有更低密度病灶，多为坏死或脓肿的液性成分；低密度灶也可出现高密度，为内部的出血或钙化；胆道扩张为分支状低密度影；肝脏弥漫性密度减低，多为脂类沉积所致。每克肝组织中增加 1mg 甘油三酯，CT 值可下降 1.6Hu。正常肝脏 CT 值比脾高 6~12Hu，同脾密度做比较，是诊断肝弥漫性密度减低的常用方法。

（2）高密度改变：原发或继发血色素沉着病、肝包虫、结核性肉芽肿、海绵状血管瘤。

（3）淋巴结肿大：血管间隙内的结节影或块状影，呈软组织密度。

（4）腹水：环绕肝周围的低密度带状影，CT 值高于或近似水。

（5）造影增强改变：根据肿瘤的血供和强化特点可分为富血管性、少血管性、血管性病变以及无血管结构。富血管性肿瘤：动脉期可见明显增强效应，常见于肝癌、局灶性结节增生（focal nodular hyperplasia，FNH），以及某些血运丰富的转移瘤；血管性疾病：大部分表现结节状强化，或迅速高密度增强，见于海绵状血管瘤，动静脉瘘等；少血管性肿瘤：血运相对不丰富的肿瘤，始终呈低密度强化，如胆管癌、儿童型肝癌；无血管结构：病变内部没有血管，增强扫描时也没有增强效应，常见于囊肿、液化坏死区。

2. MRI 图像分析 肝脏含有丰富的蛋白质，自

由水含量较少,因此 T_1 值较短,T_1WI 上肝脏信号高于脾脏和肌肉。脾脏的 T_2 值比肝脏长,T_2WI 上信号高于肝脏。由于脾组织同肝内病灶,尤其是原发性肝癌的信号相仿,所以脾脏可作为判断肝内肿瘤信号强度的粗略参考。平扫发现病变难以确定性质时可以进行对比增强检查。常用的对比剂为 Gd-DTPA,可以进行多期扫描,获得肝实质增强各时相的图像。

肝脏的磁共振造影剂可分为三大类,一是非特异性细胞外间隙造影剂,其作用方式与 CT 检查的碘造影剂相似,以 Gd-DTPA 为代表;二是肝胆特异性造影剂,以 Mn-DPDP 为代表,被肝细胞特异性摄取,随后通过胆道系统排出体外;还包括通过肾脏和肝胆双重途径排泄的肝胆特异性造影剂,以 Gd-BOPTA 和 Gd EOB-DTPA 为代表。第三类是被网状内皮细胞(Kupffer 细胞)特异性摄取的铁氧化物颗粒造影剂,又称超顺磁性氧化铁(SPIO),由于其特殊的顺磁性效应,在 T_2WI 成像序列上肝实质信号降低,而不含 Kupffer 细胞或 Kupffer 细胞数量减少、功能低下的肿瘤组织则信号不变,从而形成肿瘤与肝组织间的对比增强,有助于定性诊断。

第三节　肝脏感染性疾病

一、肝脓肿

肝脓肿(hepatic abscesses)为肝组织的局限性化脓性炎症,临床上以细菌性及阿米巴性肝脓肿常见。

一般有明显的寒战、高热、右上腹疼痛、肝大、压痛等表现。实验室检查血白细胞计数增多。脓肿可单发或多发,单房或多房,50%~70%脓肿位于肝右叶。早期病理改变为肝脏局部的炎症,充血、水肿和坏死,然后形成脓腔。脓肿壁由肉芽组织形成,周围肝实质充血水肿,多房脓肿其内有分隔,为尚未坏死的肝组织或纤维肉芽组织。

(一)细菌性肝脓肿

【概述】

细菌性肝脓肿多见于老年人,有糖尿病史或合并胆石症者更为常见。感染途径主要有三种:①肠道致病原经胆管或门脉逆行入肝;以大肠杆菌为主;②血源性肝脓肿,继发于全身的败血症或脓毒血症,以金黄色葡萄球菌感染为主;③邻近组织感染直接蔓延至肝脏,如膈下脓肿直接波及肝脏。近年来继发于糖尿病的肝脓肿所占比例呈上升趋势,病原菌以克雷伯菌多见。

【影像学表现】

1. **平片**　偶可见肝影增大,肝区含气空腔伴气-液平面等征象。另外,可显示膈肌和相邻胸部的肝外改变。

2. **血管造影**　肝动脉造影的表现无明显特征性,有时在慢性肝脓肿鉴别诊断时应用。可显示血管伸展、受压、移位、包绕征象,局部血管减少,实质期脓肿壁有染色及中央脓腔部分的缺损区。

3. **CT**　是诊断肝脓肿的最佳检查。平扫多数病灶呈圆形或类圆形的低密度区,CT 值在 20Hu 左右,边缘模糊,合并产气菌感染时腔内可见气体(图 7-12-9)。

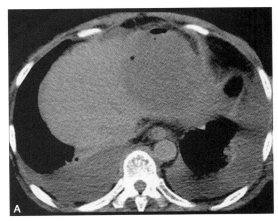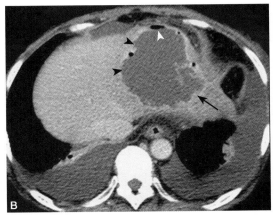

图 7-12-9　肝脓肿

A. 平扫 CT,肝左叶大片低密度区边界不清,双侧胸腔内中等量积液;B. 增强扫描,病变环形强化,壁薄而不规则(黑箭头),周围可见低密度水肿带。病变腔内可见散在气体影(白箭头)。注意局部肝包膜掀起,少量包裹积液

增强扫描脓肿一般表现为多房或蜂窝状的低密度区,边缘及分隔有明显的强化。典型的表现包括:①"簇状征"或"花瓣征"常见于大肠杆菌感染的早期阶段,为细小脓腔相互融合形成蜂窝状改变(ER7-12-10);②"靶环征"随着病变进展,脓腔增大伴有脓肿壁的修复,增强扫描可出现单环、双环或三环征。单

环代表脓肿壁,周围水肿带不明显;双环又称"靶征",包括显著强化的脓肿壁及周围的低密度水肿带;"三环"又称"双靶征",除水肿带(外环)外,脓肿壁分为两层,外层(中环)为纤维肉芽组织,强化最明显,内层(内环)为炎性坏死组织,无明显强化,但密度一般高于脓液;③病灶内气体,被认为是肝脓肿的特异性征象,表现为多个小气泡或气-液平面;④病变所在肝段的一过性强化　多见于病变的早期和中期,表现为动脉期病灶所在肝段的一过性均匀强化,一般认为是炎症刺激肝动脉扩张引起肝实质供血增加所致。

ER7-12-10　肝脓肿

4. MRI　肝脓肿在 MRI 上的形态表现与 CT 所见相似。在 T_1 加权像上多数脓腔呈明显低信号,蛋白量较高或合并出血时可呈等或高信号,内部信号不均匀。脓肿壁信号略高于脓腔而低于肝实质,壁的外侧可见到低信号水肿带;在 T_2 加权像上则多数为明显高信号,脓壁呈中等信号,位于脓腔和水肿带之间。Gd-DTPA 动态增强表现与多时相 CT 相似。脓肿壁动脉期即有明显的强化,此后持续强化,强化程度一般高于周围的肝实质(图7-12-10)。

MRI 对 CT 表现不典型的脓肿,如脓肿早期阶段及以肉芽组织为主的脓肿,通过动态增强扫描多数能准确诊断,在强化的肉芽组织、分隔及残存肝组织的对比下,或多或少能发现细小的无强化的坏死腔,从而确立诊断。

肝脓肿的肝外表现主要有右侧胸腔积液,以阿米巴肝脓肿更为多见,穿透邻近器官时,则出现内瘘征象。

【鉴别诊断】

大多数病例凭借 CT 和 MRI 结合典型的临床表现和实验室检查,诊断并不困难,但由于抗生素的广泛应用,使肝脓肿的影像学表现复杂多变,在临床实践中,非典型肝脓肿的误诊率一直占据相当比例,值得

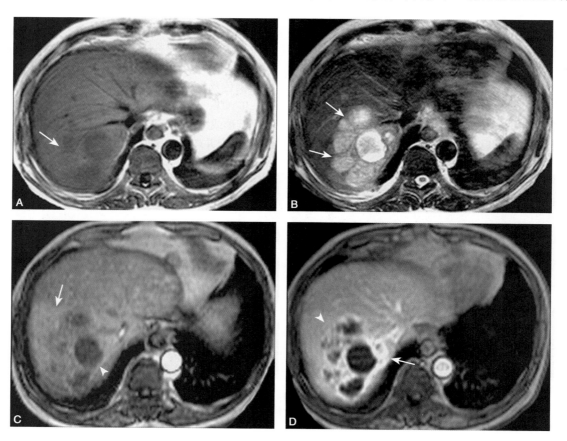

图 7-12-10　肝脓肿 MRI

A、B. 横断面 SE T_1WI 和 FSE T_2WI。肝右叶后上段脓肿,T_1WI 呈混杂低信号,T_2WI 为混杂多房状高信号影,呈"调色板"形态,周围可见水肿带(箭头所示)。C、D. 增强扫描。C. 动脉期,脓肿壁及分隔轻度强化,病变肝段楔形强化(箭头所示);D. 门脉期,脓肿壁强化显著,脓腔更为清晰

引起重视。

1. 原发肝癌及转移癌 早期脓肿及部分慢性脓肿,由于抗生素的不规范使用导致临床症状及影像表现不典型,需要与原发性及转移性肝癌相鉴别。后二者是实体肿瘤,中央坏死范围相对较小,周围无水肿,原发性肝细胞癌在动态增强是通常表现为早期强化、迅速消退的表现;转移性肝癌常表现为边缘不规则的轻度强化,此外,肝硬化的背景及原发肿瘤的病史均有助于鉴别诊断。

2. 炎性假瘤 炎性假瘤的强化方式和肝脓肿相似,但在 MRI T_2WI 图像上多为等信号或略高信号,边界不清,无周围水肿,病灶内无液化区。结合病史如无寒战、高热、肝区痛等表现,一般可鉴别。

3. 肝囊肿 少数脓肿壁薄而均匀,脓腔较大,脓液密度及信号均接近于水,周围又无水肿带,此时应注意与肝囊肿鉴别。通常脓肿壁的强化是鉴别诊断的重要依据,部分边缘模糊也是重要佐证之一。如囊肿继发感染,则两者酷似,无法鉴别。

（二）阿米巴肝脓肿

【概述】

阿米巴性肝脓肿多继发于肠阿米巴病,50%的患者既往有明确的痢疾或腹泻史。溶组织阿米巴原虫侵入肠壁小静脉随门脉血流进入肝脏形成脓肿,脓腔较大,多单发,右叶多见,易穿孔入邻近的胸腔或腹腔。脓腔内含咖啡色坏死液状物,可合并细菌感染,血白细胞计数轻度升高,粪便检查 40% ~ 60% 可查到阿米巴原虫。

【影像学表现】

1. X 线片 可见肝影增大、膈肌上升等。阿米巴肝脓肿时,右侧胸腔积液更多见。当邻近器官出现穿透、内瘘征象时,更支持阿米巴肝脓肿诊断。

2. CT 阿米巴肝脓肿的平扫及增强 CT 表现与细菌性的基本相似,增强后脓肿内壁呈破布样改变则提示阿米巴源性的可能（ER7-12-11）。

ER7-12-11 阿米巴性肝脓肿

3. MRI 表现与细菌性肝脓肿相似。

【鉴别诊断】

结合临床和化验,特别是阿米巴痢疾病史,一般诊断不难。同细菌性肝脓肿、坏死性转移瘤和囊肿感染的鉴别,需注意囊壁的厚薄和临床表现。穿刺引流

见有大量的咖啡色坏死物,为本病特点。

二、寄生虫性疾病

（一）肝包虫病

【概述】

肝包虫病（echinococcus hydatid）又称肝棘球蚴病,是犬绦虫（棘球绦虫）的囊状幼虫（棘球蚴）寄生在肝所致的一种寄生虫病,我国西北及西南广大畜牧地区较多见。分为两种,一种是由细粒棘球蚴引起的单房性包虫病（肝包虫囊肿）,较常见;另一种少见,是由多房性或泡状棘球蚴感染所致的泡状棘球蚴病（又称滤泡型肝包虫病）。

组织学上,肝包虫囊肿由外囊和内囊组成,外囊与内囊紧贴,但不相连。内囊的壁又分为内外两层,因此囊壁共有三层结构。①外囊:由囊肿周围的肝组织纤维化构成;②内囊外层,又称角质层,由生发层细胞的分泌物形成的白色粉皮样、有弹性的半透明膜,对生发层起保护、支持等作用;③内囊内层,即生发层,是棘球蚴本体,可形成生发囊、头节和子囊,子囊又可产生孙囊。

多房性棘球蚴绦虫的生活史与细粒棘球绦虫类似,多见于寒带国家或地区,在肝内不形成囊肿,表现为灰白色硬结,逐渐长大向周围浸润,易误诊为肝癌。

【影像学表现】

1. 超声 肝包虫在超声上可表现为单纯的囊肿直至实性包块。内囊破裂萎缩并漂浮于液面之上,呈不规则的阴影形成"水上浮莲"征。

2. CT 肝包虫表现为边界清晰的低密度包块,可以看到明显的囊壁,50%可见粗糙的囊壁钙化,75%可见子囊（ER7-12-12）。增强扫描"水上浮莲"征显示更为清晰。

ER7-12-12 肝包虫

3. MRI 多数表现为复杂的、有分隔的囊肿,由于囊内容含有蛋白类物质和细胞碎屑,在 T_1WI 呈混杂低信号,T_2WI 呈混杂高信号。囊壁和分隔可强化,分隔是由子囊的壁形成的,位于囊肿的周边,病灶周边可见卫星灶。

4. 泡状棘球蚴病 在超声上表现为多发不规则的强回声结节,边界不清,呈"冰雹"样,病灶中心可发生液化坏死,呈混杂回声。CT 和 MRI 则表现为多发

不规则病灶,边界不清,CT 上呈低密度,MRI 的 T_2WI 呈高信号,与转移瘤或脓肿相似,但增强扫描强化不明显,提示血运不丰富。进展期的病例,可见病灶中心坏死区多发钙化。

(二) 肝血吸虫病

【概述】

世界范围内的血吸虫感染分为三种类型:①埃及血吸虫:流行于非洲北部;②曼氏血吸虫:拉丁美洲及非洲中部;③日本血吸虫:亚洲(中国、日本、菲律宾)。

血吸虫尾蚴穿过人体皮肤后侵入静脉,随血液循环到达肠系膜静脉,并停留在肠系膜静脉网内发育为成虫,再经过门静脉到达肝脏,寄生在门静脉系统,引起典型的窦前性门脉梗阻。虫体在汇管区沉积,引起局部组织的缺血和炎症,形成虫卵肉芽肿,同时肝组织发生纤维化,最终导致肝硬化。其组织学特征为汇管区组织增生,由肝脏深部向浅表扩展为许多分支,相互连接形成多边的网状结构,常发生钙化。

【影像学表现】

1. **超声** B 型超声检查有特殊的诊断意义。其特征性表现为纤维网状图像,有长方形线性纤维结构。

2. **CT** 能够确切显示肝血吸虫病(hepatic schistosomiasis)所致的肝脏形态学改变和内部结构特征,包括:

(1) 肝硬化和门静脉高压,肝脏各叶比例失调,严重者伴有腹水。

(2) 肝内、外钙化:这是血吸虫性肝硬化的特征行改变。钙化的形态各异,包括肝包膜下团状或线条状钙化;肝实质内、小叶表面伸展的线状钙化;纵横交叉呈网状或地图网状钙化(图 7-12-11)。钙化分布以

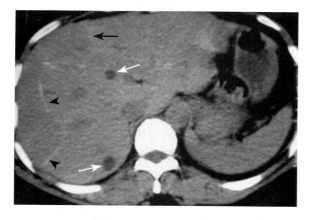

图 7-12-11 肝血吸虫病

CT 平扫:肝脏轻度肥大,肝右叶多发弧形的、分支状的钙化影(黑箭头所示);肝内可见两个小囊肿(白箭头)

右叶重于左叶,肝外围重于肝中心带,部分病例可见肠壁钙化。

(3) 合并肝占位:血吸虫性肝硬化合并原发性肝癌的比例较高。

(三) 华支睾吸虫病

【概述】

华支睾吸虫病(clonorchiasis sinensis)是由华支睾吸虫(clonorchis sinensis)成虫寄居引起,主要寄生在肝内胆管,俗称为肝吸虫病。本病流行于印度、越南、菲律宾等东南亚国家和中国、日本、朝鲜等国。在我国,广东及台湾地区为主要流行区,北方各省也有流行区或散发的报道。患者、带虫者和受染哺乳类动物是传染源,生食或食用半熟的含活囊蚴的淡水鱼、虾而感染。本病的潜伏期 1~2 个月。轻度感染多无明显症状。中度感染有腹痛、腹泻、食欲减退、乏力、消瘦和肝肿大等。大量感染可呈急性发病,有寒战、高热、肝肿大和黄疸,并有类似神经衰弱的症状。慢性重复感染和的重症患者,可有肝硬化和门静脉高压症。儿童患者常发生营养不良和发育障碍。

【影像学表现】

1. **超声** 主要表现为肝内胆管的不同程度扩张,呈分支状、条形的低回声。

2. **CT** 是诊断本病最好的影像学检查。特征性表现为肝内胆管与较大胆管不成比例的扩张,即肝门部和肝外胆管无显著扩张,而以弥漫性的肝内胆管扩张为主要表现,扩张的形态包括管状扩张、周边型小胆管的囊性扩张、细短枝型扩张以及兼具上述特征的混合型扩张等,皆因虫体寄生在不同级别的肝内胆管所致。

3. **MRI** 弥漫的肝内小胆管扩张合并肝纤维化。主要表现为汇管区增宽,脂肪沉积和纤维间隔增生。同时,由于胆汁淤积,肝实质信号发生改变。(ER7-12-13)

ER7-12-13 肝吸虫

【鉴别诊断】

本病的诊断主要依赖于临床表现、接触史以及粪便中检出虫卵。影像学改变需要与先天性肝内胆管扩张症进行鉴别,后者的肝内胆管扩张以囊性为主,肝实质损伤较轻,结合病史诊断不难。

三、真菌感染

组织胞浆菌病

【概述】

组织胞浆菌病是真菌感染中最多见的类型，病变常起自肺内，肝脏受累时 90% 以上的病例仅有亚临床期表现。

【影像学表现】

常见的表现包括门静脉-淋巴管系统网格状增生或多发边界清晰的肉芽肿；急性期可见肝脏肿大、淋巴结密度减低；愈合期肝、脾内散在针尖样的小钙化点，以脾脏的表现更为典型，但不具特异性。

四、肝结核

【概述】

肝结核的感染途径有肝动脉、门静脉、淋巴系统及直接扩散。病理主要有全肝结核、结核瘤、肝包膜结核、结核性胆管炎等类型，以前二者多见。粟粒性结核分布于门管区或肝小叶内，呈小灶样干样酪坏死及上皮样结节。结核瘤为较大的增生性结核结节，也称为结核性肉芽肿，中央干酪样坏死，可伴有钙化，或液化形成脓肿，周围有上皮样细胞或纤维肉芽组织围绕，外周有非特异性炎症细胞。临床可有肝区疼痛、触痛，结核性毒血症症状，如低热、盗汗、乏力、食欲减退等。

【影像学表现】

1. 平片及血管造影　对肝结核的诊断价值有限。超声检查结核球表现为类圆形、低回声或混杂回声的肿块，不具特异性。

2. 肝脏粟粒性结核　CT 和 MRI 不能分辨细小病灶，仅表现为肝脏体积增大，有时可合并肝实质密度减低，或在 MRI 的 T_2 加权像上信号略有增高，但多数被忽略，即使部分结节融合时，在增强 CT 及 MRI 显示为无明显强化的结节时，也通常被诊断为转移性肿瘤。

3. 结核肉芽肿　病灶大小不一，CT 上显示为边界尚清的低密度或混合密度，如出现点片状或"沙砾样"钙化，对诊断有一定帮助；以干酪样坏死为主的病灶表现为边缘部分轻至中度强化，肉芽组织形成的有较明显的逐渐强化，有时酷似肝脓肿（图 7-12-12）。病灶在 MRI 的 T_1 加权像上一般为相对于肝实质的低信号，在 T_2 加权像上凝固坏死区呈等或相对低信号，肉芽组织则为相对高信号，Gd-DTPA 增强后前后表现与 CT 相似。

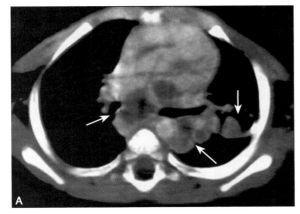
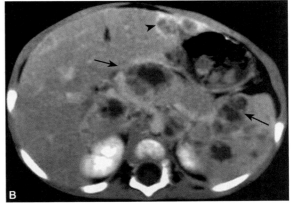

图 7-12-12　肝结核

A. 胸部 CT 增强，淋巴结结核：左肺门、纵隔内多发肿大淋巴结，中心坏死，呈现典型的环形强化（白箭头）；B. 腹部增强 CT，肝总动脉周围、脾门多发淋巴结肿大，相互融合，中心坏死。肝左叶外侧段及 S4 段包膜下多发低密度病灶，环形强化，中心不规则坏死（黑箭头）

4. 肝包膜结核　罕见，无明确的影像学特征，增强扫描、冠矢状扫描有利于显示肝包膜增厚。

5. 结核性胆管炎　罕见，无明确的影像学特征，病变具有沿胆管分布的特点。

【鉴别诊断】

肝脏结核的 CT 和 MRI 上表现缺少特征性，容易误诊。应仔细询问有无结核史，寻找肺部结核灶、腹腔淋巴结肿大等，再结合临床的毒血症状，能作出提示性诊断。需与肝脏肿瘤及脓肿鉴别。

五、艾滋病累及肝脏

【概述】

艾滋病患者常见肝胆系统受累，各种病毒、细菌、真菌以及其他机会性感染均可发生，由输血或共用针头导致的乙型肝炎和丙型肝炎较为常见。胆管病变有四种类型：①乳头部受累伴有胆管扩张、梗阻性黄疸；②硬化性胆管炎，肝内外胆管多发局限性狭窄和窄前扩张；③乳头部狭窄合并肝内外胆管多发狭窄；

④肝外胆管长节段性狭窄。

【影像学表现】

超声、CT 和 ERCP 均可显示胆管壁不规则增厚、胆管狭窄及相应的狭窄导致管腔梗阻，近端胆管扩张。此外，胆囊增大、囊壁炎症或胆沙淤积在 CT 上显示得尤为清晰。诊断需结合全身病史。

第四节　肝脏弥漫性疾病

一、病毒性肝炎

【概述】

病毒性肝炎(viral hepatitis)是由肝炎病毒引起的传染性肝病，目前可分为甲、乙、丙、丁、戊等型，发病率较高，其中乙、丙型肝炎易演变成慢性，可发展为肝硬化直至肝细胞癌。肝炎的病理改变包括弥漫性肝细胞变性、坏死、增生以及间质增生和炎性浸润。急性肝炎以肝细胞浊肿、气球样变为主，最后发生灶性坏死与再生；重型肝炎特征为大量肝细胞坏死，可呈大块状或亚大块状坏死，临床进展迅速。亚急性肝坏死伴肝细胞结节性增生及结缔组织增生易演变为坏死后肝硬化。

【影像学表现】

1. **超声**　由于肝细胞肿胀、血流灌注异常、脂肪浸润等因素影响，肝脏密度会有不同程度的降低而导致肝脏质地不均，在超声上表现为回声粗糙、不均，可呈肝段分布。

2. **CT 检查**

（1）肝脏形态改变：急性肝炎肝脏可不同程度肿大，肝实质密度不均；亚急性期及慢性肝炎急性发作可显示肝脏变形、萎缩，轮廓不光滑。

（2）肝内血管周围"袖口征"：增强 CT 上显示门静脉左、右支及肝内分支周围的低密度环状影，这是由于肝细胞肿胀、变性、坏死以及肝纤维化，对肝脏的微循环产生影响，血管周围淋巴组织水肿、淋巴回流受阻，肝内淋巴管扩张所致。

（3）继发改变：胆囊壁增厚、胆囊窝积液；肝门区及腹腔淋巴结肿大、增生；浆膜腔积液，包括腹水、胸水、心包积液等。

3. **MRI 检查**

（1）活动性肝损伤：MRI 对于活动性肝细胞损伤的组织学改变较 CT 敏感。急性期肝炎，有弥漫性肝实质肿胀时，肝脏信号可发生变化，T_1WI 信号减低，T_2WI 信号升高。由于这种改变比较轻微，而且不同的 MRI 系统参数选择不同，所以不具特异性。但肝细胞的弥漫肿胀可导致肝实质信号变得"细腻"，汇管区

的间隙变窄。广泛的灶性坏死可表现为多发小片状影，边界模糊，在 T_2WI 图像上信号升高(ER7-12-14)。

ER7-12-14　肝炎

（2）慢性肝炎：以肝段不均匀的损伤为主要表现，可合并纤维化、脂肪沉积以及再生结节形成。肝脏形态学发生改变，实质信号不均。

二、脂肪肝

【概述】

各种原因所致肝脏脂类代谢功能发生障碍导致脂肪在肝细胞内贮积，总量超过肝重量的 5% 以上，或组织学上有 50% 以上肝细胞脂肪化时，即称为脂肪肝。以甘油三酯的过度沉积最为重要。脂肪含量占肝总量的 5%~10% 为轻度脂肪肝，10%~25% 为中度脂肪肝；25%~50% 以上为重度脂肪肝。慢性肝病、早期肝硬化，内分泌和代谢性疾病如糖尿病、库欣综合征、高血脂病，以及酗酒、肥胖、营养不良、妊娠、化疗和激素治疗等均可导致脂肪肝。

脂肪肝分为局灶性或弥漫性，后者常伴肝脏体积的增大。脂肪浸润发生在肝脏的叶或段、亚段，肝门附近或呈斑片状、小结节状，称为局灶性脂肪肝。轻度脂肪肝多无临床症状，重者伴肝功能损害，患者感肝区不适、胀痛，或出现与病因有关的相应症状。

【影像学表现】

1. **B 超检查**　局限性脂肪肝的超声改变仅限于小片的肝实质，表现为强回声区域。弥漫性脂肪肝在超声波的图像表现主要为回声波衰减：

（1）轻度脂肪肝：近场回声增强，远场回声衰减不明显，肝内管状结构仍可见。

（2）中度脂肪肝：近场回声增强，远场回声衰减，管状结构模糊。

（3）重度脂肪肝：近场回声显著增强，远场明显衰减，管状结构不清无法辨认。

2. **CT 检查**　CT 对于脂肪肝的诊断具有很高的敏感性及特异性。

（1）一般表现

1）密度降低：正常肝脏的 CT 值在 40~60Hu，脂肪浸润部位密度降低，低于脾的 CT 值，如肝脾 CT 值之比小于 1，即可诊断为脂肪肝。肝细胞脂肪含量越高，CT 值越低，严重者可呈负值。

2）肝内血管影的改变：正常肝实质密度明显高

于血液,平扫时血管呈低密度。脂肪肝的肝实质密度普遍下降,轻度时肝内血管模糊不清。严重者肝脏呈负值,平扫时血管呈相对高密度,如同增强 CT。

3)增强扫描:脂肪肝可以均匀强化,与正常肝脏相似,但仍保持相对低密度,低于增强后的脾脏,肝内血管显影特别清晰(图 7-12-13)。

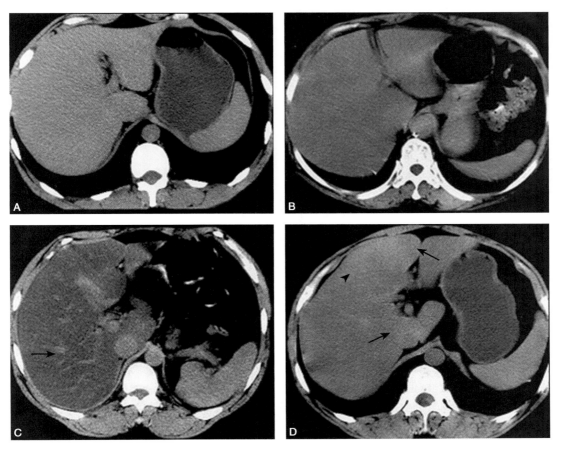

图 7-12-13 脂肪肝 CT 扫描
A. 轻度,肝脏密度减低,CT 值与脾脏相仿或略低于脾脏,肝内血管结构模糊;B. 中度,CT 值降至 40Hu 以下,低于脾脏 10Hu 左右,血管隐约呈稍高密度;C. 重度,肝脏 CT 值降至 30Hu 以下,呈"透明状",血管为高密度影;D. 不均匀脂肪肝,肝右叶大片低密度影,其内血管隐约呈稍高密度,肝左叶及尾状叶密度正常

(2)特殊表观

1)局灶性脂肪肝:通常为非球形病变,呈水样或脂肪密度,与正常组织之间分界不清;无占位效应,增强扫描可见到血管进入病灶内,而无血管推移受压现象;增强扫描病变区 CT 值仍低于正常肝组织及脾脏;动态扫描时间-密度曲线与正常肝组织类似。

2)肝岛:在脂肪肝的背景上,部分未受累肝脏呈相对高密度,边缘清楚,呈圆形、条形或不规则形。通常位于胆囊床、叶间裂附近或包膜下,以左叶内侧段最常见(ER7-12-15)。

ER7-12-15 肝岛

3. MRI 表现 常规 MRI 检查难以区分脂肪与水质子的共振频率差,脂肪肝在 MRI 上没有特异性表现,T_1 加权像可呈正常信号,T_2 加权像信号可稍有增高,血管结构没有明显改变(ER7-12-16)。

ER7-12-16 脂肪肝

GRE 序列中,根据回波时间(TE)的不同,水和脂肪的质子可以处于同相位(in-phase)或反相位(opposed-phase),可以鉴别这两种病理改变。像素内同时含有水与脂肪时,反相位成像的信号较同相成像减低;若只含有水或脂肪单一元素时,则信号强度无显著变化。肝脂肪变在同相位图像上与正常肝实质相等或呈稍高信号,在反相位图像上呈低信号(图7-12-14);在增强MRI上无明显强化,有时见少量小血管进入其内。在反相位图像上,肝脂肪变的病例中肝癌或血管瘤周边有时可见环状高信号带。

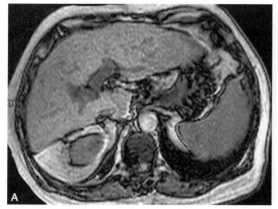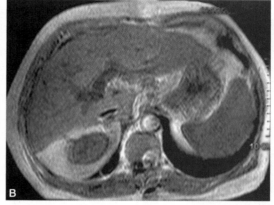

图7-12-14 脂肪肝

A.反相位,肝实质信号均匀,门脉呈低信号。B.同相位,肝脏信号减低,粗糙,可见皮下脂肪和脏器周围的脂肪层信号较反相位相比减低

【鉴别诊断】

局灶性脂肪肝或弥漫性脂肪肝中的正常肝岛,需要与肝癌、转移癌、血管瘤和肝脓肿等疾病鉴别。

1. 局灶性脂肪肝和肝岛需要与肿瘤鉴别。①局灶脂肪肝在动态及普通增强扫描显示无异常血液供应;而肿瘤的血供则发生变化,有时可显示异常血管;②肝细胞癌可以发生脂肪变性,但仍然具有典型肝细胞癌影像特征;③MRI的脂肪抑制成像及反相位成像显示局部信号减低,支持局部肝组织含脂肪组织成分,可以排除海绵状血管瘤、转移瘤及局灶结节增生等;④仔细观察病变区域的增强扫描特点,有助于与血管瘤和肝脓肿鉴别,血管瘤在延迟扫描时仍有明显的填充和强化,这一点与绝大多数其他病变不同;肝脓肿通常为边缘强化,密度不均,而局灶型脂肪肝或肝岛均匀强化。

2. 肝脏弥漫性不均匀脂肪变性与浸润型肝癌鉴别时,门静脉改变对两者的判别很有帮助,后者常早期侵犯门静脉或形成癌栓。而肝脏脂肪变性则不会累及门脉,在增强扫描的不同时相肝脏的整体强化平行一致。

3. 脂肪肝可以与肝癌、血管瘤和转移灶等同时存在。上述病灶平扫通常呈低密度;合并脂肪肝时,则表现为等密度甚至高密度,给诊断带来很大困难。此时应根据需要进一步检查(图7-12-15)。

三、代谢性疾病

(一)肝糖原贮积症

肝糖原贮积症是一种较罕见的糖原代谢(障碍)病,至少有14型(包括亚型)。系糖原分解代谢中的特异酶缺乏所致。早期即有肝肿大存在,但多因无其他明显症状而未就诊。影像学表现为非特异性肝肿大(ER7-12-17),诊断主要依赖临床病史。

(二)类脂质代谢障碍

1. 戈谢病(Gaucher disease) 又称家族性脾性贫血、葡萄糖脑苷脂酶缺乏症,系由于β-葡萄糖苷脂酶(β-glucocerebrosidase)活力显著降低,引起类脂质代谢紊乱,导致葡萄糖脑苷脂在单核巨噬细胞内大量蓄积,形成戈谢细胞,主要浸润骨髓,其次累及肝脾。

本病属常染色体隐性遗传,多见于犹太人,中国人罕见。可分三型①急性型(又称婴儿型):于生后数月至1岁内起病,肝、脾、淋巴结肿大,进展迅速,多于2岁内死亡。②慢性型(又称成人型):最常见,儿童或青年期起病。早期脾脏肿大伴贫血,以后肝也肿大,暴露部位及下肢皮肤可有赭褐色色素沉着,角膜两侧结膜可见黄色楔形斑,内可找到戈谢细胞。此型进展缓慢,能生存多年至30年。③亚急性型(又称幼年型):临床表现介于上述两型间,常有神经系统表现。

【影像学表现】

三种类型均可出现不同程度肝脾肿大,多数肝功能正常或轻微异常,少数可进展为严重的肝纤维化甚至肝硬化,并发展成门静脉高压。CT上表现为非特异性肝实质密度减低、密度不均,有时病变区可见钙化(ER7-12-18)。MRI可显示肝内不规则异常信号区,T_1WI呈低信号,T_2WI信号升高,但范围较T_1WI缩小,这是由不均匀的纤维化和坏死造成的。脾脏内可出现大小不等的低密度结节影,强化不显著,可能系脾脏梗死所致。

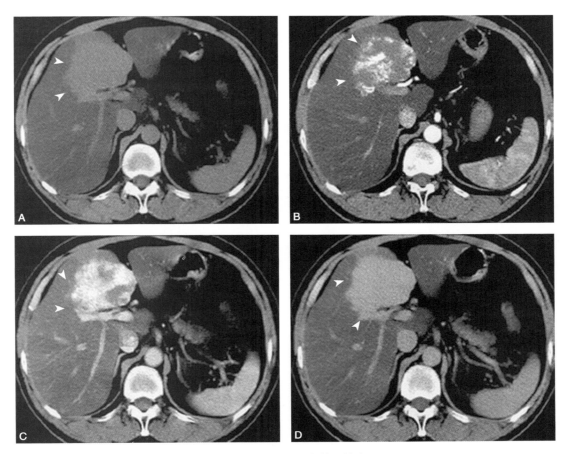

图 7-12-15　脂肪肝合并血管瘤

A. CT 平扫,重度弥漫性脂肪肝,S4 段可见类圆形高密度影。B. 动脉相,S4 段占位可见周边结状强化,典型的血管瘤表现。
C. 门脉相,病变进一步向心性充填,同时肝实质明显强化。D. 延迟相,病变均匀强化,形似肝岛

ER7-12-17　糖原贮积症合并肝癌

ER7-12-18　戈谢病

骨骼病变以股骨、盆骨、脊椎、肱骨或胫骨最常见,局部可有肿痛,X 线片中可见骨质疏松、骨皮质变薄或溶骨性改变,早期最典型的异常为股骨下端杵状增宽,呈"三角烧瓶样"。

2. 尼曼-皮克病(Niemann-Pick disease)　1914年由 Niemann 首先报道,后 Pick 也作了报道,因此称尼曼-皮克(Niemann-Pick)病,是一种少见的先天性家族性疾病。由神经鞘磷脂代谢障碍所致,又称神经鞘磷脂沉积病。其主要病理改变为肝、脾、骨髓、肺、淋巴结等处出现大量巨大的含脂细胞,称为 Niemann-Pick 细胞,胞质丰富呈泡沫状,也称为泡沫细胞。

CT 上表现为非特异性肝实质密度减低,MRI 上则为肝细胞脂肪浸润表现,在同相位和反相位上可显示信号改变。

(三)　血色素沉积症

【概述】

血色素沉积症(hemochromatosis)又称为血色病,是一种常染色体隐性遗传性疾病,病变导致饮食中的铁过量吸收,在肝细胞、胰腺、心脏和垂体中沉积。一般在 40 ~ 60 岁发病,主要的临床症候包括:肝大(90%)、皮肤色素沉着(90%)、关节病(50%)、糖尿病(30%)。

肝硬化多为小结节性,晚期也可表现为大结节性肝硬化。长期持续血色素沉积症患者的肝细胞癌发病率(约 14%),高于任何类型的肝硬化。

【影像学表现】

1. 超声及 CT　铁在肝细胞内沉积,使肝实质的

密度普遍性升高。超声提示弥漫性或局限性回声增强。CT扫描则以肝实质CT值增加为主要表现,平扫时肝脏CT值可达70Hu以上。

2. MRI 铁质的沉积会缩短质子的弛豫时间,因此各脉冲序列肝实质信号均降低,以 T_2 值明显缩短为主要改变。骨骼肌不含铁,可作为理想的参照标准。正常的肝脏在各个序列上信号均较骨骼肌高,一旦肝脏的信号低于骨骼肌,就可考虑肝铁含量增高(图7-12-16)。上述表现较为特异,因此,MRI可以作为判定疗效的标准。

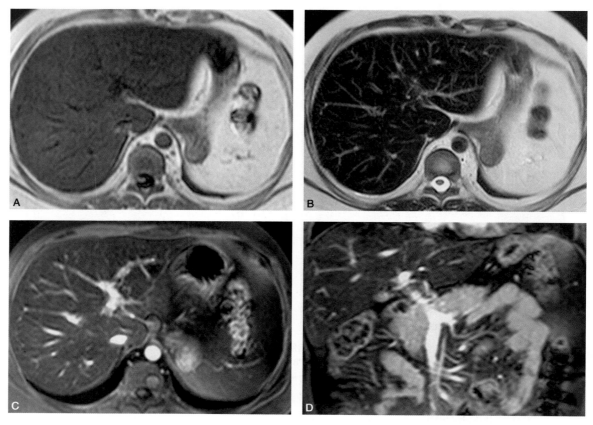

图7-12-16 血色素沉积症

A、B. 横断面 SE T_1WI 和 FSE T_2WI。肝脏大小形态基本正常。肝实质信号弥漫减低,低于背部肌肉。C. 增强动脉期 GRE,肝实质均匀强化,但信号仍明显降低;D. 冠状面 GRE,门脉期,肝实质信号低于肠壁

【鉴别诊断】

血色素沉积症所致的肝硬化需要与其他原因肝硬化合并含铁血黄素沉积进行鉴别。血液病或肾功能衰竭等治疗过程中反复大量输血,导致铁在肝、脾及骨髓的网状内皮细胞内过度沉着(在肝脏即沉着在 Kupffer 细胞内),也称继发性铁过度沉积,此时伴有脾脏的信号减低;而原发性血色素沉积症以累及实质细胞为主,脾脏的信号一般正常。

本病还应与以下疾病鉴别。①Dubin-Johnson 综合征:患者常有慢性、间歇性轻度黄疸发作史,并常有家族史;血液内直接胆红素增高。②Gilbert 综合征:常染色体显性遗传病,有家族史。患者自幼年起即有间歇性黄疸,血中间接胆红素阳性。血清总胆红素浓度一般不超过 50mg/L,肝脾不肿大,肝活检无异常改变。

(四)肝豆状核变性

【概述】

肝豆状核变性(hepatolenticular degeneration,Wilson 病)是一种常染色体隐性遗传性疾病,为铜代谢异常,过量的铜沉着于肝、脑组织而致病。其病理特点为肝硬化与双侧脑基底神经节变性同时存在,主要是豆状核变性,以及坏死后肝硬化。除肝硬化症状外,临床尚有精神障碍及锥体外系症状,表现为进行性加重的肢体震颤、肌张力升高和角膜与巩膜交界处出现 K-F 环。

临床诊断标准:①有家族史,据发病年龄,肝损原因不明者。个别有阳性病毒的指标但不能解释一些肝外损害表现。②角膜经裂隙灯镜检发现 K-F 环。③血生化检验血铜、铜蓝蛋白、铜氧化酶下降,尿铜升高。以上3项只要2项成立即可确诊本病。

【影像学表现】

早期铜的沉积对于肝脏密度改变不明显,因此超声和CT均没有显著异常。后期肝脏密度升高,表现为与慢性肝炎或肝硬化相似的影像学特点,肝内可见弥漫结节影,结节周围有时可见炎性分隔,可合并脂肪变性、脾大、门静脉高压等表现。由于铜是非磁化金属,MRI亦没有明显的信号变化,肝损严重时可表现为慢性肝炎或肝硬化的改变(图7-12-17)。较具特异性的病理改变在于中枢神经系统基底节的变性坏死以及典型的临床表现。

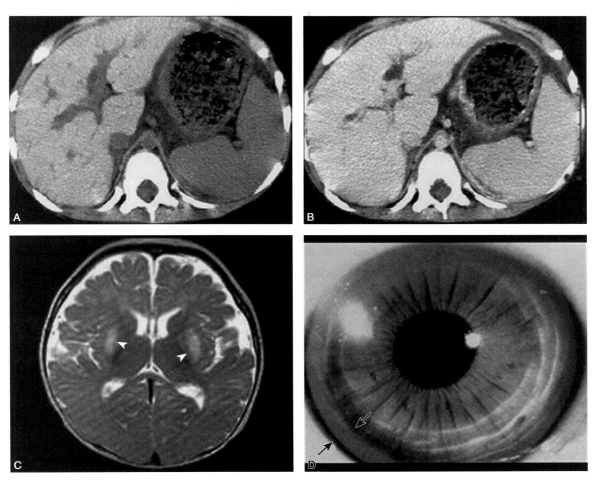

图7-12-17　肝豆状核变性

A. 平扫CT,肝脾增大,肝实质密度弥漫性升高,平均CT值为93Hu;肝脏周边可见多发小点状高密度影;B. 增强扫描,肝脾均匀强化。肝门部胆管轻度扩张;C. 头部MRI FSE T$_2$WI,双侧豆状核呈高信号;D. 角膜与巩膜交界处K-F环

四、肝转移瘤

【概述】

肝脏是恶性肿瘤转移最易受累的器官之一。胃肠道、胰腺、肺、乳腺、肾脏、卵巢等部位原发的恶性肿瘤都可以转移到肝脏。由于消化系统的血液绝大部分回流入肝,因此肿瘤细胞容易随门静脉转移到肝脏。肠系膜上静脉的血液汇入门静脉后,其血液并未完全混合,呈流线形分流,主要进入肝右叶,因此消化系统的肿瘤转移至肝右叶的机会多于左叶。

组织病理学研究发现肝外瘤细胞团跟随血流进入肝脏,停留在终末动脉窦、门静脉窦或肝血窦内,或者植根于邻近的Disse腔。促使肝脏成为转移癌容易累及的脏器的因素包括:丰富的血供;特殊的微解剖学特点(肝血窦的大小非常适合捕获这些癌细胞团,内皮下的基底膜间孔也适合癌细胞的停留)以及丰富的生物化学环境,利于肿瘤的快速生长。能够准确地发现和诊断肝转移癌对很多肿瘤患者的治疗至关重要,研究表明所有的肝转移癌均始于微转移,但受影像学检查的局限性,小于1cm的转移瘤难以显示。

【影像学表现】

1. **超声**　超声扫描是一种快速而且便宜检查手段。典型的转移瘤表现为多发的球形病灶,周边为实质性强或稍低回声,中心有明显的坏死,呈液性低回声,即"牛眼征"。

2. CT

（1）平扫 CT：大多数转移瘤病灶呈多发、大小不等的圆形、类圆形或大片低密度影。大部分病灶边缘较淡，部分边界不清，而且在低密度病变内存在更低密度的区域，从而形成双重轮廓征，病灶密度在 15～50Hu 不等。

（2）增强扫描：多表现为边缘强化，中心坏死区不强化或强化不明显，呈典型的环状强化征象。根据

动脉期和门脉期的不同特点，肝脏转移瘤的 CT 表现可以分成几类：

第一，富血管性转移瘤，主要见于胰岛细胞瘤、类癌、黑素瘤、嗜铬细胞瘤及肾癌、乳腺癌等；这类肿瘤平扫时表现为多发的球形病灶，一般呈稍低密度，中心密度更低。肿瘤的实质部分在动脉期呈环形强化，坏死区不强化，表现出"牛眼征"；门脉期肿瘤实质部分呈稍低密度（图 7-12-18）。

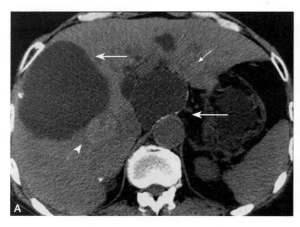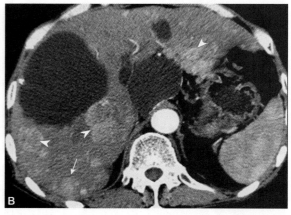

图 7-12-18　富血管性转移

十二指肠腺癌肝转移。A. 平扫 CT，肝内可见类圆形结节，其内有出血，呈稍高密度（小箭头）。注意肝内较大囊肿及腹膜后囊性病灶（长箭头所示）。B. 增强 CT 动脉期，肝内多发结节，显著强化，并相互融合（小箭头所示）

第二，少血管性转移瘤，大部分消化道的恶性肿瘤，如结肠癌、直肠癌等转移至肝脏，肿瘤的血供不丰富，往往形成明显的中心坏死。动脉期表现为轻微的环形强化（ER7-12-19）。

ER7-12-19　少血管性转移瘤

第三，肝转移瘤的特殊征象：①牛眼征，是转移瘤较为常见和特异性的征象；②囊变征，部分转移瘤坏死明显，肿瘤实质仅残存一层较薄的壁样组织，呈囊样改变，囊壁可见细小的壁结节；③液-液平征，为瘤体中心液化坏死合并出血所致，液面下部为血液内有形成分沉积，CT 上表现为密度差异，MRI 上则为信号差异；④肿瘤内钙化，呈斑点状或不规则斑片状及沙砾样聚集成大片状改变，常见于胃肠道腺癌、平滑肌肉瘤和卵巢癌等；⑤假肝硬化征，部分乳腺癌转移至肝脏可形成类似肝硬化的表现，但组织学检查并无假小叶形成；⑥合并肝外转移肿瘤的表现，如大网膜、肾上腺、脾、肺等脏器的转移以及腹膜后淋巴结转移。

3. MRI　绝大多数肝转移癌病灶在 T_1WI 上呈稍低信号，在 T_2WI 上呈稍高信号，信号强度与原发癌有关，血管丰富的肿瘤如肉瘤、类癌、嗜铬细胞瘤、胰岛细胞瘤等转移灶在 T_2WI 上信号较高。病灶周围常有明显的水肿，在 T_2WI 上可表现为"晕征"和"灶旁水肿征"。转移瘤中心坏死区在 T_2WI 上为小圆形或类圆形明显高信号，形成典型的"牛眼征"，注射 Gd-DTPA 以后肿瘤呈现不同程度的环形强化（图 7-12-19）。黑素瘤内有铁质沉积，在 T_1WI 形成独特的高信号。

4. 核医学　核医学显像与超声、CT、MRI 相比对于病灶的检测并没有优势。用 [131]I 标记的人工合成螯合物可以被类癌或其他神经内分泌肿瘤摄取。采用单质子发射断层扫描，特异性受体结合的药物（SRS），可以同时显示肝内功能性的转移灶和胰腺、胃肠道原发的肿瘤。核素扫描的空间分辨率较低，对于小病灶的显示能力差，但是相对于显示解剖结构的影像技术而言，SRS 可以敏感地检查到胃肠道的原发肿瘤。

【鉴别诊断】

1. 原发性肝癌　当原发灶不明确时，部分富血供肝转移瘤与原发性肝癌鉴别困难，尤其是单发转移瘤，都可以表现为动脉期强化。原发性肝癌大部分有慢性肝病史，往往合并肝硬化。而转移瘤的肝脏功能一般正常。此外，转移瘤在短期内迅速增大，其中心

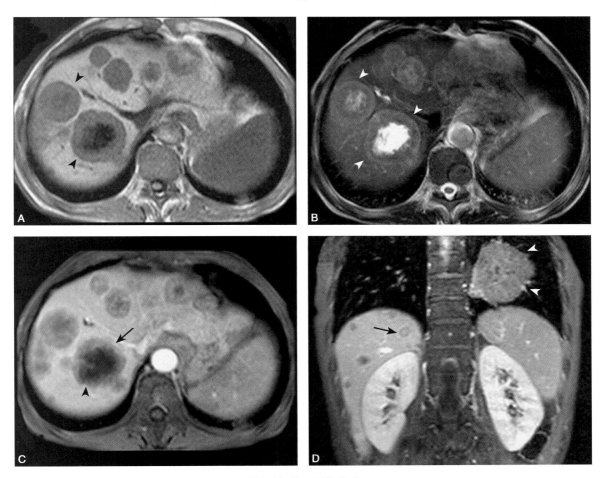

图 7-12-19　肝转移瘤

肺癌肝转移。A、B.横断面 T_1WI 和 T_2WI,肝内多发圆形病灶,中心明显坏死。实质部分 T_1WI 呈稍低信号,T_2WI 呈稍高信号,坏死区呈明显的长 T_1、长 T_2 信号。C.增强 GRE,门脉期,结节呈环形强化。D.冠状面,GRE 延迟期,部分小病灶中心延迟强化(黑箭头);注意左下肺原发肺癌,巨大分叶癌块,明显强化(白箭头)

坏死较原发性肝癌明显。一些临床实验室检查有助于鉴别诊断。

弥漫性肝转移应与弥漫性肝癌鉴别。鉴别要点:①肝转移癌很少有肝硬化表现,常见"靶征""晕征""灶旁水肿征""圈饼征"等特异性征象,很少侵及血管,门脉癌栓少见,病灶沿肝 Glisson 系统分布,尤如圣诞树上挂许多"小灯笼"一样,病灶边界清晰,临床上常有原发病表现,AFP 阴性,肝功能较好等;②弥漫性肝癌早期侵犯门脉形成癌栓,常伴有严重的肝硬化表现。生化检查有肝功能的改变,AFP 多呈阳性。

2. **肝脓肿**　肝转移瘤容易坏死,与血源性肝脓肿鉴别有困难。二者均为多发类圆形病灶,中心坏死。CT 增强扫描或 MRI 扫描呈同心圆形或"牛眼征"。此外,单发的肝转移瘤与细菌性肝脓肿的鉴别也较困难。病史及实验室检查有助于诊断。胃肠源性肿瘤肝转移多合并有血清癌胚抗原(carcinoembryonic antigen,CEA)的升高。脓肿则有相应的病史及血象改变。

3. **肝囊肿**　囊变型转移癌需与囊肿进行鉴别。即使是小病灶,在 CT 和 MRI 增强扫描时也可以见到边缘强化。有时,转移癌在化疗后形成残腔,与囊肿难以鉴别,而且病灶内有可能存在肿瘤组织。

4. **多发血管瘤**　部分转移癌中心坏死区较大,或肿瘤本身为富血管性,T_2WI 呈高信号,因此需要与多发血管瘤进行鉴别。较大的血管瘤边缘不规则,内部有回声结构,呈向心性强化,具有如上特点的病灶诊断不难。小于 1cm 的血管瘤,早期可呈均匀强化,与富血管性转移癌有时容易混淆。富血管性转移癌在早期可呈均匀强化,但是造影剂迅速消退,而血管瘤的造影剂消退则缓慢的多。同时,小血管瘤在 MRI 的 T_2WI 像呈显著高信号,这一点与绝大多数转移瘤不同。

五、纤维多囊性肝病

纤维多囊性肝病(fibropolycystic liver disease)是由于胚胎时期胆管板发育异常所致的一系列疾病,包括先天性肝纤维化、胆管微错构瘤、多囊肝、Caroli 病以及先天性胆管囊肿等。肝内纤维组织增生,含有胆管的纤维结缔组织包围肝小叶,引起门静脉血流受阻。

(一) 多囊肝

【概述】

多囊肝为常染色体显性遗传性疾病。囊肿遍布全肝,体积大小不等。其中半数合并有肾、胰或脾等器官的多发囊肿,有19%的多囊肝并发肝血管瘤。其临床症状与单纯性肝囊肿相似,早期一般无症状,偶有肝功异常,晚期病变可导致肝肿大、肝功能衰竭和巴德-吉亚利综合征。

【影像学表现】

多囊肝在CT及MRI检查中均表现为多发甚至遍布肝脏的囊性病变,彼此靠拢,似融合在一起,表现为薄壁分隔状,并可伴有多囊肾或胰、脾多发囊肿(ER7-12-20)。对于其中每个囊肿而言其影像学特征与单纯性囊肿完全相同。如病变信号不典型则通常提示囊内出血,应用CT和MRI对多囊肝较易作出诊断,MR对检出出血囊肿更敏感。

ER7-12-20　多囊肝

(二) 胆管性微错构瘤

胆管性微错构瘤(biliary hamartomas)又称von Meyenburg综合征,起源于未退化的胚胎胆管,大体病理上肿瘤呈灰白结节,与胆管无交通,散布于全肝。瘤体较小,直径介于0.5~1cm,不超过1.5cm。组织学上,病灶常与门管区毗邻,小胆管作为病灶中心,内部有浓缩的胆汁,混有组织碎屑,病灶的周边绕有单层的胆管上皮细胞。通常无临床症状,仅在影像上、剖腹术或尸检时偶然发现。

B超表现为肝实质弥漫性回声粗糙。平扫CT可见散布于全肝的多发低密度囊性小结节影。增强扫描多数病灶无强化,一些病变可呈均匀强化,另一些病灶则见边缘增强。在MRI在T_1WI上所有病变的信号强度较肝实质略低或因部分容积效应而显示不清,T_2WI上呈明显高信号(ER7-12-21)。在重T_2WI上相对信号强度进一步增高,接近水的信号,在MRCP上则表现为与胆管不相通的多发小囊性病变。本病需要与肝脏多

ER7-12-21　胆管性微错构瘤

发囊性病变鉴别,要点包括:①几乎所有病灶直径小于1cm,最大者不超过1.5cm;②病灶轮廓不光滑;③没有"中心点";④与胆管不相通;⑤一般不合并肾囊肿。

(三) 肝胆管周围囊肿

也称多发性肝门部囊肿,好发于2~5级分支胆管周围、肝门部及门静脉主干分支区域,多发的直径数毫米到1cm的囊肿,与胆管系统无交通,内容是浆液,不含胆汁成分,没有固定的囊肿壁。囊肿周围常见不同程度的增生、胆管扩张和胆管周围附属腺的异常。这是由于门静脉高压时胆管周围血管丛异常,使胆管周围附属腺导管受压,呈囊状扩张,导致胆管周围游离囊肿形成。影像学表现与小囊肿无异,常见于慢性肝脏疾病和门静脉高压症患者。

(四) Caroli病

胚胎时期残留的一过性胆管板遗迹以及在此基础上产生的囊状扩张,后期多数合并有肝内胆管结石,甚至有报道合并肝内胆管癌,影像学表现见相关章节。

六、系统性疾病

(一) 系统性红斑狼疮

系统性红斑狼疮(systemic lupus erythematosus,SLE)较少累及肝脏,除疾病本身,大剂量应用皮质激素也会对肝脏造成一定的影响。肝淤血是最常见的病理改变,其次还有脂肪肝、动脉炎,以及肝紫斑病、慢性迁延性肝炎、胆管炎、结节再生性增生等。

(二) 结节病

结节病(sarcoidosis)又称肉样瘤病,还有Boeck肉样瘤、Schaumann良性淋巴肉芽肿病和Besnier冻疮样狼疮等名称。是一种慢性肉芽肿性疾病,可累及胸部、皮下组织、黏膜、淋巴结、骨骼等。以双肺门和纵隔多发淋巴结肿大为最常见的表现,尸检报告肝脏受累的比例可高达50%~70%,但出现相应症状者较少。诊断依赖典型的胸部影像学检查及SACE、KEVIN实验等特异性化验,有时需要结节活检。

肝脏以弥漫性受累为主,影像检查表现为肝肿大、肝内多发结节,结节直径一般小于1cm,多为2~3mm左右的弥漫小结节,CT平扫呈等密度,可均匀强化(图7-12-20)。MRI扫描时结节在T_1WI和T_2WI上均呈低信号,增强扫描延迟期有轻微的强化。偶见结节或整个肝脏信号升高,在T_2WI上高于脾脏,称为肝脾信号倒置。其他的表现还包括腹腔内、腹膜后多组淋巴结肿大。严重者可合并胆汁性肝硬化、门静脉高压。

(三) 白血病

【概述】

白血病的特点是骨髓内异常细胞增生,进入周围血并浸润肝、脾、淋巴结等全身组织和器官,导致各组织

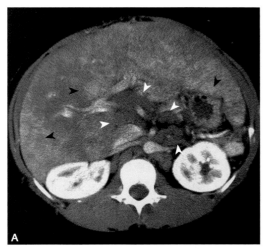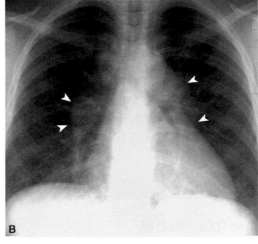

图 7-12-20 肝结节病
A. 增强 CT,肝脾弥漫肿大,肝实质不均匀强化,其内隐约可见大小不等结节影,相互融合成片,轻度强化(黑箭头);注意
肝总动脉、腹腔干周围多发肿大淋巴结(白箭头);B. 同一患者正位胸片,双肺门淋巴结对称性肿大,纵隔增宽

和器官功能障碍。患者常有轻度到中度肝肿大,与一般肿瘤转移不同,白血病浸润肝脏很少形成占位性病变。

【影像学表现】

1. **超声** 不同程度肝脏增大、增厚,形态轮廓无明显改变,肝区回声低弱、不均,间有粗大点状高回声。形成占位病变时肝内可见弥漫分布大小不等的圆形及椭圆形低回声区,境界较清晰,后方回声无明

显增强,病灶可相互融合,近似蜂窝状。

2. **CT 和 MRI** 各型白血病均可有不同程度肝脾肿大,其中以慢粒的脾大、肝大最为显著。肝大可由白血病细胞增生浸润、肝实质细胞增生肥大、肝淤血所致。肝内形成占位病变时可表现为多发低密度结节,MRI 与其他转移瘤相似,呈轻度长 T_1、长 T_2 信号,中心有坏死,增强扫描时环形强化(图 7-12-21)。需要

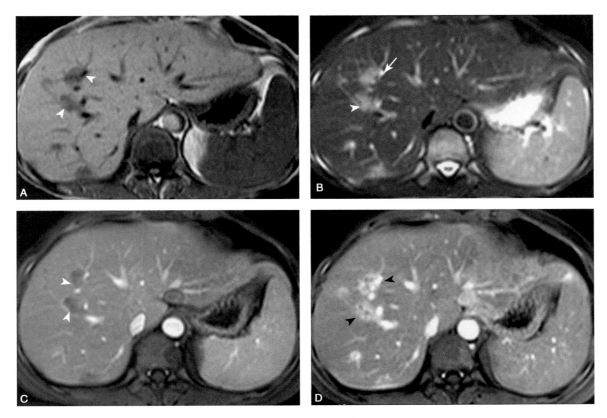

图 7-12-21 慢粒肝转移
A、B. 横断面 SE T_1WI 和 FSE T_2WI。肝内多个类圆形结节,呈长 T_1、长 T_2 信号,位于血管周围(箭头所示);C. 增强扫描动脉期,病灶轻度环形强化;D. 延迟期,病灶强化明显,中心有小灶性坏死

与其他转移瘤、肝淋巴瘤鉴别。

白血病合并脾脏病变是其特征之一,脾脏肿大较肝脏更明显,其内部可见多发小片状、类圆形低密度结节,增强扫描强化不明显。此种改变可能有以下 3 个原因:①白血病细胞浸润阻塞小血管,引起脾梗死;②脾内多发点状出血灶;③大量白血病细胞在脾窦、滤泡内堆积。CT 增强扫描结节不强化。结合明确病史及典型的肝、脾表现,可作出诊断。

第五节 肝 硬 化

一、肝硬化的一般表现

【概述】

肝硬化(cirrhosis of liver)由一种或多种病因长期或反复作用,引起的弥漫性、不可逆性肝脏损害。病理上以广泛的肝细胞变性、坏死、再生为特征,伴有结缔组织增生及纤维间隔形成,正常肝小叶结构破坏,假小叶形成,肝脏逐渐变形、变硬而发展成为肝硬化。早期肝脏体积可稍大,晚期则缩小、质地变硬、表面满布棕黄色或灰褐色大小不等的结节,结节周围有灰白色的结缔组织包绕。

按照结节的大小分为 4 个类型:①小结节性肝硬化,结节直径约 3～5mm,较均匀,纤维间隔较细;②大结节性肝硬化,结节大小不一,直径 5mm 至 2～3cm,由多个小叶构成,纤维隔宽窄不一;③混合性肝硬化,为上述两类的混合;④不完全分隔性肝硬化,此型多见于血吸虫病,纤维间隔向肝小叶内延伸,但不完全分隔肝小叶,再生结节不显著。

肝硬化的主要病因有病毒性肝炎、酒精中毒等,尚有慢性胆系疾病、心功能不全、药物中毒、寄生虫感染,以及一些代谢性疾病、自身免疫因素导致的肝硬化。我国以病毒性肝炎所致的肝硬化最为常见,以乙肝和丙肝最为常见。国外,特别是北美,西欧,则以酒精性肝硬化多见。

临床上早期由于肝脏功能代偿较强,可无明显症状;后期则有多系统受累,以肝功能损害和门静脉高压为主要表现,并常出现消化道出血、肝性脑病、继发感染、癌变等严重并发症。

【病理生理】

1. **肝脏功能降低** 肝细胞大量坏死,新生的肝细胞功能不足,导致肝功能减退,如血浆白蛋白的合成、胆色素的代谢、有害物质的去毒、雌激素的灭能、抗利尿激素的增加、继发性醛固酮增多,以及凝血因子制造等诸多功能均受到影响而引起各种临床表现。

2. **门静脉高压** 正常情况下门脉压低于 1.96kPa (200mmH$_2$O)。肝硬化时肝脏的组织结构改变导致肝血窦压力升高,同时肝动脉分支与门静脉之间出现较多的分流,使门静脉压力显著升高,当超过 2.94kPa (300mmH$_2$O)时,出现胃肠道淤血、脾脏肿大、腹水,以及门静脉与腔静脉间的侧支循环开放等,称为门静脉高压。侧支循环开放主要见于以下几个部位:①食管下段及胃底部,胃左静脉与食管静脉吻合,迂曲、扩张,出现最早,容易破裂导致大量呕血危及生命;②直肠下段,肠系膜下静脉的属支痔上静脉与下腔静脉的属支痔中、痔下静脉吻合;③脐周,出生后已闭锁的脐静脉及脐旁静脉重新开放,并与腹壁皮下静脉吻合;④腹腔器官与腹膜后组织接触处,如肝及膈之间的静脉,脾肾韧带中的静脉等(图 7-12-22)。

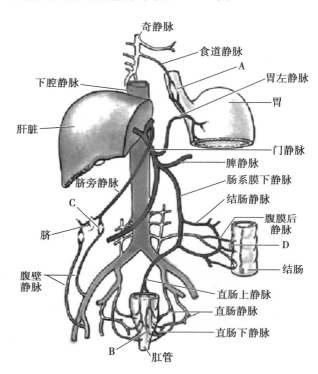

图 7-12-22 门静脉高压的侧支循环通路

3. **腹水** 腹水的形成除门静脉高压外,还有以下几个因素,如低蛋白血症、肝淋巴液回流受阻、内分泌因素等。

【影像学表现】

肝硬化影像学检查的目的是明确肝脏的形态改变、显示肝内外血管、评价门静脉高压的程度,以及检测是否存在 HCC。

1. 超声

(1)肝硬化的典型超声表现为肝实质回声粗糙、不均匀,以及肝表面凹凸不平呈结节状。

(2)肝血管和侧支循环:超声可以用来评价肝硬

化的并发症,如门静脉高压和门脉血栓。超声诊断门静脉高压的征象包括脾大和门体分流的侧支循环开放。

2. CT

（1）肝脏形态改变:早期肝硬化形态学改变不显著,有时可见肝裂增宽,尤以胆囊窝增宽明显。进展期肝硬化肝表面呈结节状,肝叶比例失调,以肝右叶和左叶内侧段萎缩常见,伴有尾状叶和左外叶代偿性肥大,肝裂增宽,肝门开大,肝脏发生逆时针转位。一般来说,正常的尾状叶和肝右叶的比例为 0.37,而肝硬化时此比例上升为 0.65。

（2）肝脏密度:纤维化、结节再生、变性坏死和脂肪浸润等病理改变常致肝脏密度不均,铁沉积可导致结节内密度增高,脂肪沉积则使结节密度下降。增强扫描时,结节的强化方式与肝实质相同,呈均匀强化。有时结节周围可见低密度的晕环,为周围组织受压水肿或纤维组织增生的表现（图 7-12-23）。多个结节聚集在一起可形成类似肿块样结构。

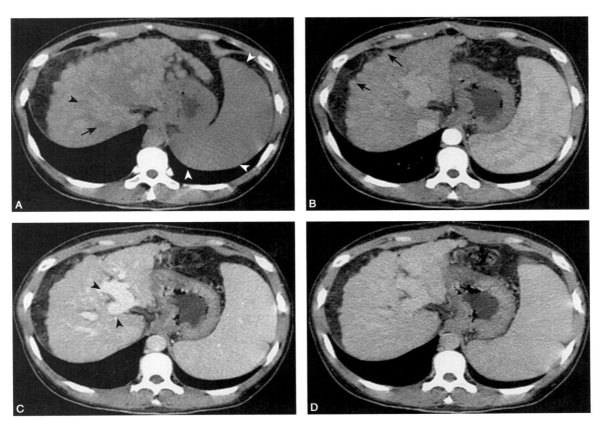

图 7-12-23　肝硬化

A. CT 平扫,肝脏明显萎缩,肝实质弥漫的结节状改变,且密度不均,肝裂增宽,脾脏增大增厚;B. 增强扫描动脉期,肝脏强化不均,部分结节较肝实质强化明显（箭头）;C. 门脉期,肝实质强化趋于均匀,门静脉显著增宽（黑箭头）;D. 延迟期,肝脏整体均匀强化

（3）继发性改变:肝硬化的继发性改变有脾大、腹水、门静脉高压。

1）脾脏增大增厚:CT 上一般以超过 5 个肋单元作为定量诊断标准。即脾脏的外缘覆盖 5 个肋骨和肋间隙横断面的和。还需要参考脾脏的厚度以及有无脾静脉扩张。

2）腹水:表现为肝表面的弧形低密度影。

3）门静脉高压:CT 表现为门脉主干扩张。正常人门脉主干的直径小于 13mm。侧支血管建立、扩张和扭曲,门体分流的侧支血管,包括奇静脉、胃冠状静脉、食管胃底静脉、胃短静脉以及腹膜后的旁路侧支循环开放。常位于脾门附近、食管下端和胃底贲门

区,表现为团状、结节状软组织影。增强扫描浓密显影,很容易识别其血管性质（ER7-12-22）。

ER7-12-22　肝硬化静脉曲张

3. MRI

（1）一般表现:与 CT 表现相似。在传统的 SE 扫描序列上,T_1WI 肝实质的信号改变不明显。T_2WI 则由

于细胞损伤、脂肪变性和铁沉积等并发疾病引起肝脏的信号不均。具体表现为：①弥漫分布的低信号小结节影，即肝硬化再生结节，结节内含铁血黄素沉着，引起的顺磁性效应对 T_2 弛豫时间的缩短较为明显；②门管区增宽，纤维组织增生及脂肪沉积，表现为伴随门脉分支走行的细线状高信号影，分隔再生结节；③部分结节增大，信号与再生结节不同，即所谓的不典型增生结节（DN），T_1WI 可为高、等或低信号，T_2WI 信号降低或呈等信号；有些甚至可癌变（图 7-12-24）。④合并有活动性的灶性肝细胞坏死区，在 T_2WI 呈斑片状的高信号。

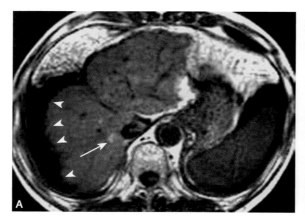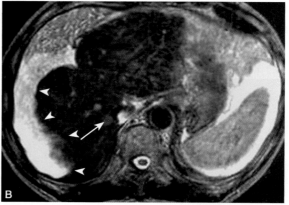

图 7-12-24　肝硬化

A、B. T_1WI 和 T_2WI，肝右叶显著萎缩，左叶肥大，肝实质信号不均，肝表面可见腹水，呈长 T_1、长 T_2 信号（小箭头）；腔静脉右缘可见直径 1cm 小结节，T_1WI 呈高信号，T_2WI 呈稍高信号，为结节癌变（长箭头）

萎缩的肝脏与腹膜之间的空隙常有脂肪填充，在 T_1WI 和 T_2WI 上均呈高信号。如合并有腹水，则于肝表面形成弧形的长 T_1、长 T_2 信号。合并门静脉高压时脾脏肿大，约有 13% 的患者在肿大的脾内可见弥漫分布的含铁结节，称为 Gamna-Gandy 小体，代表脾小梁出血和滤泡周围小体形成（ER7-12-23）。直径 3～8mm，呈低信号，T_2WI 和 GRE 序列显著。有时可见脾脏弥漫性的含铁血黄素沉积，甚至形成细小的钙化，导致整体信号下降。

ER7-12-23　肝硬化 Gamna-Gandy 小体

MRI 在显示门静脉与体循环之间的侧支循环血管方面具有独到的优势。典型部位的侧支循环血管表现为迂曲、扩张或集合成团的管状血管流空信号。

（2）肝硬化基础上的结节性病灶的 MRI 表现：MRI 的主要优势是对肝硬化背景上一系列的结节病灶的鉴别诊断以及发现小肝癌。肝硬化结节与原发性肝细胞癌密切相关，是人们关注的焦点。1994 年国际消化协会对各种结节推荐使用规范术语：肝硬化再生结节、不典型增生结节和 HCC。肝硬化再生结节是指完全由纤维间隔包裹的再生结节。不典型增生结节（dysplastic nodule，DN），也有译为发育不良结节，是指结节内含有 1mm 或 1mm 以上不典型增生的肝细胞簇，但没有明确的恶变指征。依据细胞异型性的程度，DN 还可以进一步分为低度不典型增生结节（LDN）和高度不典型增生结节（HDN）。

再生结节在 T_1WI 上呈等至高信号，T_2WI 上呈等或低信号；LDN 在 T_1WI 上呈高信号，T_2WI 上呈低信号；HDN 在 T_1WI 呈等至高信号，T_2WI 上呈等信号；HCC 在 T_1WI 上呈低至高信号，而在 T_2WI 上呈等至高信号。T_2WI 信号强度的演变，标志着病灶细胞内自由水与结合水比例的增高，代表病灶恶性程度的增加（ER7-12-24）。

ER7-12-24　肝硬化背景上各种类型的结节

Gd-DTPA 动态增强扫描对于再生结节、DN 以及 HCC 的鉴别具有很高的参考价值。肝硬化在动脉早期多呈不均匀强化，表现为肝段、肝叶或限局性不均匀强化。部分 DN 呈一过性强化。但在门脉期，再生结节和不典型增生结节（DN）均匀强化，与肝实质相同。HCC 在门脉期则无显著强化，可以进行鉴别。

【鉴别诊断】

1. **弥漫型肝癌** 大结节型肝硬化,尤其是重症的坏死后性肝硬化,整个肝脏呈密度高低相间的结节状改变,与弥漫型肝癌十分相似。增强 CT 或 MRI 扫描可以对二者进行鉴别。肝硬化在静脉期可以均匀强化,门脉系统扩张。而弥漫型肝癌在增强扫描时可见多发的小结节状坏死,90% 以上合并门脉癌栓。MRI 扫描二者的信号差异显著。弥漫型肝癌在 T_2WI 呈稍高信号,癌栓表现为门脉系统正常的血流信号被软组织取代。此外,在脂肪肝基础上演变而形成的肝硬化,或肝硬化伴显著脂肪浸润时,可见局灶性低密度区,须和肝癌鉴别。

2. 其他原因所致的脾肿大,如特发性门静脉高压(斑替综合征),其病理为肝内窦前性门脉纤维化与压力增高,临床表现为脾肿大、贫血、白细胞与血小板减少、胃肠道反复出血等。晚期血吸虫病也有窦前性肝内门静脉阻塞和高压、脾功能亢进和腹水等表现,应注意鉴别。应注意结合临床病史。

3. 其他原因所致的腹水症,特别是缩窄性心包炎、结核性腹膜炎、腹膜癌肿及卵巢癌。卵巢癌中特别是假黏液性囊腺癌,常以慢性腹水为主要表现,腹水也为漏出液性质,有时可造成鉴别诊断上的困难,腹腔镜检查对诊断很有帮助。

二、特殊类型的肝硬化

(一)酒精性肝硬化

长期大量饮酒,酒精的中间代谢产物乙醛对肝脏产生直接损害,经脂肪肝而发展为酒精性肝硬化。肝脏通常中度萎缩,以小结节型肝硬化为主要表现,结节直径 1~5mm,被交织成网状的瘢痕组织分隔开来。纤维化较重,且往往合并严重的脂肪浸润。

CT 扫描显示肝脏萎缩,合并弥漫或局灶性肝脏脂肪变性,肝实质密度不均。尾状叶肥大明显,有时可见下腔静脉受压变窄,这是与病毒性肝炎所致的肝硬化主要的鉴别点之一。由于尾状叶有独特的静脉引流,所以酒精肝的患者往往尾状叶病变轻微。MRI扫描显示肝实质信号明显不均匀(ER7-12-25)。

ER7-12-25 酒精性肝硬化

(二)药物性肝硬化

【概述】

某些化学毒物如四氯化碳、磷、砷、氯仿等可引起药物性或中毒性肝炎,某些药物长期使用也可引发肝损伤,如双醋酚汀、甲基多巴、对乙酰氨基酚、阿司匹林、胺碘酮、磺胺类、肿瘤化疗药、抗结核药等。

【影像学表现】

药物性肝硬化包括以下几种类型:①大结节性或坏死后性肝硬化;②伴有脂肪变性的肝硬化,常见于恶性肿瘤化疗后;③胆汁性肝硬化;④淤血性肝硬化:由肝静脉阻塞、肝小静脉闭塞引起;⑤有时还能引起肿瘤、肉芽肿和间质病变,可合并炎性坏死、肝紫斑病(peliosis hepatitis)等。

影像学表现与通常肝硬化的表现相似,排除病毒性肝炎和其他自身免疫性因素,与确定的用药史密切相关,则可以考虑药物性肝硬化(ER7-12-26)。

ER7-12-26 结核病化疗所致的药物性肝硬化

【附:药物性肝病的诊断标准】

(1)发病 1~4 周内有特殊用药史,或反复、长期用药达数月以上。

(2)发病初期伴有发热、皮疹、瘙痒等症状。

(3)有肝实质细胞受损或肝内胆汁淤积的病理和临床征象。

(4)周围血嗜酸性粒细胞>6%。

(5)巨噬细胞或淋巴细胞转化试验阳性(过敏反应型)。

(6)甲~戊型等肝炎病毒标志阴性(偶见无症状 HBsAg 携带者发生药物性肝炎)。

(7)偶然再次给药可再次发生肝损伤。

以上如有第 1 条,再加上 2~7 中任何两条,结合临床病理演变过程及影像学改变,可诊断为药物性肝病。

(三)心源性肝硬化

【概述】

各种病因导致的充血性心力衰竭或心包缩窄、心脏压塞等疾病,如风湿性心脏瓣膜病、慢性缩窄性心包炎、高血压性心脏病、缺血性心脏病、肺源性心脏病、先天性心脏病等,使得右心房压力升高,下腔静脉回流障碍,导致长期肝脏被动充血,小叶中心带区之间出现纤维桥接,发生"心源性肝硬化"。但门脉仍位于重建小叶的中心,所以心源性硬化不同于真正的肝硬化,很少有结节再生。

【影像学表现】

心源性肝硬化在形态学上主要表现为肝脏肿大、

下腔静脉扩张。由于小叶间静脉扩张、管壁回声增强，在超声上可表现为"满天星"状回声。

增强 CT 或 MRI 可显示特殊的肝脏灌注形式，在

实质期可见间质成分增宽，呈网状包绕分隔肝小叶，后者强化明显，整体呈"马赛克"样，其他时相肝脏强化均匀（图 7-12-25）。

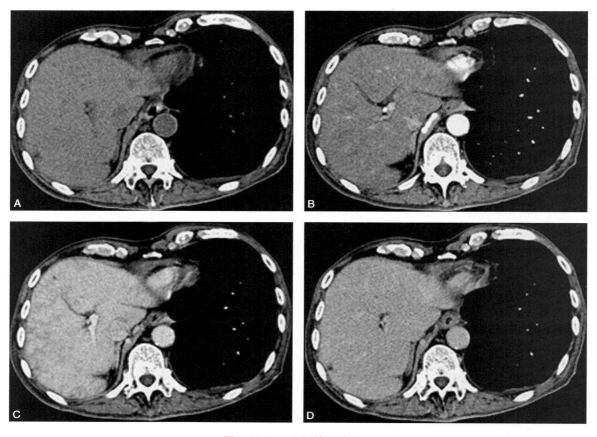

图 7-12-25　心源性肝脏淤血
75 岁男性，肺癌侵犯心包，大量心包积液。平扫 CT 显示肝脏中度萎缩，右叶密度减低，尾状叶稍增大，且密度较高。少量腹水。增强 CT 显示肝脏均匀强化

除普通肝硬化的表现以外，心源性肝硬化尚有如下特点：

（1）由于患者多死于心血管疾病，所以肝脏本身发展为大面积广泛再生结节者少见。

（2）心源性肝硬化本身并不引起严重的门静脉高压和食管底静脉曲张破裂出血，但可致脾肿大和腹水。

（3）肝硬化的程度与临床上充血性心力衰竭严重程度无绝对相关性。

（四）原发性胆汁性肝硬化

【概述】

原发性胆汁性肝硬化（primary biliary cirrhosis，PBC）是一种自身免疫性疾病，好发于中年女性，以小叶间和门管区的小胆管进行性炎症性破坏为主要病理改变，伴有门脉周围炎，最终导致纤维化及肝硬化。

PBC 患者常与其他自身免疫性疾病伴发，其中近

80% 合并干燥综合征，25% 合并自身免疫性甲状腺炎，尚有关节痛、雷诺现象、纤维肺泡炎等。肝功检查胆红素显著升高，碱性磷酸酶、γ-谷氨酰转肽酶及 5-核苷酸酶升高，90% 的患者抗线粒体抗体（AMA）阳性，以 E2 亚型阳性为主，后者只存在于 PBC 患者的胆管上皮细胞表面，属于 PBC 特异性指标。转氨酶一般仅轻度升高，很少超过正常值 5 倍以上。血清免疫球蛋白水平升高，尤其是 IgM 明显升高。中年女性慢性胆汁淤积性肝损害，伴 IgM 水平升高，AMA 滴度大于 1 : 80，且 E2 亚型阳性时，要考虑到 PBC 的可能。

【影像学表现】

PBC 的影像学表现与临床病理分期密切相关。Ⅰ期为汇管区胆管炎，Ⅱ期炎症伸展入肝实质；Ⅲ期为肝纤维化，Ⅳ期为肝硬化伴再生结节，特点是结节小而不规则，纤维分隔宽，可合并胆管结石。

CT 扫描：Ⅰ、Ⅱ期及纤维化期肝脏形态基本正

常,肝表面光滑,部分患者可合并轻度脾脏肿大。晚期可合并各种肝硬化表现,如弥漫的小结节状改变、纤维增生、静脉曲张等,并无特异性。MRI 扫描除显示肝脏形态的改变以及继发腹水、侧支循环开放等征象外,还可见门脉周围晕环征(periportal halo sign),表现为横断面图像上门静脉分支周围的低信号晕环,是 PBC 较具特征性的改变(图 7-12-26)。组织学上为一些较大的再生结节分布在门静脉周围,门脉周围的肝细胞受压缺血、坏死,以及纤维沉积所形成。

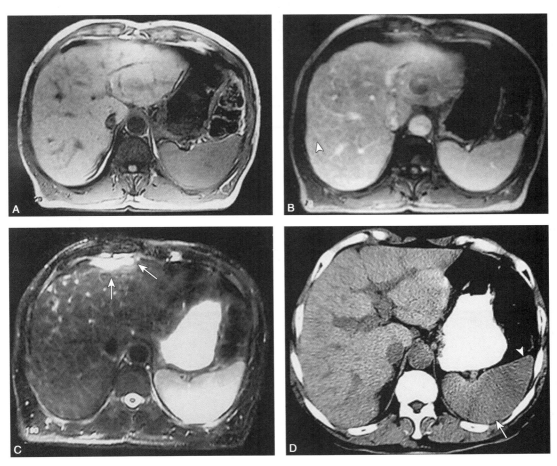

图 7-12-26　原发性胆汁性肝硬化

A. T₁WI,肝表面光滑,实质内可见细小结节影;B. 增强,肝右叶可见门静脉周围晕环影(箭头所示);C. 脂肪抑制 T₂WI,肝实质内可见小结节影,肝左叶表面可见少量腹水,呈长 T₂ 信号影(箭头所示);D. 平扫 CT,肝裂稍增宽,肝实质密度不均,脾脏轻度增厚(箭头)

第六节　肝脏良性肿瘤及肿瘤样病变

　　肝脏的良性肿瘤和肿瘤样病变种类繁多,从起源上可分为肝细胞源性、胆管细胞源性、间叶组织源性等,具体的分类见表 7-12-1。

一、肝血管瘤

【概述】

　　血管瘤是最常见的肝脏良性肿瘤,其发病率在不同的人群中从 1%~2% 至 20% 不等,女男比例从 2:1 到 5:1。血管瘤是一种先天性血管畸形,由胚芽错构而成,是一种错构瘤。肝血管瘤(hepatic hemangioma)以单发居多,外观呈紫红色,质软,可压陷。一般无包膜,切面呈囊状或筛孔状,犹如海绵,又称为海绵状血管瘤。时间较长的血管瘤中可见新鲜的或陈旧的机化血栓或瘢痕组织,约 2% 的病例可见钙化。这种退行性变发展到最后,血管瘤形似纤维瘢痕,又称硬化性血管瘤。

【影像学检查】

　　1. 超声检查　小血管瘤在超声多表现为边界清楚的强回声团块,其内血流丰富。较大的血管瘤多呈混杂回声,周边可引出血流信号。位置表浅的血管瘤,探头加压时肿瘤形状可发生改变,是其特征性改变。

表 7-12-1　肝脏良性肿瘤及瘤样病变的组织学分类

肝细胞性	胆管细胞性	血管性
不典型结节(DN)	胆道腺瘤	血管瘤
肝细胞腺瘤	胆管微错构瘤(von Meyenberg 综合征)	婴儿血管内皮细胞瘤
局灶性结节增生(FNH)	胆管囊腺瘤	遗传性出血性毛细血管扩张症
	胆管乳头状瘤病	淋巴管瘤病
间叶性(非血管性)	间叶(上皮混合性)	其他
平滑肌瘤	间叶错构瘤	肾上腺皮质剩余肿瘤
脂肪瘤	良性畸胎瘤	异位胰腺
髓性脂肪瘤		炎性假瘤
血管平滑肌脂肪瘤		
纤维性间皮瘤		

2. CT 检查　血管瘤一般为圆形或类圆形肿块,边界清晰,有时可见浅分叶。平扫多呈均匀的稍低密度影,直径 4cm 以上者称为大血管瘤,其内密度可不均匀,中心可见更低密度区,呈裂隙状、星芒状或不规则形。

增强扫描:对诊断血管瘤意义最大。绝大多数血管瘤在多时相增强 CT 扫描时有特征改变:①病灶平扫呈低密度;②动脉期病灶边缘结节状强化,为动脉供血的扩张血窦;③随时间进展,病灶呈向心性强化直至完整充填,强化程度与腹主动脉平行;④延迟扫描病灶呈稍高密度或等密度充填,充填时间大于 3min;⑤病灶强化逐步减退。如符合其中 3 条可考虑血管瘤的诊断(图 7-12-27)。

3. MRI 检查　MRI 上血管瘤的特点为边界清楚的肿块,T_2WI 呈显著高信号,与脑脊液相似,称为灯

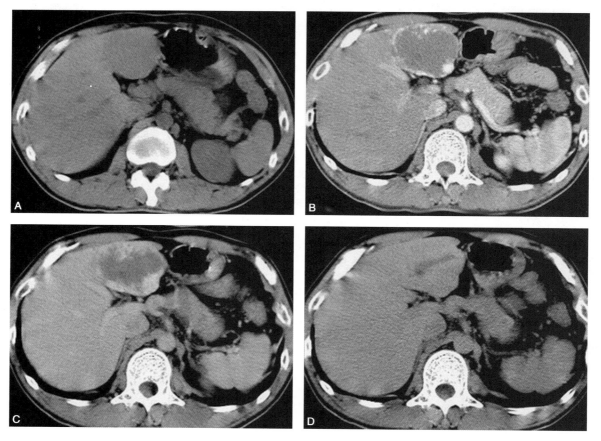

图 7-12-27　血管瘤 CT

A. 平扫,肝左外叶类圆形低密度病灶;B. 动脉期,病灶周边结节样强化;C. 门脉期,病灶强化向中心推进;D. 延迟 3.5min,病灶大部分充填,中心残存裂隙状低密度区

泡征(lighting bulb sign)。Gd-DTPA 增强扫描强化方式与 CT 相似(图 7-12-28)。结合 SE 序列的 T_2WI 与 Gd-DTPA 增强的 T_1WI,诊断的敏感性和特异性可高达98%和99%。

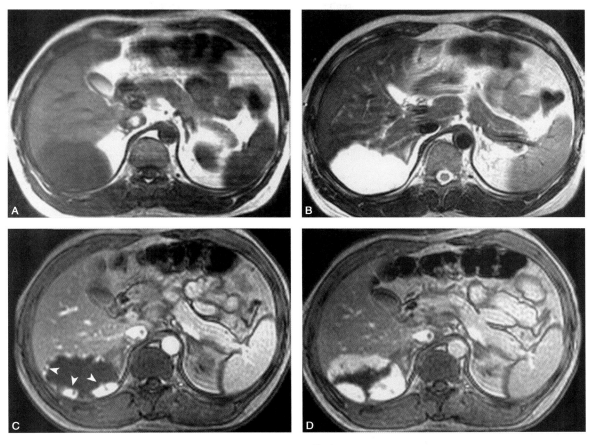

图 7-12-28 血管瘤 MRI
A. SE T_1WI,肝右叶椭圆形病灶,边缘不整,呈稍低信号;B. FSE T_2WI 病灶呈显著高信号,周边可见浅分叶;C. GRE-T_1WI 动脉期,病灶周边结节样强化;D. 门脉期,病灶呈向心性强化,可见星芒状未强化区

4. ^{99m}Tc 标记红细胞扫描对于血管瘤的敏感性较高。用这种方法,早期表现为活性下降,晚期则活性升高。有文献报道单质子发射扫描较单纯的平面扫描准确性高,敏感性为78%,准确性为80%。因此,当其他方法难以诊断时,核素扫描是一种有价值的检查方法。

5. **非典型血管瘤**

(1) 巨大血管瘤:血管瘤的直径大于 6cm 至 12cm,可合并血栓形成、梗死和纤维化,导致回声、密度和信号不均。增强早期可见边缘结节状强化。静脉相和延迟相仍呈向心性强化,但始终无法完全充填。

(2) 快速强化血管瘤:部分直径小于 2cm 的血管瘤增强扫描动脉期即迅速均匀强化,与其他富血供肿瘤难以鉴别。但血管瘤于 T_2WI 呈高信号,延迟期扫描血管瘤仍呈高密度或高信号,富血供转移瘤则不具有这种表现。

(3) 钙化血管瘤:肝血管瘤很少发生钙化,仅有2%左右的病灶可见钙化,表现为多发点状高密度影,与静脉石相似。偶见大片斑块状钙化。钙化血管瘤有时轻度强化,内部强化不明显。

(4) 透明变性血管瘤:透明变性代表血管瘤变性的晚期阶段,病理学检查可见广泛的纤维化和血管变形。发生透明变性的血管瘤影像学表现也随之改变,在 T_2WI 上呈轻微高信号,动脉期强化不明显,延迟期可见边缘的轻微强化,与恶性肿瘤鉴别困难,需要活检。

二、肝细胞腺瘤

【概述】

肝细胞腺瘤(hepatocellular adenoma,HCA)多见于年轻女性,80%为单发,与口服避孕药密切相关。肝腺瘤的另一高发人群是 I 型肝糖原贮积症患者,肿瘤倾向于多发并且易恶变。

组织学上,HCA表现为分化良好的肝细胞排列成条索状,细胞内富含脂肪和糖原,可见到库普弗(Kupffer)细胞,但数量减少、功能不良甚至没有功能。肝腺瘤缺乏门脉供血,瘤内可见广泛的血窦及周边供血动脉,是一种富血供肿瘤,包膜不完整甚至缺失,缺乏结缔组织支持,因此肿瘤易出血,且容易破入肝内或腹腔。有的HCA有蒂。胆管缺失是腺瘤的特异性病理表现,可与FNH进行鉴别。

大多数患者没有临床症状,体检时偶然发现。一般无肝硬化背景,肝功能多为正常,血清AFP不升高。大的腺瘤可引起右上腹胀闷感,肿瘤容易出血甚至自然破裂,导致急性腹痛、低血压甚至休克。

【影像学表现】

1. **超声检查** 肿瘤可呈低回声,其内出血、脂肪变性和钙化表现为不均质的强回声光点;广泛出血的肿瘤可为强回声肿块,伴有被膜内或腹腔内游离液体。彩色多普勒超声可显示瘤周血管和瘤内血管,血管内的血流波谱为典型的平坦连续型或三相波形。

大多数腺瘤超声表现不具特异性,常需要进一步的CT或其他检查方法确诊。

2. **CT** 肝腺瘤在CT上一般表现为边缘锐利、有包膜的肿块,边缘没有分叶或仅见浅分叶。平扫时呈低密度。由于肿瘤极易出血,因此可见斑点状、片状高密度影。有时肿瘤破裂,在肝包膜下形成血肿。对于有口服避孕药的妇女,肝脏肿瘤内有高密度影,合并邻近区域或肝包膜下血肿、腹腔出血者,应考虑有肝腺瘤的可能。大多数病例在动态增强可见早期强化,强化类型与FNH相似,但强化程度较FNH为低。

3. **MRI** 多数病灶表现为高低信号混杂的非均质肿块,可见与纤维性包膜相对应的边缘晕环征。腺瘤容易发生出血坏死,且脂肪含量较高,因此信号复杂多变。T_1WI可见斑片状、点状或环形的高信号影,肿瘤的实质部分则呈稍低信号。T_2WI上,肿瘤呈现不均匀的稍高信号。如合并坏死,则信号更高(图7-12-29)。

Gd-DTPA增强扫描能显示包膜下供血动脉,表现为动脉期强化。腺瘤通常不摄取超氧化铁微粒,在

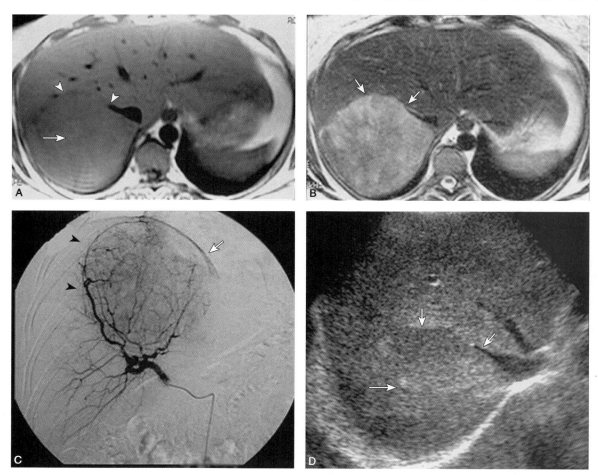

图7-12-29 肝腺瘤

A、B.横断面SE T_1WI和FSE T_2WI图像。肝右叶椭圆形占位,T_1WI呈稍低信号,中心可见斑片状高信号出血;T_2WI为混杂稍高信号,肝右静脉受压变窄。C.肝动脉造影,病灶为富血管改变,可见部分新生肿瘤血管,走行僵直,管径轻度扩张,肝动脉分支受压,呈"手抱球"状。肝被膜增厚。D.超声,肿物呈稍低回声,中心出血为强回声。肝右静脉受压变窄,肿瘤邻近被膜增厚,回声增强

SPIO 增强 T_2WI 上信号强度减少不明显。

4. 核素扫描　肝腺瘤通常不吸收或少吸收^{99m}Tc硫胶体,反映库普弗细胞的减少或缺失。因此其诊断并无特异性。

5. 血管造影　腺瘤的造影特点多种多样,可表现为富血供,由于广泛坏死和出血显得更为复杂。血管相不像 FNH 那样有序和完好,肿瘤染色不均匀,一般无门脉侵犯、APS 或其他恶性的血管造影征象。经皮肝动脉栓塞术可控制肝腺瘤出血、发现伴随的血管异常,以促进肿瘤的外科切除。

【鉴别诊断】

1. 原发性肝癌　无论从 CT 平扫和增强的表现,还是 MRI 的信号特点,都无法完全将肝腺瘤与原发性肝细胞癌鉴别开来。二者的区别,首先在于发病的人群以及背景。肝腺瘤最常见于年轻女性,多数有明确的口服避孕药历史,而且没有慢性肝病背景。原发性肝癌则多见于中老年患者,男性居多,在中国80% 以上的患者有明确的慢性乙型肝炎或丙型肝炎病毒感染,往往合并不同程度的肝硬化。此外,肝腺瘤合并出血坏死的概率要高于原发性肝癌。对于年轻女性患者,肝内发现较大的实质性肿瘤,有包膜,合并明显的出血坏死,应考虑到肝腺瘤的可能,此时要详细追查病史,以利于鉴别诊断,必要时需要穿刺活检。

2. 局灶性结节增生　局灶性结节增生(FNH)的发病人群与肝腺瘤相似,为好发于肝脏周边区域的实质性肿块,多数具有星芒状或不规则形的中心瘢痕。采用 CT 或 MRI 动态增强扫描可以区分肝腺瘤和FNH,二者都表现为动脉相强化,但 FNH 在动脉相呈飞速的明显强化,中心瘢痕则强化较弱,其在动脉相的强化远远大于肝腺瘤。在延迟相,FNH 多呈等密度或轻度强化,中心瘢痕可强化。这一点可以鉴别肝腺瘤和 FNH。

三、局灶性结节增生

【概述】

局灶性结节增生(focal nodular hyperplasia,FNH)是一种少见的肿瘤样病变,发病率远低于血管瘤。自然病史不清,没有典型的临床症状,多于体检偶然发现。男女比例接近 1:2。大体标本上,FNH 为质地坚硬的肿块,分叶状,通常位于肝表面,没有包膜。中心可见星芒状瘢痕,瘢痕内含有大的动脉和静脉。肿瘤内可见 Kupffer 细胞,这是硫胶体显像和 SPIO 增强的组织学基础。

【影像学检查】

1. 超声　FNH 可以呈强、等或稍低回声,一般回声均匀。中心瘢痕呈稍强回声,其内可见动脉样血流。

2. CT　FNH 表现为等或稍低密度肿块,30% 的病例可见中心瘢痕,呈低密度。肿块由中心瘢痕内的动脉供血,动态增强扫描时,动脉相 FNH 呈现早期的显著强化,而中心瘢痕强化稍差;在 70~90s 的门静脉期,肿块呈等密度,中心瘢痕仍呈较低密度。120s 以后的延迟扫描,肿块呈等密度;而中心瘢痕则呈延迟增强(图 7-12-30)。

3. Tc^{99m} 硫胶体扫描　有助于 FNH 的诊断。由于 80% 的病灶内含有 Kupffer 细胞,可以摄取胶体。

4. MRI　FNH 在 MRI 上的表现较 CT 更具特异性,T_1WI 上呈等或稍低信号,也有部分 FNH 在 T_1WI 上呈轻微高信号。在 T_2WI 上,FNH 呈等信号或轻微高信号,其特点为信号的差别轻微。HCC 低。中心瘢痕通常在 T_1WI 上呈低信号,T_2WI 上呈高信号。注射 Gd-DTPA 以后病灶的强化方式与 CT 增强相似,即动脉期迅速明显强化,门脉期和延迟期病灶轻度强化。中心瘢痕在延迟相有强化(图 7-12-31)。

FNH 内部的细胞成分与正常的肝组织相似,包括

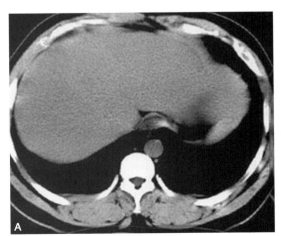

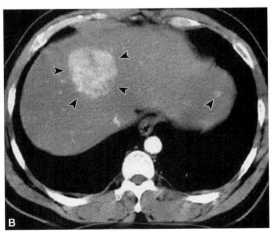

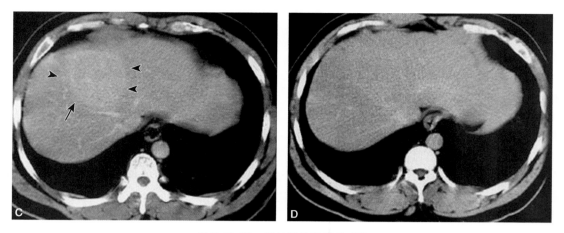

图 7-12-30 局灶性结节增生 CT
A. 肝脏平扫 CT, 肝实质密度均匀减低, 血管结构不清, 轻度脂肪肝; B. 增强 CT 动脉相(25s), 左内叶(S4 段)类圆形肿块, 明显强化, 边界清晰, 有浅分叶, 最大直径约 5.3cm, 中心可见裂隙状瘢痕, 强化不明显; 左外叶另可见一小病灶, 均匀强化; C. 门脉相(70s), 病变实质部分的强化基本消退, 与肝实质密度相似, 中心瘢痕及周边的包膜有强化; D. 延迟相(180s), 病变呈等密度, 与肝实质无法分辨

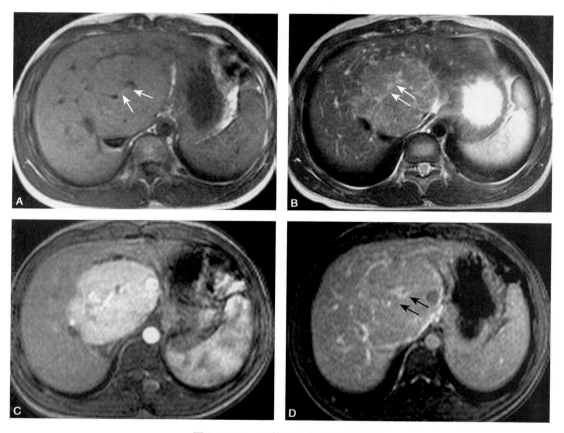

图 7-12-31 局灶性结节增生 MRI
A. 肝脏横轴位 $T_1WI(TR/TE=500/15)$, 肝门部后方见一椭圆形等信号占位, 约 6.8cm×6.1cm, 中心可见稍低信号的瘢痕。B. 同一层面 $T_2WI(TR/TE=2\,052/96)$, 病变呈轻微高信号, 中心瘢痕呈高信号。C、D 为动态增强, GRE(120/2)。C. 动脉相, 病变明显均匀强化, 中心瘢痕强化呈更高信号; D. 延迟相, 病变呈等信号, 周边可见隐约的线状包膜强化, 中心瘢痕仍有强化

正常的肝细胞和 Kupffer 细胞,因而可以摄取 SPIO,在 T_2WI 上呈现与肝组织相似的信号下降。这一点,可以鉴别 FNH 与 HCC 及大多数转移瘤。后两者由于不含正常的 Kupffer 细胞,因此肝实质信号降低时,呈现相对的高信号。

【鉴别诊断】

1. **纤维板层型肝癌**　二者均可表现为有纤维性中心瘢痕的实质性肿块,多见于中青年患者,没有慢性肝病的病史。纤维板层型肝癌往往较大,直径多在 10cm 以上,合并钙化的概率远高于 FNH。而 FNH 多小于 5cm。动态 CT 或 MR 增强扫描 FNH 在动脉相快速显著强化,而纤维板层型肝癌虽然也系富血供肿瘤,但其强化的速度及程度均较 FNH 差。

2. **富血供肝细胞癌**　动脉期可以出现不规则的明显增强,门脉期仍保持较明显增强。这两点是与 FNH 鉴别的困难所在。需要结合中心有无瘢痕,患者有无肝硬化背景,以及临床表现、各种生化学指标等综合诊断。

3. **肝腺瘤**　肝腺瘤好发于年轻女性患者,多有明确的口服避孕药历史。影像学表现为有包膜的实质性肿块,肝腺瘤易并发出血,甚至破裂。FNH 有中心瘢痕,发生出血坏死的概率远低于肝腺瘤,借助动态增强扫描,二者的鉴别不难。

4. **血管瘤**　较小的血管瘤同样可以在动脉相迅速强化,在门脉期及延迟期均匀充填,与 FNH 鉴别困难。诊断要点:肝血管瘤动脉期仅为边缘小结节状或团块状中度增强,而 FNH 为均匀性增强,而且强化明显。门脉期血管瘤出现较明显增强,FNH 此时仍有显著增强,但也可呈等密度。肝实质期时肝血管瘤 FNH 均为等密度。值得提出的是典型血管瘤与 FNH 不难鉴别,主要是门脉期就成为均匀性高密度的血管瘤与 FNH 的鉴别。此外,血管瘤的 MRI 信号特殊,在 T_2WI 呈显著高信号,而 FNH 在 T_2WI 则为等信号或轻微高信号,且有中心瘢痕。

四、结节再生性增生

【概述】

结节再生性增生(nodular regenerative hyperplasia of the liver,NRH)是一种以肝内弥漫分布的、无纤维分隔的小再生性结节为特点的病变,常伴有闭塞性门静脉疾病。男女发病率相近,肝功能基本正常,部分患者表现为上腹部不适,血 AFP 持续升高。肝脏大小及形态基本保持正常,表面及切面见多个或弥漫性结节,直径数毫米至 1cm。病理上是一种不伴肝纤维化的弥漫性再生结节性病变,又称非硬化性结节。本病常伴发于下列疾病:类风湿关节炎、结节性多动脉炎、多发性骨髓瘤、巨球蛋白血症、骨髓纤维化、肾移植等,被认为是一种自身免疫性疾病。

【影像学表现】

超声检查:多显示非特异性的肝脾增大,肝实质回声不均,提示弥漫性肝损伤。有时可见腹水形成。

CT 和 MRI:包括肝脾肿大、门静脉高压和肝功能异常的一系列表现,与其他肝硬化难以鉴别。主要依赖于病理检查,但需要与肝细胞腺瘤和 FNH 鉴别。后两者好发于年轻女性,与口服避孕药有一定关系,CT 和 MRI 增强扫描具有特异性表现。

五、胆管囊腺瘤

【概述】

胆管囊腺瘤(biliary cystadenoma)是少见的肝脏肿瘤,占全部胆管来源的肝内囊肿的 4.6%。女性占 80%~85%,发病年龄在 50 岁左右。病因不详,有人认为与胚胎前肠残余或异位卵巢组织有关,肿瘤可分泌大量黏蛋白样黏液,故又称黏液性囊腺瘤。本病可发生在肝内外胆管的任何部位,但多数发生于右肝,包膜完整,呈囊实性,直径数厘米至 25cm 不等。内含纤维基质形成的分隔,囊内房腔大小不一,并有乳头样内褶,有壁结节突向囊腔内,腔内液体通常为清亮黏液,可合并出血,与胆道无沟通。大多数患者有腹胀、胃部不适、右上腹疼痛等症状,可触及包块。亦有急腹症表现,可能与肿瘤囊内出血有关。肿块过大压迫胆管可引起梗阻性黄疸。

【影像学表现】

1. **B 超**　囊腺瘤表现为圆形或类圆形的囊性无回声暗区,边缘规则,内部可见中等强度回声的突起,液性暗区的囊壁后缘可出现强回声反射,周围肝组织可为正常,B 超难以鉴别肿瘤的良恶性。

2. **CT 和 MRI**　胆管囊腺瘤一般表现为多房囊性病灶,边缘清楚、锐利,其内可见多发分隔;亦可表现为囊性或囊实混合性。囊腔内偶见壁结节,腔内间隔可出现钙化。增强扫描时囊壁结节及分隔可强化(ER7-12-27)。薄层扫描有助于提高壁结节的检出率。囊腔内液体密度稍高于水,增强后并不强化。单房的囊腺瘤内液体密度一般偏高,单仅凭影像学表现与肝囊肿很难鉴别。

ER7-12-27　胆管囊腺瘤

【鉴别诊断】

1. **囊腺癌**　二者的共同特点是低密度肿块,内部有间隔、可见壁结节等。鉴别要点为①肝囊腺瘤多为多房性肿物;囊腺癌以单房囊肿多见;②囊腺瘤包膜完整,其内可见多房纤维分隔,囊壁乳头赘生物少见,囊壁较光整;偶见间隔点状钙化;囊腺癌壁厚薄不均,可见乳头状壁结节向囊内突出,囊壁较多赘生物,肿瘤周围偶尔见有肝内胆管扩张。囊腺瘤恶变则赘生物增多;③增强扫描:囊腺瘤的分隔及包膜明显强化,囊腺癌的实质性部分较多,增强扫描中等度强化。

2. **间叶性错构瘤**　其表现与囊腺瘤相似,呈囊实混合型肿瘤,但好发于 2 岁左右婴幼儿。二者的发病年龄段对鉴别诊断帮助很大。

3. **肝包虫病**　多有牧区生活史,多发囊性低密度灶,内可有大量斑片状钙化,与正常肝组织分界较清,囊壁可有不完整的钙化环,内有子囊,亦可见间断性环形钙化。

4. **Caroli 病**　典型表现呈"串珠征",即肝内胆管囊肿表现为多个圆形水样密度,彼此间或其边缘上见轻度扩张的细小胆管与囊状病变相通;"新月征"即紧贴底部胆管壁的新月形。

5. **肝囊肿**　一般为单房无分隔囊性病灶,内呈均质液性低密度,边界清晰锐利,增强后囊壁无强化,无壁结节,临床症状不明显。

六、肝囊肿

【概述】

单纯性肝囊肿是一种退行性疾病,起源于错构性组织,发生率占人群的 2.5%,可单发或多发,多见于女性。囊肿内壁被覆柱状上皮,与胆管不相通,周围可有一层薄的纤维基质。小的囊肿无症状或症状轻微,多在体检时偶然发现。当囊肿明显增大时,可压迫周围脏器产生症状,胃肠受压,可引起恶心、饱胀、上腹隐痛;胆管受压可出现轻度黄疸。外力打击时囊肿破裂可引起腹腔积液甚至血腹。

【影像学表现】

1. **平片和 B 超**　X 线平片偶可见具有诊断意义的典型圆形或全囊壁钙化,巨大囊肿可使肝影增大。B 超对囊肿的诊断既简便又安全可靠,典型的囊肿显示液性低回声或无回声区,圆形,壁薄而光滑,与肝实质分界清晰,其后方可见回声增强。

2. **CT**　肝囊肿在平扫时呈圆形或椭圆形均匀低密度影,边缘锐利光滑,呈"穿凿样",CT 值在 0 ~ 20Hu,囊壁薄而不能显示。小的肝囊肿,由于部分容积效应,CT 值常偏高,另外囊内有出血及感染等时,

往往与实质性肝占位容易混淆,需增强扫描鉴别。肝囊肿壁无强化,囊肿密度无变化(ER7-12-28)。

ER7-12-28　单纯性肝囊肿 CT

3. **MRI**　典型的肝囊肿在 T_1WI 呈极低信号,T_2WI 呈高信号,信号强度均匀,边界清晰、锐利。少数囊肿内蛋白质或脂质含量较高,T_1WI 可呈等信号或高信号(ER7-12-29)。合并出血时,除在 T_1WI 信号升高,尚可见液-液平面。Gd-DTPA 增强后 T_1 加权图像囊肿壁及内部不强化。

ER7-12-29　肝囊肿 MRI

七、婴儿血管内皮细胞瘤

见本章"第八节　小儿肝脏肿瘤"。

八、间叶性错构瘤

见本章"第八节　小儿肝脏肿瘤"。

九、血管平滑肌脂肪瘤

【概述】

肝血管平滑肌脂肪瘤以中、青年女性常见,大多数无肝炎、肝硬化病史,肿瘤由血管、平滑肌和脂肪组织 3 种成分以不同的比例组合而成,病理形态学改变类似肾的血管平滑肌脂肪瘤。根据三种成分所占的比例不同,分为脂肪瘤型、肌瘤型、血管瘤型和混合型四种类型。其影像学特点主要取决于肿瘤内脂肪的含量及异常血管所占的比例。

【影像学表现】

1. **超声**　血管平滑肌脂肪瘤(angiomyolipoma,AML)由于含有脂肪组织的比例不同而回声差异较大,一般表现为边界清楚的均质或不均质强回声伴低回声肿块。少数 AML 由于脂肪含量小于 5%,表现为低回声结节或肿块,彩色多普勒显示 AML 血供丰富。超声表现特异性较差,不易将 AML 与血管瘤、肝腺瘤、含脂肪的肝癌和强回声转移瘤等区别开来。

2. **CT**　肿物密度差别很大,呈不均匀的等、低密

度肿块,其内含有脂肪样低密度区(CT值≤20Hu),呈局灶性或弥漫性分布,偶尔可合并出血、钙化,部分肿瘤可见假包膜。

动态增强扫描对于诊断意义较大。肿物内的血管成分表现为与血管瘤相似的强化方式:动脉期中度或明显增强,门脉期和延迟期仍持续强化。此种典型表现结合局灶性或斑块状脂肪成分即可提示诊断(图7-12-32)。

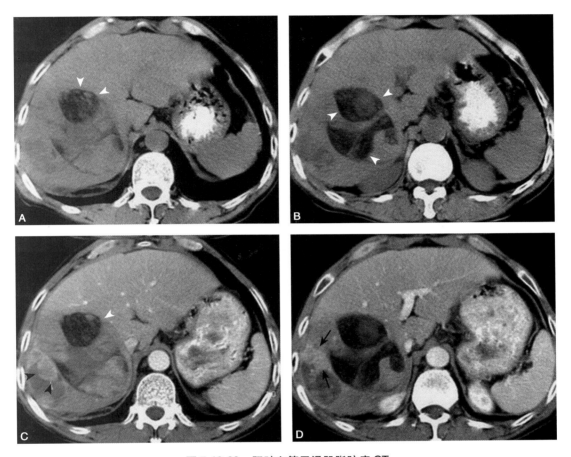

图 7-12-32　肝脏血管平滑肌脂肪瘤 CT
A、B. 平扫,肝右叶类圆形病灶,内呈混杂密度,可见多发斑块状脂肪密度。C、D. 增强,瘤内可见多发团片样、结节状强化,其内密度更加不均。周边可见低密度包膜

3. MRI　典型的 AML 表现为边界清楚、信号混杂的肿块,信号的组成与脂肪、平滑肌和血管成分对比有关。①T_1WI:一般以低信号为主,其内的脂肪成分表现为局灶性高信号;脂肪含量丰富的病灶在 T_1WI 上以高信号为主,伴斑点状低信号,采用脂肪抑制技术扫描时高信号区显著抑制;②T_2WI:肿块呈不均匀或均匀高信号,其内的血管表现为网状、结节状或线管状结构。动态增强扫描与 CT 强化方式相似。

具备典型影像学特点者诊断并不困难,但少数以平滑肌为主的 AML 表现缺乏特征性,易误诊为肝癌、肝腺瘤和局灶结节性增生等,需要穿刺活检。

【鉴别诊断】

1. 脂肪肉瘤　二者均可表现为肝内含有脂肪成分的混杂密度肿块,鉴别诊断有难度。要点包括:①AML 内含有血管成分,动态增强扫描强化较为显著,且有持续的延迟强化;脂肪肉瘤内的非脂肪成分一般呈轻中度强化,延迟期消退;②AML 多为边界清晰的肿块,一般不侵袭周围肝组织,肝内血管结构不受侵。而脂肪肉瘤为恶性肿瘤,可呈浸润性生长,与正常组织分界不清,可侵犯血管形成动静脉瘘等表现;③临床表现不同,脂肪肉瘤为恶性肿瘤,临床进展迅速,可有恶病质表现;AML 为良性肿瘤,多无明显症状,复查变化不大。

2. 肝癌　肝癌是肝脏常见的恶性肿瘤,大多数发生在肝炎和肝硬化的基础上,当肝癌出现脂肪变性时,可呈局灶或弥漫性分布,CT、MRI 平扫与 AML 表现很相似,大多数情况下动态增强扫描能将肝癌与 AML 鉴别,肝癌增强程度明显低于 AML。无肝炎病史和肝硬化背景有利于 AML 的诊断。

3. 肝转移瘤　恶性畸胎瘤和脂肪肉瘤的肝转移,

其 CT、MRI 表现有时与肝血管平滑肌脂肪瘤（HAML）相似，病史有助于肝转移瘤与 AML 的鉴别。

4. 肝腺瘤 肝脏少见的良性肿瘤，多见于育龄期妇女，与口服避孕药有关，亦可发于口服类固醇类药物的男性，出血及坏死常见，CT、MRI 表现并无特异性，病史可帮助鉴别诊断，出血和坏死有助于腺瘤的诊断。

5. 局灶性结节增生（FNH） 当 FNH 发生脂肪变性或出血时，MRI 扫描与 AML 相似，鉴别诊断主要在于大部分 FNH 无包膜，中心可见纤维瘢痕组织。综合应用超声、CT 和 MRI 能显示 AML 中的脂肪成分和血管，大多数情况下诊断并不困难。

十、肝脏炎性假瘤

【概述】

炎性假瘤（inflammatory pseudotumor）是由于肝内血管病变引起肝组织梗死或脓肿后期胆汁外渗进入肝实质，引起局部无菌性炎症，刺激肝组织增生形成的肿瘤样团块，以纤维组织增生和慢性炎症细胞浸润为特征。大体病理为肝内无包膜的肿块，镜下可见各种炎症细胞浸润和纤维组织、巨噬细胞、纤维母细胞等，以及数量不等的肝实质成分如肝细胞岛、胆管、静脉等组成。组织学上分为浆细胞肉芽肿型、血管炎型、黄色肉芽肿型、坏死型和硬化型等类型。

【影像学表现】

1. 超声 炎性假瘤多表现为边界清楚的低回声肿块，其内回声混杂，可合并出血坏死。超声表现缺乏特异性，极易与肝细胞癌混淆。

2. CT 肿瘤一般呈类圆形、椭圆形或不规则形，平扫呈等密度或混杂稍低密度，边界比较模糊。增强扫描时，由于炎性假瘤缺乏动脉供血，因此动脉期无强化，是较为特异性的表现，具有鉴别诊断意义。静脉期和延迟期，病灶可均匀强化，或周边轻至中度环状强化，环状带宽窄不一；病灶的中心有时可见强化，呈轻微的靶征。

3. MRI 病灶在 T_1WI 上多为稍低信号或等信号，T_2WI 则多为等信号或略低信号，少数为稍高信号，部分边缘欠清，有时信号不均匀，可见其中小点片或条索状纤维组织样混杂信号。增强扫描，由于炎性假瘤缺少肝动脉供血，故动脉期时无明显强化。门静脉期尤其延迟扫描病灶均有强化，其强化表现有多种类型。以边缘强化为主，有些病灶周围强化后与肝实质成为等信号，而有病灶缩小感，但信号始终不能变为与肝实质完全相等（ER7-12-30）。

【鉴别诊断】

1. 原发性肝癌 患者有肝炎肝硬化病史，AFP 升

ER7-12-30 肝脏炎性假瘤

高，T_2WI 信号多偏高，病灶内无纤维分隔。动脉期强化明显，而门静脉及延迟期病灶信号下降，退出快，门静脉内有癌栓、鉴别较易。但与部分少血供的小肝癌及不典型的纤维板层型肝癌鉴别较难，必要时行穿刺活检。

2. 转移性肝癌 多为门静脉供血，动脉期多为少血供病灶，门静期亦可边缘强化，但其多为多发病灶，具有原发灶病史，典型病灶为"牛眼征"表现，瘤周水肿明显，T_2WI 信号增高。

3. 胆管细胞癌 为原发性肝癌的组织学亚型，可早期强化，且多可延迟强化与炎性假瘤有类似特征，但其多位于肝左叶，且多大于 5cm，病灶内或周边常见到扩张的胆管，T_2WI 多为不均匀高信号，以资鉴别。

4. 局灶性结节增生 T_1WI、T_2WI 多为等信号，亦可为稍低或相对高信号，常见病灶内中心瘢痕，向四周构成放射状分隔且其瘢痕组织中含有血管，扩张的胆管和炎症细胞，呈现 T_1WI 低信号，T_2WI 为高信号，而其他病变瘢痕组织 T_2WI 为低信号。

5. 肝腺瘤 青年女性多见，与口服避孕药有关，多包膜，无纤维分隔，易合并出血，不同血肿时期表现出不同 MRI 信号。

十一、胆管错构瘤

见本章"第八节 小儿肝脏肿瘤"。

十二、肝内肾上腺剩余瘤

肝内肾上腺剩余瘤（adrenal rest tumor）是肾上腺皮质细胞异位于肝实质内，本病非常罕见，诊断时首先要确定肾周的肾上腺腺体是否正常，以排除转移至肝的肾上腺恶性肿瘤。诊断依赖病理，证实病变组织内含或者分泌类固醇激素是诊断该病的重要依据。

十三、嗜铬细胞瘤

【概述】

极为罕见，大多数观点认为肝原发性嗜铬细胞瘤病例实际上是转移性嗜铬细胞瘤，但静脉血儿茶酚胺测定和 CT 扫描找不到其他部位的嗜铬细胞瘤。内分泌检查肝静脉血儿茶酚胺浓度极高，而肾上腺静脉血儿茶酚胺浓度正常。肿瘤肉眼观为肝内孤立性肿块，边界清楚，瘤组织边缘为厚纤维包膜。

【影像学表现】

肝内嗜铬细胞瘤与发生在肾上腺区的嗜铬细胞瘤表现相似,为肝内孤立的实质性肿块,边界清晰,有包膜,以低密度为主,合并出血坏死或含有脂肪成分呈混杂密度,也可见囊变区(ER7-12-31)。MRI 的 T_1WI 上以低信号为主,其内的脂肪成分和出血可表现为高信号,T_2WI 呈中度以上高信号,较 HCC 信号高,但低于囊肿和血管瘤。嗜铬细胞瘤血供比较丰富,CT 或 MRI 增强扫描可表现为中度强化。

ER7-12-31　嗜铬细胞瘤

【鉴别诊断】

纤维隔板层型肝细胞癌组织学改变类似嗜铬细胞瘤,具有多发的薄的纤维间隔,但前者还具其他形态学特征,包括中心纤维性瘢痕和强化特征,癌组织内可见胆汁分泌、明显的血窦并衬有内皮,无儿茶酚胺产生,上述特征可供鉴别。

十四、畸胎瘤

【概述】

肝畸胎瘤是少见的良性肿瘤,文献报道不多。绝大多数发生在婴儿和儿童,个别发生在成人。瘤内成分复杂,含有皮脂样物质、结缔组织、软骨和骨样组织,还有腺上皮,肿物周围肝细胞可发生脂肪变性。

【影像学表现】

1. **超声**　肝畸胎瘤的声像图表现复杂,有以下特点:边界清晰,有完整的包膜;多数为囊实性,无回声区可见于肿瘤的包膜下;有的强回声团伴声影,或分隔伴有钙化;肿瘤周围的肝实质受压,但回声正常;彩色多普勒血流显像于肿瘤的实性部分常能测到动脉血流,门静脉及肝动脉的血流一般无明显变化。

2. **CT 和 MRI**　畸胎瘤在 CT 上表现最为典型,为混杂密度肿块,其内有脂肪、骨骼或钙化及软组织影。肿瘤有完整的包膜,因此边界清晰,有时可见瘤周不连贯的环状钙化影或骨样组织,或瘤内的散在点状高密度影。增强扫描病灶一般强化不明显(ER7-12-32)。MRI 对于瘤内脂肪的显示具有特异性,但报道很少。

【鉴别诊断】

1. 肝内含脂肪的肿瘤,如脂肪瘤、脂肪肉瘤、血管平滑肌脂肪瘤等。畸胎瘤的成分较上述肿瘤更为复

ER7-12-32　肝脏畸胎瘤

杂,如仔细观察可见钙化和骨骼等成分。

2. 肝结核。二者均可出现钙化灶而形成混淆。肝结核为继发的全身结核病的一部分,结合典型的病史和其他脏器的表现可作出诊断。

十五、异位胰腺

【概述】

发生胰腺组织异位的最常见部位是十二指肠、空、回肠,发生于肝的则较少见。肝内的胰腺异位一般发生在成年男性,有报道病变位于肝门部胆管周围。临床主要表现为腹部不适或低血糖症。肿瘤大小不一,有包膜。

【诊断与鉴别诊断】

影像学检查仅能显示肝内非特异性的实质性肿块,增强扫描时呈富血管表现,动脉期有迅速明显强化,与胰腺组织相似,但诊断困难,依赖于穿刺活检或手术病理。影像学表现需要与转移性胰岛细胞癌和 FNH 鉴别。前者有胰腺原发肿瘤的表现,同时肝内病灶一般为多发;后者则好发于年轻女性,有中心瘢痕等特点。

十六、肝紫斑病

肝紫斑病(peliosis hepatitis)是一种罕见的良性病变,以肝实质内形成多个充血囊腔为特征,多见于成人,其发病与医源性因素相关,如长期使用性激素、避孕药或免疫抑制剂等药物,造成肝静脉阻塞或对肝窦屏障产生毒性作用所致。病理上表现为肝内单发或多发囊样扩张的血液滞留腔,直径从 $1\sim5cm$,呈圆形或不规则形,其内壁并非囊肿样上皮结构,而是由扩张的 Disse 腔和扩张的肝窦形成。临床表现隐匿,确诊需依赖病理。病灶较大时可自发破裂引起出血。

超声上病灶呈不均质回声,其内可引出血流信号。CT 征象取决于病灶的大小,小于 1cm 的病灶缺乏特异性,多表现为低密度影,较大的病灶可呈混杂密度,很少钙化。

增强扫描有多种强化方式:①边缘强化,延迟期强化较动脉期显著,甚至可见中心强化,这种表现多见于较大的病灶,其表现与 HCC 容易混淆,或与硬化性血管瘤相似;②显著强化,边缘不清,多见于 3cm 以下的病灶,这是由于病灶与血窦之间存在交通,造影

剂从肝血窦直接进入病灶所致;③无明确强化,表现为低密度囊腔:此种表现见于合并窦腔栓塞的病灶,各时相强化不明显。

MR扫描对肝紫斑病特异性较高,其内的出血在T_1WI和T_2WI均可呈高信号。

肝动脉造影可见大量造影剂进入病灶内,在动脉期和实质期均可见染色。

第七节　原发性肝癌

一、原发性肝细胞癌

【概述】

原发性肝癌是世界上最常见、最严重的10种恶性肿瘤之一。我国是乙肝大国,也是肝硬化、肝癌大国,每年约10万人死于肝癌。40岁以上的中年人,有5年以上的肝炎病史或乙型肝炎病毒抗原标记物阳性者,有5~8年以上的酗酒史,并有慢性肝病临床表现者以及已经确诊的肝硬化患者,应列为肝癌高危人群,应每半年进行一次血清甲胎蛋白(AFP)的检测及B超检查,发现可疑病灶及早治疗。

原发性肝癌有来源于肝细胞的肝细胞癌(hepatocellular carcinoma,HCC)、来源于肝内胆管上皮细胞的胆管细胞癌和同时包括肝细胞及胆管细胞的混合型肝癌三种类型,大体形态一般可分为4型:

(1)巨块型:癌组织呈大块状,可以是单个巨块,直径在5cm以上,也可由许多密集的结节融合而成,常侵犯门脉形成癌栓,病灶周围常有小的散在结节,称子灶。

(2)结节型:癌结节可以是单个或多个,大小不等,分布在肝左、右叶,也有数个结节融合成一个较大结节。

(3)巨块结节型(混合型):指巨块伴单个或多个结节病灶。

(4)弥漫型:此型最少见,整个肝脏有弥漫分布的细小癌结节。此型最易形成门脉癌栓,肝硬化的程度也最重。

【影像学表现】

1. 超声

(1)包膜:结节型肝癌常有纤维性假包膜,其声阻抗较周围肝组织及癌肿均高,因此形成界面反射,在二维声像图上可显示一圈细薄的低回声膜包围整个癌肿节。

(2)内部回声:肝癌可合并出血、坏死、脂肪变性及铁质沉积,因此瘤内回声高低不一,且具多变倾向。可呈低回声、高回声、混合性回声和等回声。

(3)癌结节的彩色血流:肝癌血供丰富,彩色多普勒超声可监测肝癌内的血供情况。瘤内血管表现为树干状、彩点状或彩色镶嵌的"簇状"斑块,癌结节周围的血流可表现为整圈状或弧形围绕,可测出搏动性动脉血流频谱,周边尚可见连续性门脉血流。

(4)癌栓:癌栓可出现在门静脉系统、肝静脉系统或胆道系统。

(5)淋巴结转移:表现为圆形或椭圆形低回声灶,单个或多个。

2. CT　原发性肝癌的CT表现不仅取决于肿瘤的病理和血流动力学特点,还与周围未侵犯的肝组织状况有关。大多数原发肝癌合并肝硬化表现,如肝叶比例失调,肝脏体积缩小,肝裂增宽,肝表面及实质内结节样改变,脾大以及门静脉高压的各种征象。

(1)CT平扫:绝大多数肝癌表现为低密度,也可为等密度或混合密度,脂肪肝时可呈高密度。癌肿内密度常不均匀,有坏死、囊性变或脂肪变性表现为低密度,合并出血时表现为低密度的病灶中有斑片状高密度区。肝表面的不规则隆起、肿瘤内镶嵌样表现(结节内结节)以及瘤周低密度环影(假包膜)是肝癌较具特异性的表现。

(2)增强扫描:肝癌的血供与肝实质相反:肝动脉供血占70%以上,门脉供血不足30%。因此在多时相增强扫描上有特殊的表现。动脉期癌灶一般强化显著,单支动脉供血为主的小病灶可均匀强化,较大的病灶一般有多支动脉供血,表现为多发斑片状强化;静脉期,肝癌由于缺乏门脉供血,可呈低灌注改变,典型者呈"快进快出"的强化方式。但也有部分病灶造影剂廓清较慢,所以在门脉期仍呈相对高密度;延迟期,此期肝癌以密度为主要表现(图7-12-33)。肝癌的假包膜动脉期和门脉期一般呈低密度,延迟期可环形强化。

(3)CTA和CTAP:肝癌主要接受肝动脉供血,因此在CTA上增强十分显著,明显扩大了与正常肝实质的密度差异。肝脏的血供以门静脉为主,CTAP极大地提高正常肝组织的CT值,HCC则呈低灌注区(图7-12-34)。CTA和CTAP两者结合,不仅显著提高了诊断HCC的特异性,而且有利于小病灶的检出,同时又提高了敏感性。

(4)碘化油CT:经导管于肝动脉注入少量碘化油与多柔比星混悬液,术后1~2周行CT检查,此称为碘化油CT。由于肝癌内缺乏Kupffer细胞,不能有效清除碘化油,因而碘化油能长时间选择性聚集于肝癌组织中从而显影,此方法可有效地提高1cm以下小肝癌的检出率。

3. MRI　对于肝脏占位病变,MRI是敏感性和特

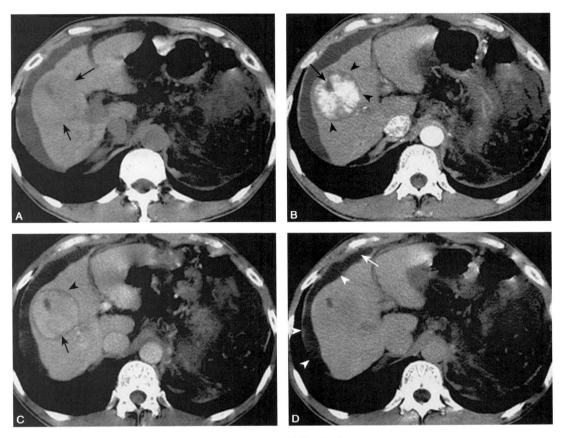

图 7-12-33　结节型肝癌

A. 平扫 CT,肝脏严重萎缩,肝表面凹凸不平,肝右叶类圆形结节,稍低密度,突出于肝表面,隐约可见低密度包膜;B. 动脉期,病灶明显强化,直径约 5cm,可见脐样坏死(长箭头),包膜更加清晰(短黑箭头);C. 门脉相,肿瘤密度降低,坏死范围扩大;D. 延迟相,肿瘤呈稍低密度,注意肝表面的腹水(白色短箭头),脾脏已经切除

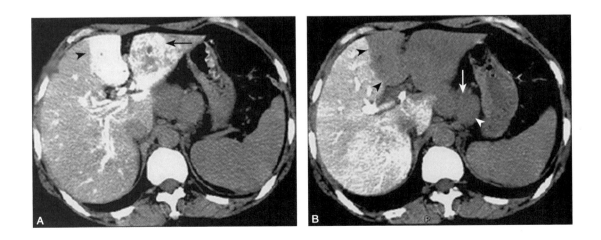

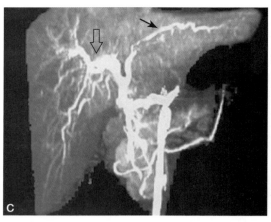
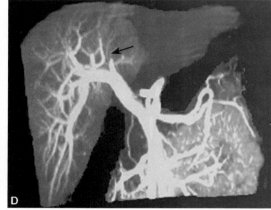

图 7-12-34 原发性肝细胞癌

A. CTA,左外叶肿瘤,不均匀强化(长箭头),S4 段均匀强化,右缘呈"直线征"(黑色短箭头);B. CTAP,肝右叶不均匀强化,对应 CTA 显示的左叶强化区在 CTAP 上呈低密度,注意腹腔淋巴结肿大(白色短箭头);C. CTA 图像肝动脉 MIP 重建,左外叶肝动脉迂曲、扩张,为肿瘤供血动脉(黑箭头);肝门部门静脉提前显影,为肿瘤侵犯形成 APS(空心箭头);D. CTAP 图像门静脉 MIP 重建:门脉左支截断(黑色箭头),肝左叶门脉灌注显著下降

异性均很高的检查方法,尤其是肝硬化背景上各种结节与肝细胞癌的鉴别。

(1)MRI 平扫:肝癌细胞含水量比正常肝组织高,因此 HCC 在 MRI 扫描的 SE 序列上总体呈长 T_1、长 T_2 信号,信号强度的变化与脾脏相似。部分癌灶脂质含量较高、合并出血,或铁质沉积时可改变组织

的弛豫时间,T_1WI 信号发生改变,呈高信号。较大的肝癌在 T_1WI 上以不均匀的低信号为主,其内可见混杂高、低信号区。包膜在各个序列上均呈低信号,肿瘤突破包膜呈浸润性生长,或瘤周水肿较明显时,边界模糊不清(图 7-12-35)。部分结节型肝癌内部可见小结节,称为"结节内结节"或瘤内镶嵌,为肝硬化结

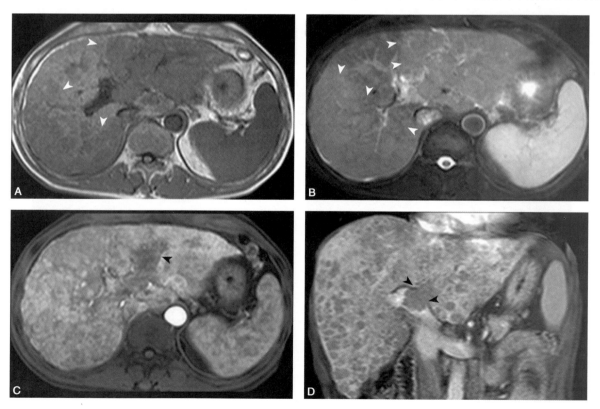

图 7-12-35 弥漫型肝细胞癌

A、B. 平扫 T_1WI 和脂肪抑制 T_2WI,除 S4 段外,肝左右叶可见大片异常信号,由无数小结节融合而成,T_1WI 呈稍低信号,T_2WI 呈稍高信号;C. 增强扫描动脉期 病变区不均匀强化,门脉左支增宽(箭头所示);D 实质期冠状面 病变区呈低信号,其内弥漫分布无数个小结节,注意门脉主干内充盈缺损(箭头所示),为肿瘤侵犯形成癌栓

节癌变的典型表现。

（2）增强扫描：动态增强 MRI 可反映 HCC 的分化程度、组织结构和血流动力学，增强比率与肿瘤细胞间窦状血管的扩张程度成正比，与肿瘤细胞的分化程度成反比。中、低分化的肝癌窦状血管腔的明显扩张，是肿瘤在动脉期明显强化的病理基础。肿瘤内新生血管密度也与肿瘤的强化类型相关，并对预后有直接影响。

肝癌在动态 MRI 增强扫描时可表现为速升速降型、速升缓降型、缓慢上升型和轻微强化型四种强化类型。速升速降型 HCC 常见于肿瘤内新生血管丰富的 HCC，缓慢上升型则多见于间质成分丰富的癌肿。小肝癌可表现为增强早期的均一强化，这是肿瘤分化好的特征，随着肿瘤的进展，相对富含血管的低分化区域的扩大，动脉期强化更显著，同时由于肿瘤内部分化的不均衡，强化也趋于不均匀。

4. 血管造影 血管造影异常表现（ER7-12-33）：

ER7-12-33 原发性肝细胞癌血管造影

（1）肝动脉变形、移位、扭曲。

（2）肝动脉增多——不透明的血管数增加。

（3）新生血管——小的异常血管。

（4）肿瘤染色——瘤内毛细血管充盈增多，常是小于 3cm 的肿瘤的唯一表现。

（5）动静脉瘘——常见于原发肝癌，动脉相造影而有肝静脉或门静脉显影。

（6）血管湖——形态规则、大小不一的充盈区，常见于海绵状血管瘤。

（7）血管池——不规则，多见于恶性肿瘤，消失很快。

（8）动脉包绕——血管口径和走行突然异常改变，常见于胆管癌。

（9）门脉癌栓——门静脉内充盈缺损。

（10）线样或条纹样征——供给门脉癌栓的很小的营养动脉。

5. 肝癌的转移途径

（1）侵犯门静脉系统，形成门脉癌栓：这是肝癌最主要的转移方式。门静脉系统受侵犯以结节型肝癌最少见，占 3%，巨块型 60.1%；弥漫型占 94%。癌栓有下列几种形态：局部结节状、条状、分支状充盈缺损、Y 型（整个门脉系统受累）以及新月形。

门脉癌栓的主要表现为：①受累的血管增宽，分支直径大于主干，或主干和分支粗细不成比例。CT 平扫呈等密度；MRI 平扫受累血管的流空现象消失，管腔内软组织影信号与 HCC 相似。②增强后癌栓呈充盈缺损。③受累静脉因滋养血管代偿扩张可见管壁强化。④主干及大的分支血管旁形成侧支血管。尚有特殊类型的 HCC 主要以侵犯门脉形成癌栓为主，肝实质内的肿瘤反而较小（图 7-12-36）。

（2）侵犯肝静脉和下腔静脉，形成癌栓：临床特征为下肢和腹壁水肿。影像学表现为受侵犯的血管狭窄不规则，或完全被肿瘤包绕，或形成腔内充盈缺损。个别病例向上可一直延伸到右心房内（ER7-12-34）。

（3）侵犯胆管和胆囊：肝癌细胞浸润性生长，侵犯胆管壁形成胆管腔内癌栓，进而产生梗阻性黄疸。ERCP 检查表现为胆管腔内的充盈缺损。超声和 CT 均表现为肝内占位和胆管腔的扩张，并充满实质性肿物（图 7-12-37）。

（4）淋巴结转移：肝癌淋巴结转移最容易出现在肝门组、门腔间隙组以及腹主动脉和下腔静脉旁组。肿大淋巴结多表现为分离结节，可部分融合成团，轻至中度均匀强化，包绕血管，常表现为多组、跳跃式淋巴结转移（ER7-12-35）。大的淋巴结可压迫肝门胆管，导致左、右肝内胆管扩张。

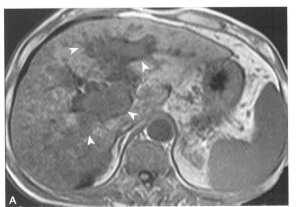

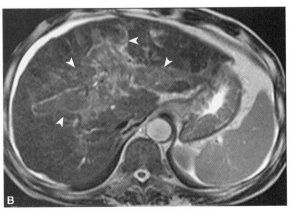

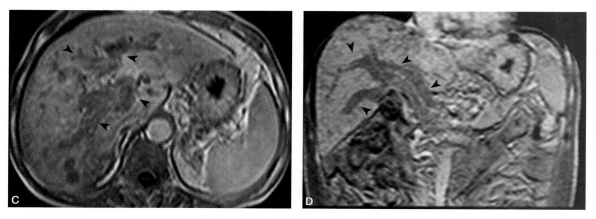

图 7-12-36 广泛门脉癌栓

A、B. 平扫 T_1WI 和 T_2WI,肝右叶可见大片异常信号,由无数小结节融合而成,T_1WI 呈稍低信号,T_2WI 呈多发小点状稍高信号,边界不清;整个门脉系统增宽,腔内血管流空信号消失,代之以软组织信号影(箭头所示);C. 增强扫描,肝右叶病变区不均匀强化,门脉系统内弥漫性充盈缺损改变(箭头所示);D. 实质期冠状面,门脉内分支状充盈缺损(箭头所示)

ER7-12-34 腔静脉癌栓

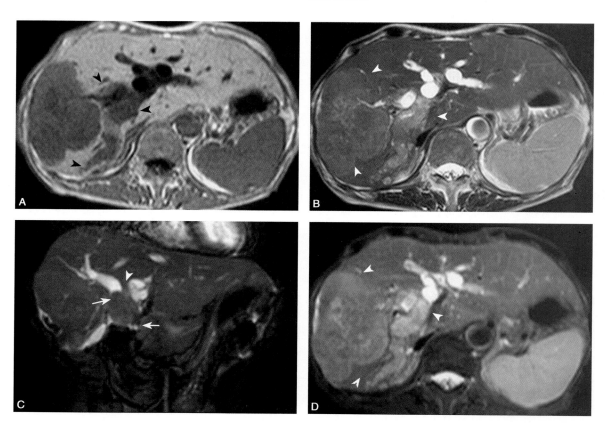

图 7-12-37 胆管内癌栓

A、B. 平扫 T_1WI 和 T_2WI,肝右叶巨块型 HCC,分叶状,T_1WI 低信号,T_2WI 混杂稍高信号,中心见不规则坏死区,肿瘤侵犯胆管,肝内胆管显著扩张;C. 脂肪抑制 T_2WI,肿瘤侵犯胆管形成胆管内癌栓(箭头所示);D. 脂肪抑制 T_2WI,癌栓信号与肿瘤相似,门脉受压变窄

ER7-12-35 肝癌淋巴
结转移

（5）直接侵袭:肝癌细胞可以直接侵袭和浸润肝包膜,临近肝被膜的癌结节亦可浸润邻近器官和组织,如横膈、胃、结肠、右侧胸腔等。

（6）播散转移:一般发生在肝癌晚期,位于肝脏表面的癌灶破坏肝包膜发生种植性转移,以腹膜种植最为常见(图 7-12-38)。

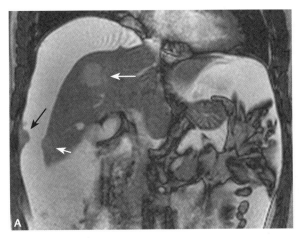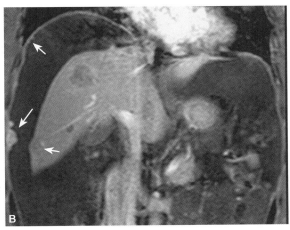

图 7-12-38　肝癌腹膜种植转移

A. T₂WI,肝内多个癌结节(白色箭头),腹腔内大量积液,腹膜上可见小结节,信号与肝内病灶相似;B.增强扫描,肝内癌结节不均匀强化,腹膜上多个大小不等结节强化明显(白箭头)

（7）远隔脏器转移:肺转移最为常见,尚可转移至骨骼、肾上腺、脑、皮肤、口腔等处。

【特殊类型的肝癌】

1. **小肝癌**　单个癌结节直径≤3cm,或 2 个相邻的癌结节直径之和≤3cm 时,称为小肝癌。研究表明,肝癌在体积接近 3cm 时,是 DNA 开始从二倍体向异倍体发生转变最多的时期,这时期的 HCC 生长增殖开始加速、生物学行为开始从早期相对良性的状态向进展期明显恶性状态转变,此时手术,预后相对较好。

小肝癌主要由肝动脉供血,超声扫描一般为低回声,增强 CT 扫描典型的表现为动脉期肿瘤呈明显强化的高密度结节,门静脉期呈低密度,即"快进快出",部分病灶门脉期可呈等密度或稍高密度,但延迟扫描则一般呈低密度,小肝癌一般都有完整的包膜。

MR 对于小肝癌的诊断更具敏感性和特异性,尤其是合并严重肝硬化的病例。诊断要点包括①结节的大小:虽然大小不是判断结节是否癌变的唯一标准,坏死后性肝硬化也可出现大于 1cm 乃至 2~3cm 的再生结节或不典型增生结节(DN),但多数肝硬化背景上的结节癌变通常表现为较其余结节增大、信号异常的病灶,包膜完整。②T₂WI 呈稍高信号,与脾脏相似或稍低于脾脏但高于肝实质,这是小肝癌较具特色的表现。小肝癌在 T₁WI 可以表现为稍高、等或稍低信号,这是由于病灶内脂肪变性、纤维化、铁沉积等因素共同作用的结果,所以 T₁WI 上病灶的信号缺乏特异性的诊断价值,而大多数小肝癌在 T₂WI 呈稍高信号,是借以与不典型增生结节区别的要点之一。少数情况结节内出血、铁质沉积时,癌结节在 T₂WI 上信号降低,此时仅凭平扫难以诊断,需要增强扫描。③动态增强扫描:癌结节动脉期强化,实质期和延迟扫描呈低信号。④包膜:小肝癌通常有完整的包膜,由纤维组织构成,平扫各个序列一般表现为低信号的晕环,增强扫描至延迟期可呈环形强化(图 7-12-39)。

2. **纤维板层型肝细胞癌**　纤维板层型肝细胞癌(FL-HCC)是少见的特殊类型肝癌,好发于年轻患者,没有肝脏慢性疾病,男女发病率相似。肿瘤好发于肝左叶,多为分叶状肿块、界限清楚,可有假包膜,剖开瘤体可见特征性的放射状或分隔状致密瘢痕;组织学表现具有特征性,即癌巢间有宽窄不一、呈板层排列的胶原纤维带,肿瘤因此而获命名。实验检查 HBsAg 阴性,AFP、CEA、AKP 等均为正常或略升高。此型肝癌预后较普通的 HCC 为好。

【影像学表现】

超声扫描肿块以低回声和混杂回声居多,少数呈均匀强回声,钙化检出率最高达 30.0%,存在出血或坏死液化时呈区域性无回声,多普勒超声显示肿瘤实

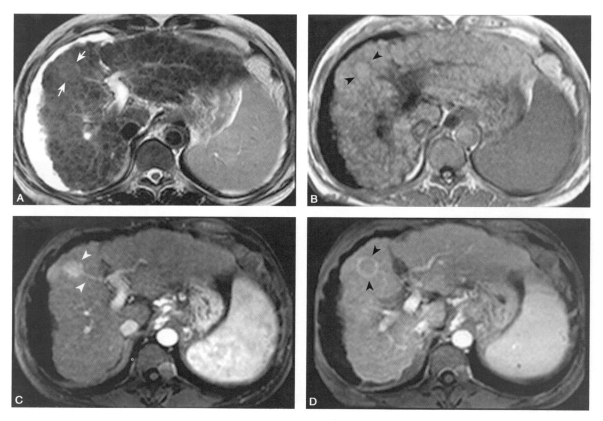

图 7-12-39 小肝癌

A. FSE T_2WI,肝脏萎缩,腹水,肝内弥漫分布结节影,S4 段一直径约 2cm 的结节,呈稍高信号;B. 病灶在 T_1WI 上呈稍高信号,周围隐约见低信号包膜;C. 动脉期,结节强化明显,可见肝左动脉分支供血(箭头所示);D. 延迟期,肿瘤呈低信号,包膜环形强化

性部分动脉血供丰富。

CT 扫描显示为单发分叶状肿块,可见中央星芒状瘢痕(35.0% ~ 75.0%)、肿块内钙化(25.0% ~ 55.0%),动脉期肿瘤强化明显,瘢痕平扫呈低密度,各时相均不强化(ER7-12-36)。肝门淋巴结转移发生率高于普通型 HCC。

ER7-12-36 纤维板层型肝癌

磁共振扫描的 T_1 加权像肿块呈不均匀低信号,T_2 加权像呈混杂高信号,部分病例 T_2WI 肿瘤信号较普通型 HCC 低。中央瘢痕及纤维索条在 T_1WI 和 T_2WI 均呈低信号,多不强化,这是 FL-HCC 和 FNH 鉴别的重要依据之一。

FL-HCC 血供丰富,血管造影检查为富血供改变,实质期染色不均匀,其内条状低密度区代表瘢痕结构,瘤栓形成及动静脉瘘少见。有些患者的肿瘤血管呈放射状,酷似 FNH 血管造影表现。MR 对瘤内的钙化显示不如 CT。

纤维板层型肝癌首先要与 FNH 鉴别。二者均好发于青年,无基础肝脏病变,肿块中心均常有瘢痕。鉴别要点:①FL-HCC 的肿块较大,直径大多在 10cm 以上,而 FNH 的直径多≤5cm;②FL-HCC 的中心瘢痕于 T_1 及 T_2 加权像显示均为低信号,增强扫描不强化,而 FNH 的中心瘢痕于 T_2 加权像上大多数为高信号,增强扫描延迟相明显强化;③除了瘢痕结构外,无论是增强还是平扫,FL-HCC 的瘤体密度或信号倾向于混杂不均,而 FNH 多较均匀;FNH 钙化发生率很低(1.50%)。

中心瘢痕同样可见于巨大血管瘤,因此纤维板层型肝癌尚需与巨大血管瘤鉴别,后者呈现典型的血管性肿瘤强化方式,动脉期周边结节状强化,并随着时间的推移呈渐进性的向心性充填。FL-HCC 则在动脉期呈现弥散的斑片状强化。

3. 硬化型肝细胞癌 为富含大量纤维组织的原发性肝癌,纤维组织将上皮成分分割成小块状。肿瘤分界清晰,但无包膜,可见肿瘤组织向周围肝脏实质内伸入。硬化型 HCC 中出血坏死极其少见,这与普通型 HCC 不同。载瘤区肝实质可出现局部萎缩。

硬化型 HCC 在血管造影、动态 CT 扫描和 MRI 检查中均表现为富于血供和持续增强,反映出肿瘤血供丰富,并富含纤维组织的特点,较大肿瘤中亦少见坏死、囊变及出血。T_1WI 中多呈低信号,T_2WI 中呈高信号。动态增强检查中,肿瘤增强常始于早期,并持续到晚期。

4. HCC 肉瘤样变　在 HCC 梁索状结构的基础上,可见多形性梭状肉瘤样细胞,呈侵袭性窦状生长,无包膜,易发生肝内转移、门脉侵犯和肝外转移。尸检证实其发生率在 HCC 中仅占 3.9%;但经动脉化疗栓塞(TAE)治疗 HCC 后,肉瘤样变的发生率呈上升趋势。

CT 表现为不规则边界的肝内肿块,多呈完全低密度,少数亦可表现为中心低密度而外周高密度;有延迟或持续周边强化;常见肝内转移和淋巴结肿大。易坏死,增强扫描肿瘤呈周边环状强化,中心不增强区域为凝固坏死和出血。延迟扫描呈持续增强。

5. 外生型肝癌　肿块主要向肝外生长,不累及或仅少部分累及肝实质。可分为两种类型:一种为带蒂型,多见于肝右叶,瘤体通过蒂和肝脏连接并获取营养,本身不影响肝脏整体形态和完整性,常可侵犯周围组织或器官如结肠、结肠系膜等;另一种为无蒂型,多见于肝左叶。少部分瘤体仍位于肝脏内,主体在肝外,最大横径大于肝内部分或瘤体和肝脏的交界处,是与巨块型肝癌鉴别的主要依据(图 7-12-40)。

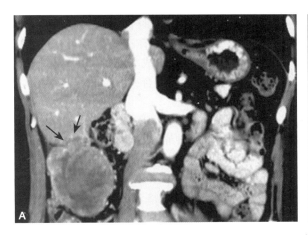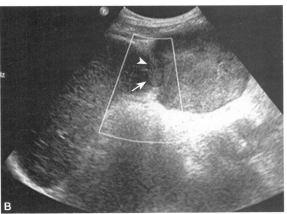

图 7-12-40　肝右叶外生型肝癌

A. 增强 CT,门脉期冠状 MPR,肝右叶下方椭圆形肿块,呈混杂低密度,借窄蒂与肝实质相连(箭头所示);B. 超声,肿物呈混杂回声,与肝实质相连处形成界面

诊断要点包括:①肿块的绝大部分位于肝外;②肿块与肝少许相连或相邻;③肝动脉造影可见肿块由肝动脉供血,肿瘤染色明显。

肝癌外生与肝外肿瘤侵犯肝的鉴别:平扫及增强扫描示外生型肝癌实质性部分与肝脏的密度或信号相差不大,注射造影剂后二者同步增强,且前者可有囊变和坏死的低密度区。而肝外肿瘤缺乏上述表现且肝多有受压性改变。

【鉴别诊断】

1. 血管瘤(hemangioma)　鉴别要点①超声:血管瘤在超声扫查时以均匀强回声为主,HCC 则以低回声为主,合并出血坏死者呈混杂回声;②CT:血管瘤在动态 CT 上由肿块边缘开始强化,呈结节状、棉团状,逐渐向中心呈渐进性强化,强化维持时间较长,在门脉期时仍为高密度,延迟到 3min 以上仍有强化;而 HCC 则早期强化,呈斑片状或均匀强化,至门脉期逐渐消退,延迟期呈低密度;③MRI:血管瘤在 T_2 加权像上呈明显的高信号,而 HCC 则呈稍高信号,可以鉴别。

2. 局灶性结节增生(FNH)　FNH 多发于无肝硬化的肝脏并常见于肝包膜下,有中心瘢痕。鉴别要点①超声:FNH 多呈均匀低回声,也有的显示为等回声或强回声。中心瘢痕呈强回声,彩色多普勒上如能证实其中有动脉,便可鉴别。②CT:FNH 在动态 CT 的动脉相呈一过性浓染为其特征性表现,门静脉相及平衡相呈等密度,其中心瘢痕延迟强化。③MRI:T_1 加权呈低信号,T_2 加权上呈高信号,系非特异性所见。与动态 CT 同样,中心瘢痕中证实有血管存在为其鉴别点。

3. 肝细胞腺瘤(hepatocellular adenoma)　好发于年轻女性,部分有明确的口服避孕药史。鉴别要点①超声:因肿瘤有出血而常呈不均匀回声,无出血者作低至高回声显示;②CT:动脉相腺瘤多明显强化,其强化程度介于 HCC 和 FNH 之间;门静脉相及平衡相与 FNH 相似,呈等密度;③MRI:腺瘤多表现为 T_1 加权上呈等至低信号,T_2 加权上呈高信号。伴内部出血者依出血时间而信号水平不一,T_1WI 可见斑片状高信号或混杂信号。增强 MRI 所见如同动态 CT。

4. 富血供的转移性肿瘤　肉瘤、类癌、内分泌肿瘤、黑素瘤、胃肠道的黏液腺癌等转移到肝脏时也为富血供的,肝动脉期扫描时也可明显强化,需和肝细胞肝癌鉴别。在明确原发肿瘤病史的情况下,诊断不难;在原发肿瘤部位不明确的情况下,鉴别诊断有一定难度。转移性肿瘤多为多发病灶,可遍布全肝;此外,多数富血供的转移灶在门脉期扫描时仍可见到强化表现,即其强化持续时间较肝细胞肝癌长,但和血管瘤不同的是始终不完全充填,多表现为环形强化,故可以此进行鉴别。

5. 动脉-门静脉短路(arterio-portal shunt,APS)
APS虽非为肿瘤,但增强扫描有时易与HCC混淆。表现为①CT:在动脉相呈一过性强化,为与之吻合的门脉所属短路区的肝实质强化,并于动脉相和门静脉相可见染色区内的门静脉支。染色区形态多呈楔状;②MRI:表现与动态CT相似,但T_1及T_2加权图像上无异常信号。

6. 血管平滑肌脂肪瘤(angiomyolipoma,AML)
此为含有脂肪的肿瘤,须与伴有脂肪变性的HCC相鉴别。本病在组织学上系由脂肪细胞、血管和平滑肌构成,无包膜,影像显示依脂肪组织的多寡而各异。鉴别要点①超声:脂肪部分呈高回声,血管及平滑肌部分则呈高低不一的回声;②CT、MRI:在动态CT和MRI上,肿瘤的血管成分明显强化,且延迟强化,可以与HCC相鉴别。

7. 不典型增生结节(dysplastic nodule,DN) DN为肝硬化基础上的异型结节,有时其内可见恶性细胞成分,为HCC的癌前病变。MRI上有时可显示上述病变,表现为T_1加权高信号中间有低信号区,T_2加权呈等或低信号区内间有高信号。造影上T_2加权呈高信号部分中显示动脉相浓染。

8. 不典型肝脓肿 脓肿的早期未形成明确的液化坏死腔,或应用抗生素造成病程不典型,细菌的数量少、毒力弱等情形,从临床到影像学改变均不甚典型,称为不典型肝脓肿,容易与肝实质性肿瘤相混淆。不典型肝脓肿CT平扫描呈混杂低密度,近似软组织而明显高于水,边界较模糊。增强扫描可见病灶内多发小脓腔,由于分隔较多、厚而不规则,表现为"簇样征"。因此,对于不典型肝脓肿的诊断应密切联系临床,对较难定性病变做动态CT或MRI扫描能够提供更多的诊断依据。利用CT或超声引导下对病变穿刺抽吸及抗生素的试验性治疗均可明确诊断。

二、周围型胆管细胞癌

【概述】
周围型胆管细胞癌(cholangio-carcinoma)是指起源于肝内小胆管或末梢胆管上皮的恶性肿瘤,是肝脏第二高发的原发恶性肿瘤,占肝内原发恶性肿瘤的10%。好发于50~70岁的老年人,95%为腺癌。与发病相关的因素包括慢性的胆系感染、胆石症、胆总管囊肿,以及寄生虫等。周围型肝内胆管细胞癌常较大,直径5~20cm,质地较硬,中心可有致密的纤维条索,坏死、出血范围小且少见,囊性变罕见,可以有卫星灶。这些特征与典型肝细胞癌的大体表现(质地较软,中心常伴坏死、出血及囊性变等)有所不同。

【影像学表现】
1. 超声 周围型胆管细胞癌多表现为单发的、均匀的、低回声肿物,有时可以见到卫星灶。亦有报道周围型肝内胆管细胞癌表现为均匀的高回声肿物,周边有低回声区。

2. CT 周围型肝内胆管细胞癌通常较大,表现为类圆形低密度肿物,可有浅分叶,肿物周围伴有胆管扩张。由于富含纤维成分,肿瘤可牵拉肝包膜凹陷,偶可见病变内钙化。合并华支睾吸虫感染时病变内可见钙化影。

增强扫描多数周围型胆管细胞癌为少血供肿瘤,肝动脉期仅表现为肿瘤周边轻度的薄环状强化,与富血供的肝细胞癌差别很大。由于肿瘤内间质成分丰富,所以延迟扫描时肿瘤相对强化明显,表现为强化范围增大、程度增强等,这是胆管细胞源性肿瘤的一个特点。

3. MRI 周围型肝胆管细胞癌在T_1WI为低信号,T_2WI上为高信号,其信号强度的变化可反映肿瘤的成分,肿瘤无明显包膜(ER7-12-37)。按照肿瘤内纤维组织、分泌黏液及坏死组织的多少将周围型肝内胆管细胞癌分为两种亚型:一种为硬化型,即含有大量纤维组织,而黏液及坏死组织较少,T_2WI表现为稍高信号;另一种为纤维组织含量较少,而黏液和坏死组织较多,其T_2WI信号较前者高。

ER7-12-37 周围型胆管细胞癌

三、结合型肝癌

【概述】
原发性肝癌同时含有明确的肝细胞癌和胆管癌成分,称为结合型肝癌(combined hepatoma)。男性多见,男女比例为3∶1,73.7%合并有肝硬化病史。临床上除HCC的表现以外,还可以梗阻性黄疸为首要症状,肿瘤在侵犯门脉的同时侵犯胆管,形成胆管内的癌栓。组织学上结合型肝癌可分为三型：①相互分离的肿块（肝细胞癌和胆管细胞癌）；②相连的孤立性肝细胞癌和胆管细胞癌；③肿块同时含有肝细胞癌和胆管细胞癌成分且充分混合，也称为混合型肝癌（mixed hepatoma）。

【影像学表现】

1. **超声** 结合型肝癌表现为不均质的低回声肿块，有时中心见靶环状强回声。

2. **CT** 平扫表现为边界清楚的低至高密度肿块，其内有出血坏死时呈混杂密度。增强CT扫描中，HCC成分在动脉期即发生强化，而胆管细胞癌成分在延迟期出现强化，因此，其强化特征有别于单纯的原发性肝细胞癌。

肿块的另一特点是容易侵犯胆管，造成肝脏一叶或段的肝内胆管扩张，有时可形成胆管内的癌栓。发生于肝门部的肿块有时可侵犯肝门部胆管，导致全肝的胆管扩张。

3. **MRI** 结合型肝癌的MRI信号可均匀或不均匀，T_1WI呈低信号，T_2WI呈中至重度高信号，部分病灶在T_2WI上可见肿瘤内的高信号瘢痕。扩张的胆管呈分支状的长T_1、长T_2信号，有时可见胆管内癌栓形成的充盈缺损。

4. **血管造影** 结合型肝癌常表现为少血管的肿块，具有一定的诊断意义。结合其恶性的生物性特征，以及同时侵犯胆管和门静脉的表现，可提示诊断。

【鉴别诊断】

结合型肝癌主要需与HCC进行鉴别。二者在临床病程上没有明确的界限，但具备如下表现有别于一般的原发性肝癌时应考虑本病的可能：①合并有梗阻性黄疸；②影像学检查显示肝内的肿块，同时侵犯门静脉和胆管引起叶或段的肝内胆管扩张，尤其是形成胆管内癌栓者；③血管造影提示为少血管肿块；④增强扫描时，肿块延迟强化，提示瘤内纤维成分含量丰富；⑤碘化油CT显示区域性碘化油聚集。

四、囊腺癌

【概述】

囊腺癌好发生于中年女性，男女比例为1∶4～1∶5。起源于扩张的肝内胆管或肝内原发的囊性肿瘤，部分由肝内囊腺瘤恶变而来。病理上肿瘤由含黏液或浆液的多房或单房囊样肿块构成，内壁为乳头状，覆以能分泌性柱状上皮细胞。囊腺癌多数较大，直径3.5～25cm，平均10cm。黏液型者间质纤维结缔组织丰富，其间有淋巴细胞，浆液型几乎无间质。

【影像学表现】

1. **超声** 囊腺癌容易误诊为肝囊肿，一般表现为边界清晰的囊性肿块及囊内乳头状赘生物。其内可见点状回声，提示囊肿内出血或分隔。

2. **CT** 胆管囊腺癌呈圆形或卵圆形低密度肿块，其内为液体密度，囊壁厚薄不均或见乳头状软组织影向囊内突出，周围见有肝内胆管扩张。内部间隔、壁结节、低密度区CT值均小于30Hu。增强扫描厚薄不均的囊壁、壁结节及纤维间隔均有强化（ER7-12-38）。

ER7-12-38 肝左叶囊腺癌

3. **MRI** 关于囊腺癌的MRI表现报道很少，由于肿瘤以囊性成分为主，典型者在T_2WI呈高信号，随着囊内液的成分不同，其在T_1WI呈低至中等信号不等。囊肿间隔及囊内乳头状结构在T_1WI呈稍低信号，T_2WI呈稍高信号。

【鉴别诊断】

本病需与肝囊腺瘤、肝脓肿、肝包虫病、复杂性肝囊肿、肝间叶性错构瘤、血肿和囊性转移瘤相鉴别。①肝囊腺瘤多为多房性肿物，囊壁乳头赘生物少且少见，囊壁较光整；而囊腺癌以单房囊肿多见，囊壁较多赘生物，囊腺瘤恶变则赘生物增多。②单纯性肝囊肿常不伴有内部分隔，囊壁厚薄一致，光滑、无赘生物。③肝脓肿壁厚薄不均且不规则，内部有絮状回声，少有分隔。患者伴有发热，白细胞升高。④肝包虫病可表现多房囊性肿块，囊壁内可因子囊及头节而有结节样突起，但与囊腺癌比较前者突起小而均匀，且囊壁常有环状钙化，结合病史及皮肤包虫试验阳性可以鉴别。⑤间叶性错构瘤的表现与囊腺癌很相似，但前者最常见于2岁以下的婴儿。⑥血肿通常也无内部间隔，且有外伤史，磁共振信号较为特异。⑦囊性转移瘤，需结合原发灶病史，有时不好鉴别，须经皮穿刺证实。

第八节 小儿肝脏肿瘤

小儿肝脏相对体积较大、厚而脆，血管丰富，肝细胞和肝小叶分化不全，肝功能代偿能力差，但肝细胞再生能力较强。小儿肝脏肿瘤常以无症状腹部包块就诊，先天性肿瘤多，恶性肿瘤多，肿瘤的发生具有明显的"年龄段"特征。

从组织学来源上主要分为：①上皮性肿瘤（如肝

母细胞瘤、肝细胞癌、胆管腺瘤、囊腺瘤等);②非上皮性肿瘤(如婴儿血管内皮细胞瘤、海绵状血管瘤、淋巴管瘤、血管肉瘤等);③错构瘤(如间叶性错构瘤、胆管错构瘤、混合性错构瘤等);④瘤样病变(如胚细胞性肿瘤、炎性假瘤等);⑤转移性肿瘤(神经母细胞瘤、肾胚瘤等可转移至肝脏)。

一、婴儿血管内皮细胞瘤

【概述】

婴儿血管内皮细胞瘤(infantile hemangioendothelioma)占全部小儿肝脏肿瘤的 12%,是相对常见的婴儿期肿瘤,85% 在生后 6 个月内发现,男女比例 1:2,约 20%~45% 伴皮肤血管瘤。可出现腹部膨隆、肝大和消化道压迫症状。组织学结构与海绵状血管瘤相似,可单发亦可多发,可限局亦可弥漫性生长。肿瘤无包膜,预后较好,有自限性倾向,部分肿瘤在发病后 1~2 年内自发萎缩甚至消失,可能与瘤内血栓形成和瘢痕挛缩有关。尚有少部分肿瘤动静脉分流量大,引起充血性心力衰竭,或由于肿瘤破裂造成患儿死亡。

【影像学检查】

1. 超声　肿瘤表现为复杂的分叶状肿块,边界清晰,呈混杂等低回声。肿瘤的边缘可见迂曲、扩张的供血血管。

2. CT　平扫为低密度、边界清晰的肿块,16%~40% 的病例中心可见高密度出血或钙化灶。注射造影剂后,肿瘤的强化类型与血管瘤相似。早期可见边缘结节性强化,并逐渐向中心推进,延迟扫描肿瘤的中心可完全或不完全填充(图 7-12-41)。

3. MRI　肿瘤通常呈长 T_1、长 T_2 信号影,T_1WI 信号较成人型血管瘤为低,T_2WI 信号强度与血管瘤相似或略低(图 7-12-42),偶尔可见瘤内流空血管影,合并出血和坏死时信号混杂。

【鉴别诊断】

1. 肝母细胞瘤　二者均好发于小儿,表现为肝脏的实质性肿瘤。但仔细分析二者有很大的差别。①发病年龄:婴儿血管内皮细胞瘤好发于 6 个月以内的婴儿,肝母细胞瘤很少见于 1 岁以下的婴幼儿;②AFP:肝母细胞瘤患儿血清 AFP 多明显升高;而婴

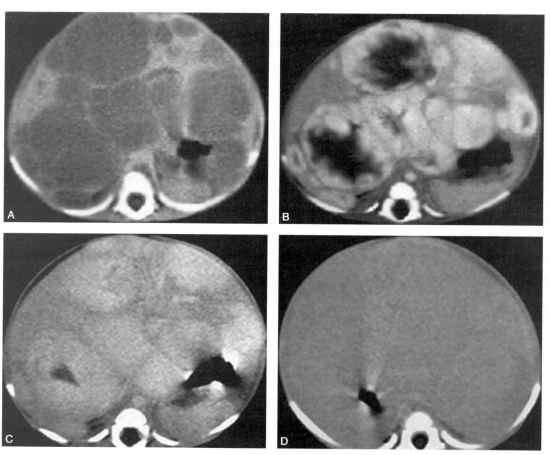

图 7-12-41　多发型婴儿血管内皮细胞瘤
女性患儿,生后 5 周,肝脏多时相增强 CT 扫描:A. 平扫,肝脏弥漫肿大,实质内多发大小不等类圆形低密度肿物,边界清晰,可见浅分叶;B. 动脉期,病灶可见显著的周边强化,呈结节样,部分小病灶已完全强化;C. 门脉期,绝大多数病灶已完全强化,仅肝右叶较大病灶中心残存低密度区;D. 延迟期,所有病灶均匀完整充填,界限不清

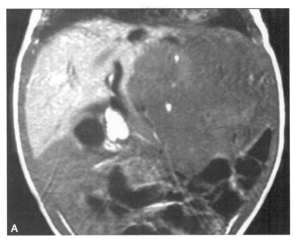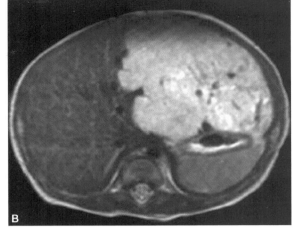

图 7-12-42　单发型婴儿血管内皮细胞瘤

A. 冠状面 SE T_1WI,肝左叶巨大占位,分叶状低信号,其内散在点状高信号。B. 横断面 FSE T_2WI,病灶呈高信号,边界清晰。其内多发血管流空信号

儿血管内皮细胞瘤 AFP 水平则为正常或仅轻度升高;③肝母细胞瘤可以侵犯门静脉或肝静脉,血管内皮细胞瘤则不侵犯静脉,其边缘可见迂曲、扩张的静脉血管,为缺乏弹力层的幼稚血管;④动态增强扫描:血管内皮细胞瘤的强化方式与血管瘤相似,呈向心性的渐进性强化;而肝母细胞瘤的则与 HCC 相似,为早期的快速强化。

2. **间叶性错构瘤**　好发于 2 岁左右的儿童,多为囊实混合性肿瘤,很少表现为实质性肿瘤。AFP 一般不升高。

3. **神经母细胞瘤肝转移**　这种转移瘤可能与多中心的婴儿血管内皮细胞瘤混淆。应注意观察肾上腺,明确有无原发病灶,并结合血生化检查不难确诊。

二、间叶性错构瘤

肝脏间叶性错构瘤(mesenchymal hamartoma)又称囊性间充质错构瘤,好发于 2 岁左右的幼儿,占儿童期肝肿瘤的 8%。男性多于女性;从新生儿到 1～10 岁均可发病,平均发病年龄为 15 个月。肿块往往很大,呈进行性生长。疼痛、腹部膨隆是患者的主要临床表现。

【影像学表现】

1. **B 超**　除清楚显示肝内单个或多个液性暗区,部分呈多房性囊实混合回声。肿块有高回声分隔,肿块边缘有包膜或分界清。

2. **CT**　平扫时为边界清楚、较大的低密度病灶,无钙化,其内可见多个大小不等的囊腔,类圆形,囊壁光整(ER7-12-39)。囊内可有分隔,其内液体密度 CT 值不一定相等。CT 有时可见低密度的囊中有更低密度的囊(囊中囊)。增强扫描实性部分可强化。也有的病例在 CT 上表现为无血管有包膜的囊性或实性肿块。

ER7-12-39　间叶性错构瘤

3. **MRI**　主要表现囊实混合型病灶,囊壁边缘光整,信号均匀,在 T_1WI 上为均匀的低信号,在 T_2WI 上为均匀高信号。肿物内未见钙化或骨化的信号。

【鉴别诊断】

1. **肝母细胞瘤和肝细胞癌**　当肿瘤主要表现为实质性病灶时应与肝母细胞瘤和肝细胞癌鉴别。因这两者均有 AFP 显著升高,因此鉴别不难。间叶性错构瘤也可以实性为主,但病灶内有多个囊,无钙化,AFP 阴性。

2. **恶性间叶瘤**　肿瘤以囊性病灶时,应与恶性间叶瘤鉴别,后者多为巨大单囊,囊壁有结节或条块状软组织信号突起,而间叶性错构瘤则为多囊,囊壁光整,囊内信号可不一致。

3. **血管内皮瘤**　囊性成分较多的间叶错构瘤呈长 T_1、长 T_2 信号,与血管源性肿瘤容易混淆。此时可进行 Gd-DTPA 增强扫描,T_1WI 上病灶周边明显强化,且随着造影剂向内渗透,强化向病灶中心发展,低信号区的范围缩小直至消失,则考虑血管内皮瘤。

三、胆管错构瘤

【概述】

胆管错构瘤与胆管性微错构瘤(von Meyenburg 综合征)不同,表现为多发的较大实质性结节,直径达 3～5cm。病理上可见肿瘤周边为纤维增生片,中心合

并透明变性。

【影像学表现】

B 超显示肿物内部呈不均质低回声,肿物周围肝组织回声正常,肿物内可见少量静脉血流信号;CT 显示肝内多发大小不等的低密度灶,中心密度更低;MRI 显示肝内多发大小不等长 T_1、长 T_2 信号,呈类圆形及不规则形,边界较清,增强扫描病灶均呈环形强化,中心强化轻微,延迟扫描中心可见点状强化(ER7-12-40)。

ER7-12-40 多发胆管错构瘤

【鉴别诊断】

这一类型易误诊为多发转移瘤。鉴别要点包括①患者的一般状况:转移瘤大部分可找到原发灶,临床呈渐进性的恶异质表现;而胆管错构瘤的患儿一般状态较好,无原发病;②转移瘤的中心为缺血性坏死,延迟扫描无强化;而错构瘤中心为透明变性,延迟扫描可见强化;③影像学随访二者的进展不同,转移瘤变化很快,错构瘤则无明显改变。上述表现可供参考,但不足以鉴别错构瘤和转移瘤,因此在无法确定时仍需要穿刺活检定性。

四、肝母细胞瘤

【概述】

肝母细胞瘤(hepatoblastoma)是小儿最常见的肝原发性恶性肿瘤,起源于胚胎早期未成熟的肝胚细胞。患儿 11 号染色体常有 11P15.5 杂合子丢失,易发生先天性发育异常和胚胎性肿瘤。因此,肝母细胞瘤可伴发贝-维综合征(Beckwith-Wiedemann syndrome)综合征、肾母细胞瘤、家族性多发性结肠息肉和 Gardner 综合征。家族性多发性腺瘤病患者、使用口服避孕药者的后代易发生肝母细胞瘤,说明性激素与肝母细胞瘤的发生密切相关,有报道肝母细胞瘤可致儿童性早熟。

肝母细胞瘤从胚胎期起病至发病需要 2 年左右时间,所以通常在 1~3 岁发病,3 岁以下占 90%,男性多见(男:女=1.75:1)。临床常以生长迅速的右上腹部包块为主诉,常有厌食和体重减轻、贫血、腹水等症状,并可出现黄疸。75%~96% 的患儿血清 AFP 以及人绒毛膜促性腺激素(HCG)水平升高。

肝母细胞瘤由上皮和间叶两种成分组成。上皮成分包括原始肝细胞和肝癌细胞。间叶成分主要是骨样组织、软骨或纤维、肌肉以及髓外造血组织。组织学上可分为胎儿型、胚胎型、未分化型和混合型四种。在病理形态学上表现为单发肿块型、多结节融合型、多灶型、弥漫型和囊肿型。其中单发肿块型最常见,肿瘤没有明确的包膜,大小为 5.5~17cm。多结节融合型为数个大结节相互融合,瘤体内可有分隔,如不融合即为多灶型;弥漫型为多发小结节分布于全肝。一般不伴有肝硬化,主要经血行转移至肺或经淋巴道转移到腹腔淋巴结。

【影像学表现】

1. **超声** 肝母细胞瘤的超声显像表现为肝脏局限性或弥漫性肿大,肿块与周围组织境界不清或外型不规整,凹凸不平呈"菜花"状,内部显示不均匀结节状、小囊状或点粒状、小片状钙化灶回声,病灶坏死区腔壁不规整回声增强。

2. **CT**

(1) 平扫:可见肝实质性肿块,多由数个结节聚合成大块状,病变部位组织密度严重不均匀,其边缘为高或等密度,中心呈低密度或高低不等密度,部分肿瘤可见多发囊状低密度区,CT 值介于水与正常肝实质之间。有的肿瘤内含类似骨组织成分,可见斑点状或不规则形瘤内钙化(图 7-12-43)。周边见"晕影征"。

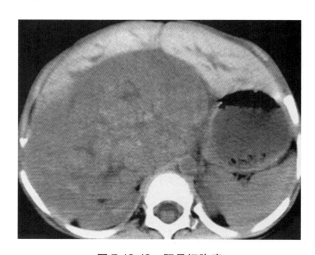

图 7-12-43 肝母细胞瘤

肝右叶巨大不规则肿物,CT 平扫呈混杂低密度。其内可见多发不规则低密度坏死区及多发小点状钙化。残存的正常肝组织明显受压

(2) 增强扫描:动脉相增强可见多个结节状增强染色征象,门静脉期肿瘤呈低密度,中心有不规则更低密度区域,为肿瘤坏死所致。肝母细胞瘤可以侵犯门静脉或肝静脉形成癌栓,表现为受累血管管腔增宽,内部有肿瘤组织形成的充盈缺损(图 7-12-44)。

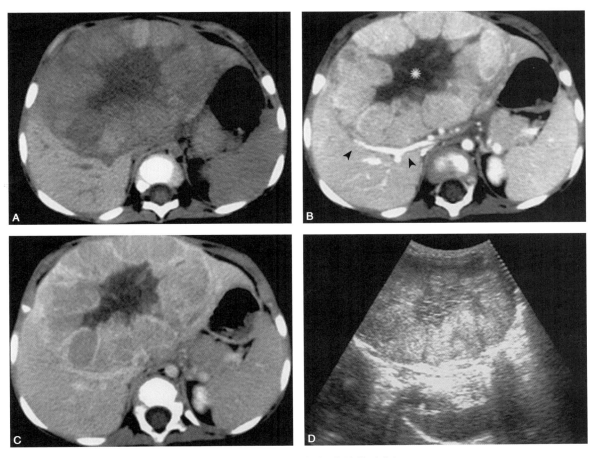

图 7-12-44　肝母细胞瘤（多结节融合）

男性患儿，18 个月。A. 平扫 CT，肝门前方巨大椭圆形肿块，呈多结节融合状，结节密度不均，中心可见巨大星芒状低密度区；B. 动脉期，结节显著强化，其间可见低密度分隔，中心低密度区无强化；C. 延迟期，结节密度降低，间隔延迟强化，中心坏死区内可见散在条片状强化；D. 超声，结节呈强回声，其间可见低回声分隔；中心坏死呈混杂低回声

3. **MRI**　肝母细胞瘤在常规的 SE T_1WI 上呈稍低信号，其内合并出血时可见斑片状稍高信号；T_2WI 呈中等高信号，其内多见低信号的纤维分隔（ER7-12-41）。坏死区呈不规则长 T_1、长 T_2 信号。但是对于肝母细胞瘤内的钙化，MR 不如 CT 敏感。

ER7-12-41　肝母细胞瘤

4. **血管造影**　常表现为血管增多、血管变形和移位、血管湖形成、瘤界不规则且模糊不清等。

【鉴别诊断】

发病年龄对肝母细胞瘤的鉴别诊断很重要。新生儿和婴儿以血管瘤、血管内皮细胞瘤和错构瘤较为常见；而年长的儿童（8 岁以上），则原发性肝细胞癌的比例增加。肝母细胞瘤以 3 岁以下儿童更为多见。

5 岁以前的儿童，肝母细胞瘤的发病率为 HCC 的 23 倍。

1. **原发性肝癌（HCC）**　小儿肝细胞癌组织结构与成人肝细胞癌相同，合并肝硬化者不足 30%，多发生于 5 岁以上儿童，以结节型和巨块型较多。肿瘤易侵犯门静脉，形成肝内转移，晚期可发生远隔转移至肺、骨骼等。发病年龄不同是重要的鉴别依据。此外，HCC 及肝母细胞瘤均可有 AFP 升高，以肝母细胞瘤升高显著。肝母细胞瘤常见钙化，而 HCC 则很少见钙化。增强扫描时肝母细胞瘤强化较 HCC 显著（ER7-12-42）。

ER7-12-42　原发性肝细胞癌

2. **婴儿血管内皮细胞瘤**　二者除在发病年龄上有显著的差别外，影像学表现也存在不同。血管内皮细胞瘤通常较肝母细胞瘤小,增强扫描表现为血管性肿瘤的特点,如快进慢出、向心性充填等。掌握这些特点,鉴别诊断应不困难。

五、肝脏未分化胚胎性肉瘤

【概述】

肝脏未分化胚胎性肉瘤(undifferentiated embryonal sarcoma)又称恶性间叶瘤或胚胎性肉瘤,多发生于 6~10 岁儿童,偶见于 20 岁以上成人,男女发病率大致相仿,为罕见的高度恶性肿瘤。临床表现为腹部包块、疼痛、发热,常在症状出现几天到 1 个月期间被发现,可转移至肺、腹膜和胸膜,预后很差。肿瘤一般单发,多位于肝右叶,直径 10~25cm,分界清晰,部分有包膜或假包膜,常有出血、坏死及囊性变。实验室检查甲胎蛋白检查阴性,镜下肿瘤主要由高度分化不良的间叶成分构成。

【影像学表现】

1. **超声** 一般表现为肝内实质性肿块,呈等回声或强回声,其内多发囊变区,为液性低回声。

2. **CT** 表现与肿瘤的囊实成分比例相关,一般为界限清楚的低密度肿块,实质成分位于肿瘤周边区域,可合并灶性出血,呈高密度,偶见囊变区液-液分层征象。注射造影剂后肿瘤不均匀强化,延迟扫描肿瘤强化相对显著,对显示瘤内的实质性成分意义很大,有时见不同形态的间隔,有强化(ER7-12-43)。肿瘤和正常肝组织之间有一层薄壁,系纤维性假包膜和/或受压的肝组织。

ER7-12-43 未分化胚胎性肉瘤

3. **MRI** T_1WI 显著低信号,其内可以有代表新近出血的高信号;囊变明显的肿瘤在 T_2WI 图像上呈显著高信号(ER7-12-44)。

ER7-12-44 未分化肉瘤 MRI

4. **血管造影** 较具特异性,可以显示肿瘤的轮廓,肿瘤区血管稀疏,为少血管性肿瘤。实质部分可显示供血血管,并可见动脉瘤、动静脉瘘、血管池等恶

性征象。

第九节 肝脏原发肉瘤

一、血管肉瘤

【概述】

血管肉瘤(angiosarcoma)占肝脏原发恶性肿瘤的 1% 左右,是肝脏恶性间叶组织肿瘤中最常见的一种,好发于 60~70 岁的老年人,男女比例为 4:1。主要临床表现包括上腹痛、乏力、衰弱、贫血等。血管肉瘤是环境致癌的典型例子,与多种化学致癌物相关,包括二氧化钍、聚氯乙烯和砷。但有典型的上述物质接触历史的患者仅占全部患者的 25%,大部分病患没有明确的诱因,肝功能检查显示 ALK 升高,AFP 一般正常。大体标本上血管肉瘤有四种生长方式:多结节;单个巨大肿块;巨大肿块合并结节;弥漫分布的小结节。肿瘤剖面呈灰白色,与棕红色的出血灶交错。血管肉瘤极易出血坏死。血行转移到肺最常见。

【影像学表现】

1. **X 线** 在有二氧化钍接触史的病例,腹部平片可以显示残存的二氧化钍,表现为肝脏周边、腹腔淋巴结和萎缩的脾脏内的金属颗粒,典型者呈线网状改变。

2. **超声** 血管肉瘤为实体性肿物,呈混杂回声。

3. **CT** 可以显示多个或单个结节,肿瘤大部分呈低密度,当有新鲜出血时,其内可见高密度区,陈旧出血时,则显示有低密度改变。动态 CT 扫描与典型的血管瘤相似,造影剂呈渐进性的向心性充填。而有明显的中心部出血坏死的血管肉瘤可表现为持续的周边型强化,与大血管瘤相似,中心部没有明显的造影剂充填。

4. **MRI** 血管肉瘤的 MRI 信号强度与血管瘤相似。T_1WI 呈低信号,T_2WI 呈高信号。注射对比剂后,肿瘤开始呈周边强化,在延迟像上持续强化,与血管瘤相似。血管造影时,血管肉瘤表现为动脉相晚期的周边染色,中心部呈低密度区(图 7-12-45)。

【鉴别诊断】

1. **海绵状血管瘤** 两者在动态增强扫描时均可出现渐进性强化。但是与血管瘤不同,血管肉瘤具有如下特点:①血管肉瘤极易发生坏死出血,CT 平扫时密度不均;MRI 平扫的信号也远较血管瘤不均匀,呈混杂信号。②增强扫描时,血管肉瘤虽然也呈渐进性强化,但多表现为周边的环形、斑片状强化,强化程度始终低于腹主动脉;血管瘤在动脉相往往可见肿瘤周

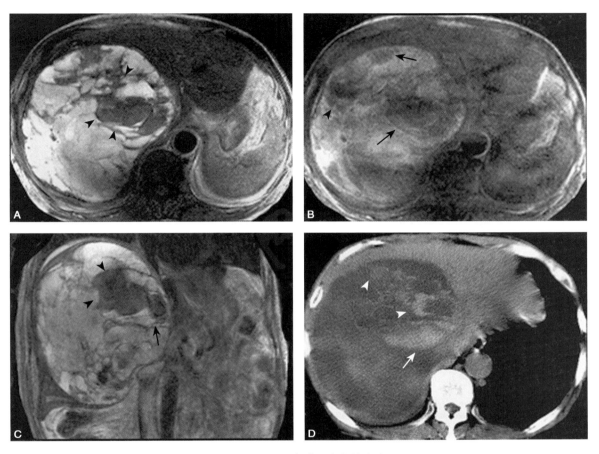

图 7-12-45 肝右叶巨大血管肉瘤

肿瘤内广泛囊变、出血。A、C. FSE T₂WI 肿瘤呈混杂高信号,可见多发条形低信号分隔,边界清楚。B. T₁WI 肿物内出血呈混杂高信号;D. 平扫 CT 肿瘤呈混杂低密度,对应 MRI 上各序列的等低信号区,在 CT 上呈稍高密度,为瘤内的实质成分(箭头所示)

边的结节型强化,且强化程度与主动脉相似。③血管肉瘤更容易侵犯门静脉,形成动门脉瘘,这是恶性肿瘤的特点。

2. 富血供性转移癌和原发性肝细胞癌 这些肿瘤均可表现为动脉相的不均匀强化,但与富血供性转移癌和肝癌的不同之处在于,血管肉瘤的强化呈持续性,并随着时间的延长而逐渐向肿瘤中心充填。另外,临床病史也有助于鉴别诊断。转移癌有原发灶的病史,肝癌则往往有慢性肝炎、肝硬化的历史,血清AFP 升高。

二、肝血管内皮细胞肉瘤

【概述】

肝血管内皮细胞肉瘤是一种罕见的高度恶性肿瘤,又称为 Kupffer 细胞肉瘤。可单发也可多发。肿瘤由不同比例的 2 种细胞成分构成,有树枝状分支的梭形细胞和上皮样圆形细胞。肿瘤组织可以呈束状长入血管间隙。约有半数以上的病例可见 Glisson 被膜受侵。肝细胞被黏液性的透明基质取代,发生进行性的硬化并最终钙化。

【影像学表现】

1. 超声 表现为肝内多发的中低回声肿块,与病灶中心的黏液基质吻合。

2. CT 肿瘤可表现为多个结节,或相互融合形成一个大的肿块。平扫时病灶由于富含黏液呈低密度,增强扫描显示与血管瘤相似的强化方式,即动脉期周边强化,并逐渐向中心推进。但由于新生血管破坏,缺少血管瘤样的完整血窦,一般不显示清晰的结节状强化,且最终难以完全充填呈等密度,有时可见动门脉瘘(图 7-12-46)。

3. 血管造影 有富血管和少血管等类型,反映了肿瘤内硬化和透明变性的程度不同。富血管性的血管内皮细胞肉瘤在肝实质期可见明显的肿瘤染色。

【鉴别诊断】

1. 肝细胞癌 血管内皮细胞肉瘤表现急性的临床过程,肝脏增大迅速,肝区疼痛明显,皮肤巩膜黄染,还可以出现腹水,因此需要与肝细胞癌鉴别。肿瘤的血管性特点在 CT 增强扫描和 MRI 扫描均较具特异性,因此只要选择合适的影像学检查鉴别

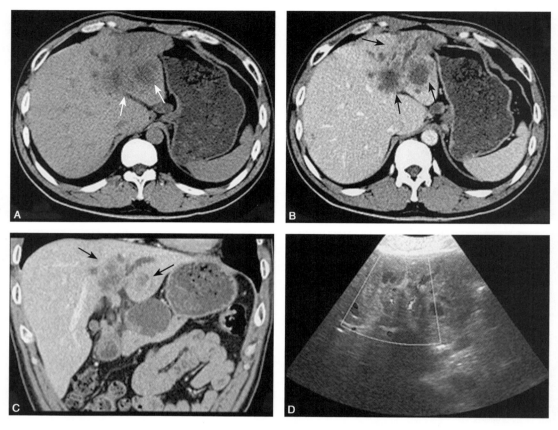

图 7-12-46 血管内皮细胞肉瘤
A. 平扫 CT,肝左叶多个低密度结节,边界不清;B. 动脉期,结节边缘轻度强化,可见肝内胆管扩张、僵直;C. 延迟期 MPR,结节强化逐渐向中心推进,但未完全充填;D. 超声,结节呈混杂等低回声,边缘不整,境界清晰,可见丰富的血流信号

不难。

2. **海绵状血管瘤** 两者的影像学表现有相似之处,但血管内皮细胞肉瘤为高度恶性肿瘤,临床进展很快,且增强扫描的强化方式与肝海绵状血管瘤相比存在差异,应仔细辨认。

三、肝脏血管外皮细胞肉瘤

【概述】

发生于紧贴毛细血管的外皮细胞,生长缓慢,病灶多为单发,偶有多发。

【影像学表现】

1. **超声** 肿物呈强回声,与海绵状肝血管瘤相似之处。

2. **CT** 平扫呈低密度,边界清楚,多为圆形、椭圆形,外突时轮廓明显,光滑。肿块多数有明显的包膜,且有明显强化。强化的特点与海绵状血管瘤相似,具有周边强化、逐渐向中心推进的特点。

3. **MRI 及血管造影检查** 罕见报道。

【鉴别诊断】

1. **海绵状血管瘤** 两者增强扫描均具有早期边缘强化的特点,但血管外皮细胞肉瘤密度低于血管瘤的强化密度,且无明显斑块样或结节样边缘强化,而是呈较均匀的中等度边缘性强化,向病灶中心推进强化的速度比血管瘤快,但密度始终显不均匀,且表现分散。较大病灶中心坏死时可呈低密度改变,似肝癌的表现。延迟增强扫描时不出现均匀一致的等密度,可与肝海绵状血管瘤相鉴别。

2. **肝细胞癌** 血管外皮细胞肉瘤表现为肝内单发的实质性肿瘤,需要与肝细胞癌进行鉴别。首先,肿瘤具备血管源性的增强特点,表现为向心性强化,动脉期周边染色,并逐渐向肿瘤中心部推进,这与大多数肝癌不同;其次,血管外皮细胞肉瘤的 MRI 信号与血管瘤相似,T_1WI 较肝癌低而 T_2WI 较肝癌高,与脾脏相似。结合患者有无肝硬化背景及 AFP 等生化检测,不难鉴别。

四、平滑肌肉瘤

【概述】

原发性肝平滑肌肉瘤(leiomyosarcoma)极为罕见,来自肝内的血管平滑肌细胞或多潜能的肝内间叶组织细胞分化所致。大体标本上肿瘤呈膨胀性生长,表面凹凸不平,切面灰白色,有光泽,内部广泛出血坏死。镜下见肿瘤细胞椭圆形,均匀排列,间质内大量的胶原纤维。坏死区周围见小胆管增生。AFP 可轻度增高。

【影像学表现】

1. **超声**　巨大肝平滑肌肉瘤多为单房或多房囊性病灶,呈混合性低回声。

2. **CT 和 MRI**　肿块表现为巨大混合性密度(内有明显囊变)肿块或囊性肿块。肿块短期内复查变化较大,或出现显著的囊变,可见囊壁结节,有强化(ER7-12-45)。MRI 检查肿物边缘不规则,T_1WI 低信号,T_2WI 高信号较脾脏稍高。

ER7-12-45　肝右叶巨大平滑肌肉瘤

3. **血管造影**　肝动脉造影显示肿瘤染色,边缘部见迂曲的新生肿瘤血管,动脉无明显扩张,门静脉造影显示病变区门静脉受压,走行僵直,分支稀疏。血管腔内未见充盈缺损。

【鉴别诊断】

平滑肌肉瘤的影像学表现缺少特异性,诊断依靠组织学活检。主要的鉴别诊断是原发性肝癌。后者往往有慢性活动性肝病的病史,AFP 升高。依据肝癌的影像学表现特点,诊断不难。

五、未分化肉瘤

见本章"第八节　小儿肝脏肿瘤"。

六、肝神经鞘膜肉瘤

【概述】

肝神经鞘瘤是起源于肝内神经丛的施万细胞的恶性肿瘤,常伴有神经纤维瘤病(von Recklinghausen disease)。临床上患者可有黄疸、腹痛、发热及肝脓肿吸收样寒战。

【影像学表现】

影像学的共同特点是肿瘤较大,有包膜,囊性成分较多,甚至可误为包虫病,很少见到转移征象。CT 表现形似良性肿瘤。影像缺乏特征性,鉴别诊断包括各种肝脏囊实性肿瘤,但确诊需要穿刺活检或手术病理检查。

七、纤维肉瘤

【概述】

纤维肉瘤(fibrosarcoma)很少见于肝脏,没有特异性的症状或体征,有时可引起低血糖,预后很差。发病年龄 30~73 岁,平均 55 岁,85% 为男性。

对原发性纤维肉瘤的组织发生学争议很大,可能起源于肝包膜间皮下层或血管和淋巴管周围的纤维组织和汇管区的增生形成纤维细胞。有时可合并肝硬化,甚至引起血清 AFP 升高。

【影像学表现】

超声扫描为分叶状肿块,边缘清晰。T_1WI 低信号,其内可见片状更低信号及高信号影;T_2WI 稍高信号,与脾脏相似(图 7-12-47)。其内部 T_1WI 呈低信号区在 T_2WI 呈高信号,T_1WI 高信号区与周围瘤组织信号分界不清。

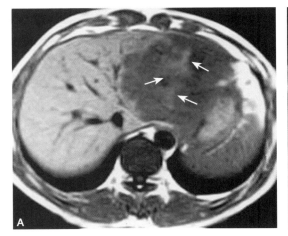
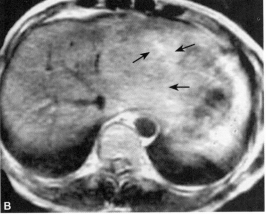

图 7-12-47　纤维肉瘤

A、B. 横断面 SE T_1WI 和 T_2WI 像。肝左叶巨大肿块,T_1WI 低信号,其内可见片状更低信号及高信号影,代表瘤内出血;T_2WI 稍高信号,病灶边界清楚

八、肝脏恶性纤维组织细胞瘤

【概述】

恶性纤维组织细胞瘤（malignant fibrohistocytoma，MFH）是一种主要由成纤维组织细胞、组织细胞组成的肿瘤，可发生于任何年龄，但以中老年多见。肿瘤主要发生于肢体，其次是腹膜后、腹腔、躯干等，发生于肝脏实属罕见。病理上肿瘤大多位于深部组织，呈结节状，无包膜，呈浸润性生长，直径可在 1.5～20cm 之间，较大肿瘤常伴有出血、坏死和囊性变。

【影像学表现】

1. CT 平扫 肿瘤一般为圆形或椭圆形，呈肌肉组织密度，内有坏死时其密度减低，呈囊性低密度表现，边缘较光滑，酷似肝囊肿。增强扫描，动脉期肿瘤的实质部分呈结节状强化，边缘可见血管。门脉期肿瘤强化可迅速消退，周边残存斑点状不规则强化（ER7-12-46）。

2. MRI 相关报道较少。病灶在 T_1WI 上为低信号，T_2WI 上为高信号，但大病灶中还可见片状和条状的低信号，反映了病灶中有纤维成分的存在。动态增强扫描实质性病灶为富血供肿瘤，增强早期从边缘开

ER7-12-46 恶性纤维组织细胞瘤

始强化，门脉期和延迟期病灶仍有持续强化；囊变显著的肿瘤则没有明确强化。

九、肝淋巴瘤

【概述】

原发性肝恶性淋巴瘤罕见，发病者男性居多。该病可能与免疫功能紊乱有关，常伴有乙型、丙型肝炎病毒感染史，甚至伴有肝硬化。

【影像学表现】

肝恶性淋巴瘤的 CT、B 超表现多为肝内单发低密度或低回声灶，病灶多呈类圆形，边界清楚，病灶内密度多非常均匀，增强扫描见整个病灶呈轻度均匀强化或呈边缘强化。在肝肉瘤中，病灶边缘强化是恶性淋巴瘤和血管肉瘤共有的 CT 特点，但前者无结节状强化，延迟扫描病灶无明显缩小（图 7-12-48）。

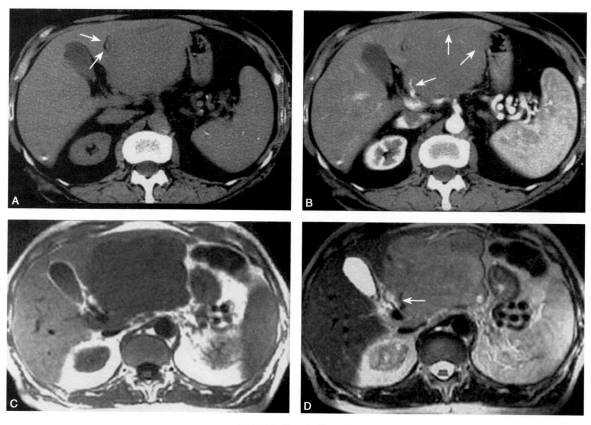

图 7-12-48 肝淋巴瘤

A. 平扫 CT，肝左外叶类圆形肿物，呈均匀低密度，与肝实质间可见脂肪间隔（箭头所示）；B. 增强扫描动脉期，肿瘤轻度强化，周边可见扩张的供血动脉（箭头所示）；C. MR SE T_1WI，肿瘤呈均匀稍低信号，信号低于脾脏；D. FSE T_2WI，肿瘤呈不均匀的高信号，边界清晰；供血动脉为流空信号影（箭头所示）

十、肝脏脂肪肉瘤

【概述】

脂肪肉瘤好发于大腿前部和腹膜后腔,原发于肝则罕见。病理学上脂肪肉瘤分四种基本类型:分化良好型、黏液样型、圆细胞型和多形性型。

【影像学表现】

1. CT　脂肪肉瘤平扫表现为肝内混杂密度肿块,含脂肪和软组织成分,可伴多发纤维条索影。一般密度不均、边界不清或呈浸润性生长,CT 值多在 -20~+20Hu 之间,最低可<-90Hu。增强扫描肿瘤内软组织成分和条索影可见强化。

2. MRI　脂肪肉瘤在 MRI 上的表现与瘤内含有的脂肪成分分化程度及出血坏死的范围有关。一般表现为有包膜或不规则的结节状肿块,T_1WI 上呈不均匀等、高信号,其内分隔为高信号;T_2WI 上多为低、等信号。T_1WI 上脂肪成分及新鲜出血为高信号,其他成分为低、等信号;T_2WI 上为高信号;瘤内坏死为 T_1WI 低、T_2WI 高信号;分隔在 T_2WI 上为低信号(ER7-12-47)。

ER7-12-47　脂肪肉瘤

3. **血管造影**　血管造影显示肿瘤血管增粗、包绕,肿瘤染色等,提示为多血供恶性肿瘤,但仅靠血管造影难以与其他肿瘤鉴别。

分化好的脂肪肉瘤与肝脂肪瘤鉴别有一定困难。后者在超声上呈均匀或不均匀、边缘清晰的强回声结节;在 CT 上为边界清晰的低密度结节,CT 值可达 -90Hu,为肝内所有肿瘤中最低的,且注射造影剂后无强化。而脂肪肉瘤内存在不同比例的软组织成分和纤维组织,平扫时呈混杂密度,增强时可见强化。

十一、横纹肌肉瘤

横纹肌肉瘤是由不同成熟程度横纹肌细胞组成的恶性肿瘤,分成熟型和胚胎型两种类型,常见于肢体、躯干和头颈部以及泌尿生殖器官。肝脏横纹肌肉瘤十分罕见,可发生在肝内外胆道系统。CT 和 MRI 可以显示巨大肿块,不均匀强化。

十二、Kaposi 肉瘤

最初是指发生于年长的男性患者的一种少见的上皮病变。现常见于 AIDS 患者,以累及上皮组织为主,但可发生于机体的各个器官系统。病理上 Kaposi 肉瘤表现为门静脉周围的结缔组织内多发的、边缘不规则,大小不等的棕红色海绵状结节。

超声显示为强回声的多发小结节(5~12mm)。也可表现为门静脉周围强回声光带。CT 扫描病灶呈低密度,在动态增强 CT 上,肿瘤内的血管腔隙缓慢充填造影剂,因而在延迟相上显示为持续的强化。

十三、类癌

【概述】

肝脏类癌(primary hepatic carcinoid tumor)是一种极为罕见的、生长缓慢的肿瘤,属于神经内分泌系统,即摄取胺前体脱羧细胞(APUD 细胞)肿瘤,具有低度恶性倾向。能分泌多种肽类和生物胺,包括 5-羟色胺、胰多肽(PP)、胃泌素等,其中胃泌素、PP 在肝脏类癌中最常见,是产生类癌综合征的主要物质基础。肿瘤切面呈暗红或灰黄、质软,中心有不规则区域出血,坏死少见,可有较多囊腔,囊腔内为淡黄或血性液体。免疫组化亲银染色、嗜银染色及嗜铬染色均呈强阳性。上皮细胞膜抗原(EMA)、嗜铬粒蛋白 A(CgA)、NSE、波形蛋白多呈阳性。

【影像学表现】

原发性肝脏类癌术前确诊困难,有赖于术后的病理学及组织化学检查。B 超表现为不均匀回声中含有低回声区。CT 平扫表现为低密度肿块,中央有不规则更低密度区,增强后肿瘤表现为富血供,实质强化明显,而中央液化坏死及囊腔无强化。肿瘤周围异常增粗扩张的引流静脉在增强扫描中显示清晰。类癌在 T_1WI 为低信号,T_2WI 为高信号。大多数肝脏类癌有真包膜,在 T_1WI 常不能满意显示,但质子加权图可清楚显示环绕肿瘤的一个低信号带。放射性核素扫描近年来被广泛应用于类癌的定位诊断,其特异性达 100%,敏感性达 80%左右。

第十节　肝脏血管系统疾病

一、肝动脉系统疾病

(一) 先天变异

肝动脉是变异频度和程度较大的血管结构,尸检报告约有 41.5%存在肝动脉变异。主要变异包括左右肝动脉换位,迷走的左肝动脉或右肝动脉,或肝动脉由肠系膜上动脉发出等。

(二) 闭塞性疾病

肝动脉闭塞常由血栓、栓塞、腹部外伤或手术结扎引起。动脉闭塞可引起肝缺血性梗死,但发生率不高,因为肝脏有双重供血,同时侧支循环的代偿程度个体差异较大。

肝动脉内血栓常由肝动脉炎引起。大约60%的多发性结节性动脉炎患者累及肝动脉及其分支,且15%的患者发生血栓性肝动脉闭塞并导致肝细胞梗死。创伤、肝移植、TAE手术也可引起血栓性肝动脉闭塞。

(三)肝动脉瘤

肝动脉瘤一般呈囊状,可单发或多发,常继发于感染、动脉硬化、外伤和多发性结节性动脉炎。75%的肝动脉瘤可向胆总管,腹腔或邻近空腔脏器内破溃,死亡率很高。

动脉瘤在影像学上可表现为类圆形结节,与肝动脉相连,超声可引出典型动脉血流及频谱。增强CT动脉期显著强化,其内CT值可升至85Hu以上,高于任何肿瘤,且与主动脉平行强化(图7-12-49),合并血栓形成时表现为腔内充盈缺损。

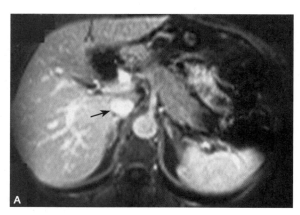
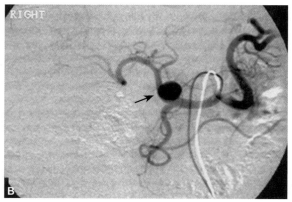

图 7-12-49 肝动脉瘤
A. 增强 CT 显示肝门后方类圆形结节,显著强化;B. DSA 显示肝总动脉分叉处动脉瘤(箭头所示)

二、门静脉系统疾病

(一)先天发育异常

门脉主干先天发育异常包括胰前门脉、双门脉、先天性门脉主干发育不全。

(二)门静脉海绵样变性

【概述】

门静脉血栓、癌栓或其他原因导致门脉主干和/或分支完全或部分闭塞,其周围形成大量门-门侧支循环血管,以及管腔阻塞后再通,病变区门脉正常结构消失,代之以海绵状、蜂窝状的血管结构,称为门静脉海绵样变性(cavernous transformation),常合并门静脉高压。海绵样变性也可向肝内延伸并累及肝内分支,但主干形态正常。

【影像学表现】

1. **超声** 多普勒超声上,病变区门脉正常结构消失,代之以网格状回声和杂乱的向肝血流,动脉血流丰富,提示肝内门脉血流减少。同时肝实质光点增粗增强,为弥漫性肝损伤声像图。

2. **CT 扫描** 增强 CT 可显示肝门部特征性表现:①正常门静脉血管消失或中断,代之以与门脉主干并行,迂曲、扩张成蛇形的静脉网(图7-12-50)。②肝实质动脉期不均匀强化,周边可见弥散的斑片样高灌注区。这是由于海绵状变性时,中央区较周边区血运丰富,周边区的动脉血运代偿性增加。③继发改变:脾肿大、腹水、侧支形成等肝外型门静脉高压表现。

(三)门脉血栓

【概述】

门脉血栓最常见病因是肝硬化,还包括感染性疾病(如败血症、胆管炎、胰腺炎)、肿瘤、血液高凝状态、骨髓异常增殖等情况。手术或肠系膜上静脉、脾静脉血栓也可延续到门脉系统。

【影像学表现】

1. **超声** 彩色多普勒是最有效的检测手段,可以显示血流中断,管腔内充盈缺损以及侧支血管,对鉴别微小血栓及瘤栓也有帮助。

2. **CT 和 MRI** 较大的门脉血栓,平扫 CT 表现为门脉、肠系膜上静脉或脾静脉扩张,局灶性密度减低,MRI 则表现为正常的血管流空信号消失,代之以血管腔内软组织信号影。慢性静脉血栓可出现条形钙化。

增强表现为血管腔内部分或全部充盈缺损,血管壁边缘可见强化,可能与滋养血管有关。门脉血栓间接征象是门脉海绵状变性,门体侧支血管形成及动门脉分流。

门脉血栓有两种不同灌注模式:①动脉期,肝实质一过性密度不均匀。这是由于某一肝段由于门脉灌注减低而动脉血运增加所致;②门脉期,强化减低,这由于局部门脉灌注减低造成的。

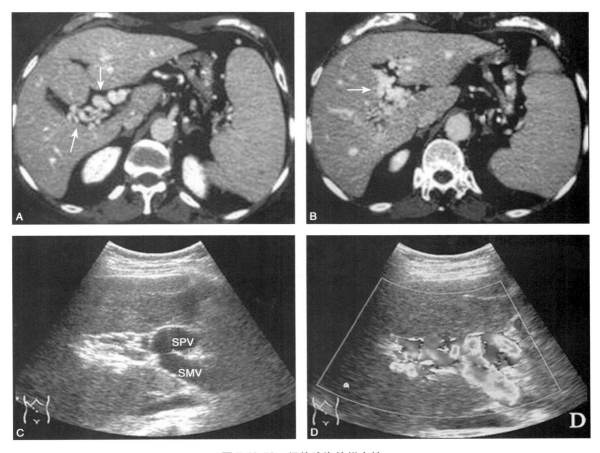

图 7-12-50　门静脉海绵样变性

A、B. 增强 CT,肝门区正常门脉结构消失,代之以迂曲、扩张的侧支循环血管,管径粗细不等(箭头所示);C、D. 超声多普勒,脾静脉(SPV)及肠系膜上静脉(SMV)扩张,汇合处管腔变窄,门静脉主干结构紊乱,呈蜂窝状,血流信号紊乱,可见向肝及离肝血流信号

【鉴别诊断】

1. **假血栓征**　在动脉期 CT 上,门脉主干腔内可出现假血栓征,是由于强化的脾静脉血液与非强化的肠系膜上静脉血液反流后混合到一起,形成类似的条形低密度影,此时要注意观察门脉期表现,假血栓征门脉期强化均匀一致,而真性血栓在门脉期充盈缺损更为显著。

2. **门脉癌栓**　癌栓会导致门脉膨胀变形,血栓形成的门脉则往往保持正常管径;癌栓有丰富的动脉供血,在动脉期呈条纹样强化,血栓则表现为无强化或轻度强化。此外,癌栓往往与肝内的原发肿瘤相连。

（四）门脉系统内积气

【概述】

病因有坏死性胰腺炎,腹腔脓肿,肠梗阻,胃溃疡或胃癌穿孔,憩室炎,炎性肠道疾病,腹部创伤,误服产气物,使用灌肠剂,结肠镜后,胃造口术后留置引流管及肝移植术后等。另有 5% ~ 15% 病因不明。

【影像学表现】

1. **X 线**　腹平片表现为肝脏周边条形透过度增高区。传统仰卧位成像可检测出右上腹少量积气,但这一方法对肠系膜血管内积气不敏感。

2. **CT**　门脉积气表现为气体密度分支状影,可达到肝脏周边包膜下。积气易于聚集在门脉左支。

【鉴别诊断】

肝内门脉积气应与胆道积气鉴别。胆道积气在肝内呈中央性分布,距离肝脏包膜 2cm 以上。肠系膜静脉分支积气应与气腹鉴别。气腹不会表现为线形、分支状,且可在小肠的肠系膜前的边缘出现。门静脉、肠系膜静脉积气有时提示预后不佳,需要尽快制定最佳治疗方案。怀疑肠系膜缺血,憩室炎或脓肿保守治疗无效,梗阻伴发肠系膜缺血症状者,应立即手术治疗。医源性、钝伤或气压伤,以及不明病因所致的门脉积气可保守治疗并严密观察。

（五）门静脉瘤

【概述】

静脉瘤大部分出现于腘静脉、颈静脉或大隐静脉,罕见于门脉。门静脉瘤好发于脾静脉、肠系膜上静脉汇合部,门脉主干及肝内门脉分叉处,主要症状是非特异腹痛,可见于肝病患者,但大多数没有门静脉高压或慢性肝病。

【影像学表现】

1. **超声**　彩色多普勒超声是最佳诊断方法,且无需进一步检查。

2. **CT、MRI、血管造影**　门静脉某点血管直径较其余部分显著增宽,尤其呈囊状或梭形扩张,即可以诊断为静脉瘤(ER7-12-48)。出现并发症时 CT 和 MRI 可显示相关的改变,如血栓形成,门静脉高压(由于血流波动或门脉主干受压),破裂,胆总管受压,胆汁淤积和胆石症等。

ER7-12-48　门静脉瘤合并血栓形成

三、肝内血管分流

(一)门体分流

【概述】

门脉与肝静脉之间直接交通很少见,相对常见的是门脉右支和下腔静脉之间,多出现于门静脉高压的患者,可引起肝性脑病。

【影像学表现】

1. **超声**　彩色多普勒超声在诊断肝内门体分流非常有用,由于门脉的压力减轻,受累的门脉支可表现为波动性三期强化。

2. **CT**　大多数病例诊断需要依赖螺旋 CT,PVP 期显示不对称性肝静脉强化,表明门脉分支与肝静脉之间存在交通支。

(二)肝动脉-门静脉短路

【概述】

肝动脉-门静脉短路(arterio-portal shunt, APS)是指肝动脉与门脉系统之间的交通,可为器质性交通或功能性分流,肝动脉血通过门静脉再分配,病因上分为先天性(Osler-Weber-Rendu 病)和获得性(创伤、医源性、肝硬化)两种。

【影像学表现】

1. **超声**　彩色多普勒超声上,肝动脉门脉分流表现为门脉血流的波动性流动。

2. **CT**　任何原因所致的 APS 在多时相增强 CT 上均有一些共同的特征:①肝内周边区门脉分支先于主干强化;②动脉期一过性肝实质异常强化(transient hepatic attenuation difference,THAD):表现为 HAP 期肝实质内楔型的一过性强化,其内可见小的门脉分支,强化程度较主干显著。

3. **MRI**　增强扫描 APS 的表现与 CT 相似,一般仅在 HAP 期表现为肝内楔型一过性强化,平扫及其他时相呈等信号,其中 T_2WI 呈等信号以及门脉期和延迟期呈等信号,是鉴别 APS 和小肝癌的重要依据。

大的动门脉分流有两种灌注异常①功能性分流:各种原因导致门脉血运减少,相应区域动脉供血代偿增加,表现为动脉期肝实质区域性灌注增强,但门脉分支不提前显影。②器质性分流:动脉血直接进入门脉,动脉期肝实质灌注增强,其内可见门脉分支提前显影。

(1) 器质性 APS:较少见,其中先天性动静脉畸形占 10% 左右,大多数为医源性(手术、穿刺),创伤性以及肝癌所致,在肝动脉与门静脉间存在器质性通路,分流量大,偶尔可引起门静脉高压和心力衰竭。CT 扫描显示病变区门脉分支在动脉期显著强化,伴有所属肝实质的早期显著强化,门脉内的 CT 值衰减与主动脉平行(图 7-12-51);此外,门脉在早期强化的同时,脾静脉和肠系膜静脉不强化。

(2) 肿瘤性 APS:小的血管瘤(2cm 以下)、小肝

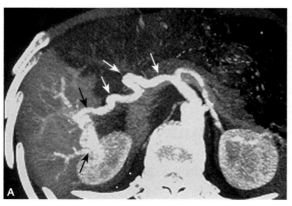
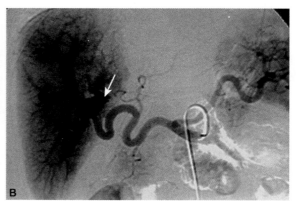

图 7-12-51　器质性 APS

A.动脉期 MIP 重建,肝固有动脉迂曲、扩张(白箭头),肝右叶大片异常强化,其内可见提前强化的门静脉分支(黑箭头);B.腹腔干造影,肝右动脉与门脉之间瘘道,大量肝动脉血分流入门静脉,肝右叶整体染色,门脉提前显影(箭头所示)

癌、转移瘤等,可引起血窦水平的动门脉分流,表现为动脉期肿瘤实质强化及周边肝实质一过性强化,其尖端为瘤体(ER7-12-49)。偶见非瘤性 APS 在动脉期上表现为结节样、外形不规则的非均匀强化区,与小肝细胞癌鉴别困难,需要进行一系列检查。

ER7-12-49 肿瘤性 APS

(3)功能性 APS:常见于晚期肝硬化的患者,表现为动脉期肝脏周边的小三角形或楔型强化,有时可见轻微扩张的肝动脉分支(ER7-12-50)。功能性 APS 平扫及其他时相呈等密度或等信号,而小肝癌的信号及门脉期、延迟期则有特别的强化方式,这是鉴别功能性 APS 和小肝癌的要点。此外,急性期脓肿也可引起相似的改变,表现为动脉期病变肝段的一过性强化。

ER7-12-50 肝硬化——功能性 APS

(三)肝动脉体循环分流

【概述】

肝动脉(或其他体循环动脉)与肝静脉之间交通是罕见的肝内分流,见于先天性肝脏动静脉畸形,如遗传性出血性毛细血管扩张症(Osler-Weber-Rendu病)、肝细胞癌和大的血管瘤。

Osler-Weber-Rendu 病以毛细血管扩张症、动静脉瘘和微小动脉瘤为主要表现。

【影像学表现】

HAP 增强 CT 显示肝静脉非对称性早期强化。多普勒超声显著改变是波浪型肝静脉,但只见于严重的先天性动脉静脉畸形病例。

四、肝静脉-下腔静脉疾病

(一)巴德-吉亚利综合征

【概述】

巴德-吉亚利综合征(Budd-Chiari syndrome,BCS)又称布-加综合征,是指肝静脉和/或肝段下腔静脉阻塞和/或狭窄所引起肝静脉和/或下腔静脉血流受阻,进而继发门静脉高压和下肢静脉淤血等一系列临床症候群。

临床表现:①门静脉高压,肝脾肿大;②下腔静脉高压:下肢水肿、静脉曲张、色素沉着,慢性溃疡,侧胸腹壁和腰部上行性浅静脉曲张;③伴随症状:性功能减退,女性月经紊乱、不孕;男性阳痿,会阴部或精索静脉曲张等。有门静脉高压表现并伴有胸腹壁特别是腰背部及双下肢静脉曲张者应高度怀疑本病。

分型:

Ⅰ型 下腔静脉膜型(不全性、完全性膜性阻塞)。

Ⅱ型 下腔静脉节段型(不全性、完全性节段性阻塞)。

Ⅲ型 肝静脉型(膜性、节段性)。

Ⅳ型 混合型,即下腔静脉合并肝静脉型。

【影像学检查】

1. **超声** 常作为 BCS 的首选检查方法,有时对下腔静脉膜性病变显示不清,对完全性和不全性膜性阻塞亦不能完全鉴别,须结合其他检查方法。

2. **CT** 可鉴别肝静脉、下腔静脉回流受阻是先天性异常或继发于肿瘤、血栓或其他因素,还可发现腹水、侧支循环等征象,但无法显示下腔静脉隔膜,对肝内侧支血管的显示也不如超声和 MRI。

BCS 的表现主要包括:肝脾肿大,尾状叶增大是特征之一;不均匀脂肪变性,肝的外周部分密度偏低,尾状叶及左内叶中央部分密度相对较高;腹水、侧支循环开放。

增强扫描:①动脉期尾状叶及左内叶中央区迅速强化,以肝段下腔静脉为中心呈扇形分布,边缘模糊;实质期表现相反,外周部分延迟强化,上述区域迅速廓清。这是由于尾状叶及部分左内叶(S4 段)直接回流入下腔静脉,肝静脉回流受阻时上述区域受累较轻,肝实质血流代偿性增多。②肝实质呈斑片状强化,也称"马赛克"样强化,区域性或广泛性密度不均是其特征之一。③肝静脉不强化,肝静脉与下腔静脉间的连续性中断,血栓形成时显示腔内充盈缺损。肝尾叶增大可致肝段下腔静脉呈裂隙状,其下方 IVC 扩张呈圆形。若肝内侧支循环建立可显示扩张的副肝静脉或侧支循环静脉,呈"蛛网状"(图 7-12-52)。④肝外侧支静脉扩张,如奇静脉、半奇静脉和腰升静脉等。

3. **MRI**

(1)肝脾肿大:区域性的脂肪变性表现为肝实质信号不均,尾状叶一般不受累或受累较轻。

(2)肝静脉、下腔静脉形态异常:①肝静脉狭窄或闭塞,肝静脉与下腔静脉不连接,肝段下腔静脉明

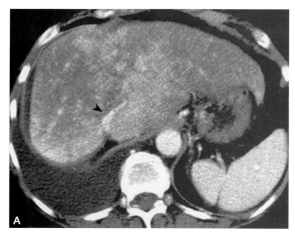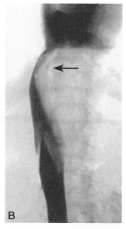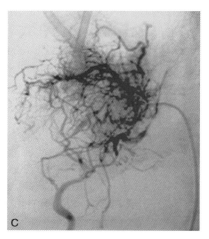

图 7-12-52　Budd-Chiari 综合征

A. 增强 CT,肝实质强化不均,尾状叶和部分左内叶显著强化,下腔静脉被增大的尾状叶压迫呈裂隙状狭窄(黑箭头),右侧可见中等量胸腔积液;B. 下腔静脉造影节段性狭窄(箭头);C. 肝静脉造影显示肝内侧支循环开放,形成粗糙的蛛网状血管相

显狭窄或阻塞;②下腔静脉隔膜和狭窄,狭窄段以下 IVC 扩张,血流速度减慢,甚至形成湍流,信号不均;③肝静脉和下腔静脉血栓形成,呈软组织信号;④肝内侧支血管形成,呈"逗点"状或"蜘蛛网"状,走行紊乱(图 7-12-53)。

（3）腹水。

（4）肝脏、椎旁间隙、腹壁静脉扩张:表现为迂曲、扩张的血管流空信号,奇静脉、腰升静脉扩张。

4. 血管造影　是诊断巴德-吉亚利综合征的金标准。根据下腔静脉和肝静脉造影能确定阻塞的部位、形态、范围、类型、侧支循环和血栓形成等情况。

（1）直接征象(ER7-12-51)

1）下腔静脉膜性阻塞:呈天幕状,阻塞部位在胸椎体平面以上,长度多在 3mm 以内。不全性膜性梗阻呈圆顶状,其中央或侧上方有一小孔相通,造影剂呈喷射状进入右心房。完全膜性梗阻呈圆顶状,肝静脉扩张,阻塞端以下下腔静脉明显扩张,造影剂向下走行。

2）下腔静脉节段性狭窄或阻塞:阻塞部位在胸椎体平面以下,呈圆锥形或不规则形,长度在 4mm 以上。不全性梗阻呈节段性狭窄,完全性梗阻两端呈圆顶状,近心端下腔静脉扩张不明显,侧支循环丰富,造影剂经侧支回流。

3）肝静脉膜性和节段性阻塞:肝左静脉最易受累,肝中静脉次之,肝右静脉较少。造影剂在肝静脉内滞留,肝静脉扩张,造影剂呈喷射状进入下腔静脉。

（2）间接征象:下腔静脉阻塞可见右肝静脉扩张、显影。其侧支血管有腰静脉、肾静脉、腰升静脉、脊柱旁静脉、肋间静脉、奇静脉和半奇静脉明显增粗,走行迂曲。

肝静脉阻塞时造影剂经扩张的副肝静脉进入下腔静脉。或者经肝内网状静脉侧支循环进入第三肝门部的肝短、肝背静脉再进入下腔静脉。部分造影剂经心包膈静脉引流。

（3）血栓形成:肝静脉、下腔静脉内充盈缺损。

（二）下腔静脉原发肿瘤

【概述】

下腔静脉平滑肌肉瘤(leiomyosarcoma of the IVC)

血管平滑肌肉瘤是一种罕见的恶性肿瘤,起源于血管中层的平滑肌组织,相对常见于下腔静脉,好发于 60 岁左右的老年女性,男女比例 1:4。其临床表现取决于肿瘤发生的部位,以及有无合并血栓形成。一般将下腔静脉分成三个部分:肾静脉以下;肾静脉至肝静脉;肝静脉至右心房,其中肾静脉至肝静脉段为平滑肌肉瘤的好发部位,肿瘤可向腔外或腔内生长,血行转移至肝、肺和脑。

【影像学表现】

1. 超声　通常表现为右侧腹膜后分叶状肿块,以低回声为主,偶尔可见高回声晕环。

2. CT　增强扫描可清晰显示肿瘤位于下腔静脉内,合并出血坏死时密度不均。肿瘤一般为少血管性,边缘可见强化,向腔外生长时与腹膜后其他肿瘤难以鉴别。

3. MRI　对平滑肌肉瘤与血管壁及周围的关系显示更为清晰,T_1WI 一般呈稍低信号,T_2WI 轻微高信号或等信号,强化不明显(ER7-12-52)。

【鉴别诊断】

鉴别诊断主要是与其他血管源性肿瘤如血管肉瘤区分,后者在 T_2WI 呈高信号,CT 和 MRI 增强扫描时强化远较平滑肌肉瘤显著。此外,尚需与下腔静脉血栓和癌栓鉴别。

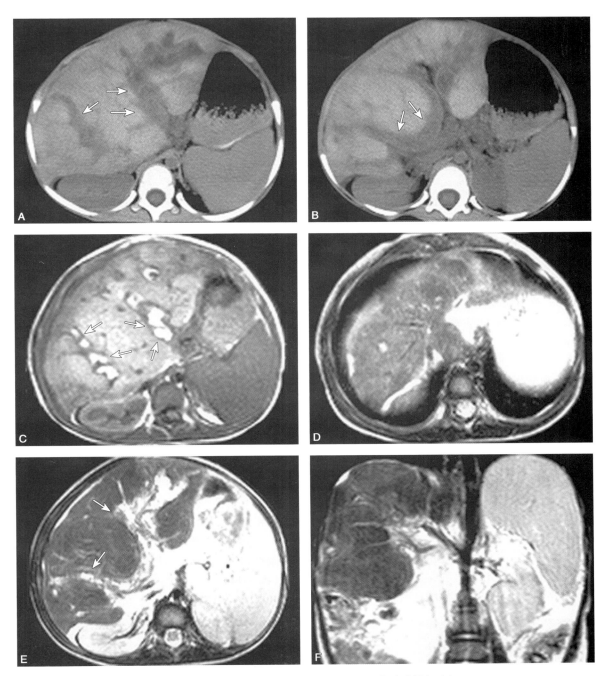

图 7-12-53　Budd-Chiari 综合征(肝段下腔静脉膜性闭塞)

A、B. CT 平扫,肝脏增大,肝段下腔静脉显著狭窄;门静脉弥漫性增宽。C、D. 磁共振 SE T_1WI 和 FSE T_2WI。扩张的门脉失去正常血液流空信号,其内条形高信号影,为血栓形成。E、F. 冠状 FSE T_2WI 及横断 T_2WI,肝段下腔静脉闭塞、狭窄。肝、脾显著增大

ER7-12-51　Budd-Chiari 综合征(血管造影)

ER7-12-52　下腔静脉平滑肌肉瘤

第十一节 肝脏外伤

【概述】

肝脏是人体最大的实质性脏器,虽有肋骨和脊柱保护,但因肝实质脆弱、结构复杂、血运丰富,移动受限,因此容易受暴力作用而损伤。临床常见为钝器损伤,系指各种暴力作用于腹部而发生的闭合性创伤。常见的病理损伤包括肝实质撕裂伤、包膜下血肿和实质内血肿,以及血管、胆管创伤,继发胆汁瘤形成、合并感染及肝脏坏死等表现。根据美国创伤外科协会(AAST)分类法,对肝外伤程度进行分级如下:

Ⅰ级 轻度伤,裂伤深度<1cm,包膜下血肿<1cm,范围小。

Ⅱ级 中度伤,裂伤深度1~3cm,包膜下及肝内血肿1~3cm,范围局限。

Ⅲ级 重度伤,肝实质裂伤>3cm,包膜下及肝内血肿>3cm。

Ⅳ级 复杂伤,肝实质或包膜下血肿>10cm,肝叶损伤或合并血管损伤。

Ⅴ级 血管伤,肝叶离断,血管损伤。

Ⅵ级 肝脏断裂。

【影像学表现】

1. **X线** 立位腹平片对肝脏外伤没有特异性的诊断价值,但可以显示肋骨和脊柱骨折、膈肌位置和形态异常,以及游离气腹、重要脏器移位等征。腹部闭合外伤合并右侧低位肋骨骨折的情况,要考虑潜在肝脏损伤的可能。

2. **超声** 可显示一系列的肝脏损伤,如血肿、肝脏裂伤、胆汁瘤和血腹等。血肿在声像图上可分成三种类型:贯穿肝实质和包膜的血肿;肝包膜下血肿;中心血肿。

包膜下血肿通常表现为包膜下梭形或新月形影,随时间变化其内回声也发生改变。急性期通常表现为无回声液体影,24h后其内回声增强,随时间变化并再次减低,4~5天内血肿演变成低回声伴后方回声增强;1~4周内血肿内可出现分隔(ER7-12-53)。

ER7-12-53 肝外伤、亚急性期血肿

肝脏裂伤的声像图也会随时间而改变,早期可表现为稍高回声,逐渐演变成低回声甚至囊性结构。胆汁瘤表现为圆形或卵圆形的低回声、无回声囊性结构,边界清晰,靠近胆管。其他合并症如膈肌断裂表现为回声中断。

3. **CT** 增强CT扫描是判断肝脏外伤的范围和程度最为准确的检查方法,可以作为指导治疗的依据。肝外伤的CT表现包括:

(1)包膜下血肿:好发于肝右叶前外侧缘,表现为肝包膜下凸透镜形软组织密度影,平扫密度较肝实质低,邻近的肝组织受压变形。增强扫描血肿的壁可见强化,其内部呈低密度,如果不再次出血,血肿内部密度逐渐减低,在6~8周内吸收。

(2)肝实质血肿:急性期血肿表现为边缘不整的高密度影,其内部为凝血块,周边可见低密度晕环,系未凝的血液或胆汁。血肿的密度随着时间逐渐减低,最终变成低密度的包裹积液,范围可轻度增大(图7-12-54)。肝内局限性的高密度影,CT值在80~350Hu,提示急性血肿或动脉瘤形成(图7-12-

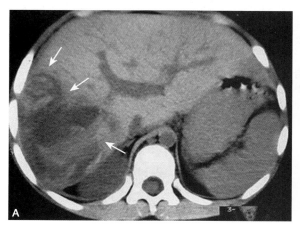
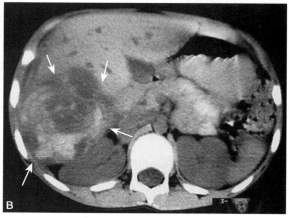

图7-12-54 肝实质血肿

A.肝右叶大片混杂低密度影,边界不清,其内可见多发条形高密度影;门脉右后支模糊不清。B.同一病例肝门以下层面,可见团状高密度影,肝包膜不完整,肝肾隐窝变窄

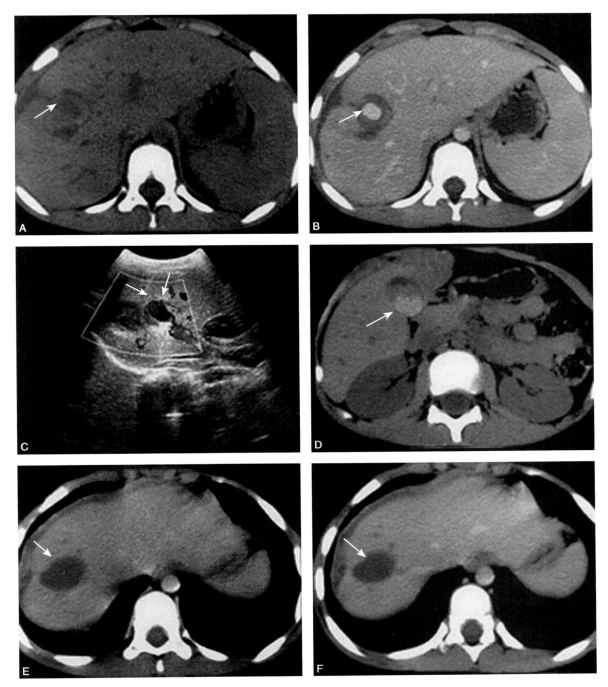

图 7-12-55　肝脏外伤

A~C. 假性动脉瘤形成。A. 平扫 CT 肝右叶靶环状混杂低密度区,外缘不清,中心密度偏低,包膜下可见少量积液。B. 增强 CT 病灶中心可见圆形结节,显著强化,密度与腹主动脉相似。C. 同一病例超声 结节内可检出明显的血流信号。D. 胆囊内出血。平扫 CT 显示胆囊内液液分层,颈部可见团状高密度影沉淀。E、F. 胆汁瘤形成。同一病例 3 周后复查;E. 平扫,S8 段椭圆形低密度影,边界清晰;F. 增强扫描,病灶边界更为清晰,其内部为均质的液性密度

55)。同时可见肝门周围限局或广泛的低密度影,一般认为是门脉周围渗血所致,也可见于胆汁渗漏、水肿或中心静脉压力升高导致的肝门周围淋巴管扩张等情况。

(3) 门脉周围袖口征(periportal collar):门脉周围伴行的低密度影,称为袖口征。在没有确定病史或

其他合并症的时候,袖口征不提示肝脏创伤,可见于没有腹部钝击伤,也没有明确外伤史的儿童患者;文献报道肝脏外伤患者出现此征时,提示肝脏损伤严重,病情变化大,死亡率升高。

(4) 肝挫裂伤:肝实质撕裂在 CT 上表现为肝实质内分支状低密度影,没有明显强化,通常位于肝脏

周边区域。急性裂伤边缘呈锐利的锯齿状,随时间边缘逐渐模糊。多发平行的撕裂伤见于钝力挤压,称为熊爪痕(bear claw lacerations)。肝脏撕裂伤可与血管或胆管相通,导致其他的副损伤(ER7-12-54)。

ER7-12-54 肝实质撕裂

(5)肝血管损伤:钝击伤引起肝静脉主干或肝后下腔静脉损伤比较少见。在 CT 图像上肝脏裂伤抵达肝静脉主干或下腔静脉外壁的时候提示上述血管损伤,尤其合并网膜囊大量出血或膈肌下方血肿时要注意大血管裂伤。深度的裂伤或大血管断裂会引起肝门周围组织血供锐减,增强扫描表现为楔形低灌注区,尖端指向肝门,底部位于肝脏周边。多时相增强扫描可以诊断假性动脉瘤形成。

(6)急性出血:测量 CT 值有助于鉴别急性出血和血肿形成。急性出血在增强 CT 上表现为血管外造影剂积聚区,边缘不整,CT 值可达 85~350Hu(平均132Hu),血肿一般为 40~70Hu(平均 51Hu)。CT 扫描可以确定手术或介入治疗后再次出血。

(7)胆系损伤:约有 2%~8% 的腹部钝击伤会导致胆囊损伤,表现为胆囊变形、肿胀,向中线移位,压迫十二指肠;或囊壁不规则、增厚甚至断裂,腔内出血、黏膜撕脱,胆囊窝积液等。重者可造成胆汁外泄,引起严重的腹膜炎、腹腔积液。

(8)胆汁瘤和腹膜炎:胆管受损时,胆汁渗出、积聚形成胆汁瘤是个慢性的过程,往往需要几个星期,

在随访检查时发现。表现为肝内或肝周的囊性低密度影,其内可见分隔或碎屑。

腹膜炎是肝外伤的少见但严重的并发症。表现为腹腔内渐进性增多的游离积液、腹膜增厚,可有强化。

4. MRI MRI 在急性肝脏外伤时应用价值有限,但在治疗过程中可作为复查的手段,或用于孕妇、幼儿,以避免 CT 的辐射损伤。

包膜下血肿表现为肝包膜下边界清晰,新月形或双凸透镜形的病灶。肝脏撕裂伤在 MRI 上表现为肝内不规则形或星芒状的裂隙,可延伸到肝脏的周边区域。肝内血肿表现为肝内圆形、卵圆形或不规则形病灶,增强扫描无强化或仅轻微的边缘强化。病灶可与门脉分支相通。

肝包膜下或肝内血肿的信号随着外伤的时间而改变。外伤所致的肝内出血早期,血肿在 T_1WI 上呈低信号,T_2WI 呈高信号。在随后的几天内,细胞内去氧血红蛋白和正铁血红蛋白形成,在 T_2WI 血肿的信号逐渐降低。随后,正铁血红蛋白发生再分布,从溶解的红细胞内释放出来,进入细胞外间隙,T_1WI 上血肿的信号显著升高,T_2WI 信号轻度升高。这种变化始于血肿的周边,随着时间逐渐向中心扩展。几周以后,巨噬细胞进入血肿,吞噬血红蛋白代谢产物,以铁蛋白和含铁血黄素的形式存在。在 T_2WI 上形成典型的周边信号降低,T_1WI 也可见较轻的信号改变。因此在 T_1WI 和 T_2WI 上均可见到典型的双环信号,内侧为明亮的高信号,外侧为低信号(图7-12-56)。

胆汁瘤(胆汁性假性囊肿),新月形或椭圆形囊肿,与外伤点或穿刺点紧邻,呈长 T_1、长 T_2 信号,其内出现分隔或胆泥、陈旧出血时,信号混杂。

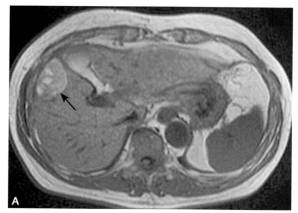

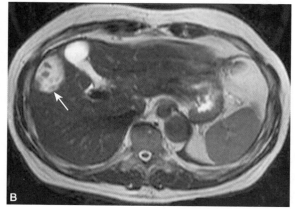

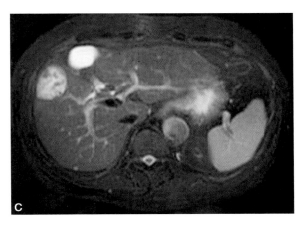

图 7-12-56　手术后肝内血肿

A. T₁WI,肝右叶 S5 段包膜下椭圆形混杂高信号影。B. T₂WI,对应 T₁WI 血肿内点状高信号在 T₂WI 呈低信号,T₁WI 稍高信号区在 T₂WI 呈显著高信号。C.脂肪抑制 T₂WI,皮下脂肪信号减低,血肿内信号无明显变化

（高玉颖）

第十三章

胆 道 系 统

第一节 解 剖

胆道系统主要指胆囊和胆管,传统影像学如胆囊造影、胆管造影可以作出较好的评价,但现代医学领域中胆囊的评价主要依靠超声检查,CT 有一定的局限性,MR 也可以作出较好的判断。胆管的评价仍主要依靠直接造影如经皮经肝胆管造影(PTC)、ERCP等,但随着 MR 成像技术的不断发展,未来可能会取代有创的直接胆管造影。

一、胆囊与胆囊管

正常胆囊位于肝脏脏面左右叶之间,与中肝静脉倾斜度一致并位于中肝静脉下方,其位置变异很少,一般位置有变化与肝脏左右叶肥大或萎缩有关。

1. **胆囊缺如或发育不全** 非常罕见,其发生率据估计大约占人群的 0.03%~0.07%,通常与其他发育畸形有关,如直肠阴道瘘、肛门闭锁、骨骼缺如等。但仅仅影像学未能显示胆囊尚显证据不足,只有手术、尸检等才能确定诊断。

2. **双胆囊** 此类先天异常发生率只有 1/4 000,每个胆囊可以有其独立的胆囊管,但共用同一支胆囊管更常见,其中一个胆囊(副胆囊)通常发育不健全。

双叶胆囊(bilobed gallbladder),无临床症状,极其罕见。

3. **折叠型胆囊** 可以自胆囊体至胆囊底折叠,形成倒圆锥帽状变形(phrygian cap deformity),也可以自胆囊体至胆囊颈折叠或其他类型折叠。

4. **反常胆管** 肝内胆管异常可见肝内胆管通过胆囊床直接注入胆囊,此类异常常引起胆囊切除术的问题,特别是腹腔镜下切除胆囊出现胆汁漏或瘘,称之为 Luschka 胆管。

5. **胆囊憩室** 可发生于胆囊底、体和颈部,也可以发生于胆囊管,此时需与罗-阿窦(Rokitansky-Aschoff sinuses)相鉴别。

6. **肝内胆囊** 胚胎 2 个月以上时,胆囊在肝内发育,如果持续至出生后,就形成肝内胆囊,肝内胆囊因为收缩不良,会形成多种胆囊疾病。

7. **左侧胆囊** 胆囊位于肝左叶下到镰状韧带左侧;经 Winslow 孔疝入左侧或见于内脏转位。

8. **胆囊管变异** 通常为胆囊管汇入胆总管之前先于胆总管并行一段后再入胆总管,并行段一般长10mm 以上,甚至超过 25mm,并行段胆囊管通常在胆总管左后方。在这种情况下,如果结石嵌在此段胆囊管,常常压迫胆总管出现症状,称为 Mirizzi 综合征。胆囊管也可汇入左或右侧肝内胆管,此种变异常增加了胆囊切除术的危险性。

一般认为胆囊管汇入胆总管有 6 种变异,分别是低位汇入(汇合点接近胆总管末端)、高位汇入(汇合点接近肝门)、胆囊管自总管前绕过总管从左侧汇入、胆囊管自总管后绕过总管从左侧汇入、胆囊管与总管并行黏合后汇入、胆囊管缺如。见图 7-13-1。

二、胆管

在欧洲,胆管分组同肝脏分段一样,肝内胆管通常也有 8 组(Couinaud 分段),其中北美常用 Healey & Schroy 分组,为 9 组,尾状叶为一组,右叶四组(前上、前下、后上、后下),左叶四组(内上、内下、外上、外下)。国内多倾向于 8 分法。

肝内胆管变异非常少见,通常只是分支位置有一些变化。而肝外胆管的变异则更加少见,有胆总管重复畸形,与胰管汇合变异及汇入十二指肠位置变异等。

除左右肝管外,存在另外的副肝管变异类型,副肝管的存在常影响疾病的治疗与预后,副肝管一般认为有 5 种情况:汇入肝总管、汇入胆囊管、直接汇入胆总管、汇入胆囊(Luschka 胆管)、2 支副肝管。

三、血供变异

尽管血管不属于胆系的一部分,但了解胆系血供

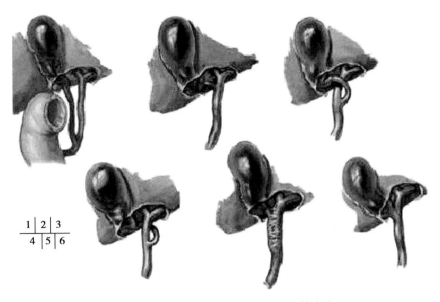

图 7-13-1　常见 6 种胆囊管汇入胆总管方式

1. 低位汇入；2. 高位汇入；3. 胆囊管自总管前绕过总管从左侧汇入；4. 胆囊管自总管后绕过总管从左侧汇入；5. 胆囊管与总管并行黏合后汇入；6. 胆囊管缺如

对于胆系疾病如肿瘤、出血等的治疗有意义。胆系主要由肝固有动脉供血，其中胆囊通常有单独的胆囊动脉（源自肝固有动脉）供血，但不要忽视肝脏血管变异，比如肠系膜动脉分支参与肝脏血供（副肝动脉、替代肝动脉），胃左动脉参与肝脏血供等。门静脉的变异则极为罕见。

第二节　检查技术

首先，胆系检查之前要采集病史，特别是肝胆疾病以及有无手术病史对于实施胆系检查非常重要，比如胆管手术，可能涉及长期引流、置入物等对于疾病的现状判断非常有帮助。通常间断性黄疸及菌血症可能是由于结石导致，而胰腺、胆管的肿瘤常伴有体重下降，无痛持续性黄疸可能来自于壶腹部肿瘤，胆囊持续性扩张可能由于胰腺癌造成等，因此，病史的采集与分析对于实施何种胆系检查法有着重要的指导作用。另外肝脏功能的生化学检测尽管没有特异性，但同样对于胆管疾病的诊断有指导作用。

1. 腹部平片　在医学历史上，腹部平片曾对胆系疾病诊断有过很大的帮助，但现在已很少使用，几乎完全被超声检查所取代，但有时也会用于判断阳性结石、胆囊钙化和气肿性胆囊炎等。外科后，腹平片也会对病情判断有帮助。

2. 口服法胆囊造影（the oral cholecystogram）为口服经胆汁代谢的不透 X 线的药物（如碘泛酸）后，在一定时段内摄腹部平片以显示胆囊轮廓、充盈状态的方法。此法以前用于诊断胆囊结石特别是阴性结石，并判断胆囊功能，但现在也被更为安全、便捷、无创的超声检查所取代。目前看来这已经是没有必要再实施的检查技术。

3. 超声　在胆囊的检查中，除非结石极小，通常胆系结石在超声图像上呈现典型的强回声伴后方声影儿可以做出准确地诊断，不仅如此，胆囊的息肉、腺肌症、甚至胆固醇沉积、胆汁淤积（biliary sludge）都可以被超声图像描述出来，当然超声更可以显示胆囊壁的增厚而判断胆囊的炎症与梗阻（一般认为胆囊壁厚度不应超过 3mm），因此超声是检查胆囊疾病的首选方法。

在胆管的检查中，超声影像可以清晰显示胆管的扩张，梗阻的水平等，对于黄疸患者的检查超声已是必不可少，有人认为超声显像可以准确判断肝后性的还是肝窦性的黄疸。但对于外科术后的患者，比如胆肠吻合，可能会造成胆道积气，使超声检查的准确性受到一定限制。另外，肝外胆道的检查也常常受到消化道的影响，有报道肝前斜位对检查肝外胆道特别是胆总管有帮助。彩色多普勒检查有助于鉴别胆管及其相邻的血管。关于正常胆管的直径，各家报道有差异，一般认为，左右主肝管正常范围为 1～3mm，而胆总管直径应在 8mm 以内。

术中超声检查被认为能提供更多信息，而内镜超声对于胆总管下端异常甚至胰头异常都能较好显示，因此在怀疑壶腹周围病变时，特别是壶腹内较小肿瘤时可以选择，但目前一般认为多层 CT 双时相增强扫描更佳。

4. CT　与超声检查相比,在胆系检查中,CT并无优势,应作为胆系检查的次选方法,但是CT检查的优势在于它能够显示超声检查存在缺陷的个体或部位。比如高度肥胖者、外科术后胆管积气者都可以选择CT检查。虽然在检查胆囊、胆管结石方面CT无优势,但对于评价胆系梗阻,胆管肿瘤,并指导外科手术方面CT要明显优于超声,特别是除胆系外,CT尚能评价胆管周围肝段的状况、转移灶以及肝外淋巴结。曾一度兴起CT胆管造影(CT cholangiography)逐渐已被MRCP取代,目前很少应用,大概由于胆管造影CT检查依赖于肝细胞功能状况(需使用经胆代谢的造影剂)而MRCP检查不需要,无论肝细胞功能如何均能显示胆道。

5. **核素显像**　核素显像需要应用^{99m}Tc标记的经肝细胞摄取,并经胆汁排泌的亚氨二乙酸(IDA)类药物,如^{99m}Tc-HIDA、^{99m}Tc-EHIDA等。一般用于检查低位胆道梗阻、Oddi括约肌功能及胆管瘘等疾病。因为此检查缺乏精确性,同样也受肝细胞功能限制,现在应用不广泛,临床上更喜欢应用直接胆管造影。

6. **静脉胆管造影(intravenous cholangiography)**　即静脉注射间接胆管造影,是传统的胆管造影的方法,使用经胆代谢的水溶性对比剂经静脉注入,一段时间后(一般20~30min)肝管,胆总管开始显影,用以判断胆管特别是胆总管的病变,因为此法本身对患者有一定创伤,显影精确性欠佳,而且受限于肝脏功能情况,现在临床已基本不再应用,即使应用静脉胆管造影,也大多采用CT胆管造影(CT cholangiography)并重建以获得更高分辨率的信息。

7. **直接胆管造影(direct cholangiography)**　目前的胆系影像学当中,虽然MR胆系显像等无创的方法正逐步受到重视,但直接胆管造影仍旧是不可替代的,尽管它是一种有创检查,甚至会出现一些并发症。临床上最常见的直接胆管造影有三种方法,即内镜逆行胰胆管造影(endoscopic retrograde cholangiopancreatography,ERCP)、经皮经肝胆管造影(percutaneous transhepatic cholangiography,PTC)和外科手术前后的胆管造影(preoperative and postoperative cholangiography)。

(1) ERCP:ERCP的应用已有30多年的历史,也是一种传统的胆系影像学检查法,而且因为有内镜的介入,不仅可以通过造影诊断胆管、胰管的疾病,还可以对上消化道包括十二指肠,特别是十二指肠乳头疾病作出准确的诊断。近年来,利用内镜技术,对壶腹周围疾病还可以进行一些治疗,比如鼻胆管引流术(ENBD)。低位胆道肿瘤、胰管梗阻、胰头肿瘤压迫胆道可以植入引流管或内支架,也可以实施十二指肠乳头切开取出胆总管结石等,也可以进行取样活检。内镜下超声检查的出现更使胆总管周围的疾病诊断水平得到显著提高。成功率高、患者痛苦小、并发症发生率较少,其成功率与并发症发生率可能与操作者的熟练程度有关,最常见的并发症为急性胰腺炎,当然还有一些出血、腹膜后穿孔和胆管炎的报道。

ERCP检查时,只需对患者进行一般性的镇静,吸氧和常规性心率、血压、脉搏、血氧监护,口咽部黏膜麻醉,患者俯卧于X线透视床上,除ERCP操作医师外,还需要一名放射医师作透视操作和观察,经口置入内镜,达十二指肠并确认十二指肠乳头,窥镜直视下,将一导管(多采用直径为5F的内镜专用导管)选择性插入胆管和胰管,注入水溶性对比剂,胰管造影一般使用较浓的造影剂(比如350mgI/ml的造影剂)以使胰管分支都能清晰显示,胆管内一般可用稍稀一点造影剂(比如150mgI/ml的造影剂)。如果需要进一步操作或治疗,还需应用导丝、括约肌切开工具等不再赘述。

理论上只要可以实施消化道内镜检查就可以实施ERCP,ERCP没有严格的禁忌证,但是如果患者曾实施消化道、胆道的手术,置入内镜有困难,则当然会影响ERCP的实施。

(2) PTC:如果患者肝内胆管有扩张,PTC的实施就成为可能。特别是近年来胆系介入治疗的广泛应用,PTC越来越受到许多医生的青睐,因为无论高位或低位的胆道梗阻都可以实施PTC,PTC后可以依据病情进行下一步的治疗,最直接的治疗就是经皮经肝胆管引流术(percutaneous transhepatic biliary drainage,PTBD)。

PTC检查有一定的技术性,一般主张超声引导下穿刺更为安全,特别是左侧肝内胆管穿刺如果没有超声引导,则成功率明显下降。患者一般平卧于X线透视检查台上,给予必要的镇静治疗和监护,超声全面扫查肝内胆管,或利用CT检查图像观察肝内胆管,选择安全合适的穿刺点定位,穿刺前30min至2h内应给予一定量的抗生素,可以使用22G的CHIBA针,或5F套管针(如果欲进一步实施引流术,可直接使用5F套管针以便于导丝置入),肋间或剑突下穿刺点局麻后,超声或透视监视下进针,透视下进针因为看不到胆管,深度不要达肝外或肝裂,退出针芯。可用注射器在针尾轻轻回吸并缓慢退针直至看到胆汁,或边缓慢退针边少量注入水溶性对比剂(一般使用浓度为150mgI/ml的造影剂),直至胆管显影,嘱患者平稳呼吸,使用CHIBA针穿刺,则此时应使用0.46mm

（0.018in）的导丝入胆管并更换较粗的套管,使用 5F 套管针此时可直接用导丝将套管引入胆管一部分,以保证造影加压时或患者呼吸动影响下,针套的端孔不至于滑出胆道。透视监视下注入一定量造影剂使更多的胆管显影。穿刺回吸如果未见胆汁或少量注入造影剂未见胆管显影,证明针尖未能进入肝内胆管,此时可适当调整方向重复穿刺。

因为穿刺的创伤,使 PTC 检查存在禁忌证,如患者凝血功能障碍、不能控制呼吸、大量腹水时不宜实施 PTC。当然也存在一些并发症,如出血,门静脉与肝静脉损伤的并发症,肝动脉分支损伤的并发症,肝内血肿,严重感染等。随着穿刺针的改进与操作技术的熟练,PTC 的并发症发生率已经非常低了,目前已被认为是很安全的检查手段。

（3）外科术中及术后造影（operative and postoperative cholangiography）:在以往胆系手术过程中,许多外科医生主张术中实施胆管造影,以防止术后因胆管形态异常而出现并发症,或有结石残留。现在术中造影几乎被胆道内镜所取代。而在术后经 T 管造影（T-tube cholangiography）仍在临床占有重要地位,方法简单,只需经外科留置的 T 形管内注入一定量的对比剂,透视下监测是胆管充盈就可以了,对比剂同 PTC 一样常使用低浓度的碘剂。

8. 血管造影　虽然这是一个很好的检查方法,但因这种方法常常带有明确的目的性,因此在临床不能算是一个常规检查方法。通常是作为胆系外伤、出血以及侵袭性的肿瘤的检查,包括动脉造影以及门脉造影,以发现血管的损伤或被侵袭的程度。

9. 活检技术　胆系活检技术应该说是个值得研究的课题。目前的胆道活检技术通常在 PTC、ERCP 或腹腔镜之后,使用特殊的活检器材如活检刷、活检钳等取出细胞或组织再行病理学检查。一般认为胆系活检对于临床研究有很大的帮助,但只适合于不能手术的病例,而且同其他活检技术一样存在假阴性的问题。

10. MRI　胆系的 MRI 检查主要是指磁共振胰胆管成像（MRCP）技术,是利用重 T_2 加权使水显示高信号,而其他组织的信号被抑制的成像技术。其优势在于无须使用对比剂,无创,无放射性损伤,可以三维成像多角度观察胆管与胰管,同时 MRI 又可以显示胆管周围的组织信息,因此,MRI 是最有前途的胆系检查方法。但目前因为 PTC 与 ERCP 有很多后续治疗手段,因此作为单纯检查法的 MRCP 尚不能完全取代直接胆管造影技术。目前有研究磁共振的超顺磁性对比剂已增加检查的精确性,或许核素胆系显像与之融合能对临床有非常大的帮助。

第三节　胆　系　疾　病

一、结石与炎症

（一）胆囊结石

胆囊结石（cholecystolithiasis）以中年女性多见,发病率大约是男性的 2 倍,按其化学成分分为 3 类:①胆固醇性结石,其胆固醇含量高,可达 80% 以上;②胆色素性结石,其胆固醇含量小,一般低于 25%;③混合性结石。三类结石中以胆固醇性结石最为常见。结石的形成有许多影响因素,如胆汁的成分变化,胆囊收缩,胆汁的排泄,胆汁内黏蛋白的含量及胆囊黏膜表面毛糙与否等,胆色素性结石大都是胆红素钙结石,在正常胆汁中,96% 的胆红素为结合型胆红素,当胆囊感染时,胆汁中的脱落上皮、炎症细胞及其残屑、细菌及寄生虫（残体和虫卵）等可以构成胆红素钙结石的核心。这类结石与感染关系密切,往往在短期内形成,故结构相对较疏松。有一种结石为黑胆石（主要成分也为胆红素,应属胆色素结石）,黑胆石的形成大多与感染不相关,可能主要与胆汁中的非结合胆红素沉淀有关,结构较致密。

胆囊结石的临床表现与结石的大小、数量、位置及有无合并感染密切相关,可以无症状或仅有上腹不适,消化不良等胃肠道症状,有时胆囊结石虽大或完全充满胆囊,症状也可不典型,当结石嵌顿于 Hartman 袋时,可出现典型的胆绞痛症状,表现为油脂食物诱发史,右上腹阵发性剧烈绞痛,向右肩部放射,少数位于剑突下及右下胸部,恶心但呕吐较少,病情发现至化脓性胆囊炎可有发热或其他菌血症表现。

【影像学表现】

1. 腹部平片　胆囊结石仅 10%~20% 为阳性结石,X 线平片可见胆囊区结节状,环形高密度影,大小不等,可单发或多发,大量结石聚在一起可呈石榴籽样,可随膈肌运动上下移动。

2. 口服胆囊造影　因为胆囊结石均伴有慢性胆囊炎,故口服胆囊造影胆囊显示率较低。胆囊显影好时,可见胆囊内结石所致充盈缺损,结石形状多变,但以圆形、卵圆形为多见,多数结石为低密度阴性结石,部分结石可呈中间高密度周围环形低密度影。阴性结石很难与胆囊息肉相鉴别。但后者位置固定,结石则可随体位改变而变化。脂餐后,部分胆囊可缩小,表示胆囊收缩功能尚可（ER7-13-1）。

3. CT　因结石的成分不同,在 CT 上可表现为 5 种不同的类型:①均匀高密度结石;②均匀略高密度结石;③等密度结石;④环状结石（中间密度低,周围

ER7-13-1 胆囊结石

ER7-13-2 胆囊结石

呈环状钙化)或不规则结石;⑤低密度结石,其 CT 值低于胆汁。结石中胆固醇越多,其密度越低,胆红素钙越多,则密度越高,对于等密度或较小的结石,CT 往往会漏诊。其他如胆结石并发的胆囊炎可伴有相应的 CT 表现(ER7-13-2,图 7-13-2)。

4. **MRI** 在 T_1WI 及 T_2WI 像上,胆结石均表现为低信号,故在 T_2WI 上,在高信号胆汁的衬托下可显示出低信号的结石影(图 7-13-3)。

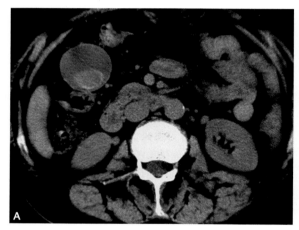
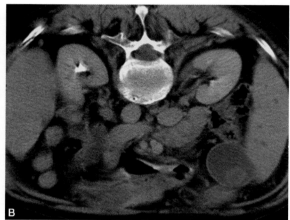

图 7-13-2 胆囊结石
CT 示胆囊底部一环状结石,改变体位后见结石移动(A 为仰卧位,B 为俯卧位)

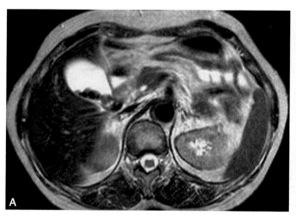
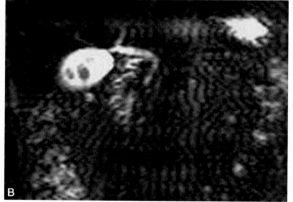

图 7-13-3 胆囊结石
MRI T_2WI 横断面(A)及 MRCP(B)见胆囊内及颈部多个低信号结石影

实际上,如今胆囊结石大都由超声检查做出诊断,超声检查对于胆囊结石的敏感性与准确性均高于传统 X 线检查(ER7-13-3)。

(二)胆囊炎

胆囊炎是一类与胆囊结石密切相关的疾病,包括急性胆囊炎与慢性胆囊炎,但也存在无结石胆囊炎。

1. 急性胆囊炎 急性胆囊炎(acute cholecystitis)的主要病因是梗阻与感染,90% 以上的梗阻由胆结石

ER7-13-3 胆囊结石

引起,感染则主要由大肠杆菌、产气杆菌等肠道内革兰氏阴性杆菌及厌氧菌引起。急性胆囊炎以 40 岁左

右的女性多见,男女比约为1:2。病变早期,主要为胆囊黏膜充血、水肿、增厚,有大量炎症细胞渗出,此时为急性单纯性胆囊炎,随着病变加重,炎症可波及胆囊全层,黏膜、肌层有破坏,黏膜脱落形成溃疡,并有脓性分泌物,浆膜层表面可有纤维素渗出,胆囊窝内可有积脓,此时为急性化脓性胆囊炎,病变进一步发展,则可引起胆囊坏死、穿孔,形成胆囊漏及胆汁性腹膜炎,此时为急性坏疽性胆囊炎。急性胆囊炎经内科治疗后炎症可消退,也可反复发作,形成慢性胆囊炎。临床表现以右上腹疼痛为主,早期为持续性胀痛,稍后表现为阵发性绞痛,炎症波及浆膜层及壁腹膜时,还可有腹膜炎表现,如右上腹压痛,反跳痛,肌紧张,持续性剧痛,深呼吸时疼痛加剧,可放射到右肩部,伴恶心、呕吐,严重者可有发热、畏寒、墨菲(Murphy)征阳性,部分病例可出现黄疸。

急性胆囊炎的诊断主要依靠临床及超声检查确诊(ER7-13-4),CT可作为一种辅助性的检查手段。CT表现为:①胆囊扩大,其横径可达5cm以上,常见但不具有特异性;②胆囊壁增厚,是胆囊炎的重要依据,通常表现为弥漫性,向心性增厚,增强扫描强化明显,且持续时间较长,偶可呈结节状增厚,难与胆囊癌鉴别;③胆囊周围低密度水肿带;其他如胆囊内结石、

积气、出血、穿孔及合并肝内脓肿等。MRI一般不用于急性胆囊炎的检查,其表现如CT所见,胆囊周围的水肿带在T_2MI上表现为高信号而胆汁的信号则多变(图7-13-4)。

ER7-13-4　急性胆囊炎

2. 慢性胆囊炎　慢性胆囊炎(chronic cholecystitis)以女性多见,男女发病率约1:1.5,平时临床表现很不典型,患者可无特殊不适,偶有剑突下隐痛及轻度消化道症状,腹胀、嗳气,少数病例可触及右上腹肿块(胆囊积水),随呼吸上下移动,饱餐尤其是大量脂餐后,疲劳时可诱发急性发作,与急性胆囊炎临床表现一致。本病因为胆囊长期持续或间断性受到各种刺激,从而产生的慢性炎性改变,可以为急性胆囊炎反复发作所致或开始就为慢性过程,基本病因为感染,胆汁排空受阻(结石阻塞、胆囊管开口过低等)及化学刺激(结石刺激及胆汁成分改变)。由于细菌感

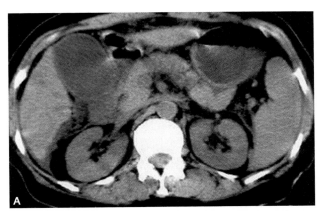

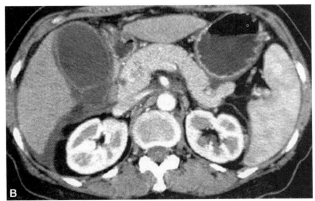

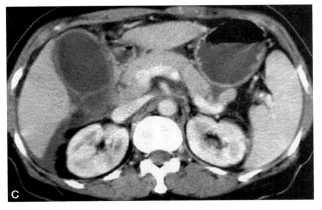

图7-13-4　急性胆囊炎

CT平扫(A)示胆囊增大,壁增厚;增强扫描(B、C)见增厚的胆囊壁明显强化

染及化学、机械刺激,胆囊黏膜及肌层均可明显增厚。因纤维组织增生,胆囊可明显缩小。部分病例因胆囊管完全堵塞,胆汁不能流出,若无细菌感染,则胆汁内的胆红素被胆囊吸收,胆囊黏膜分泌黏液而形成黏稠透亮的白胆汁,胆囊肿大,称为胆囊积水。95%以上的患者合并胆囊结石。

【影像学表现】

慢性胆囊炎的诊断仍然主要依赖临床表现及超声检查(ER7-13-5),CT诊断慢性胆囊炎的价值有限,能看到胆囊壁增厚,胆囊内结石影,但胆囊壁厚度个体差异较大,充盈与排空时相差也很大,若充盈良好,壁厚大于 3mm 有一定意义,但一般不能作为诊断标准,若无结石,仅发现胆囊壁增厚不能作出明确诊断,有时可看到胆囊壁钙化,这是慢性胆囊炎的典型表现,但非常少见,胆囊体积多缩小,表示胆囊壁纤维化。少数可增大,表示胆囊积液,但均无特征性。口服胆囊造影后行 CT 检查,对于胆囊结石的显示及慢性胆囊炎的诊断较普通 CT 要稍好些,MRI 表现与 CT 类似,但对结石及胆囊壁钙化的显示较 CT 差些(图 7-13-5)(ER7-13-6)。

ER7-13-5　慢性胆囊炎

偶有胆囊壁增厚并高度钙化可以形成瓷样胆囊(porcelain gallbladder),或胆泥高度淤积,钙化成分增多,以至于在平片上面显像,形成石灰胆汁(limy bile)。

3. **无结石胆囊炎**　较少见,通常在菌血症后发生,特别是需要重症监护的烧伤、严重外伤后,大量使

ER7-13-6　慢性胆囊炎

用类固醇类药物之后等。另有两类罕见的无结石胆囊炎,急性伤寒性胆囊炎(typhoid cholecystitis)和放射菌病胆囊炎(actinomycotic cholecystitis)。也偶有因机械性扭转造成的胆囊炎。

4. **黄色肉芽肿性胆囊炎**　黄色肉芽肿性胆囊炎(xanthogranulomatous cholecystitis)非常少见,是一种良性病变,但影像学上很难与胆囊癌鉴别,常误诊为胆囊癌。其病理上以胆囊壁广泛增生增厚为特点,平均最大厚度可达 1.8cm,不规则,与肝脏分界不清,CT 增强扫描可强化,多伴有结石。

(三)胆囊结石与炎症的并发症

1. **米利兹综合征(Mirizzi syndrome)**　当胆囊管结石压迫肝总管,造成肝总管梗阻并形成高度黄疸,称之为米利兹综合征,分为Ⅰ型和Ⅱ型,如果单纯胆囊管结石梗阻并使胆囊管水肿,进而压迫胆总管,称为Ⅰ型,如果较长时间不能得到有效治疗,造成局部感染扩展,形成胆囊或胆囊管与胆总管之间的瘘道,则称之为Ⅱ型。

2. **急性坏疽性胆囊炎**　急性胆囊炎可能导致胆囊壁穿孔,造成局部粘连并形成脓肿,常发生于免疫力低下的患者,如老年、类固醇类药物应用、重症糖尿病、AIDS 等,形成高度致死的急性坏疽性胆囊炎。

3. **瘘形成**　急性坏疽性胆囊炎术后可能形成胆囊-肠瘘、胆囊-皮肤瘘,也偶有胆囊-肾盂瘘的报道。

4. **胆石性肠梗**阻通常认为胆结石超过 25mm 并进入肠道,可能形成肠梗阻,最常发生于回盲瓣,其

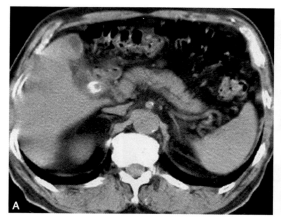
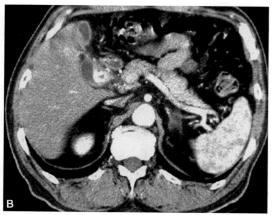

图 7-13-5　慢性胆囊炎
CT 平扫(A)示胆囊缩小,囊壁增厚,胆囊颈部可见高密度环形结石;增强扫描(B)示胆囊壁明显强化

余肠管甚至幽门及十二指肠球部也有可能发生,但机制不清,也极为罕见。

另外,多种胆囊肿瘤可能与胆石症相关,如胆囊癌、乳头样瘤、腺瘤等。其他如胆固醇沉积症、腺肌症也可能与结石相关。

(四)胆管结石

1. 肝内胆管结石　肝内胆管结石(intrahepatic cholangiolithiasis)指的是左右肝管汇合区及其以近胆管分支内的结石,几乎均是胆红素钙结石,大多呈深棕色,常多发,形状不规则,质软易碎,剖面无定型,外表可有少许层状结构,有时呈泥沙样,可呈弥漫型、区域型及散在分布,左叶较右叶略多见。受累胆管呈囊状或柱状扩张,结石累及的局部往往有胆管狭窄。肝内胆管结石形成与胆汁滞留及细菌感染密切相关,另外,胆固醇、脂肪酸在胆汁中的溶解性也起一定的作用,在我国胆道蛔虫症与胆管结石的伴发率很高,可能与其继发细菌感染及胆管梗阻有关,现今随着生活条件的提高,蛔虫发病率下降,胆道蛔虫症与胆管结石的伴发情况也显著下降。肝内胆管结石的临床表现与结石位置,数量,胆管梗阻情况及有无急性炎症有密切关系。间隙期可无症状,或仅有右上腹疼痛、间隙性寒战、发热,急性发作时,可有疼痛、发热寒战及黄疸,也即所谓的查科(Charcot)三联症,病情危重者出现五联症(三联症加休克及精神症状)。疼痛放射部位多在右肩胛下区,结石广泛者可引起胆汁性肝硬化。

【影像学表现】

(1) PTC/ERCP:表现为柱状、不规则状充盈缺损,也可为圆形或卵圆形,受累胆管扩张,远端可有或无狭窄。有时可见胆管走行僵硬,胆管树呈"枯树枝"样,提示伴有胆管炎症(ER7-13-7)。

ER7-13-7　肝内胆管结石

(2) CT:表现为扩张的胆管内有等、高密度结石影,以高密度结石为多见,且多见于1~3级肝内胆管,有时可见胆管壁增厚,增强后有强化,呈区域型或弥漫型分布者,可见相应的肝叶或全肝纤维化及萎缩(图7-13-6)。

(3) MRI:T_1WI及T_2WI上在扩张的胆管内见极低信号的结石影,但有时显示不如CT。近来MRCP的应用使肝内胆管结石的显示率有所提高,表现为扩

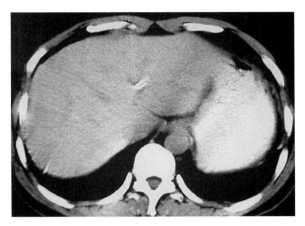

图 7-13-6　肝内胆管结石
CT 示肝内胆管高密度结石影,胆管扩张不明显

张胆管内极低信号影,胆汁为高信号,相应的胆管狭窄也可较清楚地显示(图7-13-7)。

2. 肝外胆管结石　胆总管结石可来源于胆囊,肝内胆管结石或直接形成于胆总管内,来源于胆囊者称为继发性结石,以胆固醇性结石为主。肝内胆管结石下降或直接形成于胆总管者称为原发性结石,以胆色素性结石为多见,形成原因见前述。滞留于胆总管内的结石可嵌顿于胆总管下段,引起胆管梗阻扩张,此时结石可以浮起,胆管再通,如此反复发作,十二指肠乳头反复炎性变,致乳头肥厚,胆总管下段狭窄,急性嵌顿时往往引起急性梗阻性胆管炎,严重者引起化脓性炎症。另外,结石嵌顿常可致胰腺的急、慢性炎症,部分结石可排入十二指肠,引起胆石性肠梗阻。胆总管结石有时与肝内胆管结石症状相似,体征可有肿大的胆囊,症状有时会出现发作后好转,然后再发,可能与结石浮起、嵌顿有关。

【影像学表现】

(1) PTC/ERCP:PTC可见肝内胆管扩张以及内镜下可见十二指肠乳头不同程度的充血,水肿或增生肥厚,80%以上的病例可见胆总管扩张,内径很少超过2cm,结石呈柱状、(卵)圆形、多角形充盈缺损,因插管及注射造影剂压力较高,一般看不到结石嵌顿。胆总管下段往往可见狭窄,多呈对称性,边缘光滑。胆囊、肝内胆管改变也可显示,有时可见胰管呈串珠状慢性胰腺炎改变(图7-13-8)。

(2) CT:大多数病例可见胆总管扩张,内有不同密度的结石影,结石可嵌顿于胆总管,当与胆管壁不完全接触时,可形成高密度、软组织密度靶征及新月征。结石也可呈环形、沙砾样、条带状,与胆汁等密度或稍低密度的胆固醇结石,CT难以显示,有时可见胆管壁增厚,增强后有强化,胆囊、肝内胆管及胰腺相应的改变也可显示。(ER7-13-8)

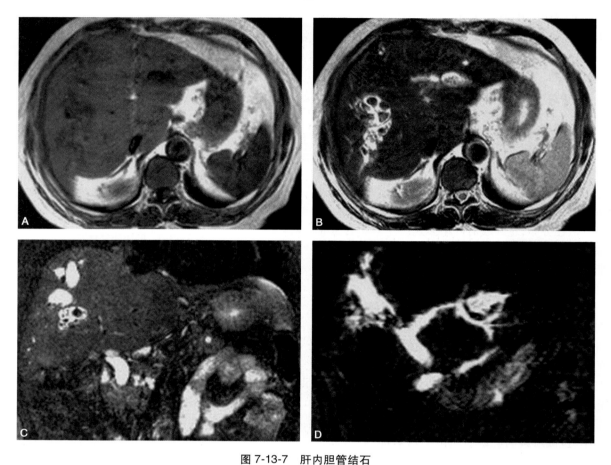

图 7-13-7 肝内胆管结石

MRI T$_1$WI(A)示肝内胆管扩张,其内有低信号结石影;T$_2$WI(B)及冠状面(C)见多个结石影;MRCP(D)还见胆管的不规则改变

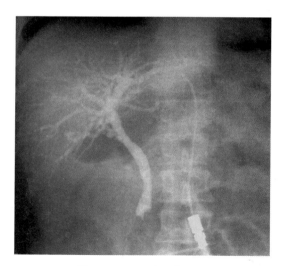

图 7-13-8 肝外胆管结石

PTC 示胆总管远端的多弧形充盈缺损结石影

ER7-13-8 肝外胆管结石

（3）MRI:常规扫描可见胆总管扩张,所有结石均为极低信号或无信号影,总的显示效果欠佳,目前开展的 MRCP 在胆总管结石的检查方面,敏感性及特异性与 ERCP 已无太大差别,表现类似 ERCP 所见。

胆管结石的影像诊断,超声检查仍是最好的方法,敏感性和特异性可达 95% 以上。ERCP 具有一定侵袭性,仍为胆总管结石诊断的金标准,故在判断有无胆总管内结石(如行腹腔镜切除胆囊手术前)或有无胆管狭窄时,常考虑行 ERCP。CT 诊断胆系结石的敏感性及特异性均明显低于 B 超,但对于超声显示不佳(如有胃肠道气体干扰)或外科手术取石前,特别是准备行段、叶切除术前,以及需要鉴别是肝内胆管结石还是肝内钙化时,仍可选择。目前,普通 MRI 检查,诊断胆系结石的敏感性及特异性不高,但 MRCP 诊断胆总管结石的敏感性达 85%,特异性 94%,接近 ER-CP,具有较好的诊断价值。PTC 单纯用作诊断胆管结石已不大用,仅在准备行 PTBD 或做其他经皮经肝胆道介入治疗时才应用,腹部平片、口服胆囊造影及静脉胆道造影已基本淘汰(图 7-13-9)。

（五）胆管炎

胆管炎(cholangitis)分为急性梗阻性化脓性胆管

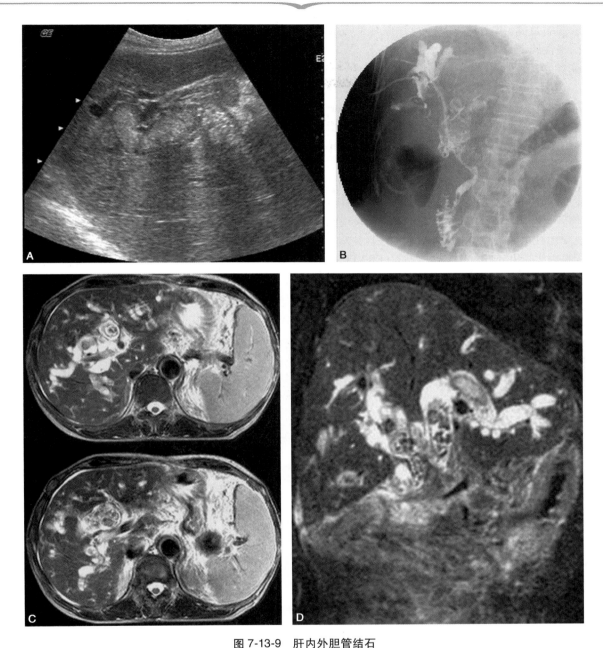

图 7-13-9　肝内外胆管结石
超声(A)示肝内胆管扩张及其内的稍高回声结石影;PTC(B)见肝内外胆管中较多的结石充盈缺损;MRI T₂WI(C)及冠状面
(D)见肝内外胆管明显扩张,内有多个低信号结石影,其中有的呈同心圆状

炎和慢性胆管炎,前者其主要病因为胆管梗阻及急性细菌性感染,梗阻主要以胆结石引起,其次为胆道蛔虫,肿瘤胰腺疾病引起者相对较少,致病菌以大肠杆菌最多见,约占 50%,其主要病理改变为肝实质及肝内胆管的胆汁淤积和化脓性改变。肝内可出现小脓肿,肝内胆管壁充血、水肿、溃疡形成,胆管可有局限性狭窄,以左右肝管汇合处为著,若结石嵌顿于胆总管下段,则胆总管壁可出现类似改变,可以有胆管穿孔,形成胆汁性腹膜炎及胆肠瘘,炎症迁延,反复发作可引起胆总管壁增生变厚,胆管狭窄及狭窄近段扩张,肝内纤维化及肝脏因瘢痕收缩致表面不平等慢性炎症改变。胆囊可因反复出现的感染而呈慢性炎性改变。慢性胆管炎可以是急性胆管炎反复发作的结果,也可为一开始即呈慢性过程,如长期机械及化学刺激,十二指肠乳头及周围解剖异常导致胆汁排泄不畅,还有一种慢性硬化性胆管炎又称狭窄性胆管炎,病因不明,可能与感染及自身免疫有关,常伴有 Crohn 病及溃疡性结肠炎,以胆道黏膜下慢性纤维化为特征,最终引起管壁增厚及管腔狭窄。胆管的外径很少变化,肝内外胆管,胆囊均可受累,也可仅局限于肝外胆管,约占 20%,可能是病变的早期表现,胆管黏膜萎缩或斑块状坏死,胆管周围纤维组织增生,最终可引起胆汁性肝硬化。

急性梗阻性化脓性胆管炎是胆道感染的最严重

的阶段,起病急骤,以查科(Charcot)三联症或五联症为特征,慢性胆管炎表现不典型。

【影像学表现】

1. ERCP 急性梗阻性化脓性胆管炎一般做诊断性PTC/ERCP,仅在做引流、取石及乳头切开时才做此检查,可表现为胆管内结石、蛔虫所致充盈缺损,胆管局限性狭窄及狭窄后扩张,胆管壁僵硬,胆管树呈"枯树枝"样,有时可见胆囊内结石。慢性胆管炎胆管造影表现与急性化脓性胆管炎相似,但肝内胆管可呈串珠状改变,有时可无结石或蛔虫,仅表现为胆管树呈"枯树枝"样。慢性硬化性胆管炎的诊断主要依靠临床表现及胆管造影。PTC/ERCP表现为肝内胆管的节段性狭窄及扩张,有时肝内胆管树可不显影,很少有结石(ER7-13-9)。

2. CT及MRI 由于急性梗阻性化脓性胆管炎主要依靠临床表现及实验室检查,CT及MRI的应用相对较少,其表现除了有胆管内结石或蛔虫及胆管壁充

ER7-13-9 胆道内支架术后梗阻性化脓性胆管炎

血、水肿、增厚外,尚可发现肝内并发的脓肿,产气菌引起的感染病例,可见胆管内积气,CT显示较清楚,MRI示无信号,若量少与结石易混淆,胆管内的脓性分泌CT值可高于胆汁,但MRI信号无特征性。慢性胆管炎的CT及MRI均无特征性,表现如同肝外内胆管结石,慢性硬化性胆管炎局限于外胆管者,表现为低位胆管梗阻,受累胆管壁增厚,近段胆管扩张,病变广泛者,肝内胆管呈跳跃式扩张,扩张胆管之间为狭窄胆管,管壁明显增厚,增强后强化明显,合并结石非常少,胆囊壁可有增厚(图7-13-10)。

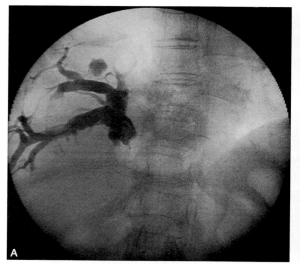

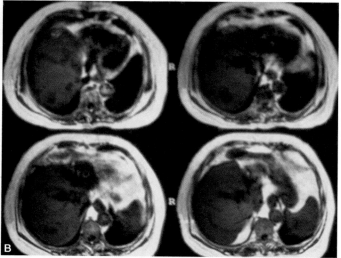

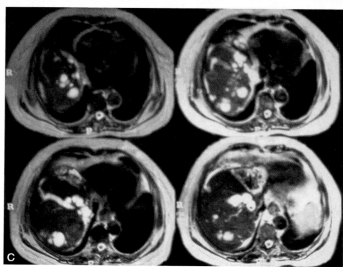

图7-13-10 术后梗阻性化脓性胆管炎

PTC(A)示右叶胆管扩张,其远端见脓肿灶;MRI T1WI(B)及T2WI(C)示右叶扩张胆管远端的多发长 T_1、长 T_2 信号脓肿灶

二、恶性肿瘤与瘤样病变

（一）胆囊癌

胆囊癌是胆系恶性程度最高的肿瘤之一，其发病率约占欧美胃肠道恶性肿瘤的第 5 位。1988 年上海市统计报道，约占消化道肿瘤的第 7 位，术后 5 年存活率不超过 2%。其病因不明，一般认为可能与胆囊炎，胆结石的慢性长期刺激导致胆囊黏膜增生不良有关，据统计约 70%～90% 胆囊癌合并胆结石，胆囊壁钙化者或瓷化胆囊恶变的概率较高，与胆汁的细菌作用和化学反应产生胆蒽和甲基胆蒽等致癌物质作用有关，少数胆囊良性肿瘤可发生癌变，有报道胆囊碎石术后或腹腔镜胆囊摘除后残余部分可诱发胆囊癌。

胆囊癌的组织类型很多。80%～90% 为腺癌，少数为鳞癌、腺鳞癌，胆囊壁内有嗜银细胞，偶见类癌，肉瘤、黑素瘤及淋巴瘤等均为罕见。胆囊癌的生长方式可分为浸润型、乳头状型、黏液型 3 种类型，以浸润型常见，约占 70%，表现为胆囊壁弥漫性或局限性不规则增厚、变硬，并侵及邻近肝脏，后期癌肿可广泛向腔内浸润生长形成肿块，使胆囊腔变窄呈裂隙状，有时并发结石，乳头状型约占 20%，呈乳头状向腔内突起形成菜花状肿块，常合并胆囊腔内感染，坏死，出血，黏液型或胶质型较少见，癌细胞含有多假黏液蛋白，瘤体大而软，易破溃致胆囊穿孔，肿瘤可发生在胆囊各部，最多见于胆囊底和颈部。

扩散和转移：以早期向邻接的肝组织浸润最为常见。也可发生肝、胆管、胃幽门、十二指肠、结肠肝曲、腹膜和右上腹壁等组织的淋巴路转移和血源性播散。

胆囊癌高发年龄为 60～70 岁，女性多于男性，男女之比约为 1:2～1:4，胆囊癌早期症状多不明显，多数患者先有长期慢性胆囊炎的症状，表现为中上腹或右上腹隐痛，呈间歇状或持续性，常放射至肩、背、胸等处，发生癌肿后疼痛呈渐进性加重，胆囊可肿大，腹部可触及包块，当癌肿阻塞胆管后又可出现黄疸，同伴有消化功能障碍等体征，晚期出现发热、腹水和恶病质表现。

【影像学表现】

1. 腹平片与胆管造影术 X 线平片可显示伴发的阳性结石或胆囊壁钙化，胆管造影均可采用，但敏感性和特异性均不理想，胆囊常不显影，当癌肿阻塞胆囊管或胆道时，可显示梗阻以上部位的胆管和肝内胆管扩张，这就很难与胆管癌相鉴别。如胆囊显影，则可见胆囊内不规则充盈缺损，囊壁增厚或不平整，并与肿块分界不清，常伴发结石影，但对胆囊癌的早期诊断和癌肿与周围组织有无累及和范围的检测受到限制，血管造影对胆囊癌的定性诊断价值较高，主要表现为肿瘤染色，胆囊动脉不规则增粗、断裂、成角变形，在胆囊壁上可见异常血管影或不规则血管湖，邻近肝动脉和门脉血管移位或阻塞等，这些征象常提示胆囊癌的晚期。

2. CT 胆囊癌的 CT 表现依据病变的不同病理类型可分以下 4 种。①浸润型，表现为胆囊壁局限性或非均匀性弥漫增厚，边缘毛糙，凹凸不平。胆囊壁常消失或显示不清，与正常肝组织分界不明确，常伴有早期邻近肝组织低密度转移灶。②结节型，可见从胆囊壁及腔内突起呈乳头状或菜花状肿物，单发或多发，肿块强化明显，伴胆囊壁增厚而囊腔仍可显示。③肿块型，表现为在胆囊窝内可见实质性密度不均肿块，胆囊腔消失或显示不清，此型多为浸润型癌进一步发展的晚期表现，常不能与原发性肝部相鉴别。④梗阻型，较多见于胆囊颈癌肿，早期引起胆囊管阻塞。胆管扩张，可使胆囊积液增大或胆囊萎缩变小，增强扫描，有时可见胆囊颈或胆囊管处结节影（图 7-13-11）。

胆囊癌 CT 的其他征象：绝大多数胆囊癌确诊时已发现邻近肝脏转移，表现为胆囊周围肝组织密度不规则减低，边缘不清楚，85% 左右的胆囊癌合并胆囊炎，胆石症，由于癌肿累及胆管，肝门区淋巴结或沿十

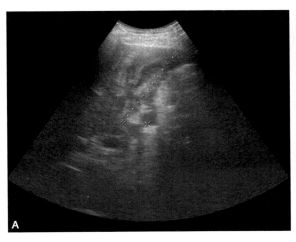

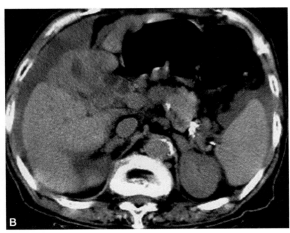

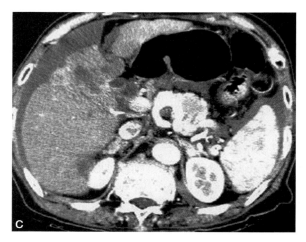

图 7-13-11 胆囊癌

超声（A）示胆囊壁增厚，稍高回声肿物突入胆囊腔内；CT 平扫（B）示胆囊壁非均匀性弥漫增厚，显示
不清，并形成实质性密度不均肿块，胆囊腔显示不清；增强扫描（C）见肿物明显强化

二指肠韧带蔓延及胰头等均可出现肝内，外胆管扩张和局部淋巴结肿大等征象。

3. MRI 胆囊癌的 MRI 表现与 CT 类同，肿瘤在 T_1 加权像表现为不均匀低信号，边缘不规则，T_2 加权像上呈不均匀高信号。弥漫浸润型，在各序列常不能显示正常胆囊形态并与受累的邻接肝组织无分界，还可提供肿瘤组织沿胆系蔓延或由胆管癌栓所致肝内、外胆管扩张等表现（图 7-13-12）。

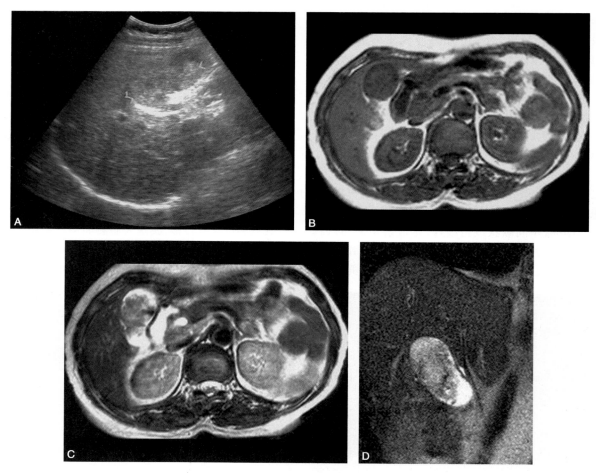

图 7-13-12 胆囊乳头状腺癌（手术证实）

超声（A）示胆囊腔显示不清，稍高回声肿物突入其内；MRI T_1WI（B）示突入胆囊腔内的稍低信号肿物及 T_2WI（C）的稍高信号肿
物影，矢状面（D）见突入胆囊腔内的肿物，形态不规则

胆囊癌的典型 CT 表现是胆囊壁不匀称性增厚，胆囊腔内软组织肿块，胆囊壁消失或显示不佳和伴发其他征象，CT 表现在胆囊癌的术前诊断正确率可达71.4%～92%，对本病早期的鉴别诊断，与肝癌、胆囊炎和胆囊肿瘤样病变有时还存在一定困难。

与原发性肝癌不同之处在于：HCC 约 75%～80% 在 CT 上表现有肝硬化征象，绝大多数肝癌伴有门静脉分支或主干癌栓形成，肝内、外胆管扩张明显少于胆囊癌；胆囊癌直接向肝左内叶、右前叶浸润多见，并与胆囊壁分界不清，常伴发胆囊炎表现，原发性肝癌则与胆囊壁分界清楚，多数肝癌，血清甲胎蛋白（AFP）升高，而胆囊癌有近 2/3 的血清碱性磷酸酶（ALP）升高。

与胆囊炎不同之处在于：CT 通常能明确胆囊炎的诊断，胆囊壁呈均匀增厚是慢性胆囊炎的主要征象之一，常合并胆囊结石，胆囊轮廓勾画清楚，但某些肉芽肿性肿囊炎（如黄色肉芽肿性胆囊炎、结核性胆囊炎）虽不常见，但在临床和影像学表现上酷似胆囊癌，故术前很少能作出诊断。

与胆囊肿瘤样病变相比：胆囊息肉样病变的腔内病灶小，常在数毫米，多发或单发，胆囊壁光滑、整齐，无胆管扩张，胆囊增生性病变均各有其特征性表现，一般不难与胆囊癌鉴别。

（二）胆管癌

1. 原发性胆管癌　胆管癌（cholangiocarcinoma）指发生在肝外胆管的恶性肿瘤，其病因不明，可能与结石的慢性刺激，先天性胆总管囊肿和乳头状瘤等因素有关。胆管癌可发生在胆管的各个部位，发生在左右肝管交叉处即肝门部的称为肝门部胆管癌，而发生在肝外胆管的称为肝外胆管癌，病理上胆管癌分为高分化型和低分化型，但多为分化较好的腺癌，少数为未分化癌和乳头状癌，以及少见的鳞癌，类癌和肉瘤，胆管癌在大体病理上分为三型：乳头型，结节型和弥漫型，即其生长方式为结节状，乳头状和浸润性生长，以浸润性生长常见，沿着胆管壁而向其上下方扩散性生长，大多数胆管癌生长较缓慢，但转移率高，确诊时约有 45%～70% 已有转移。

胆管癌我发生在 60 岁以上的男性患者，其主要症状是进行性黄疸，可伴有皮肤瘙痒，上腹部胀痛和体重减轻，部分患者要有发热，寒战，恶心和呕吐等急性阻塞性胆管炎和胆管狭窄的症状，体检可扪及肿大的肝脏，晚期可出现脾肿大和腹水等门静脉高压表现，若胆管癌发生在胆囊管开口以下的胆总管，胆囊常出现肿大，而胆管癌发生在胆囊管开口以上者，则通常无胆囊肿大。

肝门部胆管癌是指发生于左右肝管及其汇合部和肝总管上段 2cm 内的癌肿，亦称上段胆管癌或Klatskin tumour，肝门部是胆管癌发生的常见部位，文献报道发生率占 40%～57%，Bismuth 将其分为 4 型：Ⅰ型，肿瘤位于肝总管，但未侵犯左右肝管分叉部。Ⅱ型，肿瘤侵及肝总管和左右肝管分叉部。Ⅲ型，又分为 2 个亚型，Ⅲa 肿瘤侵及肝总管和右肝管，Ⅲb 肿瘤侵及肝总管和右肝管。Ⅳ型，肿瘤同时侵及肝总管和左右肝管或多发病变。肝门部胆管癌以Ⅳ型最常见。

【影像学表现】

（1）PTC/ERCP：肝门部胆管癌分为局部浸润狭窄型（75.6%）、息肉型和弥漫硬化型，主要表现为：①胆管狭窄，侵犯因长短不等，在 1～6cm，较局限，有时较广泛，呈规则或不规则的线样狭窄，但当胆管癌位于胆总管中下段，即在胰头段和胆总管下端时，常须与胰头癌和壶腹癌鉴别，胰头癌在仅向外生长，未侵犯压迫胰管而侵犯胆总管时，胆管造影表现与胆总管癌相似，壶腹癌与胆总管下端癌，在胆管造影上均存在一定程度的鉴别困难，须结合 CT 和 MRI 检查综合考虑。②息肉型充盈缺损，表现为胆管内边缘清楚，密度均匀的充盈缺损影。③胆管阻塞中断，由于造影剂不能通过病变段或仅少量通过而不能显示，故病变段呈截断现象，断端表现鸟嘴状或不规则的锯齿状。④梗阻上段胆管及肝内胆管扩张，重度扩张多呈"软藤"状。中度扩张多呈柱状。

（2）血管造影：由于胆管癌多为少血供的肿瘤，故腹腔动脉造影多不能明确显示肿瘤的新生血管，少数患者在造影时可表现为扭曲增粗的新生肿瘤血管。

（3）CT：肝部门胆管癌因其生长方式不同而有相应 CT 表现，浸润性生长的肿瘤一般体积较小，在平扫时，仅表现为肝门部结构不清，明显扩张的肝内胆管或左、右肝管突然中断增强后扩张的肝内胆管表现得更为清楚，少数可见密度不均匀减低的肿块影，有时在增强后可见阻塞近端肝外胆管或左右肝管壁增厚，此种表现有利于胆管癌的诊断，如果肿瘤呈结节状突入腔内，则可见扩张的胆管内有结节状软组织影，并可见胆管的中断或变窄，增强后可见结节强化。胆管中下段癌影像学表现为胆管壁增厚，胆管内充盈缺损和大小不等的软组织块影及其伴发的胆管扩张，胆管癌所致的胆管壁增厚多呈局限性偏心性增厚，最厚可达 5mm 以上，而炎性病变多不能超过 5mm。此外，CT 还可显示胆管癌扩散的征象，癌肿向腔外生长突破胆管壁后，造成胆管外的脂肪层的消失，或界限不清，常转移至肝脏、胰头、十二指肠和邻近淋巴结。

（4）MRI：常规 MRI 显示肝门部胆管癌的敏感性与 CT 相似，近年来发展起来的磁共振胆管造影（MRC）

能清晰地显示胆道狭窄的部位,程度和扩张的肝内胆管,与 MRI 相结合能更确切地判断阻塞的部位和原因,胆管癌的肿块在 T_1WI 上表现为比肝实质相对低的信号,T_2WI 上分化较好的腺癌表现为比肝实质信号高的肿块,而硬腺癌含有大量的纤维组织,具有较

短的 T_2 弛豫时间,则表现为比肝实质信号略高的肿块影。在显示肝内胆管扩张方面,MRI 不如 CT 清晰,但 MRI 在显示胆管有无侵犯优于 CT。CT 和 MRI 可清楚显示肝内胆管的扩张范围和程度,以及肿块周围侵犯的范围(图 7-13-13,ER7-13-10)。

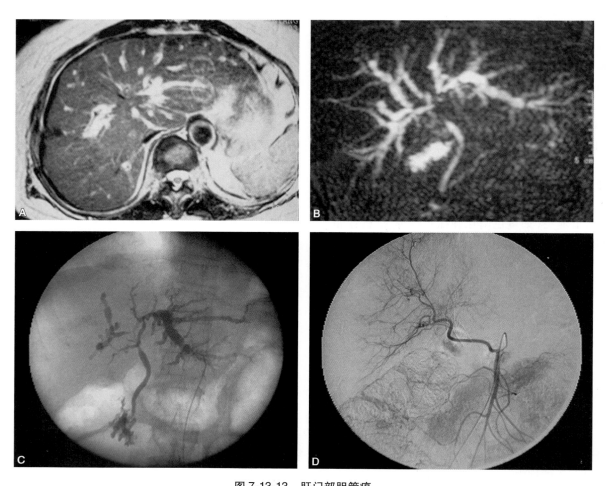

图 7-13-13　肝门部胆管癌

MRI T_2WI(A)及 MRCP(B)示肝内胆管扩张,肝门部胆管截断;PTC(C)见肝门左右肝管汇合部及胆总管上段狭窄;
DSA(D)肝右动脉造影未见明显肿瘤染色及新生肿瘤血管

ER7-13-10　肝门部胆管腺癌(手术证实)

2. **转移性胆管癌**　原发于胆管以外组织或脏器的恶性肿瘤,转移、侵犯胆管使之狭窄、移位和充盈缺损称为转移性胆管癌。原发病灶可来源于肝癌、结肠癌、胃癌及胆囊癌等。胆管恶性肿瘤中,转移性占有相当比例,Bismuth 等报道 42% 为非原发性,其中 25% 为胆囊癌,6.1%～13% 为原发性和转移性肝癌,4% 为胰腺癌和胃癌。肝癌可在肝管或胆总管内生长,最常

见的是原发肿瘤的直接侵犯。52.8%～63.3% 的 HCC 有肝外转移,淋巴转移常侵及肝门区、腹膜后和胰周的淋巴结。临床常有黄疸、腹痛等类似原发性胆管癌和其他原发部位恶性肿瘤的常见症状。

【影像学表现】

(1) PTC/ERCP:可有多种表现,造影早期阻塞端以上未能显示,经导丝或球囊充气阻断胆管加压造影,使狭窄段及狭窄段以上显示,狭窄段表现为不规则线样狭窄,称为胆管单纯闭塞性狭窄,钢丝未能通过阻塞的胆管而使之呈截断样,阻塞以上段胆管未能显影的截断表现;肝癌胆管内癌栓表现为胆管腔内多种类型的充盈缺损,或呈管腔受外压迫,伸展、移位和偏心性狭窄,狭窄段多呈弧形粗细不均。即狭窄内可

见相对狭窄程度较轻的管腔。或呈跳跃状狭窄的混合性表现,胆囊癌常侵犯肝总管,也可侵犯胆总管,表现为肝外胆管的线样狭窄或多弧状狭窄,胃癌多是胆道周围的淋巴结转移压迫,表现为多弧状的狭窄,结肠癌可表现为淋巴结转移压迫,胰头癌除直接侵犯胰头段胆管外,还可侵犯肝总管,表现为肝总管的狭窄。

（2）CT 和 MRI：CT 和 MRI 除可较好地显示肝脏、胆囊、胃、胰腺等脏器的原发性恶性肿瘤以外,部分患者还可显示出胆管周围的肿大淋巴结,即胆管周围可见分叶状软组织肿块影,增强扫描轻度强化,明显不及周围的血管和肝脏组织的强化,被软组织肿块包绕的胆管可缩小狭窄或中断,肝癌侵犯胆管时,CT 和 MRI 可显示肝脏肿瘤与胆道间的关系（ER7-13-11）。

ER7-13-11　胃癌术后梗阻性黄疸

几种影像学表现以胆管造影较具特征性,主要表现为：①胆管不规则移位,受压和偏心性狭窄,范围可局部或广泛,主要是由于转移性淋巴结肿大压迫和/或原发肿瘤直接压迫浸润所致,在受压同时可有充盈缺损、狭窄等混合表现。②膨胀性充盈缺损,管腔内有息肉样增生物,形成较规则、与正常管腔分界清楚,病灶段管腔壁有中断和破坏征象,其内可为癌栓和/或血块。③管腔狭窄段可呈跳跃式,即狭窄段内可存在相对完好或没有狭窄的管腔,为其受侵犯程度较轻或未受侵犯。④CT 和 MRI 对本病可显示肝脏和胆囊等脏器的原发病灶以及扩张的肝内胆管和阻塞平面,但不能有效全面地显示胆管受侵犯的形态,在观察原发病灶、受累胆管周围情况和肝内扩张胆管方面 CT 优于 ERCP,ERCP 在显示胆管侵犯特征性方面优于 CT 检查,出现这种差异,是由于浸润狭窄型胆管癌占大多数,CT 不能显示狭窄的胆管,常只能显示扩张的胆管,而 ERCP 可较好地显示浸润狭窄的程度、范围和形态,也可较好地显示管腔内充盈缺损。

转移性癌需与原发性胆管癌鉴别,后者 ERCP 多表现为完全性阻塞和狭窄,狭窄多呈细线样连续性狭窄,常无受压移位和跳跃性狭窄,偶见充盈缺损,但无原发病灶史。

3. 胆管癌栓　为转移性胆管癌的特殊类型,存在一些共性特征,比如胆管扩张,胆管壁显示不清,胆管内充盈缺损,易于出血,黄疸呈波动性等,可能尚需进一步研究（ER7-13-12）。

ER7-13-12　肝细胞癌胆道癌栓（手术证实）

三、良性肿瘤与瘤样病变

（一）胆囊良性肿瘤与瘤样病变

本病在国内相对比较少见,约占胆囊切除标本的2%~8%,但至今尚无精确的统计,胆囊良性肿瘤及瘤样病变,在病理上表现各异,分类也不相同,目前尚无统一的分型标准,多数作者把胆囊良性上皮腺瘤和胆囊间叶组织良性肿瘤归类于胆囊真性肿瘤,而把胆囊息肉和增生性病变归为胆囊瘤样改变,鉴于这类病变大多数自胆囊壁向腔内隆起呈息肉状或乳头状生长,在影像学上表现极为相似,故临床上常统称为胆囊息肉或息肉样病变。无论何种影像检查,除可发现胆囊局部增厚或息肉样突起外均无特征性表现。主要依靠病理检查。

1. 上皮组织源性胆囊良性肿瘤　以胆囊乳头状腺瘤较为常见,通常体积小,直径不超过1cm,常为多发性,以胆囊颈部或底部多见,多发的乳头状瘤有时聚集成丛,形成较大肿块,镜下见腺瘤呈树枝状分支样结构,表面覆以柱状上皮细胞,并可见少数淋巴细胞浸润。胆囊单纯性腺瘤（息肉状腺瘤）较少见,多椭圆形的黏膜隆起,偶带蒂,镜下见腺腔样结构,无杯状细胞,分泌黏液,由密集的、衬以柱状细胞的腺泡构成,偶尔间质多时呈纤维腺瘤的构象,这两种腺瘤结构有时可混合发生,当腺瘤间质内出现群集的泡沫细胞时,易误诊为胆固醇性息肉,乳头状腺瘤或合并胆囊结石的乳头状瘤,较易发生癌变。胆囊肌腺瘤极少见。为增生过多的肌腺形成结节,切面呈蜂窝状腺样结构。杂以平滑肌纤维,从病理结构上与局限型腺肌增生症的鉴别是无扩大的罗-阿窦形成（ER7-13-13）。

ER7-13-13　胆囊息肉状腺瘤

2. 间叶组织源性胆囊良性肿瘤　可有纤维瘤、平滑肌瘤、脂肪瘤、神经鞘瘤、黏液腺瘤等,其组织结构与发生在其他部位的本肿瘤相同,亦可发生肉瘤,但均极为罕见。

3. 胆囊瘤样病变

（1）胆囊息肉：以胆固醇性息肉为多见,多发较常见,大小约 2~4mm,常有蒂与黏膜相连,触之易脱落,其特征是胆囊黏膜面上有淡黄色小结节状突起,镜检见黏膜固有层内大量泡沫细胞积聚,突出表面覆盖有柱状上皮,常伴发结石形成。常见有炎性息肉与混合性息肉。炎性息肉可多发或单发,表面光滑,5~8mm 大小,镜下见新生的毛细血管或纤维细胞和炎症细胞构成的肉芽组织,表面覆以增生的腺上皮。混合性息肉则常表面覆以单层上皮,间质内有炎性息肉成分,又有许多泡沫细胞,混有胆固醇与炎性两种以上病理性质的息肉(图 7-13-14)。

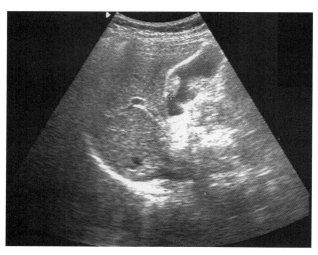

图 7-13-14　胆囊息肉
超声示胆囊内高回声的息肉

（2）胆囊增生性病变：亦称增生性胆囊病,是一组非炎性慢性增生性胆囊病,有胆囊腺肌增生症、胆固醇沉着症、胆囊神经组织增生症和胆囊间叶组织增生症等。在病理学上是胆囊壁某种正常组织成分过度增生,既不同于炎症的病理过程,也不具有肿瘤的破坏性与恶性变的表现。因此,1960 年 Jutras 将这类病变统称胆囊增生性疾病。

1）胆囊腺肌增生症(adenomatous hyperplasia)：又称胆囊腺肌瘤病(adenomyomatosis)、壁内憩室、罗-阿窦病(Rokitansky-Aschoff 窦病)、腺样增生性胆囊炎、囊性胆囊炎等。本病原因不明,可能与慢性感染,先天性上皮-肌的退行性改变和胚胎发育时胆囊芽囊化不全等有关。正常胆囊壁厚度约在 1~2mm,黏膜由高柱状上皮构成纤维的绒毛。镜下见绒毛间由上皮排列成的腺体样裂隙或窦,即罗-阿窦。正常此窦不穿过肌层。本症病理表现为胆囊黏膜层和肌层增生,囊壁增厚,可达正常的 3~5 倍,囊腔变小,正常黏膜上皮的罗-阿窦增多和扩大,并穿入肌层,形成所谓的壁内憩室。可伴胆汁淤滞或胆石形成。按其病变范围可分为弥漫型、节段型、局限型 3 种类型。①弥漫型：较少见,胆囊黏膜层、肌层弥漫增厚,高低不平伴壁内憩室,切面可见囊样结构,故又称腺样增生性胆囊炎或囊性胆囊炎。②节段型：较常见,病变较局限,呈斑块状侵及胆囊体或底的大部分,或限于漏斗部和体部间形成环形狭窄,胆囊呈沙钟状变形。③局限型：较多见,好发于胆囊底,黏膜局限性增厚,表现为块状或结节隆突,中心有一脐凹,直径 2~3mm。易误诊为腺瘤及肌腺瘤。

【影像学表现】

A. 胆管造影：口服胆囊造影是较为理想的检查方法,静脉胆道造影或 ERCP 亦可采用,本症具有胆囊浓缩功能,收缩排空和应激性功能较正常亢进的特点。结合病变各型影像学表现,通常可作出明确诊断。①弥漫型：围绕胆囊影有多数排列成串或锯齿状的斑点状致密影,大小约 2~3cm,这是壁内憩室的充盈像,此憩室影与胆囊影之间可见一窄层透光带,形成"花环征"或"月晕征"。窄层透光带是反映囊壁肌层的厚度,有时可见壁内憩室与胆囊腔之间的细丝状通道影,当壁内憩室有小结石或胆汁淤滞时,因造影剂不能充盈,使胆囊形似桑葚样边缘;阳性小结石在平片上可显示。②节段型：在造影上,可见位于胆囊腔的一侧或两侧,呈三角形,半月状或带状透光影是节段增生组织突入腔内的表现,可使病变处的腔径变窄,胆囊呈葫芦状或哑铃形。病变常累及胆囊颈、漏斗部,病变远段胆囊腔正常或受累变形,其胆囊影可见散在壁内憩室影。此型的胆囊狭窄变形,应注意与先天性胆囊分隔、皱褶胆囊鉴别,后者囊壁平整光滑,壁厚度小于 2cm。③局限型：常见胆囊底部的局限性块状增厚或结节状充盈缺损,缺损中央有一小圆点状致密影,系脐凹征;缺损的周围有壁内憩室影,以胆囊收缩时病变显示较清楚。

B. CT：平扫上,有时可见胆囊壁罗-阿窦内阳性小结石影,胆囊可呈软组织密度,轮廓清楚,中心水样低密度,增强后,增厚的胆囊壁明显强化,囊壁增厚可达 2cm 左右,此时常易误诊为慢性胆囊炎,采用口服胆囊造影剂后 CT 检查,对本病诊断可靠,可显示壁内憩室和胆囊壁所形成的"花环征",脂餐后的胆囊收缩功能及憩室内若合并小阳性结石的"环靶征"等典型本症特点。有报道偶见壁内憩室向腔内突起形成息肉样改变,近年文献个案报道本病可诱发胆囊癌或有恶性变趋向。(图 7-13-15)

C. MRI：和 CT 检查一样,可见腺肌增生症各型的胆囊壁增厚,其敏感性不如超声能提供准确诊断信息。

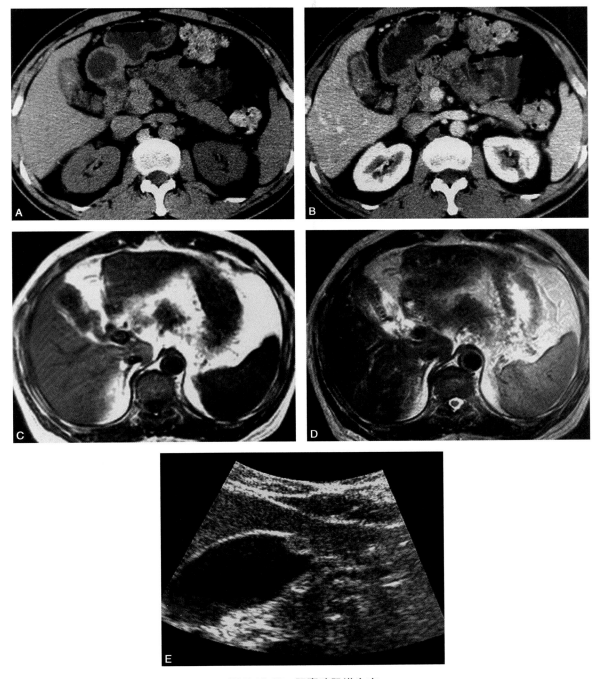

图 7-13-15　胆囊腺肌增生症

CT 平扫(A)见胆囊体积缩小,呈软组织密度,囊壁增厚;增强(B)时囊壁明显强化。MRI T_1WI(C)、T_2WI(D)示胆囊缩小,囊壁明显增厚。超声示胆囊底局限性增厚(E)

　　2) 胆固醇沉着症(cholesterosis):本病是由于血中胆固醇类脂质成分析出,并为胆囊黏膜固有层的组织细胞吞噬所致,逐渐形成了向黏膜表面突出的小结节,大体见胆囊黏膜皱襞的嵴上分布许多黄色颗粒状赘生物,形如草莓外观,故又称之为"草莓样胆囊"。镜下见大量堆积的、吞噬了脂质的泡沫细胞突向黏膜表面,即肉眼观的颗粒状赘生物,病变可分为弥漫型和局限型,其局限型即指前述的胆固醇息肉。

【影像学表现】

　　A. 胆管造影:口服胆囊造影剂后,在加压点片,切线位或改变不同体位相时,可见胆囊腔内多个团块不一,位置固定,黏膜上的附壁充盈缺损,为本症的 X 线典型表现;若同时伴有胆囊收缩功能亢进,可明确诊断,但多数患者胆囊造影缺乏本症典型征象,半数患者胆囊显影浅淡或不显影,胆囊收缩功能亢进或延迟,故术前不能明确诊断。

B. CT 和 MRI:可表现胆囊正常,或显示胆囊壁增厚,CT 示胆囊壁上多发小结节,大小数毫米,可带蒂,表现较 MRI 敏感,本症常与胆石合并存在,超声是本症的最佳首选检查方法,所得的信息详细和确切。

C. 胆囊神经组织增生症:罕见,系胆囊壁内自主神经纤维的一种非瘤性增生,缺乏典型临床表现和影像学征象,主要靠病理检查确诊,病变分两型,深层神经组织增生,主要在肌层周围,有时也侵入肌层,可能与创伤后过度修复有关;浅层神经组织增生位于黏膜层上皮组织下面,常合并胆固醇沉着症和胆囊腺肌增生症。可能与胆囊壁受到轻度刺激有关。

影像学表现:本病罕见,无临床典型体征和 X 线表现。主要是手术病理确诊,由于本病是一种神经组织的增生,故胆囊壁的敏感度增高,在胆囊造影脂餐后,胆囊的收缩功能较前述病变亢进显著,遇此征象伴胆囊壁增厚,可提示本病诊断,本病可与胆固醇沉着症和胆囊腺肌增生症合并存在。

3) 胆囊脂肪过多症:罕见,是一种胆囊壁内的组织增生,病理表现为脂肪在胆囊壁内的堆积。

影像学表现:本病罕见。X 线平片可显示沿胆囊壁持久不变的串珠状透光影,体位改变时无液平出现。胆囊造影示胆囊显影正常,在胆囊影外可见透光影。CT 和 MRI 表现:CT 扫描密度分辨率高,可表现为胆囊壁内的脂肪密度,MRI 可采用各序列显示本症的生物特性,并可与气肿性胆囊炎引起的胆囊壁积气相鉴别。

(二) 胆管良性肿瘤

胆管良性肿瘤较少见,最常见的是乳头状瘤和腺瘤,其次为脂肪瘤、纤维瘤和类癌等。乳头状瘤好发于乏特乳头处,一般直径小于 2cm,多无症状,仅当增大造成胆总管阻塞时才出现黄疸和上腹部疼痛等症状,部分乳头状瘤可转变为胆管癌,有人统计 196 例胆管肿瘤,仅 20 例(10.2%)呈腔内息肉状生长,其中只有 3 例腺瘤,其余均为恶性。

影像学表现无特异性,ERCP 易于显示腔内的充盈缺损,但需与结石、血凝块、胆泥和节段性括约肌收缩引起的假肿瘤相鉴别。

(三) 囊性病变

胆管囊肿是一类相对多见的胆管先天异常,又称先天性胆管扩张症,发病机制不甚明了,有人认为胰胆管异常汇合引起胰液反流入胆管,胰酶作用使胆管发炎、扩张、瘢痕形成,继而产生囊状扩张,支持此观点的根据是这类患者胰管异常汇流达 10%~58%,但不能解释单纯性肝内胆管囊肿,胆管囊肿的并发症较多,包括胆囊、胆管结石,囊肿内结石,胰腺炎,胆汁性肝硬化,肝纤维化,约有 4%~28% 并发胆道恶性肿瘤,

3.2% 并发囊肿部位的恶性肿瘤。胆管囊肿壁只含纤维组织,缺少上皮及平滑肌,囊肿壁厚薄不等,0.1~1cm。胆管囊肿以 Todani 分类最常用。有 5 种类型:Ⅰ 型称为胆总管囊肿,占 80%~90%,其中又分为囊状型(ⅠA)、节段型(ⅠB)、梭状型(ⅠC)3 种亚型。Ⅱ 型为胆总管憩室,占 2%。Ⅲ 型为局限在十二指肠壁内段的囊状扩张,占 1.4%~5%。Ⅳ 型又分为肝内外多发胆管囊肿(ⅣA 占 9%)及肝外胆管多发囊肿(ⅣB),罕见。Ⅴ 型即单发或多发肝内胆管囊肿,又称 Caroli 病,也称 Caroli 综合征,常合并先天肝纤维化和髓样海绵肾。胆总管囊肿女性多见,男女之比为 1:3~1:4,约 2/3 见于婴幼儿。临床有三大症状:黄疸、腹痛和腹部包块,出现典型三联症不到 30%。婴儿的主要症状是黄疸,无胆汁大便及肝肿大;儿童则以腹部包块为主;成人常见腹痛,黄疸及间歇发热。囊肿远端常出现狭窄或扭曲,是黄疸产生的原因。

【影像学表现】

(1) 腹部平片与胆管造影:传统影像学中的 X 线平片能提示上中腹部的巨大肿块影,进一步诊断困难,静脉胆道造影如能使囊肿显影则能明确诊断,但这类患者常常不显影或显影不良,对诊断帮助不大,且有一定的不良反应,超声检查时,在婴幼儿的上中腹部发现囊性病灶,伴有黄疸,常能作出提示性诊断,而对发生于肝内的单发胆管囊肿则很难与肝囊肿区别。在影像诊断中,最有价值的是 ERCP 及 PTC,能显示囊肿的范围、大小、形态、位置,与正常段胆管的关系及其并发症,ERCP 同时能显示异常的胆管及胰管的汇合,缺点是侵入性及婴幼儿的成功率不高,也有少数因胆管囊肿巨大,有限的造影剂进入后被囊液稀释,诊断明确了,却不能显示细节。

(2) CT:表现有以下几个特点:①边界清楚,内部密度均匀的囊状液性密度灶,一般直径大于 3cm。多数囊壁薄耐均匀,小于 2mm,增强后无明显强化。少数囊液内含蛋白量很高呈软组织密度。②病灶可单发或多发,位置根据类型不同而各异,发生在肝外胆管者多数位于肝门下,胰头内或胰头后方。肝内胆管者常沿左右肝管方向排列成串的多囊状。壁内囊肿体积较小,易于疏忽,薄层扫描可发现突入十二指肠壁内或腔内小囊灶。③多发囊肿之间为正常大小的胆管相连,这种不成比例的扩张并与正常胆管间的特点是与阻塞性胆道扩张鉴别的要点,CT 不易显示正常胆管,但能良好显示后者从中央至周围的连续性成比例的扩张特点。④静脉胆道造影后 CT,如囊肿内造影剂充填,是定性诊断的重要依据,可这类患者因肝功能受损等其他原因而显影率较低。⑤囊肿周围器官受压移位的表现。⑥囊肿壁或胆道壁局限性不